现代耳鼻咽喉头颈外科学

主编　黄鹤年

復旦大學出版社

图书在版编目(CIP)数据

现代耳鼻咽喉头颈外科学/黄鹤年主编.—上海:复旦大学出版社,2003.6

ISBN 7-309-03142-3

Ⅰ.现...　Ⅱ.黄...　Ⅲ.耳鼻咽喉科学:外科学　Ⅳ.R762

中国版本图书馆 CIP 数据核字(2002)第 013027 号

现代耳鼻咽喉头颈外科学

Xiandai Erbiyanhoutoujin Waikexue

主　　编　黄鹤年
责任编辑　王德勋　贺　琦
版面设计　马晓霞

出版发行	复旦大学出版社
地　　址	上海市国权路 579 号(200433)
经　　销	新华书店上海发行所
印　　刷	丹阳市教育印刷厂
开　　本	787×1092　1/16
印　　张	51.5　　插页　2 5
字　　数	1705 千
版　　次	2003 年 6 月第 1 版　第 1 次印刷
印　　数	1—3 000
书　　号	ISBN 7-309-03142-3/R·713
定　　价	88.00 元

主　　编　黄鹤年

副 主 编　王正敏　王　薇　丘明生
朱家珠　张重华　田　熙
何亮家　张孟殷

常务副主编　田　熙

编写者(按章节先后排序)

周　娴(主任医师)	张重华(教授)	田　熙(主任医师)
吴学愚(教授)	郑春泉(主任医师)	欧阳正玉(主任医师)
丘明生(教授)	高志宏(教授)	孙济治(教授)
黄鹤年(教授)	黄昭鸣(教授)	王　薇(教授)
何亮家(教授)	张孟殷(教授)	黄爱玉(教授)
张孝通(教授)	常荣先(主任医师)	张玉海(副主任医师)
王正敏(教授)	敖华飞(博士)	徐仁宗(副主任医师)
吴琍雯(主任医师)	沈　雁(副教授)	戴春富(副教授)
孙　红(副主任医师)	陈玉琰(教授)	朱家珠(教授)
张天宇(副教授)	徐林根(主任医师)	严月华(主任医师)
迟放鲁(教授)	许时昂(教授)	罗道天(主任医师)
程庆芳(主任医师)	薛林英(副主任医师)	杨绪霞(研究员)
陈英子(副主任医师)	王纾宜(主任医师)	王德辉(副主任医师)
周　梁(教授)		

前　言

随着科学技术的迅速发展，医学科学的各科面临重新组合的阶段。现代的耳鼻咽喉科已出现与其解剖、功能上紧密相关的邻近学科，尤其与头颈外科互相兼并、重新组合的新形势。国外已有四卷本的《耳鼻喉头颈外科学》(Cummings，1993)，美国《耳鼻喉科杂志》已更名为《耳鼻咽喉头颈外科杂志》(1986年)。我国亦临酝酿发展的初阶段。为此，我们曾编写出版了《耳鼻咽喉头颈外科手术学》(1995年)。国内虽有多种版本的耳鼻咽喉科学专著，惟迄今尚缺乏一本系统的耳鼻咽喉头颈外科学专著。鉴于上述情况，我们编写了这本《现代耳鼻咽喉头颈外科学》，愿这本书在21世纪赶超新发展的医学专科中起一砖一瓦的作用。

本书分9篇，共81章，包括耳鼻咽喉头颈部的胚胎学、解剖学、生理学和检查方法，以及各种疾病的病因、病理、临床表现、诊断和治疗等，都作了系统的阐述。还对耳鼻咽喉头颈部的影像学诊断、放射治疗、化学药物治疗、激光治疗、麻醉、病理等作了专篇详细的阐述，力求适合国情和实用。

20世纪是科学技术迅速发展的时期，国内外在耳鼻咽喉头颈部各领域都取得了新的进展，在质和量方面都有新的突破。本书反映主要有二：其一是学科的延伸和新兴，耳鼻咽喉科学不仅在量的方面向头颈部延伸，而且还新兴了颅底外科学、电子耳蜗植入、助听器匹配学、鼻神经学、喉神经学、嗓音医学与言语矫治学等，对专病诊治的质方面有所创新；其二为计算机多媒体的应用，包括电视动态喉镜、鼻内镜的深入应用及耳神经外科手术的监护等，使从主觉定性的诊治手段向客观的定量参数发展。

本书由复旦大学附属眼耳鼻喉科医院、中山医院、华山医院高年资的40位专家教授，按其专长分工编写，并特请上海第二医科大学瑞金医院孙济治教授编写鼾症，传授其独创的经验。听力学及言语训练请上海市第六人民医院陈玉琰教授，嗓音医学请华盛顿大学黄昭鸣教授，助听器匹配学请墨尔本大学许时昂教授编写。本书是集体智慧和力量的产物，尤其是复旦大学附属眼耳鼻喉科医院医师长期临床诊治经验的结晶。但愿本书的出版，能为该院建院50余年的喜庆日子增献一束鲜花，并藉以告慰已故的学科先辈胡懋廉教授、李宝实教授、王鹏万教授、吴学愚教授、萧轼之教授、何永照教授、毛承樾教授、孙济治教授。

在本书编写过程中，得到复旦大学附属眼耳鼻喉科医院党政领导的支持，常务副主编田熙主任医师、周勤芳副主任给以切实安排，周爱菊、邵秋珍医师负责整理抄写，陈美福医师、王玉兰、潘大渊同志负责打字。本书编写耗时5年，不分昼夜，不计假日，受到夫人周慧珍医师的协助，在此一并致以衷心的感谢。

学科发展迅速，日新月异，我虽从事专科医、教、研工作已50余年，由于水平有限，在主编本书中难免有不足之处，殷切期望广大同道不吝赐教，以便修订。

黄鹤年

2002年9月14日

目 录

第一篇 鼻 科

第二篇 咽 科

第三篇 喉 科

第四篇 气管、食管

第五篇 颈部疾病

第六篇 颌面外科学

第七篇 耳科

第八篇　颅底外科学

第九篇　综　合　篇

第一篇　鼻　科

鼻的胚胎发育与应用解剖 1

1.1 鼻的应用胚胎学

人胚胎早期，形似盘状，称胚盘。分成头端与尾端。从背侧向腹侧依次由外胚层、中胚层和内胚层构成。到胚胎第3周末，胚胎形成原始肠管，头端称为前肠，后端称为后肠。头端外胚层形成一凹陷，称为原口。与前肠头端之间形成一薄膜，称为颊咽膜，分隔前肠与原口（图1-1）。到胚胎第4周时，颊咽膜破

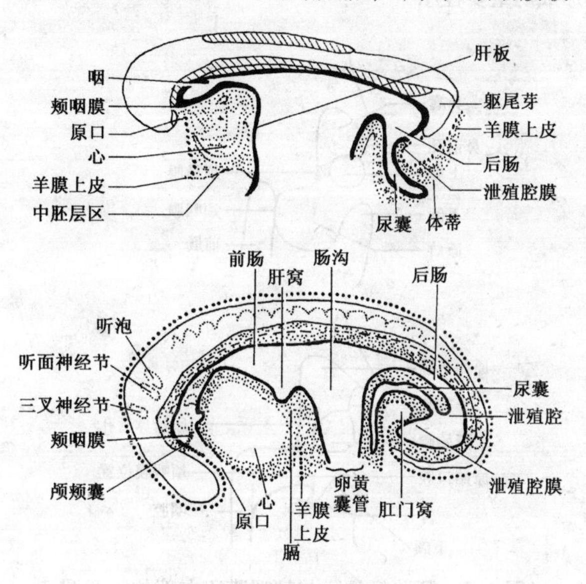

图 1-1 不同时期胚盘的矢状切面

裂，原口与前肠相通，原口与头端前肠共同构成原始口腔。

1.1.1 外鼻的发生

胚胎第4周，头端发育成脑泡和眼泡，以后相继发育成脑和眼。在头端腹面外侧由中胚层形成6对腮弓。第1对腮弓最先出现，不久分成左、右上颌突和下颌突。上颌突位于原口两侧，下颌突在原口的尾侧，顶端为额突。以后在上颌突下缘两侧出现外胚层增厚，形成鼻基板（或称为嗅板），为嗅上皮的始基。鼻基板凹陷成为鼻窝（或称嗅窝）。鼻窝内侧隆起称为内侧鼻突，外侧隆起称为外侧鼻突。上颌突向前方生长和内侧鼻突形成上颌弓（图1-2），以后形成上唇和上颌（上颌突形成上唇外侧部，内侧鼻突形成上唇正中部和上颌骨的切牙骨）。内侧鼻突的边缘与外侧鼻突的边缘逐渐由后向前粘连，使鼻窝变成鼻囊。其入口称为前鼻孔。当上颌突与外侧鼻突接触时，两者之间形成鼻眼沟，以后发育为鼻泪管。

胚胎第6周时，上颌突向前生长，鼻窝与内侧鼻突向正中线靠拢，同时两侧内侧鼻突之间的额突下部逐渐变窄、隆起，称之为鼻缘。两内侧鼻突靠拢融合成原始鼻中隔，分隔开2个鼻窝，并形成上唇正中部（人中）。鼻缘明显突出，形成鼻尖。额突的上部逐渐变窄，形成鼻背部。外侧鼻突形成鼻翼和外鼻的侧部。

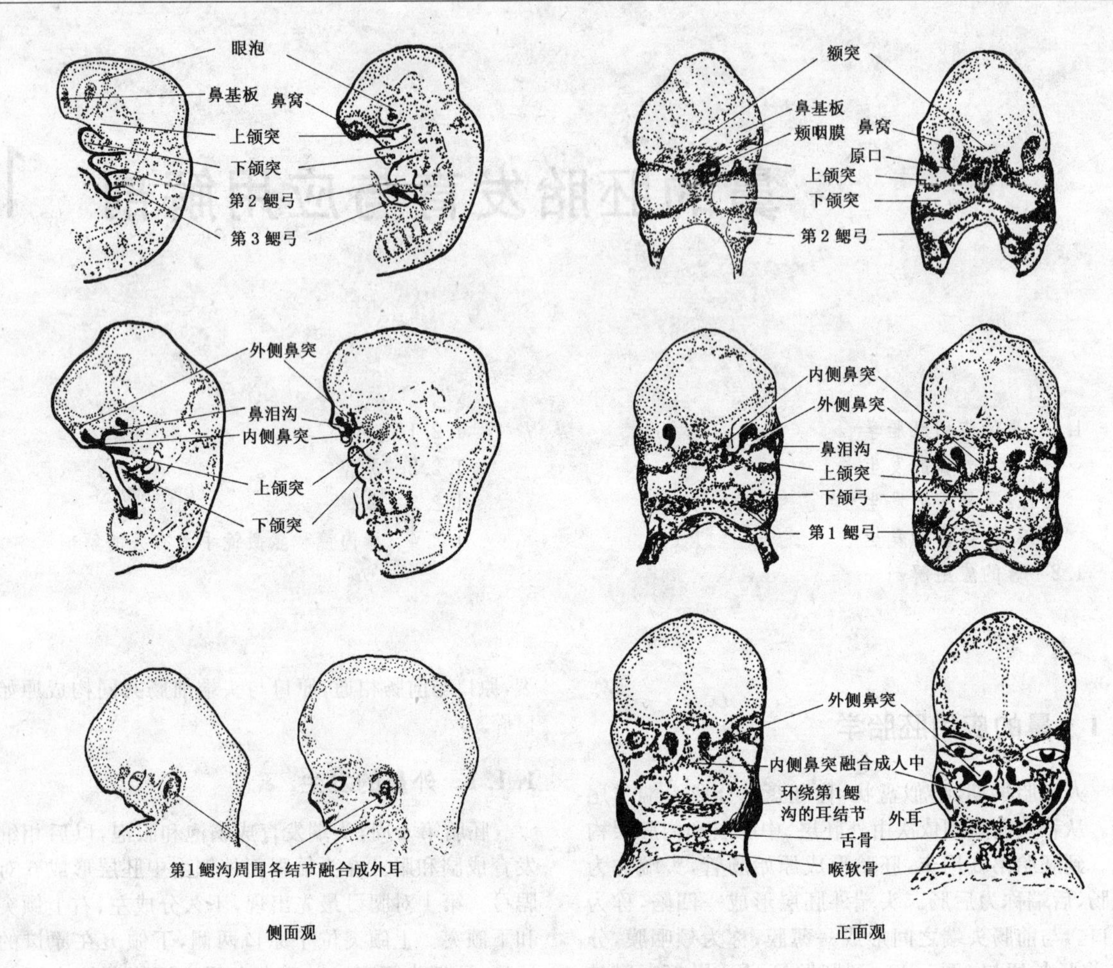

图 1-2　人胚面部形成的重要程序

1.1.2　鼻腔的发生

随着胚胎发育，鼻囊向两侧扩大与加深，与原始口腔之间由上皮板形成颊鼻膜。胚胎第 7 周颊鼻膜破裂，形成原始后鼻孔。鼻囊与原始口腔相交通，鼻囊成为原始鼻腔，原始前鼻孔与后鼻孔之间为原始腭(图1-3)。此过程发育不完全，则发生先天性畸形如后鼻孔闭锁、腭裂等。

鼻腔来源于鼻囊和原始口腔的上部，都由外胚层上皮构成。由鼻囊发生鼻前庭和嗅区，由原始口腔的上部发生鼻腔的其余部分。鼻腔上部的上皮分化为嗅上皮，鼻腔其余上皮分化为假复层柱状纤毛上皮，为呼吸上皮。

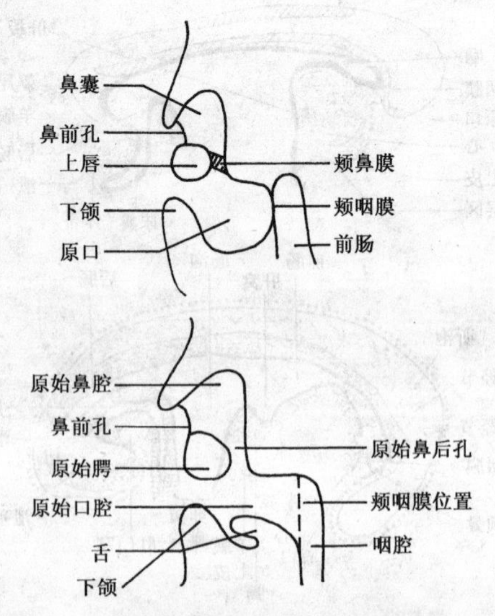

图 1-3　胚胎颊鼻膜与颊咽膜所在部位示意图

在胚胎发育早期，鼻外侧壁上皮增生，形成矢状隆凸。约胚胎第12周时，软骨鼻囊的软骨伸入，形成鼻甲软骨，以后骨化成薄片状的骨性鼻甲，最早形成的鼻甲为上颌甲突(以后转变为下鼻甲)。然后发生5个筛甲突。第一筛甲突转变为中鼻甲；第二三筛甲突联合成为上鼻甲；第四五筛甲突人类通常已退化。鼻甲突以后发育为鼻丘。鼻甲的发育一直持续到儿童时期。近年来，我国通过胎儿发生学的研究，观察发现上、中、下鼻甲在胚胎第8周时已由软骨鼻囊的软骨长入鼻甲，形成上、中、下鼻甲(图1-4)，到胚胎第14周时位置与形状已与成年人相仿。

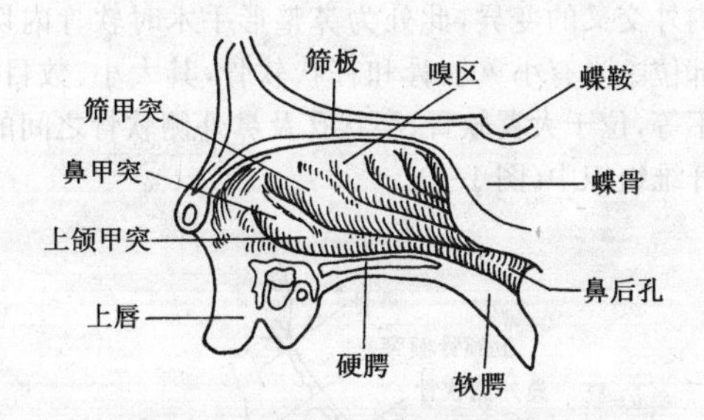

图1-4　胎儿鼻腔外侧壁鼻甲

1.1.3　鼻窦的发生

多数鼻窦是从鼻外侧中鼻道区域上皮向外生长突起，侵入附近颅骨，使之气化形成与鼻腔相通的小腔，发育成鼻窦。窦内覆以典型的呼吸粘膜，由含柱状细胞与杯状细胞的假复层柱状纤毛上皮构成，粘膜与骨直接连接称为粘骨膜。此膜通过各窦的开口与鼻腔相连续。

(1) 上颌窦

约在胚胎第12周时，在下鼻甲外上方形成钩突，中鼻道外侧壁的鼻囊软骨增生，形成筛泡和上颌窦的雏形。胚胎第14周时，钩突与筛泡间向外方发展成筛漏斗。随着胎儿增大至出生时，上颌窦已发育成4～8 cm^{2}大小。从生出到4～5个月，上颌窦已能在X线片上看到。以后迅速增大，到12岁时，气化已达眶底壁，窦底与鼻腔底平。十几岁达到成人大小，上颌窦底部可低于鼻腔底4～5 mm。

(2) 筛窦

约在胚胎第12周时，中鼻道外侧壁粘膜向上向筛泡内发展，形成中组筛窦；向下向筛泡内生长，形成前组筛窦；上鼻道粘膜向外后发展，形成后组筛窦。随胎儿增大，前中组筛房至出生时已发育成数个气房。发育良好时，1岁时X线摄片已能观察到，到12岁时，筛窦发育达成人大小。

上颌窦与筛窦在出生时已有足够大，因此，临床上可见婴幼儿发生上颌窦、筛窦炎症。

(3) 额窦

胚胎发育时与筛窦同源于中鼻道侧壁筛泡上方，出生前尚未与前组筛窦分开，生长缓慢，出生后1岁时X线摄片几乎看不出。通常4岁以后，额窦才开始出现于额骨垂直部，大多数6岁时X线摄片才能看到，12岁以后发育增大。

(4) 蝶窦

在胚胎第16周时，开始由软骨鼻囊的侧后部逐渐形成，至出生时仍很小，5岁以后发育较快，至7岁时已达蝶鞍水平，十几岁至成人时，进一步扩大，进入蝶骨基部(图1-5)。

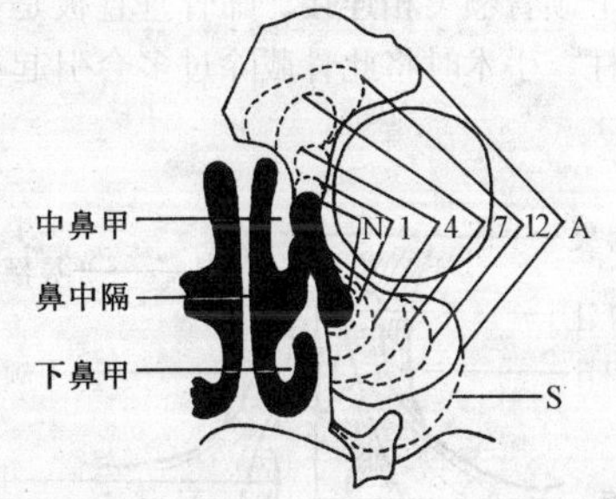

图1-5　出生后额窦及上颌窦的发生过程

N：新生儿；A：成人；1、4、7、12表示年龄；S：老人

(周　娴)

1.2　鼻的应用解剖

1.2.1　外鼻

鼻是尖端向前突出而基底与面部骨骼相连的锥形结构，由骨和软骨构成支架，外覆以皮肤与软组织。其两侧向前下方的倾斜面称为鼻背，两鼻背在前方相结合的游离缘称为鼻梁，鼻梁上部与额部相连接处称为鼻根，下部向前方突出称为鼻尖。在锥形的底部有两个开口，称为前鼻孔，此孔由两鼻翼外侧游离缘和内侧能活动的鼻小柱围成。鼻小柱构成鼻前庭的内界，鼻翼内面为其外界。鼻前庭借鼻阈与鼻腔分界。鼻翼与面颊交界处称为鼻唇沟(图1-6)。

(1) 骨支架

鼻的骨骼由鼻骨、额骨鼻突和上颌骨额突构成，并与下面的切牙骨共同围成梨形骨孔，称为梨状孔。鼻骨为不规则的四边形骨片，左右各一，彼此连接于中

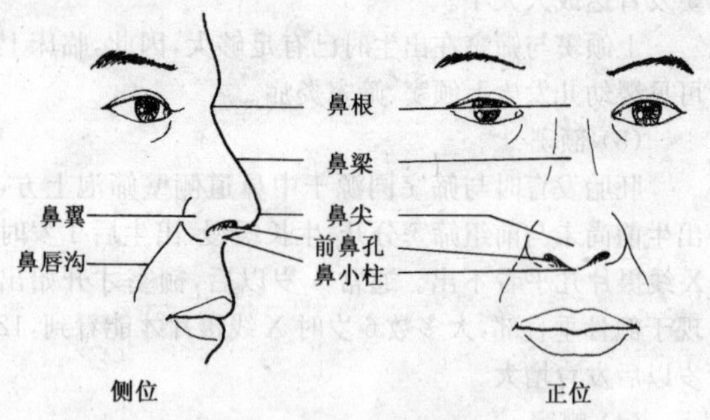

图 1-6　外鼻结构

线。上有鼻额缝与额骨相连接，是骨架的重要支撑点。鼻骨上窄厚而下宽薄，因此下段易受伤骨折。外侧有鼻颌缝与上颌骨额突相连接。筛骨垂直板是鼻骨上矢状位的支柱。手术时将此骨截除过多会引起鼻背部塌陷(图 1-7)。

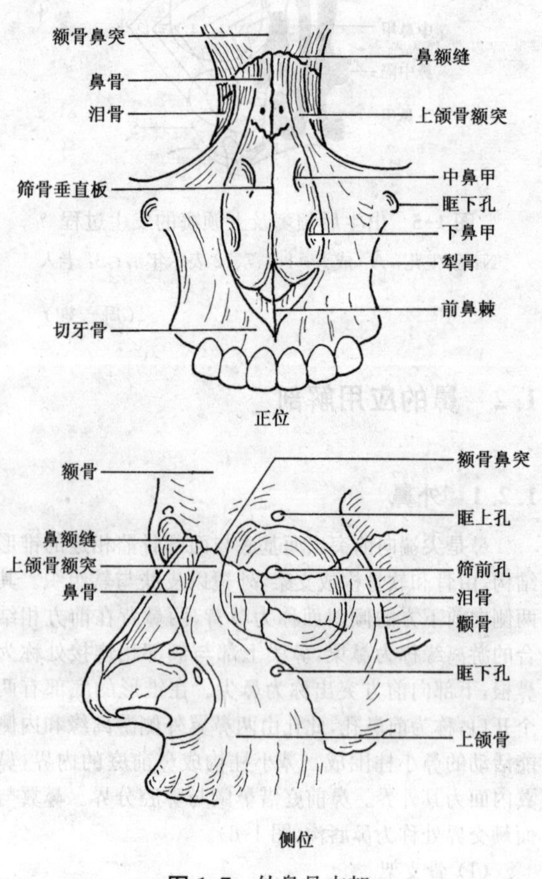

图 1-7　外鼻骨支架

(2) 软骨支架

鼻软骨为透明软骨，借致密结缔组织与骨紧密连接，并与梨状孔边缘紧密附着。主要由鼻外侧软骨、鼻中隔软骨、大翼软骨与小翼软骨等构成。鼻外侧软骨又称鼻上侧软骨，左右各一，呈三角形，位于鼻梁的侧面，与鼻骨、上颌骨额突共同构成鼻背。鼻中隔软骨又称为四方软骨，单个，是构成鼻中隔软骨部的主要部分。其前上缘与鼻骨共同构成鼻梁的支柱，前下缘构成鼻小柱，下缘由后向前与犁骨上颌骨鼻棘相连。大翼软骨又称为鼻下侧软骨，左右各一，有内外两脚。内侧脚位于前鼻孔内侧，与鼻中隔软骨前下缘构成鼻小柱。外侧脚位于前鼻孔的外侧，为鼻翼的主要支架。在解剖学上，鼻外侧软骨与大翼软骨边缘连接的部位有内外交叉的变异，此处为鼻整形手术时软骨内切口的部位。尚有小翼软骨和籽状软骨，其大小、数目、形状不等，位于大翼软骨、梨状孔及鼻外侧软骨之间的脂肪纤维组织中(图 1-8)。

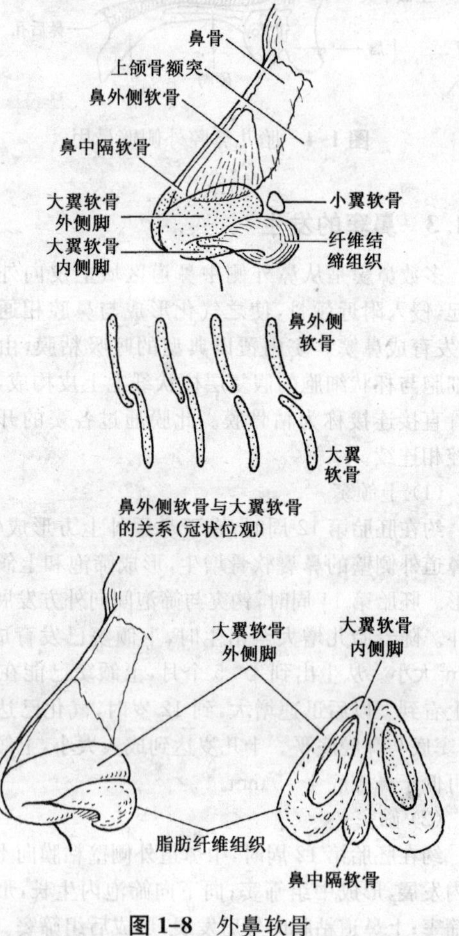

图 1-8　外鼻软骨

(3) 皮肤

鼻根与鼻背部皮肤薄而松弛，易移动。鼻尖、鼻翼及鼻前庭皮肤与深部组织粘连较紧，内含有大量皮脂腺和汗腺，易引起痤疮、酒糟鼻和疖肿，炎症时因组织肿胀，压迫神经，疼痛明显。

(4) 肌肉

左右成对，包括：① 张鼻孔肌，即前、后张鼻孔肌，降眉间肌，上唇提肌及提鼻翼肌；② 缩鼻孔肌，即鼻横肌、降鼻中隔肌和降鼻翼肌。由面神经支配，具有使鼻孔扩大或缩小、使鼻尖提高或下降的功能，起到调节鼻腔气流的作用。在鼻科手术时应保护鼻翼肌肉的完整性(图 1-9)。

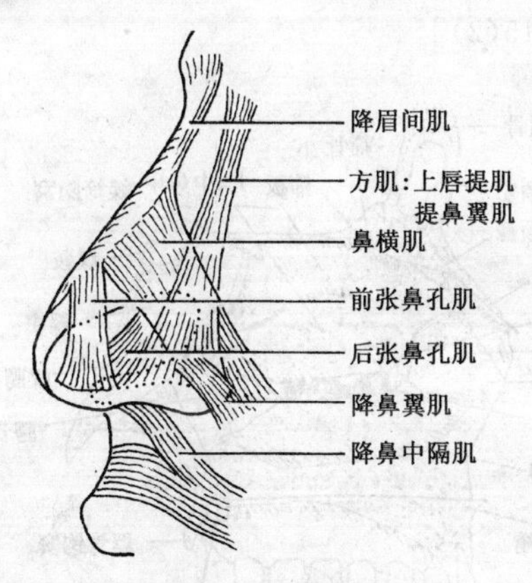

图 1-9 外鼻肌肉

(5) 血管、神经和淋巴

外鼻动脉来自颈内动脉和颈外动脉的分支。来自颈内动脉的眼动脉分出鼻背动脉、筛前动脉和额动脉，供应鼻根与鼻背部。来自颈外动脉的面动脉分出内眦动脉、上唇动脉、面动脉鼻翼支及眶下动脉鼻外支，供应鼻外下部、鼻中隔前段、鼻翼、鼻前庭、上唇及面颊部(图 1-10)。

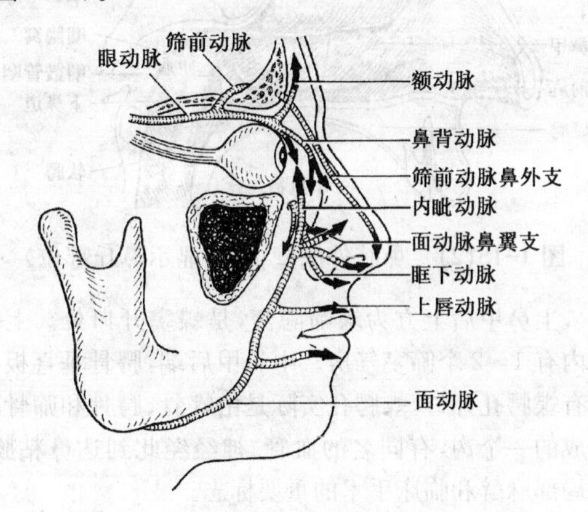

图 1-10 外鼻动脉

外鼻静脉大致与动脉伴行，由面静脉、内眦静脉和眼静脉流入颈内静脉。内眦静脉与眼上、下静脉相交通，眼静脉又与面静脉及海绵窦相交通，面部的静脉无瓣膜，可以上下流通(图 1-11)。当鼻、面部感染时如鼻疖，因治疗不当或挤压，感染可沿上述静脉扩散至海绵窦，引起海绵窦血栓性静脉炎及其他颅内并发症。

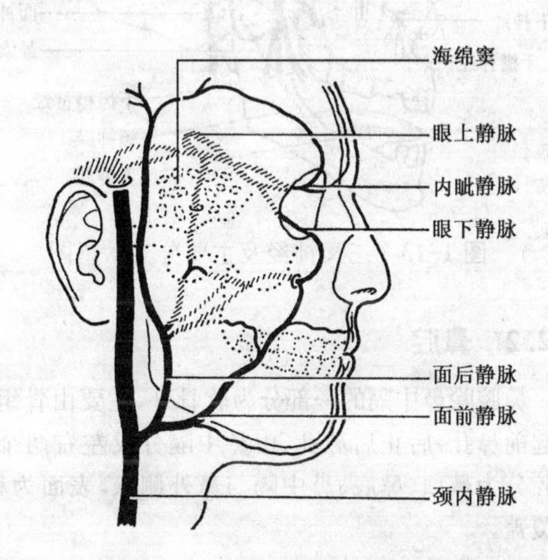

图 1-11 外鼻静脉与海绵窦关系

外鼻淋巴主要汇入耳前淋巴结和下颌淋巴结，部分至腮腺淋巴结(图 1-12)。

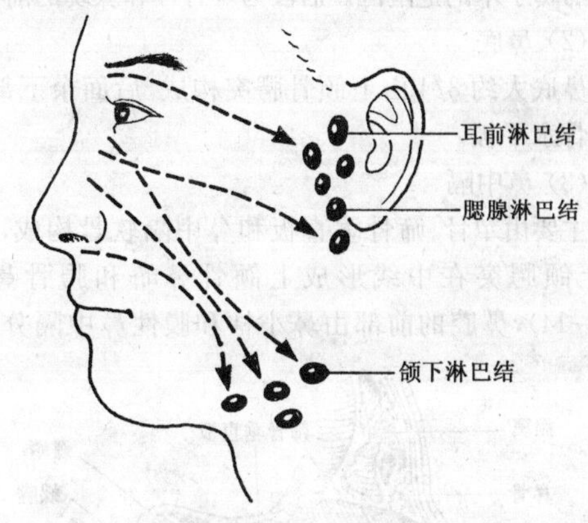

图 1-12 外鼻淋巴

外鼻肌肉运动由面神经颊支支配，外鼻的感觉由三叉神经支配。鼻外侧和鼻前庭的感觉由三叉神经上颌支的分支眶下神经支配；鼻尖部感觉由三叉神经眼支的分支筛前神经支配；司鼻根部与鼻梁感觉的是三叉神经眼支的鼻睫神经的分支滑车上、下神经(图 1-13)。

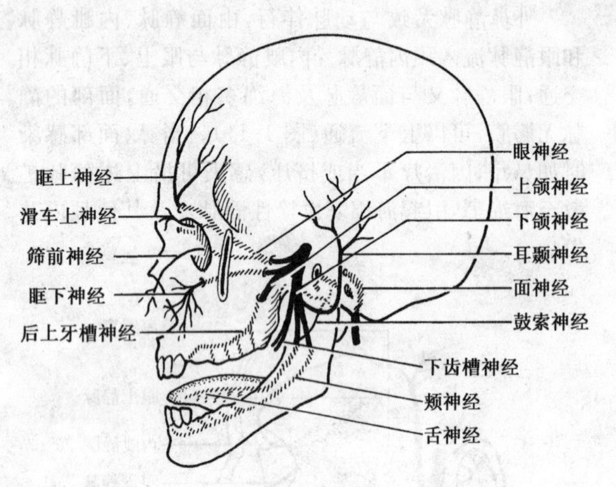

图 1-13　三叉神经及主要分支示意图

1.2.2　鼻腔

鼻腔除鼻中隔的一部分为软骨外，主要由骨组成。前起前鼻孔，后止后鼻孔，由鼻中隔分成左右两个腔。鼻腔分为鼻顶、鼻底、鼻中隔与鼻外侧壁，表面为粘膜所覆盖。

(1) 鼻顶

前段为鼻骨的背面、额骨鼻突与额窦底部。中段为筛骨的筛板，较水平，将鼻腔与前颅窝分开，嗅神经纤维通过筛板的筛孔进入前颅窝。筛板极薄，易骨折，是鼻腔与筛窦手术的危险区。后段为蝶骨体和蝶窦的前壁。

(2) 鼻底

鼻底大约 3/4 由上颌骨腭突构成，后面余下部分为腭骨水平板。

(3) 鼻中隔

主要由犁骨、筛骨垂直板和鼻中隔软骨构成。另外，上颌腭突在中线形成上颌骨鼻嵴和腭骨鼻嵴(图 1-14)，鼻腔的前部由鼻小柱和膜性鼻中隔分开。

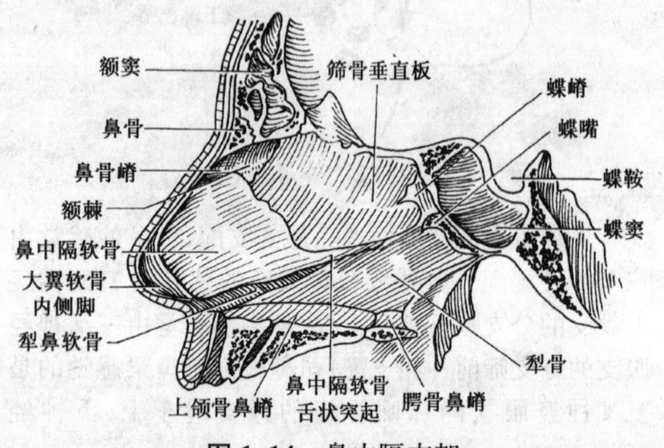

图 1-14　鼻中隔支架

鼻中隔很少在正中位，整个或部分骨或软骨部有不同程度的偏曲，尤其鼻中隔软骨与鼻嵴连接处易形成偏曲，使鼻腔通道不同程度受阻。如不影响通气，可不必处理。

(4) 鼻外侧壁

鼻外侧壁由鼻骨、上颌骨额突、泪骨、上颌窦内侧壁、下鼻甲骨、筛骨的上鼻甲和中鼻甲骨、腭骨的垂直板构成[图 1-15(1)]。薄而蜷曲的鼻甲骨向鼻腔中间突出，与鼻腔外侧壁之间形成水平通道，称为鼻道。上、中、下鼻道在与之同名的 3 个鼻甲下方[图 1-15(2)]。

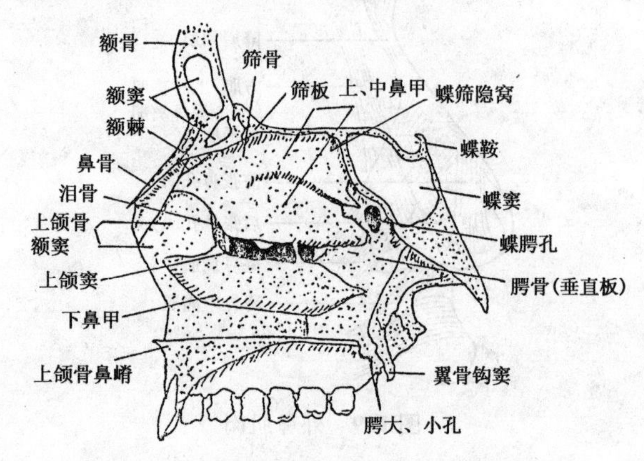

图 1-15(1)　鼻腔外侧壁的骨性结构

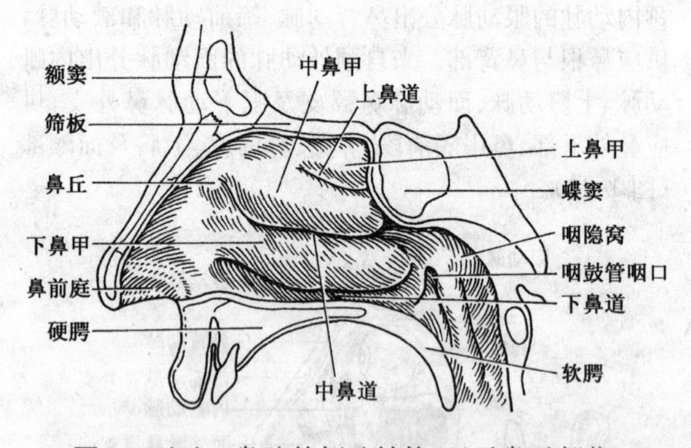

图 1-15(2)　鼻腔外侧壁结构(显示鼻丘部位)

上鼻甲后上方为蝶筛隐窝，是蝶窦开口处。上鼻道内有 1～2 个筛窦气房。中鼻甲后端，腭骨垂直板上部有蝶腭孔开口，蝶腭孔实际是由蝶骨、腭骨和筛骨融合成的一个沟，有同名的血管、神经经此到达鼻粘膜，是局部麻醉和临床手术的重要标志。

3 个鼻道中以中鼻道最复杂。去除中鼻甲可见圆形突起为筛泡，在其前下方狭长裂隙称为半月裂。筛泡表面有1～3个开口，是前、中组筛房的引流口。半月裂实际上是上颌窦开口处，半月裂下方骨缘形成筛骨钩突。应注意到钩突下方到下鼻甲水平的上颌窦内侧壁，大约有1～2 cm直径的范围是没有骨质的，仅是一层由粘膜覆盖的纤维膜。在中鼻道前上方，中鼻甲变窄形成筛漏斗，是额窦开口处。额窦和筛窦的开口接近半月裂，当这些窦内有感染时，脓液极易进入上颌窦内(图1-16)。

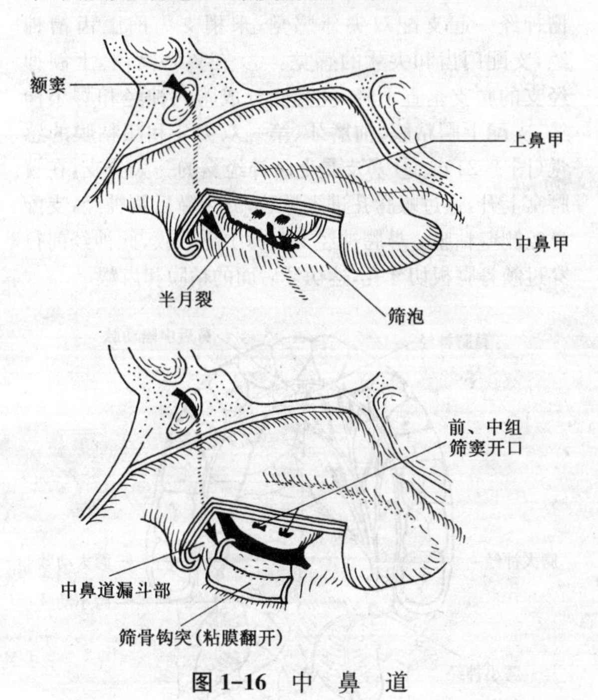

图1-16　中　鼻　道

鼻泪管开口在下鼻道前上方，是下鼻甲与鼻腔侧壁的连接处。上颌窦放置引流管及柯氏手术时，骨质切除太前，有可能损伤鼻泪管，引起溢泪。

(5) 鼻腔粘膜

嗅区粘膜仅占鼻腔上部至鼻顶的一小部分，在上鼻甲内侧面及鼻中隔上与之相对应的部位。儿童嗅粘膜覆盖范围较广，包括一部分中鼻甲和与之相对应的鼻中隔粘膜。由假复层柱状上皮覆盖，内含4种主要细胞：嗅觉纤毛细胞、微绒毛细胞、支持细胞和基底细胞。粘膜内含有嗅腺和浆液腺。

呼吸区粘膜占鼻腔的大部分，为假复层柱状纤毛上皮，纤毛运动方向朝向鼻咽部。粘膜内含有丰富的粘液腺、浆液腺和杯状细胞，产生大量分泌物，粘膜下有丰富的血管构成海绵体，富有弹性。

(6) 鼻腔血管

鼻腔血液供应来源于颈内动脉的分支眼动脉和颈外动脉的分支上颌动脉(图1-17，1-18)。

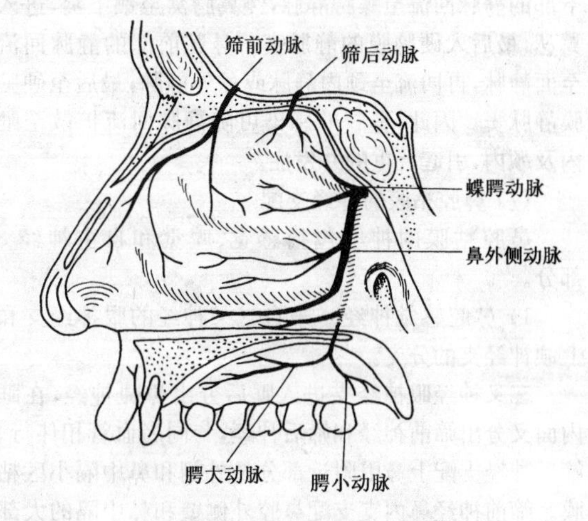

图1-17　鼻外侧壁血供

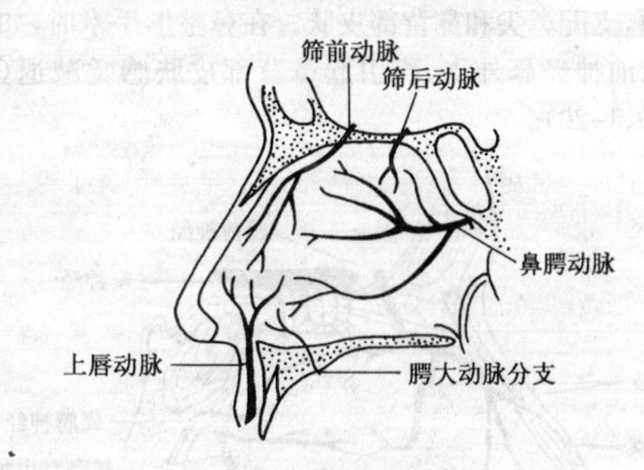

图1-18　鼻中隔血供

眼动脉发出分支穿过眶内侧壁的筛窦纸板和额筛缝，由筛前孔、筛后孔分别穿出筛前动脉和筛后动脉。前者供应鼻前上方的大部分粘膜，后者供应上鼻甲区域的粘膜。筛前、后动脉是鼻外筛窦手术的重要标志。对有些鼻腔前上方及鼻顶部出血的病人需要结扎该动脉，以控制出血。筛后动脉也是视神经的标志，视神经约在筛后动脉同一水平后方1 cm处。

蝶腭动脉是上颌动脉在翼腭窝的最后分支，该动脉在蝶腭孔处分成内侧支和外侧支进入鼻腔。外侧支又称为鼻外侧动脉，与筛前动脉、筛后动脉及面动脉有吻合；内侧支又称为鼻腭动脉，与筛前动脉、筛后动脉及上唇动脉中隔支吻合，在鼻中隔前方形成血管网，为鼻出血的好发部位，称为利特尔区(Little或Kiesselbach area)。对于鼻腔外侧壁、鼻中隔、鼻后方出血，需结扎颈外动脉来止血。但颈内、外动脉均有吻合支，有时未必能止住鼻出血。

静脉与动脉伴行。鼻顶部静脉回流入筛静脉，入眼眶至眼静脉，进入海绵窦和硬脑膜的静脉窦。鼻腔下部的静脉回流至蝶腭静脉，经翼腭窝至颞下窝，进入翼丛，最后入硬脑膜的静脉窦。鼻腔前部的静脉回流至面静脉，再回流至颈内静脉或颈外静脉，最后至硬脑膜静脉窦。因此，鼻腔的感染可随静脉回流扩散至眶内及颅内，引起严重的并发症。

(7) 鼻腔粘膜的神经支配

鼻腔粘膜的神经包括感觉、嗅觉和自主神经 3 部分。

1) 鼻腔感觉神经　来自三叉神经的眼神经支和上颌神经支的分支。

三叉神经眼神经支进入眶后分出鼻睫神经，在眶内面又分出筛前神经和筛后神经，与同名血管相伴行。筛后神经支配上鼻甲附近部分鼻外侧和鼻中隔小区粘膜。筛前神经鼻内支支配鼻腔外侧壁和鼻中隔的大部分粘膜，它的鼻外支穿过鼻骨和鼻上侧软骨到达软骨表面，支配鼻尖和鼻背部皮肤。在鼻整形手术时，如损伤筛前神经鼻外支，可引起鼻背部皮肤感觉减退(图 1-19，1-20)。

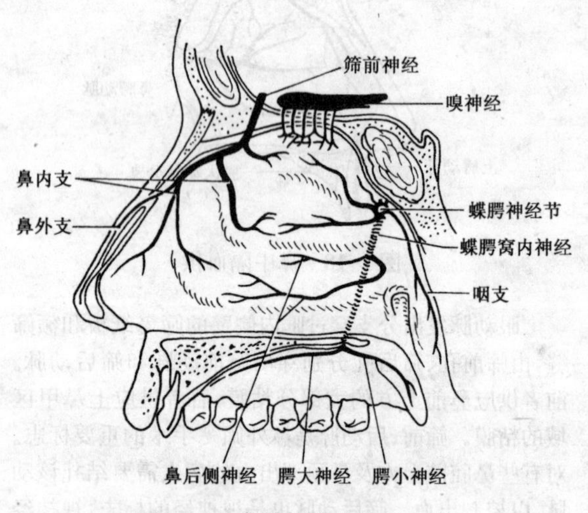

图 1-19　鼻外侧壁的神经支配

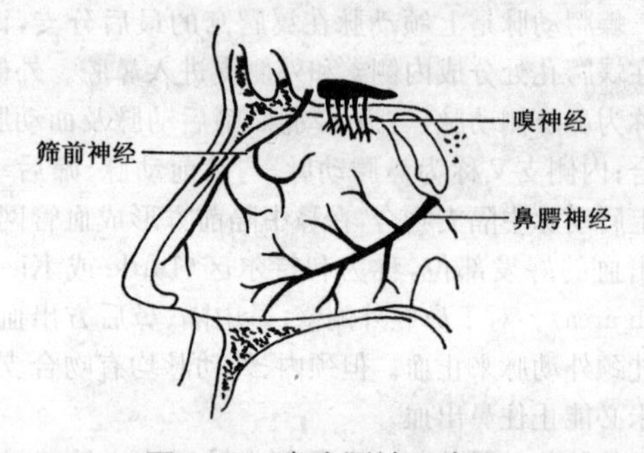

图 1-20　鼻中隔神经支配

上颌神经支由半月神经节发出，经中颅窝出破裂孔，进入翼腭窝顶部。其分支包括：① 眶下神经穿过眶下裂，由眶底进入眶下沟，随后穿过上颌骨的眶下管由眶下孔出来。其末梢分布在下睑、鼻背侧、鼻翼内外皮肤、上唇皮肤、上唇内面粘膜、门牙和尖牙牙龈处的粘膜。② 牙支，其中后上齿槽神经分布在磨牙、双尖牙及其相应的颊龈粘膜，中上齿槽神经和后上齿槽神经一起支配双尖牙感觉，末梢支为前上齿槽神经，支配门齿和尖牙的感觉。③ 在翼腭窝内，上颌神经支的腭支垂直下降，经窝底分成腭大神经和腭小神经，支配上腭粘膜、前磨牙、第一双尖牙和龈粘膜的感觉(图 1-21)。④ 鼻支是上颌神经支的一大分支，在翼腭窝上升，通过蝶腭孔进入鼻腔，分为鼻后侧神经，支配鼻腔侧壁粘膜。鼻腭神经支配鼻中隔粘膜，此神经前行穿过颌骨腭板切牙孔，达切牙后面的粘膜和齿龈。

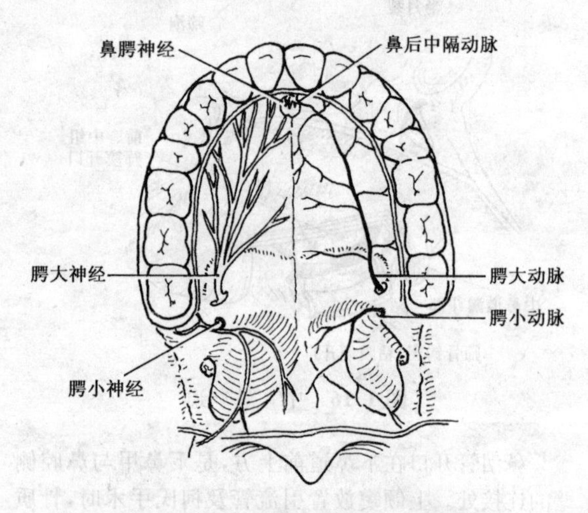

图 1-21　腭粘膜血供与神经支配

2) 嗅神经　嗅神经细胞是双极神经元，鼻腔嗅区粘膜上皮由纤毛覆盖。此纤毛是嗅细胞周围突纤毛，为嗅觉的感受器。嗅细胞中央突集合成股，成为嗅神经纤维，穿过筛板到达前颅窝皮质下的嗅球，然后与树枝状僧帽细胞胞突接合成为嗅束，进入颞叶的海马回钩处大脑皮质嗅觉中枢。嗅觉的传导径路十分复杂，至今仍有许多环节不十分清楚。

3) 鼻腔自主神经　包括交感神经与副交感神经。

鼻粘膜的副交感神经起源于脑干的上涎核，这些刺激分泌的节前神经纤维随同中间神经出脑干，在内听道参加到面神经的运动纤维，至膝状神经节离开面神经，成为一支岩大神经。岩大神经在岩骨内行进，下降至岩锥直到破裂孔颈内动脉表面，沿颈内动脉到达蝶骨翼管，出翼管进入翼腭窝。穿过翼腭窝，节前神经纤维到达蝶腭神经节的神经核与触突，通过神经元交换，节后神经纤维到达鼻腔粘膜的腺体，支配粘液腺与浆液腺的分泌。少数副交感纤维支配血管平滑肌的舒缩。

鼻腔粘膜的交感神经纤维起于脊髓胸$_1$(T_1)灰质侧角细胞，经脊髓腹根进入第一胸交感神经节，上升至颈交感神经节水平的交感链形成触突，交换神经元后，节后纤维上升形成颈内动脉丛，一部分随颈内动脉到达颅底，一部分纤维形成岩深神经，另外一部分离开颈内动脉进入翼管，加入岩大神经。岩深神经与岩大神经合并形成翼管神经，翼管神经是由交感与副交感组成的混合神经(图 1-22)。翼管神经的切断，可减少鼻腔分泌。交感神经主要支配血管平滑肌的舒缩。

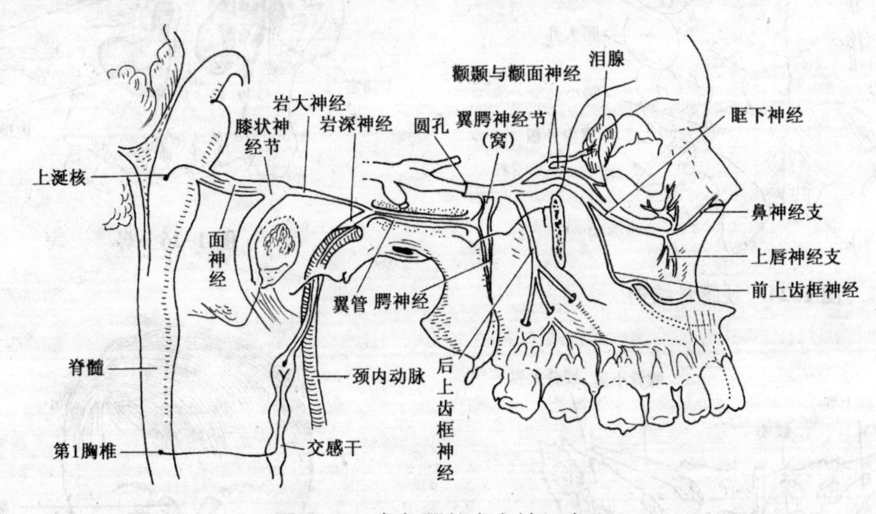

图 1-22　鼻与腭的自主神经支配

(8) 鼻腔的淋巴

鼻腔上部的淋巴与鼻外淋巴系统连接，汇入腮腺淋巴结及下颌淋巴结。鼻腔后部的淋巴汇入颈深淋巴结和咽后淋巴结，并在咽鼓管的周围形成淋巴管丛。

(9) 翼腭窝的骨结构

翼腭窝在切除下颌骨的颅骨标本上很易被确定。在蝶骨翼突和上颌结节之间，各自形成窝的前壁和后壁。其入口侧面称之为翼上颌裂(图 1-23)。内侧壁由腭骨垂直板和蝶腭孔在腭板的上缘所构成，蝶腭孔有蝶腭神经通过[见图 1-15(1)]。用探针由翼上颌裂插入翼腭窝内，通过蝶腭孔进入鼻腔中鼻甲后端。翼腭窝顶部有蝶骨大翼突入其前方，因眶下裂基本是开放的，因此，翼腭窝内的肿瘤、炎症和出血可侵入眶内，引起眼球突出、眼球运动障碍及视力减退等症状。翼腭窝底似锥体的顶端，由几个骨壁融合而成。但这种融合是不完全的，在此腭骨形成腭大管，最后在腭板形成腭大孔。腭小管在翼腭窝底穿过腭骨的锥突，开口于腭大孔的后面，称之为腭小孔(图 1-24)。将颅骨标本在翼腭窝平面作冠状位切开，可以观察窝的前壁和后壁的结构。前壁为蝶骨，蝶骨翼突的底部有 2 个孔，即圆孔和翼管。前者有三叉神经上颌支通过，后者有翼管神经通过。用探针插入圆孔，可进入中颅窝。探针插入翼管，通过蝶骨体的深面，在破裂孔附近出口(图 1-25)。翼腭窝内容除脂肪组织外，翼管神经和蝶腭神经位于窝的后内侧，上颌动脉、静脉及其分支在窝的前部，由外向内弯曲行走。

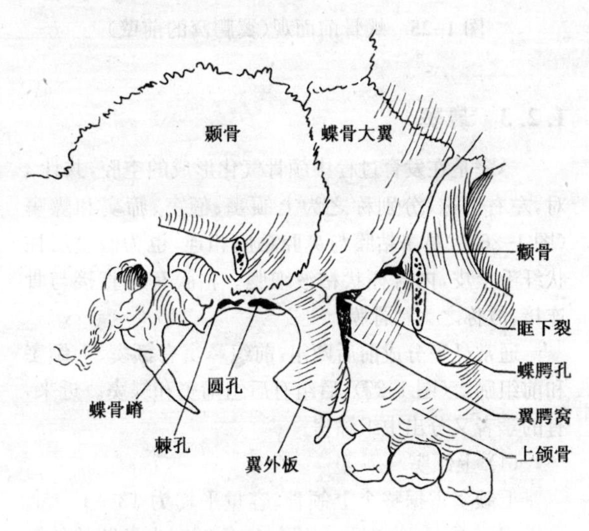

图 1-23　翼腭窝的周围关系

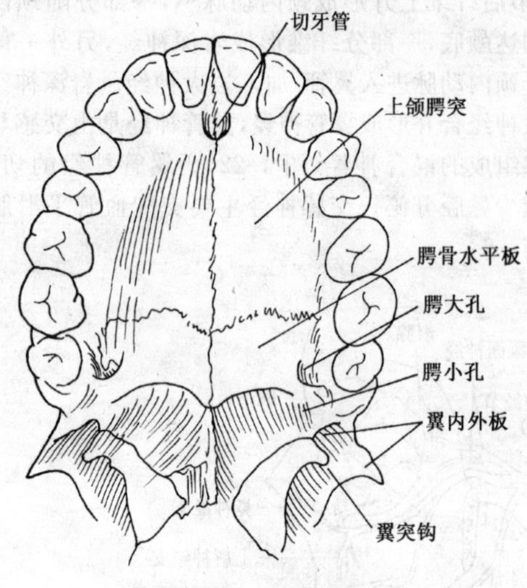

图 1-24 硬腭骨结构

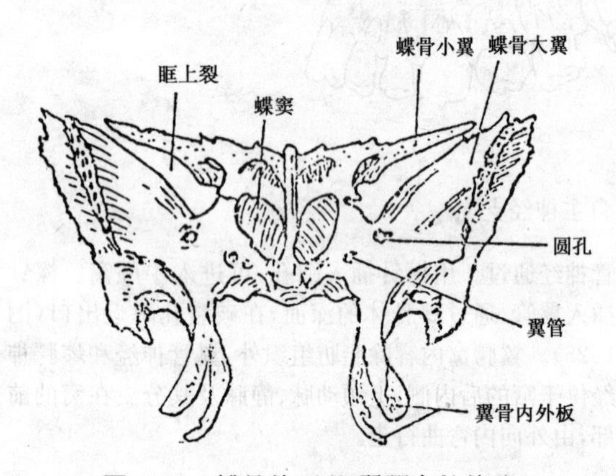

图 1-25 蝶骨前面观(翼腭窝的前壁)

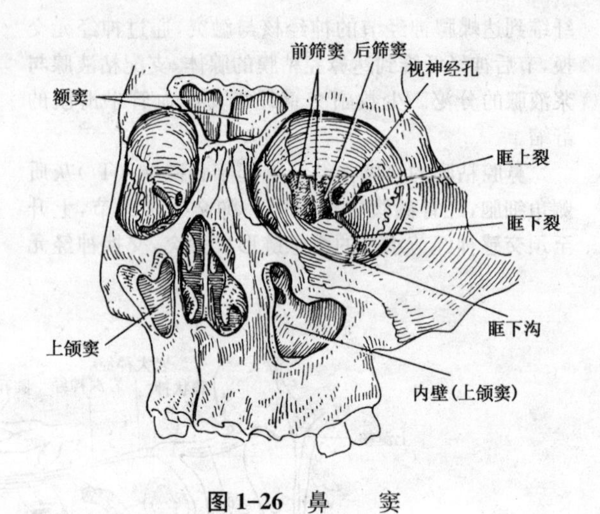

图 1-26 鼻 窦

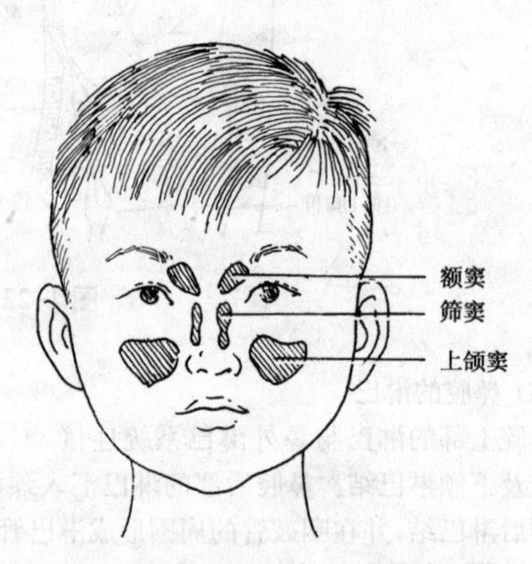

图 1-27 前组鼻窦

1.2.3 鼻窦

鼻窦是在发育过程中颅骨气化形成的空腔,共计 4 对,左右对称,分别称之为上颌窦、额窦、筛窦和蝶窦(图 1-26)。鼻窦粘膜与鼻腔粘膜相连,也为假复层柱状纤毛上皮,内含杯状粘液细胞。粘膜有时直接与骨连接,故称之为粘骨膜。

通常鼻窦分成前后两组,前组鼻窦有额窦、上颌窦和前组筛窦(图 1-27);后组有后组筛窦和蝶窦。近来,有的学者又分出中组筛房。

(1) 上颌窦

上颌窦占据整个上颌骨,容量平均为 13～15 ml。从横切面看,上颌窦呈三角形,三角形底为鼻腔的外侧壁,尖指向颧突,前壁为上颌窦表面,后外壁为上颌窦的颞下面,顶是上颌窦的眶面,底为上颌窦牙槽突,前方为第一双尖牙,后方为第三磨牙。上颌窦开口在中鼻道漏斗内,即筛骨钩突与筛泡之间,呈圆形,平均直径为 2～4 mm,有 25%～30%的差异。钩突下方上颌窦内侧壁常为膜性,由窦壁和鼻腔外侧壁两层粘膜构成,可能此处为上颌窦的副开口处。

上颌窦血液供应由上颌动脉的分支供应,包括眶下动脉、腭大动脉、鼻后上动脉、后牙槽动脉和蝶腭动脉的鼻外侧支。静脉回流前面由面静脉回流到颈外静脉。后面由上颌静脉回流到颞静脉,再经下颌静脉到颈外静脉。在翼下窝处静脉与翼静脉丛相通,又与颅底硬脑膜静脉窦相通。因此,上颌窦感染可以通过上述静脉向颅内扩散。

上颌窦神经由上颌神经的分支支配:腭大神经、鼻后侧神经、眶下神经及其分出的齿槽神经为其感觉神经,同样上颌神经的末梢具有交感与副交感纤维,具有分泌功能、血管舒缩功能及味觉功能。其节后副交感分泌纤维主要来源面神经和岩大神经。

(2) 筛窦

筛房骨组织紧密连在一起,称之为筛迷路,通常有2～8个前、中组筛房,1～8个后组筛房。其前面为鼻骨和泪骨,后面为蝶骨,下方是上颌骨,上方是额骨眶板,两侧薄而平的筛骨纸板也是眼眶的内侧面。前组筛窦开口在漏斗,中组筛窦开口在筛泡上方或下方,后组筛窦开口在上鼻道。

筛窦的血液供应来源上颌动脉的分支蝶腭动脉的鼻支及眼动脉的分支筛前、筛后动脉。静脉由上颌静脉的鼻静脉回流到海绵窦或由筛静脉流入眼静脉再回流到海绵窦。故筛窦炎可引起海绵窦血栓形成。

筛窦的感觉神经来自三叉神经的上颌神经支的分支蝶腭神经及眼神经支的分支筛前、筛后神经。

(3) 额窦

成人额窦大小不一,左右可不对称。有些人额骨鳞部没有气化,而代之以额骨后方眶板气化,形成眶上窦。额窦前壁为额外板,含有骨髓,额窦炎时可并发额骨骨髓炎。后壁为额内板,较薄,与前颅窝相隔。额窦炎时,静脉通过此壁将感染带入颅内,引起并发症。底壁为眶上壁,内侧为筛窦顶壁,感染可由此进入眶内。内壁为左右额窦的分隔。额窦开口于中鼻道前端或漏斗前部。

额窦的血液供应来源于眼动脉的分支滑车上动脉和眶上动脉。静脉主要通过眶上静脉经眶上裂进入海绵窦。

三叉神经眼神经支分出额神经,再分出滑车神经和眶上神经,支配额窦粘膜的感觉。

(4) 蝶窦

蝶窦在蝶骨体内,左右常不对称。前壁是鼻腔顶后部和筛窦后壁,后壁与后颅窝的桥脑及基底动脉相邻。上壁是中颅窝的一部分,上有蝶鞍和垂体,前面有视交叉。下壁为后鼻孔与鼻咽顶部。外壁为中颅窝的一部分,与海绵窦、颈内动脉、眼动脉及第Ⅱ、Ⅲ、Ⅳ、Ⅴ、Ⅵ对脑神经关系密切。蝶窦的这些解剖关系,因骨壁薄或缺损,手术去除蝶窦软组织时,应特别小心。

蝶窦血液供应来源于颈内动脉分支眼动脉的筛后动脉,颈外动脉分支上颌动脉的蝶腭动脉。静脉随鼻腔和鼻咽部静脉回流到上颌静脉和翼丛。

三叉神经上颌神经支的分支蝶腭神经及眼神经支的分支鼻睫神经支配蝶窦粘膜的感觉。

1.2.4　鼻内镜和显微镜手术有关的解剖

由于功能性鼻内镜手术的兴起,鼻显微手术的开展及CT高分辨扫描检查等技术的广泛应用,推动了鼻腔、鼻窦及其相关解剖学的研究,并对鼻腔、鼻窦相邻的结构有了新的认识。

窦口鼻道复合体(ostiomeatal complex, OMC)就是鼻内镜检查和手术开展后提出的一个新的解剖概念。对于上鼻道、上鼻甲、蝶筛隐窝、半月裂等部位用窥鼻镜肉眼直视是不能看到的;上颌窦、前组筛窦和额窦开口于中鼻道,蝶窦和后组筛窦分别开口于蝶筛隐窝和上鼻道,也不能通过窥鼻镜检查看到。应用纤维光导鼻内镜或硬管折光式鼻内镜后,这些部位均能窥清,并能录像、拍照,大大提高了对这些部位解剖学的认识和疾病的诊断,并提高了鼻腔、鼻窦功能性手术治疗的质量。

OMC是指筛漏斗(ethmoidal infundibulum)及其相邻的中鼻道,包括中鼻甲、钩突(uncinate process)、筛泡(ethmoidal bulla)、半月裂(semilunar hiatus)、筛漏斗、额隐窝(frontal recess)、筛窦以及上颌窦开口等(图1-28)。

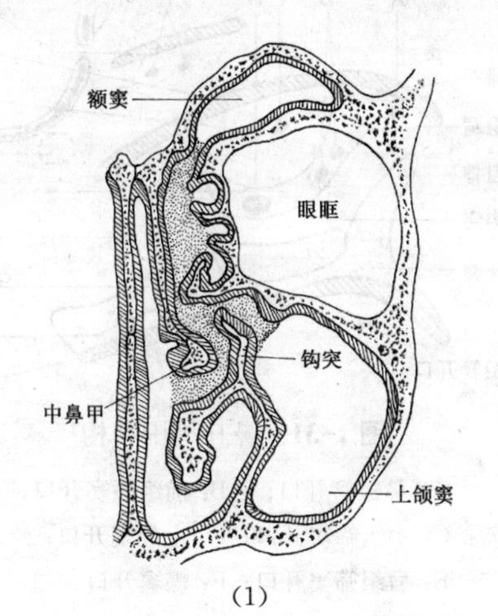

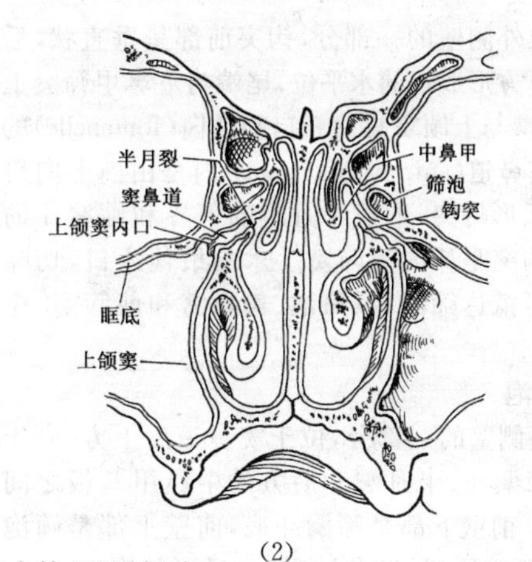

图1-28　窦口鼻道复合体(阴影部分)

(1) 中鼻道

中鼻道在中鼻甲的下方。中鼻道外侧壁上有两个隆起，后上是筛窦的大气房，称之为筛泡。筛泡的前下方有一弧形嵴状隆起，称之为钩突。在筛泡与钩突之间有一半月形裂隙，宽为 2～3 mm，称之为半月裂。在其前外侧有一沟槽，称之为筛漏斗。筛漏斗前上部呈漏斗状，称之为额隐窝，是额窦经鼻额管的开口处。额隐窝前方弧形隆起，称之为鼻丘。前组筛窦开口于筛漏斗的中部，上颌窦开口于筛漏斗的后部(图 1-29)。

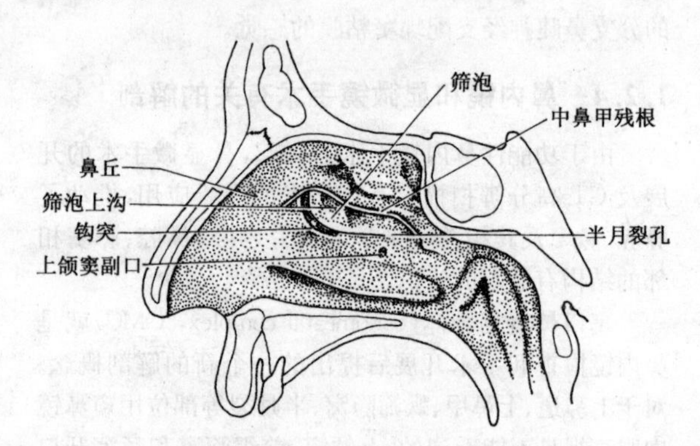

图 1-29　中鼻道外侧壁(显示鼻丘)

(2) 中鼻甲

中鼻甲附着于筛骨顶与筛板交界处的颅底骨，其中部前端垂直向下，分成内板与外板。内板上内侧表面有少许垂直沟，是嗅神经纤维由筛板下行经此分布至上鼻甲、中鼻甲的嗅粘膜。手术时应避免损伤中鼻甲内侧板上部的粘膜，以免引起脑脊液漏。中鼻甲附着处称为基板，它分隔前组、后组筛房。在基板后部，后鼻孔前上 1/3 处进入筛窦，是寻找蝶窦的重要标志。

(3) 钩突

是鼻腔外侧壁的一部分，钩突前部呈垂直状，后部转向后下方形成短的水平位，尾端与下鼻甲筛突上升部连接，参与上颌窦自然开口和鼻囟(fontanelle)的构成。在窦鼻道(antronasal channel)内是由前上向后下走向的弧形嵴突，形成半月裂的下界和筛漏斗的内侧壁。钩突是鼻内镜筛窦手术的最佳入口，切除钩突骨板可抵达筛漏斗、筛泡、额隐窝和前筛窦、中筛窦。

(4) 筛泡

为鼻外侧壁的一部分，位于窦鼻道后上方，介于前下方的筛漏斗、半月裂和后方的中鼻甲基板之间(图 1-30)。前壁下部是筛漏斗底，前壁上部是筛泡基板，附着于筛顶部，与前方额隐窝后唇相连(此处筛前动脉横过筛顶部)，后壁是中鼻甲基板，外侧壁为筛纸样板，内侧与中鼻道相邻筛泡为筛窦的大气房，其开口于前壁入筛漏斗或筛泡内侧壁入半月裂中。筛泡骨壁薄，易于切除，是内镜筛窦手术的重要标志和必经途径。

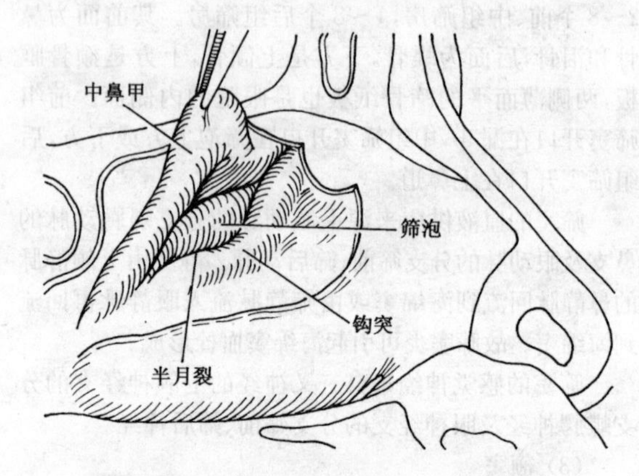

图 1-30　半月裂、筛泡、钩突之间的关系

(5) 鼻丘(agger nasi)

又称鼻丘气房，位于中鼻甲前上方和钩突前方的鼻外侧壁。前方为上颌骨额突、鼻骨，上方为额隐窝和额窦，下方和内侧为钩突，后方为筛漏斗，外侧为泪囊和筛窦纸板。气化好的鼻丘气房可向上发展进入额隐窝，阻塞鼻额管，也可向后发展至筛泡上方，阻塞筛漏斗，引起额窦、筛窦和上颌窦炎症(图 1-31)。鼻丘是额区、筛区内镜手术的入口，切除鼻丘可暴露前筛房、额隐窝、泪囊等。还可在此进行前筛房切除、额窦开放手术。

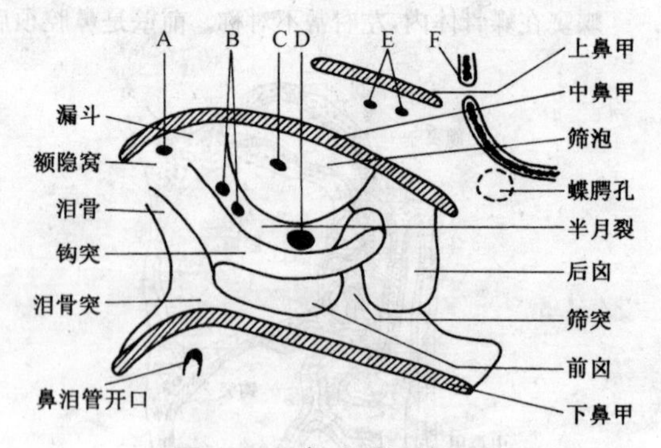

图 1-31　鼻丘周围结构

A：鼻额管开口；　B：前组筛窦开口；
C：中组筛窦开口；D：上颌窦开口；
E：后组筛窦开口；F：蝶窦开口

(6) 半月裂

在筛泡与钩突之间有一条半月形裂隙,宽为2～3 mm,称之为半月裂(图1-30)。

(7) 筛漏斗

又称为漏斗(infundibulum)或钩突沟(uncinate groove)。筛漏斗前内和前下界是钩突,后界是筛泡,内界为半月裂,与中鼻道相交通。上颌窦开口在筛漏斗的下外侧壁,上颌窦内侧壁的一部分(指前囟、后囟和眼眶筛窦纸板)构成了筛漏斗外侧壁的其余部分。筛漏斗的上部80%是盲端,称之为额筛隐窝,20%与鼻额管相通。在筛漏斗的前上部有很大的变异,可与鼻丘气房相通,或与钩突前上方形成的气房相通(有时称为漏斗气房),后上方是眶内侧壁与下壁的接合部突向筛漏斗。筛漏斗的深度取决于钩突的高度,估计0.5～10 mm。

从生理角度看,筛漏斗是额窦、前组筛窦和上颌窦引流汇合处,解剖异常或任何一个窦的病变可使筛漏斗阻塞,引起单个或全组鼻窦的炎症。在鼻腔内能否观察到筛漏斗,这要取决于半月裂和钩突的大小与形态。

(8) 上颌裂孔和上颌窦开口

上颌裂孔位于中鼻道内后面,是鼻腔外侧壁骨质缺损部分。在此,两层粘膜将鼻腔与上颌窦分开,上颌裂孔由下鼻甲筛状突和钩突的背尾部分成前囟和后囟两部分。前囟位于钩突的后下方,上颌窦自然开口位于前囟上部;后囟位于上颌窦自然开口的后方。囟门部分缺损形成上颌窦副口,副口比自然开口更圆。上颌窦造口术常在后囟进行(图1-32)。

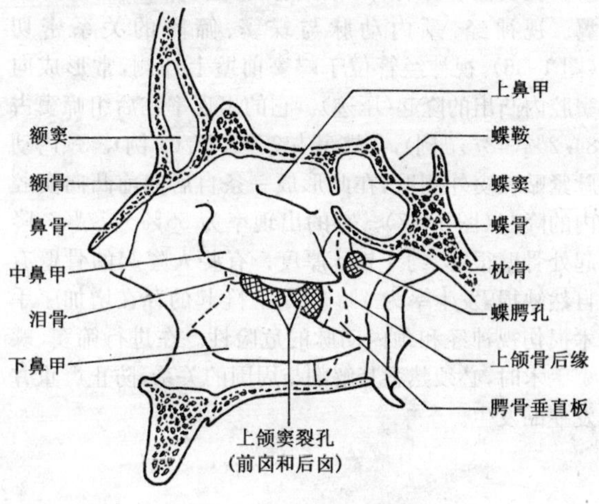

图1-32 上颌裂孔与周围关系

正确确定上颌窦开口的位置、形态与眼眶的关系(图1-33),对鼻窦内镜手术具有特殊意义。上颌窦自然开口为裂隙状且倾斜,隐藏在钩突前突游离缘的后方及筛泡隆起的下方,由于眶底板由内向外倾斜30°～45°,上颌窦内壁与自然开口接近眶内壁,开口入筛漏斗。在尸体标本上直接观察,上颌窦内口(窦腔侧壁的开口)呈椭圆形、泪珠形或砂漏形,长轴呈水平或斜行,正好在上颌窦内壁与眶底板结合部的下方(2～3 mm内),距上颌窦底部约4 cm,即上颌窦前壁和后壁的中点,距上颌窦前壁与后壁各2 cm(图1-34)。

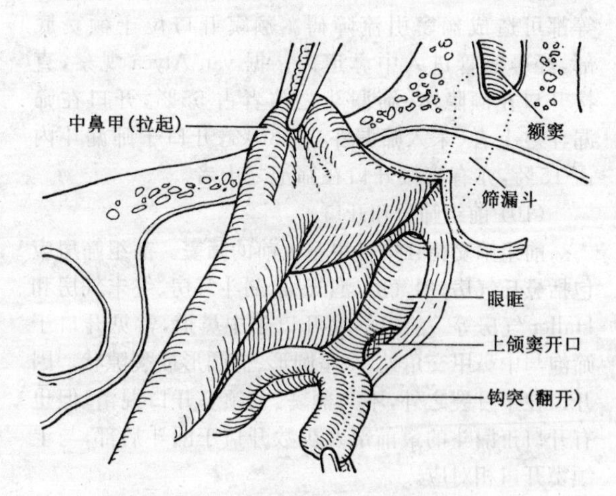

图1-33 上颌窦开口与筛泡、眼眶的关系

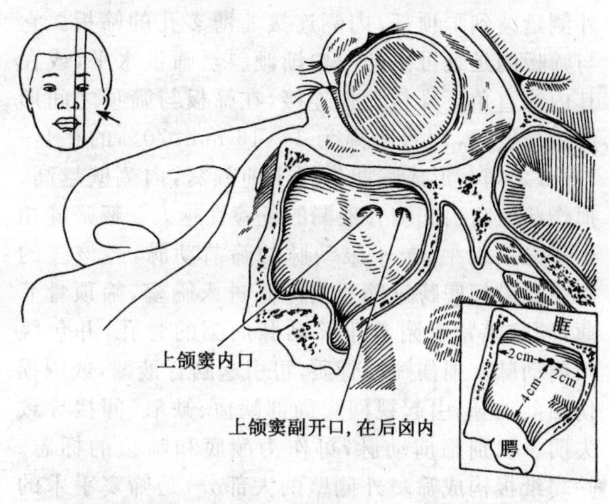

图1-34 上颌窦内口的位置(上颌窦腔侧)

在作鼻窦内镜手术时应牢记筛漏斗的解剖边界,用0°～30°窥镜首先切除钩突(漏斗切开术),确认上颌窦的自然开口,沿自然开口向前、向后扩大

与囟门交通，这样足以解决可能存在的任何疾病与狭窄。但向上扩大上颌窦自然开口时不允许损伤眶底，过分去除自然开口前面的骨质可能会损伤鼻泪管。

(9) 额隐窝与额窦开口

额隐窝内侧为中鼻甲，外界为筛窦纸板，顶部为筛窦顶，后方为筛前动脉，前上方为鼻额峡(nasofrontal isthmus)。鼻额峡为额隐窝狭细部分，长度>3 mm，在额窦下方形成鼻额管。额隐窝周围结构的改变，如鼻丘气房向后扩大或筛房向前扩大挤压鼻额峡部，或峡部粘膜肿胀、息肉堵塞或囊肿等都可造成额窦引流障碍。额窦开口位于额窦底部，经鼻额管进入中鼻道内。据 van Alyea 观察，直接开口在额隐窝、筛漏斗之前者占 55%，开口在筛漏斗之上者(未入筛漏斗)占 30%，开口于筛漏斗内占 15%，亦有直接开口在筛泡之上者。

(10) 前组筛窦和开口

前组筛窦指在中鼻甲基板前的筛窦。前组筛房应包括鼻丘气房、泪气房、泡气房、漏斗气房、终末气房和 Haller 气房等。前组筛窦开口于中鼻道，常见开口于筛泡与中鼻甲交角处，多呈圆形、椭圆形或裂隙状。因开口在半月裂之外，不与额窦、上颌窦开口混淆，但也有开口于漏斗的最前部及少数开口于漏斗后部，与上颌窦开口相对应。

(11) 筛顶与筛窦纸板

筛顶是前颅窝的一部分，是筛窦手术的上界。外侧延续到眶顶部，内侧连接菲薄多孔的筛板。它与筛板的延续可由外向内渐倾斜至筛板水平，或在其内缘直角下降与筛板连接，在筛板与筛顶之间形成一高度差，两者距离为 1～16 mm，70%的在4～7 mm 之间。形成筛凹暴露于前颅窝，内侧壁越高，损伤前颅窝引起脑脊液漏的危险性越大。额筛缝相当于筛顶水平，源于眼动脉的筛前动脉，经该缝的筛前孔沿颅底跨过筛顶自眼眶进入筛窦，筛顶骨菲薄，硬脑膜紧密附着于筛动脉周围的骨孔，并包绕筛前动脉。损伤筛顶骨质，可引起脑脊液漏，或因损伤筛前动脉，引起视网膜局部缺血、缺氧，间接导致失明。识别筛前动脉，可作为颅底和筛顶的标志。筛窦纸板构成筛窦外侧壁的大部分，是筛窦手术的外界限，紧邻眶内直肌。纸板由内眦向后延伸，再略向内弯曲 2～3 mm，紧邻眶尖部，是筛窦手术时易损伤的眶内部位(图 1-35)。

(12) 后组筛窦与蝶窦

中鼻甲基板之后的筛窦为后组筛窦。与周围的

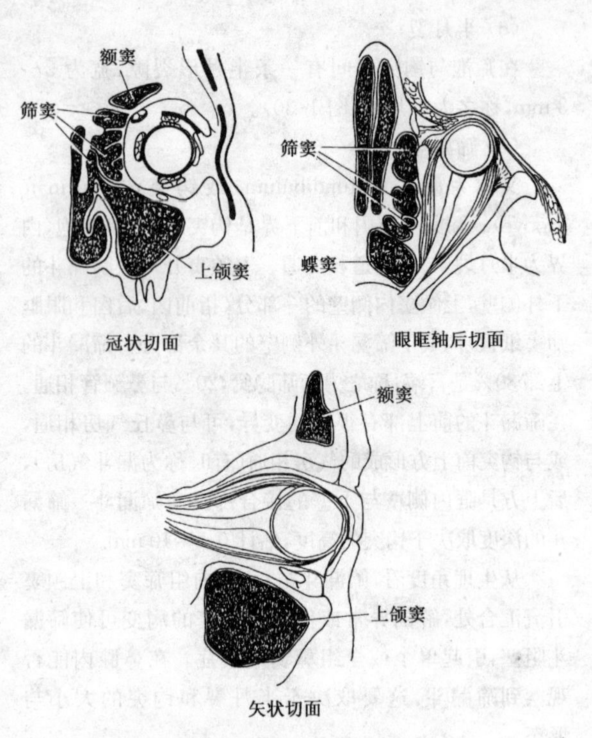

图 1-35　眼眶与各鼻窦的关系

界限是：其后方为视交叉和垂体，外侧为视神经、颈内动脉和海绵窦，前方为筛后动脉，上方为筛顶和前颅窝。

后组筛窦位于蝶窦的前方，有时筛房扩展到蝶窦前壁外侧及上方，称之为蝶上筛房(Onodi 窦)。它的上方为鞍结节和视交叉，外侧为视神经管与颈内动脉，下壁为筛板和蝶窦隔开，后壁为蝶鞍前壁。

蝶窦位于蝶骨体内，气房可延伸至蝶骨大翼、小翼。视神经、颈内动脉与蝶窦、筛窦的关系密切(图 1-36)。视神经管位于蝶窦前壁上外侧，常形成向窦腔内凸出的隆起(压迹)。它的出现率在后组筛窦占 84.2%(48/57 例)，在蝶窦占 77%(47/61 例)。颈内动脉紧贴蝶窦外侧壁，在此形成一条自后向前凸向窦腔内的隆起(图 1-37)。它的出现率为 55%～77%。隆起处骨壁很薄，约 1 mm 厚度。有些人隆起的骨壁有自然缺损，发生率为 4%～8%。隆起的存在增加了手术损伤视神经和颈内动脉的危险性。在进行筛窦、蝶窦手术时，必须熟悉其解剖与周围的关系，防止严重并发症的发生。

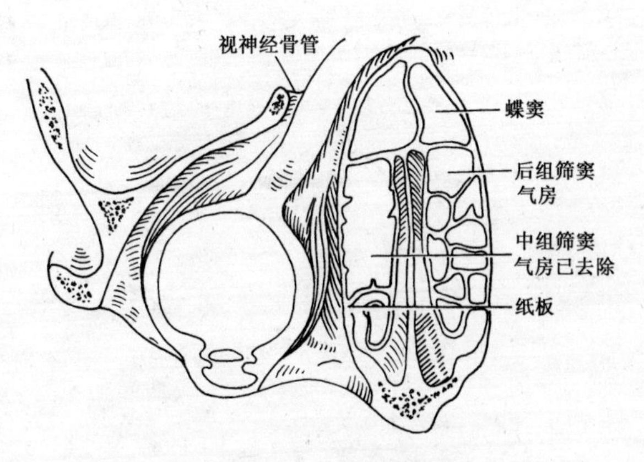

图 1-36　视神经管与筛窦和蝶窦的关系

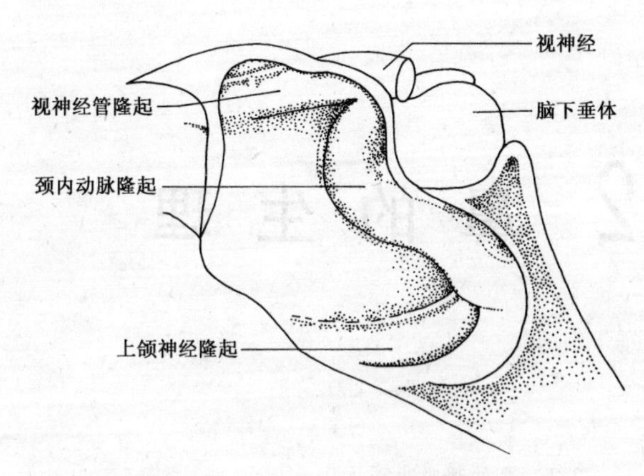

图 1-37　蝶窦外侧壁的解剖

（周　娴）

2 鼻的生理

鼻腔是呼吸的通道，具有对呼吸气流的调节以及对吸入空气的清洁、湿润、温暖的作用，有嗅觉、共鸣、排泄泪液及各种反射的功能。

2.1 鼻的呼吸生理

2.1.1 鼻是呼吸通道

鼻为呼吸道的门户，空气首先经由前鼻孔、鼻腔、后鼻孔、鼻咽、咽、喉、声门进入气管，经各级支气管进入肺泡。在肺泡中氧气与血液中的二氧化碳进行交换，再经过鼻腔呼出二氧化碳。经鼻腔的呼吸才是生理性呼吸。

2.1.2 流量节制段

鼻前庭两侧由鼻翼软骨和侧鼻软骨构成软骨穹隆部。侧鼻软骨与鼻中隔之间为三角孔道，其下口为鼻腔最狭长处，称为内孔。其长度为距前鼻孔缘1.0～2.5 cm范围内，长短因人而异。此处不受血管舒缩的影响，软骨附着各鼻翼肌，可舒缩鼻孔，称之为流量节制段(flow limiting segment，FLS)或鼻瓣。由于该处具有调节鼻腔气流的作用，在鼻科手术时应注意保护鼻翼软骨和肌肉的完整性。

2.1.3 最大流量

空气由前鼻孔吸入至鼻咽部，与大气之间有一定的压力差，鼻内压力向鼻咽部递减。鼻内压力差增加时，其气流量也增加。当鼻内压力差增加至一定临界点时，气流量则趋于稳定，这时的气流量称为最大气流量，即使用力吸气也不再增加鼻内的气流量。鼻内的气流量受到鼻腔“流量节制段”的控制，气流量的稳定有利于空气中灰粒尘埃的沉积。

2.1.4 鼻腔阻力

空气经过鼻腔凹凸不平的鼻甲与鼻道时具有一定的阻力，鼻腔阻力主要来源于“鼻瓣”即内孔处，鼻阻力约占全呼吸道阻力的40%～50%。鼻腔阻力(nasal resistance)与空气流量、压力、气流线路有关(流量和压力增加及紊流可使鼻腔阻力增加)，也与吸入空气的冷热有关(冷空气、热空气可使鼻腔阻力增加)。鼻腔阻力有随着年龄增长逐渐下降的趋势，这是由于粘膜萎缩、粘膜下血流量下降所致。鼻腔阻力的重要生理作用是：吸气时鼻腔阻力可协助胸腔产生负压，有利于肺泡开放，使空气进入肺泡；呼气时鼻腔阻力使气流变慢，有利于肺泡气体交换及对湿热的回收。

2.1.5 鼻周期

正常人两侧鼻腔对称时常有单侧鼻阻塞，是因为鼻甲粘膜下血管扩张所致，日夜呈周期性改变，2～7小时不自觉地轮换1次。这种在一定时间内的有效鼻腔气流量全依赖于非阻塞侧鼻腔完成，而鼻呼吸周期中的最小阻力与总阻力能保持相对恒定的生理现象，称为鼻周期(nasal cycle)。它受中枢神经控制，如果两侧鼻腔不对称(如鼻中隔偏曲)时，两侧鼻腔在周期中最小阻力与总阻力有显著变化，故产生周期性鼻塞。

2.1.6 鼻腔呼吸的气流线路

有多种因素影响鼻呼吸的舒适感，如鼻腔粘膜的湿润、温度及经由鼻腔的气流量和线路等。由于鼻腔的解剖关系，呼吸时空气经过鼻腔并非直线进出。吸气时，气流经前鼻孔后向上达到鼻顶部，然后成抛物线转向下到后鼻孔，呈扇形展开，称之为层流(laminar flow，图2-1)。另一部分气流在内孔后方与呼出的气流成不规则或成旋涡状气流，称之为紊流(turbulent flow，图2-2)。层流可使吸入的空气与鼻腔粘膜呈大面积接触，有利于鼻腔温度、湿度的调节，紊流或混合气流比层流的作用更显著，紊流还有利于空气中尘埃的沉降。鼻腔气流呈抛物线向上，有利于吸入的空气与嗅区粘膜充分接触，更好地发挥嗅觉功能。

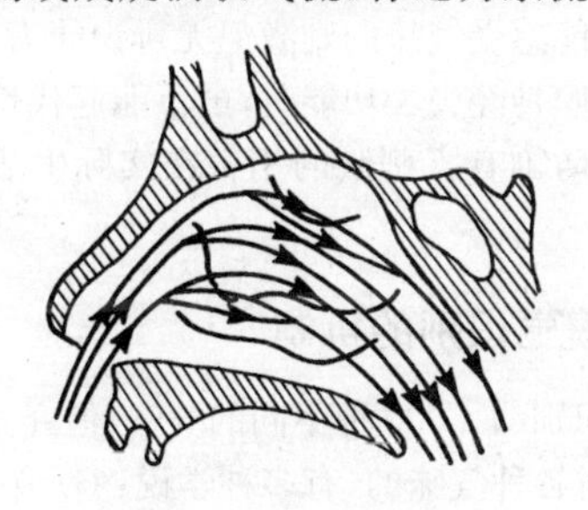

图2-1 鼻呼吸的层流

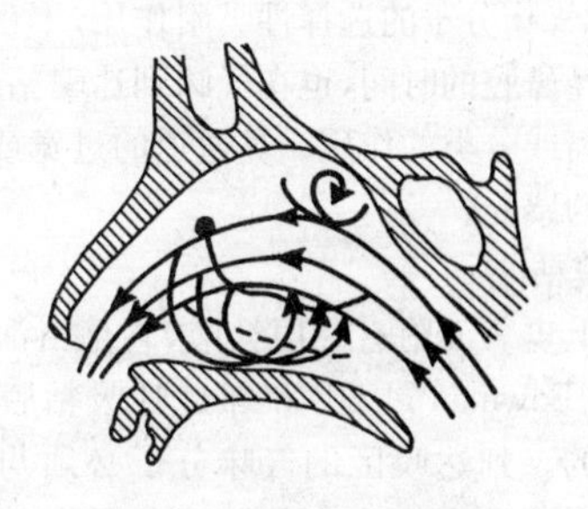

图2-2 鼻呼吸的紊流

(周 娴)

2.2 嗅觉生理

嗅觉对于人们的日常生活具有重要意义。闻到食物的香味可促进食欲，从欣赏花卉或香水的芳香得到愉悦，嗅出煤气的气味知道其泄漏，无不显示出嗅觉与人类的生活质量密切相关。此外，嗅觉失常有时能作为颅内病变的信号，也具有一定的临床意义。然而迄今为止，嗅觉还没有像听觉、视觉那样受人注意，对其认识也较肤浅。因此，有必要进一步加以重视和加强探索。

嗅觉功能的正常与否除了需要嗅素，即能散发气味的物质存在之外，就身体本身来说，取决于鼻腔的解剖、嗅粘膜的状况以及周围神经和中枢神经系统的状态。本节将简要介绍维持正常嗅觉过程的解剖、生理及嗅觉机制的现代认识。

2.2.1 嗅觉系统的基本解剖及生理

(1) 鼻通道

气味分子随着呼吸进入鼻腔必须到达鼻顶部的嗅粘膜区，刺激那里的嗅神经感受器，才能引起嗅兴奋，虽然气味分子可以通过弥散作用到达嗅区，但还需要有一定形式的鼻气流。实验表明，生理情况下，流往中、下鼻道的气流约占吸入总气流的一半，其中约15%的气流通过嗅区。此外，由口腔和咽部的运动产生少量的回流气流，经鼻咽部及后鼻孔也能到达嗅区，起到激发嗅觉的作用。需要指出的是，经研究表明平常人们闻气味时常用的用力吸气的方式，并不能明显改变气流到达嗅区的比例和速度，因此达不到提高嗅觉感受的目的。

高而狭窄的鼻腔不单纯起气流通道的作用,因为由粘膜作衬里的鼻道内壁表面附有粘液,经常保持湿润,通过血管的舒缩作用,其厚度也可以改变,故对空气的流动存在一定的阻力,起到调节流速的作用;同时,粘液对气味分子的选择性吸附作用,不仅延长了气味分子流经鼻腔的时间,也在气味到达嗅粘膜前,起到对气味分离或分类的作用。鼻通道的过宽或过窄都不利于嗅觉的感受。

(2) 嗅粘液

在嗅上皮表面附有一层粘液,它是由深在固有层的鲍曼腺(Bowman gland)和邻近呼吸粘膜中的杯状细胞分泌的。到达嗅区的气味分子必须与粘液相互作用才能引起嗅兴奋。各种气味分子在粘液中的不同溶解度、嗅粘液本身的粘稠度和成分以及某些有调节腺体分泌作用的药物,都会直接或间接地影响嗅觉的感受。

(3) 嗅上皮

局限在鼻顶后上部,即上鼻甲及其相对的中隔面,在儿童可延伸到中鼻甲的一部分内侧面。嗅上皮为假复层柱状纤毛上皮,总面积约 2 cm^2,其特点为没有粘膜下层,但厚度比周围的呼吸上皮要厚 1 倍多。构成嗅上皮的细胞主要有以下 4 种。

1) 嗅细胞　即嗅觉感受细胞。为双极神经元,每个嗅细胞发出 6～8 根周围突伸向上皮表面,终端膨大呈球形,形成嗅泡,亦称嗅结(olfatory knob)。每个嗅结长有 10～30 根纤毛,人类嗅纤毛因为缺乏动力臂(dyneinarms),故不能活动。向心的无髓鞘轴突在固有层形成神经纤维束,集合形成 15～20 根嗅丝,穿过筛板的筛孔,与嗅球内的二级神经元连接。估计人类具有嗅细胞 600 万个。

2) 微绒毛细胞　呈烧瓶状,位置亦近上皮表面,向外有一个微绒毛顶膜突入粘液层,另一端逐渐变细深入固有层。一般认为这种细胞是嗅觉感受器的特殊种类。

3) 支持细胞　位于嗅细胞和微绒毛细胞之间,通过顶膜与两种细胞表面紧密相连而成连结复合体。它无分泌功能,也不产生动作电位,因细胞质内含有脂褐质颗粒,故使嗅粘膜略呈淡棕色。

4) 基底细胞　在上皮最低层,沿固有层排列,起干细胞群的作用,即当嗅细胞或支持细胞受损丧失时,它能分化取代之。

(4) 嗅球

位于前颅窝大脑额叶皮质的底部,是嗅觉通路中的第一中转站(图 2-3)。内有 4 种神经元:僧帽细胞(mitral cells)、簇状细胞(tufted cells)、小球周细胞(periglomerular cells)和颗粒细胞(granule cells)。嗅丝的终端与前 3 种细胞的树突连接形成"嗅小球"。由于嗅小球的树突数比它接受的来自嗅细胞的轴突数少得多,使信息通过嗅球得到集中;同时在嗅小球之间、两侧嗅球之间,以及嗅球与高一级的脑中枢的传入、传出神经有着广泛的联系,在嗅球水平也发生重要的对气味信息处理过程。

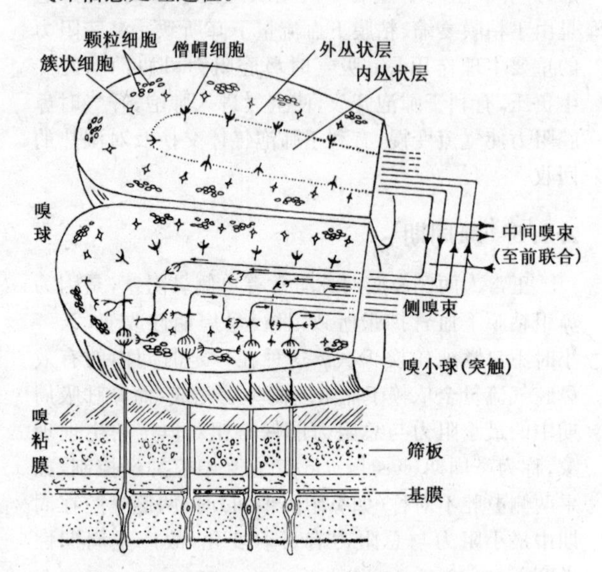

图 2-3　嗅球结构及其与嗅粘膜的神经联系

(5) 嗅皮质

为嗅觉高级中枢,外侧嗅区直接接受来自嗅球和前嗅核的嗅刺激信号,是主要的嗅皮质区,包括前梨状区、杏仁周区和内嗅区,并有纤维与海马、杏仁核簇及下丘脑等边缘系统结构相联系,不仅对嗅觉过程起调整作用,嗅觉刺激也会引起内脏反应及情绪活动。

(6) 普通化学感觉

鼻腔中的三叉神经、舌咽神经和迷走神经的游离神经末梢,能感受气味的刺激但无辨识能力,被称为副嗅觉系,在嗅神经失去功能时,虽不能起代偿主嗅系的作用,但对防御有害刺激的伤害在实际生活中能提供帮助。

2.2.2　嗅觉识别的机制

人能识别约 4 000 种不同的气味,但究竟如何实现感受和分辨各种气味的,有多种学说:① 立体化学说,即具有不同立体结构的气味分子与感受器上的相应形状的分子相对应;② 嗅细胞电位变化学说,到达嗅上皮的气味分子通过激活其中的酶、改变嗅细胞表面张力及影响嗅细胞膜的钠、钾离子通透性，使膜界面电荷密度发生改变，引起电兴奋；③ 波动学说，气味分子具有远红外线的波长，与相应嗅感觉细胞间产生能量交换；④ 吸附穿孔学说，吸附于嗅细胞表面的气味分子促使细胞膜穿孔，引起细胞内钾离子外溢、细胞外钠离子进入细胞内，产生神经冲动。但嗅觉机制迄今仍不很清楚。近年的研究发现一些特殊的蛋白质在嗅觉中所起的作用，如气味粘蛋白(oderant binding protein, OBP)能粘合及增加空气中的疏水性气味分子溶解度，使嗅细胞周围的气味分子浓度大大提高；OBP 还可能通过酶系统的调节，将气味分子从感受器细胞部位排除的作用。一种称为 G 嗅蛋白的物质能在接受气味刺激后激活嗅细胞内的第二信使系统 cAMP，cAMP 浓度的增加，活化离子通道和使感觉神经元去极化。钙离子也可能在其中起作用。通过不同部位接受气味刺激后的电活动记录，发现不同区域的嗅细胞对不同气味作出最大反应。两侧大脑的嗅觉能力有优势倾向，一般认为以右侧为好。

(张重华)

2.3 鼻腔的其他生理功能

2.3.1 调节温度

吸入空气的温度调节全依赖于鼻腔粘膜血液循环的散热作用。鼻粘膜的血管相当丰富，在下鼻甲、中鼻甲及其游离缘以上的鼻中隔粘膜固有层内具有丰富的海绵状血管丛，经神经调节，发生舒缩现象，起到调节吸入空气温度的作用，并使其保持一恒定状态。正常人鼻腔温度夏季与冬季平均为：男 33.05～28.17℃，女 32.21～27.01℃。

2.3.2 调节湿度

为了保持鼻腔、气管及支气管粘膜纤毛的正常功能，有利于肺泡中氧气与二氧化碳的交换，吸入的空气必须保持适量的湿度，空气经过鼻腔时温度升高，体积膨胀，吸入湿气量也增加。据统计，空气经鼻腔至咽部的湿度已提高到 75%相对湿度；到达声门下区时，空气湿度已达 98%相对湿度。24 h 鼻腔粘膜的分泌液中水分约 1 000 ml。

湿度的来源：① 粘膜上皮内杯状细胞分泌液；② 呼吸上皮下粘液腺及浆液腺的分泌液；③ 嗅腺分泌液；④ 毛细血管经上皮细胞渗出液；⑤ 呼吸空气中的湿度；⑥ 鼻阻力的湿热回收作用；⑦ 鼻腔气流呈层流与紊流，使吸入空气与粘膜密切接触，对调节鼻腔温度、湿度也起重要作用。

2.3.3 过滤与清洁

鼻前庭的鼻毛对空气中灰尘颗粒和细菌起阻挡与过滤作用。鼻腔粘膜表面有一层粘液毯覆盖，此粘液毯与鼻窦、咽鼓管、咽部及下呼吸道的粘液层连成一片。粘液毯分为内外两层。外层含粘蛋白，较稠厚，与上皮外端接触；内层为水样层，上皮纤毛在其中运动(图 2-4)。鼻腔除鼻前庭和嗅区粘膜外，均具有纤毛上皮，纤毛突出在上皮细胞的表面，并具有颤动能力。纤毛运动时挺直，向鼻腔后部作简单推动，然后纤毛向前呈弯曲状，缓慢摆动恢复到原位(图 2-5)。鼻腔粘液毯由于纤毛的运动、自身牵引力及吞咽动作，使粘液不断地向后向下移动至鼻咽部，然后咽下或咯出。粘液毯和纤毛运动两者相辅相成，对清洁吸入的空气起很大的作用。吸入空气气流的紊流使尘埃沉降，也起到清洁空气的作用。

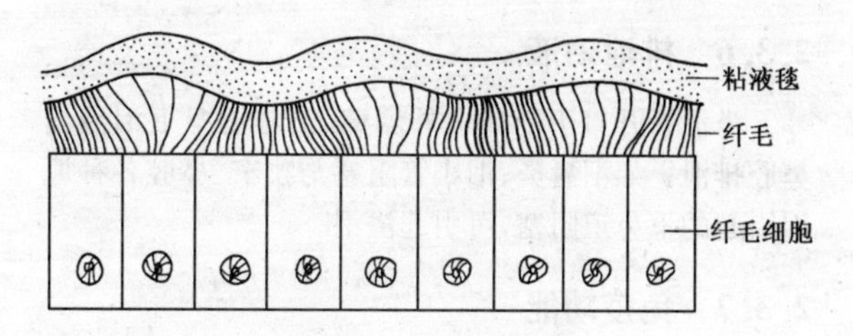

图 2-4 纤毛粘液毯运动

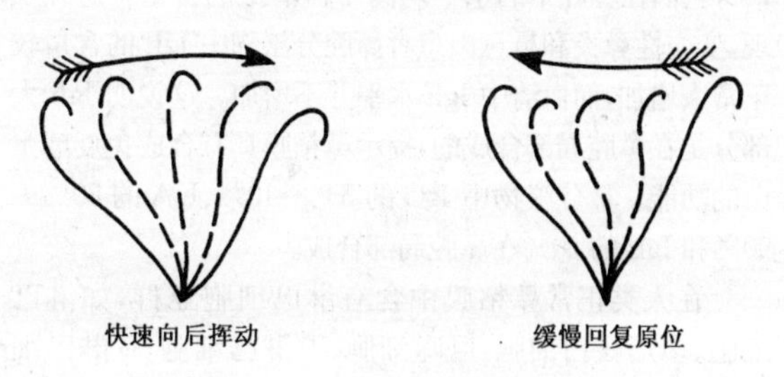

图 2-5 鼻粘膜纤毛运动

鼻腔粘膜中含有溶菌酶和干扰素，具有抑制及溶解细菌和病毒的作用。

2.3.4 共鸣

鼻在发声时起到共鸣作用，使声音洪亮、悦耳动听。如鼻炎、鼻息肉引起鼻阻塞，可产生闭塞性鼻音；如软腭麻痹、腭裂、萎缩性鼻炎或上颌骨切除术后可引起开放性鼻音。

2.3.5　鼻部反射

鼻腔受到机械性、物理性及化学性刺激，可引起三叉神经、迷走神经及鼻睫神经的反射作用。

(1) 鼻部反射

鼻粘膜受到刺激后，由三叉神经将冲动传入至呼吸中枢，呼吸中枢发出信号，经传递引起迷走神经兴奋，使会厌关闭，呼吸暂停，胸腔内压上升，空气突然从口、鼻冲出，形成咳嗽反射与喷嚏反射。

(2) 鼻心反射

鼻粘膜受到刺激后，由于迷走神经反射，有时可发生血压变化，心跳变慢，甚至心脏停搏。如鼻腔阻塞后，使肺阻力增加，影响肺容量及肺泡内气体交换，导致心血管负担加重，久而久之可引起肺心病及冠心病，故称为鼻心反射。

(3) 鼻睫反射

鼻粘膜受到刺激后由于副交感神经反射，引起流泪、结膜充血等症状，称为鼻睫反射。

2.3.6　排泄泪液

鼻泪管开口于下鼻道外侧壁，正常情况下泪液由鼻腔排泄。如泪囊炎、泪小管阻塞与狭窄、鼻腔各种原因引起的下鼻道阻塞，可引起溢泪。

2.3.7　免疫功能

近年来发现，鼻腔粘膜分泌物中含有 IgG、IgA 和 IgE，它们在鼻腔中的水平均高于血清中的含量。研究发现，变应性鼻炎和鼻息肉患者鼻腔分泌物中 IgE 的含量较正常人增加，而血清中 IgE 水平并不增加。这说明 IgE 大部分是在鼻腔局部合成的，提示鼻粘膜具有合成免疫球蛋白的功能。鼻分泌物中 IgG 的 5%～10%、IgA 的 80%～90%和 IgE 的 50%在鼻腔局部合成。

在人类正常鼻粘膜中含有淋巴细胞亚群，如淋巴细胞、多形核白细胞、巨噬细胞、T 淋巴细胞、B 淋巴细胞、辅助性 T 细胞、抑制性 T 细胞等，还有 HLA-DR 抗原，它们都参与免疫调节，与鼻腔变态反应性疾病及感染性疾病有肯定的关系。

2.3.8　内分泌功能

目前研究较多的是性激素对鼻粘膜功能的影响。人体内性激素特别是雌激素水平的改变，可引起鼻部异常表现。如长期服用雌激素类药物可导致鼻塞等慢性肥厚性鼻炎的改变；妊娠期、月经期可引起鼻塞、喷嚏、鼻出血等变应性鼻炎、血管运动性鼻炎，甚至鼻粘膜产生肉芽肿、息肉等。临床上应用雌激素治疗鼻咽纤维血管瘤、遗传性出血性毛细血管扩张症和萎缩性鼻炎，取得一定效果，也说明鼻粘膜与内分泌具有一定的关系。

通过动物实验观察到，鼻粘膜对雌激素的反应敏感。光镜下观察发现上皮下层结缔组织不同程度疏松、水肿，小血管扩张，固有层腺体弥漫性增生，腺泡分泌功能增强。电镜下观察腺细胞线粒体丰富，粗面内质网发达，分泌颗粒多而粗大，表明分泌功能活跃，并有血管内皮吞饮现象，是代谢增加的表现。并注意到鼻粘膜(呼吸区)表面纤毛茂密呈束状及袢状。雌激素还可使鳞状上皮化生，起保护创面、抵御损伤的作用。

此外，神经垂体(垂体后叶)血管升压素可使鼻粘膜血管收缩；腺垂体(垂体前叶)生长激素可促使粘膜结缔组织形成；肾上腺皮质激素有消炎、消肿作用；甲状腺素分泌过少，可使粘膜血管收缩、贫血及干燥，分泌过多则使粘膜肥厚、水肿及分泌物增多。

2.3.9　吸收药物功能

人鼻粘膜表面积约为 150 cm^2，呼吸区粘膜表层上皮细胞有许多微绒毛，与小肠的微绒毛相似，可增加药物吸收的有效面积。鼻粘膜上皮下层有丰富的毛细血管、静脉窦、动-静脉吻合支以及淋巴毛细管网，使吸收的药物迅速进入体循环而发挥作用。通过近 10 余年来的实验室和临床研究，表明鼻内给药途径具有许多优点：① 避免药物对胃肠道的刺激；② 避免药物被肝-胃肠道的首次代谢作用，提高药物的生物利用度；③ 克服某些药物口服给药无效必须静脉给药的不便，而鼻内给药增加了用药的便利性。

鼻内给药的药物包括：① 心血管类，如肼屈嗪(降压药)、尼卡地平(抗心律失常药)、普萘洛尔(心得安)(β受体阻滞剂)等；② 类固醇类，如避孕药物雌二醇、黄体酮等；③ 小分子多肽类，如脑啡肽及其类似物、神经垂体提取物等；④ 大分子多肽类，如胰岛素、干扰素等；⑤ 抗生素类，如磺苄西林、头孢唑啉、庆大霉素及先锋霉素等。

2.4　鼻窦的生理

对鼻窦的生理功能历来多有争议。在此就常见的几种功能叙述如下。

2.4.1　增加鼻腔通气道及鼻粘膜呼吸区面积

呼吸时鼻内压的改变有利于鼻窦内气体的交换。鼻腔平静呼吸时，气压差约为±0.06 kPa (6 mmH_2O)。这种气体压力的改变，吸气时使鼻窦内空气外泄，呼气时使空气进入鼻窦。但鼻窦的每次呼吸气体的交换量相当少。

2.4.2 增加鼻腔粘液分泌及调节吸入空气的温度和湿度

鼻窦内粘膜经其自然开口与鼻腔粘膜相连贯，但其结构与鼻腔粘膜不同。鼻窦粘膜较薄而血管少，无海绵状血管窦，粘液腺少，每次呼吸气体交换量也少，故增加鼻腔粘液分泌及调节吸入空气的温度和湿度的作用微小。

2.4.3 共鸣

鼻窦内粘液囊肿、息肉堵塞时可影响声音的共鸣。但有人认为共鸣与鼻窦的大小无密切关系。因为有些动物如长颈鹿的鼻窦大而声音低沉，猫鼻窦小而发音却响亮。

2.4.4 其他

① 减轻头颅的重量，减少颈部肌肉的张力，易保持身体的平衡。但有人通过肌电图研究否定了这一解释。② 保护脑及眼眶免受震荡及隔热作用。鼻窦内含有空气，有缓冲外力的冲击作用及阻隔热量的作用。但也有人通过对某些动物的观察(如熊)，不支持这种看法。

(周　娴)

3 鼻部检查法

3.1 鼻的一般检查

进行鼻的检查，首先要戴好额镜，随后让被检查者坐在医师的对面，光源放在病人的左侧，对好光源，按一定的顺序进行检查(图 3-1)。

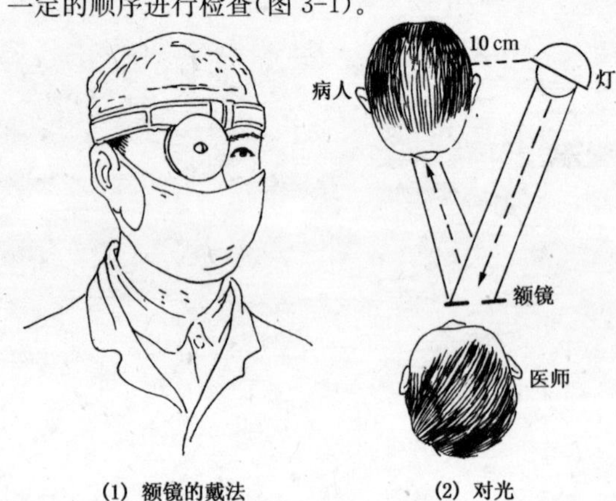

图 3-1 鼻部的检查

3.1.1 外鼻

观察鼻部皮肤有无红肿、溃疡、脱屑、皲裂、赘生物及瘘管形成等；外鼻有无畸形，鼻梁有无歪斜、塌陷、鼻背部增宽；鼻翼有无扇动、塌陷、瘢痕及缺损；鼻前孔有无狭窄及闭锁等。以手触摸鼻尖与鼻翼部有无压痛、增厚、硬结、肿块及波动感；鼻背部有无骨质移位、骨摩擦音及皮下气肿等；有无开放性鼻音或闭塞性鼻音；有无特殊气味从鼻内呼出。

3.1.2 鼻前庭

受检者头稍后仰，检查者用拇指将鼻尖向后上方抬起，轻轻左右推动，观察鼻前庭皮肤有无红肿、溃疡、结痂、皲裂、疖肿，鼻毛有无稀少与脱落。有无触痛、硬结及肿块，以及肿块的质地、大小、活动度及与周围组织的关系等(图 3-2)。

3.1.3 鼻腔

(1) 前鼻镜检查

按一定顺序进行，以免遗漏。一般由鼻下部向鼻

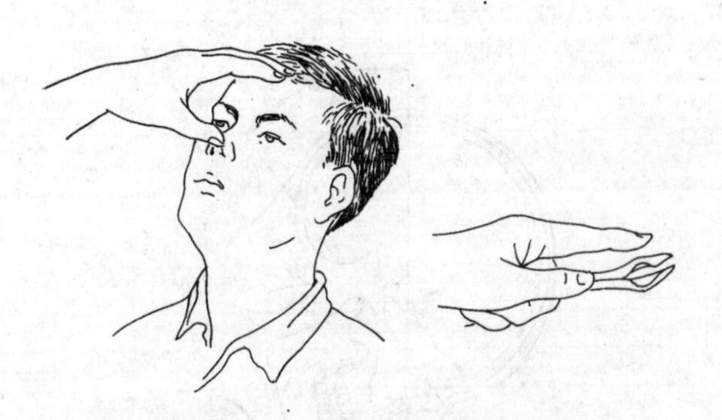

图 3-2 鼻前庭检查及鼻镜握法

上部，由前向后，由内壁向外壁。

1) 检查方法 ① 左手持鼻镜，拇指置于鼻镜两叶相连的关节上，一柄贴于掌心，另一柄由其他 4 指扶持，以便鼻镜启闭；② 检查时手掌向内，将鼻镜合拢，与鼻底平行伸入前鼻孔，置于鼻前庭部分，压住鼻毛，轻轻开启扩大前鼻孔，以便光线进入鼻腔内；③ 借示指抵于鼻尖部或鼻旁面部，以固定鼻镜；④ 鼻镜不可超越鼻阈，以免损伤鼻腔粘膜，引起疼痛及出血，而且也不易使鼻腔扩大；⑤ 检查时让受检者头部略向下低，按顺序观察鼻腔底部、鼻中隔前下部、下鼻道与下鼻甲的前下部和总鼻道的下部；⑥ 使受检者的头后仰，与鼻底部呈 30°角，检查鼻中隔中部、中鼻甲、中鼻道与嗅裂的大部分；⑦ 受检者的头再后仰至与鼻底呈 60°角，即可见到鼻中隔的上部、中鼻甲的前端、鼻丘及中鼻道与嗅裂的前端；⑧ 正常情况下，鼻腔粘膜呈粉红色，表面光滑、湿润，上述鼻腔各部都能看清。如鼻腔粘膜肿胀，下鼻甲增大时，可用 1%麻黄碱溶液喷雾或用浸过麻黄碱溶液的棉片置于下鼻甲内侧面，也可用卷棉拭子蘸以麻黄碱溶液涂布于下鼻甲表面 3～5 min，使粘膜收缩，再进行检查，可看清鼻腔深部情况；⑨ 取出鼻镜时，使鼻镜稍微张开，以免夹住鼻毛引起疼痛。

2) 检查时的注意事项 ① 鼻腔粘膜颜色是否正常，有无充血、水肿、苍白、干燥、结痂、溃疡、粘连及出血等；② 各鼻道有无增宽或狭窄，鼻道内分泌物性质与量，有无新生物或息肉生长；③ 各鼻甲的大小如何，有无肿胀、肥厚、息肉样变或萎缩，用探针轻触下鼻甲，是否柔软有弹性；④ 鼻中隔有否偏曲，有无嵴突或距状突，有否穿孔，穿孔的大小与部位，血管是否扩张，出血点的部位，粘膜有无肥厚、糜烂、溃疡及新生物存在。

(2) 后鼻镜检查

用此法检查鼻腔后部与鼻咽腔。

1) 检查方法 ① 受检者头略前倾，张口，咽部放松，用鼻呼吸；② 将后鼻镜放在酒精灯上或热水中加温，以避免受检者呼出的热气在镜面形成水蒸气，妨碍观察。但检查者应在自己手背上试一下镜温，避免温度过高，烫伤受检者咽部；③ 检查者左手持压舌板，将舌前 2/3 向下压。右手持镜，镜面向上，伸入软腭后方，悬雍垂与咽后壁之间，勿使镜子与咽后壁或软腭接触，以免引起恶心反射；④ 检查时将镜面左、右、前、后轻微转动，以便观察后鼻腔与鼻咽部的全部图像；⑤ 如受检者恶心反射严重，可用 1%地卡因溶液喷雾咽部，进行表面麻醉。如软腭与咽后壁靠得太近，妨碍观察时，可用软腭拉钩或橡皮管或导尿管由一侧前鼻孔伸入，另一端由口内拉出，将软腭拉起后进行检查。

2) 检查时的注意事项 ① 鼻中隔后缘粘膜色泽是否正常，有否增宽、溃疡、粗糙及新生物；② 两侧后鼻孔是否对称，下鼻甲、中鼻甲后端粘膜色泽是否正常，是否光滑，有无增生、肥大，有无出血点与新生物；③ 双中鼻道、下鼻道后部有无分泌物，分泌物的性质与量，有无新生物存在。鼻咽腔的检查见“咽部检查”章节。

3.1.4 鼻窦

(1) 鼻窦的外部检查

此项检查常可与外鼻检查同时进行。观察面颊、内眦、眉根部皮肤有无红肿、隆起、肿块；肿块的大小、质地、活动度及范围，有无压痛等。眼球有无移位及运动障碍，眶下缘有无隆起变钝。叩齿有无疼痛，上腭有无隆起、溃破，唇龈沟有无隆起或新生物穿破，张口有无困难等。

(2) 前鼻镜和后鼻镜检查

观察中鼻甲有无肥大或息肉样变；中鼻道与嗅裂有无分泌物，分泌物的性质与量，有无息肉或新生物存在。

(3) 体位引流法

适合于怀疑有鼻窦炎而在检查时未见中鼻道与嗅裂有脓性分泌物者。先用 1%麻黄碱溶液收敛鼻腔、中鼻道、嗅裂的粘膜，使鼻窦开口引流通畅。怀疑有额窦炎时取正坐位，头直立；检查蝶窦与前组筛窦时头稍前倾；检查后组筛窦时头稍后仰；怀疑有上颌窦炎时取坐位，下肢分开，上身下俯头低近膝，也可取侧卧头低位，健侧向下，约 10 min 后，检查中鼻道和嗅裂内有否脓性分泌物。如前鼻镜检查未见中鼻道与嗅裂有脓性分泌物，可作后鼻镜检查，了解中鼻道后端有无脓性分泌物。

(4) 额窦与上颌窦透照检查

在无X线检查和鼻窦诊断性穿刺条件的情况下可应用。此法在暗室内进行，用特制的透照灯，放在一定部位，利用其光线透过窦腔，比较两侧鼻窦的透光程度，判断窦腔内有无积脓、粘膜增厚及肿瘤等病理变化。此法对诊断上颌窦病变的意义较额窦为大。如两侧上颌窦病变相同，此检查方法的价值就不大了。

(5) 鼻窦的诊断性穿刺与冲洗

应用特制的导管，经鼻窦的自然开口进行冲洗检查，达到治疗与诊断的目的，适用于额窦、筛窦、蝶窦、上颌窦，但进行额窦、筛窦、蝶窦的冲洗较困难，常不易成功，临床上一般只用于上颌窦。

上颌窦的穿刺冲洗检查有两种途径。一是通过自然开口，用一种特制的弯曲导管，经下鼻甲与鼻中隔之间伸到下鼻甲中点后，向上抬起至中鼻甲外下方，轻轻向外旋转，微向前后推拉，至感觉进入窦口不能移动时，可进行冲洗。二是经下鼻道途径，在下鼻道外侧，距下鼻甲前端约 1.5 cm 处，用上颌窦穿刺针，穿入上颌窦腔内，进行冲洗。注射冲洗液后，可见从自然开口处流出液体。注意观察窦内流出液体的性质，是血性、脓性、粘液脓性，还是粘性，量多少，并记录下来。如穿刺进入窦内为实质感，可同时用特殊的钩针钩取组织，进行活检。如冲洗时有阻力，说明自然开口处有阻塞，窦内或中鼻道有病变，需进一步探查。

3.2 鼻的影像学检查

鼻腔和鼻窦发育完成后为含气腔道。窦腔内的气体和窦腔骨壁在X线检查中能构成良好的自然对比，为鼻科疾病X线诊断提供了有利条件。但鼻腔、鼻窦的肿瘤病种较多，在某一阶段会出现类似的X线表现。X线在定位、定量诊断上较为肯定，而定性诊断较为困难，必须结合临床症状及体征，综合分析，才能得出较为合理及准确的诊断，最后尚需活检及手术证实。常用的影像学检查方法如下。

3.2.1 X线平片检查

(1) 鼻颏位(Waters 位，又称华氏位)

鼻颏位(图 3-3)，显示双侧额窦、筛窦、上颌窦和鼻腔的正位影像，还可以观察颧骨体、颧弓、眶上缘、眶下缘、梨状孔和鼻中隔，张口投照时，还可以显示部分蝶窦(图 3-4)。

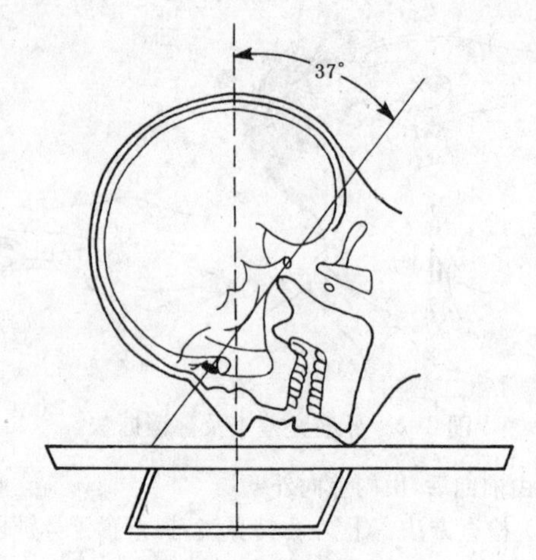

图 3-3 X线鼻颏位摄片

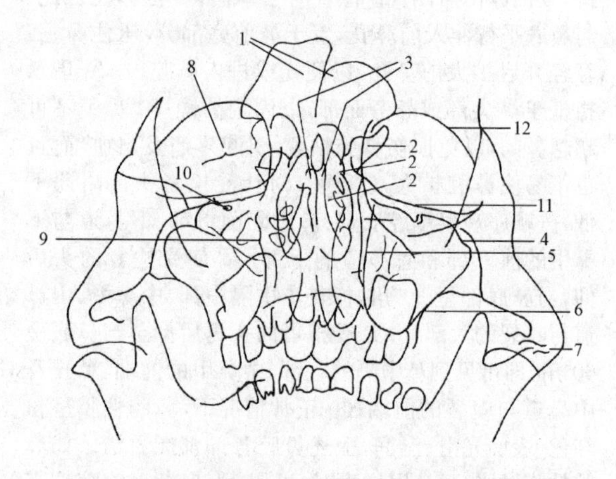

图 3-4 鼻颏位鼻窦X线表现

1. 额窦；2. 筛窦；3. 鼻中隔；4. 上颌窦顶外壁；5. 上颌窦内侧壁；6. 上颌窦外侧壁；7. 乳突骨；8. 眼眶；9. 梨状孔缘；10. 眶下孔；11. 眶下缘；12. 眶上缘

(2) 鼻额位或枕额位(Caldwell 位，又称柯氏位)

鼻额位(图 3-5)，显示双侧额窦、前后组筛窦和上颌窦顶壁的正位影像，也可观察眼眶、梨状孔、鼻中隔和蝶骨的部分结构(图 3-6)。观察眼眶甚佳，特别适合判断鼻窦病变与眼眶的关系。

(3) 鼻和鼻窦的侧位摄片

可以观察额窦、上颌窦和蝶窦的前后壁(图 3-7)，了解诸窦的病变深度，也可观察蝶鞍窝及鼻咽部的结构。可应用于鼻骨和鼻窦骨折的观察。

(4) 颅底位摄片

可观察上颌窦内外壁及其后外角、鼻中隔、翼内外板及蝶窦、筛窦、卵圆孔、棘孔、破裂孔、中耳、外耳等颅底骨质病变(图 3-8)。

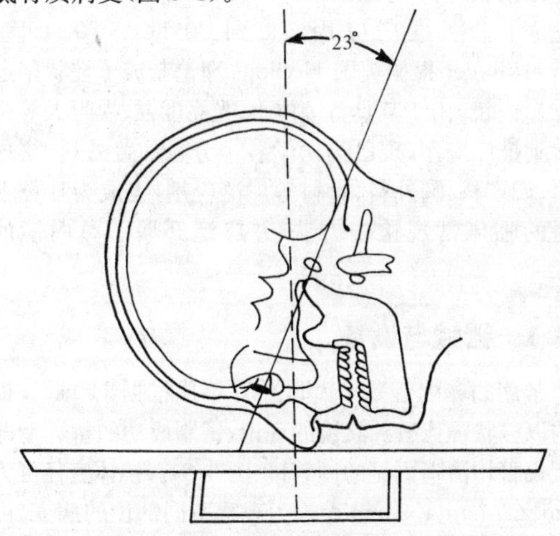

图 3-5　X线鼻额位摄片

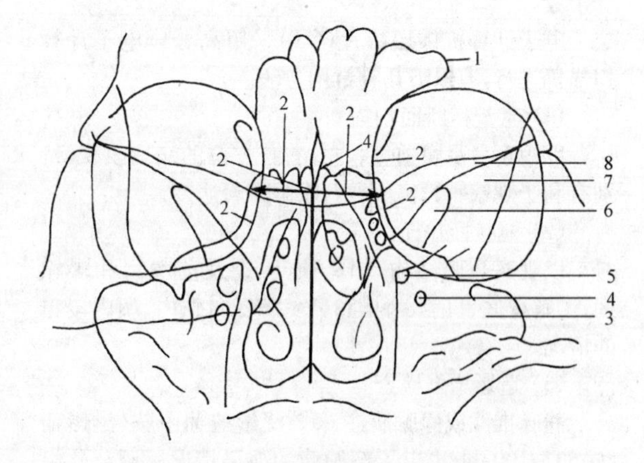

图 3-6　鼻额位鼻窦 X 线表现

1. 额窦；2. 筛窦；3. 上颌窦；4. 圆孔；5. 眶下孔；6. 眶上裂；7. 蝶骨大翼；8. 蝶骨小翼

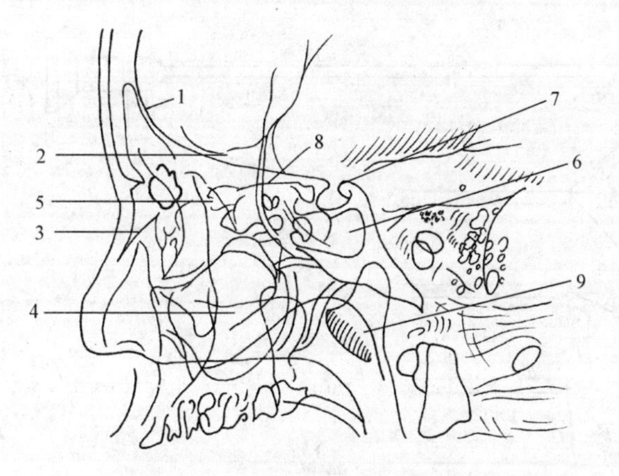

图 3-7　鼻和鼻窦侧位 X 线表现

1. 额窦；2. 筛窦水平板；3. 鼻骨；4. 上颌窦；5. 筛窦；6. 蝶窦；7. 蝶鞍；8. 蝶骨平板；9. 鼻咽部

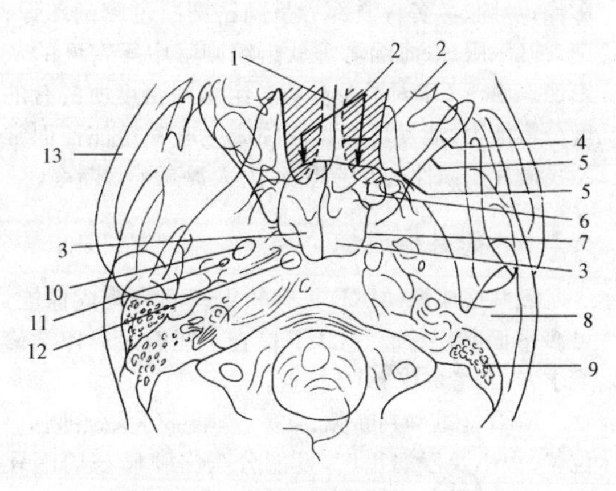

图 3-8　正常鼻窦颅底 X 线表现

1. 鼻中隔；2. 筛窦；3. 蝶窦；4. 上颌窦；5. 上颌窦后壁；6. 蝶窦翼突；7. 蝶骨大翼；8. 外耳道；9. 乳突；10. 卵圆孔；11. 破裂孔；12. 颧弓

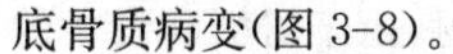

3.2.2　体层摄片

体层摄片(conventional tomography)通过多轨迹体层 X 线摄影术与直线体层 X 线摄影术。可排除骨质的重叠，显示鼻腔各鼻甲、各鼻道、嗅裂等部位。了解鼻腔肿瘤涉及邻近鼻窦的情况，也可以观察鼻窦内肿瘤与窦壁、鼻窦与邻近眶骨的关系，同时可了解鼻窦骨折的部位、范围和程度，鼻窦异物的部位、大小和数目等。在摄片前，鼻腔内滴用 1% 麻黄碱溶液，使鼻甲缩小，鼻窦内液体引流排空，增进气体对比。

3.2.3　对比剂 X 线摄影术

对比剂 X 线摄影术(contrast radiography)常用的造影剂为 15%～40% 碘化钠或 40% 碘油。将碘油注入鼻窦或鼻腔内，了解鼻窦的大小、形态、粘膜肥厚及有无占位性病变，也可了解鼻腔粘连或闭锁的程度。上颌窦可由穿刺方法注入碘油，额窦、筛窦、蝶窦可用负压置换法将造影剂注入窦腔内。事先需做好碘过敏试验。由于操作麻烦，目前已由电子计算机体层摄片(computer tomography, CT)及磁共振成像(magnetic resonance image, MRI)等简便而有效的方法所替代。

3.2.4 电子计算机体层摄片

电子计算机体层摄片(CT)采用高分辨电子计算扫描机进行,有以下几种常用方法。

(1) 常规横断面扫描

以观察各鼻窦前、后、左、右各方位的病理改变,特别有利于观察翼腭窝、颞窝、眼眶有否病变。

(2) 冠状面扫描

以观察鼻腔结构,如鼻顶、嗅裂及前颅窝和蝶鞍区;了解鼻底、口盖、齿槽和鼻窦病变向眶内、颅内侵犯的情况。

(3) 造影增强检查

静脉推注或静脉滴注 60%泛影酸葡甲胺(泛影葡胺)60～100 ml,可以了解肿瘤的血供情况。调节软组织窗和骨窗,可分别显示软组织和骨组织的结构。

正常所见鼻腔、鼻窦含气体部分为深黑色低密度影像;鼻腔、鼻窦骨质部分呈高密度白色解剖图像;肌肉、神经、眼球、海绵窦等软组织则呈中等密度的灰色影像。由于CT对鼻及鼻窦各组织间密度所具有的高度分辨能力,能发现和诊断临床上有一定体征而常规X线摄片无阳性改变的患者,大大提高了诊断率。

3.2.5 磁共振成像

磁共振成像(MRI)具有软组织高分辨成像能力,可多平面断层检查,凡CT检查不能满足影像学诊断要求者,可考虑作MRI检查。

MRI能准确判断鼻、鼻窦、鼻咽部等头颈部肿瘤的位置、大小及浸润程度,且能分辨出肿瘤与周围软组织、肌肉、血管、淋巴结的解剖关系。但是MRI对骨质病变的显示不如CT清楚。

(周 娴)

3.3 鼻内镜检查

传统的鼻腔、鼻窦的检查方法是借助于头灯或额部反光镜将光源反射入鼻腔,再用窥鼻器撑开鼻腔观察鼻腔内的正常结构或病变状况以及影响鼻窦通气的解剖变异和畸形。这种方法只能看到光线能投照到鼻腔表浅部位的解剖变异和病变情况,对于那些深部的或者隐蔽部位的病变仍无法了解。很久以来,人们曾千方百计地试用各种方法如用小反光镜放进鼻腔进行观察和检查,试图看到鼻腔深部和隐蔽在裂隙或隐窝内的病灶,但是,都不能得到满意的结果。

早在1901年,Hirschmann曾用Nitze膀胱镜进行中鼻道的检查并进行手术。当时,由于器械和设备的不完善,未能推广应用。直到20世纪70年代,Messerklinger根据英国Hopkins理论制成了柱状望远镜型鼻内镜,由于其具备镜体小、光亮度强、视野大等优点得到推广应用,现已为医学各个分科如普外科、泌尿外科、妇产科、胸外科、骨科等广泛应用,也成为耳鼻咽喉科的临床常规检查方法,并广泛开展了鼻内镜的手术。

3.3.1 器械与设备

常用的鼻内镜是20世纪70年代根据Hopkins提出的以柱状镜代替片状镜的理论,试制成功的望远型即远近视野均清晰可见的硬管镜(图3-9)。镜体直径可为4 mm、2.7 mm、1.9 mm等。为观察不同部位的病变,可采用镜端变换视角的方法达到目的,一般可分成直向0°、偏向30°、斜向70°、侧向90°和倒向120°5种。

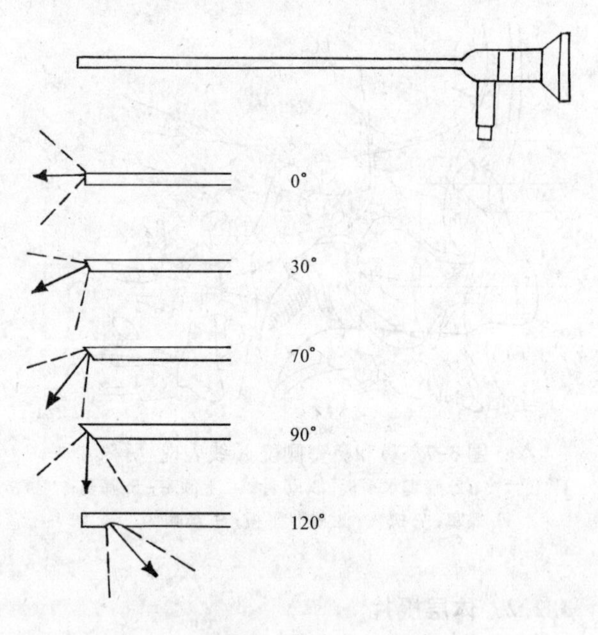

图3-9 鼻 内 镜

除内镜以外,配有冷光源系统,并且带有电子计算机闪光设备,便于摄取清晰的照片。还有摄像和录像的监视系统,可以将检查时见到的阳性体征即时记录,或是将手术过程记录下来。

内镜的消毒忌用高压或煮沸消毒,只能用0.1%的氯己定(洗必泰)浸泡消毒或以甲醛(福马林)熏蒸消毒。内镜应注意妥善保存,使用后一般放在内镜的盒子中。在使用时防止碰撞或是用粗糙的物质损伤镜面。

3.3.2 适应证

凡是用鼻镜和间接鼻咽镜检查不能满意窥视清楚的鼻腔、鼻窦和鼻咽的病变可以作鼻内镜检查，具体有以下适应证。

(1) 凡是有鼻阻塞、流脓性鼻涕，久治不愈者。经内镜检查可以区别下鼻甲是肿大还是明显的肥大，尤其是下鼻甲的后端肥大；有无中鼻甲肥大、息肉样变，或是中鼻道内钩突筛泡肥大；中鼻道或嗅沟有无脓性分泌物自鼻窦开口处流出等。

(2) 反复鼻出血，鼻镜未能确定出血的部位和范围者。有时可见鼻腔上部的筛前和筛后动脉的出血，或是鼻腔深部的小血管瘤的出血等。

(3) 经常性头痛者。有的表现为前额部头痛，有的为两眼内眦部疼痛，有的头顶部或枕后头痛，也有的为面颊部疼痛。

(4) 经常性鼻回缩涕带血者。如清晨起床以后就有回缩鼻涕带血，在检查时要看各鼻窦开口处有无血性分泌物排出，尤其是上颌窦和蝶窦开口处有无血性分泌物排出。另外要观察后鼻孔区及鼻咽部有无新生物。

(5) 为取得鼻腔深部、鼻咽部新生物、病变组织作病理学检查，可以进行鼻内镜检查。

(6) 对嗅觉障碍者，看是否有嗅沟的息肉阻塞或是嗅区上方有无神经源性肿瘤，或是鼻腔粘膜萎缩等。

(7) 对脑脊液鼻漏者，为了寻找漏口，以便手术修补。在内镜下有时可见到筛板处有火山口样改变，有时有较大的缺损，还可以见到脑膜搏动。

(8) 为了寻找颈部转移性淋巴结肿大的原发病灶可作鼻内镜检查。有时可在鼻咽前壁上缘或鼻后孔处见到病灶，甚至在中鼻甲游离缘看到一很小的病灶，病理切片与颈部淋巴结相同。

(9) 鼻内镜手术之前，常规要作内镜检查，以了解病变范围，确定手术方案。

(10) 内镜检查了解传导性耳聋的患者鼻咽部有无器质性病灶，如淋巴组织增生、鼻咽新生物等。如没有病灶，可了解咽鼓管的功能状态，或作咽鼓管吹张术，将有些药物从咽鼓管吹入中耳，以改善咽鼓管功能，达到治疗的目的。

(11) 为了明确上颌窦病变的性质，进行上颌窦镜检查，有时可见上颌窦囊肿或上颌窦新生物；如见新生物，可在镜下钳取活检组织块，作病理检查。

3.3.3 检查方法和步骤

在进行检查时，病人取坐位，检查者立于病人的对面，或者病人半卧位，而检查者位于病人的右侧。检查之前鼻腔粘膜以 1% 丁卡因加上适量地蘸上 0.1% 肾上腺素棉片作鼻腔粘膜表面麻醉 2～3 次，随后开始检查。成人选用直径为 4 mm、长为 200 mm 的硬质内镜，视角可以根据需要选用 0°、30°或 70°的内镜。检查者以左手指在鼻翼处固定好内镜，右手的示指和拇指成执笔状持镜，自前鼻孔送入。先观察鼻腔的前部，窥视中鼻甲、下鼻甲和鼻中隔的情况，有无中、下鼻甲的肥大、息肉样变以及鼻中隔偏曲、血管扩张、出血病灶等。进一步再观察中鼻道前端的钩突和筛泡有无肥大，是否影响鼻窦的通气和引流；还要观察各鼻窦自然开口的状况，有无病灶。最后，由总鼻道进入鼻腔深部达后鼻孔，以观察深部病变；再进入鼻咽部，以便进一步窥视鼻咽部的病灶。

3.3.4 正常所见及常见的病变

正常的鼻腔粘膜色泽红润，表面光滑，有时可见粘膜有毛细血管扩张。鼻腔的内侧壁即鼻中隔，经常有轻度的偏斜或有明显的嵴突。鼻中隔的前下方可见血管交错呈网状。鼻中隔上部的粘膜有时可肥厚，尤其鼻窦的慢性炎症，常由分泌物刺激引起的。鼻腔的顶部是各壁最狭窄的部位，也是最为重要和最危险的部位。顶壁即筛板，长为 1.6～2.7 cm，厚为 1～2 mm，常有先天性变异，尤其在前部多见。嗅神经纤维通过筛板的筛孔进入颅前窝。每一嗅神经具有管状鞘膜，系脑膜的延续，并与蛛网膜下隙沟通，感染可循此传入颅内。有时脑脊液鼻漏的病人，在顶壁可见到如同火山口状的漏口。鼻腔的下壁前 2/3 为上颌骨腭突，后 1/3 为腭骨的水平部，左右两侧于中线相接，形成上颌骨鼻嵴和腭骨的鼻嵴，均与犁骨下缘相连接。鼻腔外侧壁表面高低不平，有鼻甲和各鼻道，故较为复杂。外侧壁的主要部分为上颌窦和筛窦的内壁，在外侧壁有 3 个呈阶梯状排列的、如贝壳形的长条骨片，外覆盖有粘膜，称之为鼻甲。各鼻甲外下方间隙称为鼻道。故有上、中、下鼻甲和上、中、下鼻道。

下鼻甲最宽、最长，位置也最低，前端接近鼻前庭，后端距咽鼓管咽口为 1～1.5 cm。若下鼻甲肿大时将引起鼻阻塞，咽鼓管的通气引流也会受到影响。下鼻甲的外下间隙为下鼻道，距下鼻道前缘约 1 cm 处，可见裂隙状的鼻泪管开口，如位于下鼻道的穹隆部，此时略呈圆形。下鼻道前段下鼻甲附着处，其壁薄易刺透，是上颌窦穿刺进针的部位。下鼻甲骨为一独立的骨片。中鼻甲较小，属筛骨的一部分。中鼻甲前端呈半球形，后上与鼻腔外侧壁相连接。中鼻甲下方的裂隙为中鼻道。中鼻甲与鼻中隔之间的裂隙为嗅裂。中鼻道前端比较狭窄，内部比较宽畅。中鼻道前端位于鼻腔外侧壁处为钩突(图 3-10，见插页)，中鼻道内于外侧壁处有一丘状隆起，此为筛泡。钩突与筛泡之间为下半月裂。下半月裂的后部较深，呈漏斗状，称之为筛漏斗，上颌窦自然开口位于筛漏斗底部。下半月裂的前上方，即筛泡的前上方膨大形成三角形的鼻额裂，可见到顶部有鼻额管的开口，其周围有时可见呈小孔状的前组筛窦开口，钩突与筛泡的解剖变异就可能影响筛窦、上颌窦及额窦的通气和引流。筛泡上方与中鼻甲根部形成穹隆，为上半月裂，其内可见前组筛窦自然开口 2～4 个。中鼻甲的后端较前端稍肥厚。越过中鼻甲后上方为嗅裂的后部，相当于上鼻道的后部，有后组筛窦开口 1～3 个。再向后为蝶筛隐窝，其内下方有蝶窦的自然开口，其形态和大小各异。中鼻甲的上方可见上鼻甲，其外下方的裂隙为上鼻道。上鼻甲的上方常有发育较差的最上鼻甲和最上鼻道。

内镜慢慢插入后方，即可见到后鼻孔和鼻中隔后缘。随后到达鼻咽部，首先可见鼻咽顶后壁的淋巴组织呈橘皮样，有时见顶壁中央凹陷的区域，此为咽囊。咽囊如果封闭，造成分泌物潴留，形成咽囊囊肿。外侧壁上可见到咽鼓管咽口和咽鼓管隆突，隆突和鼻咽顶后壁之间的狭窄部位为咽隐窝，此处是鼻咽癌的好发部位。对侧鼻咽与此相同，中间没有分隔。

上颌窦内镜检查适用于反复鼻涕带血、颌面部疼痛或麻木，怀疑上颌窦病变，X 线摄片有可疑软组织阴影；上颌窦手术后，窦腔及窦口愈合过程的观察和治疗；为了上颌窦内的活组织检查；慢性上颌窦炎经治疗后，观察窦内炎症改善情况和粘膜恢复情况。

上颌窦内镜检查的途径有以下两条。

1) 尖牙窝进路　用 1%普鲁卡因加少许 0.1%肾上腺素作眶下神经阻滞麻醉及唇齿部粘膜下和尖牙窝骨膜下浸润麻醉，随后左手拉开上唇，并按压眶下神经孔之下方及尖牙根之上方，将穿刺导管针刺入软组织直达上颌窦前壁，旋转针尖穿透骨壁进入窦腔，拔出针芯，用生理盐水冲洗窦腔，吸净后将鼻内镜插入，仔细观察。

2) 下鼻道进路　即上颌窦穿刺进路。病人取坐位，用 1%丁卡因肾上腺素作鼻腔和下鼻道粘膜表面麻醉，随后将下鼻甲压向内上方，使下鼻道变宽，将穿刺导管针向眼外眦方向旋转刺入上颌窦内约 5 mm，拔出针芯，插入鼻内镜，进行观察。

正常窦内粘膜光滑色淡，表面有少许小血管走行。急性炎症时粘膜充血、肿胀、肥厚，血管走行模糊。轻度息肉样变或窦内积脓等慢性炎症表现提示窦口通气引流不畅或有阻塞。对上颌窦自然开口的检查十分重要。窦口位于上颌窦内上角，多呈漏斗状(图 3-11，见插页)，是上颌窦病变多发区。常见的有干酪样真菌病灶或息肉，有蒂息肉多悬垂于窦口，并延伸至后鼻孔，形成后鼻孔息肉。有时可见新生物或实质性肿块，应怀疑为恶性病变并作活组织检查。术后 48 h 禁止擤鼻。

额窦内镜检查临床应用不多，术前作额窦 X 线正侧位摄片或作鼻窦 CT 检查，确定额窦大小、前后径及中隔的位置。对外伤、骨瘤及脑脊液漏等患者可行额窦内镜检查，以了解窦内情况。因为鼻额管特别宽大者甚少，故常取鼻外径路检查。病人取卧位，常规消毒。眉弓内 1/3 及眶上神经处用含少量 0.1%肾上腺素的 1%普鲁卡因作局部浸润麻醉。在眉弓内侧作一长为 1～2 cm 切口，直达骨膜，用直径为 6 mm 的钻头，近中线位钻孔进入额窦，经钻孔插入导管针后导入 4 mm 直径、30°或 70°鼻内镜，进行检查。有时可见因外伤而引起的骨壁塌陷，窦内有囊肿或骨瘤，或因外伤而引起脑脊液漏等。

蝶窦内镜检查之前，必须做鼻窦 CT 检查，以明确蝶窦发育情况及窦间隔的位置。检查取卧位或半卧位，麻醉以 1%丁卡因卷棉拭子于蝶窦前壁麻醉 2 次，随后找到蝶窦开口，将开口扩大到 4 mm 以上，插入穿刺套管针并导入鼻内镜。鼻内镜可选用 30°或 70°镜。穿刺针不宜刺入太深，冲洗窦腔时忌用血管收缩剂，免于损伤视神经，造成失明。检查时注意蝶窦顶壁有无垂体肿瘤及顶壁骨质的破坏，外侧壁上半部有无裸露的颈内动脉和视神经经过，窦腔内有时粘膜呈息肉样肥厚，或见潴留囊肿及真菌样团块生长等。

（田　熙）

3.4　鼻功能的特殊检查

鼻功能的检查包括呼吸功能和嗅觉功能检查。

3.4.1　鼻呼吸功能检查

鼻呼吸功能检查的目的是了解鼻腔呼吸的通畅度。呼气与吸气应分开检查，因为后鼻孔有息肉或新生物的患者，吸气时可无阻碍，但呼气时因息肉或新生物的活瓣作用，可以完全不透气。相反，如鼻翼塌陷患者，呼气容易而吸气困难。此外，有些张口呼吸者，不应一律视为鼻腔通气受阻，需排除上颌畸形、牙齿排列异常或智力发育障碍等。而经常闭口用鼻呼吸者则表示鼻通气功能良好。鼻道的客观检查方法有以下几种。

(1) 简单法

嘱受检者用手指堵住一侧鼻孔,闭口安静呼吸,检查者可用手背放在另一侧鼻孔下,测试呼出的气流大小。也可用金属板或镜面来代替手背,根据金属板或镜面上凝集雾气斑块的大小来判断。金属板或镜面上也可事先刻有小方格,以便计算雾气面积。小儿可用棉絮置于前鼻孔下,观察棉絮随呼吸摆动的情况来判断鼻腔的通气程度。也可用稀释的甲紫(龙胆紫)注入鼻腔,观察其能否流至口咽部,必要时可用碘油造影了解后鼻孔及鼻咽部有无闭锁。

检查时应注意:① 两侧鼻腔分别测试,并进行对比。② 忌用手指压鼻翼部,使鼻中隔挤向另一侧,造成另一侧鼻阻塞。③ 同时应听其呼吸声音,若鼻腔部分阻塞,在呼吸时可发出各种杂音,如吹哨声或水泡声。若鼻腔完全阻塞,虽用力呼吸也无气流出入。④ 受检者也不能擤鼻与吸鼻。

(2) 鼻呼吸测试计

其结构为"U"形玻璃管,内装水,管的一端连接装有橄榄头的橡皮管,并塞于一侧鼻孔,另一侧鼻孔不堵塞。测量在安静呼吸时水柱上升与下降的度数,并与正常值比较。双侧分别测试。

另一种由李宝实改进的方法为:用一根呈直角的玻璃管,固定于黑色有刻度的木板中央,管的垂直端内放一灯芯团,可以上下自由活动,玻璃管的转弯处装一细钢丝网,水平端连接一橡皮管。测试时将橡皮管塞于一侧鼻孔,另一侧鼻孔不堵塞。嘱患者呼气,这时管内灯芯团上升,吸气时灯芯团下降,分别记录其移动的刻度,两侧分别测试,结果与正常人测得的平均值进行比较。测试时最好一次完成,否则玻璃管内积有水蒸气,使灯芯团的升降受到影响,使测试结果不准确。

(3) 鼻测压法

鼻测压法(rhinomanometry, rhinorheomanometry, rhinomanography)为目前常用的客观评价鼻气道气流量的方法,能在同一时间内客观地记录鼻内压力和气流量,以及两者之间的关系。国际标准委员会(the International Standards Committee)选择 rhinomanometry 作为鼻测压法的名字。

鼻测压法的方法有3种,即前鼻测压法、后鼻(经口腔)测压法和鼻后(经鼻)测压法。这3种方法主要的不同点是压力探测器所处位置的不同。前鼻测压法测压用管放在前鼻孔处(图 3-12),后鼻测压法的测压管经口腔放在鼻咽后部或接近鼻咽部(图 3-13),鼻后测压法的测压管由前鼻孔经鼻腔放到后鼻孔处(图 3-14)。测压管与一个压力转能器连接,压力转能器再连接到带有放大器的电子线路上,将压力转变成电子信号,压力的变化与输出的电压变化相一致,并可在记录仪上读出。

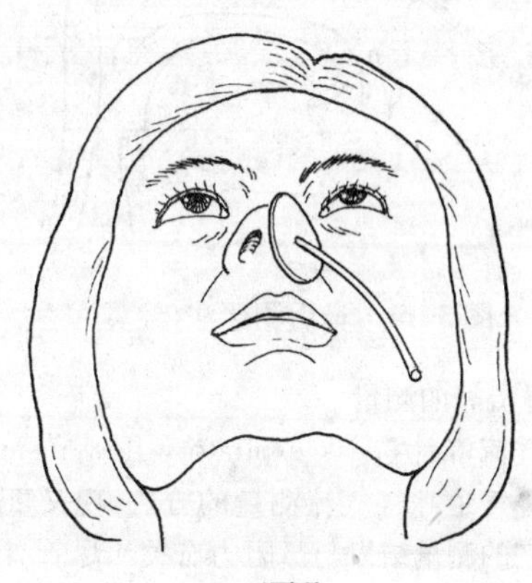

正面观

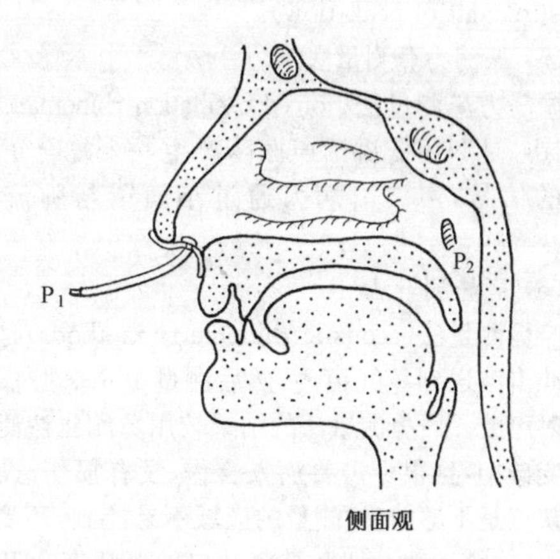

侧面观

图 3-12 前鼻测压法

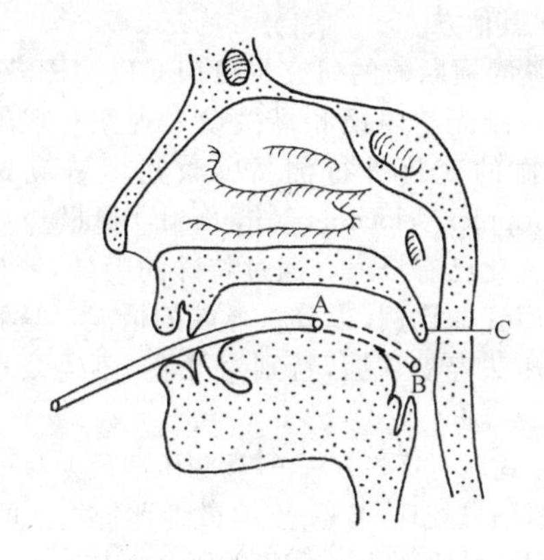

图 3-13 后鼻测压法(经口)

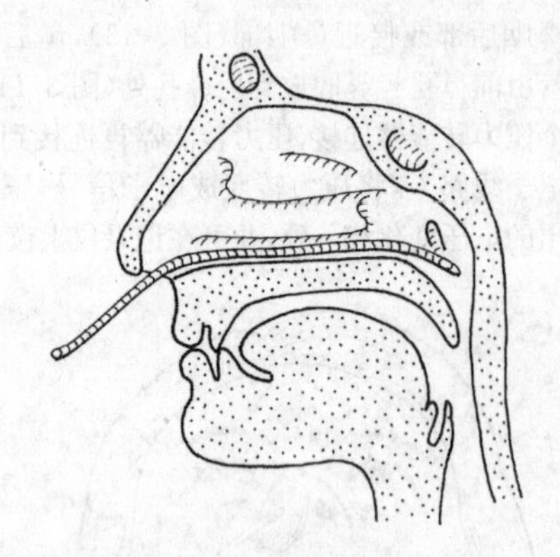

图 3-14　鼻后测压法(经鼻)

(4) 鼻流峰的测量

鼻呼气流峰计(peak expiratory flow meter)曾应用于评价鼻气道呼气气流测量的方法,现又重新在临床使用。它的测量结果与鼻阻力有关。尽管有别的测量方法,但不够理想,因此仍推荐使用鼻流峰的测量(measurement of peak flow)。

(5) 振荡力鼻测量法

振荡力鼻测量法(forced oscillation rhinomanometry methods)是利用低讲话声振荡产生一个复合正弦曲线波的信号,声波由病人通过小面罩与肺流速计连接。

(6) 声鼻测量法

声鼻测量法(acoustic rhinometry methods)是采用一个冲击波送到鼻气道内,然后测量每个鼻腔横断面的反射声波。声鼻测量法的结果较用鼻测压法测得的结果变异小,且很少需要病人合作,没有损伤,操作容易。缺点是不够精确,测量的区域不易控制,还受到连接管子、软腭活动、吞咽、鼻窦开口的短暂变化及鼻内压力变化的影响。

(7) 其他方法

对鼻腔横断面的研究也可用CT、MRI来测量,也有用纤维光学内镜和显微镜来观察鼻腔某一限定点充血的变化进行测量。激光多普勒速度法(laser Doppler velocimetry methods)测量鼻腔粘膜的血流变化已有报道。通过特殊的频带,测量鼻腔和口腔声音的比例,以分析鼻腔的情况。这种方法较鼻测压法容易掌握,特别对儿童,不需要面罩与压力管。

在上述所有这些方法中,鼻测压法最为常用,目前应用微机信息处理,能迅速、有效地评价复杂的气道。另外,声鼻测量法也正在积极的研究之中。

3.4.2　鼻嗅觉功能检查

嗅觉功能的检查是判断受检者能不能嗅到气味及其灵敏度,这就是嗅觉检查的两个重要方面——分辨力与嗅阈。

(1) 简易法

用日常生活中具有不同气味的物质,如香精、醋、樟脑、煤油、乙醇等作为嗅剂,分别装入相同的小瓶内,用纯水作为对照。受检者任意选瓶自持,用手指堵住对侧鼻孔,嗅之,然后说出气味的性质和名称,两侧鼻腔分别检查。此法只能测试有无嗅觉功能,不能说明嗅觉的灵敏度。

(2) 嗅觉阈值测量法

1) Druck 嗅谱图　配制不同浓度的嗅剂,以最低浓度为1个嗅单位;按1、2、3、4、5、6、7、8、9、10个单位,共10瓶。Druck规定7种嗅剂,它们分别为乙醇(酒精)、樟脑、麝香、花香、薄荷、辛辣及腐臭气味,共配成70瓶。检查时测出对7种物质气味的最低辨别阈,用小方格7×10标出,称为嗅谱图(图3-15)。对某种嗅剂嗅觉缺失时,嗅谱图上出现黑色失嗅带,如图3-15中的樟脑、麝香为失嗅带。对任何强烈的气味(7~8嗅单位)只能嗅出气味,但不能辨别其性质的现象称为嗅觉的同一反应,为嗅神经末梢病变的特征。

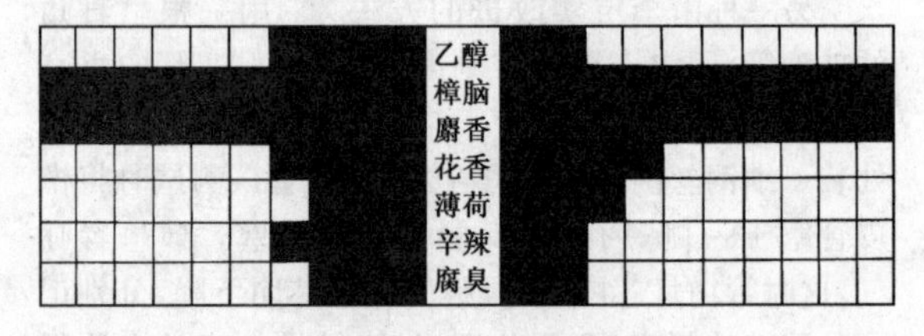

图 3-15　嗅　谱　图

2) Klotz 嗅力计　用数只容积不同的木盒,其上装有橡皮管及管夹,皮管端装一空心橄榄头。木盒一侧有小窗,其中有木盖与纱盖各一层。测试前盒内装有嗅剂,将小窗木盖关闭。检查时将橡皮管上的橄榄头塞入检查侧前鼻孔,对侧前鼻孔用实心橄榄头塞住,开放橡皮管管夹;打开小窗木盖,嘱受检者吸入盒内空气,辨别为何种气味。用木盒的容积可以计算出嗅剂的浓度,嗅出最小的浓度为嗅阈。

(3) 气流释放刺激(air stream-delivered stimulus)

日本已有学者应用静脉注射法作嗅觉试验。在试验中,给受检者静脉注射丙硫硫胺(alinamin,一种维生素 B_1 的巯基衍生物),稍后受检者感觉到有大蒜味。从注射到嗅出气味的这段时间称为潜伏期,从嗅出气味到气味消失，这段时间称为持续时间。嗅觉灵敏度可影响潜伏期，持续时间则由对气味的适应性而决定，持续时间的缩短怀疑有中枢病变。如没有反应，说明嗅觉功能恢复的预后很差。研究指出，这种试验的机制是丙硫硫胺的代谢产物由血流进入肺泡，通过呼出的气流经鼻咽部到达嗅区的嗅觉感受器，从而产生了嗅觉。

(4) 嗅觉鉴别试验

由Doty(1984年)发展的嗅觉鉴别试验(smell identification test，SIT)是使用人们熟悉和有明显气味的甘草、汽油、烘焙饼、臭鼬鼠皮等物质，放在40个微型胶囊中，分别置于4个测试小册子中，只要用铅笔头或指甲刮破胶囊，即有气味释放。这种擦嗅试验可以自我掌握。此法如同视觉和听觉那样能够定量记录嗅觉。感觉标准按不同年龄和性别记分，40分为满分。现已应用于鉴别各种嗅觉紊乱。

(5) 嗅觉功能检查的注意事项

1) 有的嗅剂不仅刺激嗅神经，还可以刺激三叉神经、舌咽神经和面神经，如氨水、氯仿等。应选择只能单独刺激嗅神经的嗅剂。

2) 易产生嗅疲劳，检查时间不宜过长。

3) 在同一空间内，气味易相互混淆，应保持空气经常流通。

4) 装嗅剂的瓶子大小、式样应相同。

5) 嗅剂应保持新鲜，经常更换，保持一定的浓度。

6) 嗅剂不能溢出瓶外，造成相互污染。

7) 以纯水作为对照试验。

目前世界各地对人类嗅觉能力的生理学研究正在不断发展，其目的是寻找一种不受患者主观因素及周围环境影响的客观方法。如嗅电图(electro-olfactogram，EOG)，将一个电极直接放到嗅上皮上，可测量电位的改变并记录下来。实验证明嗅觉减退者的电位减低。这种客观的检查方法现已应用到嗅觉缺失的鉴别诊断中。第2种客观检查方法是测定脑的诱发电位。这个试验已成功地证明，气味到达嗅觉接受细胞的单纯嗅味与三叉神经受到刺激之间是有区别的，并可检测出嗅觉传导途径中哪一部位发生了障碍。第3种客观方法是应用计算机技术对脑电图资料进行分析。利用这种脑电活动图(brain electrical activity mapping，BEAM)技术，当嗅觉发生时，能够展示大脑皮质特殊部位活动的彩色图像。BEAM技术已应用于读字困难(dyslexia)的诊断。它对不同的气味有不同的反应，对临床嗅觉的评价具有实用价值。

(周　娴)

3.5　上颌窦超声检查

超声诊断是利用超声波的物理特性和人体组织结构的声学特点密切结合的一种物理检查方法。目前超声检查已广泛应用于颅脑、眼、心、肺、腹腔及妇科疾病的诊断，而在诊断耳鼻咽喉科疾病方面近年来才开展和应用。

超声检查在鼻科中主要应用于上颌窦疾患的探查。自1962年日本北村首先应用A超诊断上颌窦疾病以来，尚有Mann、Edeu、Holmer、Janner等应用于诊断上颌窦囊肿、炎症、肿瘤等。常用3～5 MHz探头，置于上颌窦前壁尖牙窝处，进行水平与矢状面扫描检查，一般显示5种波型：N型(正常型)、E型(粘液型)、T型(肿瘤型)、C型(囊肿型)、M型(粘膜肥厚型)。

A超诊断符合率：成人上颌窦炎为80%～97%；小儿为94%；良性肿瘤为78%；恶性肿瘤为72%；术后上颌窦囊肿为94%。与X线摄片检查符合率相比，A超比X线更敏感、更准确。

近年来B超不断应用于上颌窦疾病的诊断，常用2.5～3.7 MHz探头，置于上颌窦前壁，进行水平与矢状面扫描检查。B超诊断符合率：慢性上颌窦炎为88.2%；术后上颌囊肿为95.8%。据Landman报道，上颌窦疾病与B超诊断符合率为91.38%(53/58例)，而X线摄片符合率为82.76%(48/58例)。中国人民解放军第100医院对88例上颌窦疾患及正常人的X线摄片、上颌窦穿刺、上颌窦手术与B超检查结果进行了比较，其X线摄片与B超检查结果见表3-1。上颌窦穿刺与B超符合率为92%(23/25例)，上颌窦穿刺与X线摄片符合率为88%(22/25例)，上颌窦手术与B超符合率为84%(21/25例)，上颌窦手术与X线摄片符合率为84%(21/25例)。

表3-1　上颌窦X线摄片与B超检查结果比较

项　目	炎症	囊肿	息肉	肿瘤	正常	假阴性
上颌窦X线摄片	64	2	2	2	18	2
上颌窦B超检查	68	0	0	1	19	5

正常情况下上颌窦内充满气体，超声很难显示窦腔。上颌窦内出现囊性变或液体时窦内空气被排出，而液体透声性能好，即使1 ml液体也能探出。但由于

窦腔内含空气、骨壁厚度及多重反射等因素，可能出现假阴性，一般对后壁与侧壁的诊断率较低。但超声检查对人体无害、操作简便、经济、直观、可多次重复等优点，具有一定诊断价值，不失为诊断上颌窦疾病值得推广的一种方法。

（周　娴）

鼻部急症 4

4.1 鼻出血

鼻出血(nose bleed, epistaxis)也称"鼻衄",是指出血部位在鼻腔、鼻窦或鼻咽部,血从前鼻孔流出,或经后鼻孔、鼻咽部,从口中吐出的临床病症。它可以是某些疾病的临床表现之一,但当它成为主要临床症状,并多次或长期发作,又未能查到其他明显的原发病因时,本身也是一种疾病。前者可称为继发性或症状性鼻出血,后者则称原发性鼻出血或鼻出血病。

4.1.1　病因

包括全身及局部原因两个方面。

(1) 全身原因

多见于上呼吸道感染发热;血液病,特别是凝血功能障碍性疾病及白血病;心、肝、肾功能不全者;遗传病,如遗传性出血性毛细血管扩张症;维生素C或维生素K的缺乏;女性月经期及妊娠期,由于内分泌功能的变化,鼻粘膜血管扩张,容易发生鼻出血。

一般把高血压也看作鼻出血的全身病因之一,但对此尚有不同意见。有人经调查分析,发现鼻出血的发生率在高血压病人组并不比普通人群中有明显增高,故认为高血压并非引起鼻出血的直接原因,只是在高血压患者发生鼻出血时不易止血,且病情较为严重,比较受人重视。我们认为,血压过高,作为诱发鼻出血的一个因素还是有可能的,同时鼻出血作为过高血压的一个警告信号,便于及时采取措施,避免严重并发症的发生还是有其一定的积极的临床意义的。

(2) 局部原因

常见于鼻外伤,包括鼻或鼻咽部手术、活组织检查及上颌窦穿刺损伤引起的鼻出血;鼻或鼻咽部肿瘤,特别是血管丰富的肿瘤如血管瘤、纤维血管瘤,恶性肿瘤虽多表现为涕中带血,但也见少部分可并发大量鼻出血;鼻中隔明显偏曲者,由于凸起的嵴突或棘突处的粘膜薄,又易受刺激及损伤,故较常发生鼻出血;在鼻炎、鼻窦炎的急性期,因局部充血、血管扩张,并发鼻出血者也不罕见。

4.1.2　病理

高桥等曾对鼻腔利特尔区(Little area)出血点作

连续切片观察,发现存在 3 种情况:① 小动脉的血管内膜炎引起动脉内膜肥厚,血管向粘膜上皮层集中,甚至发生游离,容易受损破裂,产生突发、自发及喷射性的所谓“3S 性鼻出血”(suddenly, spontaneously, spurting);② 小静脉淤血、怒张;③ 末梢毛细血管扩张、上浮,在粘膜上皮层内 80%可见到有毛细血管存在。上述研究结果说明,利特尔区为鼻出血好发部位是具有其病理基础的。

Petruson 的研究指出,鼻出血病人全身及局部可产生血液活化因子、细菌活化因子和组织活化因子,由此激活纤溶系统,使血液及鼻粘膜中的纤溶酶活性增高,故易发生出血。

4.1.3 临床表现

(1) 鼻出血本身的表现

根据不同病情,出血量可多可少,少者仅鼻涕带血或滴几滴血后即止,多者可口鼻涌血,甚至喷血,迅即发生失血性休克。出血部位可分前部、顶部及后部。儿童的鼻出血绝大多数发生在利特尔区,而老年患者鼻后部出血多见,鼻顶部出血则多来自于颈内动脉系统。鼻出血除了全身或局部存在出血倾向者外,双侧同时出血者不多,但双侧反复、交替出血是可能的。

(2) 因失血而继发的症状

如面色苍白,血压降低,脉搏细速、微弱等,甚至休克。短时间大量失血造成的缺氧状态可引起缺血性脑病,出现神志淡漠、昏睡等精神症状。

(3) 原发病的症状

原发病的症状如心、肾功能衰竭及血液病患者的相应征象。

4.1.4 检查

(1) 局部检查

常见于鼻中隔前下方点状或网状扩张的血管,有活动性出血点。但相当一部分病人因出血急骤,或部位较隐蔽,一时难以确定出血部位。此时可用血管收缩剂收缩鼻甲后仔细查找,或用鼻内镜检查,亦有助于排除鼻内新生物引起鼻出血的可能。必要时还应检查后鼻孔及鼻咽部,青年男性要注意排除鼻咽纤维血管瘤的可能。鼻后部的出血,血液常常流经鼻咽部从口中吐出,检查口咽部可见有活动性出血自同侧流下或滴下。

(2) 全身检查

除了局部检查外,对鼻出血患者也需结合失血的严重程度注意全身状况,如血压、脉搏及精神状态等。如有失血性休克的先兆表现,应及早做好抢救的准备,以免措手不及。尤其对高龄、小儿及伴有严重全身性疾病的患者更应注意,不要只顾局部检查及止血而忘了全身检查。及时做血常规、出凝血时间、血小板计数等实验室检查是必要的,对存在其他出血倾向的患者,还需做有关的凝血功能检查。

4.1.5 诊断

(1) 鼻出血本身的诊断

鼻出血本身的诊断,首先需要确定是否鼻出血,排除其他部位出血经鼻腔流出的可能,以及判断出血部位、性质(动脉、静脉、毛细血管性)、原发性还是继发性、出血量等。

(2) 病因诊断

判别引起鼻出血的可能原因。

(3) 对鼻出血的严重性及预后的估计。

这 3 个方面的诊断直接关系到下一步鼻出血的治疗,对每一个鼻出血患者都是必不可少的。临床医师仅作出“鼻出血”的诊断是不够的。

4.1.6 治疗

鼻出血的治疗分为全身治疗和局部治疗两个方面,两者都包括引起鼻出血的病因治疗,耳鼻喉科医师的职责不单纯是止住出血就完事了。

(1) 全身治疗

1) 心理治疗　针对鼻出血病人因出血而造成的紧张、恐惧等不良心理(因为有些病人其不良心理本身就是引起鼻出血的直接或间接原因),采取适当必要的解释、劝慰及疏导,也可适当配合应用镇静剂。这些对帮助止血是大有裨益的,不可忽视。

2) 支持治疗　对失血较多、体质虚弱患者,按照实情可予以补液、输血、吸氧等治疗。

3) 病因治疗　如纠正心、肾功能衰竭状况,补充缺乏的维生素、凝血因子、血小板等。

4) 中药治疗　基本方用“丹芍茅花汤”,组成为:丹皮、生白芍、黄芩各 9 g,仙鹤草、旱莲草、白茅花、蚕豆花各 12 g。随证加减,肝火上逆者酌加代赭石 30 g(先煎),羚羊角粉 0.3 g(吞服);大便秘结者酌加制大黄、玄明粉;阴虚火旺者酌加生地、麦冬。

(2) 局部治疗

1) 血管收缩剂　用 1%麻黄碱或 0.1%肾上腺素棉片贴敷出血点,可使血管收缩止血,但后者对高血压者忌用。

2) 烧灼法　① 物理烧灼,可用高频电刀或 YAG

激光烧灼出血点；② 化学烧灼，常用的药物有 50%硝酸银、铬酸珠等。

3）填塞压迫法　① 鼻腔纱条填塞(图 4-1)，用长为 25 cm、宽为 6 cm 纱布，叠成 4 层宽 1.5 cm 的纱条，浸以金霉素软膏或碘仿、甘油，填塞鼻腔止血。一般出血止住后 48～72 h 逐步抽去填入的纱条。② 前后鼻孔填塞(图 4-2)，经鼻腔用导尿管将带有引线的枕形纱球引至前鼻孔，纱球进入鼻咽部，堵住后鼻孔，再行鼻腔填塞。适用于鼻腔填塞失败的病例。此法给病人造成的痛苦较大，操作中需避免损伤悬雍垂，并注意后鼻孔纱球的固定，避免脱落、下坠造成窒息。③ 鼻腔或前后鼻孔水(气)囊填塞，用硅胶水(气)囊充水或气后代替纱条、纱球填塞鼻腔或后鼻孔。此法较方便，病人痛苦较小，但尚未能完全替代常规填塞。④ 腭大孔注射，经腭大孔(定位方法：上腭第三臼齿内侧约 1 cm)用 7 号长针头注入 2%普鲁卡因2～3 ml，深度勿超过 28 mm，注入前回抽如见回血变换位置再注射。普鲁卡因需做皮肤过敏试验。

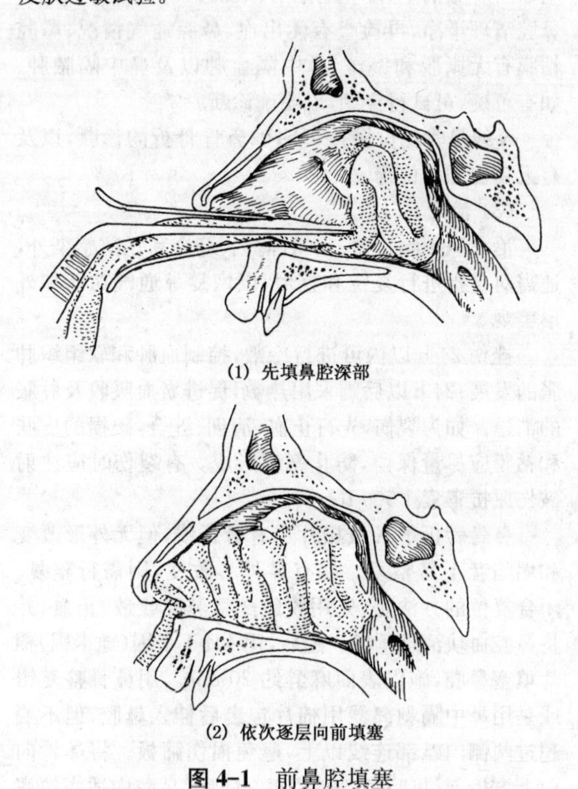

(1) 先填鼻腔深部

(2) 依次逐层向前填塞

图 4-1　前鼻腔填塞

4）冷冻法　对利特尔区的出血可用氧气或液氮冷冻头直接冷冻止血，使扩张及出血血管闭塞，逐步机化以达止血目的。

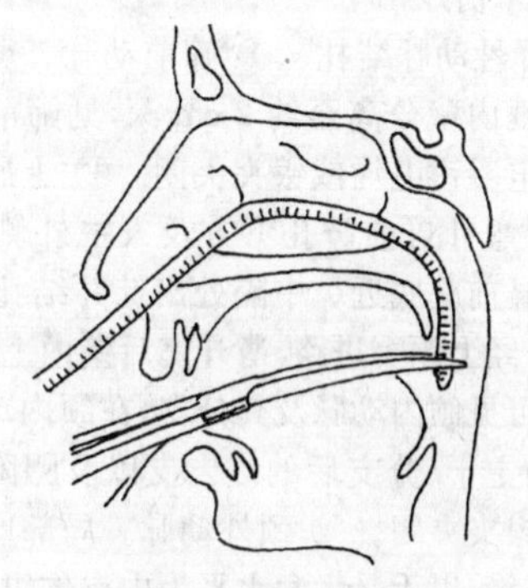

(1) 先将导尿管从前鼻孔自口腔拉出

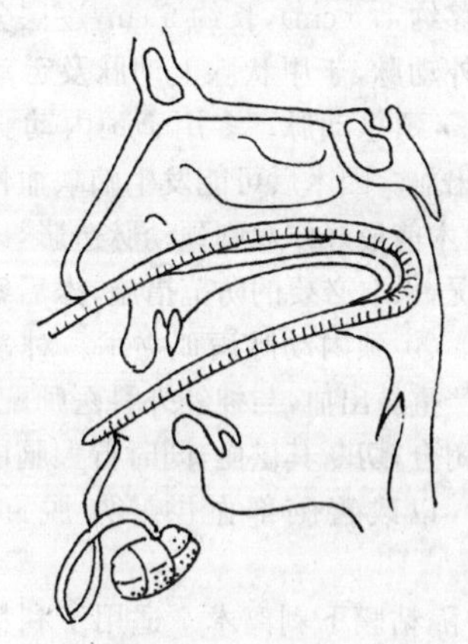

(2) 将纱球扎在口腔端的导尿管上

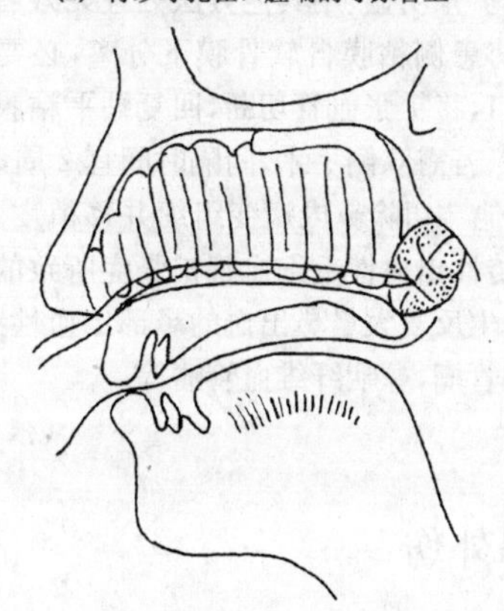

(3) 将纱球拉入鼻咽腔，填妥前后鼻腔

图 4-2　后鼻腔填塞

5）介入疗法　经股动脉或颈动脉插管，造影确定出血的血管分支后，注入明胶海绵微粒、聚乙烯醇微粒等，使出血血管栓塞而止血。

6）硬化剂点状注射　表面麻醉后出血点粘膜下注射 5%鱼肝油酸钠或 70%乙醇或 50%葡萄糖，使局部形成直径约 0.5 cm 的小丘，促使局部血管机化。

(3) 手术治疗

1) 选择性动脉结扎　① 筛前动脉。鼻外筛窦开放切口，沿眶内壁分离至约 2 cm 深，见筛前动脉后可结扎、双极电凝钳电灼或银夹夹闭。② 上唇动脉。局部麻醉下用弯针自前鼻孔下方及人中外侧各 0.5 cm 处进针，经鼻前庭底近鼻中隔处出针并结扎。③ 颌内动脉。一般经上颌窦进路，凿开窦后壁内上区，切开骨膜，分离后可见颌内动脉及其分支，在颌内动脉分出腭降动脉前的主干、分支后的终末支以及腭降动脉分别结扎，或以银夹夹闭。④ 颈外动脉。局部麻醉下取胸锁乳突肌前缘，以舌骨大角水平为中点作纵行切口(切口起点稍前移约 1.5 cm)，长约 5 cm，逐层分离暴露颈动脉鞘及颈外动脉，于甲状腺上动脉及舌动脉之间作双道结扎。⑤ 颈总动脉。多用于颈内动脉破裂引起的致命性鼻出血。因术后可能发生脑缺血性坏死等严重并发症，故术前最好作双侧颈动脉造影，以了解颅内侧支循环情况，采取必要的防范措施，术后密切观察神经系统症状。⑥ 颈内动脉瘤孤立术。对颈内动脉瘤破裂引起的严重鼻出血，与神经外科医师配合，开颅将动脉瘤两端闭合，切断其供血，同时行大脑中动脉与颞浅动脉吻合，以改善脑部血供。⑦ 脱卸式气囊栓塞术。

2) 鼻中隔粘膜下剥离术　适用于利特尔区粘膜糜烂、血管扩张明显、用其他方法处理无效者。按鼻中隔矫正术将患侧粘膜自软骨膜下分离，必要时再作几条平行切口，将扩张血管切断，回复贴平粘膜后行指套填塞止血。若需双侧手术，间隔时间宜 2 周以上。

3) 其他　切除鼻内病变组织并移植皮肤或筋膜，适用于遗传性出血性毛细血管扩张症所致的严重鼻出血；切除发生反复大量鼻出血的鼻部出血性肿瘤，如鼻腔、鼻窦血管瘤，鼻咽纤维血管瘤等。

(张重华)

4.2　鼻外伤

4.2.1　鼻骨骨折

外鼻突于面部中央，易发生鼻外伤。外伤后常引起裂伤和鼻骨骨折(fracture of nasal bone)。鼻骨骨折的程度取决于外力的强度和方向，大多数为塌陷性骨折。有时也合并鼻中隔骨折。

鼻骨骨折应及时处理，否则可遗留后遗症，不仅妨碍美观，而且也影响鼻的通气功能。

(1) 临床表现

最常见的症状是鼻出血和局部肿胀、疼痛，严重时可出现休克。

单纯挫伤表现为外鼻的软组织肿胀和皮下淤血。有鼻骨骨折者可扪及骨摩擦感。鼻骨骨折有移位，则鼻梁上段塌陷或偏斜。但如软组织肿胀，畸形易被掩盖。扪诊除了局部触痛外，可扪及双侧鼻骨不对称，骨摩擦感。如有鼻粘膜撕裂，在擤鼻后出现皮下气肿，此时可触及捻发感。

鼻中隔如发生脱位可引起鼻阻塞。这是由于鼻中隔软骨下缘偏离中线，于鼻前庭处偏向一侧鼻腔所致。鼻中隔粘膜下出现血肿时，则鼻中隔一侧或者两侧显示膨隆，粘膜呈暗红色。如伴有继发感染，则可致鼻中隔脓肿。

(2) 诊断

根据病史、外鼻和鼻腔的常规检查可明确诊断。首先了解外伤的性质、外力作用的方向，可帮助确定骨折的类型。外伤后数小时局部出现肿胀和淤血，约 1 周以后肿胀消退，外鼻塌陷可以确诊。检查时，首先将鼻腔清理干净，再检查有无出血、鼻腔通气情况、鼻腔粘膜有无撕脱和瘀斑、鼻中隔血肿以及鼻中隔脓肿。如有可疑，可试行穿刺，以明确诊断。

X 线鼻骨侧位摄片可明确鼻骨骨折的诊断，以及有无错位和移位等。

(3) 治疗

治疗原则除止血、止痛、清创、缝合和预防感染外，还需对骨折进行复位和整形，以恢复鼻通气功能和外形美观。

挫伤 24 h 以内可进行冷敷，控制血肿和软组织肿胀的发展；24 h 以后则采用热敷，促进淤血吸收及肿胀的消退。如为裂伤，先行止血、清创、缝合，破损的皮肤和粘膜应尽量保留，防止瘢痕形成。有裂伤时应注射破伤风抗毒素 1 500 IU。

鼻骨骨折于 X 线摄片见有骨折线，但无外形改变和塌陷者不需整复。如有鼻外形改变，则需行整复。闭合复位的方法是，先用收敛药将鼻腔收敛、止血，并将鼻腔血块清理干净。随后，用 1% 丁卡因(地卡因)棉片填塞鼻腔，施以表面麻醉约 20 min。用鼻骨整复钳或是用鼻中隔剥离器用棉片包裹后伸入鼻腔，但不要超过两侧内眦部连线以上，避免损伤筛板。将鼻骨向前上方抬起，可听到“咔嚓”声。随后，鼻腔内适当填塞以固定复位。但不宜填塞太多，致使鼻部变形。

鼻骨骨折后，如鼻部和面部肿胀严重，可等肿胀消退后再行整复，一般在 10 d 之内，不宜超过 2 周。时间过长因骨痂形成，给整复带来困难。如未及时复位，后遗畸形则需行整形术矫正。

鼻骨骨折合并鼻中隔骨折,应根据鼻中隔粘膜是否完整、骨折偏曲情况进行复位。如粘膜撕破,骨折断端暴露,可将断端剪去,以利于粘膜对端缝合。

如鼻中隔有血肿,这种血肿很难自行吸收,应早期手术清除,避免因血液供应不良造成软骨萎缩、坏死或继发感染。血块清理后将鼻中隔两侧对穿褥式缝合或填压,防止血肿复发。

对鼻中隔脓肿,应立即切开引流,以免软骨感染坏死形成鞍鼻。脓腔宜用抗生素液冲洗,脓肿痊愈后再行整形手术。

4.2.2 鼻窦外伤

鼻窦中以额窦和上颌窦外伤、骨折发生的机会较多,且与鼻部和颌面部外伤同时发生。而筛窦、蝶窦位置较深,其外伤多与颅脑外伤同时发生。

(1) 额窦外伤

额窦外伤常见的有前壁骨折、后壁骨折、鼻额管骨折3种。其中后壁骨折比较严重,常同时发生脑膜撕裂而导致形成脑脊液鼻漏。每一种骨折又可以分为线性骨折、凹陷性骨折和粉碎性骨折。皮肤无破损为单纯性骨折,皮肤已裂伤为复杂性骨折。

1) 症状 额窦外伤是颅脑外伤的一种特殊类型。除可有脑震荡、硬脑膜外血肿的症状外,鼻部可有鼻出血,额部肿胀和塌陷,眶上缘向后移位,眼球下移,结膜下出血,泪液外溢,视力障碍等。

2) 诊断 额部触诊可扪及额窦前壁塌陷性骨折。如果额部皮肤有破损者,这时不宜用探针检查伤口。额窦X线摄片可显示骨折的部位,必要时也可作CT检查,以了解骨折情况。脑脊液鼻漏是由脑膜撕裂而产生的后果。但也有少数人虽有脑膜撕裂而不产生脑脊液鼻漏。这是因为额窦底部骨折虽撕裂脑膜,由于额窦内粘膜覆盖,致使脑脊液不能流出。因此,对额窦后壁,筛窦、蝶窦的顶壁骨折,应当注意并发症的发生,一旦出现应该及时修补,以防止感染及上行传播引起颅内感染。

3) 治疗 对单纯线性前壁骨折,首先将鼻内血块吸出,清理干净。保持鼻额管的通畅,鼻腔滴以1%麻黄碱,并给予抗生素,以预防感染。如果额部皮肤撕裂,应给予清创,将异物取出后缝合伤口,防止畸形。

额窦前壁塌陷性骨折无开放性创伤者,于眉弓作一切口达骨壁,用剥离器将塌陷骨壁抬起复位,然后缝合切口,控制感染。局部有开放性创伤者,首先清除游离的碎骨和异物,同时检查窦腔,尤其是注意后壁有无骨折。如无损伤,粘膜完好,窦内撒以消炎药物,缝合伤口,全身给予抗生素,以控制感染。如窦内粘膜已有炎症,应将粘膜全部刮除,开放筛窦,扩大鼻额管引流,并用含有抗生素的脂肪块充填窦腔。

额窦后壁骨折应行手术探查。如有脑膜撕裂应予修补,可采用筋膜和肌肉修补。额窦后壁骨折多伴有硬脑膜外血肿。在这种情况下去除额窦后壁,吸净硬脑膜外血肿,以免对脑组织压迫,再由神经外科施以开颅止血手术。

处理额窦骨折时应隔绝窦腔与颅内的交通联系,防止感染蔓延至颅内。另外,还应尽量保持外观的完整,避免畸形。

(2) 上颌窦骨折

1) 诊断 上颌窦骨折以前壁塌陷性骨折最多见。上颌窦顶后壁即眶底,此处骨壁较薄,受外伤时也易发生骨折。上颌窦底壁为齿槽突,此处骨壁较厚,骨折机会不多。如果面部侧面受伤,可造成颧骨及上颌窦外侧壁骨折。

颌面部受外伤,致使眶下壁后部产生骨折。虽然眼球能耐受较大的压力而不致破裂,但眶下壁易发生骨折,破碎骨片挤入上颌窦内,眶内脂肪向下脱出,眼下直肌、下斜肌嵌顿在骨折缝中,造成眼球内陷和复视。但应注意的是,有时因眶周组织水肿、眼睑水肿,上述症状和体征易被掩盖。如水肿消退后,症状继续存在,应追查原因。

眶底骨折的诊断根据是:眼球向上注视时有复视,眼球内陷,眶下神经分布区域可有麻木感,上颌窦X线体层摄片可见窦顶部有突向窦内之阴影,CT摄片可见骨折,或碎骨片突向窦内。

2) 治疗 上颌窦前壁单纯线性骨折无变形,鼻腔无损伤者,无需整复。窦内积血,鼻腔滴以1%麻黄碱,待自行排出。可适当应用抗生素,以控制感染。

上颌窦前壁塌陷性骨折,可经唇龈沟粘膜处作切口,用剥离器进行整复,将窦内碎骨片去除,彻底止血,缝合切口。术后给予抗生素控制感染。

上颌窦顶壁骨折下塌明显者,可自下眼睑下作切口进行整复,或由上颌窦柯陆式术的径路切开整复。

如颧骨骨折移位不明显,可采用保守治疗;移位明显者,可行上颌窦根治术,从窦内向外托起颧骨,使之复位,然后窦内填塞固定。

有牙槽骨骨折者行牙间固定,以免影响咀嚼功能,或者请口腔科处理。

(3) 筛窦骨折

由于筛板与脑膜紧贴,所以筛骨骨折易发生脑膜破裂。脑膜破裂可产生脑脊液鼻漏，观察数日不愈者，可以手术修补，采用筋膜或肌肉组织修复，防止感染及脑膜炎的发生。如筛窦骨折波及视神经孔，可引起视力损害，多主张在受损后1个月内进行手术开放视神经孔，减轻对视神经的压迫。筛窦骨折常伴有额骨骨折，可用X线摄片或鼻窦CT帮助明确诊断。

(4) 蝶窦骨折

蝶窦骨折往往与颅底骨折同时存在，由于病情十分严重，可请神经外科协助处理。

对于鼻窦骨折，如没有脑组织损伤的征象，宜及早外科治疗。如有脑组织损伤，可以推迟手术，一般不超过2周。在治疗时，保持呼吸道通畅、控制出血和治疗休克是十分重要的。对病人严密观察意识、血压、脉搏、呼吸情况。对昏迷者应作气管切开术，保持呼吸道通畅。如失血过多，应给予输血。对颅内出血者可请神经外科协同处理。

4.2.3 眶底爆裂性骨折

眼部被钝器击伤时，将眼球向后移位挤压，致使眼眶内压力急剧增加，易产生眶下壁爆裂性骨折。骨折片、眶骨膜、脂肪、下直肌和下斜肌易被挤入上颌窦内，由此形成眶底爆裂性骨折(blow-out fracture)。

(1) 临床表现

眼睑皮下淤血，皮下气肿，眼球运动受限，复视，眶下神经分布区域麻木感。如有眼球和视神经损伤，可引起视力下降甚至失明。当肿胀消退后，眶内软组织发生纤维性变，可出现眼球塌陷。

(2) 诊断

根据眼部外伤病史和检查所见，其诊断并不困难。X线片和鼻窦CT可见眶底向下移位、眶底骨折及碎骨片突入上颌窦内，有时可伴有颧骨及上颌骨骨折。

(3) 治疗

原则是使眼眶软组织回复入眼眶，骨折片复位。如眶底缺损较大，应重建眶底，使眶内软组织有所支撑，不至于下塌。

一般在受伤后1周行手术复位及整复，整复手术有以下两种。

1) 下眼睑下径路　多在受伤下眼睑下缘3 mm处作一切口，分离眼轮匝肌达眶下缘，切开骨膜，用剥离器分离暴露骨折处，将脱入上颌窦内的眶内软组织回纳于眼眶，再使骨折复位。眶底缺损大者，可用鼻中隔筛骨垂直板或用硅胶片作眶底修复。

2) 上颌窦径路　按上颌窦根治术，凿开上颌窦，清理窦内血块，探查找出上壁骨折处。随后将眼眶内脱出的软组织回纳入眶内。此时应注意松解嵌顿的眼下直肌。最后将骨折处用手指或钝头器械复位。

4.2.4 脑脊液鼻漏

(1) 原因

鼻腔、鼻窦和咽鼓管等处与脑脊液之间有骨板和硬脑膜隔开，外伤时这层阻隔破裂，导致脑脊液直接流至鼻腔而排出，称之为脑脊液鼻漏(CSF rhinorrhea)。脑脊液鼻漏可发生头颅外伤以后，或是立即发生，或是经过一段潜伏期后再发生。由于鼻部手术引起的脑脊液鼻漏多数在手术的当时就发生。

头部外伤并发脑脊液鼻漏，以发生于前颅窝底骨折者为最多。因为筛骨筛板和额窦后壁骨板菲薄，并与硬脑膜紧密相连。在外伤时，此处硬脑膜与骨板常同时骨折破裂，产生脑脊液鼻漏。中颅窝骨折可损伤蝶窦上壁，因此中颅窝骨折可以合并脑脊液鼻漏。咽鼓管骨部骨折及乳突天盖骨骨折也可造成脑脊液经咽鼓管流到鼻腔，但这种情况发生的机会甚少。

迟发性脑脊液鼻漏的原因，至今不明。有学者认为，受伤后虽有骨板折断，但无硬脑膜破损。后来由于颅内压受脉搏和呼吸的影响，致使硬脑膜逐渐疝入骨折裂缝中，长久以后硬脑膜纤维渐渐破裂，形成小孔，造成脑脊液鼻漏。或是受伤时血块将破损的硬脑膜和骨壁暂时封闭，日久血块分解，导致脑脊液漏至鼻腔。

(2) 诊断

对肺炎球菌性脑膜炎反复发作，无论前鼻孔有无清水样分泌物流出，均应高度怀疑有无脑脊液鼻漏的存在。颅脑外伤时有血性液体自鼻孔流出，应想到脑脊液鼻漏。当低头、用力或压迫颈内静脉等情况下，鼻孔分泌物排出量增加，提示有脑脊液鼻漏的存在。较可靠的依据是鼻腔清水样分泌物的葡萄糖定量分析，即葡萄糖含量在30 mg%以上者，说明有脑脊液自鼻腔流出的可能性。

明确脑脊液鼻漏的诊断后，还需确定瘘孔的位置，常用的瘘孔定位方法有以下几种。

1) 椎管内注射标记物法　先在鼻腔内放置棉片，随后按常规行腰椎穿刺，放出脑脊液10 ml，再注入着色剂0.5 ml(5%荧光素)，30 min后取出棉片观察判断脑脊液自何处流下。

2) X线检查　可显示骨折部位和额窦、蝶窦的液体平面情况。

3) 粉剂冲刷法　利用脑脊液流出可冲刷事先喷入鼻腔的粉剂的原理，从而在鼻镜下追溯瘘孔的部位。

4) 鼻内镜检查　自前鼻孔插入鼻内镜，观察鼻顶的前、后部位，蝶筛隐窝，中鼻道和咽鼓管开口5个部位，详细检查，仔细观察。在观察每个部位时，压迫双侧颈内静脉，使颅内压增高，根据脑脊液流出的部位，确定瘘孔位置。

(3) 治疗

1) 保守疗法　降低颅内压，预防感染，创造条件促使瘘孔自行愈合。

一般病人取半卧位，限制饮水量和食盐摄入量，避免用力咳嗽及擤鼻涕。肌内注射青霉素，预防感染。这样对轻型脑脊液鼻漏，可望痊愈。

也可以在表面麻醉下，经鼻内镜确定瘘孔部位后，以20%硝酸银在明视下涂于瘘孔的边缘粘膜，形成创面，促使愈合。在涂抹腐蚀剂时，不宜过深，防止引起脑膜炎。保守治疗无效时，宜手术治疗，将瘘孔修补。

2) 手术疗法　适用于脑脊液鼻漏伴有颅腔积气、脑组织脱出或颅内异物者；外伤性脑脊液鼻漏保守治疗无效；反复发作的化脓性脑膜炎者，或脑脊液鼻漏并发化脓性脑膜炎，经积极治疗不见好转者；迟发性脑脊液鼻漏等情况。

方法有颅内法，即由神经外科开颅修补。多用于颅脑外伤的脑脊液鼻漏伴有脑组织脱出、硬脑膜撕裂、颅内出血等。颅外法，即经鼻探查，或行额窦、筛窦、蝶窦开放术。颅外法又分为鼻内手术和鼻外手术。

(田　熙)

4.3　鼻腔异物

鼻腔异物比较常见，大多发生在儿童或者精神失常者。有的是无意识放进鼻腔，又不敢向父母说，有的是被他人塞入鼻腔。

4.3.1　异物种类

鼻腔异物可分生物性和非生物性两大类。其中生物性又分植物性和动物性，植物性异物多见，动物性异物较少见。

1) 植物性异物　如豆类、花生、果核、棉花、蔬菜等。

2) 动物性异物　如昆虫、蝇蛆、蛔虫和水蛭等。鼻孔及其周围病变组织有脓血性分泌物，伴有臭味，招引苍蝇产卵孵化成蛆，进入鼻腔寄生。或是天热在农田劳动饮用生水，误将水中浮游生物如水蛭吸入鼻腔并寄生成长。

3) 非生物性异物　如玻璃珠、玩具、石块、纽扣、橡皮、泥土、塑料等。

4.3.2　病因

异物可由下述方式进入鼻腔。

1) 由前鼻孔放入鼻腔　多见于儿童，这是最常见的方式。儿童放进去以后不敢讲，直至鼻腔流出带有臭味的脓血鼻涕，才引起家长的注意。

2) 由后鼻孔进入鼻腔　当呕吐、咳嗽、反胃或腭关闭不全，食管、胃内容物反流入鼻腔。偶尔可见蛔虫进入鼻腔。

3) 外伤　多由穿通伤造成异物进入鼻腔或鼻窦。

4) 昆虫如苍蝇，在不洁鼻旁产卵。

5) 夏天喝生水或在水塘中游泳，浮游生物吸入鼻腔中寄生。

6) 鼻腔手术引起异物残留于鼻腔。

4.3.3　病理

有些异物可以存留在鼻腔许多年后也不引起变化。但是，多数异物都引起鼻腔粘膜的炎症，导致粘液脓性分泌物和出血。炎症多为单侧的，有粘膜溃疡及肉芽组织形成，偶尔有骨或软骨坏死。植物性异物不仅从组织吸收水分而肿胀，而且引起炎症反应，有时可致毒血症。蝇蛆在鼻腔寄生可引起严重的炎症反应，在成熟期甚至钻进组织里，可以侵犯鼻窦、眼眶及邻近皮肤，甚至向上侵犯脑膜及脑组织。

如果异物埋藏在肉芽组织里，可以被碳酸钙所包裹而形成结石。

4.3.4　临床表现

(1) 矿物和植物性异物

常因异物大小、形状、刺激性强弱、所在部位、存留的时间不同而有不同的症状出现。儿童鼻腔异物多有单侧鼻阻塞，流臭脓鼻涕和鼻出血等。检查见鼻粘膜充血，有粘液脓性分泌物，有时因分泌物较多，异物被分泌物及肿胀组织掩盖，有时可见肉芽组织、溃疡及组织坏死。时间太长可有全身症状如贫血、消瘦、营养不良等。细小而无刺激性的异物存留长久可形成结石，逐渐增大引起鼻阻塞。铁锈异物、泥土、石块等有引起破伤风的可能，应注意处理。

(2) 动物性异物

常有双侧鼻阻塞、血清性分泌物和头痛。在水蛭寄生时可以表现为间歇性鼻出血，有时也可以有一种恒定的蚁走样感觉。日久可致鼻窦炎和贫血等。

4.3.5 诊断

儿童有单侧流脓血鼻涕，并伴有恶臭者应首先考虑鼻腔异物，然后仔细清理鼻腔分泌物，方能发现异物。鼻腔内产生肉芽组织，可用探针辅助检查。

对金属和矿物异物需行X线定位检查，帮助明确诊断。

4.3.6 治疗

鼻腔异物诊断一旦明确，应立即取出。取异物时要根据异物的大小、形状而选用不同的器械，但在取球形异物时，禁用枪状镊，这样会使异物向后滑入咽部和吸入呼吸道，造成阻塞气道。对极不合作的病人，也可在全身麻醉下取出异物。

过大的异物不能钩出鼻腔，可用粗型鼻钳夹碎分次取出。也可在有充分准备的情况下，让病人取平卧头低位，将异物推入鼻咽部，自口腔取出。

如果异物进入上颌窦，可由上颌窦途径将异物取出。

对有生命的异物，可用滴有乙醚和氯仿的棉球塞入前鼻孔数分钟，使之麻醉后用鼻镊取出。至于鼻腔水蛭，用浸有2%丁卡因的棉片填入鼻腔，使其接触水蛭约5 min，再将失去活动力的水蛭取出。

4.3.7 预防

鼻腔异物主要在于预防。要教育小孩不要把东西向鼻腔塞入。夏天不要喝生水，不要在不洁水里游泳，防止浮游生物在鼻内寄生。防止工伤造成异物存留鼻腔的机会。医务人员在处理病人时不要把鼻腔填塞物遗留于鼻腔。

（田　熙）

鼻部感染性疾病 5

5.1 外鼻感染性疾病

外鼻和鼻前庭由皮肤覆盖，具有毛囊和皮脂腺，且暴露于头面部，容易受刺激而引起感染，发生各种化脓性炎症。由于解剖关系和组织结构的特殊，发生于鼻部的疖肿不仅症状严重，而且易引起各种并发症，甚至危及生命。

5.1.1 鼻疖

(1) 病因

1) 由于挖鼻和拔鼻毛的不良习惯，造成鼻前庭皮肤受损，金黄色葡萄球菌乘机感染，引起皮脂腺、汗腺和毛囊的化脓性炎症。

2) 鼻腔、鼻窦的化脓性感染，因脓液的反复刺激，造成皮肤损伤，引起化脓性炎症。

3) 患全身性疾病，如糖尿病等，机体抵抗力低下，容易引起金黄色葡萄球菌感染，发生疖肿。

(2) 病理

疖肿有单发性的，也有多发性的。感染后，在皮脂腺和毛囊周围形成保护圈，防止炎症扩散。毛细血管中形成血栓，同时有大量的炎性细胞浸润，中心可逐渐发生坏死和化脓。这种化脓性感染可以侵犯一个或多个毛囊。如炎症保护区被破坏，炎症可扩散形成蜂窝织炎。

(3) 临床表现

初起局部疼痛、畏寒、发热、四肢酸痛、食欲减退和全身不适。

因鼻部皮下组织甚少，皮肤与软骨膜紧贴，炎症浸润时张力很大，引起剧烈疼痛。有时引起上唇和鼻前庭处红肿。有时疖肿延至鼻尖或鼻翼处。随后炎症局限，出现脓点，约在1周内自行穿破，排出脓栓而愈合。此时可伴有颌下或颏下淋巴结肿大和压痛。

如果处理不当，炎症可向周围扩散，使全身症状加重。

(4) 诊断和鉴别诊断

根据症状和体征，诊断是不难的。但是要注意与鼻前庭炎、鼻部丹毒和鼻前庭脓疱疮相鉴别。

1) 鼻前庭炎　由鼻分泌物刺激引起，鼻痛与干燥感。检查局部皮肤弥漫性红肿，表皮糜烂，有脓痂，经常两侧鼻前庭同时发病。

2) 鼻部皮肤丹毒　局部皮肤红、肿、热、痛，边界明确，常波及面部及上唇部，全身症状有发热、肌肉酸痛。

3) 鼻前庭脓疱疮　局部有小脓疱，全身症状不重，常两侧同时患病。

(5) 并发症

1) 眼眶蜂窝织炎　表现为眼球突出和疼痛，进而发展成为眼眶脓肿。

2) 海绵窦栓塞　是鼻疖严重的并发症，病死率可以高达90%～100%。如今由于抗生素的治疗，尤其采用广谱抗生素，其预后已大大改善。

(6) 治疗

对早期的病例，局部可用1%白降汞软膏和10%鱼石脂软膏涂布。并辅以热敷，或者局部超短波透热、红外线照射。

如有脓点出现，说明炎症局限，但切忌切开，可用小棉签或探针蘸少许石炭酸，涂在脓点上，再用95%乙醇中和，使之破溃引流。

为防止并发症的发生，可给予磺胺类药物或抗生素。

(7) 预防

应注意保持颜面和鼻部的清洁，不要挖鼻和禁止拔鼻毛。如在鼻部出现疖肿应向病人说明其严重性，切忌挤压。有鼻疖时切不可轻易切开，也不可挤压，以免引起并发症。

5.1.2　鼻前庭炎

鼻前庭炎有急性和慢性之分，多为鼻前庭的皮肤炎症。通常是鼻腔在急性感染时大量分泌物刺激引起的，或者经常用手指挖鼻所引起。糖尿病患者常伴有鼻前庭炎。

(1) 临床表现

在急性期时双侧鼻前庭皮肤充血、糜烂，可延及上唇，同时可以结痂。有时可见小裂缝，手指触摸时疼痛明显。慢性期鼻毛容易脱落，病人感觉鼻孔痒，或异物感等。

(2) 治疗

在急性期可作湿热敷或是局部红外线照射。如有痂皮，可用3%双氧水清洗痂皮，随之用1%黄降汞软膏或5%白降汞软膏涂布。有皲裂者可用10%硝酸银烧灼。给以磺胺类药物和抗生素治疗，以防全身性感染。

5.2　鼻粘膜炎

5.2.1　急性鼻炎

急性鼻炎(acute rhinitis)是鼻腔粘膜的急性感染性炎症。俗称为“伤风”或“感冒”，它与流行性感冒不同，故称之为普通感冒。

(1) 病因

1) 致病因素　有人于1914年就提出病毒感染是感冒的致病因素。过去一直认为是感冒病毒，近来发现除感冒病毒外，还有鼻病毒和冠状病毒。鼻病毒在春、秋季最为流行，而冠状病毒多在冬季流行。

感染病毒以后，常继发细菌感染，常见的有溶血性或非溶血性链球菌、肺炎链球菌、葡萄球菌、流感杆菌和卡他球菌等。这些细菌通常寄生在人的鼻腔与鼻咽部而不致病。当人体遭到病毒感染时，局部防御能力下降且全身抵抗力低下时，这些细菌便可致病。

2) 诱因　鼻腔因冷刺激，毛细血管收缩、白细胞减少，容易造成病原体入侵。空气过于干燥，鼻粘膜纤毛运动受影响，致使病菌停留于鼻腔和鼻咽部引起发病。至于鼻腔及咽部的慢性炎症，更容易引起发病。

由于过度疲劳、烟酒过度、受冷受湿、营养不良、维生素缺乏以及长期慢性疾病使体力消耗，造成全身抵抗力低下均容易患病。

病毒的传播是病人以咳嗽和打喷嚏的飞沫传染，飞沫通过直接吸入或者通过食物，使病毒侵犯鼻腔粘膜和鼻咽部淋巴组织。

(2) 病理

鼻粘膜呈急性炎症的病理变化，病变开始时，血管收缩，局部粘膜缺血，分泌液减少。随后血管扩张，粘膜充血、水肿，且分泌物增多，开始为水样，继而转为粘液性。粘膜中有单核细胞和吞噬细胞浸润，随之多形核白细胞浸润增多，渗出于粘膜表面，加上上皮细胞和纤毛坏死，分泌物此时成为粘液脓性。如果没有并发症，炎症减轻，水肿消退，上皮生长，粘膜逐渐恢复正常。

(3) 临床表现

潜伏期一般为1～3 d。起病时鼻内和鼻咽部干燥及瘙痒感，频繁地打喷嚏，可伴有畏寒、头胀和低热。此时鼻腔粘膜充血、干燥。这种症状持续1～2 d。随后，出现鼻塞、流清水样鼻涕，伴咽部疼痛、发热、头痛、全身酸软，大约也持续1～2 d。鼻腔粘膜可见严重红肿，有大量粘液脓性分泌物附着。晚期鼻塞更甚，用口呼吸，伴粘液脓性鼻涕，甚至脓涕。如果侵犯鼻窦，头痛加重，脓涕增多。炎症侵犯咽鼓管，可有耳闷塞，低音调耳鸣，听力下降，甚至中耳积液等。炎症向下蔓延，可有咽喉疼痛、咳嗽、咯痰。这时鼻腔检查同前所述，下鼻甲红肿，鼻腔有许多粘液脓性甚至脓性分泌物。大约持续3～5 d。如无并发症，上述临床表现逐渐减轻。

(4) 诊断与鉴别诊断

诊断并不困难，但要与其他传染病的鼻部症状鉴别。

急性鼻炎应与过敏性鼻炎相鉴别。过敏性鼻炎症状常突然发生，迅速消失，且不具有全身症状，因此容易鉴别。

(5) 治疗

1) 全身治疗　注意休息,发热的病人应卧床休息,吃高热量的饮食,多饮水,以便于体内毒素排出体外。磺胺类药物或抗生素的使用可预防和治疗继发感染。对有咳嗽、咯痰的病人可用止咳化痰的药物,有大便秘结者可服用通便缓泻的药物。

2) 局部用药　对有鼻塞、流粘液脓鼻涕的病人,鼻内滴以1%麻黄碱,收敛鼻粘膜,以利于鼻腔通气和鼻窦的引流。

(6) 预防

预防的原则是增强身体抵抗力和避免感染。

1) 增强身体抵抗力　加强体育锻炼,劳逸结合。要注意加强营养,对婴幼儿要补充足够的维生素A、维生素C。小儿可用丙种球蛋白或胎盘球蛋白注射,增强抵抗力。

2) 避免传染　劝病人卧床休息,减少互相传染的机会。打喷嚏和咳嗽时,要用手帕盖住口、鼻。流行季节时尽量少外出,如欲外出要戴口罩,避免和病人接触。

5.2.2　慢性单纯性鼻炎

慢性鼻炎(chronic rhinitis)指鼻粘膜及粘膜下组织的慢性炎症。慢性鼻炎包括慢性单纯性鼻炎(chronic simple rhinitis)、慢性肥厚性鼻炎(chronic hypertrophic rhinitis)和萎缩性鼻炎(atrophic rhinitis)。慢性单纯性鼻炎和慢性肥厚性鼻炎的许多病因有类似之处。

(1) 病因

1) 全身因素

a. 全身慢性疾病,如贫血,肺结核,风湿病,传染病,慢性肝、肾、心血管疾病等,均可导致鼻粘膜长期慢性充血。身体虚弱、烟酒过度也可引起慢性鼻炎。

b. 营养不良、维生素缺乏可引起鼻粘膜肥厚。

c. 内分泌失调。内分泌可以影响鼻粘膜的功能状态,如甲状腺功能减退可以产生鼻粘膜水肿。

d. 病毒和细菌感染与慢性鼻炎的发病有关。

e. 青春期或妊娠期鼻粘膜呈生理性充血,如同炎症现象。

2) 局部因素

a. 反复发作的急性鼻炎或治疗不当,演变成慢性鼻炎。

b. 鼻中隔偏曲影响鼻腔的通气和引流;慢性鼻窦炎大量脓鼻涕长期刺激鼻腔粘膜。

c. 邻近组织的慢性病灶,例如咽扁桃体炎、慢性扁桃体炎,对鼻粘膜长期影响的结果。

d. 空气及生活环境的污染,工业粉尘和有毒物质的长期刺激。

e. 鼻腔用药不当,形成所谓"药物性鼻炎"。

(2) 病理

1) 鼻粘膜深层动脉和静脉因血管神经功能紊乱而扩张,引起鼻甲肿胀。浅层血管并未相应扩张。因此鼻粘膜充血不明显。

2) 粘液腺的功能活跃,分泌增加,分泌物的粘度增高。

(3) 临床表现

鼻塞呈间歇性或交替性,活动后鼻塞减轻,疲劳或饮酒后加重。侧卧时为下侧鼻塞。因鼻塞可有嗅觉功能减退,伴有头胀、头痛,说话时有闭塞性鼻音。

鼻涕增多,呈粘液性或粘液脓性。由于分泌物的刺激,可引起鼻前庭及上唇皮肤发生湿疹和毛囊炎,多见于小儿。如鼻涕向后流,可产生咽喉不适、多痰等咽炎症状,甚至产生气管炎样咳嗽。

检查可见鼻粘膜肿胀,表面光滑湿润,鼻腔有粘液性分泌物。下鼻甲肿胀,富有弹性,对血管收缩剂十分敏感,用1%麻黄碱收敛,肿胀立即消退。

(4) 治疗

治疗原则是根除病因,恢复鼻腔通气和引流功能。

1) 全身治疗　找出引起发病的原因,针对原因给予治疗。如鼻中隔偏曲、慢性鼻窦炎、扁桃体炎等,应给予治疗。另外,锻炼身体,提高身体抵抗力,是积极的治疗方法。

2) 局部治疗　保持鼻腔的通气和引流。鼻腔滴以1%麻黄碱,使血管收缩,肿胀的鼻甲收敛退缩,以利通气和引流。另外,可试用超短波或红外线照射,可以改善局部血液循环,使症状得以缓解。

5.2.3　慢性肥厚性鼻炎

多因慢性单纯性鼻炎发展而来,有的也可直接发生慢性肥厚性鼻炎。这时鼻腔粘膜、粘膜下层,甚至鼻甲骨质发生增殖肥厚。

(1) 病理

粘膜上皮纤毛脱落,变为假复层立方上皮。粘膜固有层的动、静脉扩张,静脉及淋巴管周围有淋巴细胞及浆细胞浸润。由于静脉及淋巴循环发生障碍,静脉通透性增加,粘膜固有层发生水肿,继而血管周围发生纤维组织增生,形成粘膜肥厚。病变可向深层发展累及骨膜,鼻甲骨亦可增生肥大。如果粘膜水肿严重,亦可发展成息肉样变。

鼻腔粘膜肥厚通常以下鼻甲最明显。下鼻甲前端、后端及下缘肥厚,中鼻甲前端也可呈结节状、桑椹样肥厚,或有息肉样变,鼻中隔在中下鼻甲相对的粘膜也可肥厚。

(2) 临床表现

症状与单纯性鼻炎相同,但程度较重。肥厚性鼻炎的主要症状是持续性鼻塞,轻重不一,伴有闭塞性鼻音,且程度较重。肥大的下鼻甲后端可以堵塞咽鼓管咽口,引起耳鸣和重听。鼻涕不多,如鼻窦引流受阻,容易诱发鼻窦炎。经常张口呼吸,鼻腔分泌物长期刺激咽喉,引起慢性咽喉炎。

检查可见下鼻甲明显肥大、粘膜表面高低不平,呈结节状,以下鼻甲前端及游离缘更为明显。以探针触及下鼻甲有硬实感,对血管收缩剂不敏感。鼻后孔检查可见下鼻甲后端呈桑椹样肥厚(图 5-1),或鼻中隔后端两侧粘膜对称性肥厚。

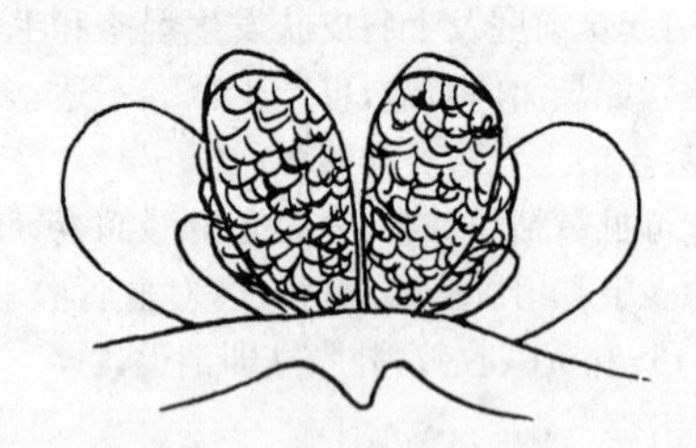

图 5-1 下鼻甲后端桑椹样肥大

(3) 治疗

1) 保守治疗 对粘膜肥厚者可用收敛药物治疗,使用1%麻黄碱滴鼻,每日3次。如果效果不明显,可采取下鼻甲硬化剂注射。下鼻甲硬化剂注射通常用5%鱼肝油酸钠,在鼻甲粘膜表面麻醉下,以长针头自下鼻甲前端刺入达后端,从后端退出的同时将药液注入。除此之外,还可以50%葡萄糖和80%甘油作下鼻甲粘膜下注射,使肥大的下鼻甲产生局部组织坏死、机化,而使下鼻甲缩小。

另外,也可采取下鼻甲电凝疗法使下鼻甲缩小,以改善鼻腔的通气功能。此法在鼻腔表面麻醉后,以细针自下鼻甲前端刺入粘膜下,退针的同时行电凝固。注意进针时不要触及骨部,以免产生鼻甲骨坏死。

2) 手术治疗 保守治疗无效时可采取手术治疗。就是将肥大的下鼻甲部分切除(图 5-2),以达到改善鼻腔通气引流的目的。手术方法有下鼻甲部分切除术和下鼻甲粘骨膜下切除术两种。这种手术均在局部麻醉下进行,前者将粘膜肥厚的部分切除;后者在下鼻甲前端作一与鼻甲骨平行的切口,随后沿鼻甲骨用剥离器剥离,使骨质在骨膜下分离开,再用剪刀将鼻甲骨剪去取出,将粘骨膜压迫充填(图 5-3)。

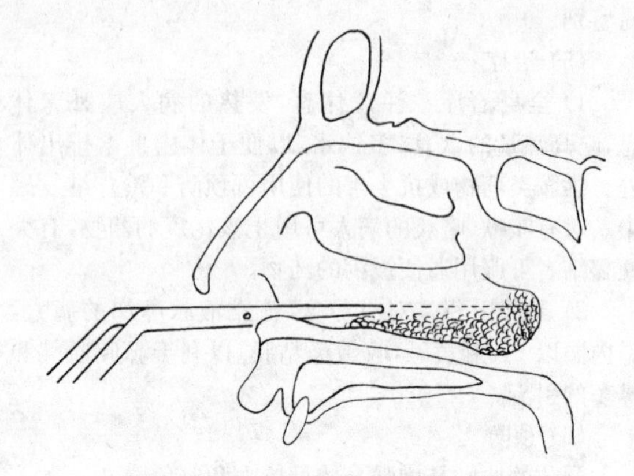

图 5-2 下鼻甲部分切除术示意图

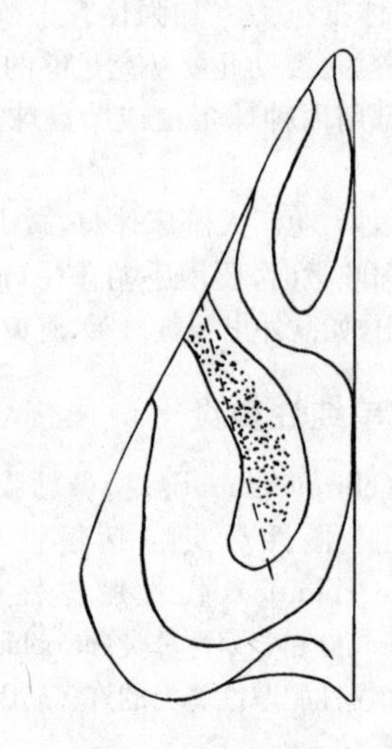

冠状面

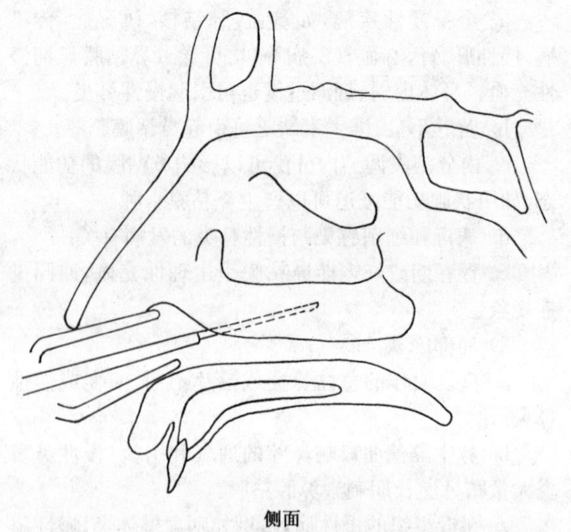

侧面

图 5-3 鼻甲骨切除术示意图

5.2.4　萎缩性鼻炎

萎缩性鼻炎(atrophic rhinitis)是一种鼻腔粘膜、骨膜及骨质都发生萎缩,而鼻腔内有较多脓痂的慢性疾病。以女性患者居多。

(1) 病因

萎缩性鼻炎的病因不明,但学说很多,可归纳为两大类。

1) 原发性　认为本病可能与缺乏脂类和脂溶性维生素A、维生素D、维生素E,导致鼻腔粘膜和骨质发生营养障碍,以及胶原性疾病、遗传因素、内分泌功能紊乱有关。过去,曾有人认为是一些特殊的细菌感染,如类白喉杆菌等。而现在认为这些只是继发性感染,使痂皮分解产生恶臭的原因。

2) 继发性　多发生在鼻腔局部病理因素之后,如鼻部结核、硬结病、梅毒、麻风等,鼻腔粘膜可有萎缩性变化。慢性肥厚性鼻炎,由于结缔组织增生过度,压迫血管和淋巴管,使鼻内循环障碍,产生粘膜萎缩。慢性鼻窦炎患者的鼻粘膜经常受脓鼻涕的刺激,引起纤维组织增生,粘膜营养障碍,导致粘膜萎缩。鼻腔粘膜因手术不当,过多遭到破坏,引起上皮组织、血管神经组织以及粘膜内的腺体组织变性,造成萎缩性改变。至于工业粉尘和有害毒物的经常刺激,也可因营养障碍,产生粘膜萎缩。

(2) 病理

起初,鼻腔粘膜表现为慢性炎症,逐渐发展成萎缩性改变。假复层柱状纤毛上皮转变为无纤毛的复层扁平上皮,腺体萎缩,分泌减少。因上皮细胞的纤毛丧失,鼻腔的分泌物不能排出而停留于鼻腔,结成脓痂。病变继续发展,粘膜及骨质的血管发生闭塞性动脉内膜炎与静脉丛炎,导致局部组织的血液循环不良,腺体和神经组织发生纤维性改变,粘膜下组织变为结缔组织,最后发生萎缩及退化。骨及骨膜呈现纤维组织增生和骨质吸收。继发性萎缩性鼻炎除粘膜萎缩以外,骨与骨膜常无改变。

(3) 临床表现

1) 鼻和鼻咽部干燥感　因为粘膜的腺体减少,分泌物明显减少,患者自觉鼻及鼻咽部干燥。鼻分泌物粘稠不易排除,鼻内常有脓痂,剥脱时有时带血。

2) 鼻阻塞　鼻腔内有大量浓稠分泌物及脓性痂皮阻于鼻腔,不易排出,因此经常呼吸受阻。或者因鼻腔粘膜萎缩,虽然鼻腔很宽畅,但由于感觉迟钝,当空气经过鼻腔时患者自我没有察觉,故又称为鼻塞样感觉。

3) 鼻出血　鼻粘膜干燥,毛细血管易受损伤,用手挖鼻或在用力擤鼻时,造成血管破裂而出血。一般这种出血量不多。

4) 头痛　因鼻腔宽畅,在呼吸时吸入大量冷而干燥的空气,刺激鼻腔粘膜,引起头昏和额部、颞部以及枕部的头痛。在伴有鼻窦炎时,头痛更加重。有时因鼻内有脓痂堆积,压迫鼻腔粘膜或是由于鼻粘膜干裂引起头痛。

5) 嗅觉丧失　引起嗅觉丧失的原因有嗅神经末梢萎缩,嗅神经冲动不能传到嗅觉中枢。或由于鼻腔脓性痂皮堵塞,空气中的含嗅微粒不能到达嗅区,因此不能产生嗅觉。或是由于腺体的分泌太少,不能充分溶解到达嗅区的含气味分子,故不能刺激嗅神经末梢,引起神经兴奋。

6) 呼吸恶臭　由于细菌的生长、繁殖,蛋白质被细菌分解,尤其是鼻腔的脓痂因臭鼻杆菌的繁殖生长,产生恶臭味。患者本人由于嗅觉减退闻不到臭味,但与其接触者,极容易闻到。女性在月经期间,臭味加重,而到绝经期时,臭味减轻,脓痂也减少。

7) 鼻腔病变向下蔓延,将累及咽喉、气管,致粘膜干燥,腺体分泌减少,也可出现粘膜萎缩和形成干痂。这时可有咽喉部干燥感、疼痛、干咳及声音嘶哑。如病变侵及咽鼓管,可引起耳鸣和听力障碍。

(4) 体征

在少数病人,鼻部的外形发生变化,可出现鼻梁宽而扁平,鼻尖上方凹陷,前鼻孔扁圆,鼻翼外翻,童年的患者会影响鼻部发育,可出现鞍鼻。

鼻腔宽畅,自前鼻孔可看到鼻咽部的顶后壁。鼻甲明显缩小,尤其是下鼻甲,甚至明显萎缩不可辨认。鼻腔内有大量浓稠的分泌物,同时有大量痂皮附着于粘膜上,并具有恶臭。刮除痂皮,见粘膜干燥发红,或干裂易出血。

有时在鼻咽部也见有脓痂附着于粘膜上。咽后壁粘膜干燥、充血,粘膜失去正常的润泽,表面偶尔有干痂。间接喉镜见喉粘膜以及声带萎缩,偶尔也见有少许干痂附着,甚至延及气管粘膜。

(5) 诊断

以上述典型症状,结合检查所见进行诊断并不困难。鼻腔粘膜萎缩,有痂皮形成,并且鼻内有特殊的臭味这几点,萎缩性鼻炎的诊断可以确立。但应与鼻部特殊性传染病如结核、狼疮、硬结病、麻风和晚期梅毒相鉴别。

X线检查,在一些患者可见鼻窦炎的表现,鼻腔外侧壁可增厚,鼻中隔软骨可以骨化。

(6) 治疗

因病因不明了,因此常无特效的治疗方法,各种治疗只能改善症状而已。

1) 内分泌疗法　因已烯雌酚可以使粘膜发生充血、增厚,故用来治疗萎缩性鼻炎。用雌激素喷雾鼻腔,可以使痂皮减少。

也有人认为萎缩性鼻炎与脑垂体功能减退有关,故以维生素 E 刺激脑垂体,收到一定的治疗效果。

2) 维生素疗法　维生素 A 能帮助上皮修复。当维生素 A 不足时,引起上皮萎缩,抵抗力降低。因此,有人用维生素 A 治疗萎缩性鼻炎,取得较好的效果。剂量为 50 000 u,口服每日 1 次,或者鼻粘膜下注射,每周 1 次。

维生素 B_2 能促进细胞的新陈代谢。如有维生素 B_2 缺乏,粘膜萎缩,细胞功能低下,鼻腔粘膜干燥,纤毛活动减少,排除功能受阻。在治疗时,可用维生素 B_2 每日口服 15～30 mg。

3) 抗生素疗法　萎缩性鼻炎的病人其分泌物中含有大量的革兰阴性杆菌,链霉素对它有抑制作用,临床上多采取局部使用。另外,氯霉素、金霉素、杆菌肽等也可以收到一定效果。现在仅于手术前后酌情使用。

4) 封闭疗法　采用普鲁卡因注射于病灶附近的传入神经。方法是将 0.5%～1%普鲁卡因注射于鼻丘、下鼻甲粘膜下,以及阻滞眶下神经和蝶腭神经节。

5) 组织疗法　此种疗法为非特异性疗法。可采取皮下埋藏脐带、脾脏、卵巢和肾上腺等组织,也可将胎盘组织埋藏于鼻粘膜下。这些均属刺激疗法,效果不能持久。

6) 离子透入疗法　是利用电离将药物导入的治疗方法,在临床上有一定治疗作用。方法是将药物碘化钾用纱条浸湿塞入鼻腔,将一端电极包埋于浸有药物的敷料内,另一端电极放于身体的其他部位,接通电源将药物导入。

7) 鼻腔灌洗　可以生理盐水、1%～3%碳酸氢钠、0.02%高锰酸钾和温开水冲洗鼻腔,每日 1～2 次。此法简单易行,能缓解症状。

8) 局部用药　局部滴以复方薄荷滴鼻剂,可减少鼻腔干燥,保护鼻腔粘膜,滴以 1%链霉素液以控制感染,改善恶臭。

9) 手术疗法　根据手术治疗的目的,可分为两类:缩窄鼻腔手术和腮腺导管移植手术。

a. 缩窄鼻腔手术:其目的是将鼻腔缩小,减少吸入空气的流量,使冷空气和干燥空气对鼻粘膜的刺激消除。脓性分泌物、脓痂减少,达到改善症状的目的。通常采用鼻粘膜下填塞术。填塞的物质多种多样,如自体骨、软骨,也有采用硅橡胶等。将材料切成小块状,经鼻阈、唇龈部或鼻中隔粘膜切开,分离粘膜和骨膜后填入。

b. 腮腺导管移植术:将腮腺管移植于上颌窦内,使唾液直接或间接通过鼻腔,湿润粘膜,减少干燥,使鼻腔分泌物容易排除。手术方法是采取上颌窦根治术式,暴露上颌窦前壁,分离腮腺管并广泛剥离,将窦前壁打开,切开窦腔粘膜,将腮腺管乳头粘膜瓣与窦腔粘膜缝合即可。

5.3　鼻腔传染性疾病

5.3.1　鼻部结核性病变

鼻部结核性病变较少见,可分为鼻结核和寻常狼疮两类。其致病情况,一方面取决于病菌的毒力和侵犯能力,另一方面取决于患者的防御力。两者不相上下,表现为寻常狼疮;如果病菌毒力大,侵袭力强,患者免疫力低下,则表现为溃疡性结核病变。

(1) 鼻结核

1) 病因　鼻结核(tuberculosis of nose)有原发性和继发性两种。结核杆菌由外部直接侵入鼻部称之为原发性;身体其他部位有结核灶,病菌再经血液循环或淋巴系统传至鼻部则称之为继发性。无论是原发性或继发性的鼻部结核病灶,全身免疫力、抵抗力的下降及局部粘膜有无损伤,是致病的关键条件。

2) 病理　鼻结核在病理上分为两型,即以增殖性病变为主的寻常狼疮、结核瘤,以溃疡性病变为主的粘膜溃疡。鼻结核所见最典型的病理特点为结核性肉芽肿,即由上皮细胞、淋巴细胞及巨细胞构成的肉芽肿。如许多细胞核排列成半环形,则称为朗汉斯(Langhans)巨细胞。

3) 临床表现　鼻结核早期症状不明显。早期症状以侵犯鼻前部为主,前鼻孔并发湿疹样病变和鼻前庭感染所致的毛囊炎。当病变侵犯鼻甲时,由于肿胀、痂皮形成,可引起鼻塞,分泌物增多和打喷嚏。分泌物流向鼻咽和咽喉,可引起鼻咽部干燥和咽喉异物感。有时,当结核病灶经咽鼓管感染鼓室,可引起结核性中耳乳突炎,甚至产生面瘫。

临床检查可见鼻腔粘膜有红色结节样浸润,继而浸润表面的上皮溃破,形成浅表边缘不整齐的溃疡。轻型病例,在鼻中隔上有肉芽型增生样结核瘤。严重者，鼻部皮肤深层或者粘膜深层亦受侵犯，表现慢性进行性破坏，导致鼻翼、鼻尖或鼻小柱缺损，粘膜表面有灰白色、坏死性溃疡。其病情发展很快。

4）诊断　鼻结核以溃疡及肉芽肿病变常见。当鼻腔有溃疡和糜烂病变，或粘膜有增殖性病变，结合呼吸道或其他部位的结核，应想到鼻结核的可能性。鼻腔分泌物涂片，细菌培养及活检可以明确诊断。还应注意，肺部及其他部位原发性结核病灶的存在。

5）治疗　应进行全身抗痨药物的治疗及局部处理。

a. 全身治疗：通常采用异烟肼（雷米封，rimifon）、链霉素、利福平和对氨基水杨酸等药物的配伍使用，疗效较好。除此之外，全身给予维生素和钙剂亦有辅助治疗作用。

b. 局部治疗：以保持鼻腔清洁，清除痂皮和死骨为主。鼻腔内的肉芽和溃疡可用铬酸、三氯醋酸或硝酸银腐蚀之。同时可予0.5%链霉素液滴鼻，并以油膏涂布使溃疡面少结痂，且促进其愈合。

c. 对鼻腔局限性浸润病灶，可采用电烧灼术，对较大的结核瘤，用低频电凝固烧灼。对结核瘤局限者可简单地刮除之。总之对粘膜病灶应彻底清除，病变可以结痂而愈。

(2) 鼻寻常狼疮

鼻寻常狼疮是鼻粘膜和邻近皮肤的慢性、轻型的结核菌感染。此病的特点是皮肤损害严重、病程长，可迁延多年，不易愈合。男女老幼都可患病，但女性青春期发病多见。

1）病因　多为原发性，结核杆菌由外界感染鼻部。多数由皮肤病变扩散至鼻腔粘膜，少数初发于鼻腔粘膜，而后扩展到鼻周皮肤，甚至唇部和面部皮肤。此外，也可在鼻部手术时，因器械消毒不严格，引起结核杆菌的感染。

2）病理　寻常狼疮在鼻腔可见下述病变：① 病变为微红褐色小结，多见于鼻中隔软骨部、鼻底及下鼻甲粘膜，渐渐破溃形成溃疡，很多小溃疡融合成大溃疡。溃疡表面有粘稠的分泌物覆盖。干燥后结痂，剥之易出血。病程进行缓慢，一处愈合，他处再发，反反复复。鼻粘膜纤毛上皮破坏广泛，导致萎缩性鼻炎。② 肉芽肿形成，位于鼻中隔软骨部，表面不平，大小不一。若发生软骨膜炎可破坏鼻中隔软骨，产生鼻中隔穿孔。

3）临床表现　鼻寻常狼疮通常为双侧病变，病程缓慢，迁延多年无自觉症状。初期感鼻塞，分泌物增加，由稀水样变粘稠，甚至结痂而有臭味。有时有鼻出血发生。鼻腔检查可见狼疮小结和肉芽肿，或鼻中隔穿孔和粘膜萎缩。若侵及鼻前庭及鼻周皮肤，可发生大小不等的结节。此结节发展较慢，日久破溃成溃疡，可自愈结成瘢痕。瘢痕表面再生成新的结节，此为狼疮的特点。瘢痕四周皮肤继续发生结节、破溃、形成瘢痕，这样持续不断。

4）诊断　根据病变的迁延不断，组织破坏、溃烂、瘢痕共存，辅以活检，诊断不难确立。但要与梅毒、鼻硬结症相鉴别。鼻腔第三期梅毒与狼疮尤为相似，梅毒多侵及鼻中隔骨部，进展较快，结节较硬。行血清学检查可鉴别。鼻硬结症活检可见其病理组织学特征，可作为鉴别的依据。

5）治疗

a. 一般疗法：注意全身营养的补充，充分休息，精神愉快。口服多种维生素，食用低糖少盐饮食。以控制此病的进展。

b. 药物疗法：抗痨药物可选择链霉素、异烟肼和对氨基水杨酸的配伍使用。链霉素有较好的效果，因有毒性作用不宜久用。异烟肼成人每日服 300 mg，100～200 g 为一疗程。对氨基水杨酸一般服药 2 个月，3～5 个月可治愈。

维生素 D_2 即骨化醇，疗效较好。肌内注射每次 40 万 u；口服每次 1 万 u，每日 3 次，可持续 4～5 个月。

c. 手术治疗：小面积的疣状狼疮可手术切除。已形成鼻部畸形者可作鼻部整形手术。

5.3.2　鼻部麻风

麻风是人类的慢性传染病，由麻风杆菌引起，常侵及皮肤、粘膜和某些周围神经。在耳鼻咽喉麻风损害中，鼻麻风（leprosy of nose）占绝大多数。

(1) 病因

麻风杆菌形态类似结核杆菌，比结核杆菌略短、粗。麻风系接触性传染。

(2) 病理

麻风杆菌侵入人体后，由于个体对麻风杆菌的抵抗力不同，临床上可发生不同的类型。抵抗力较强的时候，表现为结核样型；抵抗力较差时，表现为瘤型；抵抗力介于两者之间，则为界线类和未定类。

瘤型麻风表示对此病的抵抗力弱，如不及时治疗，常引起病情加重，且具有开放性传染性。结核样型表示机体有很强的抵抗力，在损害之处不容易发现麻风杆菌，临床症状较轻、局限，预后较好。麻风菌素试验常阳性，多无传染性。未定类和界线类最后可以转变为上述两型。

(3) 临床表现

瘤型麻风易出现耳鼻咽喉部病变，自觉症状很明显，常见为耳鸣、耳痒、鼻出血和咽喉干燥等。

外鼻病变多见于瘤型，较重；少见于结核样型，较轻。外鼻呈现塌鼻，因损害鼻中隔软骨所致。外鼻毛细血管扩张亦常见。

鼻粘膜改变在早期表现为慢性卡他性炎症，常发生鼻出血和分泌物增多，分泌物中可有麻风杆菌，易传染给他人。瘤型早期鼻粘膜多发生充血和浸润，并向深层组织发展，形成结节。后发生糜烂，分泌腺退化，分泌物减少，导致粘膜干燥结痂。结核样型鼻粘膜多苍白、肿胀，鼻毛脱落，亦系早期病变。晚期粘膜分泌腺遭破坏，粘膜干燥、萎缩。鼻中隔穿孔较常见，位于鼻中隔软骨部，易向鼻尖部发展，破坏鼻小柱，造成鼻下部塌陷，鼻尖部低平。

(4) 诊断

鼻麻风的全身症状比较明显，如周身皮肤有结节样病变，且出现感觉麻木、出汗障碍和某些浅表神经变粗等。耳鼻咽喉病变表现为鼻、咽、舌腭弓粘膜有小黄点，无疼痛，会厌可缺损。

活检可见麻风杆菌及泡沫细胞以确定诊断。鼻粘膜刮片检查阳性率较高。

(5) 治疗

此病容易发生传染，应避免直接或间接地和病人接触，尤其是鼻腔分泌物。

鼻部麻风的治疗仍以全身治疗为主。砜类药物(sulphones)仍为目前首选药物。通常用氨苯砜(DDS)，效果肯定，常用疗法为每日口服 100 mg，或注射 300 mg，每周 2 次。其作用是抑制细菌生长、繁殖，并增加机体的防御能力，借此来杀灭细菌。疗程约 2～5 年。治疗时，每月验血 1 次，防止发生严重的贫血。同时要注意药物过敏而出现药疹。

大风子油肌内注射与砜类药物有同等效果，肌内注射 2～8 ml，每周 2 次。

5.3.3 鼻硬结病

鼻硬结病(scleroma of nose)是一种少见的地区性慢性传染性肉芽肿，经常引起鼻部畸形和鼻腔瘢痕形成。最好发的部位是鼻腔前部，病变也可以侵犯到咽、喉和气管。因此称为呼吸道硬结病。此病多见于东欧、中美洲和亚洲的苏门答腊等，我国山东半岛也较多见。

(1) 病因

到目前为止，其真正的病因仍不明确；有许多学者认为此病为 Frisch 杆菌传染所致，故认为 Frisch 杆菌为硬结病的病原菌。而且，硬结病的组织培养都能查到这种杆菌。但此学说不能肯定，因为 Frisch 杆菌在正常人体内也可以见到，而且把它注射到下一级动物体内不引起发病。Frisch 杆菌是一种短而有荚膜的杆菌。

血清学研究证明，鼻硬结病患者的血清和被鼻硬结杆菌免疫动物的血清含有鼻硬结杆菌的抗体。鼻硬结杆菌可从患者鼻腔分泌物及肉芽组织中查出。如用抗生素(金霉素、链霉素)治疗，可使细菌消失，临床症状消退。

(2) 病理

鼻硬结病的典型病理改变是慢性炎症，有大量浆细胞和淋巴细胞浸润，并且有泡沫细胞、品红小体和鼻硬结杆菌这 3 种特征存在。其病理变化分为 3 期：肉芽组织形成早期即卡他期；泡沫细胞形成与玻璃样变性期，此时在肉芽组织切片可以见到大量泡沫细胞和品红小体；结缔组织增生与瘢痕形成期，此时病变组织中泡沫细胞与品红小体消失，胶原纤维与弹力纤维增生，血管和淋巴管消失，结缔组织变性硬化，形成瘢痕组织。

(3) 临床表现

鼻部开始发病，鼻咽，软腭背面，前、后腭弓，咽后壁两侧及喉部为常见的发病部位。鼻硬结病初起进展极慢，发展程度和侵犯部位很难预料。早期鼻粘膜萎缩、鼻腔发干，有痂皮，味臭，轻度鼻塞。随后，鼻前庭出现结节，坚硬犹如软骨，可蔓延至鼻尖、鼻翼、上唇等处。后期鼻腔有瘢痕愈合。

如病变发展到喉部和气管，可发生咳嗽，声音嘶哑，吐出痂皮以及呼吸困难等。

(4) 诊断

鼻硬结病的萎缩期、增殖期均易误诊为其他疾病，如萎缩性鼻炎、鼻结核、鼻梅毒瘤、咽梅毒以及癌肿，因此，诊断要结合切片检查、细菌培养和血清学试验(补体结合试验)来进行。鼻腔分泌物培养出 Frisch 杆菌可能有助于诊断，但这也不是绝对可靠的方法。

(5) 治疗

临床上治疗鼻硬结病，链霉素和金霉素的疗效较好。链霉素其治愈率可达 70%。金霉素每天1 g 口服，10 g 后病情便见好转，40～50 g 后可望治愈。尤其对喉硬结病效果显著。放射治疗早已用于临床，可以阻止病变进展，但不能杀灭鼻硬结杆菌。因此，对鼻硬结病的治疗仍以综合疗法为宜，萎缩期行链霉素治疗，增殖期用链霉素配合放射治疗，增殖或瘢痕期可行手术治疗。

5.3.4　鼻梅毒

鼻梅毒(syphilis of nose)是一种系统性慢性传染病，是通过不洁性交传染的疾病。

(1) 病因

梅毒的病原体是梅毒螺旋体，因为它透明不易被染色，因此又称之为苍白螺旋体。它在湿润的环境中生存时间较长，在干燥环境中易于死亡，故通常多由直接接触而传染。皮肤若有破损也可被传染。在粘膜部位，即使无伤口，也可侵入而致病。因此，梅毒是由不洁性交互相传染的疾病。

(2) 病理

梅毒的病理表现为由大量淋巴细胞和浆细胞所形成的肉芽肿和血管内膜炎。一二期梅毒，可见血管壁内膜水肿，三期梅毒血管内膜细胞增殖、管腔狭窄，血管周围呈现大量炎性细胞浸润。一期梅毒在鼻部少见，二期梅毒鼻部也较咽部及口腔少见。三期梅毒瘤是鼻梅毒中最常见的。梅毒瘤除上述病变外，还可出现含有异物的巨细胞、少量朗汉斯巨细胞、成纤维细胞、上皮样细胞和干酪样坏死。

(3) 临床表现

梅毒螺旋体侵入皮肤和粘膜后，经过 3～4 周的潜伏期，在皮肤和粘膜的入侵处出现丘疹，局部红肿微痛，继而逐渐破溃，有稀薄分泌物或结痂，耳前和下颌淋巴结肿大。这是一期鼻梅毒，临床上极少见。

二期鼻梅毒是全身发疹的一部分，鼻皮肤的皮疹和其他各处所出现的皮疹相同，有斑疹、斑丘疹或脓疱疹型的梅毒疹。前鼻孔处的二期梅毒疹有湿疹样改变，可伴糜烂、结痂和皲裂，有形成溃疡的倾向。一般鼻粘膜二期梅毒疹的主观症状较少。

三期鼻梅毒较一二期多见。三期鼻梅毒有梅毒瘤、梅毒瘤浸润和软骨膜骨炎 3 种。此时可见粘膜溃烂，覆有痂皮，清除后可见梅毒瘤性溃疡，边缘整齐高起，犹如火山口样，底部触及骨部。因梅毒瘤性溃疡鼻梁可完全破坏，呈鞍鼻，鼻中隔溃破、穿孔，鼻翼可变形。严重者鼻中隔、鼻软骨、鼻底骨均破坏，使鼻腔与口腔相通。

(4) 诊断

结合病史、全身检查、鼻部症状和实验室检查等综合分析方能确诊。在病史中有无冶游史或家属中有无梅毒等病史。全身有无下疳和梅毒疹、有无淋巴结肿大等。

(5) 实验室检查

1) 暗视野检查　能直接观察到活的螺旋体，对明确诊断有很大价值。三期梅毒病变处找不到螺旋体。

2) 血清学诊断　一二期梅毒血清华康反应阳性率在 90%以上，对诊断有很大意义。三期梅毒的血清反应阳性率随发病时间的延长而逐渐降低。

3) 螺旋体制动试验　是利用梅毒病人血清中的特殊抗体，使螺旋体失去活力，有很高的特异性，因此对诊断有高度的准确性。

(6) 治疗

鼻梅毒局部治疗的目的在于清除溢液，清理痂皮，杀灭螺旋体，同时防止继发感染，促进上皮生长及创面愈合。

全身治疗以驱梅治疗为主。过去采用砷剂治疗梅毒有很好的效果。近年来采用青霉素治疗梅毒，发现有以下优点：效果确实、不良反应较少、使用简便和疗程较短。目前已取代砷剂成为驱梅治疗的首选药物。早期梅毒以青霉素 600 万 u 为宜，每日或隔日注射 1 次，每次为 60 万 u。三期梅毒根据病情，增加剂量。在治疗前先作预备治疗。开始青霉素从小剂量起，逐渐增加至每日 60 万 u，以免发生赫克斯海默反应(Herxheimer reaction)，产生严重后果。

（田　熙）

6 鼻窦炎及其并发症

6.1 鼻窦炎

鼻窦炎(sinusitis)通常是指鼻窦粘膜的非特异性化脓性炎症。按病程长短来分类,一般从发病1个月以内者为急性鼻窦炎;1个月以上、不满3个月者属亚急性;病程超过3个月则为慢性鼻窦炎;而照1993年国际鼻窦疾病会议意见:鼻窦炎症状及体征持续2个月以上,或每年急性鼻窦炎发作4次以上,每次持续超过10 d者可算作慢性鼻窦炎。若按病变累及部位分类,炎症局限在单一的鼻窦,可根据病变鼻窦分别称之为上颌窦炎、筛窦炎、额窦炎、蝶窦炎等;如1个以上鼻窦同时患病,称之为"多鼻窦炎";一侧或两侧全部鼻窦累及则称之为左、右或双侧"全鼻窦炎"。此外,由真菌感染等原因引起的鼻窦炎,以及一些在儿童时期罹患等,具有明显临床特点的鼻窦炎,本章将在后面作专题论述。本病在中医属"鼻渊"范畴,突出其鼻流脓涕、渊源不绝的特点。治疗方面中医药有独到之处,故亦作适当介绍。

6.1.1 病因

急性鼻窦炎多在感冒后继发,如果治疗不当或不及时,或因全身抵抗力差、存在变态反应因素,局部有鼻中隔偏曲等影响鼻窦引流的病变,或因致病细菌毒力较强,则可导致鼻窦炎症迁延不愈,从急性、亚急性发展成慢性。临床上也有急性症状不明显,一开始发现已为慢性鼻窦炎者。

鼻窦邻近部位感染病灶的扩散可引起鼻窦炎,常见如龋齿及牙周脓肿等,尤以上颌第2双尖牙及第1、2磨牙的牙根感染与上颌窦关系密切,引起"齿源性上颌窦炎"为多见。拔牙或处理龋齿残根不当,损伤窦底,使上颌窦腔与口腔贯通,也给窦腔感染提供了条件。

长期的鼻腔填塞(如鼻出血或鼻腔手术后止血)影响鼻窦引流而继发鼻窦炎在临床并非罕见,应当引起专科医师的重视,并采取适当的防范措施。

此外,鼻窦的开放性外伤、气压伤、鼻窦异物、跳水姿势不适当、擤鼻方法不正确等,也都是使感染侵入鼻窦的致病因素。

还需要指出的是,在解剖上由于各个鼻窦的开口邻近,关系密切,鼻窦感染会相互影响,可由单一鼻窦炎发展成为多鼻窦炎,甚或全鼻窦炎。

6.1.2　发病机制

化脓性鼻窦炎常在过敏性鼻炎或病毒性上呼吸道感染基础上发作，粘膜充血、水肿、分泌物增多并在窦内潴留，成为细菌二重感染的极好培养基。由于纤毛功能受到影响，加上体位关系，以及粘膜肿胀使相对狭小的窦口更加引流不畅，窦内氧分压下降，形成相对缺氧的环境，给致病菌的生长提供了合适条件。

急性鼻窦炎的主要致病菌是链球菌、肺炎球菌、嗜血性流感杆菌、卡他球菌等，但有研究结果表明，取鼻窦内分泌物的细菌培养结果与从鼻腔或鼻咽部取标本培养的结果常常不一致。齿源性上颌窦炎的病原菌以大肠杆菌或厌氧菌为主，或系化脓性球菌与厌氧菌的混合感染。厌氧菌感染多见于慢性鼻窦炎，而在急性化脓性鼻窦炎中厌氧菌的检出率低于10%。Erkan等报道，对126例慢性化脓性上颌窦炎患者的分泌物培养结果，90%有细菌生长，其中厌氧菌占88%（52%为单纯厌氧菌感染，36%为混合菌感染）；国内詹益斯等报道在学龄儿童慢性鼻窦炎中厌氧菌感染也超过半数(55.6%)。

6.1.3　临床表现

总的说来，鼻窦炎以鼻塞、流多量粘性或黄脓鼻涕为主要症状，因分泌物向后流，不少病人会主诉“多痰”，或产生慢性咳嗽。与鼻炎相比较，其影响嗅觉及产生头昏、头胀痛、记忆力下降等症状较为明显。可单个鼻窦或单侧发病。

急性鼻窦炎（包括慢性鼻窦炎的急性发作）与慢性鼻窦炎的主要临床区别是：急性者常有发热、全身不适等症状，头痛较剧烈，且头痛有固定部位和时间性较慢性者明显。鼻腔、鼻窦粘膜呈急性充血，可出现感染鼻窦颌面相应部位的红肿与压痛，会引起眼眶、颅内、颅外的并发症。而慢性鼻窦炎一般无发热等全身症状，头痛不明显，多表现为头部压迫、昏胀感，发作时间性不如急性者明显，鼻粘膜呈慢性充血，无局部红肿、压痛，但会引起呼吸道及消化道的下行性感染。现将各个鼻窦感染的临床特征分述如下。

(1) 急性上颌窦炎

有同侧面颊部跳痛，向上可延及眼球，向下扩展可有上列牙痛，压痛明显的部位在尖牙窝。由于上颌窦开口位置较窦底为高，直立体位时不利于窦内分泌物的引流，故其头痛晨起轻，随着窦内炎性分泌物积聚，午后加重，平卧一宿，脓液引流后又趋好转。

(2) 慢性上颌窦炎

头痛不多见，可有面颊局部钝痛或压迫感，在低头或偏头位时脓涕增多。齿源性上颌窦炎的鼻涕可带恶臭，相应牙齿可发现龋齿等病变。病人容易并发慢性咽喉炎、支气管炎等下行性感染。

(3) 急性额窦炎

常有前额部周期性剧痛，因额窦开口在底部，平卧体位不利引流，一夜之后由于分泌物潴留，故晨起即感头痛，起床直立活动后开始时因分泌物缓慢排出，窦内形成真空，头痛反而加重。至午后分泌物因重力关系得以排空，头痛明显减轻乃至消失。前额或上睑可出现肿胀、充血，局部（尤其是眼眶内上角，即额窦底壁）有压痛或叩痛，有时会伴有畏光、流泪等眼部刺激症状。

(4) 慢性额窦炎

多表现为前额部闷胀感，鼻塞、流涕症状以上午为重，中鼻道前端可能见到脓涕或息肉。

(5) 急性筛窦炎

头痛不如额窦炎明显，部位在内眦及鼻根部，后组筛窦炎则可引起枕后部头痛，嗅裂部位见脓涕。内眦部可有红肿及压痛，或伴眼球压痛。

(6) 慢性筛窦炎

常与慢性上颌窦炎并存，较少单独发生。容易影响嗅觉功能，中鼻道中段或嗅裂部可见脓涕及多发性息肉。

(7) 急性蝶窦炎

常与后组筛窦炎并存。头痛部位在枕后、头顶或眼球深处，可放射至耳后。头痛晨起轻，午后重。脓涕位于嗅裂后部或出现于上鼻道后端，用鼻内镜或鼻咽镜可查见。炎症影响视神经时会出现视力减退等症状。

(8) 慢性蝶窦炎

因蝶窦位置较深，临床症状常不典型，加上鼻窦华-柯位X线摄片蝶窦显示欠清晰，所以易被漏诊。常在出现眼部症状、头痛、脓血涕、“多痰”、嗅觉减退等症状时，深入追查而被发现。

6.1.4　特殊检查

急性、慢性鼻窦炎通过常规的前鼻镜、后鼻镜检查及局部触诊，可以发现鼻粘膜充血，中鼻甲及下鼻甲肿胀、息肉样变，中鼻道、嗅裂不同部位的脓涕以及鼻窦相应部位的压痛等体征。需要指出的是：局部红肿、压痛不明显者不能否定急性鼻窦炎的存在；鼻道内未见脓涕，也不能排除急性、慢性鼻窦炎的可能。因为常常是窦口引流不畅，影响脓液排出，故需配合各种辅助检查结果，综合分析，才能做出准确的诊断。目前临床应用于诊断鼻窦炎的特殊检查方法有以下几种。

(1) 体位引流法

当临床疑有鼻窦炎而鼻道未见脓性分泌物时可采用此法。用浸有1%麻黄碱或0.1%肾上腺素的棉片充分收敛鼻粘膜，使鼻甲缩小，窦口畅开，然后嘱患者采取一定体位。疑上颌窦炎者，取坐位，头部前倾90°，或侧卧低头位，健侧在下方；疑额窦或筛窦积脓者，取正坐位；疑蝶窦积脓者则取坐位，弯腰垂头近膝。5～15 min后，再用鼻镜检查鼻道有无脓液出现。

(2) 穿刺冲洗法

此法常用于上颌窦炎，既能明确诊断，又能起治疗作用。穿刺途径有以下两种。

1) 下鼻道进路　患者取坐位。用1%丁卡因棉签作下鼻道表面麻醉后，用上颌窦穿刺针由距下鼻甲前端1～1.5 cm处，针尖指向外耳道口上缘，刺入窦腔，拔去针芯，接注射器抽吸有无空气及脓液，确定针头在窦腔内，继以温生理盐水冲洗(图6-1)。视冲出液体的情况作分期并记录。以Ⅰ～Ⅲ期表示分泌物性质：Ⅰ期表示不溶性，Ⅱ期表示半可溶性，Ⅲ期表示可溶性(即脓水融合)。+～卅表示分泌物量：+表示少量，卄表示中等量，卅表示多量。

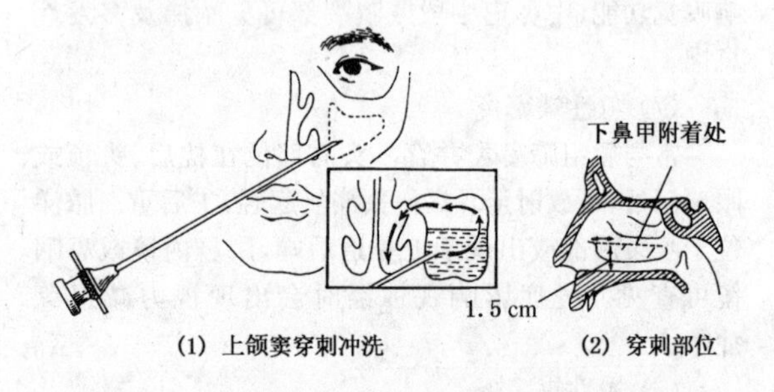

图6-1　上颌窦穿刺冲洗法

2) 犬齿窝进路　对经下鼻道穿刺困难或特别紧张怕痛者可取仰卧位，1%利多卡因局部浸润麻醉上颌窦前壁，从唇龈沟上部经犬齿窝向下垂直进针，穿入上颌窦腔作冲洗。

(3) 鼻内镜检查法

表面麻醉后根据需要及习惯可选用0°、30°、70°、90°和110° 5种视角的硬性内镜检查，有利于查清鼻道及鼻后部的病变，特别是了解在鼻窦炎时经常受到影响而对保持鼻腔、鼻窦生理功能至关重要的所谓"窦口鼻道复合体"(ostiomeatal complex, OC。OC是指中鼻甲、钩突、筛泡、筛漏斗、中鼻道、半月裂孔及其鼻窦开口的总称)的状况，必要时还可经穿刺针将内镜导入上颌窦、扩大额窦或蝶窦窦口后，检查相应窦腔。内镜的优点是照明好，且能深入到鼻腔深处常规鼻镜难以看到的隐蔽部位，如嗅裂深部、上鼻道、蝶窦口等部位的脓性分泌物、新生物、小息肉、霉菌团块等；连接电视录像系统，不仅使病变清晰放大，容易发现和辨认，也方便临床示教及保存教学、科研资料。

另有软管纤维导光鼻内镜，插入鼻道后，末端可根据需要随时弯曲成不同角度作观察，病人所受的痛苦及损伤较小，但同时进行手术操作不及硬性窥镜方便。

(4) 影像学检查

常规X线平片多取华氏位(Water's position)及柯氏位(Calwell's position)，前者主要观察上颌窦；后者主要观察额窦及筛窦，了解蝶窦情况宜加摄颅底片。鼻窦X线摄片不仅能了解窦腔发育、畸形、粘膜增厚、积液等情况，也可显示有无占位性病变及骨壁破坏，以排除鼻窦肿瘤的可能。鼻窦CT检查既能清楚显示鼻窦病变的范围、程度、性质(一定程度上)、窦壁骨质是否缺损等，也能看出鼻窦的发育状况和解剖变异(如泡性鼻甲、钩突肥大、鼻中隔弯曲等)，以及鼻窦与眼眶、视神经、颈内动脉等主要毗邻结构的关系，对内镜手术具有很重要的参考价值。一般取冠状位或水平位平扫，在与肿瘤性病变鉴别困难时，可作增强扫描或MRI检查。

(5) 超声检查

主要用于检查上颌窦、额窦病变，应用A型和B型超声诊断仪。A超用3.5 MHz探头，B超用3.75 MHz探头，置于窦前壁作水平及矢状面扫描。根据反射波形，可区分窦腔正常，或有积液、粘膜肥厚及其他病变。有作者认为，超声检查有迅速、安全(无电离辐射)、无损伤及痛苦、费用较低等优点。但因存在不能确定整个鼻窦的结构及骨质破坏，部分病例出现假阳性等缺点，迄今仍未能取代鼻窦影像学检查。

6.1.5　诊断

当急性鼻炎(感冒)患者病程超过5～7 d，症状并未减轻，甚至反而加重，鼻塞持续，脓涕量增多，发热、头痛起伏，或在前述可能引起鼻窦炎的各种条件下，出现鼻窦炎的症状、体征时，应考虑本病的可能。进一步采取上述辅助诊断检查方法加以证实，以便及时采取适当的治疗措施，争取及早治愈，避免由急性转为慢性。

6.1.6　治疗

鼻窦炎的完整治疗应包括以下3个方面：急性与

慢性鼻窦炎处理的侧重点也有所不同。

(1) 全身治疗

在鼻窦炎急性发作时期，由于粘膜充血、水肿加重，窦口引流不畅，脓性分泌物在窦腔积蓄，使鼻窦实质上成为一个脓肿。为了避免炎症扩散到眼眶、颅内等，导致严重并发症发生，大剂量有效抗菌药物的全身应用是必要的，尤其是急性额窦炎。但要注意，即使用药后急性症状很快被控制，也不要立即停药，总疗程维持 2～4 周的足量治疗，对防止转变为慢性鼻窦炎具有积极意义。如发热、头痛症状显著，可适当使用退热镇痛药。此外，需注意适当休息，并保证水分和营养的补充，保持大便通畅。

慢性鼻窦炎若无急性发作症状出现，全身抗生素的应用作用不大，长期使用广谱抗生素反易促进真菌感染，利少弊多。厌氧菌感染在急性鼻窦炎发生率低，而多见于慢性鼻窦炎，对脓涕臭味较重者可试服甲硝唑。对于伴有萎缩性鼻炎的慢性上颌窦炎患者，有人调查半数以上存在隐匿型缺铁，故主张治疗上配合补充铁剂。

中医中药辨证施治治疗鼻窦炎的基本方有：藿香、陈皮、蚤休、桑白皮、丹皮、丹参、白芷、皂角刺、天花粉各 9 g，桔梗 4.5 g，生甘草 2.4 g，水煎，每日一剂，分 2 次口服；急性发作时酌加荆芥、防风、黄芩、山栀；黄脓涕多时，酌加鱼腥草、冬瓜子；流多量白色粘涕时，酌加薏苡仁、炒白术；体质虚弱者，酌加黄芪、制黄精等。中成药可服用藿胆片，每次 4 片，每日 2 次，或鼻渊舒口服液每次 1 支，每日 2 次。鼻涕脓稠者可服鼻窦口服液，剂量、服法同前；还可加服吉诺通胶囊每次 1 粒(0.3 g)，每日 2 次。日本铃木荣一等采用抗生素联合中药(荆芥连翘汤)提取剂治疗病程 1 年以上的慢性鼻窦炎病例，在急性发作时期，以 CT 作治疗前后对照，12 例中 10 例症状全部消失，其中有 9 例 CT 显示病变消失，疗效较好。

(2) 局部治疗

1) 滴鼻药　常用以 1%麻黄碱溶液为基础，适当加入抗菌药物，如呋喃西林、磺胺嘧啶、林可霉素(洁霉素)等，有过敏症状者可加地塞米松等激素溶液，以促使粘膜炎症及水肿消退，改善通气和引流。对幼儿麻黄碱的浓度以 0.5%为宜。近年来，不少滴鼻药改成喷雾剂，使药液能均匀分布，也减少药量消耗及浪费，使用较方便。但应该提醒的是，有实验表明，长期局部使用新福林、羟甲唑啉等减充血剂会导致上颌窦炎及药物性鼻炎的发生，故减充血剂以间歇使用为宜。

2) 窦腔穿刺或导管冲洗　此法在急性发作阶段由于容易促进炎症扩散及继发出血，一般不宜采用。穿刺冲洗多用于治疗慢性上颌窦炎。冲洗物如为脓性，量多，洗净后窦腔内可注入适当抗生素，如林可霉素、庆大霉素；如分泌物有恶臭，多为厌氧菌感染，可用 0.5%甲硝唑(灭滴灵)溶液冲洗；如系齿源性者，应同时治疗牙病。穿刺操作方法已于前述，一般每周进行 2 次。若连续 2～3 周治疗效果不显，则可考虑手术治疗。额窦冲洗用特制额窦导管，在充分收敛及表面麻醉中鼻道前端后，将导管自半月裂孔小心探入，经鼻额管进入额窦腔后，用温生理盐水冲洗，注入冲洗液时，不可过度加压。对需反复多次穿刺或冲洗患者，也可留置细塑料管于窦腔内，以方便操作。俄国学者介绍留置塑料管后，经管注入抗生素、激素、水解蛋白等药物，并充入氧气 8～10 s，治疗慢性上颌窦炎及额窦炎，结果 78%的病例治愈，认为此法有提高疗效、缩短疗程、减少根治手术等优点。

3) 负压置换疗法　又称为交替疗法。其原理是通过吸引器吸引，使窦腔内形成负压，让滴入的药液能置换进入病变鼻窦发挥治疗作用，而并非单纯的吸除鼻腔、鼻窦内的脓性分泌物。此法适于慢性全鼻窦炎，对急性发作及有鼻出血倾向、血压过高或单发性鼻窦炎病人不宜使用。吸引的负压压力不宜超过 24 kPa。

4) 手术治疗　主要目的是改善鼻窦引流，去除病变。

a. 切开引流：适用于经药物治疗炎症不能控制及面颊、鼻根或前额部红肿，有脓肿形成征象的急性鼻窦炎，或出现其他并发症时。需根据病情，取不同途径作切开引流，窦腔内引流出的脓性分泌物应作细菌培养及药物敏感试验，以供进一步用药参考。额窦积脓可于窦底作环钻手术后留置硅胶管作反复冲洗。急性蝶窦炎多由链球菌感染引起，在明确诊断，并积极使用适当抗生素控制感染 1～2 d 后，如全身情况允许，则可考虑在鼻内镜下作鼻窦开放术。

b. 功能性鼻内镜术：其优点是在直视下手术，尽量去尽病变组织，而最大限度地保留正常解剖结构，以保证术后鼻窦正常功能的恢复，故称之为“功能性”手术。手术的重点是处理窦口、鼻道复合体(OC)的病变；中鼻甲应予以保留。

据研究，在 OC 病变解除后，鼻纤毛运输功能亦能得到明显改善。范静平等总结 103 例慢性复发性鼻窦炎治疗结果，经 0.5～1 年随访，64.1%治愈，30.1%明显好转，鼻息肉复发率仅 10.2%。但是鼻内镜手术也有其局限之处，如对窦腔的暴露，尤其是对上颌窦的内上、内下角的病变不易彻底清除，有时需配合下鼻道开窗；出血多时清理困难，且容易并发大出血、脑脊液鼻漏、脑膜炎、失明、复视及术后鼻腔粘连等，故术者必须深谙解剖，切忌盲目操作，以避免发生并发症。内镜鼻窦手术失败原因主要与病变严重程度、手术方式及病变去除的彻底性、术者操作熟练程度、有无合并变态反应，以及围手术期处理是否到位有关，需要根据实际病例，认真总结经验、教训，才能不断提高。总的说来，内镜鼻窦手术提高了鼻窦炎、鼻息肉的治疗效果，减少了病人的痛苦，只要规范操作，也有较可靠的安全性，是鼻窦炎治疗的一大进步。加上近来配合影像导航系统、电动微切吸引器及钬激光等先进器械，使手术又有新的提高。韩德民等报告 28 例在影像导航下作内镜鼻手术，经过顺利，术中、术后无并发症，故认为它可提高手术的精确性，具有良好的应用前景；但也有学者提出，导航系统不能代替手术操作和减少术中出血，也难以普及故仍需重视不断总结经验教训及加强内镜手术操作的基本训练。

c. 鼻窦根治术：以彻底切除病变、建立充分的引流通路为目的。

对慢性化脓性上颌窦炎保守治疗无效者可施行传统的上颌窦根治术(柯-陆手术)，经犬齿窝凿入窦腔，清理病变后，在下鼻道前端开对孔引流。窦内粘膜病变非十分严重，估计难以逆转，一般不主张全部彻底切除。由于下鼻道造口的封闭率较高，且有研究发现即使建立对孔引流，上颌窦的分泌物仍从窦底呈星状向自然窦口的固有途径排出。故近年来已趋向于内镜下清除上颌窦自然开口处病变，扩大开口的“功能性手术”来替代传统的“根治术”。萧壁君等对两者作了疗效对比，观察到功能性手术的治愈率及造口通畅率明显为高。

筛窦切除术有鼻内、鼻外及经上颌窦 3 条进路，操作方式有额镜下直视、借助显微镜或鼻内镜，三者各有自身的长处与不足，需按病情及术者主客观条件适当选择。但鉴于筛窦解剖的特殊性，无论进行何种手术，术者熟悉筛窦解剖是必要的前提。有条件者目前以内镜手术为首选。

额窦根治术也可经鼻内或鼻外途径。窦腔及粘膜可保留或去除，保留者常用鼻外切口，切除额窦内侧的底壁，扩大鼻额管，置留硅胶引流管，数月后去除，以建立宽畅的额窦引流通道。去除全部窦内粘膜者，填塞鼻额管，以筋膜覆盖，残腔填以自体脂肪。额窦前壁可使其骨折后形成向内的骨瓣，使窦腔缩小，如原有前壁骨髓炎者则可将其病变部分切除，再以颅骨骨膜瓣重建前壁。对感染侵及后板，引起硬膜外或硬膜下脓肿者则需切除后壁骨板，称为头颅化手术。通常需与神经外科医师合作手术。

蝶窦病变可经筛窦(鼻内、鼻外)或上颌窦进路去除。如合并筛窦炎，可先作全筛窦切除术；而孤立性蝶窦炎首先考虑从鼻内在中鼻甲后端与鼻中隔之间找到位于蝶筛隐窝的蝶窦口，向内下方予以扩大，去除窦内病变，必要时可先切除部分中鼻甲以扩展手术野。鼻窦阻塞性病变，一般只要引流通畅，术后炎症可获痊愈。

笔者体会，治疗顽固性复发性鼻窦炎、鼻息肉的原则是既要做到彻底切除病变，也应尽可能保留生理功能，估计为可逆性的病变以保留粘膜为宜；术腔过大，术后也有易结干痂，引起头痛等弊端；但对需要扩大开放的窦口、窦腔须保证有足够的引流，并以 30°或 70°镜检查窦腔，以免病灶残留，不能马虎。斎藤等对成人顽固性慢性鼻窦炎合并鼻息肉者作对比观察，仅施筛窦切除术者，平均 9.1 个月后息肉复发，复发率为 60.5%(46/76 例)；而合并施行上颌窦根治术者，平均 15.5 个月复发，复发率为 35.4%(23/65 例)。关于手术方式，有条件者，目前一般主张在鼻内镜或显微镜下进行“微创手术”。对上颌窦内形成出血坏死性息肉等病变、严重的真菌性上颌窦炎，或疑有内生型乳头状瘤病变侵及上颌窦者，必要时可采取鼻内、外(经上颌窦)联合进路，对彻底切除病变有利。但必须看到，手术仅仅是为鼻窦炎、鼻息肉的根治创造条件，为了保证手术顺利进行，以及提高治愈率，降低复发率，围手术期的处理也十分重要，术前全面了解治疗经过，仔细读放射摄片，掌握病变范围、程度及解剖变异，对病变严重、多次手术者，宜应用抗生素配合皮质激素作几天术前准备，术后住院期间，每天收敛鼻道、清理术腔，并用含有激素、抗生素及减充血剂的药液喷布鼻腔；出院后，根据病情继续门诊随访，每 1～2 周一次，直至术腔上皮化，窦内炎症完全消退，引流通畅，脓涕停止；随访期间，配合中西药物的全身综合治疗，可促进康复。

(3) 病因治疗

1) 清除影响鼻窦引流的各种阻塞因素　如手术切除肥大息肉样变的中鼻甲或中鼻道息肉，分离因鼻内手术、填塞、烧灼等引起的瘢痕粘连，矫正明显偏曲的鼻中隔以及中鼻甲过度气化、反向弯曲等畸形。少数情况下，如额窦骨瘤、蝶窦囊肿等病变也会影响引流，易继发感染，亦需同时处理，以利鼻窦炎的根治。手术一般均可在鼻内镜下一次完成。

2) 抗过敏治疗　对于粘膜水肿明显、分泌物较清稀，伴有鼻痒、喷嚏、哮喘等其他过敏症状的患者，宜合并应用抗过敏药物，如西替利嗪(仙特敏)、氯雷他定(克敏能、开瑞坦)等，也可作脱敏治疗。

3）其他　对特殊微生物感染，如真菌、厌氧菌感染，需使用相应敏感的抗菌药物。其他少见的病因，如纤毛功能不良症、囊性纤维病、IgA缺乏症等导致的慢性鼻窦炎，在明确诊断的前提下，需采取相应的治疗措施。

6.2　特殊类型鼻窦炎

6.2.1　儿童鼻窦炎

因上颌窦及筛窦在出生时即存在，且幼儿上颌窦开口相对较大，鼻腔感染容易侵入；加上小儿免疫力较低，易合并变态反应；局部鼻粘膜血管丰富，多伴有增殖体肥大等因素，故易罹患筛窦炎、上颌窦炎。

(1) 临床特征

急性发作时局部及全身症状较成人为重，但缺乏主诉，婴幼儿表现为发热、烦躁、哭吵拒食、鼻塞、流涕，由于鼻部脓性分泌物下行性刺激，有些患儿可出现咳嗽及胃肠道功能紊乱症状。若继发肠系膜及腹膜后淋巴结炎而引起腹痛的“假性阑尾炎”，被称为布伦尼曼综合征（Brenneman syndrome）。因小儿骨质发育不全，急性炎症易扩散，易并发急性中耳炎、上颌骨骨髓炎等。儿童慢性鼻窦炎可成为引起心、肾等脏器变态反应的病灶，日久也会影响到患儿的全身营养、颌面部发育及智力发育等。

(2) 诊断

要当心漏诊、误诊。当孩子感冒持续1周以上，症状反而加重，黄脓鼻涕增多时，就应警惕可能患有鼻窦炎，应及时采取诊治措施。诊断时要考虑到鼻窦发育与年龄的关系，5岁以前是不大会有额窦炎或蝶窦炎的；对X线摄片的价值及影响因素（如粘膜厚、骨钙化度低、牙胚影重叠、摄片时移动等）要作全面考虑，双侧对比，5岁以前常规鼻窦片价值不大。幼儿鼻窦炎合并鼻顶部息肉者要想到囊性纤维病或脑膜脑膨出的可能。必要时摄CT或MRI片，对诊断及鉴别诊断有意义。

(3) 治疗

对婴幼儿急性鼻窦炎要积极使用足量抗生素，以防出现上颌骨骨髓炎、面部蜂窝织炎等并发症。注意慎用镇静剂及止痛药物，以免因缺少主诉而掩盖症状。儿童鼻窦炎所用滴鼻剂的浓度要适当，谨防鼻眼净等药水滴鼻引起中毒；做交替疗法时负压不宜过大（$<$96 Pa），抽吸时间不要太长，在急性发作期间不宜施行；患儿年龄过小（6岁以下）一般不宜做上颌窦穿刺冲洗术，因其窦腔发育尚小，且难合作，容易失败及产生穿刺并发症；如考虑需做多次穿刺冲洗者，可在全身麻醉（合作者也可表面麻醉）下经下鼻道穿刺或中鼻道自然窦口插入塑料管并留置，以便反复施行冲洗及注药。对合并存在鼻变态反应或增殖体肥大的患儿，应同时加以处理。除了急性鼻窦炎鼻窦积脓、局部脓肿形成需要引流外，儿童急性、慢性鼻窦炎的治疗均以保守疗法为主，一般不宜接受鼻窦根治性手术，必要时可在全身麻醉下行鼻内镜“功能性手术”。对年龄稍长能合作者可考虑在表面麻醉加局部麻醉及强化麻醉下手术。杨继生等报道，在鼻内镜下行中鼻道开窗等手术治疗6～12岁慢性筛窦、上颌窦炎患儿51例（97侧），术后头痛、鼻塞、流涕症状全部或大部分消失，无并发症发生。易绍珍等报告，在鼻内镜下经上颌窦自然开口冲洗、注药治疗120例（212侧）小儿慢性化脓性上颌窦炎，2周1次，5次为一疗程，结果取得90%痊愈，10%好转的良好疗效。

儿童慢性鼻窦炎的自愈率约20%。荒木等对180例患儿作5～19年的长期随访，发现随着年龄的增大，治愈或改善者占近70%，而16%的患儿演变为成人的慢性鼻窦炎。笔者认为，儿童急、慢性鼻窦炎应尽量采取保守治疗，如果长期治疗无效，产生并发症，或窦口、鼻道已有息肉形成，或存在明显解剖异常，影响引流者，通过功能性内镜手术，及时作适当矫治也是可取的。同时，应用中西药物，加强对患儿全身体质的改善也不可忽视。

6.2.2　真菌性鼻窦炎

鼻和鼻窦的真菌感染过去并不经常见到，但近年来由于广谱抗生素及免疫抑制剂的广泛及不适当应用而使其发病者日趋增加，需要引起足够的重视。近年来，国外对真菌在慢性鼻窦炎中所起的作用越来越关注，真菌不仅可成为过敏性鼻窦炎的变应原，Ponikan等报道在96%的慢性鼻窦炎病人的分泌物中存在真菌。真菌性鼻窦炎多由曲霉菌、毛霉菌、念珠菌、组织胞浆菌及球孢子菌等引起。

(1) 临床特征

鼻窦真菌病临床上分为非侵袭型、侵袭型及暴发型。前者占多数，以侵犯单一鼻窦为特征，可在窦内形成真菌性团块；由于真菌直接侵犯血管，引起出血性梗塞和血栓形成。除了同一般慢性鼻窦炎的鼻塞、流涕症状外，常有鼻涕带血。鼻腔检查或鼻窦手术时如发现鼻顶部、中鼻道或窦腔内有灰黑色或黄褐色坏死性碎块或泥膏样物，即应想到有真菌感染的可能。

鼻分泌物或窦腔冲洗液作真菌培养的阳性率不

高，通常需做病变区域组织的病理切片或可疑团块的涂片检查，如见到真菌菌丝，便可确立诊断。根据菌丝的特点还能区别各类真菌，如曲霉菌的菌丝直径为7～10 μm，粗细相同，有间隔，其分支成45°角；毛霉菌菌丝较粗，有10～15 μm，粗细不大规则，中间无间隔，分支角度也不固定；念珠菌的假菌丝比曲霉菌更细，其间隔部位呈收缩状。

真菌性鼻窦炎的鼻窦X线平片或CT的特点是：窦腔显示边缘不规则、密度不均匀的团块状阴影，骨壁正常或部分吸收，约70%的病例可见到高密度的钙化斑点；而在侵袭型者常伴有窦腔、眼眶甚至颅底骨质的破坏，易被误诊为恶性肿瘤。暴发型最常发生在有免疫功能损害的病人，例如因其他疾病在接受放疗、化疗或免疫抑制剂治疗者，其病情发展快，病变容易侵入颅内，预后不良。

(2) 诊断

诊断鼻窦真菌病的主要依据有：

1) 病史　长期应用抗生素、免疫抑制剂，糖尿病、酮症酸中毒、尿毒症、重度营养不良患者易罹此病。

2) 鼻窦炎症状　伴有脓血涕，检查见真菌团块。

3) 鼻窦摄片的前述典型表现。

4) 病理切片、涂片及真菌培养阳性结果。

(3) 治疗

治疗一般通过手术清除病变，配合病因治疗及用抗真菌制剂局部滴用或窦腔冲洗，多能治愈。侵袭型及暴发型除了广泛的根治性清扫(必要时甚至包括眶内容物和颅底)手术外，需要全身大剂量静脉滴注抗真菌制剂，如两性霉素B、氟康唑等。有报道配合高压氧舱治疗有良好效果。

6.2.3　变态反应性鼻窦炎

当急性鼻炎的卡他症状(发热、头痛、水样鼻涕)持续超过7～10 d，经常规治疗效果不明显，仍有持续大量清稀鼻涕，而不转为脓性鼻涕时，应考虑变应性鼻窦炎的诊断。这时如用肾上腺皮质激素，常有出人意料的效果，一般可口服泼尼松(强的松)20 mg/d(每次5 mg，每日4次)，连用5 d，以后减为10 mg/d(每次5 mg，每日2次)，再持续5 d。在激素治疗期间，合用正规抗生素治疗对防止因细菌感染转化成化脓性鼻窦炎是必要的，用药应有足够的持续时间，一般为3～4周。

少数情况下，急性鼻窦炎疗效不佳，可能本身为一些免疫性疾病如韦格纳肉芽肿(Wegener granuloma)、免疫缺陷或淋巴增生性疾病的表现之一，应进一步做仔细的全身和局部检查，包括血常规、红细胞沉降率、血糖、HIV效价和血小板抗体等测定。鼻腔检查如见窦道复合体有粘膜粗糙、肉芽样组织增生、易出血，应作活检，以明确性质，必要时可行鼻内镜检查。

6.2.4　观察室鼻窦炎

在急诊监护室留察的各科病人，特别是在鼻腔较长时间置留插管(胃管、氧气管等)者，有时出现不明原因的发热，伴有流脓涕时，可能是因引流受阻并发鼻窦感染。引起感染的细菌可来自医院内的交叉感染，也可能是原有单一鼻窦感染的扩散。检查鼻腔可见鼻粘膜充血，鼻道积脓。鼻窦影像学摄片显示同侧1个或多个鼻窦透光度明显减退，上颌窦穿刺冲洗可有脓液。这种情况被称之为“观察室鼻窦炎”。

本病明确诊断后应尽早去除鼻腔插管，必要时改为经口插入，配合血管收缩剂滴鼻和全身抗生素治疗，多能很快痊愈。需要提醒的是，耳鼻喉科医师参加观察室会诊这类病人时要想到这一可能。

6.3　鼻窦炎的并发症

鉴于鼻窦的解剖部位及其特点，鼻窦炎会发生一系列并发症，临床上将其大致归纳为4类，即眼部并发症、颅内并发症、颅骨骨髓炎和下行感染。

6.3.1　眼部并发症

鼻窦与眼眶紧密相邻，鼻窦的急性炎症容易直接扩展进入眼眶，引起各种并发症。临床上以急性筛窦炎引起眼部并发症为多见，其次是额窦炎。急性蝶窦炎则易引起球后视神经炎。引起感染的常见细菌是流感杆菌和肺炎球菌。

(1) 临床表现

根据炎症的发展顺序，先后发生炎性水肿、眶壁骨膜下脓肿、眶内蜂窝织炎、眶内脓肿等。初期仅眶壁骨及骨膜的炎症，症状以眼睑水肿为主要表现，眼活动及视力不受影响。当脓性分泌物在眶壁与眶骨膜间局限性积聚、形成脓肿时，眼睑充血、压痛明显，眼球移位，化脓性额窦炎有时表现为前额骨膜下脓肿，称之为波特浮肿瘤(Pott puffy tumor)，向外破溃可在内眦部形成瘘管；而深部的脓肿则容易影响视力，或出现眶尖综合征，表现为眼深部痛、复视、眼球运动障碍、眼部感觉(包括视力)减退等第Ⅱ～Ⅲ脑神经受损症状。脓肿穿破骨膜进入眶内，引起眼眶蜂窝织炎或全眼球炎，出现眼球疼痛、向前突出，结膜充血、水肿，视力急剧下降，直至失明。如果炎症未能控制，则眼眶内亦可形成脓肿,亦有可能侵入颅内引起海绵窦血栓性静脉炎等颅内并发症,此时头痛、畏寒、发热等症状加剧,并有恶心、呕吐、神志改变及神经体征出现,可危及生命,需引起高度重视。

(2) 诊断

眼部并发症的诊断除了详细的病史和体格检查外,B超和影像学检查对诊断很有帮助。眼眶B超对眶前部沿内壁的脓肿检出阳性率达90%,CT或MRI识别向后部扩展的脓肿更为精确。

(3) 治疗

足量有效抗生素静脉滴注是必要的。在以下情况时应考虑作外科处理:① 虽经适当抗生素治疗,炎症继续进展,或症状、体征稍退2～3 d后又持续或恶化;② 超声或CT检查显示明确的脓肿存在;③ 发生视力急剧下降。手术包括感染鼻窦和眼眶脓肿的开放引流。

6.3.2　颅内并发症

鼻窦的急性炎症除了经先天缺损、后天损伤或炎症破坏造成的途径直接扩展以外,还会经过静脉、嗅神经鞘膜下间隙侵入颅内。可引起硬膜外脓肿、硬膜下脓肿、化脓性脑膜炎、脑脓肿、海绵窦血栓性静脉炎等颅内并发症。据文献报道,有35%～65%的硬膜下脓肿源于鼻窦炎。

(1) 临床表现

急性鼻窦炎病人出现头痛、呕吐、颈项强直、意识淡漠及癫痫样发作时,医师应警觉有颅内并发症存在的可能性。一方面加强抗感染治疗,密切观察神志变化及有无定位体征、病理反射等出现,同时作眼底、头颅CT、腰椎穿刺等必要的检查。由于急性鼻窦炎发作时亦常有头痛症状,容易掩盖颅内病变引起的头痛,但通过对头痛性质、部位、程度变化等特点作仔细审辨,结合伴发的其他神经系统症状和体征,还是能够作出鉴别的。

(2) 治疗

抗生素的应用宜选用能透过血脑屏障的药物,并保证足够大的剂量和用药持续天数。在发育良好的额窦,额部的硬膜外脓肿可通过切除额窦后壁引流脓液;额窦发育很小者,可能需要开颅引流;脑脓肿可在三维导航手术显像系统或CT指示下穿刺抽吸,或在神经外科医师配合下直接作脓肿切除。在出现视神经乳头高度水肿、喷射性呕吐等颅内压明显升高征象时,需静脉滴注甘露醇等降低颅内压力,以免发生小脑幕裂孔疝或枕骨大孔疝;出现癫痫样发作的患者需用抗癫痫药物。对海绵窦血栓性静脉炎是否适用抗凝剂尚有争议。在颅内感染控制、全身状况允许的情况下,应考虑施行作为原发感染源的鼻窦引流手术。

6.3.3　颅骨骨髓炎

以额骨骨髓炎最为常见。急性额窦炎可引起额骨骨髓炎,并发以眉弓部严重的弥散性水肿为特征的波特浮肿瘤。如果经抗生素和额窦引流手术未能控制感染时;应作感染额骨的切除手术。

在婴幼儿急性化脓性上颌窦炎易并发上颌骨骨髓炎,致病菌多为金黄色葡萄球菌或大肠杆菌。除全身高热、鼻根及内眦部红肿,可波及面颊和口腔顶部。炎症进一步发展,可形成脓肿,破溃时则在内眦部或口腔顶部形成瘘管,有时死骨形成后会从瘘管排出。治疗需积极应用敏感的抗生素,早期可配合局部热敷及理疗;鼻内滴用0.5%麻黄碱;脓肿形成后,可作口腔内切开引流,但不宜广泛搔刮,以免影响牙胚及骨质发育;面部红肿、有波动感时,宜作穿刺抽脓,以减少瘢痕形成,不致影响面部外观,但如果穿刺不能控制病情,仍需切开排脓。

6.3.4　下行感染

鼻窦炎的脓性分泌物经鼻咽流下,长期刺激咽部及流入下呼吸道,常引起鼻咽、口咽部的淋巴组织增生,继发慢性鼻咽炎、咽炎、支气管炎,甚至会引发支气管扩张。对这类病人,如果忽视治疗化脓性鼻窦炎,未能杜绝病源,则并发的慢性支气管炎等疾患很难控制。耳鼻喉科及内科医师对此都应有充分的认识,诊断时其思维不能仅局限在本科范围内。对慢性鼻窦炎合并慢性支气管炎或支气管扩张久治不愈的患者,还应考虑有无不动纤毛综合征(immotile cilia syndrome)的可能。后者是一种常染色体隐性遗传病。其中具有慢性鼻窦炎、支气管扩张和内脏逆转"三联征"者,被称之为Kartagener综合征。临床上除了鼻窦炎、支气管扩张及右位心等外,患者容易并发鼻息肉及慢性中耳炎等疾病。确诊需做鼻腔和支气管粘膜活检,电镜下可见纤毛异常。本病无特殊疗法。用桃金娘醇(吉诺通)、溴已新(必嗽平)等稀释呼吸道分泌物的药物,有促进鼻窦及支气管分泌物排出的作用。

(张重华)

参考文献

1. Seiden AM. Taste and smell disorders. New York,

Thieme，1997.

2. 张重华. 嗅觉. 见：王正敏主编. 耳鼻喉科学新理论与新技术. 上海：上海科技教育出版社，1997，93～104

3. Duncan，HJ. Long-term follow up of olfactory loss secondary to head trauma and upper respiratory tract infection. Arch Otolaryngol Head Neck Surg，1995，121(10)：1183～1187

4. 柳端今，王辉萼. 嗅觉与嗅觉障碍. 见：姜泗长，阎承先主编. 现代耳鼻咽喉科学. 天津：天津科技出版社，1994，196～217

5. 淺賀美世. 嗅覺障害の診斷と治療.（日）耳鼻咽喉科臨床雜誌，1992，85(1)：15～21

6. 梅田良三. 嗅覺障害の臨床と研究——現状と展望.（日）耳鼻咽喉科・頭頸外科雜誌，1990，62(9)：715～718

7. 北川和久. 嗅上皮の分化と老化に関する研究.（日）耳鼻咽喉科展望雜誌，1994，37(1)：22～40

8. Murrellw Bushell GR，Livesey et al. Neurogenesis in adult human. Neuroreport，1996，7：1187

9. 調所廣之. 嗅覺機能檢查——基準嗅力檢查と靜脈性嗅力檢查.（日）耳鼻咽喉科・頭頸外科雜誌，1990，62(9)：719～725

10. 曾田豐豊，他. 嗅覺障害の診斷——他覺の檢查，（日）耳鼻咽喉科・頭頸外科雜誌. 1990，62(9)：739～743

11. Jourdan F. Moyse E，De Bilbao F，et al. Olfactory neurons are protected from apoptosis in adult transgenic mice over-expressing the bcl-2 gene. Neuroreport，1998，9：921.

12. Ballenger JJ. Headache and Neuralgia of the face. In：Ballenger JJ，Snow JBed. Otorhinolaryngology：Head and Neck Surgery. 15ed. New York：Williams & Wilkins，1996. 158～163

鼻及鼻窦的变应性疾病 7

7.1 季节性变应性鼻炎

季节性变应性鼻炎(seasonal allergic rhinitis)是对花粉过敏所致,故又称为花粉病(pollinosis),发作呈阵发性和季节性,故又称之为季节性鼻炎。发作时有打喷嚏、鼻塞、流涕、流泪,同时伴有鼻和眼发痒等症状。

7.1.1 病因

以花粉为主。自然界可以产生花粉的植物很多,但只有几种花粉引起花粉病。引起致病的花粉必须具备几个特点:① 花粉属风媒授粉;② 花粉轻,经风吹能飘浮到很远的地方;③ 花粉的数量很多;④ 必须含有花粉病的刺激因素;⑤ 产生这些花粉的植物有很大的散布面。花粉授粉的途径有下述几种:关闭式授粉、经水源散布授粉、经昆虫携带散布授粉,此种花粉颗粒较大、较粗,而花粉量少。上述3种不至于引起花粉病。而风媒花较小,花粉量大,轻而浮动,借助风力传布授粉,这是引起花粉病的主要花粉。花粉颗粒大小不一,大的肉眼可见,小的只有红细胞大小,有的为圆形,有的呈椭圆形,一般为黄色或乳黄色。可保持几年不坏,一般不宜受湿,如天气潮湿或气温很高可以使花粉失去致病能力。植物借助于风力授粉者不下千种,但引起花粉病的甚少。这是因为具有以上5个条件的植物甚少。

7.1.2 病理

花粉病的病理包括鼻粘膜水肿和嗜酸性粒细胞浸润。鼻腔分泌物为水样,内含大量的嗜酸性粒细胞。早期,致敏因素消除后,粘膜水肿可消失。晚期,由于血管扩张,管壁增厚,纤维组织增生,粘膜可呈肥厚性改变。

7.1.3 诊断

花粉病的诊断比较容易,有典型的发作季节性,再根据病史的分析及检查所见,很容易确诊。

花粉病的病人花粉敏感试验阳性。试验一般采用花粉提取液做皮内试验或划痕试验,并根据Cooke的分类方法作出以下分类。

1）极度敏感　用含 0.1 μg/ml 花粉提取液做皮内或划痕试验有显著反应者。

2）一般敏感　用含 1 μg/ml 花粉提取液做皮内或划痕试验阳性者。

3）稍呈敏感　用含 10 μg/ml 花粉提取液做皮内或划痕试验阳性者。

皮试如有疑问者，可选用眼内试验或鼻吸法。眼内试验是将 1 滴 10 μg/ml 的花粉水滴入眼结膜囊。鼻吸试验是将几粒干花粉吸进鼻腔，即引起鼻塞、鼻甲水肿，流清水涕样和打喷嚏。

7.1.4　治疗

(1) 特效治疗

治疗目的是减轻病人敏感状态。花粉病通常减敏治疗是每隔数日行皮下注射花粉提取液，剂量逐次增加。一般花粉期到来之前开始治疗，在季节到来时达最高剂量。在减敏治疗中，如无注射区严重水肿、手掌发痒，全身无荨麻疹、花粉病或气喘，此时可逐渐增加剂量。如有上述症状出现，则维持以前的剂量作为最高剂量。

(2) Cooke 的减敏疗法

以花粉提取液预防花粉病的剂量见表 7-1。

表 7-1　Cooke 花粉减敏疗法的剂量(μg)

用药次序	极度敏感	一般敏感	稍敏感
1	0.05	0.1	0.5
2	0.1	0.2	1
3	0.15	0.4	2
4	0.2	0.8	3.5
5	0.3	1.4	5
6	0.5	2	7
7	0.7	3	10
8	1	5	15
9	1.5	7	20
10	2	10	30
11	3	15	40
12	4	20	50
13	6	30	60
14	8	40	80
15	10	50	100

每隔 4～7 d 注射 1 次，在花粉季节前达最高剂量；以后每周 1 次，剂量用最高剂量。如果反应大，剂量可以减少 25%～50%，季节过后停止使用，第 2 年再用。

如病人在花粉季节时发病，可用姑息疗法。如果用花粉治疗，剂量应维持最小量，隔日 1 次。在治疗或预防过程中，如局部肿胀 24 h 后不消退，则不增加剂量，直到无显著反应为止。

(3) 非特效治疗

可用：① 避免接触过敏原；② 季节性变应性鼻炎在水肿期应采用相应的对症治疗及抗过敏治疗，宜早期治疗，与花粉减敏法合用疗效更好，还可增加花粉的耐受量；③ 有气喘者可口服或注射盐酸麻黄碱。或者用倍氯米松气雾剂吸入，每日 200～400 μg；④ 短期使用皮质类固醇治疗；⑤ 鼻腔局部滴用倍氯米松麻黄碱或地塞米松麻黄碱等。

7.2　常年性变应性鼻炎

变应性鼻炎(allergic rhinitis)是发生在鼻粘膜的变态反应性疾病，鼻粘膜的反应性增高是其主要特点。近年来变应性鼻炎的发病率有增加的趋势，这可能与大气污染，空气中 CO_2 浓度增高有关。高浓度的 CO_2 使空气中某些颗粒物质产生较强的变应原性。

常年性变应性鼻炎常与其他变态反应性疾病同时存在。

7.2.1　病因

常年性变应性鼻炎是鼻腔粘膜的超敏反应，又称为鼻反应过强。是指鼻粘膜对各种特异性和非特异性刺激的过度反应。变应原为吸入物、食物、细菌或物理因素等。

吸入物为空气中的尘埃，室内尘埃多为建筑物、羽毛等的分解产物，以及真菌、细菌。食物所引起的变态反应性鼻炎较少见。

鼻粘膜的特殊敏感反应可能与自主神经功能失调有关，表现为交感神经功能低下和副交感神经功能亢进。

7.2.2　发病机制

本病属Ⅰ型变态反应。当人体吸入变应原后，产生特异性 IgE 结合在鼻粘膜的浅层和表面肥大细胞、嗜碱性粒细胞的细胞膜上，于是鼻粘膜处于致敏状态。当变应原再次吸入鼻腔时，变应原即与肥大细胞、嗜碱性粒细胞表面的 IgE 发生桥连，继而激发细胞膜产生一系列生化反应，导致以组胺为主的多种介质释放。这些介质通过鼻粘膜血管、腺体和神经末梢上的受体，导致鼻粘膜出现明显的组织反应。因此，出现打喷嚏、流清水样鼻涕、鼻塞，鼻粘膜苍白、水肿，有时呈浅蓝色，鼻腔分泌物中有大量的嗜酸性粒细胞浸润等。这时鼻粘膜处于超敏状态，某些非特异性刺激也可诱发出现临床症状。

7.2.3　临床表现

由于病人接触变应原的时间长短、接触数量的多少和病人的机体反应状况的不同，症状可轻可重，发作时间长短不一。临床表现以阵发性打喷嚏、大量清水样鼻涕和鼻塞为主要特征。

(1) 鼻痒、打喷嚏

阵发性鼻痒是先驱症状，有时也可出现结膜、咽喉、软腭、硬腭、面颊部发痒。随之而来的是连续不断地打喷嚏，多少不等，有几个至十几个，多时一连打二三十个喷嚏。

(2) 大量鼻涕

鼻涕呈清水样，发作缓解时鼻涕减少而变粘稠，遇有感染时则呈粘液脓性。

(3) 鼻塞

程度不一，可间歇性或持续性，可以单侧或双侧性，或表现为交替性鼻塞。

(4) 其他症状

嗅觉减退或消失，多表现为暂时性的。还可以出现为头痛、耳鸣、流泪、声音嘶哑和慢性咳嗽等表现。

(5) 鼻腔检查

发作时鼻内镜下可见鼻粘膜苍白、水肿，下鼻甲尤甚，以1%麻黄碱收敛，鼻甲可以明显缩小。鼻腔内有多量水样分泌物，分泌物涂片可以见到嗜酸性粒细胞增多；如有细菌感染存在，可出现中性粒细胞增多。对食物过敏的病人，在鼻腔分泌物中可以见到肥大细胞。少数病人可出现眼睑、球结膜、面部和上唇等处水肿。在间歇期，病人的鼻腔粘膜可望恢复正常。鼻粘膜极度苍白、水肿者，可呈息肉样变或形成息肉。

(6) 变应原皮肤试验

皮肤试验包括皮内试验和划痕试验。每次可用15～20种主要抗原，或每次用12～15种普通食物。一般说来，用食物作皮肤试验多不可靠，吸入试验对某些抗原有诊断价值。

(7) 实验室检查

① 鼻分泌物涂片可以见到分泌物内有嗜酸性粒细胞，此为鼻过敏反应的征象。一般根据数量的多少，可以用+～卌来表示。鼻分泌物中见到肥大细胞，意味着对食物过敏。② IgE抗体测定，如病人不伴有其他全身变应性疾病，这时血清总的IgE水平在正常范围内，但特异性IgE可呈阳性。一般说来，这项测定用于实验研究。

7.2.4　诊断与鉴别诊断

根据病史，通常在打扫房屋、整理被褥、衣物或嗅到霉味时发作，结合检查所见一般不难作出诊断。鼻分泌物涂片可见到大量嗜酸性粒细胞，偶尔可见肥大细胞。也可以作致敏试验，用吸入物或食物作皮肤试验。食物皮肤试验可出现假阴性或假阳性，不可靠，因此进食试验可帮助诊断。方法是使病人先吃简单不含抗原的食物，过一定时间后，逐渐增加1种或多种可疑食物至发生典型反应为止。

但是，应与下述疾病鉴别：

(1) 血管运动性鼻炎

与副交感神经功能亢进有关。温度变化、情绪波动、精神紧张、内分泌失调可诱发本病。虽然临床表现似变应性鼻炎，但变应原皮肤试验阴性，鼻分泌物涂片无典型改变，IgE为阴性。

(2) 非变应性嗜酸性粒细胞增多性鼻炎

虽然鼻分泌物中有大量嗜酸性粒细胞为其主要特点，但变应原皮肤试验和IgE测定均示阴性。

(3) 超反射性鼻炎

此病鼻粘膜高度敏感，但是临床检查和实验室检查无典型发现。该病可能与鼻粘膜感觉神经C类纤维释放过多介质有关。

(4) 急性鼻炎

虽有喷嚏和清水样涕，但病程短，常伴有全身不适、四肢酸痛和发热等。

7.2.5　治疗

(1) 避免与变应原接触

首先要找出致病的变应原，尽量避免接触，过一段时间病人可能对该变应原的敏感性降低或消失。

(2) 免疫疗法

亦称为特异性减敏疗法。用找出的变应原制成浸液，从极低浓度少量皮下注射，每日1次，逐渐增加到一定剂量后再改变为维持量。经此方法治疗以后，患者体内可产生特异性IgG封闭抗体，以阻断变应原与IgE的结合，从而阻止肥大细胞、嗜碱性粒细胞的脱颗粒及释放介质等过程。

(3) 封闭抗体减敏疗法

用胎盘酯多醣 1 mg 肌内注射，每日 1 次，20 次为一疗程。可使机体 IgG 含量上升，从而发挥其封闭抗体的作用。

(4) 药物治疗

1) 抗组胺药物　多选用 H_1 受体拮抗剂，使用方便，奏效迅速，为治疗本病的一线药物。氯苯那敏（扑尔敏）、赛庚啶等有不同程度的中枢抑制作用，一般情况不要轻易使用，尤其是乘务人员、司机更要慎用。阿司咪唑（息斯敏）、特非那定和新型长效抗组胺药物一般无上述毒性作用。

2) 肥大细胞稳定剂　色甘酸（色甘酸二钠）有阻断肥大细胞表面磷酸酯酶 A 的激活作用，防止肥大细胞脱颗粒和释放介质。每日喷鼻 4 次，每次 10 mg，或以 2%色甘酸水溶液滴鼻。

3) 酮替芬　既可以稳定肥大细胞，又有抗组胺的作用，每次 1 mg，每日 1～2 次。

4) 类固醇激素　全身长期使用会产生毒性作用，因此，多主张局部用药。类固醇激素对肥大细胞、嗜碱性粒细胞以及粘膜炎症反应均有显著抑制作用，可增加血管张力，降低其通透性，具有抗过敏作用。常用的制剂有倍氯米松气雾剂，每日 200～400 μg。地塞米松 0.75 mg，每日 3 次口服，也可制成水溶液滴鼻或粘膜下注射。

(5) 其他疗法

1) 降低鼻粘膜敏感性　对下鼻甲粘膜适当部位采用液氮冷冻或激光照射，每周 1 次，共作 3 次，可以减少神经末梢的敏感性。或者 20%硝酸银烧灼，可使鼻粘膜表面敏感性降低，从而达到治疗的目的。

2) 手术治疗　对常年发作的病人可选用翼管神经切断术和筛前神经切断术等，可使神经兴奋性降低，达到治疗目的。也可以选用岩浅大神经切除术，降低鼻粘膜反应性，使鼻内胆碱能神经末梢兴奋性消失。

7.3 变应性鼻窦炎

7.3.1 临床特征

变应性鼻窦炎是一种非化脓性鼻窦炎，其症状和变应性鼻炎相同。当变应性鼻炎发作时，因鼻窦粘膜与鼻腔粘膜相连续，因此鼻窦粘膜也呈现水肿，筛房粘膜水肿较明显，额窦、蝶窦和上颌窦的粘膜亦水肿，且两侧鼻窦的病变程度相等。有时整个窦腔为极度水肿的粘膜充满，当鼻腔变态反应消退时鼻窦粘膜的水肿很容易消退。发作时，窦腔内分泌物含有大量嗜酸性粒细胞。发作后，嗜酸性粒细胞减少，甚至消失。当有息肉形成时会影响鼻窦的通气和引流，这时鼻窦粘膜可呈慢性水肿样增厚，或是窦内粘膜呈息肉样肥厚或息肉形成。

在变应性鼻炎中，鼻腔内的解剖变异、粘膜水肿或息肉形成都将影响鼻窦的通气和引流。加之上呼吸道感染，变应性鼻炎易转变为化脓性鼻窦炎，而致病菌多为链球菌、葡萄球菌和肺炎球菌，以及各种真菌等。X 线摄片可见各鼻窦粘膜增厚，密度增高，有时在上颌窦可见积液。

7.3.2 诊断

变应性鼻窦炎的诊断比较容易，根据病史和检查不难作出诊断。鼻腔分泌物涂片可见大量嗜酸性粒细胞，偶尔也有肥大细胞。还可通过变应原敏感试验来明确诊断。

7.3.3 治疗

治疗一般同于变应性鼻炎，只有当息肉形成，无论在鼻腔或是鼻窦内则需手术治疗。

7.4 鼻息肉

鼻息肉（nasal polyp）是一常见疾病，成年人多见。好发于筛窦、中鼻甲游离缘、中鼻道内的钩突和筛泡、上颌窦窦口等处。

7.4.1 病因

鼻息肉的原因说法很多，多数学者主张：① 鼻腔及鼻窦粘膜的变态反应性疾病，或在此基础上并发炎性病变的后果；② 鼻腔及鼻窦特别是筛窦和上颌窦的慢性炎症长期刺激的结果。

7.4.2 病理

一般分为水肿型、纤维型及混合型，以混合型常见。镜下可见病理组织有肥厚和极度水肿现象。表面为复层柱状上皮覆盖，粘膜上皮无纤毛，基膜菲薄或消失。与空气接触过久的部分，可以出现鳞状上皮化生。息肉主要由高度水肿的疏松结缔组织构成，其中有淋巴细胞和浆细胞浸润。如为变态反应所致的鼻息肉，则有大量嗜酸性粒细胞浸润。

7.4.3 临床表现

渐进性的鼻塞，随息肉长大鼻塞加重，逐渐成为固定性持续性鼻塞。因常有鼻窦炎,因此鼻涕很多,伴嗅觉减退和头痛。息肉可能单发或多发、单侧或双侧。有蒂的息肉可悬垂于总鼻道中,病人感到有东西在鼻中随呼吸而活动的感觉。多年的双侧性息肉生长过大时,外鼻发生畸形,鼻梁变宽而膨大,形成"蛙鼻"。

后鼻孔息肉大都来自上颌窦,以长蒂通过窦口经中鼻道向后悬垂于后鼻孔,常为单侧性和单发性水肿型息肉,常见于成人,偶尔也见于儿童。

在典型病例,鼻腔检查可见鼻腔内有一个或数个表面光滑、灰白色或淡粉红色、半透明的赘生物,如同新鲜荔枝肉状,触诊时质柔软,可活动,不易出血,病人也不感到疼痛,据此,诊断比较容易。如以纤维组织增生病变为主者,触之质地较硬。如息肉已长到鼻前庭内或长出前鼻孔外,因受外界刺激或发生感染,致使前端发白并增厚,甚至表面坏死破溃而易出血。后鼻孔息肉有时自前鼻孔不易看到,可借助鼻咽镜或鼻内镜检查。鼻中隔粘膜肥厚和中鼻甲肥大均可误诊为鼻息肉,常在手术中才发现诊断错误。

7.4.4 诊断与鉴别诊断

根据病史和检查所见,一般容易诊断。但是,对成年人单侧鼻息肉须送活检,以便排除内翻性乳头状瘤或恶性肿瘤。

(1) 鼻腔恶性肿瘤

年逾40岁,单侧进行性鼻塞,伴少量鼻出血或鼻涕带血,外鼻变形,面颊麻木,偏头痛,一侧鼻腔内有新生物,经活检可明确诊断。

(2) 鼻腔内翻性乳头状瘤

外形如多发性鼻息肉,表面粗糙不平,色灰白或淡红。多发生于一侧鼻腔内,手术时易出血,手术后容易复发,可以恶性变。应重视做病理检查,予以鉴别。

(3) 脑膜-脑膨出

系部分脑膜和脑组织通过筛板的先天性缺损向鼻腔突出,表面光滑,柔软而有弹性,不能移动。此肿块多位于鼻顶、嗅沟或鼻中隔的后上部。X线摄片或头颅CT片可以明确诊断。

7.4.5 治疗

原则是手术摘除息肉为主,同时由于鼻息肉与变应性鼻炎、鼻窦炎关系密切,所以需治疗鼻炎、鼻窦炎,改变机体的变态反应状态,矫正鼻中隔偏曲和中鼻甲肥大,才能减少本病的复发。

自20世纪70年代鼻内镜的出现,于鼻内镜下进行鼻息肉手术摘除,使手术较彻底,组织损伤较小,出血较少。鼻内镜开展功能性鼻窦内镜手术是治疗慢性鼻窦炎的基本方法。

(田 熙)

8 鼻源性头痛及嗅觉障碍

8.1 鼻源性头痛

鼻源性头痛(headache from nasal disease)是指因鼻腔、鼻窦病变引起的头痛,临床上比较常见,尤以急性鼻窦炎所致者为多,约占头痛总数的5%,故耳鼻喉科医师应该对此有所熟悉与了解,以利作出及时、正确的诊断和处理。

8.1.1 病因与发病机制

鼻部的急慢性炎症(包括化脓性、非化脓性及特异性炎症)、肿瘤、畸形、外伤后遗症以及神经病变等,都会直接或间接引起头痛。其发病机制大致有以下几个方面。

(1) 阻塞性头痛

急性鼻炎、鼻窦炎时鼻腔粘膜充血、肿胀,或因肿瘤、息肉、异物等阻塞,影响鼻腔、鼻窦的通气和引流,炎性或窦内负压所致的渗出物增多,使窦腔内压力升高,引起所谓"张力性头痛"。

(2) 真空性头痛

鼻窦开口长期阻塞形成窦腔负压,或原来窦口引流欠畅,在环境压力骤变时而产生"真空性头痛"。

(3) 脓液及细菌或真菌毒素刺激引起的头痛

据Wolft的研究,覆盖在鼻窦通道上的粘膜是鼻部痛觉最敏感的区域,受到脓液或细菌毒素的刺激常引起头痛。

(4) 鼻腔过于宽大

易受外界冷空气、有害气体及粉尘刺激,同时易产生干痂堆积而造成阻塞及压迫,引起头痛,多发生于萎缩性鼻炎、鼻中隔严重偏曲的对侧鼻腔,以及鼻腔、鼻窦范围较大的切除手术后。

(5) 鼻中隔偏曲

鼻中隔偏曲等压迫突起侧的棘突或嵴突、鼻腔异物、鼻石等压迫鼻粘膜,刺激三叉神经引起反射性头痛。

(6) 鼻部的急性炎症或变态反应

由于鼻部病变引起发热,脑血管扩张、充血等变化,亦可引起头痛。

(7) 鼻腔、鼻窦的良性、恶性肿瘤

因肿瘤向周围扩张、侵蚀,刺激局部痛觉感受器。

(8) 急性鼻窦炎及其并发症

急性鼻窦炎及其引起的脑膜炎、脑脓肿、硬膜外脓肿等并发症,刺激颅内痛觉感受器可出现患侧头痛,并伴有相应的神经系统表现。

(9) 鼻外伤后遗症

外伤造成的局部畸形、瘢痕等压迫、刺激神经末梢,引起头痛。

(10) 三叉神经痛

因解剖部位密切相邻，鼻腔、鼻窦的病变侵犯三叉神经分支或鼻部某一部位(如鼻翼)，成为神经痛发作的"触发区"，在该部位受到刺激时常诱发头痛。

需要指出的是，造成鼻源性头痛的上述种种因素，实际上并不一定单一存在，而常是几种原因并存、综合影响的结果。

8.1.2 临床表现

(1) 共性

伴有鼻塞、流涕、血涕等鼻部症状及体征。在鼻腔、鼻窦急性炎症时头痛较为明显和剧烈，鼻窦的外表局部可有红肿或压痛。慢性炎症则多表现为胀痛而无局部压痛。由于病变鼻窦的不同，头痛常呈现一定的区域性和时间性。在收缩鼻腔粘膜，使鼻腔、鼻窦的通气和引流改善，或鼻内给予表面麻醉后，头痛可减轻；而在屏气、低头、衣领过紧时头部静脉压增高，头痛会加重。另外，鼻源性头痛患者常有嗅觉减退及记忆力减退，有时还会影响视力。

(2) 特性

1) 急性额窦炎　头痛位于前额部，晨起2～3 h后头痛逐渐加重，中午达到高峰，程度较剧，午后14～15时逐步减轻，晚间可消失。眼眶顶部内上角可有压痛。

2) 急性上颌窦炎　面颊部胀痛，或伴上列磨牙麻木酸痛。头痛上午较轻，午后加重，傍晚缓解。在采取患侧朝上侧卧位时因有利引流，头痛亦会减轻。压痛部位在面颊部尖牙窝。

3) 急性筛窦炎　疼痛位于眼内眦间或鼻根深部，可反射至颞部及头顶部，眼球转动或压迫眼球时疼痛加剧。鼻根部可有压痛。

4) 急性蝶窦炎　因蝶窦与硬脑膜接触面广泛、密切，炎症刺激脑膜引起头痛。头痛位于头顶中心、眼球后方或枕后部，伴颞部紧迫感。一侧蝶窦炎可表现为偏头痛。头痛在清晨3时左右开始，起床后消失，受到日晒后会诱发或加重。眼球可有压痛，但重压时头痛并不加剧。

5) 慢性蝶窦炎　据报道占全部鼻窦炎患者的18.2%，并不少见，以往可能有部分被漏诊或误诊。常和筛窦炎并存。近年来发现真菌性蝶窦炎引起的头痛有增加趋势，患者多伴有脓血涕症状。慢性孤立性蝶窦炎多有明显偏头痛症状，头痛部位与急性蝶窦炎相同，在排除神经系统疾病的基础上，对剧烈头痛患者应考虑此病的可能。

6) 萎缩性鼻炎　头痛部位常在前额或头顶部，性质以昏胀性隐痛为主，伴鼻腔干燥、易结痂皮，甚或发出臭味等萎缩性鼻炎的表现。减少鼻腔通气量，头痛可有所缓解。

(3) 检查

首先应详细检查鼻腔、鼻窦，以证实有否上述引起头痛的局部病变存在，如鼻中隔偏曲、中鼻甲肿大或泡性中鼻甲、下鼻甲萎缩、鼻腔新生物或异物等，这些通过前鼻镜检查多能查清。如鼻甲肿大影响检查视野，须作充分收敛后再进行窥视，必要时可用鼻内镜作进一步检查。

其次，为了排除邻近器官或全身性原因所致的头痛，以及鉴别诊断的需要，亦应做一些必要的全身状况、脑神经功能检查及口腔、耳、眼等其他部位的局部检查以及血液、脑脊液等实验室检查。鼻窦或头颅的X线平片，必要时作X线断层摄片、造影，CT或MRI等都是目前常用的检查方法。个别患者还可配合超声、脑电图、脑血流图、脑血管造影或数字减影血管造影(DSA)、脑放射性核素扫描等检查。

8.1.3 诊断

1) 病史　既往有急性鼻炎或鼻窦炎发作史，鼻外伤史等。

2) 上述检查　发现鼻窦、鼻窦病变存在的阳性结果，以及排除其他非鼻源性头痛存在的阴性结果，特别注意不要漏诊鼻咽癌引起的头痛。

3) 必要的鉴别分析　应该看到，即使头痛与鼻部病变并存，并不一定能下鼻源性头痛的诊断，必须结合其他调查材料，作出符合逻辑的因果关系判断。例如，检查发现患者鼻中隔有偏曲，但突起并不与鼻甲相抵，平时也无鼻塞等感觉，或者头痛部位与偏曲突起不在同一侧，那就不能贸然认为其头痛就是由鼻中隔偏曲所造成的。再如，文献中有把头痛型癫痫误诊为鼻源性头痛的报道。前者被认为是间脑癫痫的一种特殊类型，伴有脑电图的异常表现；前额、眼眶或颞部有突发性跳痛，程度较剧，经用抗癫痫药物治疗有效，而对止痛剂及麦角类药物无效。虽然对头痛型癫痫这一诊断是否成立，学术界尚有不同看法。我们在临床上也确实遇到过鼻窦炎患者在急性发作伴有头痛时，其脑电图出现异常；一旦鼻窦炎控制，其头痛也消失，脑电图也转为正常。鼻窦炎-头痛-脑电图变化三者之间的关系究竟如何评价，值得今后进一步探讨。

8.1.4 治疗

治疗鼻源性头痛根本的一点是必须"正本清源"，

如果光是“头痛医头”,不仅只起暂时效果,也可能延误病情。

1) 积极治疗引起头痛的鼻部原发疾病　如作鼻中隔矫正、鼻甲切除、鼻窦根治、肿瘤切除等手术。目前正在逐步开展和普及的功能性鼻内镜下作鼻窦开口扩大、鼻中隔矫正等手术,以利引流,不失为治疗窦内积脓或鼻中隔偏曲等所致头痛的安全、有效的疗法。还可采用局部滴用麻黄碱溶液,全身应用抗生素等控制鼻窦炎的急性发作,改善鼻腔、鼻窦的通气和引流状况,使用抗过敏药物控制变态反应等。

2) 对症治疗　应用各类止痛剂、镇静剂减轻疼痛及焦虑症状,以减少患者痛苦。鼻窦炎急性发作时期,也可局部应用物理治疗如红外线或激光照射;或作冷敷,能起消炎、止痛作用。

3) 中医中药　针灸不仅有较好的止痛作用,也能对鼻窦炎、神经痛等原发病起治疗作用。可按头痛的不同部位循经取穴。常用的穴位为合谷、百会、印堂、攒竹、太阳、风池等。中成药藿胆片(或“清肝保脑丸”)适用于治疗鼻窦炎引起的头痛;急性鼻炎(感冒)时的头痛,可用传统验方川芎茶调散(荆芥、防风、川芎、白芷、细辛、薄荷、羌活、甘草)加减治之。

8.2　嗅觉障碍

嗅觉障碍(dysosmia)是鼻部常见症状之一,可由多种局部与全身原因所致。

8.2.1　病因

1) 鼻和鼻窦阻塞性病变　如鼻炎、鼻窦炎引起鼻甲肿大,鼻息肉或鼻腔新生物堵塞鼻道,鼻外伤造成的畸形或鼻内手术后瘢痕粘连等,均可妨碍气味分子的气流到达嗅区。

2) 上呼吸道感染后　在感冒时,鼻塞等症状消退后,部分患者的嗅觉一直未能恢复,也有嗅粘膜受损产生嗅觉错乱等其他嗅觉异常,可能与病毒侵犯嗅觉感受器有关。有人报道,取患者的嗅粘膜活检,显示嗅细胞数量减少,甚至缺如。

3) 头部外伤　成人头部外伤后失嗅的发生率为5%～10%。前后方向的外力,尤其枕部受打击容易引起嗅觉损害。外伤造成嗅觉障碍的机制,既可由于嗅裂变形等机械因素,也可因直接损伤嗅粘膜(包括相应的血管)或嗅觉中枢;但多数是因为嗅神经在筛板处的离断,并且即使嗅细胞再生,嗅轴突与嗅球间的连接也难以重建,故预后较差。

4) 先天性　其病理基础是在胚胎发育后期嗅上皮和(或)嗅球的退化或萎缩。有些病人的嗅觉缺陷是作为先天遗传性综合征的表现存在的。

5) 老年性　一般认为,嗅阈随着年龄的增加而提高,这与嗅上皮的老化有关。近年利用光镜、电镜及免疫组化方法,在老龄鼠看到嗅上皮老化的表现,以及嗅细胞和嗅球内的僧帽细胞数目明显减少。另一方面,老年人随着生活经历的延长,嗅神经系统受损的机会相应增多,其中也包括有些老年人容易罹患与痴呆有关并伴有嗅觉障碍的疾病,如阿尔茨海默病(Alzheimer disease),亦称早老性痴呆。新近国外研究报道,成年人嗅上皮仍有神经再生和分化能力;嗅神经元的凋亡受 bel-2 基因的抑制起到保护其生存的作用。

6) 接触有害的化学物质　如甲醛(福马林)蒸气、钴和钼粉尘等,香烟的烟雾也会损害嗅觉神经末梢而使嗅觉减退。中毒后丧失的嗅功能是否可逆,与接触毒物的时间及浓度有关。

7) 颅内病变　以额叶肿瘤引起的嗅觉障碍为多见。颞叶肿瘤的“沟回发作”会出现幻嗅。

8) 药物毒性作用　已有使用某些抗癌药、抗甲状腺药及抗生素引起嗅觉减退或丧失的报道。

9) 精神性疾病　精神分裂症、忧郁症及癔病等精神病人有时会有幻嗅等嗅觉失真的症状。

10) 手术后　鼻顶部及前颅窝的外科手术容易影响呼吸通道或损伤嗅觉神经系统而妨碍嗅觉。全喉切除术后病人的嗅觉减退是因呼吸空气不经鼻腔之故,在嗅觉检查及嗅上皮形态学方面并无异常改变。

11) 放疗后　放射线可能损伤嗅觉感受细胞(包括嗅上皮及嗅球)及影响嗅区粘膜的腺体的分泌和血液供应。

12) 营养缺乏　患有维生素 B 缺乏症的病人中失嗅者的比例增高。锌是嗅觉感受细胞再生所必需的微量元素。据调查,各种原因引起的嗅觉障碍病例中,低锌血症者超过半数。

8.2.2　临床表现

嗅觉障碍有各种各样的表现,目前尚无统一的分类。笔者在临床上根据其临床表现对嗅觉障碍提出以下简要分类,见下表:

嗅觉障碍临床表现分类表

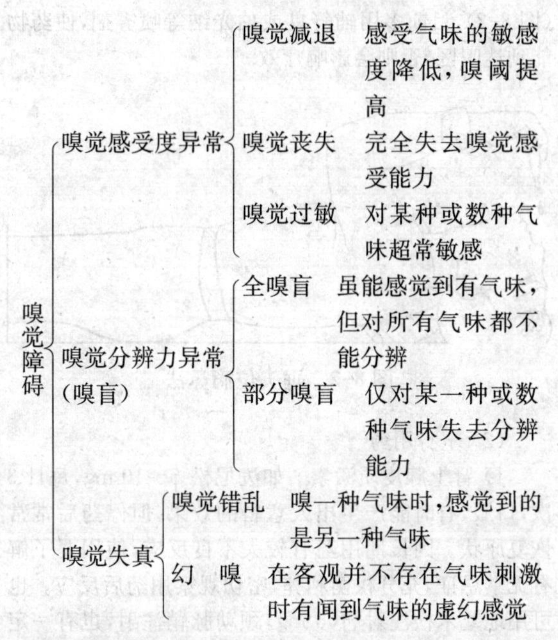

嗅觉障碍	嗅觉感受度异常	嗅觉减退	感受气味的敏感度降低，嗅阈提高
		嗅觉丧失	完全失去嗅觉感受能力
		嗅觉过敏	对某种或数种气味超常敏感
	嗅觉分辨力异常（嗅盲）	全嗅盲	虽能感觉到有气味，但对所有气味都不能分辨
		部分嗅盲	仅对某一种或数种气味失去分辨能力
	嗅觉失真	嗅觉错乱	嗅一种气味时，感觉到的是另一种气味
		幻　嗅	在客观并不存在气味刺激时有闻到气味的虚幻感觉

幻嗅多属精神症状，可见于精神分裂症、癔病等精神病及嗅觉中枢的病变。

另外，有所谓"恶嗅"或称"恶嗅觉"，是指鼻内一直有自觉或他觉的恶臭气味。事实上，恶嗅大都可查到确实的嗅源，存在产生恶臭的嗅素。如臭鼻症、化脓性鼻窦炎，嗅到的恶臭味乃是客观真实的反映，不能认为是嗅觉本身的病变。小部分由嗅觉中枢神经系统病变引起的恶嗅觉，实际并无发臭的嗅素存在，应归入幻嗅之列，故"恶嗅"似不必另列一项。

8.2.3　检查

对嗅觉障碍病人应作以下检查。

(1) 一般检查

详细的鼻腔（包括鼻内镜观察嗅裂后部开放情况）、口腔及神经系统检查。

(2) 嗅觉功能检查

包括测定察觉阈和识别能力两个方面。要求试验定量化及可重复性，由于气味的定量不如听觉、视觉容易控制，目前各国尚无统一的测试方法，主要有以下几种：

1) 主观嗅觉检查

a. T & T 嗅力计：是日本制定的标准嗅觉检查工具，它包含 5 种不同气味、8 种浓度的系列装置，从淡到浓分别让受试者闻后，测定其察觉阈及辨识阈，并将结果记录于类似电测听的嗅力图上（图 8-1）。按障碍程度，分为正常至失嗅 5 级。

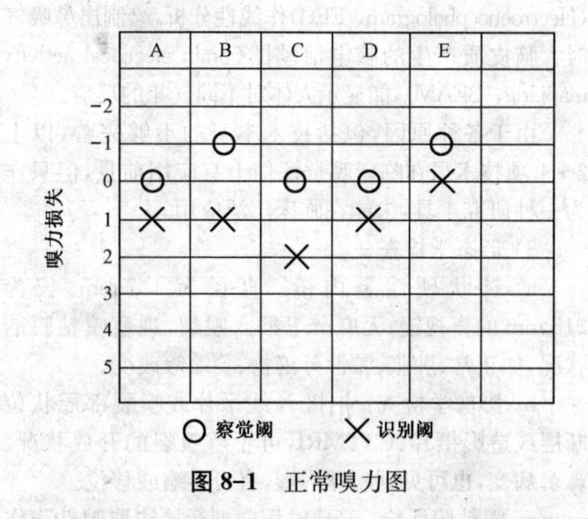

图 8-1　正常嗅力图

国内已有类似的"五味嗅试剂"问世，但尚待进一步完善。

b. 微胶囊嗅功能检查：美国的 Doty（1984 年）创制了一种微胶囊内含有 40 种气味的小本子来测定嗅觉，简称 UPSIT。用指甲或铅笔压破微胶囊后闻泄漏出来的气味，从 4 种可能的回答中选择 1 种，按照正确与否计分，最后根据记分标准作嗅觉功能的总评价。因小本子携带方便，可以自测，此法在国外已得到一定的推广。

c. 静脉性嗅觉检查：将呋喃硫胺（长效维生素 B_1）10 mg（2 ml）在左肘正中静脉于 20 s 内作等速注射，受检者在平静鼻呼吸状态下，一闻到维生素新 B_1 的气味即作表示并记录。从注射开始到觉察气味的时间为潜伏期，正常值为 8 s；从觉察气味到气味消失的时间为持续时间，正常值为 1～2 min。嗅觉减退时潜伏期延长，持续时间缩短。结合标准嗅觉检查结果分析，有助于嗅觉障碍病变部位的判断。

2) 客观嗅觉检查

a. 生理反应测定：给予气味刺激后测定瞳孔反射、皮肤电反应、呼吸改变，从结果推断嗅觉功能情况。由于这些反应属非特异性且不稳定，故单独应用价值有限，宜几种检查同时进行，或配合其他嗅觉检查，对诊断具有参考作用。

b. 嗅电图（electro-olfactogram，EOG）：通过内镜将电极直接放在嗅上皮上，记录气味刺激时出现的相应电位变化。

c. 嗅觉诱发电位（olfactory evoked potential，OEP）：类似脑电反应测听。在多次受到嗅刺激后，经皮肤记录到脑电活动，结果再由计算机处理分析。

d. 脑电活动图：利用电脑技术对脑电图(electroencephalogram, EEG)作线性分析，绘制出鼻吸气时大脑皮质产生的脑电活动图(brain electrical activity mapping, BEAM)，能显示人体对不同气味的反应。

由于各种原因，包括技术本身的不够完善，以上2～4项技术虽在临床嗅觉评估上有应用前景，但只作为一种研究工具，未能在临床广泛应用。

3) 形态学检查

a. 针状硬性鼻内镜：直径为1.7 mm、长为215 mm的直视镜，无麻醉下插入嗅裂，观察嗅粘膜的状况，如正常、肿胀、脓性分泌物、萎缩等改变。

b. 影像学检查：拍摄X线平片或嗅裂部冠状位断层或造影摄片、CT、MRI，可了解嗅裂的开放状况、鼻窦病变，也可见到嗅球阴影，有否萎缩或移位。

c. 嗅粘膜活检：必要时用微型活检钳取嗅粘膜作光镜、电镜或免疫组织化学检查[可测定嗅细胞的特异性嗅标记蛋白(olfactory marker protein, OMP)等]，可了解嗅上皮的生长、发育及受损情况，有助明确诊断。

8.2.4 诊断

(1) 功能诊断

可根据前述检查及临床表现作出相应诊断。

(2) 病因诊断

根据病史以及局部和全身的各项检查结果，推断造成嗅觉障碍的原因。

(3) 性质及部位诊断

根据造成嗅觉障碍的机制、性质及部位，一般把嗅觉障碍分为神经性(感觉性)及呼吸性(机械性)两大类。

1) 呼吸性嗅觉障碍　是因机械阻塞因素，使含有气味分子的空气不能到达嗅区造成的嗅觉减退或消失。

2) 神经性嗅觉障碍　包括：① 嗅觉末梢感受器病变引起者(嗅粘膜性)；② 嗅觉传导神经病变引起者(嗅神经性)；③ 嗅觉中枢病变引起者(嗅中枢性)。

呼吸性与嗅粘膜性嗅觉障碍并存者称混合性嗅觉障碍，为颅外病变所致；嗅神经性及嗅中枢性嗅觉障碍，即从嗅丝起到各级嗅中枢，病变部位在颅内。

8.2.5 治疗

一般以呼吸性嗅觉障碍的疗效为好，因其病因相对容易去除。

(1) 局部用药

用肾上腺皮质激素配合血管收缩剂滴鼻，有开放鼻道、消炎消肿等作用。如倍他米松麻黄碱等，但需注意掌握正确的用药方法，即滴药应取充分后仰的体位(图8-2)，目前多用辅舒良或伯光纳等喷雾剂，使药物能到达嗅区，否则会影响疗效。

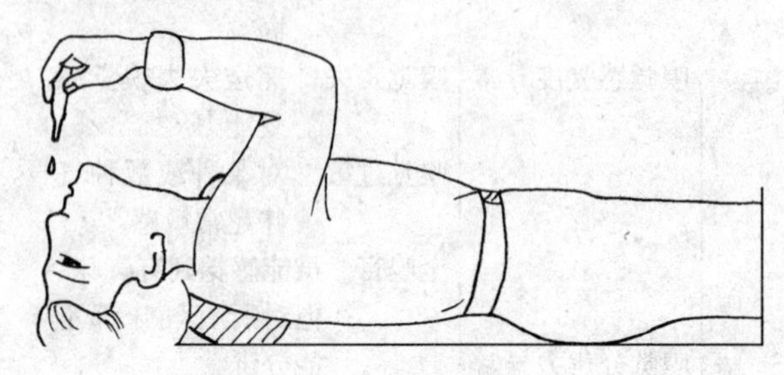

图8-2　垂头位滴鼻法

(2) 全身用药

1) 肾上腺皮质激素　如泼尼松5～10 mg，每日3次，口服，有时能产生出人意料的效果，但停药后常常恢复原状。因长期用药有较大不良反应，使用要了解有无禁忌证，充分权衡利弊，密切观察用药后反应。也可用地塞米松注射剂(5 mg)颈动脉鞘注射，也有一定效果。

2) 维生素　主要用维生素A及维生素B_1。

3) 锌剂　缺锌会影响味觉、嗅觉功能。锌剂治疗嗅觉减退或丧失的疗效目前各家看法有很大差异，一般对伴有味觉障碍者可试用葡萄糖酸锌口服，每日25 mg，连服3个月。

4) 氨茶碱　可能是增加鼻通气量及影响嗅觉神经的作用。剂量为每日250～1 000 mg，宜逐步增量。

5) 中药　补中益气汤或通窍活血汤加减，辨证施治，煎服，每日1剂。

(3) 手术治疗

去除影响气体到达嗅裂的鼻腔结构异常、新生物及鼻窦病变，包括鼻中隔矫正、鼻甲部分切除、鼻息肉切除和筛窦开放等。鼻内镜下切除嗅裂部位的息肉、开放发炎的后筛窦及蝶窦，对呼吸性嗅觉减退有较好疗效。

(张重华)

参考文献

1. Ballenger JJ, Snow JB. Otorhinolaryngology: Head and Neck Surgery. 15ed. New York: Williams, & Wilkins, 1996. 163～193

2. Lund VJ, Kennedy DW. Quantification for staging Sinusitis. Ann Otol Rhinol Laryngol [Suppl],

1995, 167: 17
3. Erkan M, Aslan T, Ozcan M, et al. Bacteriology of antrum in adults with chronic maxillary sinusitis. Laryngoscope, 1994, 104: 321
4. 黄选兆,汪吉宝. 实用耳鼻咽喉科学. 北京: 人民卫生出版社,1998, 208~264
5. 吴建,孙爱华. 鼻微创手术学. 北京: 人民军医出版社,2001, 75~201
6. 范静平,陆书昌,廖建春等. 内镜鼻窦手术 160 例小结. 临床耳鼻咽喉科杂志,1996, 10(1): 21
7. Yang GI Min, Kim HS, Suh SH. Paranasal sinusitis after long-term use of topical nasal decongestants. Acta Otolaryngol, 1996, 116(3): 465~471
8. 高志伟,唐辉,马俭. 对鼻内镜下鼻腔鼻窦手术安全性的再认识. 中国眼耳鼻喉科杂志,2002, 2(2): 101
9. 刘英,颜永毅,赵充沛. 内镜鼻窦手术失败原因分析. 临床耳鼻咽喉科杂志,2000, 14(9): 426
10. 肖壁君,王海青,陆书昌,等. 功能性上颌窦手术与上颌窦根治术的疗效比较. 临床耳鼻咽喉科杂志, 1996, 10(2): 88
11. 徐永昌. 电动微切吸器在功能性鼻窦内镜手术中的应用. 中国眼耳鼻喉科杂志,1999, 4(5): 178
12. 韩德民,周兵,葛文彤,等. 影像导航系统在鼻内镜手术中的应用. 中华耳鼻咽喉科杂志,2001,36(2): 126
13. 谷占河,孟宪平. 钬激光在功能性鼻窦手术中的应用. 临床耳鼻咽喉科杂志,1999, 13(9): 427
14. Vleming M, Middelweerd RJ, Vries N. Complications of endoscopic sinus surgery. Arch Otolaryngol Head Neck Surg, 1992, 118: 617
15. 孙树岩. 内镜鼻窦手术中并发症的总结. 中华耳鼻咽喉科杂志,2001,36(5): 335
16. Ponikou JV, Sherri DA, Kern EB, et al. The diagnosis and incidence of allergic fungal sinusitis. Mayo Clin Proc, 1999, 74: 887
17. 易绍珍,陈卫群,张爱萍. 鼻内镜下经上颌窦自然开口冲洗注药治疗小儿鼻窦炎. 临床耳鼻咽喉科杂志,1998, 12(1): 32
18. 杨继生,喻妮,杨建立等. 内镜鼻窦手术治疗儿童慢性鼻窦炎. 中华耳鼻咽喉科杂志,1995, 30(5): 270
19. Lanza Dc, Kennedy DW. The Otolaryngologic Clinics of North America (Volume 34, number 1) W.B. Saunders Company, 2001, 23~47

9 鼻部肿瘤

9.1 鼻部良性肿瘤

鼻部的良性肿瘤临床上虽属少见，但是种类繁多。良性肿瘤多发生于鼻腔，其次在鼻窦，见于外鼻者则更少。临床上，这些良性肿瘤的共性表现为肿瘤侵犯部位的功能障碍、解剖变形，其生长缓慢，不引起局部疼痛。除非肿瘤压迫三叉神经或者肿瘤甚大侵犯颅腔，造成神经痛或偏头痛。

发生鼻腔鼻窦的良性肿瘤有：乳头状瘤、骨瘤、纤维瘤、粘液瘤、血管瘤、淋巴管瘤、神经源瘤、牙源性肿瘤、腺瘤等。至于鼻腔、鼻窦囊肿属于假性肿瘤。

9.1.1 乳头状瘤

乳头状瘤(papilloma)是鼻腔和鼻窦中比较多见的良性肿瘤，男性多见。发生于鼻前庭的乳头状瘤系由鼻前庭的皮肤复层扁平上皮而来，病理性质与其他部位皮肤上的乳头状瘤相似，质硬，常单发。发生于鼻腔、鼻窦的乳头状瘤，则质软，有破坏力，容易发生恶性变，可侵犯颅腔，切除后易复发。

(1) 病因

说法不一，有以下两种学说。

1) 炎症学说　因为在肿瘤基质内可见炎性细胞浸润，有时可见包涵体和品红小体，因此多认为与病毒感染有关。也有人认为多发于炎性息肉组织。目前多数人认为鼻腔、鼻窦的乳头状瘤是炎症的后果，皮肤上乳头状瘤为真性肿瘤。

2) 肿瘤学说　乳头状瘤具有局部破坏力，切除后容易复发，而且具有恶性变的可能，这些都是肿瘤的特征。

(2) 病理

1) 内翻性乳头状瘤　肿瘤上皮向内翻转生长，长入肿瘤基质。一般乳头状瘤是从表面向外增殖。肿瘤上皮是类上皮细胞或复层扁平上皮细胞，其表面覆以单层柱状纤毛上皮，基膜明显。另外，上皮层中有散在的细小囊肿。上皮层与基质中无明显的炎性细胞浸润。外观如息肉，但不透明，基底广，质地坚实，富有血管。

2) 蕈样乳头状瘤　如一般乳头状瘤呈蕈样生长内有结缔组织的中轴，上皮结构如内翻性乳头状瘤。此瘤的外观如同桑椹状，有的又如蕈花状或如疣状，基底广，质地坚韧。

3) 柱状细胞型乳头状瘤　最少见。上皮为增生的多复层柱状上皮,偶尔带有纤毛,复层扁平上皮或类上皮细胞不存在。上皮层中含有为数不等的细小粘液囊肿。外观粗糙不平,坚实犹如乳头状。

(3) 临床表现

一般出现较晚。主要症状有鼻塞、鼻出血,有时为血性鼻涕,有时则为大量出血。此外,还有失嗅、头痛等。如果肿瘤过大向前生长可脱出前鼻孔,向后可突向鼻咽部,造成软腭下塌,发音含糊不清。有的因肿瘤侵犯鼻窦,引起面部畸形。鼻腔乳头状瘤基底较宽,较息肉质硬,触之易出血,带蒂的则能活动。

(4) 诊断

X线摄片可显示鼻窦的密度增加,有时有骨质吸收破坏的表现,CT可见病变侵及的范围和程度。病理切片检查可以明确诊断。但也要注意有无恶性变,如有恶性变在治疗上应按恶性肿瘤给予治疗。

(5) 治疗

治疗原则为手术切除。发生于鼻前庭者多为单个带蒂肿瘤,可给予圈套扎除,其根部可用硝酸银烧灼或电灼,防止复发。或将根部连同软骨膜一同切除。如肿瘤位于鼻腔或鼻窦者,可经鼻内或经上颌窦手术,或经鼻外径路行根治性切除,手术务求彻底,以减少复发。

乳头状瘤分化较好,对放射线不敏感,惟有在恶性变以后可行综合治疗,可术前予以放射治疗,或是术后补充放射治疗。

目前认为最好的治疗是以彻底的手术切除再配合放射治疗,以防止其复发或恶性变。

9.1.2 骨瘤

骨瘤(osteoma)也是常见的鼻腔鼻窦良性肿瘤,生长极慢,多发生于鼻窦。患者以男性居多。

本病以额窦最多见,筛窦次之,上颌窦及蝶窦更少。根据发生部位及发展方式,可分成内生性及外生性骨瘤两类,但外生性极少。

(1) 病因

目前病因不明。学说很多,有胚胎残留、外伤、感染、内分泌紊乱及遗传学说等,多数学者主张胚胎残留学说。在发生学上,两种不同组织的交接部位都可能发生肿瘤。颅骨各部,或是膜内成骨,或是软骨内成骨,因此骨瘤常发生在额骨与筛骨之间、蝶骨小翼与额骨眶板之间或上颌骨内。来源于膜性组织成骨者,为坚质型骨瘤,来源于软骨组织成骨者,为松质型骨瘤;来源于两种组织成骨者,则为混合型骨瘤。

(2) 病理

骨瘤生长缓慢,均发生于鼻腔、鼻窦骨壁上,呈球形或结节状,表面覆盖粘膜,光滑,质地硬,有蒂或者广基。多发生于单侧,也有的两侧鼻骨、筛窦同时发生。

鼻腔骨瘤发生于鼻中隔、下鼻甲、鼻底和中鼻道等处。原发于鼻窦的骨瘤常侵犯鼻腔、眼眶、颅内,可以引起各种功能障碍和并发症。

骨瘤在病理学上可分为以下3种类型:

1) 密质型(compact form)　又称象牙型或硬型。由成骨的致密骨板组成,质坚硬如同象牙,较少有蒂,生长极慢,多发于额窦内。

2) 松质型(spongy form)　又称海绵型。由骨化纤维组织形成,其中有排列不规则的骨组织,有时可见成骨细胞。质松软,根基广,生长较快,表面有较坚硬的骨囊。常见于筛窦内。

3) 混合型(mixed form)　较多见。肿瘤大部分或周缘为密质型,核心或基底为松质型,因此呈外硬内松。多发于额窦内。

(3) 临床表现

骨瘤小者一般没有症状,经常因鼻窦X线摄片偶尔发现骨瘤存在。鼻腔骨瘤的症状主要由机械性梗阻而造成。可以引起鼻塞、流涕、头痛,晚期可以侵入邻近器官而引起各种不同的症状。由于骨瘤多发生于额窦,因此,可因鼻额管受阻出现前额部头痛。如骨瘤发展入眼眶,在同侧眶内角或眶内上角有硬性隆起,眼球移位和复视等。发展入颅内,可以引起颅内症状等。

(4) 诊断

根据X线鼻窦摄片所见可以帮助诊断。手术探查以及术后病理检查可以最后确诊。

(5) 治疗

骨瘤甚小,又无明显症状者,毋需处理。但应定期摄X线片复查,观察有无发展。如果肿瘤虽小,但位置在额窦底近鼻额管开口处,还是应手术切除。肿瘤甚大,引起颜面变形,或者症状明显,需经鼻外作切口切除之。术中勿伤及额窦后壁或筛板,以免术后发生颅内并发症。

9.1.3 血管瘤

鼻部血管瘤(angioma)可分成毛细血管瘤和海绵状血管瘤两大类。

(1) 病因

鼻部血管瘤的病因有:① 脑性残余学说认为,鼻中隔血管瘤由胚胎成血管细胞而产生;② 外伤学说认为,毛细血管瘤多由外伤引起;③ 内分泌学说认为,鼻腔血管在妊娠期间突然出现或增大，产后缩小，这可能与内分泌功能有关；④ 慢性炎症学说；⑤ 真正良性肿瘤。

鼻部血管瘤可发生在鼻的任何部位，一般认为发生在血管最丰富的地方。毛细血管瘤多发生于鼻中隔、外鼻皮肤处；海绵状血管瘤多发生在下鼻甲、上颌窦、鼻骨，也可发生于鼻底、中鼻甲、筛窦和下鼻道侧壁等处。

(2) 病理

血管瘤大小不等，有蒂或者广泛基底。毛细血管瘤较小有蒂，海绵状血管瘤较大，基底广泛。毛细血管瘤由分化良好的毛细血管网所组成。瘤体表面覆盖着正常粘膜，毛细血管腔内皮细胞增生、肥大，管内充满红细胞。海绵状血管瘤无包膜，多数为大小不等的血窦腔构成，腔内所含血液可形成血栓，甚至机化。

(3) 临床表现

主要是单侧鼻塞，反复鼻出血，出血量多少不等为血管瘤突出的表现。鼻窦血管瘤可由前鼻孔脱出或向后伸入鼻咽部，引起咽鼓管阻塞。肿瘤较大时使窦腔扩大，骨壁受压迫吸收变薄，甚至破坏，使得肿瘤向外扩展，发生面部畸形、眼球突出移位、视力减退、复视以及头痛等。鼻腔检查时可见红色肿块，质地柔软，具有小蒂，容易出血。鼻窦海绵状血管瘤可使窦腔扩大膨隆畸形，或侵入眼眶，引起一系列眼部症状。X线摄片可见骨质破坏而易误认为恶性肿瘤。

(4) 诊断

根据血管瘤的临床表现，诊断多无困难。一般术前不需要活检，手术一次切除再作病理检查，明确诊断。

(5) 治疗

以手术切除为主，其根基部位可用化学药物如硝酸银、铬酸等烧灼，或电烧灼根部，以防止复发。

如为鼻窦内血管瘤或者肿瘤较大，可经鼻外途径或由上颌窦途径手术切除，为预防术中出血，或先行结扎同侧颈外动脉，或注射硬化剂，使瘤体缩小、变硬，再手术切除。术后给予深度X线照射，可以预防复发。

9.1.4 纤维瘤

鼻腔、鼻窦的真性纤维瘤极罕见。许多报道为纤维瘤的病例，只是鼻粘膜的肿瘤样增生，并非真正的肿瘤。纤维瘤(fibroma)分成骨膜性纤维瘤和中央性纤维瘤两类。纤维瘤生长缓慢。发生在鼻窦内的，可多年无症状。发生在鼻腔内的，早期可有鼻塞。除少数含血管丰富者，一般没有鼻出血。肿瘤长大，引起颜面变形和眼球移位。检查可见表面光滑的肿块，基底广或带有蒂，质地较硬，不易出血。

治疗上以手术切除为主。手术彻底，一般不会复发。因为肿瘤纤维组织多，因此出血不多。肿瘤边界清楚，尽管已侵入眼眶，也可完整分离切除，而不伤及眼球。惟中央性纤维瘤的肿瘤组织浸润性生长，切除范围应稍广泛一些。

9.1.5 软骨瘤

软骨瘤(chondroma)是一种很少见的肿瘤，在鼻腔、鼻窦肿瘤中独具特点。发病男性多于女性，好发于20～30岁的青年人。因为软骨瘤的临床后果甚差，因此，曾有人把它归为潜在性恶性肿瘤。

病因不明了，多数学者认为可能来源于异位软骨胚芽或软骨性头颅原基的残余。也有人认为与创伤、发育、慢性炎症和佝偻病有关。也称之为真性肿瘤。

外观上表现为淡青色或蓝灰色，外表光滑，球形，亦可为结节状或者分叶状。外面有包膜，边界清晰。软骨瘤都由分化良好的透明软骨组成。根据原发部位可以将其分为两种，即内生性和外生性。软骨瘤生长缓慢，虽属良性，因其膨胀生长，致使周围软组织和骨壁吸收破坏，并向邻近组织扩展，其临床表现又类似恶性肿瘤。到晚期，可侵及两侧鼻腔、上颌窦、筛窦、眼眶，甚至侵入颅内，可产生严重的并发症。

软骨瘤的临床表现是以鼻塞和向邻近器官侵犯为主，一般无鼻出血。检查可见肿瘤光滑，呈结节状生长，表面覆盖有薄层粘膜，质地硬而富于弹性。可用穿刺或钳取组织进行活检，以明确诊断。

因为软骨瘤对放疗不敏感，因此多采取手术切除，用鼻外径路彻底切除肿瘤及邻近的可疑组织。术后也需长期随访观察，因为复发率很高。

9.1.6 圆柱瘤

圆柱瘤(cylindroma)是比较罕见的两种良性肿瘤之一。通常发生在涎腺、泪腺、上消化道和呼吸道等处。

关于圆柱瘤的属性，目前认为是一种低度恶性肿瘤，故又称为腺样囊性癌(adenocystic carcinoma)。从临床观点来看，圆柱瘤对放疗的疗效不好，放疗后或手术以后均易复发，而且容易发生恶性变，可沿血行发生远处转移，因此临床表现颇有恶性特征。一般均主张按恶性肿瘤处理，早期给予彻底的手术切除。预后需长期观察才能判定。

9.1.7 脑膜瘤

脑膜瘤(meningioma)又称为蛛网膜内皮瘤。一般多发生在颅内,也可以向下侵入鼻腔及鼻窦,但比较少见。有人报道,颅外脑膜瘤极为少见,而发生在鼻腔与鼻窦的则更少。

颅外脑膜瘤的发生是由来自脑膜的蛛网膜细胞巢穿过硬脑膜向外发展所致,而硬脑膜内并无肿瘤。或者是由迷走于颅外胚胎性融合线上的蛛网膜细胞巢而来。

脑膜瘤发病缓慢,起病后可有鼻塞、流涕、鼻出血和嗅觉改变等。发生于鼻窦的,可破坏骨壁,侵入其他鼻窦、眼眶和鼻腔,可引起面颊部变形,眼球移位,视力减退。肿瘤表面光滑,有包膜,易剥离。有人报道,可发生恶性变。治疗原则为手术切除,以免复发。

9.1.8 成釉细胞瘤

成釉细胞瘤(ameloblastoma)又称为釉质瘤(adamantinoma)。发病原因尚未定论,多认为发源于牙釉质原基皮质的基底细胞。病理上属良性肿瘤,多发生在颌骨,以下颌骨居多,在上颌骨内的约占15%。发生在上颌骨者,一般起自第二、三磨牙附近,侵犯上颌窦腔。也可发生在上颌窦前壁或下壁,破坏后可以侵入腭部、眼眶及鼻腔,导致面颊部畸形、眼球移位。在病理形态学上分为固体型、囊肿型和混合型3种。肿瘤常含大小不等的囊腔,腔内有黄色浆液性或血性分泌物,偶尔含有完整牙齿。

肿瘤的特点有:① 肿瘤上皮可侵犯骨皮质哈氏管或者周围上皮组织,因此术后极容易复发,复发时间可长达40年之久,因此术后应长期观察。在病理上,细胞分化不全比细胞分化良好者更容易复发。② 在发展缓慢的病程中,可侵入邻近组织,对局部尤其是骨组织破坏力很大。也有发生远处转移者。③ 有发生恶性变的可能。故也有人称之为"低度恶性肿瘤"。临床上主要症状有面部畸形,面颊部或牙槽部膨隆,扪之有破蛋壳感,如果已穿破骨壁,则发展更快。有鼻塞、流鼻涕和鼻出血,侵犯眼眶可引起眼球移位、流泪和眼球突出;侵犯腭部引起咀嚼、发音困难,牙齿松动甚至脱落。根据X线摄片或CT检查可确诊。

治疗上以手术切除为主。手术应在肿瘤边缘以外约0.5 cm处完整切除,否则容易复发。如瘤体过大可作上颌骨切除。单用放疗疗效不好,多用于术后巩固治疗,以减少复发。

9.1.9 髓外浆细胞瘤

髓外浆细胞瘤(extramedullary plasmacytoma)是指发生于骨髓以外软组织的浆细胞瘤,通常在淋巴组织丰富的地方容易发生。约有90%发生于头颈部、上呼吸道和口腔,尤以鼻、鼻窦以及鼻咽部患病最多。病理上此肿瘤虽属良性,但术后可以复发,少数可发生转移,甚至于发生恶性变。也有人视其为临界性肿瘤或相对良性。

肿瘤可呈单发或者为多发,外表为圆形或卵圆形,表面光滑或者犹如桑椹状、息肉样,有蒂或基底甚广,色红、边界清楚,含血管较多,故易出血。镜下可见大量成堆或成片的浆细胞浸润,胞质丰富,其形状大小不一。症状根据肿瘤的部位、大小以及扩展范围而定,可出现鼻塞、鼻出血、疼痛、面部畸形等,因常发生鼻出血可引起继发性贫血。也可破坏周围骨壁,侵犯邻近器官。

在治疗上,当以彻底手术切除为主,否则容易复发。髓外浆细胞瘤对放射线敏感,因此也可放疗,或者放疗与手术的综合治疗,可获得较好的治疗效果。

9.2 鼻部恶性肿瘤

9.2.1 外鼻恶性肿瘤

外鼻恶性肿瘤可能与某些刺激有关。以癌居多,尤其是基底细胞癌,好发于鼻根、鼻背、额部、眼睑、上唇和面颊部。表现为极缓慢进行性溃烂,又称之为侵蚀性溃疡,极少发生转移。鳞状细胞癌好发于外鼻下半部,属于低中度恶性肿瘤,但恶性程度远低于鼻腔和鼻窦相应肿瘤。多发生颈部淋巴结转移,而且出现较晚。除此之外,还有网织细胞肉瘤、多形细胞肉瘤、恶性神经鞘膜瘤和黑色素瘤等。

(1) 临床表现

男性多见,发病年龄较大。

1) 基底细胞癌 初起呈灰色或黄色,硬结节状,具蜡样光泽,为赘疣。发展缓慢,长大如盘状斑块,去掉表面痂皮,创面易出血。然后,渐为侵蚀性溃疡,偶可出血。边缘较硬内卷,与健康皮肤分界清晰,其周围可有色素沉着。癌肿沿骨膜、软骨膜扩展。可致外鼻、唇、颊部广泛性组织缺损。但很少侵犯粘膜,也不发生转移。

2) 鳞状细胞癌 发展较前者为快。早期类似于赘疣,外观为菜花样、乳头样或蕈样,外表皮色暗红。

发展较快，破溃后为溃疡或为肉芽状、菜花样新生物。常向耳前和颌下淋巴结转移。

(2) 治疗

诊断明确后尽早手术切除，同时给予放疗，一般说来预后较好。

手术切口应距肿瘤边缘 0.5～1 cm 处作广泛而彻底的切除。可选用电刀，以防扩散。如怀疑骨质侵犯，可将受累的骨质一并切除。手术后的畸形可于半年至1年后确诊无复发，方可进行整形手术。

放疗不敏感，常用深度 X 线外部照射。

9.2.2 鼻腔恶性肿瘤

鼻腔恶性肿瘤原发的少，多由外鼻、鼻窦、眼眶、鼻咽部恶性肿瘤的直接扩展而来，或者远处器官的恶性肿瘤转移而来，如喉癌、支气管肺癌、乳腺癌、胃癌等鼻腔转移，但这种转移实属少见。鼻腔恶性肿瘤中，上皮组织来源的癌要比肉瘤多见。癌以鳞状细胞癌最为多见。

(1) 病理

鼻腔恶性肿瘤中有鳞状细胞癌、淋巴上皮癌、腺癌、基底细胞癌、嗅神经上皮癌等。肉瘤有淋巴肉瘤、网织细胞肉瘤、软骨肉瘤、平滑肌肉瘤等。恶性黑色素瘤更为少见。

原发于鼻腔的恶性肿瘤，多发生于鼻腔的侧壁，起自鼻中隔上者甚少。主要表现为鼻中隔前方出血性肉芽组织增生或为溃疡。同时可扪及双侧颈部淋巴结转移。

(2) 临床表现

鼻塞为鼻腔恶性肿瘤的早期症状，鼻塞的轻重与肿瘤在鼻腔的部位、鼻腔的各壁被推移的程度以及有无继发感染有关。位于鼻腔下部的肿瘤，鼻塞出现得较早。鼻腔上部的肿瘤，当肿瘤长大时才发生鼻塞。鼻塞通常为单侧性的，只有当鼻中隔被推向对侧，则可能出现双侧鼻塞。

鼻出血或流血性分泌物也较常见。凡成年人一侧鼻腔流血性分泌物或少量的鼻出血，同时伴有鼻内特殊恶臭味，这时应想到有恶性肿瘤的可能。

疼痛为恶性肿瘤较早出现的症状，多为神经痛，晚期是肿瘤侵犯眼眶或颅底而引起的难以忍受的头痛。

当肿瘤侵犯邻近器官时，可能出现复视、眼球移位、眼球突出、视力减退、面部膨隆、耳鸣、听力减退。晚期出现贫血、恶病质、颈部淋巴结转移或内脏转移。

肿瘤在鼻腔内为广基的息肉样、乳头样或桑椹样的新生物，表面不平整，质地硬而脆，触之易出血。肉瘤质地软，表面光滑，生长迅速，颈部淋巴结转移出现较早。

(3) 诊断

对 40 岁以上的患者，出现单侧进行性鼻塞，同时流血涕，或长期鼻炎、鼻窦炎，近来有剧烈头痛和鼻出血，应怀疑有恶性肿瘤的可能，要反复详细检查。鼻腔息肉、肿瘤切除后应作病理切片检查，通常在息肉根部发现恶性肿瘤生长，或是在乳头状瘤的基础上发生恶性变。鼻腔恶性肿瘤患者就诊多在晚期，因此，要确定原发部位多比较困难。

影像学检查包括鼻腔、鼻窦 X 线摄片，以及鼻腔、鼻窦 CT 检查，有助于明确肿瘤侵犯的范围和程度，而且对手术治疗有一定的参考价值。

(4) 鼻腔恶性肿瘤的临床分期

第 1 期：肿瘤局限于鼻腔内，无转移或扩展。用 TNM 表示应为 $T_1N_0M_0$。

第 2 期：肿瘤侵犯并破坏鼻侧骨壁，并侵及 1 个鼻窦，或者侵犯对侧鼻腔，无颈部淋巴结转移（$T_2N_0M_0$），或者第 1 期肿瘤伴有 1 个小的淋巴结转移（$T_1N_1M_0$）。

第 3 期：肿瘤已明显侵犯鼻窦或眼眶，但没有颈部淋巴结明显转移（$T_3N_{0,1}M_0$），或第 1、2 期肿瘤有固定的颈部淋巴结转移（$T_{1,2}N_2M_0$）。

第 4 期：肿瘤已侵犯颅底，无论有无颈部淋巴结转移（$T_4N_{0,1,2}M_0$）；或肿瘤的任何一期，伴有远处器官转移（$T_{1,2,3,4}N_{0,1,2}M_1$）。

(5) 治疗

鼻腔恶性肿瘤的治疗以放疗和手术切除的综合治疗为主。先给以术前放疗，放疗的总量为 4～8 周内共接受照射 40～60 Gy，使得肿瘤组织最大限度的破坏，又能保护正常组织，并减少放疗的不良反应。放疗结束以后，病人休息 2 周即行手术。在第 1、2 期的肿瘤以广泛手术切除为主，可作鼻侧切开术。如果肿瘤已侵犯鼻窦及眼眶，则可作上颌骨截除，将筛窦、眶内容物一并挖除。颈部淋巴结转移者可行颈淋巴结廓清术。

对晚期肿瘤患者或是年老体弱不宜手术者，应给予放疗或化疗，以达到根治性治疗或作姑息性治疗的目的。

9.2.3 上颌窦恶性肿瘤

上颌窦恶性肿瘤在耳鼻喉科范围内也是常见的肿瘤。上颌窦恶性肿瘤的患者男性多于女性，年龄约在 40 岁以上，50～70 岁发病较多见。

(1) 病理

上颌窦的恶性肿瘤基本上是原发性的，偶尔可见自牙槽、腭部、鼻腔和筛窦等邻近器官的肿瘤扩展而来,自远隔器官、内脏转移来的更为罕见。来自上皮组织的癌远比肉瘤多见。癌以鳞状细胞癌多见,其次为腺癌、移行细胞癌、淋巴上皮癌和黑色素瘤等。肉瘤较少见,基本上以淋巴肉瘤、网织细胞肉瘤和纤维肉瘤为主。

上颌窦恶性肿瘤在上颌窦原发部位的不同,其临床表现、疗效以及预后等都不相同。Öhngren 曾提出自下颌角与同侧内眦部作一假设的平面,在平面前内下方的肿瘤,其治疗效果较好,在平面后外上方的肿瘤,其治疗效果较差,预后也不好。故称这一假设平面为"恶性平面"。

也有人通过瞳孔中心作假设垂直平面,可把上颌窦腔分成为 4 个部分,即前内下、前外下,后外上和后内上。在前内下的恶性肿瘤,早期有牙病症状,容易早期诊断,也容易完整的切除,其预后较好。来自于前外下方的肿瘤也容易被确诊,其预后也较好。后外上方的肿瘤容易侵入眼眶、颧部及颞下窝,其预后较差。后内上方的肿瘤,其症状出现较晚,早期容易侵犯眼眶和颅腔,难于完整切除,其预后极差。

上颌窦癌的患者就诊时多为晚期,这时肿瘤已穿破骨壁至上颌窦外,引起面颊部膨隆、眼球突出、硬腭塌陷、张口困难等。上颌窦癌最容易侵犯筛窦,临床有时很难区分其原发部位是筛窦还是上颌窦。上颌窦的恶性肿瘤发生颈部淋巴结转移的机会较少,出现的也比较晚,通常肿瘤穿破骨壁后才发生转移。一旦颈部淋巴结出现转移,其治疗效果和预后将受到很大影响。

(2) 临床表现

上颌窦恶性肿瘤早期局限于窦腔内,无特殊体征,有症状者易误认为慢性化脓性上颌窦炎,造成误诊。有少数病人,仅在上颌窦探查时才得以明确诊断。大部分病人都在初发症状出现半年以上方来就诊,此时已属晚期,肿瘤已破坏各骨壁,引起眼球突出、面颊膨隆、张口困难、牙齿松动、硬腭下塌等表现。

早期可有头部、面颊、上腭及齿槽突钝痛,肉瘤生长迅速,可有剧烈头痛。面颊及上齿槽麻木感对早期诊断有帮助。还可出现上磨牙松动。近期可有单侧进行性鼻塞,鼻腔分泌物增多,血性脓涕,伴有恶臭。鼻内检查可见新生物,探之易出血。手术时出血甚多,且术后容易复发。反复上颌窦穿刺症状得不到改善者可行上颌窦镜检查,可发现窦腔内有新生物,经病理检查确诊。

晚期症状有面部及鼻部畸形,常为单侧隆起,肉瘤生长较快。如果肿瘤侵犯眼眶,可出现一侧眼球向上、向外、向内上或向外上移位,复视,或有眼球突出,视力下降。鼻腔内有外侧壁内移,或者可见有肿瘤穿破骨壁,突于鼻腔。当肿瘤穿破上颌窦后壁侵犯翼腭窝及翼内肌时,可出现上颌神经区顽固性神经痛、面颊部麻木感、张口困难、下颌偏斜、软腭麻痹和同侧传导性耳聋等。当肿瘤侵入颅内时,可出现剧烈的头痛和相应的神经症状。颈上深淋巴结转移实属晚期。晚期病人全身衰竭呈恶病质表现。

(3) 临床分期

根据 TNM,临床上将其分为以下 4 期。

第 1 期:肿瘤限于上颌窦内,无骨壁吸收破坏,也未发生转移。相当于($T_1N_0M_0$)。

第 2 期:肿瘤侵犯前、下、内侧骨壁,可有局部骨质破坏,但是未超出窦腔。无颈部淋巴结转移,或同侧可疑颈部淋巴结转移,直径应小于 3 cm,可活动。相当于 $T_2N_0M_0$ 或 $T_2N_{1a}M_0$。

第 3 期:肿瘤穿破窦壁,侵入翼腭窝、眼眶、鼻腔、筛窦、口腔和面颊部。有颈部淋巴结转移或可疑颈部淋巴结转移。相当于 $T_{1、2、3}N_1M_0$ 或 $T_3N_{1a}M_0$。

第 4 期:肿瘤已超出窦腔外,产生面部溃烂,颧部肿胀破溃。侵犯颅底及对侧鼻腔和鼻窦。颈部淋巴结转移已固定,或出现远处器官转移。相当于 $T_4N_0M_0$、$T_4N_1M_0$ 或 $T_{1、2、3、4}N_2M_{0、1}$。

(4) 诊断

1) 脱落细胞学检查　取鼻腔分泌物或者上颌窦穿刺冲洗液,经离心沉淀涂片,随后进行细胞学检查,可见到细胞核大,核浓缩,核仁大,偶见核分裂相或双核或巨型合体的癌细胞。还可用荧光色素染色法作脱落细胞检查。

2) 活检　此项检查是比较可靠的诊断方法。当看到鼻腔有新生物时应进行活检。如怀疑鼻窦有占位性病变,像上颌窦,因为上颌窦内新生物不容易取活检,故采用穿刺活检的方法。当然,活检能促使某些肿瘤产生扩散的危险,尤其是恶性黑色素瘤,应避免活检。必要时行上颌窦探查,术中作冷冻切片,明确诊断后行上颌骨截除术。

3) 上颌窦镜检查　自鼻内镜问世以来,就一直用来作上颌窦内镜检查,对上颌窦病变的诊断更为明确和直观。在镜下可观察上颌窦病变情况,并可以作活检,这比盲目穿刺活检可靠。方法是经下鼻道施以表面麻醉或局部麻醉,或是自唇齿部麻醉后,将上颌窦穿刺导管针自下鼻道穿刺置入窦内,或是自犬齿凹穿刺置入窦内,将针芯拔出,随后先以生理盐水冲洗窦腔,将分泌物冲洗干净,再将硬质内镜由穿刺导管针引入窦内进行观察,可用不同角度进行各个方位的观察,如有实质性肿块,可用活检钳取标本进行活检。

4) 影像学检查　可了解肿瘤侵犯的范围以及治疗前后作对比。对早期病变无骨质破坏,仅见到窦腔内密度增加,较难诊断。必要时可进行碘油造影或者作体层摄片检查,以明确诊断。通过X线摄片可以了解到上颌窦各个骨壁的情况及与周围组织的关系等,同时也可以看到肿瘤的侵蚀范围。

CT是近代发展的新的诊断技术,由于CT的临床应用,使得医学又向前迈进了一大步。CT可以清楚地看出肿瘤侵犯范围,病变组织血供好坏等,同时也给手术提供了确实可靠的依据。至于肿瘤向上侵犯眶内和颅内,还可以根据需要作磁共振(MRI)检查。

5) 治疗　以综合疗法为主。采取术前放疗,放疗结束2周后,待放疗不良反应减轻再行手术,将上颌骨作部分切除、次全切除、上颌骨截除和眶内容物剜出术。只有对临床第4期病人考虑进行姑息性放疗、化疗或中草药治疗。

手术治疗是截除上颌骨。如肿瘤侵犯眼眶并与眶骨膜有粘连,这时可将眶内容物剜出与上颌骨一并切除。如伴有同侧颈部淋巴结转移者,还需作同侧颈淋巴廓清术,严禁摘除个别淋巴结。

放射治疗主要针对放射敏感的肉瘤作根治性治疗,或者晚期肿瘤,病变范围广泛,不能手术者可行姑息性放疗。

至于配合手术的放疗,术前总量为40～60 Gy于4～8周内完成,随后休息2周,再施行手术。根据手术取下的标本有无切缘阳性来决定术后是否还需要补充放疗。

化疗仅作为辅助治疗,对上颌窦恶性肿瘤有短期缓解作用,并不能达到长期治愈的目的。

9.2.4　额窦恶性肿瘤

原发性和继发性额窦恶性肿瘤比较少见。可能的发病因素为局部长期炎症刺激、外伤以及鼻腔、额窦、筛窦反复手术的机械性刺激所致。病理上以癌多见,肉瘤较少。额窦癌转移很少,症状出现较晚。

(1) 临床表现

临床症状早期局限于额窦腔内,无明显表现,如穿破骨壁,始有症状出现。主要症状有鼻出血、眼球向外下方移位、眼球突出、复视、视力减退、泪溢、眼痛、眼肌麻痹、上睑水肿或下垂。额部肿胀,破溃成瘘可见有肿块长出。若侵犯颅内,可出现剧烈的头痛、脑膜刺激征以及颅内感染。

(2) 临床分期

第1期:肿块局限于窦腔内,无骨质破坏。相当于$T_1N_0M_0$。

第2期:肿块侵犯窦壁,破坏骨壁,但未超出窦壁之外。颈部淋巴结转移或无或有。相当于$T_2N_0M_0$或者$T_1N_1M_0$。

第3期:肿瘤已超过额窦范围,侵入鼻腔、眼眶以及同侧其他鼻窦。可以出现颈部淋巴结转移。相当于$T_{2、3}N_1M_0$或者$T_3N_0M_0$。

第4期:肿瘤超出额窦范围,侵犯皮肤、眼眶、翼腭窝以及颅底。有颈部淋巴结转移且淋巴结固定,或者有远处转移。相当于$T_{3、4}N_2M_0$、$T_4N_{0、1}M_0$或者$T_{1、2、3、4}N_{0、1、2}M_1$。

(3) 诊断

因早期无典型症状,故不易明确诊断。体层X线摄片或作鼻窦CT扫描给诊断提供了可靠的依据。要确诊还必须做活检。至于体层摄片和CT检查见额窦内有软组织阴影,在手术探查中见到软组织肿块或粘膜肥厚者,均应作病理学检查,以明确诊断。如已确诊的病例,应尽量弄清是原发的还是继发的或是由其他部位的肿瘤转移而来。

(4) 治疗

因为额窦肿瘤早期不易诊断,诊断明确多属较晚期,因此,单行手术或放疗,其治疗效果均不理想。通常主张综合疗法,即手术与放疗结合。如果肿瘤已穿破后壁进入颅内,侵犯大脑额叶,通常采取姑息性治疗。

9.2.5　筛窦恶性肿瘤

发病较上颌窦恶性肿瘤少见。筛窦的慢性炎症、鼻息肉和反复鼻腔手术的机械性刺激成为可能的诱因。在病理上原发性较少,通常由鼻腔或者上颌窦的恶性肿瘤扩展侵入所致。原发性筛窦的恶性肿瘤仍以癌为多,肉瘤少见。

(1) 临床表现

早期侵犯鼻腔和眼眶可出现症状,如单侧进行性鼻塞、鼻衄、头痛、嗅觉减退,检查时见鼻腔上部或中鼻道内有新生物,触之易出血。侵犯眼眶时出现眼球向前、外、下或上方移位,且有复视。如后组筛窦的肿瘤可引起眼球突出、眼外肌麻痹、上睑下垂、视力减退甚至失明。也有内眦部膨隆或呈结节状,穿破后形成瘘管。当肿瘤向前颅窝侵犯可产生剧烈的头痛,还可引起颅内感染。另外,可以有耳前、颌下和颈上深淋巴结转移。

(2) 临床分期

第1期：肿瘤局限在窦腔内，除头痛外无其他症状。相当于 $T_1N_0M_0$。

第2期：肿瘤侵入鼻腔，还未侵犯眼眶及其他鼻窦，无颈部淋巴结转移。相当于 $T_2N_0M_0$。

第3期：肿瘤侵犯眼眶、上颌窦，可无或有活动的颈部淋巴结转移。相当于 $T_3N_0M_0$，$T_{2、3}N_1M_0$。

第4期：肿瘤侵犯引起面部畸形、颅底破坏、侵入颅内，固定的颈部淋巴结转移或远处转移。相当于 $T_4N_0M_0$，$T_{1、2、3、4}N_2M_0$，$T_{1、2、3、4}N_{0、1、2}M_1$。

筛窦恶性肿瘤起病快，易与眼眶及其他鼻窦病变相混淆。筛窦X线摄片或者鼻窦CT检查可提供有意义的依据，但是要确诊仍应活检。

(3) 治疗

仍以综合疗法为主。术前给以放疗，放疗结束休息2周后，即作鼻侧切开术，彻底切除肿瘤。对于肿瘤向上扩展侵犯筛板者可行前颅底手术。晚期病例可行姑息性放疗。

9.2.6 蝶窦恶性肿瘤

较少见。可为原发性，也可由邻近鼻窦尤其是后组筛窦、鼻腔的恶性肿瘤发展而来。以癌多见，很少发生转移。肿瘤可扩展侵犯眼眶、鼻咽和颅底。

(1) 临床表现

早期有颅顶、眼眶深部及枕后顽固性头痛。肿瘤破坏蝶窦外侧壁侵入中颅窝，压迫颞骨岩部第Ⅵ脑神经，出现展神经麻痹。继之第Ⅲ、Ⅳ脑神经麻痹，表现为全眼肌麻痹和上睑下垂。肿瘤如侵入眶尖，可有眶尖综合征。晚期有视力和视野改变。鼻腔检查可见嗅沟处出血性息肉样新生物。

(2) 临床分期

第1期：肿瘤局限于窦腔内，可无症状，或有枕后头痛。相当于 $T_1N_0M_0$。

第2期：肿瘤扩展引起脑神经受压，最早出现第Ⅵ、Ⅱ脑神经麻痹，随后是第Ⅲ、Ⅳ、Ⅴ脑神经麻痹。相当于 $T_{2、3}N_0M_0$。

第3期：肿瘤超出窦腔，侵犯颅腔、眼眶、鼻咽部和筛窦。颈部淋巴结可无或有转移。相当于$T_{3、4}N_0M_0$ 或者 $T_{1、2、3、4}N_{1、2}M_0$。

第4期：发生内脏转移，即 $T_{1、2、3、4}N_{0、1、2}M_1$。

(3) 诊断

诊断比较困难。X线摄片或体层摄片或鼻窦CT检查对诊断有帮助。确诊仍需活检或手术探查。至于蝶窦手术探查，可在鼻内镜直视下进行，使手术简单化，而且出血较少。

(4) 治疗

因蝶窦解剖位置较深，而蝶窦邻近有重要器官，故不能进行彻底的切除手术，通常采用综合疗法。先行手术尽量切除肿瘤，随后再给予补充放射治疗。对不宜手术的病例给予姑息性治疗。

(田　熙)

10 全身性疾病的鼻部表现

尽管组织病理学和组织化学方法在不断发展和更新，对自身免疫性疾病和感染性疾病的认识也在不断加深，但全身性疾病在鼻腔、鼻窦的表现仍被耳鼻喉科-头颈外科医师所忽视，造成漏诊与误诊。引起误诊的原因之一是这些疾病变化多端和症状的隐匿。如韦格纳肉芽肿(Wegener granulomatosis)早期侵犯鼻腔，其临床表现类似上呼吸道感染；多形网织细胞增多症(polymorphic reticulosis, PMR)是一种T淋巴细胞瘤，其最早表现常类似急性单侧鼻窦炎伴眼眶蜂窝织炎；结节病(sarcoidosis)常有鼻塞。若将上述疾病作为炎症处理和给予血管收缩剂治疗则是错误的。由于旅游业的发展，自然灾害的肆虐，易造成疾病的流行，如结核病的流行又呈上升趋势，获得性免疫缺陷综合征(acquired immunodeficiency syndrome, AIDS)患病人数迅猛增加等，直接威胁着人类的健康与生命，认识与积极防治这些疾病，是医务工作者刻不容缓的职责。

10.1 自身免疫病和结缔组织病

10.1.1 韦格纳肉芽肿

韦格纳肉芽肿(Wegener granulomatosis, WG)是一种病因不明的全身性血管炎性疾病，好侵犯呼吸道，目前多数人认为与自身免疫有关。自1939年首先由Friedrich Wegener命名以来，1953年Fienberg提出局限型的概念，1966年由Carrington和Liebow首先报道了局限型WG，并发展了此学说。1979年由DeRemee等根据受累器官提出“ELK”分型，“E”表示耳、鼻、咽、喉受累；“L”表示肺受累；“K”表示肾受累，这已应用于临床。该病的发展是一连续的过程，开始局限于某一器官，可能被控制，或以很快的速度播散到全身，引起上呼吸道、肺、肾的血管炎。该病男性发病率高，高发年龄在40～60岁之间，儿童罕见。

(1) 病理

常见粘膜与粘膜下炎症伴广泛坏死和溃疡。主要是上皮样坏死肉芽肿和小动静脉受损。血管炎使血管壁呈不同程度的浸润、变性;病灶中可见愈合后的管壁纤维化及弹性组织缺失。肉芽肿中可见多形核白细胞及巨细胞,偶尔可见大量嗜酸性粒细胞。

(2) 临床表现

1) 局限型 病人通常存在较长期的不严重的呼吸道症状,如鼻塞、流脓涕、鼻出血、结痂,鼻部隐痛和鼻背部压痛。检查可发现鼻粘膜散在溃疡,犁骨受侵蚀,或有鼻中隔穿孔,或有鞍鼻形成。少数病人单侧鼻腔严重破坏,引起耳(持续性分泌性中耳炎)、眼眶(结膜炎、巩膜炎、虹膜炎、角膜溃疡、视网膜血栓形成和因肉芽肿侵犯球后引起眼球突出)、喉及气管上端(喉和气管狭窄、喉阻塞)、鼻咽、口咽受侵犯(粘膜溃疡、结痂,咽鼓管功能障碍)等。可有轻度到中等度贫血貌。

2) 严重型 具有病情持续发展、病程中可迅速发生恶化的特点。除上呼吸道外,肺、肾受累时,全身出现严重症状,如发热、盗汗、消瘦、虚弱、关节酸痛,皮肤出现虫咬样坏死性溃疡。严重贫血貌;心肌炎及心包炎;非特异性肾小球肾炎,表现血尿与蛋白尿;两肺各处均可受浸润,有咳嗽、胸痛、咯血,X线检查显示孤立或多发性结节状阴影或浸润,亦可见空洞形成,可因肺部大出血而死亡。

(3) 诊断

根据临床有缠绵不断的上呼吸道感染症状,鼻粘膜溃疡或鼻中隔穿孔,迅速恶化的病情,累及上呼吸道、肺、肾等脏器的相关症状与体征,结合以下实验室检查与鼻腔活检,不难作出诊断。

1) 实验室检查 局限型病人可有轻度到中度贫血,白细胞计数一般偏低,红细胞沉降率(血沉)稍有升高,在30～50 mm/h,抗中性粒细胞胞质抗体滴度升高。血清肌酐、尿液分析、胸片与类风湿因子可正常。严重型病人出现严重贫血,血沉高达100 mm/h以上,尿中出现血尿、蛋白尿和红细胞管型,血清肌酐水平上升,抗中性粒细胞胞质抗体滴度升高,类风湿因子呈阳性,胸片示肺部多发性浸润性病灶或空洞形成。

2) 鼻腔活检 鼻腔活检在诊断中起重要作用,鼻腔痂皮必须清除,典型的活检标本应取鼻粘膜下组织,多取几个部位。当疑伴有真菌和结核感染时,活检组织必须特殊固定与培养,以除外真菌或结核感染,因为真菌和结核病的临床表现及病理学表现与WG有相似之处。

3) 鉴别诊断 应与鼻腔异物反应,萎缩性鼻炎、多形性网状细胞增多症、梅毒、结核病、真菌病、类肉瘤等鉴别。

(4) 预后

在未应用类固醇激素和环磷酰胺治疗前,多数病人1年内死于肾功能衰竭和脓血症。自应用类固醇激素和环磷酰胺治疗后,90%以上的病例可获缓解。

(5) 治疗

局限型病人类固醇激素如泼尼松60 mg/d,环磷酰胺每日2 mg/kg。严重型病人类固醇激素可用80～100 mg/d。当病情好转后,激素使用4～6周后开始减量,病愈后仍需维持1年以上方可停药。局部治疗可每日用生理盐水冲洗鼻腔,涂以芳香性滑润油。也可采用X线放疗或^{60}Co照射。

10.1.2 系统性红斑狼疮

系统性红斑狼疮(lupus erythematosus, LE)为结缔组织疾病,侵犯鼻部的称为盘状红斑狼疮。这种局部的盘状损害局限在颈部以上,比系统性红斑狼疮要多见。一般女性成年人多见。

(1) 病理

基本病理改变为受损皮肤疏松结缔组织粘液样水肿及类纤维蛋白变性,浆细胞及淋巴细胞浸润,晚期呈透明变性或硬化。

(2) 临床表现

鼻背皮肤受损时有局部钝痛,粘着白色鳞屑的红斑由鼻背向面颊如蝶形扩散,鳞屑下的毛囊与皮脂腺扩张,毛细血管扩张。红斑趋向愈合时表现为萎缩、瘢痕形成及色素沉着。鼻腔内的红斑狼疮不常见,主要表现为鼻粘膜干燥、鼻中隔粘膜溃疡和前方穿孔。引起穿孔的原因可能与局部小血管缺血和梗塞有关。少数病人伴有心、肾与关节病变,血液检查白细胞减少。

(3) 治疗

鼻部红斑与瘢痕可用类固醇激素如泼尼松口服及局部渗透治疗。鼻腔内用生理盐水冲洗,涂以芳香油剂。鼻中隔穿孔处可置一硅胶纽扣来代替皮瓣的修复。

10.1.3 复发性多软骨炎

复发性多软骨炎(relapsing polychondritis, RP)1923年由Jackson-Wartehorst首先描述,1960年由Pearson改名为"多软骨炎"。它是一种原因不明的结缔组织疾病,可能与自身免疫有关。有人认为细菌或病毒侵入软骨后,与软骨内硫酸软骨素结合而组成复合抗原,使机体产生自身抗体,从而产生对软骨结构具破坏性的自身免疫反应。病程缓慢，具有多发性关节或非关节软骨周期性发作性炎症，导致软骨溶解、营养不良、退行性变和萎缩，最后引起变形。男女发病率相近，常发生在20～60岁之间。

(1) 病理

显微镜下见软骨的主要病变为：嗜碱性的软骨基质及软骨细胞减少或消失，酸性粘多糖减少；软骨细胞空泡变性，软骨基质纤维变性及钙盐沉着；软骨溶解坏死，软骨细胞核固缩或消失，遗留空腔陷窝，软骨基质液化成囊腔，软骨细胞漂浮其中；也可出现软骨膜炎，软骨萎缩变形。

(2) 临床表现

同时有两处或多处软骨发红、肿胀、疼痛。鼻、耳郭、气管、喉、肋软骨、关节及咽鼓管软骨均可受累。鼻部典型的表现为鼻背部软骨的红、肿、痛等炎症反应；鼻腔与鼻咽部粘膜常受侵犯，引起干燥及鼻涕；鼻中隔肿胀、结痂、出血，最后引起鼻背部塌陷和鞍鼻畸形。耳部受累引起耳郭畸形、前庭功能紊乱、传导性聋及感音性聋。可引起喉、气管、支气管壁塌陷，产生呼吸道阻塞症状。眼部可引起结膜炎、非特异性巩膜炎和虹膜炎，角膜也易受累。测尿酸粘多糖增加及免疫荧光检查有助于诊断。

(3) 治疗

免疫抑制剂的治疗有不同程度的效果。抗炎治疗如水杨酸盐，间歇应用类固醇激素或氨苯砜(Dapsone)治疗也有助于控制症状。

10.1.4 舍格伦综合征

舍格伦综合征(Sjögren syndrome)是一种病因尚未阐明的复合症状，通常发生于中年或老年妇女，发病年龄多在40～50岁，男女之比为1∶4～5。1933年，Sjögren描述了该综合征的3类症状：① 干燥性角膜炎、结膜炎，伴有或不伴有泪腺增大；② 口腔干燥，伴有或不伴有唾液腺增大；③ 有某种结缔组织病存在，通常为类风湿关节炎，有时为硬皮病、多肌炎、系统性红斑狼疮、多发性结节性动脉炎。

(1) 临床表现

咽痛、口腔干燥及眼干燥是其主要症状。鼻腔可有鼻粘膜干燥、鼻出血、鼻腔结痂与嗅觉减退，鼻中隔穿孔很少发生。

(2) 诊断

根据临床症状与体征。可作下唇活检，比作鼻中隔活检更有用。在局部麻醉下，于下唇内面取几小块组织，应包含粘膜及粘膜下组织。典型的病理表现有浓密的淋巴细胞和浆细胞浸润及少数唾液细胞。实验室检查包括类风湿因子阳性反应，血清球蛋白水平和C反应蛋白增加，IgG、IgA和IgM滴度增高，冷沉淀球蛋白滴度也增高。

(3) 鉴别诊断

1) 米库利奇病(Mikulicz disease)　该病是涎腺和泪腺的一种慢性良性无痛性炎性肿胀，有双侧泪腺、腮腺及唾液腺肥大，表现为眼泪减少及口腔干燥。可合并有舍格伦综合征、红斑狼疮、白血病、淋巴瘤等疾病。

2) Sicca综合征　有角膜、结膜炎和口腔干燥，不伴有结缔组织病。

(4) 预后

患舍格伦综合征的病人易发生淋巴网状内皮细胞的恶性变，像非霍奇金淋巴瘤，当有一个迅速增大、坚硬肿大的腺体时，要特别警惕有发展为恶性淋巴瘤的可能。

(5) 治疗

对舍格伦综合征的病人用人工滑润剂治疗口、鼻干燥，人工泪液治疗眼部干燥。

10.1.5 多发性结节性动脉炎

多发性结节性动脉炎(polyarteritis nodose, PAN)是一种皮下组织中、小动脉的坏死性血管炎，有时也累及邻近的静脉。局限在皮肤的称为皮肤型，波及全身各器官血管的称为系统型。

(1) 临床表现

常见的为系统型。肾脏受损害引起难以控制的高血压，并伴上呼吸道感染、化脓性中耳炎及神经系统受累的症状，还可有心动过速、发热、水肿和体重下降等。多发性单根神经炎伴足下垂是本病的一个特征，但很少累及脑神经。PAN对鼻腔的损害表现为非特异性鼻粘膜溃疡和肉芽样病变。

(2) 诊断

除临床症状与体征外，可进行免疫学检查，如血清丙种球蛋白增高，20%的病人可测得HBsAg和HBsAb，90%的病人测得循环免疫复合物。

(3) 治疗

以激素联合免疫抑制剂(环磷酰胺为主)治疗。

10.1.6 贝赫切特综合征

贝赫切特综合征(Behçet syndrome)也称之为眼-口-生殖器综合征，是一种累及小血管的慢性炎症性疾病。病因尚不清楚，可能与自身免疫反应有关。

(1) 临床表现

本综合征由口腔复发性阿弗他溃疡伴有以下任何2种病变：葡萄膜炎、皮肤血管炎、滑膜炎、脑膜脑炎及生殖器溃疡。鼻腔没有通常像舌、唇、口腔粘膜、软腭、硬腭、扁桃体和咽部那样受影响，溃疡发生时可单个或多发，直径为2～10 mm，底部污灰色，周围有鲜红的红晕，疼痛剧烈，进食时加重，引起吞咽与进食困难。眼部受损时表现眶周疼痛、畏光，视网膜血管炎常是致盲的主要原因。

(2) 诊断

根据症状与体征。由口腔或鼻腔典型的病损处取活检，可见血管炎症改变及血管周围有淋巴细胞浸润。作人白细胞抗原(human leucocyte antigen, HLA)测定可显示较高比例。

(3) 治疗

口腔与鼻腔溃疡可自愈和反复复发。口腔涂以西瓜霜、锡类散等中成药可促使溃疡愈合，减轻疼痛。鼻内干燥与溃疡可涂以芳香油剂。全身服用类固醇激素如泼尼松、地塞米松，对溃疡的愈合有帮助。应用硫唑嘌呤、苯丁酸氮芥(瘤可宁)、无环鸟苷对口腔溃疡的愈合有帮助。

10.2　淋巴瘤样疾病

10.2.1　多形性网状细胞增多症

多形性网状细胞增多症(polymorphic reticulosis, PMR)又称为T细胞淋巴瘤(T cell lymphoma)。最初曾称之为中线性坏死性肉芽肿(临床上已不再应用此名)，它的同义词是淋巴瘤样肉芽肿病。

(1) 病理

粘膜下淋巴样细胞浸润，可穿透粘膜，甚至骨或软骨。这种浸润围绕粘膜下腺体或以血管为中心。可见由成熟淋巴细胞、幼稚淋巴细胞、浆细胞、组织细胞等组成的细胞群。

(2) 临床表现

PMR的病程发展迅速，有“鼻窦炎”的鼻部症状，如鼻塞、流脓涕等。通常为单侧鼻腔溃疡，溃疡迅速向深层发展，很快侵犯鼻窦、硬腭及眼眶，造成组织破坏，并常伴有化脓性继发感染。全身症状一开始就很严重，由于局部病灶迅速发生溃疡和坏死，并伴继发性感染，导致脓血症，患者可有高热、寒战、盗汗、咳嗽、游走性关节酸痛、软弱无力等症。少数病人可出现很大范围的局部病灶而很少有或没有全身症状。

(3) 诊断与鉴别诊断

如怀疑PMR时应作活检，活检标本应在受损的各个部位取。除作一般病理检查外，标本应作真菌和抗酸细菌的培养，以排除特殊细菌的感染。部分标本迅速冷冻贮藏在－70 ℃情况下，作免疫组化和分子基因技术处理用。

在临床上PMR与WG有时很难区别，但通常PMR病程较WG发展更快；PMR常单侧鼻部破坏，WG常双侧鼻部播散性受侵犯；PMR与WG的全身症状相仿，但前者更为严重(表10-1)。

表10-1　PMR与WG的比较

特　点	WG	PMR
病　因	自身免疫缺陷	以血管为中心的淋巴瘤
病　理	坏死性肉芽肿伴巨大细胞和血管炎	以血管和腺体为中心的淋巴样细胞的浸润
侵犯部位		
上呼吸道	散在溃疡	局限性暴发性溃疡
耳	经　常	极　少
眼眶	经　常	较　少
气管	经　常	极　少
肺	空　洞	空　洞
肾	肾小球性肾炎	肿　块
发展为真正的恶性淋巴瘤	不　会	有时，可转变为大细胞恶性淋巴瘤
特殊检查		
抗中性粒细胞胞质抗体试验	阳　性	阴　性

（续表）

特　点	WG	PMR
免疫组化及分子基因技术		胸腺后 T 细胞占优势（CD_2、CD_3、CD_5^+、CD_7^+），抑制细胞毒素显型（CD_8^+、CD_4^-） DNA 杂交 β 和 γ T 细胞接受基因无性系再排列
治疗反应	免疫抑制剂	放　疗

（4）治疗

对放疗有效。PMR 与恶性淋巴瘤关系密切，少数病人可转变为大细胞型恶性淋巴瘤。

10.2.2　自发性中线型破坏病

自发性中线型破坏病（idiopathic midline destructive disease，IMDD）是一种罕见疾病，称之为 IMDD 是为了避免用肉芽肿这个词，因为它不是一种肉芽肿疾病。Tsokos 等（1982 年）描述 11 例病人，这些病人有鼻中隔或硬腭破坏性病灶，有的侵犯面部皮肤，有的向眼眶、鼻咽、喉及气管侵犯。所有病人活检证实为急性、慢性炎症的混合性坏死，标本中无血管炎与新生的淋巴细胞。这与 WG 和 PMR 不同。用放疗有效。

10.2.3　鼻滥用可卡因似中线型破坏病

滥用可卡因是一个全球性的社会问题，也是精神和药物反应性问题。鼻应用可卡因可引起全身性并发症（高血压和心律失常）和鼻部并发症。鼻部表现为鼻出血、鼻中隔穿孔、嗅觉减退和慢性鼻炎。在美国至少有 3 000 万人应用过 1 次可卡因，约 500 万人常规应用。应用可卡因引起鼻中隔穿孔的发病率约为 4.5%，而实际的数字可能比这更高（Becker 等，1988 年；Daggett 等，1990 年）。因此，在看到病人鼻腔破坏性病灶，有或没有硬腭穿孔时应该考虑和询问有否应用可卡因的病史。

禁止与劝戒应用可卡因，局部缺损可用硅胶片封闭硬腭与鼻中隔的穿孔。

10.3　肉芽肿疾病

10.3.1　结节病

结节病（sarcoidosis，又称类肉瘤）是一种原因不明的慢性全身性肉芽肿样疾病，其病程缓慢，呈进行性发展，几乎可侵犯全身所有的器官或组织，其中主要累及皮肤、肺、淋巴结、肝、脾、眼及手足小骨等。好发年龄为 20～40 岁。

（1）病理

所有累及器官或组织均出现非干酪坏死上皮样肉芽肿。

（2）临床表现

皮肤出现结节性红斑，表现在鼻部为鼻背部丘疹，几个丘疹融合成蓝红色肿块，触之坚韧有弹性，向深部发展可侵犯整个真皮层。鼻腔受累时可有鼻塞，流粘血性或脓血性分泌物。检查可见鼻下甲、鼻中隔及鼻底部灰白色结节样肿块，粘膜出血、结痂，鼻腔狭窄、粘连，但无溃疡形成。结节样病变可影响到口腔包括唇、舌、颊粘膜、齿龈、软腭、硬腭。腮腺、泪腺、扁桃体增大呈结节状。颈部及肺门淋巴结对称性肿大。侵犯喉部表现为会厌弥散性水肿，杓会韧带、真声带、假声带及声门下均可见灰白色或棕色非溃疡性结节，可造成气道狭小，引起呼吸困难。结节样病变还可侵犯脑神经及脑组织，引起面神经（产生单侧或双侧面瘫）、视神经（视力损害）、舌咽神经和迷走神经（吞咽障碍、声音嘶哑、声带麻痹）、听神经（听力减退和前庭功能障碍）损害。可引起肉芽肿性脑膜炎，表现为头痛及癫痫样发作等。

（3）实验室检查

血清血管紧张素转化酶（serum angiotensin-converting enzyme，SACE）是显示结节病活动的指征，高血钙症和 SACE 升高是结节病诊断的有力证据。还可有红细胞沉降率加快，高尿钙、高 γ-球蛋白血症，肝碱性磷酸酶升高。心电图表现异常，如 PR 间期延长、束支传导阻滞、心律不齐及 S-T 段改变。肉芽肿性脑膜炎时，脑脊液含有大量淋巴细胞和蛋白含量增加。另外，还可表现为细胞免疫与体液免疫的异常。

（4）诊断

根据临床表现及实验室检查，活组织病理检查显示非干酪样肉芽肿是结节病的诊断基础，多数病理 Kveim 试验反应阳性。另外，应排除抗酸杆菌与真菌感染。

（5）治疗

应用类固醇激素治疗，如可的松眼药水，可的松喷雾剂治疗鼻及喉部病变，口服泼尼松每日 40 mg，小剂量甲氨蝶呤治疗可改善症状。约 20%的病人可自行缓解。

10.3.2 变应性肉芽肿性血管炎

变应性肉芽肿性血管炎（churg-struss syndrome, CSS）是肉芽肿血管炎的一种类型。它的特点是哮喘、变态反应和与全身坏死性血管炎相关的嗜酸性粒细胞增多。

（1）病理

表现为鼻内息肉组织坏死及嗜酸性粒细胞浸润，严重的有纤维样变性改变，上皮细胞和巨细胞堆积形成的肉芽肿，故称为变应性肉芽肿。

（2）临床表现

分为 3 期：前驱期，持续数年有变应性鼻炎、鼻息肉和哮喘；第 2 期，外周血和组织中嗜酸性粒细胞增多，慢性嗜酸性粒细胞肺炎和嗜酸性粒细胞胃肠炎；第 3 期，出现重要器官的血管炎。

（3）诊断要点

哮喘、外周血嗜酸性粒细胞增多，超过 1.5×10^9/L；血管炎的症状累及 2 个或 2 个以上（肺以外）的器官。

（4）鉴别诊断

CSS 与 WG 在临床和病理方面有许多相似，但 WG 很少伴有哮喘和外周血嗜酸性粒细胞增多；WG 鼻内弥散性破坏，而 CSS 鼻内变应性鼻炎和息肉形成；WG 有肾脏累及，而 CSS 肾脏很少累及；WG 的凝固或液化样坏死性上皮样肉芽肿与 CSS 的纤维样坏死性上皮样肉芽肿及嗜酸性粒细胞增多肉芽肿在形态上不同；抗中性粒细胞胞质抗体试验 CSS 为阴性。

（5）治疗

用类固醇激素治疗有较好疗效。

10.4 感染性疾病

10.4.1 鼻硬结病

1870 年 von Hebra 首先描述了鼻硬结病（rhinoscleroma）。在 1882 年确定引起该病的病原体为克雷白杆菌（*Klebsiella*），又称之为鼻硬结杆菌。鼻硬结病是一种慢性呼吸道肉芽肿性疾病，除鼻部损害外，还可侵犯喉、气管和支气管。

（1）病理

表现为慢性感染性肉芽肿伴纤维化，伊红染色的拉塞尔小体（Russell body），为一种浆细胞内球形包涵体，苏木精和伊红染色见米库利奇细胞（Mikulicz cell），为一种大的空泡组织细胞。

（2）临床表现

鼻硬结病有其特别的病程。最初为卡他期，鼻塞，流粘脓性分泌物，间有出血，持续几周到几个月。萎缩期，鼻内干燥，大量片状痂皮，似萎缩性鼻炎样改变，但少有恶臭。第 3 期又称肉芽肿期，整个鼻内有肉芽肿样结节，硬如软骨。这些肿块增大相互融合。这个时期的病理变化最具特征性。少数病人病变可向下呼吸道侵犯，咽、喉、气管与支气管出现大量肉芽肿样结节。第 4 期，瘢痕与狭窄，常发生鼻腔狭窄，纤维化向鼻咽及气管发展，引起鼻咽和气管狭窄，并出现相应的症状。

（3）诊断

根据典型的临床症状，局部活组织培养，98%的病人有克雷白杆菌生长，病理组织学检查见拉塞尔小体和米库利奇细胞。

（4）治疗

可用链霉素（每日 1 g）或四环素（每日 2 g）治疗，持续 4 周，1 个月后重复进行第二个疗程。在肉芽肿期之前治愈率可达 60%～70%。近年报道用头孢拉啶治疗鼻硬结病有很好的疗效。第 4 期双鼻腔瘢痕与狭窄时，在应用抗生素的同时，进行手术切除，并用硅胶进行扩张术。

10.4.2 结核病

结核病（tuberculosis）的发病率近年有所增加，这与自然灾害、战争使灾民和难民增加以及一些获得性免疫缺陷症病人感染了结核杆菌有关。这是一种慢性感染性疾病。原发性者往往由瘰疬分枝杆菌（*Mycobacterinm scrofulaceum*）等非典型分枝杆菌引起颈部淋巴结结核和角膜结核性溃疡；继发性者由 2 种分枝杆菌引起，即结核分枝杆菌（*M. tuberculosis*）和牛分枝杆菌（*M. bovis*）。几乎都由吸入病原菌而感染，少数由于注射或皮肤接种引起。感染早期，血液中的病原体可在淋巴系统和身体其他器官内查出。经过潜伏期后出现临床症状。

（1）病理

病变中心区常见典型的干酪样病灶，周围有类上皮细胞或组织细胞，多核炎性细胞，急性、慢性炎性细胞和纤维肉芽组织。

（2）鼻结核的临床表现

鼻结核是很少见的疾病，可继发于肺结核。通常病变侵犯鼻中隔的前部或鼻甲的前部，以及鼻腔底部。

在疾病早期，有疼痛、流涕、结痂和鼻腔部分阻塞。检查可见粘膜红肿，结节样增厚或有灰白色肉芽肿及鼠咬样浅溃疡形成，鼻中隔前下方穿孔或瘢痕形成。寻常狼疮是慢性的、无痛的鼻结核的一种形式，因鼻尖部及鼻翼部软骨破坏形成的瘢痕更为严重，常造成鼻部畸形。

(3) 诊断

有结核病史，或发现活动性肺结核的同时有鼻部症状应考虑鼻结核的可能。抗酸杆菌涂片和培养及活检可以确诊。

(4) 治疗

近来推荐3种药、2个月疗程的治疗方案，即异烟肼(雷米封)、利福平、链霉素或乙胺丁醇每日给药，持续治疗2周。若有疗效，改为每周2次给药。异烟肼和利福平每周2次给药持续6～7个月。应用链霉素前应测基础听力，并定期复查听力，避免引起听力障碍。此外，还可用对氨水杨酸(PAS)、丙硫异烟胺(Protionamide)和吡嗪酰胺(Pyrazinamide)治疗。鼻腔保持清洁，可滴用0.5%链霉素液。

10.4.3 组织胞浆菌病

组织胞浆菌病(histoplasmosis, HP)是肉芽肿性真菌病，主要侵犯喉及舌，也可侵犯头颈部的任何部位包括鼻部。组织胞浆菌病易发生在儿童与青少年，男女发病率相仿。世界上已有30多个国家报道过此病，在美国西部发病率达85%(MeDonela, 1990年)。病原体为荚膜组织胞浆菌，它存在于鸡粪土、蝙蝠或鸟粪土污染的地方，人与动物吸入含菌孢子的尘土而得病，也可通过口腔粘膜、皮肤及胃肠道侵入人体。

(1) 临床表现

病变侵犯皮肤，局部发生结节、脓肿及溃疡，或呈疣状增生，伴有区域性淋巴结肿大。唇、舌、口腔、咽、喉、耳及鼻腔粘膜受累时发生局部红肿，形成结节、坏死与溃疡，引起疼痛、吞咽困难及声音嘶哑。侵犯肺部引起急性肺炎，病变播散引起肝、脾肿大。病变也可侵犯脑脊膜、心包膜、腹膜和肾上腺。

(2) 诊断

根据临床症状，皮肤或粘膜病变区涂片及组织培养作真菌检查，血清补体结合试验抗体效价升高有诊断意义。

(3) 治疗

首选两性霉素B治疗。两性霉素B每日0.3～0.6 mg/kg，至少持续10周，治疗期间密切观察有无肾功能损害等并发症。

10.4.4 真菌病

真菌普遍存在于自然界中，约有数千种，致病的约有50余种。适宜在温湿的环境下繁殖生长。真菌可寄生在人体而不致病，当机体抵抗力减弱时、营养不良的婴幼儿、慢性消耗性疾病、身体极度衰弱的成年人和老人易感染真菌致真菌病(mycosis)。据廖万清等(1981年)调查300名健康人的鼻腔和咽部带真菌情况，培养结果显示，鼻腔带真菌率为65.33%，主要为丝状真菌，咽部带真菌率为1.33%，主要为念珠菌属。

(1) 临床表现

鼻腔与鼻窦感染真菌常为吸入带有病原体的尘埃，发病后可有鼻塞、流清水样或脓性分泌物、打喷嚏、鼻出血等。检查可见鼻粘膜结节样或溃疡形成，有灰黑或灰绿色分泌物。鼻窦真菌感染时常有头胀、头痛，X线摄片示窦腔内密度增高，团块状密度不均匀的阴影。常伴有舌、喉及肺部病变，引起咳嗽、胸痛、声音嘶哑、舌部溃疡等，肺部摄片可示粟粒样播散或局限性浸润。

(2) 诊断

根据临床症状，以及病变部位刮片或涂片检查，活组织培养，痰培养均可找到真菌，另外还可以进行血清学检查有助于诊断。

(3) 治疗

两性霉素B每日1～10 mg，在2～3个月内逐渐增加到每日1 mg/kg，总量达2 g。手术清除鼻窦病灶。

10.4.5 鼻孢子菌病

鼻孢子菌病(rhinosporidiosis)是由一种类真菌的病原体即西伯鼻孢子菌(*Rhinosporidium seeberi*)引起的慢性、区域性、肉芽肿性感染。通常在温带与热带地区可见，如印度、斯里兰卡等。是人们接触浸泡了被病原体污染的水引起的。感染累及鼻部的皮肤与粘膜，也可侵犯眼结膜、耳、鼻咽、喉、气管等。

(1) 病理

病灶覆以大量假复层化生扁平上皮，可见球囊细胞，称之为孢子囊，伴有大量纤维组织肉芽肿反应，中性粒细胞、浆细胞及淋巴细胞浸润。

(2) 临床表现

鼻出血为长期症状。检查鼻前庭与鼻腔粘膜可见扁平结节侵及鼻中隔并向后延伸，病变有时呈现息肉样或乳头状瘤样，单发或多个，色似草莓，质脆，表面下方见白点，内含有灰色孢子囊。肿块最后充满整个鼻腔。

(3) 诊断

结合临床特点、鼻分泌物及活检找到病原体可以确诊。

(4) 治疗

手术切除病灶,全身可用两性霉素 B 治疗。

10.4.6 毛霉菌病

毛霉菌病(mucormycosis)是一种机遇性疾病,对耳鼻喉科头颈外科医师来说是极重要的一种疾病。它原发于毛霉菌目、白霉菌属中,根霉菌的酒曲菌和犁头霉菌(Eisenberg 等,1977 年)。此病多见于未能控制的衰弱的糖尿病患者,也可见于免疫抑制和基础代谢极差的病人。

(1) 临床症状

最初面部疼痛、发热、鼻出血、面部肿胀和水肿。疾病急剧发展成面部蜂窝织炎,鼻腔和鼻窦粘膜坏死,鼻中隔,软、硬腭坏死穿孔,眼球突出和视力丧失,脑神经麻痹,有时很快导致颅内感染而死亡。

(2) 诊断

依据迅速发展的病情,黑色的坏死性肿块充满鼻腔,鼻中隔和硬腭侵蚀,病人免疫功能遭受破坏等综合分析。刮片和活检可找到真菌丝,用特殊染色可以诊断。

(3) 治疗

两性霉素 B 治疗有效。在病人全身状况许可的情况下,药物控制无效时可积极地进行清除病灶的手术。其预后极差,死亡率可达 50%。

10.5 获得性免疫缺陷综合征

获得性免疫缺陷综合征(acquired immune deficiency syndrome, AIDS)又称艾滋病,是近 100 年来世界上最严重的致死性传染病之一,由感染了人类免疫缺乏病毒(human immunodeficiency virus, HIV)所引起。

HIV 分为两型: HIV-1 和 HIV-2。HIV-1 是 HIV-2 的衍生物,具有独特的毒力,其潜伏期短,为进化快的病毒株。HIV 亲和人体淋巴细胞,主要是辅助性 T 细胞(T_4),而抑制性 T 细胞(T_8)相对增多,使 T_4/T_8 倒置,从而影响人体细胞介导的免疫功能,产生免疫缺陷。从 HIV 感染到出现症状的时间不一,成人平均 10 年左右,一般 2~3 年,婴幼儿潜伏期较短。HIV 传播途径主要通过血液、精液、乳汁和其他体液。如与患者性接触(包括同性恋),输入被 HIV 污染的血液或血制品,器官移植,围生期母婴传播,静脉注射及职业传播。据统计,与 AIDS 病人接触的1 200名医务人员中感染率为 0.4%。自 1981 年在美国报道首例病例至 1992 年,全世界感染 HIV 者已逾 2 500 万人,至 1991 年底美国 AIDS 患者达 27 万人,已有 18 万人死亡。我国与国外的交往增加,AIDS 也有上升趋势。

10.5.1 临床表现

HIV 感染者由于免疫功能低下,可出现各种各样的临床表现,从无感染症状到威胁生命的肿瘤,如卡波西肉瘤(Kaposi sarcoma, KS)及 B 细胞淋巴瘤(B cell lymphoma)等,机会性感染如包括病毒、真菌、分枝杆菌和原虫感染等。可出现全身淋巴结肿大;腮腺肿大或囊性变;肺囊虫性肺炎;化脓性中耳炎,耳部带状疱疹及神经性耳聋;口腔、咽、喉损害及鼻腔、鼻窦的损害;还可有非特异性症状,如急性感染 HIV 2~6 周可有发热、肌痛、关节疼痛、头痛、畏光、腹泻、咽痛、淋巴结肿大、斑丘疹等以及神经损害症状(如脑膜炎)。AIDS 局部表现常先于全身症状,40%左右的患者可有耳鼻咽喉头颈部症状。

鼻与鼻窦的表现: AIDS 患者变应性鼻炎的发病率较一般人高。鼻炎与鼻窦炎的症状同非特异性感染的症状相仿。还可有鼻部皮肤脂溢性皮炎、鼻中隔脓肿、鼻出血及鼻甲肿大。另外,疱疹病毒感染时引起鼻部巨大疱疹性溃疡,从鼻前庭向外扩展到鼻翼及面部。鼻腔、鼻窦、鼻咽部均可发生卡波西肉瘤,表现为鼻塞、流涕、鼻出血,鼻部皮肤、鼻中隔、鼻咽及鼻窦可见紫红色结节样肿瘤。鼻腔、鼻窦 B 细胞淋巴瘤可有鼻塞、流涕及因大块组织坏死而恶臭。

10.5.2 诊断

根据症状与体征,结合实验室检查、活检、CT、MRI 检查。病情持续在 3 个月或更长时间,有以下表现者应考虑 AIDS 的可能。症状: ① 发热超过 37.8 ℃; ② 体重减少 10%; ③ 腹股沟以外两处或多处淋巴结肿大; ④ 不明原因的腹泻; ⑤ 疲劳; ⑥ 盗汗; ⑦ 机会性感染和 KS 等。实验室检查: ① 辅助性 T 细胞数减少; ② T_4/T_8 倒置; ③ 抗原皮试异常; ④ 血清 HIV 抗体阳性; ⑤ 白细胞、淋巴细胞、血小板至少一种减少,或有贫血。

AIDS 淋巴结组织病理学检查无特殊性,只有对血清 HIV 阳性,具有下列情况时作细针穿刺吸引活检(FNAB): ① 症状明显; ② 局部淋巴结肿大; ③ 不明原因的血细胞减少或血沉增快; ④ 与感染、肉芽肿及非霍奇金淋巴瘤等恶性病变鉴别时。只有在 FNAB 不能确诊时才行切开活检。

10.5.3　治疗

AIDS 尚无特殊治疗措施，因此预防显得特别重要。HIV 患者体液可通过肠道以外的多种途径传播，因此医务人员在接触病人血液、体液、分泌物、排泄物时应戴口罩、手套、防护眼镜和穿隔离衣；避免刀、针刺伤手，可以电刀替代手术刀，订书式缝合器代替缝针，穿非渗透性手术衣；皮肤有破损者不接触病人及病人使用过的物品；治疗 AIDS 病人使用过的器械应严格消毒与焚化；抢救病人时尽可能应用复苏袋和通气装置，不作口对口呼吸；接触过 HIV 阳性病人后应定期查血清 HIV 及相关抗原检查。

对 AIDS 病人的治疗包括抗病毒、抗机会性感染、手术治疗，化疗、放疗及免疫调节治疗。目前最常用的抗病毒药物有叠氮胸苷（Azidothymidine，AZT）100～200 mg，每日 5 次口服，预防时连用 4～12 周。另外尚有双脱氧胞苷（Dideoxycytidine，DDC）和双脱氧肌苷（Dideoxyinosine，DDI）。α、β、γ-干扰素也可应用，HIV 疫苗正在研制之中。

抗机会性感染的药物有各种抗生素，抗真菌感染有两性霉素 B、5-氟胞嘧啶及多粘菌素等。手术主要指上颌窦穿刺冲洗及引流手术。淋巴瘤与卡波西肉瘤主要应用放疗与化疗。免疫调节治疗如白细胞介素-2 等。

（周　娴）

鼻整形学 11

11.1 歪鼻

外鼻呈三角锥体形，隆起于面部的中央，与眼、嘴组成面部的重要结构。鼻的形状是否端正，对面容的美丑起决定性的作用。歪鼻是一种较常见的鼻部畸形，轻者仅限于鼻梁，有所偏歪，重者可影响鼻小柱的位置，甚至造成前鼻孔形状变异，大小不一，以至于影响鼻呼吸的通畅，所以这不仅是美容问题，而且也是考虑恢复生理功能的问题。临床上常按其歪曲的部位，分为两种类型：① 骨性歪鼻，这是一种鼻上半部的歪曲，歪曲多在鼻梁上部和鼻根部；② 软骨性歪鼻，歪曲是出现于鼻骨以下，主要是在鼻的中部和鼻尖部。这两种类型可以同时存在，使整个鼻梁自鼻根至鼻尖部都出现歪曲、偏斜现象。

11.1.1 骨性歪鼻

这是一种鼻上半部歪曲畸形，主要是因上颌骨额突和鼻骨的畸形所造成，其中更重要的是鼻骨的不对称。

(1) 病因

造成骨性歪鼻的原因有下列几种，有时也可以两种病因同时存在。

1) 发育不良　这是重要原因之一。从幼年颅骨发育起，由于某种原因使上颌骨额突或鼻骨出现两侧不对称的现象，这样就形成了骨性歪鼻。

2) 外伤　这是常见的原因。由于外鼻位于面部中央，而且向前作锥形突出，跌倒、拳击、碰撞时，外鼻往往是首当其冲，最易发生损伤，其最后结果即造成歪鼻。

3) 鼻腔内部肿瘤的挤压　这是较少见的一种原因。鼻腔内肿瘤在其发展长大过程中，可以将鼻中隔、鼻骨等挤压成畸形，而出现歪鼻。

骨性歪鼻和鼻骨一侧隆起与塌陷有关，也可以主要是歪曲，而塌陷、隆起并不显著。少数也可以是一侧塌陷或隆起，由于两侧不对称，看起来有歪鼻之感。骨性歪曲可以单独存在，也可以和软骨歪曲同时存在。

(2) 治疗

手术矫正是医治歪鼻的惟一方法，具体步骤如下：

1) 局部麻醉　两侧眶下神经阻滞及局部浸润麻醉，鼻腔用1%丁卡因粘膜涂布。

2) 切口　两侧经鼻前孔、鼻前庭鼻翼软骨上弧形切口。

3) 分离软组织　用刀刃和鼻小剪经切口向上作皮下分离，直至将整个鼻骨和皮下组织分开来，但向外不可破损外鼻皮肤，向内不准剥破粘膜，不然将引起感染及其他不良后果。

4) 矫正　根据病情需要，将一侧或两侧的鼻骨在中线凿开或锯开，然后再将鼻骨和上颌骨额突的连接处凿开或锯开，但不要损伤粘膜。根据情况将鼻骨整复至中线会合：如一侧鼻骨隆起时，则应将其下压至与对侧相称；如属塌陷，则要将其抬起至所需的高低。

缝合前庭处的切口。腔内填以碘仿纱条，使两侧鼻骨对称。外鼻盖以纱布，并用印模胶将整复后的外鼻外形固定，以免术后变形。

术后1周取出所填入的碘仿纱条（也可稍早一点），2周后取出印模胶，但仍应告诫病人不要碰损外鼻的形态,3～4 周后鼻骨已基本固定。

11.1.2 软骨性歪鼻

这是一种鼻下半部歪曲畸形,主要是因鼻中隔软骨歪曲而形成。由于鼻中隔软骨偏向一侧,必然会造成两侧鼻软骨大小各异,出现不对称现象。有时也会使鼻翼软骨两侧不对称,这样也影响了两前鼻孔的对称性。软骨性歪鼻起源于鼻中隔软骨,所以与鼻中隔歪曲经常同时发生,这是应该重视的一种情况。

(1) 病因

1) 发育不良　这是主要病因。绝大多数病人是由于在发育过程中颅骨和鼻中隔发育不协调而产生。男女之间差别非常明显,几乎绝大多数病人是男性,女性较少。

2) 外伤　也是病因之一,分娩时如外鼻遭受损伤,影响其发育,可以造成鼻中隔软骨偏离中线。自幼年至青春发育期前鼻部受了外伤,有时虽然症状不明显,但对鼻中隔的发育造成一定影响,最终形成歪曲,这是值得注意的。有时由于受伤较重,如鼻中隔软骨错位时,可以较早出现歪鼻。

(2) 治疗

对歪鼻(软骨部)治疗的有效方法是行矫正手术。因为鼻中隔常常同时有深部严重的歪曲,在矫正外鼻时,最好将鼻中隔同时矫正。反之,在矫正鼻中隔时,也最好将鼻歪曲一起矫正。因为若行两次矫正不但费时间,而且由于矫正鼻中隔后,鼻中隔粘膜发生粘连,不仅增加了第 2 期手术的困难,往往使手术无法进行。在笔者治疗的病例中,有少数病人曾在外院矫正过鼻中隔,后又来要求矫正歪鼻,歪鼻虽然矫正了,但由于鼻中隔矫正遗留的粘连使手术极度困难,经过长时间的艰苦努力才幸运地完成了手术。若当时能将鼻中隔和歪鼻同时矫正,就要省事多了。方法如下。

1) 病人位置　可采取 20°仰卧位。

2) 麻醉　加肾上腺素的 1%普鲁卡因溶液行两侧眶下神经阻滞和鼻部浸润麻醉,鼻内可再加 4%可卡因或 1%丁卡因溶液涂布,亦可在鼻中隔粘膜下注射 1%普鲁卡因。

3) 手术步骤(图 11-1)

a. 切口:在两侧鼻前庭处、鼻翼软骨之上行弧形切口,将鼻背处的软组织和鼻横架分离,直至鼻骨之上。此时切勿损坏鼻背部的皮肤。

b. 切断鼻中隔两端:将钝头中隔刀自左侧鼻前庭的切口插入,至对侧前庭切口。沿中隔软骨缘切开鼻中隔,至其前端游离缘后则改为向下,沿游离缘切断鼻中隔。

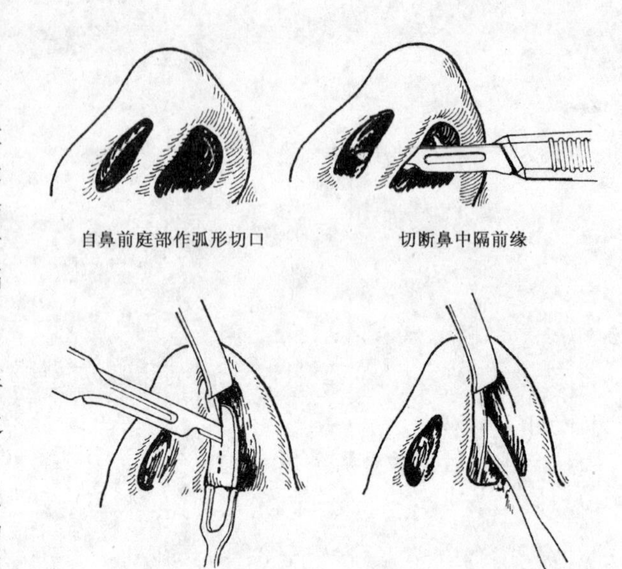

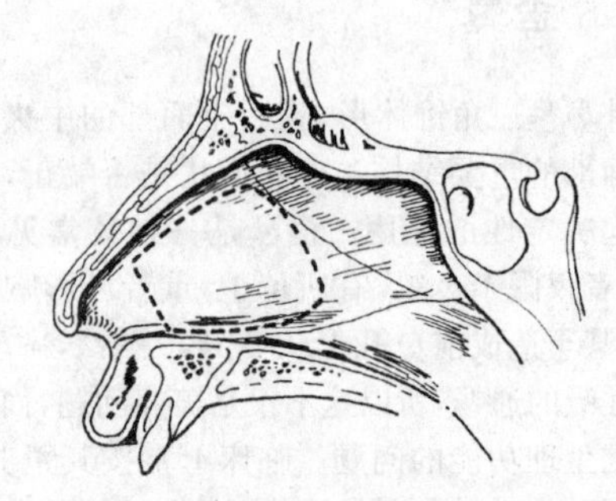

图 11-1　歪鼻手术治疗方法

c. 切除过多的鼻侧软骨:剥离器或小鼻剪将鼻中隔软骨和鼻侧软骨粘连处的软组织分离,看清楚后,先将偏歪侧的鼻侧软骨和鼻中隔软骨切开分离,然后再将对侧的鼻侧软骨和鼻中隔软骨分开,并按其具体情况,剪除过多的鼻侧软骨,使两侧略对称。此时如鼻中隔软骨前缘有畸形肥厚,则可将其适当切除。

d. 剥离一侧的鼻中隔粘膜:从鼻中隔切断处插入剥离器,将一侧软骨的粘膜自软骨膜下和鼻中隔软骨分离,开始用较锐的剥离器分离比较容易,后改换较钝的,以免将粘膜剥破。剥离的范围可按歪曲的广泛情况而定,和一般的粘膜下鼻中隔矫正术一样。

e. 游离鼻中隔软骨后缘:此时鼻中隔软骨的上缘、前缘和一侧已经与周围组织分离,可以在其后缘连接筛骨垂直板处将软骨切断,有时还应去掉一条狭小的软骨,使复位时有足够的空间,不至于造成前后重叠。切断软骨时，应避免切穿对侧粘膜，以造成不良后果。

f. 凿开鼻中隔软骨的基底部：鼻中隔软骨于基底附于犁骨之上，可用一较狭小的中隔骨凿，轻轻地将鼻中隔软骨和犁骨凿开，可能会遇到较多的出血，用肾上腺素棉片压迫后即可制止。此时鼻中隔软骨除了对侧尚和鼻中隔软骨膜粘膜连接外，其四周和一侧已经同周围组织分离。可以根据手术者的意图，重新复位于中央而加以固定。

g. 矫正其余部分的鼻中隔歪曲：如筛骨垂直板和犁骨部分尚有歪曲或嵴突等畸形时，可按需要将畸形的骨组织部分除去，或加以适当矫正。

h. 缝合切口：鼻前庭处及鼻中隔前部切口均应对准，然后用细丝线缝合。

i. 外鼻固定：鼻腔内用带有橡皮手指套的纱条填塞，一方面将鼻中隔软骨固定于正中位，另一方面可以压迫止血。外鼻手术后应用牙科印模胶制成鼻模型，加以固定。

4）术后处理　术后反应一般甚轻微，可注射青霉素数日，以防止感染。鼻腔内纱条可于1～2 d后取出，外鼻部的印模胶模型应固定5～7 d后取下。手术后2～3 d内如发现鼻梁不够正中，则可以将其推移至中线，再加固定。如果日子一长，四周粘连，就不容易再推移。如骨部有歪曲时，则需将外鼻的骨架加以凿开复位。

11.2 鞍鼻

鞍鼻(鼻下塌)是一种常见的外鼻畸形。外鼻的支架是由骨和软骨构成，只要支架受到损伤下塌时，鼻梁也就出现塌陷的现象。

(1) 病因

1）先天性畸形或发育不良　由于先天或后天营养等原因使鼻的支架发育不良，而形成鞍鼻，有时常与萎缩性鼻炎同时存在。

2）外伤性　此为常见病因之一。可以因受打击的部位不同和受击的力量大小，出现不同形状鞍鼻。鼻中隔血肿也可形成鞍鼻。

3）手术过度　鼻中隔矫正术中切除过多的鼻中隔软骨，往往形成鞍鼻。

4）感染性　鼻中隔感染形成脓肿，可以毁坏鼻中隔软骨。此外，特殊性感染如梅毒、结核等也常形成鞍鼻。

(2) 类型

外鼻的形状是依靠骨和软骨所构成的支架而形成的，依支架的性质可将外鼻分为骨段、软骨段和鼻尖3段。根据外鼻塌陷的范围和部位可以分为下列5种。

1）骨段下塌　当鼻骨受到重击后往往下塌，使鼻梁上部凹陷，基部有变平现象。

2）软骨段下陷，但鼻骨和鼻尖均基本正常　这是由于鼻中隔软骨损坏所形成，常见于鼻中隔感染或鼻中隔手术后，由于软骨段下塌，上下高，中间低，成为典型的鞍鼻。

3）软骨段下塌，但鼻骨隆起，鼻尖高出　这一类鞍鼻并非真是由于软骨下塌，而实质上是因为鼻骨如驼峰状隆起，而鼻尖又较高出，使鼻梁中段形成鞍形。这一类型是由发育畸形引起，和第2型有显著不同。

4）软骨段及鼻尖下塌，鼻骨部正常　可由外伤后鼻中隔软骨脱位，鼻中隔感染或鼻中隔矫正过度所致，不但鼻梁下塌，而且鼻小柱有所缩短。

5）全鼻下塌，呈扁平鼻　自鼻根起全鼻下塌，小柱缩短，不但有损外形，而且有碍呼吸。多系发育畸形，也可因外伤所致。

此外，还可以按病情是否复杂，分为单纯性和复杂性鞍鼻两种。① 单纯性鞍鼻：仅外鼻的骨软骨支架有缺损，而鼻外皮肤和鼻内的粘膜均完整；② 复杂性鞍鼻：除支架有缺损外，鼻外皮肤或鼻内粘膜也有缺损、粘连、瘢痕挛缩，还可以有鼻中隔穿孔等变化。

(3) 治疗

鞍鼻的治疗应按不同类型而选用不同的手术方法。

1）术前准备　术前应摄X线外鼻前正位、侧位片各一张，以便和整形后作对比。有时，应直接在病人鼻背处用印模胶或红蜡制成鞍鼻整复模型，以供制作填充物时参考。

2）麻醉　局部麻醉可采取先阻滞两侧眶下神经，再作鼻基部周围浸润法，还可在鼻腔内用1%丁卡因粘膜表面涂布。

3）切口　鞍鼻手术的切口常用的有下列3种方法。

a. 蝶形或鸟形切口：在两侧鼻翼底部作弧形切口，此切口暴露的术野较大，操作比较方便。缝合时鼻尖部常有张力，愈合后瘢痕稍觉明显，是其缺点。

b. 小柱垂直切口：在小柱底部自上而下作一中线切口。手术野较蝶形者稍小，但暴露鼻翼软骨内脚及鼻背比较直接，术后瘢痕略较隐蔽，故较常用。

c. 鼻内弧形切口：此切口开于鼻前庭部，自翼状软骨外脚至内脚作弧形切口(图11-2)，有深、浅两种切法。浅者自鼻翼软骨下缘切开皮肤，深者在鼻翼软骨上缘切开皮肤，然后进行剥离。这种切口操作困难，手术难度较大。但其优点是瘢痕隐蔽于鼻内，保证外部皮肤完整。其缺点是切口位于鼻前庭，较鼻外切口易于污染，且不便于“L”形填充物的放置。

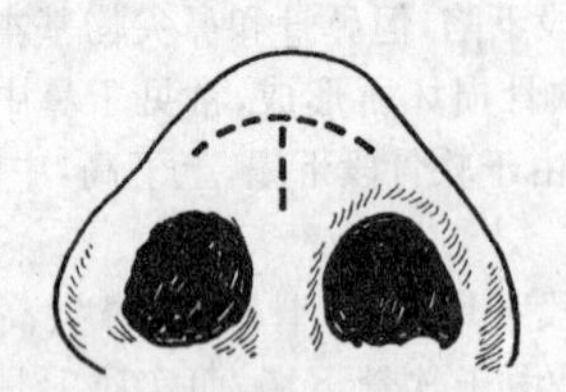

图 11-2 鼻内弧形切口

4）手术方法 兹将不同手术方法介绍如下，可根据病人条件选择。

a. 利用鼻基宽度增加鼻的高度：此法适用于鼻骨部基底较宽，背部下塌，但鼻的软骨部仍属正常的病例。其主要步骤如下。

将鼻骨部软组织剥离后，再将两鼻骨内缘自鼻中隔处分离（凿断或锯断）。将鼻骨部在邻近上颌骨鼻突处锯开，并向内折断。将两侧已断离的鼻骨向内推移，使鼻骨内侧缘在鼻中隔的上缘相遇，并加以固定。如此可使鼻背上段得以变狭抬高，矫正鼻骨段下塌。

b. 鼻翼上翻手术：当鼻软骨部轻度塌陷，而鼻尖部过分突起时，可利用部分鼻翼软骨，剪断后向上翻起，缝于鼻侧软骨和鼻中隔吻合处，称为鼻翼上翻手术。其方法如下。

在局部麻醉下自左鼻前庭内切开，切口顺鼻翼软骨前缘，自其外侧脚向上转至内侧脚，呈弧形。小心将皮肤自鼻翼软骨剥开，然后再用剪刀将软骨剥离剪开一部分，仅留一蒂与内侧脚相连。将鼻翼软骨剥离的一部向上翻，贴在鼻侧软骨下陷部，以填充之，并和对侧软骨缝合固定。最后缝合切口。

c. 填充移植术：这是最常用的方法，实用价值大，可应用于大多数鞍鼻病人，并可取得较可靠的效果。填充的目的是将鼻背部由于骨或软骨缺损所形成凹陷的地方由植入的填充物将它填高。用于填充的东西很多，包括自体软骨、骨，他人的骨或软骨，牛骨，象牙，以及丙烯树脂聚乙烯、四氟乙烯、硅橡胶等。现将各自的优缺点和使用方法介绍如下。

自体骨组织：自体骨组织是移植的最好材料，能够被受者接受，不会排斥，少吸收。一般都是来自髂骨的前上嵴。将骨膜剥开，按所需大小、长短、形状，取一块稍大骨片，以制成移植片。对于年轻女性，切取髂骨嵴后会影响腰部外形，可以从髂骨嵴的内侧取材。取材后，可用凿子和电钻等将其按术前模型形状大小，加工成移植物备用。

手术的具体步骤如下：① 切口，常采用鼻内弧形切口。② 分离软组织，用钝头小剪或双刃圆刀沿鼻背软骨向上分离，直至鼻骨下缘。不可将皮肤分得过薄，以免术后穿破。③ 分离鼻骨膜，在鼻骨下缘处切开鼻骨膜，再用锐剥离器自此处插入，分离鼻骨膜。也有人将鼻骨膜自中线剪开后再分离。④ 植入骨片，将制好髂骨片自切口引入，直接插入鼻骨膜之下，使骨片直接和鼻骨面接触，以利两骨愈合，固定鼻背。⑤ 固定移植骨下端，自切口用小剪向下剥离，在两鼻翼软骨内侧脚间剥出一个间隙，将移植骨下端嵌入两内侧之间。⑥ 缝合切口，覆以纱布，用印模胶固定鼻的外形。

注意点：骨片应插入鼻骨膜下，使骨和骨直接接触方能愈合。愈合后，骨片固定，不再两边摆动，并能起到抬起鼻尖的作用。

如遇鼻尖下塌显著、鼻小柱又短的病例，最好在小柱处加一支柱，可使鼻背挺一点，鼻尖高一点，小柱长一点。方法如下：① 可用鼻内切口，但为方便起见，可能用鼻小柱切口好一点；② 其他方法均同上，但在移植片下端要略宽一点，并穿一孔；③ 髂骨上多取一根相当小柱长短的骨小柱，下端制成鱼尾式，上端磨细，将穿入移植片下端小孔。在小柱间分开鼻翼内侧脚，下达前鼻棘，将上端穿入移植片下端之小孔，并使骨柱嵌入鼻翼内侧脚之间，并停留于鼻棘之上，然后缝合软组织及皮肤切口。

自体软骨：自体软骨是公认的一种好材料。除小块填充可用鼻中隔软骨或耳郭部软骨外，一般均采用肋软骨。自体软骨的优点是不被排斥，容易成型。它的缺点是容易扭曲变形，特别是年轻者，年岁较大者由于钙化，扭曲相对减少。防止的方法是将软骨膜及其皮质切去，仅留中间组织。

手术方法：基本上和上法相同，在做支架时，可将软骨基本切成上、下两块，中央藉软骨膜粘连起来。有时亦可将支架分成两块，做成榫头。先插入填充鼻背的软骨片，再在小柱处嵌入小柱片，上好榫头，缝合软组织和皮肤即可。

其他代用品：象牙是较早应用于鞍鼻手术治疗的材料，制作时因质硬，成型比较困难，术后容易排斥，现已基本不用。高分子塑料是一种非常有希望的材料。聚乙烯的优点是质软，犹如软骨，富于弹性，不易折断，加热后可塑性极大。四氟乙烯有塑料王之称，组织反应小，质较硬，加工不如聚乙烯那样容易。硅橡胶质软，有韧性，但不能加热改形，可先作好预制件备用。其缺点是易老化。这些代用品（图11-3）的最大优点是

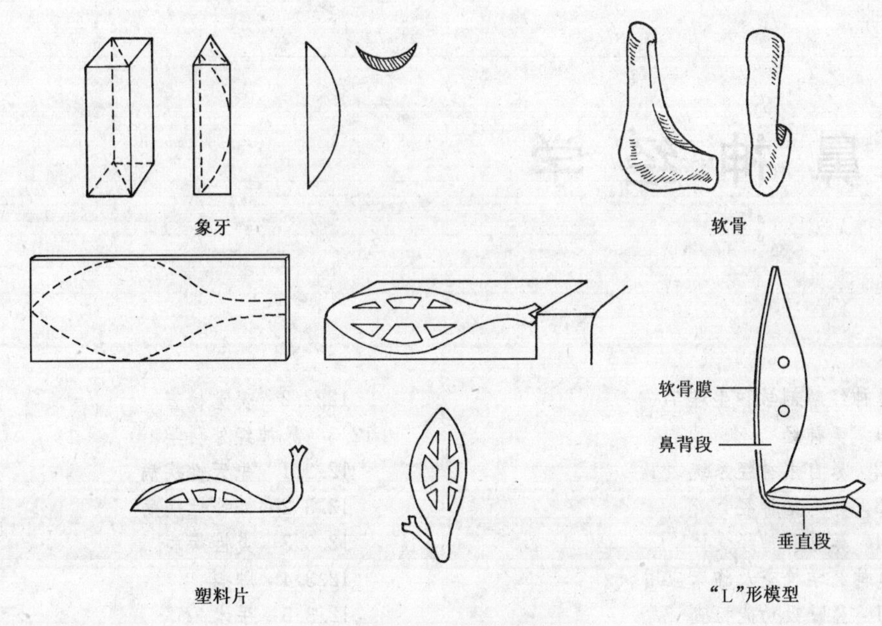

图 11-3　各种填塞物

不需要再在病人身上取材，免去不少痛苦，也简化了手术步骤。如硅橡胶虽然被病人组织所接受，但在一小部分病人身上仍有被排斥现象，这可能与病人的体质有关，也可能是制品的化学纯度不够，还应继续进行研究。手术的方法和上述者同。

他人的骨组织：他人的肋骨也可用以制成填充物，但其最大缺点是术后也可能被排斥，或被吸收，以致影响术后的鼻形。

注射法：这是一种最简单的方法，不用开刀，对一些缺陷较小的病例是可取的。方法是将液态硅橡胶直接注射于缺陷处，用手指塑成理想的外形，等待 30 min 后硅胶凝固，手术即告完成。但行此手术时必须用无反应的硅胶，不然硅胶渗入组织后，一旦发生组织反应，将穿破皮肤，造成瘘管，处理十分困难。

（吴学愚）

12 鼻神经学

鼻神经学是研究鼻神经及其相关器官或组织的疾病现象、诊断和治疗及基础理论的临床科学。近10余年来,显微外科技术、鼻内镜技术的迅速发展和CT的广泛应用,为鼻神经外科的发展提供了有利条件,与鼻神经外科有关的鼻神经解剖及其生理功能的研究、嗅觉功能检查、呼吸功能检查等方面亦得到发展,大大丰富了鼻神经及其相关器官或组织的研究内容。如同耳神经学的发展一样,随着医疗实际的需要,鼻神经学也应运而生。因此,较为系统的鼻神经学方面的理论阐述成为耳鼻喉科专业工作者的需要。目前,国内外耳鼻咽喉科参考书尚无将鼻神经学有关内容单列章节介绍。为适应本专业内容和进展情况,本书仅在此方面作一尝试,将鼻神经学有关内容单立章节,按先天性疾病、外伤性疾病、炎症性疾病、肿瘤等部分叙述,同时介绍鼻神经外科常见的基本手术,包括前颅底肿瘤切除术、经蝶窦蝶鞍内肿瘤切除术、蝶窦鼻内镜手术、脑脊液鼻漏修补术、与鼻颅关系密切的脑神经-视神经减压术以及与血管运动性鼻炎有关的翼管神经和筛前神经切断术等。此外,与鼻神经外科有关的鼻神经解剖及其生理功能研究、嗅觉功能检查、呼吸功能检查等亦分别介绍。

由于鼻神经学尚处于不断发展阶段,且涉及的内容很多,限于篇幅,本章仅将有关主要内容作简要叙述。

12.1 鼻神经解剖学和生理学

12.1.1 嗅神经

(1) 嗅上皮

嗅上皮局限于鼻顶后上部嗅裂区,人类的嗅上皮区域面积约1 cm^2,由假复层柱状上皮构成,生长在血管固有层之上,没有粘膜下层,但厚度却比周围的呼吸上皮要厚1倍多。大多数哺乳动物的嗅上皮具有4种主要细胞:嗅觉感受细胞、支持细胞、基底细胞及微绒毛细胞。

嗅觉感受细胞为原始型双极神经元,在人类约有600万个嗅细胞,平均寿命50 d。嗅细胞的周围突为带有纤毛的棒状突出,称为嗅泡(亦称嗅结),在上皮表面伸向外界,每个嗅泡从顶部发出10～30根嗅纤毛。人类的嗅纤毛无动力臂,故不会活动。而动物嗅纤毛则可活动,其活动的不同类型可反映出年龄和发育功能状态。未成熟神经元的纤毛运动迅速而不规则,细胞对化学刺激的电生理反应泛化;而当嗅细胞与嗅球建立中枢联系后,较为成熟神经元的纤毛运动变得较慢,时间较长,对气味的反应也更有选择性;最成熟神经元的纤毛是不动的。一般认为,中枢神经细胞分裂后,除了特殊场合,细胞不再分裂,但嗅上皮细胞保持一生中持续更新的原始状态,成熟动物的嗅上皮受到损伤,仍有再生能力。切断嗅神经的小鼠,40 d 后能全部恢复嗅觉,并在组织学上也得到证实。切除两侧嗅球失去对气味的分辨能力的豚鼠,一旦其嗅细胞与前脑建立联系后,嗅觉也能恢复。而人的嗅丝断裂后则不能恢复。曾有学者对 1 例因神经外科手术切断嗅丝而失嗅的患者,在术后 3 个半月行嗅粘膜活检,结果仍看到有少量嗅细胞、支持细胞,而基底细胞变化不大。这些嗅细胞是原来残存还是后来再生的尚难肯定。临床上曾遇到多年失嗅的患者得以治愈,亦碰到多年失嗅的患者突然短暂恢复嗅觉后又失嗅,其失嗅的原因及其恢复的机制究竟如何,是一个很有意义、值得进一步探讨的问题。

支持细胞位于嗅细胞和微绒毛细胞之间,在表面有一层顶膜与 2 种细胞相连,形成连接复合体。支持细胞具有极性结构,顶部细胞质稠密、细胞器丰富,近基膜端则相反。嗅上皮的支持细胞无特殊的分泌功能,它既不产生动作电位,相互间也不形成电耦,可能并不直接参与嗅觉的传导过程,而起着分隔细胞的作用。

基底细胞在嗅粘膜的最底层,沿固有层排列,当嗅细胞或支持细胞受损丧失时,它能分化取而代之。

微绒毛细胞呈烧瓶状,接近上皮表面有一个突入粘液层的微绒毛顶膜,底极逐渐变细,突入固有层。微绒毛细胞数目约占嗅细胞的 1/10,其功能尚不清楚。

(2) 嗅球

嗅球位于前颅窝底,贴近大脑额叶下部皮质,是嗅觉通路中的第一个中转站。在那里初级神经元与二级神经元连接,聚集成直径为 100 μm 密集的神经纤维网结构,称为突触小球(亦称为嗅小球)。人类的嗅球结构层次不太分明。此外,在各突触球、两侧嗅球、嗅中枢神经核之间均有着广泛的神经联系,起着相互影响及反馈的作用。一般认为,颗粒细胞及嗅小球周细胞系抑制性中间神经元,嗅球对嗅信息的处理上,广泛存在着抑制机制。嗅粘膜的神经投射到嗅球按照一定的解剖位置,但并不十分严格,即嗅球的特定区域可接受来自嗅粘膜前后不止一个部位的输入信号。近年来还有研究表明,各种嗅刺激在不同的突触球引起的活动程度有明显的差别。

(3) 嗅束

嗅束主要由僧帽细胞、丛细胞的向心轴突纤维及嗅皮质投射到嗅球颗粒细胞的传出纤维构成,还包括一些对侧嗅球和前嗅核来的传出纤维,为嗅信息的传入与抑制性的传出通路。嗅束中散在的神经细胞统称为前嗅核,有神经纤维经前连合连接两侧嗅球。嗅束接近前皮质处形成嗅三角,其底部两侧发出 2 条灰质带,即侧嗅回和内侧嗅回。前者移行于梨状叶,其内侧缘的纤维束(外侧嗅纹)至岛阈,终止于杏仁核周区;后者移行于大脑半球内侧面隔区,通过内侧嗅纹中的纤维束连接终板旁回、胼胝体下回和前海马残体,部分内侧嗅纹经前连合与对侧嗅球联系。

(4) 嗅皮质

嗅皮质为嗅区高级中枢,分为初级嗅皮质和次级嗅皮质。前者包括前梨状区和杏仁周区,直接接受来自嗅球和前嗅核的纤维;后者指内嗅区,接受来自初级嗅皮质的纤维,而不直接接受嗅球或嗅束来的纤维,发出纤维主要投射到海马。在低等哺乳动物或人的胚胎期前梨状区、杏仁周区和内嗅区合在一起近似梨形,故总称为梨状叶。梨状叶可能在气味主观识别方面起主要作用,因有纤维与海马、杏仁核簇及下丘脑等边缘系统相联系,嗅刺激也会引起内脏反应和情绪活动。嗅的较高级中枢受两侧皮质支配。

普通化学感觉、鼻腔中的三叉神经、舌咽神经和迷走神经的游离神经末梢能感受嗅分子的刺激,但无辨识能力,被称为副嗅觉系,其中以三叉神经最为重要。它们在嗅神经功能丧失时,虽不能起代偿主嗅系的作用,但能在实际生活中对防御有害刺激的伤害发挥作用。

12.1.2 鼻自主神经系统

自主神经系统(植物神经系统)在鼻粘膜血流和腺体分泌控制方面起着重要作用。目前确认,下丘脑是调节交感神经活动和副交感神经活动的主要皮质下中枢,具有整合这些神经功能活动、协调系统反应、维持适当的机体内环境的功能。控制副交感神经功能的部分位于下丘脑前区及内侧区,刺激这些区域可增强迷走神经和舌咽神经的活动,导致心率减慢、周围血管扩张以及消化道张力和活动性增加。对鼻粘膜的作用为增强副交感神经活动,释放乙酰胆碱(ACh),引起鼻粘膜腺体分泌和血管扩张。控制交感神经功能的部分位于下丘脑外侧区和后区,刺激这些区域尤其是后区可增加胸腰段的血流量,提高机体代谢率及增强机体应激能力。对鼻粘膜的作用为引起血管收缩,鼻气道阻力降低。

副交感神经纤维起自脑干的上泌延核及 Yagita 泪腺核,通过中间神经出脑,作为节前纤维与面神经一道延伸至膝部，再以岩浅大神经离开面神经，经翼管神经终止于蝶腭神经节，发出节后纤维分布于鼻粘膜下腺体及血管平滑肌。近年来还发现筛前神经中也含有副交感神经纤维，它是来自副交感微神经节和睫状神经节。

目前公认，ACh 为副交感神经纤维的神经递质，刺激该神经可引起动脉扩张，增加腺体浆液蛋白被动渗出，同时，促进浆液腺及粘液腺主动分泌。除了 ACh 外，近年来还发现血管活性肠肽（vasoactive intestinal polypeptide, VIP）、氨基端为组胺酸、羧基端为甲硫氨酸的肽（peptide histidine methionine, PHM）以及氨基端为组胺酸、羧基端为异亮氨酸的肽（peptide histidine isoleucine, PHI）亦存在于鼻粘膜副交感神经纤维中。VIP 为 28 肽氨基酸，具有血管扩张作用。PHI 为 27 肽的氨基酸，与 VIP 性质相同。PHM 与 VIP 同源，结构几乎相同，仅 C 末端有所差异。PHM 被认为是人体 PHI 的变体。免疫组织化学研究显示，含 PHI/PHM-27 肽神经纤维与含 VIP 神经纤维在鼻粘膜的分布几乎相同。PHI 与 PHM 可能通过作用于与 VIP 相同的平滑肌受体而产生血管扩张作用。VIP 免疫反应阳性末梢主要分布于粘膜下腺体浆液细胞和粘液细胞周围，也可见于粘膜上皮及小动脉和静脉窦。VIP 参与副交感神经纤维对鼻粘膜腺体分泌的调控作用，亦可能参与血管张力的调节。

新近还发现一种 VIP 样下丘脑肽-垂体腺苷酸环化酶激肽（pituitary adenylate cyclase activiting peptide, PACAP），分布于脊髓背角表层、脊神经节和三叉神经节，其纤维分布于上呼吸道，如鼻皮肤上皮内、舌、喉、气管等。PACAP 具有 2 种分子形式，即 PACAP-27 和 PACAP-38。前者与 VIP 有 70%相似，具有血管扩张作用。PACAP 与 P 物质（substance P, SP）及降钙素基因相关肽（calcitonin gene-related peptide, CGRP）在皮质下中枢胞体和纤维中共存，而在上皮内则缺少 SP 和 CGRP，提示 PACAP 作用于初级神经元。

交感神经纤维起自胸$_{1\sim5}$脊髓，在颈上交感神经节更换神经元，节后纤维到达翼管神经及蝶腭神经节，分布于鼻粘膜血管。去甲肾上腺素（NE）被公认为交感神经节后纤维神经递质，刺激该神经可引起鼻粘膜血管收缩，血流量减少，扩张的静脉窦萎陷及鼻气道阻力降低。近年来发现，神经肽 Y（neuropeptide Y, NPY）免疫反应阳性物与 β 多巴胺羟化酶在交感神经节胞体及其节后纤维分布一致，提示 NPY 可能与 NE 共存于交感神经中。NPY 为 36 肽氨基酸，血管收缩作用缓慢而持久。除了直接作用外，低浓度的 NPY 还具有加强 NE 的血管收缩作用，而对腺体则无作用。免疫组化研究显示，NPY 免疫反应阳性末梢主要分布于鼻粘膜小动脉、小静脉及静脉窦周围，其中以小动脉密度最大，其次为静脉窦，腺体和上皮则分布较少。NPY 参与鼻粘膜血管张力的调节，小动脉对 NPY 反应强烈，但小静脉对 NPY 反应较弱。可能是不同血管上 NPY 受体的分布密度不同所致。

上皮基膜下方的粘膜下层富含腺体，已发现有 3 种腺体：粘液腺、浆液粘液腺和浆液腺。粘液细胞为形成浆液粘液腺体的中心部分，而浆液细胞则在粘液细胞上形成半月体。免疫组化法显示，粘液糖蛋白位于粘液细胞内，而溶菌酶、乳铁蛋白、中性内肽酶、分泌型白细胞蛋白酶抑制物、分泌型 IgA 等位于浆液细胞内。大约有 10 万个浆液粘液腺体位于鼻粘膜内，主要分布于鼻腔后 3/4 部分。这些腺体主要由副交感神经系统支配，通过分布于腺体的毒蕈碱型受体控制其分泌活动。尽管杯状细胞在受刺激时也参与分泌活动，但粘膜下腺体的分泌活动占主导地位。

鼻粘膜血管结构复杂，大致可分为 4 个部分：毛细血管前阻力血管（或小动脉）、毛细血管或交换血管、静脉和静脉勃起组织（静脉窦），以及动静脉短路（直捷通路）。鼻粘膜血管结构中最重要的结构恐怕要属构成肌性静脉勃起组织的静脉窦，它是构成鼻粘膜血管床的主要成分。由上皮下毛细血管、腺体毛细血管和动静脉短路回流的静脉血使静脉勃起组织充盈，它决定了粘膜的充血状态及鼻腔开放程度，起到调节鼻气道阻力大小的作用。

鼻粘膜阻力血管主要与血流的调节有关，而鼻粘膜血流与血管容积主要由肾上腺素能受体调节。自主神经系统在鼻粘膜血流与血管容积调节中起到非常重要的作用。鼻粘膜血管交感神经支配较密集，刺激鼻粘膜交感神经可引起鼻粘膜血流减少和明显的鼻静脉勃起组织减少充血。即使在休息状态（静息状态），鼻粘膜血管也维持持续的交感张力，切断交感神经纤维或星状神经节阻滞麻醉可引起勃起组织肿胀和鼻粘膜充血。交感神经通过分布于阻力血管和容量血管平滑肌上的 α_1 和 α_2 受体对鼻粘膜血管进行调控。羟甲唑啉（Oxymetazoline）和去氧肾上腺素（新福林）均为拟交感兴奋剂，前者主要为 α_2 受体兴奋剂，可以引起鼻粘膜血流减少和静脉勃起组织收缩；后者主要为 α_1 受体兴奋剂，可以使鼻粘膜减少充血而不减少鼻粘膜血流。这一现象说明静脉勃起组织对 α_1 和 α_2 受体兴奋剂均敏感，而调节鼻粘膜血流的阻力血管则主要对 α_2 受体兴奋剂敏感。

鼻粘膜血管除了主要接受分布于阻力血管和容量血管平滑肌上的 α_1 和 α_2 受体支配外，还受其他介质的影响，如组胺、SP、VIP、NPY、CGRP 等。有证据表明，一种介质对不同类型的血管可以产生不同的效应。例如，前列腺素 E_2 可以引起阻力血管扩张，但又可导致容量血管收缩。组胺对阻力血管和容量血管均产生扩张作用，而去甲肾上腺素则使阻力血管和容量血管产生收缩作用。所以，要充分了解局部介质在鼻生理和病理生理中所起的作用，必须了解介质产生或释放的部位以及在鼻粘膜各部分血管周围的局部浓度。

除了介质的直接作用外，感觉神经末梢受刺激后可触发神经反射，改变自主神经系统的功能活动，引起神经介质的释放，产生相应的效应。例如，用抗原或组胺攻击人单侧鼻腔可引起双侧分泌反应，而对侧鼻分泌的量约占同侧的60%左右。这种现象提示很可能为鼻粘膜感觉神经末梢受刺激，通过三叉神经-副交感神经反射弧，引起副交感神经纤维活动性增高所致。

12.1.3 鼻感觉神经

鼻粘膜感觉神经为无髓鞘 C 纤维，来源于三叉神经。很长一段时间以来，一直认为 SP 为呼吸道感觉神经纤维中惟一的神经递质，而现今已确认至少有 3 种结构相关的速激肽存在于这些神经纤维中。除了 SP 以外，还有神经激肽 A(neurokinin A, NKA)和神经激肽 B(neurokinin B,NKB)，它们有着共同的基因前体。此外，还发现 CGRP 与上述速激肽共存于这些神经纤维中。SP 为一种 11 氨基酸多肽，离体试验显示有强烈血管扩张作用。CGRP 为 37 氨基酸多肽，具有强烈的血管扩张作用，其强度比 ACh、ATP 和 SP 至少大 1 000倍。其主要作用于小血管的平滑肌，从而调节血流量。有报道 CGRP 与神经源性炎症反应中的血管通透性增加有关，它能增强缓激肽所致的血管通透性增加作用，促进 SP、NKA 和 NKB 的血浆外渗作用。免疫组化研究显示，SP、CGRP 免疫反应阳性，末梢主要分布于小动脉及静脉窦，也可见于粘膜上皮及粘膜下腺体，其中在小动脉密度最大。速激肽免疫反应阳性物与 CGRP 免疫反应阳性物共存于鼻粘膜及下呼吸道的感觉神经节细胞和轴突中，其神经纤维分布于粘膜上皮、动脉、静脉及粘膜下腺体。这些神经元对伤害性刺激起反应，外源性刺激如 SO_2、甲醛（福马林）、辣椒素(capsaicin)等，内源性刺激如 H^+、K^+、前列腺素 E_2、白细胞三烯 C_4(leukotriene C_4, LTC_4)、血小板活化因子(platelet-activating factor, PAF)、组胺和缓激肽等，神经末梢去极化，均可导致多种神经肽的释放，而每种多肽所起的作用取决于含特异性受体细胞的分布情况。

12.1.4 鼻粘膜神经受体

受体是指细胞膜上的一种特殊分子结构。它能选择性地与相应的递质结合，改变突触后膜的通透性，产生相应的效应。神经递质及神经肽主要是通过分布在效应器上的受体而起作用的。由于受体结合的特异性，所以相同性质的化学物质对血管或腺体可以有不同的作用，这主要取决于化学物质作用于哪一类受体。鼻粘膜肾上腺素能受体分为 α_1、α_2 受体以及 β 受体。α_1 受体只存在于突触后的血管平滑肌上，兴奋时可使鼻粘膜血管收缩，α_1 受体拮抗剂哌唑嗪(Prazosin)可以抑制这一效应，引起鼻粘膜血管扩张。α_2 受体不但存在于突触后的交感神经节后纤维末梢，而且还存在于突触前。突触后的 α_2 受体对鼻粘膜血管有收缩作用，突触前的 α_2 受体兴奋时可抑制交感神经节后纤维去甲肾上腺素的释放，引起鼻粘膜血管的扩张。具有 α_2 受体阻滞作用的物质如可卡因、育亨宾(Yohimbine)等的使用可阻滞这一抑制效应，使去甲肾上腺素释放增加，引起缩血管效应。鼻粘膜阻力血管和容量血管（静脉窦）均有 α_1 和 α_2 受体分布，似乎 α_2 受体在小动脉中占优势，而 α_1 受体在容量血管中占优势。所以，在选用受体兴奋剂时应注意，α_1 和 α_2 受体兴奋剂可以减少鼻粘膜血流，并使容量血管收缩，而 α_1 受体兴奋剂则引起容量血管收缩，鼻腔开放程度增加。鼻粘膜 β 受体为 β_2 受体，分布于血管平滑肌。异丙肾上腺素等药物能使 β_2 受体兴奋，产生平滑肌松弛效应，由于毛细血管壁平滑肌的松弛，使毛细血管扩张，液体外流，可导致鼻粘膜充血、肿胀。在正常情况下，肾上腺素能神经既可以通过其 β 受体，也可以通过其 α_2 受体，对胆碱能神经有负反馈的调节作用。

鼻粘膜胆碱能受体为毒蕈碱型（M 型）受体，目前，至少发现有 3 种亚型，即 M_1、M_2 和 M_3 受体。M 受体分布于粘膜上皮、粘膜下腺体、动脉和容量血管。M_1 受体分布于鼻粘膜上皮和腺体，占 40%；M_3 受体分布于鼻粘膜上皮、腺体和血管；鼻腔中未见有 M_2 受体。而有些分布于鼻腔血管的 M 受体既非 M_1、M_2，也非 M_3，型别有待于弄清。ACh 作用于 M 受体使鼻粘膜腺体分泌增多，血窦充盈，血流量增加，粘膜增厚，鼻腔开放程度降低。鼻粘膜交感神经末梢上亦存在胆碱能 M 受体，ACh 通过此受体对交感神经末梢去甲肾上腺素的释放有抑制性调节作用。

目前认为鼻粘膜血管上存在有 H_1 和 H_2 两种组胺受体，H_1 受体兴奋导致血管收缩，而 H_2 受体兴奋则引起血管扩张。H_1 受体不仅存在于颈交感神经节中，也存在于鼻粘膜中的交感神经末梢以及其他许多器官上。在狗的鼻粘膜中还发现了交感神经末梢上存在着 H_2 受体。曾有学者用^{3}H-NE释放分析法定量测定组胺对离体豚鼠粘膜组织中NE传递的影响。结果发现，低浓度组胺(10^{-5} mol)抑制电刺激诱发的^{3}H-NE释放，这种作用呈量-效依赖关系，并可被 H_2 受体拮抗剂[西咪替丁(甲氰咪胍)]所对抗；高浓度组胺(10^{-3} mol)则相反，这种作用也呈量-效依赖关系，并被 H_1 受体拮抗剂(甲氧苄二胺)所对抗。可以推测，组胺对交感神经的调节是通过其神经末梢上兴奋性 H_1 受体和抑制性 H_2 受体实现的。此外，组胺对交感神经还有间接抑制性调节作用，但较直接调节作用弱得多。

刺激物受体是近年来被认识的一种较重要的受体。它能被非特异性刺激如尘粒、组胺、亚硫酸盐、冷空气等刺激，并通过鼻-肺反射发生效应。此种效应能被阿托品和局麻药如利多卡因所阻抑，组胺拮抗剂则无此作用。

近年来在鼻粘膜还发现一些神经肽受体，如VIP、SP、CGRP、胃泌素释放肽(gastrin-releasing peptide, GRP)受体和NPY受体及其亚型。目前发现的速激肽受体有3种，即NK-1、NK-2和NK-3。速激肽对这些受体的亲和力不同，对于NK-1受体，SP＞NKA和NKB；对于NK-2受体，NKA＞NKB≫SP；对于NK-3受体，NKB＞NKA≫SP。NK-1和NK-2受体广泛分布于外周组织，NK-3受体主要分布于中枢神经系统。NPY受体分为节前抑制性NPY-2亚型和节后NPY-1亚型。NPY-1受体兴奋可产生缓慢的血管收缩作用以及加强NE的血管收缩作用。NPY-2受体兴奋则抑制交感介质的进一步释放。VIP受体亦有2种亚型，有报道在肺部发现VIP-1受体，而VIP-2受体则存在于中枢神经系统。小动脉含有除GRP外所有神经肽受体，而大部分为CGRP受体或NPY受体，前者引起血管扩张效应，后者则引起血管收缩效应；粘膜下腺体富含GRP、VIP、SP受体，而静脉窦则仅含少量CGRP、SP和VIP受体。目前，仅有含SP的神经末梢及其受体被发现位于上皮细胞内。已初步查明，SP受体主要分布于鼻腔粘膜上皮、动脉、静脉、静脉窦及腺体，CGRP受体主要分布于动脉，而其他血管则分布较少。NKA受体仅限于动脉，GRP受体则位于粘膜上皮和粘膜下腺体。自主神经系统轴突和突触后神经肽受体在血管床的分布可以有很大差别，神经肽对血管床产生的生理效应因其受体分布的不同而有所差异。一般说来，神经肽介导的血管收缩或扩张作用较为缓慢而持久，构成了由多种神经介质共同释放引起的神经源性反应的慢相部分。对于神经肽及神经递质作用的进一步了解，有待于更专一、更强有力的受体拮抗剂的开发及应用，这些药理学研究也有助于临床上寻求新的治疗手段。

目前认为，除了自主神经，特别是副交感神经外，感觉神经亦参与常年性鼻炎的发病。鼻粘膜无髓鞘C纤维在受到较强的刺激后，末梢去极化，产生的神经冲动不仅顺向(向心性)传导，引起喷嚏等防御反射，而且还通过轴突反射逆向传导，释放SP、CGRP和NKA等化学介质，产生血管扩张和蛋白质渗出等神经源性炎症反应。

12.2 鼻神经学检查及临床应用

12.2.1 鼻呼吸功能检查

鼻呼吸是鼻腔主要生理功能之一。鼻腔气道通畅与否，对鼻呼吸功能有着重要影响，因而成为判断鼻呼吸功能状况的主要内容。早在19世纪末，就有了客观评价鼻呼吸功能的记录。鼻测压法是目前应用较为广泛的一种客观评价鼻呼吸功能的方法。而近年来出现的鼻声反射测量法与传统的鼻测压法不同，测量时不依赖呼吸气流的通过。

(1) 鼻通气测量法

最早客观评价鼻腔开放程度的方法是Zwaardemaker于1889年报道的。该方法介绍用一小镜子置于前鼻孔下方，根据测量小镜子表面呼吸水蒸气斑点的直径来判断鼻腔的开放程度，借以了解鼻气道阻力(nasal airway resistance, NAR)的大小。一个多世纪过去了，这种方法仍不失为一种简便的客观评价鼻通气功能的实用方法。然而，这只是一种半定量的检查方法，人们期望发明一种仪器，像听力检测计一样，能够方便地定量评价鼻腔开放程度。20世纪50年代末，Aschan等介绍了鼻测压法，奠定了现代鼻测压法测量NAR的基础。

(2) 最大呼吸气流法

最大呼吸气流法为一种测量经鼻呼(吸)气流的最大瞬间流速来判断鼻腔开放程度的方法。根据所测量的为吸入气流或呼出气流的不同，又可分为测量吸入气最大流速(peak nasal inspiratory flow rate, PnIFR)和测量呼出气最大流速(peak expiratory flow rate, PEFR)两种方法。

使用的基本仪器为最大气流速计。检测时以面罩罩住口鼻部，面罩的位置及其与面部接触的松紧程度对检查结果有影响，接触太松将使呼吸气流泄漏，而接触太紧则可能改变鼻的外形，影响经前鼻孔的通气状况。检测时要求受检者闭紧口唇，经鼻孔尽最大力量呼(吸)气，取3次呼(吸)气中记录的最大值为测量结果。Fairley等进行了PnIFR与主观评分(10级)对鼻腔开放程度评价的对比研究，对5名健康志愿者进行连续25 d以上，共169组的测试，发现PnIFR测试结果与主观评分呈高度正相关，而且这种相关性因人而异。因而认为，最大呼吸气流法为一种能够客观反映鼻腔开放程度的简便、快速的检查方法。

(3) 鼻测压法

鼻测压法为一种测量在某一压力梯度下，通过鼻腔的气流速度来判断NAR大小的方法。NAR是鼻腔对呼吸气流的阻力，正常情况下，它占呼吸道总阻力的50%～53%。鼻通气的状况与NAR的大小密切相关。鼻测压法有主动式及被动式之分，主动式是指由受检者通过面罩自主呼吸而测定其NAR；而被动式则是通过人工给鼻腔气道以气流来测定其NAR。前者被认为更接近生理状态而为更多的学者所接受。根据压力测量部位的不同，鼻测压法又可分为主动前鼻测压法(active anterior rhinomanometry, AAR)和主动后鼻测压法(active posterior rhinomanometry, APR)。前者测量时受检者用面罩罩住口鼻部，一侧前鼻孔用胶布封闭，中间有一测压管通过，由于呼吸时没有气流在这侧鼻孔流动，由测压管测得的压力等同于对侧前鼻孔后端的压力，实际上测量的是前鼻孔或鼻前庭的压力。受检者应闭紧口唇，平静呼吸5～6次，NAR由测压管测得的压力与附在面罩上的呼吸描记器记录开放鼻孔侧的气流速度的比值表示。APR与AAR略有不同，测量时双侧鼻腔开放，而不是单侧封闭。测压管由经前鼻孔改为经口腔，要求受检者口含测压管并闭紧，这样经测压管测量的压力等同于鼻腔后部的压力，实际上测量的是口腔或口咽腔的压力。所有测量值均为5～6次呼吸的平均值，吸气相和呼气相的压力分别测量。APR只能测量总NAR，而AAR则可分别测量每一侧鼻腔的NAR。

(4) 声鼻反射测量法

声鼻反射测量法(acoustic rhinometry, AR)是近年来推出的一种新型的客观测量鼻腔几何形态、截面积及容积的方法。该方法不同于前面介绍的鼻测压法、最大呼吸气流法等方法，通过测量气压和(或)气流的变化来判断鼻腔开放程度，而是利用声波反射的原理，通过对经鼻腔的声波反射信号的分析、处理，显示鼻腔几何形态、截面积和容积的变化，因而使得客观评价鼻腔开放程度等成为可能。由于在测量时不依赖气流通过鼻腔，不像鼻测压法那样对受检者的配合要求较高，而且测量重复性好，耗时短(1次测量仅需8 ms)，又无创伤性，故容易为受检者接受。AR不仅可以通过测定鼻腔最狭窄截面积(minimal cross sectional area, MCSA)的大小来判断鼻腔开放程度，而且可以精确确定MCSA的位置，为术前检查、鼻腔通气功能的判断及术后随访、疗效评价提供客观依据。

(5) 常见的鼻呼吸功能测定方法比较

1) 最大呼吸气流法　Jones等对24名志愿者作了PnIFR和AAR检查的对比研究，发现PnIFR与AAR的测量结果呈高度正相关，认为两者均能客观反映鼻腔开放程度。与鼻测压法相比，最大呼吸气流法具有测量方便、耗时较短等优点，敏感性亦优于鼻测压法。而且，最大呼吸气流速可以直接被读出，简捷明了。此外，从经济角度考虑，最大呼吸气流计价格也相对便宜，适合在基层医疗单位应用。然而，由于最大呼吸气流法的测量结果受被检者呼吸强度的影响，测量的重复性相对较差，客观性似不如鼻测压法。在行最大吸入气体流速检测时，吸入的气流可能引起鼻前部鼻瓣区的塌陷而影响测量结果。此外，最大呼吸气流法亦不适用于鼻阻塞严重的患者。对于下呼吸道有严重阻塞性疾病的患者如哮喘发作者，最大呼吸气流法的应用亦受到限制。

2) 鼻测压法　不像最大呼吸气流法只能测量1种参数，鼻测压法可以同时测量气压与气流2种参数，通过经鼻压差(P)和通气量(V)来计算鼻阻力(R)，即：R=P/V，直接反映NAR的大小，而这正是临床上需要了解的参数。鼻测压法测量的重复性亦相对较好，且AAR的测量重复性优于APR，这也可能是后者的操作要求较高而影响了测量结果的重复性。然而，两者的测量结果无显著性差异。同最大呼吸气流法一样，鼻测压法的测量结果亦会受呼吸强度的影响，面罩的位置及其与面部接触的松紧度均会对测量结果产生影响。而且，鼻测压法所需设备相对复杂，价格亦较贵，对受检者合作要求较高，检测耗时较多，临床上将其作为日常检查手段存在一定困难。再则，对于有严重鼻阻塞的患者，鼻测压法往往不能施行。应当指出的是，人呼吸时，压力-流量并非呈简单的线性关系，而是呈层流和湍流混合的复杂关系；加之鼻腔的阻力主要来自鼻腔前部，而理论上阻力又是呈连续分布的。因此，R=P/V获得的阻力值并不能完全反映真实鼻腔呼吸阻力情况，这是有待于改进的方面。

3) 声鼻反射测量法：不同于上述2种呼吸功能测定方法，AR是一种利用声波反射信号来测量鼻腔几何形态、截面积和容积的方法，因而测量时不依赖气流通过鼻腔。AR操作简便，检查快速，一次测量耗时少于10 ms，对受检者配合要求不高，因而检查方便，甚至适用于婴幼儿的测量。该方法灵敏度高，测量重复性好。Scadding等将AR与AAR作了对比研究，发现AR在对鼻激发试验反应的定量分析方面优于AAR。然而，应当看到，AR是通过测量鼻腔截面积如MCSA来判断鼻通气状况的，毕竟不是直接反映NAR的状况。此外，AR对于鼻中隔极度偏曲或腔隙极度狭窄之后的测量并不可靠。

以上简要介绍了几种目前较为常用的鼻呼吸功能测定方法，每一种方法都有其优缺点、适应证和局限性，在选择鼻呼吸功能测定方法时，要根据具体情况而定，既要考虑方法的敏感性、可靠性及方便性，又要考虑被检者能否接受(包括合作和价格等因素)。应该看到，影响鼻呼吸功能客观测定的因素是复杂的。NAR受体位、运动、药物、疾病、环境因素及其他多方面因素的影响，而且鼻周期也会对NAR的测量产生一定影响。因此，在进行鼻呼吸功能测定时，应根据具体情况，对检测结果进行分析，综合判断，避免仅根据一二项检测结果而得出错误结论。

12.2.2 嗅觉检查

通常嗅功能检测包括2个基本指标，即一般嗅阈和特殊嗅阈。前者指可闻到气味，但不能分辨是何种气味时的最小嗅觉阈(minimum perceptible odor, MPO)，或称察觉阈(detection threshold, DT)。后者指能分辨出气味特征时的最小嗅分辨阈(minimum identifiable odor, MIO)，或称识别阈(recognition threshold, RT)。衡量嗅觉灵敏度以DT为主，涉及嗅阈灵敏度测定以RT为主。嗅觉分辨阈(即RT)检测实际上是阈上嗅觉测定，即从DT浓度开始按梯度增加，至受检者刚能判别出气味性质为止。可将2种方法联合应用，判定嗅觉功能。此外，还有语义学差异测定，从精神物理学及生理学角度，用情绪语言表达对气味的反应，但不是经常应用。

(1) 嗅功能测定

1) T&T嗅觉计　将A～E 5种气味(花香、焦味、腐败味、水果香味、粪臭)按10倍梯度调制成8种浓度(−2～+5)分装在小瓶内，以正常人能感觉最低浓度为准。稀释10倍为−1，加浓10倍为+1。正常DT为0～1，RT为+1～+2。从嗅素A的最低浓度开始检查，依次取0.7 cm×15 cm的滤纸用嗅液浸湿1 cm，置鼻下令嗅，将结果记录于嗅域图上(DT记0，RT记×)。5种嗅素的RT损失总和除以5为平均嗅觉损失值，据此将嗅觉障碍程度分为5级(正常、轻、中、重、失嗅)。

2) 静脉嗅觉试验　为了避免气流引起的刺激，可采用维生素B_1 10 mg(2 ml)在20 s内等速注入左肘正中静脉，受检者平静呼吸，如闻到维生素B_1气味即作表示。正常潜伏期5～9 s，持续时间1～2 min。嗅觉减退(中枢性)者潜伏期延长，而持续时间缩短。因静脉嗅觉检查的嗅刺激浓度较正常约高1万倍，如试验无反应，大致可以认为是完全失嗅。如本试验阳性，有80%～90%的患者可望治愈或有所改善；如为阴性，则预后不佳。静脉嗅觉试验的原理是维生素B_1的代谢产物从血流进入肺泡，再随呼出的气流经鼻咽部到达嗅区。也有人认为是药物经血流直接刺激嗅觉感受细胞或进入分泌物中，再刺激嗅粘膜的结果。

3) 标准微胶囊嗅功能检查法　将嗅素置于小瓶内，虽携带较方便，但每次打开小瓶检测时，嗅素因氧化、蒸发而改变，影响了检测精确度。为此，美国宾夕法尼亚大学嗅味研究中心的Doty等发明了微胶囊嗅功能检查法(university of pennsylvania smell identification test, UPSIT)，它由包含40种气味的微胶囊组成，做成小册子的形式，使用时用指甲或铅笔压破微胶囊后，让受检者闻逸出的气味，从4个不同的答案中选择1种，按照回答的正确与否计分，结果再参考年龄、性别等因素作出总的评估。此种小本子的优点是易于携带，可以自测，微胶囊能保持气味新鲜。

4) 气味混合模式表(odorant confusion matrix, OCM)　该方法利用精神物理学原理，可更好表达患者嗅觉状态的特性。取代表10种日常用品的单纯化学气味(如草莓、橘子、香草、氨等)外加1个空白对照，以随机抽样次序给受检者闻，令其在写有10种气味名词的表上选出每种气味所代表的词，依次重复10次以上，使每种气味使用10次，将结果填在模式表上，通过计算分析可得出正确回答的百分率和在试验期间嗅觉改善或减退的倾向，以及区别是嗅神经还是三叉神经的作用。

5) 嗅电图(electro-olfactogram, EOG)　人类的EOG电位已由Furukawa等于1989年成功地作了记录。表面麻醉下，用针状硬性内镜将测定电极和输送刺激气味的管子固定于嗅裂部(嗅上皮)，在给予嗅刺激后，正常人能测得数毫伏的负波。如果标准嗅觉检查丧失功能而EOG反应存在，表明嗅粘膜功能良好，要考虑中枢性病变可能。

6) 呼吸阻力测定　以 T&T 的 C5 作为嗅素，戴面罩后输入 C5，并用鼻阻力描绘计测定记录正常成人的鼻阻力改变，全部对象产生强嗅觉，并引起鼻呼吸阻力的增加。

7) 伴随性负电改变测定　既往利用在给予嗅刺激后测定瞳孔反应、皮肤电位及呼吸曲线等改变，属间接的客观检查法，结果均不够稳定、可靠。

8) 嗅觉诱发电位测定(olfactory evoked potential，OEP)　类似于脑诱发电反应测听。于头部置电极记录嗅刺激后的脑电变化，在多次受嗅刺激后，将经皮肤记录到的脑电活动综合平均值，可以显示纯粹的嗅神经兴奋与三叉神经刺激有所差异。

9) 脑电活动地形图　利用电脑技术对接受气味刺激后的皮质电活动(脑电图)作分析，绘制出脑电活动地形图，能显示人对不同气味的反应。

上述嗅觉客观检查法由于各种原因，包括测定结果不稳定，有 20% 的嗅觉正常者不能导出脑电诱发反应等，虽在临床嗅觉评估上有应用前景，目前还只作为研究工具，或以几种测定方法配合，将结果综合分析，在临床作尝试性应用。

(2) 形态学检查

1) 影像学诊断方法　可行 CT 冠状位扫描或 MRI 检查，显示嗅裂开放情况，了解有无鼻窦病变、前颅底肿瘤、骨折及嗅球移位，后者多见于外伤性嗅觉障碍者。

2) 嗅粘膜活检　选用专门的嗅上皮活检钳，经嗅裂钳取鼻顶穹窿部嗅粘膜，作光镜、电镜或免疫组化检查，可了解嗅上皮生长、发育及受损情况。各种嗅觉障碍患者嗅粘膜活检成功率大约为 70%。

3) 针状硬性内镜检查　在表面麻醉下将直径为 1.7～2.2 mm、长为 215 mm 的直视型(视角 55°)硬性内镜插入嗅裂，可观察嗅粘膜的各种状态，也可在内镜直视下进行嗅粘膜活检等操作。

12.3　鼻神经外科学

12.3.1　先天性疾病

(1) 鼻部脑膜-脑膨出(nasal meningoencephalocele)

为胚胎发育期间，脑组织生长过度，突出于尚未融合的骨缝之外，或产程中因胎儿颅内压增高所致。

1) 病理　按膨出内容物区分可分为 3 种不同程度。轻者只有脑膜及其中的脑脊液，称为脑膜膨出(meningocele)；较重者脑组织亦膨出，称为脑膜-脑膨出(meningoencephalocele)，膨出的脑组织皆为额叶；重者脑室前角也膨出颅外，称为脑室-脑膨出(ventricle-hydrencephalocele)。根据膨出的部位划分，位于鼻部及其周围的有囟门型和基底型两种。囟门型脑膜-脑膨出由颅底骨质薄弱处膨出，多位于盲孔，在筛骨鸡冠之前；基底型则膨出于筛骨鸡冠之后。囟门型可进一步分为，① 鼻额型，膨出位于鼻骨之上，额骨和鼻骨之间，膨出物的蒂部常在两眼眶之间，眶内壁受压，可构成眶距增宽。② 鼻筛型，膨出位于鼻骨之下，外侧软骨之上，鼻外侧软骨和鼻中隔软骨可随着膨出物的增长而变形。③ 鼻眶型，膨出物经骨缺损由额骨和鼻骨下方突向眼眶。基底型可进一步分为：① 经筛窦型，膨出物经筛骨水平板缺损突入上鼻道。② 蝶筛窦型，膨出物经后组筛窦和蝶窦之间的骨缺损突入鼻咽部。③ 经蝶窦型，膨出物经开放的颅咽管进入鼻咽部。④ 蝶上颌窦型，膨出物经眶上裂及眶下裂突入蝶上颌窝。随着脑膜-脑膨出的增长，面部各骨的形状及相互关系也随之改变。

2) 临床表现及诊断　新生儿或幼儿鼻不通气，哺乳困难，发现鼻腔或鼻咽部有表面光滑的肿物，其蒂部位于鼻腔顶部，触之柔软，有时可见其搏动。首先应诊断为鼻内脑膜-脑膨出。因新生儿极少患鼻息肉或鼻内肿瘤。

新生儿外鼻上方近中线处有一圆形肿块，随年龄而增大，表面光滑，触之柔软，透光试验多呈阳性，尤其鼻部包块具可压缩性者，患儿啼哭或压迫颈静脉时，包块即增大者，应考虑为本病。

MRI 对诊断脑膜-脑膨出很有帮助，不仅可以显示鼻部包块与脑组织的关系，还可以了解脑膜-脑膨出的程度及部位。CT 则对显示颅底骨质缺损情况及其与包块的关系有帮助。对鼻根部包块和鼻腔顶部包块切忌穿刺抽液，以免因张力增高，不易愈合而并发感染或引起脑脊液鼻漏。

3) 鉴别诊断：① 鼻息肉，鼻息肉不发生于新生儿和幼儿，与鼻部脑膜-脑膨出不同，鼻息肉遇血管收缩剂可收缩变小，而脑膜-脑膨出则不收缩。② 鼻神经胶质瘤，鼻部包块较脑膜-脑膨出坚硬，啼哭时或压迫颈内静脉时，肿块不增大，患儿多无眶距增宽现象，鼻部包块与颅内常无联通。③ 嗅沟脑膜瘤，可发生于幼儿和少年，可致眶距增宽，CT 可见嗅沟骨质破坏，鸡冠消失。

4) 治疗　本病应手术治疗。由于鼻部脑膜-脑膨出随年龄增长而增大，故宜及早手术治疗。考虑到小儿耐受力差而有危险性，一般以2～3岁时手术为宜，如若手术过晚，膨出物增大引起的颜面畸形很难矫正。

手术原则是切除膨出物，缝合硬脑膜，修补骨质缺损。有颅内法和颅外法两种手术进路。

手术禁忌证：大脑畸形无正常发育之可能；膨出部皮肤破溃，感染；伴鼻炎鼻窦炎；特大脑膜-脑膨出，脑畸形，脑积水。

(2) 鼻部皮样囊肿(nasal dermoid cyst)

较为少见，多发生于新生儿及幼儿，亦有成年发病者。其发生与胚胎早期前颅窝底的发育异常有关。一般认为是因外胚叶上皮组织遗留及盲孔未闭所致。

1) 病理　按皮样囊肿所在位置及其与前颅底关系可分为4型。① 鼻外开放型，筛骨垂直板呈双叉形，皮样囊肿居于中间，向外扩展至鼻根或鼻背的皮下，外鼻可见一小凹陷，可流出油脂样物，或有毛发自凹陷处露出。② 鼻外封闭型，鼻部囊肿不与鼻部皮肤相连，外部无凹陷口，两层筛骨垂直板之间为囊肿主体，有纤维束向上与颅底相连，盲孔扩大。③ 颅内外开放型，囊肿呈哑铃形，一部分在两层筛骨垂直板之间，并向外与鼻部皮肤形成瘘孔，有油脂样物流出；另一部分在盲孔以内，与大脑镰前部相连。筛骨鸡冠呈叉形或增宽，盲孔扩大。④ 颅内外封闭型，与第三型相似，但囊肿不与鼻部皮肤相连，外鼻无陷窝口，有盲孔扩大及筛骨鸡冠和垂直板分成双叉。

皮样囊肿内容物为表皮碎屑残渣，或角化上皮细胞，含有汗腺、皮脂腺和毛发。

2) 临床表现及诊断　鼻外型封闭型皮样囊肿多在鼻根部皮下有一圆形包块，随年龄而增大。开放型皮样囊肿则具有窦道穿通皮肤形成瘘管，瘘管可位于眉弓以下至鼻小柱基底部以上之间沿鼻背的任何部位，但多见于鼻骨部，少数可位于内眦附近。外观可见皮肤有一小凹点。有皮脂样物自瘘管排出可作诊断。应首先了解鼻部皮样囊肿与颅内是否相连，可用探针或碘油造影探其深度，CT有助于显示筛骨鸡冠及垂直板有否畸形，盲孔有无扩大，囊肿部位及与颅内是否连通。

3) 治疗　本病宜手术治疗。彻底切除囊壁组织和瘘管可避免复发。如切除范围较广，应考虑修复及整形术。

(3) 鼻神经胶质瘤(nasal gliomas)

较为罕见，多发生于新生儿及幼儿，亦有成年人发病者，男性多于女性。从发生学来讲，鼻神经胶质瘤应属于先天性疾病。

1) 病理　常发生于鼻部近中线附近，鼻外型占60%，鼻内型占30%，其余10%为混合型。鼻神经胶质瘤由结缔组织中胶质细胞集聚形成，无囊膜包被，有时可附着于硬脑膜。该肿瘤组织可能来源于嗅球的胶质细胞，根据其生长的部位，及含有纤维组织与脑组织相连接，与脑膜-脑膨出特性相近，提示两者在发生学方面有一定的相关性。前者可能为后者在发展过程中，神经脊细胞在发育过程中移行延迟，蒂部因骨缝融合而“截断”，导致胶质细胞瘤的形成。

2) 临床表现　鼻外型胶质瘤常见，多在鼻根部近中线处，两眼眶之间，也有位于鼻侧，肿块光滑，有皮肤包被，质较韧，无搏动性，不随啼哭或压迫颈静脉而改变体积，透光试验阴性。鼻内型肿块多为单侧，与脑膜-脑膨出肿物位于中鼻甲内侧近鼻中隔处不同，胶质瘤位于中鼻甲外侧，易与鼻息肉混淆。混合型肿块呈哑铃形，其柄部通过鼻外侧软骨上部与鼻骨之间交界处。当肿块与脑组织相连通时，可有脑脊液漏或脑膜炎发作。肿块生长速度个体差别较大。CT扫描检查以了解颅内病变情况，并非所有病例均能显示鼻额部及颅底骨质缺损。

3) 治疗　采用手术切除。鼻外型者经鼻外径路切除肿瘤，混合型肿瘤可采用鼻侧切开径路，如疑有颅内交通者，宜请神经外科医师一道处理。经前颅底入路在显微镜下操作对处理病变是有帮助的。

12.3.2　外伤性疾病

(1) 额窦骨折(fracture of the frontal sinus)

额窦位置浅表，遇到外力打击，易发生额窦骨折。常与鼻额筛眶复合体骨折同时存在，产生较为复杂的病理变化和临床表现。根据骨折部位，可有前壁骨折、后壁骨折和鼻额管骨折。每一种又可分为线型骨折、凹陷型骨折、粉碎型骨折3种。皮肤未裂开者为闭合性骨折，骨折与外界相通者为开放性骨折。

1) 病理　根据病情演变过程可分为早期、中期和晚期3个阶段。

a. 早期：额部皮肤可有挫伤、淤血、撕裂、皮下血肿等。因额窦粘膜撕裂或窦壁板障静脉出血，窦内可充满血液或血块。硬脑膜损伤时，可发生硬脑膜外血肿、脑脊液鼻漏和气脑等。额骨骨折可并发视神经管骨折而致失明；如颈内动脉破裂可引起致命性鼻出血。

b. 中期：受伤1周后，可因伤处感染发生额窦炎、额骨骨髓炎、眶内并发症及颅内并发症。

c. 晚期：可出现额部凹陷性畸形、额窦粘液囊肿等。少数伴有额叶脑损伤者，可出现癫痫。

2) 临床表现　局部症状有鼻出血、额部肿胀或凹陷、眶上缘后移、眼球向下移位、结膜下出血、溢泪、视力障碍。重症者可有脑震荡、硬脑膜外出血等颅脑症状。

3）诊断　前壁凹陷性骨折触诊时可发现，对皮肤破裂者不宜使用探针向深部探查，以免损伤脑膜。头部X线侧位片或CT扫描可显示骨折部位及程度。伴有颅内血肿、颅内压增高时，禁忌腰椎穿刺，以防引起脑疝。

4）治疗

a. 前壁骨折：

单纯线型骨折：吸出鼻内血块，用1%麻黄碱滴鼻，保持鼻额管通畅，足量应用抗生素预防感染。若伴额部皮肤撕裂，需清洗创口，取出异物，缝合时应保留有活力的皮肤，预防畸形。

凹陷型或粉碎型骨折：局麻下沿眶上缘作切口，以弯血管钳从额窦底部将凹陷的前壁骨片挑起，缝合切口，保持鼻额管通畅，预防感染。

b. 后壁骨折：

单纯线型骨折：若无硬脑膜外血肿或脑脊液鼻漏，处理原则与前壁单纯骨折相同。

凹陷型或粉碎型骨折：常伴有硬脑膜外血肿。在情况紧急时，可除去额窦后壁，吸出硬脑膜外血肿，初步解除血块对脑组织的压迫。争取时间，请神经外科医师进一步处理。

治疗时应尽量保持鼻额管通畅，以恢复额窦功能。对鼻额管功能已丧失者，应行额窦腔处理。原则是隔绝窦腔与颅内的交通，防止鼻源性颅内并发症，保持额部外观，预防畸形。应彻底清除窦腔粘膜，以防日后粘液囊肿形成。

(2) 筛窦骨折(fracture of the ethmoidal sinus)

筛窦骨折为额部、鼻根及眼眶受外界暴力打击或钝性挫伤所致，常合并额部、鼻根及眼眶等处的损伤。

1）临床表现及诊断　筛窦骨折常为额筛骨折同时存在，诊断主要依靠面部外伤史、临床表现及X线影像检查。伤后眼部或鼻根部肿胀，内眦间距增宽或塌陷畸形，可有鼻出血。如筛窦骨折碎片损伤视神经球后段、视神经管，可导致视力障碍甚至失明，患侧瞳孔散大，对光反射消失，但间接反射存在。脑脊液鼻漏可在伤后早期发生，也可在伤后数日或数周出现，中期可并发化脓性脑膜炎。

X线检查　鼻额位摄片可揭示筛窦骨折。对伤后视力障碍者，应行视神经管摄片，但检查阴性者不能排除视神经管骨折。最好能作CT扫描，详细显示眶内、筛窦和视神经管病变情况。

2）治疗

a. 鼻出血者，可于鼻腔填塞纱条止血。无效者，可经眶内缘切口结扎筛前动脉。

b. 对视力障碍者应尽早行视神经管减压术。在全麻下行鼻外筛窦开放术切口，或在鼻内镜下去除视神经孔内侧壁及下壁进行减压。手术前后用足量激素静脉滴注，减轻视神经水肿，以利视力恢复。

(3) 脑脊液鼻漏(cerebrospinal fluid rhinorrhea)

筛骨筛板和额骨后壁骨板甚薄，并与硬脑膜紧密相连，外伤时若骨板与硬脑膜同时破裂，则发生脑脊液鼻漏。中耳乳突天盖或咽鼓管骨部骨折造成的脑脊液漏可经咽鼓管流到鼻腔，称为脑脊液耳鼻漏。筛骨筛板损伤所致的脑脊液鼻漏发生率最高。

脑脊液鼻漏可分为外伤性和非外伤性两大类。前者包括医源性和意外性的，可以在外伤后立即出现，也可以迟发性出现。迟发性脑脊液鼻漏的原因可能是受伤时仅有骨板断裂而硬脑膜完整，以后受颅内压和脉搏、呼吸波动的影响，硬脑膜逐渐疝入骨折裂隙内，久之致硬脑膜纤维断裂，形成小孔，而发生脑脊液鼻漏。另一原因是受伤时血块将破裂的硬脑膜和骨壁封闭，后来血块分解，则脑脊液自鼻流出。非外伤性脑脊液鼻漏较为少见，常由于肿瘤或脑积水等因素所致。尚有少数原因不明的自发性脑脊液鼻漏。

1）诊断　对反复发作的肺炎球菌脑膜炎应想到脑脊液鼻漏的可能。以下几点可作为诊断参考：① 头部外伤或鼻部术后有血性液体自鼻孔流出，其痕迹中心呈红色，而周边清澈，或鼻孔流出的液体干燥后不呈痂状者；② 鼻流清澈液体，低头用力，压迫颈内静脉时流量增多；③ 流出的液体经化验证实为脑脊液(葡萄糖含量≥30 mg%)。

脑脊液瘘口定位对本病的诊断和治疗至关重要。比较准确而无害的方法为鼻内镜检查。检查时可压迫双侧颈内静脉，使颅内压增高，以观察脑脊液从何处流入鼻腔。

2）治疗　脑脊液鼻漏发生后可先采用保守疗法，包括降低颅内压，预防感染，促使瘘口自然愈合。半卧位对降低颅内压、促使瘘口自然愈合起重要作用，同时应避免用力咳嗽、擤鼻，防止便秘，限制饮水量和食盐量，应用抗生素。如观察1个月，上述措施无效，可考虑手术治疗。

手术治疗可分为颅内修补法和颅外修补法。后者又可分为鼻内手术法和鼻外手术法修补瘘孔。鼻内手术法可在鼻内镜下进行，适用于蝶窦、筛骨筛板及筛窦顶的瘘孔修补。鼻外手术法适用于额窦和筛窦等处的脑脊液鼻漏修补。

(4) 视神经管骨折(fracture of the optic canal)

多见于颅脑外伤,常伴额颅底骨折,致同侧视力严重减退,甚至失明。医源性视神经管骨折多见于鼻腔鼻窦手术的病例。

1) 发病机制　视神经管骨折时,病损多在内侧靠近筛窦处(管内有硬脑膜外出血、鞘膜内出血、视神经水肿、缺血性梗塞、坏死)。视神经管骨折时,视神经可受到挫伤,发生出血或水肿,管内鞘膜可被撕伤,小营养动脉可发生破裂,管内可出现硬脑膜外出血、鞘膜内出血,由于管内无膨胀余地,导致进一步血液循环受阻,使视神经损伤加剧。如视神经被骨折碎骨片切断,则可立刻导致永久性失明。此外,骨折碎骨片、血凝块或鼻腔填塞物等的压迫也是造成视神经受压,出现视神经水肿和缺血性坏死的原因。

2) 临床表现及诊断　视神经管骨折诊断不难,主要根据外伤史或手术史、临床表现及X线影像学检查。视神经管骨折常发生于头面部闭合伤或颌面部创伤、骨折。伤时多有脑震荡,局部可有畸形,随后出现的血肿、水肿或气肿可将其掩盖。眼睑周围和结膜下常有出血、血肿,亦可出现复视,视力下降或丧失,有时伴鼻出血。手术引起者则发病前有明确的手术(损伤)史。逐渐视力减退者是碎骨片或血肿压迫所致,立刻失去光感者为视神经扭伤或断裂所引起。临床检查表现为Marcus-Gunn瞳孔,即直接瞳孔反射消失,间接瞳孔反射存在。眼底检查多属正常。X线断层片和CT扫描有助于了解骨折部位、病变范围及邻近组织结构情况。

3) 治疗　一般可先行保守治疗,由暂时性神经传导障碍、水肿或视神经暂时缺血所引起的视力下降或丧失,大量激素应用无疑是有帮助的。有学者提出先用地塞米松每日1 mg/kg,肌内注射,治疗后12 h复查视力,如无改善或开始改善,激素改维持量或减量后视力又下降者,应考虑手术探查、减压。手术时间宜早不宜迟,手术方法有经前颅底开颅术、经鼻窦进路和经眶内进路视神经减压法。视神经减压必须去除骨管的1/2,长度应达全长,切开鞘膜应包括总腱环。术后应用激素及抗生素治疗。

12.3.3　炎性疾病

(1) 鼻源性硬膜外脓肿(rhinogenic epidural abscess)

本病在鼻源性颅内并发症中居首位,常继发于急性额窦炎、额窦感染性外伤和急性额骨骨髓炎。

1) 临床表现及诊断　因硬脑膜外层有丰富的血管和神经,且与颅骨附着密切,若该处积脓,除有原发病灶的临床表现外,主要为严重头痛,呈持续性钝痛或锐痛,卧位尤甚,并有呕吐、脉缓等颅内压增高现象。急性额窦炎经充分引流后,如仍有持续性额部头痛,并有叩击痛,多为硬膜外脓肿。CT扫描有助于了解硬膜外脓肿是否存在及其部位与范围。

2) 治疗　先行额窦根治术,去除引起硬膜外脓肿的额窦病灶。若发现额窦后壁有骨质破坏或肉芽增生,应刮除肉芽,用咬骨钳将腐骨咬除,扩大创口,充分暴露脓腔,用吸引管吸尽脓液,并用生理盐水冲洗。硬脑膜表面的肉芽组织应轻轻刮除,注意勿损伤硬脑膜。若额窦后壁未见异常现象或外观完整时,可用小圆凿将后壁凿开,进行探查,若发现有脓液,应扩大创口,以利引流。对继发于额骨骨髓炎的硬脑膜外脓肿,需切除感染的颅骨及其周围1 cm内的正常骨质,将脓液和肉芽组织清除,充分冲洗。术腔置入硅胶管,保持引流通畅。术前、术后应给予足量抗生素。

(2) 鼻源性硬膜下脓肿(rhinogenic subdural abscess)

鼻源性硬膜下脓肿较为少见,为硬脑膜下腔弥漫性或包裹性积脓,常与化脓性脑膜炎和脑脓肿并发存在。感染主要来源于额窦化脓性炎症,外伤也可引起本病。

1) 临床表现及诊断　初起有急性寒热、头痛、呕吐,以后颈项强直,逐渐意识障碍、嗜睡、昏迷,有时出现对侧下肢力弱。因本病缺乏特殊症状,故术前确诊困难。本病有由脑水肿引起的大脑功能抑制,范围较广,常有意识障碍,病情严重,但局部体征常不易全面查到,故临床上容易漏诊或误诊。腰椎穿刺显示颅压增高,脑脊液混浊,细胞增多,但糖定量正常,不支持脑脓肿和化脓性脑膜炎。CT扫描可在患处看到半圆形或椭圆形密度减低区,边缘为线状密度增高。脑血管造影可发现患侧无血管区及大脑前动脉向对侧移位,有助于诊断。

2) 治疗　对病情重者应先给抗生素,在未行药敏试验前,氯霉素或头孢菌素类为首选药物。同时加强支持疗法,待全身状况好转时,先行额窦根治术,去除有炎症或坏死的窦壁直至正常范围。除去额窦后壁,暴露硬脑膜,若存在硬脑膜外脓肿即可及时引流。穿刺抽脓或切开硬脑膜排脓后,可注入抗生素液冲洗;若脓腔较大,冲洗后可置引流管,引流期间用抗生素溶液经引流管冲洗,每日1次,至脓腔闭合。对脑水肿严重或有脑疝者,需用高渗降颅压药或行减压术。

(3) 鼻源性脑膜炎(rhinogenic meningitis)

本病常见病因有鼻部外伤、鼻科手术、鼻和鼻窦炎症及肿瘤。

1）感染途径　急性额筛窦炎时，细菌毒素破坏粘膜静脉内皮层，发生血栓性静脉炎，并沿静脉扩散到颅内，引起脑膜炎及其他化脓性病变。鼻外伤或手术造成的顶壁骨板损伤，以及肿瘤引起的顶壁骨板破坏，使细菌可直接从破损部位侵入硬脑膜，或由以后发生的鼻窦炎、骨髓炎引发脑膜炎。此外，鼻和鼻窦的外伤性异物是细菌聚集之处，也是导致本病的根源。

2）临床表现及诊断　本病发病很快，头痛呈持续性，较额窦炎更重，转动头部时及夜间尤甚。畏寒、发热，可达40℃以上，呈持续性，有畏光和呕吐，全身衰弱。患者烦躁不安，容易激动，以后神志逐渐不清，转入昏迷。应询问有无头部外伤史、鼻部手术史以及脑脊液鼻漏史，有怀疑者应行鼻和鼻窦X线检查或CT扫描，以明确原发病灶的部位和性质。本病需与耳源性脑膜炎、流行性脑膜炎、结核性脑膜炎、急性淋巴细胞性脑膜炎、流行性乙型脑炎以及蛛网膜下腔出血等疾病相鉴别。

3）治疗　本病治疗原则包括足量抗生素应用、脑脊液引流、去除鼻部病灶及全身支持疗法。

宜选用透过血脑屏障较佳的抗生素，如青霉素、氯霉素、红霉素和磺胺嘧啶等静脉给药。最好能根据鼻分泌物及脑脊液细菌培养和药物敏感试验结果选用抗生素。紧急情况下可先静脉给广谱抗生素如头孢菌素类，甲硝唑（灭滴灵）对厌氧菌有较大杀菌力，并容易通过血脑屏障，可以联合用药。切忌过早停药，一旦复发，则再治困难，故抗生素要早用、用足。待体温正常，症状消失，脑脊液化验转阴后1周，方可停药。

腰椎穿刺脑脊液引流不但可减低颅内压，缓解颅内炎症，还可提供病情变化的根据，需每日1次。如颅内压很高，应分阶段缓慢排液，以防发生脑疝。

应根据不同情况，采取措施，彻底清除鼻部病灶。同时加强全身支持疗法，促进患者康复。

(4) 鼻源性脑脓肿（rhinogenic brain abscess）

本病常见病因为急性额窦炎、慢性额窦炎急性发作、急性额骨骨髓炎、额窦筛窦外伤以及外伤性异物等。由额窦炎引起的脑脓肿大多数在大脑额叶，由蝶窦炎引起者则在大脑颞叶。

1）临床表现及诊断　本病有急性型和慢性型两种。前者较少见，发病急重，常来不及诊断，很快死亡。慢性型者相对多见，但症状不明显，或被急性额窦炎症状所掩盖。常见临床表现有额部广泛性头痛、呕吐、眶周围水肿，视乳头水肿和视神经萎缩；伴硬脑膜下脓肿时有颈项强直、发热、热退脉缓。局灶定位性症状多不显著，可首先有性格及行为异常改变，有时可有后天获得性复杂动作障碍，如书写不能、失读症等。因此，凡急性额窦炎患者出现记忆力减退、反应迟钝、性格改变时，应警惕脑脓肿的形成。CT扫描可确定脑脓肿的大小和部位以及包膜情况，表现为额叶有一周围边缘密度较高的低密度影。

2）治疗　首先采用足量易通过血脑屏障的抗生素，如头孢菌素类、甲硝唑、青霉素、氯霉素等。及早处理原发病灶，可行额窦根治术，凿除额窦后壁，充分暴露硬脑膜。脓肿定位后，可经硬脑膜穿刺脓腔，抽出脓液后注入抗生素，1周1次，至脓腔消灭为止。

(5) 海绵窦血栓性静脉炎（cavernous sinus thrombophlebitis）

本病多由头面部化脓性病灶所引起，尤以面部及外鼻疖肿为最多见。致病菌多为金黄色葡萄球菌或白色葡萄球菌。蝶窦炎和鼻源性眶内并发症也可引起本病。

1）感染途径

a. 鼻前庭或上唇疖肿、痈或蜂窝织炎，沿鼻外静脉或上唇静脉扩散到面前静脉，再沿内眦静脉、眼上静脉或眼下静脉进入海绵窦。此种感染是顺血流方向，发展迅速，1～3 d内即可发生。

b. 由眼眶内感染或蝶窦积脓症等直接经过骨壁侵入海绵窦，尤以眶内蜂窝织炎最易引起。

c. 由急、慢性中耳乳突炎，破坏骨壁侵入乙状窦，沿横窦再经岩上窦至海绵窦。此感染径路是逆血流方向，发展较慢，机会亦少。

d. 由口腔、咽腔化脓性病灶，如扁桃体周围脓肿、颌骨骨髓炎、牙槽脓肿等，经翼丛流入海绵窦，因属逆血流方向，发生机会较少。

2）临床表现及诊断　一般先出现脓血症症状，如寒战、弛张型高热，进而出现眼静脉回流受阻症状如眼球突出、眼睑和鼻根部水肿、球结膜水肿、眼底静脉扩张弯曲、视神经乳头水肿等，以及第Ⅱ、Ⅲ、Ⅳ脑神经麻痹症状。若最后引起化脓性脑膜炎，则死亡率较高。根据头面部感染史、体征，眼静脉阻塞症状，以及动眼和展神经麻痹等，即可作出诊断。

3）治疗　首先使用大剂量抗生素控制感染，如青霉素、头孢菌素类静脉点滴。对厌氧菌感染，可用甲硝唑静脉点滴。积极处理原发病灶，消除感染源。同时加强支持疗法。

(6) 球后视神经炎（retrobulbar neuritis）

本病作为鼻窦炎的并发症，一般是源于蝶窦或后组筛窦。多为蝶窦或后组筛窦炎症直接累及视神经而致。

1) 临床表现　常有不明原因的突然视力下降，可发生于任何年龄，无性别差异，常伴有眼球转动时眼部牵引性疼痛，眶内深部疼痛和压迫感，而外眼无异常所见。大部分病例眼底基本正常。当炎症接近视神经乳头者可出现视乳头轻度充血和水肿。晚期，当下行性病变到达视乳头时，则出现乳头颞侧苍白或普遍苍白。当乳头黄斑束受损时，则视野出现中心暗点，也可出现周边视野缩小和上下方视野的缺损。

2) 诊断　根据急性鼻窦炎病史、症状和体征，以及眼部症状和体征，不难作出诊断。对视神经水肿导致的视力下降，眼底检查可见视乳头充血或苍白。CT扫描可能显示视神经球后段及骨管段水肿及其与蝶筛窦的关系。

3) 治疗　早期应用大量皮质类固醇和抗生素消炎消肿。密切观察视力变化 3～7 d，如若视力继续恶化又未查出原因，则应及早施行鼻科手术，包括鼻内筛窦开放术、视神经管减压术等，以挽救视力。术后不填塞鼻腔，手术前后应用抗生素和激素治疗，以控制感染和减轻视神经水肿，促进视力改善。

12.3.4　肿瘤

(1) 嗅神经母细胞瘤(olfactory neuroblastoma)

嗅神经母细胞瘤亦称嗅神经上皮瘤，为一种少见的神经源性恶性肿瘤。由于其组织学特征的多变性，嗅神经母细胞瘤的分类比较混乱。最近 Silva 将之分为两类，即真性神经母细胞瘤和神经内分泌癌，前者又按有无嗅分化分成两组。真性神经母细胞瘤多见于 20 岁左右的青年，而神经内分泌癌则好发于 50 岁上下的中年，两者相比，真性神经母细胞瘤的生物学行为更具侵袭性，其中伴有嗅分化者还易转移，而神经内分泌癌多为局限生长。

1) 病理　本病发生于胚胎期的嗅基板细胞，位于嗅区粘膜，呈淡红色，质软而脆，外观似息肉，但很易出血。光镜下瘤细胞为比淋巴细胞略大的圆形未分化的神经细胞和神经母细胞，形态均一。细胞可呈大小不等的巢状分布，被结缔组织包绕，间质中血管丰富。

2) 临床表现及诊断　本病男性多见，肿瘤生长缓慢，病程较长。早期症状不明显，局限于单侧鼻腔的嗅神经母细胞瘤患者表现为单侧鼻塞、鼻出血和鼻漏。肿瘤累及对侧鼻腔者，嗅觉减退或丧失，伴头痛。可有流泪、眼球突出、复视、斜视、视力障碍、眼球移位、眼球运动受限、眶周包块等，均为肿瘤侵入眶内所致。儿童还可出现眶距增宽，晚期则出现鼻根部包块。CT 扫描可见鼻腔上部高密度阴影，正常骨结构破坏，边缘无硬化，冠状位 CT 扫描或 MRI 对判定肿瘤是否侵入颅内很有意义。

3) 治疗　本病应采用综合治疗，及早施行根治性切除术，术前术后辅以放疗和化疗。虽然肿瘤可向下突入鼻腔，但其根部常附着在筛板或筛窦粘膜上，可经鼻侧切开切除肿瘤；若肿瘤侵犯颅内，则采用前颅底入路，以利于彻底切除肿瘤。本病对放射线敏感，对不宜手术者，可采用放疗，常可使肿瘤显著缩小或完全退缩，但无远期根治疗效。

(2) 嗅沟脑膜瘤(olfactory sulcus meningioma)

嗅沟脑膜瘤又称蛛网膜内皮瘤，占颅内肿瘤 15%，可见于任何年龄，以成年人多见，40～50 岁是高发年龄。侵犯颅底的脑膜瘤可达 40%～50%，嗅沟脑膜瘤约占颅内脑膜瘤的 1/10，是前颅窝肿瘤中最多见的一种。

1) 病理　嗅沟脑膜瘤来源于蛛网膜细胞，属良性肿瘤，瘤体呈球形、扁平形或斑块形，一般均有明确边界和完整包膜，除了乳头状成血管细胞型和恶性脑膜瘤复发率和转移率很高外，通常不侵犯脑实质。瘤体可压迫和推移脑组织，但不浸润脑组织。肿瘤与脑膜附着，颅骨受压可致增厚、变薄或破坏。嗅沟脑膜瘤起自筛板部位的硬脑膜，多呈球形突向额叶底部。既可位于一侧，也可向两侧生长。嗅沟脑膜瘤组织学类型可有成纤维细胞型、脑膜上皮细胞型、成血管细胞型、化生细胞型、肉瘤细胞型等，成血管细胞型和恶性少见，其特点为“涡纹”，胞界模糊，核大小一致形圆，出现沙样瘤体，胞质丰富，除恶性外，有丝分裂和坏死很少，偶尔在脑膜瘤内可见化生骨灶和软骨。

2) 临床表现　嗅沟脑膜瘤的首发症状为嗅觉功能减退或消失，肿瘤原发于一侧嗅沟者，随肿瘤逐渐增长可压迫对侧嗅神经，可由单侧逐步发展为双侧嗅功能障碍；肿瘤原发于两侧嗅沟者，开始即可表现为双侧嗅功能障碍。肿瘤压迫颅底硬脑膜，随着肿瘤增长，前颅窝硬脑膜张力增高，常引起前额痛。肿瘤向后发展压迫同侧视神经，常引起视力障碍及同侧原发性视神经萎缩。随肿瘤增长，颅内压增高，常引起对侧乳头水肿，即 Foster-Kennedy 征，此征乃前颅窝尤其嗅沟占位性病变的重要体征。

3) 诊断　遇到嗅觉丧失、视力减退、癫痫发作、头痛等症状者，应怀疑嗅沟脑膜瘤。可行 CT 检查及脑血管造影，明确肿瘤部位和所在范围，特别要注意其与颅内的关系。CT 平扫瘤体呈圆形或椭圆形，边界清楚，瘤周有轻度脑水肿，有时可见瘤体钙化。增强扫描肿瘤呈均一性强化，瘤体边缘与颅骨或硬脑膜紧密相连，常有骨质破坏。

4）治疗 本病为有包膜的良性肿瘤，对局限于鼻腔和鼻窦者，可采用鼻侧切开术、外鼻锥体侧翻术、鼻外额筛窦开放术等途径。若肿瘤范围较大，可采用颅面联合径路，摘除肿瘤，术中若能将嗅沟骨质一同去除，则可减少复发。本病放疗易复发及恶变。

（3）侵入颅内的额筛窦骨瘤（osteoma of the fronto-ethmoidal sinus）

颅骨骨瘤好发于青年，男性居多，常见部位为额窦和筛窦，故名为额筛窦骨瘤。松质骨性骨瘤源自板障，致密骨性骨瘤来自膜化骨的外板，内板多完整。

1）病理 骨瘤生长缓慢，侵入颅内者多生长于额窦后壁。当鼻额管被阻塞后，窦内产生粘液囊肿。

2）临床表现 男性略多于女性，多发生于30岁以下的年轻人，骨发育期终止后，骨瘤也停止发展。早期可无症状，随骨瘤增长，可出现眼球突出、复视、眼球运动障碍和视力损害，可引起化脓性脑膜炎的反复发作。

3）诊断 有突眼、眼球移位、复视，额部局限性硬性膨隆者，应怀疑本病。应行CT检查，了解肿瘤部位和范围。CT扫描骨瘤为高密度影，一般诊断多无困难。

4）治疗 由于骨瘤侵入颅内，由鼻外进入切除骨瘤不易彻底，且有损伤硬脑膜产生并发症的危险。故宜采用颅面联合进路切除骨瘤。不仅可以彻底切除骨瘤，还可以处理手术并发症，如修补脑脊液漏等。

（4）侵入颅内的鼻咽纤维血管瘤（fibrohemangioma of nasopharynx）

鼻咽纤维血管瘤为血管丰富的良性肿瘤，约占头颈肿瘤的0.5%，好发于男性青春期。肿瘤常起源于蝶腭孔，逐渐向周围生长。充满鼻咽腔及蝶窦腔后，可向鼻腔外侧壁扩展，进入翼上颌窝和颞下窝，进一步可侵入颊部，或经眶下裂，侵入眼眶。由于骨组织的吸收和破坏，有些肿瘤可破坏前颅窝或中颅窝，进一步经蝶窦侵入海绵窦。

1）病理 根据肿瘤向邻近器官扩展方向的不同，可分为以下4型。

a. 鼻咽前型：肿瘤向前扩展，伸入鼻腔，有时可侵入筛窦和上颌窦，占76.22%。

b. 鼻咽下型：肿瘤向下发展，致使软腭下塌甚至伸入口咽部，占4.86%。

c. 鼻咽侧型：肿瘤由鼻咽侧壁进入翼上颌裂，绕过上颌窦后壁进入翼颌窝和颞下窝，并向面颊部颊肌与咬肌间发展，亦可由翼上颌裂向眶内发展，其外观呈哑铃状，占10.81%。

d. 鼻咽上型：肿瘤向鼻咽顶上方侵蚀，可侵入蝶窦、筛窦、眶上裂、眶下裂，进入颅中窝、颅前窝，此型最危险，占8.10%。

2）临床表现 最常见的症状为进行性鼻塞和反复鼻出血。年轻的患者肿瘤往往侵袭性更强，症状更为严重。如肿瘤由蝶窦侵入颅内，可引起脑垂体综合征，如头痛、乏力、食欲不振、性欲减退等。肿瘤向上侵入蝶鞍区，可产生海绵窦综合征，如眼球运动障碍，角膜反射消失及眼睑感觉减退甚至消失。眼静脉回流受阻导致结膜充血，眼球突出，视神经乳头水肿和视力减退等。如肿瘤向两旁侵犯，可产生翼腭窝综合征，如上颌神经分布区疼痛麻木，软腭麻痹，咽鼓管阻塞症状等。如翼状肌受累，可致张口受限。

3）诊断 遇男性青少年反复鼻出血和进行性鼻塞者，应怀疑本病，注意检查鼻咽部。如发现有表面光滑略红的实质性肿物，应首先考虑为本病。由于活检可能引起不易控制的大出血，故一般不宜通过活检来确诊。CT检查可了解肿瘤部位和范围，以及骨质受侵袭破坏的程度。颈动脉造影可判断血管位置及血供来源，也可用于颈动脉栓塞，以减少术中出血。

4）治疗 手术切除肿瘤为目前惟一可靠的治疗方法。雌激素治疗及放射治疗只能起辅助作用。预防术中出血过多的方法有颈外动脉结扎，控制性低血压麻醉等，效果较好的为术前1～2 d，经股动脉插管，将明胶海绵小块注入颌内动脉行颌内动脉栓塞。常用经硬腭进路摘除肿瘤。如肿瘤侵入翼颌窝和颞下窝，可结合经颞下窝进路切除肿瘤。如肿瘤侵入颅内，宜采用颅面联合进路切除肿瘤。

（5）骨化纤维瘤（ossifying fibroma）

为一种纤维骨样病变，由纤维组织和数量不等的骨样组织构成，可为单骨发生，生长缓慢。一般女性较男性多见，常发生于30～40岁年龄段。

1）病理 瘤体边界多较清楚，常沿腔道扩展，可发生于鼻腔和任何鼻窦，以筛窦和上颌窦为多见，有时可侵及前颅窝。病变常呈不对称发展，由于瘤体不断扩长，可引起面部变形而影响外观。镜下在病变中心可见病灶骨呈网状，常有板层骨覆盖其表面。活检常常是危险的，尤其是位于额筛部和筛板区的病灶。如病变累及鼻额管，可导致粘液囊肿的发生。

2）临床表现 早期常无明显症状，随瘤体生长逐步出现面部麻木、疼痛、鼻塞、面部畸形、眼球移位等症状和体征。CT扫描因瘤内骨化程度不同可有密度差异，通常呈类圆形高密度肿块。瘤体周壁和瘤内均有钙化和骨化，外壁边缘多较为光滑，壁层较厚而不均匀。瘤内密度常欠均匀，有致密骨样间隔或间杂有低密度囊变区。被侵犯的窦腔膨大变形，骨壁变薄或为瘤体取代。

本病应与骨纤维异常增殖(fibrous dysplasia)相鉴别，仅凭一般性检查难以区分两种疾病，主要依靠CT扫描特征予以鉴别，前者病灶界线清晰，多伴有蛋壳样骨化灶，周围有溶骨现象。后者病灶可呈现一片白色坚实型骨质影，其中有播散的纤维钙化的骨粒，呈毛玻璃状，边界不清，和正常骨无明显界限。

3）治疗　当症状明显或瘤体增大影响面容外观时，可行手术切除肿瘤。根据CT扫描，了解病灶部位及范围，决定手术径路。如不能完整切除，也可部分切除肿瘤，以减少面部畸形及维护鼻腔鼻窦功能。由于偶尔可诱发恶变，因此不主张放射治疗。

(6) 颅底软骨肉瘤(chondrosarcoma of the skull base)

颅骨软骨肉瘤少见，大多发生于颅底，尤以蝶骨和斜坡为好发部位，可能与该处的软骨内化骨和存在蝶-枕软骨联合有关。由于胚胎期颅骨骨化时，软骨未被吸收，由残余的软骨细胞演变而来。本病发病高峰年龄为40～50岁，男女之比为2∶1。

1）病理　分为原发性与继发性两类。前者来源于未分化的软骨膜细胞，常发生于青年，血运丰富，易转移。后者是软骨瘤的中心部分恶变所致，常发生于30～50岁的患者。继发性肿瘤界限清楚，周围为正常组织包膜，预后良好。

2）临床表现　早期常无明显症状，以后逐步出现眼球突出、视力障碍、视野缺损、面部麻木、斜视、鼻塞等症状。晚期出现垂体功能减退及下丘脑症状，最后颅内压升高，因天幕疝而死亡。

3）诊断　良性软骨瘤生长缓慢，如发生恶变则生长迅速。软骨肉瘤多来自软骨瘤中心，活检往往困难，多采取手术中活检，切除肿瘤后送病理。CT扫描对诊断肿瘤大小及破坏范围较为有效。CT扫描通常可在斜坡或鞍旁发现等密度或略高密度影，瘤内有钙化，增强扫描肿瘤不强化或轻度强化。MRI在确定肿瘤范围及其与邻近结构的关系颇有价值，还能判定重要血管究竟是移位还是已被肿瘤包绕。

4）治疗　本病应及早手术治疗，根据肿瘤大小和部位决定手术方法。切除范围要足够，术后辅以放疗，有助于减少复发。

(7) 颅咽管瘤(craniopharyngioma)

颅咽管瘤是颅内胚胎残余组织肿瘤，发病率占颅内肿瘤5%～7%，90%位于鞍上，10%位于鞍内。以10～20岁为多见，男女之比为2∶1，中年期本病发病率也高。肿瘤可为囊性与实性，鞍上者多为囊性，或瘤体较大部分为囊性，鞍内者多为实性。目前认为颅咽管瘤为胚胎发育时，外胚叶首端腹侧部分上皮形成的腊特克(Rathke)囊在下降过程中形成的颅咽管未闭合，腊特克囊的复层扁平上皮在颅咽管处继续生长，进而形成囊状肿物。颅咽管瘤常发生于脑垂体蒂部，向上生长达鞍隔以上，压迫视神经交叉前方或后方，甚至突入第三脑室，进而压迫丘脑下部。肿瘤可侵入蝶鞍内，压迫脑垂体。有时破坏鞍底骨板侵入蝶窦，甚至突入鼻腔或鼻咽腔。

1）病理　颅咽管瘤由复层扁平上皮细胞、细胞间桥和角蛋白珠组成。肉眼观肿瘤边界清楚，多为囊性，壁光滑，与周围组织粘连不紧，呈灰白色，常有点状条状钙化。囊内可有黄色或黑褐色胶样液体，含胆固醇结晶。镜下囊壁外层为类似牙釉质的柱状上皮细胞排列，内层为复层扁平上皮细胞，中心排列疏松的星状细胞，常有钙化和胆固醇结晶。

2）临床表现　颅咽管瘤属良性肿瘤，生长缓慢，是青少年蝶鞍区常见肿瘤。颅咽管瘤多位于蝶鞍上方，少数居蝶鞍内，位居蝶鞍下的很少。肿瘤囊壁可与邻近脑组织粘连，手术剥离困难。肿瘤实体部分可侵犯或浸润脑组织，类似恶性肿瘤。儿童可表现头痛(颅内高压和侧脑室阻塞)，身材矮小，性发育差，可伴视力减退和尿崩症。

3）诊断　有上述临床表现的儿童，可行头颅CT检查。CT平扫70%～90%为囊性，多为单囊性，鞍上区显示为低密度肿物，圆形或类圆形，少数分叶状，边缘清楚。囊壁可见点状或条状钙化。实质性瘤体CT表现为等密度或略高密度肿块影，其中有点状条状钙化。颅咽管瘤钙化占90%，呈典型的蛋壳样钙化。蝶鞍多正常。

内分泌检查：下丘脑垂体功能测定，不但可协助诊断，而且对术前准备和术后内分泌代替疗法有重要意义。常用临床检查有促肾上腺皮质激素(ACTH)、促甲状腺激素(TSH)、促生长激素(STH)等。

根据发病年龄，临床表现及影像学检查，可对颅咽管瘤作出诊断，但应与鞍上皮样囊肿、脊索瘤、畸胎瘤和脑膜瘤等相鉴别。

4）治疗　采用手术加放疗加内分泌治疗的综合治疗。

a. 手术治疗：① 开颅手术，其进路有单侧额骨入路、双侧额骨入路、单侧蝶骨大翼入路、经脑室和经胼胝体入路。因颅咽管瘤深在，开颅取肿瘤发生术后脑水肿或干扰下丘脑，死亡率很高。② 经蝶窦手术，经蝶窦进路取肿瘤，对颅脑干扰小，安全性好。对一半在鞍内，一半在鞍上者效果良好。但对鞍隔以上的肿瘤不适用。

b. 放疗：^{60}Co或直线加速器的总剂量为45～55 Gy。其他放疗有高能粒子(质子、α粒子、中子-回旋加速器)和定向外放射等。囊性颅咽管瘤的囊内可注入放射性溶液(^{32}P、^{90}Y、^{198}Au或^{186}Rh)，也可用定向植入β射线种子形小管治疗实体性颅咽管瘤。但各种放疗都会损伤正常结构。放疗结束后，放射性损伤反应仍会继续存在，估计和治疗放射性损伤十分困难，对婴儿和儿童施以放疗，还会影响其生长和智力发展。放射性脑坏死和放射性癌变也有可能发生。

c. 伽玛刀(射线)治疗：由于颅咽管瘤手术治疗较难，危险性大，复发率高，近年有采用伽玛刀切除肿瘤，比较安全。

总之，由于颅咽管瘤特性不一，应根据肿瘤的解剖位置和性质具体分析，个别处理。肿瘤全部切除适用于蝶鞍膨大，无下丘脑和视器受侵者。对于婴儿和儿童，应尽可能延迟到生长期末时进行。大多数患者可行肿瘤次全切除术辅以补充放疗，但必须仔细评估放射线对脑和神经内分泌系的影响。手术前、后应使用类固醇，直到血皮质类固醇的基础值能测到为止。

(8) 垂体腺瘤(pituitary adenoma)

垂体腺瘤发病率占颅内肿瘤的10%～17%，是鞍内最常见的肿瘤，几乎均起源于腺垂体(垂体前叶)。直径<1 cm的垂体腺瘤称为垂体微腺瘤，多见于21～30岁年龄组，直径>1～2 cm的垂体腺瘤称为大垂体腺瘤，多发生于41～50岁年龄组。

1) 病理　垂体腺瘤为良性肿瘤，生长在鞍内，有包膜，呈圆形或分叶状。组织学将垂体瘤分为5类：① 嫌色性腺瘤；② 嗜酸性腺瘤；③ 嗜碱性腺瘤；④ 混合性腺瘤；⑤ 垂体腺癌。无功能性腺瘤(嫌色细胞腺瘤)可向上生长穿破鞍隔而压迫视交叉、视束及第三脑室前部，向鞍旁可侵及海绵窦，向下可侵及蝶窦和鼻腔。嗜酸性腺瘤和嗜碱性腺瘤多局限于鞍内。

2) 临床表现　无功能性腺瘤多在后期或较后期瘤体增大产生占位性症状时，才被患者发现而来就诊。功能性腺瘤有催乳素瘤、生长激素瘤、ACTH瘤、促甲状腺素瘤、促性腺素瘤以及多激素腺瘤。上述功能性腺瘤多各有其特征性临床表现，易被确诊。视觉障碍和垂体功能障碍是垂体腺瘤最常见的临床表现。视觉障碍主要表现为双颞侧视野缺失，视力减退乃至失明是后期症状。内分泌障碍主要表现为垂体功能进行性减退，早期表现为促性腺激素功能丧失和生长激素对精氨酸与胰岛素刺激的反应下降，继而出现甲状腺功能减退。肾上腺功能丧失已属本病晚期征象。

3) 诊断　评估垂体腺瘤最好的方式是作冠状位CT扫描。第3代CT可清晰显示蝶窦和垂体腺瘤的解剖影像及肿瘤与颈内动脉和大脑前动脉的关系。CT扫描显示蝶鞍扩大，鞍上可见类圆形边界清楚略高密度肿块，增强时呈均一强化。如垂体上缘异常明显局部上凸，91%为垂体微腺瘤。此外，垂体柄移位是垂体病变的间接征象。对垂体功能不足者，应行垂体功能基础值和刺激后反应测定。垂体腺瘤常有内分泌基础值正常而刺激后反应异常的现象。

4) 治疗　伴有蝶鞍上生长的非激素分泌性大垂体腺瘤最常用的治疗方法是经蝶鞍减压和放疗，多数学者主张采用手术加放疗综合的治疗方法。对于垂体微腺瘤，在无禁忌证的情况下，手术治疗应为首选，但仍应重视综合治疗。手术方式有经蝶窦手术、经额开颅术、经侧裂翼点开颅术等。放疗对垂体腺瘤有效，多以术后放疗作为辅助治疗手段，单纯作放疗者少。只有在一些不能承受手术治疗的患者才考虑使用。放射剂量一般为45 Gy(每次量1.8 Gy，共5周)。大型催乳素瘤与非激素分泌性瘤治疗有所不同，术前使用溴隐亭可改善术后效果。减压术后催乳素居高不下者可继续使用溴隐亭或放疗-溴隐亭综合治疗。

(9) 颅底脊索瘤(chordoma of the skull base)

颅底脊索瘤起源于蝶骨和枕骨连接处(即斜坡)的胚胎脊索残余组织，沿颅底斜坡形成小块细胞积聚而发展为脊索瘤，占颅内肿瘤的0.15%～0.2%。脊索瘤为良性肿瘤，生长缓慢，可发生于任何年龄，以30～50岁居多，男女之比为2∶1或3∶1。

1) 病理　肉眼观察肿瘤呈结节状不规则，为灰白色或灰红色，边界较清楚，有不完整的包膜。显微镜下可见瘤细胞被纤维组织分隔成小叶或团块状，其间有粘液基质。手术若不彻底清除，常会复发。

2) 临床表现　按肿瘤侵犯部位的不同可有不同的临床表现。

a. 鞍区型：位于蝶鞍附近的肿瘤常破坏斜坡、后床突、蝶鞍，向旁侧可累及蝶翼、岩尖，向背侧可压迫脑桥，影响视神经和其他脑神经，引起视力减退、偏盲、眼球运动障碍，以及后组脑神经麻痹症状。一般无脑垂体内分泌异常症状。常累及视路和垂体，出现视力、视野损害和垂体功能低下的症状。

b. 中颅窝型：少见，可出现同侧Ⅲ～Ⅵ脑神经症状，有时表现为海绵窦综合征。

c. 后颅窝型：突向后方者压迫脑干、脑神经和基底动脉，除头痛外，常有双侧锥体束征、眼球震颤、共济失调和脑神经麻痹。向小脑桥脑角方向发展者，出现Ⅴ～Ⅷ脑神经症状；累及颈静脉孔区者，可有后组脑神经麻痹症状。

d. 鼻咽型：多表现为鼻咽顶部肿物，位于中线或偏一侧，可出现鼻塞、闭塞性鼻音。若压迫咽鼓管，可致耳聋、耳痛。

3）诊断　出现上述症状的患者，或鼻咽部检查发现肿物，触之张力如囊状或橡皮感，肿瘤表面正常粘膜覆盖，应考虑到本病。由于经鼻腔或经口腔取颅底肿瘤组织活检，一方面不易采取，另外也有引起感染的可能，如患者适合手术治疗，可不作活检。将手术切除的肿瘤作病理切片检查，以明确诊断。术前应行CT或MRI检查，了解肿瘤部位和范围。肿瘤呈圆形或不规则形，略高密度影，边界清楚，可见点片状钙化灶，增强时无明显变化。如鞍上池被肿瘤占据，则脑干及第四脑室受压向后移位，并可见鞍背、后床突、岩骨及斜坡骨质破坏，中颅窝可有骨质破坏。

4）治疗　本病对放疗不敏感，故以手术治疗为主，但不易切除干净而易复发。手术径路根据肿瘤部位，可有腭部进路、鼻中隔蝶窦进路等。

（10）蝶窦恶性肿瘤（carcinoma of the sphenoidal sinus）

蝶窦恶性肿瘤很少见，多在成年后发病，无性别差别。

1）病理　原发于蝶窦的恶性肿瘤可以是鳞状细胞癌、淋巴上皮瘤、未分化癌、腺癌、圆柱细胞癌、巨细胞瘤、肉瘤、浆细胞瘤、造釉细胞瘤、内翻性乳头状瘤等。

2）临床表现　原发性蝶窦恶性肿瘤大多发生进行性头痛，常位于眼眶深部或眼球后，或额顶部深处，有时位于枕部，向颈后放散，也有开始头痛并不显著者。其他症状可有单侧展神经麻痹、眼球内斜、复视；若滑车神经和动眼神经麻痹，则出现眼球固定、上睑下垂、瞳孔放大。视神经受压可出现视力减退，有时可出现眼球突出等症状。

3）诊断　蝶窦恶性肿瘤发病率较低，诊断往往不及时或误诊。对眼眶深部或眼球后，或额顶部，枕部深处头痛者，应行CT检查。若蝶窦有占位病变，且伴有骨质破坏者，应考虑为恶性肿瘤。病变早期尚未出现骨质破坏时，鉴别诊断较为困难，多需蝶窦探查取活检后方能确诊。

4）治疗　蝶窦位置深在，与颈内动脉及脑神经关系密切，发生恶性肿瘤很难治愈。对原发性蝶窦癌可行鼻内镜手术或从鼻中隔进路行蝶窦开放术切除肿瘤，然后加以放疗。也可直接行放疗而不行手术治疗。

12.3.5　手术

（1）翼管神经切除术

1）应用解剖　翼管为由后向前，穿过蝶骨翼突根部的小管。内有同名神经及血管通过，其前口呈漏斗状，位于蝶骨体的外下方，翼突内板的顶端，圆孔的内下，蝶窦自然口的外下方。圆孔与翼管前口之间有一纵形骨嵴分隔，是术中寻找翼管前口的重要标志。翼管神经由岩浅大神经的副交感神经节前纤维和岩深神经的交感神经节后纤维组成，两种神经纤维在破裂孔处会合，向前行于翼管中，称为翼管神经。该神经由后向前穿出翼管，到达翼腭窝内侧，在其深部之上方，加入蝶腭神经节。由此发出副交感神经节后纤维和交感神经节后纤维加入来自上颌神经的感觉纤维，形成鼻后神经，经蝶腭孔分布到鼻腔粘膜。分布到泪腺的副交感神经节后纤维经上颌神经的颧支，通过交通支加入到泪神经，司泪腺分泌。

2）适应证　① 血管运动性鼻炎；② 变应性鼻炎经药物治疗无效者；③ 慢性多泪症。

3）手术方法

a. 经鼻腔入路：手术在0°和30°鼻内镜直视下进行。将中鼻甲后端向外骨折，或将中鼻甲后端切除使术野宽畅。在中鼻甲后端切开粘膜，向四周分离，寻找蝶腭孔，可见类圆形孔，其间有血管穿出，自此蝶腭孔插入探针为标志，用微型镰状刀在蝶腭孔后方纵形切开粘膜，确认蝶腭孔后缘后，向后横向分离直至找到漏斗状的翼管开口。切断翼管神经，断端用电刀烧灼，翼管口以骨蜡封堵。切口处贴一明胶海绵块，一般无需填塞。

b. 经上颌窦入路：先行上颌窦凿开术，切开上颌窦后壁粘膜，呈方形粘膜瓣向下翻，去除后壁骨质，切开后壁骨膜，进入翼腭窝，找到颌内动脉并用银夹阻断血流，以防意外出血。向深部分离显露蝶骨体前面，找到圆孔。在其内下方1 cm以内确定翼管神经前口，呈漏斗状，切断翼管神经，断端用电刀烧灼，或用骨蜡封堵翼管口。随后缝合唇龈沟切口。

c. Nomura改进法：上颌窦前壁凿开后，将上颌窦后内角的粘膜向上翻起，暴露该处骨壁。翼管开口位于对应上颌窦后、内壁交角及内侧壁顶与底的中间部后方。去除上颌窦近内角处及部分内侧壁骨质，用剥离子插入鼻腔外侧壁的粘膜与上颌窦后内角的骨膜之间，在显微镜下于蝶骨体的前方寻找翼管开口，找到后用电刀切断翼管神经，电凝固断端。此法不需打开翼腭窝，从而节约时间。

d. 经鼻中隔入路：先行鼻中隔粘膜下切除术，随后在粘骨膜下向后剥离骨膜，直达蝶窦前壁，再向两侧分离，达到翼突根部，即后鼻孔骨壁的后上方，距骨缘约1 cm处，可摸到翼管神经孔的漏斗状凹陷处。然后用电凝固针刺入孔内，破坏翼管神经。此法组织损伤较轻，一次可作两侧手术，如能在鼻内镜直视下操作，可提高手术精确性。

(2) 筛前神经切断术

1) 应用解剖　眼神经为三叉神经第1支，自三叉神经节发出后，分为额神经、泪神经和鼻睫神经3支。鼻睫神经经眶上裂进入眶内，分出筛前神经和筛后神经。动眼神经核发出的副交感神经纤维于睫状神经节处加入筛前神经。该神经在眶内行走于上斜肌与内直肌之间，与筛前动脉和静脉合为一束，穿过筛前孔进入前组筛窦气房内，在额隐窝后方横行进入前颅窝，行于硬脑膜外，至鸡冠前部旁侧，穿过一小裂孔向下进入鼻腔。在鼻腔前上分为外侧支和内侧支，后者又分为供应鼻中隔的1支和供应鼻腔外侧壁的1支。

2) 适应证　① 血管运动性鼻炎，保守疗法无效或翼管神经切断术后复发者；② 变应性鼻炎药物治疗无效者。

3) 手术方法

a. 眶内入路　自眶内侧缘作弧形切口，切断内眦韧带，在骨膜下沿眶内侧壁向深处剥离，距眶缘约2 cm处找到筛前孔，可见筛前神经与筛前动脉共同包绕在纤维束内，将该神经游离切断，分两层缝合创口。此法简单易行，但术后面部可能遗留瘢痕。

b. 鼻内烧灼法　在鼻中隔上方鼻粘膜充分表面麻醉下，用激光或电灼切断筛前神经鼻中隔支(位于鼻中隔前上方，靠近鼻背)，一次只作一侧。若术后症状复发，可同法切断对侧筛前神经分支。

(3) 蝶窦鼻内镜手术

1) 适应证　① 蝶窦或蝶筛窦囊肿；② 蝶窦炎性病变，保守治疗无效；③ 蝶窦真菌病；④ 蝶窦占位性病变探查；⑤ 蝶窦或蝶筛窦异物；⑥ 局限于蝶窦内的肿瘤。

2) 手术方法　将0°内镜插入鼻腔直抵后鼻孔处，斜向上方相当于上鼻甲的后端处找到蝶窦开口。若中鼻甲阻碍视线，可先行中鼻甲后端切除术。若自然开口不易找到或已闭锁，则可于后鼻孔上方1～1.5 cm处剥离粘膜，打开蝶窦前壁，尽量向内下方开放蝶窦前壁，以免损伤蝶窦外侧壁的视神经和颈内动脉。更换不同角度的内镜，以吸引器清理窦腔，仔细检查，对蝶窦腔内尤其是外侧壁搏动性肿块应当十分谨慎，尽量避免取活检。对蝶窦囊肿、炎性病变、真菌病等疾病，应在清除病变的基础上，尽可能扩大开放蝶窦前壁，充分引流。术后一般不需填塞术腔，可用明胶海绵置于蝶筛隐窝及中鼻甲后端创口处。

(4) 经蝶窦蝶鞍内肿瘤切除术

1) 应用解剖

a. 蝶鞍　为蝶骨体上面的凹陷处，位于颅中窝的正中部。其前方两侧为向上突起的前床突，中部为鞍结节，其两侧常有小突起，成为中床突。鞍结节前方两侧视神经管口之间为交叉前沟；后方为鞍背，其两侧突起为后床突。鞍底凹陷处为垂体窝，内容为脑垂体。

b. 垂体　位于蝶鞍的垂体窝内，基本呈椭圆形或圆形，大小约10 mm×12 mm×5 mm。垂体窝为硬脑膜覆盖，与周围组织不易分开。在蝶鞍上方前、后床突之间盖有一层致密的硬脑膜，称鞍隔。鞍隔中央有鞍隔孔，为垂体的漏斗部经过。垂体可分为腺垂体和神经垂体两部分。腺垂体可分泌生长激素、促肾上腺皮质激素、促甲状腺激素、卵泡刺激素、黄体生成素、催乳素及黑色素细胞刺激素等。神经垂体则释放血管升压素(抗利尿激素)及催产素，两者在丘脑下部合成，经漏斗至神经垂体。垂体两侧有海绵窦。正常型视交叉位于垂体上方及鞍隔上5～10 mm；前置型的视交叉前缘至鞍结节或其前方；后置型视交叉后缘位于鞍背或其后方。因此，视交叉的位置与垂体腺瘤所造成的视野改变及选择手术进路均有一定关系。

2) 适应证　① 局限于蝶鞍内的肿瘤；② 垂体腺瘤伴有囊性变者；③ 鞍内向下向蝶窦扩展的肿瘤。

3) 手术方法

a. 经鼻中隔蝶窦入路：经上唇龈切口进路(Hardy法)：仰卧位，上唇外翻，于上唇唇龈沟处作一横切口，越过唇系带至双侧尖牙为止，深达骨质。用剥离子分离粘骨膜至梨状孔，充分暴露梨状孔和鼻底。在鼻中隔两侧于粘膜下剥离，切除鼻中隔软骨后部、筛骨垂直板和犁骨的一部分。用两叶撑开器撑开两侧鼻中隔粘软骨膜，暴露蝶窦前壁。用骨凿或电钻开放蝶窦前壁，充分暴露蝶窦腔，注意蝶窦开口为蝶窦骨窗上界。去除蝶窦间隔，此时看见的蝶窦后上壁即为垂体窝的前下壁。可先用吸引器头轻轻探测，一般鞍内肿瘤的鞍底骨质变薄，触之易凹陷，或用骨凿轻凿即可穿破。打开鞍底骨窗时，一般上界不可超过鞍结节，否则进入鞍上池或损伤鞍隔根部的海绵间窦，将造成不易修补的脑脊液漏或大出血。一般常于蝶窦内相当于鞍结节处可见一隐窝，此即鞍底开窗上界的极限。骨窗大小视蝶鞍扩大及肿瘤在蝶鞍内的大小而有差异。电灼鞍底硬膜后，用细长针穿刺蝶鞍，以排除鞍内动脉瘤或空蝶鞍。用长柄小钩刀"十"字形或星形切开硬脑膜，电凝切缘。垂体瘤呈结节状，一般无包膜，与硬脑膜无粘连。用小咬钳或吸引器去除肿瘤，鞍上肿瘤可待其落入鞍内时去除之。术中应保持正中入路，以免损伤两侧的海绵窦、颈内动脉和Ⅲ、Ⅳ、Ⅵ脑神经。肿瘤切除后，可用明胶海绵、肌块或脂肪充填蝶鞍内空腔，缝合切口，鼻腔以碘仿纱条填塞。

鼻内切口进路(Hirsch法)：经前鼻孔在鼻中隔前端纵形切开粘软骨膜，直至下端鼻底，于鼻中隔两侧行粘膜下剥离，切除鼻中隔上半部分，用两叶撑开器撑开两侧鼻中隔粘软骨膜，暴露蝶窦前壁。用骨凿或电钻开放蝶窦前壁，充分暴露蝶窦腔。辨认蝶窦后上壁即为垂体窝的前下壁。打开蝶窦后上壁，进入垂体窝，去除肿瘤后术腔填以明胶海绵、肌块或脂肪。该术式面部不遗留瘢痕，手术能保持在正中线下进行，危险性亦小。缺点是术野小，路径深，难以双手操作。

b. 经鼻外切口筛蝶窦入路：头部向上倾斜25°卧位。自眉弓内端起沿眶内侧向下切口，尽量靠近鼻根部，以避开泪囊窝。向下延伸为鼻侧切口，为避开滑车神经，可将切口上端向上延伸1 cm，切开皮肤深达骨质。在骨膜下剥离至眶内缘，将额筛缝处穿出的筛前动脉分离、切断、结扎。继续向深部剥离至后筛动脉显露，保留此动脉作为标志。将泪囊松解，游离出泪囊窝，置自动牵开器固定。用电钻磨除或骨凿凿去眶缘，切除筛窦纸板，向前至筛前动脉，向后达筛后动脉。由泪囊后壁打开进入筛窦，清理气房，直达筛窦后组最大气房。通过开放的筛窦打开蝶窦前壁，先进入右侧蝶窦，打开蝶窦间隔，扩大术野。咬除犁骨喙突，直到垂体窝的前下壁充分暴露为止。其余步骤同上述。该术式手术进路较偏斜，不易保持中线操作。

c. 鼻内镜蝶窦入路：根据CT和MRI检查，手术进路一般选在肿瘤主要部位和蝶窦发育好的一侧进入。认清后鼻孔和中鼻甲后端，并准确判定蝶窦前壁。可将中鼻甲后端切除以利于进路的宽敞。使用咬骨钳从蝶窦开口向下扩大蝶窦前壁直达蝶窦底。观察蝶窦内部各壁情况，注意外侧壁下方的颈内动脉压迹及其上方的视神经管压迹。注意观察蝶窦底壁及外上角，了解有无骨质破坏或受压变形。开放鞍底，先以探针触破鞍底，再用咬骨钳扩大。小镰状刀"十"字切开硬脑膜，此时肿瘤可轻微向蝶窦内突入。用肾上腺素棉片收缩瘤体血管，实体瘤可用息肉钳小心地分次咬除，也可用刮匙刮除；干酪样瘤体可用吸引器吸除或两者并用。可用捣碎的肌肉块封堵鞍底及蝶窦，含有抗生素的明胶海绵压紧蝶窦和蝶筛隐窝。

鼻内镜蝶窦入路术式进入蝶鞍的方法简单、快速，可大大缩短手术时间；免除切口和进路过程中对鼻腔、鼻窦、鼻中隔的破坏和重建过程；使用各种角度的内镜可准确判定重要解剖标志和危险部位，准确辨认肿瘤上限，切除范围和准确性优于显微镜；关闭进路的方法简便。缺点是单手操作，遇有肿瘤出血时不便边吸引边操作，使手术时间延长；不适合有鼻窦炎的患者，易引起颅内感染；对患者蝶窦发育类型要求较高，发育良好的蝶窦类型较适合这种手术方式。

(5) 视神经减压术

1) 应用解剖　视神经管分颅内段、管段和眶内段，全长40 mm左右。颅内段自视交叉至视神经管，有脑组织保护，眶内段位于眶内深处，有周围的脂肪保护，只有管段最易受伤。视神经管内的视神经长约6～7 mm，有眼动脉伴行，先行在视神经的下内侧(或下外侧)，后经神经下方至其外侧入眶。视神经在眶内的长度(约30 mm)较眼球后极到视神经孔的距离长6 mm，这使得眼球在转动或稍向前突出(病理状态)时，不致被牵拉损伤。视神经前部与眼外肌间充满脂肪。在眶后部，随周围脂肪的逐渐减少，视神经与眼外肌靠得越来越近，抵达视神经孔时，4条直肌起始的总腱环将其紧紧地包围于中心。

2) 适应证　① 外伤或手术引起视神经骨管骨折，致视神经挫伤；② 球后视神经炎，药物治疗无效，视力持续下降者。

3) 手术方法

a. 鼻外筛窦进路：切口上起眼眶内上，眉弓内下缘，弧形向下达内眦下方，深达骨面。将内眦韧带、眶骨膜和泪囊向外牵开，暴露上颌骨额突、额骨鼻突、鼻骨、泪骨和眶纸样板。凿开泪囊窝上部眶内壁，进入筛窦。咬骨钳去除部分上颌骨额突、额骨鼻突及眶内壁前部，显露筛窦。切除中鼻甲，找到蝶窦开口，开放蝶窦腔。清除筛窦气房，辨认眶内侧壁(纸样板)后切除之，找到视神经孔。在显微镜下，用切割钻头将视神经管及视神经孔的内壁削薄后剔除。小心切开视神经鞘膜，表面敷以筋膜保护。术腔松松填入浸有抗生素及地塞米松的明胶海绵，放置引流管，缝合切口。

b. 内镜下鼻内筛窦进路：常规行鼻内镜下全蝶筛

窦开放术，暴露纸样板后部及蝶窦外侧壁。在蝶窦外侧壁后上方找到视神经隆起，以电钻磨薄视神经管内侧骨壁后，小心剔除之，开放视神经管全长约1/3～1/2周径，暴露视神经。清理术腔及视神经周围的骨折碎片和血肿，切开视神经鞘时，应避开视神经下方的眼动脉，同时切开总腱环。在开放的管段视神经内侧松松放置浸有抗生素及地塞米松的明胶海绵。

(6) 前颅底肿瘤切除术

1) 前颅底手术　沿额发际线作冠状切口，两侧切口端点居耳轮脚上1 cm及颞浅动脉之后。将皮肤连同其下的肌束剥起，蒂部齐眶上缘和鼻根水平。齐眶上缘上0.5 cm水平线切开骨膜，距发际1～2 cm作一切口平行于前一切口，将一端骨膜切断，保留另一端作为瓣基(居于病变侧)，形成骨膜瓣。将骨膜瓣自额骨骨面翻起，卷叠后用盐水纱布保护之。根据肿瘤部位及病变状况切开相应面积的额骨，保护切除之额骨于盐水中备用。切开额骨时可暴露部分额窦，应将窦内粘膜彻底清除，避免引流不畅继发感染或日后形成粘液囊肿。尽可能完全去除肿瘤组织。必要时可加作面部入路。

2) 面部手术　若肿瘤范围波及鼻腔鼻窦，可联合应用鼻侧切开、鼻侧上唇切开等手术入路，彻底清除肿瘤组织。鼻侧切口起自眉毛内端，经内眦与鼻背之间的中点，沿鼻旁切开皮肤，绕过鼻翼至鼻小柱，深达骨质。注意保留鼻前庭的完整性。如腭部需切除，可将切口延至上唇近正中裂切开上唇，暴露上颌区。沿骨膜下剥离，暴露鼻骨、上颌骨额突及梨状孔周围骨质。将鼻腔外侧壁软组织与骨质分离，用咬骨钳咬去鼻骨至内眦水平线，扩大梨状孔边缘，视肿瘤情况可凿开上颌窦前壁，于上颌窦额突及鼻底水平凿断骨质，将肿瘤连同鼻腔外侧壁一起切除。筛窦肿瘤可一并处理，开放窦腔。必要时，可开放蝶窦腔。

眶内容物剜除应在肿瘤通过眶骨膜侵入脂肪、眼肌及其内容组织时使用。如肿瘤只浸润眶骨膜，可剪去足够范围骨膜，而眶脂肪、眼球及其附件仍可保留。

3) 前颅底重建　切除肿瘤和清除碎骨片后，一般不用线强行缝合脑膜缺口。对脱入鼻或鼻窦腔的脑组织用电凝切除，不再回纳入脑膜裂口内。作一舌形额肌瓣备用，瓣基位于眉弓水平，其宽度和瓣长度依脑膜缺失范围或瘘的深度而定。瓣基通常保持5～8 cm宽。将骨膜瓣转向前颅底，均匀布在颅底脑膜表面，盖住脑膜缺失区或瘘口。再将额肌瓣翻入前颅底，尽量平整地重合于骨膜瓣上。取腹壁脂肪充填术腔，压在额肌瓣及未被遮盖的骨膜瓣尖部。鼻腔充填碘仿纱条，防止颅内容物突入鼻腔，回复切除之额骨片，以不锈钢丝固定。复回额区皮瓣，其下置负压管引流。

(7) 脑脊液鼻漏修补术

1) 瘘孔定位　瘘孔定位是脑脊液鼻漏诊治过程中最关键的问题。

a. 病史与体征：若漏出液的量随头部位置而改变，则来自鼻窦的可能较大，以蝶窦最为明显；单侧嗅觉丧失，提示瘘孔位于筛板；单侧视力障碍，瘘孔可在蝶窦外壁或上壁，也可来自后组筛窦的外上部；眶上神经分布区感觉消失，瘘孔可能在额窦后壁；三叉神经上颌区感觉消失，瘘孔可能位于中颅窝。

b. 常用的检查方法：① 影像学检查，用以显示骨折部位和窦内积液，为临床检查提供线索。② 粉剂冲刷法，一般只能提示漏出的脑脊液是来源于前颅底的前部(包括额窦)抑或后部(包括蝶窦)，而无法直视瘘孔。③ 棉片法，在筛窦顶或嗅裂、中鼻道、蝶筛隐窝、下鼻道后部分别放置棉片，然后以低头位或压颈法促使脑脊液外流，可初步判定脑脊液的来源。④ CT脑池造影，腰椎穿刺后椎管注入泛影葡胺水溶性造影剂5～8 ml，然后嘱患者头低脚高位1～2 min，立即开始从额窦前壁至鞍区冠状面扫描。⑤ 鼻内镜检查，按鼻顶前部、后部、中鼻道、蝶筛隐窝、咽鼓管口5个部位仔细观察，在检查时可压迫双侧颈内静脉，促使脑脊液外流。在内镜下直观漏出部位或判定脑脊液来源(额窦或蝶窦)。如果脑脊液鼻漏发生于手术后，由于各窦腔已开放，则可根据手术情形对损伤部位仔细检查，一般定位无困难。如仍不能定位，可使用椎管内注药结合鼻内镜检查。常规腰椎穿刺，注入着色剂(如亚甲蓝、靛胭脂、荧光素等)0.5 ml，以生理盐水稀释，患者胸膝卧位或仰卧位，调节床位成30°，头部低位，2 min后行鼻内镜检查。此时多可看到鼻顶或鼻腔多处有染色剂着色，可用吸引器沿着色部位反复吸引，追踪着色剂来源，确定瘘孔部位。

2) 手术方法

a. 内镜鼻内进路(Messerklinger术式)：在0°内镜直视下切除钩突、筛泡，开放前后组筛窦。若术前能确定脑脊液鼻漏部位在蝶窦，可不作彻底的筛窦清除，通过后组筛窦即可开放蝶窦前壁。也可采用Wigand术式，即先切除中鼻甲后端，开放后组筛窦，充分暴露蝶窦前壁。

筛顶脑脊液鼻漏修补术：开放筛窦后，刮除筛顶全部粘膜。在30°内镜引导下，用吸引器在筛顶部反复吸引寻找瘘孔。发现瘘孔后，用电钻或刮匙扩大瘘孔，扩开前颅底骨板的范围应超过硬脑膜瘘孔范围2 mm

左右，此时可见硬脑膜瘘孔处脑脊液呈搏动性外流，将捣碎的肌肉填压在瘘孔处，平铺筋膜封盖整个筛顶，再以捣碎的肌肉压紧筛顶的筋膜，如用生物胶则更为理想。如瘘孔不大，可取中鼻甲游离粘膜瓣，直接修补，以生物胶固定，外敷止血纱布。筛窦填以明胶海绵，再用碘仿纱条压紧中鼻道。

蝶窦脑脊液鼻漏修补术：在0°内镜下开放蝶窦前壁，进入蝶窦腔，以不同角度内镜寻找瘘孔部位。发现瘘孔后，用刮匙刮除瘘孔周围的粘膜，暴露瘘孔。用捣碎的肌肉压在瘘孔处，取阔筋膜平铺盖于其上，再用肌肉、脂肪填塞蝶窦腔，以明胶海绵填塞筛窦，中鼻道用碘仿纱条压紧。

b. 鼻外进路：切口上起眼眶内上，眉弓内下缘，弧形向下达内眦下方，深达骨面。将内眦韧带、眶骨膜和泪囊向外牵开，暴露上颌骨额突、额骨鼻突、鼻骨、泪骨和眶纸样板。凿开泪囊窝上部眶内壁，进入筛窦。咬骨钳去除部分上颌骨额突、额骨鼻突及眶内壁前部，进入筛窦，清除筛窦气房，显露筛窦顶。切除中鼻甲，找到蝶窦开口，开放蝶窦腔。显微镜下用吸引器在筛顶部及蝶窦腔反复吸引寻找瘘孔。发现瘘孔后，用电钻或刮匙扩大瘘孔，按鼻内镜下修补法修补瘘孔，以明胶海绵填塞术腔，中鼻道用碘仿纱条压紧。

c. 前颅底进路：参见前颅底手术入路，找到瘘孔后，以阔筋膜覆盖加生物胶修补瘘孔。

（郑春泉）

参考文献

1. 卜国铉. 鼻压力计的临床应用. 中华耳鼻咽喉科杂志，1989，24（6）：324
2. 卜国铉. 鼻生理学. 中华耳鼻咽喉科杂志，1991，26（3）：178～182
3. 卜国铉，顾之燕. 鼻部应用解剖和超微结构. 中华耳鼻咽喉科杂志，1990，25（6）：377～380
4. 卜国铉. 鼻神经外科学. 见：卜国铉，樊忠主编. 耳鼻咽喉神经外科学. 长春：吉林科学技术出版社，1992，44～179
5. 王快雄主编. 影像诊断学. 上海：上海医科大学出版社，1991，195
6. 王正敏主编. 颅底外科学. 上海：上海科学技术出版社，1995
7. 王正敏主编. 实用耳鼻喉科手册. 第2版. 上海：上海科技教育出版社，1995
8. 王跃建译. 鼻和鼻窦的免疫屏障. 国外医学·耳鼻咽喉科分册，1988，(2)：78～80
9. 王辉萼，柳端今. 嗅觉与嗅觉障碍. 见：姜泗长，阎承先主编. 现代耳鼻咽喉科学. 天津：天津科学技术出版社，1993，207～217
10. 刘莎，何利平综述. 针对内镜鼻窦手术的应用解剖. 国外医学·耳鼻咽喉科分册，1995，19（2）：65～69
11. 何烈纯. 经鼻内镜修补脑脊液鼻漏. 国外医学·耳鼻咽喉科学分册，1995，19：226～228
12. 李源，许庚. 内镜鼻窦外科应用解剖学. 中华耳鼻咽喉科杂志，1994，29（5）：311～314
13. 李晓明. 鼻部气道的限流节段. 中华耳鼻咽喉科杂志，1994，29（1）：48～49
14. 杨雄里. 嗅味觉. 见：韩济生主编. 神经科学纲要. 北京：北京医科大学中国协和医科大学，1993，554～562
15. 张重华. 嗅觉. 见：王正敏主编. 耳鼻喉科新理论新技术. 上海：上海科学技术出版社，1997，93～104
16. 郑春泉. 呼吸功能测量. 见：王正敏主编. 耳鼻喉科新理论新技术. 上海：上海科学技术出版社，1997，105～111
17. 郑春泉 Pochon N，Lacroix JS，等. 鼻声反射测量法（鼻中隔纠正术前后对比）. 中华耳鼻咽喉科杂志，1995，30：343～346
18. 秦家凤. 视神经挫伤-经鼻视神经减压术. 国外医学·耳鼻咽喉科学分册，1993，12：74～76
19. 廖建春. 经蝶窦垂体瘤切除术各种进路的评价. 见：陆书昌，杨中坚，廖建春主编. 蝶窦与垂体瘤. 上海：上海医科大学出版社，1992，86～93
20. Baraniuk JN，Lundgren JD，Okayama M，et al. Substance P and neurokinin A in human nasal mucosa. Am J Resp Cell Molec Biol，1991，4：228～236
21. Clement P. Committee report on standardization of rhinomanometry. Rhinology，1984，22：151
22. Couldwell. WT. Surgery of the anterior skull base. Otolaryngol Clin North Am，1993，26：673～693
23. Daniel O，Graney G，et al. Anatomy. In：Cummings CW，ed. Otolaryngology Head and Neck Surgery. Vol Ⅱ. 2nd ed. Missouri：Mosby Year Book Inc，1993，627～638，901～906
24. Donald A，Leopold G. Physiology of olfaction. In：Cummings CW，ed. Otolaryngology Head and

Neck Surg. Vol Ⅱ. 2nd ed. Missouri: Mosby Year Book Inc, 1993, 640～660

25. Doty RL, et al. University of Pennsylvania smell identification test: a rapid quantitative olfactory function test for the clinic. Laryngoscopy, 1984, 94: 176
26. Doty RL, et al. Development of the University of Pennsylvania smell identification test: a standardized microencapsulated test of olfactory function. Physiol Behav, 1984, 32: 498
27. Ducan HJ. Long-term follow up of olfactory loss secondary to head trauma and upper respiratory tract infection. Arch Otolaryngol Head Neck Surg, 1995, 121: 1183～1187
28. Duffy FH, et al. Brain electrical activity mapping. In: Geschwind N, Galibura A, ed. The Biological Foundation Cambridge. Mass: Harvard University Press, 1984
29. Dyslexia A. Neuroscientific approach to clinical evaluation. Boston: Little Brown & Co Inc, 1985
30. Furukawa M, et al. Electro-olfactogram (EOG) in olfactometry. Auris Nasus Larynx, 1989, 16 (1): 33
31. Hauser-Kronberger C, Hacker GW, Muss W, et al. Autonomic and peptidergic innervation of human nasal mucosa. Acta Otolaryngol, 1993, 113: 387～393
32. Hedrikcks KR, Kott JN, Lee ME, et al. Recovery of olfactory behavior. I. Recovery after a complete olfactory bulb lesion correlates with patterns of olfactory nerve penetration. Brain Res, 1994, 648: 121～133
33. Hilberg, et al. Acoustic rhinometry: evaluation of nasal cavity geometry by acoustic reflection. J Appl Physiol, 1989, 66: 295～303
34. John F, Palanch, et at. Evaluation of nasal breathing function. In: Cummings CW, ed. Otolaryngol Head and Neck Surg. Vol Ⅱ. 2nd ed. Missouri: Mosby Year Book Inc, 1993, 665～686
35. Jones As, Viani. L, Phillips. D et al. The objective assessment of nasal patency. Clin Otolaryngol, 1991, 16: 206～211
36. Leopoid DA. Physiology of olfaction. In: Fredrickson JM, ed. Otolaryngol Head and Neck Surg. 2nd ed. Missouri: Mosby-Year Book Inc, 1993, 640～664
37. Maggi CA, Giachetti A, Dey RD, et al. Neuropeptides as regulators of airway function: vasoactive intestinal peptide and the tachykinins. Physiol Rew, 1995, 75: 277～322
38. Meymuller EA, et al. Surgical management of infection and inflammatory disease. In: Cummings CW, ed. Otolaryngology Head and Neck Surgery. Vol Ⅱ. 2nd ed. Missouri: Mosby-Year Book Inc, 1993, 955～964
39. Moller K, et al. Pituitary adenylate cyclase activiting peptide is a sensory neuropeptide: immunocytochemical and immunochemical evidence. Neuroscience, 1993, 57: 725～732
40. Parker AJ, et al. A comparison of active anterior rhinomanometry and nasometry in the objective: assessment of nasal obstruction. Rhinology, 1990, 28 (1): 47～53
41. Scadding GK, et al. Acoustic rhinometry compared with anterior rhinomanometry in the assessment of the response to nasal allergen challenge. Clin Otolaryngol, 1994, 19: 451～454
42. Shelton DM, Eiser NM. Evaluation of active anterior and posterior rhinomanometry in normal subjects. Clin Otolaryngol, 1992, 17: 178～182
43. Tomita H. Disorders of taste and smell. Practics Otologica, 1992, 85 (1): 1～24
44. White MV. Muscarinic receptors in human airways. J Allergy Clin Immunol, 1995, 95: 1065～1068
45. Kendal-Reed M. Approaches to understanding chemosensory responses: new directions and new caveats. AIHAJ. 2001, 62(6): 717～722
46. Heilmann S, Strehle G, Rosenheim K, Damm M, Hummel T. Clinical assessment of retronasal olfactory function. Arch Otolaryngol Head Neck Surg. 2002, 128(4): 414～418
47. Seiden AM, Duncan HJ. The diagnosis of a conductive olfactory loss. Laryngoscope. 2001, 111(1): 9～14

第二篇 咽 科

咽的胚胎发育与应用解剖 13

13.1 咽的胚胎发育

人胚在第4周开始产生原始咽，是由前肠端膨大形成。以后咽的胚胎发育，和咽侧的鳃弓与鳃囊有密切的关系。

第1鳃弓在第6周时，形成外侧两腭突，两腭突在第9周起，逐渐相互接近、融合，至第12周时，前半部骨化后形成硬腭，后半部无骨化，即成软腭。在胚胎发育过程中，若发生某种障碍，外侧两腭突不融合，出生后即成腭裂畸形。

第2、3鳃弓向原始咽腔突入，以后分别形成扁桃体前方的舌腭弓与后方的咽腭弓。

第3鳃弓，在腭形成同时，产生悬雍垂。

第3、4鳃弓在人胚第5周后形成会厌，使口咽与喉咽有了分界线。

人胚有5对鳃囊。第2鳃囊内胚层衍生腭扁桃体窝上皮组织，中胚层衍生腭扁桃体。第3鳃囊形成梨状窝。腭扁桃体在胚胎第3个月后期开始形成，第4个月时，肉眼已可观察到扁桃体窝，内有原始扁桃体。同时，鼻咽部的咽扁桃体也于此期开始发生。在胚胎发育的最后3个月，淋巴组织组成的滤泡，伸入扁桃体实质内，直至胎儿出生，扁桃体仍继续生长。

舌亦由鳃弓衍生而成，但它来自何鳃弓，尚有不同意见，有谓舌体来自第1鳃弓，舌根来自第2鳃弓，也有提出舌由第2、3、4鳃弓中某一鳃弓演化而来，由于很早完全融合，很难确定具体鳃弓。

13.2 咽的应用解剖

咽位于颅底下方、颈椎的前方，以粘膜为衬里，

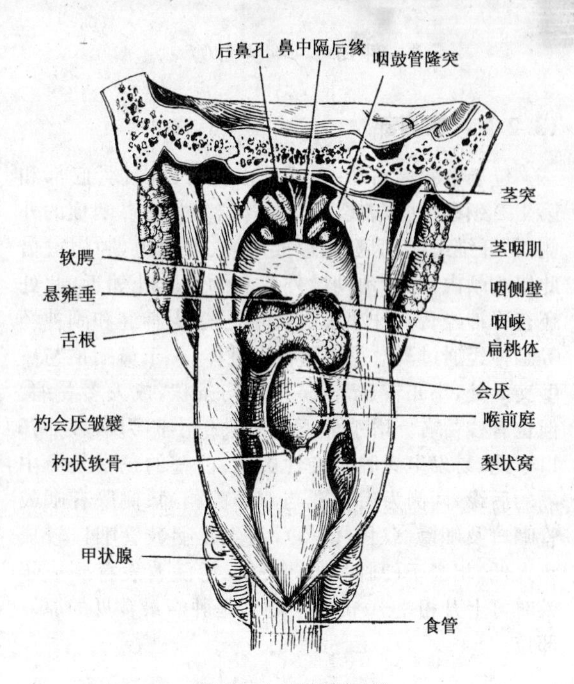

图 13-1 咽后面观

为不规则的扁形肌性管道，也是呼吸道与消化道的共同通道，上起颅底、下止第 6 颈椎过渡进入食管。后壁借疏松结缔组织、椎前筋膜及椎前诸肌与颈椎相邻；前壁与鼻腔、口腔和喉相通（图 13-1，13-2）。上宽下窄呈漏斗形。咽之全长成年人为 13 cm，咽分三部。

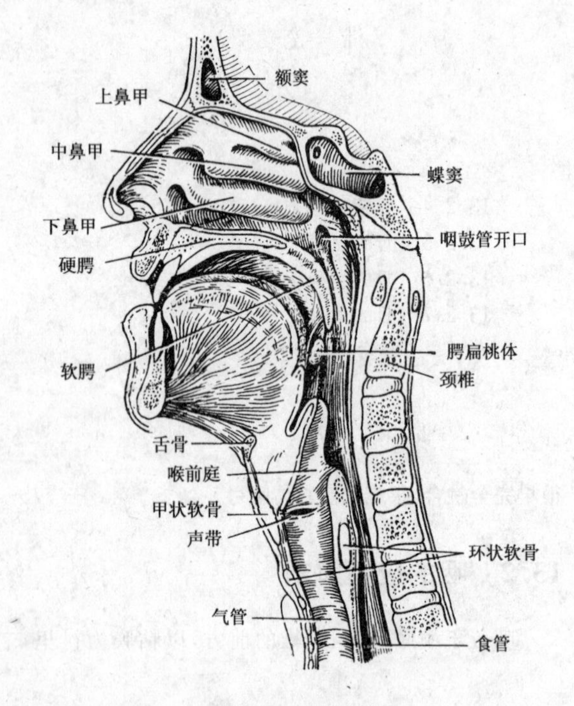

图 13-2 咽侧面观

13.2.1 鼻咽部

位于中颅窝底部；顶后壁由蝶骨体、枕骨底部和第 1、2 颈椎构成，破裂孔和颞骨岩尖紧靠鼻咽顶的外侧，借纤维组织、咽腱膜形成颅内、外通道，肿瘤可借此侵入颅内，并与颈动脉外口和颈静脉孔邻近，此处还有展神经、舌下神经、舌咽神经、迷走神经和副神经等脑神经通过。增殖体即咽扁桃体，位于鼻咽顶与后壁交界处，小儿较显著，多呈均匀条状，成人多萎缩，但也有残留者。增殖体下面中央一小凹为咽囊并开口于此，易发生囊肿及慢性炎症；前壁的正中是鼻中隔的后缘，两侧为后鼻孔与双鼻腔相通；侧壁有咽鼓管咽口及咽隐窝（图 13-3），新生儿咽鼓管咽口较成年人低，相当于硬腭平面，4 岁以后随着发育到成年人时可上升相差 10 mm，咽隐窝是肿瘤最常见的原发部位。

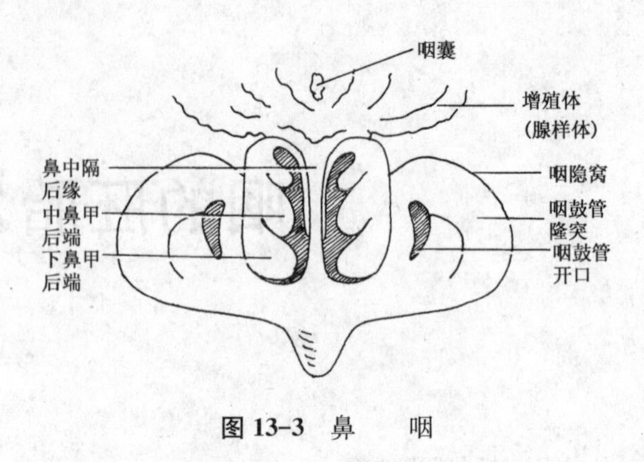

图 13-3 鼻 咽

13.2.2 口咽部

自软腭下缘到会厌上缘的平面称为口咽（图 13-4）。前方经咽峡与口腔相通（咽峡指悬雍垂、软腭游离缘、舌背及两侧的咽腭弓共同构成一环形狭窄部分），由软腭向两侧下方发出在后的为咽腭弓和在前的为舌腭弓，两弓之间有一三角形深凹称扁桃体窝，腭扁桃体位于此窝内，咽腭弓后方有淋巴组织构成咽侧索，口咽后壁相当于第 3 颈椎的前面，舌根和两会厌谷构成不完整的口咽前壁。会厌谷等处，异物易被停留。

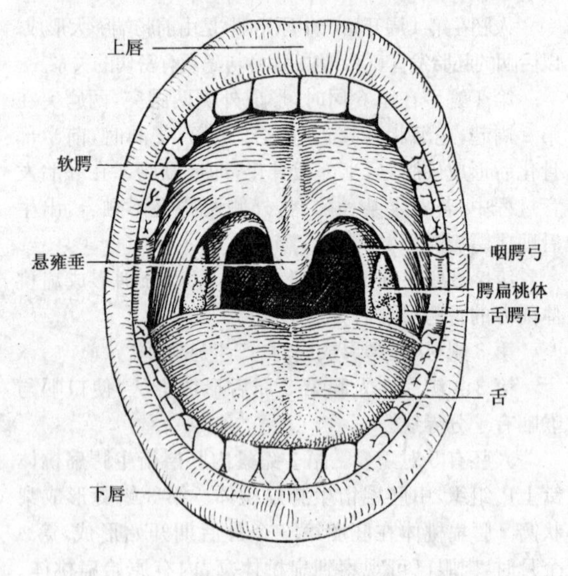

图 13-4 口 咽

腭扁桃体前壁为舌腭弓，其下 1/3 处有一片状薄膜，称三角皱襞；后壁为咽腭弓，外侧壁为咽腱膜与咽上缩肌，在顶部舌腭弓与咽腭弓连接形成半月皱襞。扁桃体由淋巴组织构成（图 13-5），内含许多淋巴滤泡和结缔组织网结合成小梁，并与其包膜融合，表面覆以复层扁平鳞状上皮，其上皮向内形成盲管，盲管的外口分布在扁桃体表面，每侧为8～20个。扁桃体动脉有5支，即腭降、腭升、咽升、舌背动脉分支及面动脉的扁桃体支，均来自颈外动脉（图13-6）。

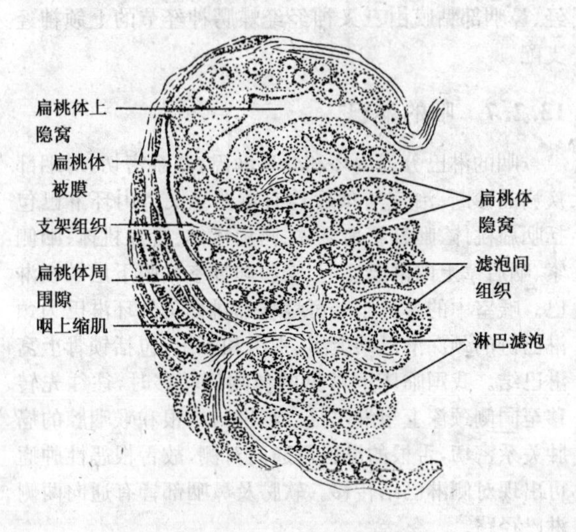

图13-5　扁桃体纵切面

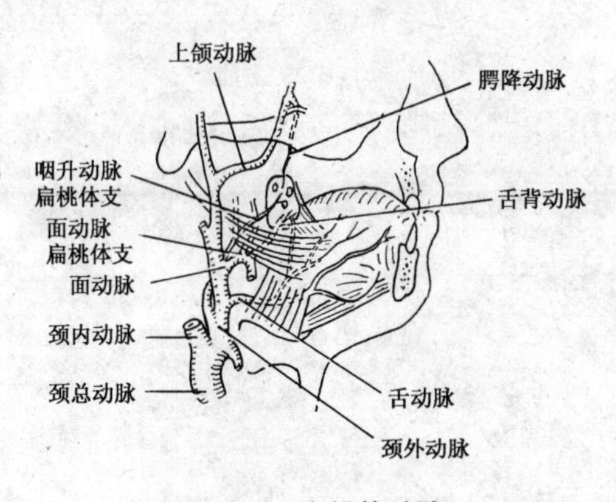

图13-6　扁桃体动脉

随着电子显微镜、免疫组化和免疫电镜等方面的广泛应用，对扁桃体形态的了解更加深入细致。现将1992年第二届扁桃体国际讨论会有关论文要点略述如下：腭扁桃体隐窝于妊娠第9周开始发育。来源于第2和第3腮弓的间质于妊娠第13周受到淋巴样成分浸润。Watanabe等用扫描电镜结合冷冻蚀刻技术观察扁桃体三维结构发现：在生发中心，致密微细的网状组织形成淋巴网状组织结构，其内有绒毛状T淋巴细胞和光滑的B细胞。高倍镜下，可见很多中等和大的淋巴细胞、浆细胞，也有含小胞质的非吞噬网状细胞和包涵体的吞噬网状细胞以及未成熟的淋巴细胞。抗原在扁桃体隐窝上皮被捕获，免疫信息传到生发中心，此处淋巴细胞产生抗体，故生发中心是扁桃体免疫功能的重要形态单位。

13.2.3　喉咽部

上起会厌下达环状软骨下缘，似圆锥形，底朝上，尖端向下过渡到食管，喉咽两侧为梨状窝，其后的环后隙称为环后间隙，与食管入口直接相通；后壁与咽后壁连续，与侧壁分界不清；前壁附着于舌骨和甲状软骨上，其内侧为杓会厌襞；梨状窝的底及前壁有喉上神经内支经过，可在此施行表面麻醉；喉咽后壁相当于第3颈椎的下部至第6颈椎的上部，伴随喉上神经内支走行的有喉上动脉、静脉及喉引流的淋巴管。

13.2.4　咽壁的解剖

咽壁由3层即粘膜层、纤维层和肌肉层组成，肌肉层的外面均有很薄的颊咽筋膜层包绕。

（1）粘膜层

与咽鼓管、鼻腔、口腔和喉腔粘膜连续，鼻咽前壁和顶壁、后壁和侧壁的部分为假复层柱状纤毛上皮，其余部分和口咽、喉咽则均为复层鳞状上皮。

（2）纤维层

位于粘膜与肌肉之间，上面很厚，与枕底部牢固紧连，向前扩展附着到翼内板后缘和颞骨岩部与咽上缩肌之间，称颅咽腱膜；向下纤维层逐渐变薄，但其后部分仍然很厚，在咽后壁的中线部分，特别坚韧形成正中缝，为咽肌附着处；咽后壁和侧壁肌肉间纤维在扁桃体窝底部成为扁桃体被膜。

（3）肌肉层

有3对横形由下而上呈复瓦状环行的咽上、咽中、咽下三缩肌，和3对纵行的咽提肌组，如茎突咽肌、腭帆提肌等肌肉，均为横纹肌。

（4）咽周间隙

借颈部深、浅筋膜包绕分隔为咽后与咽旁两大间隙，这些间隙向上伸展到颅底，向下直通前后纵隔，两侧间隙互不相通，因此它既有限制病变扩展，又有使病变蔓延的两重作用。

1）咽后间隙　前壁为颊咽筋膜，后壁为椎前筋膜；两旁有筋膜与咽旁间隙分隔，中线紧密密集为正中线，将此间隙又分为右、左两个间隙；向上扩展到颅底，向下达咽下部和食管的后面延伸到后纵隔；每侧间隙内有疏松结缔组织和淋巴结，化脓性淋巴结炎所形成之咽后脓肿常局限于一侧。易发生于婴幼儿中。

2）咽旁间隙　此间隙为三角形，底向上，尖向下，其上直通蝶腭间隙，间接通颅底；向下到舌骨，止于颌下腺包膜；其内方为咽侧壁咽的筋膜；外界为翼肌和腮腺包膜；后面是椎前筋膜；其前被茎突和茎突的肌肉将其分为前后两部，前部主要是肌肉，后部有血管、神经。前部病变因翼内肌受限常有明显致牙关紧闭，后部受侵易发生败血症，如炎症侵蚀血管可并发大出血，甚至感染沿静脉向上到颅底侵入颅内。

13.2.5 咽的血管

(1) 动脉

咽的动脉均为颈外动脉的分支，来自咽升动脉的咽支，面动脉的腭升动脉和扁桃体动脉，舌动脉的舌背支以及腭降动脉。

扁桃体的动脉有 5 支：① 腭降动脉，为上颌动脉的分支，供应扁桃体上端及软腭；② 腭升动脉；③ 面动脉的扁桃体支；④ 咽升动脉扁桃体支，以上各支供应扁桃体、腭舌弓及腭咽弓；⑤ 舌背动脉，来自舌动脉，供应扁桃体下端(图 13-6)。

(2) 静脉

经咽静脉丛与翼丛相通，汇入面静脉和颈内静脉。

13.2.6 咽的神经

咽之感觉和运动神经来自舌咽、迷走、副神经与交感神经构成之咽丛，位于咽部筋膜内，在咽中缩肌之上。运动神经是副神经的颅内部分，分布到咽部软腭所有的肌肉，茎突咽肌由舌咽神经支配，腭帆张肌由三叉神经下颌支支配。感觉神经是舌咽神经与迷走神经、鼻咽部粘膜由三叉神经经蝶腭神经节的上颌神经支配。

13.2.7 咽的淋巴

咽的淋巴分为内环和外环淋巴，联系密切，对咽部疾病的诊断、治疗与预后均有重要意义。内环淋巴包括咽扁桃体、咽鼓管扁桃体、腭扁桃体、舌扁桃体、咽侧索、咽后壁上的淋巴滤泡、咽腔和喉室粘膜下层散在淋巴。喉室中的淋巴小结可称喉扁桃体。外环淋巴为颈淋巴链的颈深淋巴结上组、中组和下组，包括锁骨上窝淋巴结。我国临床上常见的鼻咽癌转移时，往往先转移至同侧颈深上组淋巴结。特别与舌根和喉咽腔的癌肿关系密切，舌根的淋巴可通向对侧，故舌根恶性肿瘤可出现对侧淋巴结转移。软腭及鼻咽部皆有通向两侧淋巴径路。

(欧阳正玉)

咽部生理学与卫生学 14

14.1 咽的生理学

咽位于鼻腔、口腔之后，喉之上，为呼吸道和消化道之交叉点，故具有呼吸、吞咽、发音和防御等功能。此外，与味觉和听觉也有关。

14.1.1 呼吸功能

空气由鼻腔经鼻咽、口咽、喉咽入喉进入气管、支气管达肺内，同时咽部对吸入的空气亦具有如下的功能。

(1) 调节温度

对吸入空气量的调节虽不如鼻腔丰富的海绵状组织，但对调节吸入空气温度方面，也起辅助作用。一旦鼻腔阻塞时，则主要依靠咽部粘膜的血管和呼出之余气等来调节吸入空气，故长期鼻阻的患者，容易使咽部血管扩张，咽粘膜呈慢性充血状态。

(2) 湿润作用

主要依靠咽粘膜的粘液腺和杯状细胞的分泌液、粘膜上皮的渗出液及涎液等达到咽部来提高空气的湿润度，但咽部的湿润作用远不及鼻腔粘膜，由于长期用口呼吸的患者，有咽干燥、分泌物粘着之感，而需要反复吞咽或咳痰以清除之。

(3) 清洁空气

鼻咽粘膜的柱状纤毛上皮与鼻腔粘膜的粘液毯连成一片，有较强的粘稠性，能吸附气流中的尘粒、细菌等，并内含溶菌酶，具有抑制和溶解细菌的性能。清洁作用与分泌物的酸、碱度有关，正常咽分泌物 pH 值为 7.2～7.8，偏碱性，pH 值越高，细菌生长越活跃，pH 值越低，越不利于细菌的生长。

14.1.2 吞咽功能

吞咽为一复杂而协调的反射动作，吞咽中枢在延髓之迷走神经核区，向心纤维为吞咽、喉上及三叉神经；离心纤维为Ⅴ、Ⅸ、Ⅹ、Ⅺ、Ⅻ诸脑神经。吞咽时可分为三期功能：

1）随意期　食物进入口腔，经咀嚼后，舌部向腭部运动，使食物成团块状，然后推入向后进入咽峡中。口腔与口咽一次吞咽的食物和液体的平均容量约 15 ml。

2）不随意动作，食物入下咽部时，咽部各升肌如茎突咽肌收缩使咽腔上升、咽腔增大，接受进入之食团；然后咽之升肌弛缓，咽括约肌收缩使食团进入食管。此期提腭帆肌、腭帆张肌、悬雍垂肌及咽腭肌收缩使软腭上升贴近咽后壁而暂关闭鼻咽腔；同时舌根上升接近腭部，双侧舌腭弓收缩使与口腔隔绝；喉体上升后舌根后压使会厌软骨向下贴近杓状软骨，双杓软骨靠近而暂关闭喉管腔。

3）此亦为不随意动作，食物进入食管上端时，环咽肌弛缓、食物进入食管下端入胃。

14.1.3　发音与共鸣

当发音和讲话时，咽腔可变成各种不同的形状，产生共鸣作用，使语言清晰悦耳，其中腭帆的活瓣作用尤其重要，咽腔大小、咽壁的紧张度和喉的位置有关，如测量口咽前后径，从舌根到咽后壁在发“衣”音时比发“喔”音时大 4.5 倍。

14.1.4　防御保护功能

1）灭菌作用　咽的粘液具有灭菌作用，对来自鼻腔、喉腔及咽鼓管之分泌物、细菌及污物等，可借反射作用咳出或下咽入胃，借胃酸消灭。

2）咽部的淋巴环（内外环）更具有抵抗入侵之细菌的防御功能。

3）防卫功能　味觉主要是舌的功能，对苦味较敏感，味觉是对饮食的一种防卫性检验。

4）当异物或污物进入咽部，可由直接刺激或条件反射作用引起呕吐反射而将异物或污物吐出。

5）保护功能　当吞咽动作中可使咽鼓管开放，使空气进入鼓室，保持鼓膜内外气压平衡，使听力维持正常，同时也保护了听觉器官。

14.2　咽的卫生学

咽部的病变，不仅影响呼吸和吞咽功能，且与全身健康有密切关系；不仅影响个人健康，还可以传播他人，造成社会影响，因而，注意咽部卫生，不但可以减少咽部疾病的发生，同时可防止咽病传播感染他人，对提高人民健康水平，有很大意义。

14.2.1　呼吸卫生

维持生理的鼻腔呼吸功能。当失去鼻呼吸而张口呼吸时，如因鼻腔、鼻咽或咽部阻塞性病变，必须针对其病因予以治疗和纠正，否则可造成咽部直接受到不洁、寒冷和干燥的空气刺激，而使咽部的血管扩张呈慢性充血状态，引起咽部疾病。其次，避免外来的刺激，如吸烟、化学物质、粉尘及温度等刺激可使咽部粘膜血管扩张，粘膜增厚、色泽苍白或白斑产生，甚至出现溃疡或坏死。

为避免以上外来刺激，首先要加强对群众的宣传教育，使人人懂得讲究卫生的重要性、吸烟的危害性。在工矿企业，要加强劳动卫生、防护措施，防止有毒化学气体外逸，以及配备降温、隔热、通气等设施；加强工人个人防护，如在污染环境操作中，要戴口罩（口罩规格为 12 cm×20 cm 大小，以 4～6 层纱布为宜），高温季节供应清凉饮料；有鼻腔鼻窦、喉、气管疾病患者，可因脓涕及痰液的刺激而影响咽部健康，应积极治疗，使之减少自身影响咽部健康的因素。

14.2.2　饮食卫生

注意饮食的规律性，避免暴饮暴食或过度饥饿；纠正进食过快，防止异物如竹签、鱼刺等损伤咽部；尽可能避免刺激性食物，如烈酒、浓茶、辛辣食物等均可以刺激咽部粘膜。

14.2.3　口腔卫生

口腔与咽部关系密切，可互为影响，保持口腔清洁，如晨起、睡前及餐后刷牙，掌握正确的刷牙方法，睡前不要进食，尤其不要吃糖和糕点，预防口腔病。如有口腔疾患，应积极治疗，也可防止影响到咽部的健康。

14.2.4　生活卫生

咽部是身体整体的一部分，咽部疾病与全身健康可以互相影响，注意生活卫生，增强体质，以增强身体抵抗疾病的能力；在自然界中有许多利于人体健康的因素，如阳光、空气和水是一切生物所必需的基本条件，如能合理利用，如新鲜空气、阳光下活动以及冷水浴等，均能活跃新陈代谢，达到提高健康水平的目的。

（欧阳正玉）

咽部检查 15

15.1 一般检查

一般施诊包括病史询问和视诊。

15.1.1 病史询问

咽部感觉异常或疼痛，起病的时间、部位、是伴发其他症状还是单独出现，如单纯咽异感症，时间较长，半年至1年以上，不伴咽功能障碍，常为慢性咽炎的临床表现；如咽部疼痛起病较急，病程在1周以内，并伴有发热及吞咽痛加剧者首先应考虑急性咽炎之诊断。

15.1.2 视诊

未检查咽部之前，应先注意其外表，一般观察有助于诊断，现举数例如下：

1) 学龄前儿童口张、目呆、表情迟钝、上腭高拱、上门牙外露等可能是增殖体肥大症。

2) 口角有瘢痕、门齿呈锯齿状、马鞍鼻或患角膜炎，为先天性梅毒之征。

3) 儿童有烦躁、情绪不安、重病面容、头颈固定于一侧或稍后仰、张口流涎、发音及哭声小而不清，多为咽部脓肿者。

4) 消瘦、面色苍白、张口有恶臭，多为口内咽部之癌肿患者。

15.2 鼻咽镜与喉咽镜的检查

15.2.1 鼻咽镜检查

鼻咽镜检查对初学者比较困难，一般与后鼻孔检查同时进行，应用鼻咽镜检查和电鼻咽镜或光导纤维内镜检查，均需要有熟练的技巧，并要求患者合作保持咽部松弛状态，因此对于儿童无论应用哪种鼻咽镜均不易成功。

1) 间接鼻咽镜检查　为门诊常规应用方法，也是最常用最简便的方法(图15-1)，如被检查者合作良好，用此法可看清鼻咽各部，具体操作见鼻科学鼻咽检查章。

2) 直接鼻咽检查法　采用电鼻咽镜，过去曾用杨格(Yankauer)鼻咽镜，因活动范围小，视野受限，今多不采用。目前多用光导纤维鼻咽内镜，体积小，光源充足，其顶端可上下旋转180°，视野范围大，能观察鼻咽各部，且可摄影记录。鼻咽镜检查需注意了解后鼻孔外形，是否有下鼻甲后端肥大、鼻息肉或肿瘤以及分泌物情况。仔细观察咽鼓管开口及隆突是否浸润肿胀，咽陷窝有无肉芽肿或肿物，双侧壁是否对称，以及粘膜情况等。

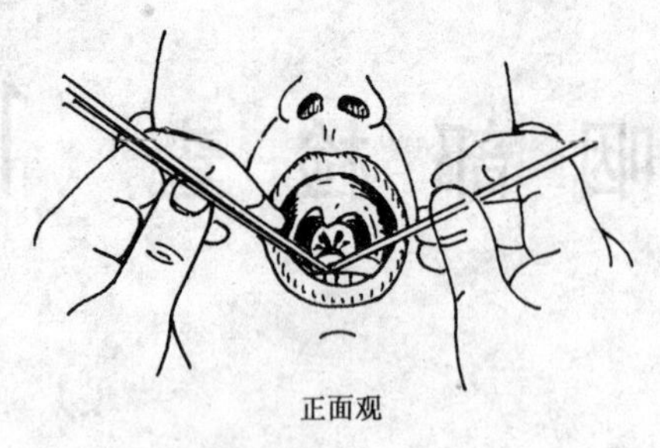
正面观

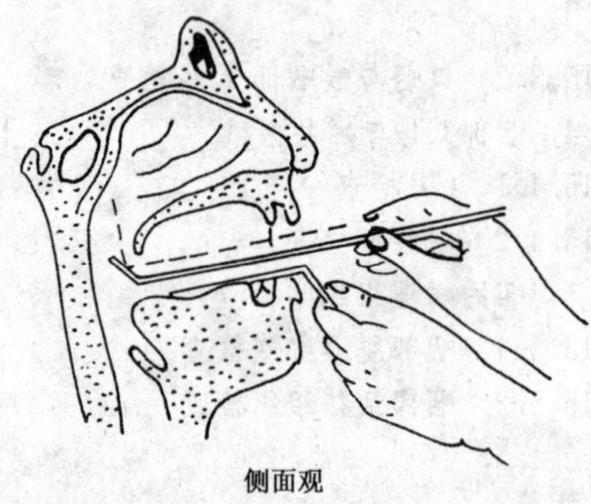
侧面观

图 15-1　间接鼻咽镜检查法

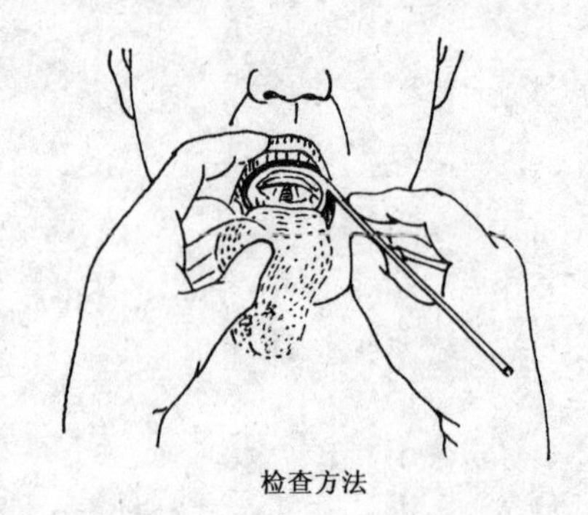
检查方法

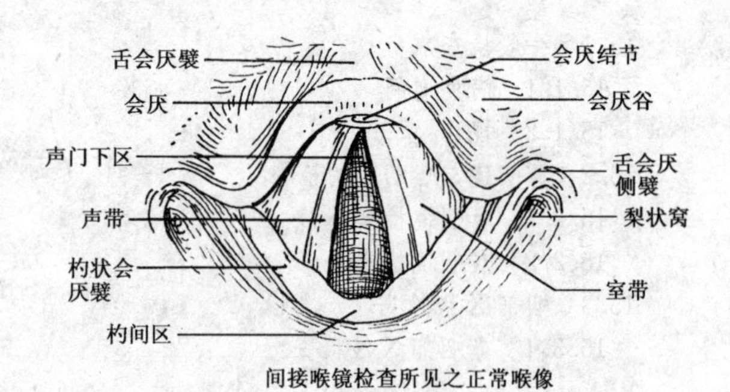

间接喉镜检查所见之正常喉像

图 15-2　间接喉镜检查法

15.2.2　喉咽镜检查

利用间接或直接喉镜作喉咽部检查。

1）间接喉咽镜检查　为最简便和常用的方法，要求先向受检者说明检查的方法和目的，使之主动配合。受检者取坐位，张口、伸舌，检查者左手持以纱布包裹受检者的舌前 2/3 部分，右手持合适之间接喉镜在酒精灯上或热水中加热，但不能过烫，以镜背触手背试测是否太烫，镜面向下伸入咽部软腭下悬空，嘱患者发"衣"音时，软腭上提、会厌前移，便于从镜面观察喉咽及喉腔影像(图 15-2)。如遇敏感恶心者，可喷少量麻醉剂于咽部后再行检查。检查重点为梨状窝以及喉咽各壁、舌根等，应注意有无水肿、肿块、囊肿、异物、积液、溃疡、肉芽组织等。

2）直接喉咽镜检查　患者采用坐位或平卧头后仰位，咽部表面麻醉后用直接喉镜、光导纤维喉镜进行检查喉咽，此法可供找寻和取出喉咽部异物，辨别喉咽部肿瘤浸润范围、采取活体组织标本，还可观察环后间隙及食管入口。手术方法同直接喉镜检查。

15.3　咽部 X 线检查

咽部 X 线检查是临床上不可缺少的方法，有些咽部疾病，须用 X 线摄片与造影方能明确诊断，为确诊提供帮助。咽部正位片，因脊柱重叠，诊断意义不大。

15.3.1　鼻咽部 X 线检查

分鼻咽平片检查及鼻咽部造影术，常用鼻咽侧位平片，以显示鼻咽软组织影，正常鼻咽壁光滑、对称。儿童和成年人的鼻咽壁有一定厚度，若软组织厚度增加明显，常见鼻咽纤维血管瘤。如表面突起呈结节状、凸凹不平，则有肿瘤可能，颅底骨质显示破坏，则有可能为恶性肿瘤。摄片可显示肿瘤的范围、粘膜光洁度、充盈缺损，以及整个鼻咽腔的形态。鼻咽造影还可以看到咽陷窝和咽鼓管开口情况。

15.3.2　口咽与喉咽部 X 线检查

1）平片检查　多采用颈侧软组织摄片，观察椎前软组织厚度，于第 5 颈椎以上正常成年人的厚度为2～3 mm；第 5 颈椎以下因与食管阴影联合，其正常厚度为 10～12 mm，如＞15 mm，则可能有新生物或脓肿，结合临床，考虑诊断食管周围壁的炎症、脓肿。另外还可以搜寻咽部有无放射线不透亮的异物存留。

2）钡剂造影术　包括钡剂透视和摄片，以观察吞咽动作、口咽和喉咽腔的形象以及钡剂滞留、软骨骨折、移位及肿瘤等情况。

15.4 咽部CT与磁共振

15.4.1 CT检查

自CT问世以来，目前已广泛用于耳鼻喉科的临床诊断中，它能很好地显示：① 咽部肿物；② 转移性病变；③ 可显示脂肪、肌肉、血液与其他体液、血管与非血管病变，只要两种密度不同的组织间存在界面，就可以通过CT显示出来。

15.4.2 磁共振检查

磁共振是当代一种有效而用途广泛的影像学诊断新技术，有以下特点：① 能很好显示咽部肌肉、脂肪、神经、血管等组织；② 可清晰地反映咽软组织、感染性疾患、肿瘤性疾患，并能确定其解剖部位和某些组织类型如囊肿、良性肿瘤、恶性肿瘤等；③ 可清晰显示口咽、鼻咽、翼腭窝、粘膜间隙、组织间隙、咽旁间隙、咽后间隙、腮腺间隙等之正常及病理的状态。

15.5 咽的病理组织学检查

15.5.1 咽部脱落细胞检查

取口咽、鼻咽等处脱落细胞检查，如正常的鳞状上皮、柱状纤毛上皮、杯状细胞、大吞噬细胞、浆细胞、中性粒细胞及癌细胞和大圆形、小圆形及多边形等细胞。

15.5.2 咽部活体组织检查

可通过对鼻咽、口咽及喉咽部新生组织的咬取、穿刺吸引和切除等方法进行检查，以帮助诊断。

（欧阳正玉）

16 咽部畸形

16.1 咽部先天性畸形

咽部先天性畸形,种类很多,临床上也较常见,咽部畸形可单独发生,也常与口腔畸形同时发生,或伴有全身其他部位的畸形,咽部先天畸形常影响吞咽、发声及呼吸等功能,以及严重的容貌缺陷。

咽先天性畸形原因未完全明了,一般认为系发生在胚胎发育过程中。胚胎4周时,前肠头端膨大,其腹侧面有外胚层的凹陷,称原口凹,与其相对应之内胚层原肠前肠部形成管形的原咽道,两者以颊咽膜相隔,发育中该膜破裂后,口腔遂与咽腔相通,原咽道两侧各有5个中胚层的突起称鳃弓,由外胚层凹入各鳃弓成鳃裂,而原咽道与鳃裂相对应处的内胚层凹入称咽囊,鳃弓、鳃裂、鳃囊统称鳃器。先天性咽畸形多与鳃器的发育异常有关,而这些发育异常常与遗传因素或胚胎时期的各种环境因素有关。常见的咽部先天畸形,阐述如下。

16.1.1 腭裂与唇裂

(1) 病因

腭裂(cleft palate)与唇裂系来自中胚层鳃弓发育异常,是鼻、硬腭发育中的缺陷,可单独发生,也可并发唇裂,分为前腭裂、腭后部的缺损和联合缺损三类。如骨性不融合则形成硬腭裂;骨性融合而肌肉不融合则形成软腭裂;中胚层没有发育到软腭中线而外胚层发育正常,则形成腭隐裂;悬雍垂部组织没有融合形成两歧悬雍垂,腭中线融合良好,而发育不全则形成短腭等,严重者可伸展到深部涉及上颌,更罕者是双侧唇裂和双侧腭裂。

(2) 临床表现

重度的唇裂及腭裂,可使新生儿因不能吸乳而发生严重的营养障碍,因吞咽功能不全引起吸入性肺炎,如通过舌等代偿作用,使吞咽逐渐正常,则突出症状为开放性鼻音,讲话语言不清晰。

(3) 治疗

腭裂及唇裂均可以通过整形手术修补,腭裂手术以后尚需进行语言训练。

16.1.2 鼻咽囊肿与腭瘘管

(1) 病因

系来自内胚层鳃囊发育异常,有鼻咽囊肿、腭瘘管、鼻咽附生,起源于第1、2鳃囊,可能为鳃囊的完全阻塞受影响,鼻咽囊肿位于鼻咽顶、咽鼓管咽口的后方,亦可在扁桃体上端附近;而腭瘘管为软腭和咽的接合处有一小的瘘孔,可以单侧或双侧。

(2) 临床表现

常发现于婴儿时期,吮吸困难、反流现象,一般无呼吸困难,常影响鼻呼吸造成张口呼吸,如肿块压迫咽鼓管咽口可发生渗出性中耳炎和传导性聋,囊肿感染时可发生枕部头痛及颈淋巴结炎。

(3) 检查

在口咽部或软腭背面可见囊性较大肿块,从鼻咽部垂下于口咽部、抵于舌根,可回缩到鼻咽部,肿块可堵塞一侧后鼻孔或整个鼻咽部,后鼻孔分泌物较多,肿块为灰白色,大小为 1～2 cm,大的可达4～5 cm,表面光滑,穿刺可吸出黄色清液、粘液或粘液脓,病理检查可以确诊。

(4) 治疗

腭瘘管不需要治疗,而鼻咽囊肿,可牵引软腭手术切除,也可连同增殖体一并切除后局部电灼,还可在鼻内镜直视下手术切除,预后良好。

16.1.3 鳃裂瘘管

(1) 病因

胚胎时外胚层鳃裂的演变中,除第 1 鳃裂演变成外耳道外,其余第 2、3、4 鳃裂均封闭在颈窦内随发育而消失,如闭合不全即发生鳃裂瘘管。鳃裂瘘管可以为鳃器官的上皮遗留、鳃裂不闭合、鳃裂和鳃囊间的隔膜破裂、鳃器官发育异常、颈窦残留等。分为:① 外瘘管,为不完全性瘘,有开口于颈部皮肤的外口,但向内不与咽腔相通;② 内瘘管,亦为不完全性瘘管,有向咽部开口的内口,但颈部无外开口;③ 完全性瘘,向内通向咽部,向外开口于颈部皮肤。此种为临床最常见的类型。

(2) 临床表现

主要症状为瘘口流液,继发感染可疼痛、发热,瘘孔大时可积留食物碎屑,吞咽时唾液外溢,有时可有轻微咳嗽,长期不愈,病史可长达数年到数十年。对于顽固性瘘管需除外结核性病变。

(3) 检查

颈侧胸锁乳突肌前缘可探得瘘孔,有时极小呈一凹陷或小孔,常易被忽视,瘘管外口常有炎性反应,合并囊肿时可发现颈侧肿块,压迫肿块时其内容可排入咽部。咽部、扁桃体、梨状窝或食管上端可发现内口。

(4) X 线造影或 CT 检查

可以明确瘘管的走行、内口位置、瘘管与周围之关系。

(5) 治疗

手术彻底切除瘘管是惟一的有效治疗方法,手术在全麻下或局麻下进行,切除前先注射美蓝,用钝头针注射,不加压力,使瘘管染色,易于辨认,切除时沿瘘管管道完全摘除,防止损伤周围之血管和神经。

16.1.4 鳃裂囊肿

鳃裂囊肿为鳃沟没有融合,而外口闭合所形成,常常与鳃裂瘘管同时存在,鳃裂囊肿可发生在瘘管的任何部位。

(1) 症状和体征

于颈侧下颌角后方,胸锁乳突肌前缘无痛性肿块,有时向内突于咽侧壁,也可发生于舌下于口底部偏一侧隆起,于颌下或颏下可扪及肿块,伸舌时常偏向对侧,舌肌萎缩。

(2) 治疗

手术切除囊肿。

16.2 咽部后天性畸形

咽部后天性畸形有腭咽闭合不全、咽憩室、咽瘢痕狭窄。

16.2.1 病因

1) 腭咽闭合不全可因手术、外伤、放射以后;咽部肿瘤;炎症如咽后、咽旁脓肿;中枢性病变及周围神经炎等咽肌瘫痪所形成。

2) 咽憩室为咽吞咽或屏气时,咽内压力急剧增加,使咽壁粘膜或粘膜下层向咽壁薄弱区膨胀,致使呈囊袋状憩室,常见于吹奏者或吹玻璃工人。

3) 咽瘢痕狭窄多因手术损伤如扁桃体手术后,引起舌根与咽弓粘连;其次为咽贯通性外伤、热烫伤及化学灼烧,特异性疾病如梅毒、麻风及结核等病引起。

16.2.2 临床表现

根据病变部位、大小及程度不同可有以下几方面:

(1) 咽憩室

小的憩室可无症状或仅有咽异感症及梗阻感,当擤鼻、吹气或屏气时在颈侧出现柔软性囊性肿块,叩之鼓音,压之缩小,并有食物吞不净的感觉和食物反流;如憩室开口较大则食物可进入憩室,日久发生口臭,吞咽困难,固体食物比流汁更为明显,二次吞咽为憩室的一个特点,涎腺分泌物异常增多,憩室过大压迫气管可发生顽固性刺激性咳嗽,如压迫喉返神经可声嘶。

X 线吞钡透视、摄片与 CT 检查可见钡剂充满憩室。食管镜检查在扁桃体窝、会厌谷、梨状窝、咽后壁中线等处可查见憩室开口及积留物溢出。

(2) 腭咽闭合不全

吞咽困难,吞咽时食物可从鼻腔反流,流汁更明显；语言障碍，发音时软腭不能关闭鼻咽腔出现开放性鼻音；耳部症状有耳闷、阻塞感及听力障碍。

检查软腭及咽后壁有瘢痕病变和瘫痪等现象，发“阿”音时，软腭与咽后壁不能闭合。

(3) 咽瘢痕狭窄

其症状视瘢痕粘连的范围、程度而定，粘连轻者常无显著症状，粘连严重者有鼻塞、鼻音、鼻分泌物过多、吞咽困难、咽部拉紧感，尤以吞咽时更明显、发音不清晰；耳部症状有耳闷及听力下降等。

咽部检查可发现鼻咽、口咽、喉咽等处有不同程度的瘢痕狭窄或闭锁粘连等畸形，X线及CT检查可了解狭窄之范围、部位等改变。

16.2.3　治疗

(1) 病因治疗

根据不同的病因，进行相应的治疗，如抗结核、梅毒等治疗。

(2) 软腭运动训练和语言训练

可增加软腭肌肉的收缩力量，促使瘢痕软化，对轻症患者，发音可显著改善。

(3) 电刺激

可帮助维持软腭的肌张力。

(4) 手术治疗

根据病变的程度，严重影响了咽的功能者，可选择适当的手术方法：① 扩大憩室开口或切除憩室，修补咽壁；② 对咽腭闭合不全者可用伸长软腭手术、咽后壁填高手术、腭咽成形手术及缩小咽腔手术；③ 治疗咽瘢痕狭窄的手术有：单纯扩张法、导管或隔膜分离法，切开分离粘连后，用导管、橡皮管、塑料或金属片固定之，还有植皮成形术、粘膜瓣转移法、软腭瓣缝合成形术、软腭及咽后壁成形术等。

（欧阳正玉）

咽外伤与咽异物 17

17.1 咽损伤

咽为吞咽和呼吸必经之路，一旦损伤后，除局部症状外，还可以引起全身感染的病理生理变化，必须及时诊断处理，否则会因窒息、中毒或心力衰竭危及生命。

17.1.1 咽灼伤

咽灼伤分为热灼伤和化学灼伤两大类。

(1) 病因

多因误进烫热的饮食或苛性化学物质而发生，<5岁小儿多见，常伴有口腔及食管的灼伤。由于对小儿照顾不周和对苛性化学物质保管不善，无一定标记和放置地点，是造成咽灼伤的重要原因之一。加之小儿保护性反射不健全，口腔粘膜对热的抵抗力弱，饮烫水后不会立即吐出，反而咽下造成更深的灼伤。

(2) 病理

咽部组织损伤程度，视致伤物质的热度、化学浓度、性质及数量而定，一般在咽喉生理狭窄区停留时间较长。所以在舌腭弓、悬雍垂、会厌舌面、杓状软骨等处损伤较严重。

咽灼伤分三度：

1) Ⅰ度　为咽喉粘膜弥漫性充血、水肿、剧痛等，常在3～5 d后消失。

2) Ⅱ度　其粘膜水肿更为显著，表面可覆有坏死性假膜或痂皮，依其病因为白色或灰色痂，碱性较酸性物质更为严重，有的出现水疱、颈淋巴结肿大、疼痛加重、流涎，约需要7～14 d充血水肿始渐消退，表面痂皮脱落。

3) Ⅲ度　最为严重，尤其是化学氨、苛性钠等，可致粘膜深度坏死，炎症持久，甚至坏死，假膜需3～4周才消失而后遗瘢痕性结缔组织增生，并发各种畸形，引起功能障碍，如吞咽困难及语言障碍等。

(3) 临床表现

伤后立即出现口腔、咽喉疼痛，下咽痛加剧，继有高热、流涎、发音障碍、咳嗽、呼吸困难等，儿童多伴有烦躁不安。呼吸困难除咽粘膜水肿以外，另外可因咽分泌物滞留、堵塞呼吸道所致，此常为主要致死原因。一般发生在伤后4～8 h为其高峰，因而伤后4～8 h最需要密切观察，高峰过后常开始好转，24 h之后，可认为已经脱离呼吸困难的危险期。

(4) 诊断

有外伤史。咽部检查可见口腔、口咽、喉咽处粘膜充血、水肿、坏死等表现，以及伤后的一系列症状，其诊断不难。

(5) 治疗

1) 对Ⅰ度灼伤局限于口腔和口咽部者，经急诊处理后，可在门诊治疗。对喉咽、喉部的Ⅰ度灼伤及对Ⅱ、Ⅲ度灼伤，不论其范围如何，均应住院治疗，如全身中毒症状显著而局部症状轻、无呼吸困难或发音障碍者，应着重全身中毒症状治疗。如有呼吸困难或有可能发生呼吸困难者，应行气管切开术，以伤后 12 h 以内为宜，宜早不宜迟。

2）中和治疗，当强酸或强碱灼伤后 3～4 h 以内者，宜行中和剂，对碱性灼伤可用稀醋酸、醋、柠檬汁、橘子汁、牛乳、蛋清等中和；对酸性灼伤者，可用镁乳剂、氢氧化铝凝胶、肥皂水、石灰水、牛乳等中和，忌用苏打水，因它能产生二氧化碳加重损伤之组织发生穿孔。

3）控制和预防感染，因咽灼伤后的组织易发生感染，一旦感染化脓，可加重组织的炎性病变、消退迟缓及引起严重的气管、支气管炎及肺炎等并发症，使用抗生素极为重要。

4）皮质激素治疗，可预防和消除水肿，有解毒与抢救作用，且可预防和减少瘢痕形成，宜在灼伤后立即开始应用，剂量要足，不宜过早停药，必须同时使用抗生素。

5）普鲁卡因治疗，有解毒、解痉及止痛作用。如用1%普鲁卡因溶液饭前漱口后咽下，可以缓解吞咽困难。

6）局部治疗，保持口腔清洁，用次碳酸铋粉干吞服，使之敷于伤面，促使创面干燥。也可吞服食用油等，有保护和润滑创面的作用。

7）全身中毒的治疗和对症治疗，对强酸、强碱灼伤者，洗胃宜慎重，以免发生胃、食管的穿孔。

8）中医中药的治疗，以养阴生津为主。局部可敷以中成药如冰硼散、锡类散等。

9）注意全身状况，加强营养。

17.1.2　咽外伤

咽位于头颈深部，除因异物及手术创伤外，单独损伤的机会较为少见。

（1）病因

多因交通、工伤、战斗、自杀、医疗如麻醉插管、胃管及内镜等造成咽外伤等。常与喉一并损伤，可分外部伤及内部伤两种。咽与颈部气管、食管、血管、神经、肌肉及甲状腺等解剖密切，故咽外伤时，常属广泛、复合的致命创伤；咽内部受伤时，常合并有口腔、颌和舌的损伤。

（2）临床表现

视损伤的范围、程度而定，常易发生出血、呼吸道阻塞等症状，出血过多将发生休克，如面色苍白、呼吸短促、脉搏微弱、昏迷等。若血液流入喉、气管内，可致呛咳、呼吸困难、缺氧、发绀及窒息。若伤口继发感染则有发热及全身中毒等症状。若气体进入皮下则有颈部气肿。若同时损伤邻近器官如甲状腺、喉、食管等则可出现相应的症状。

（3）检查

伤及口咽后壁及软腭可见咽部有出血、血肿及粘膜下淤血，呈紫蓝色肿胀，严重的损伤可并发纵隔气肿、纵隔炎与纵隔脓肿，甚而死亡。另外也可并发咽后脓肿或咽旁脓肿。

（4）诊断

根据外伤史、症状及临床检查，易于诊断，但需作颈部 X 线摄片了解颈椎及舌骨有无骨折。

（5）治疗

1）及时止血如行后鼻孔填塞法、钳挟结扎止血法、压迫颈总动脉以及颈外动脉结扎法等。

2）保持呼吸道通畅，吸出口腔、咽部、气管内分泌物及血块，必要时行气管插管或气管切开术。

3）输液、输血治疗休克，给氧和保持身体温暖。

4）清理创面，取出异物，如已感染脓肿形成，应切开引流。

5）预防或治疗感染，促进伤口愈合。

6）鼻饲流汁，维持营养，保持咽部休息。

7）预防破伤风感染。

8）预防和治疗瘢痕狭窄，如扩张狭窄、钳除瘢痕，修平肉芽，应用激素以及物理透热疗法。

17.2　咽异物

咽部异物较为常见，成年人及幼儿均可发生，容易被发现，取出异物不困难，很少发生严重后果。

17.2.1　病因

1）鼻咽异物，常在咳嗽、呕吐时食物及其他物进入鼻咽，多发生在小儿和重危病人中。

2）小儿喜口含玩具等物，当哭、笑或跌倒时，异物坠入咽部。

3）常因仓促等进食过快误咽鱼刺、竹片、麦芒等尖锐之异物停于扁桃体、舌根、会厌谷或咽侧壁等处。

4）老年人牙齿残缺，使用牙托，不能充分咀嚼，加之口腔、咽部等感觉迟钝，而易于导致咽部异物。

5）精神病患者、酒醉、癫痫发作、咽肌瘫痪或麻醉未醒者，可将异物停留咽部及梨状窝。

6）不卫生习惯引起的异物停留，如山区农村饮生水或在不清洁水中游泳，致水蛭进入鼻咽、口咽等处栖息，成为异物。

7）医源性，如手术不慎，误将针头、缝针断入扁桃体及咽部或残留棉片等。

17.2.2 病理

视异物停留时间长短、损伤程度及感染轻重，其病理改变有所不同。若异物停留时间不长，及时取出，组织损伤不大，其病理仅为上皮损伤，很快恢复。反之，则可引起该处炎性反应及化脓，甚至脓腔形成。如喉咽部梨状窝处骨片异物，未能及时取出，可发生颈侧感染、颈侧脓肿、咽后脓肿甚至纵隔感染。感染涉及大血管可引起致死性大出血。

17.2.3 症状

1）鼻咽异物引起鼻塞、臭脓涕多、咳嗽和不明原因的低热、中耳炎、耳鸣及重听等。

2）咽异物感，疼痛多为刺痛感，随吞咽时疼痛加剧，流涎、饮食困难等。

3）如伴有感染，则有发热、疼痛加剧，颈部肿胀，形成脓肿则有波动感，炎症可扩展到纵隔引起背部疼痛及全身症状加重。

4）水蛭异物可引起局部痒感、不适，间歇咯血、吐血等。

5）严重的咽粘膜水肿、血肿及脓肿者可发生喉梗阻，如囫囵咽下巨大食物如糯米团子、药片、糖块等堵塞喉入口者可引起呼吸困难，甚至导致窒息、死亡等。

17.2.4 诊断

1）有明确之异物史。

2）详细检查咽部，包括一般检查及鼻咽和喉咽的内镜检查。

3）X线摄片可见不透光之异物影。

4）长期存留的异物，刺入处多有肉芽生长，异物已被掩盖，日久病史不明者诊断困难，更需要详细检查，认真分析以明确诊断。

17.2.5 治疗

一旦诊断明确，宜及时取出。喉咽部较深异物可在直接喉镜下钳取，有感染者应用抗生素治疗，待炎症消退后再行异物取出。若有脓肿形成宜切开引流，同时取出异物，对于深部金属异物，如缝针断入扁桃体窝时，需在X线定位后，在放射透视下予以取出。感染严重者需置胃管进食以利咽部休息，促使创面早日愈合。鼻咽及咽部异物可在喷1%丁卡因后钳出。

（欧阳正玉）

18 咽部感染性疾病

18.1 急性咽炎

18.1.1 定义

急性咽炎(acute pharyngitis)是由各种微生物感染咽部因而产生炎症的统称。可单独存在,常为上呼吸道感染的一部分,也可能是流感、麻疹、猩红热、百日咳等传染病的前驱症状。

18.1.2 病原

包括病毒与细菌。常见的病毒有:鼻病毒、冠病毒、腺病毒、单纯疱疹病毒、副流感病毒、流感病毒、coxsackie A 病毒等,据估计,上述 7 种病毒约占病原总数的 40%,其中鼻病毒引起者约占 20%。细菌主要有溶血性链球菌及多种厌氧菌,前者约占病原总数的 15%~30%。衣原体亦可引起咽炎。据张官萍等(1994 年)报道用肺炎衣原体抗原,以微量免疫荧光试验,检测急性咽喉炎患者70例的血清,另设对照组,按血清学诊断标准,发现24例有近期内肺炎衣原体感染的血清学证据,阳性率为34.3%。

18.1.3 流行病学

大多数急性咽炎发生于一年中较寒冷的季节,即深冬与早春,也就是呼吸道疾病流行的季节,但鼻病毒性咽炎有时也可在春秋两季流行。

18.1.4 发病机制与病理

发病机制与病理按致病微生物的不同而异。有人从实验性鼻病毒感染的志愿者作鼻粘膜上皮活检,几乎没有显示病毒性细胞病的病理证据。但是,最近,在实验性鼻病毒感染的感冒患者鼻道内,发现有缓激肽(bradykinin)等炎症的介质,将此介质作实验性鼻内引发试验,也能产生咽喉疼痛。有证据表明,产生呼吸道感染的病毒如腺病毒与coxsackie病毒,可直接侵入咽粘膜。病毒性咽炎的主要病理变化是咽粘膜的充血与水肿,腺病毒与EB病毒感染尚可产生炎症渗出物,EB病毒尚可引起鼻咽淋巴样组织的增生。水疱与粘膜溃疡形成,可发生于单纯疱疹病毒与某些coxsackie A病毒感染。

正常人的咽部即有化脓性链球菌,影响菌落与侵入感染间平衡的因素,可能包括先天的与后天的宿主免疫力,以及口咽内细菌间的相互消长和干预。链球菌性急性咽炎可表现为一种咽粘膜的猛烈炎症反应,严重时咽后壁可有渗出物,甚至出血。

18.1.5 临床表现

(1) 普通感冒性咽炎

除感冒的症状、体征外,感觉咽部不适,发痒,轻痛,一般不影响吞咽,咽部检查显示咽粘膜轻度充血与水肿,扁桃体无红肿,无渗出物,颌下淋巴结无肿大、压痛,有自愈倾向,3~4 d后咽部症状消失,1周后,大多数病人完全康复。

(2) 流感性咽炎

有发热、头痛、肌痛与咳嗽等临床表现,主诉咽痛,检查可见咽粘膜水肿充血,咽后壁无渗出,颈部无淋巴结肿大与压痛,平均3~4 d热退,咽痛逐渐消失,重症则症状可持续1周。

(3) 疱疹性咽峡炎

这是由coxsackie A病毒引起的以疱疹为特点的咽部感染,疱疹分布多位于舌腭弓、软腭、悬雍垂等处,直径约1~2 mm的疱疹往往只有几个。疱疹发出前常先有短时间的发热。主要的症状是咽痛,小儿因吞咽时咽痛加重而拒食,偶有报道由于伴有腹痛而与急性阑尾炎相似的病例。

(4) 咽结合膜热

此型咽炎的临床症状较普通感冒性咽炎严重,常有倦怠、肌痛、头痛、寒战,体温升高可持续5~6 d,咽痛较显著,咽后壁充血,有时可见渗出物,表现如链球菌性咽炎。鉴别要点,此型咽炎多见于学龄儿童,约1/3~1/2病例同时有滤泡性结合膜炎,约1/4病例为两侧性。偶见咳嗽、声嘶与胸骨下疼痛。

(5) 链球菌性咽炎

化脓性链球菌性感染,其症状视感染轻重而定,在严重病例,有明显咽痛,吞咽困难,体温>39 ℃。检查咽部粘膜呈火焰般红,稠厚的分泌物覆盖咽后壁。也有表现为咽后壁淋巴滤泡明显红肿,表面有黄白色点状分泌物,咽侧索淋巴带较肿胀。颈部颌下淋巴结肿大,有压痛,白细胞计数$>12\times10^9$/L。此型咽炎的轻症者症状不显著,与普通呼吸道病毒引起的咽炎难以区别。

(6) 厌氧微生物性咽炎(Vincent angina)

又称溃疡性扁桃体炎,假膜性咽峡炎,为由梭形杆菌与螺旋体感染咽部粘膜引起。病变特点为一侧扁桃体浅溃疡,有粘膜坏死,表面覆以灰白色假膜,溃疡周围有红晕,取损害处活检,镜检可见大量梭形杆菌,周围有螺旋体形成网状,可以确诊。本病初起,可有寒战及发热,全身不适,咽痛,头痛,呼吸有口臭,两侧颌下淋巴结肿大,有压痛,偶有牙龈出血。

18.1.6 实验室检查

血常规检查有助于了解感染的性质(细菌,病毒)、程度及除外血液病,作咽拭子涂片及培养以确定病原。应用咽部或扁桃体分泌物作结晶絮涂片确诊Vincent咽峡炎,对疑为败血症的病例作血培养以证实或否定诊断,并结合肺、骨、大关节X线摄片检查有无转移性感染。通过保罗-潘纳试验(Paul-Bunnel test),有助于诊断传染性单核细胞增多症。现代实验室应用培养技术与血清检测,已能鉴别流感病毒、腺病毒、单纯疱疹病毒、巨细胞病毒等不同的病毒。

18.1.7 诊断与鉴别诊断

依不同程度的咽痛,多有发热,以及不同程度的咽部充血及水肿,作鼻咽镜与喉镜检查,除外鼻咽、喉咽及喉部病变后,咽炎诊断可以成立。再根据咽部的特殊体征和实验室检查,进一步确定咽炎的具体类型。

需要鉴别的有如下疾病：

(1) 急性扁桃体炎与扁桃体周围炎

多发生于青少年，发热较高，咽痛较剧，常因吞咽时咽痛加重而影响进食。检查扁桃体红肿明显，表面多覆盖灰白色稀饭样分泌物，颌下淋巴结肿大，有压痛。扁桃体周围炎多发生于急性扁桃体炎后期，患侧扁桃体周围明显肿胀，悬雍垂也可水肿，吞咽时患者呈痛苦状。若不及时处理，控制感染，扁桃体周围炎可进一步形成脓肿，除应用抗生素外，还要作脓肿切开以利引流。

(2) 粒细胞缺乏症

起病急，咽痛头痛，高热常伴畏寒，一般情况较弱，多有口臭，检查咽部粘膜有溃疡、坏死，表面有污秽分泌物或膜状物。血象最具诊断价值。白细胞总数常低于 $2\times10^9/L$，粒细胞极度减少，甚至可为0，血沉加速，但红细胞与血小板大致正常。

(3) 白血病

急性白血病早期，多有咽部与口腔溃疡，粘膜坏死，表面覆盖假膜，常伴瘀点、瘀斑或出血，损害可波及扁桃体及软腭，肝脾肿大，血象白细胞总数猛增，可高达 $(20\sim30)\times10^9/L$，不成熟的原始白细胞 $>90\%$。根据临床表现及血象，可以与咽炎鉴别。

(4) 传染性单核细胞增多症

咽部亦可充血，发生溃疡及瘀点，通常有全身淋巴结肿大，可以有肝脾肿大。血象淋巴细胞增多，并有异形淋巴细胞。红细胞、血红蛋白、血小板与红细胞沉降率(血沉)均无变化。作保罗-潘纳试验(Paul-Bunnel test)，血清中嗜异体凝集反应阳性，即可诊断。

(5) 艾滋病(AIDS)

咽部可有红肿、溃疡及白膜，硬腭可出现 Kaposi 肉瘤，鼻咽可有淋巴组织增生，常伴有颈部肿块与腮腺增大，患者诉咽部不适，有异物感和吞咽不畅，有的患者觉口内有异味，似萎缩性咽炎。患者多为同性恋者、静脉吸毒者及其配偶是静脉吸毒者，作 HIV 检测，阳性即可诊断。

(6) 白喉

详见19.1节。

18.1.8　并发症

(1) 咽后脓肿

咽部炎症如侵入咽后间隙淋巴结，则进一步可形成脓肿，多发生于3个月至3岁幼儿，高热、咽痛拒食，讲话与哭声含糊不清，重症可有吸气性呼吸困难。用压舌板检查咽后壁隆起(检查用压舌板时需轻柔小心，以免脓肿突然破裂，涌入气道)；颈侧位X线摄片可见椎前软组织明显增厚，有时可见液平，可以确诊。

(2) 败血症

急性咽炎未及时控制，可并发败血症，患者有畏寒、寒战、高热、急病容，皮肤出现瘀点。白细胞总数增高，分类中有明显左移现象，白细胞中可含中毒颗粒。血培养或骨髓培养阳性可确诊。

(3) 急性中耳炎

病原体或渗出物通过咽鼓管开口，进入鼓室，引起中耳急性感染。患者先有患侧耳痛，继之流脓。检查见外耳道有脓(鼓膜穿破后)，鼓膜红肿充血，紧张部可有穿孔，搏动明显。

(4) 其他

如急性肾炎、风湿性心脏病、风湿性关节炎等，主要由链球菌性咽炎引起，多在急性咽炎后1～2周内发生。

18.1.9　预后

急性咽炎多有自愈的倾向，如果没有并发症，预后是较好的，一般5～10 d，症状逐渐消失，也不留下后遗症。惟有的咽炎容易复发，尤其是在疲劳过度、受凉等情况下及机体抵抗能力降低时。

18.1.10　治疗

(1) 抗病原剂的应用

理想的抗病原治疗，包括立即作咽拭子涂片、培养与其他必要的实验室检查的同时，即要根据临床诊断给予抗病原剂，待全套检查结果，明确病原体后再调整用药。在实际工作中，临床医生往往难以做到对每一病例都作实验室检查，仅根据经验判断是属病毒感染还是细菌感染。对病毒性咽炎，有作者推荐在早期给予口服金刚烷胺(Amantadine，金刚胺)0.1 g bid 或吗啉胍(ABOB)0.1 g tid，是否与抗生素合用尚有不同意见。对细菌性咽炎，重点为链球菌性咽炎，首选仍为青霉素，它对治疗急性咽炎效果好，而且对预防并发症如急性风湿热也有一定作用。Mande 根据美国情况建议：口服青霉素V 10 d，成人每6～8 h 20万～25万 u，小儿每日按5万 u/kg 体重计算总剂量，再分3～4次服用。也可用苄星青霉素G(长效西林)，成人剂量为120万 u，每日肌注1次。对青霉素过敏者，改用红霉素，疗程也是10 d。近年在国内，青霉素已逐渐被林可霉素(洁霉素)和头孢菌素代替，一般均用肌注，对重症则用静脉滴注，咽部肿胀明显者，加用皮质激素。

(2) 对症治疗

应用含片缓解咽痛，以 1∶5 000 呋喃西林溶液或生理盐水漱口减轻咽部不适，对厌氧菌性咽炎可用 3% 双氧水漱口，口服阿司匹林以止咽痛。治疗期间需卧床休息，适当隔离，进流质或半流质饮食，多饮开水，保证睡眠充足等。

18.1.11 预防

肝腺病毒疫苗（liver adenovirus vaccines）曾用于军队，但尚未普遍应用。预防上呼吸道感染，注意劳逸结合，积极防治鼻腔、口腔、鼻窦疾患，对预防咽炎，减少咽炎复发有一定的意义。

18.2 慢性咽炎

慢性咽炎（chronic pharyngitis），是指咽部粘膜与粘膜下组织的慢性感染，为耳鼻喉科中最常见病之一，病因较为广泛、复杂，经常甚至无法确定，因此，短期治疗往往难以显效。

18.2.1 病因

1）屡发急性咽炎，未经适当治疗，转为慢性。

2）各种鼻病，导致鼻通气不畅，张口呼吸；后鼻孔脓涕顺流而下，咽壁继发感染。

3）长期工作生活于化学气体污染的大气环境中尤易发病。

4）头颈肿瘤曾行放射治疗，唾液腺破坏；因慢性病致身体虚弱；过敏体质致全身与局部抵抗力降低时易诱发此病。

5）病因不明者，亦占相当大部分。

18.2.2 病理

一般可分 3 型。

（1）单纯性

咽部粘膜与粘膜下组织弥漫性充血而呈暗红色，粘膜下淋巴组织增生，粘液腺分泌增加。

（2）肥厚性

咽部粘膜慢性充血，粘膜下组织明显增生，淋巴细胞汇集形成突起咽壁的淋巴滤泡，高出粘膜面成红肿状，两侧咽索淋巴带增生肥厚成条索状。

（3）萎缩性

咽粘膜与粘膜下组织呈弥漫性萎缩病变，因腺体萎缩，分泌物减少，咽粘膜失去正常的湿润，呈干燥暗淡，严重时似铺上一薄层蜡纸状，常有干痂碎屑粘附。

18.2.3 临床表现

患者诉咽部不适感，具体因人而异，如干燥、灼热、隐痛、刺痛、发痒、异物阻塞、“虫爬样”、“蚁行感”等，因常觉有物粘附，喜以反复干咳，清除此分泌物，通过干咳，咳出稠厚粘块后症状缓解。多讲话后不适感加重。有的主诉较多，可有胸闷、胃纳不佳、失眠等症状，甚至有“恐癌症”，但实际上不影响呼吸与进食。

18.2.4 检查

咽部粘膜慢性充血，咽后壁可见散在性或成块状淋巴滤泡增生，表面可附有粘液，咽反射迟钝甚至消失，但也有咽反射敏感，压舌时频发恶心，甚至引起呕吐者。部分患者主觉症状虽多，但客观体征并不明显。

18.2.5 诊断

根据症状及体征，慢性咽炎的诊断不难。有时仅有主诉症状，缺乏典型体征，只要详问病史确实不影响进食和呼吸，在除外喉咽部及喉部新生物或其他疾患情况下仍可初步诊断。在诊断慢性咽炎前，需常规作间接喉镜检查，因喉咽部及喉部某些疾患可出现与慢性咽炎相似的症状，而且也可与慢性咽炎同时存在。

18.2.6 治疗

（1）去除病因

若一时不能确定病因，可先对症处理，随访病因。

（2）局部治疗

以 1∶5 000 呋喃西林液、复方硼砂液或生理盐水漱口，每日数次，以清除咽部及口腔粘附的分泌物。薄荷片、碘片等锭剂口内含化可减轻不适感。对咽后壁淋巴滤泡增生显著、咽侧索淋巴带肥厚明显者，可用 10%～20% 硝酸银局部涂擦，或用冷冻、激光治疗。超短波理疗亦有一定疗效。

（3）中药

本病辨证论治，多属阴虚内热，治则为滋阴清热，可用下方：生地 9 g，玄参 15 g，大青叶 15 g，甘草 3 g，水煎服。

（4）悬雍垂增长之处理

若患者主要症状为咽部异物感，检查见悬雍垂肿胀增长至与舌根相接，有学者主张可将增长之悬雍垂在表麻下切除一小段。

18.2.7 预防

1）及时处理病因，可减少发病率。

2）个人卫生及防护，避免嗜烟及酗酒，预防上感和有害化学气体的吸入等。

18.3　萎缩性咽炎

萎缩性咽炎（atrophic pharyngitis）广义地说也属慢性咽炎，因其临床表现与普通慢性单纯性咽炎有别，故另列一节。

18.3.1　病因

多由萎缩性鼻炎扩展而来，或者与萎缩性鼻炎同时存在，也可以是萎缩性呼吸道炎，即萎缩性鼻炎、萎缩性喉炎、萎缩性气管炎、支气管炎的一部分。咽后壁淋巴滤泡电烙过度、咽部放疗后易继发本病。

18.3.2　症状

主要症状为咽部干燥不适，伴隐痛，咯痰不畅。若有萎缩性鼻炎、喉炎者尚有鼻塞、鼻干、声嘶等相应症状。

18.3.3　检查

早期干性咽炎时，见咽部慢性充血，粘膜干燥而失去正常的湿润感。病情发展粘膜萎缩，表面极度干燥，附有黄绿色或灰褐色干痂，咽反射迟钝，甚至消失。

18.3.4　诊断

症状和体征较有特色，诊断较易。

18.3.5　治疗

目前缺乏特效治疗，多取对症处理，如以温生理盐水经常漱口，常饮茶，补充维生素 A、维生素 D 及维生素 B_2 等，如有萎缩性鼻炎需同时治疗。

18.4　复发性阿弗它溃疡

阿弗它溃疡（Aphthous ulcer）又称溃疡性口疮，是一种易复发的散在性口腔与咽部溃疡病症，患者常到耳鼻喉科诊治。

18.4.1　病因

真正病因目前尚未明确。有学者提出自身免疫缺陷、内分泌失调与维生素 B 缺乏等学说。

18.4.2　病理

圆形或椭圆形粘膜浅表小溃疡，溃疡表面有淡黄色纤维薄膜，周围较充血。

18.4.3　临床表现

骤起咽痛，吞咽时加重。检查见口腔与咽部有散在性黄色溃疡，少者几个，多者十几个，每个直径为 0.1～0.5 cm，周围充血而呈红晕状。小溃疡多在口腔与口咽前部，一般不发热，也很少有全身症状。

18.4.4　诊断

根据痛性多发散在小溃疡，诊断不难。

18.4.5　治疗

以 1：5 000 呋喃西林液或生理盐水含漱；应用各种中西药物制剂、含片、散剂或药膜，如 2.5%金霉素甘油涂局部；维生素 B_2 口服；重症，可用皮质激素。一般不必用抗生素。为提高机体抵抗力，可以胎盘球蛋白 3 ml，im，biw。病程约 1 周左右，口腔与咽部溃疡性损害可逐渐愈合，重症病程较长。愈后常易复发，也是本病的特点。

18.5　Vincent 咽峡炎

Vincent 咽峡炎（Vincent angina）又称溃疡性扁桃体炎、假膜性咽峡炎，患者多为青年人及儿童。

18.5.1　病因

由梭形杆菌及螺旋体感染咽部粘膜引起。身体虚弱、营养不良、口腔不洁、咽部原有慢性疾病者易患本病，常通过密切接触与饮食途径得病。

18.5.2　病理

病变通常始于一侧扁桃体，波及邻近齿龈与咽侧，损害特点为扁桃体溃疡，较浅，有粘膜坏死，上覆以灰白色假膜，溃疡周围有红晕，去除假膜，暴露微量出血的溃疡面。镜检见大量梭形杆菌，周围有螺旋体形成网状，为其特点。

18.5.3　临床表现

病起时可有寒战及发热、全身不适、咽痛、头痛。病情较重者，吞咽或讲话时咽痛剧烈，呼吸有口臭，两侧颌下淋巴结肿大，有压痛，偶有牙龈出血。

18.5.4　诊断

一侧扁桃体溃疡，浅层坏死处有白膜，取病变组织镜检,发现大量梭形杆菌与螺旋体可以确诊。但需与眼口生殖器三联征,即 Behcet 综合征鉴别,后者 90%的口腔溃疡与本病相似,不同的是,其溃疡不限于口腔内,还同时或先后有眼部与生殖器病变。眼部病变包括葡萄膜炎、视网膜血管炎、视神经萎缩、结膜炎与角膜炎。诊断 Behcet 综合征在眼、口、生殖器三个器官病变中,至少需其中两项病变,方可成立,治疗可以 0.5%金霉素液含漱,或用泼尼松(强的松)软膏涂布,维生素 B 内服,严重病例可用激素与免疫抑制剂。有时尚须与粒细胞缺乏症、白血病、咽白喉及急性扁桃体炎鉴别。

18.5.5 治疗

全身用药首选青霉素,效果良好。局部可以 3%双氧水漱口,释出初生氧,可抑制本病厌氧致病菌的生长。也可用甲硝唑(灭滴灵)200～400 mg 口服,3 次/d,连用 7 d。

18.6 咽部真菌感染

18.6.1 白念珠菌病

白念珠菌病(candidiasis)又称鹅口疮(thrush),一种由白念珠菌引起的真菌性口腔炎与咽炎,常见于婴幼儿及久病体弱的成人,也可发生在长期大量应用广谱抗生素、激素以及抗癌药物的患者。

(1) 病因

正常人的口腔粘膜,可培养检出白念珠菌,因量少不引起症状。当机体条件改变,口内真菌菌落大量繁殖因而致病。

(2) 临床表现

婴幼儿可有流涎与拒食,成人感口干咽痛,体温正常或有低热,全身症状较少。检查可见咽部、牙龈、舌、扁桃体等处有像凝固牛奶般的白色斑片沉积,非常均匀一致。该白色物周围粘膜无明显炎症,有时与其下粘膜略有粘连,若用力去除,粘膜面微有出血。偶见合并喉部真菌感染时,则出现声嘶、呼吸困难等症状。蔓延、扩展至食管与气管的罕见。

(3) 诊断

根据症状及白色病变的形态特点,临床可诊断,必要时可刮取白点镜检。有时需和咽白喉鉴别。咽白喉全身中毒症状较严重,白膜为真膜,粘连甚紧,不易撕下,涂片或培养可证实白喉杆菌。

(4) 治疗

可用生理盐水或 3%碳酸氢钠溶液清洁局部;以 1%龙胆紫涂布,效果很好。也可用制霉菌素溶液(制霉菌素 100 万 u,甘油 2 ml,蒸馏水加至10 ml)局部涂擦。慢性粘膜白念珠菌病,可口服酮康唑,每日 200 mg,平均疗程为 16 周左右。对喂乳婴儿,在治疗同时,当注意口腔卫生和其母乳头清洁。

18.6.2 组织胞质菌病

本病系由真菌中的荚膜组织胞质菌引起的全身性疾病,主要病变在肝脾淋巴结等网状内皮系统,少数病例咽部出现病变。

(1) 临床表现

咽部不适,隐痛,低热。检查可见咽后壁、扁桃体、软腭等处有散在性损害。损害呈细颗粒结节状,或有溃疡形成,表面常覆盖灰白色坏死组织,颈部淋巴结常肿大。

(2) 诊断

主要根据局部病变特点考虑此病,自损害处培养出荚膜组织胞质菌确诊。

(3) 治疗

可以抗真菌制剂咽部喷雾法,如以两性霉素 B 10 mg,注射用水 10 ml 稀释喷咽,每日 1 次,10 次为一疗程。局部可涂擦以 1%龙胆紫。重症需用两性霉素 B 静脉滴注,本药全身应用时不良反应较重,如高热、寒战、头痛、静脉炎等十分常见,故用药期间需严密观察。

(丘明生)

19 咽部特种感染性疾病

19.1 咽白喉

咽白喉(pharyngeal diphtheria),是一种发病年龄高峰为2～5岁学龄前儿童的急性传染病。以窒息、心力衰竭和支气管肺炎为三大死亡原因。

19.1.1 病因

白喉杆菌感染,健康人也可成为在鼻、喉内有此杆菌可传染给别人的带菌者。易感的部位包括咽、喉、气管、支气管、鼻腔、结膜与阴道等处。经潜伏期2～7 d后发病。

19.1.2 病理

白喉杆菌分泌外毒素,沿血循环广泛播散,易产生心肌炎与周围神经炎,导致窒息与急性循环衰竭,成为大多数患者死亡原因。局部损害的特点:毒性猛烈的外毒素,迅速产生上皮坏死,坏死组织与渗出的富有纤维素的渗出物,以及大量细菌形成致密的假膜,白膜与皮下组织紧密相连,不易脱落,如强行撕去,则有出血。咽白喉的白膜可分布于咽后壁、扁桃体、软腭等。单纯局限于咽部的咽白喉较少见,多伴有喉白喉,即喉部有同样的病理变化。颈部淋巴结亦常受侵犯。

19.1.3 临床表现

白喉是一种危及生命的全身性疾病,患者有发热、咽痛、精神委靡、头痛、食欲不振、面色苍白、疲劳等。颈部淋巴结肿大,皮肤水肿,有时面部亦浮肿,伴喉白喉时则有声嘶与吸气性呼吸困难。

19.1.4 检查

咽部有灰白膜,较厚,范围多较广,有时局部出血,则白膜变成棕色甚至黑色。若侵犯喉部,可发现同样病变。血常规显示中性粒细胞增加,尿中有蛋白。

约20%患者可有软腭麻痹,如并发急性中毒性心肌炎,可有心率增快、收缩期杂音及各种心律失常出现,心电图可显示相应的变化。

19.1.5　诊断

未作白喉预防注射的儿童,发热38℃左右,咽痛,神志委靡,咽部检查扁桃体、咽柱、软腭、咽后壁等处有白膜,首先要考虑此病,取白膜处分泌物涂片出现类似白喉杆菌者便可诊断,细菌培养阳性更可确诊。咽白喉多同时有喉白喉,有声嘶、吸气性呼气困难等喉白喉临床表现。

19.1.6　治疗

注射白喉抗毒素,一般轻症,2万u,较重者4万～8万u,严重者可达10万～20万u。同时并给青霉素G,日剂量80万～160万u。

19.2　咽结核

咽结核(pharyngeal tuberculosis)可以继发于肺结核、喉结核或其他部位的结核病灶,也可以是单独的原发性咽结核。以21～30岁为多见。

19.2.1　鼻咽结核

1) 病因　结核杆菌通过损伤的鼻咽粘膜而感染,往往多属继发性。结核杆菌来自肺部、喉部或鼻部的活动性结核灶。近年发现原发性鼻咽结核有上升倾向。如国内统计124例,原发性者占88%。

2) 病理　结核的各种形态均可看到,大致可分为增殖型与溃疡型两类。增殖型包括小结节、肉芽、菜花样肿物及结核瘤,占绝大部分。结核性溃疡,边缘略隆起,不整齐,鼠咬样,溃疡底可有细肉芽,表面常覆盖污脏分泌物。

3) 临床表现　以鼻涕带血、鼻塞、鼻后部隐痛与耳鸣耳聋常见。部分患者有颈部肿块并以此为首发症状。少数患者有低热、盗汗、消瘦等全身症状。临床上尚有展神经麻痹及上睑下垂等个案报告。也有症状不明显在体检中发现者。

4) 检查　病变好发于鼻咽顶后壁与鼻咽侧壁,损害表现为多形性,包括不整齐的肉芽、细砂粒状、菜花样、不规则局部隆起、粘膜苍白水肿、圆形光滑肿物以及边缘粗糙污秽,有渗液的溃疡等,同一患者可有两种以上病变(如溃疡与肉芽)。鼻咽结核常伴同侧或两侧颈淋巴结肿大,肿块具有结核性淋巴结炎的特征,呈多发性,几个淋巴结易融合成块,质较软,也可穿破皮肤,形成顽固性瘘管。国内统计124例鼻咽结核中,以颈淋巴结肿大为首发或惟一症状者103例,占83%。

若鼻咽结核为继发性,原发灶在肺部,则胸透或胸片会显示活动性结核或陈旧性结核灶,若原发灶在其他部位,也会有相应的阳性发现。

5) 诊断　鼻咽结核的涕血症状与鼻咽的局部表现,临床上很难与鼻咽癌肿区分,往往需活检才能鉴别。当鼻咽结核伴有颈部结核性淋巴结炎时,根据淋巴结质地较软,诊断性穿刺常能吸出稀薄脓液或少许干酪样物质,镜检可证实结核。在某些情况下应用抗痨药物作试验性治疗后肿块多逐渐缩小,这些与鼻咽癌颈部转移性淋巴结质硬,活动差,抗痨与抗炎治疗均无效有别。

19.2.2　口咽结核

1) 病因　结核杆菌侵入破损的口咽粘膜,生长繁殖,形成结核病灶。也可分原发与继发两种,临床上可分急性与慢性两型。

2) 病理　包括增殖型与溃疡型两类,同一患者也可同时存在两型。

3) 临床表现

a. 急性粟粒性咽结核　常继发于肺部粟粒性结核。除有低热、消瘦、咳嗽等全身症状外,患者诉咽痛显著,影响进食,痰多,口臭,涎液外溢。检查在咽后壁、软腭、悬雍垂等处粘膜面,出现散在性分布广泛的灰白色或淡黄色小结节,伴以许多边缘不齐表面有分泌物的小溃疡。

b. 慢性结核　粘膜苍白水肿,咽后壁、软腭等处有多发性溃疡,溃疡小而浅,边缘不齐,周围苍白或充血,溃疡边缘、底层常伴有小肉芽,表面覆以分泌物或伪膜。以上两型颈淋巴结均常肿大。

4) 诊断　根据主诉及局部所见,胸透有活动性肺结核,可初步诊断。对胸部检查阴性患者,往往有必要做活检以确诊。

5) 治疗　以全身抗结核治疗为主,因咽痛强烈,宜予止痛剂。经常漱口,保持口腔清洁,并注意隔离。

19.2.3　扁桃体结核

1) 病因　结核杆菌侵犯扁桃体感染发病,可以是原发性的,也可以是继发性的。值得注意的是,它有5种传染途径:① 吸入感染;② 食物感染,包括饮用含有牛型结核杆菌的牛奶;③ 痰液感染;④ 血行感染;⑤ 淋巴感染。

2）临床表现　咽部不适，梗阻感，隐痛等，很少影响呼吸与吞咽。有部分病例，全无症状，在体检中或自己无意中发现异常，经进一步检查证实。

3）检查　典型病例可见一侧扁桃体有红色菜花状肿物或溃疡病变，有部分病例扁桃体外形除稍增大外，无其他明显异常，或因拟诊慢性扁桃体炎，切除扁桃体后送病理检查时意外发现有结核病变。此谓“扁桃体隐性结核”。

4）诊断　肺结核患者有单侧扁桃体病变并伴颈部肿块，要考虑本病。非结核患者，发现扁桃体有肿物，颈部又有淋巴结肿大，易被误为恶性肿瘤伴颈部淋巴结转移，活检可鉴别。

5）治疗　按全身抗结核药物联合应用，并注意口腔卫生，防止传染他人。

19.3　咽梅毒

作为全身性传染病的梅毒，无论其为获得性梅毒或胎传梅毒，均可在咽部发生病变，三期梅毒中以第二期梅毒较为多见。

19.3.1　病因

咽梅毒（pharyngeal syphilis）的病因，获得梅毒多通过接吻或不洁性器官的接触，梅毒螺旋体由咽粘膜上的微小裂隙侵入，进而感染发病。潜伏期一般约3周。胎传梅毒系指母体内的螺旋体，在妊娠早期，通过胎盘，传染给胎儿。

19.3.2　病理

由梅毒螺旋体感染后，发生的具体病理变化为多形性，包括溃疡、结节、粘膜斑与树胶肿（梅毒瘤）等。

19.3.3　临床表现

1）获得性梅毒　咽部不适，微痛，可有低热，咽梅毒初期的典型病变亦表现为下疳，好发于舌、唇、扁桃体等处，为单个呈红铜色、表面污秽、底面硬结，不易愈合的无痛溃疡，也可出现散在性多发性粘膜圆形或椭圆形斑，分布大致对称，大小不一，略突出于粘膜表面，除见于唇、舌、扁桃体外，尚可发生于软腭、悬雍垂、颊内等处，常伴颈部淋巴结肿大。梅毒后期形成的梅毒瘤，局部坏死，破坏性强，常导致硬腭穿孔、咽壁粘连、瘢痕狭窄等。

2）胎传梅毒　出生后2个月即可出现口角及唇部有辐射状裂隙等病变。4岁后的晚期胎传梅毒可出现郝秦生（Huchinson）牙，即门牙有凹痕，似半月状，两口角可有对称性浅沟，向外呈放射状瘢痕，并可发现有感音神经性耳聋和角膜基质炎三大临床特殊症状。

19.3.4　诊断

根据感染史，临床表现，咽部所见与全身体检以及实验室检查，结合分析后确定诊断。

19.3.5　治疗

咽梅毒的治疗，基本同全身的抗梅毒治疗，首选青霉素。治愈标准是临床症状消退，血清反应转阴。对破坏性强的晚期梅毒，治后遗留软腭与咽后壁粘连，影响鼻通气者，可行手术整形。

19.4　咽麻风与咽硬结病

19.4.1　咽麻风

咽麻风（pharyngeal leprosy）为由麻风杆菌感染咽部导致引起全身症状的肉芽肿性疾病，亦可出现咽部病变。

麻风是一种最终要侵犯皮肤、粘膜与周围神经的慢性病。就耳鼻喉科而言，侵犯鼻部的比例最大，在鼻部麻风感染的早期，包含大量麻风杆菌的多量粘液性分泌物，由后鼻孔流入咽部，由于这种分泌物具有高度的传染性，很容易引起咽部病变，其中以瘤形麻风更易引起。据周瑾文等（1963年）报道345例麻风中，有鼻部病变者占55.3%，有咽部病变者占17.8%，但瘤型麻风中有咽部病变者占57.4%。

咽部病变的主要部位为腭部、扁桃体、舌腭弓、咽腭弓、悬雍垂等处。病初起，局部浸润形成结节，继而溃烂、坏死。愈合后遗留放射状瘢痕，可致软硬腭穿孔、扁桃体缺失等畸形。

咽麻风虽有溃疡、坏死等病变，患者主觉无明显疼痛，但可有干燥、麻木感。

诊断主要根据全身症状与咽部病变特点，临床上与结核、梅毒、硬结病等不易区分，取粘膜活检有时亦难确定，刮取病变组织涂片，若发现麻风杆菌有助于确诊。

治疗按全身抗麻风用药，咽部对症治疗，并保持局部清洁卫生。

19.4.2　咽硬结病

咽硬结病（pharyngeal scleroma）是主要发生于东

欧、北非和中美洲的慢性肉芽肿性疾病,但在我国亦非十分罕见,据梁福临(1983年)报道,1949～1979年我国共报道1 796例,以山东省最多,占半数以上。硬结病常涉及上呼吸道多处部位,以鼻部较常见,鼻部病变涉及咽部者约占48%(梁福临,1959年)。

自1882年Frisch发现鼻硬结杆菌,目前仍多同意此即为鼻硬结病的病原菌,故又称Frisch杆菌。

硬结病通常自鼻部开始,逐渐向鼻咽、口咽发展,据梁福临统计,咽部病变占32%,病变部位以鼻咽、软腭、扁桃体、腭弓等处较常见,形成较坚硬的肿块,呈增生性隆起。悬雍垂可缺失,或呈瘢痕收缩、粘连。喉部与气管可有同样病变,甚至引起喉狭窄与呼吸困难。

主要症状为咽部不适,干燥感显著,常有干咳,声嘶,一般不影响吞咽。

诊断根据症状与局部表现,取活检发现含有网状空泡的Mikulicz细胞,在细胞内常含有硬结杆菌,有助于诊断。

治疗包括放射治疗,抗生素应用如链霉素、四环素,若有功能障碍,可用手术治疗,切除病变组织或粘连瘢痕。

19.5 人类免疫缺陷综合征在咽部与颈部的表现

19.5.1 概况

人类免疫缺陷综合征(AIDS),目前已是一种全人类都表示关切的全球性疾病,据联合国卫生组织(WHO)1995年5月发表的公报,现在世界上有1 800万成人和150万儿童感染了AIDS病毒,估计到20世纪末,AIDS感染者,全球将达3 000万至4 000万。

至1994年底,我国共发现HIV感染者1 774例,其中AIDS患者65例,死亡45例,我国因对此病的统计工作还不够完善,实际数目远不止此数。

19.5.2 临床表现

AIDS作为全身性致命性疾病,最常见的临床表现在头部,现将咽部、口腔及颈部的临床表现,分述如下。

1) Kaposi肉瘤　为一种引人注意,呈蓝色血管样损害,多位于硬腭,病理组织学上显示在血管窦腔中纺锤细胞占优势,偶有红细胞、淋巴细胞与浆细胞浸润。据Marcusen(1985年)等报道399例AIDS患者中,有165例(41%)有头颈部病变,包括58例(35%)有皮肤与口腔及咽部的Kaposi肉瘤。Kaposi肉瘤也发生于肾移植病人,这是由于肾移植后长期应用免疫抑制剂的结果。AIDS患者,在咽部与口咽发生Kaposi肉瘤可以此解释。

2) 鼻咽部良性肿物　Strern等(1990年)报道7例鼻咽部有肿物,经活检证实为良性淋巴样组织增生。7例中6例有鼻塞及渗出性中耳炎。Strern提出在高发人群中,表现为鼻塞与听力减退的鼻咽淋巴组织增生,可能为HIV感染的早期体征。

3) 念珠菌病　可发生于咽部与口腔粘膜表面,为继发感染。有时可与喉部、食管念珠菌病同时存在。张增(1995年)报道在坦桑尼亚工作期间,HIV阳性的耳鼻喉科患者43例,有33例出现咽部与口腔症状(占76.7%),主要症状为牙龈出血,咽干不适,吞咽不畅和咽部异物感。检查见唇颊侧、腭部与牙龈的点状白膜。白膜易擦去,但遗有溃疡面。牙龈呈红肿状,咽后壁粘膜呈暗红或紫色,表面缺乏光泽,有异味,似萎缩性咽炎。少数患者可见咽后壁有融合的淋巴滤泡和龈颊侧粘膜下突起,以及舌两侧腹面的毛茸状改变。口腔分泌物涂片多显示为白色念珠菌感染。

4) 其他　如单纯疱疹性口炎、口腔溃疡、口腔白斑病等。

Williams(1993年)报道10例儿科AIDS,颈淋巴结肿大占40%,腮腺增大占30%,无Kaposi肉瘤。

19.5.3 诊断

AIDS患者,出现耳鼻咽喉症状,要考虑是否有局部病变。对HIV感染的高发人群,包括同性恋者,静脉吸毒者及其配偶,和父母中有上述情况者,若发现耳鼻咽喉损害,宜作HIV检测,阳性者即可诊断。

19.5.4 治疗

自1981年6月5日报告第1例AIDS以来,虽然有不少国家对它的治疗进行了广泛研究,然而,至目前为止,尚缺乏确实有效的方法,曾试用化疗如可选氮胸苷(Zidovudine, AZT)、长春碱、干扰素等,仅能延长生命,一般均在2年内死亡。

(丘明生)

20 咽淋巴组织与颈部筋膜间隙感染

20.1 急性扁桃体炎

急性扁桃体炎(acute tonsillitis)为常见病。这种腭扁桃体的非特异性急性炎症,中医称为“蛾风”,发病以春秋季节较高,在青少年及儿童易患此病,当气候骤变、寒冷、受凉受湿、过度疲劳等情况下容易发病,亦可继发于上呼吸道感染,或者成为上呼吸道感染的一部分。

20.1.1 急性充血性扁桃体炎

此病多发生于10～30岁之间,50岁后极少发生,以春、秋两季发病率较高。一般认为多由病毒(感冒、流感或副流感病毒)所引起,炎症仅侵及扁桃体粘膜及其表浅组织,全身和局部症状较轻。扁桃体轻度充血肿胀,表面无脓性分泌物,同时常伴有鼻腔、鼻咽及喉部的粘膜炎症,症状与上呼吸道感染基本相仿,病程一般3～4 d,很少并发其他疾病,治疗与上呼吸道感染相同,对症治疗即可,无需应用抗生素。

20.1.2 急性化脓性扁桃体炎

(1) 病因

溶血性链球菌感染,其中以乙型及甲型溶血性链球菌感染为主,葡萄球菌中以柠檬色葡萄球菌及白色葡萄球菌、金黄色葡萄球菌引起者较多,肺炎链球菌、腺病毒也可引起。上述病原体在正常人的口腔及扁桃体窝存在而不致病,当机体劳累,受凉,烟酒过度,以致全身或局部的抵抗力降低时,原有细菌乘机大量繁殖而致病。慢性化脓性炎症的鼻和鼻窦内以及慢性扁桃体炎的小窝中,均有化脓菌存在,可成为内源感染的诱因。

1992年,某学院大学生中,56 d内共有288人发生急性扁桃体炎,据发病情况、临床特征、化验室检测及流行因素分析,确认是食用了被乙型溶血性链球菌污染的食物——肉丁引起的暴发流行。

(2) 病理

当扁桃体内细菌大量繁殖,产生较多的毒素,破坏隐窝上皮,使细菌侵入扁桃体实质与生发中心后发生炎症,继而形成扁桃体粘膜下多发性小脓肿,粘膜表面可见黄白色斑点,亦可穿破成脓肿,积于隐窝口,隐窝内上皮糜烂,扁桃体充血,实质内有多核白细胞浸润,致使扁桃体红肿明显,隐窝内有由脱落上皮细胞、纤维蛋白、脓细胞及细菌等组成的渗出物,逐渐增多,溢出隐窝开口外,此种扁桃体表面的黄白色脓点,多呈散在分布,如稀饭状,有时则互相融合呈假膜状,它与咽白喉形成的假膜不同的是易于拭去。炎症消退后,生发中心的小脓肿出现脂肪变性,逐渐吸收复原。实质破坏较广时,小窝内常显慢性溃疡,内含细菌及脓液,经久不愈;扁桃体表面亦常有瘢痕形成,进一步出现隐窝口封闭、粘连等改变。

(3) 临床表现

1) 全身症状　潜伏期约 3～4 d,起病急,畏寒,高热,体温常达 38～40 ℃,头痛,腰背及关节酸痛,并常伴有便秘和食欲不振,疲乏无力。小儿可因高热引起昏睡、抽搐、腹泻、呕吐等症状。

2) 局部症状　最初感咽部干燥,继而有咽痛,往往开始于一侧,随后波及两侧,吞咽或咳嗽时咽痛加剧,严重者可发生吞咽困难,疼痛亦可放射至耳部。若炎症波及咽鼓管,则有耳闷、耳鸣、耳痛或听力减退,有时因颈淋巴结肿痛,转头感到不便,在幼儿扁桃体肿大较显著者,甚至可引起呼吸困难。

(4) 检查

患者呈急性病容,面色潮红,口臭,舌苔黄厚,咽部弥漫性急性充血,扁桃体红肿明显,隐窝表面有黄白色或灰白色点状干酪样渗出物,偶见融合成伪膜状的分泌物,易除去而不出血。颌下淋巴结常肿大,有压痛。部分病例的增殖体、咽后壁淋巴滤泡与舌根扁桃体均呈红肿,可伴有点状渗出物。血象中白细胞总数常超过 10×10^9/L。中性细胞在 0.80(80%)以上。尿液检查可出现暂时性蛋白尿。

(5) 诊断

根据病史,症状及检查所见,一般诊断不难,但如欲确定病原体则须作细菌培养及血清学检查,并须注意与咽白喉、猩红热、溃疡膜性咽炎(奋森咽峡炎)及白血病等引起的咽峡炎相鉴别。

(6) 鉴别诊断

1) 咽白喉　多见于儿童,发病较缓慢,发热中度,体温在 38 ℃左右,咽痛较轻。中毒症状明显,面色苍白,脉弱而快,虚脱症状与发热不成正比,早期可出现蛋白尿,两侧扁桃体的伪膜不一致,常超出扁桃体以外,扩展至咽后壁与喉腔。伪膜呈灰白色假膜与其组织下粘连甚紧,不易拭去,强行撕去后易出血,伪膜涂片与培养可证实白喉杆菌。

2) 猩红热　患者年龄一般较扁桃体炎患儿小,发病突起,恶寒,高热,面红,全身皮肤发热,脉搏快而有力,12～26 h 内出现皮疹,3～5 d 内舌乳头呈红肿状,即典型的杨梅舌,咽粘膜弥漫性充血,呈暗红色,软腭上有瘀点,扁桃体上褐色或灰白色假膜,易拭去,不易出血,其下层呈紫红色,伪膜培养可证实链球菌,全身淋巴结可肿大。

3) 溃疡性咽峡炎(奋森咽峡炎)　头痛,发热等全身症状不甚明显,咽痛以一侧为剧,一侧扁桃体有灰黄色假膜呈腐物状,有臭味,易拭去,拭后留有溃疡面,伪膜涂片可找到梭形杆菌和螺旋体。此种溃疡也可发生于牙龈或颊粘膜等处。

4) 淋巴细胞白血病　发病缓慢,高热,皮下及粘膜下出血,肝脾肿大,咽粘膜及扁桃体上可出现深溃疡,伴坏死,假膜呈污白或灰色,有臭味;血液检查,白细胞早期可减少,后期明显增多(淋巴细胞),有不规则细胞出现,骨髓穿刺涂片检查可发现血象异常(表 20-1)。

(4) 并发症

1) 全身并发症　由细菌或其毒素经血行感染远处组织及器官所引起,近来亦有人认为是细菌代谢产物引起的变态反应所致。

a. 急性风湿热:病因尚未明确,50%病例发病初期均有急性扁桃体炎或咽炎史,风湿热症状常于急性扁桃体炎发作后 1～3 周出现,亦有在急性扁桃体炎发作期发生,多认为与链球菌感染有关。

b. 急性关节炎:肩、肘、膝关节等易受侵犯,小关节侵犯少见,受侵犯关节部位可出现红肿,活动时疼痛。

c. 急性心脏病:如急性心包炎、急性心肌炎、急性心内膜炎、急性全心炎,均可继发于急性扁桃体炎之后。急性扁桃体炎并发风湿热者,尤易引起心脏并发症。

d. 急性泌尿、生殖器官疾病:急性肾炎,多发生于急性扁桃体炎后 2～3 周,小便可因含大量红细胞而外观似酱油状。此外,还可发生急性尿道炎、急性睾丸炎及附睾炎等。

e. 败血症:急性炎性甲状腺肿、急性腹膜炎、急性阑尾炎、急性胆囊炎、急性骨髓炎、结节性红斑等,均可发生于急性扁桃体炎的发病期间或发病后。

表 20-1　急性化脓性扁桃体炎鉴别要点

病　　名	发病情况	全身症状	局部症状	病变部位	局部检查所见	颈淋巴结	化验检查
急性化脓性扁桃体炎	突　发	畏寒,高热,头痛,腰背及关节酸痛,全身症状与发热成正比	咽痛较重	两侧扁桃体	隐窝表面有黄白或灰白色点状渣样渗出物,可融合成膜状,易拭去,不易出血	两侧颌下淋巴结肿痛	菌检：多为链球菌(乙型、甲型溶血性链球菌)、葡萄球菌(柠檬色、白色、金黄色葡萄球菌)
咽白喉	缓　发	中度发热,面色苍白,脉弱而快,虚脱症状与发热不成正比,早期蛋白尿	咽痛较轻	扁桃体及咽部	灰白色假膜,常超出扁桃体区以外,与其组织下粘连甚紧,不易拭去,强行拭去后易出血	颈淋巴结肿大显著,有所谓"牛颈"之称	菌检：白喉杆菌
猩红热	突　发	恶寒,高热,头痛,呕吐,12～26 h内出现皮疹,3～5 d内出现杨梅舌	咽痛可轻可重	一侧扁桃体	咽粘膜弥漫性充血,呈暗红色,软腭上有瘀血点,扁桃体上的褐色或灰白色假膜易拭去,不易出血,下层呈紫红色	患侧颈淋巴结肿大,全身淋巴结亦可肿大	菌检：链球菌
溃疡膜性咽炎(奋森咽峡炎)	缓　发	不甚明显,常有龋齿	咽痛轻,一侧明显	一侧扁桃体	一侧有灰黄色假膜呈腐物状,有臭味,易拭去,拭后留有溃疡面	患侧颈淋巴结肿大	菌检：梭形杆菌及奋森螺旋体
淋巴白血病	缓　发	高热,皮下及粘膜下出血,肝脾肿大,一般情况差	咽痛较轻	咽淋巴环,主要两侧扁桃体	咽粘膜及扁桃体上可出现深溃疡及坏死,假膜呈污白或灰色,臭	颈及全身淋巴结肿大	血检：白细胞早期可减少,后期明显增多(淋巴细胞),有不规则细胞出现,凝血时间延长,骨髓穿刺涂片检查可见异常现象

2）局部并发症

a. 扁桃体周围炎或脓肿：为较常见并发症，感染由扁桃体隐窝或实质开始，进一步扩展穿过扁桃体包膜，波及扁桃体外周间隙组织，引起扁桃体周围炎，继而形成脓肿。1989 年原上海医科大学眼耳鼻喉科医院对门急诊扁桃体周围脓肿 20 例病人进行了脓液厌氧菌和需氧菌培养。其结果为：细菌分离的阳性率为 100%，一份标本中同时分离到厌氧菌和需氧菌的为 17 例，占 85%；仅分离到厌氧菌的为 2 例，占 10%；仅分离到需氧菌的为 1 例，占 5%。20 例中厌氧菌感染率为 95%，需氧菌感染率为 90%。20 例脓液中共分离到厌氧菌 42 株，其中革兰阳性球菌的链球菌 11 株，球菌 4 株。革兰阴性杆菌的脆弱类杆菌 7 株，产黑素类杆菌 2 株，腐蚀类杆菌 2 株，口腔类杆菌 2 株，伤肺类杆菌 1 株，核梭杆菌 2 株；革兰阳性杆菌的优杆菌 4 株，丙酸杆菌 3 株，革兰阴性球菌的伟荣球菌 4 株。20 例脓液中分离的需氧菌为金黄色葡萄球菌、表皮葡萄球菌、β溶血性链球菌、α 溶血性链球菌、γ 链球菌、流感杆菌、肺炎链球菌和类白喉杆菌等。证明扁桃体周围脓肿以及常见的扁桃体炎大多数是需氧菌与厌氧菌的混合感染，因此临床治疗时除采用通常的抗需氧菌药物外，还应考虑加用抗厌氧菌的药物。

b. 急性中耳炎、急性鼻炎、急性鼻窦炎、急性喉气管炎、支气管炎、肺炎等间或发生。

c. 急性颈淋巴结炎，常见颌下淋巴结炎，但脓肿少见。

d. 咽后脓肿，咽旁脓肿，颈内静脉血栓性静脉炎等现已罕见。

（5）治疗

1）一般治疗　尽量隔离病人，应卧床休息，多饮水及进流质或半流质软食饮食。高热，头痛，腰背及四肢酸痛可内服退热止痛药，如复方阿司匹林（APC），对乙酰氨基酚（必理通）。便秘可用轻泻药。

2）局部治疗

a. 用复方硼砂液或 2%硼酸液、1∶5 000 呋喃西林溶液漱口，儿童可用糖开水漱口，碱性含漱液有溶化粘稠分泌物的作用，用醋柳酸水漱口能止痛，于进食前 20 min 含漱，效果最佳。

b. 各种含锭片如杜灭芬含片、溶菌酶含片、碘含片、薄荷含片、四季青含片、草珊瑚含片等可酌情选用。过去曾广泛用青霉素含片，因易发生过敏反应，且易使细菌产生抗药性，故目前已不采用。

c. 针灸治疗可取穴合谷、少商、颊车，可使咽痛迅速减轻，使体温及白细胞下降，甚至恢复正常。

d. 两侧下颌角部位用超短波透热理疗，有消炎、退肿作用。

3）抗生素及化学疗法　急性扁桃体炎、扁桃体周围炎、扁桃体周围脓肿大多数是需氧菌与厌氧菌的混合感染，故临床除采用针对需氧菌像链球菌、葡萄球菌的药物，如青霉素、先锋霉素类药物肌注或静脉滴注外，还应考虑加用抗厌氧菌的药物，如甲硝唑（国内商品名灭滴灵）、林可霉素（洁霉素）和克林霉素（氯洁霉素）等，其中甲硝唑疗效好，价廉，可口服或静脉滴注。一般用药直到症状消失后，持续用 3～4 d，以巩固疗效。

当扁桃体周围脓肿形成时，除继续用抗生素外，宜作切开排脓，引流脓液。脓肿是否已形成，以往主要根据病程与穿刺抽吸结果。近年，Haeggström（1993 年）报道应用探头直径为 20 mm 的小型口内超声仪探测，对是否有脓、脓液容量、部位，以及与颈动脉的关系，均能高度精确的显示，他曾用于 12 例患者，得到满意的结果，认为该超声仪是一种有用的诊断工具。

4）中医中药对此疾病积累了丰富经验，急性扁桃体炎辨证多属热证实证，宜清热解毒消肿，金灯山根汤（张赞臣方）经原上海医科大学眼耳鼻喉科医院试用多年，有较好疗效。

金灯山根汤处方：锦灯笼 9 g，山豆根 6 g，牛蒡子 9 g，射干 5 g，桔梗 5 g，甘草 3 g，水煎服每日一剂，一般 3～4 d 症状可消失。

5）其他　如伴发急性增殖体炎，有鼻塞、流涕时，给予 1∶5 000 呋喃西林麻黄素滴鼻。

屡发急性扁桃体炎患者，可在急性炎症完全消退 1 个月后施行扁桃体切除术。

20.2 慢性扁桃体炎

慢性扁桃体炎（chronic tonsillitis）是临床上的常见病。为扁桃体的慢性感染，儿童多表现为腭扁桃体增生肥大，成人多表现为腭扁桃体炎性所致白色条纹瘢痕，常因屡发急性扁桃体炎后形成。

20.2.1 病因

屡发急性扁桃体炎，致抵抗力降低，隐窝内细菌繁殖使慢性扁桃体炎发生。主要致病菌为乙型溶血性链球菌、金黄色葡萄球菌、草绿色链球菌、肺炎链球菌。健康人扁桃体隐窝内细菌培养乙型溶血性链球菌、金黄色葡萄球菌，分别可高达 20%～40%。Akcehob（1970 年）对患慢性扁桃体炎 66 例，用乙型溶血性链球菌制成的变应原作皮试，其中 2/3 呈阳性反应，同时伴有抗链球菌溶血素“O”滴度升高，海军总院耳鼻喉科(1965年)对310例慢性扁桃体炎施行手术摘除后的扁桃体作细菌培养统计，金黄色葡萄球菌占55.26%，乙型溶血性链球菌占30.26%。此外腺病毒等亦可引起。另据张淑杰等(1994年)对30例慢性扁桃体炎在摘除扁桃体后进行细菌学检测(分别行需氧菌和厌氧菌培养)，结果如下：共检出255株，需氧菌(包括葡萄球菌属、链球菌属、卡他球菌、大肠埃希菌等)121株，占47.5%；厌氧菌(包括韦荣球菌属、消化球菌属、消化链球菌属、类杆菌属等)134株，占52.6%。255株中，扁桃体表面108株，占42.3%，深部组织147株，占57.6%。由此可见，扁桃体深部组织的细菌比表面多，厌氧菌比需氧菌多。近年来发现机体免疫反应降低，内分泌影响，代谢障碍，神经系统等均可能成为慢性扁桃体炎的诱因。

20.2.2　病理

主要表现为淋巴组织充血、渗出、变性、增生、大量网状细胞、成纤维和巨噬细胞浸润。一般分为3型。

(1) 增生型或称肥大型

淋巴组织增生，淋巴滤泡增多，体积增大，淋巴细胞及网状细胞增生活跃，扁桃体显著肥大，有时可呈分叶状，或呈息肉状突起，超越腭弓以外，因有结缔组织增生，质较硬，与儿童时期纯属生理性肥大者不同。

(2) 隐窝型

病变主要位于隐窝内，隐窝内角化物积聚分解析出胆固醇结晶体，与细菌和炎性渗出物相混栓塞于隐窝内，形成栓子，随后隐窝内上皮脱落，渐发生溃疡、囊肿和脓肿等改变。

(3) 纤维型或萎缩型

因炎症而引起淋巴组织逐渐变性、坏死，在修复过程中演变为肉芽组织、纤维结缔组织，伴有新生血管增生，形成白色条状瘢痕，继而因纤维结缔组织收缩，淋巴组织萎缩，扁桃体反而缩小，与周围组织粘连。

20.2.3　临床表现

1) 咽部不适　咽痒、灼热、咽干、咽部隐痛为常见症状。

2) 口臭　多因长期炎症，扁桃体窝内有大量白色干酪状物潴留所致，如有大量厌氧杆菌繁殖则臭味加重。

3) 呼吸、吞咽、语言障碍，偶见于幼儿，由于扁桃体过度肥大所引起。当幼儿伴有慢性增殖体炎时，尚会出现鼻塞，涕多，听力减退等。

4) 头痛，四肢无力，疲劳，低热，消化不良，慢性贫血等全身中毒症状，是由于隐窝内细菌毒素吸收和干酪状物刺激胃肠道所致。

5) 若慢性扁桃体炎已成为肾炎、风湿热、关节炎和心脏病的病灶时可出现上列疾病相应的临床症状。

20.2.4　检查

舌腭弓慢性充血，呈暗红色，有时可见腭弓上部边缘水肿，肥厚，粘连。用压舌板轻轻挤压舌腭弓时，扁桃体隐窝口处常有黄白色干酪状物逸出。扁桃体表面不平或有白色网状瘢痕，触诊时扁桃体稍有硬感。两侧颌下淋巴结肿大，活动。临床上为了便于记录，将扁桃体按其外形大小分为三度：一度肿大，扁桃体超出舌腭弓，但未超出咽腭弓；二度肿大，超出咽腭弓；三度肿大，两侧扁桃体超出咽腭弓突出向中线或两侧扁桃体互相接触，除三度肿大较有意义外，不能单凭大小来诊断慢性扁桃体炎。因<3岁小儿扁桃体可呈生理性肿大；40岁以上成人扁桃体多呈萎缩型。

20.2.5　诊断与鉴别诊断

根据有屡发急性扁桃体炎的病史、症状及检查所见，诊断并不困难，惟须注意与扁桃体生理性肿大、扁桃体结核、扁桃体角化症、扁桃体良性肿瘤、扁桃体恶性肿瘤相鉴别，现分述如下。

(1) 扁桃体生理性肥大

多见于小儿，检查发现扁桃体肿大而光滑，质软，隐窝口清晰，无渗出物潴留。以往无屡发急性扁桃体炎史。

(2) 扁桃体结核

典型者表面有似虫蛀状溃疡，或呈肉芽状病变。但也有体积增大，表面光滑，仅在作病理切片时才证实的隐性结核。扁桃体结核有时伴有颈淋巴结结核或肺结核。

(3) 扁桃体角化症

扁桃体表面有散在性白色坚硬刺状角化物，附着牢固，不易擦去，用力钳除，可遗留出血创面，扁桃体外如舌根部等处常有同样灰白色片状物。

(4) 扁桃体良性肿瘤

以乳头状瘤、息肉为多见，位于扁桃体表面，息肉往往单个，乳头状瘤表面呈乳头状，一般为单侧。

(5) 扁桃体恶性肿瘤

常一侧扁桃体肿大，表面有不规则溃疡，触诊质较硬，或呈肉芽肿样，发展迅速，病理可证实。

20.2.6　并发症

(1) 全身并发症

如风湿病、风湿性心脏病、心肌炎、关节炎、肾盂炎、肾小球性肾炎、阑尾炎、胆囊炎等。

(2) 局部并发症

如慢性咽喉炎、中耳炎和淋巴结炎等。

20.2.7　治疗及其并发症

扁桃体具有免疫功能,手术切除宜慎重,如非经常急性发作,又未成为病源灶时可采用保守疗法。局部可用3%双氧水漱口,2%碘甘油等涂于扁桃体表面,或用西瓜霜吹涂于扁桃体上,亦可用超短波透热疗法、冷冻疗法、激光照射治疗,并参加体育锻炼,增强机体抵抗力。如已成为病灶,应在有关疾病稳定后,在抗生素控制下行扁桃体截除术,儿童多采用挤切法(图 20-1),成人多采用剥离圈套截除法(图 20-2)。

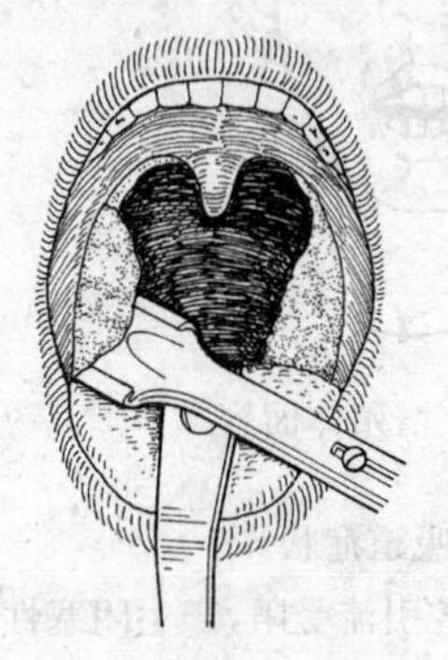
将刀环套入扁桃体下极

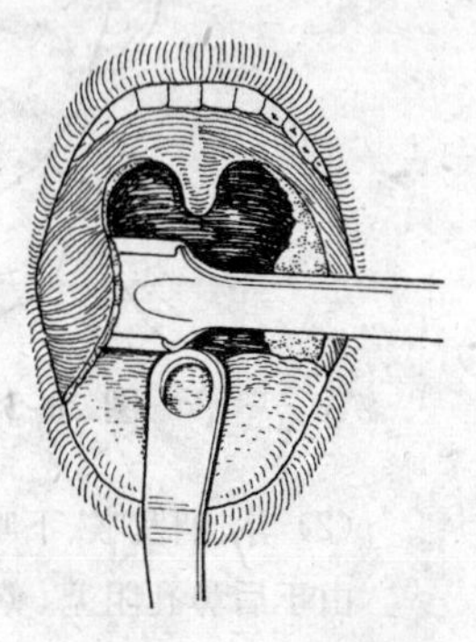
上抬刀环,套入大部分扁桃体,并在舌腭弓处形成一个隆起的包

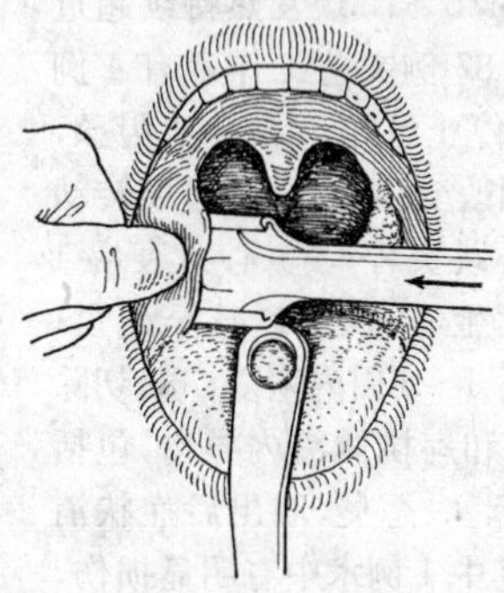
将扁桃体压进刀环

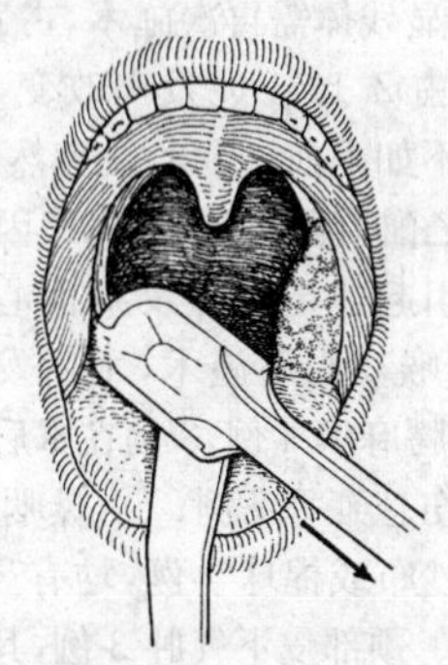
收紧挤切刀,切下扁桃体

图 20-1　扁桃体切除术——挤切法

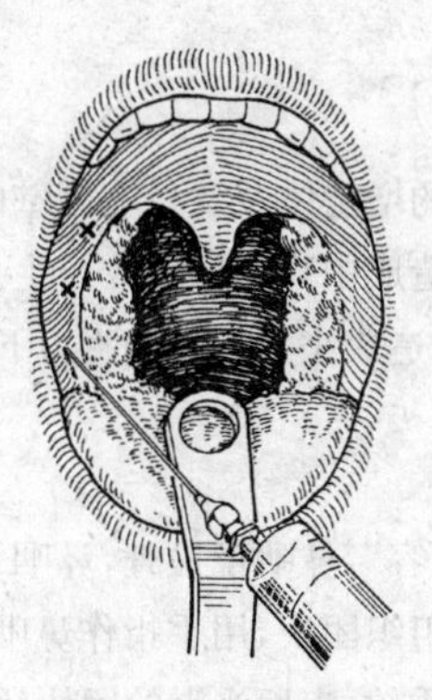
扁桃体手术的局部麻醉方法

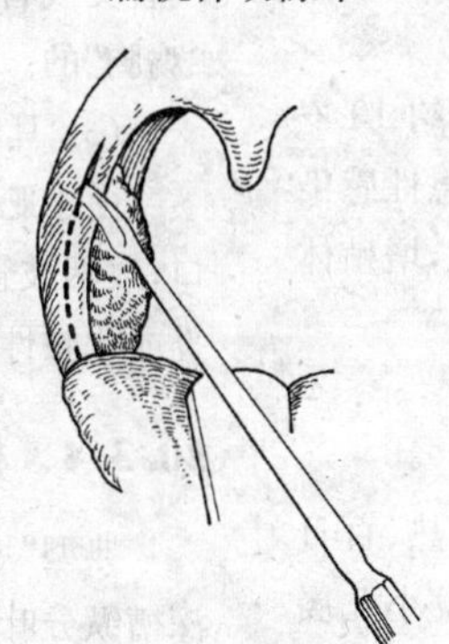
局麻扁桃体剥离法的切口

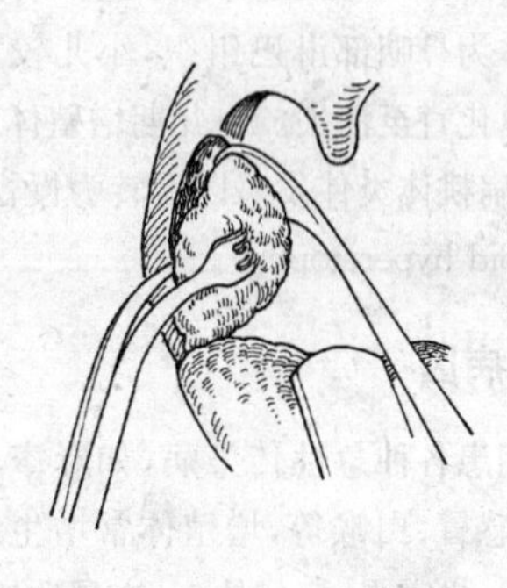
将扁桃体自扁桃体窝分离

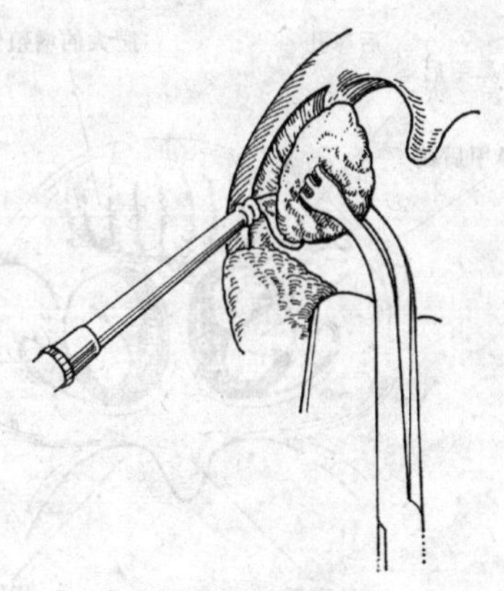
圈套摘除扁桃体

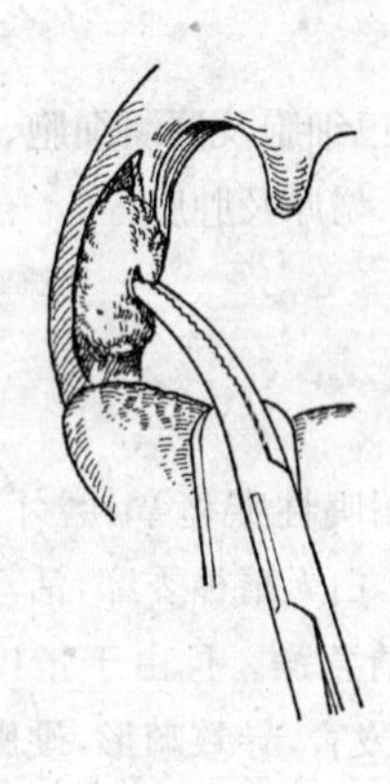
用棉球压迫止血

图 20-2　扁桃体切除术——剥离圈套法

扁桃体手术是耳鼻喉科普通手术，惟因不慎引致死亡事故者屡有发生，包括止血纱球和摘出的扁桃体落入气道、全麻引起窒息以及大出血不止等未能抢救成功者，故切勿大意。此外，尚有各种手术并发症，据王保华(1966年)对2 000例扁桃体切除术的分析，并发症包括：① 出血占2.9%，出血中80%为原发性；② 明显残体需再次施术，占1.5%；③ 发热持续超过1周，占2.1%；④发声改变，87例文艺工作者有4例发声不如术前；⑤ 心跳突然停止致死，1例3岁男孩，开放乙醚麻醉下施术，术终因改变体位，由于过度转动头部引起迷走神经反射而心跳突停；⑥ 心力衰竭1例，白喉2周后施术，术后发生心力衰竭，甚至死亡；⑦ 软腭麻痹4例，3例在术后1～3周内恢复；⑧ 切除或损伤悬雍垂7例；⑨ 鼻咽和扁桃体窝内异物，包括止血纱布或棉球4例，均有鼻塞、恶臭，取出后症状消失；⑩ 颈部皮下气肿3例，其中1例术中有明显损伤，气肿扩展至颈根部及锁骨上窝处；⑪ 下咽困难1例。

20.3　增殖体肥大

增殖体为鼻咽部淋巴组织，小儿较发达，约10岁以后逐渐退化直至消失。小儿期增殖体反复急性感染(常与急性扁桃体炎伴发)，以后转为慢性炎症，增殖体肥大(adenoid hypertrophy)。

20.3.1　病因

儿童期患各种急性传染病，如麻疹、猩红热、百日咳、流行性感冒、白喉等，增殖体常增生肥大。小儿屡发急性鼻炎、鼻窦炎、扁桃体炎，亦易致增殖体肥大。

20.3.2　病理

淋巴组织增生，淋巴细胞及网织细胞、嗜酸性粒细胞增多，纤维结构分裂、增厚及肿胀等。

20.3.3　临床表现

(1) 全身症状

睡眠时有鼾声及喘鸣性喉痉挛，磨牙，遗尿，夜不安眠，常梦中惊醒惊叫，白天精神委靡，活动不感兴趣，食欲差，出现贫血，性情急躁。且由于张口呼吸，日久成习惯，影响面部骨骼发育，导致畸形，硬腭狭窄高拱，上唇短厚上翘，尖牙前突，牙列不齐，外眦下垂，鼻唇沟变浅，鼻中隔偏曲，目光呆滞，反应迟钝，此所谓“增殖体面容”(图20-3)。

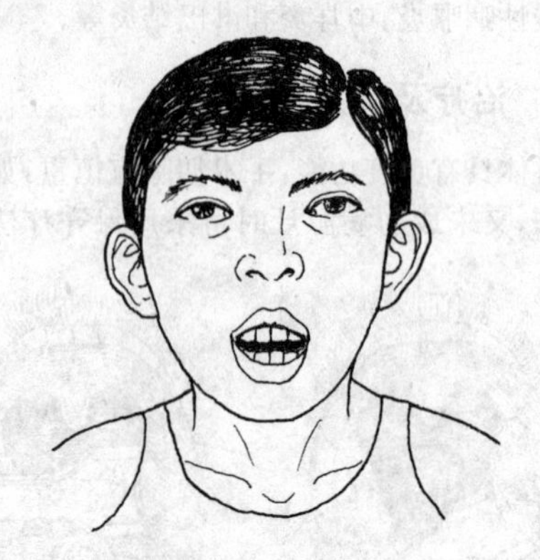

图20-3　增殖体面容

(2) 鼻、咽及喉、下呼吸道症状

由于后鼻孔阻塞、鼻腔引流受阻，产生闭塞性鼻音及前鼻孔流涕，张口呼吸导致咽部干燥，又因分泌物流下刺激，小儿常发生干咳或刺激性咳嗽，甚至引起慢性气管支气管炎，因长期呼吸不畅，也有肺扩张差形成“鸡胸”的。

(3) 耳部症状

由于肥大增生的增殖体波及鼻咽侧壁的咽鼓管开口，致咽鼓管阻塞，造成中耳负压导致产生分泌性中耳炎或化脓性中耳炎，造成小儿传导性听力下降。

20.3.4　检查

典型“增殖体面容”，鼻咽镜检查，鼻咽顶及后壁有深槽纵分叶状淋巴组织团块，用手指作鼻咽部触诊，可触及鼻咽顶后壁有质软、表面光滑的团块(图20-4)。

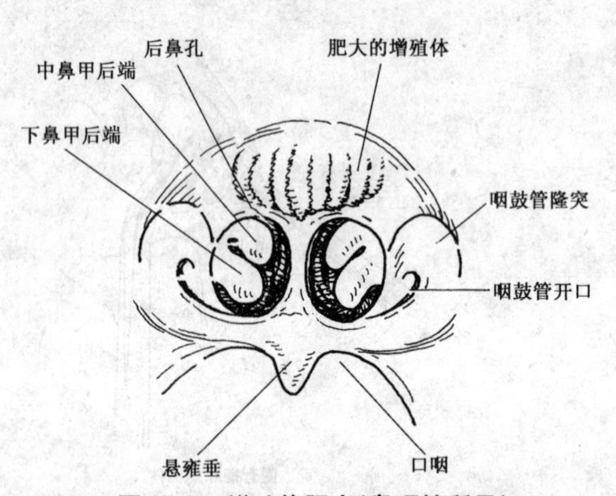

图20-4　增殖体肥大(鼻咽镜所见)

20.3.5 诊断

根据小儿常有急性扁桃体炎与增殖体炎病史，结合局部检查和鼻咽侧位X线摄片显示肥大的增殖体，诊断成立。

20.3.6 治疗

(1) 积极治疗鼻炎及鼻窦炎，增殖体轻度肥大者，可鼻内滴用血管收缩剂。

(2) 增殖体切除或刮除术，麻醉以全身麻醉较好，局部麻醉及无麻醉因小儿不甚合作，影响手术效果(图20-5，图20-6)。

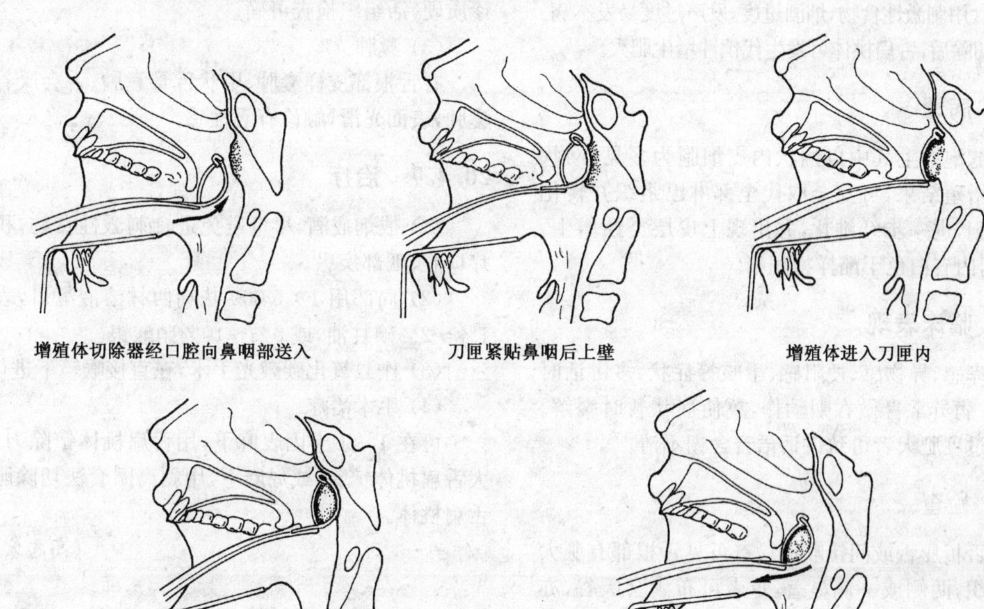

增殖体切除器经口腔向鼻咽部送入　刀匣紧贴鼻咽后上壁　增殖体进入刀匣内

推动刀片 切下增殖体　退出增殖体切除器，切下的增殖体随之取出

图 20-5 增殖体切除器切除法

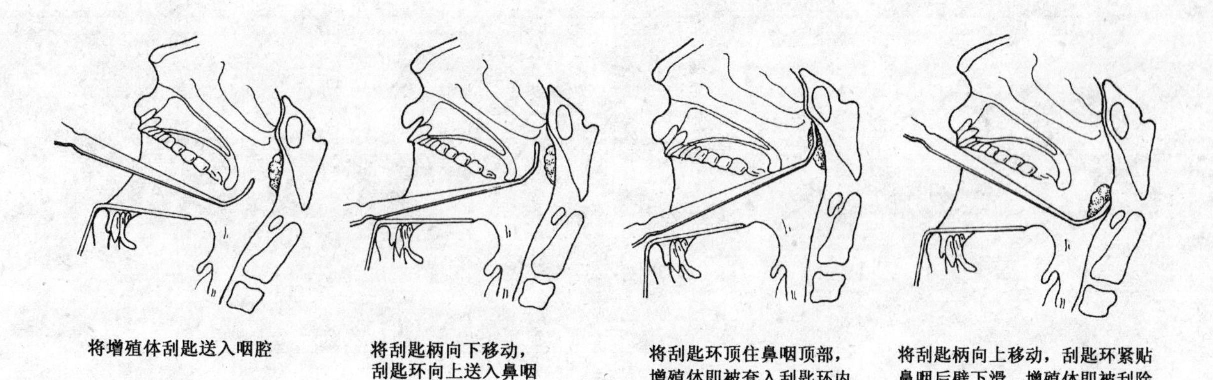

将增殖体刮匙送入咽腔　将刮匙柄向下移动，刮匙环向上送入鼻咽　将刮匙环顶住鼻咽顶部，增殖体即被套入刮匙环内　将刮匙柄向上移动，刮匙环紧贴鼻咽后壁下滑，增殖体即被刮除

图 20-6 增殖体刮除术

20.4　舌扁桃体肥大

舌扁桃体肥大(hypertrophy of lingual tonsil)常与舌扁桃体炎同时存在,是舌扁桃体反复发炎的结果,多见于20～40岁青壮年,儿童少见。

20.4.1　病因

经常食用刺激性食物,烟酒过度,发声过度易发本病。腭扁桃体切除后,舌扁桃体可发生代偿性增生肥大。

20.4.2　病理

淋巴滤泡增生其中以网状内皮细胞为多见,网状内皮细胞增殖结果,可完全取代全部淋巴组织并转化为纤维细胞,进一步纤维化,并出现上皮层炎性增生、角化,隐窝内有白色干酪样物积聚。

20.4.3　临床表现

咽部痒感、异物感、梗阻感、干咳等症状,多讲话时症状加重,病员常喜做吞咽动作,冀使症状暂时缓解。舌扁桃体过度肥大者可致讲话语音含糊不清。

20.4.4　检查

用压舌板压舌或间接喉镜检查可见舌根部有肥大的淋巴组织,两侧或一侧显著,重者可布满会厌谷,亦可与腭扁桃体下极相连。

20.4.5　诊断

根据病史、症状及检查所见,一般诊断无困难。但须注意与良、恶性肿瘤,囊肿,特种感染相鉴别。

20.4.6　鉴别诊断

(1) 良性肿物

如涎腺混合瘤、腺瘤、异位甲状腺等,可通过触诊、间接喉镜检查、CT及^{131}I扫描及活组织检查等鉴别。

(2) 恶性肿瘤

有疼痛,出血病史,表面有溃疡或不规则结节,触诊质硬,活组织检查可确诊。

(3) 囊肿

有舌根部皮样囊肿、甲状舌骨囊肿、舌会厌谷粘液囊肿,表面光滑,触诊有囊性感。

20.4.7　治疗

(1) 戒烟戒酒,尽量避免进食刺激性食物,积极治疗口腔、咽部疾患。

(2) 局部用1∶5 000呋喃西林溶液漱口,表面涂1%～2%碘甘油,或5%～10%硝酸银。

(3) 作二氧化碳激光手术,在直接喉镜下进行。

(4) 手术治疗

可在1%丁卡因表麻下,用舌扁桃体铲除刀,将肥大舌扁桃体铲除;或局麻下,用剥离圈套法切除肥大的舌扁桃体。

(高志宏)

咽部脓肿 21

21.1 咽后脓肿

咽后脓肿(retropharyngeal abscess)为咽后间隙化脓性炎症,可分急性与慢性两型,急性型脓液积聚于咽后壁;若脓液积聚于椎前间隙则称为慢性型,此型主要由结核引起。

21.1.1 实用解剖

咽后间隙上起枕骨底部前面向下通过椎前间隙进入纵隔;椎前筋膜和咽上缩肌筋膜形成坚固的附着,同时与第2颈椎突水平的椎前肌肉附着,有限制脓肿向上发展趋势的作用。前壁颊咽筋膜及其后壁椎前筋膜在下方齐3~4颈椎水平面,相互粘着,有限制脓肿下延入胸腔后纵隔趋势的作用。咽后间隙外侧与咽旁间隙相连,有不完整的筋膜相隔,故感染可在两间隙互相扩散,每侧咽后间隙内约有3~8个淋巴结,接受毗邻咽、鼻咽、鼻腔、鼻窦、咽鼓管、中耳淋巴汇入。紧贴咽后壁的外侧缘与颈部大血管关系密切。该淋巴结在3~5岁后逐渐萎缩而至消失,故较大儿童及成人发生此病者较少。

21.1.2 病因

咽后脓肿在临床上分急性型和慢性型,其病因不同。

(1) 急性型咽后脓肿

此型较多见,占90%以上,春冬两季发病率较高,<3岁儿童好发,文献报道年龄最小者仅出生后3 d即患此型。常见病因为:① 当口、咽、鼻腔、鼻窦急性感染,继发咽后壁淋巴结炎,再发展成化脓性蜂窝织炎最后脓肿形成;② 咽后壁损伤(外伤或异物刺伤,手术伤)后引起咽后间隙感染;③ 耳源性感染,如化脓性中耳乳突炎,脓液可穿破咽鼓管、附近乳突气房,进入咽后间隙。亦可破坏乳突尖骨质形成Bezold脓肿,经咽旁侵入咽后间隙;尚可由中耳感染蔓延至颞骨岩部直接破坏骨质经沿颈内动脉鞘流注咽后间隙,或间接形成硬脑膜外脓肿后经破裂孔流入咽后间隙;④ 咽旁脓肿穿入。

(2) 慢性型咽后脓肿

常见有两种:① 颈椎结核化脓早期穿入椎前筋膜后的椎前间隙而形成,晚期可穿入咽后间隙形成无热脓肿;② 结核性感染:由颈淋巴结结核、咽后壁淋巴结结核,引起椎前淋巴结结核进而化脓形成无热性脓肿。

21.1.3　临床表现

(1) 急性型咽后脓肿

发病骤急,症见畏寒、发热、烦躁不安、咽痛、拒食、流涎、吞咽困难、吃奶时有乳汁从鼻内反流或吸入气道引起呛咳,患儿常处于失水状态。哭声含糊不清,口内似含物。睡时鼾声大,且因呼吸不畅易惊醒,平卧时更明显,如脓肿增大,感染波及喉部,影响呼吸,严重时可引起喉阻塞,甚至窒息。颌下及颈部淋巴结肿大有疼痛。脓肿如不及时处理,后期可有谵妄、呼吸和脉搏增快、全身衰竭等危重情况。

(2) 慢性型咽后脓肿

病程较长,多有低热、夜间盗汗、咳嗽、消瘦虚弱、咽部无明显疼痛,常于脓肿增大时,出现异物感及吞咽困难以及呼吸困难症状。

21.1.4　检查

(1) 急性型咽后脓肿

患儿头常后仰及偏向患侧以减轻疼痛及呼吸困难,检查时应特别谨慎,因小儿不合作,有导致脓肿破裂,发生窒息甚至死亡可能。口咽部检查,可见一侧咽后壁半圆形隆起,表面充血、光滑,可将患侧咽腭弓及软腭向前推移,由外伤或异物引起的咽后脓肿,多位于喉咽部,用间接喉镜检查,可见脓肿处隆起,局部有脓性分泌物,有时尚可发现异物,一侧或两侧颌下淋巴结肿大。

(2) 慢性型咽后脓肿

常为整个咽后壁隆起,粘膜色泽较淡。如脓肿穿破,穿破处可见肉芽组织,转动头颈或按压头顶可有压痛;颈侧位X线摄片,宜列为常规检查,可见颈椎前有隆起的软组织影,亦可显示颈椎破坏、吸收或椎间隙距离改变(图 21-1,21-2)。

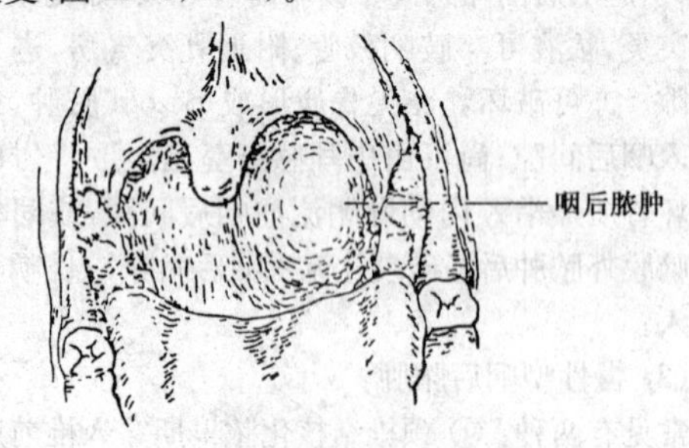

图 21-1　咽后脓肿

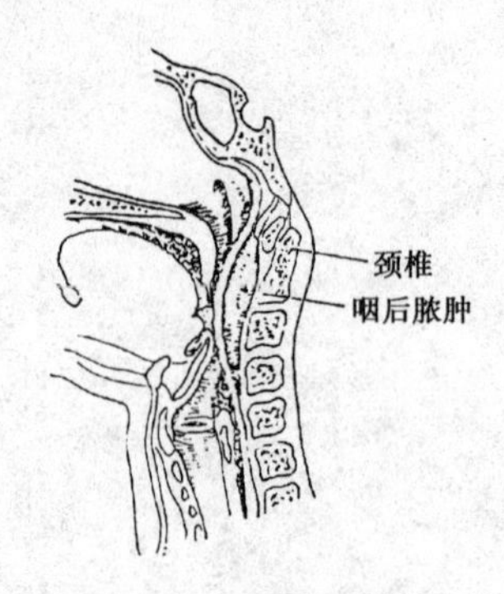

图 21-2　咽后脓肿侧位图

21.1.5　诊断

根据病史及检查诊断并不困难,X线颈侧位摄片,可了解脓腔大小及范围,有无液平或异物。由颈椎结核引起者,可显示颈椎骨质破坏情况。本病须与扁桃体周围脓肿、咽旁脓肿、咽后肿瘤、颈椎畸形等鉴别。

21.1.6　并发症

(1) 脓肿破裂,脓液涌入气道可引起窒息致死或引起气管支气管炎、吸入性肺炎。

(2) 脓肿向两侧扩展可致咽旁脓肿。

(3) 脓肿向下扩展,可导致急性喉炎、喉水肿、食管周围蜂窝织炎、纵隔炎、心包炎、胸膜炎等。

(4) 脓肿向前,进入颌下间隙,可致脓性颌下腺炎,向颈前、颈后三角区及颈下部发展,侵蚀大动脉(颈内、颈外动脉)可引起致命性大出血。

(5) 脓肿沿颈动脉鞘向上可引起海绵窦炎、脑膜炎、脑脓肿,压迫颈交感神经,出现霍纳综合征(Horner syndrome)。

(6) 结核性咽后脓肿,可致椎旁脓肿、腰部脓肿,甚至截瘫,由颈椎结核引起者,可引起颈椎病理性骨折。脓肿压迫脊髓,可发生突然死亡的严重后果。

21.1.7　治疗

(1) 急性咽后脓肿

施行切开排脓术,切开途径有两:① 经口腔途径,婴幼儿不用任何麻醉,较大儿童或成人可局部喷1%丁卡因表面麻醉,患者取仰卧头低位,用直接喉镜或麻醉喉镜暴露口咽及喉咽后壁,取长穿刺针在脓肿最隆起处进行穿刺抽脓,目的是了解有否脓液,也为脓肿减压,然后用尖头刀在脓肿最隆起处低位,作一纵形切口,立即进行吸引,并用长血管钳插入切口扩大脓腔,尽量吸净排出的脓液。避免将脓液吸入下呼吸道。术中准备氧气、气管插管及气管切开包和抢救药物。必要时须行气管切开术，术后使用抗生素控制感染，翌日复查脓腔，仍有积脓时，可仍用血管钳扩张切口，吸净脓液。② 颈外途径，急性型脓肿过大或脓肿位置过低，咽后切开不易，或颈部肿胀明显，有波动，可在1%普鲁卡因局部浸润下行颈外途径切开术，要点是作胸锁乳突肌后缘切口，分离胸锁乳突肌暴露颈动脉鞘，将其向前牵引，再向椎前分离，暴露脓腔，排脓后用抗生素冲洗脓腔，置入橡皮引流条，不缝合切口。

(2) 慢性咽后脓肿

除全身用抗结核药物外，在直接喉镜下，可行穿刺抽脓，脓腔内注入链霉素每次 0.5～1.0 g 加异烟肼 100～200 mg。手术时须注意，头位不可过度后仰，特别是在有颈椎结核情况下，以免引起颈椎脱位或骨折，必要时可请骨科会诊，也可作颈外途径切开排脓。

(3) 补充全身营养

为了避免伤口污染，宜禁食并用静脉输液或插入鼻饲管以维持营养。

(4) 术后注意伤口内有否出血或唾液中带血吐出，如小儿频做吞咽动作要及时检查，发现伤口出血可酌情止血或结扎血管，如出现喉阻塞必要时可行气管切开术(图 21-3,21-4)。

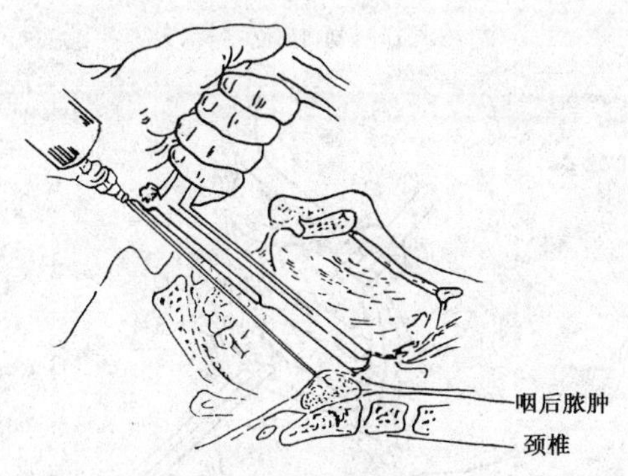

图 21-3 脓肿穿刺

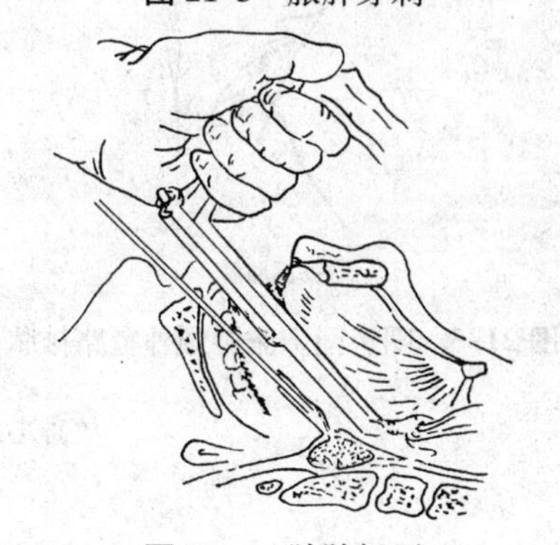

图 21-4 脓肿切开

21.2 咽旁脓肿

咽旁脓肿(parapharyngeal abscess)为咽旁间隙的化脓性感染，早期为蜂窝织炎，发展而成脓肿。

21.2.1 病因

致病菌以溶血性或非溶血性链球菌多见，金黄色葡萄球菌、肺炎链球菌等也常引起。

(1) 邻近组织的急性炎症扩展

如急性扁桃体炎、急性咽炎、增殖体炎、急性鼻炎及鼻窦炎、乳突炎、颞骨岩尖炎等经血行侵入咽旁间隙。

(2) 邻近部位的脓肿直接延展

如扁桃体周围脓肿、咽后脓肿、牙槽脓肿、腮腺脓肿、颞骨岩部脓肿及耳源性颈部 Bezold 脓肿等均可延展致咽部间隙脓肿。

(3) 外伤感染

异物如鱼刺刺伤；口腔或咽部手术外伤；手术中注射麻醉药物的针头消毒不严，刺入咽旁间隙时可将细菌直接带入，致感染化脓；施行扁桃体周围脓肿切开排脓时，损伤穿透咽上缩肌感染咽旁间隙也可致咽旁间隙脓肿，内镜检查损伤咽侧壁亦可因继发感染，进一步引起此病。

21.2.2 临床表现

(1) 全身症状

精神委靡、畏寒，持续高热或呈脓毒血症弛张型热。食欲不振，头痛，出汗。

(2) 局部症状

咽及颈部剧烈疼痛，吞咽、头部活动或勉强张口时疼痛加剧，发音不清，前间隙的感染因侵及翼内肌可出现张口困难，脓肿波及喉部可引起呼吸困难。

21.2.3 检查

1) 呈重病容，头稍向前倾或偏向对侧时，患侧颈侧、颌下区、下颌角后方肿胀，严重时延及腮区，下至锁骨上窝，前至颈正中线乃至整个颈部皮肤潮红、坚硬有压痛，如脓肿形成则局部可有波动感。但因被颈部肌肉所覆盖，波动感常不明显。

2) 颈淋巴结肿大，常被颈部肿胀所掩蔽，不易摸清。

3) 茎突前间隙脓肿，扁桃体与咽侧壁被推向咽腔中央，但无明显充血；软腭弓及悬雍垂多呈水肿，张口困难，以至牙关紧闭；腮区明显肿胀延及颌下区，皮肤充血、坚硬有压痛。

4) 茎突后间隙脓肿，扁桃体及咽侧壁被推向咽腔，咽腭弓水肿，亦突向前内方，肿胀可波及下咽部及喉部，有时出现杓状软骨粘膜水肿，可致呼吸困难，但扁桃体本身无变化，张口无困难。

5) 白细胞总数上升可$>20\times10^9$/L。

6) X线颈侧位片或CT扫描可见喉及气管向前移位。

21.2.4　诊断

根据症状及检查，一般诊断不难，因脓肿部位较深，颈外触诊不易摸及波动，必要时可于患侧颈部压痛肿胀处穿刺抽脓以明确诊断。本病须与扁桃体周围脓肿及咽后脓肿鉴别。

21.2.5　并发症

1) 向周围扩展引起咽壁软组织水肿，向下引起喉水肿，导致呼吸困难，重者须急行气管切开术。

2) 向咽后间隙溃破，发生咽后脓肿。

3) 颈动脉鞘感染，引起颈内动脉壁糜烂，可引起致死性大出血，轻者局部出血，发生假性动脉瘤。

4) 如感染沿颈动脉鞘向上或由翼丛静脉栓塞或内脏间隙传播向上可发生脑膜炎、海绵窦血栓性静脉炎及脑脓肿等颅内感染，向下可发生纵隔炎。

21.2.6　治疗

(1) 感染初期

脓肿未形成前以抗感染治疗为主，应用大量广谱抗生素，以防感染扩展及并发症的发生，病员卧床休息。

(2) 脓肿形成后

除抗感染治疗外，应尽早施行脓肿切开排脓术，有2种术式：

1) 经口腔切开排脓术　若咽侧壁脓肿明显突出者，可采用此法，用1%丁卡因作表面喷雾麻醉，然后于咽侧壁脓肿最突出处，作垂直切口，再用血管钳插入作钝性分离，穿过咽上缩肌可达脓腔，排除脓液，并可用吸引器伸入尽量将脓液吸净，以后每日扩张切口，至无脓为止。

2) 颈侧切开排脓术　颈外侧明显肿胀或有波动者，在局麻下以下颌角下缘起，沿胸锁乳突肌前缘作一弧形向下至舌骨水平的切口，切开皮肤、皮下组织、筋膜及颈阔肌，分离软组织，暴露颌下腺，以手指或血管钳沿颌下腺下缘向上分离，至下颌角处，沿茎突下颌韧带至茎突处，并于茎突外侧颅底方向分离，可达咽旁脓肿前部分，然后沿胸锁乳突肌前缘向后分离，暴露颈内、外动脉及颈内静脉，拉开牵引向后，沿椎前筋膜分离，可达咽旁间隙后部分。引流出脓液后，置橡皮引流条，取脓液送实验室做细菌培养及药物敏感试验。病员术后卧床休息、输液，注意伤口有无出血和呼吸困难，每日更换引流条、敷料及用抗生素冲洗脓腔，直至伤口无脓、愈合。整个治疗过程中要加强营养摄入和抗生素应用(图21-5)。

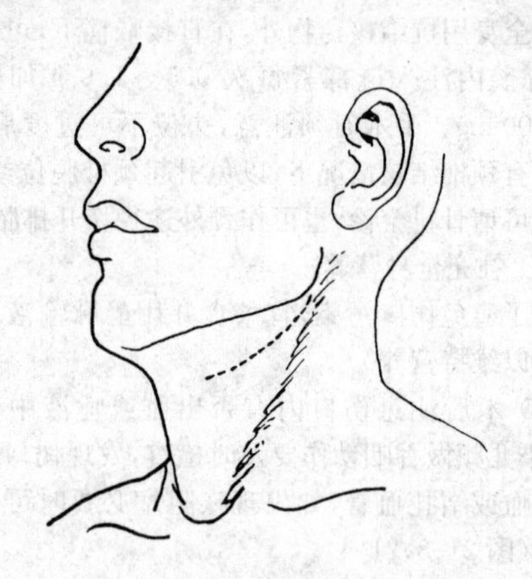

切口部位

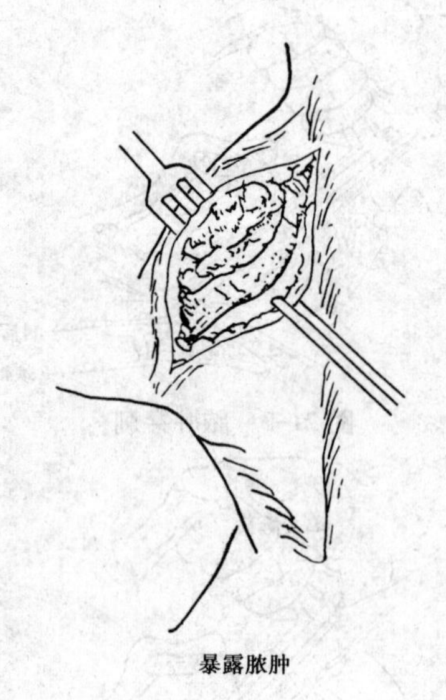

暴露脓肿

图21-5　咽旁间隙脓肿颈外径路排脓

（高志宏）

血液病的咽部病症 22

22.1 粒性白细胞缺乏性咽峡炎

粒性白细胞缺乏性咽峡炎(agranulocytic angina)，严格说来，不属于咽部疾病，而是全身性疾病粒细胞缺乏症在咽部的表现，由于经常首先在咽部出现病变，致使患者来诊，故有必要在此介绍。

22.1.1 病因

任何因素能抑制骨髓生成粒细胞或破坏粒细胞均可导致本病，常见者包括药物过敏，如氨基比林、氯丙嗪、保泰松、氯霉素、磺胺类以及职业性接触苯、有机砷等。此外，放射治疗、化疗和严重感染亦可为此病之诱因。

22.1.2 临床表现

病起骤急，症见畏寒、高热、乏力、精神委靡、口臭、进食困难。病情发展快，短期内可使患者形同久病不治的恶病质。

22.1.3 检查及诊断

口腔及咽部可见较大较深边缘不齐的溃疡，表面覆以黄棕色或灰黑色分泌物，常伴伪膜、痂块和坏死组织，较污脏。血象：白细胞在$<2\times10^9$/L，中性粒细胞极度减少，甚至可下降为0，红细胞与血小板则大致正常。红细胞沉降率常增速。骨髓象，缺少成熟的粒细胞。不成熟的幼粒细胞也有退化现象。

根据全身一般情况危重与咽部病变特征，考虑此病，血象检查可以确诊，但有时需与再生障碍性贫血鉴别。后者有血小板减少及明显贫血不难区别。

22.1.4 治疗

本病最好由血液病科治疗，或请血液病科会诊后，商讨合适的治疗方法。

(1) 去除病因

如由药物引起者应立即停药,并终身禁用。

(2) 应用广谱抗生素与肾上腺皮质激素

如有条件宜隔离在单人房间,医护人员需戴口罩穿隔离衣,并采取切实可行的预防感染措施。

(3) 支持疗法

卧床休息,减少体力消耗,输液补充营养及维生素。注射葡萄糖液,输血。

(4) 注意口腔卫生

以3%双氧水、1∶5 000呋喃西林液或复方硼砂液漱口,喉症片含化,溃疡局部涂以1%龙胆紫。

22.1.5 预后

本病为一严重疾患,如不及时积极处理,预后恶劣,继发引起的败血症与肺炎常为此病死亡之主因。

22.1.6 预防

治疗耳鼻喉科炎症时,尽可能避免用氯霉素、磺胺类等易引起过敏药物。治疗肿瘤常行放射治疗与抗癌药物,故治疗期间需密切注意有无不良反应,并需定期作血象检查。

22.2 白血病性咽峡炎

白血病(leukemia)是一种全身性恶性病变,在血液中,特别是在骨髓内,白细胞高度增加,出现异形白细胞,伴有肝脾及淋巴结肿大,咽部常有病变,称为白血病性咽峡炎(leukemic angina)。

22.2.1 病因

真正病因尚不明确,与下列因素可能有关:病毒感染、致癌物质、放射线。尚有遗传学说等。

22.2.2 病理

在骨髓及其他造血组织中,异常白细胞的大量增生,损害红细胞、血小板与巨核细胞的生成。在造血组织、颅内、皮下及鼻内可有出血现象。

22.2.3 临床表现

(1) 急性白血病

有咽部症状者多见于儿童,发热,咽痛,皮下、口腔、咽部、鼻腔有出血性瘀斑,检查咽部有出血性红斑、假膜形成及溃疡,病变可波及扁桃体及软腭。颌下淋巴结常肿大,部分患者病变可侵及眼眶等处,局部浸润隆起呈结节状,绿色,故又称绿色瘤。肝脾肿大。血象:白细胞总数猛增,可达(20～30)×10^9/L,不成熟的原始细胞占90%以上。

(2) 慢性白血病

多见于成人,起病缓慢,症见乏力、面色苍白、心悸、发热、盗汗。口腔、牙龈、咽部出血或有浸润结节形成,肝脾与全身淋巴结肿大。白细胞大量增加,可>100×10^9/L。

22.2.4 诊断

根据临床表现及血象,可以确定诊断。

22.2.5 治疗

可用化疗,行包括输血在内的支持疗法,给予抗生素以预防感染,必要时用皮质激素、γ球蛋白等。

22.3 传染性单核细胞增多症

传染性单核细胞增多症(mononucleosis)为一种全身性急性传染病,多见于青少年。

22.3.1 病因

为EB病毒引起,潜伏期1周左右。

22.3.2 临床表现

起病急骤,症见畏寒、发热、头痛、咽痛,吞咽时加重。颈部、腹股沟等处淋巴结肿大,肝脾肿大。

22.3.3 检查

咽部充血,常有溃疡,假膜形成,悬雍垂水肿,软腭肿胀,舌扁桃体肿大,腭部可出现散在性小瘀点。血象:病初起,白细胞减少,继之增加,可达(10～40)×10^9/L,先是主要为单核白细胞增加,继之淋巴细胞增加,并有异形淋巴细胞。红细胞,血红蛋白,血小板,出、凝血时间与红细胞沉降率均无变化。

22.3.4 诊断

根据临床表现、血象,考虑此病,作保罗-潘纳试验(Paul-Bunnel test),血清中嗜异体凝集反应阳性,即可诊断。

22.3.5 治疗

适当隔离,休息,注意口腔与咽部卫生,用抗生素预防感染,约 4～6 周可康复。

22.4 口底蜂窝织炎

22.4.1 病因

由溶血性链球菌、金黄色葡萄球菌或某些厌氧菌引起的下颌骨下间隙的蜂窝织炎。多因牙齿感染扩展引起。

22.4.2 临床表现

症见畏寒、高热、头痛、口底疼痛与颈部疼痛、吞咽困难,严重者可有呼吸困难现象。

22.4.3 检查

患者急性病容,舌底软组织明显肿胀,伸舌活动障碍,咽部充血不著,颈前部颌下区明显肿胀,坚硬如板,压痛明显,常有唾液外溢。即使颌下间隙脓肿形成,往往亦难扪及波动。

22.4.4 并发症

炎症延及喉部,引起继发感染或水肿反应可致喉阻塞,严重时需作气管切开。另外的并发症包括败血症、纵隔炎、颈内静脉栓塞等。

22.4.5 治疗

早期应用抗生素与皮质激素静脉滴注,颈部热敷,有望使蜂窝织炎消散,若炎症继续扩展,脓肿形成,宜作切开排脓,可于颈前部下颌骨下缘作横切口,并置引流条。

(丘明生)

23 咽部肿瘤与囊肿

23.1 鼻咽纤维血管瘤

鼻咽纤维血管瘤(angiofibroma of the nasopharynx)是一种以出血急猛的鼻咽部良性肿瘤。常见于青少年,男性占95%左右。

23.1.1 概述

(1) 病因

有几种学说。

1) 发育异常　由于肿瘤多起源于枕骨底部、蝶骨体部、翼内板、破裂孔周围骨质以及第1、2颈椎的骨膜增生,故认为由此进一步形成肿瘤,属发育异常。但复旦大学附属眼耳鼻喉科医院统计185例术后病理检查结果,无1例发现软骨或骨性组织,故上述学说似难成立。

2) 内分泌学说　如Martin等认为由于女性激素缺乏或男性激素过剩引起内分泌紊乱,使鼻咽部纤维充血而发病。从国内外统计发现男性患者占绝大多数,且有个别病例在青春期后有自行消失现象,可以此解释。但从Handausa报道的70例中,并无第二性征发育不良现象,故认为内分泌学说难以成立。

3) 其他　尚有感染学说、创伤学说和颅骨发育不均衡学说等,均有一定的理由,但又缺乏可靠的依据。

(2) 性别、年龄

据统计国内外10组资料,695例中,男667例,占

96%,女28例,占4%。年龄方面以青少年占绝大部分,平均年龄20岁左右,80%患者<25岁,据文献报道最小7岁,最大59岁。

(3) 占良性肿瘤的比例

据复旦大学附属眼耳鼻喉科医院统计10年活检标本良性肿瘤446例,鼻咽纤维血管瘤128例,占28.7%,仅次于乳头状瘤,居第二位。

23.1.2　病理

主要成分为大量致密的纤维组织与分支丰富的血管网。肿瘤中纤维组织与血管的构成比,并非千篇一律,常有个体差异。故有学者提出如纤维组织占优势者称为纤维血管瘤;血管占优势者则称为血管纤维瘤。值得注意的是瘤内的血管不但与正常的血管不同,而且也与血管瘤有别。它的血管壁特别薄,通常仅有一层内皮细胞,弹性纤维和肌肉组织均缺如,加之肿瘤又无包膜,故易致损出血,一旦出血则不易停止。镜下的纤维组织呈纵横交错排列,粗细不匀,疏密不一,细胞分化程度也不一致,可由纤维母细胞至成熟的纤维细胞,包括纺锤形、束状与放射状细胞。生长活跃时,纤维细胞密集成片,但细胞形态一致,无异形和核分裂相,可与纤维肉瘤区别。肿瘤分化较成熟者,主要为纤维细胞,有胶原化和玻璃样变性。丰富的血管分布于纤维组织间,粗细不等,大多为毛细血管,血管管壁与纤维组织分界不清,有些血管周围可见出血灶。

23.1.3　鼻咽纤维血管瘤的扩散途径

鼻咽纤维血管瘤虽是良性肿瘤,但富有扩展性。

1) 直接扩展⟶鼻腔⟶蝶窦、筛窦、口咽、上颌窦。

2) 经翼板⟶翼颌窝。

3) 经翼颌窝⟶颞下窝或眶下裂。

4) 经鼻咽侧壁咽鼓管开口⟶鼓室。

5) 经蝶窦⟶颅中窝。

6) 经眶下裂或筛窦⟶眼眶。

23.1.4　临床表现

(1) 多量出血

本瘤可说是最易大量出血的耳鼻喉部新生物。复旦大学附属眼耳鼻喉科医院统计了185例,有鼻出血者169例(91.4%),其中1次出血量>100 ml者63例(37.3%)。出血往往自鼻腔、口腔同时急猛涌出,1次数十毫升,甚至数百毫升不算罕见,这常是患者首发症状,也是前来就诊的主要原因。

(2) 进行性鼻塞

肿瘤起于鼻咽,初期多无鼻塞,当肿瘤向前伸展,累及后鼻孔时即有鼻塞,肿瘤若继续长大,伸入鼻腔,或堵塞后鼻孔,则鼻塞加重。鼻塞开始时为一侧,继而两侧,为持续性、进行性。滴以1%麻黄素等血管收缩剂,亦难以缓解鼻塞。有继发感染时可流脓涕。

(3) 耳胀、耳鸣、耳聋

鼻咽肿瘤若向外侧扩展,阻塞侧壁的咽鼓管开口,则出现耳胀、耳鸣和耳聋,进一步可形成分泌性中耳炎。

(4) 面颊肿胀

肿瘤侵及翼腭窝,会出现颊部肿块,若肿瘤侵及颞下窝,则产生颞部隆起。患者不觉疼痛,可有局部发胀感。

(5) 眼部症状

肿瘤通过眶下裂,侵入眶内,产生眼球移位与突眼,侵及视神经,引起视力障碍。

(6) 神经痛

累及三叉神经,引起相应部位的疼痛与麻木感,也可通过舌咽神经耳支而产生反射性耳痛。

(7) 头痛

肿瘤压迫、破坏蝶窦向颅内侵犯,引起头痛。

(8) 咽梗

肿瘤向下扩展,致软腭向前下膨隆,产生咽部梗阻感,讲话声含糊不清,一般不影响进食和不致引起呼吸困难。

23.1.5　临床分型

根据黄鹤年等提出的临床分型共分4型。

(1) 鼻咽鼻腔型(鼻咽前型)

肿瘤向前发展,涉及后鼻孔,有时可侵入筛窦、上颌窦。此型占的比例最大,达76.22%(141/185)。

(2) 鼻咽软腭型(鼻咽下型)

此型占4.86%(9/185)。

(3) 鼻咽翼颌型(鼻咽侧型)

肿瘤由鼻咽侧壁进入翼上颌裂,绕过上颌窦后外壁,扩大裂隙,进入翼颌窝、颞下区,将上颌骨向内推移,并向面颊部颊肌与咬肌间发展,致颊部向前隆起,产生面颊畸形肿块。检查时用两指按摸法,较易确定。即一指在口颊内,另一指在面颊处,相互配合,可清楚地触及质地坚实的肿块。于口颊内按摸的一指可同时判断肿瘤并非来自上颌骨外侧前壁。此型占10.81%(20/185)。肿瘤常呈哑铃形、分叶状。

(4) 鼻咽颅眶型(鼻咽上型)

肿瘤向鼻咽顶后壁扩展,可侵入后组筛窦、蝶窦、眶上裂、眶下裂、眼眶、前颅窝及中颅窝的颅底部,引起颅底骨质吸收、破坏。此型占 8.10%(15/185)。

如肿瘤向多方向扩展,尚可出现各种混合型。

23.1.6 肿瘤的形态特点

肿瘤多位于鼻咽顶后壁,基较广,呈圆形或椭圆形,表面呈淡红色或红色,有时可见细红线样血管纹。肿瘤光滑,偶见轻度糜烂或有少量分泌物,表面可有血痂或血块覆盖。收敛鼻甲后做前鼻孔检查,常可窥见鼻咽腔的部分红色肿物。若肿瘤已堵塞后鼻孔或伸入鼻腔,前鼻孔亦易检查,以细线置于前鼻孔口,可大致检测鼻通气程度。

23.1.7 诊断

本瘤原有一个很长的全名,称“男性青春期出血性鼻咽纤维血管瘤”。这名称基本上概括了肿瘤的临床特点,掌握此特点,诊断问题也就迎刃而解。男性青少年,反复大量鼻出血,由前后鼻孔同时流出,伴有程度不等的鼻塞,首先应考虑本病。作鼻咽鼻腔检查,如发现大致为圆形的红色光滑肿块,临床即可诊断,一般不必活检,以免出血不止。为争取早日诊断,凡鼻出血或吐血病例,均应常规检查鼻咽部。若因出血过多,当时需抓紧止血,或因恶心、鼻咽血染等未能窥清,待血止后应再仔细检查,以免漏诊、误诊。

血管较少的肿瘤,色泽较淡,外形有时与鼻息肉或乳头状瘤相似,惟息肉与乳头状瘤罕见屡发大量鼻出血史。表面有溃疡或坏死的肿瘤,为了除外鼻咽癌或结核等病变,要作活检时,尽量避免经口腔途径,可取鼻腔途径。并在活检前作好前后鼻孔填塞的准备,以免临时慌乱。笔者曾对病理报告为纤维血管瘤的病例活检时出血不算太多,均能止血。事实上,临床不能确诊者,往往瘤色较浅淡,提示纤维组织较多,血管较少,因而无论活检或手术,出血量要比色泽深红的瘤少。

X线摄片可显示肿瘤的范围,以及邻近组织的侵犯和骨破坏情况,是必要的辅助检查,常规包括鼻咽侧位与颅底片是最基本的检查。

CT与MRI更能精确而全面显示肿瘤的立体定位,特别是显示鼻咽外的侵犯界线如对上颌窦后壁、颅内与颅底尤为清晰,目前应用日益广泛。

颈动脉造影可显示血管丰富的肿块位置、扩展方向和提供血供来源的具体图像,对巨大肿瘤或术后复发肿瘤最具应用价值。对已于前次手术时结扎颈外动脉者,必要时可考虑改做椎动脉造影术。以了解侧支循环情况。动脉造影,操作虽不复杂,但亦有一定危险性,不宜大意。

23.1.8 治疗

鼻咽纤维血管瘤的治疗方法包括手术、放疗、局部注射硬化剂、动脉栓塞、冷冻等。手术是治疗的首选方法。

(1) 手术治疗

今将手术及其有关问题叙述如下。

1) 术前准备　若有贫血,需先纠正。全面的体检包括胸透或胸片,肝肾功能,血常规与出、凝血时间测定,心电图。术前需认真研究X线摄片(包括动脉造影)、CT、MRI等辅助检查,对肿瘤的范围、原发部位、周围粘连情况等进行细致观察,估计出血量,做好术中保证及时供血的一切准备,为顺利完成手术创造必要的条件。

2) 减少术中出血的措施　手术的主要问题是剥离肿瘤时迅猛大量涌血,甚至因而出现严重休克、心律不齐等危象,许多手术者曾用下列一种或多种方法,减少术中出血。

a. 内服雌激素:如王辉等报道(1982年)100例,11例术前内服己烯雌酚 1~2 mg/d,2~4周后施术,结果11例中有3例未输血,余8例平均输血560 ml。未服药89例中,12例未输血,余77例,平均输血748 ml。也有作者如Johnson(1966年)、Brentani(1989年)报道雌激素对减少术中出血价值不大。甚至有作者如Amedee(1989年)认为激素疗法对睾丸的损害和男性乳房发育症发生的危险性是值得注意的,不同意雌激素和抗雄激素可能减少血管生长和抑制肿瘤大小的观点,认为术前使用激素药物是不妥的。

b. 动脉结扎:由于鼻咽纤维血管瘤的血供主要来自上颌动脉与颈外动脉其他分支,结扎上颌动脉或颈外动脉可减少出血。

c. 动脉栓塞:Gay(1983年)报道对颈外动脉等注入明胶海绵小粒,可明显减少出血。Mishra(1991年)提及颌内动脉系统与咽外动脉栓塞术可减少出血,他报道1例出血本为7 500 ml,减为1 000 ml。Antonelli等(1987年)也报道,栓塞后出血从1 800 ml减至650 ml。王文慧等(1991年)报道用明胶海绵颗粒作为栓塞剂,行颈总动脉、颈内动脉、颈外动脉及双侧颌下动脉造影,证实肿瘤血供均主要来源于一侧颌内动脉,造影后即行该侧颌下动脉明胶海绵颗粒栓塞。栓塞后3 d经腭部作肿瘤切除术,共作4例,术中出血量3例均为500 ml,1例为1 200 ml。此1例术前造影显示有对侧颌内动脉较细小的分支参与供血,但未作对侧颌内动脉栓塞,出血量偏多可能与此有关。4例均未发生并发症,肿瘤切除彻底。

d. 降压麻醉:复旦大学附属眼耳鼻喉科医院统计26年(1952～1978年)共行鼻咽纤维血管瘤摘除237人次,用插管全麻199人次,局麻5人次。33人次为控制性降压麻醉,近年亦常用本法,以减少术中出血。

e. 术前放疗:统计14例术前接受放疗,剂量为2 000～3 000 Gy,2～4周后施术,发现放疗后肿瘤缩小,出血量平均610 ml。

f. 术中冷冻:常以液氮作冷冻源,用特制冷冻头或喷射器,冷冻温度可达－180℃,肿瘤立即冻成白色冰块状,随之迅速剥离,术时出血减少,但对翼颊型或颅眶型肿瘤,效果似较差。

g. 瘤体内注射硬化剂:常用5%鱼肝油酸钠,因可引起粘连,增加手术剥离难度,是其缺点。

h. 器械的改进:以往,为了便于剥离肿瘤,常用扁桃体抓钳或其他手术钳先抓住瘤体,因而容易引起出血,吴学愚设计制成的鼻咽纤维血管瘤抱钳,因钳口呈杯状,可避免抓破肿瘤而引起出血。

3) 手术方法　根据肿瘤的分期采取不同的方法。有学者(1987年)根据临床经验与CT资料提出不同期别的手术方案。Ⅰ期:肿瘤局限于鼻咽部和(或)鼻腔,无骨破坏,采用经天然孔道的手术进路。Ⅱ期:肿瘤扩展到翼腭窝、上颌窦、蝶窦和筛窦,可见骨破坏,采用鼻-上颌窦进路。$Ⅲ_a$期:扩展入蝶窝及颅内海绵窦,采用鼻-上颌窦进路。$Ⅲ_b$期:扩展至眼眶及颞下窝,采用颞下进路。Ⅳ期:广泛侵犯海绵窦、视交叉和垂体窝,根据肿瘤生长的主要方向,选择上述的某一进路。该氏所推荐的鼻-上颌窦途径手术方法如下。

a. 皮肤切口自内眦开始,沿鼻锥侧缘向下,并绕过鼻翼后切开上唇,然后切开唇龈沟粘膜,分离软组织后切除上颌骨鼻突、部分泪骨、筛骨纸板及上颌窦的前、内及后外壁,使鼻腔、鼻咽部、上颌窦、筛窦、蝶窦及翼腭窝,连成一个总腔,充分暴露肿瘤。用手指及器械分离肿瘤后切除,术腔填塞,术中给降压药、输血及代血浆,术后注意水与电解质平衡,补充蛋白质、葡萄糖、维生素及抗生素,以促进恢复正常及预防可能的并发症。

b. 根据肿瘤分型采用不同的方法:黄鹤年等(1982年)根据经病理证实的185例临床肿瘤生长情况,提出4种分型,根据分型的不同,采用不同的手术途径。

鼻咽鼻腔型(鼻咽前型):多采用硬腭进路切除,少数病例用鼻侧切开途径。

咽软腭型(鼻咽下型):亦采用硬腭进路切除,必要时加软腭切口。

鼻咽翼腭型(鼻咽侧型):采用经硬腭切口与经近颊内的唇龈切口即双切口途径,具体步骤分两步进行,先作唇龈切口,将肿瘤游离后铰断于翼颌隙的颊部,先将膨隆于面颊部的肿瘤取出,然后从腭部切口处将鼻咽部肿瘤取出。

鼻咽颅眶型(鼻咽上型):此型肿瘤最危险,手术途径根据具体病例采用鼻侧、腭部或两种途径,近年多用鼻侧与颅内联合进路。

c. 经自然孔道的方法:对于有细蒂的较局限的肿瘤,也可采用无切口的经鼻腔或口腔所谓自然孔道摘除。

d. 开放翼腭窝窝底进路的方法:对于侵入翼腭窝、颞下窝的鼻咽肿瘤,黄文龙、王正敏(1993年)采用经口腔、开放翼腭窝窝底进路的方法,认为此法可在同一术野中显示颞下窝、翼腭窝和鼻咽腔3个解剖区域的瘤体,手术时可窥及肿瘤与窝周诸壁的关系,从而可避免损及中颅窝底、海绵窦、破裂孔、颈动脉等重要结构。

4) 笔者的手术方法　复旦大学附属眼耳鼻喉科医院最常用的手术方法为经硬腭切口途径,适用于绝大部分纤维血管瘤,现将此手术的方法、步骤与注意事项分述如下。

a. 体位:病人取仰卧正位,置入Davis张口器,充分暴露口腔与口咽后,用长纱条置于麻醉插管周围,填塞喉咽部,以防血液流入气道。

b. 切口:沿硬腭两侧作舌形切口,即自一侧上颌第3磨牙平面(距齿龈缘约0.5 cm)起,向前至切牙孔稍后(图23-1),切口直达骨质。

c. 剥离:以中隔剥离器沿切口紧贴骨质,由前而后逐渐剥离粘骨膜,止于硬腭腭骨水平板后缘。

d. 暴露腭大动脉:小心暴露腭大孔,将其后缘凿断,使腭大动脉游离,根据肿瘤的部位及大小,用骨凿与咬骨钳,酌量去除硬腭骨质。

e. 暴露肿瘤:切开鼻底粘膜,为避免伤及瘤体,可先切一小口,然后用刀背向腔内的刀式延长扩大切口,务求得到充分暴露肿瘤。

f. 检视肿瘤:看到肿瘤,不要急于匆忙剥离,宜仔细观察,用手指轻轻触探肿瘤范围,根部位置及广狭,以便剥离时做到心中有数。

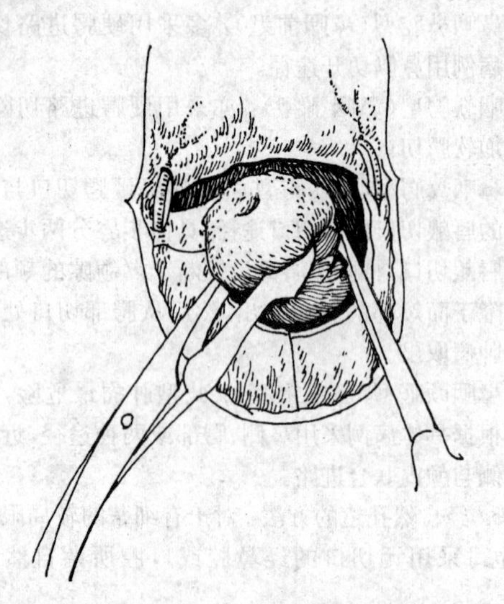

图 23-1 将肿瘤剥离取出

g. 剥离肿瘤：剥离肿瘤是整个手术过程中最重要的也是最紧张的步骤，剥离前需再检查吸引器是否强有力(需有两副吸引器，剥离肿瘤时由助手操持)。以数把血管钳每把各挟持一块纱布作止血备用，此时开始输血，并有专人司理，一切准备停当后，主刀者一手用鼻咽纤维血管瘤抱钳，尽可能把整个瘤体完全"抓紧"，一手用"L"型剥离器并借助手指，起剥于较易剥离处，由肿瘤外周游离缘开始，向肿瘤根基处方向，迅速有力地进行剥离，助手密切紧跟，不停将术腔迅猛的涌血快速吸除，使主刀者能看清肿瘤继续剥离，直至瘤体完全游离，剥离的操作时间力争在 5～10 min 内结束。肿瘤取出后，随即将准备好的纱布一一填入术腔，紧压止血。

h. 第 2 次剥离：肿瘤取出后，利用压迫止血的空隙，检查肿瘤标本是否完整，继而将术腔纱布一一取出，此时，如鼻咽术腔露出灰白色的骨面与少许粘骨膜断缘，显示肿瘤已剥净，若有柔软肿块，又不断出血，意味着肿瘤残留，需同法再行剥除，然后将事先准备好的后鼻孔纱球填入，再填塞前鼻孔纱条，切口缝合。

i. 分块取出：按一般原则，应将肿瘤完全游离后施行整块取出。惟当肿瘤由鼻咽侧壁绕过上颌窦的后外壁扩展至翼颌窝时，多呈两头大中间小的哑铃状，由于两侧分别位于鼻咽腔和翼颌窝，手术时宜加作唇龈切口进入翼颌窝，将鼻咽部与翼颌窝肿瘤连接处切断，分别从硬腭及齿龈途径取出肿瘤。

j. 术中注意事项：剥离时出血多，是不可避免的，也很难止住，故要求操作准确迅速，在边吸血边剥离下尽快完成，每延迟 1 min，就可能要多出血数百毫升。只有将肿瘤完整剥下后，出血也就基本控制。在整个施术过程中，手术者、麻醉师与手术护士需密切配合，及时有效地进行输血，要求输血量与出血量相当，必要时从两根静脉进路输入。术中需加强心肺监护，注意血压、脉搏、心率、心律的变化，采取积极措施预防和治疗休克。保持呼吸道通畅。

术后仍需加强心肺监护，精心护理，5～7 d 后开始逐步抽出纱条。抽前数天多滴石蜡油。抽完纱条纱球后，必要时可顺手导入一线，自前鼻孔⟶后鼻孔⟶口腔拉出，线两端打结，以防万一再出血，可随时迅速导入后鼻孔纱球，进行迅速有效的压迫止血。如无出血，2 d 后再除此线。

5) Mishra 对 100 例不同术式的评估 Mishra 等(1991 年)报道近年 100 个连续病例年龄 7～38 岁，均男性，采用手术后有 31 人次复发。他对于各种不同的手术途径，包括手术适应证、摘除肿瘤的操作时间、出血量、复发情况等进行了具体叙述和评估，简介如下。

a. 经自然孔道途径施术：22 例，适应于较局限的肿瘤，故时间较短而相对安全，自剥离肿瘤开始至肿瘤扎除，平均时间 5 min，平均出血量 320 ml，术后 10 例复发，2 例第 2 次复发。

b. 经硬腭途径施术：46 例(39 例初发，7 例复发)，适应于肿瘤位于鼻腔与鼻咽两侧病例，但未侵入颊部，剥下肿瘤时间 4～8 min(平均 6 min)，出血量 1 400 ml，术后复发常位于筛蝶复合体与翼腭窝。

c. 经翼腭窝途径施术：28 例(20 例初发，8 例复发)，适应于向侧壁扩展的带蒂肿瘤的完整摘除。剥离肿瘤时间 8～15 min(平均 12 min)，出血量平均1 000 ml。3 例术后复发于蝶窦与颅底区。本途径优点似乎特别适合于带蒂肿瘤的完整摘除。

d. 上颌周围途径施术：用此法于 6 例晚期的肿瘤，适应于位于向前、向上与向外，包括侵入对侧鼻腔和向筛窦扩展的肿瘤。6 例中仅 2 例把肿瘤整块摘除，余 4 例分成 2～3 块取出。摘除时间约 4～20 min，平均出血量 1 400 ml。贴着骨膜探查与剥离。此途径对于术前未能完全估计到的肿瘤扩展是有用的。

此外，对仅向前扩展的 9 例，作了鼻侧切开手术，对筛蝶窦部位的肿瘤，应用 Denker 途径作了 5 例，从而避免了经硬腭切口。手术一般 8～10 min，平均出血量约 900 ml。上述合计 14 例中，复发局限于蝶窦与犁骨。

曾对放疗与温热治疗后的5例病人施行硬腭开窗手术(包括3例因首次术后复发的补充手术)。

6) 手术并发症与后遗症　据黄鹤年等(1982年)报道185例,有并发症23例,占12.4%,以翼颊型发生的并发症最高,软腭型最低,死亡1例,发生于术后19 d,属颅眶型。鼻腔型142例,发生并发症8例,占5.6%,其中6例发生术后抽纱条后出血。现将185例术中及术后并发症情况列于表23-1。

表23-1　185例术中、术后并发症发生例数

并发症名称	肿瘤类型				合计
	鼻腔型 142例	翼颌型 20例	颅眶型 14例	软腭型 5例	
血压下降、心律不齐、呼吸暂停	1	3	3	1	8
术后抽除纱条后出血	6	5	—	—	11
展神经麻痹	1	—	—	—	1
软腭裂孔	—	—	1	—	1
术后19 d大出血死亡	—	—	1	—	1
休　克	—	1	—	—	1
合　计 (%)	8 (5.6)	9 (45.0)	5 (35.7)	1 (20.0)	23 (12.7)

另据有学者报道(1991年),150例鼻咽纤维血管瘤术后与后遗并发症有:鼻内结痂或死骨57例,需行输血的大出血20例,出现眼部症状或耳聋1例,不雅观的瘢痕形成3例,并发脑膜炎2例。文中提及曾行放疗者发生的并发症比未作放疗者要多1倍,脑膜炎2例均曾行放疗。

7) 术后复发　鼻咽纤维血管瘤的术后复发率是相当高的,据统计的有16.7%～50%。黄鹤年等随访到的107例术后患者中,有35例(32.7%)复发需再手术,其中2次复发21例,3次复发12例,4次及5次复发各1例。王辉萼报道100例,复发22例,其中18例均在1年内出现症状,在再次手术中证实为残留肿瘤再生,余4例术后3～8年出现症状,可能为肿瘤的真正复发。该学者(1993年)报道的89例,术后需再次手术或多次手术者15例(16.9%),其中7例为首次手术肿瘤未全切除者,另1例死于术中心跳骤停,可能由于失血过多。徐子如、蒋自明报道(1982年)105例,复发12例(11.4%),其中1例3次复发,1例术后2 h死亡,尸检发现鼻腔填塞的纱条经筛板损坏处而误塞入前颅窝脑实质内。

对术后复发肿瘤的处理,可酌情再行手术,注射硬化剂、放疗或冷冻等治疗,如无症状也可暂行观察。

(2) 放疗

作为单独的治疗方法,国内应用较少,国外一些报道表明,用^{60}Co作放射治疗,也是一种有效的治疗方法。Cummings等(1984年)报道55例,疗程3周,剂量30～40 Gy,44例(80%)得到局部控制。Mcgahan等(1989年)治疗15例,其中11例侵犯中颅窝,6例肿瘤扩展至海绵窦。5例接受32 Gy治疗,患者在2年内复发,而36～46 Gy高剂量者无肿瘤复发,亦无严重并发症。

Benglniat(1986年)报道1例男性16岁病人,肿瘤经CT扫描证实已侵犯筛窦并突入颅中窝,采用4 MeV直线加速器于29 d内行15次外照射,总量30 Gy,放疗后肿瘤明显缩小,症状得以控制,他建议青年期鼻咽纤维血管瘤晚期病例采用放射治疗。

放疗亦可用于术后肿瘤残余与术后肿瘤复发,作为辅助治疗,放疗尚可用于手术前。

(3) 硬化剂注射

常用5%鱼肝油酸钠,在1%丁卡因液喷于肿瘤表面3次后注射。适用于较小的肿瘤、手术残留肿瘤或术后复发的局限性肿瘤,根据肿瘤大小决定注射量,一般每次1～3 ml,注射当日以及肿瘤脱落时要注意出血。吕季方等(1981年)报道用局部注射硬化剂治疗2例(1例经活检证实)鼻咽纤维血管瘤获得痊愈,简介如下:① 以5%鱼肝油酸钠1 ml,隔日在肿瘤的不同部位注射1次,1例共20次,1例共22次,肿瘤消失,其中1例随访3年无复发,鼻咽复查正常;② 初几次注射时曾加入20%磺胺嘧啶液2 ml,可减轻局部胀痛与一过性头部牵引痛;③ 5次注射后瘤体亦开始变硬,很难回抽出血液。

杨继生等(1990年)报道局限于鼻咽和鼻腔的纤维血管瘤5例(均经病理证实)用硬化剂加电灼,疗效良好,简介如下:① 局部注射鱼肝油3～8次不等,总量11.2～24.5 ml;② 电灼2～4次;③ 结果肿瘤均完全消失,无1例发生暂时性或永久性并发症,随访8月～2年半无复发。该文认为:此法操作简便易行,治疗效果好,只要治疗前诊断正确,在任何地方和任何条件下都可施行。

(4) 动脉栓塞法(embolization)

Jacobsson等(1989年)报道对颈外动脉所有分支作栓塞法治疗鼻咽部纤维血管瘤,以CT扫描随访6年,肿瘤消失,无复发。

23.1.9　肿瘤自行消退问题

关于鼻咽纤维血管瘤青春期后是否会自行消退问题，国际上一直有争论，国内许多学者对此持怀疑或否定态度。其实，可能性是存在的，国外近年曾有实例报道，笔者也遇见1例，均系术后复发未再处理，随访中发现症状与体征均完全消失者。现简介如下。

Dohar等(1992年)报道，1例初发时为13岁男孩的鼻咽纤维血管瘤于十五六岁时曾作手术切除后仍再发，于1975年19岁时第3次复发，肿瘤主要位于鼻咽左侧顶后壁与左侧壁，未再切除，于1990年患者34岁时复查，肿瘤完全消失。

笔者曾在1975年遇到1例初发肿瘤患者，男性16岁，发现肿瘤位于鼻咽顶后壁与左侧后鼻孔，作经腭部途径切除术，病理证实为纤维血管瘤。1977～1979年因多次鼻出血来院，检查见左后鼻孔又有红色肿瘤，拟再施术，并给住院单，计划入院手术备血1 200 ml，患者因经济困难未住院。6年后，即1985年来院复查，鼻咽及左后鼻孔已不见肿瘤，亦无鼻出血症状，其时患者为27岁。1993年6月再行随访，鼻咽、鼻腔无肿瘤，身体健康，不久即移居澳门。

(丘明生)

23.2　咽部其他良性肿瘤

23.2.1　咽部血管瘤

咽部血管瘤(angioma of the pharynx)比较少见，除鼻咽纤维血管瘤外，还有咽腭弓、舌腭弓、扁桃体、会厌披裂皱襞等处血管瘤。

(1) 病因

多为先天性发育障碍，由中胚层残留组织发展而成。

(2) 病理

镜下观察可有不同的形态，例如有的显示管壁菲薄的大量血管组织，毛细血管扩张或数目增多，管内可有血栓形成、透明变性及含铁血黄素，管壁内皮细胞增生增大，甚至使管腔变狭或消失(毛细血管型)，有的呈大小不一的多房性囊肿样组织，内含扩张充血的血窦，窦内常有血栓，血窦的内皮细胞间有一层菲薄的纤维相隔(海绵状型)。

(3) 临床表现

血管瘤是一种紫红色或青蓝色肿物，以毛细血管型血管瘤多见。血管瘤初起一般均较小，可存在多年而无症状，常在体检中发现或自己无意中看到。当肿瘤长大时，可有咽部异物感，吞咽不便，隐痛，唾液带血，咯血。郭其欣(1982年)报道，1例46岁患者，入院前3 d 3次大出血，出血量约1 500 ml。巨大的咽部血管瘤，或波及喉腔的血管瘤可发生声音嘶哑或声音改变，甚至出现吸气性呼吸困难。

(4) 检查

软腭、咽侧壁、扁桃体窝为血管瘤的常发部位，也可见于鼻咽与喉咽。血管瘤呈紫红色或青蓝色突起物或肿块。咽部血管瘤可与喉部、面部、颈部血管瘤伴发，有时，咽部血管瘤可与上述部位的血管瘤相连或相沟通。

(5) 诊断

根据瘤体的特有色泽与形态，诊断可成立，一般无需活检，也不应轻率作活检，以避免出血不止。在观察血管瘤时，需注意有无搏动，以推测其与颈部动脉的关系。对巨大或关系复杂的血管瘤需作CT或MRI，以了解肿瘤的范围及与周围关系。

(6) 治疗

1) 注入硬化剂　可用1%丁卡因液喷雾于血管瘤后，以5%鱼肝油酸钠注射于其周缘。本法适用于较局限的小血管瘤，注射后的血管瘤可因瘢痕收缩变小而逐渐消失。必要时可重复注射。

2) 激光治疗　用Nd：GAY激光。对毛细血管瘤型血管瘤，以焦点照射法，使血管瘤凝固、炭化；对海绵状型血管瘤则常以散焦扫描照射法，达到凝固，继而皱缩、消失。激光治疗一般可在1%丁卡因液表麻下进行。激光虽兼有凝血作用，但在咽部治疗时，仍需谨慎，做好止血准备，以免措手不及。

3) 手术治疗　对有蒂的小血管瘤，可在表麻下用长的血管钳挟持后，用圈套器套摘；遇较大或基广的血管瘤，宜在全麻或局麻下切除，要充分估计术中与术后可能的出血问题，并需预防和做好处理呼吸困难的各种准备。

4) 冷冻治疗　常用－196℃的液氮作冷冻源，多以直接喷射于血管瘤表面的方式施术，1次冷冻后可使瘤体缩小，往往需冷冻多次才能使血管瘤消失。王正敏(1982年)报道用冷冻法治疗7例咽部海绵状血管瘤，发现体积小者效果较好，范围大者效果欠佳。术后需密切观察注意出血和呼吸困难产生，激素可预防或减少水肿的产生。

其他治疗方法尚有放射治疗、电灼法等。

23.2.2　咽部乳头状瘤

咽部乳头状瘤(papilloma of the pharynx)为咽部

最常见的良性肿瘤，复旦大学附属眼耳鼻喉科医院统计10年临床活检标本446例咽部良性肿瘤中，乳头状瘤273例，占61.2%。

(1) 病因

有病毒感染一说，真正病因尚难确定，为被覆于粘膜的上皮所产生。

(2) 病理

镜下见咽粘膜的鳞状上皮层过度增生，形成许多分支乳头状突起。

(3) 临床表现

咽部乳头状瘤常发生于悬雍垂、软腭、扁桃体与扁桃体窝、腭弓，罕见于咽后壁。肿瘤多呈淡红色，沙粒状，又似成熟的桑椹，一般均较小，自小到一粒米大至蚕豆大多见，可单个或数个，有蒂或无蒂。临床所见多无症状，或仅觉轻度不适，微有异物感，肿瘤较大者略影响吞咽，不妨碍进食，引起呼吸困难者罕见。

(4) 诊断

由于乳头状瘤的外观较特殊，诊断不难，有时与纤维瘤相似，需病理切片方能鉴别，恶化可能性很少。

(5) 治疗

可用手术摘除或激光切除，复发罕见。

23.2.3　咽部囊肿

(1) 鼻咽囊肿(pharyngeal cyst)

多位于鼻咽顶后壁，向下呈半圆形或弧形，表面光滑，有时可见数条血管纹，囊肿表面多呈灰白色或淡黄色，1～1.5 cm直径。患者症状常觉鼻后部有分泌物落入咽部，有时有异味，亦可稍带血丝，偶有头部钝痛，耳鸣，也有全无症状，仅在体检中发现。治疗可用鼻咽活检钳咬破囊肿，放出内容物，囊膜尽量咬除，亦可在鼻内镜下施术。

(2) 扁桃体囊肿

多属潴留囊肿，位于一侧扁桃体，表面呈圆形或类圆形，光滑。主要症状为咽部异物感不适，或全无症状，在体检中发现，或自己无意中看到。治疗：对有蒂囊肿可作摘除。对基广与扁桃体难分开的囊肿，可与扁桃体一并摘除。

(3) 其他囊肿

如鳃裂囊肿、颅咽管(Rathke囊)囊肿、会厌谷囊肿等，一经确诊，可手术切除。

23.3　鼻咽癌

鼻咽癌(nasopharyngeal carcinoma)是我国常见恶性肿瘤之一，我国南方如广东、广西、湖南、福建等省的发病率尤高，居耳鼻咽喉恶性肿瘤的首位，占全部恶性肿瘤死亡率的第8位。发病年龄为3～86岁。男性患者与女性患者之比为2～3∶1。

23.3.1　病因

和大多数癌肿一样，真正的病因尚不明确，根据流行病学的调查，可能与下列因素有关。

(1) 病毒因素

鼻咽癌病人，EB病毒EA-IgA和VCA-IgA抗体阳性率远较正常人高。当此两种抗体滴度均明显升高时，鼻咽癌的可能性更大，故一般认为，EB病毒的感染和鼻咽癌的发病率成正相关。

(2) 饮食因素

鉴于广东等地鼻咽癌高发区居民自幼即有喜食咸鱼、腊肠等腌制食品的习惯，有学者对鼻咽癌病人进一步检查发现，唾液中的硝酸盐和尿中亚硝酸盐含量均比正常人高，故提示食品的亚硝酸含量可能与鼻咽癌发生有关。

(3) 微量元素

镍可能成为鼻腔鼻窦恶性肿瘤的发病诱因已有报道，在鼻咽癌高发区，也有调查发现当地的水和大米中镍的含量较低发区为高，提示镍可能扮演促癌因素的角色。

(4) 遗传因素

患者家族史中，有一些发现同样的癌症病人，例如Skinner等(1991年)报道鼻咽癌437例中，有14例(3.2%)有阳性家族史，包括父亲4例，母亲2例，兄弟5例，姐妹3例。

23.3.2　病理

癌肿多位于顶后壁与侧壁，肉眼观察大致可分如下类型。

(1) 结节型

癌肿隆起于鼻咽腔，呈粗糙不平、不规则结节状。

(2) 菜花型

癌肿呈淡红色菜花状，有时表面有血染与血痂。

(3) 溃疡型

癌肿呈凹陷溃疡状，周围常伴少量肉芽。

(4) 粘膜下型

癌肿位于粘膜下，局部隆起，因其表面光滑，易被忽视。

(5) 混合型

例如癌肿呈结节状，同时伴有少许溃疡。上述5

型中以结节型及菜花型多见。

23.3.3　组织学分型

关于鼻咽癌的病理组织学分型，国内外均进行了大量的研究，提出了多种方案，日前国内多应用全国鼻咽癌协作组第五届会议(1979 年)所定的第一方案，内容如下。

(1) 鼻咽癌

1) 原位癌

2) 浸润癌

a. 鳞状细胞癌：高分化(Ⅰ、Ⅱ级)；低分化(Ⅲ级)。

b. 腺癌：高分化(Ⅰ、Ⅱ级)；低分化(Ⅲ级)。

c. 未分化癌。

d. 泡状核细胞癌(旧称淋巴上皮癌或大圆细胞癌)。

e. 其他少见癌：如圆柱形腺癌、粘液表皮样癌、恶性混合瘤、基底细胞癌等。

(2) 其他恶性肿瘤

如淋巴肉瘤、网织肉瘤、霍奇金病(何杰金病)、恶性肉芽肿、黑色素瘤、软组织肉瘤(胚胎型横纹肌肉瘤、纤维肉瘤、脂肪肉瘤等)。这些恶性肿瘤中以鳞状细胞癌占大多数，未分化癌次之。复旦大学附属眼耳鼻喉科医院 10 年(1970～1979 年)临床活检标本统计(唐忠怀，沈招娣，1983 年)，共有鼻咽部恶性肿瘤 1 818 例中，鳞状细胞癌共 1 037 例(57%)，未分化癌 648 例(35.6%)，两者合计共占 92.6%。

近年应用免疫组化方法，进行肿瘤血清学检查获得进展，在鼻咽癌方面亦在进行研讨。

23.3.4　扩散转移

鼻咽腔约为 3 cm×3 cm×(2～3)cm 的狭小的近似立方形空腔，周缘各壁主要为骨结构组成。鼻咽癌体积不大，惟癌肿富浸润性，易向各方扩展，向上可至颅底，沿破裂孔侵入颅内，常累及第Ⅴ、Ⅵ、Ⅲ、Ⅳ脑神经；向侧壁侵及咽鼓管，引起管口阻塞；向前侵入鼻腔、鼻窦与眼眶；向后外侵及下颌骨后与腮腺后区等，在临床上引起相应的症状。

鼻咽癌的另一临床特点，为具有早期淋巴结转移的倾向。有 25%～50% 的鼻咽癌患者，在尚无其他症状前，首先出现颈淋巴结肿大，多位于同侧颈深上组淋巴结，即位于乳突尖下方及胸锁乳突肌前上方淋巴结，多初起一侧，继而两侧，无痛，质较硬，由小到大，由活动至活动受限。颈深中下组的淋巴结亦相继肿大，可相互融合成巨大肿块，活动越来越差，最后成硬板样固定。

远处转移，多发生在晚期。以转移至骨(脊椎、骨盆等)、肺、肝等较常见。中山医科大学肿瘤医院报告各期鼻咽癌 1 000 例的远处转移率为 4.8%；复旦大学附属肿瘤医院统计 511 例鼻咽癌放疗后远处转移率为 20.2%。香港 Prince of Wales 医院 437 例中仅 5 例(1.2%)有远处转移。约旦 JAML(1990 年)报道 33 例中，18 例(54.6%)有远处转移，其中转移至骨的有 14 例。Elango 等(1991 年)报道 1 例分化差的鼻咽鳞癌，放疗结束数月后诉胸椎区疼痛，几经检查确定肿瘤转移于胸椎水平的硬膜外空隙，文中称这种情况以往文献未报道过。Elango 等(1990 年)报道 1 例 44 岁的鼻咽癌患者，转移于肝门引起阻塞性黄疸。曾咏梅(1987 年)报道 1 例转移至颈部皮肤，患者右颈部皮肤呈橘皮样改变，右面部水肿，癌肿转移至皮肤表示已属晚期。

鼻咽癌病人，同时或以后在别的部位发现恶性肿瘤，不一定就是鼻咽癌转移，有可能属多原发癌，如 Skinner 等(1991 年)报道鼻咽癌 437 例中，发现第二肿瘤 6 例(1.4%)，包括直肠腺癌、非 Hodgkin 淋巴瘤、喉鳞癌各 1 例，胃腺癌 2 例。

23.3.5　临床表现

(1) 吸鼻后血涕或鼻出血

晨起，吸鼻后从口吐出几口带血鼻涕，是鼻咽癌早期的常见报警信号，有时，从鼻内滴出或擤出鼻血，往往量少会自行停止，因而不引人注意。

(2) 颈部出现无痛性肿块

颈上耳后下处出现肿块，无痛，质地较硬，初起较小，可似黄豆或花生米大，随着肿块的逐渐增大，其活动度则逐渐缩小，直至完全固定。颈部这种肿块提示淋巴结转移性癌，先是一侧，继而两侧。

(3) 耳胀耳鸣与听力减退

位于鼻咽侧壁的癌肿，早期即可引起咽鼓管闭塞，因而产生耳胀、耳鸣和耳聋，并可进一步形成分泌性中耳炎，鼓室积聚无菌性液体。因此，临床上如遇鼓膜内陷或鼓室积液的患者，必须作鼻咽部详细检查，以免误诊、漏诊鼻咽癌。

(4) 头痛

鼻咽癌引起的头痛多属一侧“偏头痛”，可由三种原因引起：① 血管神经性反射；② 癌肿直接或间接波及三叉神经或其他脑神经；③ 癌肿扩展侵及颅底、颅内。头痛常为持续性，可有间歇性加重。头痛轻者隐隐作痛，患者能耐受，不影响日常生活，重者常抱头呻吟诉极端痛苦，止痛片不能缓解，需麻醉剂〔如哌替啶（度冷丁）〕才能止住。晚期病人，因长期使用麻醉剂而成瘾者并不罕见。

(5) 鼻塞与嗅觉减退

早期鼻咽癌范围较小时多无鼻塞，当肿瘤向前扩展，波及后鼻孔时始影响通气，嗅觉也随之减退。因癌肿引致鼻塞与嗅觉减退多限于一侧，又常被其他症状所掩盖，故易忽视。

(6) 复视与视力减退

癌肿向破裂孔上行扩展，最易损及动眼神经，引起眼活动外展障碍，产生复视。癌肿损害视神经，会直接产生视力减退。临床上，复视比视力减退多得多。

(7) 面部麻木

当癌肿侵入颅底、颅内，尤其是累及海绵窦、卵圆孔等处，损及三叉神经时，会产生颞部、面颊部、下唇和颏部等处皮肤的麻木或感觉异常。

(8) 伸舌偏斜

鼻咽癌直接侵犯舌下神经管或转移性颈部淋巴结波及舌下神经，可引起伸舌偏向患侧，继而引起该侧舌肌萎缩。

(9) 其他脑神经麻痹症状

鼻咽癌直接侵犯或其淋巴结转移性癌浸润压迫脑神经，可引起相应的症状。如累及面神经，引起患侧周围性面瘫；累及迷走神经或喉返神经则引起声嘶；累及舌咽神经则引起吞咽困难；累及颈交感神经则可引起Horner综合征等。

(10) 其他

当鼻咽癌位于鼻咽腔侧壁的咽鼓管前区时易浸润翼内肌而致张口困难。李世福(1990年)报道以张口困难为首症的鼻咽癌3例。

(11) 远处转移的症状

如肺转移常有咳嗽、吐血痰等症状，骨转移常有局部疼痛、运动受限等症状；肝转移常有肝肿肝痛等症状。

23.3.6　临床分期

全国鼻咽癌协作组第五届会议(长沙，1979年)提出的临床分期标准，比较简明实用，方案如下。1992年全国鼻咽癌会议上由闵华庆等提出的"92"分期方案，在试用中。

(1) TNM标准

1) T(原发肿瘤)

T_0　未见原发癌。

T_1　肿瘤局限于鼻咽腔一个壁或两个壁交界处的局限性病灶。

T_2　肿瘤侵犯两个壁以上，但未超腔。

T_3　有下列各项之一者：① 超腔；② 脑神经损害；③ 颅底骨质破坏。

T_4　有 T_3 的两项以上者。

2) N(淋巴结转移)

N_0　未摸到肿大淋巴结。

N_1　颈上深部有活动的肿大淋巴结，＜3 cm×3 cm。

N_2　颈上深部淋巴结转移已固定者。锁骨上窝以上部位淋巴结转移，活动受限制或固定者。

N_3　颈淋巴结转移＞8 cm×8 cm，或锁骨上窝有转移。

3) M(远处转移)

M_0　未发现远处转移。

M_1　有客观证据的远处转移。

4) 临床分期

Ⅰ期　$T_1N_0M_0$。

Ⅱ期　$T_2N_0M_0$，$T_{0\sim2}N_1M_0$。

Ⅲ期　$T_3N_0M_0$，$T_3N_1M_0$，$T_{0\sim3}N_2M_0$。

Ⅳ期　$T_4N_0M_0$，$T_4N_1M_0$，$T_4N_2M_0$，$T_{0\sim4}N_3M_0$。

(2) 国际抗癌联盟TNM分期法

1989年国际抗癌联盟(UICC)鼻咽癌TNM分期法如下。

1) T(原发癌)

T_1　肿瘤局限在一个部位。

T_2　肿瘤侵犯超过一个部位。

T_3　肿瘤侵犯鼻腔和(或)口咽。

T_4　肿瘤侵犯颅底和(或)脑神经。

2) N(颈部淋巴结)

N_0　没有摸到颈淋巴结。

N_1　同侧单个颈淋巴结转移，最大直径＜3 cm。

N_{2a}　同侧单个颈淋巴结转移，最大直径＞3 cm，但不＞6 cm。

N_{2b}　同侧多个颈淋巴结转移，最大直径不＞6 cm。

N_{2c}　两侧或对侧颈淋巴结转移，直径＜6 cm。

N_3　淋巴结转移＞6 cm。

3) M(远处转移)

M_0　无远处转移。

M_1　有远处转移。

4) 临床分期

Ⅰ期　$T_1N_0M_0$。

Ⅱ期　$T_2N_0M_0$。

Ⅲ期　$T_3N_0M_0$，$T_1N_1M_0$，$T_2N_1M_0$，$T_3N_1M_0$。

Ⅳ期　$T_4N_{0\sim1}M_0$，$T_{1\sim4}N_{2\sim3}M_0$，$T_{1\sim4}N_{1\sim3}M_1$。

中线淋巴结可认为同侧淋巴结。

23.3.7　诊断

鼻咽癌由于解剖部位隐蔽，初发症状如涕血、颈部无痛肿块等又不引人注意，因而不易早期获得确诊。据张有望(1988年)对上海105例从首发症状到医院就诊时间的调查发现，病人从首发症状1个月内到医院就诊者只占18.1%，58.1%患者发现症状后3个月以上才到医院就诊。105例确诊时属Ⅲ、Ⅳ期者占63.6%，而出现症状1～3个月内就诊者Ⅲ、Ⅳ期病例为36.4%。Skinner(1991年)根据香港的资料分析，发现70%患者属Ⅲ、Ⅳ期，认为从发生症状至就诊，至少被耽搁5个月。

大致可按如下的方法与步骤确定诊断。

(1) 病史的综合分析

对吸鼻后经常吐出血涕者，要首先考虑鼻咽癌，特别是伴有出现耳部症状与颈部淋巴结肿大者，这种可能性就更大。

(2) 鼻咽镜检查

是建立临床印象的重要的甚至有决定意义的方法。

1) 间接鼻咽镜检查　为多少年来门诊常用的简便有效方法。需认真仔细进行，务必使鼻咽各壁一一细察无遗。对恶心患者，宜以1%丁卡因液喷咽后壁后再查。遇鼻咽腔狭小者，可用软腭拉钩或自前鼻孔引入导尿管，再从口内取出，再把导尿管两端拉紧打结，使软腭前拉，以放宽鼻咽腔后从容检查。

2) 纤维鼻咽镜检查　在收敛鼻腔粘膜与表麻鼻腔鼻咽粘膜后进行，由于这种检查不仅适用于鼻咽腔狭窄者，而且是直接窥视，观察更加细致，还可即时作活检，故目前应用日益广泛。

(3) 鼻腔检查

收敛鼻下甲后，亦可用窥鼻器作前鼻孔放入，目的是观察后鼻孔及鼻咽部，但它不能代替鼻咽镜检查。

(4) 颈淋巴结检查

检查时，嘱患者头偏斜于检查侧，以便使颈部皮肤放松，以利检查。从颈上深部开始，由上而下仔细扪诊，以发现或除外颈部转移性淋巴结肿大。

(5) 面部检查

主要是发现或除外有无脑神经损害的征象。如眼球活动是否受限，眼睑闭合是否完全，视力是否正常，伸舌是否偏歪，舌肌有无萎缩，以及张口是否受限等。

(6) 耳部检查

鼓膜有否内陷，活动度如何，鼓室有否积液，听力有否减退，必要时可作电测听与声阻抗检查。

(7) 活组织检查

为确诊鼻咽癌的依据。

1) 经口腔活检法　这是最常用的方法。活检前先向病人说明活检是在表麻下取少许组织，解除患者顾虑，积极配合。将1%丁卡因液喷雾咽后壁与鼻咽部3次后，术者嘱患者自行用压舌板压舌，然后术者一手持间接鼻咽镜，一手持活检钳，在明视下对准肿瘤咬取，若未咬准，可再取一块。咬后有少许出血，会自止。若出血不止，可自鼻腔滴入1%麻黄素液数滴。个别病例因出血过多需作填塞。

2) 经鼻腔活检法　可用纤维鼻咽镜或鼻咽活检直钳从鼻腔导入后部，取鼻咽组织活检，后者有一定盲目性，较少应用。

3) 颈淋巴结活检　若鼻咽有原发癌灶，颈部淋巴结又符合转移性肿块特点时，则不必活检。当鼻咽病灶不明确，而颈部肿块又未能定性时，可用细针作局部穿刺活检。

4) 粘膜下型鼻咽癌的活检　一般用的鼻咽活检钳不易得阳性结果，可用细针穿刺或切开活检法，以提高检出率。

5) 鼻咽部涂片检查　为在脱落细胞中找寻癌细胞的简便方法。用长棉拭子自鼻腔或口腔进入鼻咽部，在可疑组织上稍用力拭擦数次后取出，再在玻片上涂擦，滴以固定液，镜检。此法对患者没有什么损伤，操作简单是其优点。但由于脱落的癌细胞形态常不典型，诊断有时发生困难。它不能代替鼻咽部活检。

(8) 血清学诊断

目前多用EB病毒VCA-IgA抗体检测法，作为鼻咽癌的一种辅助诊断方法。其原理为根据鼻咽癌患者血清中含有高滴度的EB病毒抗体，与健康人和其他恶性肿瘤患者的同类抗体有非常明显的差异。

现今国内广泛应用的上海生物制品研究所制备的免疫酶法鼻咽癌诊断试剂。70%以上鼻咽癌患者的抗体几何平均滴度均在>1∶20，对照组的滴度均在<1∶10，故若抗体滴度>1∶40，鼻咽癌的可能性大。

鉴于部分鼻咽癌患者的VCA-IgA抗体滴度并不升高，也有抗体滴度升高而鼻咽部无癌肿的情况，故目前不能单纯把血清学检测作为确诊鼻咽癌的依据。现今主要用于如下3种情况：① 作为在人群中普查鼻咽癌的筛选，即对滴度较高者再进一步作鼻咽部检查；② 对颈淋巴结已证实为转移癌者，对鼻咽癌的存在与否作辅助诊断作用；③ 对鼻咽癌患者治疗后随访时作为了解有无复发、推测预后的一种参考。上述无论哪种情况，都必须再经鼻咽部活检证实，才能最后确定鼻咽癌的诊断。

Hald(1993年)报道1例46岁的鼻咽鳞癌伴左颈巨大淋巴结转移患者，EBV滴度显示IgG阳性与IgM阴性，HIV试验阳性，表明鼻咽癌与HIV感染同时存在，是偶然因素或有具体相关尚需进一步探讨。

(9) 鉴别诊断

1) 增殖体残留　鼻咽顶后壁有淋巴组织，儿童时较丰富，10岁起逐渐萎缩，20岁时多已完全消失，亦有仍未消失者，其形态有如细条状或粗颗粒状，大小均匀，有规则。除有时可引起咽鼓管阻塞而致鼓膜内陷外，无血涕等其他症状。体检时发现此情况，如无症状，可随访。若有症状，宜活检以除外鼻咽癌。

2) 鼻咽结核　以20～30岁为多发年龄，可有涕血、咽痛、头痛、耳鸣与听力减退等症状，常伴颈部结核性淋巴结肿大，少数有肺结核病史。鼻咽部可见局部隆起、溃疡或肉芽样病变。临床上与鼻咽癌不易区分，宜行活检证实。

3) 鼻咽纤维血管瘤　90%以上患者为青春期男性，鼻出血量大，肿瘤呈红色或淡红色，表面光滑无溃疡，大致呈圆形，有时表面可见血管纹。无颈淋巴结转移，常有继发性贫血。根据以上特点不难区别，一般不宜作活检，以免大出血。对个别不典型病例，需作活检时，应事先作好止血的各种准备，最好取鼻腔途径，以利填塞。

4) 鼻咽囊肿　偶有血涕、头痛，多无症状，囊肿位于顶后壁，较小，多呈下垂的半圆形，表面光滑，半透明，钳取易破，流出少许粘液或乳白色液后，囊肿消失。

(10) 影像学诊断

1) X线检查　以颅底片应用价值较大，能显示肿瘤的范围及骨破坏情况，如有否侵犯枕骨斜坡、岩骨、蝶窦、卵圆孔、破裂孔、棘孔等。颈静脉孔片可显颈静脉孔因肿瘤侵犯的扩大和(或)破坏。鼻咽侧位片可显示鼻咽顶后壁软组织情况。主要用于张口困难未能窥清鼻咽部的病例。

2) CT扫描　对显示鼻咽肿瘤的范围、周围结构的破坏情况，远比X线平片全面而精确，目前许多有条件的医院均作为鼻咽癌辅助诊断的常规检查。卢泰祥等(1994年)通过100例首程放疗前进行CT扫描研究发现，头痛和脑神经损害为颅底骨破坏的主要特征，第Ⅴ、Ⅵ、Ⅻ对脑神经的损害占前三位，结果还提示颅底骨破坏发生时间绝大多数在头痛和脑神经损害症状出现后1～6个月内。

3) 磁共振成像(MRI)　对显示肿瘤的范围和周围结构又较CT清楚和精确，近年临床应用逐渐增多。

(11) 其他的检查

如B型超声检查用于了解有无肝转移；检测血液中碱性磷酸酶水平是否升高，提示有无骨转移；若疑为别处转移至鼻咽的肿瘤，需细致检查以发现原发癌灶等。

(12) 鼻咽癌的误诊漏诊

鼻咽癌由于鼻咽部位隐蔽，许多临床表现缺乏特异性，加之有时检查不易暴露等原因，误诊漏诊病例屡有发生，据中华耳鼻咽喉科杂志(1994年)综合来自8个单位的报道，统计54例的误诊、漏诊情况，其中分泌性中耳炎共25例，几占一半。鼻咽癌特别是位于鼻咽侧壁的癌肿，易因阻塞咽鼓管而继发分泌性中耳炎。故对发现鼓膜内陷与鼓室渗液的病例，应设法窥清鼻咽部。此外，被误诊为鼻咽纤维血管瘤4例、颈淋巴结结核3例、神经性头痛2例、咽旁神经鞘瘤2例。

23.3.8 治疗

鼻咽癌的治疗包括放射治疗、手术治疗、化学治疗与免疫治疗。首选是放射治疗。

(1) 放射治疗

以^{60}Co、深度X线或4～6 MV加速器作为放射线外照射的主要手段。照射野以两侧耳前野为基础，根据肿瘤的部位及范围，酌情加耳后野、鼻前野、颅底野等。若有颈淋巴结转移或拟行预防性颈照射，尚需设置颈部野。根治性放疗总量按病灶情况决定。原发灶：一般为55～75 Gy。颈淋巴结转移癌50～60 Gy，预防性剂量30～40 Gy。多采用每周放疗5次，6周左右完成。对颅骨广泛破坏，有远处转移等难以根治的晚期病例行姑息性放疗，剂量酌减，原发灶为40～45 Gy，颈转移30 Gy。根据病理组织类型、分化程度、癌肿的部位和范围、放射敏感性以及患者耐受性情况等而作适当的增减。腔内放置镭管与近年兴起的^{60}Co源腔内安装，也属放射治疗，多作为外放射的辅助治疗。

放射治疗反应常见的有：① 全身反应，如疲劳、头昏、食欲减退、恶心、失眠等；② 粘膜与涎腺反应，如口干，咽痛，以致吞咽困难，影响进食；③ 分泌性中耳炎，如鼓室有积液，患者感耳胀、耳鸣，听力减退；④ 皮肤反应，如照射区皮肤潮红，色素沉着，表面干燥、脱屑。除在放疗前需向病人说明可能产生的反应，以便解除顾虑、克服困难、完成疗程外，必要时给予适当的对症处理，如咽部喷药、补充维生素、鼓室抽液等。

放射治疗后遗症有如张口困难(颞颌关节与咀嚼肌受放射影响)；成批龋齿形成(可能因涎腺受抑制而继发)；此外，尚有2%～4%的患者产生放射性脑、脊髓损伤，这是严重的后遗症。放射性脑干损伤常表现为头晕、复视、肢体麻木无力、声嘶、吞咽困难等，多数在放疗后3个月至5年内发生，往往与肿瘤转移难区别。处理亦较棘手。重要的是预防，努力设计既能完全控制肿瘤，又能尽量避免组织损伤的放疗方案是最佳的治疗方案。

(2) 手术治疗

由于绝大多数鼻咽癌对放疗较敏感，手术的适应证主要限于：① 放疗不敏感的肿瘤(如黑素瘤)。Hasselt 等(1991 年)报道 1 例病理检查为乳头状腺癌(papillary adenocarcinoma)作了广泛切除，在讨论中他认为对此型肿瘤手术比放疗效果好，只要切除范围适当，未见复发；② 放疗后复发，尤其是第 2 次放疗后复发。对原发灶一般采取经硬腭途径；对颈淋巴结一般作颈淋巴结清扫术。

(3) 化学治疗

单纯的药物治疗难以使鼻咽癌获得根治。目前主要用于：① 作为放疗的辅助治疗；② 作为鼻咽癌晚期的姑息治疗。多采用 2 种或 2 种以上药物联合化疗。现举一方案：环磷酰胺(CTX)、5-氟尿嘧啶(5-Fu)联合应用，前者 600 mg，后者 500 mg，静脉注射，每周 1 次，8 周为一疗程。化疗的主要不良反应为抑制血象，故每次化疗前需化验白细胞，若 $<3\times10^9$/L则暂停注射，应用升白细胞药物，使白细胞回升后再继续化疗。

(4) 免疫治疗

如用转移因子(TF)、免疫核糖核酸治疗鼻咽癌等，目前尚属探索阶段，需进一步总结经验以评价其效果。

23.3.9 预后

鼻咽癌经放射治疗后，大组病例随访表明，总的 5 年生存率约达 50%，但与肿瘤的期别、放射线的敏感度、放疗设计是否合理以及个体的免疫功能有关。Ⅰ期的 5 年生存率可高达 90%。笔者所知上海有 3 位五官科医师自己患鼻咽癌，经放疗后存活已超过 20 年，目前仍健在。鼻咽癌治后死亡的主要原因为远处转移，其次为鼻咽局部复发(可引起很难抢救的大出血)。杨中坚、余友渔等报道(1990 年)1 例鼻咽癌放疗后 6 年半致颞叶沟回癌。患者 40 岁，因头痛、恶心 4 d 伴右瞳孔散大，右眼底水肿入院。放射性核素脑扫描，右颞有占位性病变，拟诊右颞叶沟回癌，经开颅证实。经开颅手术及抢救后痊愈出院，随访术后 5 年半，健在。

23.4 扁桃体恶性肿瘤

扁桃体恶性肿瘤包括扁桃体癌与扁桃体肉瘤，两者各占一半。癌多发生于 40 岁以上，肉瘤则以青少年居多。男女发病率之比约为 2∶1。据复旦大学附属眼耳鼻喉科医院统计 10 年耳鼻咽喉科肿瘤的病理资料，共有扁桃体恶性肿瘤 214 例，占耳鼻咽喉恶性肿瘤的 2.9%，占口咽恶性肿瘤 370 例的 57.8%。

23.4.1 病因

一般认为与烟酒嗜好可能有关。据袁树声等(1964 年)报道 75 例，其中吸烟者 24 例、饮酒嗜好 3 例、有梅毒史 3 例。

23.4.2 病理

复旦大学附属眼耳鼻喉科医院统计 214 例中，以恶性淋巴瘤居首位，占 48.6%(104/214)，其次为未分化癌，占 27.6%(59/214)，鳞状细胞癌居第三，占 20.6%(44/214)。

23.4.3 临床表现

(1) 咽痛

多为一侧，疼痛为持续性，吞咽时加重，肿瘤表面溃破形成溃疡者，疼痛更明显，常伴口臭，且易影响进食，部分患者有流涎及低热。

(2) 咽梗

初期仅有异物感，肿瘤增大觉有梗阻感，影响进食，一般不致引起呼吸困难。

(3) 痰血

口中有时吐出血痰，或回缩涕带血，量不多，偶有咳嗽。

(4) 颈淋巴结肿大

扁桃体恶性肿瘤较早即可发生颈淋巴结转移，据袁树声等报道的 75 例，有颈淋巴结转移者 54 例，占 72%；又据高志宏等(1989 年)报道的 34 例中，5 例有颈部肿块，占 14.7%。另据张培俭(1964 年)报道的 12 例中，有颈淋巴结转移者 9 例，占 75%。

23.4.4　远处转移

袁树声报道的 75 例中，7 例有远处转移，其中肺转移和肝转移各 2 例，腹腔转移及肋骨转移各 1 例，另 1 例淋巴肉瘤细胞散播到血液内。扁桃体恶性肿瘤的转移，多为同侧，亦可对侧或两侧，转移具体部位包括颈上深部、颈动脉三角、颌下区、锁骨上、颏下等，由小到大，由活动到不活动，直至完全固定。Prinsley(1991 年)报道 1 例左侧扁桃体分化差的鳞癌，作了包括颈淋巴结清扫的手术治疗，术后 4 年发生右髋臼转移。文中引用了 Kotwall 等(1987 年)报道的 832 例口咽鳞癌的尸检中，发现 387 例(46.5%)死时有远处转移。转移的常见部位依次为肺(80%)、纵隔淋巴结(34%)与骨骼(31%)。

Spiro 等报道的多发性原发恶性肿瘤以前未治疗过的 32 例患者中，出现多个原发肿瘤，肿瘤总数达 41 个，其中 6 个是同时发生的，41 个中有 24 个肿瘤发生于上呼吸道、消化道，其余多是食管或肺部肿瘤。

23.4.5　临床分期

据国际抗癌联盟(UICC)，扁桃体恶性肿瘤的 TNM 分期法如下。

T_1　肿瘤局限于扁桃体内，<3 cm。

T_2　原发肿瘤 3～5 cm，很少侵犯邻近组织。

T_3　肿瘤>5 cm，开始侵犯咽腭弓或舌腭弓等邻近组织。

T_4　肿瘤已侵及鼻咽、舌根、咽侧壁、会厌、颊粘膜、牙龈等。

N_0　临床无颈淋巴结转移。

N_1　单个<3 cm 活动的淋巴结，或 2 个邻接的淋巴结，不固定，每个<2 cm。

N_2　单个>3 cm 的淋巴结，或多个同侧活动的淋巴结转移。

N_3　同侧或对侧巨大淋巴结转移、固定。

M　表示有远处转移。

根据我国第二届全国肿瘤防治工作会议有关规定，分四期，比较简明、实用。

第一期：肿瘤限于扁桃体，相当于 $T_1N_0M_0$。

第二期：肿瘤侵及邻近组织，如软腭、舌根等，但无临床转移；或有淋巴结转移，但直径<3 cm，相当于 $T_{1\sim3}N_{0\sim1}M_0$。

第三期：有淋巴结转移，直径>3 cm，不固定，相当于 $T_{1\sim3}N_2M_0$。

第四期：肿瘤扩大累及皮肤，有淋巴结转移且固定，或有远处转移。

23.4.6　检查

扁桃体恶性肿瘤的局部表现可有如下几种形态：

(1) 扁桃体弥漫性增大，初视似一般的生理性肥大或慢性扁桃体炎，仔细观察却有区别，主要是色泽较乌暗，与健侧相比便知异常。

(2) 扁桃体本身有不规则菜花状新生物，外观肿瘤无疑，但有时要与扁桃体结核鉴别，也有报道扁桃体癌与扁桃体结核同时存在。

(3) 扁桃体污脏溃疡，表面不洁，常覆以灰白膜，或混以少许血痂，也可伴肉芽状癌肿。临床上也可看到既有体积增大又有溃疡与增生癌肿并存的病例。

23.4.7　诊断

根据症状及检查临床可考虑诊断，值得注意的是患者自己发现扁桃体异样前来就诊者，如高志宏等报道 34 例，有 7 例(占 20.6%)是自己照镜发现咽部有肿块后到医院检查的。取活检证实一般也无困难，有时要与扁桃体周围炎、溃疡性咽峡炎、扁桃体结核以及血液病的咽部病变鉴别。

23.4.8　治疗

可酌情用如下各法，单独用或结合用。

(1) 放疗

对大多数病例，这是首选治疗，尤其是淋巴瘤，一般不宜施术，更是放疗的适应证，常用 ^{60}Co。

(2) 手术

对早期较局限的癌肿，可行扁桃体摘除，必要时术后再放疗。对有颈淋巴结转移或疑及扁桃体转移时，可行颈淋巴结清扫术，遇放疗后原发灶尚有残留或放疗后局部复发者，均可考虑行手术切除。

(3) 化疗

多作为一种辅助治疗，以补充放疗或手术的不足。对晚期不能放疗或手术者，化疗则作为一种姑息治疗。现简介一种每周 1 次，一个疗程 8 次的化疗方案。

环磷酰胺 600 mg，生理盐水 60 ml 稀释；

5-氟尿嘧啶 500 mg，生理盐水 40 ml 稀释；

长春新碱 2 mg，生理盐水 20 ml 稀释。

以上药剂均静脉注射，每次注射前，化验白细胞，若 $<3.5\times10^9$/L，则暂停注射。

23.4.9　预后

Spiro等(1991年)报道162例扁桃体癌,统计117例以前未接受过治疗的患者中,主要采用手术加放疗的综合治疗,3年生存率,Ⅰ期为89%,Ⅱ期为83%,Ⅲ期为58%,Ⅳ期为49%。袁树声等随访治疗后已满3年者29例,3年生存率为38%。

(丘明生)

咽部其他疾病 24

24.1 运动神经性疾病

24.1.1 软腭麻痹

软腭麻痹(paralysis of soft palate)为咽部运动神经性疾病中较常发生的运动性神经损害。

(1) 病因

以白喉引起者较多见,由白喉毒素直接侵及迷走神经以及咽丛分出的运动神经纤维。此外,中枢性疾病如延髓病变,亦可引起软腭麻痹。重症肌无力患者,软腭下垂乏力,可产生类似软腭麻痹的症状。

(2) 临床表现

说话时呈开放性鼻音,进食流质时易从鼻腔反流是较常见的症状。此外,患者吹口哨有困难。

(3) 检查

单侧麻痹者,软腭缺乏张力,嘱发“啊”音时,软腭无活动,且偏向健侧。

(4) 诊断

根据症状及检查可以诊断,最好能找出病因。

(5) 治疗

针对病因治疗。

24.1.2 舌咽神经痛

舌咽神经痛(glossopharyngeal neuralgia)是指舌咽神经分布区域的阵发性疼痛,与三叉神经痛相似,也分原发性与继发性两类。本病的发生率远较三叉神经痛为低,但可与三叉神经痛伴发。

(1) 病因

原发性者病因未明,继发性者可由颅内肿瘤、咽部疾患、扁桃体手术、茎突过长等病症引起。

(2) 临床表现

多骤起一侧咽部疼痛,一般为间歇性,较剧烈,似尖针或刀割样,并可放射至耳部及颈部,吞咽或舌部活动可引发，触及某部位亦能引发疼痛，此所谓“扳机点”(trigger area)，时间较短暂，持续数秒至数分钟不等，能自行缓解。常反复发作，患者不胜痛苦，有时尚伴有心律不齐与腮腺分泌过多等，疼痛发作时，局部喷以1%丁卡因液可暂时缓解疼痛。

(3) 检查

除继发性舌咽神经痛可查及引起的病因外，对原发性舌咽神经痛体检往往无阳性发现。

(4) 诊断

根据疼痛的特点与扳机点试验阳性可以诊断。

(5) 治疗

对继发性舌咽神经痛的处理，首要是去除病因，对原因不明的舌咽神经痛可酌情如下治疗。

1) 药物应用　如卡马西平内服，每次 0.2 g，tid，或其他止痛剂。

2) 封闭疗法　以1%普鲁卡因1.5 ml注射于患侧下颌角与乳突尖部连线中点，可暂时缓解疼痛。避免同时作两侧封闭。

3) 手术治疗　保守治疗无效，疼痛剧烈、顽固者，可考虑行舌咽神经撕脱或切割术，手术进路分咽部、颈部与颅内3种。

24.2 扁桃体结石

扁桃体结石(amygdalolith)即扁桃体内包含钙、磷酸盐、碳酸盐等类似胆结石样硬块。据肖轼之报道国内已至少10例，8例为右侧。

24.2.1 病因

可能因不易溶解之盐类如钙、磷酸盐、碳酸盐等沉积，加之扁桃体隐窝分泌受阻，脱落上皮沉积或有小异物刺激，日久形成结石。扁桃体结石一般均较小，大于扁桃体本身者罕见。

24.2.2 病理

结石的核心常含不溶性的磷酸或碳酸盐类，周围有脱落的上皮、凝结粘液等。

24.2.3 临床表现

除轻度咽痛、异物感或其他慢性扁桃体炎的症状外，一般无特殊不适，有些患者觉口内有臭味，检查可直接看到外露的结石部分，或有瘘管、肉芽等异常，结石周围较充血。

24.2.4 诊断

根据症状及检查诊断不难，但偶有埋藏型结石，系因有扁桃体炎症经摘除术后发现。

24.2.5 治疗

由于有结石者几乎都伴慢性感染，故多需作扁桃体切除术。效果好，未见复发报道。

24.3 茎突综合征

茎突综合征(belemnoid syndrome)主要是指茎突过长或偏斜或扭曲所引起的咽、耳、颈部症状群。

24.3.1 病因

胚胎时期，鼓室外层有一软骨板，称Reichert软骨，日后发育成茎突、茎舌骨韧带与舌骨的小角，若发育过程中有障碍，可产生茎突过长、茎突偏斜或茎突舌骨韧带异常，因而产生茎突综合征。

24.3.2 病理

部分患者有茎突舌骨韧带骨化现象，形成索状硬块或结节状。

24.3.3 临床表现

多发生于扁桃体摘除术后，据增勤(1982年)分析81例，其中有咽痛占65%、咽部异物感占53%、舌咽部痛占43%、颈或肩背痛占38%。其他尚有张口困难、颈枕部痛、耳鸣、耳痛、咽部麻木等。

24.3.4 检查

扁桃体容易扪及硬性突出物，尤其是扁桃体切除术后，窝内更易扪及，可两侧比较。

24.3.5 诊断

根据一侧症状，扁桃体窝扪诊，考虑此病，作X线摄片或作CT扫描，测量其长度，据梁克义(1957年)测量100个国人男性骨头，测定以茎乳孔开始作为起点，右侧平均长为2.13 cm，左侧为2.19 cm，总平均长为2.16 cm，最长为5.8 cm。有症状者，多数长度>3.5 cm，常超过4 cm，有报道最长可达8 cm。有的长度虽<3.5 cm，由于骨的扭曲或偏斜，同样可以产生症状。故确诊不应单以长度作依据，宜结合症状、扪诊及影像学检查全面分析。

24.3.6 治疗

无症状者不必处理，有症状者可在局麻下作截除术，效果不错。现简介一术法如下。

1）患者取坐位，为扁桃体术准备，咽部喷以1%丁卡因液3次。

2）注射1%普鲁卡因液于扁桃体窝扪及硬块周围作浸润麻醉。

3）于扪及硬块处作纵行切口，沿切口于粘膜下小心分离，暴露茎突。

4）切断茎突尖端之茎突舌骨韧带，顺之向上分离，切断附着之肌肉，尽可能游离茎突骨质至茎乳孔。

5）用筛窦环形刮匙之圆环由茎突下部即尖端处套入，向上推移直至最上部套断茎突。

6）止血，切口缝合。

7）术中常用手指扪诊，避免损伤血管。

24.4 咽角化症与口腔白斑

24.4.1 咽角化症

咽角化症(pharyngeal keratosis)为咽部一种非炎症性疾病，主要见于年轻的成人。病变的特点是咽粘膜表面有许多白色片状物。

(1) 病因

真正病因未明，可能与慢性炎症的长期刺激有关。孙启铮报道(1964年)14例，12例有慢性扁桃体炎病史，2例有慢性鼻窦炎，1例有牙周炎，3例有肺结核。

(2) 病理

镜检下见复层鳞状上皮显著肥厚，透明角质显著增加，角质层内有各种细菌、纤毛菌属或放线菌属菌落，伴有淋巴细胞、多核白细胞。切除受累的扁桃体，作组织学检查，见腺窝上皮高度角化，腺窝内充满角化物，并有坏死脱落上皮与淋巴细胞。

(3) 临床表现

咽部干燥不适，异物感，隐痛，也可全无症状，自己偶然发现或体检中发现，无吞咽困难，也不影响呼吸。

(4) 检查

雪白色片状物在咽部散在性分布，自芝麻大至黄豆大不等。多见于扁桃体、咽后壁和舌根部，边界十分清楚，周围粘膜无充血反应。

(5) 治疗

无症状者不必治疗，有症状者可钳去角化物，勤漱口。扁桃体有慢性炎症时宜手术摘除，治疗可能引起的病因，注意口腔卫生，补充维生素等。

24.4.2 口腔白斑

口腔粘膜白斑即在口腔粘膜表面覆盖一种表面粗糙不易擦去的乳白色或褐色斑块，此病主要发生于中老年，尤以吸烟过度的男性发病率较高，但比咽角化症少见。

(1) 病因

可能与机械或慢性刺激有关，有时白斑中可找到白色念珠菌，但两者相互关系尚不清楚。

(2) 病理

重度白斑，病损处粘膜增厚，呈突起及硬结，粘膜弹性丧失，已向癌前病变发展。

(3) 临床表现

咽部不适、异物感、干燥感是较常见症状。无发热、咽痛，也不会引起吞咽或呼吸困难。尚有部分患者无任何症状，仅在体检中发现或自己偶然看到。

(4) 检查

口腔粘膜，主要位于颊、舌、唇的粘膜上，有黄白色与粘膜紧密粘连的病变，不易刮下，周围粘膜无充血反应。

(5) 诊断

根据病损部位与特有形态可以诊断。

(6) 治疗

局部可涂布维甲酸糊剂，重症可予手术切除，冷冻也有一定效果。若取病损处组织作培养，证实有白色念珠菌，可用杀霉菌剂。由于存在发展成癌变的可能性，故需加强随访，戒烟，戒酗酒，服用维生素类药物，拔除病牙，注意口腔卫生，可减少复发。

24.5 舌根甲状腺

严格说来，舌根甲状腺不属于咽部疾病，但由于它引起的临床表现，与咽部肿物相似，耳鼻喉科医师仍应对它有一定的认识。

24.5.1 舌根甲状腺的发生学

甲状腺始基发源于原咽腔腹侧面一中央小凹处，在胚胎发育过程中，向下向后形成带蒂的甲状腺囊，以后逐渐伸延至颈部上段气管之前，形成正常甲状腺。其与咽相连的管状部分(甲状舌管)，上端在舌根部封闭，遗留成舌盲孔，若出生后甲状腺全部或部分未下降而停留于舌盲孔，即成为舌根甲状腺，又称异位甲状腺或迷走甲状腺。

据陶正德报道与他统计国内(1957～1974年)的报道共26例,女性占18例(69.2%),年龄最小为3个月幼婴,最大为59岁老人。

24.5.2　症状

依舌根甲状腺的大小而定,小者可无症状,或者仅有异物不适感,大者可有吞咽不便,发声异样,偶有出血或咽部隐痛,引起呼吸困难者罕见。部分病例尚可出现甲状腺功能亢进或减退的全身症状。

24.5.3　检查

舌根甲状腺较大者,用压舌板压舌,甚至患者伸舌即可看见,一般多在间接喉镜下发现,呈红色圆形肿块,表面光滑,有时有血管分布,与外科手术时所暴露甲状腺基本相同,因舌根甲状腺多无包膜,色泽鲜红而引人注目。扪诊则质地偏软而富有弹性。

24.5.4　诊断

根据舌根部有外观似甲状腺组织的肿块,可考虑本病。在发现舌根部疑为异位甲状腺同时,需仔细扪诊颈前是否存在正常甲状腺组织,但往往难以确定,因此,放射性核素扫描必不可缺,通过放射性核素扫描可证实舌根部肿物是否为甲状腺,及颈前部是否存在正常的甲状腺组织,为避免出血不止,一般对舌根甲状腺不作活组织检查。

24.5.5　治疗

无症状者不必治疗,可随访观察,有甲状腺功能亢进或减退者,宜作相应的内科治疗。有下列情况者可考虑手术治疗:① 有吞咽困难或影响呼吸等功能障碍者;② 经药物治疗肿块无变化者;③ 舌根甲状腺已有癌变者。手术多取颈前途径进行,若颈部有正常甲状腺组织而甲状腺功能良好者,可将舌根部甲状腺全切除,否则作部分切除,并将切下的甲状腺组织移植于胸大肌旁或腹直肌内。由于自体甲状腺移植后能维持甲状腺功能正常者不多,往往需长期补充甲状腺制剂。因此,对舌根甲状腺的手术问题要持慎重态度,全面认真考虑,不应当作普通的良性肿物随便摘除。

(丘明生)

睡眠呼吸障碍性疾病 25

睡眠呼吸障碍指睡眠期出现的周期性呼吸暂停或呼吸浅表。如果睡眠期发出的鼾声响度超出 60 dB,妨碍同室人休息或伴睡眠期反复憋气,以致机体缺氧导致一系列临床症状者称鼾症(snoring disease)。鼾症是一个总称,重症病例可并发红细胞增多、继发性高血压、肺源性心脏病、充血性心力衰竭及睡眠期心律失常,有潜在致死可能,对健康危害甚大。1987 年在法国召开的第一届鼾症国际学术会议,足以表明本病在现代医学的重要性。

早年 Charles Dicken 记述：The Pickwick paper 描述 pickwickian 综合征(肥胖、用力呼吸、瞌睡、打鼾)。

1952 年日本池松武之亮(Ikematsu T)在千叶县野田市作鼾症调查。

Ikematsu(1964 年)首先介绍打鼾的手术治疗。

Guilleminault(1973 年)记述阻塞性睡眠呼吸暂停综合征。

Tilkian 等(1976 年)研究指出慢性病例血压及肺动脉压力升高。

Guilleminault 等(1977 年)提出 OSAS 诊断标准。

Fujita 等(1981 年)报道悬雍垂腭咽成形术。

Simmons 等(1983 年)报道腭咽成形术。

孙济治(1985 年)综述：鼾症及其手术治疗。

池松武之亮(1985 年)分析就诊原因：夫妻感情破裂(24%)、家庭不和睦(20%)、顾虑进养老院和住院(10%)、影响工作(8%)及其他等。

Cartwright(1985 年)随访戴用舌托矫治 16 例,其中 11 例(68.8%)有效。

Rice(1986 年)普查后指出成年人鼾声过响以致隔室能闻及者占 10%。

Tankel 等(1986 年)认为儿童期打鼾多因腺样体肥大所致,腺样体切除术的有效率达 89%。

Riley 等(1986 年)主张如存在上下颌骨发育上缺陷、血氧饱和度在 70%以下者考虑施行上下颌骨截骨和舌骨前移术。

孙济治(1987 年),对 210 例鼾症手术治疗分析。

1987 年在法国召开第一届国际鼾症学术会议,由耳鼻喉科、肺科、心血管内科专业人员进行广泛交流,日本池松武之亮任名誉主席。

Palomaki 等(1992 年)研究认为：上气道部分阻塞患者,即使无憋气,单就上气道阻力综合征(upper airway resistance syndrome)而言,同样对健康有害。

Riley 等(1993 年)总结 306 例鼾症后指出不同部位的咽阻塞必须采用不同的治疗方法。

Rosen 等(1994 年)着重指出：儿童病例或伴颅面畸形或为喉气管支气管软化症,呼吸障碍指数>40 者,术后易致呼吸衰竭,应予警惕。

Levin等(1994年)提出分析治疗效果在半年内者为近期疗效，而远期效果须术后6个月～1年后复查随访。

25.1　有关的解剖知识

口咽三维结构包括舌、软腭和上气道，该部位缺少硬壁支撑，经不起负压的吸引易致萎陷。咽肌是呼吸时的效应器，受脑干调节咽腔的大小及开放度。

颏舌肌(genioglossus m.)是上气道肌群中最大的肌肉，起自下颌骨颏棘，附着于舌下面及舌骨，有主管舌前伸及压低的功能。呼吸时颏舌肌活力对保持上气道宽畅具有生理上重要性，当氧不足和高碳酸血症时，该肌活力增强，颏舌肌收缩，舌根前移，从而扩大了上气道容积和减低呼吸气流阻力。此外，舌骨舌肌(hyoglossus m.)也参与作用，对保持适当的口咽宽度与舌肌紧张力有密切关系。

附着于舌骨体的颏舌骨肌(geniohyoid m.)起自下颌骨颏棘，可使舌骨抬高并拉向前方，与其他颈前肌联合收缩，使舌骨弓前移，扩大后气道间隙。

软腭由舌腭肌、腭帆张肌、咽腭肌、腭帆提肌和悬雍垂肌组成。腭帆张肌起于蝶骨舟状凹及咽鼓管侧壁，其肌腱在钩突前方作90°角转折，分布于腭腱膜和腭骨水平板，收缩时软腭紧张、话音升高。腭帆提肌起自岩尖及咽鼓管软骨段，止于腭腱膜，此肌收缩使软腭提起，改变腭帆间隙(velopalatal space)宽度。腭帆间隙又名咽帆间隙(velopharyngeal space)为介于软腭下缘和咽后壁之间的空隙，相当于鼻咽与口咽之间的贯通部位。

悬雍垂肌构成软腭的一部分，左右肌束成对，宽6 mm，厚约3 mm，在肌束之间有少量结缔组织分隔，左右肌束邻近悬雍垂尖端时各向外侧分散，悬雍垂尖部主要为脂肪组织。发"e"音时，软腭中部形成浅凹，切除悬雍垂不宜过高，若损及提肌隆起(levator eminence)，可能并发腭帆闭合不全。

25.2　病因与发病机制

多见于病态肥胖者，发病机制以咽阻塞为主。所谓咽阻塞除下咽部狭窄以外，多指口咽部生理性异常引起的咽峡部左右径狭小(<2 cm)和腭帆间隙前后径缩小(<0.5 cm)或舌根肥厚上抬使咽峡上下径变小，以致在吸气时软腭下缘、咽后柱及悬雍垂急速震颤而发出烦人的响鼾。生理性异常指组织结构正常但表现出功能障碍，与鼾症有关的咽部生理性异常包括软腭偏长、悬雍垂过度下垂、咽后柱宽阔、咽壁粘膜下脂肪沉积、软腭松弛和咽淋巴环肥大等，其他如鼻阻塞性疾病、巨舌、小颌、缩颌、甲状腺功能减低或颅面比例失衡均可导致后气道间隙(posterior airway space)狭小，增加呼吸阻力。再如饮酒使颏舌肌活动功能减弱，加重上气道萎陷度。晚间服用氟西泮(氟安定，Flurazpam)或地西泮(安定)类药物，影响换气化学感受性，每使睡眠期病态呼吸增剧。

构成小儿鼾症的常见病因是淋巴体质所致的腭扁桃体和腺样体肥大，腺样体肥大致吸气期呼吸阻力增加，由于负压原因使上气道无骨性支架支撑的软组织萎陷，使软腭和舌根向咽后壁贴近。儿童腭扁桃体肥大，口咽侧壁向中部膨出，咽峡左右径明显变小，如再伴舌扁桃体肥大，则后气道间隙宽度相应缩短形成鼻咽、口咽和下咽复合性阻塞。

25.3　发病率

由于不同的调查方法和诊断标准等因素，各家报道不一，确切发病率尚难肯定，一般说来，男性发病率约占人群0.5%～6%，男女之比自10～20∶1不等。

25.4　睡眠生理

睡眠期脑电图的变化，包括慢波睡眠和快波睡眠2种不同的睡眠状态，两者交替出现，但以慢波睡眠为主。慢波睡眠称非快眼动睡眠，占总睡眠时间的70%～75%，与脑内5-羟色胺有关。频率慢的慢波越多，睡眠越深，慢波睡眠时心率减慢，血压平稳，生长激素分泌增多，脑血流量和脑耗氧量无明显变化，此种睡眠状态做梦的比例较小(7%)。

另一种为快波睡眠或称快眼动睡眠，一夜可出现4～6次，与脑内去甲肾上腺素有关系。快波睡眠状态下测定脑血流量及脑耗氧量和脑蛋白质合成均升高。

慢波睡眠时各种呼吸调节反射作用与清醒时变化不大，而快波睡眠时呼吸中枢对各种呼吸的敏感性降低，反射作用减弱。上呼吸道肌群的活动与呼吸道阻力有关，睡眠时活动减弱，尤其在快波睡眠期更为明显。阻塞性睡眠呼吸暂停综合征患者常呈现快眼动睡眠期，血氧饱和度下降，出现频繁觉醒反应，造成睡眠片断，缺乏Ⅲ～Ⅳ期深睡眠。

25.5　病理

睡眠期反复而持久的呼吸暂停可并发高血压、红细胞增多、肺动脉高压、肺源性心脏病、充血性心力衰竭及睡眠期心律失常。监测资料指出：呼吸暂停 60 s，动脉氧分压下降 4.7～6.7 kPa；连续频繁呼吸暂停，舒张压逐步上升可高达 17 kPa。呼吸暂停持续期间心输出量相应下降，直至达到原有的 50%，严重者甚而发生致命性节律障碍。阻塞性睡眠呼吸暂停病人的病理生理转归过程及其临床表现如下所示。

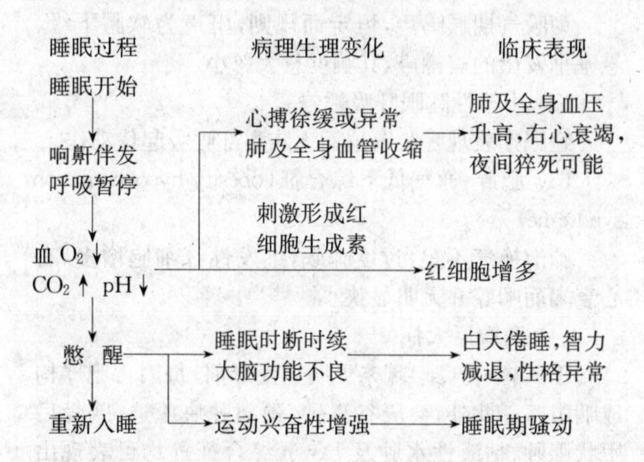

按最近研究，上气道部分阻塞者，即使无憋气，单就上气道阻力综合征(upper airway resistance syndrome)而言同样对健康有害。

25.6　疾病分型

在中华医学会耳鼻喉科学会的倡议和支持下，我国首次举办的鼾症学术会议于 1995 年在开封召开，会议期间曾提出今后究竟采用鼾症还是阻塞性睡眠呼吸暂停综合征(obstructive sleep apnea syndrome, OSAS)？两者关系又怎样？笔者主张如下临床分型：

鼾症分单纯性、阻塞性和混合性 3 种类型。第一届鼾症国际学术会议征文通知封面上写 snoring disease(鼾症)；chronic rhonchopathy(慢性鼾病)，借鉴于此，采用鼾症名称是合适而通俗易懂的。单纯性鼾症为上气道部分阻塞，只是鼾声大而没有憋气或浅呼吸；若因上气道周期性阻塞而致睡眠期口鼻部频繁呼吸停止，憋气期胸腹部奋力呼吸动作仍存在，呼吸暂停指数(AI)≥5 者为阻塞性睡眠呼吸暂停综合征；混合性病例开始时多表现为中枢性呼吸暂停，接着出现胸腹呼吸运动，其发生率较阻塞性为少，但远较中枢性呼吸暂停为多。

中枢性睡眠呼吸暂停系呼吸中枢未发出兴奋性冲动，发病时睡眠期吸气、呼气和胸腹部呼吸运动均停止，此现象也可见之于正常人入眠初期或快眼动期睡眠。

25.7　临床表现

鼾声过响遭人讨厌，鼾声是否过响最简便的方法是询问同室居住者。单纯鼾声过响不会引起全身症状，但多数鼾声过响者每伴发睡眠期呼吸暂停，睡眠不宁，常因气噎而憋醒，白天频频打盹，注意力不集中，工作效率下降，易于惹起车祸或工伤事故，连续睡眠期呼吸暂停，机体处于低氧血症状态，迫使辅助呼吸肌作奋力呼吸动作，自觉劳倦，夜间多汗，个性变异，性欲减退，即使睡眠时间不短，早晨起身总感到精神不振，头部胀痛，似乎还没有睡醒，儿童在憋气期还可能发生遗尿症状，打鼾者口干舌燥，咽部疼痛不适。

正常人入眠约需 10～15 min 的睡眠潜伏时间，本病患者则往往<5 min。

早晨性头痛提示体内存在着二氧化碳蓄积，应予重视。

25.8　检查

察看鼻部、下颌及咽阻塞部位，首要的是务必明确咽阻塞部位是单一的还是复合性？如单一的口咽阻塞，或为口咽合并下咽的复合性阻塞以及纯属下咽阻塞 3 种类型，这对决定治疗方案、选择手术类型、预测治疗效果具有至关的重要性。

术前作侧位颅骨测量 X 线片(lateral cephalometric roentgenogram)检查(图 25-1)，了解颅面结构比例失衡情况，如下颌偏后，下颌弓较狭，颅底弯度不一，舌骨低位等；并测量软腭长度(自后鼻棘至软腭游离缘)和后气

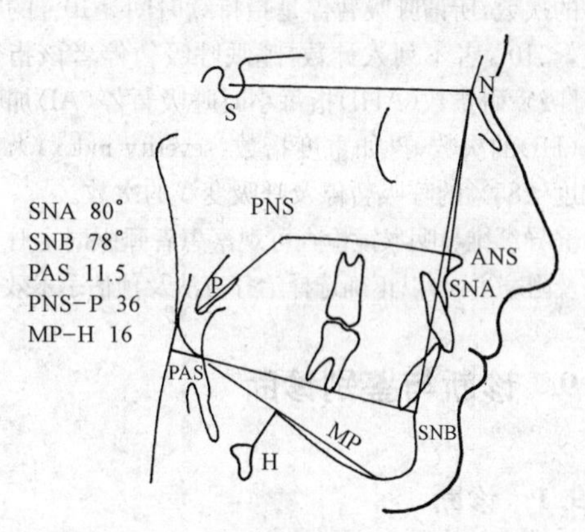

图 25-1　侧位颅骨测量 X 线片描记图
(图摘自 Otolaryngol Head Neck Surg, 1980)

道间隙(舌根至下咽后壁之间的宽度),凡软腭过长、后气道间隙狭小者易致咽阻塞。正常者上下磨牙咬殆对准,下颌与舌骨间距离较短、下颌骨相对宽大、硬腭和软腭长度比例适当。正常人 NA 与 NB 之间(上下门牙)几无夹角,ANB 测量不超过 2°,SNA 与 SNB 夹角如小于正常平均值,提示上颌骨或下颌骨发育不良。后气道间隙 PAS 正常值 11.5 mm,若＜8 mm 揭示下咽较狭,单作腭咽成形术疗效并不十分满意。

多导睡眠仪(polysomnography)是一种检查与睡眠有关参数的监测仪器,如美国伟康公司 PHK-5500 型仪能全自动显示、打印、储存信息和作出分析报告,可正确诊断和判断手术疗效。瑞典 CTD-Synectics 公司便携式睡眠呼吸暂停监测仪,具有快速筛查分析特点,但价格昂贵,不是一般单位所能承受的。我国国防科技大学设计的 GKD-405A 型多导分析仪,可全息记录血氧饱和度、口鼻腔气流、胸腹腔呼吸运动等 6 种波形 7 种参数,不失为客观的检测手段之一。单项氧饱和度计和声级计是开展鼾症诊治、判定疗效不可缺的检测工具。精密声级计检查(图 25-2)可把每次鼾声响度以波形方式记录下来,供术前术后对比。

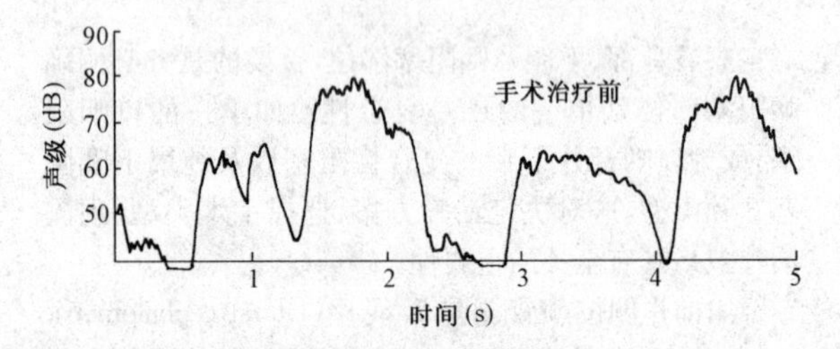

图 25-2　鼾症术前精密声级计记录

常用检查参数如呼吸暂停指数(AI)系每小时呼吸暂停的次数,所谓呼吸暂停是指持续时间＞10 s 的呼吸停止,＜10 s 者不列入计数,睡眠呼吸暂停者该指数≥5。呼吸障碍指数(AHI)指每小时呼吸暂停(AI)加呼吸浅表(HI)的次数,再如重度指数(severity index)为血氧饱和度＜85%的呼吸暂停及呼吸变浅的次数。

光导纤维鼻咽喉镜检查可观察患者睡眠时上呼吸道阻塞及阻塞平面,以正确选择治疗方法及预估手术效果。

25.9　诊断与鉴别诊断

25.9.1　诊断

按体检所见和检测资料分析,笔者将鼾声响度＞60 dB,妨碍同室人睡眠者为单纯性鼾症;若伴睡眠期呼吸暂停,呼吸暂停指数＞5,夜间血氧饱和度测值偏低(＜90%)或家属反映入眠后不断憋气,胸腹部呈现奋力呼吸动作,在憋气末了可听到一阵暴发性响鼾并呼出一口长气。

25.9.2　鉴别诊断

(1) 双侧声带外侧肌麻痺

为吸气期喉鸣声,恒定而规则,鼾声为软腭下缘、悬雍垂发出的震颤声,其响度忽大忽小。

(2) 中枢性睡眠呼吸暂停

睡眠期表现呼吸窘迫而无胸腹部呼吸起伏动作。

(3) 肥胖-通气低下综合征(obesity-hypoventilation syndrome)

肺泡换气不足,过度睡眠,继发性红细胞增多,右心衰竭而咽腔并无明显狭小。

(4) 肢端巨大症

于面容、指(趾)端未见明显变形前,每因舌肥厚构成咽阻塞。此外,会厌谷囊肿、颈部肿块压迫、胸骨后甲状腺肿、粘液性水肿及 Down 综合征等均可表现出阻塞性睡眠呼吸暂停现象。

25.10　治疗

单一治疗模式对全部病例说来,并不能取得一致成效,综合治疗方式对多数病例可望获得满意效果,治疗分手术和非手术疗法两类。

25.10.1　手术治疗

手术效果与患者致病原因、阻塞部位和不同的术式选择有极显著关系。如狭窄部位在口咽部,最常用的术式首选腭咽成形术(palato-pharyngoplasty)或悬雍垂腭咽成形术(uvulopalato-pharyngoplasty),两者不同点为前者把悬雍垂作全切除,后者保留悬雍垂部分组织。此术式只解除软腭水平的上呼吸道阻塞,但临床上不少病例的阻塞常不止一个部位,凡伴舌根肥厚后坠是影响腭部手术效果的最常见原因之一。

为了减少或避免术后原发性出血、饮水反流、开放性鼻音及咽帆间隙闭锁等并发症,现将在局部麻醉下施行腭咽成形术,归纳操作要点如下。

1) 对准口咽部粘膜喷适量 1%丁卡因液,不宜过量,避免误吸。

2) 沿舌腭弓外侧作弧形切开,起自扁桃体下极向上接近悬雍垂基部,继而转向切开咽腭弓直至下方,除去切口范围包括扁桃体在内的软组织。

3) 软腭长度各人不同,切开软腭高度以不致并发咽帆间隙闭锁不全为原则。

4) 当扁桃体上半部分离后,笔者习惯先作扁桃体窝上部止血,如见扁桃体旁静脉显露于窝的浅面,立即作预防性缝扎,减少原发性出血率,然后第2次于已作部分分离的扁桃体内下方再注射麻醉液,保证手术全过程无痛。

5) 于邻近悬雍垂的咽腭弓内上缘作楔形剪开,适当削薄粘膜下脂肪,取2-0肠线分别上方与软腭创缘、外侧与扁桃体窝肌层缝合。

6) 悬雍垂全切除有可能并发咽帆闭锁不全,笔者已把悬雍垂全切除改为部分切除,即保留悬雍垂上1/3段,止血、缝合要严密,以免形成血肿。

7) 若咽后壁粘膜见纵形条索样皱襞,于咽后壁外侧作半圆形附加切口切除粘膜,将内侧弧形切缘与切缘外侧粘膜拉紧缝合,以求增大咽腔宽敞度。

笔者设计的悬雍垂及双侧咽后柱切除术,适用于扁桃体萎缩或已经摘除,仅为软腭及悬雍垂偏长病例,其特点为手术创伤小,术后反应轻。

小儿鼾症如由腺样体、扁桃体肥大引起者,宜作腺样体扁桃体切除术,必须把肥大的腺样体和扁桃体同期一并切除。单作扁桃体切除或腺样体刮除是徒劳无益的。采用La Force腺样体刀压住蝶骨底部或鼻咽后壁,将中部大块增生腺样体组织切除,恢复上气道通畅。

若受阻部位同时在口咽和下咽两部分,除作腭部手术扩大口咽腔以外,按不同条件和具体情况考虑施行下颌切骨、颏舌肌徒前及舌骨肌群切开和悬吊术(图25-3)(mandibular osteotomy/genioglossus advancement with hyoid myotomy/suspension),由于颏舌肌是决定舌部位置的主要因素,而鼾症病者的舌骨又多见偏低,因此设计颏下部皮肤切口,在下颌骨前下方作包括颏棘在内的骨切开。看清下颌舌骨肌和二腹肌前腹,向下

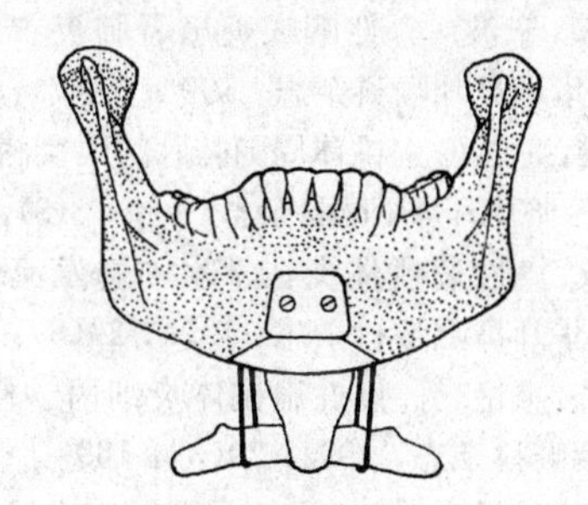

图25-3 下颌切骨、颏舌肌徒前及舌骨肌群切开和悬吊术

(图摘自 Otolaryngol Head Neck Surg, 1993)

分离舌骨体,向上达下颌联合,将切开骨片及附着的颏舌肌向前上提拉,藉24号不锈钢丝在骨片中部和侧方与下颌体固定,切断舌骨下肌群(胸舌骨肌、甲状舌骨肌、肩胛舌骨肌),术中防止损伤喉上神经。取2条阔筋膜围绕舌骨体用26号不锈钢丝向上与下颌骨旁联合处结扎固位,使舌骨移向前上方,扩大后气道间隙,此术式优点是不需作颌间固定,不影响咬殆,但在下颌骨颏部作骨切开要避免截骨线过高并发医源性骨折,还须注意勿损及颏神经。

另一种术式为舌缩减术(tongue reduction),适用于巨舌伴阻塞性睡眠呼吸暂停病例,切开下颌舌骨肌,正中锯开下颌骨,将舌的大部分自口腔拉出,于舌根部作楔形切除缝合,目的使舌后部缩减,增宽下咽腔通气道,此术式暴露舌根较满意,便于严密止血缝合,但骨切缘须用钢丝固定,术后鼻饲数周。

个别患者存在上下颌骨发育上缺陷,血氧饱和度<70%,采用其他治疗方法均告失败者,可考虑施行上、下颌骨截骨和舌骨前移术(图25-4)(maxillary and mandibular osteotomy and hyoid advancement),手术包括上颌骨Le Fort Ⅰ型截骨、下颌骨升支及前下部矢状截骨、舌骨下肌群切开及舌骨前移术。此术式创伤大,必须作上、下颌骨固定,较长期鼻饲,患者往往难以忍受由此带来的折磨和痛苦。

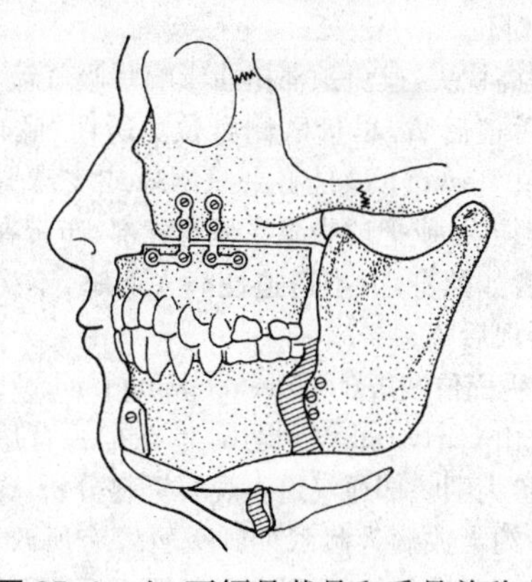

图25-4 上、下颌骨截骨和舌骨前移术

以上各种疗法如病人不接受或经治疗而效果不著者,最简便实用且有效的措施是气管切开术。

由于气管切开避免了鼻腔、鼻咽、口咽和下咽阻塞部位,实践证明能非常有效地消除睡眠期憋气,减轻或治愈白昼嗜睡症状,迄今仍被公认是重症阻塞性睡眠呼吸暂停综合征最可靠有实效的治疗手段,尤其是对存在慢性肺换气不足、血氧饱和度严重低下或伴心率失常和右心衰竭者更为相宜,因气管切开对氧合血红

蛋白饱和度的改善远较腭咽成形术为好。白天塞管，对发音妨碍并不大，不足处为常年戴管，使患者在生活、社交及精神方面带来困扰和不便。

25.10.2　非手术疗法

(1) 减肥

并非所有睡眠期病态呼吸者都超重，但不可否认，肥胖者睡眠期病态呼吸的发生率偏高，减肥可减轻鼾声响度和改善憋气程度。按CT检查资料，觉醒期咽横切面积随着肺容量而变化，减肥使肺容量增大，咽阻力减低，吸气期咽腔内负压减少，达到改善氧合作用。

(2) 禁酒

实践所知，饮酒（尤其是晚餐喝酒）每使鼾症症状加重。动物研究指出，酒精可选择性地抑制舌下神经兴奋活动输出，导致颏舌肌活力减低，从而增加上气道萎陷度。其他研究显示饮酒使憋气持续时间延长及增加血红蛋白氧减饱和作用，酒精对低氧和高碳酸血症的唤醒应答具抑制作用。

(3) 解除鼻阻塞

临床观察指出，原本无打鼾者，如一旦作了双侧前鼻腔填塞，往往就出现打鼾和睡眠期呼吸暂停现象，说明鼻塞与鼾声和呼吸暂停有关，因此要积极治疗变态反应性鼻炎、慢性鼻炎、鼻息肉等鼻阻塞疾病。

(4) 卧位

不睡高枕头，避免颈部扭曲影响呼吸气流，不要仰卧，防止舌根后坠，尽量取侧卧位。所谓“睡球”方法（“sleepball”technique）是将一只网球或皮球置于两侧连系的布袋内，或把球袋缝在睡衣背部，布带在前胸部打结，患者如翻身，因不适迫使病人侧睡，不受重力因素而致舌根后坠。

(5) 舌固位装置（tongue-retaining device）

首先由Cartwright等提出，旨在把舌背后部推向前下方，扩大咽峡部通气道。观察资料分析，戴用舌固位装置后约半数病人睡眠期呼吸暂停有所改善，但舌部固位点不宜过分偏后，以免引起恶心反应而弃用。

(6) 正压呼吸

经鼻持续性呼吸道正压疗法（nasal continuous positive airway pressure）可看作为对阻塞性睡眠呼吸暂停患者的一种非创伤性治疗，使患者上呼吸道在睡眠期间保持0.44～1.2 kPa正压，利用气体正压使软腭、舌根和咽后壁之间扩大，防止气道壁塌陷。Sander指出，鼻正压呼吸可显著减少混合性呼吸暂停和阻塞性呼吸暂停次数，并改善夜间氧合作用，但整夜戴用面罩也存在不方便，若使用压力偏高，超出1.5 kPa，要注意产生潜在并发症（气胸）的可能性。

如不作经鼻正压呼吸，单单给予吸氧30 min，虽每次呼吸暂停持续时间无多大改变，但憋气次数的确较未吸氧前减少，而且，氧疗法还可防止由于缺氧而造成的中枢神经系统功能不良。

1989年底无创性鼻（面）罩式双正压（bipap）呼吸机问世，小型轻便（重4.3 kg），此装置是以病人为主导的呼吸机，即在吸气和呼气过程中输出两个不同水平的恒定正压，可作人工辅助通气治疗，避免插管或气管切开。

(7) 药物治疗

促孕制剂具有刺激换气特性，如MPA（Medroxyprogesterone acetate）常用作治疗阻塞性睡眠期呼吸暂停综合征的药物之一，但各学者报道疗效尚不一致。此剂对中枢性睡眠呼吸暂停和原发性肺泡换气不足也有一定疗效。此外，普鲁替林（Protriptyline）系一种非镇静性抗抑制药，用药期间对部分病例能减少睡眠期呼吸暂停总时间和改善夜间氧合作用，不足点是可能出现一些不良反应（药疹、精神错乱、共济失调、脱发、加重心节律障碍），故临床应用受到制约。

综上所述，制订鼾症治疗方案，首先必须作完整的全面检查，确定上气道阻塞在什么部位，究竟属单一部位阻塞还是混合性多个部位阻塞，结合各个患者具体情况，作出合理治疗计划。对鼾症病例的治疗方法，不能只作单一的常规腭咽成形术或悬雍垂腭咽成形术，某些病例，即使已经手术，为了巩固并进一步提高疗效，还要提出相应有针对性的非手术疗法措施。

（孙济治）

参考文献

1. 王志斌综述. 腭扁桃体形态学研究进展. 国外医学·耳鼻喉科学分册，1994，18(5)：257～258
2. 张官萍，宁波. 急性咽喉炎患者肺炎衣原体的检测. 中华耳鼻咽喉科杂志，1994，29(2)：121
3. 高志宏，王文风. 扁桃体周围脓肿的厌氧菌检查和抗菌治疗. 临床耳鼻咽喉科杂志，1989，3(3)：157～158
4. 吕振义. 急性扁桃体炎在学生中暴发流行调查报告. 中华耳鼻咽喉科杂志，1994，29(5)：301
5. 张淑杰，惠艳，等. 慢性扁桃体炎细菌学检查. 中华耳鼻咽喉科杂志，1994，29(3)：169
6. 黄鹤年，吴学愚，等. 185例鼻咽纤维血管瘤的外科疗法. 上海医学，1982，269～271
7. 唐忠怀，沈招娣. 10 220例耳鼻咽喉科肿瘤的病理资料分析. 中华耳鼻咽喉科杂志，1983，18(2)：

107～111
8. 高荫藻编译. 临床耳鼻咽喉组织病理学. 西安：陕西科学技术出版社，1981. 201～205
9. 鼻咽纤维血管瘤 130 例(综合报告). 中华耳鼻咽喉科杂志，1982，17(4)：205
10. 王文慧. 术前动脉栓塞鼻咽纤维血管瘤切除术 4 例. 中华耳鼻咽喉科杂志，1991，2：65
11. 黄文龙，王正敏. 鼻咽纤维血管瘤翼腭窝入路摘除术. 中华耳鼻咽喉科杂志，1993，6：356～357
12. 杨继生，王忠植，等. 硬化剂和电灼治疗鼻咽部血管纤维瘤. 中华耳鼻咽喉科杂志，1990，25(3)：168～169
13. 李振权，潘启超，陈剑经主编. 鼻咽癌临床和实验研究. 广州：广东科学技术出版社，1983. 199～252
14. 张有望，缪毓玉. 鼻咽癌. 见：汤钊猷主编. 现代肿瘤学. 第一版. 上海：上海医科大学出版社，1993. 587～610
15. 李世福. 以张口困难为首症的鼻咽癌三例. 中华耳鼻咽喉科杂志，1990，(4)：253
16. 中华耳鼻咽喉科杂志编委会综合. 鼻咽癌的误诊误治病例分析. 中华耳鼻咽喉杂志，1994，29(4)：211～212
17. 卢家红，向远宏，等. 鼻咽部肿瘤放疗后脑干损伤 2 例. 上海医学，1995，18(6)：365
18. 卢泰祥，李家尧，等. 鼻咽癌颅底骨破坏的临床研究. 中华耳鼻咽喉科杂志，1994，29(5)：295～298
19. 杨中坚，余友渔，等. 鼻咽癌放疗后致颞叶沟回癌一例. 中华耳鼻咽喉科杂志，1990，(2)：117
20. Stern. nasopharyngeal masses and human immunodeficiency virus infection Arch. Otolaryngol Head Neck Surg，1990，110(2)：206～208
21. 转引自 Linstron CT，et al. Otologic neurologic manifestations of HIV-related disease. Otolaryngology Head Neck Surgery，1993，108(6)：680～687
22. Haeggstrom，et al. Intraoral ultrasonography in the diagnosis of peritonsillar abscess. Otolaryngol Head Neck Surg，1993，108(3)：243～247
23. Blitzer A，et al. Surgery of the paranasal sinuses (second edition) Saunders Co，1991. 263～364
24. Mishra SC，at al. Angiofibroma of the postnasal space. The Journal of Laryngology and Otology，1991，105：547～552
25. Gudea F，et al. Role of radiation therapy for "Juvenile" angiofibroma. The Journal of Laryngology and Otology，1990，104(9)：725～726
26. Dohar JE， et al. Spontaneous regression of juvenile nasopharyngeal angiofibroma Ann. Otol Rhinol Laryngol，1992，101(6)：469～471
27. Jamal. Clinical evaluation of nasopharyngeal carcinoma in Jordan. The Journal of Laryngology and Otology，1991，105(6)：432～435
28. HALD，et al. Nasopharyngeal carcinoma in an HIV-positive patient severe morbidity and early death. The Journal of Laryngology and otology，1993，107(2)：149～150
29. Hassalt，et al. Papillary adenocarcinoma of the nasopharynx. The Journal of Laryngology and Otology，1991，105(10)：853～854
30. Elango，et al. Nasopharyngeal carcinoma with spinal secondary. The Journal If Laryngology and Otology，1991，105(9)：772～773
31. Elango，et al. Nasopharyngeal carcinoma with secondary at the porta hepatis presenting as obstructive Jaundice. The Journal of Laryngology and Otology，1990，104(1)：41～42
32. Skinner，et al. Nasopharyngeal carcinoma：modes of presentation. Ann Otol Rhinol Laryngol，1991，100(7)：544～551
33. Hanning CD. Obstructive sleep apnea. Br J Anaesth，1989，63：477～488
34. Palomaki H，Partlnen M，Erkinjuntti T. Snoring，sleep apnea syndrome，and stroke. Neul，1992，42 (suppl 6)：75～81
35. 孙济治. 十年来开展鼾症治疗工作的若干体会. 临床耳鼻咽喉科杂志，1995，3：191～192
36. Riley RW，et al. Obstructive sleep apnea sydrome：a review of 306 consecutively treated surgical patients. Otolaryngol-Head Neck Surg，1993，108：117～125
37. Guilleminault c，Cummisky J. Progressive improvement of apnea index and ventilatory response to CO_2 after tracheostomy in obstructive sleep apnea syndrome. Am Rev Respir Dis，1982，126：14～20
38. Remmers JE. Obstructive sleep apnea：a common disorder exacerbated by alcohol. Am Rev Respir Dis，1984，130：153～155
39. Levin BC，Becker GD. Uvulopalatopharyngoplasty for snoring：long-term results. Laryngoscope，1994，104：1150～1152

第三篇 喉　　科

喉的应用胚胎学及解剖学 26

26.1 喉的应用胚胎学

胚胎期喉形态的形成，虽仅占人生命过程中的5周，但对了解出生后正常和异常喉的解剖和功能密切相关。喉的来源分两部分，一部分由原始咽部的末端发育而成，因此和鳃弓密切相关。另一部分由气管的上端衍化而成，如环状软骨、杓状软骨。

26.1.1 胚胎的鳃弓区

人类于胚胎期发育成5个鳃弓，但第6腮弓出现不久很快就消失，故实际只有5个鳃弓(图26-1)，第3、4、5鳃弓的内胚层分化成舌根、咽、喉、气管、甲状旁腺、甲状腺、胸腺、会厌、扁桃体、食管和肺的上皮。第3鳃弓内胚层异常可致梨状窝憩室，第4鳃弓异常则形成会厌或假声带增厚，声带间先天性蹼，喉咽、喉、甲状

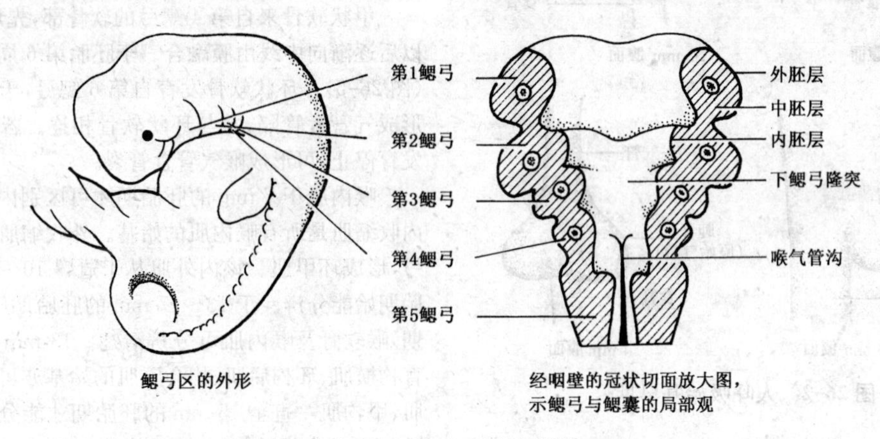

图 26-1 图示人胚第5周(冠臀6.5 mm)

腺囊肿和喉憩室。第6鳃弓异常可发生气管异常。颈部和喉肌肉、舌骨和喉软骨皆起源于中胚层。第3鳃弓中胚层异常可产生甲状腺异常，第4鳃弓异常则形成喉狭窄、喉软骨软化症和喉软骨畸形。

中、下颈部上皮、舌咽、迷走和副神经起源于第3、4、6鳃弓的外胚层。喉上神经支起源于第4鳃弓，而喉下神经支来源于第6鳃弓。于胚胎后期，左侧喉返神经与第6鳃弓动脉导管同时遗留，右侧喉返神经由于第6鳃弓动脉的消失而走向第4鳃弓锁骨下动脉之外侧。

常见的外胚层异常为鳃囊肿。由于脑神经的完全发育依赖于外鳃弓板，第Ⅶ、Ⅸ、Ⅹ对脑神经起源于与其相关的外鳃弓板，惟该板囊以后随发育而完全退化消失。若该板长期存在则产生颈部鳃囊肿，该囊肿可沿颈动脉鞘之表层，深达胸锁乳突肌。

26.1.2 喉部胚胎学

呼吸始基包括喉、气管和肺，起于第4咽囊尾端的胚胎前肠的腹中部憩室。该凹陷区发生在胚胎第4周称喉气管沟。随着发育生长，该沟与食管间的两侧形成旁沟，该沟逐渐变深，相连成喉气管腔(图 26-2)。该腔的颅端，位于下鳃弓隆突的后方，发育成原始喉入口，形成于冠臀长4 mm的胚胎期，位于第4、6鳃弓间。其尾端则发育成肺芽。发育至后期，于胚胎第7周，喉气管沟逐渐闭合，并与食管间形成分隔。

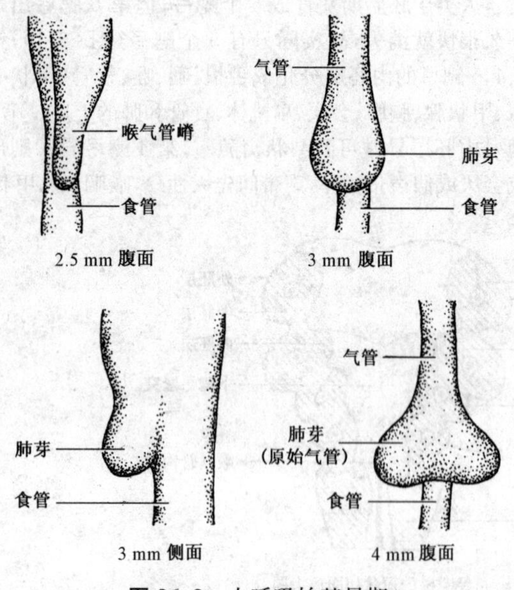

图 26-2 人呼吸始基早期

于胚胎第5、6周，冠臀长5～10 mm时，喉入口出现3块组织。位于前方者为第4鳃弓的下鳃弓隆突所衍生，以后发育成会厌。两侧间叶组织肿块，位于咽底部的第6鳃弓纵嵴，为杓状软骨的始基。该3块组织互相向内侧靠拢，并移向冠端的舌根(图 26-3)，形成"T"形入口(图 26-4)，于胚胎第2月底相连，使喉入口闭合。声带、甲杓肌的分化始于上述间叶组织肿块形成声门裂和甲状软骨的腹背深度发育增大时。

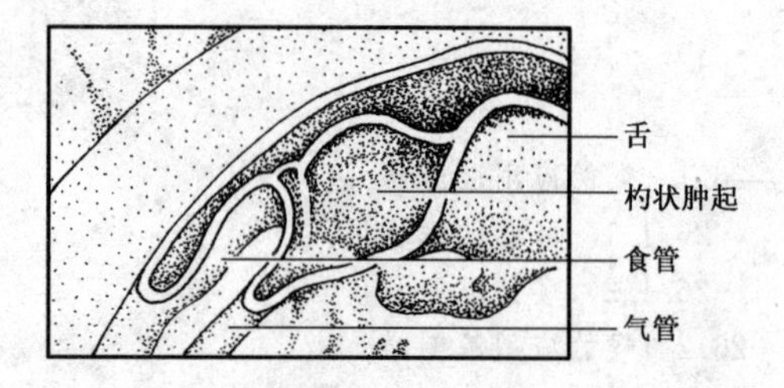

图 26-3 51周胚胎期(冠臀 10 mm)，示舌、喉部与周围器官的关系

于胚胎第2个月底，随着甲状软骨发育，在杓状软骨与甲状软骨间，逐渐形成声带。声带的正常发育与喉室和室带发育紧密相关。该期间喉腔的侧下部分，从前方的杓状隆突起，向喉原始前庭的底部伸展。其顶部形成喉球囊，近端宽阔部形成喉室。于胚胎第3月，在第4、5鳃弓间，随着喉室发育，声带和室带分离。杓会厌襞是从第4鳃弓延伸，起自会厌的下鳃弓隆突至第6鳃弓杓状隆突的上突起。

若胚胎第8周，声带的上皮始基不能纵形裂开，则形成先天性喉闭锁。亦可形成喉蹼，多位于两侧声带前端间，或室带上下方之间，亦有罕见于声带后连合处。

甲状软骨来自第4鳃弓的软骨部，先形成两侧板，以后逐渐向中线由膜融合。于胚胎第6周才发育完成(图 26-5)。环状软骨发育自第6鳃弓，于胚胎第7周形成气管食管隔，并与环状软骨相连。若该隔之嘴侧发育停止，可形成喉气管食管裂。

喉内肌于7 mm的胚胎期才可区别内、外收缩肌。内收缩肌是所有喉内肌的始基。外收缩肌来自第4鳃弓，形成环甲肌。该内外肌丛于冠臀10～12 mm的胚胎期始能分辨。于13～17 mm的胚胎期(第7周妊娠期)喉软骨及喉内肌可分辨清楚。13 mm的胚胎期发育杓横肌、环杓后肌、杓会厌肌的始基亦可辨识。环甲肌、甲杓肌一直至15 mm的胚胎期才能分辨。甲杓肌至18 mm的胚胎期才与环杓侧肌分离。最后至冠臀

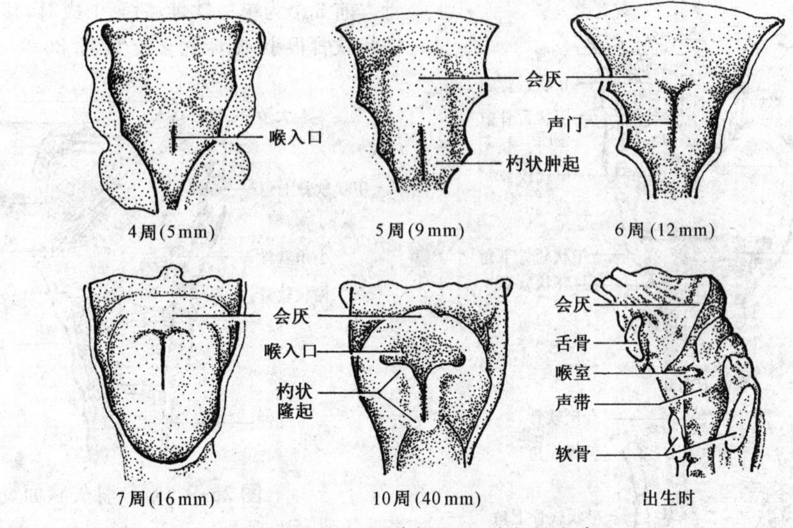

图 26-4　胚胎与出生时喉的发育

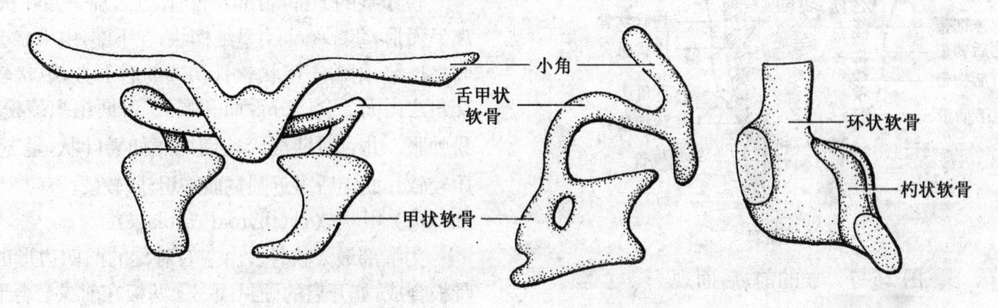

图 26-5　胚胎第 7 周(21 mm)时的喉软骨和舌骨

19～23 mm 时完成喉肌胚胎期的发育，喉内肌如杓横肌、环杓后肌、环甲肌能清楚分辨。至 24～30 mm 的胚胎末期(8～11 周妊娠期)，喉部发育成出生后的形状(图 26-6)。

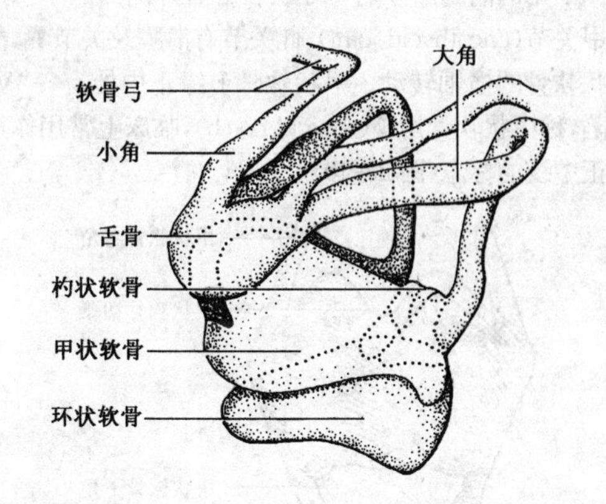

图 26-6　胚胎第 9 周(47 mm)时喉和舌骨结构

喉外肌始基来自原始舌骨下肌丛的心外膜嵴，并分为深浅两层。浅层形成肩胛舌骨肌和胸骨舌骨肌。深层形成甲状肌和胸甲肌。咽缩肌和茎突咽肌来自第 3 鳃弓，而环咽肌来自第 4 鳃弓。

26.2　喉的应用解剖学

喉(larynx)位于颈前正中，在舌骨之下，上通喉咽，下接气管，是下呼吸道门户。喉上端为会厌上缘，婴儿的位置高于成人，在成人约相当于第 3 颈椎上缘或下缘平面，下端为环状软骨下缘，约相当于第 6 颈椎下缘平面，而儿童则相当于第 4 颈椎水平，颈动脉鞘包括颈总动脉、颈内静脉、迷走神经紧邻喉的两侧。喉是由软骨、肌肉、韧带、纤维组织及粘膜等构成的一个倒置的锥体形管腔状器官，前面有皮肤、筋膜及肌肉覆盖(图 26-7)。喉借韧带悬附于舌骨，尚有各喉外肌的附着，使其支架较为稳固。

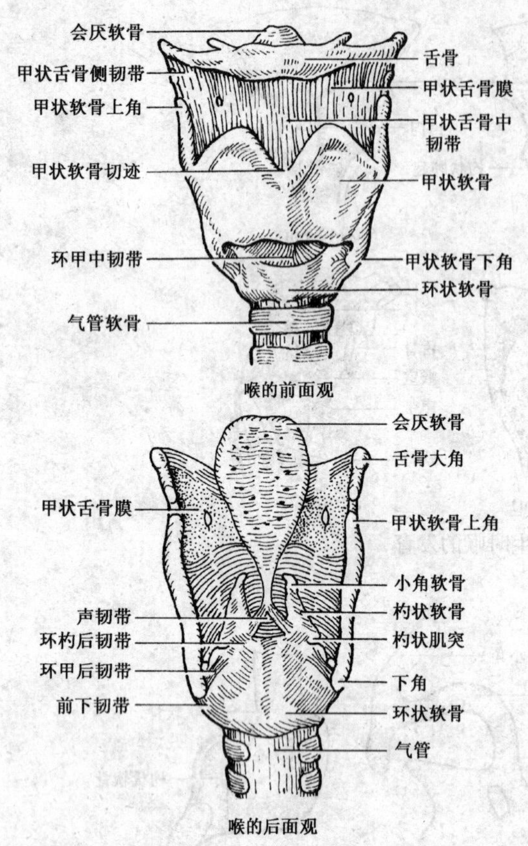

图 26-7 喉的前、后面观

26.2.1 喉支架

喉的支架由 1 块舌骨和 6 块软骨构成。舌骨(hyoid)主要由中间的舌骨体、两侧前外端的舌骨小角和后外端的舌骨大角构成(图 26-8)。软骨有会厌软骨、甲状软骨、环状软骨、杓状软骨、小角软骨和楔状软骨。前 3 个为单一软骨,后 3 个成对,其中小角软骨和楔状软骨很小,临床意义较少(图 26-9)。

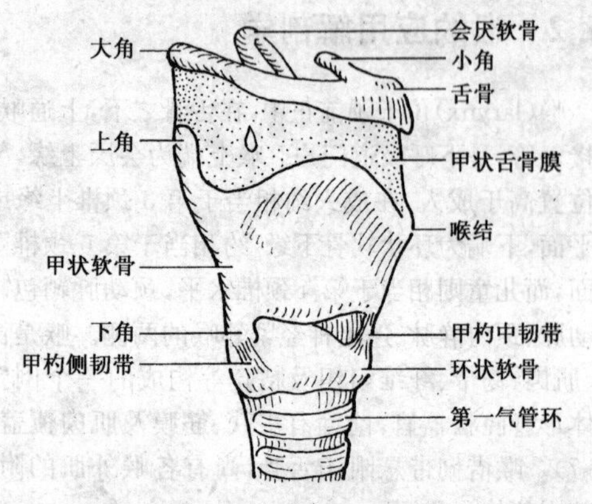

图 26-8 喉软骨侧面观

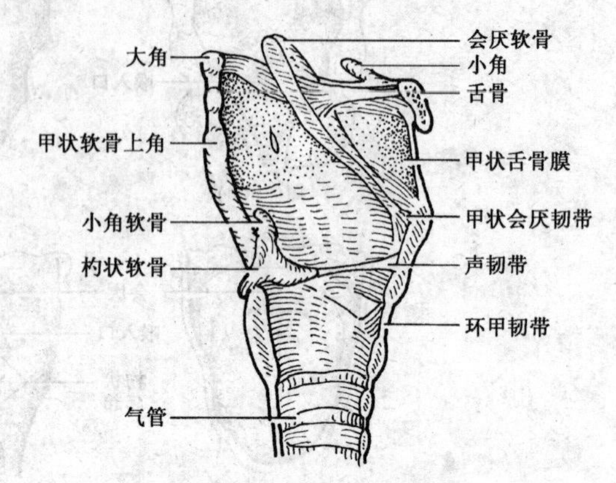

图 26-9 喉软骨矢状面观

(1) 会厌软骨(epiglottic cartilage)

位于喉的上部,舌部及舌骨之后,扁平如叶状,上缘游离呈弧形,茎(petiolus)呈细柄状,在下端,由甲状会厌韧带与之连接,附着于甲状软骨切迹的后下方,甲状软骨两侧交角之内面。会厌分舌面和喉面,舌面组织疏松,发炎时易肿胀。儿童时期会厌狭而内蜷如卷叶状,呈"∩"形,质较软。成年后多近圆宽而平坦,质较硬。

(2) 甲状软骨(thyroid cartilage)

为喉部最大软骨。由左右对称的两四边形的甲状软骨板合成,如开启的硬封面书。两板在前缘会合形成一定的角度,在男性为一锐角,其前上端向前突出,称为喉结,为成年男性的特征,可随吞咽动作而上下移动。在女性的两软骨交接处近似钝角,因此喉结不明显,故颈部不见有突起。两侧甲状软骨板后缘向上、下延伸,形成上角和下角。上角(superior cornu)较长,下角(inferior cornu)较短。两侧下角的内侧面分别与环状软骨后外侧面的小凹形成环甲关节(cricothyoid joint),此关节有滑膜及关节囊,能循甲状软骨的横轴转动。甲状软骨上缘正中处有一"V"形凹陷,称甲状软骨切迹(thyroid notch),临床上常用作辨别颈正中线的标志(图 26-10)。

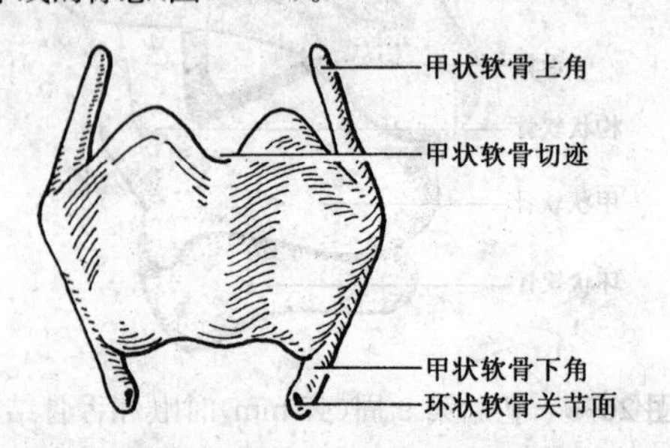

图 26-10 甲状软骨

(3) 环状软骨(cricoid cartilage)

于甲状软骨之下,下接气管,形如带印章的指环,前部较窄,称环状软骨弓;后端宽阔,称环状软骨板,是喉部惟一呈完整环形的软骨(图 26-11),为喉部重要支架,对保持喉腔通畅甚为重要。若因病变或外伤而缺损时,常可造成喉狭窄。环状软骨上缘的前部及两侧有环甲膜,与甲状软骨相连。下缘由环气管韧带与气管第一环相接。

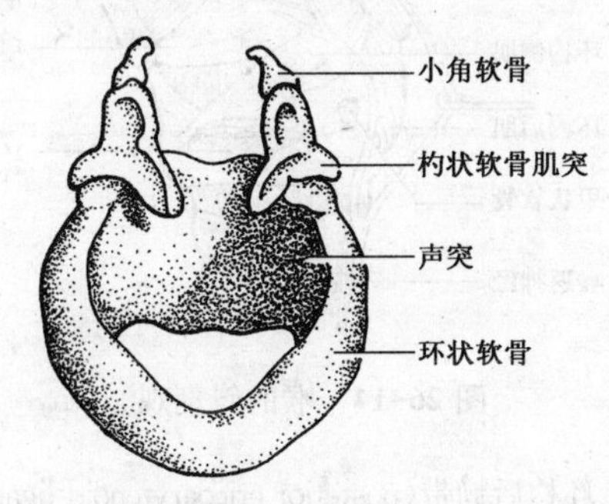

图 26-11　环状软骨正面

(4) 杓状软骨(arytenoid cartilages)

呈三角锥体形,左右各一,位于环状软骨板的后上缘。每一软骨由底、顶、后、内侧面及前外侧面、底前角、底外角组成。其底部(base)呈凹面与环状软骨连接成环杓关节(cricoarytenoid joint)。杓状软骨的主要运动是循其垂直轴转动,亦可依环状软骨小面的斜面向外下移动,或向内移动,使声带张开或闭合。底前角向前延展成为声带突(vocal process),为声韧带及声带肌附着处。底外角向后向外突出成为肌突(muscular process),环杓后肌附着于其后部,环杓侧肌附着于其前外侧面。

后侧面为平滑之凹面,杓肌附着于此。内侧面平而狭,仅覆有粘膜。前外侧面凹凸不平,其下方呈长方形窝,声带肌及环杓侧肌附着于此。顶部稍向后倾,小角软骨连接于其上。

(5) 小角软骨(corniculate cartilages)

位于杓状软骨的顶部,左右各一。

(6) 楔状软骨(cuneiform cartilages)

在小角软骨之前外侧,位于杓会厌襞中,左右各一,似小棒状。

26.2.2　喉韧带与膜

喉部韧带可分喉外韧带与喉内韧带。为喉部与舌骨及气管间联系的喉外韧带有:甲状舌骨膜、舌骨会厌韧带、舌会厌韧带、环气管韧带。喉内韧带有:甲会厌韧带、室韧带、声韧带、喉弹性膜、环甲关节韧带、环杓后韧带(图 26-12)。

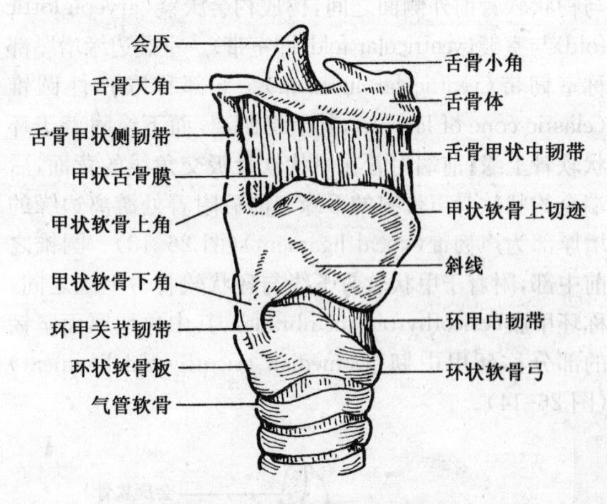

图 26-12　喉韧带右面观

(1) 甲状舌骨膜(thyrohyoid membrane)

为弹性纤维组织构成,从甲状软骨上缘及其上角的前缘,上达舌骨的后部及大角处。该膜大部分较薄而疏松,其中间增厚部分称甲状舌骨中韧带(median thyrohyoid ligament)。在两侧甲状软骨上角与舌骨大角间的增厚部分,称甲状舌骨侧韧带(lateral thyrohyoid ligament)。喉上神经内支于喉上动脉、静脉自甲状舌骨膜的两侧穿过。

(2) 舌骨会厌韧带(hyoepiglottic ligament)

为一短而宽的韧带,位于会厌舌面、舌骨体和舌骨大角之间的纤维组织。会厌、甲状舌骨中韧带及舌骨会厌韧带三者之间称会厌前间隙(spatium preepiglotticum),内充满脂肪。

(3) 舌会厌韧带(glossoepiglottic ligament)

为会厌软骨舌面中部与舌根间连结之韧带,为左右会厌谷的分界线。

(4) 甲会厌韧带(thyroepiglottic ligament)

为连接会厌软骨茎与甲状软骨切迹后下方的纤维韧带。

(5) 喉弹性膜

为宽阔的弹性纤维组织,被喉室分为上、下两部,上部为方形膜(quadrangular membrane)又称四边形膜,下部为三角形膜(triangular membrane)又称弹力圆锥。方形膜起自会厌软骨外缘,向后向下伸展,附着于小角软骨和杓状软骨,其后缘短于前缘。方形膜的上缘起自会厌尖,向后下内倾斜至小角软骨;下缘起自会厌软骨柄附着于甲状软骨交角内面的下部，向后延伸至杓状软骨的声突。在会厌侧缘，甲状软骨板交角线背面与杓状软骨前外侧面之间，构成杓会厌襞（aryepiglottic fold）与室襞（ventricular fold，即室带）。室襞边缘增厚部称室韧带（ventricular ligament）。下部称喉弹性圆锥（elastic cone of larynx），其上缘游离，而下缘附着于环状软骨上缘；前端附着在甲状软骨板交角线的背面，后端至杓状软骨声带突的下缘。前后附着处游离边缘的增厚部为声韧带（vocal ligament）（图 26-13）。圆锥之前中部，附着于甲状软骨下缘与环状软骨弓上缘之间，称环甲膜（cricothyroid membrane），其中央增厚而坚韧的部分称环甲中韧带（median cricothyroid ligament）（图 26-14）。

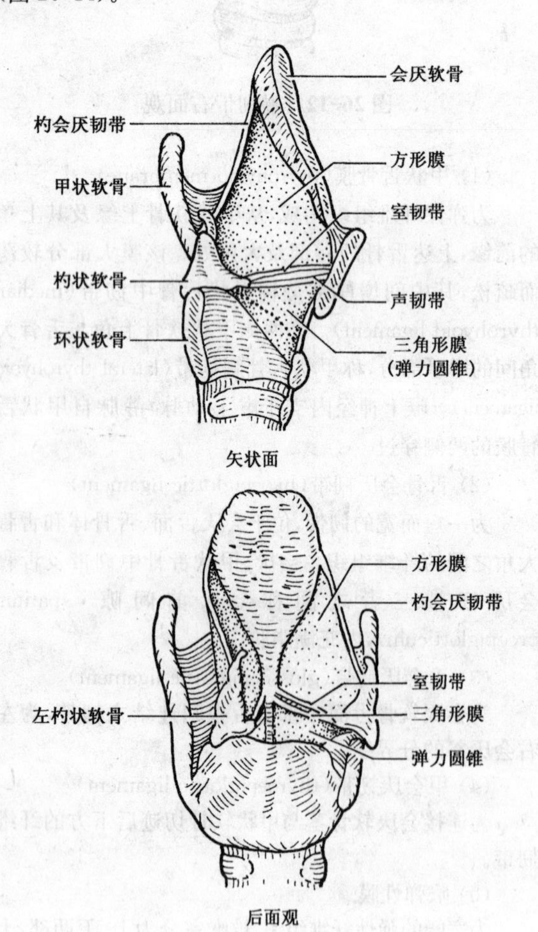

图 26-13　喉韧带与膜

（6）环甲关节韧带（capsular ligament of cricothyroid joint）

位于环甲关节的外表。

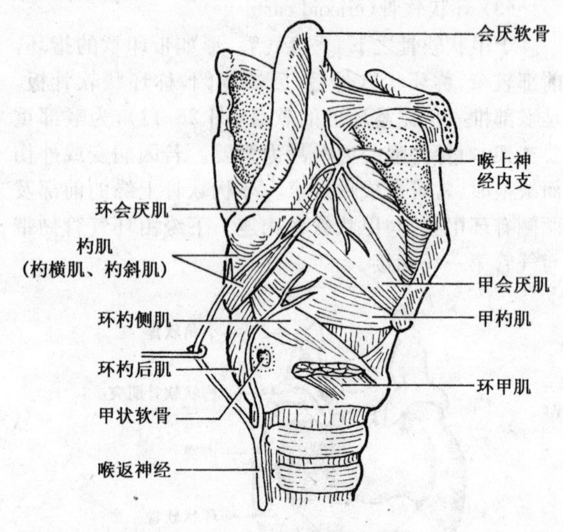

图 26-14　喉的斜剖观

（7）环杓后韧带（posterior cricoarytenoid ligament）为环杓关节后面的纤维束。

（8）环气管韧带（cricotracheal ligament）

为连接环状软骨下缘与第 1 气管环的纤维膜。

26.2.3　喉的肌肉

喉的肌肉分为喉内肌和喉外肌两组。喉外肌将喉与周围的结构相连，其作用是使喉体上升或下降，同时使喉固定。喉内肌主管声带的开闭、弛张和会厌的活动，使喉有呼吸、发音和括约功能。

喉外肌分为升喉与降喉两组肌肉。前者有颏舌骨肌、二腹肌、下颌舌骨肌和茎突舌骨肌；后者有胸骨甲状肌、胸骨舌骨肌、甲状舌骨肌和肩胛舌骨肌。喉外肌亦可以舌骨为中心，分为舌骨上肌群和舌骨下肌群。

（1）喉外肌

1）舌骨上肌群　主要作用是提升舌骨，起升喉作用。

a. 颏舌骨肌（geniohyoid muscle）：起自下颌骨的棘突，止于舌骨体。

b. 二腹肌（digastric muscle）：前腹起自下颌骨的二腹肌窝，斜向后下方，后腹起自乳突后内方的乳突切迹，斜向前下方，两腹会合于中间腱，连接到舌骨大角和舌骨体。

c. 下颌舌骨肌（mylohyoid muscle）：起自下颌骨的颌舌线，止于舌骨体。

d. 茎突舌骨肌（stylohyoid muscle）：起自颞骨的茎突，止于舌骨体。

2) 舌骨下肌群　主要作用是下拉舌骨,起降喉作用。

a. 胸骨甲状肌(sternothyroid muscle):起自胸骨后面,止于甲状软骨翼板的斜线。

b. 胸骨舌骨肌(sternohyoid muscle):起自胸骨柄后面,止于舌骨体。

c. 甲状舌骨肌(thyrohyoid muscle):起自甲状软骨翼板斜线上侧,止于舌骨大角下缘。

d. 肩胛舌骨肌(omohyoid muscle):分上下两腹。下腹起自肩胛骨上缘,止于中间腱;上腹起自中间腱,止于舌骨体。

咽中缩肌附着于舌骨大角,咽下缩肌附着于甲状软骨的斜线和环状软骨,此两肌在收缩时可影响喉部位置。咽下缩肌在吞咽时还有提喉作用,以增强喉的保护功能,并容食团进入食管,故亦属喉外肌组。

(2) 喉内肌

喉内肌成对者有九,仅一为单肌。依其功能主要分成以下4组(图26-15)。

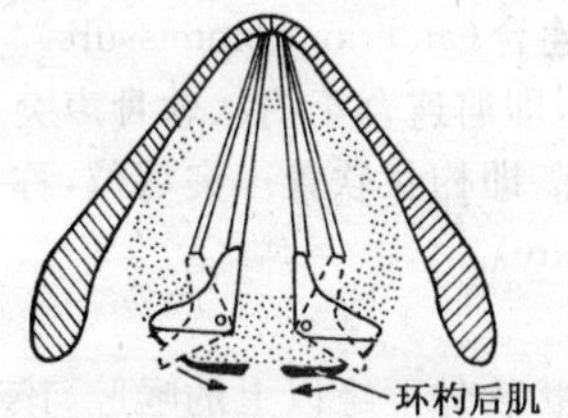

环杓后肌收缩使声带外展,声门开大

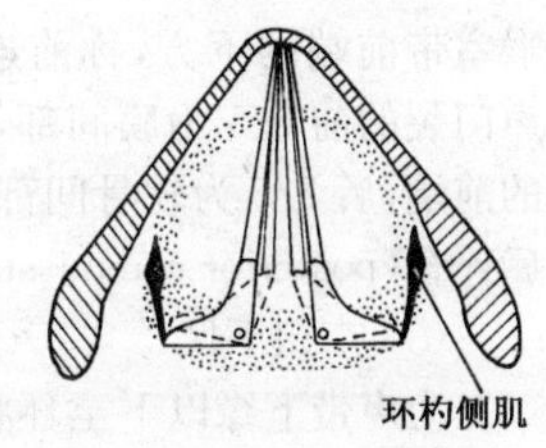

环杓侧肌收缩时使声带内收,声门关闭

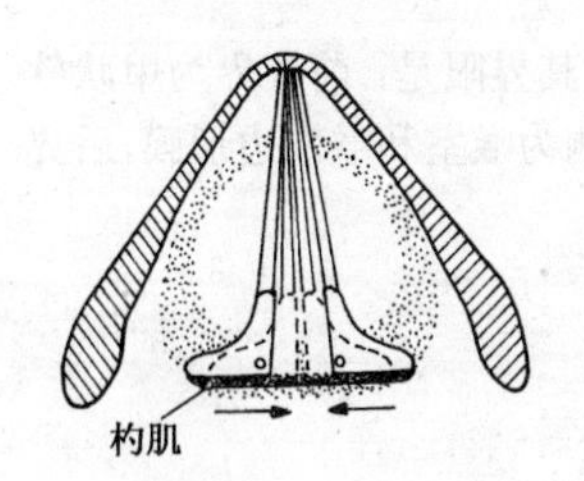

杓肌收缩亦使声带内收,声门关闭

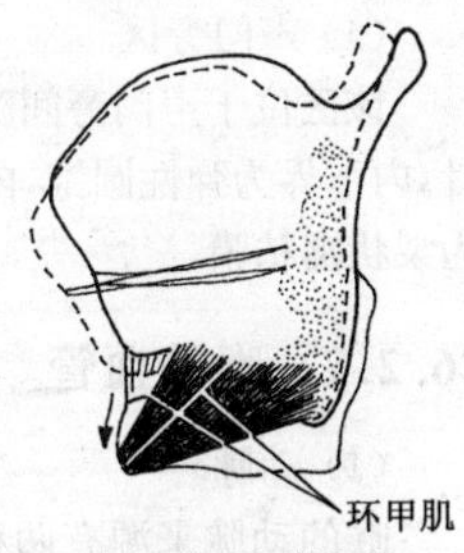

环甲肌及甲杓肌收缩,使声带紧张

图26-15　喉肌功能示意图

1) 使声门张开　其主要作用来自环杓后肌(posterior cricoarytenoid muscle),起自环状软骨后侧背面之浅凹,附着于杓状软骨肌突之后部,收缩时使杓状软骨的声带突向外转动,因此声带外展,使声门张开。

2) 使声门关闭　依赖环杓侧肌(lateral cricoarytenoid muscle)和杓肌(arytenoid muscle)。环杓侧肌起于环状软骨弓两侧的上缘,附着于杓状软骨肌突前面,收缩时使杓状软骨向内转动,因而声带内收,声门闭合。杓肌由杓横肌与杓斜肌组成。杓横肌附着于两杓状软骨的后侧面,为喉内惟一的单肌。杓斜肌起于一侧杓状软骨肌突后部,止于对侧杓状软骨顶部,位于杓横肌之外,两侧杓斜肌呈交叉状。杓肌收缩时,使两侧杓状软骨接近,因而加强声门的关闭。

3) 使声带紧张和松弛　调节声带张力的肌肉有环甲肌(cricothyroid muscle)和甲杓肌(thyroarytenoid muscle)。环甲肌分斜、直两部,呈三角形,位于甲状软骨与环状软骨间,起于环状软骨的前部及外侧,斜肌居下,向外后而止于甲状软骨下角前缘;直肌位于前,向上、外后而附着于甲状软骨下缘后部。环甲肌收缩时使甲状软骨与环状软骨弓接近,环状软骨循环甲关节的横轴为支点,向后转动,杓状软骨亦随之后动,增加杓状软骨和甲状软骨之间的距离,使声带紧张度增加。甲杓肌前端起自甲状软骨中央部背面的前连合,后端附着在杓状软骨的声带突。位于声带部肌肉,称声带肌。甲杓肌及声带肌收缩时,使杓状软骨声带突向内转动,因而声带松弛。但甲杓肌外侧部兼使声门关闭,因其附着于杓状软骨的肌突。甲杓肌、声韧带及其上下面的粘膜是声带的主要组成部分,发音的音调与甲杓肌等收缩的紧张度有关。

4) 使会厌活动　使会厌活动的肌群主要有杓会厌肌(aryepiglottic muscle)和甲状会厌肌(thyroepiglottic muscle),前者使喉入口关闭,后者使喉入口开放。杓会厌肌、喉弹性膜的上外侧缘及其外覆的粘膜形成杓会厌襞。

26.2.4　喉腔结构

整个喉腔均覆有一层较薄的粘膜,上部与咽粘膜连接,向下与气管粘膜相接。喉部粘膜上皮属柱状纤毛上皮,而声带、会厌的舌面和喉面的一部分以及杓会厌襞的一部分之粘膜上皮属复层鳞状上皮。除声带的粘膜外,喉粘膜都富于粘液腺,会厌喉面、杓会厌襞的下部和喉室等处的粘液腺更为丰富。会厌喉面、声带表面、小角软骨与楔状软骨等处的粘膜附着甚紧,而声门下区和杓会厌襞处的粘膜则有疏松的粘膜下层,故后者易发生肿胀或水肿。

在喉腔的中段,两侧粘膜自前至后向喉腔中央游离,形成两对皱襞,上面的一对称室皱襞(vestibular fold)即室带(vestibular cord),或称假声带(false vocal cord);下面的一对称声皱襞(vocal fold),即声带(vocal cord)或称真声带(true vocal cord)。

26.2.5 喉的间隙

喉的间隙有 3 种：声门旁间隙、会厌前间隙和声韧带间隙。

(1) 声门旁间隙(paraglottic space)

位于甲状软骨翼板内膜和甲杓肌之间,左右各一,上通会厌前间隙,下达三角形膜,狭长形,其前外界即甲状软骨翼板前部内膜,内界为方形膜、喉室和甲杓肌,内下界为三角形膜,后界是梨状窝内壁粘膜转折处。

(2) 会厌前间隙(preepiglottic space)

位于会厌前区,包绕会厌两侧的周围间隙,内充满脂肪组织,与会厌下部有多个穿行的血管和神经小孔相通。

(3) 声韧带间隙(reink space)

位于声带游离缘上皮下层与声韧带之间,左右各一,是潜在性的小间隙,炎症时扩大。

26.2.6 喉腔分区

喉腔是由喉软骨支架围成的管状空腔,其内部由于声带(vocal cord)的分隔,笔者提出可分成声门上区(supraglottic portion)、声门区(glottic portion)、声门下区(infraglottic portion)和声门旁区(paraglottic portion)4 区(图 26-16)。

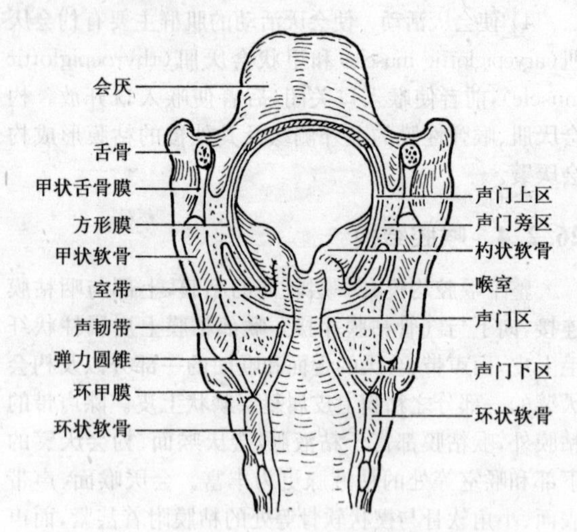

图 26-16 喉腔的分区

(1) 声门上区

位于声带上缘以上,其上口通喉咽部,向后向上呈三角形,称喉入口(laryngeal inlet)。声门上区之前壁为会厌软骨的喉面,其中央相当于会厌软骨柄附着处,呈结节状隆起,称会厌结节(epiglottic tubercle),两侧壁为杓会厌襞,后壁为杓状软骨(图 26-16);介于喉入口与室带之间者,又称喉前庭(vestibule of the larynx)。

1) 室带 左右各一,位于声带上方,与声带平行,由粘膜、室韧带及甲杓肌组成,外观呈淡红色,前端附着于甲状会厌韧带的下方,后端附着于杓状软骨声突的上方。

2) 喉室(laryngeal ventricle) 位于室带和声带间,开口呈椭圆形的腔隙,其前端向上向外延展成一小憩室,名喉室小囊(sacculus of larynx)或喉室附部,此处有粘液腺,分泌粘液,润滑声带。

(2) 声门区

位于声带之间。

声带位于室带下方,左右各一,由甲杓下韧带、甲杓内肌(即声带肌)、粘膜组成。在间接喉镜下声带呈白色带状,边缘整齐,由于其后端附着于杓状软骨的声带突,故可随声带突的运动而张开或闭合。声带张开时,出现一个等腰三角形的裂隙,称为声门裂(rima vocalis),简称声门,空气由此进出,亦为喉最窄处。两侧声带之前端相融合呈声带腱(vocal tendon),附着于喉室带前端的下方,称前连合(anterior commissure)。声门裂的前 3/5 为膜间部,即前连合至杓状软骨声突的前端,后 2/5 为软骨间部,即杓状软骨声突部位,称后连合(posterior commissure)。

(3) 声门下区

为声带下缘以下至环状软骨下缘以上的喉腔,该腔上小下大。幼儿期此区粘膜下组织结构疏松,炎症时容易发生水肿,常引起喉阻塞。

(4) 声门旁区

该区位于声门旁间隙,其界限是:前外界为甲状软骨,内下界为弹性圆锥,内侧为喉室和喉四边形膜,后界为梨状窝粘膜。

26.2.7 喉的血管

(1) 动脉

喉的动脉来源有两种(图 26-17):

1) 来自甲状腺上动脉(superior thyroid artery)的喉上动脉(superior laryngeal artery)和环甲动脉(cricothyroid artery)两支。喉上动脉在喉上神经的前下方穿过甲状舌骨膜入喉内,主要供应会厌软骨及喉上部的粘膜、喉肌。环甲动脉自环甲膜的上部穿入喉内,分布于环甲韧带的上部。

2) 来自甲状腺下动脉(inferior thyroid artery)的喉下动脉(inferior laryngeal artery)。该支随喉返神经于环甲关节后方进入喉内,主要供应喉下部。

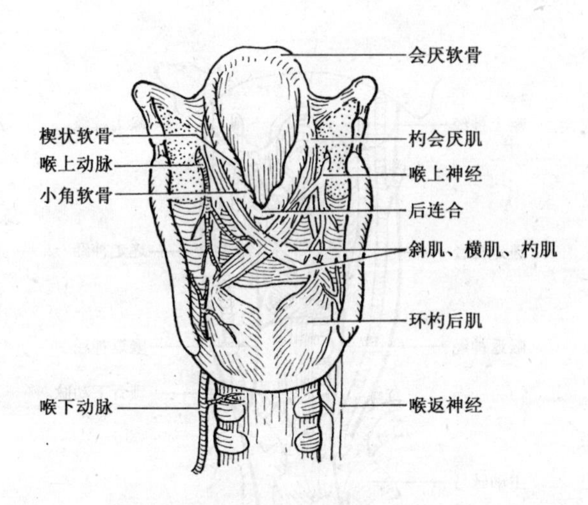

图 26-17　喉的血管

(2) 静脉

随动脉伴行，汇入甲状腺上、中、下静脉，继汇入颈内静脉及无名静脉。

26.2.8　喉的淋巴

喉的淋巴主要分为声门上和声门下两组(图 26-18)。声门上区的淋巴管甚丰富，淋巴管稠密而粗大，此区的淋巴毛细胞在杓会厌襞前端汇合成一束淋巴管，向外、前抵达梨状窝前壁，复穿出甲状舌骨膜，与喉上动脉同行，汇入颈总动脉分叉处、二腹肌与肩胛舌骨肌之间的颈深淋巴结上群。其余少数淋巴管汇入颈深淋巴结下群或副神经链。喉室的淋巴管穿过同侧的环甲膜，进入颈深淋巴结中群和颈深淋巴结下群。声门下区的淋巴管较少，可分两部分：一部分穿出环甲膜汇入气管前淋巴结(相当于甲状腺峡处)、汇入颈深淋巴结中群，另一部分在甲状软骨下角附近穿过环气管韧带，汇入气管旁淋巴结后再进入颈深淋巴结下群。声门区淋巴管甚少，与周围联系较少，引流至颈淋巴结。一般喉部每侧的淋巴引流按区分开，但也有少数的互相交流或互相混合。

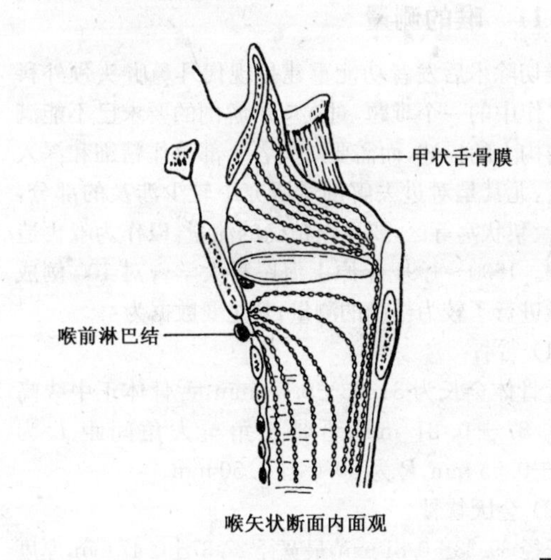

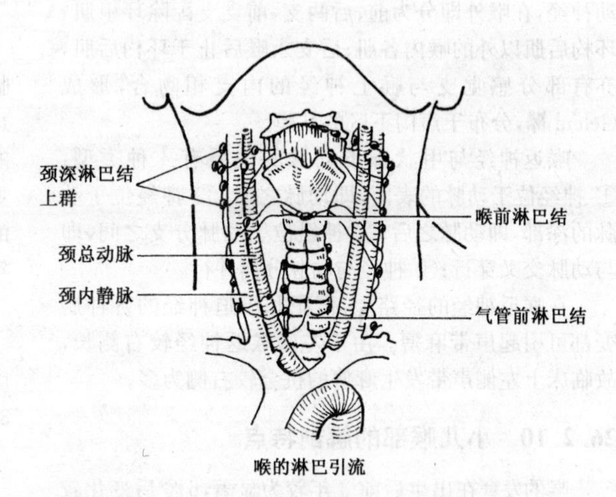

图 26-18　喉的淋巴

26.2.9　喉的神经

喉的神经包括喉上神经(superior laryngeal nerve)和喉返神经(recurrent laryngeal nerve)，两者均为迷走神经的分支(图 26-19,26-20)。

(1) 喉上神经

发自迷走神经的颈段，在结状神经节的下缘相当于舌骨大角平面处分出，在颈动脉的后面向前向下走行，约距结状神经节 2 cm 处分为内、外两支。外支属运动神经，支配环甲肌，但也有感觉神经纤维分布在声门下区。内支在喉上动脉穿入甲状舌骨膜处的后上方穿过甲状舌骨膜，分布于声带以上区域的粘膜，主要是感觉神经，另有小部分运动纤维分布于杓肌。

(2) 喉返神经

即喉下神经(inferior laryngeal nerve)，发自迷走神经的胸段，分左右两侧走行。左右两侧路径不同，右侧在锁骨下动脉之前离开迷走神经，绕经该动脉的下、后方，再折向上行，沿气管与食管间所成之沟，直到环甲关节的后方进入喉内；左侧的径路较长，在迷走神经经过主动脉后离开迷走神经，绕主动脉弓之下，后上行，

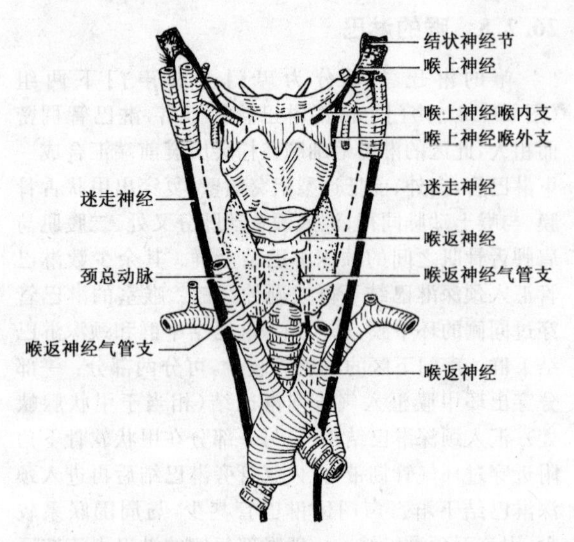

图 26-19　喉的神经(正面观)

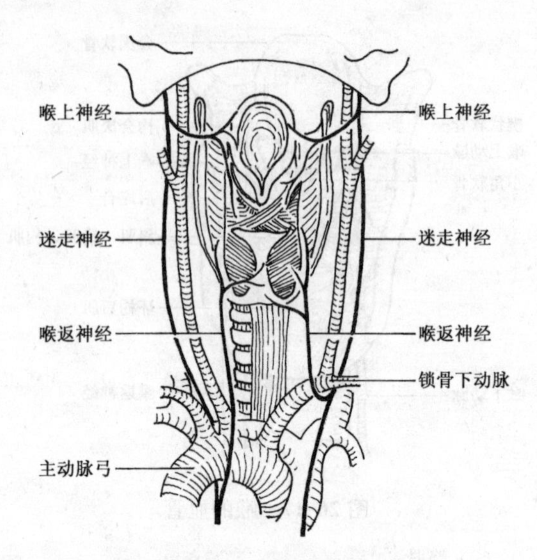

图 26-20　喉的神经(背面观)

沿着与右侧相似的途径进入喉内。喉返神经主要是运动神经,在喉外即分为前、后两支,前支支配除环甲肌、环杓后肌以外的喉内各肌;后支入喉后止于环杓后肌,亦有部分感觉支与喉上神经的内支相吻合,形成Geleni 襻,分布于声门下区的粘膜。

喉返神经与甲状腺下动脉的关系有 4 种类型:① 神经位于动脉的表面,即动脉之前;② 神经位于动脉的深部,即动脉之后;③ 神经位于动脉分支之间,即与动脉交叉穿行;④ 神经与动脉分离并行。

在喉返神经的径路上,侵犯和压迫神经的各种病变都可引起声带麻痹。由于左侧喉返神经较右侧长,故临床上左侧声带发生麻痹的机会较右侧为多。

26.2.10　小儿喉部的解剖特点

喉的发育在出生后前 3 年较为显著,6 岁后变化较少,到 14~16 岁又进入显著发育阶段。小儿喉部在解剖结构上与成人略有区别,其主要特点为:① 小儿喉的位置较成人为高,以环状软骨弓为标志,3 个月的婴儿,其高度约相当于第 4 颈椎下缘水平;6 岁时降至第 5 颈椎以下;至青春期达到第 6 颈椎水平;② 小儿喉软骨尚未钙化,故较成人为软;③ 小儿喉粘膜下组织较疏松,淋巴也较丰富,容易发生炎性肿胀,随着年龄增长,淋巴逐渐减少;④ 小儿喉腔、声门都较狭小,轻度炎症或水肿时,就可能引起呼吸困难;⑤ 儿童时期,会厌如卷叶状,呈"∩",因此,间接喉镜检查时,较难窥见声带等喉内结构;⑥ 儿童声带长度为 6~8 mm,成年女性为15~20 mm,成年男性为 20~25 mm,故童音的音调较高。

26.2.11　喉的测量

喉切除术后发音功能重建是现代耳鼻喉头颈外科临床工作中的一个难题,对喉应用解剖的要求已不能满足于结构上的描述,而需要对其各个部分作精细和深入的测量,尤其是对过去解剖学研究中较少涉及的部分,如舌骨、梨状窝等区,要重作精确的测量,以作为喉再造的基础。1990~1991 年原上海医科大学曾对 100 例成年尸喉进行了较为精确的测量,其主要数据为:

(1) 舌骨

舌骨体全长为 31.03±0.59 mm,舌骨体正中线高度为 9.87±0.21 mm,舌骨小角至大角间距 L 为 30.73±0.55 mm,R 为 30.04±0.50 mm。

(2) 会厌软骨

长径 39.33±0.81 mm,最宽径 22.37±0.47 mm,厚度于边缘部为 1.06±0.03 mm,于中心部为 2.71±0.18 mm。

(3) 声襞

声带前端至甲状软骨上缘为 18.49±0.58 mm,声带前端至甲状软骨下缘为 9.75±0.35 mm。

(4) 梨状窝

窝的高度,以杓状会厌襞会合处为界,上 L 为 11.86±0.90 mm,R 为 13.08±0.80 mm,下 L 为 16.95±0.60 mm,R 为 18.24±0.78 mm;窝的最宽度 L 为 13±0.68 mm,R 为 13.28±0.56 mm;窝的下缘位置于环状软骨上者 L 9 例,R 11 例,于环状软骨上 1/2 者 L 12 例,R 9 例,于环状软骨下 1/2 者 L 无,R 1 例。

(黄鹤年)

喉部生理学 27

喉有发声、呼吸及括约肌等功能。

27.1 发声功能

27.1.1 发声的条件

(1) 高压呼出气流

发音前，声带内收，使声门下气压上升，形成高压呼出气流，冲击声带振动后，发出声音。声门下气压的高低决定发音的强度，即音强与呼出气流压成正比。

(2) 声带的振动

声带振动的频率决定所发音调的高低。声带振动有垂直向和水平向，即声带缘依椭圆轨迹活动，长轴为水平向，短轴为垂直向。声带可形成全长振动，亦可为节段性振动。两侧声带的接触面先从下部分开，向上向外转动。声带振动的节段越短，张力越大，则所发音的频率越高。发低音时，声带宽，全部振动，张力低。

(3) 共鸣腔

共鸣腔分喉上与喉下，喉上共鸣腔有咽腔、口腔、鼻腔及鼻窦，喉下共鸣腔有气管及肺。喉部发出的音调，需通过共鸣腔，才形成富于音色的声音。

27.1.2 发声的机制

(1) 喉肌收缩

发音时声带的活动依靠喉内外肌的收缩，使声带内收及保持其张力。声带内收由四组喉肌的收缩：①环杓侧肌及甲杓肌外侧纤维的收缩，使杓状软骨、声突及声韧带内收；②杓间肌收缩使两侧杓状软骨靠拢；③环甲肌收缩增加声带长度；④环杓后肌的收缩，可保持杓状软骨稳定。

(2) 呼出气压力

声音的产生是由于呼出气体的压力与喉肌弹力的相互平衡作用，即空气动力-肌弹力学说(aerodynamic myoelastic theory)。当呼气时喉内收肌收缩，使两侧声带靠拢，对抗呼出的气流，由于声门缩小，声带间的气流速加快，声带间的气体压力降低，形成相对真空，使两侧声带紧紧接触，阻塞气道，致声门下压再上升，又将声门开放。以上声门下气压降低，声带因有弹性及 Bernonlli 效应由开放再关闭的重复周期活动，形成声音的基频。声带振动频率高，张力大，振动面积局限时，则音调高。声带振动频率低，张力小，振动面积大时，则音调低。

27.2 呼吸功能

喉是上呼吸道一部分，声门亦是呼吸道的门户，其口径较小，随空气的吸入和呼出而变化，并对气流产生一定阻力，使其具有化学性控制的反射作用，血液的 pH 值及 CO_2 分压可影响声门的大小和声带的位置，故喉对控制肺泡适宜的气体交换和保持体液的酸碱平衡亦起辅助作用。

正常呼吸时，声带松弛，位于内收与外展位的中点。吸气时声带稍外展，声门稍增大，呼气时声带稍内收，声门稍缩小。安静时，声带运动的幅度很小。惟当剧烈运动深呼吸时，声带运动幅度增大，声带最大限度地外展，使气流阻力降至最小，有利于吸入最大容量的空气。

吸气时，因舌骨下诸肌的收缩，横膈下降及胸腔内负压增加，使喉部亦稍下降，促使肺部空气交换。

27.3 括约肌功能

喉腔有三个瓣状组织，起到括约肌作用，似三道关口，防止于吞咽时食物误入呼吸道。

27.3.1 三道关口

(1) 杓会厌皱襞

含有甲杓肌及杓间肌，当两者收缩时，使两侧杓会厌皱襞互相紧密接触，连同前部的会厌结节，后面杓状软骨，共同组成第一道关口，使喉入口关闭。

(2) 喉室带

喉室带由纤维及弹性组织组成，上面从其游离缘向上、向外呈斜坡状，下面平坦，似机械性活瓣的作用，使空气易进难出。两侧喉室带内缘的互相接触，连同两侧杓状软骨靠拢，形成第二道关口。

(3) 声带

其上面平坦，下面呈斜坡状，亦似机械性活瓣，其作用使空气难进易出，形成第三道防线。

27.3.2 括约肌作用的机制

上述喉的括约肌作用是通过以下机制实现的：

(1) 喉肌的活动

吞咽时，喉室带及声带同时收缩关闭。杓会厌皱襞不收缩。发声时，仅声带内收。

(2) 机械性活瓣作用

喉室带及声带均有机械性活瓣作用。

27.4 喉的心血管反射

喉部的心血管循环反射系统是通过主动脉的压力感受器的传入纤维，经喉返神经、交通神经支及喉上神经，传至中枢神经，形成喉心血管反射弧。因此，当喉内这些神经受到刺激时，可引起心律不齐，心搏徐缓，心率减慢，甚至心搏骤停。因此，喉气管支气管镜检查使喉部、气管、支气管受到刺激时，可引起喉心血管反射及反射性心脏功能紊乱。

（黄鹤年）

喉部症状学 28

喉部症状可由各种喉部疾病引起，也可为邻近器官的病变或全身性疾病在喉部的表现。

28.1 咽喉痛

咽喉痛(pain of the larynx pharynx)的程度常因病而异。

28.1.1 喉急性炎症

以急性会厌炎、会厌脓肿的咽喉痛最剧烈，可发生反射性耳痛，吞咽时加剧。喉软骨膜炎、喉关节炎的咽喉痛较轻，触压喉体时有明显触痛。

28.1.2 喉慢性炎症

慢性炎症的患者常觉咽喉部微痛不适，伴有干燥感。

28.1.3 喉结核

浸润溃疡型喉结核的咽喉痛剧烈，尤其当会厌、杓状软骨、杓会厌襞等处被侵犯，则有吞咽疼痛、吞咽困难，影响进食。

28.1.4 喉恶性肿瘤

中晚期喉癌表面溃烂时，病人有咽喉痛，可反射至同侧耳部。当癌肿向喉咽发展时，出现吞咽困难。

28.1.5 其他

喉部创伤、烧伤、腐蚀伤、放射线损伤等常发生喉软骨膜炎而引起严重咽喉痛。

28.2 声嘶

声嘶(hoarseness),又称声哑,是声带发生了病变的特有症状。因病变程度不同时发音功能有不同程度的影响,轻度仅音调变低、变粗,重度者发音嘶哑,严重时只能作耳语,甚至完全失音。声嘶的主要原因如下。

28.2.1 炎症

声嘶是急性喉炎的主要症状,轻者音调降低,声音粗糙,发音费力;重者声嘶明显,甚至失音。慢性喉炎的常见症状是发音粗糙,音调较正常降低。初为间歇性,渐变为持续性,晨起时较重,但失音者少见。

28.2.2 声带小结和息肉

声带小结和息肉为引起声嘶的常见疾病,声嘶的程度与其生长的位置、大小有关。一般呈持续性声嘶,进行缓慢。

28.2.3 先天畸形

先天畸形如喉蹼常位于两侧声带前端之间,范围较小者偶有声嘶。较大者出生后即出现哭声嘶哑,甚至失音。喉气囊膨出的声嘶多发生于咳嗽或用力呼气,增加喉内压时。当平静呼吸,空气排出后,声嘶亦消失。

28.2.4 肿瘤

肿瘤如乳头状瘤、淀粉样变性等良性肿瘤,均可出现缓慢进行的声嘶。喉癌的声嘶为进行性,逐渐加剧,最后可至失音。

28.2.5 喉神经瘫痪

喉上神经瘫痪时声带失去正常张力,呈波纹形,患者语音单调,低而粗糙,不能发高音。单侧喉返神经瘫痪时,在早期,声带停留在正中位,故声音近乎正常;在中期,声带多停留在旁中位,声嘶明显;在后期,由于对侧声带起代偿作用,向病侧声带靠拢,发音又近于正常。双侧喉返神经瘫痪时,两侧声带呈旁中位,发音时不能闭合,常完全失音、无力,如耳语状。一侧喉上神经及喉返神经瘫痪时,患侧声带皆固定在中间位,声嘶明显。双侧喉上神经及喉返神经瘫痪时,双声带在中间位,喉部无反射,发音漏气,饮食呛咳。

28.2.6 癔病性声嘶

多突发性,可自耳语、发音困难以至完全失音。声带正常,在发音时不能向中线靠拢,呈长三角形声门裂。但患者哭笑、咳嗽声正常而响亮。声嘶恢复甚快,惟易再发。

28.3 喉喘鸣

喉喘鸣(laryngeal stridor)是因喉腔声带或声带以上部位变窄,发生阻塞,气流通过狭窄的管腔,经振动而发生吸气性喘鸣声。若声门以上部位阻塞,可发生吸气、呼气双重性喘鸣。小儿喉腔较小,组织软弱而疏松,易发生喉喘鸣。引起喉喘鸣的疾病有:

28.3.1 先天性喉喘鸣

多因会厌蜷曲、喉组织软弱、妊娠期营养不良、甲状软骨、环状软骨发育不佳喉软化所致。常呈间歇性,亦有持续性发生,于洗澡、更衣、受惊、活动时加剧,吸气时有喘鸣和胸骨上窝、肋间、上腹部凹陷,睡眠时减轻,一般至2~3岁时可自行缓解。喉蹼、会厌过大过软或过度后倾、杓状软骨脱垂等皆可发生喉喘鸣。

28.3.2 炎症

儿童急性喉炎、急性喉气管支气管炎、急性会厌炎、急性喉水肿等常引起吸气性喉喘鸣。

28.3.3 喉痉挛

蝉鸣性喉痉挛的喉喘鸣是因声门、喉入口的喉内肌痉挛性收缩所致,属喉部功能性疾病范围,多发于夜间,常突然发作,从睡眠中突然惊醒,有呼吸紧迫和窒息感,甚至发生喉晕厥,不久即自行好转,但可反复发作。

28.3.4 肿瘤

喉良性、恶性肿瘤在阻塞喉腔时常出现喉喘鸣,引起呼吸困难。

28.3.5 其他

外伤性喉狭窄、喉血肿、喉骨折脱位、喉腐蚀伤、喉异物等引起的喉喘鸣多呈吸气性,常伴有不同程度的呼吸困难。

另外如两侧喉返神经麻痹、咽后脓肿、甲状腺肿瘤压迫颈段气管,也可引起喉喘鸣。

28.4 呼吸困难

呼吸困难(dyspnea)一般分为吸气性、呼气性及混合性3种类型。喉源性呼吸困难的特点是,吸气时由于喉腔狭窄,空气不能通畅地进入肺内,出现吸气性呼吸困难,吸气期延长,吸气时胸腔内负压加大,胸廓周围软组织出现凹陷,于胸骨上窝、锁骨上窝及剑突下发生凹陷,称为三凹征。严重时,肋间隙亦发生凹陷,合称为四凹征。吸气期有喉喘鸣,并可出现口唇发绀,甚至窒息。

呼气性呼吸困难主要表现为呼气期延长,呼吸速率缓慢,呼气时有喘鸣声。无三凹征,常有肺气肿,如支气管哮喘。

混合性呼吸困难出现于上下呼吸道均有狭窄,吸气与呼气均费力,呼吸表浅而增快,呼吸运动受限制,呼吸气量减少,多因下呼吸道阻塞所致,如纵隔、气管肿瘤压迫等。

引起喉源性吸气性呼吸困难的疾病有:先天性喉畸形、急性喉炎、急性会厌炎、急性喉气管支气管炎、喉水肿、喉肿瘤、双侧喉返神经麻痹等。

吸气性呼吸困难可分为四度。一度:病人在安静时,无呼吸困难,但在活动时,有鼻翼扇动,轻度三凹征。二度:患者在安静及活动时,均有鼻翼扇动和明显的三凹征。三度:具有第二度征象,加上烦躁不安等现象。四度:具有第三度征象,并有面色青紫、苍白或昏迷等现象。

28.5 咯血

咯血(hemoptysis)是指由喉、气管、支气管至肺间的任何部位出血,常伴有咳嗽、咯痰等呼吸道病史,经口咯出,血呈鲜红,带有气泡,咯血量多者如泉涌,少量仅痰中带血。因喉部疾病引起的咯血有:喉血管瘤、喉癌、喉外伤、喉结核等。但多数咯血是由支气管扩张、支气管癌、肺结核、肺脓肿、心血管疾病所引起。咯血必须与因消化系统疾病引起的呕血相鉴别。呕血常伴有胃痛、腹胀等消化系病史,血呈暗红或咖啡色,常凝成血块,和食物相混。

28.6 吞咽困难

引起吞咽困难(dysphagia)的喉部主要疾病有如下几种。

28.6.1 急性会厌炎或会厌脓肿

会厌的舌面常高度充血肿胀,表面出现黄色脓点,致吞咽时会厌后倾困难,使食物下行受阻。同时,红肿的会厌受食物摩擦挤压时,使吞咽疼痛加剧,影响进食,严重时唾液亦不能下咽。

28.6.2 喉水肿、喉软骨膜炎

由于杓状软骨、梨状窝可出现高度肿胀和疼痛,引起吞咽功能障碍和吞咽困难。

28.6.3 喉结核

浸润型、溃疡型喉结核侵及会厌、杓会厌襞、杓状软骨时,可引起吞咽疼痛和困难。

28.6.4 喉神经瘫痪

如两侧喉神经损害引起的喉部全瘫痪,进食时失去了喉的保护性括约反射作用,食物和唾液常误咽入气管,发生呛咳,出现吞咽困难,常并发吸入性肺炎。双侧喉神经瘫痪常由中枢神经病变所引起,两侧延髓疑核的距离较近,其病变可致双侧声带瘫痪,如脑脊髓空洞症、播散性硬化症、延髓型脊髓灰质炎、延髓肿瘤、脑出血及小脑后下动脉血栓栓塞等。

28.6.5 喉、咽喉肿瘤

喉癌的晚期侵及咽喉、同侧梨状窝、杓会厌襞等处,发生溃烂并发感染时,常出现吞咽困难。咽喉癌、环后区癌涉及食管口时,则吞咽困难更为严重。

(黄鹤年)

29 喉部检查法

29.1 概述

检查前应先询问病史，分析症状，观察喉的位置是否在颈前正中部，两侧是否对称，大小是否正常。触按甲状软骨和环状软骨的前部有无肿胀、触痛、畸形以及颈部有无肿大的淋巴结或皮下气肿等。还可用拇指、示指按住喉体，向两侧推移，扪及正常喉关节的摩擦和移动感觉。如喉癌发展到喉内关节，这种感觉往往消失。在进行气管切开术时，喉的触诊尤其重要，因触及环状软骨弓，即可顺此找到和其下缘连接的气管。

并要注意病人的全身情况，包括表情、气色、呼吸以及声嘶的程度等。遇有严重喉阻塞时，可根据简要的病史和症状作出初步诊断。首先解决呼吸困难和紧急的治疗问题，以利迅速抢救病人生命，不必拘泥于常规的喉部检查。

喉部常用检查法包括间接喉镜、直接喉镜、显微喉镜和纤维喉镜检查法及喉功能检查法。

29.2 间接喉镜检查

29.2.1 检查法

间接喉镜检查由 Manuel Garcia(1855 年)首先倡用，迄今仍为最常用而简便的检查法。方法是让受检查者正坐，上身稍前倾，头稍后仰，张口，将舌伸出(图 29-1)。检查者坐在患者对面，先调整额镜对光，使焦点光线能照射到悬雍垂，然后用一小块纱布包裹舌前部 1/3，避免下切牙损伤舌系带，以左手拇指(在舌上方)和中指及无名指(在舌下方)捏住舌前部，把舌拉向前下方，示指向上推开上唇，小指托于下颌部，以求固定。再用右手按执笔姿势持间接喉镜，稍稍加热镜面，不使起雾，但切勿过烫，以免烫伤粘膜。将喉镜伸入口咽内，镜面朝向前下方，常用的镜面直径为 18 mm，镜背紧贴软腭及悬雍垂前面，将软腭推向后上方，避免接触咽后壁，以免引起恶心，并可根据需要，略予转动和调整镜面的角度和位置，以求对喉及喉咽部作完整的检查(图 29-2)。首先检查舌根、舌扁桃体、会厌谷、咽喉后壁、咽喉侧壁、会厌舌面及游离缘、杓状软骨及两侧梨状窝等处。然后嘱受检者发“衣”—“衣”高长声音，使会厌上举，此时可看到会厌喉面、杓会厌襞、杓间区、室带及声带与其闭合情况。

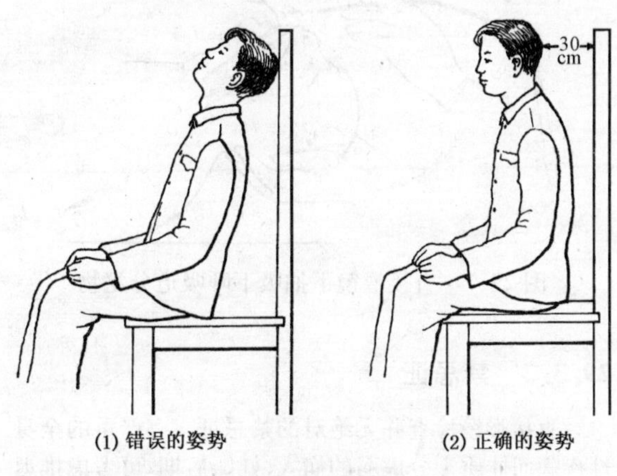

图 29-1　间接喉镜被检查者的姿势

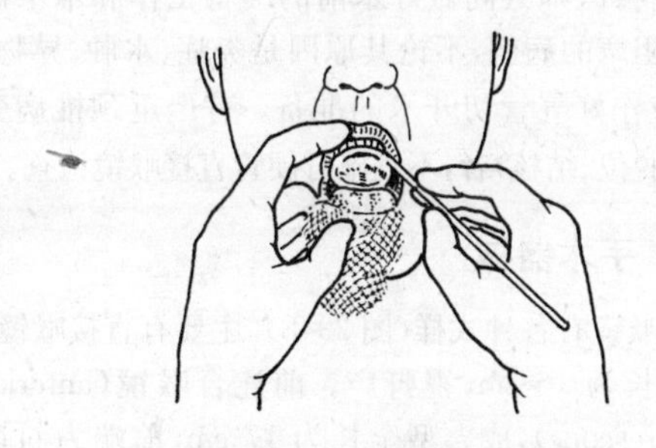

图 29-2　间接喉镜检查法

在正常情况下，会厌软骨为一扁平状组织，上有少数血管纹，喉及咽喉左右两侧对称，梨状窝无积液，粘膜呈淡红色，声带呈珍珠样白色条状(图 29-3)。发“衣”声时，两侧声带内收，向中线靠拢(图 29-4)；深吸气时，声带分别向两侧外展，自喉前连合至杓状软骨的声带突呈三角形空隙，称为声门，通过声门，窥见声门下区。声门较大的病人，可以看见部分气管的软骨环(图 29-5)。

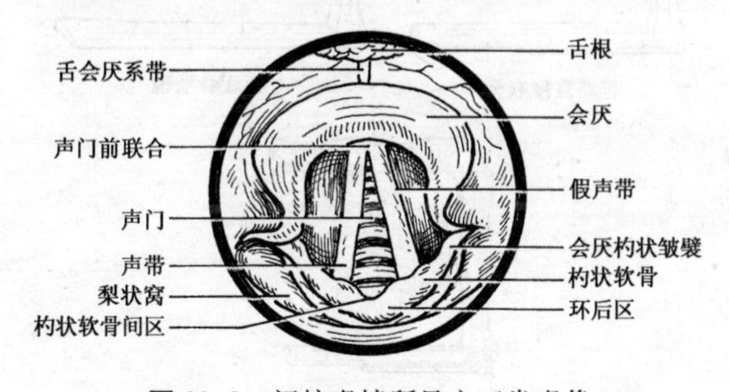
舌根
舌会厌系带
会厌
声门前联合
假声带
声门
会厌杓状皱襞
声带
杓状软骨
梨状窝
环后区
杓状软骨间区

图 29-3　间接喉镜所见之正常喉像

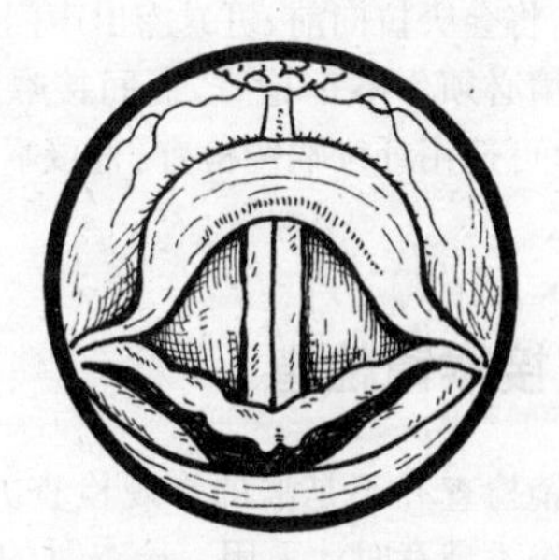

图 29-4　发声时声带内收

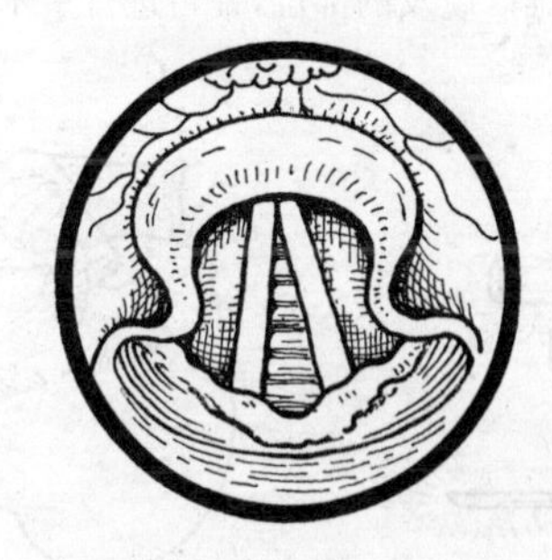

图 29-5　呼吸时声带外展

检查时应注意喉粘膜的色泽和有无充血、水肿、增厚、溃疡、瘢痕、新生物或异物存留等，同时观察声带及杓状软骨活动有无障碍。

29. 2. 2　检查失败的原因

间接喉镜检查有时比较困难。导致检查失败的原因有以下几种：舌短而厚，舌背隆起太高，不能暴露咽部；精神紧张或咽反射过于敏感，喉镜伸入后受检者屏气，甚至呕吐；会厌过长不能上举，或婴儿型较窄小会厌，掩盖喉入口。

29. 2. 3　克服失败的办法

为了克服上述各种困难，首先可训练受检者安静呼吸，自然地将舌伸出。有时在初次检查时受检者的咽反射很敏感，经几次训练后，尚能顺利接受检查。因此检查者应有充分耐心，如患者紧张不能忍受，让其稍事休息，然后复查，或可成功。因咽反射过于敏感，恶心甚剧，有碍检查时，可于悬雍垂、软腭和咽后壁处喷以 1%丁卡因 2～3 次，麻醉粘膜后再行检查。

若会厌不能上举妨碍观察时,可让受检者发高音的"衣"声,或急喘吸气,可能易于暴露声门。若经上述努力仍失败,可在会厌部喷1%丁卡因液后,让受检者自己拉舌,检查者用左手持喉镜,右手持会厌拉钩或喉用弯卷棉子,将会厌拉向前,可暴露出声门。

若据病情必须作喉部检查,而间接喉镜检查多次努力仍失败,可选用纤维喉镜检查、直接喉镜检查或动态喉镜检查。

29.3 直接喉镜检查

直接喉镜检查并不是喉的常规检查方法,只有在间接喉镜检查不满意时才采用。检查时的基本原则是使口腔和喉腔处于一条直线上,以便视线直达喉部,查清间接喉镜难以窥及的部位,并可进行手术(图 29-6)。

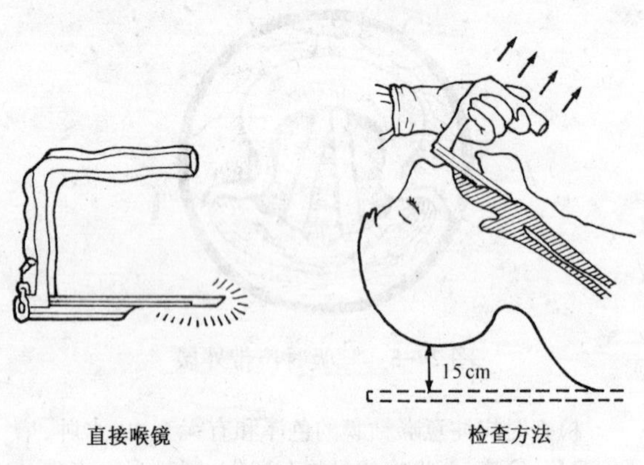

图 29-6 直接喉镜检查法

29.3.1 适应证

(1) 喉腔检查

用于间接喉镜检查不能查明的局部病变;或间接喉镜检查不成功如会厌短而后倾呈婴儿型,不易上举;或小儿间接喉镜检查不合作时;也有因声门下区、梨状窝、环后间隙等处病变,间接喉镜难以窥及者,常需作直接喉镜检查。

(2) 喉腔手术

如采取喉部活体组织、摘除息肉和良性小肿瘤、取出异物、切除瘢痕组织、扩张喉腔瘢痕性狭窄等。

(3) 导入支气管镜

作小儿支气管镜时,一般先用直接喉镜暴露声门后,再插入支气管镜。

(4) 气管内插管

主要用于抢救喉阻塞病人和作麻醉插管用。

(5) 作气管内吸引

用于窒息的新生儿,通过直接喉镜清除呼吸道积液并给氧(图 29-7)。

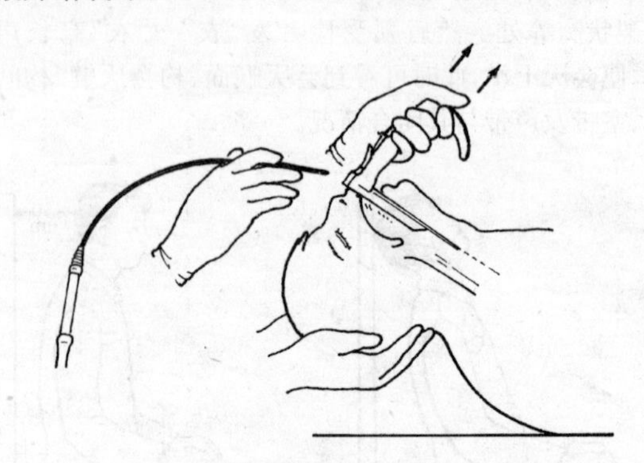

图 29-7 直接喉镜下抽吸下呼吸道分泌物

29.3.2 禁忌证

直接喉镜检查并无绝对的禁忌证。有严重的全身性疾病而体质十分虚弱的病人、妊娠后期,可考虑推迟手术。遇有血压过高或有严重的心脏病,而必须作检查时,应和内科医师共同做好术前的准备工作和术中监护。对喉阻塞的病例,不论其原因是炎症、水肿、异物、肿瘤,都应作好气管切开术的准备。有严重颈椎病变(如骨折、脱位、结核)者,不宜施行硬管直接喉镜检查。

29.3.3 手术器械

直接喉镜有各种式样(图 29-8),主要有直接喉镜,成人型全长为 16 cm,视野广。前连合喉镜(anterior commissurescope),成人型全长为 17 cm,前端为斜切

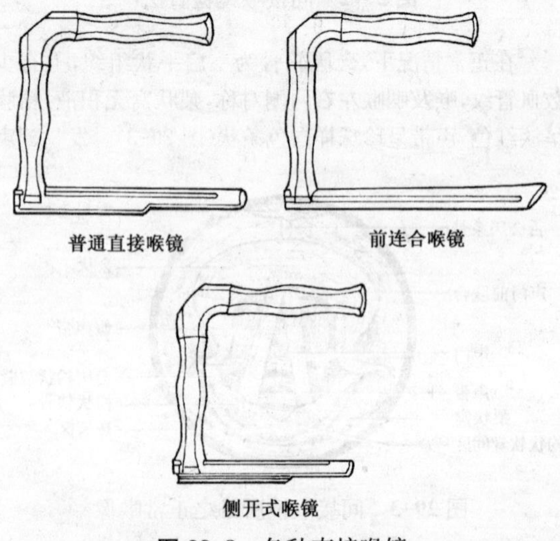

图 29-8 各种直接喉镜

面，可深入喉腔。侧开式喉镜有侧壁开口，便于手术操作，暴露较佳。其光源的位置，有在喉镜的柄上，亦有在镜管远端，以远端光源较普遍。

还需备木质衔口器、喉注射针、探针、吸引管、活组织钳、杯形钳、异物钳、吸引装置和光源设备。

29.3.4 术前准备

作直接喉镜检查时，很易引起恶心、呕吐，故手术需在空腹下进行，即在检查前4～6 h停止饮食。检查前，应详细询问病史，作好口腔、牙齿、咽部、间接喉镜检查和全身检查。术前还需将检查过程向受检者详细说明，以解除顾虑，作好思想准备。检查时受检者需全身放松，尤其要前臂放平，颈部放松，平静呼吸，并与检查者密切合作。

检查室应稍暗。备有适当大小的喉镜、灯光、吸引器、气管切开术设备，以及支气管镜和适用于各种手术的喉钳(图29-9)及气管钳等。对成人，术前可根据需要使用巴比妥类镇静剂和阿托品，但对小儿和有呼吸困难的病人，则不宜使用。

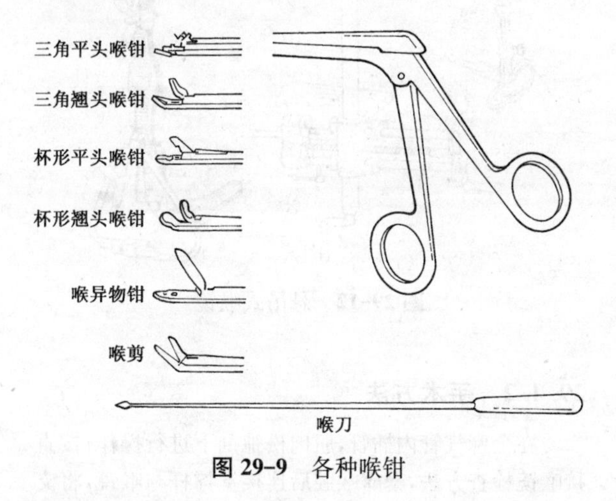

图29-9 各种喉钳

29.3.5 麻醉

(1) 一般用1%丁卡因液作表面麻醉。先喷少量麻药于口腔，观察数分钟，如无不适或过敏反应，即可将麻药喷于口腔、舌根、腭弓、咽后壁及咽喉部。然后在间接喉镜窥视下，挑起会厌，在发“衣”声时用弯头注射器将药液滴入喉腔及声带表面。嘱其平静呼吸，当声门张开时，再滴药于声门下区，此时可引起咳嗽，如此重复2～3次后，滴入喉部丁卡因总量约1.5 ml，可达到良好麻醉效果(图29-10)。

(2) 对少数颈部粗短的成年人或年幼不合作儿童，不能暴露声门时，可使用全麻。

(3) 对婴儿，一般在无麻下进行直接喉镜检查。

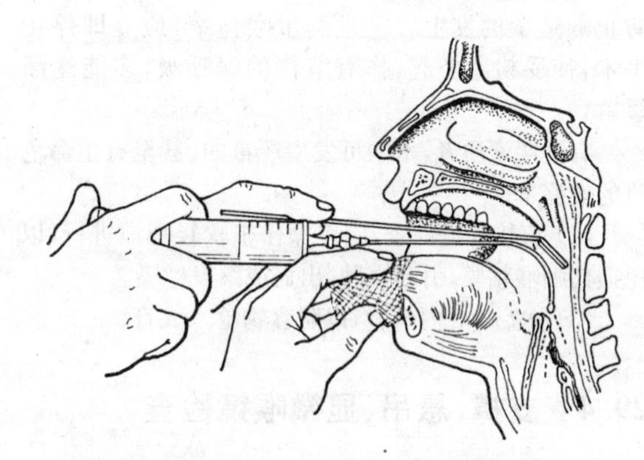

图29-10 在间接喉镜下将麻药滴入喉内

29.3.6 检查方法

(1) 受检者平位仰卧，头颈部置于手术台外，肩胛骨中部与手术台一端边缘齐平。助手坐于手术台的右侧前端。右足踏在高约30 cm梯形木箱上，左手固定受检者的头顶，并使头部后仰，右手托住受检者枕部，并使头部高于手术台10～15 cm(图29-6)，检查者立于受检者头前方。在小儿，应再由一助手按住肩部，固定四肢，以防挣扎乱动。

(2) 受检者全身放松，张口平静呼吸，于左上下磨牙间塞一木衔口器。检查者以纱布保护受检者上列牙齿及上唇后，左手持直接喉镜沿舌背正中或右侧导入咽部，将舌推向左侧，以减少阻力。看见会厌后，即将喉镜稍向咽后壁方向倾斜，再深入1 cm左右，使喉镜尖端置于会厌喉面之下，用力挑起会厌，将喉镜向前托起，即可暴露喉腔。但不可以上列牙为支点将喉镜向上翘起，以免牙齿受压脱落。

(3) 检查的范围包括舌根、会厌谷、会厌、杓会厌襞、杓状软骨、室带、喉室、声带、前连合、声门下区、气管上段、两侧梨状窝、咽喉后壁和环后隙等处。检查时应注意粘膜色泽、形态、声带运动以及有无新生物等。亦可用前连合喉镜经声门检查声门下区。

直接喉镜检查时，因受检者所处的方位与检查者一致，因此声带左右两侧位置和间接喉镜下所见者方位相反。声带颜色较深，与间接喉镜中所显示的不同，不呈珠白色，室带较薄而呈皱襞。

29.3.7 注意事项

(1) 在直接喉镜检查时，偶可发生喉痉挛，多因麻醉不够充分，手术操作不细致或受检者情绪紧张所致。充分的麻醉，轻巧的操作和受检者之合作，可防止喉痉挛的发生。一旦发生喉痉挛，应立即停止手术，使受检者坐起，作有节律的深呼吸，多能逐渐缓解。

有痉挛素质者，术中可发生严重的、甚至有生命危险的喉痉挛。

(2) 直接喉镜检查，应按操作步骤轻巧地进行，以免损伤咽喉粘膜，引起血肿、出血或继发感染。

(3) 术后 2 h 内禁食，以防食物呛入气管。

29.4 支撑、悬吊、显微喉镜检查

支撑、悬吊、显微喉镜检查法，适用于声带精细的手术，如声带小结、声带小息肉、喉室病变等，并有两手同时操作，喉部暴露良好以及手术者可用装配进行手术显微操作、照相、录像的优点。

29.4.1 器械组成

显微喉镜包括两部分，即暴露视野较大的支撑或悬吊喉镜和双目手术显微镜。

(1) 喉镜部分

选用下列两种之一：

1) 支撑式直接喉镜　为 Kleinsasser(1968 年)所倡用，后经 Jako Pilling 改良。为一薄壁管筒，其近端呈扁圆形，内径为 28 mm×12 mm；前端呈圆形，外径为17 mm，内径为 15 mm，长度为 175 mm。管壁两侧各有一纤维导光灯芯，作远端照明，采用冷光源。近端有一直柄，柄端可紧密衔接 500 mm 长改进的 Lewy 支撑杆和方形胸垫板(图 29-11)。支撑杆与喉镜的连接部有调节螺丝，调节支撑杆与镜柄间的夹角，选取最佳暴露喉腔的位置。

2) 悬吊式直接喉镜　由一直杆和横杆构成的悬吊架(killian)，连接直接喉镜后，可固定于手术台靠近患者头部的右边(图 29-12)。

以上两种喉镜均以机械代替人力固定喉镜，以支撑式较为实用，便于施行显微复杂的手术。

(2) 显微镜部分

多采用具有一焦距为 350 mm 或 400 mm 前透镜，可放大 6～40 倍的双目手术显微镜，并可安装示教镜、照相、摄制电影设备。

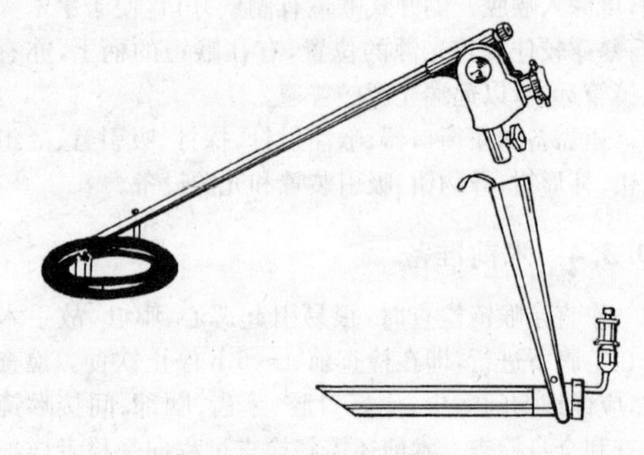

图 29-11　支撑喉镜

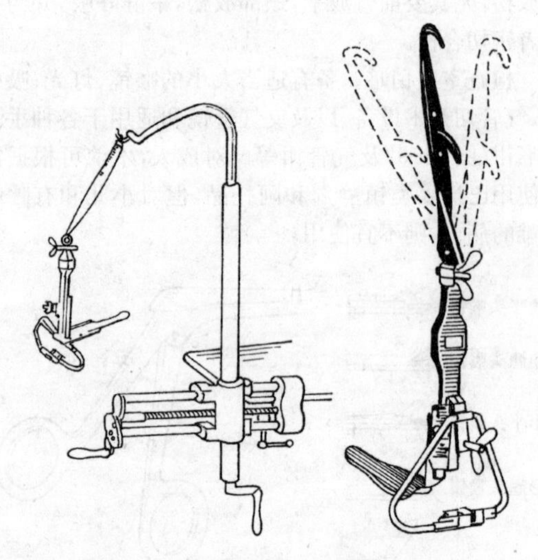

图 29-12　悬吊式喉镜

29.4.2 手术方法

在全麻气管内插管，肌肉松弛剂下进行操作，按直接喉镜检查方法，暴露喉腔后连接支撑杆与喉镜，将支撑柄两足在胸垫板上固定，调整好最佳暴露喉腔的角度，或选用悬吊架，以固定头部。喉镜放妥后，再调节手术显微镜的焦距，通过双目镜观察喉内病变，以双手操作，施行喉显微手术。

29.5 纤维喉镜检查

29.5.1 纤维喉镜的特点

纤维喉镜系利用透光玻璃纤维的可曲性，纤维光束亮度强和可向任何方向导光的特点，制成镜体细而

软的喉镜，其外径3.4 mm(Olympus ENFP2)～5.0 mm(Olympus ENFIT10)，长度600～700 mm，远端可向上弯曲90°～130°，向下弯曲60°～90°，视野角为90°。光源用卤素灯的冷光源(图29-13)。

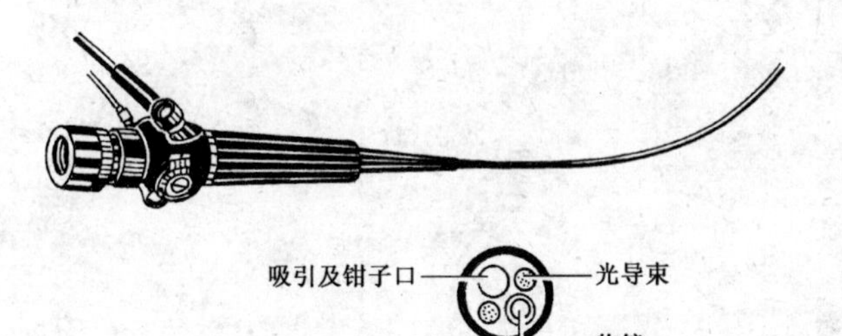

图29-13　纤维喉镜

29.5.2　操作方法

操作于表面麻醉下进行。取坐位，于镜干远端的2～3 cm，涂以润滑油。检查者左手握镜柄的操纵体，可经鼻或经口途径，以经鼻途径较为方便，且易固定。右手指持镜干远端，轻轻送入鼻腔，沿鼻底经鼻咽部，进入口咽，在调整远端、伸至喉部时，将方向按钮向下弯曲，观察会厌舌面，将镜远端略弯向上，可抬起会厌，观察会厌喉面、杓会厌襞、室带、喉室、声带、前连合、后连合和声门下区。并能窥清直接喉镜下不能检查的部位，如会厌喉面、喉室、声门下区等处。对颈部有畸形和张口困难者，亦能顺利检查。亦可用于年老体弱者。

29.6　喉功能检查法

29.6.1　声图仪

声图仪(phonograph)是将音声信号作基频，对强度、持续时间、共振峰等参数的测定。如被分析的音声信号是言语，称为语图仪(sonograph)。其原理是使音声信号经频率分析装置处理后，以电压电流烧灼的方法在电敏记录纸上画出声图。纵坐标为频率，横坐标为时间，记录纸上烧灼的深浅度为强度。正常图形整齐、规则而清晰，线条深代表声能强，与嘶哑的程度成正比。根据嗓音图形的特点，可将嘶哑分为轻度、中度、重度和严重四种程度(Yanagihara)。声图已作为正常言语的测定、法医的鉴定、艺术嗓音的音质、言语矫治训练和手术前后的随访等。

29.6.2　超高速电影摄影

超高速电影摄影是用Wollensack FASTAX-4S型摄影机，其速度可达每秒1 000～1 500帧，比正常人声带振动频率快20～30倍，通过特制喉镜、磁带录音机、氙灯的强烈反光，能摄每一振动周期25帧图像。提供每一振动周期声带振动的过程和频率及强度的短瞬变化，研究喉的生理功能，发现喉的早期病变和手术前后的追踪观察。

29.6.3　喉声气流仪

喉声气流仪(phonolaryngograph)是作喉气体动力学的检测，利用计算机测量呼气流量、声强、基频、最长声时及音调的瞬间平均移动率的参数。观察空气流速和流量的变化，测试喉的功能。正常男性的气流速度为90～175 mm/s，女性在80～160 mm/s。喉返神经麻痹、喉部肿瘤、喉肌无力等声门闭合不全的患者，流速增加。喉肌紧张者，其流速减低。

29.6.4　喉肌电图描记仪

喉肌电图描记仪(electromyograph of laryngeal muscle)可应用于喉功能检查，用双钩线状电极通过空心弯针，引入不同的喉内肌如环甲肌、甲杓肌、环杓侧肌等，记录发音、吞咽时各喉内肌的肌电图。喉肌电图可区别喉肌麻痹与环杓关节固定，亦可对治疗前后的麻痹程度进行客观的对比和评估。

(黄鹤年)

30 电视动态喉镜

电视动态喉镜(laryngovideostroboscopy)可在电视屏幕上将病人的声带病变显示出完整逼真的图像。利用现代计算机多媒体技术,可对声带的微细变化进行观察、分析和定量测定。

30.1 动态喉镜的进展与原理

30.1.1 历史和进展

动态喉镜(laryngostroboscope)的 strobo 是转动的意思,于 1833 年 Stampfer 首创,物理学上用此测量物体运动的速度,亦称闪光测速。1866 年 Toepler 应用动态喉镜检查声带发音时的动相。1878 年 Oertel 首创的动态喉镜(laryngostroboscope)是机械式的,亦称频闪喉镜,是用一个边缘钻孔的圆盘,以齿轮固定旋转,并与光源垂直,使持续的光线变成频闪光。1937 年 Kallen 制成电子动态喉镜(electrolaryngostroboscope),由检音器、脉冲灯、电子控制装置和脚踏电位器构成,以安放在颈部的检音器控制闪光灯的频率。20 世纪 70 年代将电视录像引入动态喉镜,使临床所见以录制保存。80 年代的动态喉镜结构已换成集成电路,使同步变相更趋精确。90 年代的动态喉镜已广泛采用计算机多媒体技术,使获取的图像,在电脑上进行声带的病理观察和定量分析。如黄昭鸣首创的 Dr. Speech 嗓音疾病评估仪可提供吸气时声带宽度、长度、面积、长宽比和最大声门面积,测定声带振动时声门面积的变化曲线,得出开放商、速度商、速度幂和最大振幅等参数,为研究喉的振动生理提供依据。动态喉镜的镜子亦由早期使用的间接喉镜发展为纤维喉镜和望远硬管喉镜。如 Nagashima LS-3A 频闪喉镜、彩色电视摄像机、Nagashima SET-1 硬管望远镜和 Olympus ENF-P3 纤维喉镜。望远硬管喉镜所获图像质量较纤维喉镜好,两者各有优缺点。

(1) 纤维喉镜的优点

1) 操作简便,易耐受,小孩或恶心反射敏感者均适合。

2) 会厌蜷曲不易上抬者均可进行检查。

3) 纤维喉镜尖端贴近声带位置,视野较大,便于详细观察声带病变。

4) 病人处于正常头位,声带振动和运动接近自然言语状态。

5) 可观察喉室和声门下病变。

6) 可观察舌根及声门上、下咽部的病变。

(2) 纤维喉镜的缺点

1) 喉影像较小,分辨度受限,难以察觉细小的声带病变。

2) 纤维喉镜尖端不易稳定,偶有图像失真。

3) 有时荧光屏上出现不需要的彩纹,称为 Moire 效应,虽可通过转动纤维喉镜尖部而消除,但影响清晰度。

(3) 硬管望远喉镜的优点

1) 望远喉镜所获影像较大、光线亮、色彩鲜明和分辨率高，易于精确分析声带振动和粘膜波。

2）电视记录较易，图像质量较高，可早期发现声带部小病变。

（4）硬管望远喉镜的缺点

1）对儿童和恶心反射敏感的成人或有会厌畸形及声门上较大的病变者，难以精确地检查。

2）望远喉镜顶端可因病人呼吸起雾而模糊，常需取出清洁。

临床应用上硬管望远动态喉镜的图像清晰，记录准确。但对恶心反应敏感与小儿或因声门上病变、解剖异常者，宜选用纤维动态喉镜。

30.1.2　动态喉镜的原理

动态喉镜是应用物理学中闪光测速和视觉暂留的生理现象，使窥清"慢动作"的声带发音时的振动变化。人眼观察物体或图像约有 0.2 s 视觉暂留，如果每幅图像停留时间＜0.2 s，人眼就无法分辨。正常人发音时声带振动很快，其振动数于男声最低音为每秒 80 次至女声最高音为 1 024 次以上。这样快的声带振动，在普通灯光下，人眼难以看见，若在有规律的一明一暗闪光动态镜灯下，可看清声带的振动。当人发音时，通过受检者颈部喉外放置的检音器控制闪光灯的频率，即可观察声带的运动像。当闪光频率与声带运动频率一致时，能看见声带运动的静像（静相），当闪光频率与声带运动频率不一致时，能看到声带的慢运动像（动相），有利于仔细观察声带的病变。因此，动态喉镜是将看不见的声带高速振动像变为能看见的慢运动像。

Schoenhaerl（1960 年）利用动态喉镜将正常人发胸声时所见的声带慢运动像，划分为 9 个相位（图 30-1）。中声区和头声区亦相同。由此亦可理解动态喉镜的原理。

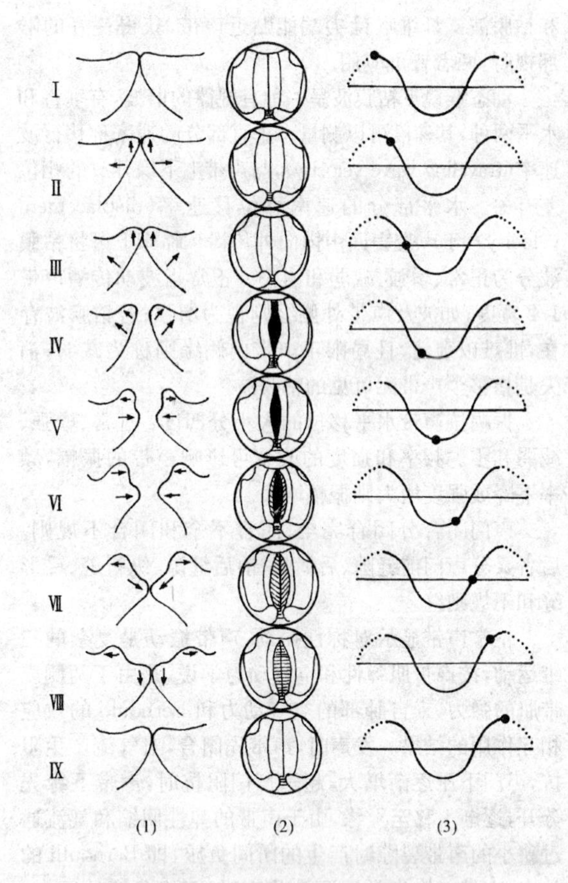

图 30-1　动态喉镜下声带相位分解图

注：（1）声带振动额断面像：箭头示声带外振与内在各部位的着力点及声带上下面所产生的粘膜波；

（2）动态镜下所见喉像：Ⅰ～Ⅴ声带外振，Ⅵ～Ⅸ声带内振，完成一个周期；

（3）说明声带振动的一个周期，频闪灯只照明正弦曲线上的一个点

30.2　动态喉镜的临床应用

30.2.1　声带振动的生理性表现

正常的声带周期性振动形式有 3 种：① 由下而上的垂直型振动；② 由内向外的水平型振动；③ 由下向上吹开声门时，声带内缘表面出现向外的波形起伏活动。

来自肺内的气流在声带下方产生压力，当气流压力超过声带张力时，声门就开放，呈一小的窄缝，此时由于气流速度很大，声门局部压力下降，产生 Bernoulli 效应，使声带向内推移，加上声带本身的弹性使声门再关闭，完成一个周期性振动活动，使空气效应变为声音效应而发声。在动态喉镜下，可看到声带向外侧移位，位移的大小即幅度，在位移的同时还有粘膜上皮的移动，在声带粘膜表面形成移动的纵向皱褶，即声带粘膜波。

测试仪器可用德国 Wolf 5012 频闪动态仪及 90°硬管放大喉镜，或日本 Machida、Olympus 的纤维喉镜。以 Sony 彩电监视器及美国泰依格公司的 Dr Speech 喉功能仪将吸气和发声时的平光及频闪光图像显示、放大于监视器上，并录制存盘。其测试指标：① 粘膜波；② 振幅；③ 闭合相；④ 对称性；⑤ 周期性。硬管放大喉镜的图像清晰，记录准确，易分析声带振动

和粘膜波。纤维喉镜尖端能贴近声带，获得良好的喉部视野，两者皆可应用。

动态喉镜下粘膜波呈一种有规律的谐波，有垂直和水平两种，其速度可以测量。垂直部分的速率称移行波速率(traveling wave velocity)，与声带上下缘开放的相位差有关。水平部分的速率称位移速率(displacement velocity)，于声带表面由内向外传播。临床上可将粘膜波分为正常、增强、减弱和消失。正常指波动传播声带1/2宽度；如波及声带外侧缘则视为增强；若粘膜波存在，惟难以窥清，且局限于声带内侧缘则称为减弱；消失是指整个声带无可见的粘膜波。

振幅按声带水平移位的大小分四度：正常、增强、减弱和零。频率和强度的改变可影响声带的振幅，频率下降或强度增大则振幅增大。

声门闭合分闭合完全、闭合不全和闭合不规则。后者又分声门前缝隙、后缝隙、前后缝隙、纵行缝、弓形缝和不规则缝。

正常声带显示对称性振动，声带振动是复杂的三维运动，按声带肌弹性和空气动力学说，是由于两侧声带肌的弹力，来自肺部的空气动力和Bernoulli的效应相互作用的结果。发声时，声带先闭合，对气流产生阻抗，声门下压逐渐增大，超过声门阻抗时，声带下缘先分开，逐渐上移至上缘，由于声带的弹性回缩和气流通过狭小的声带裂隙时产生的瞬间负压，即Bernoulli的效应，声带上缘尚处于开放状态时，下缘已开始闭合，并快速向上传布后，使声带重新闭合，于正常情况下这全过程呈周期性重复进行。

30.2.2 声带振动的病理性表现

动态喉镜是一种主观性检查，受检者头位偏斜，喉镜放置不当，焦距调节不准，图像失真等皆可影响病变的观察。检查时过分用力发声，可将一个病理性的动态镜像变成一个正常的振动像。声带振动的病理性表现如下。

(1) 粘膜波

声带在每一振动周期中，当声带的内缘被吹开时，其内缘的下部随即闭合，故声带出现了两层现象，这是形成声带粘膜移动像的原因。若无边缘粘膜移动像，可诊断为声带麻痹。若有粘膜下浸润病变，使粘膜固定在肌肉层上，则粘膜波减弱或消失，故动态喉镜可鉴别声带浅层粘膜损害或深层组织病变。患喉癌时粘膜波的减弱或消失，是早期的喉部的临床表现，其诊断价值甚高。喉白斑、喉角化症等癌前期病变，如粘膜波减弱或消失，应及时于波减弱或消失的区域作活检。因此，动态喉镜检查亦有指示正确的活检部位的作用。早期喉癌的粘膜波可减弱、不规则或完全消失，振幅减小或消失。癌前病变则部分粘膜波消失或粘膜波局限性受阻、停顿和绕行。曾有误诊为慢性喉炎的病人，通过动态喉镜检查修正诊断，作病理检查而证实。动态喉镜检查尚有助于判断肿瘤浸润的范围和深度，因肿瘤浸润缘粘膜波消失，而未受累区则波存在，对提供手术安全切缘和喉重建术的方案选择有参考的价值。

慢性喉炎于动态喉镜下可见声带充血，在炎症局限于声带粘膜表层时，粘膜波、振幅可正常，声门关闭正常。当炎症影响肌层时，则粘膜波减弱，振幅减小，发音时声门有裂隙。

声带息肉、声带小结、声带肥厚的病人，如粘膜波消失，提示其病变严重，药物治疗难以恢复，可在喉镜下切除。若粘膜波基本正常或减弱，其病变尚轻，可给予药物治疗或语训，能基本恢复。

声带沟(glottic sulcus)在动态喉镜下吸气时，可显示一条与声带游离缘平行的粘膜沟，常同时存在低下型发声障碍。

声带麻痹时，肉眼无法辨别属于哪种类型。若以动态喉镜检查，喉返神经完全麻痹时，患侧声带位于中间位或旁正中位，发声时声门呈不规则的三角形，声带的粘膜波及振幅消失。喉外展神经麻痹时，患侧声带位于中间位，能与健侧声带同步振动，仍可保存发音功能，吸气时声门裂呈直三角形，发声时可完全闭合，惟振幅减小，粘膜波减弱。

(2) 振幅

声带振动的幅度，能反映声带本身的张力。正常情况下，振幅大小由呼气压决定，与音强、声带张力相关。如声带肌张力减低，则振幅增大。振幅的变化，可帮助诊断功能性发声障碍(functional dysphonia)。振幅变小是功能亢进性发音障碍，振幅变大是功能低下性发声障碍。

(3) 闭合相

闭合相位可影响音质的程度。发音时声带振动极快，常规喉镜不能确定声门的极限闭合相位。电视动态喉镜在重放录像带的慢动作图像上可观察到肉眼难以发现的裂隙，被确诊为闭合不全。

(4) 对称性

正常的声带振动对称而均匀。一侧或两侧声带振动不规则，呈蚯蚓样蠕动，为病理现象。

(5) 周期性

正常的声带振动呈一致的周期性运动。根据声带振动周期间的一致程度可分为：规律、部分规律(有时规律,有时不规律)或不规律。

不同疾病可有不同的动态喉镜表现(表 30-1)。故动态喉镜有助于各类喉病的鉴别诊断。

表 30-1　主要喉部疾病的动态喉镜表现

病　种	粘膜波	振　幅	闭合性	对称性	周期性
喉　癌	消　失	小	差	不对称	不规律
慢性喉炎	减　弱	小	正常或较差	不对称	不规律
声带息肉	减弱或消失	小	差	不对称	不规律
声带小结					
软型	正　常	正常	正常	对　称	正　常
硬型	减　弱	正常	较差	对　称	正　常
声带麻痹	减弱或消失	小	差	不对称	不规律
功能性发声障碍					
亢进型	减　弱	小	差	对　称	正　常
低下型	增　强	大	差	对　称	正　常

动态喉镜的实用性与录像质量密切相关,如录像质量优良,则诊断的确诊率高。实用性还与声嘶病人的嗓音音质亦明显相关,对嗓音粗糙或沙哑的病人最为有用,而伴有过多的呼吸音的声嘶病人,其实用性降低。对严重声嘶病人或发声困难妨碍适当的录像时,其实用性亦有限。动态喉镜检查时,必须有相对周期性发声与动态喉镜闪光速度匹配,对严重非周期性和震颤性声嘶病人,其实用性亦差。由于动态喉镜是单维视野,录像是不完全的,因此要结合其他的喉部诊断方法,而不能单独依据电视动态喉镜的技术。

30. 2. 3　动态喉镜图像的测量

随着计算机多媒体技术的发展,动态喉镜已从喉镜图像的主观的定性观察向客观的定量测定探索。喉镜获取图像后,在电脑上应用计算机自动程序可定量测定吸气时声带长度、宽度,左声带、右声带的长宽比,声带面积,杓间距,最大声门面积。提供声带振动时声门面积的变化曲线,可得出开放商、速度商、速度幂、最大振幅等参数,对声门癌的病人还可计算出新生物占声带的百分比。

粘膜波速度的测量按谐波不同的方向分为：移行波速率是垂直部分粘膜波的速度;位移速率指水平部分粘膜波的速度。正常的波速在 0.1～0.5 m/s 间。

计算机的转动式软盘能测量图像的任何部位的长度、宽度和面积,还能标记图像,转动图像,测量不同角度、两种图像的复合和图像的比例变化等。图像的数字化可提供喉重建术前后的比较,并可永久储存在计算机硬盘里作随访的客观指标,操作较易,可用性和准确性强。

(黄鹤年)

31 喉部先天性疾病

先天性喉部畸形(congenital malformation of larynx)少见。

喉的来源可分两部分,一部分由原始咽部的末端发育而成,与鳃弓密切相关。另一部分由气管上端衍化而成。两者的发育不正常,皆可形成先天性喉部畸形,包括先天性喉蹼(congenital laryngeal webs)、先天性喉软骨畸形(congenital anomalies of the laryngeal cartilages)、先天性喉下垂(congenitallaryngoptosis)、先天性喉喘鸣(congenital laryngeal stridor)和先天性喉气囊肿(laryngocele)。

31.1 先天性喉蹼

31.1.1 病因

发生原因与喉腔发育不全有关。当胚胎 30 mm 时,第 4、5 对鳃弓各发生一突起形成披裂,以后喉上部之管腔逐渐开放,并形成喉室和声带。若在此期发育受到障碍,致两个声带之前方未能分开则形成喉蹼,可发生在声门处,连接两声带之前部;声门上区,连接两侧室带或声门下区,以声门处较多,大多数在喉前部。大者可占喉腔大部,形成隔膜,称为先天性喉隔(congenital laryngeal diaphragm),将喉腔大部封闭,仅在后部留有一小孔,重者可致声门完全闭锁(congenital laryngeal atresia)(图 31-1、31-2)。喉蹼之厚薄不一,为一层结缔组织,有少数毛细血管,上面覆有喉部粘膜上皮层,常因慢性炎症而增厚。

31.1.2 临床表现

症状随喉蹼的大小而异,范围较大的喉蹼患儿,于出生后无哭声,可引起新生儿窒息,有呼噜样之喉鸣音,吸气时有喉阻塞现象,常有口唇发绀及不能吮乳的症状。如不及时治疗,可致死亡。较小的喉蹼,则哭声低哑,但无呼吸困难。但如有急性呼吸道感染,可发生喉阻塞。

31.1.3 诊断

儿童或成人喉蹼可用间接喉镜或纤维喉镜检查。新生儿和婴幼儿需行直接喉镜检查,可见有灰白色或淡

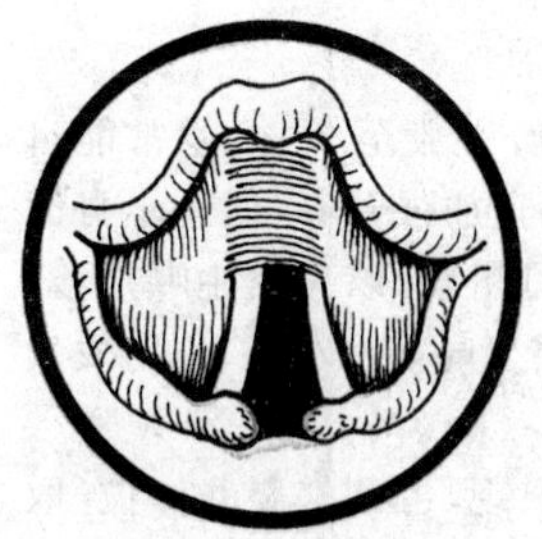
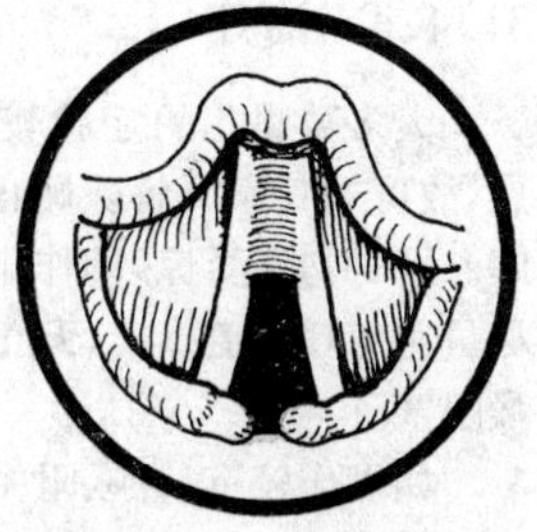
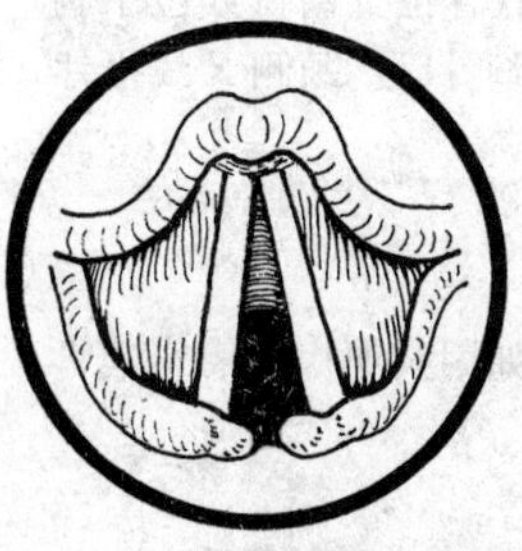

声门上喉蹼　声门间喉蹼　声门下喉蹼

图 31-1　先天性喉蹼

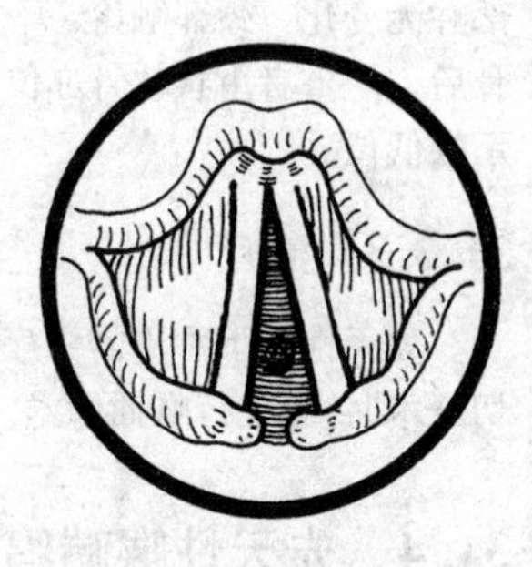

图 31-2　先天性喉隔

红色之蹼膜连于两侧声带之前端，其后缘呈半圆形，少数呈三角形，当发音时，此膜折皱，被挤于声带之上部或下部，当吸气时又展开成膜状。喉蹼多发生于声带之间，亦可发生于声门下或声门上，发生于喉后部者少见。直接喉镜检查时，应准备气管插管或气管切开术。

31.1.4　治疗

对喉蹼较大且有呼吸困难之患儿需在直接喉镜下用喉刀切除喉蹼，或用电刀切除蹼膜，然后行喉扩张术，以防复发。若有复发，可施行喉裂开术，切除蹼膜，置入硅胶扩张模。对重度喉蹼或喉隔的新生儿常发生窒息，应立即在直接喉镜下将支气管镜穿破喉蹼或喉隔的组织，吸出气管内分泌物，给氧及做人工呼吸，常能挽救生命。

喉蹼甚小无显著症状者，可不予治疗，随儿童发育时，喉部逐渐增大，症状常随之缓解。

31.2　先天性喉软骨畸形

31.2.1　会厌畸形

于胚胎第 5 周时，第 3、4 鳃弓未能自两侧向中线生长融合，由于发育异常，会厌不成叶状而裂开。若仅在会厌上端裂开一部分，呈蛇舌形，称会厌分叉。有的完全裂开，名为会厌两裂(先天性双会厌)。会厌分叉一般无症状，不需治疗。双会厌多甚柔软，吸气时易被推向喉入口，引起呼吸困难，可在直接喉镜下行部分会厌切除术，切除会厌的游离部分。

会厌过大的患者，因其会厌柔软而向后倾，吸气时被吸至喉入口，引起喉喘鸣及呼吸困难，可在直接喉镜下行会厌部分切除术。

会厌过小者，呈一小圆结状，不需治疗，但饮食不宜过急，以防呛咳。

31.2.2　甲状软骨异常

胚胎第 8 周时，来自第 4 鳃弓的两翼板自下而上在中线融合形成甲状软骨。若发育不全，可发生先天性甲状软骨裂，部分缺如或软骨软化。如致使吸气时软骨塌陷，喉腔缩小，引起喉喘鸣和阻塞性呼吸困难，可行气管切开术。

31.2.3　环状软骨异常

胚胎第 8 周时，环状软骨在腹侧和背侧逐渐在中线结合。若接合不良，留有裂隙，形成先天性喉裂。亦有因环状软骨先天性增生，不形成环状，形成先天性喉狭窄、喉闭锁，出生后引起呼吸困难或窒息，需行紧急气管切开术。

31.2.4　先天性杓状软骨异位

为单侧性或双侧性，常呈向前异位，使声带松弛无力，发音时杓状软骨活动受限，两声带不能闭合而发生声嘶。若两侧杓状软骨异位，喉后部为异位的杓状软骨所占，使声门狭窄，可发生呼吸困难，需行气管切开术，待患儿长大后，再行杓状软骨移位术。

31.3　先天性喉下垂

31.3.1　病因

胚胎第 6 周时，喉部位置较高，位于枕骨基底下，以后逐渐下降。新生儿环状软骨位于第 4 颈椎平面，6 岁时达第 5 颈椎。若因发育异常，喉位置过低，则下降后气管第 1 环位于胸骨上缘平面，严重者喉部位于胸骨之后，形成先天性喉下垂。

31.3.2　临床表现

患者仅有声音改变，发音低沉。喉镜检查，喉内各部并无变化。颈部触诊：环状软骨位置甚低或位于胸骨后。严重者甲状软骨亦位于胸骨后。颈侧X线摄片示喉低位。

31.3.3 治疗

先天性喉下垂不需治疗。如因其他疾病需作气管切开术时，宜先行喉插管术。

31.4 先天性喉喘鸣

先天性喉喘鸣亦称喉软骨软化症(laryngomalacia)，由Chevalier Jackson(1936年)首先定名。常发生于出生时或出生后不久，随着年龄增大，喉软骨逐渐发育，喉喘鸣也逐渐消失。

31.4.1 病因

由于妊娠期营养不良，胎儿的钙缺少，致使喉部软骨软弱。据Lambert Lack(1948年)描述：会厌明显蜷折，其两侧褶缘相去甚近，甚至彼此相触。杓会厌襞相互接近，使喉上口变成一狭长缝。并且环绕于喉入口处的组织甚为松弛。吸气时负压增大，喉腔变窄，成活瓣状震颤而发生喉喘鸣。

31.4.2 临床表现

婴儿于出生时或出生后1～2个月逐渐发生喘鸣。先天性喉喘鸣多为持续性，或呈间歇性增剧。喉喘鸣仅发生在吸气期，可伴有吸气性呼吸困难，胸骨上窝、肋间、上腹部凹陷。亦有安静时喉喘鸣不明显，稍受刺激后啼哭、惊动时立即发生者。有的与体位有关，仰卧时加重，俯卧或侧卧时轻。大部分婴儿的全身情况尚佳，哭声并无嘶哑。2岁左右可自行缓解。先天性喉喘鸣持续较久者，可发生漏斗胸、心脏扩大。

31.4.3 诊断

依据出生后不久即有喉鸣史，无呼吸道异物或其他疾患的病史和体征，喉侧位X线摄片正常，哭声响亮和吞咽良好，一般不需作直接喉镜检查即可作出诊断。

直接喉镜检查时可见会厌软骨长而尖，过度软弱，两侧向后曲蜷，互相接触；或会厌大而软，会厌两侧和杓会厌襞互相接近；亦有正常型会厌的儿童，其杓状软骨上的松弛组织向声门突起而阻塞声门。用直接喉镜挑起会厌后，喉喘鸣声消失，由此可以诊断。

31.4.4 治疗

大多数婴儿的症状较轻，一般至2～3岁常能自愈，故可劝其家属解除顾虑，宜加强营养，促进全身健康。平时勿使受惊，动作不可粗暴，以免发生喉痉挛。尽量避免呼吸道感染，天气转变时多加小心，以防发生喉阻塞。

如发作较重，有喉阻塞出现，可调整婴儿体位，取侧卧位可减轻症状，偶有严重喉阻塞者，需行气管切开术。会厌切除术虽甚简便，但损失组织过多，不宜采用。

31.5 先天性喉气囊肿

31.5.1 病因

先天性喉气囊肿，又称喉憩室、喉膨出、喉气性疝，为一少见疾病，与猿猴颈部两侧气囊相似，为喉部先天性发育畸形，单侧性或双侧性，常发生于喉室小囊。该小囊起自喉室前端，向上位于甲状软骨与会厌软骨根部之间。婴儿的喉室小囊为6～8 mm，亦可大至10～15 mm。若小囊有先天性异常，于咳嗽等动作增加喉内气压时，逐渐扩张，形成喉气囊肿，可向喉内、外发展。较小者，突入喉室带之上。大的气囊肿，可穿过甲状舌骨膜，位于颈部舌骨与甲状软骨之间。

31.5.2 临床表现

喉气囊肿分喉内、喉外和混合三型(图31-3)。

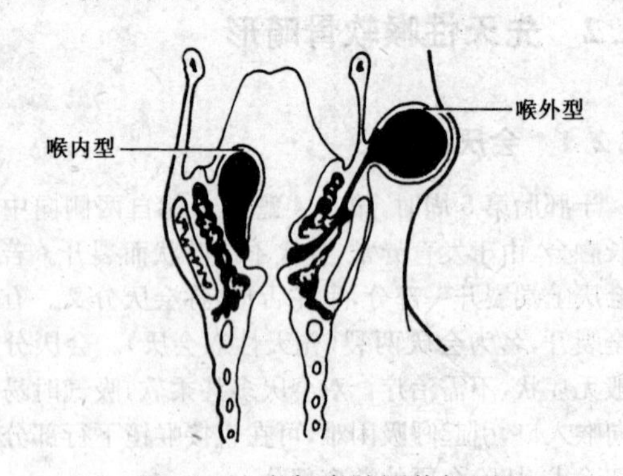

图31-3 喉气囊肿冠状切面

(1) 喉内型

有两种：① 自喉室突出，将室带推向上，遮盖同侧声带，亦可延伸至对侧，使声门阻塞；② 从杓会厌皱襞突起，可向上伸延至舌根部，位于会厌谷处。喉内型的症状为发音不清、嘶哑和咳嗽。大的喉气囊肿有喉喘鸣和喉阻塞症状。气囊肿发生感染时，则有咽喉痛，呼吸时有臭味。

(2) 喉外型

出现于颈部，多从甲状舌骨膜的喉上神经和血管的间隙处穿出，位于舌骨下胸锁乳突肌前缘。亦可自环甲膜穿出，显现于甲状软骨下方。喉外型的症状为颈部有一圆形肿块，时大时小，触之柔软，用手挤压可缩小，患者鼓气或咳嗽时增大。

(3) 混合型

为喉内和颈部同时发生气囊肿，于甲状舌骨膜处有一峡部相连。具有上述两型的症状。

31.5.3 诊断

喉内型需在喉镜下仔细观察，囊肿的体积常随呼吸而改变，吸气时缩小，鼓气或咳嗽时增大。喉外型于颈部可触及柔软的囊性肿物，用针抽吸有气体。X线摄片于肿物处有一圆形透亮区。

31.5.4 治疗

(1) 喉内型

可在喉镜下切除或电灼。亦可在患侧甲状软骨上缘自颈中线至胸锁乳突肌前缘作一横切口，暴露一侧甲状软骨和甲状舌骨膜，切开甲状舌骨膜，将囊肿剥离至根部，于喉室处结扎切除。

(2) 喉外型

多采用颈外切除途径，于舌骨与甲状软骨之间气囊肿最突起处，作一横切口，仔细剥离囊肿，直至甲状舌骨膜处的根部，将其结扎切除。

(黄鹤年)

32 喉 外 伤

喉位于颈前较浅的位置,除了抬头的时候,下颌骨可抵御来自前方的伤害。颈椎虽能防御于后,但外力打击喉部时,可因后有颈椎受到挤压,致喉软骨骨折。喉具有弹性,可在一定范围内上下左右移动,亦能减弱外伤的程度。喉外伤(injuries of larynx)分为两类:喉外部外伤,包括挫伤、切伤及火器伤;喉内部外伤包括烫伤、烧灼伤及器械损伤。

32.1 喉挫伤

又称单纯性喉外伤,系指颈前皮肤无伤口的喉外伤,包括挫伤、挤压伤和扼伤等。轻者颈部皮肤瘀斑,肌肉、骨膜充血和水肿,重者按暴力所来的方向有:声门上部骨折、声门骨折、声门旁骨折、环气管分离等。

32.1.1 病因

喉挫伤多系暴力直接打击的结果,如交通事故的撞伤、工伤事故的轧伤、自缢、扼伤、拳击或钝器的打击伤等。按暴力作用的方向可发生不同程度的挫伤,最常见者外力来自侧面,引起声门旁骨折,受伤侧甲状软骨翼板的后侧断片向后、内移位;亦有因外力较轻,喉可向对侧移动,伤情较轻,常无骨折,仅出现喉粘膜损伤、环杓关节脱臼等。当受到来自颈前方的外力向后上方打击时,可产生声门上骨折,伤情常较严重,于甲状软骨中部声带附着处的脆弱区易致纵行骨折,上面的骨片向后上移位,重者声门上部结构可完全向后移位,发生喉阻塞。声门骨折常来自正前方的暴力,易将呼吸道完全堵塞。偶有环状软骨后部的骨折。

因摩托车、滑雪车、有风罩的乘具的事故,暴力常向上向后将环状软骨从气管撕裂,产生环气管分离。两侧喉返神经可撕断,出现严重喉喘鸣,甚至窒息。

32.1.2 临床表现

因受伤轻重程度的不同而出现下列症状。

(1) 喉痛

患者常感喉部疼痛,吞咽时加重,有时放射至耳内。

(2) 声嘶

声带、室带的粘膜出血、水肿常引起声音嘶哑。喉软骨骨折、脱位可致失音。

(3) 出血

如伤及喉粘膜,则出血较少,仅为痰中带血。若喉软骨骨折,伤及血管时,可有较严重的咯血。

(4) 吞咽困难

常因做吞咽动作时,患者感喉痛加剧导致吞咽困难。亦有因咽喉粘膜撕裂而发生吞咽困难。

(5) 呼吸困难

喉部软骨骨折、喉内粘膜有水肿、喉返神经麻痹时,均可造成呼吸困难。亦有因出血不止,血液堵塞下呼吸道,引起窒息。

(6) 休克

严重的喉挫伤可导致外伤性或出血性休克。

32.1.3 检查

喉外伤常见于急症中,往往同时存在其他系统的损伤如头颅外伤、多发性面部骨折、颈椎骨折和胸部挤压伤等。检查时宜照顾到全身。局部颈前皮肤有肿胀和瘀斑。喉粘膜严重破裂的喉挫伤,咳嗽时空气可进入颈部软组织中,发生皮下气肿,一般局限于颈部,如裂隙呈瓣膜状,气肿可迅速扩展到颏下、面颊、胸、腰部。颈部扪诊,可有压痛,严重的喉软骨骨折并可触及软骨碎块。

间接喉镜检查,常见喉部粘膜水肿、血肿,声门狭窄变形,声带活动受限,如有喉返神经损伤,则伤侧声带固定。

喉部侧位X线分层拍片,可显示骨折部位,并能查清声门上组织后移的程度、环状软骨与气管分离的距离。

32.1.4 治疗

要优先处理危及生命的损伤。喉挫伤必须在全身情况许可下进行。

(1) 按一般外科挫伤治疗

给予止痛、止咳、消炎药物,严密观察病人呼吸及皮下气肿等。若仅伤及喉粘膜而无软骨骨折的单纯性挫伤,可采取一般治疗。使患者安静少言,进柔软饮食,颈部减少转动,使喉部休息。

(2) 气管切开术

如出现明显的吸气性呼吸困难,宜行气管切开术。

(3) 喉软骨复位术

对挫伤严重,喉软骨高位碎裂,喉腔狭窄者,作气管切开术后,行喉裂开术,将碎的软骨尽量保留,仔细复位。对声门上骨折,将其上段向下、向前移位,使其闭合,并缝合于甲状软骨翼板的下段。杓状软骨有明显移位,不能复位时,可将其切除。环气管分离必须尽早吻合。复位后,喉腔内安置硅橡胶制的喉腔模,以不锈钢丝固定,扩张喉腔,以防术后狭窄(图32-1),术后2～3个月经口腔取出喉腔模,继续随访。如有狭窄趋势,可采用喉扩张法。

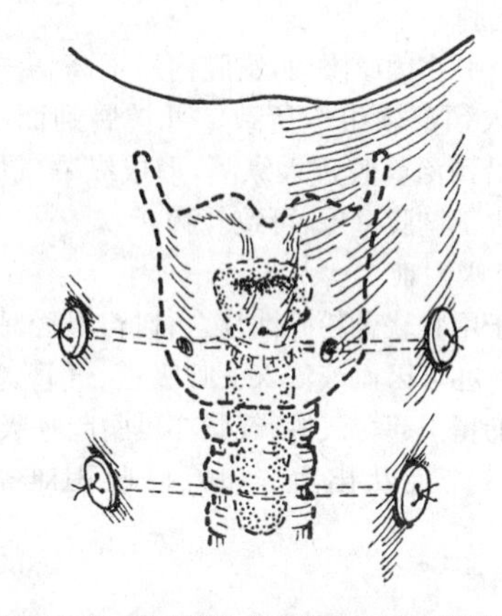

图32-1 将塑料或硅橡胶制的喉模置于喉腔后,用不锈钢丝固定

(4) 鼻饲饮食

伤后10 d内应予鼻饲饮食,减少喉部活动,减轻喉痛和呛咳,防止并发症。

(5) 对严重的声门旁骨折,呼吸道堵塞,或慢性期骨折复位不可能的情况下,可切除移位的和瘢痕性的声带和软骨,以肌肉或软骨垫充,以改善缺损的喉腔,重建新声门。

32.2 开放性喉外伤

系指颈前开放性喉外伤,累及喉软骨、软骨间筋膜,穿通喉腔,包括喉切伤、刺伤、裂伤及火器伤等。

32.2.1 病因

(1) 喉部切伤多因刎颈自杀所致,横切口,多位于甲状舌骨膜或甲状软骨处。亦有在殴斗中切伤。

(2) 喉部刺伤较少,可发生于交通事故等。

(3) 喉裂伤及火器伤,多发生在战时,包括枪、炮、弹片及刺刀等战伤。子弹一般为贯穿伤,范围较局限。弹片伤可将整个喉体击碎,破坏范围较广。工矿、车间工作时,喉皆能被爆裂物击伤。

32.2.2 临床表现

(1) 出血

开放性喉外伤多损伤颈部血管,出血常来自喉动脉、面动脉舌下支、甲状腺动脉或甲状腺组织,因该处血管丰富,出血常较严重,可发生休克。且血液易流入呼吸道,发生窒息。若颈动脉、颈静脉被切断破裂,多立即死亡。

(2) 气肿

颈部气肿多因咳嗽时,胸腔内压增高,空气由喉粘膜裂口进入颈部软组织所致。可扩展到面、胸腹部。空气亦可沿颈深筋膜进入纵隔,形成纵隔气肿。若外伤累及肺尖部胸膜壁层,可致气胸。

(3) 呼吸困难

多由于甲状软骨粉碎性复合骨折,喉腔粘膜出血、肿胀所致。亦可因血液流入下呼吸道、气管、支气管内而致血液潴留引起。气肿、气胸亦可引起呼吸困难。

以上 3 个症状出血、气肿、呼吸困难是最危急症状。

(4) 声嘶

声门区、声门下区的外伤,可致声带撕裂和喉返神经损伤,常有声嘶甚至失音。

(5) 吞咽困难

喉痛和吞咽疼痛常使吞咽动作受碍。伤口穿通咽部、梨状窝或食管上端时,可发生唾液自伤口外漏,使吞咽更为困难。

(6) 伤口情况

伤口大小、数目、形态与致伤器械有关。利刀切伤时,皮肤伤口的裂隙大,边缘整齐,常为单一切口。剪刀、匕首等尖锐利器的刺伤,皮肤伤口较小,常为多切口。炮弹伤,多为不整齐伤口,常于颈部软组织内遗留碎片。

(7) 感染

有喉软骨膜炎、软骨坏死、颈深部感染、纵隔炎、吸入性肺炎。

32.2.3　治疗

(1) 急救措施

要优先处理危害生命的损伤。应先从控制出血、防止休克、解除呼吸困难着手。

1) 休克处理　应严密测量脉搏和血压。如脉搏快而弱、血压下降、皮肤发冷,示患者已呈休克状态。须快速从静脉输入葡萄糖液、高分子右旋糖酐和全血,以纠正休克。

2) 伤口处理　检查伤口,寻找出血点,妥善结扎出血血管。如出血位置深,不易结扎止血,可用纱布在喉、气管两侧填塞止血。用吸引器清除喉腔、气管内血液,从切口中暂时插入气管套管,先保证呼吸道通畅,再作气管切开术。

3) 给予抗生素和止血药物,注射破伤风抗毒素。

(2) 手术修复

1) 手术准备　平卧位,用吸引器吸清喉部、气管内分泌物,污染伤口先用肥皂水洗净,然后用生理盐水反复冲洗,再用碘酊和酒精消毒。以1%普鲁卡因作局部浸润麻醉。

2) 止血　详查出血点,尤其是被切断的动脉残端,常暂时收缩而止血,如忽视而未加妥善结扎,可发生继发性出血。查出出血点后,用丝线妥善结扎。如遇颈动脉、颈静脉破裂,可在裂口上下方用动脉钳夹住止血,再用小圆针细丝线修复血管壁的裂口后,松除动脉钳。

3) 气管切开术　开放性喉外伤,均应作气管切开术,不仅可保证呼吸道通畅,防止血液、唾液流入下呼吸道,解除或预防窒息,减少下呼吸道的继发感染,还可使喉部休息,便于吸除唾液和分泌物。待伤口愈合,喉腔通畅后,可拔除气管套管。

4) 修复　将破碎的软骨与组织尽量保留,复位,因软骨多钙化,难以用针缝合,只要逐层缝好粘软骨膜、外软骨膜和颈前肌层。如有咽部或食管瘘口,将其周边粘膜严密缝合,以防咽瘘。喉腔内置硅橡胶喉模扩张固定,使喉腔保持通畅,防止狭窄。

5) 放置鼻饲管　关闭伤口前,可在直视下由鼻孔插入鼻饲管,以减少吞咽动作,利于伤口愈合。

开放性喉外伤经上述处理后,可一期愈合。喉内放置的硅橡胶扩张模,1 个月后取出。

多发性喉切伤穿通咽喉、气管、食管者,若修补不妥,可发生咽喉、气管、食管瘘,需再次手术修补。对弹片伤者,应按 X 线摄片指示的部位取除异物。

32.3　喉烫伤及烧灼伤

32.3.1　病因

1) 饮用过热茶、汤或吸入高热蒸气至咽、喉及呼吸道。多发生于儿童。

2) 误吞或吸入强酸、强碱或酚类等化学腐蚀剂。

3) 火灾时,吸入烟尘和氧化不全的刺激物等。

4) 遭受战用芥子气、氯气等毒剂侵袭。多于受毒后 2～3 d 发生症状,轻者为喉粘膜急性充血,重者粘膜溃烂,常并有支气管肺炎。

5) 钴、加速器、深度 X 线、镭锭等放射治疗时,放射剂量过大,放射时间间隔过短,亦易引起喉软骨放射性坏死。早期反应于治疗时间即发生,晚期反应发生于治疗后3～6个月，甚至数年之后，发生喉粘膜水肿、软骨膜炎及软骨坏死。

32.3.2 临床表现

(1) 轻型

有声音嘶哑、咽喉疼痛、唾液增多和咳嗽多痰。粘膜充血、肿胀或发白，有水疱、溃疡及伪膜。口周皮肤局部烫伤，亦可伴有食管、胃部烫伤。

(2) 较重型

除上述症状外，喉粘膜有水肿和糜烂，有吸气性呼吸困难，常伴有下呼吸道粘膜烧伤，肺部呼吸音减弱，部分肺区可听到干性啰音和哮鸣音，日后可遗留喉瘢痕狭窄。

(3) 重型

除上述喉烧伤的表现外，因有下呼吸道粘膜的水肿、糜烂和溃疡，甚至坏死，患者有严重呼吸困难，咳嗽剧烈，血性泡沫痰，并发肺水肿、肺炎，咳出血脓痰和坏死脱落的气管粘膜。误吞腐蚀剂者，可致喉、气管食管瘘。若烧伤面积过大，可致严重的阻塞性肺不张、支气管肺炎、肺水肿。可出现进行昏迷等。

32.3.3 治疗

轻型者采用雾化法，将抗炎、消肿药液吸入喉部与呼吸道，保持口腔清洁，用2%硼酸液、3%双氧水漱口，及时吸出咽部分泌物，适当补液，加用抗生素，控制继发性感染。一般在伤后24 h，粘膜水肿逐渐消退，2～3周内可愈好。较重型先冲洗咽喉，用中和药物雾化吸入。强酸烧伤，用氧化镁乳剂、2%～5%苏打水漱口、冲洗。强碱烧伤，用1%盐酸、醋酸或5%氯化铵液漱口、冲洗。酚类烧伤，先用稀酒精，再用水漱口、冲洗。出现喉水肿时，及时行气管切开术，以解除喉阻塞。重型的喉部与下呼吸道烧伤，及时作气管切开术，加强引流。痰液粘稠者可气雾吸入糜蛋白酶、纤维蛋白溶酶、脱氧核糖核酸酶等，亦可滴入气管套管内。全身使用大剂量有效抗生素和解毒药，控制肺部感染、肺水肿，纠正脱水、休克，保护心脏功能等措施。呼吸功能不全者，酌情应用正负压呼吸机辅助呼吸。

32.4 喉插管损伤

32.4.1 病因

1）气管内麻醉插管可损伤喉部，尤其是技术不熟练，操作粗暴，未看清声门，盲目强行插入，更易损伤。偶在清醒插管时，表面麻醉不充分，病人咳嗽剧烈，发生喉部痉挛，插管前端易直接损伤喉部。

2）选用插管太粗，插管外气囊充气过多。尤其是颈短而紧张的病人，插管过程中过多地搬动病人头部，甚易摩擦而损伤喉腔内粘膜。

3）长期插管的气囊应定期放气，以减轻喉部的组织缺氧或坏死，每小时宜放气5 min。若插管时间过久，又不注意定期放气，喉部粘膜受压时间太长而损伤。

4）插管的材料质量不好，插管材料有刺激性，管径过粗过硬，易刺激和压迫喉气管粘膜。

32.4.2 临床表现

(1) 溃疡

早期喉粘膜被插管擦伤、撕裂后可发生充血水肿，上皮剥脱继发感染而形成溃疡，因麻醉插管位于两声带突之间，故溃疡多见于声带后部，位于杓状软骨的声突处，常有纤维蛋白及白细胞沉积，形成伪膜。其症状有声音嘶哑、喉痛、咳嗽和痰中带血。喉镜检查可见溃疡和伪膜，多发生于喉后部，多见于右侧声带突处，也可发生于左侧或两侧。

(2) 肉芽肿

系在上述溃疡与伪膜的基础上发生炎性细胞及浆细胞浸润，肉芽增生，大量成纤维细胞、血管内皮细胞增生而形成。喉镜下可见声带突处有灰白色或淡红色、表面光滑的肉芽肿，根基较广，触之如息肉。患者觉喉内不适，发声嘶哑，咳嗽痰中带血，若肉芽增大，阻塞声门，可发生呼吸困难。

(3) 环杓关节脱位

气管内插管可使杓状软骨向后外侧脱位，多发生于左侧，由于插管者习用左手持喉镜，将舌骨以上组织及喉部向上提起，暴露声门后，从右侧插入气管内插管，易使左侧环杓关节脱位。喉镜下可见一侧杓状软骨红肿，与杓会厌襞突出于声门之上，掩盖声门后部，声带运动受限。病人有声嘶，常长期不愈。

(4) 声带麻痹

由于气管插管的气囊内压力过高，伤及喉返神经，插管时过度向后牵引头部，亦偶有伤及喉返神经，术后即出现声嘶。

32.4.3 治疗

1）有溃疡与伪膜形成者，需用抗生素和类固醇激素治疗。嘱病人少讲话，不要作屏气用力的动作。伪膜不脱落者，可在喉镜下取除。

2) 肉芽肿有蒂形成者，可于喉镜下摘除。

3) 环杓关节脱位者，可行环杓关节拨动复位术。以喉探条或喉钳置于病侧杓状软骨的后外侧，向前内方向轻压，可使其复位，可以重复进行。

4) 因插管引起的声带麻痹者，多数可以逐渐恢复。可作音频等物理疗法。

（黄鹤年）

喉部急性炎症性疾病 33

33.1 急性会厌炎

急性会厌炎(acute epiglottitis)是一种声门上区会厌为主的急性喉炎,亦是急性上呼吸道炎中易致窒息的一种急症,起病急,病情发展快,而口咽检查常无明显发现,甚易被误诊而危及生命。因炎症以声门上区为主,又称声门上喉炎(supraglottitis)或会厌前咽峡炎(angina epiglottidean anterior),中医称为急喉痹。成人及儿童均可发生,多为感染所致。全年均可发病,以秋末至早春发病者为多。

33.1.1 病因

(1) 原发性

为此病最常见的原因,致病菌有乙型流行性感冒杆菌、葡萄球菌、链球菌、肺炎链球菌、奈瑟卡他球菌、类白喉杆菌等,也可与病毒混合感染。婴幼儿、年老体弱者易受细菌感染而致病。

(2) 继发性

由急性扁桃体炎、急性咽炎、急性舌扁桃体炎、口底炎等之蔓延而侵及会厌部。亦可继发于急性传染病后。

(3) 外伤性

异物创伤、刺激性食物、吸入刺激性有害气体、放射线损伤等都可引起会厌粘膜的炎性病变。

(4) 变态反应

全身性变态反应亦可引起会厌、杓会厌襞的高度水肿，继发性感染而发病。

33.1.2 病理

(1) 急性卡他型

急性炎症始发于会厌舌面，因该处粘膜较松弛，呈弥漫性充血、水肿，有单核及多形核细胞浸润，会厌可增厚到正常的5～6倍，渐延及杓会厌皱襞、杓状软骨等处。

(2) 急性水肿型

会厌肿大如球状，间质组织水肿，炎性细胞浸润增加。

(3) 急性脓肿型

病变常侵及粘膜下层及腺体组织，局部粘膜发生化脓、溃疡，血管壁糜烂而出血，病情常发展迅速而危急。

33.1.3 临床表现

(1) 全身症状

起病急骤，有畏寒、乏力，成人发热在38～39℃，儿童可达>40℃。儿童及老年病人，全身症状更为严重，常于夜间突然发生，病情进展迅速，精神委靡不振，体力衰弱，四肢发冷。重症可短时间内出现昏厥、休克。

(2) 局部症状

除婴儿不能诉喉痛外，多数病人有剧烈咽喉痛，吞咽动作和食物可刺激肿胀的会厌，使咽喉疼痛加剧，以致病人拒不进食，口腔积留的唾液外流。疼痛可放射至下颌、耳部。当会厌高度肿胀，声门变小，粘痰阻塞时，出现吸气性喉喘鸣、吸气性呼吸困难，严重者可在数分钟内发生窒息。病人虽有呼吸困难，很少有声音嘶哑，惟语声因会厌肿胀而含糊不清。

33.1.4 检查

患者呈急性病容，常有流涎、喘鸣和呼吸困难症状。用压舌板检查时，应避免过度刺激引起恶心，加重呼吸困难而发生窒息。检查咽部粘膜无明显病变。将压舌板向前下压时，儿童中有时可见红肿的会厌。成人需作间接喉镜检查，会厌红肿增厚，尤以舌面为甚，严重时会厌呈球形。若脓肿形成，在会厌舌面可见黄白色脓点(图33-1，见插页)。声带及声门下部因会厌不能上举，难以窥见。杓会厌襞、杓状软骨等处粘膜亦可有充血肿胀。

儿童难以配合作间接喉镜检查，若临床上难以确诊时，有时需用纤维喉镜检查，将舌根抬起就能窥及会厌和杓状软骨。检查时需注意吸痰，保持呼吸道通畅，以防止因加重呼吸困难而窒息。

喉部侧位X线摄片，可见肿大的会厌、声门上区组织肿胀、喉咽腔的阴影缩小，杓状软骨的阴影模糊。对儿童急性会厌炎诊断有一定价值。

33.1.5 诊断

对急性咽喉痛、吞咽困难的病人，口咽部检查无特殊病变发现，或口咽部虽有炎症但不足以解释其严重症状者，应考虑到急性会厌炎，必须作间接喉镜检查。儿童可摄取颈侧X线片，以防漏诊。此病应与急性喉气管支气管炎、喉水肿、喉白喉、喉异物相鉴别。

33.1.6 治疗

(1) 控制感染

大剂量抗生素和类固醇激素的联合应用，如先锋霉素和口服泼尼松，肌内注射或静脉滴注地塞米松、氢化可的松等，可起到抗炎、消肿的作用，缓解呼吸困难。局部庆大霉素与地塞米松药液雾化喷雾咽喉部，每日3～4次，可起到保持气道湿润、消肿消炎及稀化痰液的作用。

(2) 切开排脓

如会厌舌面有脓肿形成，或脓肿虽已破裂仍引流不畅时，可在喉镜下用喉刀或声带息肉钳将脓肿前壁最膨隆处切开或咬破，排除脓液，并用吸引器吸除脓液。切口不宜过大，以免损伤血管，引起出血。但脓肿尚未局限时，不宜切开，以免炎症扩散。

(3) 气管切开术

应严密观察呼吸，如会厌和杓状软骨高度充血肿胀，经抗炎消肿治疗后未见好转，病情进展迅速，有明显喉阻塞症状者，应及时作气管切开术，术时头部不宜过于后仰，以防加重呼吸困难，发生窒息。

(4) 保持病人安静，给予氧气吸入，注意口腔清洁，防止继发感染，鼓励饮食，多饮水分，并予静脉补液。

33.2 急性喉炎

急性喉炎(acute laryngitis)是喉粘膜的急性弥漫

性卡他性炎症，为上呼吸道急性感染性疾病之一。常继发于急性鼻炎及急性咽炎，亦有原发于喉部。此病多发于冬、春两季。发生于儿童则病情多较严重。无明显性别差异，但与职业有关。

33.2.1　病因

(1) 感染

多发生于上呼吸道感染后，先有病毒入侵，继发细菌感染。常见细菌有金黄色葡萄球菌、溶血性链球菌、肺炎链球菌、流感杆菌、卡他球菌等。

(2) 职业因素

过多吸入生产性粉尘、化学气体的刺激如氯、氨、硫酸、硝酸、毒气、烟熏等，易引起喉部粘膜的急性炎症。

使用嗓音较多的教师、演员、售票员等，如发声不当或使用声带过度，急性喉炎的发病率较高。

(3) 外伤

异物、手术器械的损伤喉部粘膜，也可继发急性喉炎。

(4) 烟酒过多、受凉受湿、疲劳致全身和呼吸道局部抵抗力降低时，细菌乘虚进入，易诱发本病。

33.2.2　病理

初期为粘膜有弥漫性充血，粘膜及粘膜下层有多形核白细胞及淋巴细胞浸润，组织内渗出液积聚形成水肿，粘液腺分泌增加，初期为稀薄的粘液，晚期由于炎症继续发展，渗出液可变成脓性分泌物或结成伪膜。上皮有损伤、脱落、溃疡。炎症消退后，上述病理变化可恢复正常。若未得到及时治疗，则有圆形细胞浸润和纤维变性，深达喉内肌层，形成永久性病变，故积极治疗急性喉炎是防止其转为慢性的关键。

33.2.3　临床表现

急性喉炎多继发于上呼吸道感染，也可为急性鼻炎或急性咽炎的下行感染，故多有鼻部及咽部的炎性症状。起病时有发热、畏寒及全身不适等。

(1) 声嘶

是急性喉炎的主要症状，常以晨起为甚，发音困难费力。轻者发音时音质失去圆润、清亮，音调变低、变粗，重者发声嘶哑，严重者只能作耳语，甚至完全失音。

(2) 喉痛

患者感喉部不适、干燥、异物感，喉部及气管前有疼痛，发声时喉痛加重，但不妨碍吞咽。

(3) 咳嗽多痰

因喉粘膜发炎时分泌物增多，常有咳嗽，起初干咳无痰，至晚期则有粘脓性分泌物，因较稠厚，常不易咳出，粘附于声带表面而加重声嘶。

33.2.4　检查

间接喉镜检查可见喉部粘膜弥漫性充血、肿胀，杓会厌皱襞及室带红肿，声带亦呈红色，有时可见声带有粘膜下出血。声带边缘因肿胀而变厚，两端较窄呈梭形，发声时不能闭紧，声带表面及杓间隙处常附有粘稠分泌物(图 33-2，见插页)。

33.2.5　诊断

根据患者症状，结合喉镜所见，诊断不难。但需注意与特异性感染如梅毒、结核作鉴别。

33.2.6　治疗

(1) 噤声

最主要的是声带休息，安静噤声，甚为重要。需防止以耳语代替发音，因耳语仍不能达到发音休息，噤声是有效的治疗措施。急性喉炎治疗后，多于 1 周内恢复，如治疗不当，劳累多言，则可转变为慢性。

(2) 抗生素治疗

使用抗生素控制感染扩散。声带红肿显著者加用类固醇激素。

(3) 喉喷雾或熏气法

用雾化器使药物成雾状喷入喉部。常用药物有庆大霉素等抗生素加用地塞米松等类固醇激素。或用简易的熏气法，其方法为：用热水 1 杯，干毛巾 1 条，将干毛巾围于口、鼻与杯口之间，张口徐徐呼吸(图 33-3)。杯内可放薄荷、复方安息香酊等药物，蒸气的温度不可太高，以免烫伤。治疗后稍事休息再外出，以免受凉。

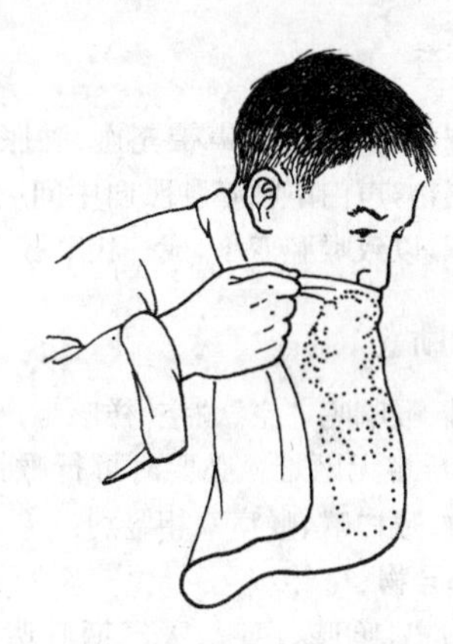

图 33-3　简易蒸气吸入法

33.3 儿童急性喉炎

儿童急性喉炎(acute laryngitis in children)常见于6个月～3岁的婴幼儿。由于儿童喉部的解剖生理特点,喉腔较小,喉软骨软弱,会厌软骨舌面、杓状软骨、杓会厌襞、室带和声门下区粘膜下组织松弛,粘膜淋巴管丰富,发炎后易肿胀发生喉阻塞。喉、气管积聚的粘液是由气管壁的纤毛向上输送,随呼气的推力撞击声门下粘膜来刺激声带外展,使粘液分泌物排出。这种方向性的纤毛摆动输送功能和咳嗽反射,儿童均比成人弱,不易排出喉部及下呼吸道分泌物,更使呼吸困难加重。因此,儿童急性喉炎的病情常比成人严重,若不及时诊治,可危及生命。

33.3.1 病因

多继发于鼻炎、咽炎、上呼吸道感染。可为流行性感冒、肺炎、麻疹、水痘、百日咳、猩红热等急性传染病的前驱疾病或并发症。

33.3.2 临床表现

起病较急,初有发热、声嘶、咳嗽、呼吸作响等。起病时声嘶多不严重,哭闹时有喉喘鸣声,继而炎症侵及声门下区,则呈“空”、“空”样咳嗽声,夜间症状加重。病情较重者可出现吸气性喉鸣,吸气期呼吸困难,胸骨上窝、锁骨上窝、肋间及上腹部软组织吸气期内陷等喉阻塞症状。严重患儿口鼻周围发绀或苍白,指趾紫绀,亦有不同程度的烦躁不安、出汗。如不及时治疗,则面色发绀,呼吸无力,循环、呼吸衰竭,昏迷,抽搐,甚至死亡。

33.3.3 检查

喉镜检查可见喉粘膜、声带充血、肿胀,声门常附有粘脓性分泌物,声门下粘膜肿胀向中间突出,呈梭状束于两声带下,以致喉腔变小,成一狭窄腔。

33.3.4 诊断

根据声嘶、喉喘鸣,“空”、“空”样咳嗽声,喉阻塞的特有症状,诊断多无困难。必要时可行喉镜检查。应与呼吸道异物、喉白喉、喉痉挛相鉴别:

(1) 喉部异物

多有异物史、呛咳、声哑、吸气期呼吸困难等症。颈侧位X线摄片对不透X线的异物,可明确诊断。

(2) 喉白喉

起病较缓,常有全身中毒症状。咽喉部检查可见片状灰白色白膜。涂片和培养可找到白喉杆菌。

(3) 喉痉挛

常见于较小婴儿。吸气期喉喘鸣,声调尖而细,发作时间较短,症状可骤然消失,无声嘶。

33.3.5 治疗

(1) 保持呼吸道通畅

这是治疗的重点。解除喉阻塞,应及早使用广谱有效、足量的抗生素和类固醇激素,以控制感染。有喉阻塞症状时,加大类固醇激素,常用者有泼尼松,口服,每日1～2 mg/kg;地塞米松,肌注或静脉滴注每日0.2 mg/kg;氢化可的松,静脉滴注每日4～8 mg/kg,可促使喉部消肿,减轻喉阻塞症状。分泌物送培养和药敏试验及血培养,及时调整抗生素和激素用量。减少气管切开术的使用。

(2) 气管切开术

重度喉阻塞或经药物治疗后喉阻塞症状未缓解者,应及时作气管切开术,尽量吸出喉气管内积聚的稠厚脓性分泌物,吸入氧气。

(3) 加强支持疗法

注意患者的营养与电解质的平衡,静脉注射葡萄糖液,保护心肌功能,避免发生急性心力衰竭。

(4) 尽量使患者安静休息,减少哭闹,增加湿度,以免加重呼吸困难。

33.4 小儿急性喉气管支气管炎

急性喉气管支气管炎(acute laryngotracheobronchitis),为上下呼吸道急性弥漫性炎症。多发生于>2岁幼儿。常见于冬季,以1～2月份的发病率最高。

33.4.1 病因

先在患流感、麻疹等病毒感染的急性传染病过程中,小儿的全身免疫力减低和局部防御力减弱,幼儿的呼吸道细小,咳嗽功能不强,不易排出呼吸道分泌物,能助长继发细菌感染的蔓延,发生急性喉气管支气管炎。其继发细菌感染多为溶血性链球菌、肺炎链球菌、金黄色葡萄球菌等。

33.4.2 病理

喉气管、支气管粘膜均呈弥漫性急性炎性病变,粘膜充血肿胀、腺体分泌增多,渗出物由浆液性发展为稠厚脓性,感染严重时可引起粘膜上皮细胞坏死,纤维素、膜状纤维蛋白外渗。可分两个类型：

（1）急性阻塞性喉气管炎

亦称假性哮吼（pseudocroup）。可有稠厚成痂的分泌物阻塞支气管出口，发生部分肺不张或阻塞性肺气肿。

（2）急性纤维蛋白性喉气管支气管炎（acute fibrinous laryngotracheobronchitis）

亦称急性膜性喉气管支气管炎。其炎症更加严重，病理变化发展深入到喉气管支气管的深层，气管粘膜下层呈大片脱落、深度溃疡和软骨暴露。并自组织中渗出的血浆、纤维蛋白与脱落细胞凝聚成干痂或伪膜。

33.4.3　临床表现

发病比小儿急性喉炎更急，症状更重。多为急性发作，常有高热、精神委靡、皮肤苍白、脉速弱等全身中毒症状。先有上呼吸道感染的症状，以后出现干咳、喉喘鸣、声嘶和呼吸不畅。呼吸困难呈混合型，不论呼气或吸气均可出现喉喘鸣和呼吸困难。由于炎症深入下呼吸道，分泌物结成痂块不易咳出，易阻塞支气管或细支气管。严重者呼吸道粘膜发生水肿、溃疡及纤维素渗出，形成伪膜，并发下呼吸道阻塞及肺炎。患者烦躁不安、高热不退、唇指发绀，中毒症状明显，病情险恶，呈呼吸衰竭现象，预后不良。

33.4.4　检查

喉、支气管镜检查，可见喉粘膜高度充血肿胀，呈深红色，声门下两侧粘膜极度肿胀，半圆形隆起，向中线突出，以致喉腔狭小。气管及支气管粘膜充血肿胀，正常气管软骨环不复见，支气管开口处有褐色脓痂，管腔粘膜上覆有伪膜。

肺部听诊，两肺呼吸音粗糙，有干、湿啰音。胸部X线摄片可见支气管纹理增粗、点状阴影、小片肺不张和部分肺气肿。

33.4.5　诊断

急性喉气管支气管炎有肺部体征，主要与小儿急性喉炎的鉴别，小儿急性喉炎则无肺部体征。

33.4.6　治疗

（1）使用足量抗生素和类固醇激素，具有抗炎、消肿、抗休克、减少呼吸道粘膜反应作用，对控制感染，缓解症状，缩短病程，有明显的治疗作用。

（2）保持呼吸道通畅，给予氧气吸入。有明显的喉气管阻塞症状、下呼吸道分泌不易咳出时，应及时行气管切开术。术后每30 min于气管内滴入生理盐水、抗生素液或糜蛋白酶液，随后吸除之。既可解除喉气管阻塞症状，也可清除下呼吸道中粘稠分泌物。痂皮、纤维蛋白样伪膜不能吸出时，可经支气管镜钳取和吸除。

（3）保证足够的入液量和营养，重视保护心脏功能和全身支持疗法。

（4）室内保持适当的温、湿度。采用熏气或蒸气吸入疗法。避免气管内分泌物变干、成痂和堵塞。

33.5　喉关节炎

喉关节炎（arthritis of the larynx）多发生于环杓关节，环甲关节炎少见。单侧及两侧均可发生。

33.5.1　病因

大多数为风湿病、类风湿病、痛风等全身性关节病的局部表现。喉部急性炎性疾病、喉外伤等，亦可引起一侧或双侧喉关节炎。

33.5.2　临床表现

急性发作期与风湿性关节炎相似。常有喉部不适、咽喉异物感和喉痛，吞咽和说话时喉痛加重，可放射至耳部。喉外部有压痛。因环杓关节主管声门开闭，环甲关节是调节声带紧张度，此两关节炎症，常发生声音嘶哑，发音易感疲劳。亦有呈耳语声。

33.5.3　检查

环杓关节炎示杓状软骨红肿或水肿，声带闭合或外展活动受限制。用探针压杓部可致剧痛，且不易推动。若关节炎较重，环杓关节固定，声带居于旁中位或中间位。环甲关节炎者，发声时声带松弛无力。如炎症仅限于一侧，可见声门偏斜，双侧环甲关节活动障碍，声门裂隙呈梭形。

此外还有血象改变，血沉可正常，类风湿因子试验常阳性，颈部可有压痛。

33.5.4　诊断

应与声带瘫痪相鉴别，用探针触杓部时，环杓关节常不活动。

33.5.5　治疗

发作期应禁止用声，使喉部休息。用水杨酸制剂止痛，局部颈外侧以2%水杨酸钠电离子透入。因炎症引起者，可用类固醇激素及抗生素治疗，亦可用曲安西龙(去炎松)10～40 mg/ml 局部注射于杓状软骨关节周围。若两侧声带固定，可在间接喉镜下拨动杓状软骨，亦可行杓状软骨移位术。环甲关节炎可行推拿环甲关节的方法。

33.6 喉软骨膜炎及脓肿

喉软骨膜炎(perichondritis of larynx)多为慢性及继发性，急性及原发性者较少。常累及软骨，使其坏死化脓，形成喉脓肿(laryngeal abscess)。

33.6.1 病因

(1) 喉软骨膜炎

1) 外伤　喉部切伤、挫伤、烧伤等均易伤及喉软骨膜和软骨。喉插管术、喉裂开术、高位气管切开术可伤及甲状软骨或环状软骨。长期应用鼻饲管可引起环状软骨膜炎。麻醉插管及喉内镜、气管镜检查亦有损伤杓状软骨，引起杓状软骨膜炎。

2) 炎症　上呼吸道感染、麻疹、白喉、结核、梅毒、糖尿病等病变的病菌均可经喉粘膜发生喉软骨膜炎。喉部毗邻器官疾病如牙槽脓肿、咽间隙感染、咽部手术感染等皆能蔓延至喉部，引起喉软骨膜炎、喉脓肿。

3) 放射线　喉部放射治疗如照射野太广，剂量过大，可引起喉部创伤、喉软骨膜炎、软骨坏死和喉脓肿，这种损伤称为放射性喉炎。

4) 肿瘤　喉恶性肿瘤如发生深部溃疡，亦可引起喉软骨膜炎、喉软骨坏死和脓肿。

(2) 喉脓肿

喉软骨膜炎常于软骨膜下隙产生浆液性或脓性渗出物，使软骨膜与软骨分离，软骨继发坏死化脓，形成喉脓肿。喉软骨膜炎、喉脓肿常为混合性感染，致病菌为溶血性链球菌、铜绿假单胞菌(绿脓杆菌)、葡萄球菌、肺炎链球菌等。

33.6.2 临床表现

喉部压痛和吞咽疼痛为早期症状，若病情发展累及杓状软骨时，杓状软骨肿胀，梨状窝亦肿胀，引起吞咽困难。如涉及甲状软骨时，则声带、室带、喉室、声门下区常同时肿胀，发生声音嘶哑、呼吸困难。严重时可引起窒息。

喉脓肿向前可向颈部穿破，使颈部出现感染浸润硬块。发生于喉后部的脓肿，可向梨状窝穿破，发生脓瘘。

全身症状常感全身不适和低热，急性混合感染时，其体温可高达40℃。白细胞升高，脉搏和呼吸增速。

33.6.3 检查

喉镜检查可见杓状软骨肿胀、环杓关节强直、声带固定和梨状窝肿胀变浅。亦可窥见声带、室带肿胀。若脓肿破溃，可窥见其瘘口。

33.6.4 诊断

由外伤、感染引起的喉软骨炎、喉脓肿，一般不难作出诊断。因全身疾病引起的喉软骨炎、喉脓肿，易为全身症状掩蔽而漏诊。

由放射损伤引起的喉部损伤，有早期反应和迟发反应两种。早期反应发生在放射后3周左右，有喉粘膜肿胀、充血和水肿，严重者有软骨膜炎、坏死和脓肿。迟发反应的时间，常在放射后1年左右，甚至有在3年内发生的，故应详细追询既往放疗的病史。

33.6.5 治疗

早期喉软骨膜炎应用广谱抗生素和激素联合治疗，防止炎症扩散和喉软骨坏死化脓。

喉脓肿已形成者，可行切开引流术，多在直接喉镜下进行，切口应位于脓肿最突出处，抽取脓液应作培养及药物敏感试验。喉外部脓肿可于颈部施行排脓手术。

对两侧环杓关节固定，喉内粘膜严重水肿，声门窄小，有重度喉阻塞症状者，应及时行气管切开术。

(黄鹤年)

喉部慢性炎症性疾病 34

34.1 慢性喉炎

慢性喉炎(chronic laryngitis)是指喉部粘膜的一般性病菌感染所引起的慢性炎症,多发生于成人,其发病率以男性为高,因病变程度和性质的不同,可分为慢性单纯性喉炎(chronic simple laryngitis)、肥厚性喉炎(hypertrophic laryngitis)和萎缩性喉炎(atrophic laryngitis)。

34.1.1 病因

1) 急性喉炎反复发作,未经及时而合理的治疗,以致迁延不愈发展为慢性。

2) 职业用声者如教师、演员、歌唱家等或不一定是职业用声者,用声过度、发声不当,或长期持续讲课、演唱等亦可致慢性喉炎。

3) 上呼吸道包括鼻、鼻窦、咽部、口腔的感染如鼻窦炎、扁桃体炎、咽炎、龋齿、牙槽脓肿、口腔溃疡等,亦是喉部慢性炎症的来源。

4) 下呼吸道感染如支气管扩张、肺脓肿等的脓性分泌物与喉部长期接触,亦易发生慢性喉炎。

5) 吸入有害气体如工业气体、吸烟、化学粉尘均可刺激喉部,使声带增厚。

6) 慢性全身性疾病如糖尿病、肝硬化、心脏病、肾炎、风湿病等亦易诱发。

34.1.2 病理

单纯性炎症喉粘膜呈慢性充血和血管扩张,小圆细胞浸润,间质性水肿及以单核细胞为主炎性渗出物,粘膜上皮部分脱落,粘液腺的分泌增加。日久粘液腺的分泌变为稠厚,病变部位有成纤维细胞侵入,致纤维组织增生和粘膜肥厚,成为肥厚性喉炎。长期病变可使小血管壁纤维化和内膜增生,喉粘膜血管显著减少,腺体萎缩,纤毛柱状上皮变薄,转化为鳞状上皮,成为萎缩性鼻炎。

34.1.3 临床表现

1) 单纯性喉炎的主要症状是声音变低沉、沙哑和粗糙。初为间歇性,晨起症状较重,以后随活动增加,咳出喉部分泌物而逐渐好转。噤声后声嘶减轻,多讲话又使症状加重。日久演变为持续性,喉部不适,常欲咳嗽,惟无痰。

2) 肥厚性喉炎的声嘶显著,喉部分泌物增加,常觉有痰液粘附,须咳嗽以清除粘稠痰液。

3) 萎缩性喉炎的喉部有阵发性干咳,常有脓痂咳出,声嘶随脓痂咳出暂时改善。

34.1.4 检查

喉镜检查,按病变的程度,有以下 3 种类型的改变。

(1) 慢性单纯性喉炎

喉粘膜弥漫性充血、红肿,声带表面可见舒张的血管,呈粉红色,边缘变钝。喉后部粘膜表面可见稠厚粘液,常在声门间连成粘液丝。

(2) 肥厚性喉炎

喉粘膜广泛增厚,声带呈慢性充血,边缘肥厚,不能向中线靠紧而闭合不良。室带亦明显肥厚而遮盖部分声带。杓会厌襞、杓间区亦显著增厚。

(3) 萎缩性喉炎

喉粘膜干燥、变薄而发亮。喉后部、杓间区、声门下常有黄绿色或黑褐色干痂,如将痂皮咳清,可见粘膜表面有少量渗血。声带变薄,声带肌萎缩,声带张力减弱而松弛无力。

34.1.5 诊断

根据患者声嘶的病程缓慢,喉镜检查中声带病变的特征,不难作出诊断。

34.1.6 治疗

1) 查出病因予以治疗,积极处理鼻、咽、下呼吸道感染,使呼吸道通畅,减少邻近器官病变的分泌物对喉部的刺激。戒除烟酒,适当噤声,减少说话,禁止大声叫喊,纠正发音方法,注意声带休息。

2) 酌情应用雾化吸入法。将庆大霉素及地塞米松等抗炎、消肿药液注入雾化器内,病人口含雾化器的喷出口,接上氧气或高压空气泵,使药液雾化(图 34-1)。连续作深呼吸,使雾化药液吸入喉部。每日 1 次,可作 2～3个疗程。

3) 选用铁笛丸、响声丸、清音丸等中成药。

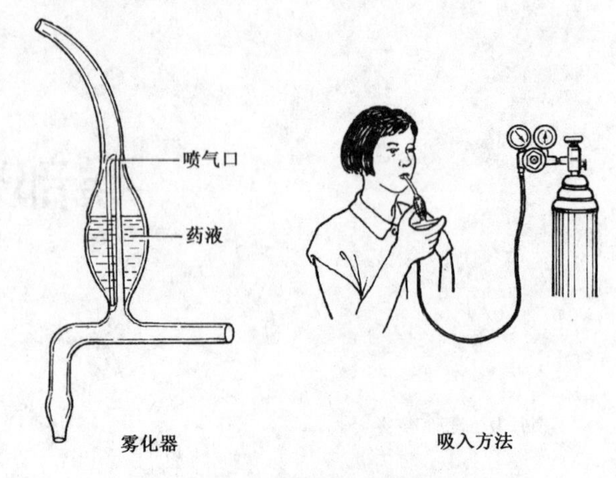

图 34-1　氧吹药液雾化法

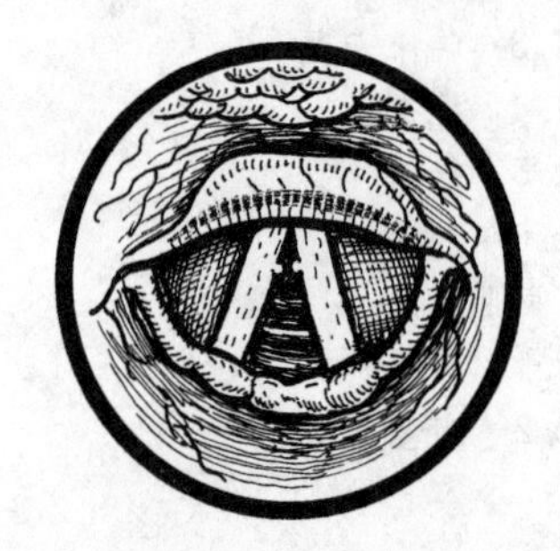

图 34-2　声带小结

34.2 声带小结

声带小结(vocal nodules)又名结节性声带炎(nodular laryngitis),也称歌唱者小结(singer nodules),由炎性病变形成(图 34-2),是慢性喉炎的一型,多属两侧性,常因发音不当所致。

34.2.1 病因

多因长期发音不当或用嗓过度所致。亦见于喜爱说话的男孩和成年妇女。尤其好发于职业性用喉者如:大班上课的教师,幼儿园、低年级小学的女教师,超过其自然音域歌唱的高音歌唱家等。

声带小结的形成与声带的解剖结构和振动生理有关。声带的前 2/3 段为膜性组织,参与声带的振动,其后 1/3 段为杓状软骨,司声门的启闭。以动态电视喉镜可对声带缘的振动作详尽的观察。声带小结的位置多在膜性声带的中点,因该处为振动波的剪力和切力的最高点,亦是发高音时声带振动的中点位置。用声不当或用声过度,可于该点发生局限性充血和水肿。初期常在粘膜下有可逆性积液,或小血肿,长期可致上皮增厚及其潜在间隙的透明样变性而形成结节。

34.2.2 病理

初起的小结大部分是因用声过度或不当而造成声带损伤所致的炎性反应,柔软而带红色,覆以正常的鳞状上皮,基质呈水肿状,并有血管增生,血管扩张和出血。中期的小结则较坚实,有纤维化和透明样变性。晚期小结呈苍白色,上皮增厚和角化,也有棘细胞层增厚和不全角化。重度病变不仅限于声带粘膜层,而深入到声带肌层。

34.2.3　临床表现

早期时发高音时有轻微嘶哑,用声易疲劳而不持久,发低音无变化。以后逐渐加重,变为沙哑。结节较大者,则有显著之声嘶,从间歇性发展为持续性,病人不能歌唱,亦难以高声说话,咽喉发干和不适。

34.2.4　检查

喉镜检查示两侧声带前、中 1/3 的交界点的游离缘,有左右对称性的突起。早期如红色柔软的息肉样变,并有水肿。病程长者,呈灰白粟米样小突起,半透明,表面光滑,基底部稍呈充血,可见少数小血管,发音时两侧小结抵触而妨碍声带闭合,出现声音嘶哑。

34.2.5　诊断

病人常有用声不当或用声过度史,间歇性或持续性声嘶。两侧声带均有同样的对称性病变,早期在声带前、中 1/3 交点处有粘液积聚,轻度水肿和轻度充血,继之有小结出现,状如粟米,色灰白,表面光滑,基底部稍充血。小结要与粘膜下潴留囊肿鉴别。鉴别要点是:后者呈不对称,较大的半透明突起,常位于声带的游离缘,大小不一,粘膜肥厚隆起。

34.2.6　治疗

1) 噤声,使声带休息,是重要的治疗原则,早期小结常能在噤声 4～8 周后消失。

2) 发音训练是主要的治疗方法,改变原来用声的错误习惯,提高正确的发音技巧,1～2 个月后早期小结可自愈,否则病易复发。

3) 类固醇激素、抗生素药物雾化吸入,物理、激光、微波疗法亦有辅助的效果。

4) 手术切除适用于较大的中、晚期小结,经一段时间的药物治疗无效且妨碍发声者,可在直接喉镜或纤维喉镜下切除。儿童患声带小结,常在不发音声带松弛状态下呈广基隆起,在发音声带并拢紧张状态时呈小结状突起,在青春期可能自行消失,不必急于作手术切除。成人细小的小结,尤其是歌唱家、教师等职业用喉者,宜在显微喉镜下手术,以减少损伤声带。术后声休不宜过长,以 1～2 周左右为宜。因早期作渐进的非张力性发声,能使覆盖在声韧带上的残留粘膜,发生振动,促使声带运动性愈合。早期发声训练应逐步进行,最好有声学专业者指导,其主要方法如下:① 术后第 1 周作缓慢而低声的哼唱,每次 30 s,逐渐增至每次 5 min,每日 2 次,可低声短时间说话;② 术后第 2 周可逐渐增至每次 10 min,每日 2 次,仍宜低声少说话;③ 术后第 3 周可增至每次 15 min,每日 2 次,可作简短交谈;④ 术后第 4 周增至每次 20 min,每日 2 次,可自由交谈,但尚不宜多说话;⑤ 术后第 5～8 周可增至每次 20 min,每日 3 次,逐步进入正常说话。

34.3　喉息肉

喉息肉常发生于一侧声带的边缘,称为声带息肉(polyp of vocal cord)(图 34-3),是声带慢性炎症的后果,实为假性肿瘤。

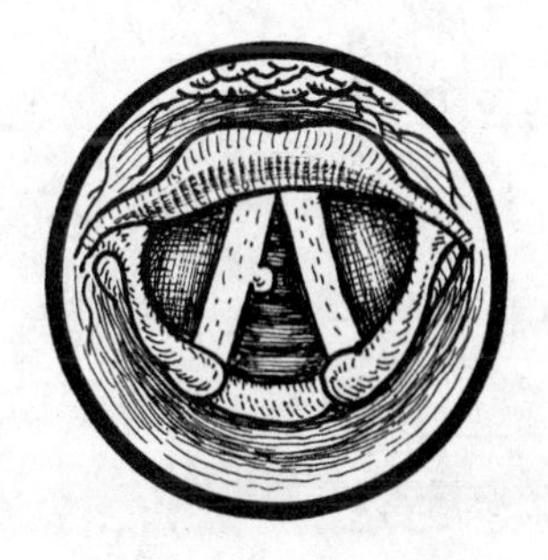

图 34-3　声带息肉

34.3.1　病因

由于长期发声不当,平日说话过多,声带运动过度,多次上呼吸道感染,使声带长期慢性炎症是引起声带息肉的主要因素。嗜烟、酒为其发生的诱因。

34.3.2　病理

声带息肉多单侧局限性,而息肉样变为广基、弥漫性。初起时,在声带膜部的边缘、上皮下的潜在间隙(Reinke 间隙)中,有组织液积聚,出现局部水肿、毛细血管扩张和充血。继而逐渐呈苍白水肿样半透明玻璃样变性或纤维增生,形成椭圆形或圆形声带息肉。常发于单侧声带,偶有双侧息肉。位于声带前 1/3 部者占多数。

34.3.3　临床表现

主要症状是声嘶、咽喉不适和刺激性咳嗽。其程度视息肉大小和类型而异。小的局限性声带息肉仅有轻微的声音沙哑，基底广的息肉夹于两声带之间则声嘶较重，音调低沉而单调，甚至失音。巨大息肉可致喉喘鸣和呼吸困难。

34.3.4 检查

喉镜检查较易发现，大多属局限性带蒂声带息肉，基底小，多在一侧声带的前、中 1/3 边缘部长出，半透明淡红色或黄白色圆形或椭圆形肿物。蒂细长者可随呼吸上下活动，有时可悬于声门下，随呼吸气流上下摆动。广基型息肉可见基底宽广的半透明灰白色或淡红色肿块，常发于一侧声带，两侧均有者少见。

34.3.5 治疗

早期息肉在严格噤声，经药物雾化吸入，加微波、激光的治疗，或可消失。形成息肉后，应在间接喉镜或直接喉镜下切除。细小的息肉可在显微喉镜下切除，切勿损伤声带，以免影响发音。两侧广基底的大息肉，可分次手术，以防粘连。亦可用激光手术摘除，减少复发。术后应禁烟，纠正不良的发音习惯，控制发声过多及积极治疗上呼吸道感染病灶，预防其复发。

（黄鹤年）

喉部特种传染病 35

35.1 喉结核及狼疮

喉结核(laryngea tuberculosis)常继发于晚期肺结核,原发者较少,为结核杆菌感染喉部所致。喉部狼疮少见,是一种慢性及弱性的结核杆菌感染,多继发于鼻、咽部的病变。

35.1.1 病因

喉结核多因含有结核杆菌的痰液自气管及支气管向上排泄,积聚于喉室、杓间隙等粘膜褶皱处的喉后部,遇到粘液腺管或粘膜细微损伤处侵入,发生病变。亦有少数患者的结核杆菌由肺部原发病灶经血液或淋巴循环至喉粘膜下组织,发生感染。

喉狼疮是喉粘膜的一种轻型结核感染。

35.1.2 病理

喉部结核的病理变化有以下5种类型：

(1) 浸润型

喉粘膜下发生圆细胞浸润、水肿、充血和结节。结节内含有坏死的干酪样组织、淋巴细胞和Langhan巨细胞。

(2) 溃疡型

结节发生干酪样组织坏死，血管阻塞，使粘膜上皮的表面腐烂，形成浅溃疡。

(3) 软骨膜炎型

溃疡腐烂较深者可侵及喉软骨，引起软骨膜炎和软骨坏死，常见于会厌及杓状软骨。

(4) 结核瘤型

呈广基的乳头状增生，其中有许多小结节，周围有结核性肉芽组织和纤维组织，形成肿瘤状肿块。多发生于一侧声带和喉后部。

(5) 水肿型

喉粘膜遭受大量结核杆菌入侵后，可引起结核反应性喉水肿，可能为变态反应所致。

喉狼疮属毒性减弱的结核。喉粘膜下有结节性浸润，其特点是无局部水肿，感染后组织反应轻，结节腐烂后形成边缘不明显、不整齐的浅溃疡，可逐渐自行愈合变为瘢痕，但于另一处又发生相似溃疡，愈合与溃疡常同时进行。常发于会厌处，可侵蚀大部会厌软骨，使其缺损，仅留残端。

35.1.3 临床表现

喉结核可分3期：

(1) 结节形成的早期

喉结核早期症状为喉部不适、干燥感、发音易感疲劳和刺激性咳嗽。

(2) 浸润溃疡期

声音嘶哑，低沉无力，喉痛尤剧，可放射至耳部，影响进食。

(3) 软骨坏死期

喉痛甚剧，吞咽时加重，声哑甚至失音，有时发生进行性呼吸困难、咳嗽、有脓痰。并有发热、胸痛、咯血、消瘦等肺结核全身症状。

35.1.4 检查

喉镜检查，早期可见喉部粘膜呈淡红色贫血状。杓间隙粗糙增厚，一侧声带轻度充血，增厚和运动迟钝。浸润溃疡期可见杓间隙及杓状软骨部有浅溃疡，边缘不整齐，基底不平。一侧声带充血浸润和增厚，会厌水肿增厚，梨状窝苍白肿胀，可影响吞咽。结核瘤可发生在杓间隙，小者引起失音，大的结核瘤可发生呼吸困难。软骨坏死期可见杓状软骨肿胀、坏死。杓会厌皱襞肿胀、声带固定(图35-1)。

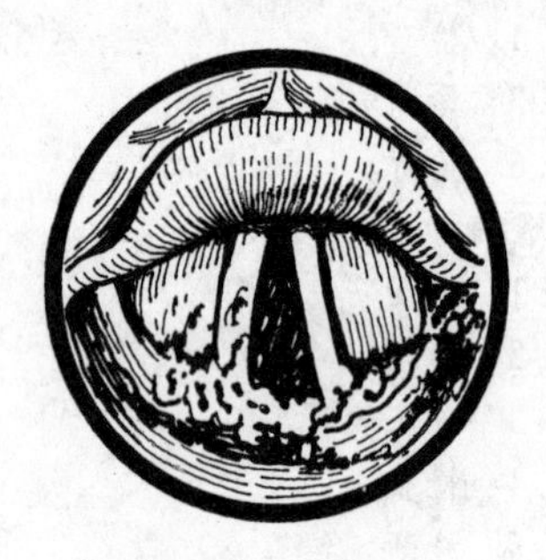

图35-1　喉结核

35.1.5 诊断

肺结核患者如有喉部症状应作喉涂片检查结核杆菌。必要时可作活检以确定诊断。喉结核应与喉梅毒、癌肿等相鉴别(表35-1)。

表35-1　喉结核、喉梅毒及喉癌的鉴别诊断

	喉结核	喉梅毒	喉癌
起病	缓慢	较速	渐进
声嘶	早期嘶哑，晚期失音。发音微弱无力	嘶哑，粗厉有力	进行性或持续性嘶哑
吞咽疼痛	显著	无	侵入梨状窝才发生
部位	喉后部	喉前部	多发生于声门处
喉镜所见	多发性弥漫性浸润，边缘不规则的浅溃疡	卡他性重度充血，增厚、大而深的溃疡，边缘整齐	菜花样肿块或乳头状突起，溃疡边缘外翻浸润，易出血
活检	结核病变	梅毒瘤	癌变
全身情况	肺部有结核病、低热、咳嗽、多痰，可查出结核杆菌	血清检验呈阳性，皮疹	颈淋巴转移，身体其他部位转移

35.1.6　治疗

1）全身应用抗结核药如异烟肼、对氨水杨酸钠、利福平、乙胺丁醇等。

2）局部药物雾化喷雾如链霉素、卡那霉素等。

3）中药如珠黄散、西瓜霜等吹咽喉部。

4）手术摘除，如结核瘤可在喉镜下摘除并活检。

5）增进全身健康，多进富于营养之食物，服用维生素A、维生素D等。

35.2　喉梅毒

先天性喉梅毒可发生于出生后数月，后天性发生于喉部者较少。

35.2.1　病因

为梅毒螺旋体的感染所引起。

35.2.2　病理

第一、二、三期梅毒均可发生于喉部。

第一期喉梅毒（laryngeal syphilis）：于会厌部发生下疳。

第二期喉梅毒：下疳出现后6～8个周出现喉部红斑，粘膜呈弥漫性暗红色充血。后于杓会厌皱襞、杓间隙、声带等处有椭圆形，大小不一，表面扁平，边缘整齐的灰白色粘膜斑。

第三期喉梅毒：多发生于感染后2～15年，其主要病理变化为：① 梅毒瘤，多见于会厌、杓会厌皱襞、室带和声带等处，呈暗红色圆形隆起肿块，或弥漫性结节状浸润；② 溃疡，为梅毒瘤腐烂后形成，常见于会厌，溃疡深，边缘陡锐，覆有灰黄色污秽腐烂组织，周围绕有充血带；③ 软骨膜、软骨炎常继梅毒性溃疡而发生，软骨腐烂后脱出致喉狭窄；④ 瘢痕及粘连形成。软骨膜炎及溃疡愈合，常有结缔组织增生，使喉部收缩、粘连引起畸形变位。

35.2.3　临床表现

声嘶，甚至失音，发音粗厉，多不觉喉痛。梅毒瘤溃烂后，若涉及会厌、舌根、咽侧壁等处，可引起吞咽困难。软骨膜炎、软骨坏死脱出，可引起喉部狭窄和畸形，发生喉喘鸣和呼吸困难。

35.2.4　检查

喉镜检查可见喉粘膜明显充血、浸润、增厚和水肿。于会厌部可见粘膜斑。梅毒溃疡深而边缘陡锐，梅毒瘤呈红色圆形肿块。有时杓状软骨肿胀，声门狭窄，声带固定，会厌有瘢痕收缩或缺损（图35-2）。

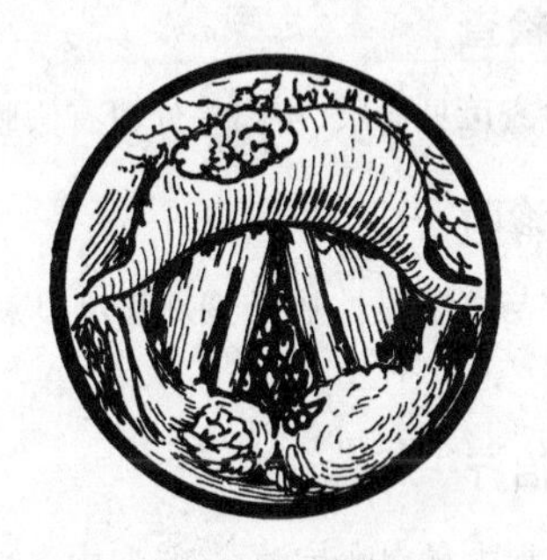

图35-2　喉梅毒

35.2.5　诊断

早期梅毒可作涂片，采用暗视野法可找到梅毒螺旋体，结合典型的临床表现及阳性血清反应，可确定诊断。

35.2.6　治疗

全身疗法可采用青霉素疗法或砷铋剂联合治疗。

局部宜注意喉水肿的发生，经药物治疗未改善，或有明显喉狭窄者，则应先作气管切开术。坏死的软骨可在喉镜下取出。

35.3　喉部白喉

多由咽白喉向下蔓延所致，原发者甚少。

35.3.1　病因

由Klebs-Loefler白喉杆菌所传染，途径有两种：① 直接传染，常因接触病人或带菌者时，由飞沫传染；② 间接传染，使用染菌的食具、玩具、书报等。

35.3.2　病理

白喉杆菌的外毒素刺激喉粘膜的上皮细胞，发生炎症、坏死和含有纤维素及白细胞渗出物，形成一层假膜，可阻塞声门。其外毒素亦可由血液途径，输至全身，发生心、肾、周围神经等系统的损害，如心肌炎、急性肾炎、毒性神经炎。亦有侵害中枢神经，发生广泛瘫痪。

35.3.3　临床表现

喉白喉(laryngeal diphtheria)的主要症状是声嘶、咳嗽和喉阻塞症如吸气时有喉喘鸣、吸气期困难、胸骨上切迹和锁骨上下窝吸气性凹陷等。亦有高热、冷汗、皮肤苍白、四肢冰凉、心脏衰竭等全身中毒症状。

35.3.4　检查

喉镜检查可见会厌、声门等处覆有假膜。

35.3.5　诊断

喉白喉与急性膜性喉炎鉴别甚难，应作细菌检验区别。

35.3.6　治疗

早期注射大量白喉抗毒素，并加用青霉素，以防止肺部继发感染。若有喉阻塞症，宜早作气管切开术。

35.4　喉麻风

35.4.1　病因

为麻风杆菌侵入喉部所致，多继鼻、咽部麻风而发生。

35.4.2　病理

常见者为瘤型麻风。喉粘膜下可见含有麻杆菌的泡沫细胞的弥漫性浸润，侵及基底层。腺管周围形成坏死和脓肿。多见于会厌、喉前庭、喉室带、声带等处，出现大小不一的浸润灶。会厌和声门区有粘膜增厚、水肿、血管扩张充血和粘膜及腺管壁部分脱落。结缔组织间的神经分支有明显肿胀。

35.4.3　临床表现

初起为咽喉干燥、异物感，然后有声音改变、喉喘鸣和声音嘶哑。病程缓慢，常有反复发作和自行缓解。急性发作时有高热、寒颤、四肢疼痛和急性喉水肿。

35.4.4　检查

喉镜下可见会厌粘膜苍白、水肿和浸润，出现黄白色蜡样结节，渐发溃疡，愈后瘢痕形成，收缩牵引，发生喉狭窄和畸形。病变易经杓会厌皱襞至杓状软骨，亦可延及室带和声带，出现浸润、结节及溃疡等变化。杓状软骨与杓会厌皱襞之间，亦可见大小不一、表面不平的乳头状麻风结节。

35.4.5　诊断

喉麻风(laryngeal leprosy)常先侵犯会厌，早期病变为苍白色，无痛，出现浸润性结节，坏死溃疡，自愈结疤。常有感觉障碍，可在粘膜下找到麻风杆菌。

35.4.6　治疗

氨苯砜有抑制麻风杆菌生长作用，喉阻塞有重度呼吸困难者，应行气管切开术。

35.5　喉硬结病

35.5.1　病因

由 Frisch 硬结杆菌所致，为革兰阴性、带荚膜之短小杆菌。具有轻度传染性。多发于一定地域。

35.5.2　病理

喉粘膜及粘膜下组织先有卡他性炎性变化，然后发生小结或肉芽肿，质坚硬，触之如软骨，有特殊的 Mikulicz 细胞或泡沫细胞，形大而圆，细胞质丰富，呈网状泡沫形，细胞核较小。尚有一种 Russel 体，呈均匀的透明红色，多无细胞核，又称透明体。晚期 Mikulicz 细胞及 Russel 体均消失，仅存纤维瘢痕组织。

35.5.3　临床表现

喉硬结病(laryngeal scleroma)可分卡他、萎缩、增殖与瘢痕四期。卡他期的主要症状为干咳、喉痛、声嘶与呼吸困难。以后粘膜萎缩、增殖，形成结节，多在声门部，侵犯声带、室带与杓状软骨，使声带固定，声门变小，声嘶严重，多有呼吸困难。瘢痕形成期的喉粘膜变厚，前连合有纤维性粘连，会厌变形，杓状软骨移位固定，声嘶和呼吸困难更为严重。

35.5.4　检查

喉镜可见初期喉粘膜充血干燥，以后声带萎缩，有结痂。增殖肥厚多见于声带，粘膜表面尚光滑，惟边缘多不整齐，左右不对称，可累及室带及杓状软骨。瘤状增殖发生于声带、室带，其病变似乳头状瘤样突起。瘢痕挛缩多发于会厌软骨，被纤维带牵拉畸形。

35.5.5　诊断

病理组织切片是确诊的依据，宜选择病变活跃处作活检。血清沉淀试验操作简便,有实用价值。

35.5.6　治疗

早期病变可用链霉素、金霉素、卡那霉素或庆大霉素等有近期较好疗效。放射治疗可使硬结病变组织呈纤维化与纤维素样坏死,使肿块消失,恢复功能。喉部瘢痕狭窄、呼吸困难较重者,则行气管切开术。

35.6　喉霉菌病

喉霉菌病(laryngeal mycosis)原发于喉部者甚少见。近年因广泛使用抗生素及激素,常并发于肺部、口腔、咽或鼻等处的霉菌感染。喉霉菌病中以组织胞浆菌病、芽生菌病较多见,放线菌病、念珠菌病、球孢子虫病等次之。

35.6.1　喉组织胞浆菌病

此病为荚膜组织胞浆菌(Histoplasma capsulatum)引起的喉霉菌病。主要侵及网状内皮系统,病菌在组织细胞内生长,使其增殖,并于软组织中发生肉芽肿病变,故于喉部病变表现为肉芽肿,由上皮样细胞、含霉菌的巨噬细胞、淋巴细胞、浆细胞等组成,并有成纤维细胞增生和酪状坏死。多见于成年男性,我国南方有少数病例发现。

(1) 病因

原发性者因吸入含有荚膜组织胞浆菌的尘埃所引起,继发性者由肺部、口腔等病变直接扩散所致。幼儿或年老体弱病人,因身体抵抗力差,感染易经血行播散至喉部。

(2) 临床表现

有两种临床类型:① 慢性局限性病变;② 急性进行性播散型感染。主要症状为声嘶、咳嗽,大的结节可阻塞声门,引起喉阻塞。溃烂发生溃疡者则有咽痛及吞咽困难。溃疡愈合后因瘢痕收缩,使声带活动发生障碍,影响发音。若为全身播散时,出现高热、贫血、消瘦等全身症状。此菌还可经血行扩散至肝、脾、胃、纵隔、中枢神经系统等处,造成严重后果。

(3) 检查

喉镜可见棕色或淡灰色、坚实、瘤状或结节状肉芽肿,散发于会厌、杓状软骨、声带、室带、舌根等处。溃疡大小不等,边缘不齐,浅表,周围粘膜有轻度红斑反应。肉芽肿和溃疡可孤立存在,散发于咽喉各处。

(4) 诊断

应与肿瘤、结核、梅毒等病相鉴别。取溃疡渗出物,作涂片染色,可找出 2～3 μm、椭圆形的酵母样孢子,并可培养出致病菌。活组织切片检查可证实诊断。

(5) 治疗

用两性霉素 B 有良好疗效。口服氨苯磺胺每日 4～6 g 亦可见效。较大肉芽肿可在喉镜下摘除,以改善呼吸,若阻塞声门引起喉阻塞时,应及时作气管切开术。

35.6.2　喉芽生菌病

喉芽生菌病多发生于北美,由皮炎芽生菌(blastomyces dermatitidis)引起。发生于南美者,由巴西芽生菌(Blastomyces brasiliensis)所致。喉北美芽生菌病是一种慢性感染,皮肤及肺为最常见的扩散部位,多见于成人,以化脓性病变和肉芽肿为主。喉南美芽生菌病是一种严重的慢性霉菌病,可向口咽、皮肤、淋巴管和内脏等处扩展,常伴有淋巴结肿大,多发生于中年男性。

(1) 临床表现

喉北美芽生菌病多继发于肺部病变,主要症状为声音嘶哑,逐渐出现呼吸困难和慢性喉阻塞,一般无吞咽困难或全身症状。喉镜检查早期可见喉粘膜呈弥漫性充血、增生,会厌、杓状软骨、声带等处出现散在颗粒状小脓疱。病情发展缓慢,数月后溃破成浅溃疡,暗红色,周围有乳头状增生,参差不齐,溃疡中心可自愈形成菲薄瘢痕。淋巴结多不肿大。

喉南美芽生菌病常在咽、喉、口腔处粘膜发生溃疡性肉芽肿,伴有发热、咳嗽、咽喉疼痛、吞咽困难、全身淋巴结肿大等全身症状。喉镜检查早期可见喉粘膜肿胀,出现淡红色颗粒状丘疹,较快化脓溃破,并向周围渗润,引起会厌、声带等组织坏死,致声门狭窄。同时致淋巴结肿大,化脓溃破后可形成颈部皮肤瘘管。亦有出现全身性扩散而危及生命。

(2) 诊断

于病变处刮取分泌物作霉菌检查,北美芽生菌为椭圆形皮炎芽生菌,具有折光胞壁,坚厚的荚膜、较宽的气孔和有芽胞体附着于母细胞。南美巴西芽生菌为圆形或椭圆形发芽酵母样霉菌,即可确诊。

(3) 治疗

两性霉素 B 对北美或南美芽生菌病有良好疗效。用量为每日 0.5～1 mg/kg,溶于 5% 葡萄糖溶液 500 ml 中缓慢静脉注射,每日增加剂量,成人不超过 70～100 mg。持续 1～3 个月。口服磺胺嘧啶可抑制病情,亦需持续 3 个月左右。

35.6.3 喉放线菌病

此病由以色列放线菌所引起，属厌氧革兰阳性非抗酸性多形菌。常在正常人的扁桃体小窝、龋齿中存在，当全身抵抗力减低时，此菌可迅速生长致病。

(1) 临床表现

初期为发音嘶哑、轻咳及粘痰，形成溃疡后则感咽喉疼痛，吞咽困难，甚至呼吸困难。喉镜可见细小淡黄色丘疹、椭圆形结节散发于会厌、杓状软骨、声带、梨状窝等处。其表面逐渐溃烂，形成浅溃疡，向周围扩展，侵及咽喉侧壁，形成颈部坚硬肿块，逐渐破溃形成颈部瘘管。本病的特点是慢性感染化脓、广泛坏死和重度纤维化，形成颈部硬块和多发性瘘管。

(2) 诊断

由于正常口腔中亦有放线菌，故需结合临床症状，并从病变组织中分离出厌气性放线菌时，才能确诊。

(3) 治疗

大剂量青霉素每日200万～500万u，直至症状消退后再用药1～2个月。喉部肉芽肿可作手术切除。颈部瘘管宜切开引流。

35.6.4 喉念珠菌病

由白念珠菌(Candida albicans)引起。此菌存在于正常的消化道和呼吸道等处。于营养不良的婴幼儿、年老体弱的病人、长期使用广谱抗生素、过量的激素等，身体抵抗力下降的情况下，易患此病，因此属条件致病菌，为内源性感染。

(1) 临床表现

常为口咽鹅口疮的蔓延，有声嘶、咳嗽和吞咽困难。喉镜检查可见多发性白色点状或片状渗出物散在于会厌、声带、喉室、舌根等处，其下面为肉芽样浅溃疡。若病情进展，膜性渗出物可阻塞声门，引起呼吸困难。念珠菌亦有侵入血内，引起念珠菌败血症，并发心内膜炎、脑膜炎等。

(2) 诊断

取渗出物作涂片检查，可找到念珠菌的菌丝体及酵母样孢子，并结合临床体征，才能确诊。

(3) 治疗

用制霉菌素50万u，每日3次。若有呼吸困难时，可在喉镜下清除膜状分泌物，改善呼吸通道。严重者宜作气管切开术。

35.6.5 喉球孢子菌病

此病由球孢子菌(coccidioides)引起。此菌在自然界中为菌丝体，其传染途径为呼吸道吸入污染该菌的尘埃，在人体组织中则为无芽的小球体，其中充满肉芽胞，引起肉芽肿样反应，形成结核样结节。

(1) 临床表现

早期常无自觉症状，多继发于肺部感染，有发热、咳嗽、发音嘶哑、呼吸困难、吞咽困难、胸痛、关节痛等症状。喉镜检查可见在会厌、杓状软骨、声带、室带等处出现结节状红斑，形成灰白色肉芽肿，会厌增厚，杓状软骨肿胀，严重时阻塞声门，发生喉阻塞。球孢子菌是一种传染力甚大的全身性霉菌病，可经血行传播至淋巴结、骨、脾、肾、心肌和脑膜等处。

(2) 诊断

可从渗出物或活组织中查出致病菌，以确诊。

(3) 治疗

两性霉素B静脉注射，从0.1 mg/kg开始，每日1次，逐渐增至每次1 mg/kg，达30～40 mg作维持量，持续3个月，总量为2～4 g。

喉腔中大的肉芽肿，可在喉镜下摘除，阻塞声门时宜作气管切开术。

(黄鹤年)

喉肿瘤 36

36.1 喉良性肿瘤

喉部良性肿瘤多起源于上皮或结缔组织，由分化完整的细胞组成。生长缓慢，位于声带以外的喉良性肿瘤，出现症状较晚，不易早期发现，如不完整切除，常易复发。较常见者有乳头状瘤、血管瘤、纤维瘤、神经纤维瘤、软骨瘤等。

36.1.1 喉乳头状瘤

喉乳头状瘤(papilloma of larynx)为喉部常见的良性肿瘤。性别分布无大差别。可发生于任何年龄，10岁以下儿童为多见。儿童的乳头状瘤以多发性居多，生长较快，且易复发，有随年龄增大自限趋势。成人患者若屡次复发或多发性者，有恶变倾向，宜详作切片检查，以免误诊。

(1) 病因

多认为由病毒感染引起，用电镜检查可证实细胞内有似病毒体的存在，寻常皮疣、性病湿疣及喉乳头瘤，可为同一种或不同种病毒所致。喉部慢性刺激及内分泌失调，为其诱因。

(2) 病理

是一种上皮瘤，由复层鳞状上皮聚集而成，常不浸润其基底组织。可为单发或多发，有时为软而带蒂，亦有基底较宽广而坚实者，常不发生溃疡，不向粘膜下层浸润。

(3) 临床表现

病程较缓慢，常见症状为进行性声嘶，肿瘤大者，甚至失音，亦可出现喉喘鸣和呼吸困难。由于儿童患者常为多发性，生长亦较快，儿童喉腔较小易发生喉阻塞(图 36-1)。

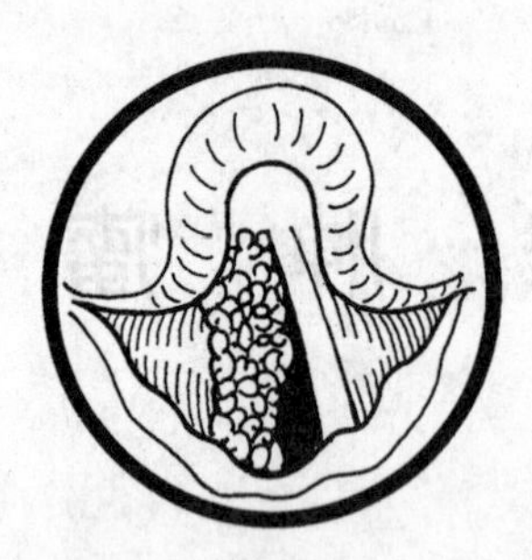

图 36-1 喉乳头状瘤

喉镜检查可见淡红色或暗红色、表面不平、呈乳头状的肿瘤,幼儿患者的基底甚广,成人者以单个带蒂较多,常发于声带、室带及声门下区。亦可蔓延及咽或气管。

(4) 治疗

采用直接喉镜或悬吊喉镜下摘除术。但儿童患者易复发,常需反复多次手术。摘除时于基底部作电凝固、冷冻或激光疗法,亦可局部涂布鸦胆子油,可减少复发。成人的乳头状瘤经多次摘除而复发者,要注意有恶变的可能,必要时可行喉裂开切除术。

采用外源性白细胞干扰素(interferon JFN-a)可使瘤体暂时缩小,改善病程的发展。转移因子使 T 淋巴细胞具有免疫性效应,冀以控制乳头状瘤。用自体乳头状瘤组织的滤过制剂液注射于皮下,作自体疫苗治疗法,有望减少复发次数,惟尚待探索根治性的措施。

36. 1. 2 喉血管瘤

(1) 病理

喉血管瘤(hemangioma of larynx)较少见,有毛细血管瘤及海绵状血管瘤两种类型,以前者较多。毛细血管瘤是由成群的薄壁血管构成,如结缔组织增多时,则为纤维血管瘤,深红或紫红色,大小不一,有蒂或无蒂,多见于声带,亦可发生于喉的任何部位。海绵状血管瘤由基底宽广的窦状血管构成,柔如海绵,暗红色,不带蒂而散布于声带、喉室及杓会厌皱襞处的粘膜下,可延及梨状窝、颈部皮下。呈青紫色或紫红色。

(2) 临床表现

喉血管瘤的症状多不显著,发生于声带附近者才有声嘶。如有损伤可致出血。小儿大的喉部血管瘤可阻塞声门,发生窒息。

(3) 治疗

可用冷冻、激光手术疗法。无症状者可暂不予治疗。

36. 1. 3 喉纤维瘤

喉纤维瘤(fibroma of larynx)为起源于结缔组织的肿瘤,由纤维细胞、纤维束组成,多由慢性炎症或声带血肿机化所致。其质坚硬,基底呈蒂状或盘状,表面光滑,大小不一,小者如绿豆,大者可阻塞呼吸道,引起喉阻塞。多发生于声带前中部,亦可见于喉室带、声门下区或会厌,色灰白或暗红。主要症状为声嘶,发展缓慢,不恶变。手术切除是有效的方法,小者可在喉镜下摘除,大者须行喉裂开切除术。

36. 1. 4 喉神经纤维瘤

神经纤维瘤(neurofibroma of larynx)少见,常伴发全身性神经纤维瘤。起源于神经鞘,可单独发生,位于杓会厌襞、喉室带等处。主要症状是声嘶,大型肿瘤可发生呼吸困难。喉镜检查可见圆形坚实有包膜的肿块。治疗采用手术方法,小者可于直接喉镜或间接喉镜下切除,大者可行喉裂开切除术。

36. 1. 5 喉软骨瘤

喉软骨瘤有外生性与内生性,外生性发生于喉软骨外的胚胎残余,内生性可发生于任一喉软骨,以发源于环状软骨后部前面者较多,亦可位于甲状软骨、会厌软骨及杓状软骨。肿瘤的病理变化由透明软骨构成,常有石灰及粘液变性,瘤内有如骨质形成,则称为骨软骨瘤。

喉软骨瘤生长缓慢,其症状视肿瘤的位置及大小而定。发生于喉软骨外部者,可在喉外扪及坚硬的肿块,随喉软骨而移动。在喉内部者,可有声嘶、喘鸣、吞咽困难、呼吸困难,甚至窒息等症状。

喉镜检查可见圆形基底较宽的肿瘤,表面光滑,坚硬,覆于其上的粘膜多无变化。

喉软骨瘤的治疗,采用手术切除。按肿瘤的大小及位置,选用喉腔或颈外的途径,小的肿瘤可行喉镜下切除。肿瘤较大者,应行喉裂开术。发生于甲状软骨者可从颈外途径切除。

36. 2 喉癌

36. 2. 1 概述

喉癌(carcinoma of larynx)的发病率有日益增多的趋势。上海市喉癌的发病率 1972 年为 1. 79/10 万,1986 年为 2. 0/10 万,其中男性为 3. 4/10 万(标化率为

2.7/10万),女性为0.6/10万(标化率为0.4/10万)。1986年辽宁省喉癌的发病率为1.5/10万,其中男性为1.97/10万,女性为1.0/10万。上海市1972～1986年喉癌发病率的变化为+0.21;美国1990年出版的美国国立癌症研究所年报的统计资料表明,1973～1987年喉癌发病率变化为+0.5。喉癌的发病率在我国约占全身肿瘤的1%～2%,占耳鼻咽喉癌的11%～22%。其男女性别发病率的差别甚大,国外资料统计,男女性别之比为8.4～25.6∶1。我国南方为5～15∶1。1986年上海市喉癌发病率男女性别之比为6.75∶1,1986年辽宁省喉癌发病率男女性别之比为1.97∶1,我国东北地区的女性喉癌病人的比例较国内外报道的要高。无论男女,喉癌最多见于50～70岁,发病率男性为65～69岁年龄组较高,女性则较早,为55～59岁年龄组。喉癌发病率城市高于农村,空气污染重的重工业城市高于污染轻的轻工业城市,如1986年辽宁省鞍山市区为4.26/10万,农村为1.72/10万;抚顺市区为3.05/10万,农村为0.39/10万;沈阳市为3.03/10万,农村为1.52/10万;丹东市区为0.61/10万,农村为0.11/10万;朝阳市区为1.10/10万,农村为0.17/10万。

上海市1994年,喉癌发病率为5.0/10万,为头颈部恶性肿瘤的第2位;男性喉癌占全身恶性肿瘤的1.37%,女性则为0.35%(表36-1)。

表36-1 上海喉癌发病率(1/10万)

年 份	1983		1988		1990		1994	
性 别	男	女	男	女	男	女	男	女
喉 癌	3.0	1.0	3.7	0.8	4.3	0.3	4.2	0.8
头颈恶性肿瘤	14.1	10.7	14.5	8.5	15.3	10.1	16.2	12.5
全身恶性肿瘤	275.6	197.9	267.3	202.3	296.9	233.4	304.2	239.6

36.2.2 病因

迄今尚难确定,以下因素可能与诱发喉癌有关:

(1) 吸烟

吸烟可以引起呼吸道癌肿。于烟草燃烧时,所产生的烟草焦油中的苯并芘有致癌作用。烟草烟可以使纤毛运动停止或迟缓,同时引起粘膜水肿和充血,上皮增厚和鳞状化生,成为致癌的基础。

(2) 饮酒

声门上区癌,可能与饮酒有关。

(3) 空气污染

生产性粉尘或废气如二氧化硫、铬、砷等的长期吸入,有致癌可能。

(4) 病毒感染

病毒与癌肿发生的关系,尚在探索。

(5) 癌前期病变

喉白斑病是一种声带粘膜上皮角化不良、在粘膜上出现白色斑块的病变。由长期上呼吸道感染、吸烟、有害气体刺激、用声过度等慢性刺激所引起。往往最后发生癌变。

(6) 性激素

喉癌病人喉组织雌激素受体阳性细胞百分率明显高于健康人喉组织。其血清睾酮水平亦高于正常人。

近年来,肿瘤学领域中性激素及其受体的研究为人们所重视,尤其是原发于性激素靶器官的恶性肿瘤。喉是第二性征器官,也被认为是性激素的靶器官。国内、外已开展喉癌与性激素及其受体关系的研究。有关雌激素受体的测定方法主要有细胞化学法和组织化学法两类,其中以17-荧光雌酮(17-FE)为配体的细胞化学法测定雌激素受体(ER),操作简便,并可将受体于细胞内定位。根据Fisher(1982年)的判断标准,按荧光在各细胞中的部位及强弱,将所见细胞分为以下5型:① A型,全细胞强荧光;② B型,细胞核呈强荧光;③ C型,细胞质呈强荧光;④ D型,核仁呈强荧光;⑤ E型,全细胞无荧光或弱荧光。其中A、B、C三型属ER阳性细胞。实验证明,喉癌组织中ER阳性细胞占2.7%～30.2%,平均为15.11%;而健喉组织中ER阳性细胞只占1.0%～8.0%,平均2.9%,其差异有显著意义($P<0.005$)。这可提示雌激素在喉癌发生机制中有变化。

喉癌的病因是否受睾酮(LH)的影响,国内、外均在探索。实验证明,血清睾酮水平在Ⅲ期喉癌患者中明显升高为35.0±17.8 nmol/L(1 009±515 ng/dl),而健康对照组的均值为18.0±4.9 nmol/L(520±142 ng/dl)。两者间有显著差异。喉癌的发生和发展,是否受性激素,尤其是睾酮的影响,国外结论不一。

(7) 喉癌与癌基因

自 Huebner(1969 年)首次提出癌基因以来,已发现 100 多种癌基因和抑癌基因。在肿瘤分子生物学的研究中,对抑癌基因的了解较晚,Kamb(1994 年)首次确定一种比 p53 基因更为重要的抑癌基因 p16(MT_{S1},CDK_{41},$CDKN_2$),因其对保持基因组结构稳定、促细胞正常分化、调节细胞生长、诱导细胞凋亡等密切相关。Okamato(1994 年)用 p16 基因转染有 p16 基因缺失的癌瘤细胞系,癌细胞生长出现阻抑。p16 基因对细胞周期的调控较 p53、Rb 等抑癌基因更为直接,其长度仅为 p53 基因的 1/4,便于重组和导入,可成为肿瘤基因治疗的靶基因。

p16 基因由 3 个外显子和 2 个内含子组成,3 个外显子长度分别为126 bp、307 bp和116 bp,其编码 CDK_4 抑制蛋白(CDK_{41},inhibitor of CDK_4),相对分子质量为 16×10^3,可与 CDK_4 以 1∶1 比例结合成二聚体。p16 基因通过 CDK_4,与其他癌基因和抑癌基因相互作用,可成为正常细胞调控的负调控因子。CDK_4 的含量及活化程度在细胞增殖周期由 G_1 期向 S 期过渡的过程中起限速作用。CDK_4 作用的靶分子常为一些与细胞周期调控有关的癌基因或抑癌基因产物。

p16 基因是存在于人类染色体 9p21 区位上与头颈肿瘤相关的抑癌基因之一。Loughran(1994 年)对永生性头颈部鳞癌细胞系研究,发现有 55%同源性缺失。但 Zhang(1994 年)研究 68 例原发性头颈鳞癌组织和 9 株来源于头颈鳞癌细胞系的 p16 基因,其癌组织中突变率仅为 10%。对 p16 基因在头颈肿瘤的确切突变率尚不一致。

用基因克隆方法肯定的抑癌基因尚有 Rb、DCC、NF-1、WT-1、MCC、APC 和 p53 等。

p53 基因为 Linzer(1979 年)所发现,位于 17 号染色体短臂,编码 53 000 的核结合蛋白,可能参与细胞周期的负调节而调控细胞的增生、分化。p53 基因异常包括 p17 等位基因的缺乏、失活和点突变。对 p53 基因的认识经历了肿瘤抗原、癌基因和抑癌基因的三个阶段。早期在 SV_{40}转化的鼠细胞中,发现了一种能够与 SV_{40}-T 抗原形成复合物的蛋白,被认为是肿瘤抗原。把 p53 基因转入鼠的胚胎成纤维细胞,它自身与 ras 癌基因协同作用。Finlay(1989 年)指出野生型 p53 基因能抑制细胞转化,称为抑癌细胞。它能诱导终末分化,维持基因稳定,触发衰老和细胞凋亡(apoptosis),是负生长调控因子。

Rb 基因位于人染色体 13q,内含 27 个外显子。它编码抗癌蛋白为 P105,可与腺病毒 EIA 和 SV_{40}-T 抗原结合成复合物,它的抑制细胞增殖的生物活性就会失去。P105 抑制细胞增殖的机制在于抑制癌基因 c-myc和 c-fos 的表达,使细胞周期阻断于 G_0 期。

喉癌的病因与喉癌细胞内染色体的畸变,DNA 倍体的改变、癌基因的激活和抑癌基因的失活等内在因素密切相关。近年来的研究表明,染色体 3、7、9、11、13、14、16、17 结构和数目的异常与喉癌的发生有关。c-Ha-ras、c-erb B_1 及 Int-a 等癌基因的激活或高表达、p53 抑癌基因的突变等与喉癌的病因有密切关系。以打点杂交法对喉癌及部分癌旁组织中 c-myc、c-Ha-ras 及 c-erb B_2 3 种癌基因的扩增进行观察。结果表明,3 种癌基因在喉癌组织中均有扩增,其中 c-myc 扩增率为 84%,c-Ha-ras 为 61%,c-erb B_2 为 50%。癌旁组织中,3 种癌基因扩增显著,其中 c-Ha-ras 的扩增高出喉癌组织的 5 倍($P<0.01$)。伴有复发和转移的病例,其 c-Ha-ras、c-reb B_2 基因的扩增也有增高趋势。因此,c-Ha-ras 和 c-erb B_2 基因扩增与喉癌诱发、复发及转移密切相关。采用 PCR 和特异性寡核苷酸探针杂交技术,对喉癌组织中 Ha-ras 癌基因的点突变进行研究,示部分 Ha-ras 癌基因是以第 12 位密码子"G→T"点突变的形式被激活的,其突变率为 30%。喉癌组织中有 p53 基因的缺失,缺失率高达 69.69%。用免疫组化法观察由癌基因 c-erb B_1 编码的表皮生长因子受体(EGFR)的表达情况证实喉癌中(EGFR)的表达水平高于正常喉粘膜($P<0.05$)。对 TGFa 进行研究表明,喉癌患者的癌组织中 TGFa-mRNA 和 EGFR-mRNA 均明显增高,分别提高 16~17 倍。对喉癌鳞状细胞癌的 Rb、p53 的杂合性缺失频率研究示 Tp53 基因的缺失率达 56%、Rb 达 59%、3 号染色体(3P13~14)达 64%。提示 p53 异常是喉癌发生中的一种现象。单个肿瘤发生、发展中可有多种抑癌基因的突变或缺失。喉癌的病因还与 Rb、p16 、BRCAI 等肿瘤抑制基因的突变有关。

p53 基因由 11 个外显子和 10 个内含子组成,转录成 2.5K 6mRNA,有 391 个氨基酸组成的核磷蛋白。P53 蛋白的发现是因其能与 SV_{40}-T 抗原结合,直至 20 世纪 90 年代才证实它是抑癌基因 p53 的产物。p53 基因及其产物有以下功能:① p53 基因具有对 DNA 损伤修复和细胞循环调节有关基因的转录调控作用;② 在DNA 损伤的情况下,使细胞分裂终止在 G_1/S 期,以便细胞有足够时间修复损伤,恢复正常;③ P53 蛋白的生化功能为转录因子,检查 G_1 期 DNA 损伤。P53 的功能为监视细胞基因组的完整性。当损伤不能修复时,野生型 p53 能启动细胞的程序性死亡或凋亡

(apoptosis),使癌变倾向的细胞不再存活。当野生型p53基因发生突变转为突变型p53基因时,其纯合子或半合子失去了对细胞生长的抑制功能而使细胞癌变。p17等位基因丢失伴野生型p53基因突变为致癌的模式。在喉癌中,p53基因突变率在28%～80%。Dolcetti(1992年)以IHC检测法为78.6%(22/28),Suzuki(1994年)以IHC检测法为85.2%(23/27),Fracchiolla(1995年)以PCR-SSCP检测法为27.8%(5/18),是喉癌的发生机制和发展中一个早期的变化。Dolcetti比较了喉癌手术后患者的存活时间与P53蛋白阳性的关系,存活时间在6个月到2年组为66.7%(6/9),存活时间长于5年组的为84.2%(16/19),认为对推测预后亦有一定意义。

导致喉癌的高危因素吸烟和人乳头状病毒(HPV)与p53基因突变的关系正被研究。HPV16和18型感染已证实与喉癌的发生有关。原上海医科大学喉癌研究室(1994年)以PCR技术检测35例喉癌组织的HPV DNA中,HPV16的检出率为17.2%,HPV18为2.8%,癌蛋白E6与E7可能诱导p53基因突变或与产物结合,影响P53蛋白正常的抑癌功能。

36.2.3 病理

以鳞状细胞癌常见,约占90%,腺癌2%;未分化癌、淋巴肉瘤、纤维肉瘤少见。

声带癌是喉癌中最多见者,约占60%,分化较好,多数为Ⅰ、Ⅱ级,转移较少。原位癌属浸润性癌的前期,局限于上皮层中发生癌变,基底膜未受侵犯,是一种最早期的喉癌。声门上癌的发病率约占喉癌的30%,癌细胞的分化较差,转移较多见;声门下癌少见,约占6%。

喉部继发性癌肿不多见,一般系从甲状腺、喉咽、食管扩散浸润而来。从远处转移的喉癌罕见,如有转移,大多从皮肤黑色素瘤、消化道腺癌、乳腺癌、肾上腺瘤、肺癌等转移而来。

近年来随着喉肿瘤外科的迅速发展,以既彻底切除肿瘤又尽可能重建喉功能为原则,迫切需要对喉癌作深入的临床病理学的研究。采用了Robert喉部连续切片的方法,可明确观察肿瘤主体的部位、扩散的特点和安全的定位。复旦大学附属眼耳鼻喉科医院统计的7 351例耳鼻喉恶性肿瘤中,喉部有2 160例,仅次于鼻咽和口咽(2 188例),其中喉癌为2 118例(98.1%),肉瘤仅42例(1.9%)。2 118例喉癌中,以分化好的鳞癌Ⅰ、Ⅱ期最常见(2 066例),鳞癌Ⅲ期19例,未分化癌13例,腺癌20例;42例肉瘤中最常见者为恶性淋巴瘤(16例),其次为纤维肉瘤(8例),其他如横纹肌肉瘤、粘液肉瘤等,均罕见。

喉癌大多数位于声带,最初表现为上皮表面增厚,以后肿瘤向深部浸润发展。这些病理改变包括:① 肿瘤附近的鳞形上皮增生、原位癌或间变;② 上皮表面光滑,但其深面即基底膜面有恶变的鳞形上皮钉突,可有角化或无角化。纤毛柱状上皮可直接发生癌变,但一般都先经过鳞形化生的阶段。

喉癌的形态学观察分成以下4种类型:① 溃疡型,癌组织稍向粘膜表面突出,表面可见向深层浸润的凹陷溃疡,边界不清;② 结节型,癌表面为不规则隆起,多见有较完整的被膜,可见散在、深浅不一的小溃疡,边界多半清楚;③ 菜花型,癌组织轻度突出于粘膜表面,呈颗粒状生长,表面为浅在弥漫性溃疡,边界清楚;④ 包块型,癌组织明显突出于粘膜表面,呈团状块,表面被膜多完整。

按原发肿瘤的部位,喉癌可发生于声门上区(包括会厌、杓会厌皱襞、杓间区、喉室带与喉室)、声门区(包括声带、前连合与后连合)和声门下区。Shumrich(1969年)认为:声门上区、喉室以上来自颊咽胚基;声门、声门下区则来自气管、支气管胚基。Welsh(1983年)、Bagatella(1983年)认为这两部分的分界线应是在喉室的外下角,由于声门上区同声门区之间淋巴流向存在分离现象,加之由两种不同胚基的发育来源,声门上区肿瘤向声门区发展受到一定限制。Delahunty(1969年)提出以前连合、喉室作为阻止声门上癌向声门区发展的屏障,生长在不同部位的癌组织可限制在胚胎分界线以内。Welsh Beck(1983年)认为声门上区与声门区之间的淋巴管是相通的,在肿瘤细胞阻塞引起淋巴管瓣膜失效的情况下,区域淋巴引流路线可发生改变,引起声门上癌向声门区发展,累及喉室、声带和声门下区。近10年来,有两个问题在临床实践中研讨,即1987年喉癌分型法与跨声门癌类型的问题。

36.2.4 喉癌分型法

为了正确地描述喉癌的部位和转移的区域,以便有一个比较完善的治疗和随访的标准,按照目前使用的喉癌分型分期法(UICC TNM分期方案,1997年)如下。

(1) 喉的分区

1) 声门上区　将声门上区分为两个解剖亚区,上部包括舌骨以上会厌舌面和喉面、杓会厌、杓会厌襞及杓状软骨,下部包括舌骨以下会厌喉面、室带及喉室。

2) 声门区　声带、前连合、后连合。

3) 声门下区　声带以下，环状软骨下缘以上。

(2) T分级

1) 声门上区

Tis　原位癌。

T_1　肿瘤局限于声门上区的一个亚区，运动正常。

T_2　声门上肿瘤向一个以上亚区或声门侵犯，未固定。

T_3　声门上肿瘤累及声门或声门下，固定，和(或)有向深部浸润：舌根深部、会厌前间隙、环后区。

T_4　声门上肿瘤向喉外扩散，如下咽、颈部软组织、甲状腺。

T_z　原发癌病灶完全无法分级。

2) 声门区

Tis　原位癌。

T_1　肿瘤局限于声门区，声带运动正常(a：一侧声带受累；b：双侧声带受累)。

T_2　声门区肿瘤向声门下或声门上侵犯，声带运动正常或受限，未固定。

T_3　声门肿瘤累及声门上和(或)声门下，局限在喉内，一侧或两侧声带固定。

T_4　声门肿瘤向喉外扩散，如穿破软骨支架，或累及下咽，或穿破皮肤。

T_z　原发癌灶完全无法分级。

3) 声门下区

Tis　原位癌。

T_1　肿瘤局限于声门下，运动正常。

T_2　声门下肿瘤向声门区侵犯，未固定。

T_3　声门下肿瘤累及声门区或声门及声门上区，局限在喉，伴声带固定。

T_4　声门下肿瘤向喉外扩散，如穿至下咽部或向甲状腺、气管扩散，或穿破皮肤。

T_z　原发癌灶完全无法分级。

(3) N分级

N_0　局部淋巴结无明显转移。

N_1　同侧单个淋巴结转移，直径为3 cm或<3 cm。

N_2　同侧单个淋巴结转移，最大直径>3 cm，但<6 cm，或同侧有多个淋巴结转移，其中最大直径<6 cm者；或两侧或对侧淋巴结转移，其中最大直径<6 cm者。

N_{2a}　同侧单个淋巴结转移，最大直径>3 cm，<6 cm。

N_{2b}　同侧多个淋巴结转移，其中最大直径<6 cm者。

N_{2c}　同侧或对侧淋巴结转移，其中最大直径<6 cm者。

N_3　转移淋巴结的最大直径>6 cm。

N_z　局部转移淋巴结完全无法分级。

(4) M分级

M_0　无明显远处转移。

M_1　有远处转移。

M_z　远处转移无法判断。

(5) 病员全身情况(H)

H_0　正常活动。

H_1　带病，但可自理。

H_2　>50%时间可自理，需护理。

H_3　<50%时间可自理，需护理。

H_4　卧床不起，需护理。

36.2.5　跨声门癌

跨声门癌(transglottic cancer)是近年新提出尚在讨论中的一种喉癌的类型，有译为贯声门癌、超声门癌等。国际抗癌联盟(UICC)和美国抗癌联合委员会(AJC)制定以及修订的TNM分类法(1997年)中，仍将喉癌分为声门上癌、声门癌、声门下癌三型，尚未确认这种类型。Robert(1936年)最早描述这种喉癌，并指出其原发部位是喉室，但未提出“跨声门”一词。Mcgavran(1961年)首先提出“跨声门”的定义为癌在喉室深部组织内上下扩展。Ogura(1977年)则认为有包括声带在内的两个解剖区受癌侵及者。Kirchner(1977年)的判定标准是除了癌在垂直方向超出喉室外，还伴有声带固定。

连续切片观察见跨声门癌以广泛浸润声门旁间隙为特点，癌在粘膜下浸润扩展，而粘膜表面可相对完整；癌可经声门旁间隙向外侵及甲状软骨翼板和外下方的环甲膜，向前经前连合腱浸润甲状软骨，向后达梨状窝。

声门旁间隙的界限：前外界为甲状软骨，内下界为弹力圆锥，内侧为喉室和喉四边形膜，后界为梨状窝粘膜。肿瘤在声门旁间隙向外发展，受软骨的弹力圆锥、韧带的限制。该膜性组织屏障仅在一定程度上限制癌肿的生长扩展。而喉软骨架具有较强的抗肿瘤能力，主要体现在软骨膜上，缺乏软骨膜的前连合腱处，癌易经此入侵甲状软骨。软骨的骨化部分形成骨小梁，有小的骨髓腔和血管亦便于癌肿入侵。

对跨声门癌列为第4型喉癌持相反意见者认为：根据跨声门癌的特点，其系指肿瘤越过喉室侵及声门上区和声门区者，因此，肿瘤占两个解剖部位以上不可能有T_1病变。如跨声门癌作为一种临床类型，而不存

在 T_1 病变，则不能符合 UICC 分类法的原则，故不能定为一种临床分型。

笔者认为跨声门癌是原发于喉室的第 4 型喉癌，因其解剖部位隐蔽，造成早期诊断的困难，使该型喉癌难以及早在常规喉镜检查中发现，直至向声门旁间隙、声带、室带区浸润，才能作出诊断，但此时肿瘤已跨越了两个解剖区。随着临床上检查和诊断方法的改进，如喉 CT 摄片的应用，是不难查出 T_1 病变的。惟该型癌肿应定名为声门旁癌，因该型的早期病变是不会跨越两个解剖区的，故不能定名为跨声门癌，以符合 UICC 的分类法。

36.2.6 临床表现

喉癌的临床表现常按其发生的部位的不同而不同。近年来，国内、外都根据喉癌的不同部位分为声门上、声门、声门下三种类型喉癌，不能完善地描述喉癌的临床特点和基本特征，并且不能包括跨声门癌这一临床特殊的类型，常易引起误诊。根据笔者的临床实践经验，提出一个新的喉癌分型法，将喉癌分为声门上（supraglottic）、声门（glottis）、声门下（subglottic）、声门旁（paraglottic）四型，其临床表现分别如下：

（1）声门上型

包括原发于声带以上部位的癌肿，如会厌、杓会厌襞、室带等。此型喉癌分化较差，发展较快。由于该区淋巴管丰富，常易向颈深上组位于颈总动脉分叉处的淋巴结转移。早期症状仅觉喉部有异物感、咽部不适，以后癌肿表面溃烂时，则有咽喉痛，可放射至耳部，甚至影响吞咽。晚期癌肿侵蚀血管后，则有痰中带血，并常有臭痰咳出；侵及声门时，则有声嘶、呼吸困难等。

（2）声门型

局限于声带的癌肿，以前、中 1/2 处较多，分化较好，常属鳞癌Ⅰ、Ⅱ期(图 36-2)。发展较慢，由于声带淋巴管较少，不易向颈淋巴结转移。主要症状为声嘶，

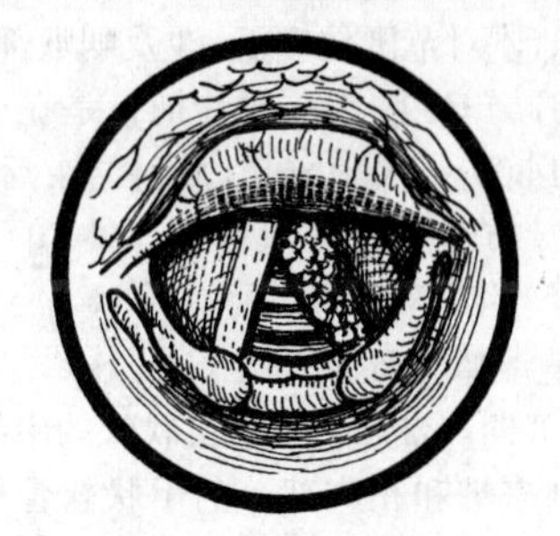

图 36-2　声带癌

并逐渐加重，肿瘤增大时阻塞声门，可出现喉鸣和呼吸困难，晚期有血痰和喉阻塞。

（3）声门下型

即位于声带以下、环状软骨下缘以上部位的癌肿。因该区较为隐匿，不易在常规喉镜检查中发现。早期可无症状，以后则发生咳嗽、血痰。晚期由于声门下区被癌肿堵塞，常有呼吸困难。亦有穿破环甲膜，侵入甲状腺、颈前软组织，亦有沿食管前壁浸润者。

（4）声门旁型

指原发于喉室粘膜的肿瘤。该区甚为隐匿，在常规喉镜检查中被室带遮盖，甚难发现。早期可无症状，仅有一侧室带向上膨起，其表面粘膜光滑，活检难以得到阳性结果。以后向上、向下发展，侵及真假声带，尤易向外侧发展，侵入声门旁间隙。其临床特点是：声嘶为首发症状，病程较长，发展较慢，常先有声带固定，而未窥及肿瘤。其后随癌肿向声门旁间隙扩展，浸润和破坏喉软骨时，可有咽喉痛，并可放射至耳内。随着肿瘤增长，侵及一侧甲状软骨翼板和环甲膜处时，于该侧可摸到喉软骨支架隆起感。常有不同程度的刺激性干咳和呼吸困难症状。一般常至 T_2 或 T_3 时才得到确诊。

笔者所提出的声门旁型 T 分级如下：

Tis　原位癌。

T_1　肿瘤局限于喉内室，声带运动正常。

T_2　喉室区肿瘤向声门旁间隙、声门上或声门下侵犯，声带运动正常或受限，未固定。

T_3　喉室肿瘤累及声门旁间隙、声门上和(或)声门下，一侧声带固定。

T_4　喉室肿瘤穿破声门旁间隙、软骨支架、环甲膜等处向喉外扩展，或累及梨状窝、甲状腺，或穿破皮肤。

T_z　原发癌灶完全无法分级。

36.2.7 扩散转移

喉癌按其分化程度和原发部位可有以下 3 种方式的扩散转移。

（1）直接扩散

晚期喉癌常向粘膜下浸润扩散。位于会厌之声门上型癌，可向前侵入会厌前间隙、会厌谷和舌根。杓会厌襞部癌向外扩散至梨状窝、咽喉侧壁。声门型癌可向前侵及前连合，扩散至对侧声带；亦可向前破坏甲状软骨，使喉体膨大，并有颈前软组织浸润。声门下型癌向下蔓延至气管，亦可穿破环甲膜至颈前肌层，向两侧发展，侵及甲状腺；向后累及食管前壁。

(2) 淋巴转移

转移部位多见于颈深上组的颈总动脉分叉处之淋巴结，然后再沿颈内静脉向上、下部之淋巴结发展。声门下型癌常转移至气管旁淋巴结组织。

(3) 血管转移

可循血循环向全身转移至肺、肝、肾、骨、脑垂体等。

36.2.8 检查

喉镜检查所见喉癌的形态有菜花状、溃疡状、结节状和包块状。同时应注意声带运动是否受限或固定。会厌喉面、喉室、声门下区、前连合处等部位，较为隐蔽，要详细检查，以防漏诊。还要观察颈部、喉体是否增大，有无颈前软组织、甲状腺、颈部淋巴结等的扩散。

36.2.9 诊断与鉴别诊断

喉癌的诊断依靠详询病史。凡持续性声嘶超过4周，年龄超过40岁者，均需作喉镜检查；对进行性咽喉不适、异物感、疼痛的病人，亦应作常规的喉镜检查，以防漏诊。X线检查如颈侧位摄片、喉部体层摄片、造影检查、CT扫描等比喉镜更能有助于详细地判断癌肿的部位和浸润的范围。活检是诊断喉癌的主要依据，可在间接喉镜、直接喉镜或纤维喉镜下进行，如病人已有呼吸困难，最好先作气管切开术，以免检查时发生窒息。

DNA定量测定，对喉癌的早期诊断、恶性度估计和预后判断有一定意义。目前采用的方法主要有显微分光光度测量法(MSPM)和流式细胞光度测量法(FCM)。以FCM术分析肿瘤的DNA含量分布，速度快、精确度高，对研究肿瘤细胞生物学特征有较高的价值。喉癌细胞DNA指数(DI)范围为0.9～3.39，增值指数(PI)为27.3%。DI和病理组织学分级呈正相关。声门上型喉癌细胞的PI值(29.466)比声门喉癌的(22.12)高。细胞核DNA测定尤其对超四倍体核(HT核)的测定比常规形态学检查能较早地发现癌变，那些具有HT核中重度间变的喉上皮病变较HT核缺乏者发展成癌肿的危险性要高得多，因而具有早期诊断的价值。

喉癌的误诊常发生在声门旁癌。发生于声带或室带的肿瘤，一般容易诊断。而声门旁癌肿，由于原发部位隐蔽，甚至于声带固定时，尚看不到肿瘤，常被误诊为"声带麻痹"、"慢性喉炎"、"功能性失音"等。有的病人经半年多的反复检查、观察、活检，直至肿瘤突出于室带才被确诊。因此，对喉镜检查发现一侧声带活动受限或固定，尤其是室带表面膨隆者，应及时行CT扫描摄片。若为声门旁癌，摄片上可显示一侧喉室变成线状或消失，声门旁间隙有团状浓影，梨状窝变窄或消失。若常规活检阴性，应作显微喉镜检查，以喉室钩钩起室带，可较好地暴露喉室腔而精确地活检。

喉癌应和下列疾病相鉴别：

(1) 喉结核

其主要症状为声嘶，发声低弱，甚至失音。喉痛剧烈，常妨碍进食。喉镜检查可见喉粘膜苍白水肿，有浅溃疡，有粘脓分泌物。病变多发生于喉的后部。偶可有结核瘤呈肿块状，多数患者有进行性肺结核。

(2) 喉梅毒

虽声嘶仍粗而有力，喉痛轻。病变多发生在喉前部，粘膜红肿，常有隆起的梅毒瘤和较深的溃疡，破坏组织较多，愈合后有瘢痕收缩粘连，造成喉畸形。康华氏反应阳性。

(3) 喉乳头状瘤

病程较长，常带蒂，即使基底广，病变多在粘膜表层，无声带运动障碍。

36.2.10 治疗

喉癌的治疗原则是按其分期使用不同的方法：T_1喉癌用放射治疗；T_2、T_3的病变，应在根治性切除的前提下，作喉功能再造；T_4的晚期喉癌以全喉切除加放疗为宜。喉切除后病人不仅不能说话，还要在颈部造永久性瘘口，改变上呼吸道通气途径，借此进行呼吸，对病人的生存质量有着严重的影响。近年来，对喉癌治疗的研究，着重在改善生存率的前提下，提高喉功能的保存率，满足病人对生存质量的要求。视喉癌病变范围，可进行以下治疗：

(1) 放射治疗

主要适用于Ⅰ期病变：① 小而表浅的单侧或双侧声带癌，尚未侵及前连合、声带突或声门下区，声带运动良好；② 会厌边缘癌，病变<1 cm；③ 全身情况差，不宜手术者；④ 对范围较广泛，涉及咽喉部的癌肿，可先行术前放疗。^{60}Co的术前放疗剂量是在4周内照射45～50 Gy(4 500～5 000 rad)，放射结束后2～4周内行手术切除。单纯放射的剂量是60～70 Gy(6 000～7 000 rad)。

(2) 垂直半喉切除术

适用于Ⅰ期声带癌。于甲状软骨的中线稍偏健侧切开，将患侧声带和相应部分的甲状软骨切除。惟发音功能不如放射疗法。

(3) 水平半喉切除术

适用于声门上癌，累及会厌、室带、喉室、杓会厌襞等区，而声带尚完整者。手术切除范围包括会厌、室带、喉室、会厌前隙或部分舌根部，并横断切除甲状软骨的上半部，修补咽喉粘膜，保留声带，将舌根部与声门区缝合。若有颈淋巴结转移，同时作颈淋巴结廓清术。术后可基本保留喉的功能。

（4）全喉切除术

1）适应证　适用于Ⅲ、Ⅳ期病变：① 声带癌肿范围较广，声带已固定；② 声带癌已侵及喉室和室带；③ 声门下癌；④ 放疗后复发的喉部癌肿；⑤ 喉癌已扩散至喉体外，甲状软骨已破坏或已侵及会厌前隙，穿破环甲膜，累及甲状腺等邻近组织。

2）手术的主要步骤　① 颈正中线直切口，上起自舌骨平面，下止于胸骨上切迹处；② 从中线分离颈前肌层，切断甲状舌骨肌和胸骨甲状肌，分离两侧胸骨舌骨肌，切断甲状腺峡部，并缝扎；剪断甲状软骨上角，结扎喉上动脉；③ 于环状软骨下缘或气管第1～2环处切断气管，并在后部留舌形粘膜瓣，将其缝向颈下方的胸骨上窝区的皮肤造口处；④ 将喉自下而上分离，从杓状软骨后区进入咽喉腔，在明视下，沿充分的安全边缘，将喉体切除；⑤ 修补咽喉瘘口，放置鼻饲管和全喉套管；⑥ 缝合颈前肌层和皮肤。

（5）新喉再造术

新喉再造术是1981年原上海医科大学眼耳鼻喉科医院黄鹤年首创。主要应用于患喉癌行全喉切除或次全喉切除术的患者。在根除病变的基础上，对喉的发音、呼吸和吞咽3种功能进行重建。喉重建术是由Arslan(1971年)首先应用气管与咽直接吻合的方法，以颈段气管上端代替喉部，称Arslan术式，使发音和呼吸功能的重建有了重大的进展，后经Vega(1975年)等国内、外喉科专家们不断地改进。但此术的不足之处还存在误咽，易导致肺部感染，甚至有阻塞呼吸道，引起窒息，对发音和吞咽功能发生矛盾等问题，尚未能妥善解决，其主要原因是因颈段气管在解剖结构上尚未能代替喉的生理功能。因此，笔者创用以自体软骨、骨、肌肉和神经组织的新喉再造术。

1）新喉再造术的要点

a. 重建新喉支架：重建新喉支架，恢复喉的上提作用，笔者设计了不剪断舌骨，而切断舌骨上、下缘附着的肌丛，将舌骨的一侧带蒂作90°下移，转位至喉的前方，作为新喉前壁的支架；同时视病变侵犯的程度，在根除癌肿的前提下，保留了甲状软骨板的外侧后缘的1/4～1/3和上下角，作为新喉的后支架。分离两端带蒂的胸骨舌骨肌膜，将其移植于喉腔内，作为修复喉腔内粘膜面，并折叠缝合成新声门。覆盖好保留的外软骨膜，仔细对合缝好，不仅能重建成一个新的喉支架，并且还相应地恢复了喉的上提作用。

b. 重建新喉的发音功能：Arslan式是切除喉体，利用气管上端与会厌吻合，以气管代替喉部，使肺部气流与咽喉腔相通，冲击气管上口与咽喉粘膜吻合处而发声，但由于该处粘膜成环状，故较难达到满意的音调。因此，笔者创用了上述手术方法，利用保留的部分甲状软骨板，转移带蒂的舌骨和移植胸骨舌骨肌膜，重建成新喉，使能近似正常喉体和声门的结构。空气能冲击新建的声门处，发出声音，构成言语。笔者还设计了截除喉体前，先游离出两侧喉返神经连同其所支配的部分环杓肌纤维，移植于新喉的侧后壁，以求能恢复新喉的括约和音调调节功能。

c. 重建新梨状窝，恢复吞咽功能：因Arslan术式是咽与气管直接吻合，其修复的咽食管通道过于靠近新喉，两侧梨状窝亦基本消失，使吞咽功能发生不同程度的障碍，是术后发生误咽的一个重要因素。因此，笔者于靠近新喉上口后方的咽喉粘膜处，作成两个袋状结构，以肠衣线贯穿缝合，并固定于胸锁乳突肌的外侧下段，形成新的梨状窝，使逐步恢复吞咽功能。

d. 切除喉体：自下而上由甲状软骨板后缘侧途径的喉切除术，使能清楚地在明视下，明确足够的安全边缘后，在快速冷冻病理切片的监视下，将喉体切除。避免了过去常规颈中线垂直进径，术中易接触癌肿的缺点，减少了复发的机会。

2)新喉再造术的适应证　本法是按UICC分期的T_2～T_3的喉癌，侵犯一侧或双侧声带，通过术前喉断层片、纤维喉镜检查，或CT扫描后，确定软骨未破坏者。

3）新喉再造术的手术操作方法

a. 麻醉：先在局麻下行低位气管切开术，插入带囊气管套管，连接麻醉管接头，经此管进行全麻，或静脉复合麻醉。

b. 切口：采用垂直或平环状软骨下缘作一"U"形皮肤切口，将皮肤瓣于颈阔肌下分离至舌骨水平，将胸骨舌骨肌与胸骨甲状肌沿中线向两侧分离牵拉，暴露甲状软骨。

c. 分离软骨膜：检查甲状软骨有无癌肿侵犯，若该软骨完整，则将其外软骨膜于正中切开，向两侧作书页状分离(图36-3)。

d. 切断甲状腺峡部：紧贴气管正中前壁，分离甲状腺峡部，用血管钳紧紧夹持后，于中线处切断，用丝线作贯穿缝合结扎。

e. 开窗：于环甲膜处开一小窗，向声门下窥视，明确肿瘤的范围，以判断作次全喉切除或全喉切除(图 36-4)。

f. 侧进途：若声门下侵犯未超过 1 cm，则从健侧的侧进途，自下而上的行次全喉切除(图 36-5，36-6，36-7)。

g. 再造声门：将两侧胸骨舌骨肌膜游离，移植于新的喉腔内，作为喉腔的衬里，并折叠缝合成声门状(图 36-8)；以喉扩张水囊固定。

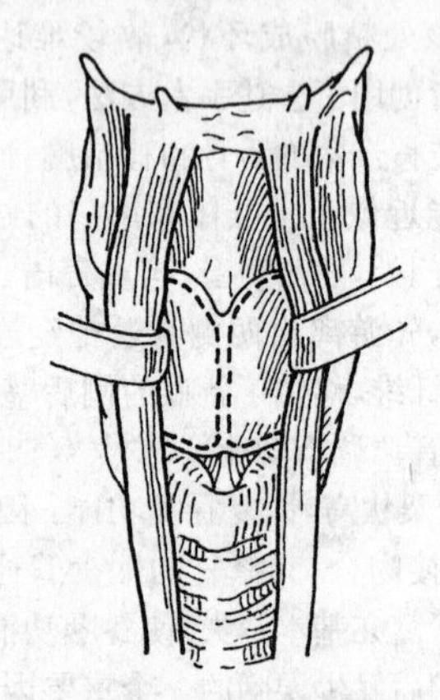

图 36-3 将外软骨膜作书页状分离

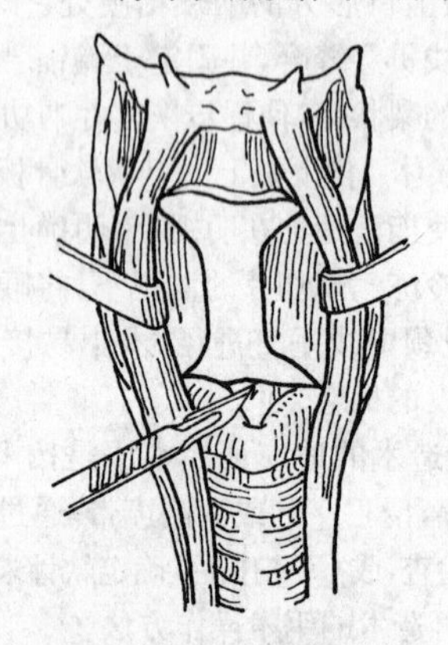

图 36-4 环甲膜开窗

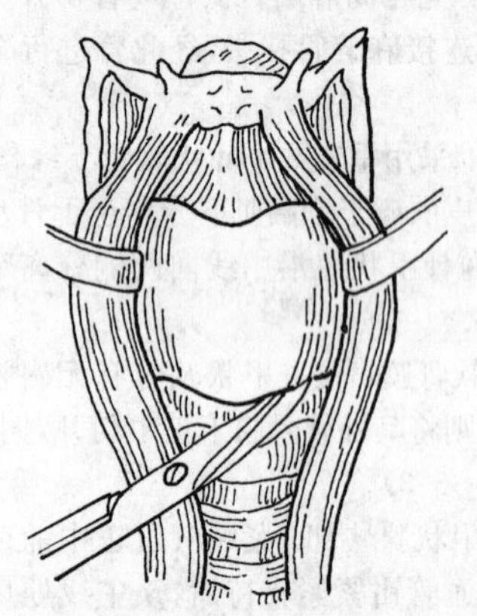

图 36-5 侧进途径自下而上作次全喉切除

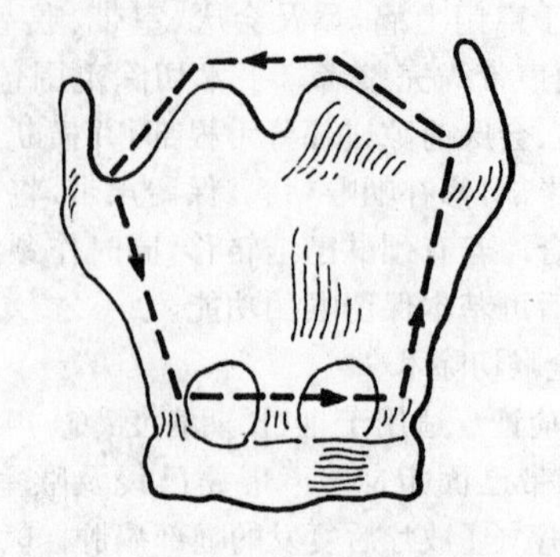

图 36-6 示自下而上，自健侧至患侧作次全喉切除

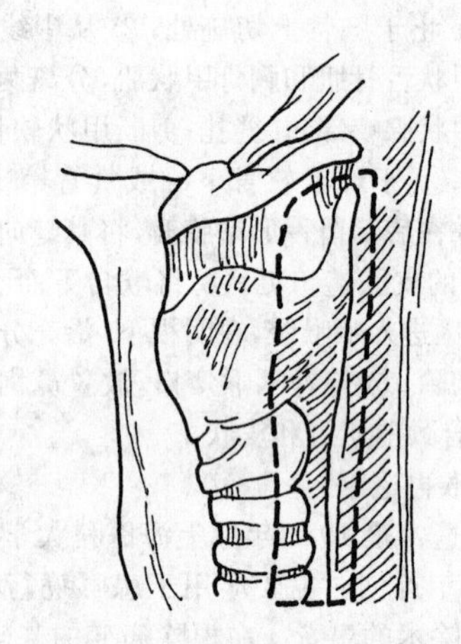

图 36-7 保留甲状软骨翼板外后缘

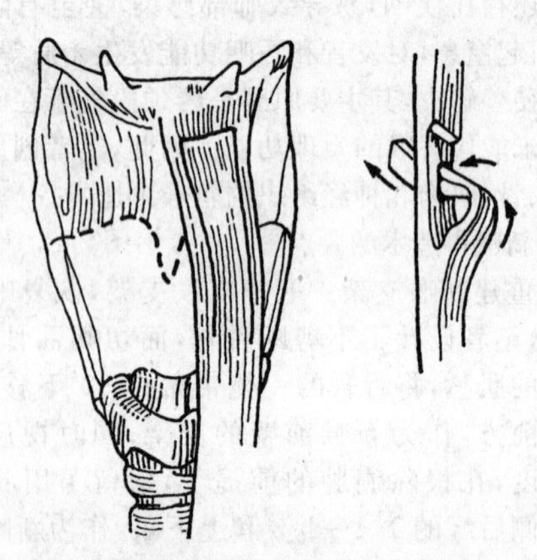

图 36-8 将胸骨舌骨肌再造新声门

h. 再造梨状窝：用相当于气管上口后方的咽喉粘膜，设计出左右两个袋状结构，造成两个新的梨状窝。

i. 移植神经肌肉瓣：游离出两侧喉返神经及连同其支配的部分环杓肌纤维，将该神经肌肉瓣移植于新喉的侧后壁。

j. 舌骨转移：剥离舌骨上下缘附着的肌丛，将舌骨的一侧在外缘 1/5 处切断，另侧带蒂向前下方作 90°转位后，依次缝合。

(6) 气管代喉术

由 Arslan 等报道，适用于次全喉切除而保留会厌者。将颈段气管分离至第 5 气管环平面，将咽口下缘与气管口的后壁缝合，使会厌与气管第 1 环的前壁缝合，以颈段气管代替喉部，向上牵拉固定于舌骨，术后可发音讲话。

(7) 食管气管造瘘术

于全喉切除后，在气管造口的后壁与食管前壁间造瘘，以肌粘膜瓣缝合成管道，亦可在此瘘道处安置硅胶管，引气流至咽、食管腔发音。

(8) 结肠代喉咽及食管上段术

适用于肿瘤已侵及咽喉、梨状窝和颈段食管，不能用胸大肌皮瓣或颈部皮瓣来修复时，可用游离结肠段来替代已切除的咽喉和食管上段的缺损区。

(9) 喉切除加颈淋巴结廓清术

是治疗喉癌伴有颈部淋巴结转移的有效方法。若病人全身情况能够支持，应争取一期手术，即进行喉切除的同时行颈淋巴结廓清术，包括切除颈部的颌下、颏下、颈前、颈浅、颈深组的淋巴结。为此，须将上自下颌骨下缘，下至锁骨，前自颈中线，后至斜方肌这一区域内包括胸锁乳突肌、肩胛舌骨肌、二腹肌、颈内静脉、副神经和颌下腺等组织，与淋巴结一起切除。

(10) 全喉切除术后的发音训练

全喉切除术后的患者可练习用食管贮气，空气经食管入口部，由咽肌的收缩，代替声带振动，可发出咽食管音，再由舌、软腭的协调作用，经耐心训练，一般可由数字、单字而逐渐学会简单日常用语。

对咽食管音发音训练未见成效者，可应用电子喉，放置于颈侧，利用音频振荡器发音，经过放大后，当患者作模拟说话时，可发出语音，能调节音频，但声音强度仍不能自由控制，常有杂音，使用上仍感不便。

(11) 电子喉

沪产电子喉由复旦大学附属眼耳鼻喉科医院和上海蝴蝶机械电器厂共同制造。

1) 适应证　主要应用于喉癌病人的病变较为广泛，需作全喉切除，又缺乏手术重建喉功能的条件，术后食管音言语训练无成效时，可借助电子喉的应用，恢复发音功能。笔者以沪产电子喉训练 32 例全喉切除后的病人发音均获成功。临床声学计算机测试显示：发电子喉音与正常人语言比较，在音调扰动值和频带宽度方面，两者之间差异无显著性；而在信噪比和谐波个数方面，两者差异有显著性，前者的信噪比和谐波个数较后者低。

应用电子喉发音时作下咽腔 X 线检查可见：舌根部向后移动，接近咽后壁粘膜，于舌根部与咽后壁粘膜之间形成一狭窄区，该狭窄区部位在 $C_2 \sim C_4$ 之间水平，该处相当于颈侧电子喉最佳放置部位。

2) 沪产电子喉的主要结构　① 主机由能源(电池)、信号源和振动器组成。信号源由信号发生器产生高频信号，此信号通过外围电路使频率成为可调试，信号再经放大后输送给振动器，在强磁场作用下，撞击膜片而发声；② 附件：充电器。沪产电子喉的重量为 200 g。

3) 应用电子喉发音训练的方法

a. 患者手持电子喉，将电子喉的振动头端放置于同侧颈部，下颌骨下方。使电子喉的振动膜片贴住皮肤，以大拇指控制开关。启动开关，发汉语"a"之音和从 1～10 数数字，同时判断声音的共鸣效果，重复 10～20 次，并在颈侧找最佳发音共鸣点。

b. 病人学会发音方法后，先练习讲单个字、两个字词组、三个字词组，再逐步练习讲短句、长句、短文和日常会话。

c. 全喉切除术后，伤口愈合，全身状况尚可，术后 2 周拔除鼻饲管后，即可开始应用电子喉发音，从开始应用电子喉到基本掌握发音时间为 2～7 d。

发电子喉音作为一种喉全切除后无喉病人的言语重建方法，简便实用，基本上能满足日常会话需要，是一种有效的辅助讲话仪器。

(12) 发音管

喉切除术后无喉者选用 Jackson(1940 年)法食管发音，其方法是把胃、食管内空气逼入颈段食管，空气再向上冲向咽部粘膜皱褶处而引起振动发音。此种方法需训练数周或数月，惟良好发音成功率不高。

Singer Blom(1980 年)于喉切除后，在气管造口的后壁与食管前壁间穿刺造瘘(TEP)，并于此瘘道处安置硅胶发音管，引肺部气流至咽腔，振动咽粘膜皱褶处发音。该发音管的顶端为一长 8 mm 的叶片，形成单向瓣的鸭嘴状，发音时在正压气流下开放，吞咽时则关闭以防误咽(图 36-9)。

Singer Blom 发音管有两种制式，自取式和常植式。

1) 自取式　可由病人自行更换清洗，由于鸭嘴瓣较长，易接触食管后壁，使瓣膜不能开放而引起外漏，或瓣膜封闭而影响发音。因此，于1985年改制了带单向阀门的低压式发音管，其顶端和固定环明显缩短，解决了鸭嘴瓣的不足之处。低压式有16F和20F两种，后者能加强说话时的气流并减少其阻力。

2）常植式　这种发音管于1994年改制，其改进之处是加宽并加厚了固定环，发音效果较好，使用时间亦长，无脱管之虑，解决了部分病人无能力自行更换和清洗发音管的问题。常植式发音管插入和取出，只能由医师操作，每年更换2次。

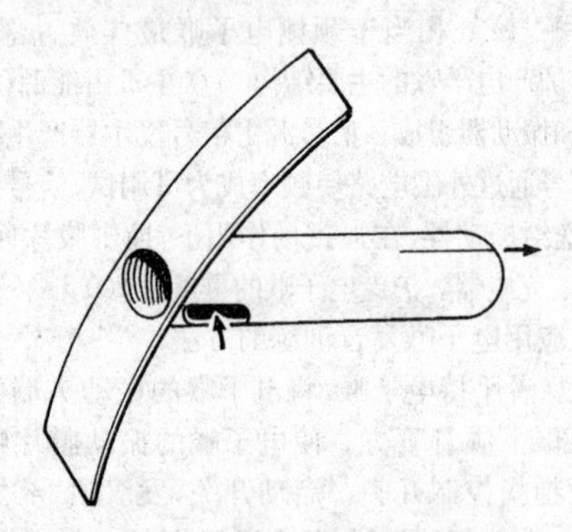

图 36-9　Singer-Blom 发声管

（图内箭头示发声时气流方向）

（13）诱导化疗与喉器官保存

诱导化疗（neo-adjuvant chemotherapy）是术前或放疗前的化学治疗方法，亦称新的辅助化疗，以分别于一般的辅助化疗。据近年较多的随机研究表明，现有化疗方案难以提高生存率，而趋向于利用其对癌肿的一定缓解程度，选择适宜于器官保存的病例，喉癌目前成为诱导化疗在器官保存中应用的新目标。

其基本方式是：对未经治疗的喉癌进行1～2周期的化疗后，评议效果，达完全缓解（CR）或部分缓解（PR）为有效。用于喉癌患者的诱导化疗方案，一般含顺铂（DDP）的方案优于其他方案，故目前多采用以DDP同5-氟尿嘧啶（5-Fu）、博来霉素（BLM）、甲氨蝶呤（MTX）、长春新碱（VCR）、匹来霉素（PEP）等药物联合应用，其中以第1日DDP 100 mg/m^2，每日5-Fu 1 000 mg/m^2，连用120 h较普遍。Demard（1990年）用3周期DDP＋5-Fu方案治疗81例Ⅱ～Ⅳ期喉、喉咽癌，CR为52%，达CR者不作喉切除，只用放疗，喉、喉咽癌的2年生存率在CR者分别为93%及69%，而在非CR者分别为65.5%及40%。Karp（1991年）对35例需行全喉切除术的Ⅲ及Ⅳ期喉癌，用DDP＋5-Fu或BLM诱导化疗，CR率26%，94%病人保留发音功能，3年和5年生存率分别为44%和35%。Pfister（1991年）对40例晚期而需行全喉切除的喉、喉咽癌，用DDP＋BLM或VCR诱导化疗，CR率38%，喉保存率为68%，2年和5年生存率分别为55%和33%。

目前对Ⅲ、Ⅳ期喉癌的常规治疗，多采用手术加放疗的综合方法，但造成喉功能丧失，影响了病人的生存质量。诱导化疗的应用原则是在保存生命的前提下，尽可能保存喉器官功能，必须严格选择病例，仔细随访监控，并要在耳鼻咽喉头颈科、化疗科和放射科密切协作下进行。

Forastiere（2000年）展望21世纪，同步放射化学治疗（concomitant chemoradiotherapy）正在临床试用，可增强对肿瘤杀伤能力，争取器官功能的保存和康复，缩短疗程，减少微转移，提高生存率，改善生存质量。

（14）基因治疗与喉癌

肿瘤的基因治疗始于Rosenberg（1990年）将肿瘤坏死因子（TNF）基因转染的TIL细胞用于治疗晚期黑色素瘤患者。当前基因治疗的方法是将基因导入细胞，利用基因编码的表达产物达到治疗目的。常用的基因转导技术有：DNA介导和病毒介导。DNA表达时间短，易被机体清除，故应用甚少。病毒介导的载体主要有：① 腺病毒（adenovirus，Ad）；② 逆转录病毒（retrovirus，Rv）；③ 单纯疱疹病毒（HSV）；④ 腺辅助病毒（adeno-associated virus，AAV）。前3种已应用于临床。

基因治疗根据应用途径不同分为体内法和体外法：体内法是将病毒载体直接注入体内；体外法是将基因先转导入肿瘤细胞，再将细胞回输入机体。根据靶细胞的不同可分为：

（1）肿瘤细胞的基因修饰

包括：① 抑癌基因Rb、p53、p16、p21、myc；② 反义核苷酸：将癌基因的反义核苷酸（DNA/RNA）导入肿瘤细胞，干扰相应癌基因的转录或表达；③ 自杀基因：胞嘧啶脱氨酶基因（cytosine deaminase，CD）、胸苷激酶基因（tk）、细胞色素p-450基因等；④ 肿瘤抗原基因：MHC基因、p97、Muc-1、B_7等；⑤ 细胞因子基因。

（2）免疫活性细胞的基因修饰

将细胞因子基因导入免疫活性细胞。

喉与头颈部肿瘤的基因治疗尚处于临床前期阶段。该处肿瘤以鳞癌为主。头颈部鳞癌（HNSCC）占成人癌肿的3%，可用腺病毒介导基因治疗。Goebel（1996年）证实腺病毒载体可有效地将外源基因转导入HNSCC细胞系。单纯性疱疹病毒的腺嘧啶脱氧核苷激酶（HSVtK）基因转移后进行GCV（ganciclovir）给予，结果导致在体外肿瘤细胞被杀死。提高HSVtK腺病毒介导转移和 GCV 的应用，可成为一种新的 HNSCC 的治疗方法。

36.3 喉部非上皮性恶性肿瘤

喉部非上皮性恶性肿瘤远较癌肿为少，在临床病理上可分为三大类：① 非造血性间叶组织肿瘤，主要指肉瘤，如纤维肉瘤、横纹肌肉瘤。有时因肿瘤细胞分化不成熟，无法鉴别其组织来源时，可根据肉瘤细胞的形态，分为梭状细胞肉瘤、圆形细胞肉瘤、多形性细胞肉瘤、小细胞肉瘤、巨细胞肉瘤，亦可称为未分化肉瘤。② 造血组织肉瘤，系指淋巴组织肿瘤，如淋巴肉瘤、网状细胞肉瘤、滤泡性淋巴肉瘤、浆细胞瘤等。③ 特殊类型肿瘤，如恶性黑素瘤。

复旦大学附属眼耳鼻喉科医院自 1952～1992 年的 40 年中，共诊治喉部恶性肿瘤 3 375 例，其中属于非上皮性恶性肿瘤为 31 例(0.9%)。其病理分型如表 36-2所示。

表 36-2 31 例喉部非上皮性恶性肿瘤的病理分类

病理分类	例数	病理分类	例数
纤维肉瘤	12	恶性淋巴瘤	1
横纹肌肉瘤	5	恶性黑色素瘤	3
淋巴肉瘤	4	恶性肉芽肿	2
网状细胞肉瘤	4		
总计			31

36.3.1 喉部间叶组织肉瘤

(1) 概述

喉部肉瘤较少见。Ballenger 认为喉部肉瘤属上皮源性，Ewing 亦持此见。根据 Bulter 的观察，早期的肉瘤与上皮性癌肿相似。Jackson 亦认为肉瘤的细胞结构与癌肿相似。Eggston 谓肉瘤的病理学诊断不似上皮性癌明确。目前大多数病理学家已明确肉瘤属间叶性恶性肿瘤，来源于结缔组织、肌肉、粘液、脂肪等。因此，喉部的间叶组织肉瘤按其原发组织的类型，可分为纤维肉瘤、横纹肌肉瘤、软骨肉瘤等。

根据大组病例的统计，喉部肉瘤的发病率约占喉部恶性肿瘤的 1%。Figi 所报道的 713 例喉部恶性肿瘤中，有 4 例为肉瘤。Harris 所收集的 300 例喉部恶性肿瘤中，有 3 例为肉瘤，其中 1 例为横纹肌肉瘤，1 例为纤维肉瘤，另 1 例属造血组织肿瘤，为淋巴肉瘤。

复旦大学附属眼耳鼻喉科医院所诊治的 3 375 例喉部恶性肿瘤中，肉瘤为 25 例(0.7%)。

喉部肉瘤中以横纹肌肉瘤尤为少见，Albores Saavedra、Butler 和 Martin 收集 34 476 例恶性肿瘤病人，其中 85 例为横纹肌肉瘤，仅 1 例发于喉部。Havens 和 Parkhill 总结 Mayo 诊疗所 30 年内所见的 1 100例喉部恶性肿瘤，其中 15 例为喉部肉瘤，当中仅 1 例为横纹肌肉瘤。美国纽约肿瘤医院所诊治的2 500 例喉部恶性肿瘤，其中有 3 例为喉部横纹肌肉瘤。

复旦大学附属眼耳鼻喉科医院所诊治的 3 375 例喉部恶性肿瘤中，有 5 例为喉部横纹肌肉瘤，占0.15%。

喉部横纹肌肉瘤的发病年龄较轻。Glick 曾报道 1 例为 10 岁的男孩，Batsakis 报道 1 例仅为 3 岁的男孩。由此可见，喉部肉瘤可发生于儿童，男女发病比例约为 2∶1。

(2) 病理

喉部肉瘤的特征是生长迅速，可在短时间内达到较大的体积。肿瘤质软，表面光滑，呈淡红色，其中央区常有坏死性出血。其周围与正常组织有较明显的界限，早期可有不完全的假包膜，到晚期常浸润至周围组织。

显微镜下检查，可见分化不成熟的肉瘤细胞，与癌细胞的成簇排列不同，较分散，间质内血管丰富，其管壁甚薄。有时血管壁直接由肉瘤细胞构成，因此，易发生血行转移，最易转移至肺，而淋巴性转移较少。

纤维肉瘤来源于结缔组织，在肉瘤中较常见，可发生于任何年龄。显微镜下可见瘤细胞分化不成熟，呈卵圆形、圆形或梭形，常含有少量到中等量的胶原纤维。纤维肉瘤常混有其他间叶性肿瘤成分，如粘液、脂肪等，称为粘液纤维肉瘤、脂肪纤维肉瘤。

粘液组织是一种胚胎性结缔组织，粘液瘤是低度恶性，转移较少。Willis 认为粘液瘤与粘液肉瘤并无严格区分的必要。

横纹肌组织来源的肿瘤常为恶性，身体内虽有大量的横纹肌组织，很少发生肿瘤，但这种肉瘤反而可发生于喉部。显微镜检查可见瘤细胞形态不规则，有巨大多核的瘤细胞，核分裂较多。常呈很长的皮带状细胞，或一端膨大，另一端呈柄状的“网球拍状”细胞。胞质丰富，嗜酸性染色，有纵横的肌纤维。

(3) 临床表现

常发于儿童及青年人。最常见的症状为进行性声音嘶哑，由于肉瘤生长较癌肿迅速，常于数月内即可堵塞声门，发生喉阻塞。因此，呼吸困难和喘鸣性咳嗽亦是喉部肉瘤的常见症状。

喉镜检查可见肿瘤常生长于声带和喉室带处，呈圆形光滑肿块，可遮盖声门，甚至侵及一侧的杓会厌皱襞、梨状窝等处，亦可生长于声门下区。

各学者所报道的横纹肌肉瘤病人的年龄、性别和肿瘤部位如表 36-3 所示。

表 36-3　横纹肌肉瘤病人的年龄、性别和部位

报告者	年龄(岁)	性别	发生部位
复旦大学附属眼耳鼻喉科医院(5例)	60	男	右声门下
	65	男	左声门
	66	男	右声带
	20	女	左杓状、环后区
	55	男	右声门
Harris	3	女	声带后连合区，左杓会厌皱襞
Pearson	54	男	右杓区
Glick	10	男	左声带前连合区
Masson	7	女	声门下
Batsakis	3	男	声门下

喉部肉瘤虽属高度恶性，除淋巴肉瘤外，有颈淋巴结转移者较少。虽经手术切除，尚可复发。晚期可由血行转移至全身各器官。

(4) 治疗

喉部肉瘤对放射治疗并不敏感。Harris，Pearson等采用全喉切除，Glick 采用喉部分切除术，患者存活达 4 年。Batsakis 采用全喉切除术，并加化学疗法。Masson 对 7 岁男孩声门下肉瘤采用放射疗法，存活长达 7 年 6 个月之久。

36.3.2　喉部造血组织肉瘤

(1) 概述

最常见的为淋巴肉瘤、网状细胞肉瘤、滤泡性淋巴瘤等。淋巴肉瘤甚为少见。Willis 将淋巴组织肿瘤分为 4 种类型：① 滤泡性淋巴瘤；② 淋巴肉瘤，伴发或不伴发淋巴性白血病；③ 霍奇金病；④ 网状细胞肉瘤，是恶性淋巴瘤中分化最不成熟，恶性程度最高者。

Lawrence 曾查阅 1970 年前文献，仅有 19 例喉部淋巴瘤记载，其中仅 1 例为网状细胞肉瘤，其余皆为淋巴瘤，无一例为霍奇金病。美国 Mayo 肿瘤诊所收集的 5 319 例各种类型恶性淋巴瘤，其中仅 9 例为喉部恶性淋巴瘤。复旦大学附属眼耳鼻喉科医院所治疗的 3 375 例喉部恶性肿瘤中，共有 9 例为恶性淋巴组织肿瘤，其中淋巴肉瘤 4 例，网状细胞肉瘤 4 例，恶性淋巴瘤 1 例。

(2) 病理

恶性淋巴瘤原发于网状淋巴系统，但不似白血病或恶性网状细胞肉瘤那样为多中心病变。淋巴瘤是原发于一个单独的淋巴结或孤立的淋巴组织或非淋巴器官。因此，喉部虽不属淋巴器官，亦可发生淋巴瘤。

显微镜检查可见网状细胞肉瘤的瘤细胞弥漫分布，大小形状不一致，呈圆形、卵圆形或不规则形。胞质较丰富，形成突起，与网状纤维相连。淋巴细胞肉瘤的成分则以淋巴细胞为主，或以成淋巴细胞为主。因此，可分为淋巴细胞及成淋巴细胞两亚型。前一种分化较成熟，细胞圆而小；后一种分化极不成熟，细胞体积较大，核染色较浅，常见核分裂。滤泡性淋巴瘤最少见，其名称甚多，如巨滤泡性淋巴瘤、滤泡性成淋巴细胞瘤、巨滤泡性淋巴肉瘤等。一般认为滤泡性淋巴瘤相当于分化较成熟的淋巴肉瘤。淋巴滤泡的数目增多，尤以生发中心特别明显，通常由大量成淋巴细胞所构成。滤泡常相互靠紧，淋巴窦被挤压。滤泡间组织可有不成熟细胞或核分裂。

(3) 临床表现

喉部恶性淋巴瘤的症状与喉部肉瘤相似，惟有侵犯其他部位及伴发全身性病变的特点，故临床上可分为 4 种类型：① 局限性喉部恶性淋巴瘤型，为原发性喉部淋巴瘤，常局限于喉腔，但亦可在身体其他部位发病；② 头颈部和喉部恶性淋巴瘤型，主要病变位于锁骨以上的头颈部区域。可先在鼻咽部或颈部发现肿块，以后喉部逐渐发病；③ 喉部伴发区域性淋巴型，初发时为局限型，经仔细检查并未发现其他病变，在治疗数周或数月后发现有区域性淋巴结侵犯，如主动脉周围淋巴结组、腹腔淋巴结组和髂部淋巴结组，但常被忽视；④ 喉部伴发广泛播散性恶性淋巴瘤型，如肺、肝和骨髓等器官有广泛播散性病变，喉部仅为许多被侵犯器官之一。

因此，对喉部恶性淋巴瘤的患者，应作全身的仔细检查，才能作出正确的临床分型。

(4) 治疗

早期局限型喉部恶性淋巴组织肿瘤可作全喉切除术。淋巴肉瘤、网状细胞肉瘤对放射均很敏感，暂时的疗效很好，但易复发。复发性肿瘤还可再度放射治疗。但效果甚差。对伴发全身播散型，可用化学疗法，有一定的姑息疗效。

36.3.3　喉部恶性黑色素瘤

(1) 概述

喉部恶性黑色素瘤极少见，Pantazopoulos 曾查阅 1961 年前的文献，仅有 10 例报道。其中 7 例为原发性，3 例为继发性。复旦大学附属眼耳鼻喉科医院所

诊治的 3 375 例喉部恶性肿瘤中,仅有 3 例(0.09%)为喉部恶性黑色素瘤。

(2) 病理

恶性黑色素瘤是色素组织的未成熟或异型细胞瘤,过去曾称为黑色素肉瘤,近年来发现该瘤包含上皮组织,故称为黑色素癌。但在其生物学及形态学上与癌有区别,属于癌与肉瘤的边缘组织,故一般称为恶性黑色素瘤。

在临床病理学上有:① 癌型,显微镜检查示较大的上皮细胞,排列成丛状,或呈癌巢。亦可形成不同的柱状分支,互相交叉;② 肉瘤型,可见纺锤状细胞,排列成束,呈不同的交错,似纺锤状细胞肉瘤。亦可呈螺旋状。有时,其细胞似绒毛膜结缔组织的色素细胞。以上两型皆在细胞中可见有分布不均和数量不等的色素粒。

喉部恶性黑色素瘤偶尔可完全失去色素,而由未成熟或未分化的瘤细胞所组成,称为无色素性喉部恶性黑色素瘤。

(3) 临床表现

喉部恶性黑色素瘤的症状与喉部癌肿相似。可发生于任何年龄,但以中年及老年人居多。据文献报道这种肿瘤可发于会厌、杓状软骨处、声带、喉室、喉室带,为原发性或继发性,即从其他器官转移至喉部的肿瘤。文献中曾有报道无色素性恶性黑色素瘤(Pantazopoulos, 1964 年),其基底较广,淡红色,表面光滑。

复旦大学附属眼耳鼻喉科医院自 1952～1992 年间所诊治的 3 例喉部恶性黑色素瘤病情见表36-4。

表 36-4 3 例喉部恶性黑色素瘤的年龄、性别和肿瘤部位

年龄(岁)	性别	肿瘤部位	转移区域
40	男	右侧杓区、杓会厌皱襞、右侧会厌喉面	右颈深上组淋巴结肿大,4 cm×3 cm×3 cm,全身皮肤有散在性小黑痣
52	女	左侧喉室	右眼脉络膜黑色素瘤
54	男	会厌喉面、右侧杓区、喉室带、杓会厌皱襞	曾作放射治疗,2.5 年后复发,作全喉切除术

(4) 治疗

喉部恶性黑色素瘤对放射线并不敏感,若无全身转移时,可作全喉切除术。

36.3.4 喉部浆细胞瘤

(1) 概述

喉部浆细胞瘤亦属罕见,按其发生部位可分为骨髓原发性浆细胞肉瘤和软组织原发性浆细胞瘤,喉部浆细胞瘤多属于后一种,多属良性,少数病例可发生转移。有些喉部恶性浆细胞瘤可能是多发性骨髓瘤在软组织中的转移,属于造血组织肿瘤一类。Cady 等(1968 年)报道 2 500 例喉部恶性肿瘤中只有 1 例;Shaw(1972 年)所诊治的 1 516 例喉部恶性肿瘤中,亦仅遇 1 例;迄今文献中共有 31 例喉部浆细胞瘤的报道。

(2) 病理

喉部浆细胞瘤极易与其他慢性非特异性感染等病变所致的浆细胞增多,如浆细胞性息肉等相混淆。亦易误诊为慢性特异性感染,如雅司病、结节病等。显微镜检查可见瘤细胞常为形态一致的浆细胞,呈圆形或卵圆形。细胞核在一端,核染色质排列呈车轮状。瘤细胞间通常无纤维或血管等间质,只有少许网状纤维支架。

(3) 临床表现

此病多发于男性,在文献报道的 30 例中,男性占 21 例,女性 9 例。男女之比为2.3∶1。发病年龄以 40～50 岁居多。发病部位以会厌最多,其次为声带、喉室带和喉室。主要症状为声音嘶哑,病程较慢,若肿瘤增大,可阻塞声门发生呼吸困难。亦有侵及梨状窝,致使咽下困难。

喉部浆细胞瘤常向上呼吸道和食管上端发展,Pahor 所收集的 30 例中,即有 12 例侵及上消化道和上呼吸道,1 例有颈淋巴结转移。因此,不可忽略咽喉部及食管上端的检查。

(4) 诊断

喉部浆细胞瘤的诊断并不容易,其主要困难为:① 喉局部病变易与慢性非特异性感染的浆细胞浸润相混淆,以致从发病至确诊可延误相当日期;② 在临床诊断中,不易分辨局限性(即髓外浆细胞瘤)与多发性骨髓瘤之间的界限。故不能仅以局部活组织检查作为依据,应注意 γ 球蛋白的增加,IgG 数值增高,血沉升高,尿中免疫球蛋白的出现,以及骨髓穿刺示浆细胞数增加,才能作出诊断。

(5) 治疗

应视喉腔外侵犯的范围和有无全身性扩散而定。局限于喉腔内或虽已向外发展,尚能手术切除者,可作全喉切除术。放射治疗亦能使症状和局部病变缓解。若有全身其他器官受累时,可采用化学疗法。

36.4 喉咽及颈段食管癌

喉咽或下咽癌(carcinoma of laryngopharynx or hypopharynx)及颈段食管癌(carcinoma of cervical esophagus)少见。国内外报道喉咽癌的年发病率为(0.17～0.8)/10万,占头颈部恶性肿瘤1.4%～5%,占全身恶性肿瘤的0.2%～0.3%。上海市喉咽癌发病率,男性为0.15/10万,女性为0.02/10万。据复旦大学上海医学院资料喉咽癌占耳鼻喉科肿瘤1.9%。

36.4.1 应用解剖

喉咽位于会厌谷与舌骨水平至环状软骨下缘之间,居喉体后方,相当于第3～6颈椎,分为3个区。

(1) 环状软骨后区

上自杓状软骨及杓间区,下至环状软骨下缘,相当于喉体后面的环状软骨上、下缘之间的咽部,其下缘与颈段食管相接。咽下缩肌和环咽肌覆盖于喉咽粘膜层的外壁。

(2) 梨状窝

位于喉两侧,左右各一,内壁为杓会厌皱襞,外壁为甲状软骨翼板,上缘起自咽会厌皱襞,向下向中央移行会合至环后颈段食管。

(3) 咽后壁区

自会厌谷至环杓关节水平的喉咽后壁(图36-10,36-11)。

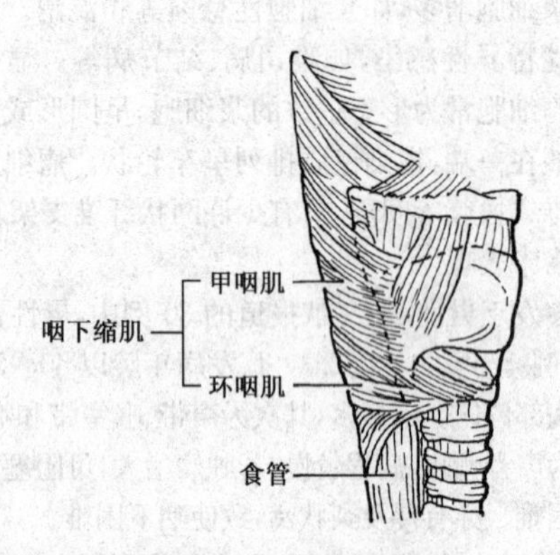

图 36-10 喉咽侧面观

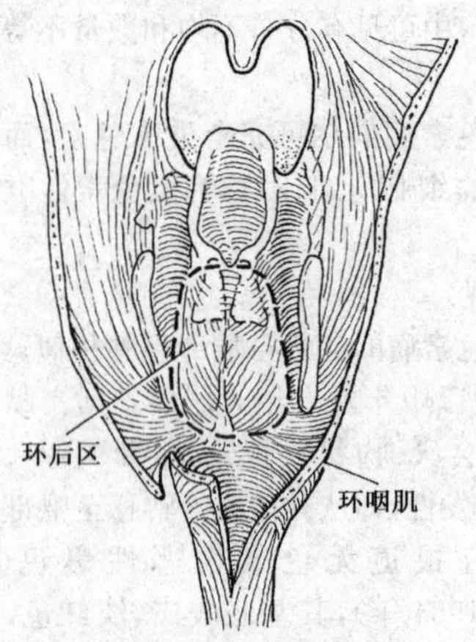

图 36-11 喉咽后面观

颈段食管上缘起自环咽肌下,下缘至胸骨上切迹,相当于第6颈椎至第3胸椎水平。

喉咽的血管供应来自喉上、喉下动脉。神经支配由迷走神经的喉上、喉返神经。颈段食管血管供应来自甲状腺下动脉、锁骨下动脉。喉咽部淋巴管向下与声门上淋巴管汇合,注入二腹肌下方的颈内静脉上组淋巴结,向下向侧注入颈内静脉中、下组淋巴结及气管食管沟淋巴结(图36-12,36-13)。颈段食管淋巴管注入颈内静脉下组淋巴结和上纵隔淋巴结。

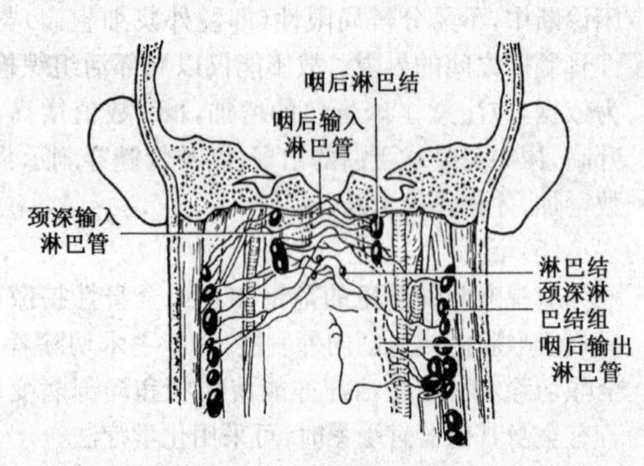

图 36-12 喉咽淋巴引流

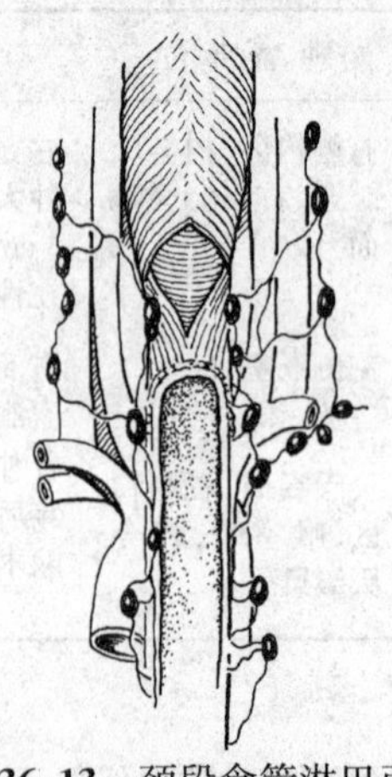

图 36-13 颈段食管淋巴引流

36.4.2 病理

喉咽癌可分为梨状窝癌(pyriform sinus carcinoma，PSC)、环后癌(postcricoid carcinoma，PCC)、喉咽后壁癌(posterior wall carcinoma，PWC)，其中以梨状窝多见，占喉咽癌的62%～87%。喉咽癌95%为鳞状上皮癌。其他为腺鳞癌、基底细胞癌、脂肪肉瘤、滑膜肉瘤等。喉咽部肿瘤肉眼观察可分为结节型、菜花型、浸润型、溃疡型。显微镜下表现为：低或中分化浸润型鳞癌，可早期侵犯基底膜及固有膜，在粘膜内、粘膜下深层发生浸润和溃疡，与正常组织界限不易分清，故临床上常低估喉咽癌真正的浸润范围，为术后易局部复发的原因之一。

喉咽癌扩展的方向与肿瘤发生的部位、解剖屏障密切相关。梨状窝癌可分外侧壁型和内侧壁型。外侧壁型多在甲状软骨翼板外下方或甲状软骨膜下向外侧侵犯，破坏甲状软骨板，侵入甲状腺及颈部软组织。内侧壁型多沿杓状软骨肌突向前侵犯杓会厌襞及杓周区，向前内侵蚀甲杓肌，向后至环杓关节、环杓肌、杓间肌扩展，跨过环后上部，达对侧梨状窝。肿瘤向内浸润可至声门上区、声门旁间隙、喉室，使患侧声带固定。喉咽癌向上可侵蚀至口咽舌根、腭扁桃体下极。环后癌易向下扩展至颈段食管。颈段食管癌常侵蚀肌层，浸润至气管后壁、喉返神经和甲状腺。

喉咽位置隐蔽，不易觉察，喉咽癌的生物学特性恶性程度高，临床作出确诊时已属中、晚期，约50%有颈淋巴结肿大，约30%病人有全身转移。颈段食管癌约40%有上纵隔淋巴结转移。

36.4.3 临床分类分期(UICC，1997年)

(1) 喉咽癌分类分期

T_1 肿瘤限于喉咽一个分区。

T_2 肿瘤超过一个分区，声带无固定。

T_3 肿瘤超过一个分区，声带固定。

T_4 肿瘤侵犯附近组织，如软骨、颈部软组织。

N、M及分期同喉癌。

(2) 颈段食管癌分类分期

颈段食管解剖范围从环状软骨下缘至胸骨上切迹。局部淋巴结包括颈部、锁骨上淋巴结。

T_1 肿瘤侵犯粘膜固有层或粘膜下。

T_2 肿瘤侵犯食管肌层。

T_3 肿瘤侵犯外膜。

T_4 肿瘤侵犯附近组织。

N_0 无区域淋巴结转移。

N_1 有区域淋巴结转移。

M及分期同喉癌。

36.4.4 临床表现

喉咽、颈段食管癌患者就诊时中、晚期占大多数。Ⅲ、Ⅳ期占71%～95.3%。梨状窝及咽后壁癌病人多为男性，环后区癌则以女性为多。其症状：① 咽部异物感和进食后有食物残留感；② 咽痛初起轻微，逐渐加重，有时由喉上神经反射至外耳道痛；③ 吞咽不畅常随肿瘤增大而明显；④ 声音嘶哑常因侵犯喉内或喉返神经所致；⑤ 呛咳因肿瘤增大，影响吞咽功能，唾液、食物呛入呼吸道；⑥ 颈部肿块常位于中颈部。

36.4.5 检查

喉镜检查应注意梨状窝是否对称，有无积液。颈部CT扫描、MRI可显示肿瘤范围及淋巴结转移。

36.4.6 诊断

于内镜下，可对间接喉镜下不易发现的喉咽病变，取活检得到确诊。惟喉咽癌极易误诊为慢性咽炎、淋巴结结核等病。

36.4.7 治疗

(1) 放射治疗

Ⅰ、Ⅱ期喉咽癌及颈段食管癌可采用单独放射治疗，根治剂量为60～70 Gy在6～7周内完成。但临床作出确定诊断时大多已属晚期，对Ⅲ、Ⅳ期喉咽癌宜采用多种手段的综合性治疗，目前多采用术前放疗，其剂量为40～50 Gy，4～5周内完成，放疗后2～4周内行手术切除。亦可先行手术切除，于术后6周内行术后放疗，一般术后放疗量为50～60 Gy。放疗后再加定期化疗可有助于预防远处转移。

(2) 手术治疗

对喉咽癌的手术治疗，按病变范围，一般行全喉加全或部分喉咽切除术。对喉保留功能性手术的原则是在彻底切除肿瘤的前提下，保留喉的功能。故需术前通过喉镜和钡餐摄片，了解喉咽侧壁和梨状窝尖部受累的情况，作CT扫描获得软骨侵犯的程度，采取：① 保留喉的喉咽切除术；② 部分喉的喉咽切除术，惟若软骨和梨状窝尖受累的病例，预后甚差，不宜作喉保留手术。颈段食管癌已侵及喉咽者，宜行全喉、全喉咽、颈段食管或全食管切除术，亦不宜保留喉部。

如何将喉咽癌和颈段食管癌切除后的大块缺损修补，重建上消化道，可采用多种方法修复。

对缺损范围不大，对侧梨状窝粘膜完整者，可利用对侧正常的喉咽粘膜、残存的食管粘膜和周围的带状肌筋膜，修复喉咽和食管，其方法简便，但有时需放置硅胶管扩张，以防梨状窝、食管狭窄。

Segas(2001年)倡用改良的梨状窝癌部分喉-咽切除术。继扩大的垂直喉切除术后，同时将癌肿从受累的梨状窝切下，并用切除甲状软骨后保留下来的外软骨膜修复喉咽缺损区。适用于T_2期和部分T_3期梨状窝癌。

对缺损范围大者，可用带血管蒂的游离空肠或结肠段吻合血管移植的方法，重建喉咽和颈段食管。其优点为：① 术中可根据缺损范围的需要，切取所需要长度的空肠段；② 在行喉咽和颈段食管切除的同时，一期完成修复喉咽和颈段食管缺损，且空肠的管径与颈段食管相似，吻合较易。手术可分颈腹两组同时进行。颈部在安全范围内切除喉咽、喉和部分颈段食管，仔细选择合适的受区血管，一般选用甲状腺上动脉和颈外静脉，于适当的部位切断，近端以小血管夹夹持备用。腹部取上腹正中切口，打开腹腔后提起横结肠系膜，分离供应空肠的第2支血管，沿肠系膜血管弓分支，根据喉咽和颈段食管的缺损长度切取空肠段，将空肠的两断端吻合，恢复肠道。游离空肠用2～4℃抗生素生理盐水和0.1%新洁尔灭溶液冲洗肠腔。切断空肠血管，用4℃ 0.1%肝素生理盐水，自游离空肠的系膜动脉端灌注，直至肠系膜静脉流出澄清液体。将肠段按顺蠕动方向置于颈部，将肠段上端与喉咽吻合，下端与颈端食管吻合，肠系膜动、静脉与甲状腺上动脉、颈外静脉吻合，观察吻合血管的搏动和肠段的颜色是否良好，以确保存活。术后2周可进食(图36-14，36-15)。

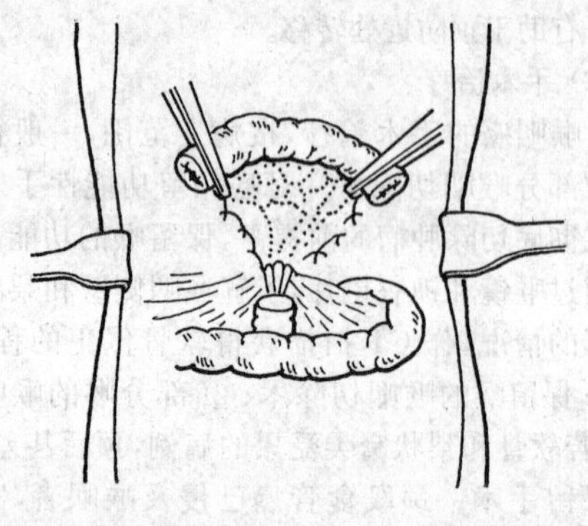

图 36-14 切除较咽、食管缺损稍长的肠管

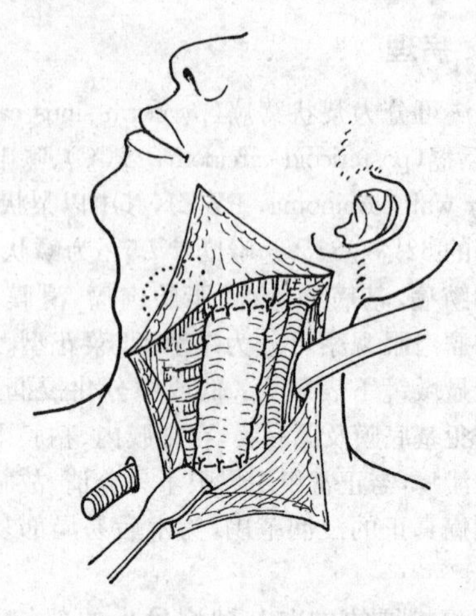

图 36-15 肠段上、下口与咽、食管断端吻合

应用胸大肌肌皮瓣移植即刻修复喉咽和颈段食管组织缺损，亦是一种行之有效的方法。该术的优点是操作简便，具有丰富的血液供应，手术成功率高。缺点是组织瓣较臃肿，不易蜷曲成管状缝合，易发生吻合口狭窄。其主要操作方法是：① 切除喉咽、颈段食管癌肿后，测量切除后缺损的大小范围，设计胸部供皮区的面积；② 沿锁骨中线画一垂直线，再由肩峰至剑突画一连线，两线的交点即为胸肩峰动静脉走行中向内下方拐弯之处，在乳头内侧的胸部于肩峰至剑突的连线上，按需要供皮的大小画出肌皮瓣的范围，并使其尾端等于或稍长于受区缺损头端距锁骨中点或喙突的距离；③ 切开皮瓣的皮肤后，沿皮瓣边缘斜向四周切开，并向肩峰方向延长，至6～8 cm长时，微弯向外，分离皮下组织达胸大肌表面。分出胸大肌外侧缘，循此肌缘以手指于肌深面的松软结缔组织深面，行钝性分离，并向上方寻摸胸肩峰动脉及其分支的走行；④ 保存该血管束在肌膜内，形成肌瓣。循皮瓣下半部的皮肤切口向周边切开深层肌肉1～2 cm，将皮肤深层与深部筋膜以肠线缝合，以防皮肤与肌肉和筋膜分离；⑤ 切断胸大肌与肋骨的附着点，掀起肌皮瓣。于血管走行两侧切开胸大肌两侧，向下分离至皮岛，形成最大活动度的岛状瓣；⑥ 在胸与颈间作皮下隧道，通过该隧道，将该岛状肌皮瓣转移至颈段缺损处，修复喉咽、颈段食管切除术后的缺损区。胸部供皮区经皮下潜行分离后，拉拢缝合。

术后2周可恢复经口进食，改善了病人的生存质量。应用带血管蒂的胸大肌岛状肌皮瓣移植，即刻重建喉咽和颈段食管的方法，只适宜于组织缺损的下界未超过胸廓入口处的病例(图36-16～36-19)。

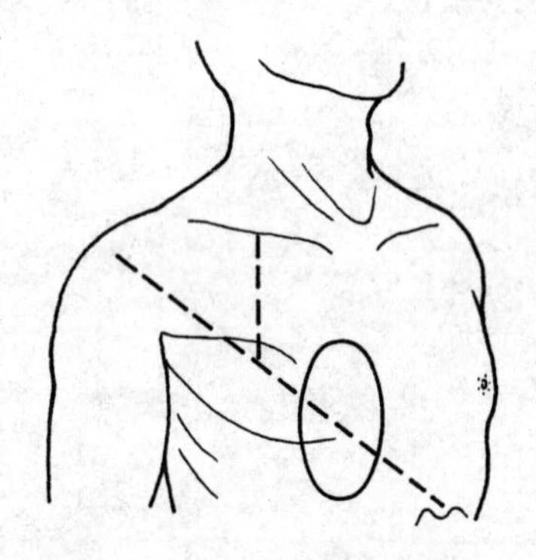

图 36-16 胸大肌皮瓣的设计

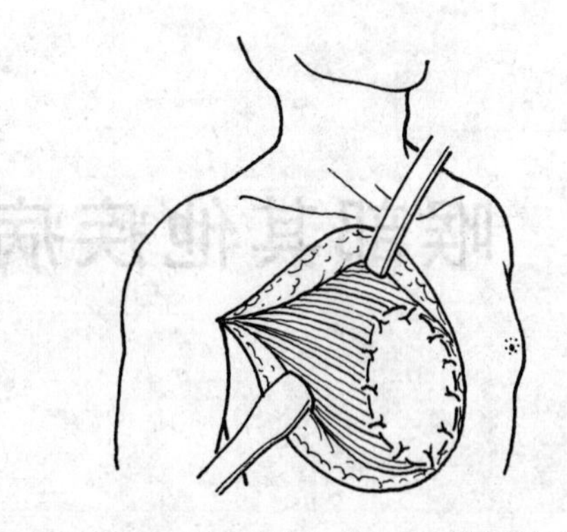

图 36-17 肌皮瓣的皮肤与肌肉间暂行缝合

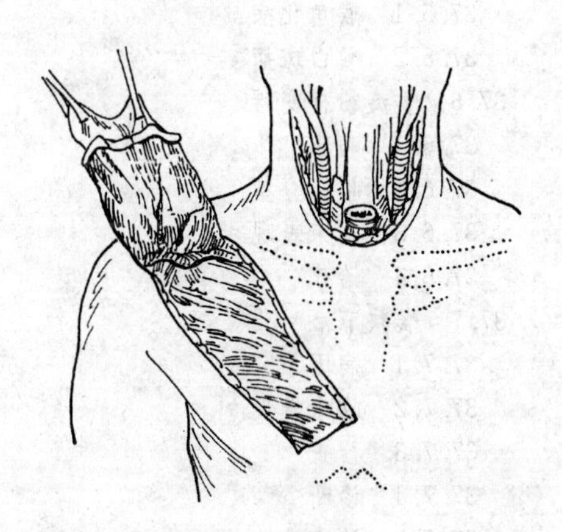

图 36-18 切断胸大肌附着点，掀起肌皮瓣

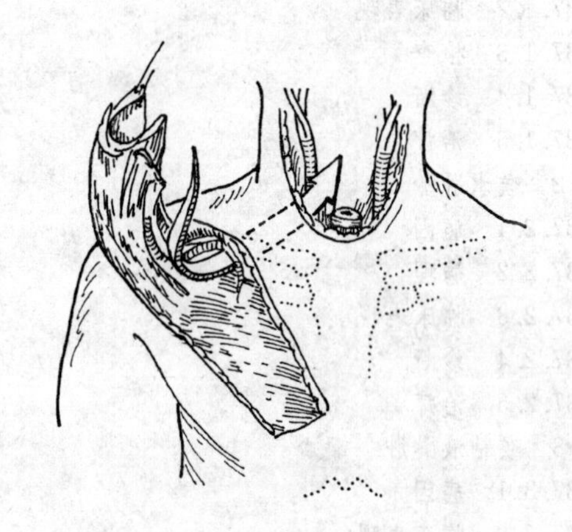

图 36-19 制作通向颈部的皮下隧道

（黄鹤年）

37 喉部其他疾病

37.1 喉异物

喉异物(foreign bodies in larynx)较少见,因过大的异物,易被咳出,或下咽而嵌留于食管中。较小的异物可通过声门,进入气管或支气管,只有嵌顿于声门者,才能停留在喉腔内。喉异物多发生于5岁以下的幼儿,声门裂为呼吸道狭窄处,一旦误吸入异物,易致喉阻塞,是喉科中危重的急症之一。

37.1.1 病因

喉部异物的种类甚多,果核、骨片、鱼椎骨、豆类、针、钉等粗而带刺或尖、扁形异物,均可嵌顿在声门区。多因饮食时,大声嬉笑,误将异物吸入。儿童口含食物、小玩具等,于哭喊、玩耍时,亦易将异物吸入喉部。

37.1.2 临床表现

较大的异物嵌顿于声门,可致剧咳、呼吸困难、紫绀,甚至窒息。较小的异物常致声嘶、喉喘鸣、咯血和喉部疼痛感。

37.1.3 检查

喉镜检查能窥清声门上的异物。声门下的异物常呈前后位,与食管内异物呈冠状位不同(图 37-1)。

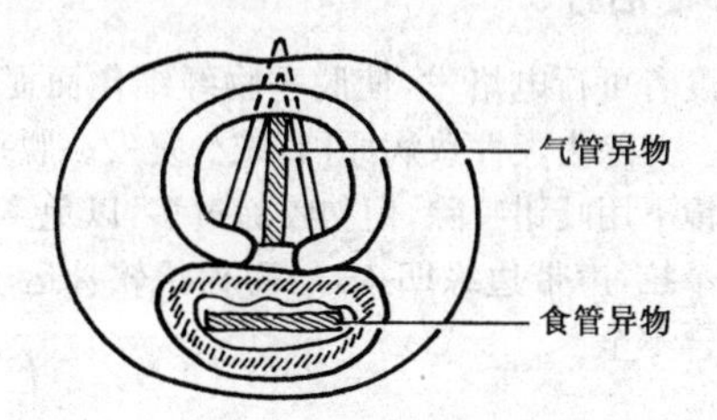

图 37-1 扁平状异物在气管及食管内的位置

37.1.4 诊断

依据有异物呛入史,喉镜检查,喉侧位 X 线摄片,常能确定诊断。

37.1.5 治疗

可在间接喉镜或直接喉镜下,以异物钳取出。扁平的异物,挟住后应使其平面与声门裂成平行后取出,以减少阻力。尖端向上,已刺入组织的异物,将异物向下退出,保护好尖端,再行取出。已发生呼吸困难,估计难以在直接喉镜下取出时,应先作气管切开术,待呼吸缓解后,再于喉镜下取出。应教育病儿饮食时不要大声哭笑,不要将针、钉、小玩具等含在口内嬉戏,儿童的食物中应避免混有鱼刺、碎骨等物,以防误入呼吸道。

37.2 喉水肿

喉水肿(edema of the larynx)为喉部粘膜下有组织液浸润,有感染性与非感染性两种,多发生在喉粘膜松弛处如会厌、杓会厌皱襞等区。

37.2.1 病因

(1) 变态反应

对药物的过敏反应如注射青霉素及口服碘化钾、阿司匹林等;有过敏体质者食用致敏的食物如蟹、虾等易引起变应性喉水肿。

(2) 遗传血管性

血中 C_1 酯酶抑制物(C_1-INH)缺乏或功能缺陷,为染色体显性遗传病,常易多次反复发作喉水肿。

(3) 感染性

喉部急性感染,如喉软骨膜炎、喉脓肿、喉外伤、喉部化学气体伤等亦能引起喉粘膜水肿。

(4) 心脏病、肾炎、肝硬化、粘膜性水肿等全身性疾病亦可致喉水肿。

37.2.2 病理

喉粘膜松弛处,如杓状软骨、杓会厌襞、杓间区、喉室带、会厌舌面等处发生粘膜下组织间水肿,有渗出液浸润。感染性喉水肿之渗出液为浆液性脓液,变应性、遗传血管性喉水肿之渗出液为浆液性。

37.2.3 临床表现

发病急速,因变应性、遗传血管性水肿而发生者,喉水肿发展更快,患者常于数分钟内发生喉喘鸣、声嘶、呼吸困难,甚至窒息。若杓状软骨、杓会厌皱襞、杓间区重度肿胀,可发生吞咽困难。喉镜检查可见喉粘膜弥漫性水肿、苍白、粘膜表面发亮(图 37-2)。感染性者也可于数小时内发生喉痛、声嘶、喉喘鸣和呼吸困难。喉镜检查可见喉粘膜呈深红色水肿,表面发亮。患者大多有喉阻塞症状。

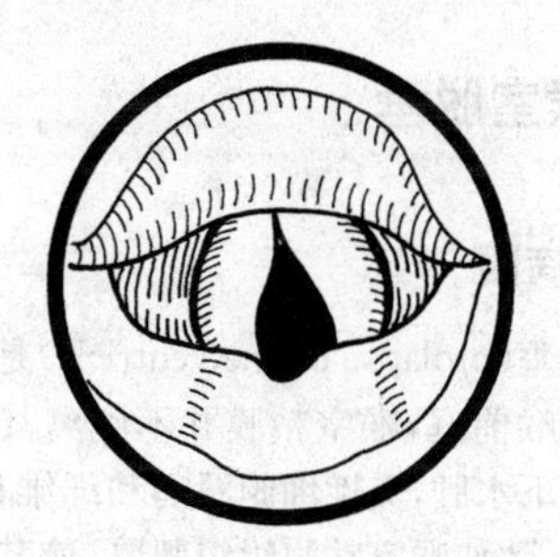

图 37-2 喉水肿

37.2.4 诊断

详询病史,作咽喉及全身检查,寻找病因。鉴别喉水肿为变应性、遗传血管性或为感染性。前两者多突然发作,伴有面部浮肿发痒,有反复发作史,后者多有发热等全身症状。

37.2.5 治疗

(1) 有重度喉阻塞症者,应及时作气管切开术。

(2) 变态反应性者,立即给予足量类固醇激素,咽喉局部喷雾 1∶2 000 肾上腺素,使水肿尽快消退。

(3) 感染性者可予足量抗生素控制，若已形成脓肿，可作切开排脓术，使喉部水肿易于消退。

(4) 检查咽喉部、全身疾病，寻找喉水肿原因，针对病因进行治疗。

37.3 喉粘液囊肿

37.3.1 病因

喉粘液囊肿(mucocele of larynx)有两种：先天性者因发育期粘液腺管阻塞，粘液潴留所致；后天性多由炎症刺激引起腺管阻塞而形成。

37.3.2 临床表现

小者多无症状。大者可有咽喉异物感。继发感染时，有喉痛，涉及声门者有声嘶，甚至呼吸困难。

喉粘液囊肿最常见的部位是会厌舌面，因该处富有腺体。喉镜检查见其多为淡红色呈半球形，囊薄、光滑，穿刺可吸出棕褐色或乳白色液体。

37.3.3 治疗

于喉镜下，用咬钳将囊壁大部分咬除。

37.4 喉室脱垂

37.4.1 病因

喉室脱垂(prolapse of the ventricle)是指喉室粘膜外翻脱出至喉前庭，喉室粘膜并不脱离其基底部。多由喉室粘膜下水肿，炎性细胞浸润和纤维化，渗出液积聚于粘膜下，致使喉室粘膜组织肥厚，使其向外翻出或脱出于喉室外。喉室肿瘤、囊肿亦可致本病。

37.4.2 临床表现

初起时干咳，声嘶轻微，或间断出现。当脱垂部增大，妨碍声带振动时，则呈持续性声嘶。如阻塞声门，可出现喉喘鸣和呼吸困难。

37.4.3 检查

喉镜检查常于吸气时见一侧喉室有带淡红色、表面光滑，水肿样半球状，基底宽的肿块突出，覆于声带之上，部分或全部遮盖声带，表面粘膜增厚，触之柔软，能以喉钳压之推入喉室，但多旋即脱出。若因肿瘤、囊肿引起者，则不能将其推回喉室。

37.4.4 诊断

喉室脱垂应与喉室肿瘤相鉴别，宜作直接喉镜检查，用喉钳触压，视其能否复位，如难确诊时，可作活检。

37.4.5 治疗

轻度者可行电烙术，使脱垂物纤维化而促使其收缩复位。并除去炎性致病原因，减少复发。脱垂大者，可于喉镜下用咬钳咬除，但勿咬除过多，以免声带被瘢痕组织牵拉，声带边缘凹入，妨碍杓状软骨运动，遗留声门闭合不全。

37.5 喉角化病与喉白斑病

37.5.1 喉角化病

(1) 病因

喉角化病(keratosis of the larynx)是喉粘膜上皮生长异常，过度成熟、过分角化而堆集形成的病变。其病因可能与吸烟、用声过多、吸入刺激物、维生素缺乏、慢性炎性刺激有关，常与咽角化症同时存在。

(2) 病理

主要病理变化是局部粘膜上皮棘皮化、不全角化及角化，堆集成白色小的三角锥形或圆锥形突起，周围粘膜有炎症反应，粘膜下层正常。可发生于喉粘膜任何部位。

(3) 临床表现

主要症状是喉部异物感，若侵及声带影响声带闭合时，可有不同程度的声嘶。

(4) 检查

喉镜检查可见喉粘膜慢性充血，表面有呈白色点状锥形突起，其周围有充血区，拭之可脱落，但易再生。喉角化病常需作活检，以排除喉癌。

(5) 治疗

按角化程度而定。轻度者一般不需特殊治疗。避免刺激喉粘膜因素，禁烟，去除鼻、咽、口腔的病灶，可减轻角化。角化较重、病变影响声带闭合者，可在喉镜下仔细清除。

37.5.2 喉白斑病

(1) 病因

喉白斑病(leukoplakia of the larynx)是指喉粘膜表面有片状角化增生的病变，亦可呈小而分散的不整齐斑块。多见于声带表面,喉的其他部位亦可发生。常认为是癌前期病变。可能与吸烟、用声不当、慢性喉炎、维生素缺乏有关。

(2) 病理

主要病理变化是喉粘膜上皮增生,并有不全角化,若有异型改变者,以后有可能发展为癌,粘膜下组织亦有轻度增生,但基膜正常,此可与原位癌鉴别。

(3) 临床表现

主要症状是声嘶及咽喉不适,随病变发展而加重。喉镜下见声带表面或其边缘的中、前 1/3 部位,有微凸起的白色扁平片状、表面光滑平整的斑片,边缘清楚,范围局限,不易除去。声带运动良好。

(4) 治疗

因其可为癌前期病变,应定期随访。局部禁用刺激性药物,可在喉镜下仔细清除病变。对不断迅速扩展的病例,可行喉裂开术。

37.6　喉淀粉样变性

37.6.1　病因

喉淀粉样变性(amyloidosis of the larynx)又称淀粉样瘤(amyloid tumor)。病因虽未明确,但实非真性肿瘤,可能由于慢性炎症,血和淋巴循环发生障碍,局部球蛋白及多糖的积聚而发生淀粉样物。有人认为与全身性免疫缺陷有关,亦可由于新陈代谢紊乱和组织退行性变所致,由浆细胞产生,对碘有淀粉样反应,故称淀粉样变性。

37.6.2　临床分型

淀粉样变性分为 4 种类型:① 原发性(局限性及全身性);② 继发性(局限性及全身性);③ 局限性瘤样形成;④ 合并多发性骨髓瘤。局限性淀粉样变性常发生于喉及气管,亦可发生于舌、鼻、咽等处。喉部常发的部位为声带、喉室带、喉前庭、杓会厌皱襞和声门下区。

37.6.3　临床表现

主要症状是声嘶、干燥感和刺激性咳嗽。病变广泛者,可引起呼吸困难。喉镜检查可见声带、喉室或声门下区有突起的暗红色肿块,粘膜光滑。亦可呈弥漫性上皮下浸润性病变,掩盖声带使声门显著变狭,堵塞喉腔(图 37-3)。

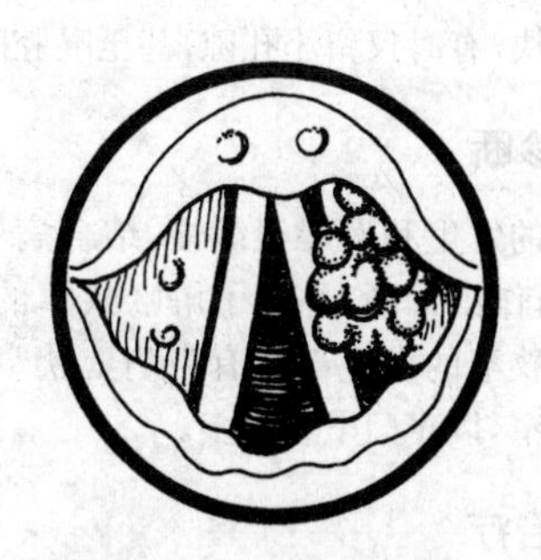

图 37-3　喉淀粉样变

37.6.4　治疗

可在喉镜下多次切除。亦有用类固醇激素治疗或激光治疗,有缓解症状效果。喉腔阻塞严重者,可行气管切开术和喉裂开术。

37.7　喉狭窄

喉狭窄(stricture of the larynx)有先天性者如喉闭锁、喉蹼等,后天性者为喉部瘢痕狭窄,以致喉腔变窄,影响呼吸和发声功能。

37.7.1　病因

(1) 外伤

如喉切伤、裂伤、刺伤、挤压伤、骨折、肿瘤部分切除术、长期气管插管、高位气管切开术等引起的喉软骨缺损坏死,喉腔瘢痕形成。吸入化学腐蚀剂、放射性损伤亦可引起喉狭窄。

(2) 炎症

喉部特种感染的后遗症如狼疮、梅毒、麻风、硬结等溃疡性病变,愈合后有瘢痕形成,发生狭窄。喉软骨炎坏死后,瘢痕收缩,亦可使喉腔变窄。

(3) 先天性

喉发育不良、小喉、喉闭锁等畸形。

37.7.2　临床表现

主要症状有声嘶、发音困难或失音、喉喘鸣、阵咳、呼吸困难,严重者可发生发绀或窒息。由于长期缺氧可引起心力衰竭等全身症状。

37.7.3　检查

喉镜检查可见喉部有瘢痕组织,呈带状、膜状或环状,声带固定不动,室带、声带变形,声门变狭窄,声门下区粘连成块,有时仅留小孔隙,甚至喉腔闭锁。

37.7.4 诊断

喉狭窄的发生和发展很缓慢,结合病史和喉侧位X线摄片,可作出诊断,并能了解喉狭窄的部位、范围和程度。喉狭窄的发生部位有声门上狭窄、声门狭窄和声门下狭窄,以声门下者居多。

37.7.5 治疗

轻度无软骨缺损者可于喉镜下行探条扩张法。重度者须先作低位气管切开术,声门上狭窄、声门狭窄可行喉裂开术,切除瘢痕,修复喉腔,置入"T"型塑料管或硅橡胶喉腔模,固定于颈部,留置约10个月后取出。若无呼吸困难症状,再观察3～4周,即可拔除套管。虽能改善呼吸,但发音尚不能完全恢复。

声门下环状软骨、气管第1～2环的环状狭窄,可行切除吻合法。术中应清楚暴露环状软骨和颈段气管,横断切开气管后壁,与食管分离,向上分离环状软骨后板,在环甲关节平面下切除后板,保留声带以下有足够粘膜。于甲状软骨上缘作切口,切开甲状舌骨膜,切断咽下缩肌的远端纤维,切断两侧甲状软骨上角,使甲状软骨和喉下移。切除环状软骨和第1、2环颈段气管的环状瘢疤狭窄,用肠线将气管前壁与环状软骨下缘缝合,用钢丝将甲状软骨翼下缘与气管吻合。置入硅胶喉模,保留2～3个月,从口腔取出。

亦可用舌骨弓游离段移植治疗声门下狭窄,效果良好。

37.8 声带沟

声带沟(vocal cord sulcus)由Deniker和Giacomini(1892年)首次报道此病,是一条与膜性声带游离缘相平行的沟,使声带振动时的粘膜波受限。多见于20～30岁的教师,占音声疾病的1%～5%,有家族性,无性别差异。

37.8.1 病因

尚未明确,可能由感染或外伤引起,是一种退行性体征,为萎缩性喉炎的后遗症。Bouchayer(1985年)认为声带沟是先天性声带发育过程中,第4、6腮弓发育异常,形成声带表皮样囊肿,囊肿开放后于粘膜表面形成声带沟,沟底粘膜萎缩,与声韧带粘连,宽狭不一,以狭型多见。

37.8.2 临床表现

自幼有音声障碍,男声高调,女声缺乏低音区,音域窄,传声不远,发声易倦,声音单调,音色沉闷,有时带嘘声。

37.8.3 检查

动态喉镜下检查可见声带振幅小,粘膜波小,声门闭合不全。若双侧声带游离缘平行的声带沟,常以一侧显著。有部分病例与表皮样囊肿同时存在。

37.8.4 诊断

有幼年音声障碍的病史,纤维喉镜或动态喉镜检查可作出诊断。

37.8.5 治疗

在显微喉镜下,于声带沟外侧上缘作一粘膜浅切口,向内下方分离囊底与声韧带的粘连后,沿沟缘将其切除。作切口前最好在声带中段注射氢化可的松混悬液,使声带沟展平,易于暴露沟底。待术后氢化可的松被吸收,粘膜的切缘可自行愈合。

术后10 d进行嗓音训练3～6个月。

(黄鹤年)

喉阻塞 38

喉阻塞(laryngeal obstruction)亦称喉梗阻，为一常见的喉部症状，是因喉部或其邻近组织的病变，使喉部通道发生阻塞，如不速治，可引起严重后果。幼儿易患喉阻塞是因其声门狭小，会厌、杓会厌皱襞粘膜下组织松弛，喉部神经易受刺激而引起痉挛，会厌向后倾斜，吸入的气流途径弯曲，故易发生喉阻塞。

38.1 病因

38.1.1 喉部炎性疾病

如儿童急性喉炎、急性喉气管支气管炎、急性会厌炎、喉软骨膜炎、喉脓肿、喉白喉、喉结核、喉梅毒、咽后脓肿、咽侧感染等。

38.1.2 喉外伤

挫伤、挤压伤、切割伤、化学腐蚀剂烧灼伤或毒气吸入、火器伤、高热蒸气吸入等。

38.1.3 喉部异物

喉部、气管异物不仅造成机械性喉阻塞，并可引起喉痉挛。

38.1.4 喉部水肿

喉血管性神经性水肿，药物过敏反应，心、肾疾病引起的水肿。

38.1.5 喉部肿瘤

中、晚期喉癌、多发性喉乳头状瘤，可堵塞喉腔；喉咽肿瘤、甲状腺肿瘤累及喉腔，亦可致喉阻塞。

38.1.6 喉部畸形

喉蹼、先天性喉鸣、喉软骨畸形等，均可引起喉阻塞。

38.1.7 声带瘫痪

两侧声带外展性瘫痪，吸气时声带不能张开，可发生喉阻塞。

38.2 临床表现

38.2.1 吸气期呼吸困难

是喉阻塞的特征。因声门裂是喉部的最狭窄处，由两侧略向上倾斜的声带边缘所形成。正常情况下，虽吸气时气流将声带斜面向下、向内、向中线推压，但同时伴有声带外展作用，仍能使声门裂开大，故呼吸通畅。病变时，喉粘膜充血肿胀，使声门变窄，于吸气时气流将声带斜面向下、向内推压，使已经变窄的声门更为狭窄，以致造成吸气期呼吸困难(图 38-1)。其表现为吸气运动加强，吸气时间延长，吸气深而慢，但通气量并不增加，如无显著缺氧，则呼吸频率并不加快。呼气时气流向上冲开声带，声门较吸气时大，尚能呼出空气，故呼气困难并不显著。

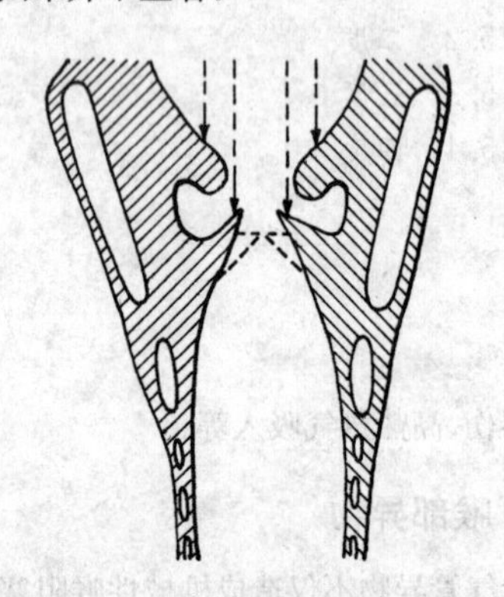

图 38-1 吸气期呼吸困难示意图

38.2.2 吸气期喉喘鸣

吸气期吸入的气流，挤过狭窄的声门裂，形成气流旋涡冲击声带，声带颤动而发出一种尖锐的喉喘鸣声。喉阻塞轻者，喉喘鸣声较轻；重者，喉喘鸣声甚响，隔室可闻。呼气时因声门裂较大，故无此喘鸣声。

38.2.3 吸气期软组织凹陷

亦是喉阻塞的特征。因吸气时空气不易通过狭窄的声门进入肺部，胸腹辅助呼吸肌均代偿性加强运动，将胸部扩张，以助吸入空气，惟肺叶不能相应地膨胀，故使胸腔内负压增加，将胸壁及其周围的软组织吸入，故出现胸骨上窝、锁骨上、下窝、胸骨剑突下或上腹部、肋间隙的吸气期凹陷(图 38-2)，称为四凹征，凹陷的程度常随呼吸困难的程度而异，儿童的肌张力较弱，该凹陷征象更为明显。

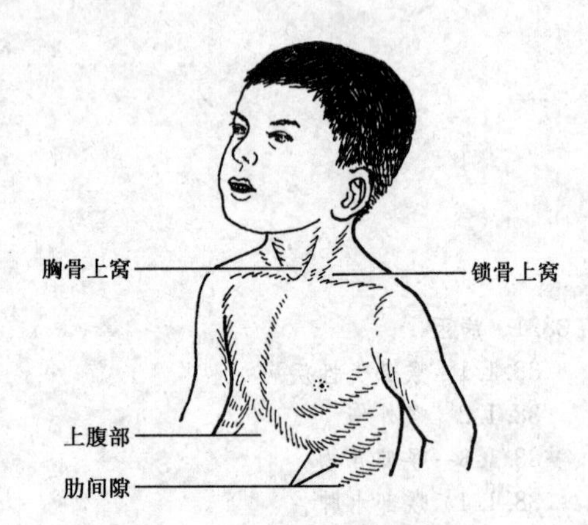

图 38-2 吸气期软组织凹陷

38.2.4 声嘶

为喉阻塞的常见症状，若病变发生于声带，则常有声音嘶哑，甚至失音。

38.2.5 缺氧症状

二氧化碳蓄积，缺氧症状明显者，则面色苍白、发绀、脉搏快速、出冷汗、烦躁不安、心力衰竭，甚至窒息等喉阻塞的晚期症状。

38.3 检查

将喉阻塞病情的轻重程度分为四度。

38.3.1 一度

安静时无呼吸困难表现，活动或哭闹时，有轻度吸气期呼吸困难，稍有吸气期喉喘鸣和轻度吸气期胸廓周围软组织凹陷。

38.3.2 二度

安静时也有轻度吸气期呼吸困难，吸气性喉喘鸣和吸气期胸廓周围软组织凹陷。活动时加重，但不影响睡眠和进食，亦无烦躁不安等缺氧症状。脉搏尚正常。

38.3.3 三度

吸气期呼吸困难明显，喉喘鸣声甚响，胸骨上窝，锁骨上、下窝，上腹部，肋间等处软组织吸气期凹陷显著。并出现烦躁不安、不易入睡、不愿进食、脉搏加快等缺氧症状。

38.3.4 四度

呼吸极度困难。由于严重缺氧和二氧化碳蓄积，病人坐卧不安，手足乱动，出冷汗，面色苍白或发绀，定向力丧失，心律不齐，脉搏细弱，血压下降，大小便失禁等。如不及时抢救，可因窒息、昏迷及心力衰竭而死亡。

38.4 诊断

根据病史、症状和体征特点，对喉阻塞不难作出诊断。至于查明喉阻塞的原因，则应根据病情轻重而定。轻度者，可作喉镜检查、喉部X线摄片，以明确喉部病变。重度者，则应首先进行抢救，待喉阻塞缓解后，再进行病因的追查和诊治。喉阻塞引起的呼吸困难，临床上还必须与支气管哮喘、气管支气管炎等引起的呼气期、混合性阻塞性呼吸困难相鉴别。其鉴别诊断要点见表38-1。

表38-1 三种阻塞性呼吸困难的鉴别要点

鉴别要点	临床特征		
	吸气期呼吸困难	呼气期呼吸困难	混合型呼吸困难
呼吸期困难	吸气期延长	呼气期延长，吸气亦稍困难	吸气与呼气均困难
颈、胸部软组织凹陷	吸气期有明显四凹征	无四凹征	无明显四凹征
喘鸣、哮鸣	吸气期喉喘鸣	呼气期气管哮鸣	呼吸时一般不伴有明显声音
咽喉、肺部检查	咽喉检查有阻塞性病变	肺部有充气过多的体征	胸部CT扫描有阳性发现
病因	咽后脓肿、喉炎、喉肿瘤、喉异物、喉白喉	支气管哮喘、肺气肿	气管肿瘤

38.5 治疗

按呼吸困难程度，分别采用药物或手术治疗。

38.5.1 一度

明确病因，进行积极治疗。由炎症引起者，使用足量类固醇激素和抗生素，可不作气管切开术。

38.5.2 二度

炎性病变者，及时使用类固醇激素和抗生素等药物治疗，大部分可避免作气管切开术，但需做好气管切开术的准备工作。若为异物，应予手术取除。若为喉癌，可作气管切开术。

38.5.3 三度

较短时间的炎症性病变，尚可积极应用药物治疗，并做好气管切开术的准备，严密观察。若对药物治疗效果不著，全身情况较差者，宜及时行气管切开术。如为喉癌，则宜先行气管切开术。

38.5.4 四度

立即行紧急气管切开术。若情况十分紧急时，可先行环甲膜切开术。同时给氧、人工呼吸，注射尼可刹米（可拉明）、咖啡因等药物。

病因治疗在一定情况下可先采用，如喉异物的取出，咽后脓肿的切开，可立即解除喉阻塞而免作气管切开术。惟对严重喉阻塞患者，病因治疗则应在气管切开术后再进行。

（黄鹤年）

39 气管插管术与气管切开术

39.1 气管内插管术

气管内插管术(trachea intubation)一般由麻醉科医生操作,可紧急解除上呼吸道阻塞,吸取下呼吸道分泌物,便于给氧和加压人工呼吸,操作迅速,是一种实用的急救方法。

39.1.1 适应证

1) 急性喉阻塞 如新生儿急性感染性喉阻塞。

2) 吸除下呼吸道潴留的分泌物,或各种病因引起的呼吸功能衰竭,需进行人工呼吸者。

39.1.2 器械

需麻醉喉镜和气管内插管(图 39-1,39-2)常用的有硅橡胶插管,共分自 $F_{10\sim12、14、16}$ 至 F_{36} 等 14 个号型。按年龄,一般是新生儿用 $F_{10}\sim F_{12}$,1～11 个月婴儿用 $F_{14}\sim F_{16}$,1～2 岁用 $F_{16}\sim F_{20}$,3～4 岁用 $F_{20}\sim F_{22}$,5～6 岁用 $F_{22}\sim F_{24}$,7～9 岁用 $F_{24}\sim F_{26}$,10～14 岁用 $F_{26}\sim F_{28}$,青年及成年女性用 $F_{30}\sim F_{34}$,成年男性用 $F_{34}\sim F_{36}$。

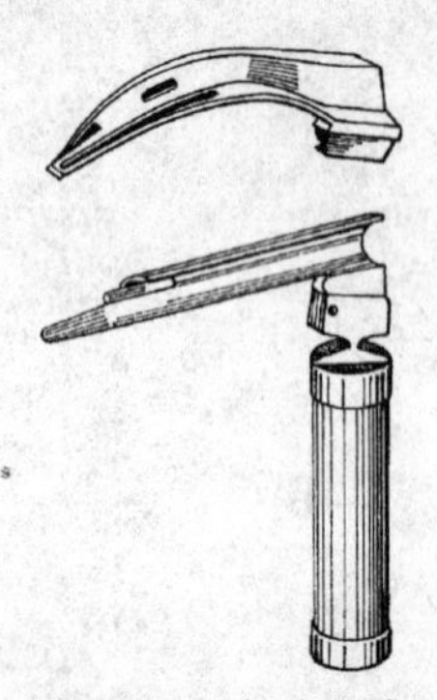

图 39-1 麻醉喉镜

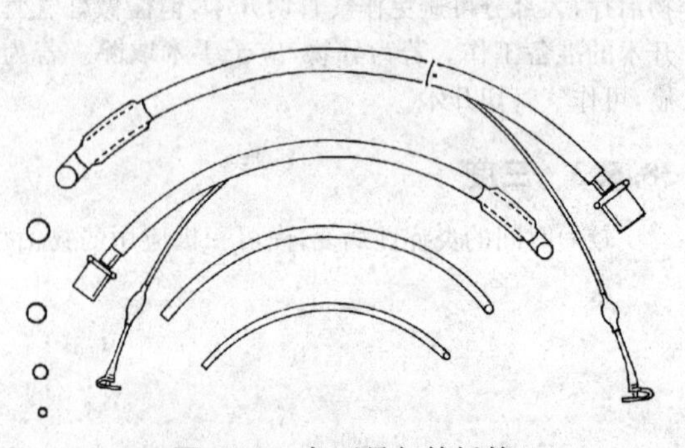

图 39-2 各型号气管插管

39.1.3 方法

1) 麻醉　成人用2%丁卡因液喷咽喉部作表面麻醉,小儿可不用麻醉。

2) 经口腔插管　术者左手持麻醉喉镜进入咽喉部,窥及会厌后,暴露声门,右手持内有金属管芯的插管,经喉插入气管;此时若插管后端有气体呼出,即确定已插入气管内,拔出管芯,调整好适宜深度后,将阻咬器一起固定于颊部。本方法的缺点是病人感不适,妨碍吞咽。

3) 经鼻腔插管　选用合适的插管,管外涂润滑油。将插管经鼻腔进入鼻咽、口咽部,一面调整好头部位置,将插管盲端经喉插入气管。有困难时,可加用麻醉喉镜在明视下,将管经声门送入。本方法的优点是易于固定,不妨碍吞咽。

39.1.4 并发症

一般气管内插管保留时间为72 h左右,若插管保留时间过长,易发生并发症,如喉、气管溃疡、水肿、肉芽及喉狭窄等。预防并发症的关键是操作轻巧准确,所选插管大小合适,插管保留时间不宜超过72 h。若应用带气囊的插管,不宜充气过多,一般12 ml左右,每小时放气5～10 min,以防引起局部压迫性坏死,并使用抗生素,控制感染。

39.2 气管切开术

39.2.1 概述

气管切开术(tracheotomy)是一种切开颈段气管,抢救危重病人的常用手术。颈段气管位于下颈部正中,上接环状软骨,下至胸骨上窝,前覆有皮肤和筋膜,两侧是胸骨舌骨肌及胸骨甲状肌的内侧缘,在颈中线衔接,形成白色筋膜线,沿此线向深部分离,较易暴露颈段气管。颈段气管约有7～8个气管环,甲状腺峡部位于第2～4个气管环,气管切口不宜太高,应在峡部下缘处进行,避免损伤甲状腺引起出血。无名动脉、颈静脉位于第7～8个气管环前壁,故切口亦不宜太低,以防大出血。气管后壁无软骨,与食管前壁相接,切开气管时,不可切入过深,以防损伤气管后壁。颈总动脉、颈内静脉位于两侧胸锁乳突肌的深部,于环状软骨水平,上述血管离颈中线较远,向下逐渐移近颈中线,于胸骨上窝处与气管靠近。故若以胸骨上窝为顶,两侧胸锁乳突肌前缘为边的三角形区域称为安全三角区。气管切开术应在该区内沿中线进行,可避免误伤颈部大血管。

39.2.2 适应证

(1) 喉阻塞

任何原因引起的3～4度喉阻塞,尤其是病因不能很快解除时,应及时行气管切开术。

(2) 下呼吸道分泌物阻塞

如昏迷、脑血管疾病、颅脑外伤、脊髓灰质炎、神经麻痹、呼吸道烧伤等引起咳嗽反射消失,下呼吸道分泌物潴留、阻塞下呼吸道,可作气管切开术,通过气管套管,便于吸除分泌物,减少呼吸道死腔,改善肺部气体交换。

(3) 颈部外伤

为了减少感染,促进伤口愈合;有些头颈部大手术,为了防止血液流入下呼吸道,保持呼吸道通畅,需作预防性气管切开术。

39.2.3 术前准备

1) 备好手术器械,包括手术切皮刀及气管切开尖头刀、剪刀、甲状腺拉钩、血管钳、镊子、吸引器等。

2) 选用合适的气管套管,用钛合金或硅橡胶制成,其弯度与1/4圆周的弧度相同,有内管、外管、管芯、底板四部分(图39-3～39-5)。按年龄备好气管套管,见表39-1。

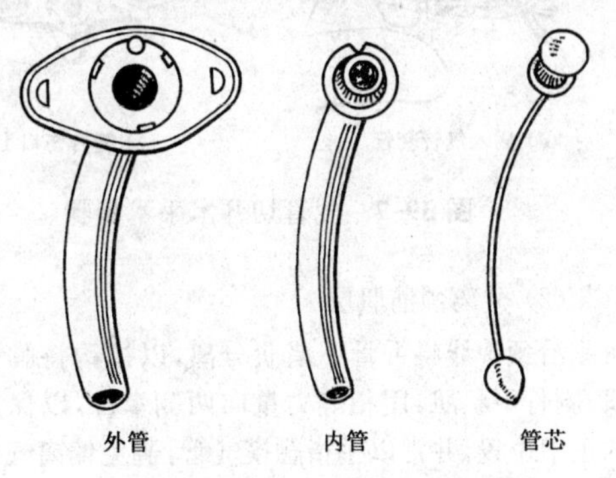

图39-3　气管套管

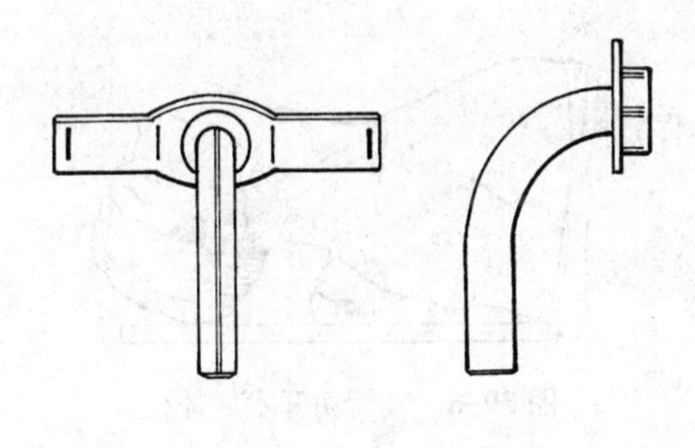
图39-4　塑料气管套管

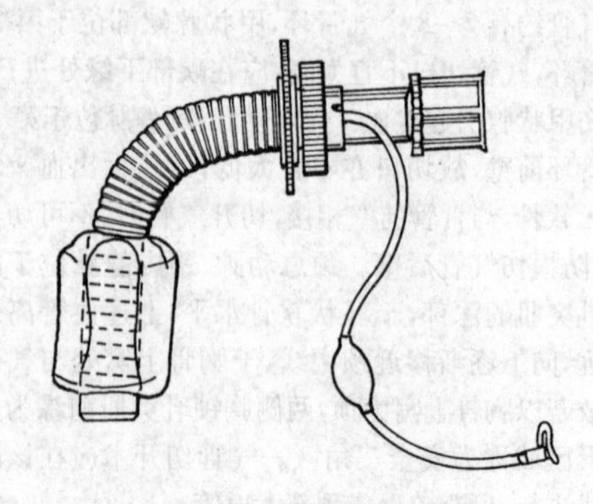

图 39-5　硅橡胶气管套管

表 39-1　气管套管选用表

号　别	00	0	1	2
内径(mm)	4.0	4.5	5	6
长度(mm)	40	45	55	60
适用年龄	1～5 个月	6 个月～1 岁	2 岁	3～5 岁
号　别	3	4	5	6
内径(mm)	7	8	9	10
长度(mm)	65	70	75	80
适用年龄	6～12 岁	13～18 岁	成年女子	成年男子

(3) 麻醉

一般采用局麻。以 1%的普鲁卡因液或利多卡因液，于颈前中线作皮下及筋膜下浸润。

(4) 体位

仰卧位，肩下垫枕，头后仰，使气管向前突出，充分暴露颈前下部。但后仰亦不可过度，否则可加重呼吸困难。若垫肩后呼吸困难加重，则可待切开皮肤，分离颈前组织后再垫肩，由一助手固定好病人的头部，使其与胸骨上切迹维持在正中直线上。若呼吸困难严重，病人无法仰卧，则可在半卧位或坐位进行手术(图 39-6)。

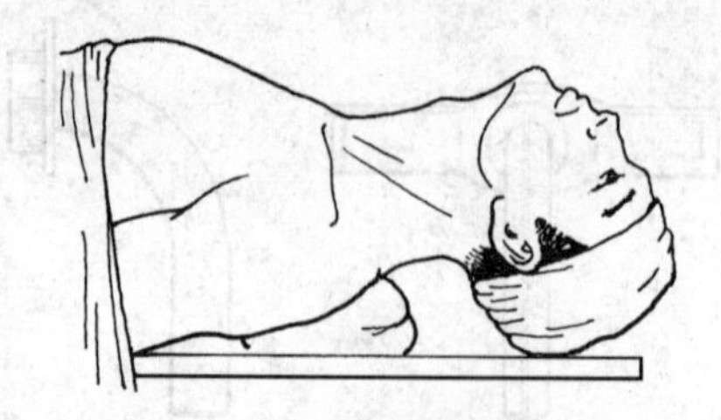

图 39-6　气管切开术之体位

39.2.4　手术方法

(1) 切口

纵切口自甲状软骨下缘至胸骨上窝处，沿颈前正中线纵行切开皮肤及皮下组织〔图 39-7(1)〕。亦可采用横切口，于颈前下处，距环状软骨下缘 3 cm，沿皮肤横纹切开。

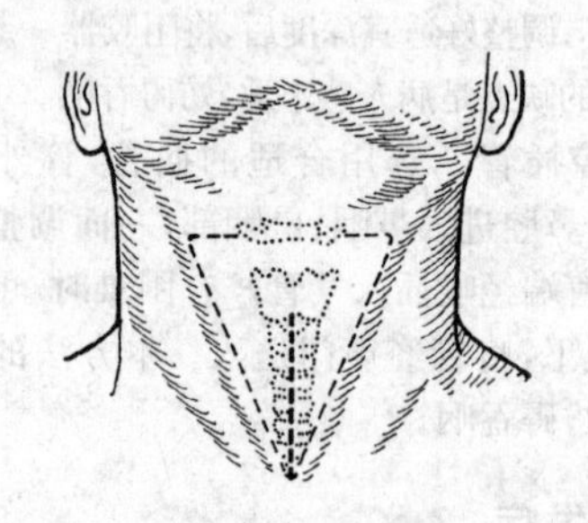

(1) 颈部正中切口

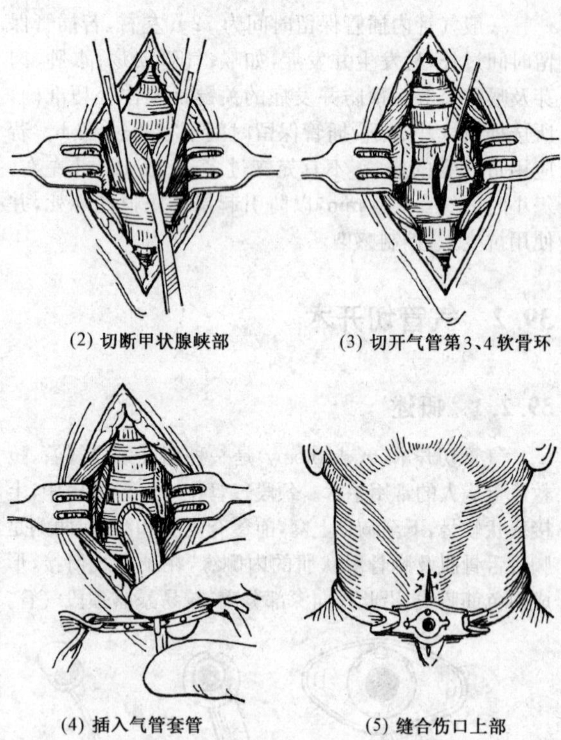

(2) 切断甲状腺峡部　(3) 切开气管第 3、4 软骨环

(4) 插入气管套管　(5) 缝合伤口上部

图 39-7　气管切开术手术步骤

(2) 分离颈前肌层

沿颈中线将舌骨下诸肌分离，以拉钩将胸骨舌骨肌、胸骨甲状肌，用相等力量向两侧牵拉，以保持气管的正中位置，并常以手指触摸气管，避免偏离气管或将气管误拉于拉钩内。

(3) 暴露气管

甲状腺峡部覆盖于第2～4环的气管前壁，若其峡部不宽，在其下缘稍行分离，向上牵拉，便能暴露气管〔图39-7(2)〕，若峡部过宽，难以暴露气管时，可将其切断，缝扎。

(4) 切开气管

充分暴露气管后，分离气管前筋膜，在气管第3～4个环切开气管〔图39-7(3)〕，切口不可过高，切勿切开第1环，以防伤及环状软骨而引起喉狭窄。切口亦不可过低，超过第5环，以免发生出血和气肿。切开亦不宜过深，以免切穿气管后壁，引起气管食管瘘。

(5) 插入气管套管

用气管扩张器或弯止血钳，撑开气管切口，插入已选妥的带管芯的套管[图39-7(4)、(5)]，取出管芯，即有分泌物自管口咳出，证实确已插入气管中，用吸引器将分泌物吸清。如无分泌物咳出，可用少许棉花置于管口，视其是否随呼吸飘动，如不飘动，则套管不在气管内，应立即拔出套管，找正确位置，重新插入。

(6) 固定套管

套管板的两外侧缘，以带子将其牢固地缚于颈部，固定太松，易致套管脱出。缚带松紧要适度，以能插入一个手指为宜。

(7) 缝合

气管套管以上的伤口，可以缝合，但不必全部缝合切口的下部，以防气肿。

39.2.5　术后护理

(1) 保持内套管通畅

是术后护理的关键。一般每隔4～6 h清洗内套管1次。分泌物过多时，甚至每隔30 min清洗1次，以免分泌物凝固于内套管壁，使内管阻塞。取出内套管的方法是，左手按住外套管托板，右手转开管板上的开关后取出，以防将气管套管全部拔出。

(2) 维持下呼吸道通畅

应及时经内套管插入消毒塑料管，吸清气管深部分泌物。保持室内温度和湿度，有条件者室温宜在22℃左右，湿度＞90%。用蒸气吸入疗法，定时通过气管套管，滴入少许生理盐水和抗生素药物，稀化痰液。

(3) 防止套管阻塞或脱出

气管切开后，呼吸应通畅无阻。如病人再度发生呼吸困难，应考虑以下三种原因，并针对原因及时处理：① 内套管阻塞，迅速拔出内套管，清洁后再放入，呼吸即可改善；② 外套管阻塞，滴入抗生素药物，吸除管内深处痰液，必要时换管；③ 外套管脱出：立即将原套管再度插入气管内。

(4) 防止感染

更换套管下的纱布垫，每日1次，保持伤口清洁，酌情应用抗生素，控制感染。

(5) 拔管

若喉阻塞或下呼吸道阻塞症状解除，全身情况好转后，可考虑拔管。拔管前先堵管48 h，病人于活动、睡眠时呼吸平稳，确证气道已通畅，可拔除套管，用纱布盖住伤口，都能自愈。拔管1～2 d内应严密观察，并备好一套同型套管及气管切开术器械，以便若发生呼吸困难时，再度插入套管。

39.2.6　术后并发症

(1) 皮下气肿

气管切开时，气体进入皮下组织，可发生皮下气肿。造成皮下气肿的原因主要为：① 暴露颈段气管时，周围软组织剥离过多；② 气管切口过长，空气易由切口两端漏出；③ 切开气管或插入套管后，发生剧咳，促使气肿形成；④ 缝合皮肤切口过于紧密。空气经气管切口漏入颈部软组织中，沿肌肉、筋膜和神经血管壁之间隙扩散而达皮下，开始时先在颈部，以后逐渐扩散至头及胸部。皮下气肿一般在24～48 h内停止发展，6～8 d可自行吸收。中重度皮下气肿，应拆除部分创口缝线，以利排除空气。

(2) 纵隔气肿

小儿低位气管切开时，因剧烈咳嗽，胸膜凸出于锁骨上方，易受损伤而致纵隔气肿。亦可因胸膜外途径，如患者有重度呼吸困难，剧烈咳嗽，肺内气压升高，肺泡破裂，空气外泄，由肺间质沿血管进入肺门，形成纵隔气肿，亦有于暴露气管时，过多分离气管前筋膜，气体自气管切口沿气管前筋膜向下发展进入纵隔，由颈部伤口直接形成纵隔气肿。轻度的纵隔气肿，一般无明显症状，于X线检查时才能发现，可不作处理，能自行吸收。严重时，可因气肿压迫而致心肺功能紊乱。应于胸骨上方，沿气管前下区向下分离，使纵隔积气向上逸出。

(3) 气胸

常发生于儿童作气管切开术，儿童之右胸膜顶部位置较高，暴露气管时，过于向下分离，易误伤胸膜，并发气胸。亦有因喉阻塞严重，胸腔内负压过高，剧烈咳嗽时可使肺泡破裂，形成自发性气胸。轻度的气胸一般可自行吸收。重度的裂口呈瓣膜状，空气有进无出，形成张力性气胸，则应行胸腔穿刺或行闭式引流排出积气。

(4) 出血

有原发性及继发性出血两种。原发性出血多因损伤颈前动脉、静脉、甲状腺等,术时止血不彻底,或结扎血管之线头脱落,引起出血。术后少量出血,可在伤口内放置明胶海绵,或于气管套管周围填入止血纱条,压迫止血。若出血过多,应检查伤口,重新结扎出血点。继发性出血多因大血管糜烂出血,如偶有因气管套管下端磨破无名动脉、静脉,导致大出血,可在数分钟内造成死亡。其原因是因切口过低,套管下端过分向前弯曲,压迫大血管所致。

(5) 拔管困难

拔管困难的原因,多因切开气管部位过高,损伤环状软骨,或气管腔内有肉芽增生,造成喉、气管狭窄。喉、气管原发疾病未治愈或气管套管型号偏大,套管太粗,也可致拔管困难。应作喉侧位 X 线摄片,直接喉镜、气管镜检查,根据不同原因,妥善处理后,才能进行拔管。

(6) 气栓

为少见的严重并发症,因病人于重度呼吸困难时,颈部静脉怒张,静脉内负压增高,如甲状腺下静脉、无名静脉等发生破裂,未加妥善结扎,易吸入空气,形成气栓,可致死亡。故手术时应避免损伤上述静脉,严密止血。

39.3 环甲膜切开术

39.3.1 适应证

环甲膜切开术(thyrocricotomy)是用于难以作常规气管切开时紧急抢救喉阻塞病人的一种急救方法。待呼吸困难缓解后,一般于 72 h 后,转作常规气管切开术。

39.3.2 手术方法

于甲状软骨、环状软骨间作一长为 3～4 cm 横行切口(图 39-8),分离颈前肌层,于环甲膜处作约 1 cm 的横切口,用止血钳撑开,插入气管套管。若情况十分紧急,无法切开时,可用一粗注射针头,经环甲膜直接刺入喉腔,吸入氧气,可暂时缓解喉阻塞,再立即作环甲膜切开术或常规气管切开术。

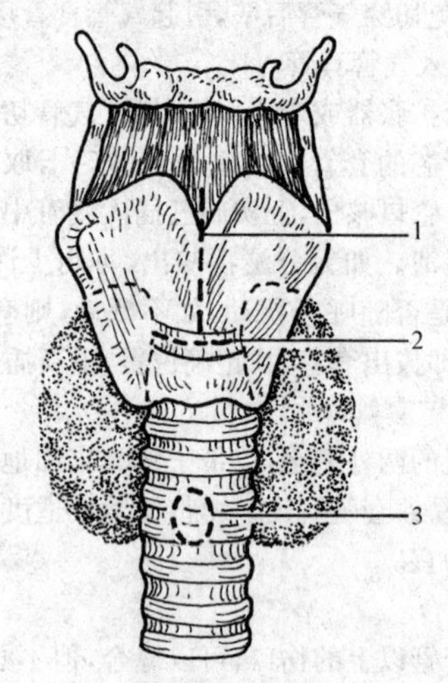

图 39-8 喉裂开术、环甲膜切开术、气管切开术切口

(1) 喉裂开术切口;
(2) 环甲膜切开术切口;
(3) 气管切开术切口

(黄鹤年)

临床音声学 40

人的音声器官具有发音和语言的功能。临床音声学是研究音声和语言障碍为主的防治科学。

40.1 构音器官与语言

正常人的构音器官由4部分组成,即动力器官、振动器官、共鸣器官和咬字器官。

40.1.1 动力器官

由肺及呼吸肌群组成,提供发音的能量来源。声带振动的动力是呼出气流,气流速度的大小决定音声的强弱。平静呼吸时,每次呼吸量约为500 ml,呼与吸的长短相等。发音时每次呼吸量为2 000 ml左右,呼与吸之比为3∶1左右,呼气时间比吸气时间长。

40.1.2 振动器官

声门闭合时,气流冲击声带,发出周期性振动而发音。其不同程度的振动可反映出音声的音调(pitch)、音强(volume)、音值(time)和音色(timbre)。音调又称音高,指音声的高低,取决于声带的振动次数;声带薄、短而紧张者,振动次数多,音声高;声带厚、长而松弛者,振动次数少,音声就低。女人、小儿的声带比男人短,故发音比男人高。音强指音声的强弱,取决于声带振动的振幅,而振幅与声门下气流压力的大小有关;声门下压力大,振幅大,音声就强,反之音声弱。音值是指音声持续时间的长短,由声带振动的时间、节奏和快慢而定。音色与多种因素有关,如声带分段振动的状态,共鸣管腔的形状和调节呼气共鸣的方法等。

40.1.3 共鸣器官

是增强音量的器官,包括喉腔、咽腔、口腔、鼻腔和鼻窦等。咽、口腔可调节其形状称为可调共鸣腔,可自由调节音量。鼻腔、鼻窦为不可调共鸣腔。共鸣腔的大小、形状、管壁的软硬都能影响共鸣作用。

40.1.4 咬字器官

包括口腔、唇、齿、舌、腭、颊。口腔的开闭,舌位的前后和高低,唇的圆扁等变化可形成不同的元音。辅音是呼气时气流在咬字器官遇到阻碍而产生的声音,根据阻碍的部位分成7类:即双唇音、唇齿音、舌尖音、舌根音、舌面音、舌尖后音和舌尖前音。

40.1.5 语言产生

语言的产生是在中枢神经的控制下,将感觉刺激整理后传送给喉等构音器官而形成。正常言语的产生需要以下3个条件。

(1) 语言中枢

习惯右手操作者，语言中枢在左侧，左手操作者在右侧。其部位按功能而分工：讲话的语言中枢在额叶额下回，语言的书写中枢在额叶额中回，接受听觉的语言中枢在顶叶缘上回，接受视觉的语言中枢在顶叶角回。

(2) 正常的听觉与视觉

将外界各种事物包括音声和文字等反映到中枢，经大脑分析和综合后用语言表达。

(3) 构音器官

语言中枢下达的神经冲动，通过双侧中央前回，经双侧脑外表延髓束，循喉上、下神经起点延髓的疑核，将信号传递至喉等构音器官而产生语言。任何构音器官和语言产生器官的不正常，可发生音声障碍或语言障碍性疾病。

40.2　音声障碍性疾病

40.2.1　病因

音声障碍性疾病的病因主要是用声过度和用声不当。每个人的发声能力有音高(即音声频率范围)、音强(指声带张力)和音时(即发音用声的时间)3个因素而定。超过本人能力范围以外的发声为用声过度。正确的发声方法是发音时呼出气流的力量和速度要与声带的紧张度即张力和共鸣腔协调一致，否则造成用声不当。用声过度和用声不当常见于经常用声的教师、演员等，又称为职业性喉炎。慢性炎症、环杓关节固定等亦可引起声门运动障碍，出现不同程度的嘶哑，亦属于临床音声学范围。

40.2.2　临床表现

根据嘶哑程度和性质可分为：

(1) 毛

指极轻微的嘶哑，是音色的改变，一般在讲话时并不觉察，发低音无变化，仅在发某一高音时出现破裂，用声易疲劳而不持久，因声带边缘微小的突起所引起。

(2) 沙

是多数音破裂，在发某一字音时出现嘶哑。

(3) 轻

只能发出较低的声音。

(4) 粗

是指在发声时有强烈气流冲击的声音。

(5) 尖假

常在变声期出现。

(6) 双声

多发生于两侧声带的病变。

(7) 紧

由精神性或痉挛性引起的发音困难。

(8) 哑

发音漏气，是由不同程度的声门闭合不全所致。声门后部闭合不全，呈三角形缝隙，嘶哑较轻。如呈中央梭形缝隙，则嘶哑较重。

(9) 失声

两声带分开，不能闭合，近似耳语的声音。

(10) 全哑

不能发出任何声音。

40.2.3　功能性发音障碍

音声障碍性疾病，尚有喉部非器质性疾病所引起的发音异常，即音强、音调和音质三种类型的反常，属功能性发音障碍。

(1) 响度反常

即音强反常。正常谈话语音的响度，上下有20 dB的变化。过强过弱均属异常。过强是声带与共鸣腔壁的肌张力和收缩增强。若功能过强历时较久，导致肌衰弱，而转为喉功能过弱。发音不能持久，易致疲劳、嘶哑和漏气。喉镜检查发现，过强有声带增厚，两杓状软骨紧闭不动，仅声带膜部振动；过弱则示声门呈梭形、弓形或三角形裂隙。

(2) 音调反常

正常女性音调相当于C音调，256 Hz；男性比女性低一度音阶，即八度音调128 Hz；童声比男声高1～2个音调，D至E音调，144～160 Hz。语音中音调的高低差，不超过一个音阶，属正常。超过一个音阶者为音调反常。临床表现有：① 高频反常，如男腔女调，或带童声进入成人期，系由性腺分泌不足，精神因素所致；② 低频反常，如未发育完全的男少年，嗓音比一般低沉；③ 窄频反常，如语音变化不大，单调。

(3) 音质反常

有鼻音、泄气音、粗糙音、嘶哑音等。

40.2.4　检查

除喉镜检查可见声带或室带肥厚、声门闭合不全等外，尚可进行客观的发声功能检查。

(1) 计算机嗓音疾病评估仪

应用计算机多媒体技术，获得多种音声学参数，进行音声和言语障碍性疾病的临床评估。如黄昭鸣的 Dr Speech 综合性临床软件可用于音声和语言质量的定量评估，计算出音声学特征图，包括声带振动的基本频率、基频微扰、幅度微扰、谐噪比、信噪比、声门噪音等，供音声和言语疾病的诊断和治疗前后疗效的测试和评估。还可用于言语矫治及训练。

(2) 噪音频谱分析

可用装有电子计算机的自动频谱分析仪，选择元音进行测试，取中间平稳段进行频谱分析，作研究嗓音变化的客观数据。

(3) 声带振动测量

可利用动态喉镜、超声声门描记法、超高速摄影等研究声带细微振动的波形、振幅、强度等，对音声病变作出早期诊断。

(4) 发声能力检查

利用肌电图、超高速电影测量发音时间、基频范围、声区、声强范围和声门效能等，评价发音能力。

(5) 气流动力学测试

因发音与呼吸活动密切相关，可应用肺功能测量仪，进行声门下压、声门流量、声门阻抗等指数的研究。

此外，尚可应用纤维喉镜、喉 CT 扫描等，对音声障碍的病变，作精细的观察，寻找病因和追踪随访。

40.2.5 治疗

(1) 噤声休息

在治疗音声病变的过程中，若患者照常发声，常不易得到良好的效果。噤声休息能使早期的病变消退。如噤声 3～4 周未见改善，则不必再噤声，长期噤声休息反而不利，宜作发声训练。

(2) 嗓音保健

喉为呼吸道上部，不论是鼻腔、鼻窦的感染，气管、支气管的炎症，均可影响喉部。故应重视体育锻炼，增强体质，才能避免上呼吸道的感染，是嗓音保健的根本措施。平时要有正规的发声训练，改变过去用声的错误习惯，不要滥用嗓子，不要大声喊叫，演唱不可过度疲劳，一日总计不超过 3～4 h。正确用嗓音和避免用声过度疲劳是嗓音保健的关键。变声期间尤不宜大喊大叫，应增长休息时间。月经期间有声带充血，应声休。练嗓宜在清晨空气新鲜场所，先学会用腹部呼吸，纠正发音姿势，由闭口音练到张口音，声调由低到高，不宜迎风喊嗓，当心寒冷，避免烟酒，忌食辣椒。暴饮暴食、唱后冷饮等，可使声带损伤，应加劝阻。

(3) 药物与理疗

声带充血、血管扩张及出血等可用类固醇激素及抗生素喷喉或雾化吸入，可获较好的效果。声带慢性炎症、粘膜肥厚等病变可用超声波理疗、激光、微波治疗，使局部组织血液循环旺盛，软化肥厚组织。

(4) 音声手术

较显著的声带小结等病变，可行手术切除，操作应特别慎重细致，切不可损伤声带，宜在显微喉镜下进行，则更为精确。

(5) 喉功能过强的矫治

如男声女调，青春期变声异常，是使喉肌松弛，训练患者放低下颌、舌头平坦、咽腔张开等动作。亦可采用咀嚼发音法，即发音时同时咀嚼，使舌头充分活动。发音时张开口唇咀嚼，促使口唇部活动，增加发音词句练习，建立新嗓音。然后减去咀嚼活动，发音可有改善。

(6) 喉功能过低的矫治

须结合精神治疗与语言训练，借用举重时屏气的方法，一组肌群随意收缩，可引起另一组肌群收缩的原理。紧握双拳于胸前，然后快速从胸前向下推拳至前臂伸直，动作要有弹力，每推一下同时发元音、辅音训练，每次 5～6 遍，经常练习，发音好转后，再发单音词，逐步增加多音词，直至不推拳发音，坚持语音训练，可获得较好疗效。

(7) 音调反常的矫治

亦有采用咀嚼发音法，克服音调反常。

(8) 音质反常的矫治

是使呼吸气流、声带和共鸣腔相互平衡，即建立胸腹混合呼吸，控制呼气的能力，呼气要慢而均匀，呼气时间延长，要达到一口气数＞30 s，反复训练发音，可纠正音质反常。

40.3 语言障碍性疾病

40.3.1 病因

1) 中枢性器质性病变，如胎儿期脑发育障碍，出生时脑部受伤，运动上核、锥体束外、运动下核的病变，可致学语滞迟或发音困难。小脑病变可引起语言困难。脑脓肿、脑血管栓塞可发生失语症。

2) 咬猞不佳、缺牙、牙间隙宽大、舌体肥大等可致构音困难。

3) 听力减退、智力缺陷也可引起学语滞迟。

4) 腭裂、唇裂等先天性语言器官解剖异常，可发生构音困难，语言不清晰。

5) 其他，如幼儿与外界接触少，语言讯号数量不足，不正确的语言训练，均可使学语滞迟。

40.3.2　临床表现

(1) 学语滞迟

正常12个月的幼儿，发音虽含糊不清，能讲2～3个单词，叫出熟悉的人称。24个月龄时，已能讲2个以上名词的词组和短句。42个月龄时，已能清楚讲话。若12个月龄的幼儿尚不会任何语言，为学语滞迟，或表现为说些与其年龄不相称的词汇，造句亦不正确。听觉障碍引起的学语滞迟，严重者可哑，若于7岁前患后天性聋，可使已学得的言语重新丧失。

(2) 发音困难

是由于运动神经障碍，发生讲话缓慢、费力、语言不清，但无语句结构或用词的缺点。多发生于运动上核病变、锥体束外病变、小脑病变等。

(3) 语言困难

由小脑病变引起，有的以语言表达能力为主，轻者想不起字句，重者无法讲出一个单词。亦有以语言接受能力困难，如部分或完全听不懂语言，常伴有其他颅内症状，如大小便失禁、进食困难等。

(4) 失语症

由脑的语言中枢的器质性病变所致，是运用语言表达思想的障碍，可分：① 运动性失语症，是构语障碍，不能将想要说的话讲出来；② 感觉性失语症，是言语理解障碍，不能记忆字语或名词，但说话能力正常。

(5) 构音困难

主要表现为咬音不准，重者大部分发音均不清，可懂度显著下降；轻者仅某些音发不准，不影响可懂度。常伴有精神或智力缺陷。

(6) 口吃

是由于大脑对发音器官的支配与调节失去协调所致，常见有首字难发，语句中断和语句重复，伴有皱眉、摇身、手臂摆动等。患者的情绪较紧张，易激动。亦有是无意模仿的结果。

40.3.3　治疗

1) 学语滞迟的有效疗法是语言训练，先从增加语汇着手，同时逐步改正语言的清晰度。听力差者可用助听器训练听觉和发音。

2) 发音困难、语言困难的治疗原则是针对病因，进行适宜治疗。当病情稳定时，也可进行语言训练。针刺百会、风池、廉泉等穴，亦有一定效果。

3) 对失语症须根据病变性质进行治疗。亦可采取言语矫治疗法。

4) 构音困难的治疗，可用语言训练，使其反复听取和学习正确的语音。进度宜慢，从一音一字，再将单词联成短句。同时矫治缺牙、咬殆不佳等疾患。

5) 口吃的治疗方法有放慢说话速度，使用有节奏的语言，并用手势表情，转移注意力。增加与外人接触，经长期练习，加强大脑对发音器官的调节和控制能力，可有成效。

(黄鹤年)

喉神经学 41

喉神经学包括：① 喉的运动系统；② 喉的传入系统；③ 喉部神经系统的作用。有关喉部神经性疾病另立专章。本章重点论述喉部组织的传出和传入神经分布方面的现代神经解剖和神经生理学的特性。并阐明神经系统在调节喉肌对呼吸、吞咽和发声中的作用。为喉科学、神经科学、音声学和言语治疗学提供理论依据。

41.1 喉的运动系统

41.1.1 喉运动单位

正常人的横纹肌包括喉肌并非是单一运动神经元支配的单一肌肉纤维，α-类运动神经元的终端轴索支配一组 3～3 000 根肌纤维，每个 α-运动神经元及其所属的肌纤维组成一个运动单位。喉肌肌张力的改变视运动单位激发频率与数目逐步增减而定，可用肌电图描记。少量肌纤维的少数运动单位的复原或消失，产生小而短暂的改变。大量肌纤维的多数运动单位的复原或消失，产生大而长期的变化。以上运动单位作用的变化，如是单一运动单位发生的频率最大不超过 50 Hz，这种变化亦能用肌电图加以描记。为分析运动调节功能主要用喉肌运动单位作用的大小来评估。喉内肌属小运动单位，在人类其平均数值差异较大，自每运动单位 2～3 根至 250 根肌纤维。现代解剖组织学、生理学研究喉肌运动单位的多少和作用的特性，在每一肌肉中并非一致。喉肌的单独纤维由一个以上的神经肌肉接点所支配，其比例甲杓肌 80%的纤维由神经肌肉接点，最多；环杓后肌有 5%，最少；而环甲肌和环杓侧肌有 30%，居中。

目前尚缺乏计算喉内肌运动的正确数据，一般都用最快收缩时间来表示，如声带肌和环杓侧肌的收缩时间，猴为 12～18 ms，狗为 14～19 ms，猫为 11～22 ms，则主要由每单位不超过 20 根纤维的小运动单位所组成。而属于慢收缩时间的喉肌，如环甲肌、环杓后肌的收缩时间，猴为 28～48 ms，狗猫为 30～50 ms，则包含每单位有 200～250 根广泛分布较高比例纤维的大运动单位的组成；神经生理学的实验提示，尚含有小而快收缩的运动单位，但其比例尚未明确。因此喉外肌的运动单位的多少和功能特性尚缺乏可靠的实验数据。喉外肌与呼吸、发音和吞咽间有关肌电图研究亦缺乏可靠的实验。

41.1.2 喉运动神经

喉内肌的运动单位,受来自延髓疑核的神经元细胞体,经同侧喉返神经的 α-类运动神经纤维所支配。而环甲肌受喉上神经外支的支配,亦偶有受来自迷走神经咽丛的运动神经细丝的支配,杓间肌受双侧迷走神经的支配。

人类神经的 α-类运动纤维是大的髓鞘轴突,其直径为 25 μm。电生理和生化的研究表明神经纤维功能的兴奋性、传导速度和动作电位大小与纤维的直径有关。近年来解剖和生理研究猫、狗、猴和人表明喉横纹肌运动神经纤维的直径变异较其他部位横纹肌运动神经纤维的直径为大。大致在 6～10 μm 间,偶有达 20 μm。喉运动神经的传导速度较慢,大约 50～65 m/s,其反应期亦较长,尤其是喉神经的肌肉终支,其直径减至 4～6 μm,传导速度在 30～40 m/s 间。每一喉返神经包含有 500～1 000 根髓鞘神经纤维,左侧较粗,传导亦较快。喉外神经支有 100～250 根纤维,但其传出功能目前尚未测定。

Semon 认为支配声带内收肌和外展肌的喉返神经运动纤维有不同的神经束。事实上,该运动神经进入喉内肌的终支前并不分为内收肌和外展肌两组。又认为支配以上两组喉的运动神经纤维有不同的直径,亦不尽然。用现代的神经组织和生理学研究表明,喉返神经对触压和冷感、局部麻醉的传导阻滞有不同的易感性。而 Semon 定律在现代喉神经学已不再公认。

虽小的运动单位受直径小的神经纤维的支配,但各个喉内肌不同的收缩特性是与喉神经所含运动纤维对不同肌纤维或神经肌肉接点的不同功能特性有关,并非全由运动神经的直径不同而定。实验证明,喉内肌对运动神经延长刺激的疲劳性反应较肢体的肌肉为小。若用 20～40 Hz 低频率刺激喉返神经的运动纤维可获得环杓后肌的最大运动单位活动,而需 30～70 Hz 频率刺激量才能产生声带内收肌的最大活动度。用固定频率的不同的刺激电压并不产生显著的作用差异。

喉外肌的运动单位受经咽和颈丛神经纤维的支配。因此,甲状咽肌和环咽肌受来自疑核的运动纤维经迷走神经至咽丛来支配。甲状舌骨肌、胸骨舌骨肌、胸甲肌受位于第 1～3 节颈脊髓的前角神经细胞的经颈丛运动纤维来支配。甲状舌骨肌受来自 C_1 和 C_2 经舌下咽神经的支配。胸甲肌受来自 C_3 经颈神经降支和舌下襻的支配。有关以上运动纤维的直径和功能特性尚未明了。

喉神经的 α-类运动纤维含有圆锥运动神经纤维尚未被证实,但猫和人类的喉内外肌含有梭形肌纤维已被证明。喉返神经和喉外神经支的纤维直径为 1～6 μm,是与其他部位的圆锥运动神经纤维的直径相同。从现代神经解剖和生理学技术证实喉神经的较小直径纤维会形成圆锥运动传出纤维。

喉神经还包含较小直径的交感神经的血管舒缩和分泌神经纤维(上、中颈神经节)和副交感神经(迷走神经背核)的来源。血管舒缩纤维调节喉血管的口径和喉粘膜的血管小球(交感血管收缩纤维来自喉上神经,副交感血管舒张纤维经迷走神经的喉返支),分泌运动纤维控制分泌滋润喉粘膜的腺体。

41.1.3 喉运动神经元

喉内外肌的运动单位的神经细胞位于疑核,在延髓的腹外侧,第 5 脑神经脊髓核的内侧,呈 16 mm 长的垂直柱形大的多极神经元。运动轴突从核的背侧并于腹外侧弧形走向,大部分自延髓的同侧迷走神经根和少数自副神经根分出。除支配环甲肌的纤维直接进入迷走神经根外,大部分的运动神经纤维离开延髓,在颈静脉孔处进入迷走神经干。两侧的喉肌有协同和对称的功能,是由于一些疑核的纤维在延髓越过中线进入对侧迷走神经和副神经所致。

细胞结构和变性的研究示喉运动神经元位于疑核的下极。下极又称后疑核(N. retro ambigous nucleus)。在该区各个喉肌的运动神经元相互间有特殊的自头端至尾部局部解剖的分布,并非呈杂乱无章的排列。头端是环甲运动神经元,尾端为环杓后肌、甲杓肌、环杓侧肌和杓间肌。甲咽和环咽运动神经元位于环甲运动元的顶端,并支配一部分咽和杓会厌肌。临床上延髓脊髓灰质炎呈选择性地单个喉肌丧失功能,是由于病毒在疑核中是有选择性地侵犯某个特殊的运动神经元之故。

关于喉肌的圆锥运动系统,尚缺乏细胞学的证实在疑核中存在喉的圆锥运动元。但这并不排斥其存在的可能性。这一重要的事实需神经组织学方面的进一步研究。疑核中的喉肌运动神经元是否有 Renshaw 细胞系统尚缺乏证明。虽在其他部位该系统有调节和限制运动神经元激发频率的作用,并且喉运动神经元的调节激发频率尤与发音密切相关。

疑核细胞的逆向活动在刺激喉神经运动纤维和迷走神经干的反应中已被证实,并于疑核的神经元的自动诱发电的微电极记录所证明。

41.1.4 上延髓对喉运动神经元的影响

疑核中喉运动神经元的活动受来自大脑皮质、中脑四叠体和小脑投射的影响,亦受来自喉和肺部感受器至下脑干的输入反射所影响。

41.1.5 直接皮质投射系统

位于旁中央下区和额后下区的大脑皮质细胞的纤维随皮质脊髓纤维降至内囊后肢的前端和大脑脚的中央区,经皮质延髓束至延髓,投射至该区疑核的喉运动神经元。其中位于中央前回下区第5层细胞的少数大直径神经纤维直接传递至喉运动神经元。而许多位于中央前下及后皮质区的小神经元是间接经喉运动神经元间散在的小直径纤维传递。大多数皮质投射纤维于桥脑和延髓上部越过中线,经内丘系至对侧运动神经元。惟少数纤维仍留在同侧,故每侧大脑皮质接受投射两侧脑干的喉运动神经元。

动物实验证明:刺激一侧大脑半球皮质的前下区,引起喉内肌或其支配的运动神经元的双侧反应。虽其对侧皮质投射系统较同侧有较高阈值和较长的传导时间。皮质投射纤维出自延髓锥体的近端。在未经麻醉的人体上,将电刺激大脑皮质可显示喉肌活动。来自每侧大脑半球的前中央下区和大脑半球前中央回的上内侧区,又称附加运动区。该区皮质或颞叶前区的兴奋灶亦可引起发音。单侧切除前下皮质区或附加运动区,甚至大脑半球单侧切除术虽有暂时性失音,但并不永久失去讲话时喉肌的管理功能。若两侧旁中央下皮质区或内囊中央区的损害,如脑血管疾病可产生延髓球上或假性延髓麻痹综合征,呈永久性声带肌肉的发音瘫痪。而单侧病变如大脑半球脑卒中(中风),并不一定发生发音瘫痪。

从解剖、生理和临床资料证明每侧大脑半球经皮质延髓投射到对侧喉运动神经元能随意控制,尤其是经大脑半球皮质的前中央下区和额后下区。

41.1.6 间接投射系统

临床神经学家长期证实喉肌的发音功能障碍常伴随运动障碍性疾病如帕金森病、手足徐动症、舞蹈病等,和小脑的外伤、肿瘤、血管和退行性疾病。

有关运动障碍性疾病的喉运动神经元的功能障碍的原因是由于正常传递活动的中断。喉运动神经元正常功能的传布路线是间接地不自主地,当发音时,来自大脑皮质经基底神经节和脑干网状系统以及直接的皮质延髓途径。

对小脑的解剖、生理和神经病理研究证实,当发音时,从喉传入系统投射反射于前叶的中继系统对喉运动神经元的活动起协调功能。但其复杂的途径尚未能明确描绘。

从中脑的顶核经顶盖延髓束(tectobulbar tract)的外侧部至疑核亦有投射。并有纤维起自下丘核、经外丘系至耳蜗核的投射,接受听到刺激时的喉肌反射作用。

41.2 喉的传入系统

喉部有三组喉内传入系统。其感受器位于喉粘膜、喉关节囊和喉肌,并对喉运动神经元的活动有协调反射的作用。

41.2.1 喉粘膜传入系统

喉粘膜对触觉和痛觉具有敏感性,有两种神经末梢感受器,即经喉神经至下脑干的传入神经和化学敏感末梢器。神经组织学检查显示喉粘膜下有小球体状细胞神经末梢(glomerular corpuscular),和粘膜表皮层的无髓鞘神经纤维丛末梢。该末梢器在声门上后区较声门下区丰富。以上感受系统受中或小直径髓鞘传入纤维和无髓鞘传入纤维的支配,经喉神经至结状神经节。声门上区粘膜属同侧喉上神经内支,而声门下区粘膜为同侧与对侧喉返神经的粘膜末梢支。环甲膜的传入纤维进入喉上神经的外支。小球体状细胞是低阈的机械性刺激感受器,神经纤维丛系统是喉粘膜的痛觉感受器。喉声门下粘膜的化学敏感末梢的形态学迄今尚未明了,受喉返神经的小而无髓鞘神经纤维的支配。

(1) 声门上区粘膜

刺激声门上区粘膜的感受器能激发喉肌关闭的反射,产生呼吸肌活动的改变,如异物落入喉入口可引起咳嗽。若以电刺激喉上神经的粘膜传入纤维亦可引起类似的反射作用。中耳镫肌和鼓膜张肌的反射和迷走副交感的传出神经元的活动如增加小肠的运动以及心搏过缓等亦可引起以上反应。对喉粘膜的局部麻醉、双侧喉上神经或内支的切断或较深度的全身麻醉,可消除括约反射作用。

上述电刺激的研究证实大直径的传入纤维来自喉上神经的机械式刺激感受小体,能传递喉关闭反射的冲动。刺激一侧喉上神经的上述纤维,能激发延髓中两侧疑核的喉运动神经元的反射,引起两侧喉括约肌的协调活动。而对上述神经施加更大的刺激可引起小直径传入纤维兴奋，导致痛觉感受系统的活动。以上现象亦出现在受小直径传入纤维支配的喉粘膜内丛状和由游离的神经末梢组成痛觉感受系统。

对喉粘膜施行局部麻醉，其喉上神经的传入纤维冲动量大部分消失，但在研究的记录上尚可见纤维的传导速度有 50 m/s 和 15 m/s 两个高峰。如对声门上区施加轻度的机械刺激可增大快传导纤维的传入活动。并证实上述神经有两组传入纤维所组成，即快传导大直径粘膜机械性刺激感受器的传入纤维为高阈，慢传导的小直径粘膜痛觉传入纤维为低阈。大部分声门上区粘膜的机械性刺激感受器是属慢适应的特性，在粘膜表面温度 27.4～32℃时较为敏感。

(2) 声门下区粘膜

声门下区喉粘膜具有与声门上区相似形态的神经末梢感受器，但其进入脑部传入神经纤维途径不同。大部分声门下区粘膜受喉返神经传入纤维的支配，惟声门前下区的环甲膜受喉外支传入纤维的支配，因此，上述神经并非是单独运动支。对上述区域粘膜的刺激能释放其低阈慢适应机械性刺激感受器的冲动，可经喉外支的传入纤维加以记录，惟其活动于该区粘膜施加局部麻醉后完全消失。此外，刺激一侧喉外神经的传入纤维可激发两侧喉返神经的传出反射，惟其同侧潜伏期较短为 15 m/s，对侧较长为 30 m/s。以上反射亦可于喉外神经受局部麻醉或阻滞时消失，有相当数目的喉粘膜传入喉内或喉返神经。

声门下区的其余区域的粘膜包括声带，属同侧喉返神经，但少量于喉后区的粘膜纤维进入对侧喉返神经。对以上区域的粘膜的直接而轻微的机械刺激可记录到喉返神经传入纤维的低阈、慢和快适应机械性刺激感受器的反应。上述感受器在声带前后端较为丰富，其传入反应能激发两侧声带肌的反射活动，并由延髓两侧疑核的喉运动神经元的多极突触活动所发生，上述反射作用可为声门下区的局部麻醉或深度全身麻醉所消失。喉返神经传入纤维反射的潜伏期，同侧的喉返运动神经元较短为 25 m/s，对侧为 40 m/s。

41.2.2　喉关节传入系统

喉部软骨关节面的滑膜纤维囊如环甲、环杓、甲会厌、甲舌骨关节皆存在神经末梢感受器。环甲、环杓关节属低阈、快适应机械性刺激感受器细胞Ⅱ型和痛觉敏感无髓鞘神经纤维丛Ⅳ型。环杓关节囊含有小量低阈、慢适应机械性刺激感受细胞Ⅰ型。

以上两种关节的机械性刺激细胞受中等直径(5～10 μm)髓鞘传入纤维进入有关的喉神经关节支所支配，关节的痛觉敏感系统丛(Ⅳ型)大部分受无髓鞘传入纤维(2 μm)进入有关的关节支所支配。环杓关节受同侧喉内支所支配，亦有受来自喉返神经的交通支支配。环甲关节受同侧喉返神经的关节支和同侧喉外支的关节传入纤维所支配，以上关节的传入纤维皆位于迷走神经的结状神经节。

电生理学研究示每个喉关节神经的直接电刺激或其分级被动运动，可用示波器同时记录关节传入神经纤维的冲动和喉内外肌活动的多导程肌电图。并显示单个关节的快速动作与机械性刺激感受器属相应的方向。由两侧喉肌活动所产生的传入冲动，经喉上、喉返神经多节突触传至脑干两侧的疑核运动神经元，以协调双侧喉肌活动。目前，已证实喉关节是具有高度敏感有力和快速动作的关节运动反射系统。

41.2.3　喉肌伸展传入系统

喉外肌包括甲咽肌和环咽肌，是否有敏感的伸展机械性刺激感受器尚有争论，而喉内肌是否有敏感的伸展机械性刺激感受器已有定论。

(1) 喉内肌伸展机械性刺激感受器系统

既往认为喉内肌并不存在肌梭。但近 50 年来，对猫、狗、猴和人类喉内肌的组织学研究，已证实有少量肌梭细胞存在，并为近代神经组织学的技术所证明。但尚不能说明疑核或喉神经内有梭形运动神经元。关于喉内肌的伸展敏感机械性刺激感受器系统，显示由各个喉肌纤维周围绕有大量螺旋形神经末梢。每一螺旋为中等大小髓鞘传入纤维所支配，各肌纤维由 100～250 μm 长绕成 2～8 圈的神经末梢纤维所包绕，位于邻近传出神经肌肉的接点。但并非所有喉肌的纤维皆有上述的感受末梢，仅存在于小而薄的肌纤维中，而大的肌纤维索缺乏末梢感受器。每一肌纤维虽有多个神经肌肉接点，惟仅有一个螺旋末梢器。

人和猫等动物的喉内肌有梭形、螺旋形感受器神经末梢，其形态和性质属伸展敏感的机械性刺激感受器。喉内肌与眼肌相似，有两侧的张力和协同作用。其附着于喉软骨的肌腱反射作用亦与身体其他部位相似。

1) 喉内肌伸展机械性刺激感受器的传入冲动

近代在动物实验中将各个喉肌施加不同程度的伸展度来研究喉神经传入纤维直径，对显示各支配肌梭、螺旋神经末梢和肌腱的传入纤维冲动，加以记录。证实从喉内肌的伸展机械性刺激感受传入纤维，大部分至同侧喉返神经，亦有少数至同侧喉内神经和对侧喉返神经，惟不经喉外神经，因此不能自环甲肌的伸展度记录其传入冲动。猫的喉肌伸展机械性刺激感受器的伸展负荷重量阈为 3～5 g,其最高值为 15～20 g。

喉内肌伸展反应的传入冲动,虽经喉粘膜的表面麻醉、局部麻醉的浸润、电凝固、喉关节的脱位或去除其支配神经,仍可继续存在,但当刺激有关运动神经纤维发生喉肌伸展收缩时终止。伸展敏感机械性刺激感受器仅分布于喉内肌的纤维中,肌肉的有力收缩活动或肌腱的强烈伸展是肌肉感受器的传入活动的来源。

2) 喉内肌的伸展反射　喉内肌的伸展反射系统可从喉肌伸展反应的肌电图中直接记录。若喉肌的一端自软骨附着点分离,其运动单位活动即减弱,但于附着端逐渐增加伸展力则可恢复其收缩和呼吸相活动。该运动单位的活动是由喉肌伸展反射引起,可于增加伸展刺激负重超过 3 g 时活动持续出现,去除后活动立即消失。此外,每一喉内肌的伸展不仅促使其自身运动单位的活动,并且亦增加对侧同名肌和同侧协作肌的活动,同时抑制对抗肌的活动。如左侧环甲肌的伸展不仅促进其运动单位的活动,并且增加右侧环甲肌、左侧甲杓肌、环杓侧肌的活动,惟减弱环杓后肌的作用。上述对伸展反射的反应出自低阈、慢适应的机械性刺激感受器,即出自位于伸展肌的螺旋末梢和肌梭。并在经喉粘膜表面麻醉或局部浸润、电凝固、喉关节的脱位,去除神经后仍能出现伸展反射反应。

喉内肌伸展反射的敏感性于使用巴比妥酸盐后抑制。假定其不是单独突触属多突触。这个假定是符合以下观察的:若对喉神经加以刺激,并同时记录,表明并不引出单个突触的反射反应,因此推想并非肌梭而是螺旋末梢能发出主要的反射活动。

最后,若对喉内肌的伸展刺激负重增加超过 15～20 g 时,其运动单位活动而被抑制,抑制程度视伸展增加的程度而定。该抑制可存在于全部伸展阶段,当去除伸展时该抑制可立即消失。上述抑制反射的作用,于施加伸展刺激引起肌肉收缩时得到增强。以上观察说明,抑制肌肉伸展反射由位于肌纤维中的高阈、机械性刺激感受器发出。喉内肌的伸展反射系统能影响呼吸和发音的作用。

(2) 喉外肌的伸展反射

喉外肌具有肌梭,示肌梭源性肌伸展反射的特性。其肌腱器官与肌腱附着相关。而肌腱属高阈抑制反射。上述反射与头位改变、吞咽、呼吸和发音有关。

41.2.4 喉化学感受器传入系统

喉粘膜存在化学感受器系统是近代喉科研究的一项重要发现。刺激上述感受器能产生脑干控制呼吸的作用。因此,若喉粘膜暴露于低浓度的氨气、香烟气等中能发生慢而深的呼吸反射。若于 5%～6% 低浓度二氧化碳中,即相当于正常呼出气体的浓度时亦能产生相似的反射性改变。

化学敏感神经末梢的结构性质尚未明了。是受喉返神经的无髓鞘的传入神经纤维所支配。由于喉粘膜上皮下有 Langhans 细胞,为无髓鞘的菊形神经末梢所支配,在形态上与颈动脉体相似,它们即为喉化学感受器系统。

41.2.5 喉外传入神经

喉外组织亦存在感受器系统,并由喉神经的传入纤维所支配。从电生理的研究示喉外传入纤维出自位于主动脉弓的化学感受器和变压感受器末梢,亦有来自肺机械性刺激感受器。上述纤维自胸腔沿气管壁,在气管上端水平进入左侧喉返神经,并经吻合支与喉上神经相关,最后进入迷走神经的近端。因此,可受到气管插管或气管镜检查的刺激。

41.2.6 肺传入系统

近代研究表明肺有 3 种主要传入系统,即肺扩张感受器、J-感受器和肺刺激感受器,它们经疑核的运动神经元的不同反射,控制各个喉肌的活动(表 41-1)。

表 41-1　肺传入系统对喉的反射作用

肌　肉	传入系统		
	肺扩张感受器	J-感受器	肺刺激感受器
吸　肌	抑　制	抑　制	刺　激
呼　肌	?	抑　制	抑　制
喉外展肌(吸期)	抑制(? 刺激)	刺　激	刺　激
喉内收肌(呼期)	抑　制	刺　激	刺　激
喉腔阻力	减　低	增加(可持久)	增加(不持久)

(1) 肺扩张敏感的机械性刺激感受器

被动的肺扩张反射能刺激支配慢适应感受器的髓鞘迷走传入纤维反射,引起喉返神经和喉外运动神经元活动的改变。当声带外展和内收时可表现出相反的活动类型。声带外展和内收活动属抑制性反射,见表 41-1。尤以内收运动神经元的作用更为有力。此外,当环甲肌的吸入运动单位被肺扩张所抑制时,该肌的呼出运动单位更易活动,如喉返神经的吸入和呼出运动神经元之作用。相反,阻断一侧肺传入纤维,则同侧环甲肌不活动，使声带呈部分外展位，如常见于食管上端癌、肺尖疾病或心肺手术后患者。

(2) 肺刺激感受器

当吸入化学刺激物或气管末端管壁的变形如气管痉挛、肺部充气和放气的剧烈改变，能刺激快速适应感受器，该感受器呈无髓鞘的神经末梢，分布于支气管和细支气管壁的上皮层。上述刺激能诱发支配神经感受末梢的小髓鞘迷走传入纤维的冲动，促使支配声带内收肌和外展肌的喉运动神经元的活动(表 41-1)。以致在呼出期增加喉部阻力，而吸入期则减少阻力。

(3) J-感受器

J(Juxta-毛细管)-感受器的组织学结构尚未确定，已知其为无髓鞘的神经末梢，分布于毛细管肺泡膜中，其大部分传入纤维是无髓鞘并沿迷走神经走行。于肺损害时受到刺激，如肺部充血、水肿、微细气栓和吸入强刺激气体时。该传入冲动刺激支配声带内收肌和外展肌的运动神经元的反射(表 41-1)。尤其是内收运动神经元的作用更为持久而有力。使在呼吸周期持久地增加喉部的阻力。以上变化与快速适应刺激感受器的活动产生声门的阻力不同。

41.2.7 舌传入系统

内外舌肌的伸展敏感机械性刺激感受器的传入神经冲动能够促使喉内外肌的反射活动。因此一侧舌下神经传入纤维相应的刺激产生同侧喉返神经多突触传出冲动。舌下神经颅外传入纤维于结状神经节水平与迷走神经相接。该舌下喉反射系统是与吞咽、发音等过程中，喉与舌的协调活动密切相关。

41.3 喉部神经系统的作用

41.3.1 呼吸功能

喉内、外肌是呼吸肌的一个组成部分。

(1) 喉内肌

现代临床和神经生理学的研究显示：人或动物经浅度麻醉或无麻醉，气流经喉腔或气管筒呼吸或控制呼吸，喉内肌及其运动神经元和运动单位活动于肌电图描记上呈不同的变化。肌紧张力随全身麻醉的深度而降低，并且不同的喉肌示不同程度的变化。肌紧张活动来自位于喉内肌的低阈肌伸展机械性刺激感受器至喉运动神经元的反射性传入途径。上述喉运动神经元的肌伸展反射可影响位于脑干网状系统的神经元。从人或动物的肌电图显示，在平静呼吸时每条喉肌的紧张活动的时间是随同呼吸周期的阶段性运动单位刺激的释放和麻醉程度而不同。

于自然安静呼吸时，环甲肌显示低度、二相运动单位活动的变化，并与自发性呼吸周期有关。一相发生于吸气的初期，另一相发生于呼气期。肌肉中的不同运动单位存在两种结果，尤其是依赖气管筒呼吸时，当喉粘膜被表面麻醉或去除其支配神经时，或增加全身麻醉的深度时，其呼出冲动可消失，而吸气冲动虽减少，但仍持续存在。该吸气冲动于切断喉肌附着软骨的一端时被抑制，或因肺被动充气所抑制，并为喉阻塞时抑制加重。

甲杓肌和环杓侧肌有与呼吸活动相关的更长的单相改变。如甲杓肌的活动于呼气期增加，在吸气末期消失。经浅度麻醉的动物或无麻醉的人类甲杓肌于吸气期初期均示短暂增大的运动单位活动，并与环甲肌的活动协调或随环甲肌的吸气冲动而活动。上述运动单位活动的呼吸波动于经气管筒呼吸时，或切断附着于软骨的肌肉一端时减低。亦为微小的全身麻醉的改变所影响。因此于气管切开或经麻醉的动物实验中，不能证实与呼吸相关的喉肌活动。

在呼吸周期中，环杓后肌呈波动的正弦型运动单位活动，于呼气期末期逐渐增加，持续至吸气期达到高峰，在下次呼气开始前快速减低。该吸气活动刚发生在膈神经反应和横膈肌与肋间肌活动之前，当增加全身麻醉深度时较其他喉肌的活动难以下降。环杓后肌的运动单位在呼吸周期中的活动并不一致。有些在吸气全过程中活动，有些仅在有限的时间内活动，而有些在正常情况亦不活动。该肌的活动可为肺的被动充气所抑制，但为肺的主动充气或被动放气所增加。可能是受肺伸展感受器和肺刺激感受器的运动神经元的反射作用的影响。

喉内肌与呼吸相关的作用，是神经协调的活动。在呼吸周期中，喉肌活动及其声带活动，受疑核和脑干中呼吸核的支配，但呼吸肌(横膈肌与肋间肌)与喉肌的活动并不同步，大部分由于两侧环杓后肌的收缩而声带外展，刚好在横膈肌和肋间肌收缩吸入气流之前，这是在记录喉内肌及其喉返神经运动纤维的电位活动时，发现在平静呼吸时，其吸气运动单位活动发生在膈神经运动神经元的吸气冲动释放之前 20～100 ms，而于呼气刚开始前变为不活动。喉内肌调节呼吸活动是经过下脑干中呼吸核对疑核的中继作用来实现的。故对延髓网状系统一侧吸气区的直接电刺激可引起双侧声带外展的活动，而刺激呼气区可发生两侧内收肌活动。并明确喉内调节呼吸作用的运动神经元位于疑核,影响其邻近的下脑干网状系统中的呼吸核的作用。因此网状呼吸神经元似能管理喉运动单位。虽喉内运动神经元对周期性呼吸活动的主要控制是受下脑干网状神经元的支配,但亦受一组周围反射系统不同程度的影响。

肺传入系统,包括伸展敏感的机械性刺激感受器系统,能反射性地改变喉运动神经元活动。并证实肺机械性刺激感受器的传入冲动,影响喉运动神经元的反射,并非继发于呼吸神经元的作用。虽在变换的通气环境中,肺反射机制能为喉运动神经元的活动所改变,但于正常平静呼吸时,它在喉内肌运动单位活动的节律性波动中并不起主要作用。

喉内肌的呼吸活动在一定程度上受喉粘膜反射的影响,这是由于粘膜的机械性刺激感受器受喉腔内,尤其是受声门下区气流进出喉部的压力作用之故。因电刺激能改变喉运动单位的活动,故在喉上神经传入纤维可记录到与喉呼吸有关的电脉冲。对声门上区、声门下区喉粘膜的刺激能诱发有关喉神经的传入活动。该传入活动能为粘膜表面麻醉所消失。当喉返神经切断或喉内肌麻痹时,其活动也可逐渐消失。喉上神经的呼吸相关冲动,于喉阻塞时更为明显,这是因为喉外肌发出有力作用时,可产生声门上区粘膜的机械性变形之故。喉的开口直接通向大气压,或气管切开均能减少喉运动单位活动的呼吸波动。喉粘膜反射系统能控制喉内肌在吞咽和发音时的活动。在平静呼吸时,运动单位活动的波动对发音的影响并不显著,这是由于声门下区压力的变化不大,并不形成在讲话和歌唱时高压之故。

喉的软骨间关节有低阈、快适应的机械性刺激感受器,其传入冲动作用在喉内肌运动神经元。该喉关节运动反射系统能作用于运动神经元所支配的呼吸波动。在安静呼吸时,喉关节的运动可在X线摄片中证实。而喉关节运动是因喉肌作用于喉软骨关节而产生呼吸活动。喉关节运动反射作用并不是呼吸周期中喉运动神经活动波动相的结果,而是继发于与喉肌呼吸相关的运动单位活动,其原发冲动来自网状呼吸核和疑核。喉内肌的运动单位活动的呼吸波动,在气管切开时,因其喉关节运动减少而明显减弱。于两侧环甲关节加局部麻醉浸润,或破坏关节囊的感受器能减弱环甲肌中运动单位活动的原始吸气冲动。实验观察示喉伸展反射系统能调节喉内肌呼吸活动的影响。因此分离喉内肌附着于软骨的一端,不仅减低喉内肌运动单位的紧张活动,并且还减弱与呼吸相关运动单位的冲动。喉关节运动反射是从位于喉内肌的伸展、敏感机械性刺激感受器的传入冲动至有关的喉运动神经元。因此,脑干网状系统的原发吸气和呼气神经元的冲动作用至位于疑核的喉运动神经元和来自喉内肌的肌伸张感受器受声门下区气流上冲而增加压力的影响。这影响于维持呼气期的声带内缩活动时尤为重要。而气管切开后能降低其影响,说明正常喉内肌的运动单位活动的呼吸波动的减弱。

(2) 喉外肌

呼吸周期的声门周期性运动,不完全依赖喉内肌活动的变化,亦与喉外肌活动的变化有关。如喉部于吸气期向下,呼气期向上的轻度垂直移位,均与喉外肌活动的变化有关。安静呼吸时喉肌的肌电图示:呼吸周期中低阈运动单位活动的相度。当增大呼吸时,喉外肌活动尤其是胸骨甲状肌和甲状舌骨肌的活动增加。胸骨甲状肌属低级运动单位活动,在平静呼吸的吸气期增强,使甲状软骨轻度下降。甲状舌骨肌亦有相似的紧张活动,于吸气中期和呼气末期时减弱。甲咽肌有持续紧张活动,于呼气期有运动单位冲动的释放,而环咽肌呈持续紧张活动与呼吸周期无关。脑干的网状系统的呼吸神经元放射至各喉外肌的运动神经元的活动受肺机械刺激感受器和动脉化学感受器传输至呼吸核的速度而变更。平静呼吸时喉软骨的移位受吸气期气管和食管的牵拉。喉外肌的附加运动单位活动又受喉关节内机械性刺激感受器和自身伸展敏感的肌梭至运动神经元的传入冲动的反射所改变。

41.3.2 吞咽功能

当吞咽时,喉部向上移位,并将其入口关闭,使气管与食管隔离,呼吸抑制,而咽食管口开放,这是由喉内、外肌参与的高度复杂的反射机制。

(1) 喉内肌

吞咽时,声带及其相关的喉内肌于气道入口处,形成二重括约关闭包围圈,能抵抗相当于13.3 kPa (100 mmHg)的压力。

当固体或流质饮食至下咽部时,能刺激粘膜内低阈机械性刺激感受器,其冲动经咽丛、舌咽及迷走神经的传入纤维至延髓中的孤束核,继至下脑干的网状系统和疑核交接。诱发支配两侧声带内收肌的运动神经元活动,抑制支配环杓后肌的运动单位,使声带紧张和关闭声门,并抑制吸入神经元的活动。当刺激声门上区粘膜的机械性刺激感受器时,该反射可加强防御异物进入喉的入口。

甲杓肌和杓间肌先收缩,环甲肌继咽缩肌后收缩,并先减弱环杓后肌运动单位的活动,使杓状软骨向下向内运动。声带从前端开始内收，继之向后方向对合。室带亦由杓会厌肌的收缩起辅助关闭的作用。当完成吞咽动作时，两侧声带和室带快速分离，内收肌完全松弛，通常先有呼气，使呼吸周期恢复。以上活动都始于反射作用，并由咽和喉部粘膜的机械性刺激感受器系统所控制，并非随意产生。这种活动在去皮质、去大脑动物中仍能存在；在上脑干病变、睡眠和全身麻醉恢复神志前亦可存在。

(2) 喉外肌

吞咽时，声门关闭的作用并非全依赖喉内肌运动单位的活动，因于两侧喉返神经功能丧失、神经干病变、延髓灰质炎侵及疑核时，喉外肌的反射活动亦有不同程度的作用，并为肌电图和放射诊断学所证实。

当正常吞咽时，因甲状舌骨肌的收缩作用，环咽肌松弛，使喉体上升，甲状软骨向舌骨靠拢。上述现象由刺激下咽部和声门上区粘膜机械性刺激感受器而发生，亦可在实验中刺激喉上神经的传入纤维而出现。甲状软骨上移受环甲肌的收缩所限止。上述作用是由粘膜的机械性刺激感受器的传入冲动所引起，亦由于上述肌肉中的伸展刺激的机械性刺激感受器的伸展刺激所致的肌伸展反射的作用所致，还有环甲关节囊的机械性刺激感受器的关节运动反射作用的参与。环甲肌于吞咽时尚能使环状软骨轻度升高，不过比甲状软骨为小。有时胸锁乳突肌活动的增加亦可限制甲状软骨的上升。反射性声门的关闭压力在缺乏喉外肌参与活动时，较正常功能时为小。

41.3.3 发音功能

发音并非人类所独有，许多种动物也可用喉部发音，但无如人类的喉肌在控制发音的精确度中所发挥的作用，并且人类喉肌的神经管理的功能远较肌肉突出。有些动物如马、驴等是在吸气期发音。而正常人发音是在吸气后期将声带内收和紧张，并在控制呼气的情况下进行。声音的强度是视呼气时声门下压力对抗声门阻力的程度而定。音调有 2 100 种变化，哪种变化依声带振动时的位置、长度、张力和质量而定。大约有 40 条肌肉参与发音，现择其主要的喉内、外肌的发音功能的机制加以分析。目前都认为喉部的发音是由呼吸道内空气动力的相互作用包括喉内、外肌的协调活动和声带的弹性所决定。

(1) 喉内肌

每条喉内肌的发音活动，可从肌电图中显示，即内收肌组(环甲肌、甲杓肌、环杓侧肌、杓间肌)的运动单位活动增加和外展肌(环杓后肌)的活动减少。发音的活动可表现在喉内肌未发音时紧张力活动的改变和运动单位的频率数的变化。如对环甲肌单个运动单位记录示发音前频率增加至 25 次/s，在听见音调时下降至 15～20 次/s，至言语未了时为 10～15 次/s。声带肌有稍高的运动单位频率 40 次/s。而环杓后肌在发音前期下降 60%～70%，在听见音调时其运动单位活动有瞬息停止，以后随言语终止呈不规律的恢复。大多数发单音素时内收肌的最大运动单位频率是 25～30 次/s，一般不超过 50 次/s。

近年来对喉内肌发音活动的研究包括重复和持续的语调、音调的改变，言语的响度和发音的性质等。在不同对象中测试快速重复的音素时，发现其发音前间歇降低至 50～350 ms 间。喉内肌间的活动在语调与发音的响度间无直接联系，而与音调高低和发音的性质有关。若音调增高，则相应增加所有声带内收肌的运动单位活动，尤以环甲肌和声带肌运动单位活动增加最大。但声带外展肌(环杓后肌)的活动并不减少，实际上是随音调的升高而增加。环杓后肌的活动在发音前期是被抑制，但于发出语调时随音调的上升而增加，并协助增强声带的张力，它在发音功能上的部分作用为协同声带内收肌增加声带的紧张度；在平静呼吸或发无声的辅音时内收肌松弛起外展作用。喉内肌的发声前期活动时间，在声门下压力升高前为 50～100 ms。当讲话或歌唱发每一音素时，喉部主要有三组连续的神经肌肉活动：① 发音前调谐；② 发音时反射性活动的调节；③ 由听觉监督与调节音量。

1) 发音前调谐　于发出可听见的语调前，喉内肌的运动单位活动发生变化，预先调整声带的长度、紧张度、质量和相互的位置。同时增加内收肌的活动和减少外展肌的活动，两侧声带在振动前互相接近，于是发出可听见的语调，这些变化可在用快速喉发音的肌电图中显示。当持续讲话和歌唱时常重复发音前调谐的过程。发音时喉肌属随意控制，是受皮质延髓投射至喉运动神经元的支配，而喉运动神经元位于脑干的两侧，受大脑半球皮质的下旁中央区投射的控制。因此，皮质延髓系统功能的损害，如结构上的病变或发育的异常、先天性聋等，可使发声前调谐的改变，产生言语异常，如口吃等。

2) 发音反射性调节系统　当呼气时声门下压力增高，于发音前调谐后，在发出可听见的语调前，声带内收肌处于发音的位置，初起时向前，以后随声门下区压力的增高而向后偏斜。用通常语调言语时，声门下区压力升高至 0.49～0.98 kPa(5～10 cmH_2O)，中等响度歌唱时为 0.98～1.96 kPa(10～20 cmH_2O)，在非常响亮的高音歌唱时的最高值为4.9～6.9 kPa(50～70 cmH_2O)。在言语发音过程中，喉内肌的肌电图显示增强的喉肌活动可维持喉部阻力和声带张力的作用。该活动有限制声带向上向外偏斜，以及维持其张力、长度和质量。因此，声门下区喉粘膜、喉内肌和喉关节囊的低阈机械性刺激感受器，至喉运动神经元反射的传入冲动，在每一言语的过程中，由经过声门波动的气流，产生声带振动的频率和振幅。

虽声门下区粘膜机械性刺激感受器在平静呼吸时，空气压力的刺激并无重要的波动。但在言语和歌唱时，喉内肌活动的协同反射作用能发生声门下区压力的刺激。因此，当发音时呼出的气流，声门下区粘膜机械性刺激感受器所发出的波动的冲动，有属快适应的，亦有属慢适应的。而声门下区压力的增高，对朗诵者和歌唱者比通常言语者重要。

除以上所述发音时的粘膜反射调节机制外，尚有肌伸展机械性刺激感受器反射系统参与。喉内肌的机械性刺激感受器是低阈，当声门下区压力升高、声带拉紧时慢适应伸展感受器受刺激而发音。喉内肌的传入冲动为肌紧张反射作用。在发音前调谐期，肌伸展反射已完成维持发音的位置和声带的张力，并抑制环杓后肌的运动单位活动。

发音调节反射系统中还有位于喉软骨间关节囊的低阈快适应机械性刺激感受器的参与，发音时在喉关节的快速运动中间歇地发出冲动至喉运动神经元，其反射作用可在言语过程中改变喉内肌活动。

总之，喉粘膜、肌肉和关节三者组成机械性刺激感受器反射系统，在发音时对喉内肌的运动单位活动有调节紧张和周期的作用。紧张反射作用来自声门下区粘膜感受器，该感受器并协同肌肉内伸展机械性刺激感受器的效应，属慢适应。而周期调节反射属快适应，来自声门下区粘膜机械性刺激感受器和关节机械性刺激感受器。当发音时，3个喉反射系统的协同作用于喉运动神经元，并对抗皮质延髓投射的影响，控制在言语全过程中喉内肌的运动单位的波动性活动。并可在肌电图中证实。

3）听觉监护　当声音发出后，可直接听到自己发出的声音，或间接听到房间中的反响进行听的监护。于发声时，将喉内肌的运动单位活动进行精细的再调节。听觉和喉肌活动间的监护，在先天性聋的病孩或有长期听力缺陷的成人中，可表现为明显的发音性质的异常。在大脑病变损害从颞叶听区皮质至旁中央下区皮质投射中，在有听力减退的正常歌唱者的发音过程中发音性质都有改变，但尚缺乏专门的研究。

未经训练的演说者，发音的听觉监护是属不自觉反射性。但有训练的歌唱者等能依靠听觉监护来随意控制发音。言语治疗专家常训练患者，依靠细心倾听自己的言语，来纠正其语调的缺陷。喉肌活动的随意变化是经皮质延髓系统，能接受颞叶听区传入感受的影响。听觉、喉反射作用较快，经脑干中耳蜗核投射至网状系统的尾端、下丘核、橄榄核和小脑。有关听觉、喉反射尚需进一步研究。惟临床上后天性聋的成年人常不改变言语的性质。有训练的歌唱者并不需要听见自己的音，仍能正确的发音。

(2) 喉外肌

喉外肌在发音时，有调节声带发音状态的作用，当发音，尤在歌唱时，喉垂直移位，尤其是发元音或高音调时更为明显。上述移位能协同变更声带的长度、劲度和位置，这由喉外肌于发出语调前3 000～5 000 ms发生变化。发低音调175 Hz时，喉向下移位，并增加胸锁乳突肌和甲状舌肌的运动单位活动。而发高音调时，如490～517 Hz时，喉部上升，增加甲状舌骨肌的活动，同时抑制胸锁乳突肌的活动。高音调至715 Hz时，则亦增加胸锁乳突肌、甲状舌骨肌和环甲肌的活动，并使喉下降呈发低音调的位置。在两侧喉返神经损害时，可依靠将甲状软骨移向舌骨的喉外肌的收缩，以辅助两侧声带相互靠拢来发音。

在青年期，由于甲状软骨本身尚有弹性，故发高音调时，甲咽肌有使两侧声带互相靠近和拉紧的辅助作用。两侧甲咽肌的收缩，可使两块甲状软骨翼板向正中移位，并使声带的甲状软骨附着处向前移动。当发低音调时，增加环咽肌的活动，可使声带缩短。此外，咽肌如茎突咽肌、咽腭肌，舌骨连同下颌骨诸肌和胸廓诸肌，都有改变头颈部位置，改变声音性质的辅助作用。

近来对喉外肌活动的实验，有利用反射的活动，或直接对喉外肌的电刺激，可改变声带的位置和张力。增加喉外肌的活动，使喉外肌所包含的肌梭的肌伸展反射传入冲动，有对抗甲杓肌拉紧声带的作用。在狗的人工模拟发音实验中，增加两侧胸锁乳突肌的活动可减低音调和声带的紧张度。下咽肌(甲咽肌、环咽肌)和舌骨上诸肌的活动亦有改变发音性质的作用。

(3) 杓会厌肌

杓会厌皱襞于发音时，减弱已越过声门的气流波幅，致使发音的性质受到影响。当吞咽时，由于声门上区粘膜感受器受机械性刺激，可引起杓会厌肌的收缩，产生保护性括约反射，这对低音歌唱者非常重要。人类的杓会厌肌的发育较为完善，并与发音有所联系。当正常发音时，室带拉紧并抬起，使进入声门上振动的气流减少。而喉室的体积和形状的改变，亦可影响共鸣，尤其在发元音时更为明显。它有替代临床上两侧声带肌瘫痪或声带被切除的患者发音的作用。

正常发音过程是肌肉神经精密协作，高度复杂的过程。喉部存在随意和反射性控制系统，调节喉内外肌的活动。这种活动并由发音前调谐、发音调节反射系统和听觉监护三个过程所组成。任何其中一个过程的障碍可致发音失调。

（黄鹤年）

喉部神经及精神性疾病 42

42.1 喉感觉神经性疾病

喉部单纯的感觉神经性疾病较少见，临床上有感觉过敏及感觉异常和感觉减退、麻木、神经痛3种。

42.1.1 喉感觉过敏及感觉异常

喉感觉过敏为喉粘膜对一般刺激特别敏感，甚至食物、唾液等触及喉部时，可引起呛咳和喉痉挛。喉感觉异常(laryngeal paraesthesia)是自觉喉部发生刺痛、瘙痒、烧灼、干燥或异物感等异常感觉。多因长期嗜烟酒，急、慢性喉炎，耳、鼻、咽、齿部疾病通过迷走神经的反射作用所致。也常见于神经衰弱、癔病、月经期、青春期、绝经期。亦易发于多用喉的歌唱家、教师、售票员、店员等。

(1) 临床表现

常有忧虑、恐癌、紧张等精神症状，患者感喉内不适、灼痛、蚁走、发痒、异物感，好作咳嗽、吐痰或吞咽动作，企图清除分泌物，易发生反射性呛咳，疲劳时加重。

(2) 检查

喉镜检查无明显异常发现。应注意梨状窝有无积液，环状软骨后方有无病变，必要时作纤维喉镜检查，喉、喉咽CT扫描，排除环后区、喉咽部肿瘤。

(3) 治疗

进行认真的检查，详细解释，消除患者的顾虑。调节饮食，改善全身健康，治疗耳、鼻、咽、牙部的病灶。局部可酌情进行感应电理疗，作为精神治疗，转移其注意力。

42.1.2 喉麻木

喉麻木(laryngeal anaesthesia)为喉上神经受损所致，按轻重分单侧性、两侧性，轻度麻木或完全麻木，常伴有喉肌瘫痪。

(1) 病因　有中枢性和周围性两种：

1) 中枢神经疾病　如脑肿瘤、脑溢血、小脑下后动脉血栓、脊髓空洞症、延髓型脊髓灰白质炎、多发性硬化症等。

2) 周围神经疾病　常见者为颅底外伤、铅中毒、颅底肿瘤、白喉等传染性疾病后神经炎等。

(2) 临床表现

单侧喉麻木可无症状。两侧性者，饮食时因失去保护性反射作用，而易误呛入下呼吸道，故有呛咳和吞咽困难。且易患吸入性肺炎。

(3) 检查

喉镜检查如以探针触及喉粘膜，可发现喉粘膜反射减退或消失。

(4) 治疗

轻症患者于饮食、吞咽时，宜采用糊状粘稠食物，进行吞咽锻炼，并宜缓慢咽食，以免误吸入呼吸道。重症者行鼻饲法。同时查出病因，予以治疗，以促使喉部感觉的恢复。

42.1.3 喉神经痛

喉神经痛(laryngeal neuralgia)常因喉上神经周围

炎或中枢神经疾病所致，亦有反射性喉神经痛。其压痛点位于喉上神经穿过甲状舌骨膜处。可用喉上神经普鲁卡因液或酒精注射法。喉部喷雾丁卡因液可暂时止痛。应查出病因予以处理。

42.2　喉运动神经性疾病

喉运动神经性疾病有麻痹及痉挛两种。

42.2.1　喉麻痹

喉麻痹(laryngeal paralysis)是指喉肌的运动神经损害所引起的声带运动障碍。喉内肌除环甲肌外，均由喉返神经支配，当喉返神经受压或损伤时，外展肌(环杓后肌)最早出现麻痹，次为声带张肌(甲杓肌)，内收肌(环杓侧肌)麻痹最晚。喉上神经分布到环甲肌，单独发生麻痹少见。功能性喉麻痹为内收肌麻痹，其外展运动正常。

(1) 病因

按病变部位分中枢性、周围性两种，周围性多见，两者比例约为 10∶1。由于左侧迷走神经与喉返神经行径长，故左侧发病率较右侧约多 1 倍。

1) 中枢性　每侧大脑皮质之喉运动中枢有神经束与两侧疑核相连系，故每侧喉部运动接受两侧皮质的冲动，除非两侧脑皮质有对称病变，能发生喉麻痹。因此，脑皮质病变引起喉麻痹者极罕见。常见的中枢性病因为疑核病变，如脑血管出血、血栓形成、脑肿瘤、脑脓肿、脑外伤、脑脊髓空洞症、延髓肿瘤、桥脑肿瘤、小脑后下动脉血栓栓塞、脊髓痨等。迷走神经颅内段，位于颅后窝，可因肿瘤、出血、外伤、炎症等，可引起喉麻痹。

2) 周围性　周围性喉麻痹是因喉返神经以及迷走神经离开颈静脉孔，至分出喉返神经前的部位发生病变。按病因性质可分：① 外伤：包括颅底骨折侵及颈静脉孔、颈部外伤、甲状腺手术引起者；② 肿瘤：鼻咽癌向颅底侵犯时，可压迫颈静脉孔处的迷走神经而致喉麻痹；颈部转移性淋巴结肿大、甲状腺良性及恶性肿瘤、霍奇金病、颈动脉瘤等亦可压迫喉返神经而发生喉麻痹；胸腔段喉返神经可由主动脉瘤、无名动脉瘤、纵隔肿瘤、肺癌、肺结核、支气管淋巴结肿大、食管癌、胸膜炎、右肺尖粘连、心包炎等压迫而发生麻痹；③ 炎症：流行性感冒、白喉等传染病、铅等化学物的中毒；④ 其他：急性风湿病、麻疹、梅毒等可发生喉返神经周围神经炎而致喉麻痹。

(2) 临床表现

由于神经受害程度不同，可出现 4 种类型的麻痹：

1) 喉返神经不完全麻痹(incomplete recurrent laryngeal nerve paralysis)　单侧性者自觉症状不显著，常在体检中发现。初起曾有短时期的声嘶，因健侧声带的代偿作用，随即声音恢复正常。除在剧烈运动时可出现气促外，常无呼吸困难。间接喉镜检查，在吸气时，患侧声带居旁中位不能外展，而健侧声带外展正常(图 42-1)，发音时声门仍能闭合。

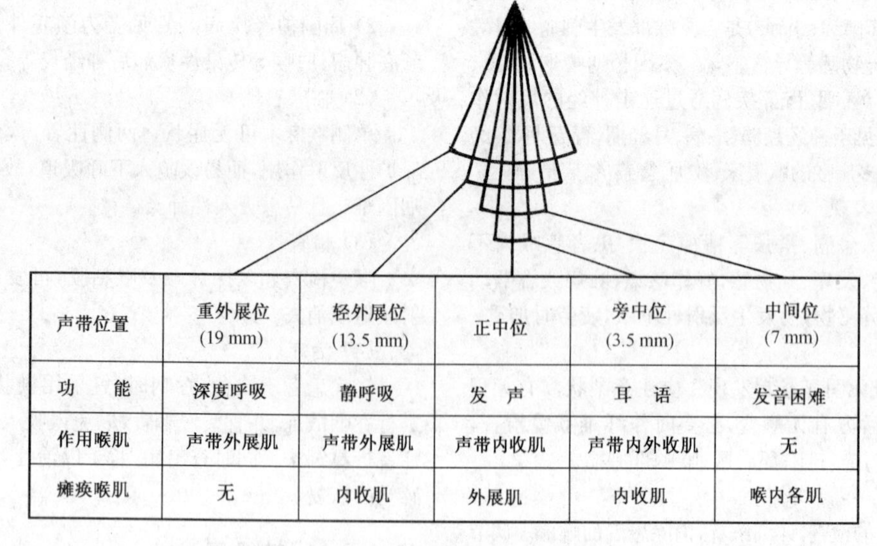

声带位置	重外展位 (19 mm)	轻外展位 (13.5 mm)	正中位	旁中位 (3.5 mm)	中间位 (7 mm)
功　能	深度呼吸	静呼吸	发　声	耳　语	发音困难
作用喉肌	声带外展肌	声带外展肌	声带内收肌	声带内外收肌	无
瘫痪喉肌	无	内收肌	外展肌	内收肌	喉内各肌

图 42-1　正常喉部及各种喉肌瘫痪声带位置

双侧喉返神经不完全麻痹，因两侧声带均不能外展，可引起喉阻塞，呼吸困难为其主要症状，如不及时处理，可引起窒息。稍有声嘶，因吸入空气量不足，发语句短促。间接喉镜检查见两侧声带均居旁中位，其间仅留小裂缝。发音时，两侧声带内收功能如常，声门仍可闭合。

2）喉返神经完全麻痹(complete recurrent laryngeal nerve paralysis)　单侧性外展肌及内收肌均已麻痹，发音嘶哑无力，易疲劳，说话和咳嗽有漏气感。后期有代偿作用，发音时健侧声带可超越中线，与患侧声带接触，故声音好转。间接喉镜检查，因患侧外展及内收肌的功能完全丧失，患侧声带固定于旁中位，即介于中间位(发音困难)与正中位(发声位)之间。初期发音时，健侧声带闭合到正中位，两侧声带间有裂隙，后期出现代偿，健侧声带内收超越中线向患侧靠拢(图 42-2)，发音好转。呼吸时，因健侧声带运动正常，故无呼吸困难。

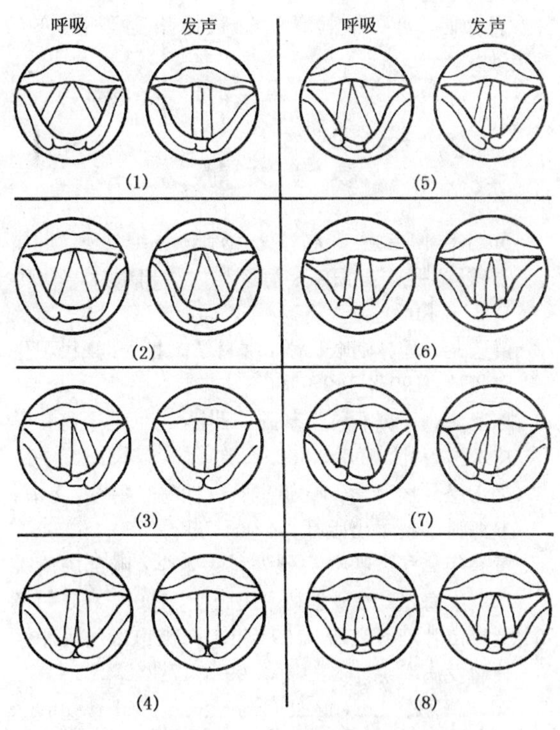

图 42-2　各种喉肌瘫痪声带位置、形状

(1) 正常喉部　(2) 两侧内收肌瘫痪
(3) 单侧外展肌瘫痪　(4) 两侧外展肌瘫痪
(5) 单侧喉返神经全瘫　(6) 两侧喉返神经全瘫
(7) 单侧喉返神经及喉上神经瘫痪
(8) 两侧喉返神经及喉上神经瘫痪

两侧喉返神经完全麻痹时，发音嘶哑无力，音频单调，说话费力，犹如耳语声，不能持久。自觉气促，但无呼吸困难。因声门失去正常的保护性反射，不能关闭，易引起误呛，咽喉分泌物易吸入气管，引起咳嗽，气管内常积有分泌物，且排痰困难，呼吸有喘鸣声。间接喉镜检查，双侧声带固定于旁中位，两侧杓状软骨前倾，甲杓肌亦麻痹，故深吸气及发音时，两侧声带不能闭合，也不能外展。起病急者，双侧声带呈正中位，以致发生呼吸困难，但较少见。

3）喉上神经麻痹　喉上神经外支麻痹后，发展到外张肌或环甲肌麻痹，声带张力丧失，不能发高音，声音粗而弱。间接喉镜检查，声带皱缩，边缘呈波浪形，随气流上下摆动，但外展、内收仍正常。喉动态镜下可见声带运动不协调，有上下颤动。单侧性者，对侧喉粘膜的感觉仍存在。两侧性者因喉粘膜全麻木，饮食、唾液误呛入下呼吸道，可发生吸入性肺炎。

4）混合性喉神经瘫痪　系喉返神经及喉上神经全部瘫痪，单侧性者常见于颈部外伤、手术损伤。发音嘶哑更为显著者，喉镜检查见患侧声带固定于中间位，张力消失，变薄而窄，向外凸起，声门裂偏斜。以后因健侧声带代偿，发音稍好转。双侧性者，喉镜检查见两侧声带均呈中间位，随呼吸气流上下扑动，发音漏气，饮食时易呛咳，气管内分泌物积留。

(3) 治疗

喉麻痹的治疗，首先要查出病因，予以相应的治疗。

1）单侧性　因发声和呼吸功能尚好，可加强语言训练，增加健侧声带的代偿功能。选用维生素 B_1，类固醇激素药物，应用红外线、紫外线、按摩或针灸等疗法，以加强喉肌的活动。

若经久未愈，声带代偿不良者，可在患侧声带中段粘膜下，甲杓肌外侧试行注入 50%聚四氟乙烯(特氟隆)和 50%甘油的混悬液，使声带变宽，缩小声门裂隙，改善发声效果。亦可用自体软骨或肌肉填充于患侧声带粘膜下，使声带内移，改善发声功能。

2）双侧性　声带固定在正中位，有呼吸困难者，须作气管切开术。经 6～9 个月局部和全身治疗无效时，可行杓状软骨拨动术、杓状软骨切除术或声带移位术等以增大声门，改善呼吸功能。亦可选用喉返神经减压术、喉返神经吻合术及带神经的肌蒂移植术，以求恢复喉返神经功能。

42.2.2　小儿喉痉挛

小儿喉痉挛(infantile laryngeal spasm)亦名蝉鸣性喉痉挛，是喉肌痉挛性疾病，引起声门闭合，发生喘鸣声。好发年龄为 2～3 岁，男孩多于女孩。

(1) 病因

多发生于身体衰弱、营养不良、发育不佳之儿童，甲状旁腺功能不足，食物钙质和维生素D缺乏，血钙过低有关。此外如受惊、便秘、肠道寄生虫、扁桃体炎、腺样体肥大及消化道疾病等也与本病有关。

(2) 临床表现

发病甚急，症状消失亦速，骤起速愈。往往于夜间突然发生呼吸困难，吸气时有喘鸣声，病儿惊醒，手足乱动，头出冷汗，面色发绀，吸气时亦现四凹征，似将窒息。但每在呼吸最困难时作一声深呼吸后，症状骤然消失，病儿又入睡。发作时间较短，仅数秒至1～2 min。频发者一夜可以数次，也有一次发作后不再复发者，病儿次晨醒后往往犹如平常。如作喉镜检查，多无异常可见。

(3) 诊断

应与喉异物、先天性喉畸形等相鉴别。异物病例常有异物史。先天性畸形主要由于喉软骨过于软弱，出生后不久症状即已存在，且发作多在白天，入睡后往往消失。2～3岁后多可自愈。喉镜检查、胸部X线摄片、咽喉CT扫描，可确定诊断。

(4) 治疗

对体弱、易发喉痉挛的病儿，给予钙剂及维生素D，多照晒阳光。扁桃体炎、腺样体肥大等病灶应予处理。发作时应保持镇静，解松病儿衣服，以冷毛巾覆盖面部，拍击背部或臂部，必要时撬开口腔，使其作深呼吸，给患儿安静和安慰，症状多可缓解，重症给予氧气吸入，进行喉插管术。

42.2.3 癔病性失音

癔病性失音(hysterical aphonia)亦称官能性失音，或心身性失音，是一种以精神身体不健为主要病因的暂时性发声障碍。以青年女性居多。

(1) 病因

是癔病的一种喉部表现。一般均有情绪激动或精神刺激的病史，如突然的感情激动、恐惧、抑郁、悲伤、紧张、激怒等。

(2) 临床表现

常表现为突然的发声障碍。病人于受到精神刺激后，突然发不出声音，轻者仍可低声讲话，重者仅能发出虚弱的耳语声，但很少完全无音。失音主要表现在讲话时，但咳嗽、哭笑的声音仍正常，呼吸亦完全正常。发声能力可以骤然回复正常，但在某种情况下又可突然复发，说明此病为精神官能性疾病。

(3) 检查

间接喉镜检查可见声带的形态、色泽并无异常，吸气时声带能外展，声门可以张开，但在发“衣”声时声带不能向中线合拢，呈长三角形声门裂。嘱病人咳嗽或发笑时，可见声带向中线靠拢，此点可与真性内收肌麻痹相鉴别。喉返神经麻痹多为一侧性，官能性失音为两侧性。

(4) 诊断

检查前应详细了解病人有无精神受刺激的病史。

检查时必须详细观察喉的各处，尤其是有无声带小息肉、声门下肿瘤或环杓关节的病变。对有无器质性病变可疑者应密切观察，直至完全排除为止，不可轻易作出癔病性失音的诊断。

(5) 治疗

帮助患者树立坚定治愈的信心，消除紧张，打消顾虑，使其确信并无器质性疾病，坚持不懈，可以治愈。采用必要的暗示疗法，在颈前皮下注射生理盐水，一面注射，随即嘱病者高声数一、二、三等数字，常能立即恢复发音功能。亦可针刺廉泉穴，边捻针，边发音，亦有一定效果。

(黄鹤年)

参考文献

1. 黄鹤年，傅慈熹．喉癌．见：汤钊猷主编．现代肿瘤学(第2版)．上海：上海医科大学出版社，2000，1 037～1 050
2. 黄选兆．耳鼻咽喉科学：喉科学．北京：人民卫生出版社，1995，109～166
3. 陈玉琰．耳鼻喉科学基础：咽喉．上海：上海科学技术出版社，1985，306～331
4. 吴学愚．喉科学：喉部非上皮性恶性肿瘤．上海：上海科学技术出版社，2000，369～373
5. 黄鹤年．耳鼻咽喉头颈外科手术学：喉部肿瘤手术．上海：上海科学技术出版社，1997，151～178
6. 上海市肿瘤研究所．1994年上海市市区居民恶性肿瘤发病率统计．肿瘤，1997，17:248
7. Silver C E. Laryngeal Cancer: surgical treatment of laryngeal and cervical esophageal cancer. New York: Thieme Medical Publishers, 1991, 140～279
8. Ferlito A. Neoplasms of the larynx: surgical therapy. London: Churchill Livingstone, 1993, 451～492
9. Cummings C W. Fredrickson J M. Otolaryngol Head

and Neck Surg: conservation surgery of the larynx. ST. Louis, Missouri: Mosby year book inc, second Edition, 1993, 2 148～2 165

10. Rawnsley JO, Srivatsan E, Chakrabarti R, et al. Deletion analysis of the P_{16}/$CDKN_2$ Gene in head and neck squamous cell carcinoma using quantitative polymerase chain reaction method. Arch Otolaryngol Head Neck Surg, 1997, 123:863
11. Scholnick SB, Sun PC, Shaw ME, et al. Frequent Loss of heterozygosity for Rb, TP_{53}, and chromosome Arm3p, but not NMEI in squamous cell carcinoma of the supraglottic larynx. Cancer, 1994, 73:2472
12. Fracchiolla NS, Pignataro L, Capaccio P, et al. Multiple genetic lesion in laryngeal squamous cell carcinoma. Cancer, 1995, 75:1292
13. Lavieille JP, Brambilla E, Riva-lavieille C, et al. Immunohistochemical detection of P_{53} protein in preneoplastic lesions and squamous cell carcinoma of the head and neck. Acta Otolaryngolog with suppl (Stockh), 1995, 115:334
14. Capaccio P, Pruneri G, Carbori N, et al. Cyclin D, protein expression is related to clinical progression in laryngeal squamous cell carcinoma. J Laryngol Otol, 1997, 111:622
15. Schiff NF, Annino DJ, Woo P, et al. Kaposis sarcoma of the larynx. Ann Otol Rhinol Laryngol, 1997, 106:563
16. Devaney KO, Hunter BC, Ferlito A, et al. Clincopathological consultation: pretreatment pathologic prognostic factors in head and neck squamous cell carcinoma. Ann Otol Rhinol Laryngol, 1997, 106:983
17. Myssiorek D, Patel M, Wasserman P, et al. Osteosarcoma of the larynx. Ann Otol Rhinol Laryngol, 1998, 107:70
18. Karim A, Kralendonk JH, Njo KH, et al. A critical look at the TNM classification for laryngeal carcinoma. Cancer, 1990, 65:1918
19. Richtsmeier WJ, Scher RL. Telescopic laryngeal and pharyngeal surgery. Ann Otol Rhinol Laryngol, 1997, 106:995
20. Silver CE. Laryngeal Cancer: radiation therapy in the management of early laryngeal and pyriform sinus cancer. New York: Thieme Medical Publishers, 1991, 106～118
21. Laccourreye O, Ross J, Brasnu D, et al. Extended supracricoid partial laryngectomy with tracheo-cricohyoidoepiglottopexy. Acta Otolaryngol (Stockh), 1994, 114:669
22. Finizia C, Geterud A, Holmberg E, et al. Advanced laryngeal cancer T_3～T_4 in Sweden; a retrospective study 1986～1990. Survival and locoregional control related to treatment. Acta Otolaryngol (Stockh), 1996, 116:906
23. Heaton JM, Parker AJ. In vitro comparison of the Groningen high resistance, Groningen low resistance and provox speaking valves. J Laryngol Otol, 1994, 108:321
24. Heaton JM, Parker AJ. Indwelling tracheo-oesophageal voice prostheses post-laryngectomy in Sheffield, UK: a 6-year review. Acta Otolaryngol (Stockh), 1994,114
25. Aust MR, Mccaffrey TV. Early speech results with Provox prosthesis after laryngectomy. Arch Otolaryngol Head Neck Surg, 1997, 123:966
26. Jones AS, Neoplastic chemotherapy and head neck cancer. J Laryngol Otol, 1997, 111:607
27. Affairs V, Lcs G. Induction chemotherapy plus radiation compared with surgery plus radiation in patients with advanced laryngeal cancer. N Engl J Med Neck, 1991, 324:1 685
28. Goebel EA, Davidson B, Zabner J, et al. Adenovirus mediated gene therapy for head and neck squamous cell carcinoma. Ann Otol Rhinol Laryngol, 1996, 105:562
29. Kropveld A, Slootweg PJ, Mansfeld V, et al. Radioresistance and P53 status of T_2 laryngeal carcinoma. analysis by immunohistochemistry and denaturing gradient gel electrophoresis. Cancer, 1996, 78:991
30. Morgan Dal. Radiotherapy in head and neck cancer. J Laryngol Otol, 1997, 111:1005
31. Ruske DR, GLASSFORD N, Costello S, et al. laryngeal rhabdomyosarcoma in adults. J laryngol Otol, 1998, 112:670
32. Reino AJ, lawson W, Biller HF. Transverse infrahyoid approach to bilateral glottic tumors.

Ann Otol Rhinol Laryngol，1999，108:24

33. 黄鹤年．沪产 DZH－Al 颈型电子喉的研制和应用．中国眼耳鼻喉科杂志，1996，1:50
34. Richard R，Gacek RR. Morphologic correlates for laryngeal reinnervation. Laryngoscope，2001，111:1 871
35. Rifai M，Heiba MH，Salah H. Anterior commissure carcinoma Ⅱ：the role of salvage supracricoid laryngectomy. American Journal of Otolaryngology，2002，23:1
36. Fagan JJ，Lentin R，Oyarzabal MF. Tracheoesophageal speech in a developing world community. Arch Otolaryngol Head Neck Surg，2002，128:50
37. Lavertu P，Adelstein DJ，Myles J，et al. P53 and Ki 67 as outcome predictors for advanced sguamous cell cancers of the head and neck treated with chemoradiotherapy. Laryngoscope，2001，111:1 878
38. Huang Henian. Combined acupuncture and medicinal anesthesia for neolarynx reconstruction. Chinese Medical Journal，1995，108:870
39. Aslan I，Baserer N，yazicioglu，et al. Near-total laryngectomy for laryngeal carcinomas with subglottic extension. Arch Otolaryngol Heak Neck Surg，2002，128:177
40. 黄鹤年. 喉癌与癌基因. 中国眼耳鼻喉科杂志，2002，2:60

喉功能的临床测量和嗓音治疗　43

本章从生理学角度概述了言语产生的机制，并详细地介绍了近年来应用计算机进行喉功能测量的新技术及临床应用，包括声学评估、电声门图测量、喉内镜诊察和鼻流量检测。最后，对以多媒体实时反馈技术为基础，进行嗓音治疗的25种矫治方法和典型病例作了详细的描述。

43.1　言语产生的机制

言语的产生是在中枢神经系统复杂而精确的控制下,对外围发声器官发出一系列指令所完成的。充分了解发音的原理,可以有效地使用不同的方法来对喉部疾病患者进行全面的临床检测。

43.1.1　大脑控制系统

大脑皮质(如言语区)首先产生言语的信号,再通过神经系统传送给发音器官。在讲话和唱歌时,人脑的高级指令中心,包括大脑皮质的言语区,首先确定形成声音的系列指令。高级指令中心主管语言和艺术活动,从这里发出的指令被传送到位于大脑额叶中央前回的运动皮质中,运动皮质再发出一系列指令给脑干的运动神经核和脊髓,然后传送到呼吸、喉和构音系统的肌肉。图 43-1 描述了这一噪音产生和控制的过程。

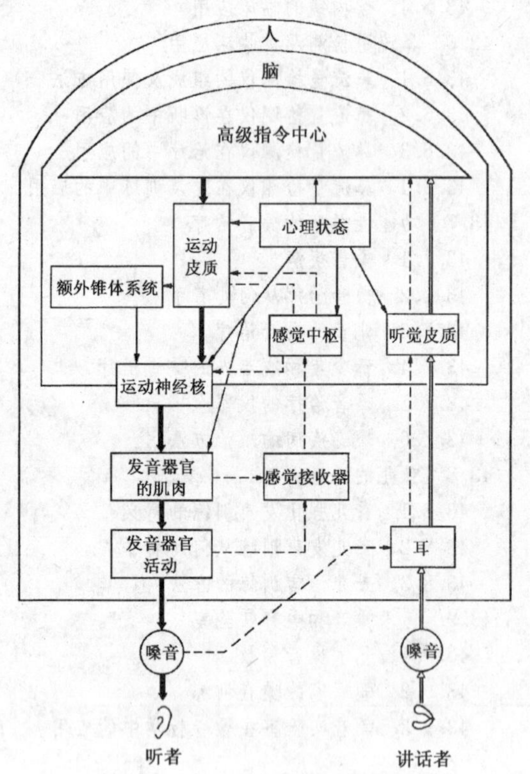

图 43-1　噪音的产生和控制原理
(Hirano 1989,授权使用)

在少数情况下,言语的产生是无意识或反射性的。但在多数时候,言语主要用于人际交流;还可以用于艺术活动,包括唱歌和戏剧表演,这些是需要教学和训练的。换言之,人类言语的产生是与学习行为紧密联系的。所以,言语是在人大脑控制下所产生的。

言语的产生是通过呼吸系统、声门系统和声门上系统的协调活动来实现的(图 43-2),动力系统是呼吸器官。贮存在肺、气管与支气管内的气体有控制地随呼气运动排出,形成气流,到达声门处,转换为系列的脉冲信号;然后通过声门上系统各共鸣器官的共同作用,形成具有恰当形态的声波;最终由嘴和鼻发出声音信号,同时听觉和触觉的反馈使说话者能够更好地调节声音。发音形成的必要和决定性的条件是声带的振动,它把直流气流转换成交流气流,把气体动力能量转变成声学能量。声带作为一个振动源,可用声带的位置、形状、尺寸、弹性和粘性来描述。它受喉部发音肌肉的活动、声带的病理状态及相连结构的影响。声道(即位于喉与嘴唇之间的通道)作为一个共振体,在一定程度上会受声带振动的方式所影响,但声道主要是受本身的构音肌肉来进行调节的。

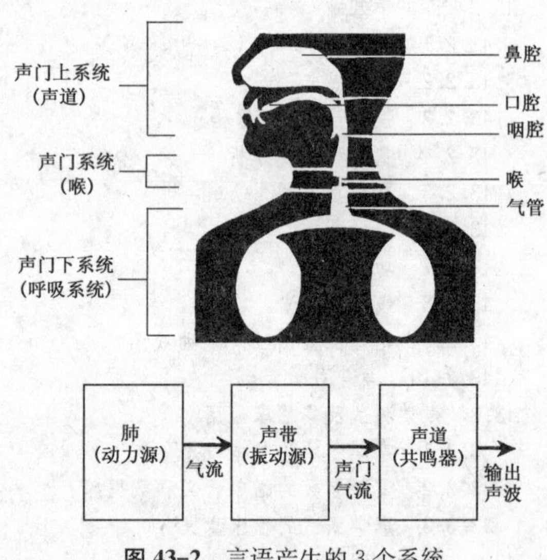

图 43-2　言语产生的 3 个系统

以下将分别对上述所属的各解剖单元在生理功能方面的重要性进行较详细的阐述,并对它们在产生和控制清晰语音方面所起的作用作出评价。

43.1.2　呼吸机制

言语产生的动力源是呼吸系统,包括肺、气管、支气管、肋骨、膈肌和胸腹部的呼吸肌群。口腔、鼻腔和咽腔是气流的通道,喉则起了保护下呼吸道和调节气流进出肺的作用。气管和支气管是气流进入肺的最后通道。

(1) 呼吸结构

肺部是两个锥形结构状，分别居于胸腔的左右侧，几乎占据整个胸腔。肺的前面、侧面和后面都是肋骨，下面是膈肌。呼吸系统的上面是胸腔，下面是腹腔。胸廓为带有锥形的圆桶状的骨-软骨性结构，内有心、肺、气管等重要器官。胸廓内为胸腔。后者包括胸纵隔（主要内容物为心脏、血管和食管等）和左、右两层包裹肺的密封胸膜。腹腔内有消化系统和一些对发声不起作用的器官，诸如腹膜腔后的肾和肝脏。分隔胸腔和腹腔的肌肉-腱膜结构呈扁平状，称之为膈肌。

发声时，呼吸系统就像一只泵或风箱，由两部分运动系统组成，它们是胸腹壁和肺部系统，如图 43-3 所示。胸腹壁由肋骨、膈肌、非肌层的腹壁和胸腹部的多群肌肉组成。肺部系统是从气管开始，经过大小各级树状分支到肺的末端即肺泡气囊。无数个肺泡构成肺的最外周组织。被称为呼吸泵的呼吸动力是由胸腹壁和肺部系统的运动所提供的。

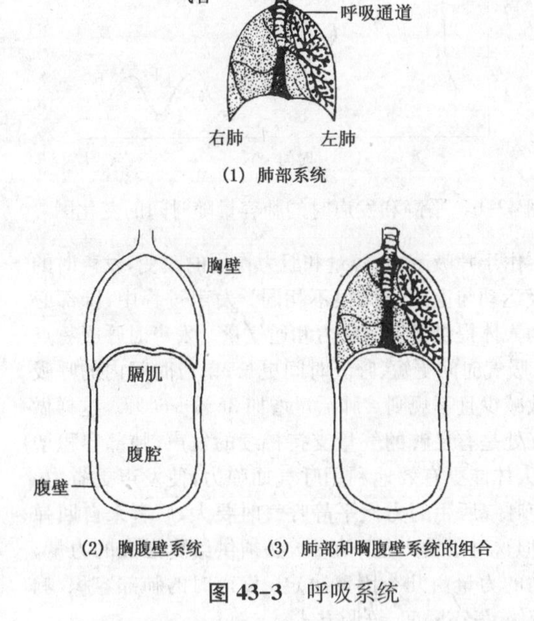

图 43-3 呼吸系统

(2) 肺和胸膜

人的肺左右各一，右肺分三叶，左肺分两叶。气管由 18 块软骨环和肌肉、韧带连接而成。气管上段直通喉部，下段在胸腔内分叉，形成左右支气管，经多次反复分支后，形成无数的细支气管。肺泡即位于每根细支气管的最终分支气泡导管的末端，吸气时向血管输入氧，呼气时释放二氧化碳。肺表面覆盖着滑润的胸膜，通过这弹性纤维组织与胸廓肋骨相连，使肺在呼吸时既能直接受到胸壁的压力，又能活动自如，不产生摩擦和不适感。当胸腔扩张时肺被牵动扩张，内部压力降低，低于外界的大气压，即产生负压，使空气进入肺内。随着吸气肌群的运动，由于胸内部的容积增大和肺本身的弹性，使得肺能保持气体容量的增加。但当肺充满空气后，它的组织（主要是被展开和拉长的弹性纤维），产生呼气所需的回弹力，该力会同加于胸壁的肌力和其他压力促使胸廓缩小，导致胸膜腔内及肺内的压力提高，气体从肺内被压出。气流量不仅受肌肉和非肌肉力的影响，还受到肺内部和喉部阻力的影响。

(3) 呼吸肌群

习惯上，呼吸肌分为吸气肌和呼气肌两群。吸气肌主要是膈肌，扩张胸腔容积以吸入空气，呼气肌减小胸腔容积以从肺内排出空气，如图 43-4 所示。

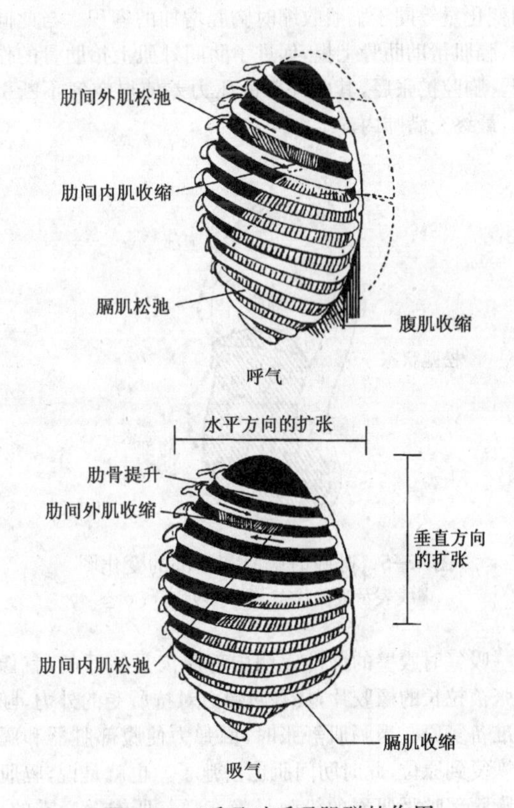

图 43-4 呼吸时呼吸肌群的作用

吸气肌群由膈肌和肋间外肌所组成。膈肌是一块扁平状的肌肉，与胸廓肋骨部的下缘相连，松弛时形似一只倒置的碗。膈肌收缩时，其隆起部分向四周拉平，获得胸腔垂直方向上的扩张，使下部肋骨上提并向外移。肋间外肌起于上肋骨下缘，止于下肋骨上缘。总共有 11 对肋间外肌覆盖于 12 对肋骨外面，它们向第 1 肋骨方向向上作整体提升运动。第 1 肋骨连于胸椎并间接连于颅底。呼气肌群主要由肋间内肌所组成。从胸骨缘到肋膈角，肋间内肌起自上面 11 对肋骨的下缘，止于相邻的下一肋骨。它们的作用是使肋骨下降，减小胸腔的容积。人体在发声和安静这两种情况下，呼吸肌群的运动是迥然不同的。发声时，既要完成气体交换，又要完成气体通过喉部发声的任务，增大了呼吸量。呼吸肌群不单单为喉部的运动提供驱动力，更重要的是为了控制气流量，还要抵消呼气所产生的回弹力。

(4) 呼吸过程

肺位于胸腔，是呼吸的主要器官，人体的吸和呼是为了将氧气吸入肺，而将二氧化碳排出。吸气时，膈肌收缩胸腔底部下移，使胸腔的上下径扩大，同时压迫腹部脏器，使腹壁向前凸出，如图 43-5 所示。腹腔容积的变化量等同于膈肌收缩时胸腔增加的容积。与此同时，膈肌帮助肋骨上提，促进了肋间外肌上抬肋骨的作用。胸腔扩张后，其内外部的压力差使得空气不断引入，最终充满肺内。

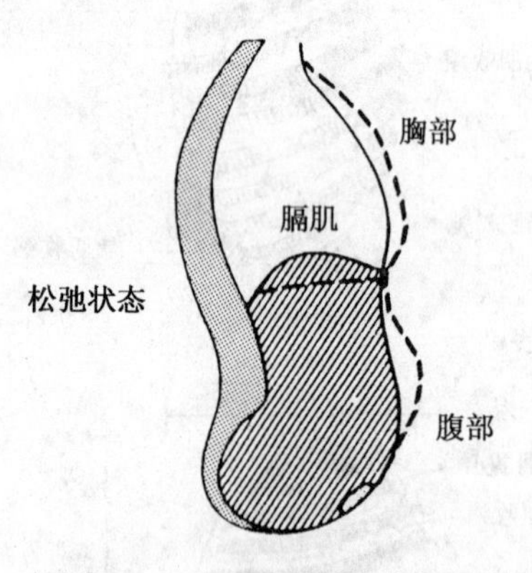

图 43-5　呼吸时膈肌和腹部的变化图
虚线表示吸气状态，实线表示呼气状态

吸气时腹壁的前凸表明内部肌肉是展开的，就像一张被拉长的橡胶片，具有回弹力对抗所受的外力，随时准备复原。当膈肌舒张时，回弹力使腹部脏器和膈肌恢复到原位，此时肋间肌也松弛了。也就是说，膈肌和胸腹部呼吸肌群的松弛是静态呼气所惟一必需的。但是，仅靠肌肉舒张而获得的胸腔正压，对于发声是远远不够的。因此在发声时，腹部肌群加强推动膈肌，从而获得更大的呼气压力；同时，肋间内肌主动收缩，使肋骨下降，胸腔容积减小，增大了呼出气流的压力差。

我们在说话、歌唱时的吸气和呼气，使胸部的作用更像一只压力泵。为了使压力增强，肺部必须膨胀，这只有通过胸腔容积的作用增大，造成胸腔内的部分真空来完成。胸腔的扩张是三方面的：垂直向、横向和前后向。压低胸腔底部的膈肌能获得垂直向的扩张，上提肋骨能获得侧向和前后向的扩张。腹部肌群的有力收缩使肋骨下降，膈肌上升，导致肺的容积减小，从而获得呼气压力。膈肌和肋间外肌是对吸气起主导作用的肌肉，而正常呼吸过程中的呼气基本上是被动的，是在吸气后靠肺部和肋部胸壁的弹性作用力来压出气体。呼气时，腹部肌群先使腹压增强，膈肌上升，接着降低肋骨和胸骨，让胸腔容积缩小。

平静时呼吸运动与发声时呼吸运动是有差别的，如图 43-6 所示。一般来说，平静呼吸时，吸气与呼气时间的比值为 40%：60%，成年人每分钟呼吸 12～15 次左右，呼吸量约为 500 ml，压力变化仅为 0.098～0.20 kPa。吸气是个主动过程，呼气则是依靠弹性作用的被动过程。

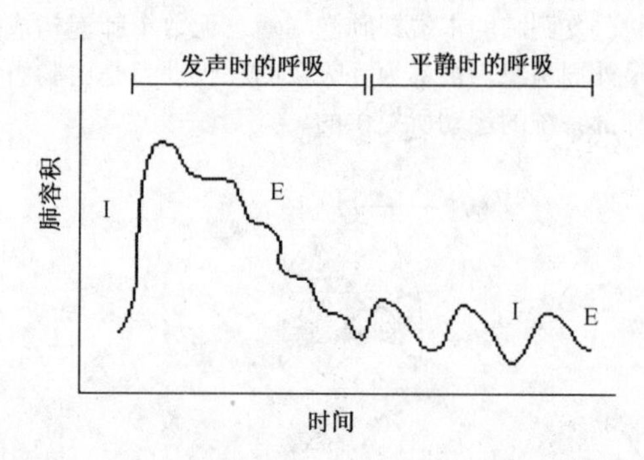

图 43-6　平静和发声时的肺容量随时间的变化图

由于呼吸节律、容量和肌力作用的改变，发声时的呼吸运动与上述情况很不相同。发声过程中，肺部必须为人体提供足够的动力和通气量。发声时呼吸特点是：吸气时间更短、呼气时间更长；单位时间内的呼吸次数减少且不规则。肺活量增加 35%～60%。这样做的好处是有足够的气量支持持续的发声；肺部容积增大，人体能更有效地利用呼气回弹力，使发声更省力。发声呼气所用的力比平静呼气时要大，后者来自回弹力，但这对于发声是不够的，必须供给更强大的力量。增加的力量由几个因素决定：发声时的肺部容积，响度等级，发声时间，语调方式。

43.1.3　声带振动机制

喉就像一只阀门，上通咽、口、鼻，下接气管及其下部的呼吸系统。喉的功能有：可避免异物进入气管；增加胸腹腔压力，产生对人体常见的一些生理现象，如咳嗽、打喷嚏和呕吐；它连接气管上端，是空气进出上呼吸道的枢纽；它能紧闭，将空气在高压下屏住在胸腔内，使胸部僵硬有助于提起重物。气流形成的声门下压作用于声带，使之能在靠近到一定程度时，产生振动,发出浊音,这个过程就叫做发声。在说话或唱歌时,喉还有一个功能就是打开声带,发出清音。喉的支架基本是由五个相对较大的软骨和一些肌肉、韧带相互连接所组成,软骨借助肌肉移动。整个喉靠韧带和肌肉附着于气管之上,并位于舌根骨之下,胸骨之上。

(1) 喉软骨

环状软骨是喉的解剖基础,其他软骨都与之相连。构成气管的软骨都是半环形的,而环状软骨则是完整的软骨环。甲状软骨是喉软骨中最大、最明显的一块,以其甲状软骨切迹,即喉结,而出名。杓状软骨骑跨在环状软骨后面的宽部的上缘外侧,左右各一,形似三角形锥体。杓状软骨有两种运动:转动和滑动,有时同时发生。它的尖端向上,杓底向下,基底有两个突起:一个朝前,称为声突,声带后端即附着于此;一个向后外方,称为肌突,一些控制声带开闭的肌肉附着于此。会厌软骨在形成喉的构架方面,相对最不重要,位于喉入口的前方,舌骨之后。

(2) 喉关节

喉软骨有两对关节即环杓关节和环甲关节,调节声带的运动。

环杓关节是个鞍形关节,能够转动地摇摆和轻微地滑动。通过环杓后肌和环杓侧肌的作用,使双侧声带分开和关闭,即声带的外展和内收。该功能很重要,因为能对通过声门的气流产生阻力,这是发声所必需的。声带外展时,杓状软骨的运动带来声突向外上方的翻转;声带内收时,又带来声突向内下方的翻转,如图 43-7 所示。

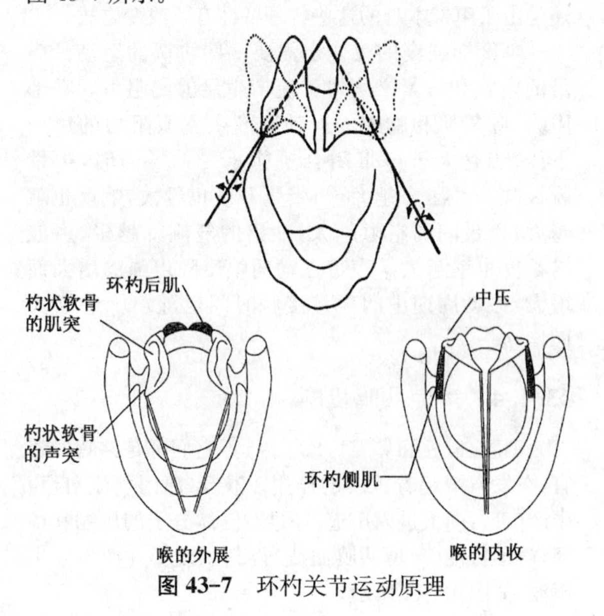

图 43-7 环杓关节运动原理

环甲关节是甲状软骨和环状软骨间的两个车轴关节,能够产生旋转运动。由于它能调节声带长短,因而对控制基频是很重要的。甲状软骨两侧翼板的后缘向上、下两端延伸,称为上角和下角。下角末端的内侧面有一圆形小关节面与环状软骨的关节面相接,使两块软骨相互之间能前后旋转,如图 43-8 所示。其作用是通过改变声带的长度来调节音调。当环甲肌收缩时,环状软骨的前部被向上拉近甲状软骨,环状软骨的后部则带同杓状软骨一起向下移动,从而使左右声带拉长(向后下方拉长)。

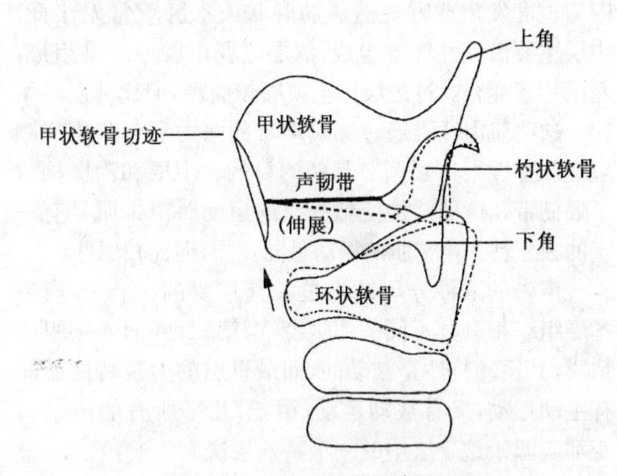

图 43-8 环甲关节运动原理

(3) 声带的结构

声带是多层的振动器官,从结构上可以分为五层。在声带表面是既薄又滑的上皮层;下面依次是固有层的浅层、中层和深层;再下面是甲杓肌,即声带肌。每一层都具有自己的物理学特性,结合在一起能产生平滑的剪切运动,这就是声带振动的基础,如图 43-9 所示。

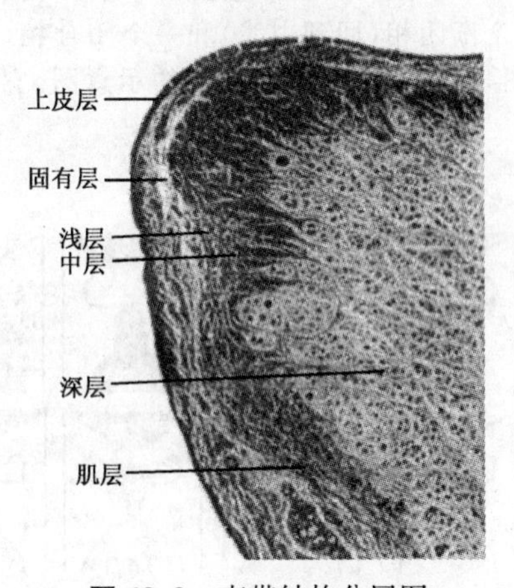

图 43-9 声带结构分层图
(Hirano, 1991 年, 授权使用)

根据对声带的超高速摄影和生物力学的测试，从运动特性的角度发现，上皮层和固有层浅层形成了包膜层，这是声带波动性最佳的部分。发声时，波状的粘膜运动沿着声带表面传布，这种运动对在发声中改变通过声门的气流内空气分子的振动和形式是很必要的。从力学的观点而言，上面提及的 5 层可重新划分为 3 层：由上皮层和固有层浅层组成的包膜层；由固有层中层和深层组成的过渡层；和由肌层组成的体层。

固有层浅层是由少量的胶原纤维和弹性纤维松散地交织而成。这区域就是对临床很重要的 Reinke 间隙，因为过度发声或喉炎造成的肿胀或水肿就常发于此。中层主要由弹性纤维组成，深层主要由胶原纤维组成，两层相互混合。过渡层比包膜层较僵硬，但比体层较柔韧。这些肌肉纤维通过影响声带的张力和包膜层的顺应性和弹性来达到调节基频的目的。中层和深层构成了喉韧带。这种结构使粘膜波的运动对声带肌具有一定的独立性。声带肌的振动是同步的，但比较弱些。

声带的这种分层结构是极其重要的：第一，声带各层组织都有其不同的力学特性；第二，外面 4 层组成粘膜，其运动特性是被动的，而最里层的力学特性是既有主动运动，又有被动运动；第三，几乎所有的声带病变都起源于这 5 层中的一个特殊层次。

(4) 声带的振动

声带振动是个复杂的运动过程。嗓音是气体压力、组织弹性和肌肉活动共同作用的结果。声带振动产生喉原音，再经过共鸣通道器官的共鸣而形成声音。在发声时，双侧声带在内收肌的作用下向中线靠拢。但是两者并不必须完全并拢，只要接近到足以使由气体力学决定的振动过程得以起始，便能发声。

声带每个振动周期都包括一个渐开相（离开中线），一个渐闭相（回到中线）和一个闭合相（接触阶段）。图43-10是喉腔冠状部分的示意图。它解释了在一个声带振动周期中，贯穿整个声门上、下的压力变化情况。图中深色区域表示气体压力增强，该处空气分子密度增大；浅色区域表示气体压力减弱，该处空气分子密度变稀。每个振动周期都是有系统地将声门下气柱压力分节地转化为由空气分子撞击而形成的声能。声带振动以一种有规律的准周期方式进行。

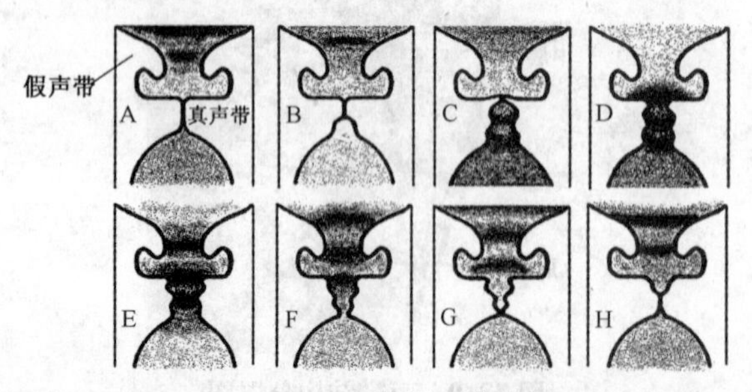

图 43-10　声带振动模式图

声带振动的过程：气流到达声门处，由于声门的闭合受到阻碍，形成了声门下压（A）。压力升高到大于声门阻力时，声门下缘被吹开（B），并向上快速地继续冲开声带（C），声带分离时，伴同产生波浪状的运动。接着在声门下压的作用下，声门上缘也被吹开（D, E），而先前被吹开的下缘也同时已在向中线靠拢（F, G, H）。最后由于声带的弹性回缩和伯努利效应，声门关闭。伯努利效应是一种由气体通过狭小空间而引起的空气动力学现象，该效应在声带之间产生了瞬时负压，使得声带很快被吸在一起。声门完全闭合后，声门下压重新积聚，声带又开始了一个新的振动周期。声带振动就是由空气动力、肌肉和弹性力所产生的。

音调即基频的提高主要是通过环甲肌运动使声带长度拉长来实现。而甲杓肌、环杓侧肌和环杓后肌的协同收缩，使环甲肌运动增强，声带张力增大。基频主要是由声带长度、弹性张力和单位长度的质量所决定的。音调提高时声带的变化：声带的张力和长度增加，单位面积的质量减少（即声带拉长，引起质量的重新分配），弹性增加，顺应性减小，振动就更快。尽管音调提高时，声门下压力也略有提高，但音调的改变主要还是由于声带本身的这些物理特性有了改变之故。

响度即强度的改变也需要一些协调的运动。声带的内收和拉紧必须对气流产生足够的阻力。喉部阻力、呼气肌和胸腔的运动则产生克服阻力的声门下压，当它大于声带闭合所能承受的压力时，声带就被吹开。压力越大，声带张开度也越大，响度也就越大；声带间的空隙越大，冲出的气流就越多，声波的幅度也就越大。声带振动的幅度随声强的增大而增大，振动周期中的声带接触时间也随声强的增大而增多。

43.1.4　声道共鸣机制

咽腔、口腔和鼻腔构成了声道，它们都是共鸣的器官，在发声中起着重要的作用。喉音（声门气流）自声带产生后，向上进入声道，经过对气体分子的压缩和稀释，声学特性（声道共鸣曲线）得到了改变并产生输出声波，如图 43-11 所示。

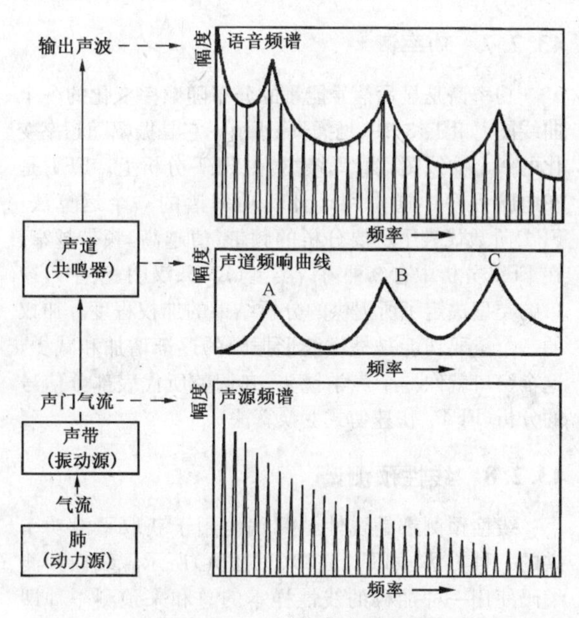

图 43-11　声道共鸣机制图

通过声道大小形状的改变和构语器官的活动，声道的共鸣性质(即声道共鸣曲线)发生变化，因而在声音频谱中的一些频率得到了共振加强，而另一些则被削弱减幅，这些被加强的共振的频率域称为共振峰，即如图 43-11 中的声道共鸣曲线所示(峰值 A,B,C 为共振峰)。了解共振峰频率之间的相互关系对理解元音尤其重要。即不同的元音对应于不同的共振峰频率，对应于不同的声道形状，如图 43-12 所示。在声道内，构音主要由三个因素决定：舌的收缩位置、舌的收缩程度和嘴唇的收缩。所有的元音和辅音都是根据声道形状和嘴唇的变化而形成的。

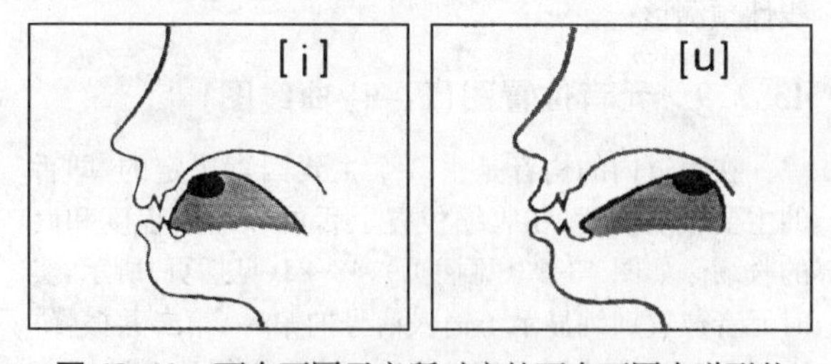

图 43-12　两个不同元音所对应的两个不同声道形状

舌是用途最多的构语器官。通过外部肌肉运动，舌可以到达三个主要位置：前上方(如/i/)、后上方(如/u/)、后下方(如/a/)。另外，舌内部的肌肉可使舌尖抬高或放低，左移或右移。舌是最重要的构语器官。它改变了声道的形状，从而改变了共振峰频率。这对元音的产生很关键，因为元音就是通过声道共鸣特性(共振峰)的不同来彼此区分。舌的运动包括前移后退、抬高放低等的各种组合。它可以对口腔的气流形成完全的阻碍。辅音的产生，就是根据气流受到阻碍的部位、程度和方式的不同而加以区分。

嘴唇的运动主要是通过面神经来控制口轮匝肌而实现的，虽然涉及一些面肌，但影响不大。上下唇完全闭拢可以发/p/、/m/等音；也可张开不同的程度，形成圆唇或展唇，发元音或各种摩擦辅音。发元音时的圆唇或展唇是唇在构语过程中的主要方式。圆唇(唇前撮)能发大部分的后元音和滑音/w/，其他元音都是不圆唇的。圆唇使得声道延长，唇张开度减小，还导致共振峰频率和声音强度的降低。展唇(唇回拉)和圆唇的效果相反，使得声道缩短，唇张开度增大。

43.2　语声学基础

言语的产生是通过三个系统的协调活动来实现的，它们是声门系统即喉部、声门上系统即声道和呼吸系统。喉像一只阀门，上通咽、口、鼻，下接气管及其下部的呼吸系统。声道是由从声门到唇的几个通道组成。它包括咽腔、口腔和鼻腔，还有舌、齿、腭和唇。进行喉功能嗓音测量和嗓音治疗，就必然要涉及喉部和声道，以及它们所产生的声学和生理现象。一些参数如：基频(音调)、强度(响度)、清浊音、起音、声时、共振峰和语谱图等都与这两个系统有关。这节将提供声学理论的基本知识及更有效地掌握它的方法。声学分析主要包括 10 项内容：① 声波显示；② 基频提取；③ 强度计算；④ 基频和强度分析；⑤ 基频直方图；⑥ 统计数据；⑦ 功率谱；⑧ 线性预测谱；⑨ 元音位置图；⑩ 语谱图。本节所采用的声学分析系统，是由美国泰亿格电子有限公司研制的临床医学软件。它能使病人在发音时，立刻获得实时参数反馈，并对声学和生理现象作出评价。

43.2.1　声波显示

在连续发声时，声学信号的振幅随时间的变化而获得的图称为声波显示。如图 43-13(见插页)所示的声波显示了浊音、清音和无声。

43.2.2　基频提取

单位时间内完成振动的次数称为频率，常用单位是赫兹(Hz)。基本频率(F_0)是一个周期信号的最低频率(第一谐音)。在言语发声中，基本频率指的是声音的第一谐音，如图 43-14(见插页)所示。从理论上讲，当声带作周期性振动时，基频提取是对最低频率的物理测量。还可以这么认为，基频提取是测定能引起人耳声感的音调，它提供了有关音调方面的信息。基频主要是由声带振动的速率决定的，基频提取是用对言语信号进行分析的一个过程。尽管严格地讲，“音调”这个术语应该只能表示一种听觉现象，但在言语分析中它通常用于表示基频。

43.2.3 强度计算

在连续发声时，声学信号的强度随时间的变化而获得的结果称为强度计算，如图 43-15(见插页)所示。从某种程度上讲，声音的强度指的是所听到的声音的响度，强度计算提供了有关音节重读的信息。强度主要是由声带振动的幅度来决定的。但是，强度和响度又是不同的，强度的范围是 0～90 dB(分贝)，响度能通过声压表测量，在大多数情况下，响度的范围是 30～120 dB，响度被称做声压级(SPL)，但通过声压表，可以将强度转换成响度。

43.2.4 基频和强度分析

在连续发声时，声学信号的基频和强度随时间的变化而获得的结果称为基频和强度计算，如图 43-16(见插页)所示。能够同时测定所听到的声音的音调和响度。

43.2.5 基频直方图

基频直方图显示了基频(F_0)的分布情况，即基频的分布密度。可以通过基频直方图找到说话时的习惯基频，如图 43-17(见插页)所示。基频的分布范围是 76.6～208 Hz。将这个范围分为 20 个频率段，每段宽度是 6.57 Hz。最小频率为 76.6 Hz，最大频率为 208 Hz。在 116.0～122.6 Hz 这个频率段(最高点)，可以找到习惯基频。

43.2.6 统计数据

统计报告是言语声学的一个重要特征，可以获得声波文件的统计数据报告，如图 43-18(见插页)所示。分析得到的统计报告由 3 部分组成：① 平均基频、基频标准差、最大基频、最小基频；② 平均强度、强度标准差、最大强度、最小强度；③ 发声时间的百分比、无声时间的百分比、浊音时间的百分比、清音时间的百分比。

43.2.7 功率谱

功率谱是显示信号能量的分布随频率变化的一个曲线图，如图 43-19(见插页)所示。它是振幅随频率变化的一个曲线图，功率谱建立在 FFT 分析上。FFT 是在电脑程序中通常用于计算功率谱的一个运算法，FFT 阶数代表了所要分析的频带，值越高，频带越窄。在 FFT 分析中有 3 种窗口类型(矩形、汉明、汉宁)，窗口的类型决定了所提供的分析结果的加权程度。加权的一个重要功能是提供波形振幅的逐渐增加和减少。这个窗口就像一个声学镜头，来调整所代表部分信号的分析(FFT：快速傅式变换算法)。

43.2.8 线性预测谱

线性预测谱是线性预测编码用于获取平滑功率谱的一种方法，如图 43-20(见插页)所示。线性预测编码使用一种加权的线性样本的总和来预测一种即将出现的计算结果。线性预测谱主要用于构音。实时线性预测谱显示如图 43-21(见插页)所示。它生动地揭示了输入信号的共振峰频率和带宽。从线性预测谱上，能清楚地看出共振峰。通过声道大小形状的改变和构语器官的活动，声道的共鸣性质(即声道共鸣曲线)发生变化，因而在声音频谱中的一些频率得到了共振加强，而另一些则被削弱减幅，这些被加强的共振的频率域称为共振峰。共振峰是声道的一种共鸣，通过频率和带宽来决定的。第一共振峰是第一最高的峰，第二共振峰是接下来最高的峰，以此类推。用这种方法，我们能很容易地从电脑屏幕上评估出他们的发音。例如，低元音还是高元音，前元音还是后元音。图 43-22(见插页)同时显示了功率谱和线性预测谱。

43.2.9 元音位置图(F_1-F_2 曲线图)

在声道内的构音是由 3 个主要因素决定的，即舌的主要收缩位置，在收缩位置上舌的收缩的程度和唇的收缩。如图 43-23(见插页)，43-24(见插页)所示，实时元音位置训练显示了输入信号的第一、第二共振峰，也叫 F_1-F_2 曲线图。用这种方法，我们能从电脑屏幕上来告诉训练者声道主要收缩位置的对构音影响。对于元音来说，比较图 43-23 和图 43-24 这两个图形就能够看出舌运动的相似之处。舌位的高度主要与第一共振峰相对应的频率相关，元音越高，第一共振峰的位置越低。舌的前后位置主要与第二共振峰相对应的频率(或第二、第一共振峰之间的频率差异)有关，前元音具有相对高的第二共振峰值(或第二、第一共振峰的差异相对较大的值)。然而,对于不同的群体(男性、女性和孩子),如图 43-25(见插页),43-26(见插页)所示,元音的共振峰的标准值是不同的。

43. 2. 10　语谱图

语谱图是包含了强度、频率和时间的信号分析。典型的语谱图提供了一个三维显示,时间在水平轴上,频率在垂直轴上,强度在灰度上或色标上。语谱图带宽的建立决定了语谱图显示的类型,即宽频带语谱图(240 Hz),如图 43-27(见插页)所示;中频带语谱图(120 Hz)和窄频带语谱图(60 Hz),如图 43-28(见插页)所示。对于正常和病理嗓音,选择宽频带处理。对于歌手的嗓音分析,选择窄频带处理。宽频带处理能显示具有较低的频率分解和具有较高的时间分解。窄频带处理能显示具有较高的频率分解和具有较低的时间分解。语谱图上每一个垂直线的显示代表每一步 FFT 计算的输出量,FFT 数据输入窗口不断地进行数据输入来完成每一步的 FFT 计算,时间刻度决定了每一步 FFT 的长度。宽频带的时间刻度是 12 ms,中等频带的是 24 ms,窄宽带的是 48 ms,应该决定语谱图是灰色还是彩色显示。对于灰色显示,暗黑色代表了较强的能量成分。对于彩色显示,颜色区域代表了最强的频率成分。

43. 3　声学测试及其临床应用

以往,我们对嗓音的评估都采用主观的心理听觉评价。例如将嘶哑程度分为:毛,沙,粗,哑,紧等。在国际上,比较有名的是 GRBAS 主观听觉评价标准:G(综合型);R(粗糙型);B(气息型);A(无力型);S(紧张型)。

随着现代电子和计算机技术的发展,加速了嗓音计算机测量的临床化。现在的嗓音评估多采用客观的分析方法。例如,通过电脑的声学测试软件(美国泰亿格电子有限公司设计的“嗓音疾病评估仪”)录取平稳的元音进行分析,将声学信号数据化,提供基频、强度、基频微扰、振幅微扰、声门噪声能量、比率等参数,并能对嗓音作出嘶哑声、粗糙声和气息声的客观判断。在将这些声学参数有效应用于临床之前,有必要先认识一下它们的基本概念和临床研究。

43. 3. 1　声学参数的基本概念

声学测试是无损伤性的,能对声音提供定量分析,评估发声功能。现在,已有许多声学参数被广泛应用,目的就是要准确反映声音的特性,继而推断出喉部的发声状况。下面是 9 个常被用来鉴别正常嗓音和病理嗓音的声学参数。

(1) 基频(F_0)

基频是声带作周期性振动的频率,单位是赫兹(Hz),指一秒钟内声带振动的次数。一般来说,正常男性的基频在 130 Hz 左右,正常女性在 250 Hz 左右,正常儿童在 340 Hz 左右。

(2) 基频标准差(SD F_0)

基频标准差是一个基频偏差量的测定值,单位是赫兹(Hz)。正常值<3 Hz。

(3) 基频微扰(jitter)

基频微扰是指基音频率的变化率,用于度量指定的一个周期与它相邻前几个周期,或后几个周期的差异量,基频微扰的单位是%。正常值<0.5%。图 43-29 是一个典型的声波,从中可以看出每个周期的基频变化。

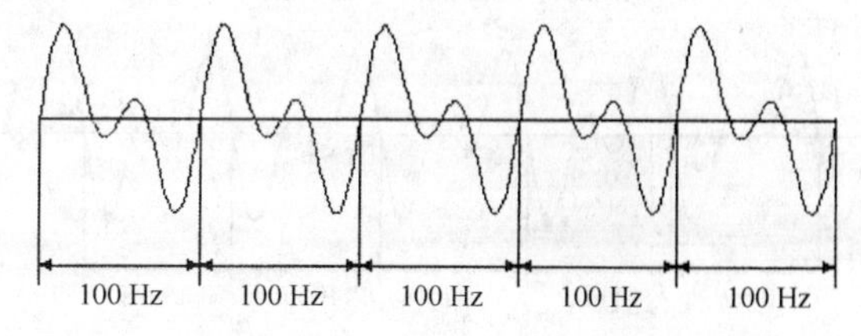

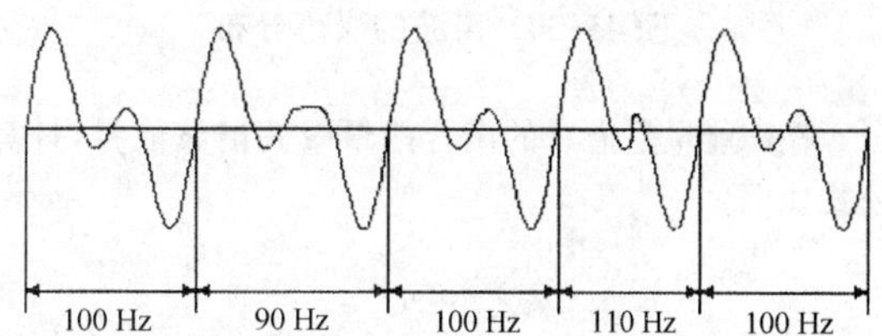

图 43-29　声波的基频变化

以往对基频微扰有 5 种计算公式,但只有以下这 3 种最常用。

$$\text{jitter} = \frac{100}{M-k+1}\sum_{n=1}^{M-k+1}\left|1-\frac{k^{*}x(n+m-1)}{\sum_{j=1}^{k}x(n+j-1)}\right|(\%) \tag{43.1}$$

k 是移动的平均长度(为>1 的整数),$m=(k+1)/2$,M 是周期数。

1) 基频微扰（RAP）的定义是移动平均数为3($k=3$)。

2) 基频微扰（PPQ）的定义是移动平均数为3($k=5$)。

3) 基频微扰（11p）的定义是移动平均数为3($k=11$)。

(4) 振幅微扰(shimmer)

振幅微扰是指声波振幅的变化率，它可以从测量声波振幅的峰-峰值获得。振幅微扰的单位是%，正常值<3%。计算公式与基频微扰的相似。

(5) 声门噪声能量(NNE)

声门噪声能量简称噪声能量。噪声能量是指在发音过程中声门漏气所产生的扰动噪声的程度。噪声能量的单位是 dB，正常值<10 dB。图 43-30 显示了一个夹杂噪声成分的声波。

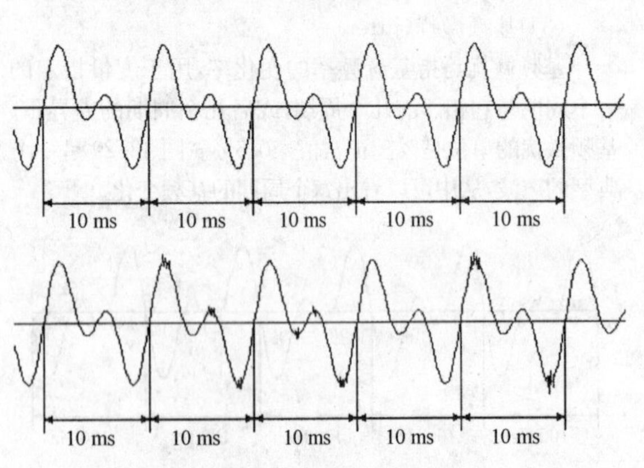

图 43-30　声波的噪声分布

噪声能量是指总的声音能量减去谐波能量，计算公式如下。

$$NNE = 10 * \log \frac{\sum_{n} w(n)^2}{\sum_{n} x(n)^2} + BL \text{ (dB)} \qquad (43.2)$$

$w(n)$代表噪声成分，$x(n)$代表声学信号，BL 为一常数，用于补偿滤波器中去除的噪声能量(谐噪比 HNR 是谐波能量与噪声能量的比值)。

(6) 比率(ratio)

比率是衡量声音信号在高频区域和低频区域强度差异的一个量，即低频区能量和高频区能量之比。比率的单位是%。

(7) 频谱(spectrum)和共振峰(formant)

采用快速傅利叶变换(功率谱)和线性预测算法(线性预测谱)获得的频谱，能显示声音能量随频率而变化的特性(即强度和频率的二维显示)。在进行言语分析时，声道的共鸣特性发生了变化，频谱中的一些频率得到共振加强，而另一些则被削弱减幅，这些被加强的共振频率域称为共振峰。它们揭示了声带振动与声道共振相互作用而产生的声学变化。

(8) 声谱图(spectrogram)

采用快速傅利叶变换和线性预测算法获得的声谱图具有三维特性，纵轴对应于频率，横轴对应于时间，图像黑白度正比于语音信号的能量。声谱图有 3 个特点：周期性、规律性和噪声成分。正常声谱图如图 43-31所示，基频周期性强，谐波有规律，高频区的噪声成分少。异常声谱图如图 43-32 所示，基频周期性差，谐波规律性差，高频区的噪声成分多。

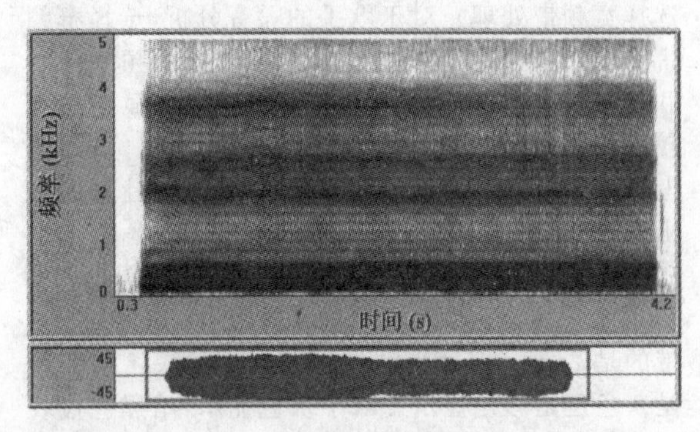

图 43-31　正常嗓音的声谱图(Dr. Speech™)

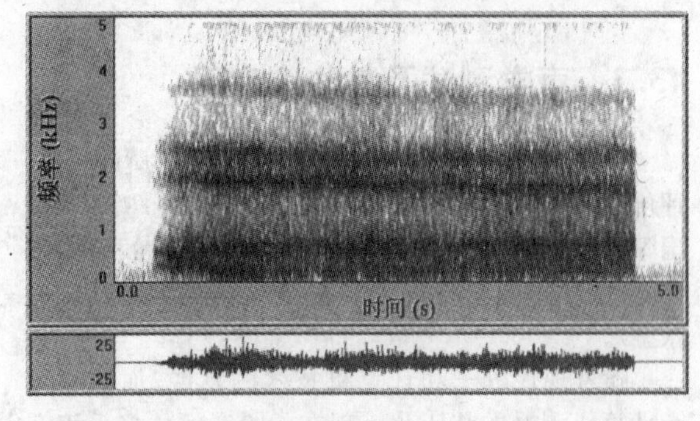

图 43-32　病理嗓音的声谱图(Dr. Speech™)

(9) 基频震颤和振幅震颤(F_0 and amplitude tremor)

从嗓音信号中可获得 1～15 Hz 的调制信号，例如基频震颤和振幅震颤这两个周期性参数，它们可能是声带神经源或者神经病学和生物力学相互作用的结果。

以上这些声学参数虽然反映了嗓音信号的不同方面，但它们之间又是相互依赖的，因此在分析正常与病理嗓音时被广泛采用。

43.3.2 重要参数的临床含义和数据库

(1) 基频

基频主要是由声带振动的速率决定的。声带振动部分的长度、声带组织的张力和声带质量的大小是决定基频的三大因素。当声带的振动部分越短，基频越大，音调增高。例如，喉蹼患者的基频比较高，小孩的基频也高于成人。当声带组织的张力增加时，环甲肌的运动增加，造成声带组织紧张，基频增加，音调增高。例如，沟状声带的基频比较高。当声带质量增加时，基频减小，音调降低。例如，声带息肉、声带小结和雷氏水肿的患者基频比较低。

(2) 基频微扰和振幅微扰

基频微扰和振幅微扰主要反映了嗓音信号的瞬时变化情况。大多数的嗓音专家认为这两个参数对声带振动时有意识的变化不敏感，而对声带振动时突然的无意识的变化则有明显反映。然而从临床的观点来看，这种无意识的声带变化主要来自于声带的各种损伤，或控制声带振动的神经元发生病变等。一般来说，病理嗓音较正常嗓音有更高的基频微扰值和振幅微扰值。我们还进一步发现，振幅微扰对声带的各种损伤都比较敏感，而基频微扰在反映声带麻痹或喉癌时更加敏感。

(3) 噪声能量(NNE)

声门的不完全关闭可能由声带病理性变化或功能性问题所造成。常用的度量噪声程度的参数有两种：噪声能量(NNE)和谐噪比(HNR)。一般认为，在检测嗓音疾病时，噪声能量比谐噪比更灵敏，因此噪声能量在区分病理和正常嗓音时更有效，直接反映了声带的闭合程度。

(4) 嗓音数据库

为建立病理嗓音数据库，我们对 2 937 个正常者和 902 个嗓音障碍患者进行了电声学数字录音，并储存于计算机硬盘中。图 43-33 是一个用噪声能量值来区

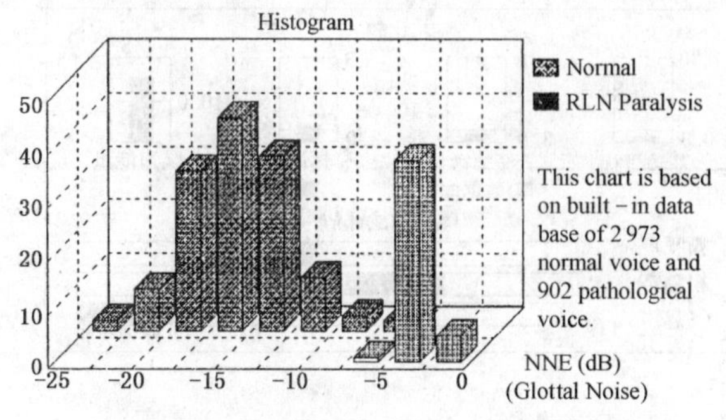

图 43-33 喉返神经麻痹(RLN)的声学样板

分正常者与喉返神经麻痹患者的声学样板。图 43-34 是一个用基频微扰值和噪声能量值来区分正常者和声门癌患者的声学样板。

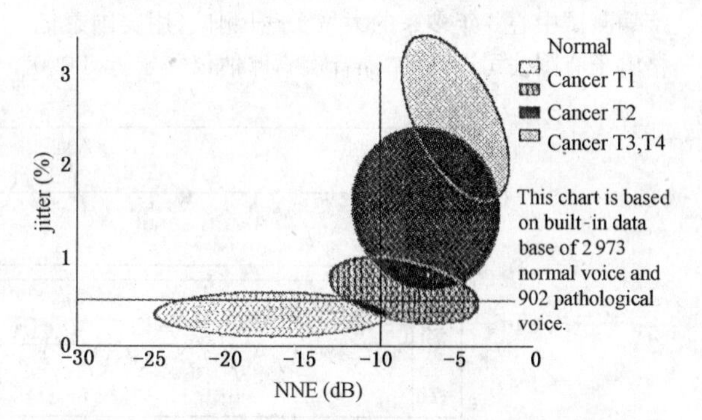

图 43-34 声门癌的声学样板

为了进一步地评价声学测量的有效性和可靠性，我们作了统计，结果如表 43-1 所示。

表 43-1 嗓音病理数据库

	被检测为正常的例数	被检测为病理的例数	总 数
正常者	2 685	252	2 937
声门癌 T_1	13	49	62
声门癌 T_2	1	23	24
声门癌 $T_{3\sim4}$	0	18	18
声带小结	26	52	78
声带息肉	21	55	76
喉返神经麻痹	5	30	35

43.3.3 声学测试的临床意义

由于嗓音具有多维性，因此仅用一个声学参数(如基频微扰或噪声能量)是不足以全面反映病理嗓音的，采用数个声学参数的多维分析在描述病理嗓音时将更为准确。通过声学参数的多维分析，对嗓音的质量进行定量的评价，临床应用的结论是：

1) 基频微扰(jitter)主要反映粗糙声程度，其次是嘶哑声程度。

2) 振幅微扰(shimmer)主要反映嘶哑声程度。

3) 噪声能量(NNE)主要反映气息声程度，其次是嘶哑声程度。

4) 嘶哑声是气息声和粗糙声的组合。

5) 声谱图分析可以发现病人的早期声嘶，以及嘶哑程度。

6）各种参数可用于治疗前后的比较，手术疗效的评估。

经复旦大学附属眼耳鼻喉科医院泰亿格嗓音言语疾病测试中心3年多来的大量实践，测试（用美国泰亿格电子有限公司设计的“嗓音疾病评估仪”）了近8 000例病人，获得了丰富的经验。图43-35是对一个喉癌病人所做的全面的声学分析。

嗓音疾病评估仪可以直接从声学信号中提取声门噪声能量，这个参数很好地解释了声带的闭合情况，图43-35(1)显示了从声音信号中提取声门噪声的功能。

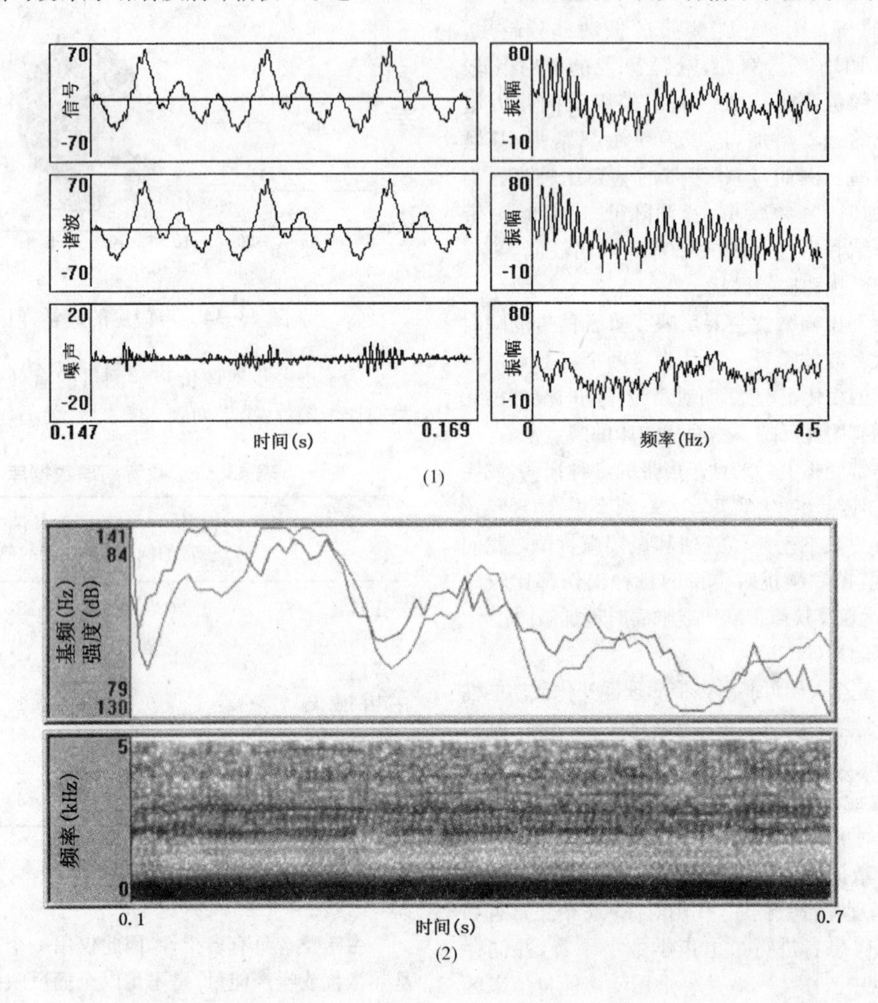

(1)

(2)

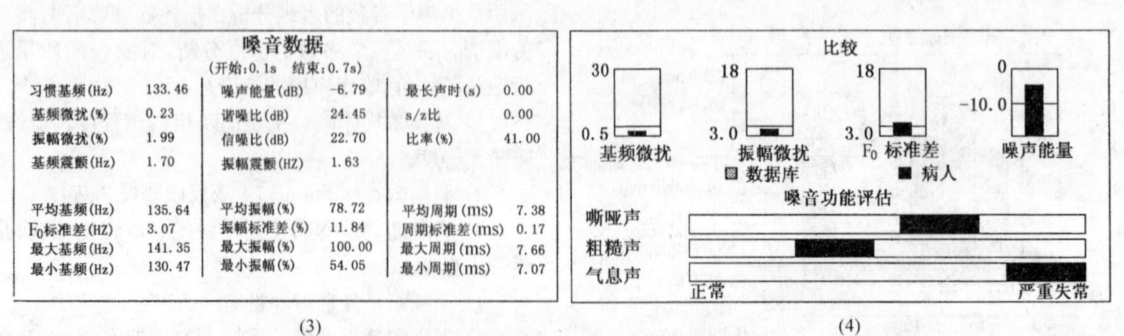

噪音数据

（开始：0.1s　结束：0.7s）

习惯基频(Hz)	133.46	噪声能量(dB)	-6.79	最长声时(s)	0.00
基频微扰(%)	0.23	谐噪比(dB)	24.45	s/z比	0.00
振幅微扰(%)	1.99	信噪比(dB)	22.70	比率(%)	41.00
基频震颤(Hz)	1.70	振幅震颤(HZ)	1.63		
平均基频(Hz)	135.64	平均振幅(%)	78.72	平均周期(ms)	7.38
F_0标准差(HZ)	3.07	振幅标准差(%)	11.84	周期标准差(ms)	0.17
最大基频(Hz)	141.35	最大振幅(%)	100.00	最大周期(ms)	7.66
最小基频(Hz)	130.47	最小振幅(%)	54.05	最小周期(ms)	7.07

(3)　　　　(4)

图 43-35　喉癌声学参数(Dr. Speech^{TM})

F_0 = 136.3, jitter = 0.26, shimmer = 2.12, NNE = −4.28 dB

因而当医师听到和看到声门噪声时，能够更准确地判断嗓音质量，这在声学测试领域是个飞跃。在图 43-35(2)中，窗口上方显示了声音的基频和强度随时间的变化情况，窗口下方是频谱显示。图 43-35(3)列出了病人所有的声学参数。将这些参数与已建立的嗓音数据库进行比较之后，就获得了音质的定量评估，如图 43-35(4)所示，窗口上方是病人的四个重要参数和正常值范围，窗口下方是音质的评估（粗糙声、气息声和嘶哑声）。

嗓音疾病评估仪还有个重要功能，称之为临床疗效跟踪，可以比较各个疗程的嗓音变化，或是手术前后的比较。从图 43-36 中可见，这个息肉病人在术前有较高的基频微扰和噪声能量值，在术后均有下降，说明了音质的提高。所以气息声大幅度好转，嘶哑声和粗糙声也有不同程度的好转。

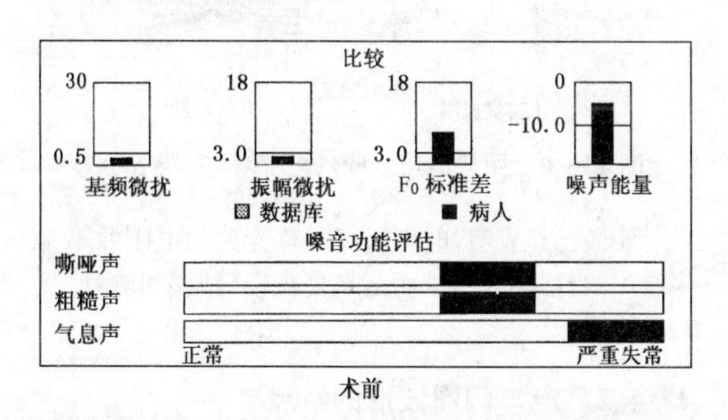

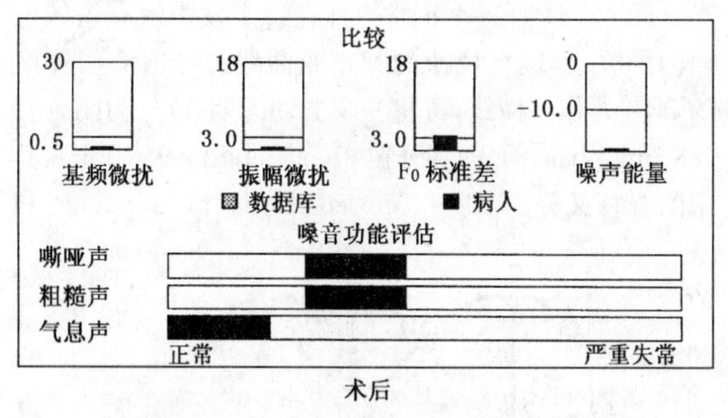

图 43-36 声带息肉病人的音质评估（男，47 岁）(Dr. Speech™)

下面是几个典型病人的声学分析结果。图 43-37 是一个男声女调病人的治疗前后比较，进步非常明显，尤其是基频从 280 Hz 降到了 157 Hz。图 43-38 是一个喉乳头状瘤病人的术后声学测试，还有轻微的气息声。图 43-39 是一个喉癌病人的术前声学测试，基频消失，而且噪声过量，说明病情严重。

总之，嗓音疾病评估仪能进行基频、强度、基频微扰、振幅微扰、声门噪声、比率、震颤和频谱等的声学分析，可用来评估手术疗效和跟踪治疗进程。

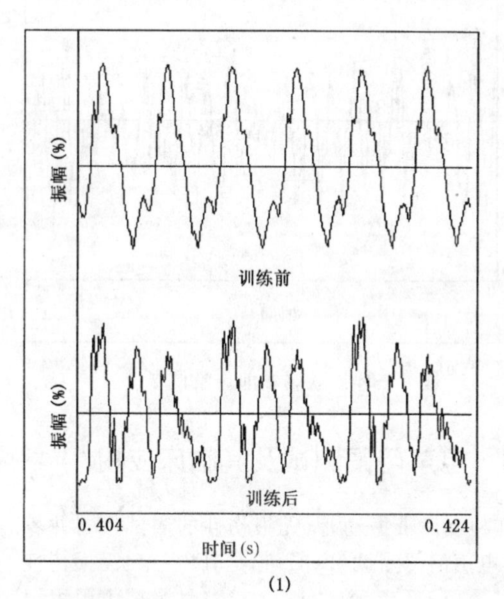

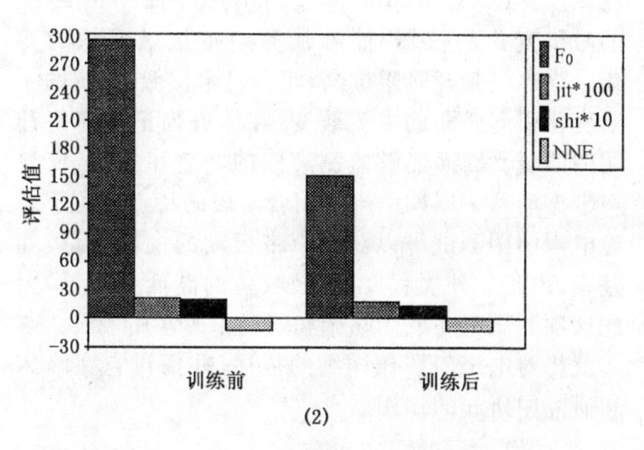

图 43-37 男声女调患者治疗前后的声学测试

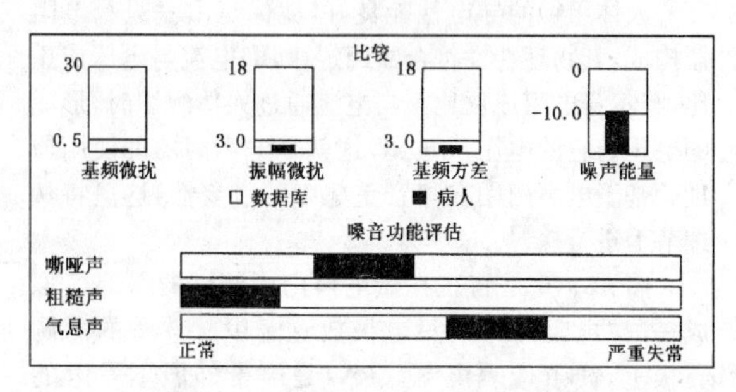

图 43-38 喉乳头状瘤术后声学测试

$F_0 = 154$, jitter $= 0.15$, NNE $= -9.7$

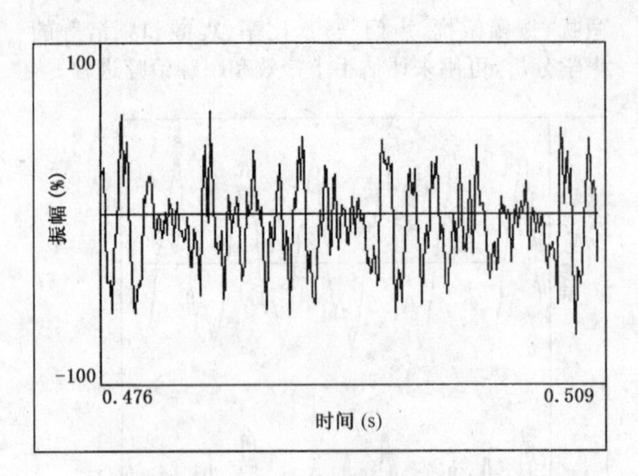

图 43-39　喉癌术前声学测试

43.4　电声门图测试及其临床应用

在检测声带振动时，无损伤性的测试仪器并不多，但电声门图测试(EGG)正是其中一项无损伤性测试仪。EGG(electroglottography)是测试声门组织的阻抗变化的仪器，能够检测声带接触面积的变化。当声门张开时阻抗高，闭合时阻抗低，阻抗的不断变化引起微弱的电流改变，在体表描记出声门开闭的曲线。因而能够监测声门的开启和关闭，反映声带振动每一周期中声门闭合阶段的特点。由于通过电声门图测试可以获得声带振动的大量信息，如基频、声带的外展程度，以及喉位的高低变化等，因此这项测试正在成为临床和研究中的常用手段。本节就将对电声门图作详细的描述，并探讨它在临床和研究中所起的作用。

43.4.1　电声门图的原理

人体组织的导电性能良好，就像是由一只只电阻器构成，其物理特性符合欧姆定律，即电流与电压成正比，与本身电阻成反比。当电流通过人体组织时，形成的电压与它的电阻成正比，这就是电声门图的使用原理。基于电声门图在嗓音重建中的重要性，这里将从细节上进行探讨。

图 43-40 是将正在做电声门图测试的喉部模拟成一只“电阻器”，两只电极放置于甲状软骨的两侧翼板上，线条代表电流。(A)是声带外展不发声的位置，由于空气是极佳的绝缘体，因此电流不能直接横向穿过声门区，而只能绕过更长的路径来通过声门。(B)是杓状软骨内收刚开始接触的位置，此时电流的传导性能一般。(C) 而声带振动的闭合相是电流传导最佳的阶段，在每个周期的闭合阶段(起码是自然音区)，声带接触的程度都是从最小(C_1)变化到最大(C_2)。电流通过的路径越长，电阻越大；传导体的截面积越小，电阻也越小。在此基础上可以认为，跨声门的阻抗总是随着声带位置的变化(从 A 到 C_2)而不断下降(但非线性)，这已经在实践中得到证明。

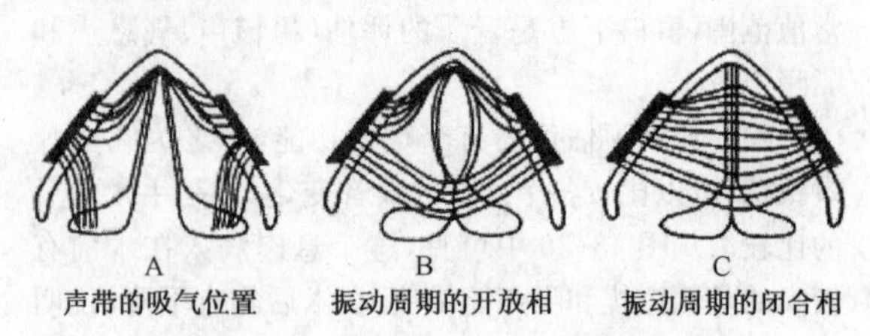

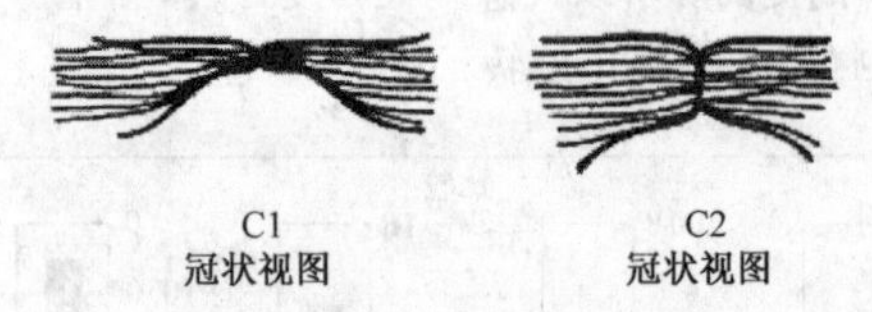

图 43-40　两只电极之间的电流(用实线表示)

实验已经表明，电声门图所感受到的电阻并不是来自声门打开的区域，而是来自声带(粘膜和软骨)接触的表面。

43.4.2　电声门图波形的特点

图 43-41 是一个正常男性在稳定发声时获得的电声门图波，呈现有规律的类正弦曲线。在电声门图波的 25%处作一横线，可将一个振动周期(t)分为闭合相(closing phase, CP)和开放相(opening phase, OP)，其中闭合相又分为渐闭相(closed closing phase, CCP)和

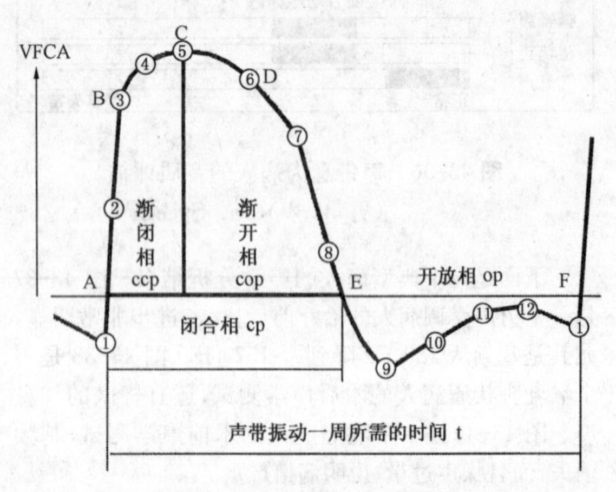

图 43-41　正常的 EGG 波形

渐开相(closed opening phase, COP)。VFCA 代表声带的接触面积。其特点是渐闭相曲线陡直上升(A-B);渐开相曲线呈弧度状缓慢下降(C-D-E);有完整的开放相(E-F)。

在该图中,电阻越大,曲线的走向越往下,因此,曲线的向上移动说明声带接触(闭合)程度的增加。有的文献将电声门图波的下降描述为声带接触的过程,对此还没有达成共识。所以,目前当务之急是证实各种论文对电声门图波解释的正确性,并且通过电声门图波来预示声门打开和关闭的趋势。

图 43-42 是一个正常人的电声门图和动态喉镜的同步测试结果。声门开放大小和跨声门阻抗的对应关系一目了然。

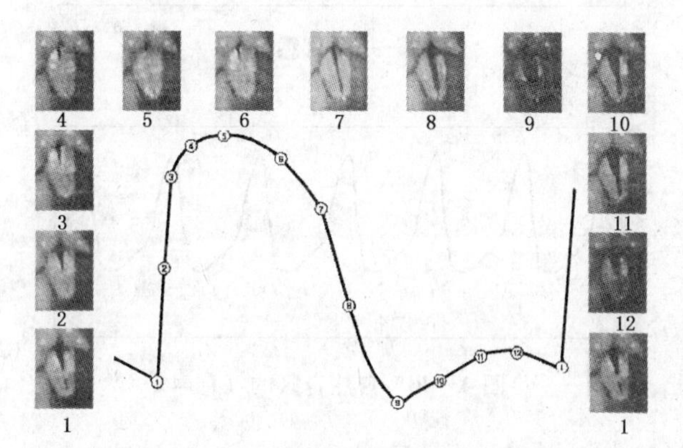

图 43-42 声带的电声门图测试和动态喉镜检查的同步视图

图 43-43 是声带的冠状视图和电声门图波,显示了声带的各个接触段(主要是闭合相)在电声门图波形上的对应点。注意:闭合相是在跨声门阻抗的快速下降中开始的,首先为两侧声带下缘的粘膜层相互接触,粘膜波迅速向水平方向扩展,使声门阻抗急速下降,造成电声门图波的上升时间(Ⅰ-Ⅱ)很短。紧接着,声带的接触面积增加了(Ⅱ-Ⅲ),形成了波峰。然后,接触面积逐渐减少(Ⅲ-Ⅴ),阻抗增加,直到声带完全分开(Ⅵ)。

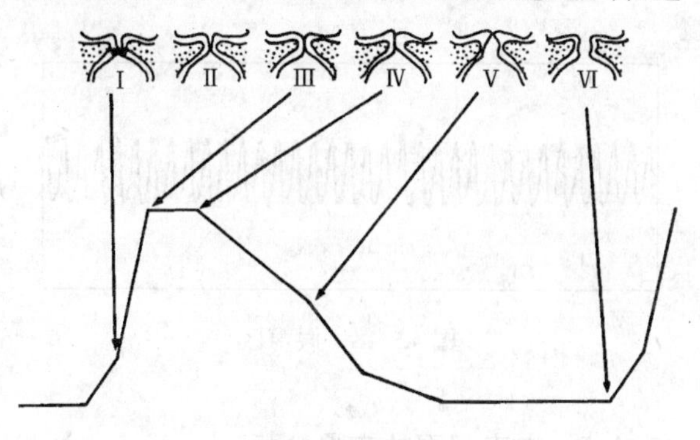

图 43-43 声带接触的不同阶段和 EGG 波形对应点的关系

以上两张图很少反映声带开放相的信息,一般认为电声门图主要反映声带整个闭合相的活动情况。电声门图波的重要性在于它代表了声带的运动。对波形的主要特点以及它们所说明的问题,已经有了大量研究。正如上所述,曲线不是反映声门的大小,而是反映声带的接触面积。在发声时,声带游离缘做的是一种复合运动,接触过程是相当复杂的,难以一言概之。所以就不奇怪,为什么有关电声门图波的解释至今仍是重要的讨论课题。

43.4.3 电声门图的使用

电声门图的硬件如图 43-44 所示。电声门图的测试方法虽然很简单,但在使用中还是有一些讲究。

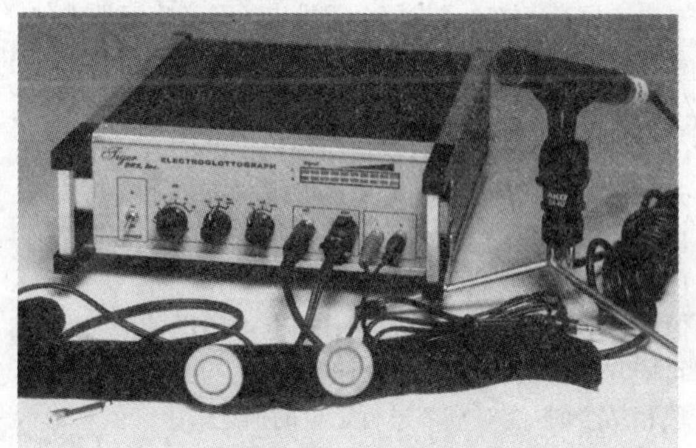

图 43-44 EGG 的硬件

放置电极有一定要求,一般置于甲状软骨的两侧(靠近声带位置)。在发声过程中可以不断地调节电极位置,当显示的波形最大时,信号最佳,电极位置也是最佳,获得的波形应该是振幅最大,没有外来噪声的干扰,而且基线比较稳定。尽管所有电声门图的电路设计都对非发声信号有过滤作用,并对基线的飘动有补偿作用,但是它对人为的移动仍然非常敏感。因此,病人在测试时应该较好地配合,以减少头部的晃动。由于电声门图是通过声门阻抗的变化来进行测试,所以下面这些因素是必须要考虑和加以控制的。

(1) 电极位置

将电极放置于声带位置时,电声门图的信噪比最佳。

(2) 皮肤-电极间的阻抗

皮肤表面和电极之间也存在阻抗,如果电极的阻抗保持稳定,影响还不大,因为电声门图的高通滤波特性会滤掉一些小的干扰,但如果电极的阻抗有瞬时的变化,电声门图信号就会部分失真。所以在测试时,电极必须保持清洁,而且必须牢固安放在恰当的位置上。

(3) 脂肪组织

脂肪的传导性很差,皮肤下面厚厚的脂肪层会使电声门图信号严重衰减。

(4) 喉部的垂直位移

喉部的位置会随着发音方法(尤其是基频)的改变而上下移动,影响电极准确获得声门区域的电声门图波。如果在比较不同音调的发声时,对波形的解释应该谨慎。

(5) 头位的移动

头位的移动会改变颈部结构,直接影响测试结果。虽然电声门图具有高通滤波的特性,但是一些人为的因素仍不能避免。所以将测试者的头位相对固定是很重要的。

(6) 录取波形

美国泰亿格电子有限公司推出的嗓音疾病评估仪,能在电脑上对电声门图波形进行编辑、存储、分析和比较。

关于电声门图测试,有以下经过证明的结论:① 在声带的振动周期,电声门图提供的闭合相的信息远多于开放相的信息,尤其是提供了声带垂直方向上的接触信息;② 电声门图不可能准确揭示声带开放或闭合的瞬间,但能肯定的是,当波峰出现(阻抗最小)时,说明声带的闭合最紧密;③ 电声门图的波形异常可能与嗓音疾病有关;④ 当电声门图与其他的测试手段相结合时,能对喉部进行定量的描述。

43.4.4 不同音质的电声门图

一般来说,音域是由发声的基本频率决定的,根据声带振动的不同方式,将人的音域,按从低到高顺序,可依次分为气泡音区、自然音区和假声区;自然音区还可再分为:胸声区、中声区和头声区。

以下几张图是一个正常男性的不同音质的电声门图波(都是发持续的元音/ae/)。图 43-45 是正常的自然音区,声门关闭时,渐闭相曲线陡峭上升,渐开相曲线呈弧度状缓慢下降。经研究发现,渐开相这个明显的弧度与声门气流的突然冲出有关,因而电声门图波形必须在这点上分界。图中比较平坦的部分是声门的开放期。

气息声的电声门图如图 43-46 所示,有一个很长的开放相,波形底部的平坦部分相对较长。如果气息声特别严重,甚至有可能使得声带没有相互的接触,但这种情况不是图 43-46 所表现的。气泡音区(发声时,声带振动缺乏规律性)的电声门图波如图 43-47 所示,开放相比闭合相长得多。假声区的电声门图波如图43-48 所示,波形非常狭小,外形接近正弦曲线。假声的特征是声带被拉薄,甚至没有完全的闭合。因为电声门图测试完全是无损伤性的,所以现在已越来越引起医生们的兴趣,不仅用它来研究喉的正常功能,还更多地将它用在病理诊断和嗓音治疗上。

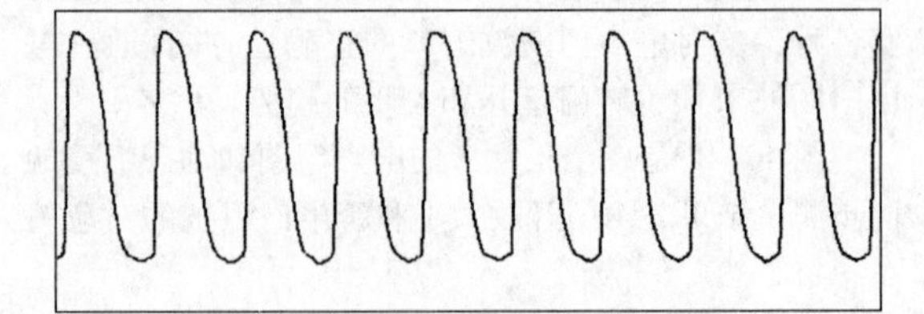

图 43-45 自然音区

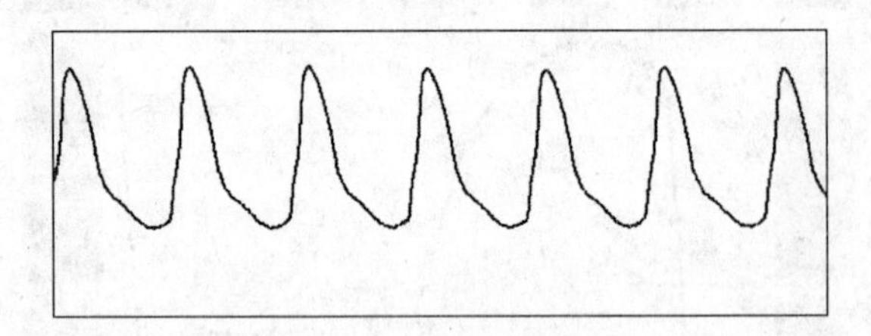

图 43-46 自然音区的气息声

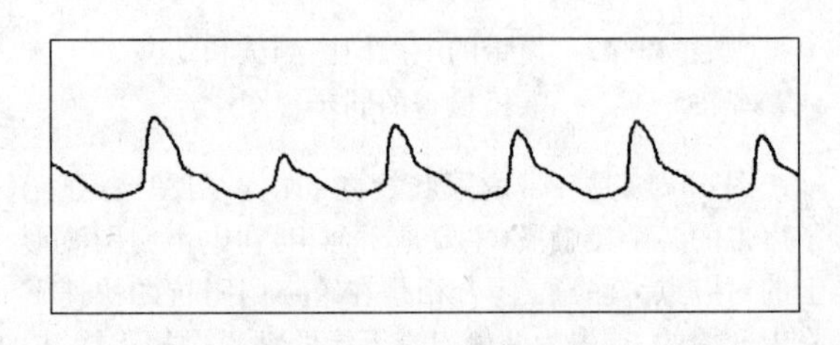

图 43-47 气泡音区波

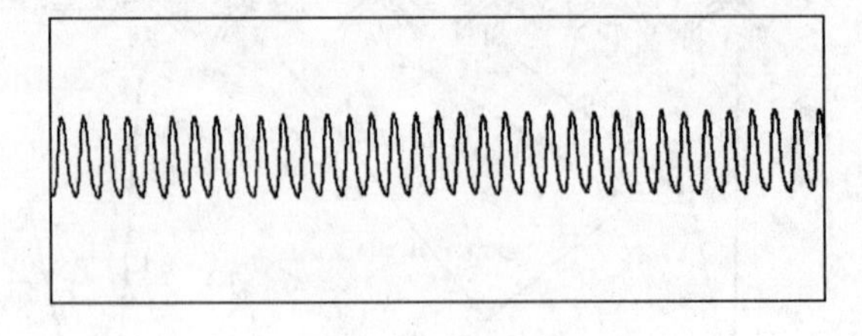

图 43-48 假声区

43.4.5 电声门图的定量分析

可以通过“读图”来分析电声门图波,进行如下评估：① 电声门图波幅的高低不一与微小干扰有关（如声带分泌物）；② 渐闭相曲线的快速陡峭上升，说明有良好的声激励和较高的发声效率；③ 渐闭相的时间应该比渐开相短得多；④ 闭合时间的长短与无阻尼的谱峰有关。以下是10个电声门图参数，经常被用来描述正常与病理嗓音。

（1）电声门图信号的基频（EGG-F_0）

EGG-F_0 是声带作周期性振动的速度测量值。单位是赫兹（Hz），指一秒钟内声带振动的次数。

（2）电声门图信号的基频统计值

基频标准差（standard deviation of EGG-F_0）是对EGG-F_0 标准偏差值的测量。

最大基频（max. EGG-F_0）是对 EGG-F_0 最大值的测量。

最小基频（min. EGG-F_0）是对 EGG-F_0 最小值的测量。

习惯基频（mode. EGG-F_0）是对 EGG-F_0 最频值的测量。

（3）电声门图信号的基频微扰（EGG-jitter）

EGG-jitter 是测量电声门图信号的相邻周期间的基频变化。

（4）电声门图信号的振幅微扰（EGG-shimmer）

EGG-shimmer 是测量电声门图信号的相邻周期间的振幅变化。

（5）接触率（contact quotient，CQ）

CQ 是测量声带振动时声门的闭合程度。CQ 的计算公式为

$$\mathrm{CQ} = \frac{cp}{t}$$

cp 代表闭合相，t 代表声带振动的一个周期。

（6）接触幂（contact index，CI）

CI 是测量声带振动时渐闭相与渐开相的对称度。CI 的计算公式为

$$\mathrm{CI} = \frac{ccp - cop}{cp}$$

ccp 代表渐闭相，cop 代表渐开相，cp 代表闭合相。

（7）接触率微扰（contact quotient perturbation，CQP）

CQP 是测量相邻振动周期间 CQ 的扰动度。

（8）接触幂微扰（contact index perturbation，CIP）

CIP 是测量相邻振动周期间 CI 的扰动度。

（9）电声门图信号的噪声能量（EGG-NNE）

电声门图信号的标准噪声能量（EGG-NNE）的计算公式为

$$\mathrm{EGG-NNE} = 10\log\frac{\sum_n w(n)^2}{\sum_n x(n)^2} + BL \quad (\mathrm{dB})$$

$w(n)$ 代表“肌肉”的噪声成分，$x(n)$ 代表电声门图信号，BL 为一常数，用于补偿滤波器中去除的噪声能量。该公式与声学信号的计算方法相似，只是分析对象换成了电声门图信号。

（10）基频震颤（EGG-F_0 tremor）和振幅震颤（EGG-amp tremor）

从电声门图信号中可获得1～15 Hz调制的周期性参数，如基频震颤和振幅震颤，它们可能是声带神经源或者神经病学和生物力学相互作用的结果。

电声门图主要是测试声带接触时的喉部运动情况，从电声门图信号中可以获知声带是否振动。CQ 反映了声带的闭合程度，CP 反映了声带振动的对称性，CQP 和 CIP 反映了声带振动的规律性以及声带接触段的周期性变化。

43.4.6 电声门图测试的临床意义

经复旦大学附属眼耳鼻喉科医院泰亿格嗓音言语疾病测试中心3年多来的大量实践，用电声门图测试了近8 000例病人，如图43-49所示。获得了以下初步经验：① 反映声带闭合相的运动状况，弥补内镜检查的不足；② CQ 主要反映声带水平方向上的开闭，无论男女，随着发声频率的提高，声带被拉长，双侧声带接触面积减小，闭合度降低，CQ 值下降；③ CI 在一定程度上体现了声带开闭运动在垂直面上的相位差，该参数对声带麻痹非常敏感；④ 如果声带的关闭和开放有规律，微扰量就低，即 CQP 和 CIP 的值较小；⑤ 测试声带粘膜波的接触性，反映粘膜波运动是否规则；⑥ 测试方便无创，不受上声道干扰，更符合声带振动测量的要求，适合儿童等各种不宜作喉镜检查的病人；⑦ 电声门图波形异常的类型与声带病变的位置和大小有关，通过与正常波形进行比较之后，能客观地获得病人声带的信息。特别能够捕捉间接喉镜检查时易遗漏的声带下缘或前联合的病变，尤其能够提供声带麻痹的证据。见图43-50，43-51，43-52，43-53，43-54所示。

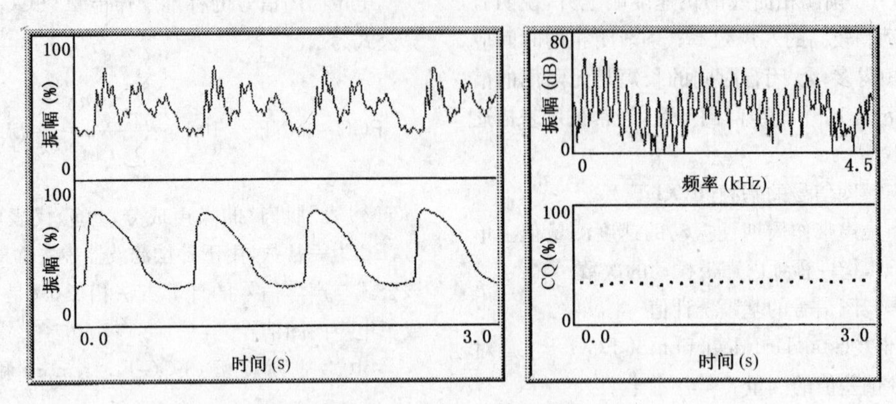

图 43-49　电声门图测试

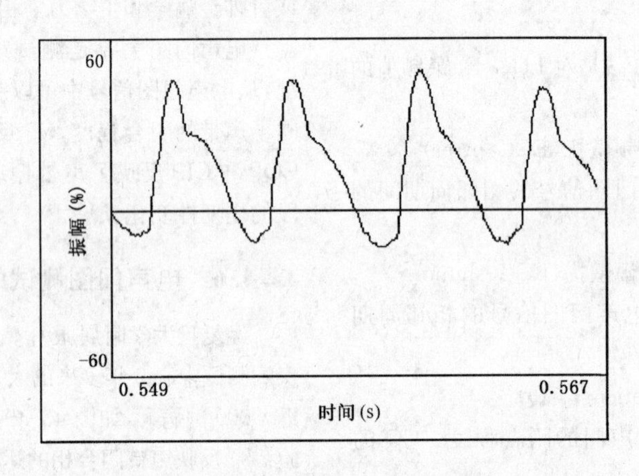

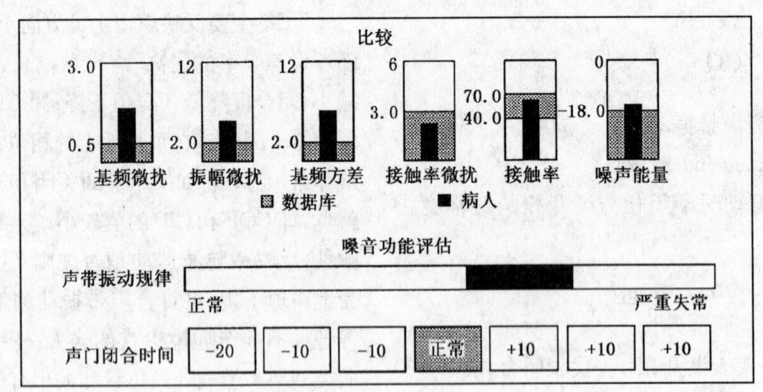

图 43-50　喉癌(男，66 岁)

电声门图波不正常，其 EGG 参数　F_0＝211.3；CQ＝63，3；CI＝－0.40；CIP＝2.17

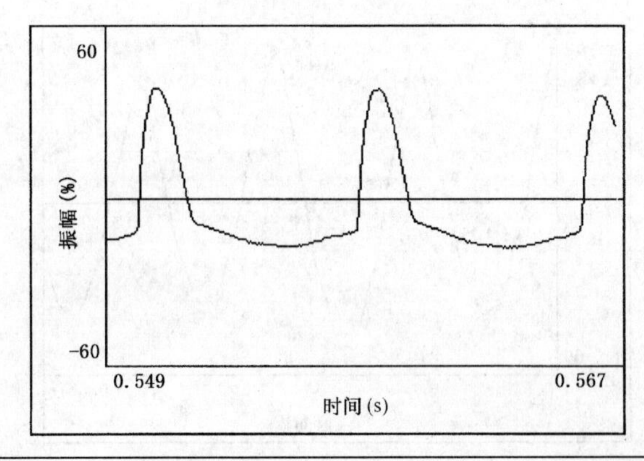

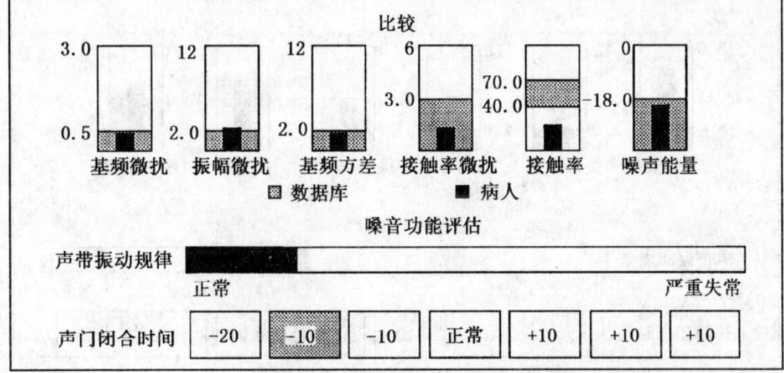

图 43-51 左声带麻痹(男,21 岁)

电声门图波不正常,其 EGG 参数 F_0=142.7; CQ=21,2; CI=−0.29; CIP=1.15

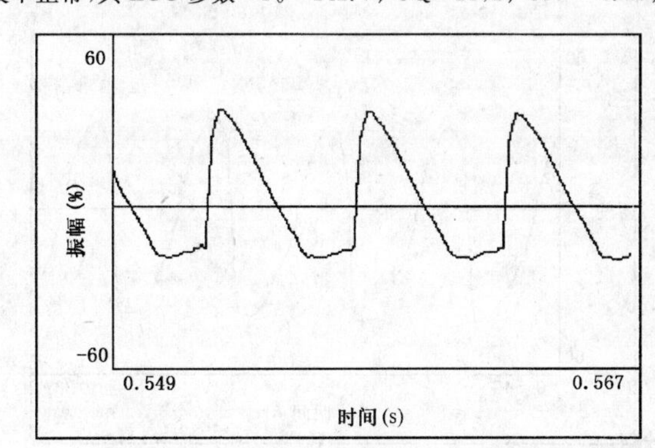

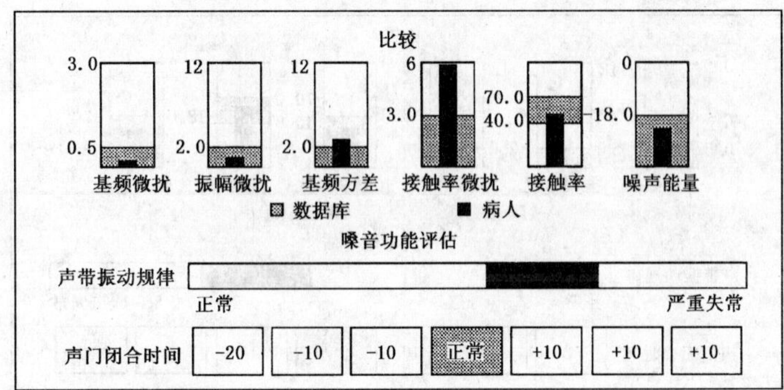

图 43-52 中段广基息肉(女,40 岁)

电声门图波不正常,其 EGG 参数 F_0=256.2; CQ=51,6; CI=−0.38; CIP=24.1

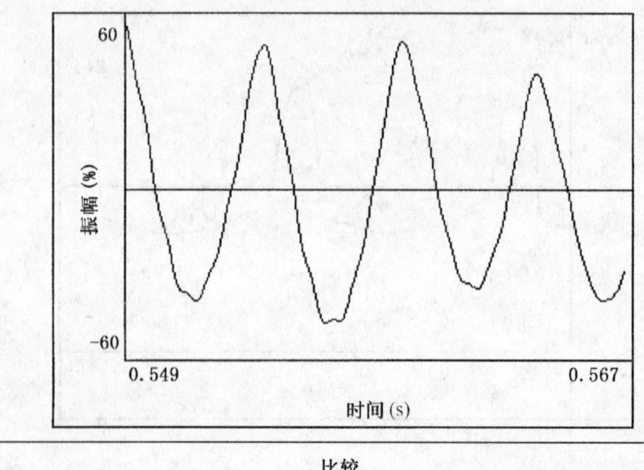

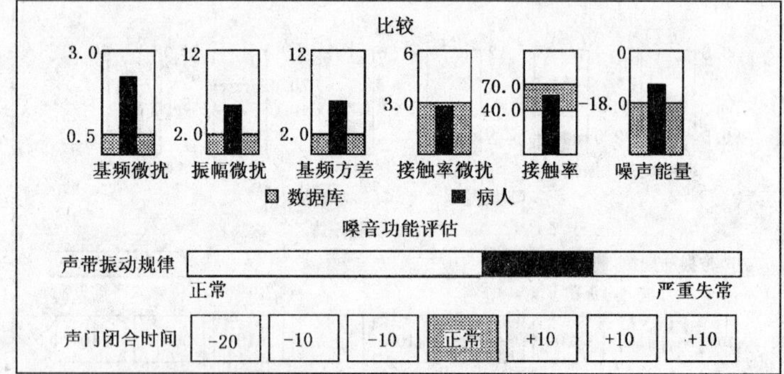

图 43-53　发食管音(男,21 岁)

电声门图波不正常,其 EGG 参数　F_0=89.9; CQ=57,4; CI=-0.06; CIP=2.71

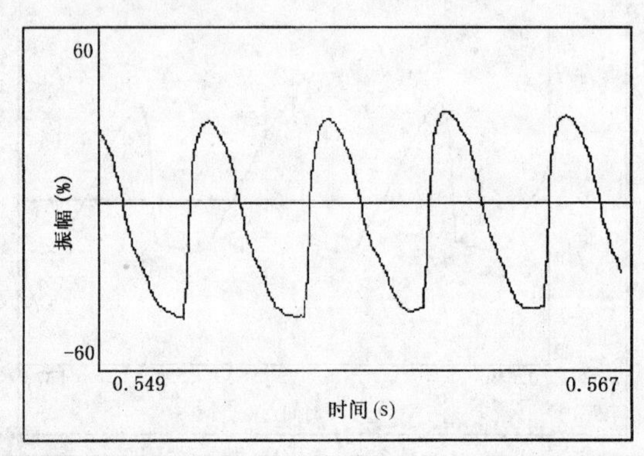

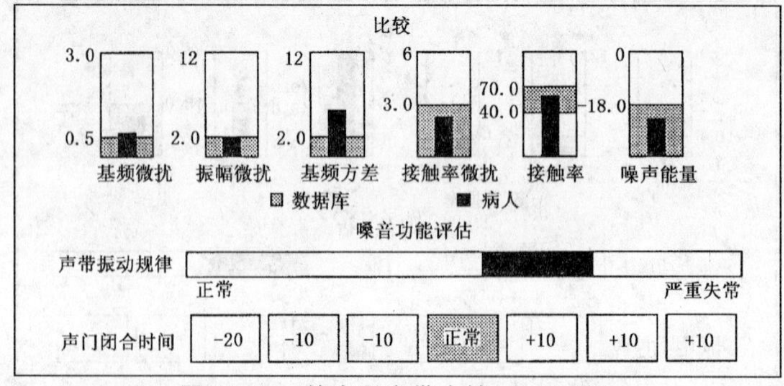

图 43-54　前中段声带小结(女,40 岁)

电声门图波不正常,其 EGG 参数　F_0=268.8; CQ=60,6; CI=-0.46; CIP=2.1

电声门图测试在国内的应用很有限，尚有许多未知的地方。但由于它能完整记录声带振动时每个周期的运动轨迹，察觉声带上细微的变化，因而目前已能较好地为临床诊断服务，能对嗓音疾病作出定量评价，也能在各种发声障碍患者的治疗中发挥作用。虽然它在检测时有易受干扰、不能判断具体病因等缺陷，但它的优点也是其他医疗仪器所不能替代的。相信在不久的将来，电声门图测试必将能在中国的耳鼻喉科领域发挥越来越大的作用。

43.5　喉内镜及其临床应用

在19世纪中叶以前，观察声带活动一直是件神秘的事情。直到1854年，Manuel Garcia使用一套复杂的镜子，在太阳光下首次成功地观察到了声带，这就是喉科学的开始。1939年，Jean Tarneaud写了第一本有关声带振动的书。而后的Paul Moore和Hans von Leden是对声带进行摄像的先驱。20世纪70年代早期，日本的Sato、Isshiki和Hirano发明了纤维喉镜的检查。80年代早期，Gould、Feder、Brewer、Colton、Sata loff等人对喉功能和嗓音的基础及其相关课题进行了大力的推广。在过去5年里，耳鼻喉科领域新增了一些测试手段。在1998年，Daniel Huang（黄昭鸣）设计的频闪喉镜计算机图像处理系统，能很方便地进行内镜、声学和电声门图的定量检测，帮助喉科医师和嗓音病理医师对喉部疾病作出正确的诊断，或监视治疗的全过程。还可以记录病人的个人信息，如姓名、住址、就诊次数、病因、测试结果等等。该系统可以从内镜（硬管或软管）、摄像机或录像机中获取图像。在电脑上观察声带振动的动相和静相，研究振动生理，有助于临床声带粘连、浸润性病变及声带麻痹的诊断，对喉显微手术具有一定的指导作用，帮助医师及时诊断和治疗各种声带疾患。能更好地研究喉的发声功能和呼吸功能。

43.5.1　喉的检查法

目前，喉部疾病的检查和诊断方法较多。有些损伤性的方法如显微喉镜，已不再用于检查，大多在手术时应用。当需要切除早期或晚期的恶性病变时，这些侵入性的手段还是行之有效的。检查喉部功能的方法多种多样，每一种都能加深我们对喉功能、病理嗓音和发声机制的了解。在过去的20多年中，喉科领域增加了一些新的检查方法（图43-55）。

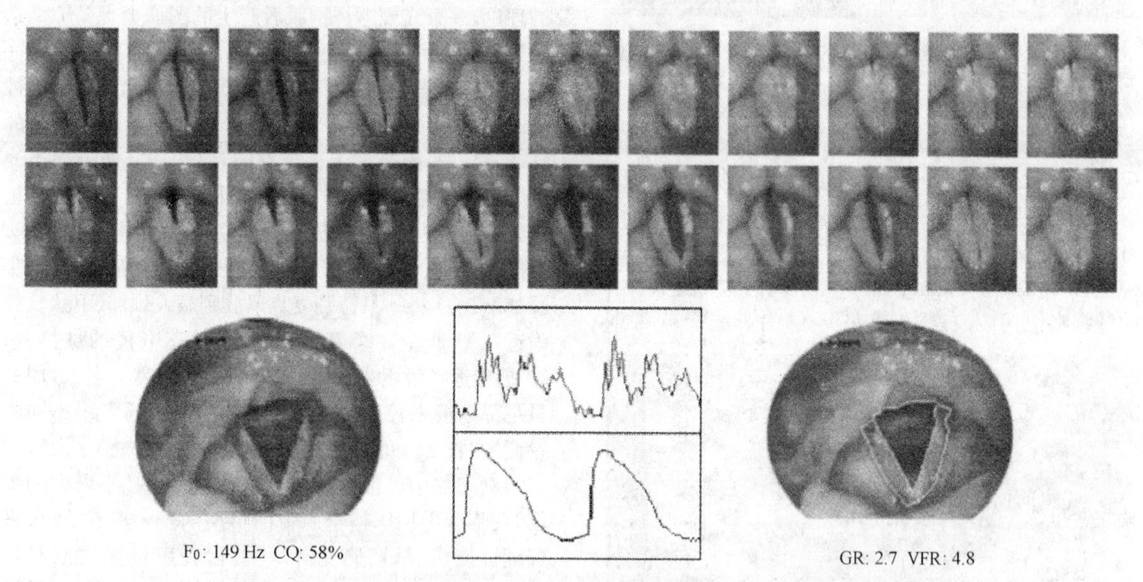

图43-55　使用内镜和电声门图检查发声前和发声时的声带状况（Dr. Speech™）
（上方：动态喉镜；左下方和右下方：喉镜；中下方：声音和电声门图信号）

（1）间接喉镜

间接喉镜检查是最常用的喉部检查法，是将间接喉镜置于口咽部，通过镜中的影像来观察喉部，代替了Manuel Garcia在1854年所使用的太阳光。检查时，受检者必须将舌前伸，提高音调发“衣”音，使会厌上举，可以清楚地观察到整个喉部。这种检查能够看清喉的粘膜色泽，以及声带的更多情况，但不能获得有关发声状态的一些信息。

(2) 望远喉镜

望远喉镜(硬管内镜)检查可以对喉部病理作出较为准确的评估,它可以通过调节焦距(从零到无穷大)来获得一个广角的和清晰的图像。许多望远喉镜都有一个固定的焦距,通过一只缩放镜来调节。检查方法与间接喉镜的检查相似。如图 43 56 所见,在受检者呼吸或发"衣"的同时,通过一根硬管来观察声带。它的主要优点是:能够放大真声带和假声带的图像,可以诊断出十分微小的损伤,如静脉曲张、软结节、轻微水肿等。

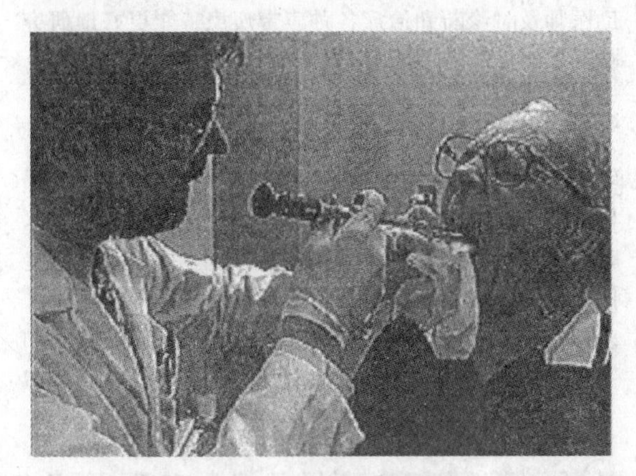

图 43-56 硬管内镜

(3) 纤维喉镜

如图 43-57 所示,纤维喉镜(软管内镜)是利用一束软性光学纤维,把光送达喉部的同时,也把图像送达眼睛或是摄影机。这种喉镜的外径为 2.7～4.2 mm。自 1990 年以来图像分辨率有了很大提高,使用纤维喉镜检查可以不需要麻醉。根据鼻中隔的大小选择不同的纤维喉镜,引入右鼻孔或左鼻孔,沿鼻底经鼻咽部,

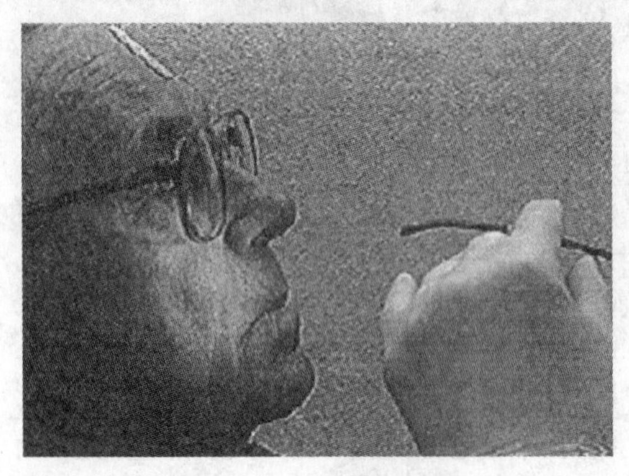

图 43-57 软管内镜

进入软腭上方,沿着舌和会厌缓慢伸至咽喉和声门处。纤维喉镜通常是垂直放置,其顶端可以调节,便于观察到整个喉部。在受检者呼吸时,可以把它慢慢移近声带,甚至进入声门区以达到更佳的视觉效果。有了电视纤维喉镜后,使得咽喉部的观察更加方便。

纤维喉镜的检查适用于间接喉镜检查不合作者,如恶心反射、舌背上拱或会厌上抬差等,这些情况一般多见于小孩。电视纤维喉镜能够将检查结果全部录下来,它的优点是:当病人在检查时,能够正常地说话或唱歌,甚至能够吹口哨或吹奏管乐器。但纤维喉镜也有两个缺点:① 在图像边缘有一个镜面失真;② 由于包裹纤维束的结构像蜂窝,因此在使用缩放镜时会降低图像的清晰度。

(4) 动态喉镜

动态喉镜用于喉科领域已超过一个世纪,最初是由 Oertel 于 1878 年在慕尼黑发明的。从一个旋转的带孔圆盘里发出周期性的光,观察声带的振动。1898 年,Mus Chold 在柏林通过动态喉镜获得了第一张喉部照片。另有许多人如 Seeman 在 1921 年,Tarnennd 在 1939 年,为动态喉镜的实际应用作出了突出的贡献。

动态喉镜主要是利用视觉的残留现象,根据 Talbot 的理论,一束光到达视网膜后产生的图像会保持 0.2 s,如果有一系列的时间间隔＜0.2 s 的图像,就会给人一种连续的动态画面的感觉,因此就可以看到本来不能被人眼识别的声带振动。当动态光的频率与声带振动的频率一致时,声带看上去就好像是静止的,如果动态光的频率与声带振动的频率略有不同时,声带振动就会被分解成一段一段,整个振动周期就会像放"慢动作"镜头那样被看到。动态喉镜检查比望远喉镜更精确,操作步骤如下:① 将一只特别麦克风放到病人颈部(甲状软骨附近);② 产生一个基本频率,使动态喉镜的灯打开;③ 把望远喉镜引入嘴内,或把纤维喉镜鼻子引入,用一只足部踏板来控制光源的开启;④ 要求病人用不同的音调发"衣"音,每次至少持续2 s。

动态喉镜已经是喉科学和嗓音医学必不可少的工具,在临床上用以检查声带的早期病变:软节结、血管病理性损伤、早期癌变等,还能检查声带振动的对称性、规律性、周期性、振幅和粘膜波的活动情况,如早期癌变的粘膜波呈现冲浪板的形状。

43.5.2 喉内镜的计算机图像处理系统

由美国泰亿格电子有限公司开发的内镜诊察仪(Scope View),具有实时的录像和图像分析功能,是专为耳鼻喉科医师和嗓音病理医师设计的内镜图像处理

系统。内镜诊察仪可以帮助医师存储、分析、处理和打印喉部的图像。在计算机系统中,可以通过纤维喉镜、硬管内镜、显微镜、电视录像机或摄像机来摄取图像,其最主要的特点是,不需要任何额外的数字信号处理硬件,能在任何安装有视频捕捉卡和16位声卡的个人电脑上使用。

计算机多媒体技术和内镜结合的这项新技术,已经在喉部疾病的诊断和治疗中得到应用,使喉科医师和嗓音病理医师能够更好地合作。频闪喉镜计算机图像处理系统包括一个频闪光源、电声门图和临床软件"Scope View"(Tiger DRS),一只内镜(纤维喉镜或硬管喉镜)连接到一个内镜摄像头上,如图43-58所示。喉镜图像,电声门图和声学信号也可在电脑屏幕上同时显示。

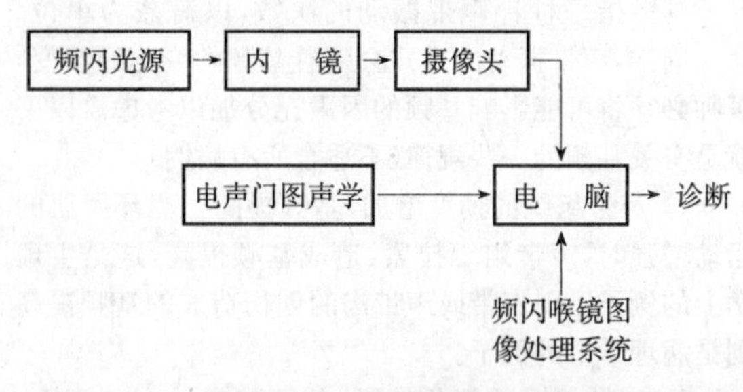

图43-58 频闪喉镜计算机图像处理系统的设备图

向病人说明检查目的后,仔细地将电声门图的电极放置于其甲状软骨翼板的两侧(靠近声带的位置)。要求病人尽可能以舒适的音调和响度发持续的元音/i/或/ae/。在频闪光源下录取喉部图像,同时也获取声学和电声门图的信号。重复进行,直至录到令人满意的结果为止。要求图像稳定,至少有四个连续的声带振动周期,并有相应的电声门波以用于临床定量分析。检测后马上就能获得大量的具有临床价值的客观信息,通过数字式图像分析技术获得喉部图像信息,通过数字式信号处理技术获得声学和电声门图信息。

内镜诊察仪不仅有着方便的用户界面,而且功能非常强大,诸如图像增强、双屏比较、滚动显示、快速打印、客观分析以及在放像的同时显示声音和电声门图信号等;还有图像编辑、多帧显示和报告功能,可使用户删除不需要的东西,打印所需的内容;图像可以方便地输送到录像机、zip或其他驱动器上,同时能够从视频图像上得到以象素为单位的声门面积;相比之下,改变图像亮度和对比度只是极小一部分功能,另外还有缩放和剪切功能,可获得所需的图像。

以下将阐述内镜诊察仪的功能特点。总的来说,内镜诊察仪并不仅仅局限于耳鼻喉科领域应用,对其他医学领域任何图像都能进行分析处理(如图43-59所示)。它具有一套功能广泛的软件,技术是全新的,所以也是一种全新的检查和教学方法。

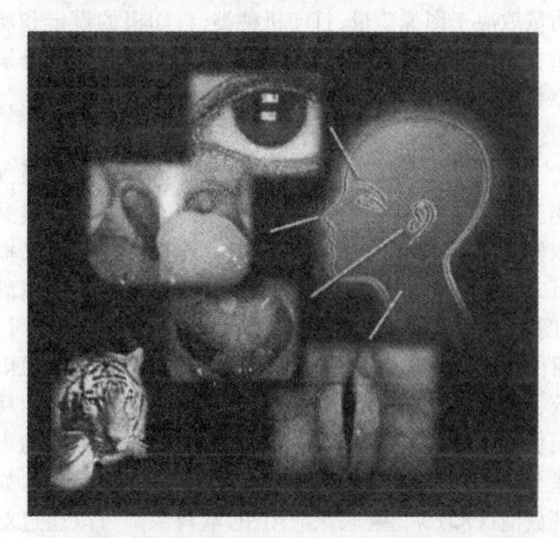

图43-59 内镜诊察仪的应用领域(Dr. Speech™)

(1) 多帧图像显示

从计算机屏幕上能得到一组色彩鲜明的图像。可以在录像的同时,录取声音和电声门图信号(图43-60,见插页);同样,也能在多帧模式下播放视频图像,同时显示多幅图像(图43-61,见插页),这样就可以模拟一个完整的声门开闭周期,研究声门的对称性。为了教学或其他目的,还可以把计算机图像转存到录像机上(图43-62,见插页)。

(2) 双屏比较

在同一屏幕上显示两个视频图像,可以对病人的手术前后进行比较,也可以对两个不同的病人进行比较(图43-63,见插页)。

(3) 快速编辑,图像存储

录取喉部图像后,把它保存为数字式图像,然后可以到视频窗口进行播放、编辑和观察。编辑功能中最重要的特征是剪切,可以选择需要的图像来观察或保存(图43-64,43-65,见插页)。与录像机相比,这些操作更加方便快捷。

(4) 提高图像清晰度

内镜诊察仪具有强大的计算机图像处理功能。例如,改变亮度对比度,缩放效果(图43-66,见插页),图像增强、锐化、平滑、补偿,去噪,颜色反转(图43-67,见插页),建立标尺和光影效果等等。这些功能提高了图像的质量,使图像更清晰。

(5) 数据存储,快速打印

内镜诊察仪提供了一个强大的用户管理系统(图43-68,见插页),可以快速保存和查找病人信息。它还可以进行多种的打印选择(图43-69,见插页),打印的质量取决于图像质量、打印机种类、打印机的设定和所用打印纸。如果需要一个快速的报告,就选择低分辨率打印,如果为了说明病情,就选择高分辨率打印。

(6) 定量分析

在内镜诊察仪中有两个客观分析:① 声带的吸气相分析;② 声带的振动相分析。在吸气相,可以得到双侧声带的长宽比和声门的高宽比(图43-70,见插页);在振动相,声门面积用一种对比明显的颜色填满(图43-71,见插页),用户只需要通过鼠标选择即可。对图43-71(见插页)的喉镜图像进行全面分析后,可以获得四个振动周期的声门面积变化情况(图43-72),从而更加细致地了解声带的振动。从图43-73得到的大量分析数据可用于临床的诊断和手术疗效的评估,如开放商(OQ)等。在临床应用中,喉科医师可以通过对喉镜图像的观察作出初步判断,而定量的分析又为此提供了客观的依据,因为声带的振动与基频、强度、接触率、开放商等参数均有关。例如声带张力增加,基频就提高,声带质量增加,基频就下降;开放商提供了声带打开状态的定量信息。根据声带振动若干周期内的声门面积的改变,获得一些定量数据,例如开放商、振幅、上升率与下降率,这些分析数据是录像机不可能做到的。

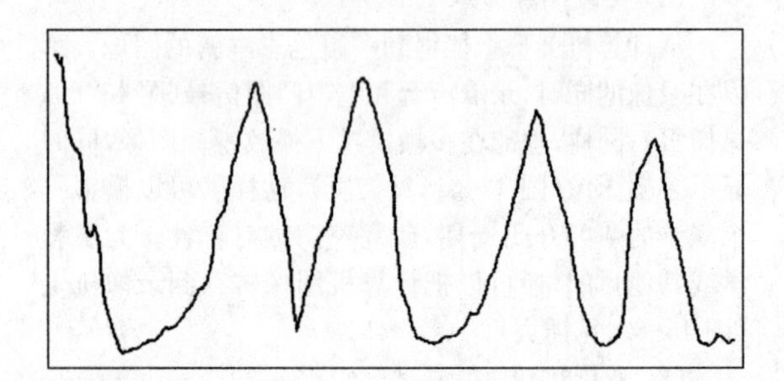

图 43-72　声门面积的改变(Dr. Speech™)

OQ=46%
SQ=1.467
SI=0.189
Amplitude=0.203
Up Rate=0.386
Down Rate=0.528
Anotates: The length, width, area are pixel measurement

Frames	Length	Width	Area	Ratio of length to width
Ave.	52.73	7.53	252.600	7.53
Max	69.00	14.00	536.000	22.33
Min	16.00	3.00	31.000	3.83
SD.	17.98	2.70	153.814	3.68

图 43-73　分析数据(Dr. Speech ™)

43.5.3　喉内镜诊察的临床解释

通过内镜观察到了声带振动的方式后,接下来就要进行判断和解释。振动方式主要与以下几个因素有关:频率和周期、水平和垂直运动以及其他一些特征。对动态喉镜图像进行评估有一个标准,下面将讲述各种参数对临床的指导意义和它们之间的联系。

(1) 基频

基频指每秒钟声带振动的次数,以赫兹为单位。众所周知,声带振动的方式会随着基频的变化而改变,医师必须将可能影响基频的因素充分加以考虑。以下就是有关基频的一些规律(不适合所有病例)。

1) 声带组织的劲度增加,基频提高　当环甲肌的运动增强时,声带组织拉紧,造成基频提高,这是生理学上的例子。因声带或声带沟的创伤造成的基频提高则是病理学上的例子。

2) 声带的振动部分越短,基频越高　在生理上,基频因人而异,通常小孩比成人高,女人比男人高。喉蹼患者因振动部分变短,造成了基频提高,这是病理学上的例子。

3) 声带质量增加,基频减小　声带息肉或雷氏水肿会使基频减小。

(2) 周期性

1) 何谓周期性　周期性是指声带连续循环振动的规律性。如果每次振动的振幅和时间都一致,就称振动有"周期性";如果其中之一或两者都不一致,就称振动"无周期性"。在病人发声时,振动有无周期性可以从动态喉镜上的频率校准器的节拍得到,一个周期是从开始打节拍(表示慢动作)到停止打节拍(表示停止动作)。当打击频率停止时,声带的周期性振动表现为一幅静态图像,无周期性振动表现为声带仍在运动。可以从三个方面来观察结果。

a. 规则(周期性):打击停止时图像是静止的。

b. 不规则(无周期性):声带的连续振动表现为不规则,在打击停止时没有观察到声带的运动。

c. 不协调:振动方式表现为有时规则,有时不规则。

2) 影响周期性的因素　要使振动器保持周期性的运动,就必须给振动器(如声带)加以持续稳定力(如肺压)。以下的情况可能会打破周期性平衡,从而产生无周期性或不规则的运动。

a. 不对称:单侧喉返神经麻痹,单侧息肉或单侧癌肿都会导致声带明显的不均衡。

b. 同型干预:较小囊肿或较小癌变都会产生声带同型干预。

c. 弛缓:严重的喉返神经麻痹或水肿性病变会产生声带非正常的松弛或易变的组织。

d. 不规则的肌肉痉挛:痉挛性发音困难或其他神经肌肉的疾病会导致病人无法保持喉肌持续性的紧张。

e. 受力不均:神经肌肉的疾病或肺部的疾病会使肺部作用于声带的力不均匀。

(3) 振幅的水平位移

1) 振幅位移等级　振幅是指声带在振动时偏移平衡位置的最大位移。振幅的水平位移按四个等级进行评估。

a. 零:不能观察到声带的水平位移。

b. 小:声带的水平位移小于正常。

c. 正常:声带的水平位移在正常范围内。

d. 大:声带的水平位移大于正常。

应将两侧声带的振幅加以比较,并以"右>左","右=左","右<左"来描述。"正常范围"表示在"习惯音调和习惯响度"时的振幅范围。绝对振幅瞬时发生在声带的两侧,相对成人来说可能较大。通常,水平位移大约是声带可见部分的1/3宽度(图43-74)。目前对振幅的评估还是比较主观的,客观量化尚需要更多的技术支持。

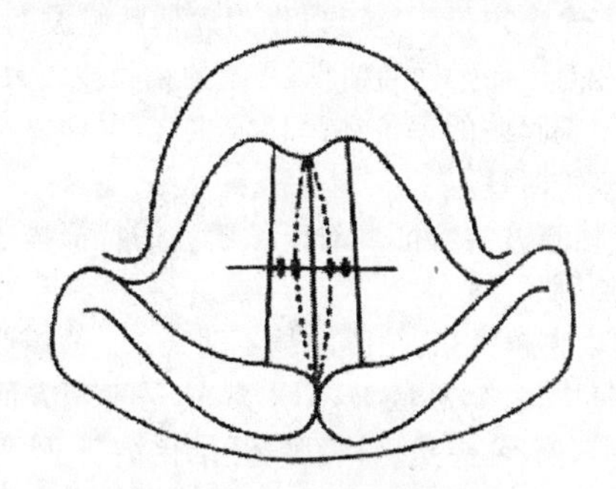

图 43-74　声带振幅的改变

中线表示不可见运动

2) 影响振幅的因素　有很多因素影响振幅,以下列举在生理和病理方面的例子加以说明之。

a. 振动部分越短,振幅越小:由于生理原因引起的振动部分长度不同,例如,小孩声带短于成人,女性声带短于男性。由于病理原因引起的振动部分变短,例如喉蹼。

b. 声带越是紧张,振幅越小:生理原因例如高频发声,尤其是假声。病理原因如癌、乳头状瘤、瘢痕、声带沟、硬型小结和硬型息肉等。

c. 声带质量越大,振幅越小:病理原因如癌、乳头状瘤、息肉、水肿等。

d. 使振幅变小的赘生物:例如由癌、乳头状瘤、息肉、声带对侧囊肿等。

e. 声门下压越大,振幅越大:如响亮发声。

f. 声门闭合越紧,振幅越小:例如痉挛性发声障碍和运动亢进性发声。

(4) 声门的闭合性

1) 评估　声门的闭合性是指当声带闭合到最大限度时的评估结果。

a. 完全:在每个振动周期,声门都完全关闭。

b. 不完全:在每个振动周期,声门从不关闭。

c. 不协调:声带振动时,声门时而完全关闭,时而关闭不全。

当声门完全关闭时,关闭相长度可以描述为"很长","长","相当长","短"或"很短"。当声门关闭不完全时,则应描述声门最大关闭时的形状(见图43-75)。

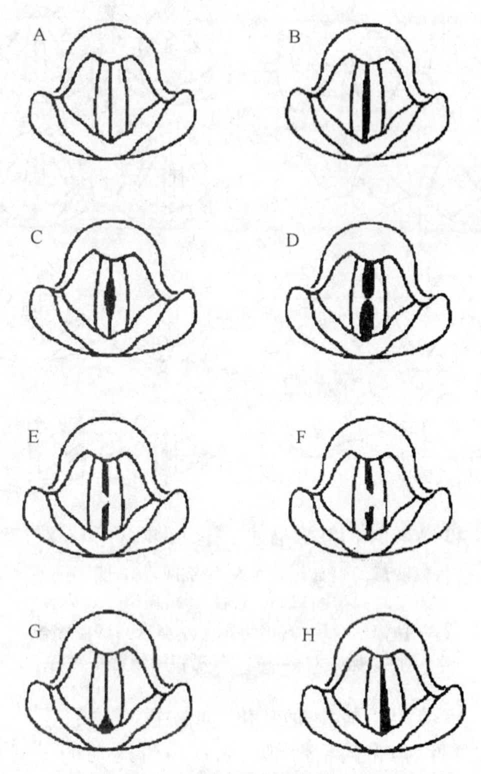

图 43-75　声门关闭的典型图

(A) 完全关闭;(B) 整体的梭形缝;(C) 在中间的梭形缝;(D) 沙漏状缝;(E) 单面椭圆块状缝;(E) 不规则缝;(G) 背状缝;(H) 完全不关闭

2）影响声门不完全关闭的原因　有许多原因可以导致声门的不完全关闭：

a. 内收损伤：内收损伤可以由周期性的喉部神经麻痹或环杓关节强硬或脱位产生。

b. 边缘不齐：结节、息肉、囊肿、乳头状瘤或癌症都可以引起边缘不齐。

c. 声带间障碍：由异物、喉蹼或肉芽肿引起。

d. 边缘僵硬：如果边缘僵硬就不会产生粘膜波和伯努里效应。原因可能是瘢痕或声带沟。

e. 环甲关节活动过度：当环甲关节的活动强于内收肌时（如发假声），声门的关闭就会不完全。

（5）双侧运动对称性

对称性是指在声带振动时，两侧声带运动的一致程度。声门打开、关闭时间的对称性和振动位移量的对称性可以用两种方法来描述（图 43-76）。当表现都一致时就称之为对称运动，反之称之为不对称运动。如果声带运动不对称就可以这样描述："右边幅度大于左边"或"右声带的偏移落后于左声带"。

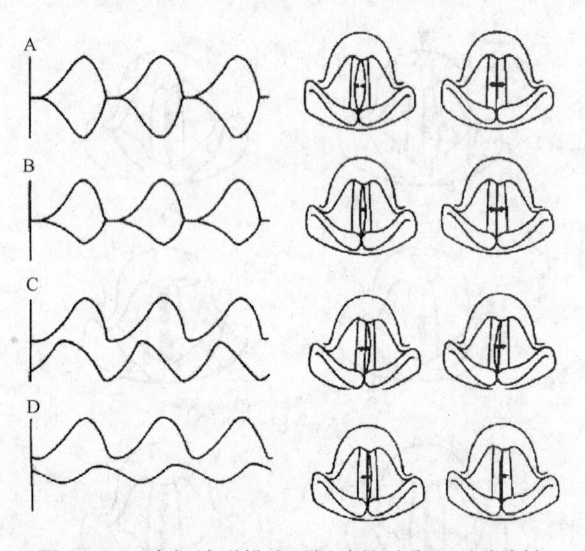

图 43-76　声门波形描述了振动的对称和不对称性

每幅波形的上部代表了左声带的运动，底部则代表了右声带的运动。（A）振幅和相位对称；（B）振幅不对称（右声带小于左声带）；（C）相位不对称，振幅对称；（D）振幅和相位都不对称

声带的任何物理变化，如位置、形状、大小、张力、弹性、声带的粘性都会引起声带运动的不对称。喉科医师一旦发现声带运动不对称性，就应该推测到物理特性有所改变，即使两侧声带看上去非常相似。声带任何单侧的损伤都会引起物理特性的改变。双侧声带运动的不协调可能与神经性或功能性疾病有关。

（6）粘膜波

在声带的垂直方向上移行的粘膜波是振动的重要特征。粘膜波并不是固定的，但在振动时很容易被辨别出来。以下按四方面来描述粘膜波。

1）粘膜波结果描述

a. 消失：不存在可见移行波。

b. 小：存在移行波，但小于正常范围。

c. 正常：在正常范围内有清晰可见的移行粘膜波。

d. 大：移行波特别显著。

另外，在振动时粘膜波的相对位移应该在两侧声带之间比较。用"右>左"，"右＝左"或"右<左"来表示观察结果。

2）正常粘膜波

a. 在声门开放最大时，可观察声带上下缘的粘膜波的波动。

b. 在声带的上层表面，可观察声带上下缘的移行波。

c. 正常发声时，至少有可见的 1/2 声带宽度能观察到粘膜波的传播。

"正常范围"表示说话是用"习惯音调和习惯响度"，在声带打开最大时可以清楚地观察到声带下缘，也可以看见粘膜波在声带上下缘的表面横向移动。移行波的移动程度是多种多样的，但它在正常发声时，至少要移行半个声带。这可以作为评估粘膜波的标准。由于有相对厚而柔软的粘膜，儿童的粘膜波较为显著。现在对于粘膜波的评价还是比较主观，同样要实现量化分析尚需时日。

3）粘膜波的特征　对于粘膜波的特征描述有以下几条原则。

a. 粘膜越紧张，粘膜波越不明显：发假声或在干燥的空气中发声，粘膜波不明显，这是生理方面的例子。伤痕、癌、乳头状瘤、囊肿、纤维化结节、硬型息肉和上皮增生这些都是病理方面的例子。当声带麻痹时，由于制约环状软骨运动的发声肌肉活动弛缓，导致粘膜僵硬，致使粘膜波减小。当声带水肿时，粘膜具有异常的韧性，因此粘膜波增大。

b. 粘膜部分僵硬：当粘膜部分僵硬时，粘膜波会在僵硬处停止移动。典型例子有声带沟、局部瘢痕、较小的囊肿、较小的癌或局部上皮增生。

c. 声门下压越大，粘膜波越明显：例如发出很高的声音。

d. 声门关闭得紧或松：声门关闭得太紧或太松都会

使粘膜波减小。如功能亢进性发声和功能低下性发声。

43.5.4 喉内镜的临床应用

频闪喉镜计算机图像处理系统所提供的喉镜图像、声学和电声门图信号，对临床的意义在于：使喉部疾病的诊断和治疗前后的比较有了更为可靠的依据。该系统在临床中常用于对各种症状进行评估，并由此得出诊断意见，当喉部疾病被确诊以后，接下来就是制定治疗方案。在研究喉的功能和噪音特征时，近来多采用最新的数字式图像分析技术来进行客观的检测。我们在研究中就采用了三种客观检测法：频闪喉镜、声学和电声门图测试。从中获得的信息有助于喉科医师和嗓音病理医师对喉部疾病作出准确诊断，并且跟踪治疗的全过程。该系统还能打印出分析结果和彩色图像，以备病人今后留用。

由于喉的功能具有多维性，因此喉科医生和嗓音病理医师也需要有多维的客观检测方法，为诊断喉部疾病或跟踪治疗过程提供大量的、综合的信息。频闪喉镜计算机图像处理系统所包括的频闪喉镜、电声门图和声学检测就是典型的多维检测方法。但在将此项技术应用于临床之前，必须要搞清楚喉部功能和嗓音质量的评估与客观信息之间存在着何种联系。

频闪喉镜能用来观察声带复杂的振动过程，通过它甚至可以作出病因的诊断，并判断病变的范围与深度。随着数字式图像分析技术在临床的深入应用，喉镜图像不仅可以贮存和打印，还可以进行分析，使喉科医师能够获得更多、更有价值的信息，有利于正确的诊断。仅靠常规的检查方法是远远不够的，将频闪喉镜应用于临床非常必要。

电声门图主要是测试声带接触时的喉部运动情况，通过电声门图信号还能获得许多有用的参数。例如，接触率(CQ)反映了声带的闭合程度；接触幂(CI)反映了声带振动的对称性；接触率微扰(CQP)和接触幂微扰(CIP)反映了声带振动的规律性。一般来说，CQ主要是反映声带水平方向上的开闭，无论男女，随着发声频率的提高，声带被拉长，双侧声带接触面积减小，闭合度降低，CQ值下降；CI在一定程度上体现了声带开闭运动在垂直面上的相位差，该参数对声带麻痹非常敏感；如果声带的关闭和开放有规律，微扰量就低，即CQP和CIP的值较小，而病理噪音大都有较高的CQP和CIP值。

声学测试主要是对发声功能和噪音质量进行评估。病理噪音常常夹杂着过量的噪声成分，由声门关闭不全或声带的各种损伤引起。而我们早已知道，气息声程度与噪音信号中的噪声成分密切相关。在功能过强的发声障碍中，基频偏高，并且高频区域存在着噪声成分。因此一般来说，病理噪音有着较高的噪声能量(NNE)、基频微扰(jitter)和振幅微扰(shimmer)值。经临床实践证明，基频微扰主要反映粗糙声的程度，振幅微扰主要反映嘶哑声程度，噪声能量主要反映气息声程度，而嘶哑声是气息声和粗糙声的组合。

由于喉的功能和噪音具有多维性，因此仅用一种测试手段是不足以全面反映病理噪音的，采用多种测试手段的多维分析在描述病理噪音方面将更为准确。我们的临床研究表明，频闪喉镜计算机图像处理系统是一套很有价值的诊断工具。声学和电声门图测试在常规的临床检查中，是对内镜检查的实质性补充。

(1) 需要考虑的事项

1) 如何处理可能的声带麻痹：

a. 病人提高音调时会有什么情况发生？

b. 粘膜波是否减小了？

c. 病人在提高响度时，是否声嘶力竭？

d. 杓状软骨是否脱臼或固定？

e. 振动是否不对称？

2) 如何处理可能的声带结节：

a. 损伤处是否柔软？

b. 关闭相是否显得很长？

c. 开始发声时，是否有功能亢进现象？或声带组织是否有机械性损伤？

d. 振幅是否有过分的表现？

e. 是否去除声带肿物？

f. 在声带振动的表面是否有坚硬物？

因此，医师必须充分考虑病理与外在表现形式的关系，得出准确的诊断和最佳的治疗方案。

(2) 视觉反馈

动态喉镜的记录不但在诊断上有很大的作用，而且还有利于在改变运动方式上的治疗。视觉反馈对于喉部功能亢进和运动障碍病例特别有用。对于生理检查最重要的是把视频监视器放在医师和病人都能看见的地方。看见喉部后，就可以开始治疗。首先，可以把有关喉的结构显示给病人看。然后，给病人的解释尽可能简单，并告诉病人如何改正自己的行为，重新改变通常的作法来达到正确的行为。例如，一个关闭相较长的病人会引起机械损伤，对于他应该先从发一个轻音/h/开始，同时就可让他看到减小的关闭相。对于有反常的声带运动的病人需要让他们认识到如何控制声门的打开，视觉反馈的图像对于发声时有明显声门裂缝的病人是很有用的。在医师认识到病人已经了解目的后，就可以让他(她)慢慢地从一种行为改变到另一种行为。使用这种方法的医师发现这种方法可以加快治疗效果达到预期目的。它激发病人的积极性，帮助他们增加了对喉的知识。使用这种技术的医师，应该尽可能快的减小反馈的影响以避免病人过多依靠视频图像，而应把重点放在发展对肌肉运动和本体感应的反馈上。

(3) 解释数据

对于其他过程来说，解释数据需要更多的技巧，它需要集成化的知识，包括疾病、解剖学、生理学、发声和其他对系统功能认识的知识。不可想像如果没有可观的实践会得出正确的可靠的数据。通常通过 20 h 的观察训练，对于对称性、关闭相、声带振动的幅度、粘膜波和关闭模式，这些现象可以达到 90%的一致或者更高。对于接近完全一致的水平则需要更多的训练。要达到这些水平，必须观察许多不同的动态喉镜记录，包括不同年龄的正常的男人或女人和不同病理条件引起的表面与内部的不同。

(4) 时间

目前医学检查的真实情况在于检查的时间和保持记录，如果我们不能得到合理的管理，我们就会对动态喉镜评论报告上有所疏忽。分配给视频动态喉镜检查的时间必须足够长，以便于可以得到精确适当的病人喉部和嗓音的记录。但是考虑到费用和不方便之处，检查的时间也不能过长。完成一个治疗过程所需的时间依靠许多因素：病人的解剖学结构、病人听从指导的能力、主要诊断医师的能力、病理学指导方案。尝试动作操纵和手工压缩测试的需要，对于一个相同元音的大略评估程序，整个记录程序大约需 3～10 min。对于其他需要治疗试验或观察喉部动力学的项目，这就需要更多的时间。

记录结束后，再把所记录的内容检查一遍并评定等级，然后放入病人病历。评定等级的手续、参数和表格在这个报告中都会有讨论。这约需 10 min 来完成这一步骤。

(5) 保存记录

至少应该保存 3 种病人记录：

1) 一张清单(有或没有视频打印，见表 43-2)。

2) 一张详细的计算机打印报告(见表 43-3，由 Vandtrbilt 大学开发)。

3) 一段叙述性报告。

这些报告不是相互排斥的，组合比较给治疗带来很大帮助，也能推动与其他医务工作者的交流。清单性的表格具有只需要很少时间这一优点，这对于与熟悉解释动态喉镜的结果的人交流来说是有用的记录手段。更详细的叙述对于那些需要动态喉镜与详细叙述帮助的人来说是必须的。

(6) 内镜检查的病例

我们描述一些声带振动的病例。图 43-77(见插页)显示双侧硬性小结。图 43-78(见插页)是双叶血管性息肉。图 43-79(见插页)描述了乳头状瘤在激光手术中的九个步骤。图 43-80(见插页)是癌(T_2N_0，类型Ⅲ)。

表 43-2　动态喉镜评估表

姓名：＿＿＿＿＿＿＿＿(男或女)　　　年龄：＿＿＿＿＿＿＿＿

临床诊断：＿＿＿＿＿＿＿＿＿＿＿＿＿＿＿＿＿＿＿＿＿＿＿＿

		光滑 整齐				粗糙 不规则	注解
							基频＿＿＿＿ 声压级＿＿＿＿
声带 边缘	右	1	2	3	4	5	噪音质量＿＿＿＿＿＿
	左	1	2	3	4	5	＿＿＿＿＿＿＿＿
声门 关闭	完全	前端 裂隙	不规则	弓形	后端 裂隙	沙漏状	不完全
闭合 相位	开放相为主 (耳语) 1	2	正常 3	4	关闭相为主 (过度内收) 5		

声带垂直方位比较	相等	右边低	左边低	不一定
	1	2	3	4

振幅		正常	轻微减小	中度减小	严重减小	消失
	右	1	2	3	4	5
	左	1	2	3	4	5

粘膜波		正常	轻微减小	中度减小	严重减小	消失
	右	1	2	3	4	5
	左	1	2	3	4	5

声带振动		始终出现	有时部分消失	始终部分消失	有时完全消失	总是完全消失
	右	1	2	3	4	5
	左	1	2	3	4	5

对称性	对称	有时不对称	大部分不对称	始终不对称
	1	2	3	4

周期性（规律性）	规则	有时不规则	大部分不规则	始终不规则
	1	2	3	4

喉室：					
	对称性运动：	1. 右＞左	2. 左＞右	3. 相等	
	运动：	正常	轻微受压	部分受压	完全受压
		1	2	3	4

杓状软骨：				
	对称性运动：	1. 右＞左	2. 左＞右	3. 相等
	运动：	正常	清楚的	缺乏的
		1	2	3

功能亢进型： 1. 不存在 2. 有时存在 3. 始终存在

动态喉镜计算机评估

Vocal Fold Inspiration

	Left	Right		Glottis
Length	64.7	56.3	Height	70.1
Width	10.4	9.4	Width	49.0
Area	752.0	618.0	Area	2 575.0
RLW	6.2	6.0	RHW	1.4

Vocal Fold Vibration

Glottis	Height	Width	Area	RHW
Ave.	28.9	5.6	117.2	5.1
SD.	18.9	3.1	114.9	3.5
Max	70.0	14.0	480.0	15.0
Min	1.0	1.0	1.0	1.0

Notes：The Length，Width，Area are pixel measurement

Vocal Fold Inspiration

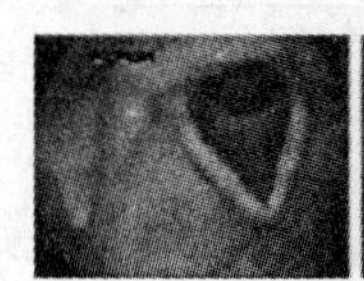

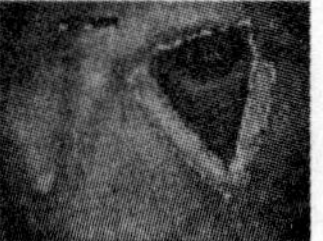

Glottal Area Profile

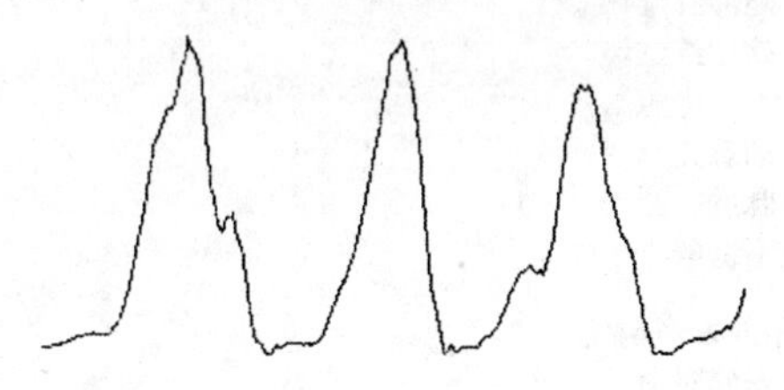

Vocal Fold Vibration

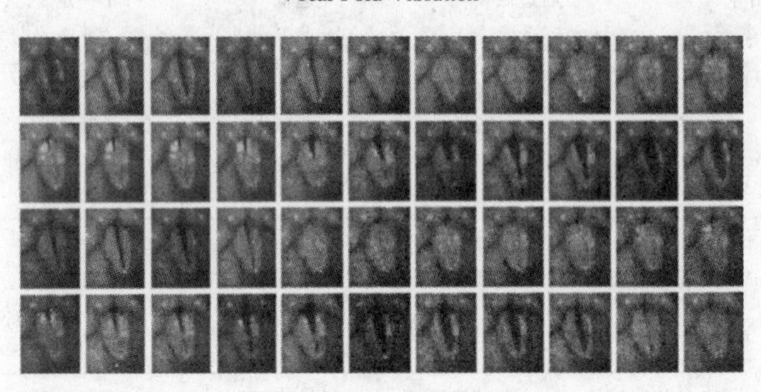

意见：

表 43-3　动态喉镜评估方案

<table>
<tr><td>姓名
地址
城市，区
邮政编码
电话
年龄
临床医师</td><td>检测时间
推荐人
地址
城市，区
邮政编码
电话</td></tr>
<tr><td colspan="2">下一次预约时间：</td></tr>
<tr><td colspan="2">喉部疾病（起因和病症）：</td></tr>
<tr><td colspan="2">（姓名）发声困难难以检查，由＿＿＿＿＿＿推荐，检查结果如下。

（打勾，或在数字上画圈，或在数字前作记号—“2”表示右侧，“3”表示双侧，“4”表示左侧，“U”表示不确定或“NA”表示在检测中未涉及。）</td></tr>
<tr><td>检查使用：
1　标准喉镜
2　硬性纤维镜
3　软性纤维镜
4　不变光源
5　动态光源
6　麻醉
7　不麻醉

最常用的发声响度：
8　安静对话
9　高声对话</td><td>发声时采用：
10　持续不变的元音
11　连续说话

检查时病人的基频约＿＿＿＿Hz 左右。
声门发出音调的周期性：
12　同意
13　不同意
通过动态喉镜作进一步的声带检查。
对检查结果是否信任：
14　是
15　不是</td></tr>
</table>

喉部暴露时间是否足够长：
16 是
17 不是

喉部是否暴露清楚：
18 完全暴露
19 部分暴露(如选 19,再作以下选择)看录像带
20 是
21 不是
如满意,这主要是因为：
22 焦距
23 亮度
24 焦距和亮度

解剖结构

除了声带,观察不明显的有：
25 形状
26 大小
27 粘膜颜色
28 粘膜形状
29 以上所有的
观察清楚的有：
30 形状
31 大小
32 粘膜颜色
33 粘膜形状

喉的形状特别显著,这时由于：
34 杓状软骨交叉
35 杓状软骨向后突出
36 声门下杓状软骨间组织增生
37 大的特异性皱褶
38 极其弯曲的会厌
39 平直的会厌
40 不对称的会厌
喉部不正常在于：
41 大小
42 粘膜颜色
43 粘膜形状被描述为：
44 解释：

声带上的粘液看上去：
45 适量
46 较少
照明光：
47 不够
48 足够
在声门中的粘液是：
49 很少
50 很多

声带的外观看上去：
51 不显著(如选择,请再作 101 项选择)
52 显著(如选择,请再作以下选择 53～99)
53 声带的长度
54 声带的侧面厚度
55 声带的垂直厚度
56 在呼吸、发声时声带的位置和动作
57 声带的粘膜颜色
58 声带的血管分布
59 声带的总体形状
60 粘膜分布
61 所有以上
62 异常(如长度,厚度,位置,粘膜颜色,vascularity,声带形状等)请依次指出
不规则的粘膜位置看上去：
63 前联合处
64 声带的前三分之一处
65 前三分之一与中三分之一的衔接处
66 声带的中三分之一处
67 声带的后三分之一处
68 后联合处
69 声带的上表面
70 声带边缘
71 声带下缘

表面不齐的侧面大小：
72 小于声带宽度的 25%
73 约是声带宽度的 25%
74 在声带宽度的 25%和 50%之间
75 约是声带宽度的 50%
76 约是声带宽度的 100%或更多
77 小于声带宽度的 25%
78 约是声带宽度的 25%
79 在声带宽度的 25%和 50%之间
80 约是声带宽度的 50%
81 约是声带宽度的 100%或更多

声带粘膜的不规则性表现为：
82 透明
83 不透明
84 白色
85 红色
86 蓝灰色
87 黄褐色
88 其他颜色____________
89 坚硬、有组织的
90 柔软、无组织的
91 表面光滑
92 表面粗糙
93 不带蒂
94 带蒂
95 尖锐
96 圆形
97 正方形

98 椭圆形
99 其他________________

声带生理(动态喉镜检查)

动态喉镜检查:
100 能显示
101 不能显示
声带上的粘膜不规则

对称性
声带运动的对称性:
102 始终是
103 大部分是
104 不总是
105 观察不到
(如选了102或103,请再选择下面振幅部分)

观察到不对称是因为:
106 声带前端偏移
107 声带高于其他
108 声带的垂直运动先于其他
109 声带的侧面运动不同于其他

振幅
声带侧面运动的振幅(自然音域),看上去:
110 不显著
111 大
112 小
113 缺少
114 基本一致
115 不一致
116 其他意见:

周期性
声带活动的周期性看上去:
117 规则
118 不规则
119 基本一致
120 不一致

粘膜波
声带外表面的粘膜波(自然音域)看上去:
121 正常
122 大
123 小
124 缺少
125 基本一致
126 不一致

不正常的粘膜主要在于声带的:
127 前三分之一
128 前三分之一与中三分之一的衔接处
129 中三分之一
130 整个声带

声门关闭
声门关闭是否完全:
131 始终完全
132 有时不完全
133 始终不完全
134 有时不完全,表现为:
135 后端裂隙
136 不规则缝
137 梭形缝
138 声门纵形缝
139 沙漏状
140 前端裂隙
141 其他________________

意　见

142

解　释

通过检查,发现:
143 声带振动不明显
144 声带振动明显

不对称
不对称的原因主要在于:
145 声带位置的不正常
146 声带形状的不正常
147 声带质量的改变
148 声带硬度的改变
149 声带弹力和粘性的改变
150 嗓音训练不够或训练失败
151 其他原因

振幅不正常
振幅不正常的原因主要在于:
152 声门部分振动削弱
153 声带的张力改变
154 声带的质量改变
155 发声时,声门下压的减少
156 未知因素

周期性差
声带活动周期性差的原因主要在于:
157 位置
158 形状
159 质量
160 张力
161 两条声带的弹性和粘性
162 神经肌肉控制的一致性
163 声门下压的一致性
164 未知因素

粘膜波异常
粘膜波改变的原因主要在于:
165 粘膜变硬

166 下层粘膜异常
167 原因不明

声门关闭不全

声门关闭不全的原因主要在于：

168 内收削弱
169 声门边缘弯曲或缺损
170 占位性瘤
171 粘膜的弹性和粘性不均匀
172 未知因素

可以把影响喉部的原因归结为：
(以下是最有可能影响的因素)

____

另外，诸如____________________也可能。

潜在的影响因素

.100 发育异常
.110 喉蹼
.120 声带沟
.130 弓形声带

.200 非恶性肿瘤
.210 乳头状瘤
.220 角化症和白斑病
.230 息肉(不是滥用嗓音引起)
.240 息肉和小结(由于滥用嗓音)
.250 接触性溃疡或插管损伤

.260 囊肿，喉囊肿，淀粉样变或类脂蛋白质沉淀
.270 声带增厚

.300 恶性肿瘤

.400 静脉曲张，充血，炎症(喉炎)

.500 外伤
.510 脱白
.520 狭窄
.530 瘢痕

.600 麻痹
.610 喉返神经麻痹
.620 喉上神经麻痹
.630 中枢神经麻痹
.640 运动末梢紊乱或其他肌肉病

.700 激素
.710 月经期和绝经期的生殖腺
.720 其他内分泌系统和新陈代谢
.721 甲状腺
.722 副甲状腺
.723 功能性 sicca 或其他综合征

.800 不良发声习惯或不良癖好
.810 嗓音滥用
.820 发声疲劳

.900 嗓音误用(功能亢进型发声障碍肌肉紧张型的发声障碍)
.910 痉挛性发声障碍
.920 室带性发声障碍
.997 暂缓评论
.998 无相关因素

叙述性报告

通过硬性内镜完成了动态喉镜的评估，在评估中让受检者发持续的“衣”音，发出的声音有三种形式：正常音调(240 Hz)和响度(68 dB)、高音(400 Hz)、很高的响度(89 dB)。在这三种条件下，声带的运动都是不对称的。在正常的音调和响度时，声带振幅较小；在很高的响度时，也只是略有增加；在高音时，振幅却在正常范围内，而这时振幅应该很小。在“停止打节拍”时，有声带的运动，表明周期差。在声带左前处的 1～2 mm开始可以观察到有 2 mm 长的微弱振动，其余部分是前缘先动，但有些不稳定，说明粘膜水肿。右声带比左声带大，移动较慢。在声带前中 1/3 处有不规则的粘膜，与其余部分相比活动显然偏弱。在任何时候都能看到粘膜波的运动。声门关闭不完全。

43.6 鼻流量检测及其临床应用

鼻流量检测是用于检查鼻腔共鸣异常或鼻音过高的一种方法。鼻流量是鼻腔声压级(n)和输出声压级[口腔声压级(o)和鼻腔声压级(n)之和]的比值，可用下面公式表示：

$$\frac{n}{n+o}\times 100$$

研究表明在检查鼻音是否过重时，鼻流量检测能够提供专业的、灵敏的和高效的帮助。作为一项无损伤和简单实用的检测方法，它能对通过鼻腔的言语信息进行全面的评估。鼻流量检测还能很好地为诊断和治疗服务。

自从 Kay 公司于 1989 年开发出鼻流计以后，鼻流

量检测就进入了应用阶段。它是由头套(口腔麦克风和鼻腔麦克风,隔音板)、声音信息的模拟过滤装置(500 Hz 的中心频率,300 Hz 的频宽)、模拟-数字信号的转换装置(采样频率为 120 Hz)和能够进行数据分析的电脑软件所组成。但是,对于言语治疗医师来说,鼻流计有几大缺陷:① 相对较高的价格使得推广鼻流计有一定的困难。在 1998 年,鼻流计和电脑的价格大约为 4 000～5 000 美元左右。要进入临床应用,性价比是必须考虑的;② 鼻流计所采用的采样频率和频宽较低,在某种程度上会影响对声波的分析;而且当鼻音过高、过低或发射时,不易捕捉由此带来的声学特性的变化;③ 鼻流计不能贮存和播放声音,影响了治疗医师对病人鼻音的客观评价。

为弥补上述不足,美国泰亿格电子有限公司研制出了鼻流量检测仪,它是通过电脑兼容的声卡(采样频率最高可达 44 100 Hz 和 16 bit 的分辨率),录取高分辨率的声音信号。这一系统不仅价格低廉,而且能够在共鸣的诊断和治疗方面,满足医师的不同需要。通过鼻流量检测仪分析了成年人鼻腔音的不同等级,还证明了数据采集过程和计算机算法相结合的合理性。

43.6.1　鼻流量检测仪的组成及使用方法

鼻流量检测仪是个计算机分析系统,它为鼻音过高或鼻音发射的诊断和治疗提供了很好的帮助。另外,实时反馈技术给共鸣异常的治疗带来了趣味性。鼻流量检测仪是在 Pentium 电脑上运行,要 VGA 显示和 4 兆的内存。它包括了头套、预放大、校准装置、电脑硬件和软件(图 43-81)。

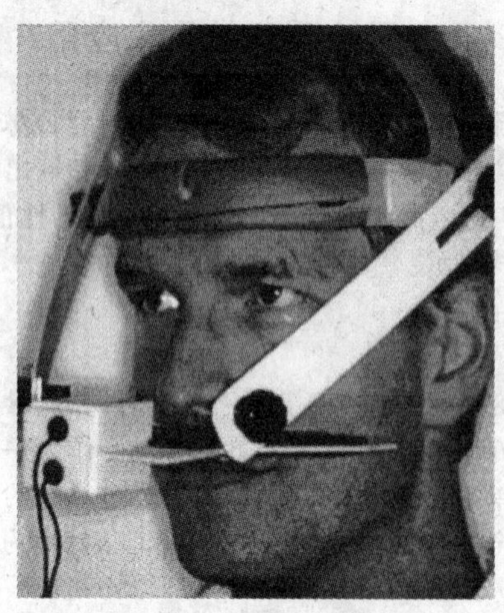

图 43-81　鼻流量检测仪

(1) 头套

头套的关键部分是一个 2 mm 厚的苯乙烯硬板,是分隔口腔和鼻腔麦克风的隔音板,有两根苯乙烯条将它连接在头套上。隔音板里的隔音材料越多,隔音效果就越明显。试验表明,苯乙烯硬板和隔音材料可以阻隔 23 dB 的声响。麦克风放在坚硬的苯乙烯塑料盒子里,直接对着受测者的嘴和鼻,角度约为零,以避免周围和后面声音的干扰。为进一步防止隔音板移动所带来的影响,每个麦克风都填满了海绵(图 43-82)。

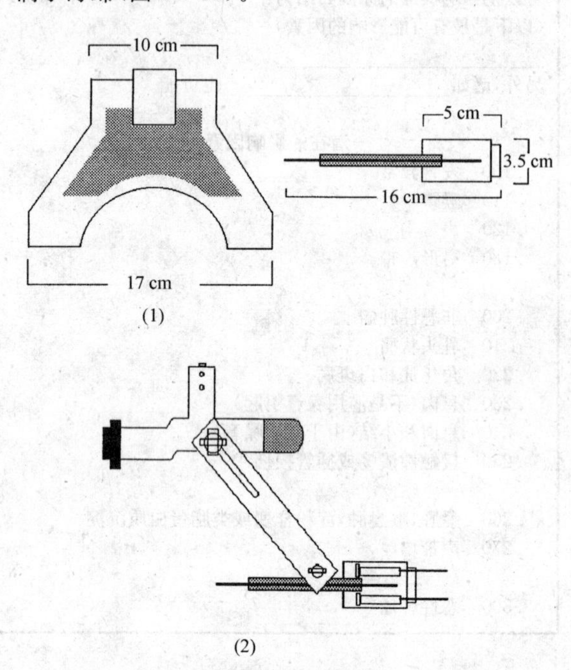

图 43-82　隔音板及头套

(1) 隔音板的上面观和侧面观;(2) 显示隔音板和头套的连接,以及塑料框架里麦克风的安放位置

(2) 预放大和校准装置

每个麦克风的输出都通过预设的双通道放大装置进行放大。放大器包括一个语音合成回路和一个喇叭,是为校准鼻流量检测仪所用。在校准过程中,隔音板置于喇叭之上大约 7.5 cm,使两个麦克风均衡接收喇叭声源,同时通过软件自动调节左通道(鼻腔)和右通道(口腔)的录音幅度,使它们都能够灵敏地检测声压级的变化。

(3) 电脑硬件

左(鼻腔)右(口腔)通道的输出端与放大器相连,通过放大器再输入电脑声卡。声卡可以采用声霸卡,具有双通道录音功能,采样频率可达44 kHz,而且能够滤波。

(4) 电脑软件

鼻流量检测仪的电脑软件是用高级C++编程语言编写,具有以下优点:

1) 能够录音和播放。每个通道(鼻腔或口腔)的采样频率可选11 025 Hz或44 100 Hz,分辨率为16 bit,精度远远超过鼻流计,后者最多只能达到120 Hz和8 bit,可以分析的频率范围更宽。

2) 能够将鼻腔音和口腔音的输出结果图形化,同时显示鼻流量随时间的变化情况(图 43-83)。

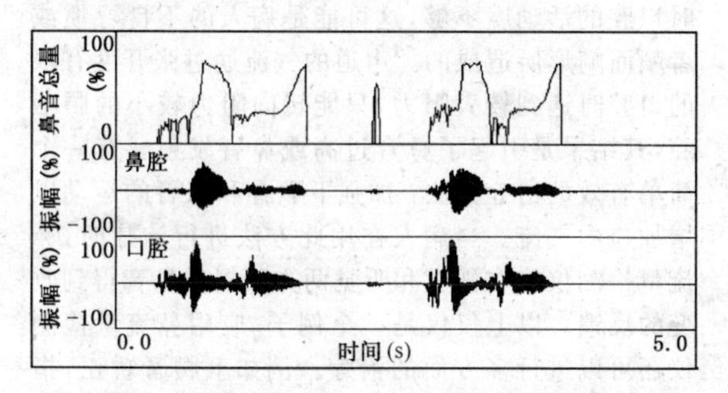

图 43-83　"sunshine sunshine"的鼻流量轨迹,以及鼻腔音和口腔音的声波显示(Dr. Speech™)

3) 图 43-84 和图 43-85 分别是鼻腔音和口腔音的频谱和语谱显示,这些功能是鼻流计所无法比拟的,这就给临床医师带来很大方便。

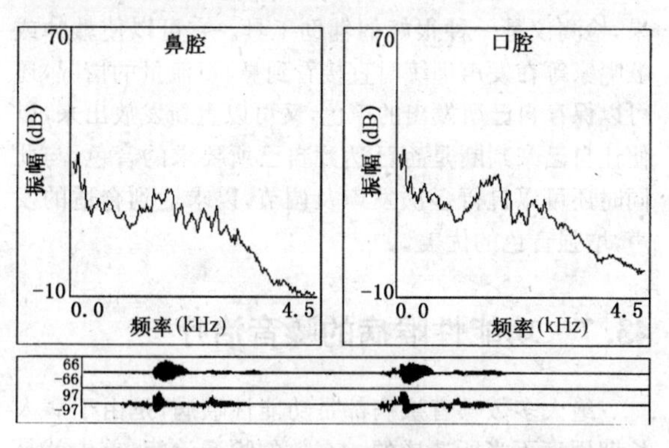

图 43-84　"sunshine sunshine"的鼻腔音和口腔音的频谱显示(Dr. Speech™)

4) 可以同步观察声音信号和鼻流量的增减变化;可以选取任意一段声音播放;提供分析后的统计报告(鼻流量的平均值和变化范围等);还可以选取任意一段鼻流量轨迹进行放大。

5) 所有的声音文件都可以进行编辑和储存,留待以后分析或作治疗前后的比较。

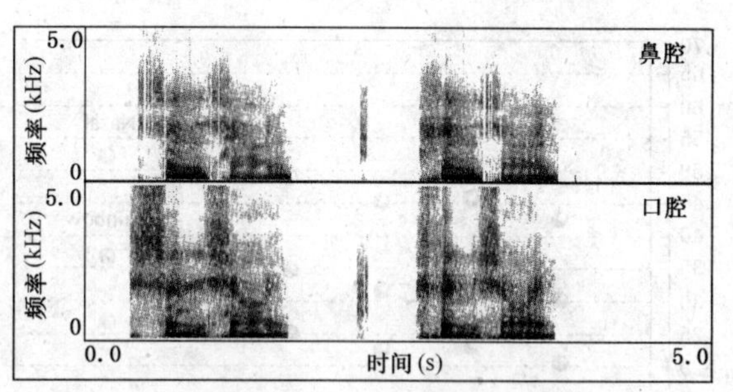

图43-85　"sunshine sunshine"的鼻腔音和口腔音的语谱显示(Dr. Speech™)

43.6.2　鼻流量检测仪在诊断中的应用

在识别鼻音过高或鼻音共鸣异常时,鼻流量检测仪是非常有效的。一个常用的诊断方法是让病人朗读一系列辅音词组,分别含有不同的鼻音成分,例如 Zoo 组、Rainbow 组和鼻音组(图 43-86)。

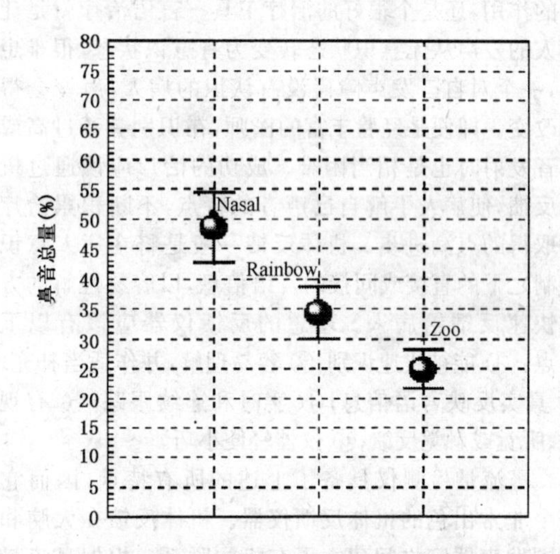

图 43-86　不同辅音词组,不同鼻音成分

用鼻流量检测仪来检测不同年龄人群的鼻音(图 43-87),得到鼻音初步标准。这样就可以通过与标准值的比较,来客观评定病人的鼻音过高或过低。另外,还可以检查在非鼻音的言语中是否携带有鼻音成分,即鼻音发射。在统计报告中的平均鼻流量等数据,可为共鸣异常作出感性的判断(轻度、中度或严重)。更为重要的是,这些客观数据为病人的疗效评定提供了依据。鼻流量检测仪还有录、播、存等功能,不仅可以进行感性分析,而且能够记录治疗前后的鼻流量变化情况。

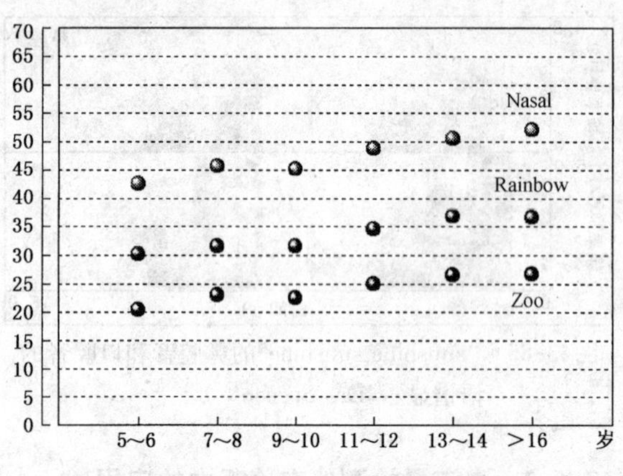

图 43-87　不同年龄,不同鼻音成分

43.6.3　鼻流量检测仪在治疗中的应用

在共鸣异常这一领域,鼻流量检测仪除了诊断方面的作用,还是个很好的治疗工具。言语治疗就是让病人的发声从无意识状态转变为有意识状态,很难想像,一个对自己发声障碍没有认识的病人,声音会得到改变。即便是经验丰富的医师,在识别鼻音过高或鼻音发射时也是相当困难。成功的治疗应该通过机体反馈,使病人了解自己声音的特点,不断积累治疗所取得的点滴进步。机体反馈一般是将在病人意识控制之下的直接或间接的言语信息,以容易理解的方式快速反馈给病人。理想的反馈仪器应该有以下特点:① 能被快速识别;② 容易理解,并作适当补充;③ 真实反映言语信息;④ 实时和连续跟踪;⑤ 有视觉、听觉或触觉反馈;⑥ 仪器轻便小巧。

鼻流量检测仪具备了上述的所有特点,因而它是个非常出色的机体反馈仪器。机体反馈在大脑和外围发声器官之间建立了有机的联系。根据鼻流量的检测要求,反馈应该以视觉的形式提供鼻腔共鸣的异常信息,当听觉不能反馈鼻音过高或鼻音发射等引起的微小变化时,视觉反馈作了补偿。这样,病人就能够通过视觉反馈,独自一人进行共鸣的训练。

在治疗过程中,鼻流量检测仪实时地反馈了鼻腔音的有关信息,鼻流量的增加表明鼻腔声压级的提高,通常与鼻音过高或鼻音发射有关,医师可以简便有效地将这些情况解释清楚。另外,鼻流量检测仪还能提供听觉反馈。因而可以同时通过视觉和听觉反馈,比较治疗前后的声音,反映治疗方法(言语治疗或手术治疗)给病人带来的声音变化。

该方法很容易被理解,所以未来的鼻流量检测仪在用于儿童治疗时,可以结合游戏进行。例如,以蝴蝶飞的高度来表示鼻流率,预先设置一个目标,让儿童发声训练,使蝴蝶在目标高度以下飞。这种反馈形式能够增加儿童在训练中的兴趣。鼻流量检测仪最重要的特征就是实时反馈,这项技术使得共鸣异常的治疗更加新颖独特,还能提高病人对治疗的兴趣。

在治疗鼻音过高或鼻音发射时,许多治疗方法都主张增加口内气流。因为鼻音异常的病人在说话时口腔的活动度不够,这可能是病人的不良习惯或者颅面畸形所造成的。声道的气流通过张开度有限的口腔时遇到较大阻力,只能转向阻力较小的腭咽腔,其结果是引起了鼻音过高或鼻音发射。有一个简单有效的治疗方法:加强下颚骨和双唇的运动以增加口内气流。当病人在用此方法进行治疗时,鼻流量检测仪将在视觉和听觉两方面提供鼻音得到改变的反馈。以上仅仅是一个例子,应用鼻流量检测仪还可以进行多方面的治疗。例如上腭音矫正,指导训练或术后语音训练,帮助病人建立正确的发声方法。

43.6.4　鼻流量检测仪在发声训练中的应用

歌唱家、戏曲演员、演讲员等在演出或演讲和教师讲课时冀望增加或减少鼻音发射以获得良好的音色效果,检测仪是一种很好的辅助工具。它可以使教师或歌唱家等在发声训练时直接看到鼻、口流量的情况,还可以保存自己所发出的声色,又可以重新发放出来,以便让自己来判断是否已达到自己所要求的音色,与此同时还可以自行多次发声及调节,以求达到合适的发声,增强音色的优美。

43.7　功能性喉病的嗓音治疗

绝大多数嗓音疾病都是功能性喉病,是由于病人长期用声不当所造成的。有效的嗓音治疗,首先就是确诊可能存在的嗓音滥用和误用,并且逐步减少这类错误用声,然后嗓音治疗医师通过多种矫治方法,找出针对每个病人最有效的用声方法。治疗中,方法越简便,效果就越明显。本节将详细讲述了每一种矫治方法,并着重探讨每种方法所能解决的嗓音问题。

43.7.1　嗓音疾病

功能性喉病往往是用声不当所引起。在嗓音治疗中，病人首先要学会合理地运用发音器官。嗓音的滥用和误用严重影响了正确用声，这就需要治疗医师尽全力确诊，并制定计划纠正错误用声。一个典型的嗓音滥用者会经常性地清嗓，甚至因此而使声带边缘膨起，继而产生嘶哑声和气息声。引起清嗓的原因，可能是声带的损伤带来刺激感觉，病人为驱除这种"异物感"而不断地清嗓，逐渐养成了这个坏习惯。经常性的清嗓会给声带已经发炎的部位带来刺激，成为新的诱因。嗓音治疗获得成功的前提，就是必须要采取措施减少清嗓以及其他形式的嗓音滥用。同样，嗓音误用也会刺激声带，带来嗓音问题。嗓音误用者说话时经常用力过度，造成声门硬性撞击，这类病人的发音往往是硬起声，听起来既费力、又紧张。只有让他们掌握正确的发音方法，才能提高嗓音质量。

对各种功能性喉病的嗓音治疗，几乎都是差不多的。例如，一个嗓音嘶哑但喉部正常的10岁男孩，和另一个同样嘶哑却长有双声带小结的10岁男孩，他们需要相同的治疗计划。但具体的矫治方法可能有所不同，会因人而异。治疗医师制定减少嗓音滥用和误用的计划，并通过各种矫治方法找出最佳的用声方法，上述两个小孩的嗓音都会正常。实践证明：许多成年人的发声障碍和用嗓疲劳，无论是从起因，还是从结果上看，喉部器官并没有组织上的病变。喉部功能性即非器质性疾病通常都需要嗓音治疗，诸如声带增厚、小结、息肉、接触性溃疡等等。治疗方法的差别在于：某一方法适用于小结，另一方法适用于息肉，却没有一种对任何病都有效的万能方法。当然，如果治疗医师对病人声音的音调、响度和音质等各方面先经过细致的定量分析，再拿出有针对性的治疗方法，效果会更佳。

诊断出病人用声不当之处，然后简单地给予一些治疗方法，这种做法是很容易的，但却是非常错误的。嗓音治疗师必须持续不断地寻找最适合于病人的发音方法。这种寻找很必要，因为病人声音都有其特定的音调和音质，很难改变已经习惯了的发音方法，而去按医师的要求发"理想"的声音。治疗方法是矫治的主要工具，也就是说，嗓音治疗师应设法找到一种治疗方法，如果能使病人的嗓音有所好转，那么它就是治疗的具体内容，否则就立刻放弃。在整个治疗过程中，嗓音治疗师必须不断地探寻病人的最佳发音，一旦发现，它便成为病人在治疗中需要模仿的声音。

最佳发音不一定是"听起来最好"的那种。例如，声带小结病人经过指导改变了发音习惯后，声音可能会更差。那是因为说话时没有了过量的响度或声带的硬性撞击，就没有足够的气流量和声门下压去推开声带上"很重"的小结。可能会暂时加重嘶哑，但最终目的是减少声带疲劳，这应当是"小结消失前客观存在的暂时情况"，最终嗓音会变好。同时，最适宜的发音能免除声带不必要的用力和紧张，这就是治疗要达到的目标。

注意，在治疗过程中，需要将发声的各方面信息不断地反馈给病人。反馈仪器包括录音机、录像机、计算机软件等，能在监视器或计算机上显示结果。还要观察病人在发音时的生理变化，例如用测压计或磁力计观察呼吸的状况，用纤维喉镜接在录像设备上观察喉的情况。动态喉镜是嗓音疾病临床检查中重要的手段，借助于计算机的多媒体技术和图像处理技术，可有效地提高对嗓音疾病的确诊率。动态喉镜图像处理软件，即内镜诊察仪（美国 Tiger DRS, Inc.），具有实时地捕捉和存储喉镜图像、声波及电声门波的功能，并可反复进行同屏播放单幅具有声波和电声门波显示的喉镜图像或多幅连续的喉镜图像，便于仔细地观测发声时喉部组织的变化情况。声学分析对嗓音质量和声带功能可提供定量评价。电声门图测量是无损伤性的，它给出了声带闭合阶段的客观信息。声学测量和电声门图测量，即嗓音疾病评估仪（美国 Tiger DRS, Inc.），可用于常规的临床检查，是对内镜检查的实质性补充。这三种计算机测量将帮助喉科专家及言语病理学家对嗓音疾病作出正确评估，并监视嗓音治疗过程中的进展而不需要任何笨重的仪器。有的时候还需要做其他方面的检查。通常，病人只要将最佳嗓音作为目标声音，不断进行反馈和匹配，嗓音治疗就能取得效果。

对功能性喉病的嗓音治疗常常能起到积极效果。但要巩固疗效，必须遵循一套防止过度用声的嗓音保健方法。对功能性喉病的嗓音治疗，最好按下面四个步骤进行：① 确诊嗓音滥用和误用；② 减少嗓音滥用和误用；③ 通过矫治方法来寻找最佳发音方式；④ 将这种发音方式运用于日常生活中。

下面是一个长有声带小结的9岁男孩，经过上述四个步骤的治疗，特别是在运用了几种矫治方法后，声音获得了明显改善。张某，8岁，声嘶4年，偶尔失声。小学三年级时，五官科医师发现他的声带前、中1/3处长有较大的双侧小结。嗓音治疗首先是从确诊嗓音的滥用和误用开始，通过观察发现，他在玩耍时不停地尖叫，过多地清嗓，有时1分钟2次，而且学各种动物叫声来取悦家人和朋友。在他理解了尖叫和清嗓的危害性后，减少嗓音的滥用和误用获得了成功。然后采取了各种治疗方法，包括咀嚼、张嘴、打哈欠，使他的声音立刻有所好转，这使他信心增强，随即喜欢上了这些方法。治疗医师还发现，张的聪明和悟性给治疗带来极大好处。声音反馈在治疗中也很关键，让他每次都感觉到有进步。治疗持续了26周，每周2次，最后的喉镜检查结果为：右声带略微增厚，左声带完全正常，声音和他的同龄人一样。进入四年级后，已不需再作进一步的治疗。

43.7.2　嗓音治疗从何处着手

嗓音治疗必须循序渐进，采用的方法应该是病人力所能及的。另外，治疗的开始还必须与最后结果有关联。分析了嗓音病人的治疗过程后，我们发现，治疗的第一步应该是确定病人喉部受损的程度，并且将其声音录下来，分析音质。治疗后的声音分析数据便能与之比较，以判断治疗效果。如没有这些原始数据，则根本不能进行判断。喉部损伤的位置和大小在治疗初期将起决定性作用。例如，较大的声带纤维化小结最好实行手术切除，噤声休息后再进行嗓音治疗；而声带前中1/3交界处的较小增厚就提示治疗医师要对病人进行嗓音治疗。可见，要对治疗前后进行比较，记录喉部疾病早期的有关信息是非常必要的。

只有在治疗初期经过了全面细致的诊断，嗓音治疗才有成效。治疗刚开始必须做三件事：第一，对病人录音，包括当时的分析和今后的比较。录音应包括病人姓名、日期、日常会话、朗读，以及最能反映病症的元音和词组，每次录音都要有相同内容，以便比较。第二，测定病人的喉部感觉，如干燥、疼痛等。许多功能性喉病都会造成喉咙不适，有时甚至没有发声障碍，因此记录病人对喉部感觉的自我陈述就很重要，这些症状的减少往往意味着病情的真正好转。治疗初期应仔细研究在何种说话环境和发音条件下会使喉咙不适。第三，对病人提供定量评价，如对音质进行定量评估即嘶哑声、粗糙声和气息声的程度。对声带闭合阶段进行客观评估。仔细地观测发声时喉部组织的变化并计算出新生物占声带的百分比。

功能性喉病的嗓音治疗是高度个性化的。一种矫治方法对某个病人起作用，对别人却未必。治疗医师应采取多种矫治方法，尝试哪种方法使病人的发音更舒适，但声音却未必是最佳，如某一方法见效，就坚持使用，反之就换一种。

43.7.3　儿童的嗓音治疗

对学龄前儿童的发声异常，重点应放在早期的诊断上，而非嗓音治疗。一种突发性的声嘶，伴随喉鸣即吸气时的噪声，提示该儿童可能患有严重的喉部疾病，如喉乳头状瘤或先天性喉蹼。直接喉镜或内镜能进行诊断。但学龄前儿童通常需要全身麻醉。如果是喉乳头状瘤，那么手术治疗将是主要办法；如果是声带增厚或声带小结，或者是其他的功能性喉病，治疗办法要和家长一起讨论并对儿童直接进行治疗。在学龄前，多动症很常见，而用声过度可能是多动症的一部分，因此在这阶段，针对用声过度的嗓音治疗未必是正确的。

学龄儿童经常出现嗓音问题，大多数能通过嗓音治疗得以恢复。全美国的言语和听力调查发现，大约10%的学龄儿童（一、二年级）嗓音不佳，其中一年级比例最高，达到25%，十一、十二年级仅有3%。大多数发声异常的儿童都喜好大声喊叫，治疗重点是对嗓音的滥用和误用作出早期诊断，并制定措施以减少这类错误用声。尽早发现儿童在各种场合的嗓音滥用，可能就是治疗医师所能做的最有效的事情。例如在打球时乱叫；在操场上尖叫；大声哭泣；过高或过低地模仿各种声音等等，往往每天只要有几次，就足以使嗓音一直异常。通过交谈或在治疗室里观察，一般都不太可能发现上述行为，只有在各种游戏场合，在教室或家里才会出现。这样就要求小孩自己讲述，老师则提供在操场和教室里的一些情况，家长往往能提供更多的情况，有时候小伙伴也能提供一些情况。一旦确诊嗓音滥用，治疗医师就应获取在特定时间，如一小时，一段时间或一天内，该儿童嗓音滥用的基本次数。如图43-88所示，横坐标记录的是日期（尖叫天数），纵坐标记录的是每天的尖叫次数，第1天有18次，随后曲线呈下降趋势，这种曲线对儿童而言多少有些典型，因为他们每天要对自己进行监督。他们在自己口袋里放一张标记牌，记录每天尖叫的次数，最后统计画成曲线。检查这张坐标图是治疗的主要内容，儿童的好胜心通常会使得尖叫的次数下降。有时，这项统计工作会要求老师、家长或朋友帮助完成，关键是让儿童知道：必须要控制嗓音的滥用。

还有一种记录儿童嗓音滥用的办法，也曾用于成年人，是给病人一张用嗓标记卡，卡上有一系列被穿过孔的数字。使用时，儿童每尖叫一次，就扯掉一个数字，一天下来，能够很快知道嗓音滥用的次数。实际上，数字本身并不重要，目的是让病人意识到嗓音滥用的错误。计数法虽然很重要，但不一定对每个儿童都能起到减少嗓音滥用的作用，如果成功了，就不需要进一步的嗓音治疗。计数法是嗓音和言语治疗的一种方法,通过这一形式,治疗医师向儿童阐明了用嗓的不当以及造成的后果,还有纠正的办法。要让儿童认识到这是一个嗓音问题,解释工作就显得特别重要,因为绝大多数儿童对于他们的发音异常,自己并不明了,都是旁人发现的。

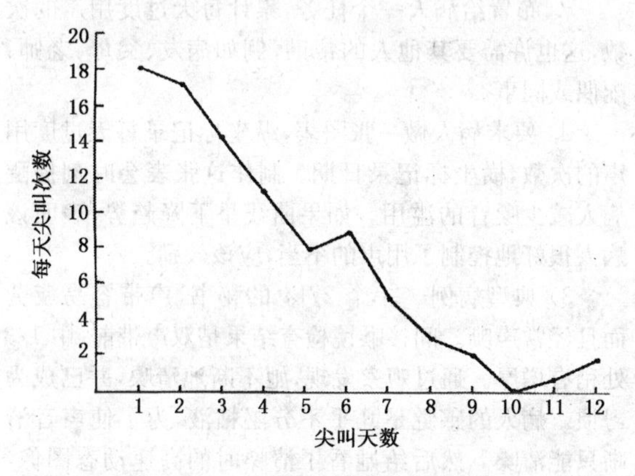

图 43-88 儿童嗓音滥用统计曲线

43.7.4 青少年和成年人的嗓音治疗

成年人的嗓音滥用似乎比儿童复杂得多,极少有人仅在一个场合用嗓过度,教师和销售人员的嗓音问题是由职业造成的典型例子。一般来说,青少年和成年人的发音异常都是因长期的用声不当而引起,在他们工作的大多数场合都需要讲话,有时,过分夸张的语气会使得声带紧张,尤其是在情绪激动的时候。据观察,许多功能性喉病都是在声带长期紧张的环境下形成,这使得喉科医师和治疗医师坚信:治疗应提倡综合性的心理治疗,而避免简单的对症治疗。有人曾提出:在采取传统方法进行嗓音治疗的同时,尽量使病人的情绪保持平和。我们的观点是:在治疗医师的指导下,即使不消除紧张的情绪,病人也完全有能力"正确"发音。因此,嗓音治疗医师的主要任务是,尝试用不同的治疗方法,使病人能够发出"好"的声音。我们主张:试探性地使用多种矫治方法,然后选择起作用的一种方法来治疗。当病人找到"最好的"声音时,这个声音就是嗓音治疗的目标。治疗医师在整个治疗过程中要给病人以必要的心理帮助。同时要告诫病人:不能再"声嘶力竭"地说话发音,必须用更恰当的嗓音,即感觉更舒适的声音来说话、演唱、讲课。

嗓音疾病会给青少年和成年人带来生活和工作上的负面影响,部分病人甚至会觉得无法忍受,因而治疗是必需的。如果有条件,可以先采用 Dr. Speech 系列软件(美国 Tiger DRS, Inc.)中的嗓音疾病评估仪作嗓音测试,根据结果决定是否需要耳鼻喉科医师或言语病理学家的帮助进行嗓音治疗。

43.7.5 嗓音治疗的仪器

嗓音治疗必须高度依赖仪器的反馈。依靠现代化的仪器能够获得呼吸、发声和共鸣的反馈,能够观察说话时的各种生理现象。例如,将一副磁力计放在胸壁,一副放在腹部,可以获取有关呼吸方面的信息。我们还曾研究过在唱歌和剧烈运动时相应的胸壁和腹部的运动。病人在改变呼吸方式的过程中,磁力计提供了有价值的反馈。

有许多电子仪器能反馈声音的频率、强度和音质,如美国泰亿格电子有限公司研制的临床医学软件"实时言语矫治仪"。实时言语矫治仪可应用于嗓音训练,包括发声方法的指导、病理言语的矫治和训练效果的巩固。病人在匹配目标声音的过程中,它可以提供实时或延时的反馈,以便于病人不断矫正发音,使之更接近目标音。

美国泰亿格电子有限公司研制的临床医学软件"儿童言语康复仪"是应用于儿童言语和听力训练的软件,它提供了30多个声控的动画游戏,帮助儿童进行多方面的实时训练,训练内容包括:音调、响度、清浊音、起音、最长声时、有声无声和元音识别等。由于儿童发音后,立刻就能获得动画形式的反馈,所以他们对色彩丰富,采用交互和游戏形式的软件特别感兴趣。对于临床医师来说,这也是个多用途的、功能独特的治疗工具。在儿童玩耍游戏的同时,医师马上就能获得特征曲线图和统计报告。而且实时录放的功能使得治疗更具效果。该软件由两部分构成:① 认识,帮助儿童理解声音的各种特征;② 训练,根据特定的要求,给儿童一个训练目标。用户记录则记录了每次治疗时间和治疗进程。

美国泰亿格电子有限公司研制的临床医学软件"嗓音疾病评估仪"可用于常规的临床检查,采用国际通用参数,将声学信号和电声门信号数据化,进行定量分析。对嗓音质量作出嘶哑声、粗糙声和气息声的客观判断;对声带功能作出振动和闭合程度的客观判断。电声门图还能检查声带下缘,对内镜检查有实质性的补充,特别适合儿童和各种不适宜用喉镜检查的病人。美国泰亿格电子有限公司研制的临床医学软件"鼻流量检测仪"是一种专门为临床设计的电脑软硬件系统,能显示气流在口腔和鼻腔内的分布状况,病人发声时可立刻获得鼻腔和口腔的共鸣信息。美国泰亿格电子有限公司研制的临床医学软件"内镜诊察仪"能够直接观察说话时口腔、咽和喉部的活动,反映鼻腔和口腔共鸣的情况,使病人了解嗓音治疗带来的变化。

43.7.6　嗓音疾病的矫治方法

矫治方法是一种治疗手段,使得病人的用声更合理,它能改变以往发声费力和紧张的状况,声音还可能因此而更好听,这种声音就可以作为治疗中的目标音。治疗医师应该不断地尝试各种方法,效果甚微的就摒弃,效果明显的就采用。矫治方法是高度个性化的,对于同一种疾病,用同一种方法,结果可能就不一样。治疗医师必须对所有的矫治方法都熟悉,在选择时不应该武断和凑合,而要考虑在音调、音强和音质上可能造成的影响。本节列出了目前在嗓音治疗中最有效的25种矫治方法:① 减少嗓音滥用和误用;② 改变响度;③ 建立新的音调;④ 反馈;⑤ 减少硬起音;⑥ 吟唱;⑦ 咀嚼;⑧ 打哈欠-叹息;⑨ 喉部按摩;⑩ 改变舌位;⑪ 听力训练;⑫ 耐心解释;⑬ 发气泡音;⑭ 半吞咽;⑮ 转动头位;⑯ 分类;⑰ 吸入式发音;⑱ 掩蔽;⑲ 张嘴;⑳ 转调训练;㉑ 调整发声位置;㉒ 甩臂后推;㉓ 放松;㉔ 呼吸训练;㉕ 伸舌。

每种方法都从以下4个方面进行了阐述:① 适应证;② 训练步骤;③ 典型病例;④ 评价。

(1) 减少嗓音滥用和误用

1) 适应证　有很多种情况会导致嗓音滥用和误用。

嗓音滥用有以下行为,有些甚至对喉部有害。例如:① 大喊大叫;② 在嘈杂环境里讲话;③ 咳嗽和过度清嗓;④ 吸烟;⑤ 过多讲话和唱歌;⑥ 在上呼吸道感染的情况下过多讲话和唱歌;⑦ 大哭大笑。

嗓音误用指用嗓不当。例如:① 说话时硬起音;② 过高或过低地唱歌;③ 用挤紧喉咙的方式增加响度;④ 说话过分响;⑤ 拉拉队成员;⑥ 用不恰当的音调长时间说话;⑦ 过长时间的说话或唱歌(如长时间排练)。

显然,我们还可以再加些项目上去。对于功能性喉病来说,不管有没有声带小结、息肉或接触溃疡,诊断和减少嗓音的滥用、误用都是治疗的首要目标。这类错误的用嗓习惯如果没有得到根本性的改变,治疗是不可能获得成功的。即使是合理用嗓,也要考虑在何种情况下嗓音可能会滥用,并尽量加以避免。

2) 训练步骤

a. 嗓音治疗的初期必须要诊断嗓音的滥用。病人应该和治疗医师一起配合,列出经常性的嗓音滥用的项目。

b. 针对儿童,必须让他们知道嗓音滥用带来的危害性。可以采用讲故事的形式:有一个儿童曾经嗓音滥用,经过控制后,嗓音逐渐恢复了正常。关键是让儿童深刻认识嗓音的滥用、误用对声带造成的伤害。所讲的故事应该以插图形式,说明用声不当会使声带肿胀。

c. 布置给病人一个任务,累计每天过度用声的次数,这也许需要其他人的帮助,例如病友、父母、老师、配偶或同事。

d. 要求病人做一张图表,纵坐标记录每天过度用声的次数,横坐标记录日期。制作这张表会时刻提醒病人减少嗓音的滥用。如果曲线呈下降趋势,表明该病人很好地控制了用声的不当,应该鼓励。

3) 典型病例　一个27岁的秘书,声带容易疲劳而且经常声嘶。间接喉镜检查结果是双声带前、中1/3处稍有增厚。通过观察发现,她不断地清嗓,并已成为习惯。病人的感觉是几乎不分泌粘液,为了使声音清晰只能清嗓。然后给她看了清嗓时的高速动态图像,要求尽量减少次数。随后,她做了张图表,记录每天的清嗓和咳嗽次数。仅仅2周,就改变了这个坏习惯,音质随之好转,嗓音治疗获得了成功。

4) 评价　制表法对治疗儿童和青春期少年的嗓音疾病,非常起作用,对成年人的一些典型病症(如清嗓)也有效。事实上,该方法的治疗效果与治疗医师的劝说技巧大有关系,它的意义在于让病人认识到减少嗓音滥用的重要性。该方法目前已成为治疗儿童嗓音疾病的主要手段。

(2) 改变响度

1) 适应证　一些嗓音病人声音的响度不是过强就是过弱,长期的响度异常会给声带带来小结或息肉等疾病。许多儿童喜好大声喊叫,就是响度过强的表现形式,容易引起嗓音问题。而长期的用声不当会导致声门闭合不全,使响度过弱。例如,一个声带小结病人表现为声门漏气,会造成低声弱音;在某些需要大声讲话的场合,有的人不是通过调节呼吸,而硬是挤紧喉咙来发声。响度异常在大多数情况下都不是嗓音疾病的原发性原因,而是继发性的。通过训练来降低或提高响度能直接达到目的,如果还需其他矫治方法,甚至可以不再用响度方法。

2) 训练步骤

a. 降低响度:对病人在训练前先做彻底的听力检查,确定听力正常后再进行治疗。

对3～10岁的儿童,要求儿童能识别5种不同的声音:① 耳语声;② 不至吵醒别人睡觉的、安静的声音;③ 与家人和朋友正常说话的声音;④ 隔壁叫人的声音;⑤ 户外高声叫唤的声音。

对>10 岁的病人,就要通过录音进行比较,使其意识到响度有问题。

告诉病人响度过强有几种可能: 过分自信;胆怯时的虚张声势;发狂;恐吓别人等等。促使病人去掌握正常的说话响度。

用一种较为安静的语调练习说话,这能通过有实时强度反馈的仪器进行训练。

阅读一些有关发音技巧的书籍以帮助控制响度。

b. 增加响度: 首先确定响度过弱与听力损失无关,也与身体虚弱或严重的疾病无关。治疗的对象是那些从生理上和情绪上来说都能够响亮发音的嗓音病人。

录下病人的声音,反复播放,让其意识到响度过弱。讲话不敢响亮可以解释为非常害羞,害怕别人,没有自信等等。这样的探讨对治疗很有帮助。寻找一个音调,使病人能较容易地提高原来的响度。如果音调本来就低,那么只要有一点的提高,声音就会更响亮。这可以通过美国泰亿格电子有限公司研制的临床医学软件"实时言语矫治仪"来进行。用找到的音调发/a/音,持续 5 s,如图 43-89 所示(将音调提高到 140 Hz,在62 dB发/a/音持续 5 s)。训练一个阶段后,让病人吸一口气,从低到高发/a/音,起伏为一个音度,然后再从高到低发/a/音,回到起始音调,如图 43-90 所示(当音调从 136 Hz 提高到 160 Hz,然后再从 160 Hz 到低回到起始音调 140 Hz 时,响度从 55 dB 增加到 72 dB,然后减到 55 dB)。

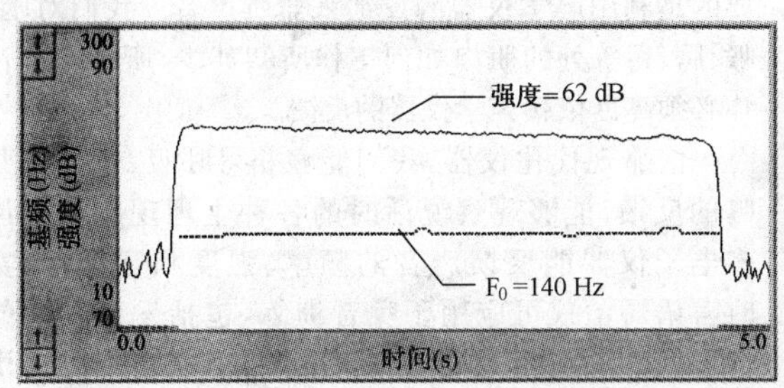

图 43-89　音调有一点的提高,发/a/音持续 5 秒钟

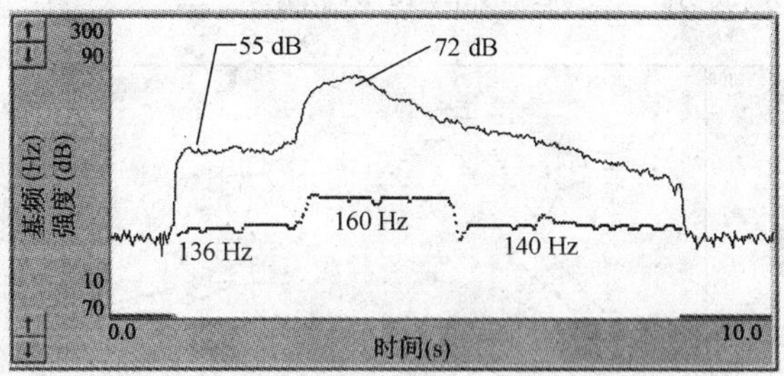

图 43-90　音调提高,然后再从高到低回到起始音调

找到的音调应该能使病人声音的响度和音质为最佳。治疗过程中的声音反馈很重要,必须让病人感觉到声音的变化。由于训练中所用的音调可能是暂时的,而不是永久性的,所以无论是治疗中或是治疗后,都必须坚持训练。要做到响度改变是很不容易的,它需要持之以恒的训练。

有时呼吸训练也是必需的,能够增加声门下压,提高声音响度。

还有一种特殊的方法是甩臂后推法,当它与发声同步进行时,声带闭合紧密,几乎没有漏气,使得声音更加响亮。

如果还不行,可以增加噪声干扰。这种在噪声环境下说话声音更响的效应能提高声音响度。治疗医师可以用白噪声(一种 125 Hz 或 250 Hz 的纯音)。步骤如下: ① 大声朗读一段 100 字左右的文字;② 录下整个朗读过程;③ 读到 30 个字时加入噪声,病人会提高音量;④ 读到 50 个字时关闭噪声,声音又变得柔和;⑤ 为保持平衡,每隔 15 字加入和关闭噪声;⑥ 给病人听整段录音,注意噪声对响度的影响。

c. 增加响度上的变化: 少数病人说话时响度几乎很少变化,让病人反复听自己的声音,使其意识到音调的单一,产生改变的愿望。

说话时没有响度变化是很费力的,鼓励病人增加响度上的变化,平时多朗读一些文章,采用抑扬顿挫的语调。

3) 典型病例　31 岁的男教师,主诉: 声带疲劳 1 年多,喉痛,上完课会失声等。喉镜检查声带正常,但嗓音评价为: 音调单一,音量很低,发音时下颌骨受限,很少张嘴。早期治疗包括咀嚼法,重点是变化音调和增加响度。病人非常配合,他要求 1 周治疗 3 次,甚至在家也训练很长时间。9 周后,将治疗前后的声音进行比较,"就像换了一个人",效果超出他的想像,不但声音好转,而且再也不感觉到声带疲劳,对他的社交改善很大。

4) 评价　响度不当会直接影响日常的工作和生活,但通常都是容易矫治的。本节所提及的许多矫治方法对响度或多或少都有一些改变,但事实上,这许多矫治方法对响度总是间接地影响,而只有改变响度才是最有针对性的。

(3) 建立新的音调

1）适应证　尽管对某一个人来说，讲话时并不存在一个绝对适宜的音调即基频，但是许多喉病患者如果换种音调，往往会带来很好的效果，例如提高响度等。音调偏低会使说话过于费力，偏高又会使声带容易疲劳。现在有许多仪器，例如实时言语矫治仪等，能够实时地显示正在进行中的说话音调，这种同步的反馈方法在建立新音调的治疗中起着突出的作用。

2）训练步骤

a. 通过仪器录下病人各种不同的音调，包括预期的目标音调。反复播放并比较它们的声音和听起来的感觉。

b. 大多数病人都能模仿自己的目标音调。可以要求病人用目标音调发/i/，大约持续 5 s，将它录下来并马上播放。让病人模仿自己曾用过的音调，更容易获得成功。反复训练，如图 43-91 所示。

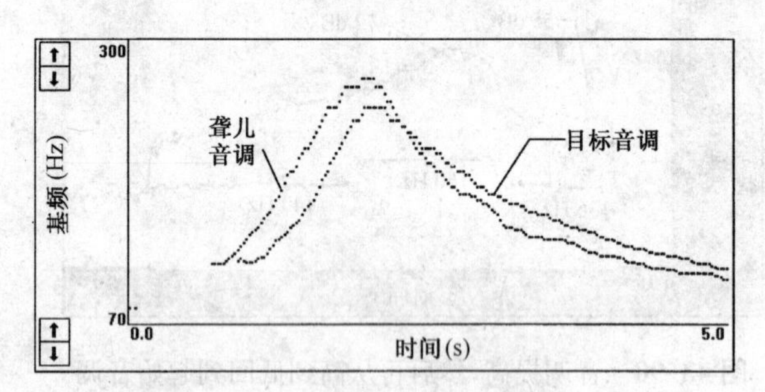

图 43-91　提供目标音调进行音调匹配
(Dr. Speech™)

c. 实时言语矫治仪提供基频、强度、共振峰、舌位图和语谱图的实时显示；还能提供目标匹配模式，使病人立刻获得反馈，知道刚才所用音调与目标音调相比，是高了或是低了。该仪器对建立新的音调很有帮助。

d. 建立新音调首先从单个词开始，最好是元音，尽量避免复杂的词。

e. 接着用新音调朗读词组和短句，熟练后再朗读书本或报纸上的段落文章。

f. 然后尝试将新音调运用到日常会话中。刚开始也许在和陌生人对话时能成功；但遇到熟人往往比较困难。无论如何，在各种环境下都应坚持使用新音调。

g. 录下病人在训练各个阶段的声音，这会给治疗带来帮助。

3）典型病例　10 岁男孩，声嘶 6 个月，检查结果：喉部正常，但音调偏低。略经指导，他就发出了更高音调的声音。在随后的比较中播放了前后两种声音，他承认以前是在模仿他哥哥的声音。治疗医师指出，这种低频的声音与年龄不符，而且别人听起来有困难。嗓音治疗的重点是提高音调，效果非常明显，仅仅 6 周治疗就获得了成功。

4）评价　人们总是根据周围情况，不断改变着说话的音调。但是，有一些嗓音病人的音调过高或过低，超出了本身的承受能力；还有一些人的频率异常，是他们个性化的表现。病人如果长了小结、息肉或乳头状瘤，声带就会变厚，振动减缓，音调随之降低。一旦上述症状消失，频率又会升高，恢复到正常。因此对于功能性喉病，最好先进行对症治疗，然后才进行改变音调的训练。

（4）反馈

1）适应证　在对目标声音的模仿匹配过程中，病人怎样摸索才能发出“最佳”声音呢？听觉和视觉的反馈是较常见的方法，就是听和看自己所说的话，但更主要的是利用声学仪器的反馈来监听声音。我们对咽、喉、腭、舌等处的肌肉如何工作所知甚少，所以嗓音治疗必须高度依赖声学仪器的反馈。

依靠现代化仪器，我们能够获得呼吸、发声和共鸣的反馈，能够观察说话时的各种生理现象。有许多电子仪器能反馈声音的频率、强度和音质，如实时言语矫治仪可应用于嗓音训练，包括发声方法的指导。病人在匹配目标声音的过程中，它可以提供实时或延时的反馈，以便于病人不断矫正发音，使之更接近目标音。鼻流量检测仪能显示气流在口腔和鼻腔内的分布状况，病人发声时可以立刻获得鼻腔和口腔的共鸣信息。内镜诊察仪能够直接观察说话时口腔、咽和喉部的活动情况，使病人了解嗓音治疗带来的变化。

从生物反馈中能获知病人是否处于放松状态，有助于嗓音治疗。当病人焦躁或紧张不安时，体征（如血压等）会发生变化，测试仪器里相应的数据就上升，反之则下降。实际上，病人通过这些数据的变化也就学会了怎样去放松。

2）训练步骤

a. 先解释什么是反馈。用手指尖触摸硬币的表面就会有触觉反馈；闭上眼，慢慢举起手臂，弯曲肘关节，关节和肌肉就能感知手臂的移动和空间的位置。而在喉部，这样的反馈相当缺乏，我们只能依靠声音来感知。

b. 以前在嗓音治疗中，录音机从未被作为声音反馈仪器使用。治疗医师有时刚找到病人的恰当发声，但病人转眼就忘了。可以将病人声音（元音、单词和词组）录音，找出合乎要求的部分，编辑后重放，让病人边听边学。如果再加以适当点评，效果会更佳。将现在的实时言语矫治仪与录音机相比，则是升级换代的声音反馈仪器，功能更全面，使用更方便。

c. 反馈仪器的使用根据需要而定。呼吸时，除了一些仪器能测量气容量和压力，声时测量也是反馈的一种，磁力计也能提供多种信息。可视内镜反映了发音时咽和声门上部的运动情况，以及声带的状况。测量音调和音质的仪器就更多了，嗓音疾病评估仪就很有代表性。

d. 如果病人通过反馈仪器达到了目的，接下来就要求持之以恒。例如，病人通过仪器的反馈，知道在说话时如何去协调腹部和喉部的器官，那么离开仪器呢？还有，生物反馈和声学反馈终究也要脱离治疗。

3）典型病例　22 岁的大学生，长有声带小结，声嘶严重。嗓音评估发现她音调过低，当她提高两个音节后，声音听起来就接近了正常。治疗重点在于提高频率，主要是利用可见音调仪的可视反馈，使病人不仅能听到声音有所好转，而且还看到更高、更平稳的音调。嗓音治疗就是采用听觉和视觉的反馈，再附加一些旨在减少硬起音的练习，例如张嘴法等。这样的治疗持续了将近 15 个星期，每周 2 次，她的小结消失了，声音也恢复到正常。

4）评价　上述这些仪器能够观测嗓音的各个方面，即呼吸-发声-共鸣，可以在反馈治疗中起到重要作用。它们不仅提供同步的声音反馈，还提供许多可视的声学参数，例如频率、基频微扰、振幅微扰等。有多种矫治方法能使声音发生改变，这可以从反馈仪器中得到确认。反馈仪器的使命就是帮助病人建立正确的发声方式。

(5) 减少硬起音

1）适应证　在嗓音误用的归类中，第一条就是“说话时硬起音”，即声带先闭合而后气流冲开声门使声带振动发声。这种说话方式起音急速，喉部器官极易疲劳。用动态喉镜发现，这样说的时间一长，即使原来正常的声带也会在前中段边缘处形成轻度充血和肿胀。在声带后部疾患（如接触溃疡）的病人中，经常会有硬起音的现象。硬起音是一种典型的发声功能过强：用嗓时声门下气压过强，气流过度冲击声带。

2）训练步骤

a. 在演员、政治家和未经训练的歌手中间，硬起音相当普遍。矫治医师用软起音的方式说话，与病人的硬起音比较。

b. 练习发/h/音，选择单音节单词，都是/h/音开头，熟练以后再练其他清音，即声带不振动，最后练习发元音。

c. 采用耳语发声法。选择几个单音节单词，都是元音开头，先是很轻地将起首元音发出，响度逐渐增大，直至单词念完。耳语时加入了软发声。

d. 打哈欠-叹气法对减少硬起音特别有效。

e. 吟唱法（在说话时加入连唱）也能减少硬起音，将它与哈欠-叹气法或咀嚼法结合运用，通常效果不错。

f. 咀嚼法和吟唱法同时采用会消除起音急速的现象。

g. 掌握了柔和起音后，再与急速起音相比较，就能明显感觉到后者更费力。

h. 可以借助仪器帮助治疗：实时言语矫治仪能显示起音的时间；曲线垂直表明说话时硬起音，斜线表明软起音。治疗医师和病人看到曲线的陡度，就能知道起音是否柔和，如图 43-92 所示。

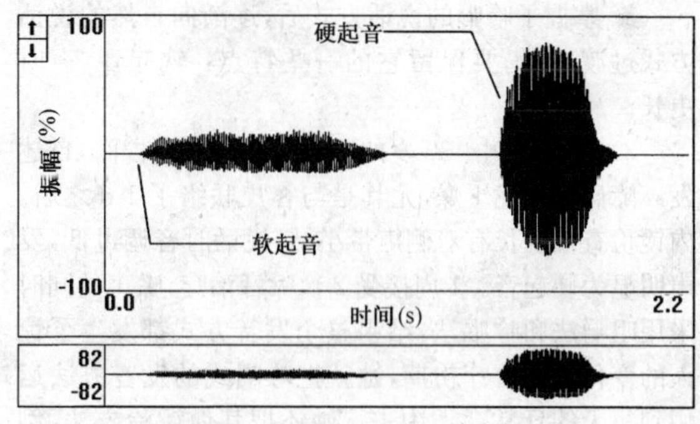

图 43-92　显示起音(Dr. Speech™)

3）典型病例　35 岁的水文学助教，主诉：上课 1 h 后常感喉痛和声嘶。随后治疗医师发现，他讲课时的用嗓与日常会话不同，接近最低频率，而且硬起音。他感觉（也许正确）用这种方式说话听上去更权威。嗓音治疗包括：音调提高二度，着重减少硬起音。几周后，他的症状消失了。

4）评价　嗓音治疗中减少硬起音是很容易实行的。主要是病人平时没有意识到这一问题，而一旦向其指出并传授一种更舒适的起音方式（也许是通过咀嚼法、吟唱法或叹气法），硬起音马上就会被矫治过来。

(6) 吟唱

1）适应证　吟唱法对功能性喉病的治疗是很有帮助的。吟唱在音乐上是这样定义的：用一种连续的音调吟诵歌词，就像“音调单一地唱歌”。教堂里就有牧师与合唱组的吟唱，歌词都连接在一起，平铺直叙地唱出。在嗓音治疗中，经常采用的是与吟唱类似的连唱，它的定义是“流畅连贯，各音调之间没有停顿”。目的在于提高音调，延长元音，消除重音，建立软起音的发声方式。当病人的吟唱能达到这些要求时，日常会话也就会有相应的改善。通常配合吟唱法一起进行治疗的矫治方法，有咀嚼法、张嘴法和哈欠-叹气法。

2）训练步骤

a. 吟唱是一种针对说话过于用力的矫治方法，它只在训练时使用，不同于平时的说话。嗓音治疗医师用吟唱的发声方式大声朗读一段文字，示范给病人看。

b. 让病人自己模仿，如果实在不行，才换用其他矫治方法。

c. 要求病人交替使用自然音和吟唱音大声朗读，每种音以读 20 s 为最佳。先是自然音，然后是吟唱音，循环往复。

d. 录下上述声音，比较两者的响度和音调之间的差别，以及吟唱音给发音声时和软起音带来的好处。

e. 掌握了吟唱的说话方式后，逐渐向自然的说话方式过渡，但仍要保留它的一些特点：软起音，声时更长。

3）典型病例　30 岁的电话号码簿女广告商，自述发声障碍和喉咙干燥，尤其是与客户联络了 1 d 之后。内镜检查发现长有双侧声带小结，说话时音调过低，发声明显为硬起音。1 周接受 2 次嗓音治疗，噤声的同时采用咀嚼法和吟唱法，结果整个发音方式都发生了惊人的变化。在治疗初期，她就把吟唱式的发音方法运用到每天的日常会话中去。她还把其他矫治方法，例如张嘴法和打哈欠-叹气法作为自我训练的内容，每天一有空就练。12 个星期后，小结完全消失，而且发声硬起音也得到了治愈。

4）评价　相对来说，吟唱法是容易掌握的。但必须让病人明白，这样的说话方式是暂时的，目的是在训练中进行矫治。我们还发现该方法对儿童特别有效，因为他们似乎对这种“怪怪的”说话方式很感兴趣。另外，吟唱法对减少声带的过度接触也有相当明显的治疗效果。

(7) 咀嚼

1）适应证　咀嚼法被认为是治疗功能性喉病的方法中“最自然”的一种。在嗓音治疗时，总是难以将音调和音质孤立起来，单独训练。咀嚼法起源于格式塔心理学观点，旨在促使人们合理用嗓。遵循训练步骤，会给治疗增添“趣味”，更快见效。在做夸张的咀嚼动作的同时发声，会使得声带的紧张度下降，音调微有变化，声音不再紧张，声带接触更趋合理，音质也随之好转。

2）训练步骤

a. 许多病人说话时过于紧张，将牙齿咬紧，嘴张得很小，就像在表演口技。治疗医师可以用一面镜子，让病人观察自己的下颌骨是如何的紧张。而在咀嚼时，下巴、喉咙、舌和嘴唇则相对较为放松，咀嚼发声更可使声音消除紧张。指导病人用咀嚼法运动口腔，使发声更放松。必须指出咀嚼仅仅是暂时的，目的是通过夸张的动作来获得发声肌群的放松，根本不必担心今后说话也会如此。

b. 让病人对着一面镜子，张大口，就好像咬住了四五块饼干，大幅度咀嚼。偶尔碰到不能配合的，就真的让病人去咀嚼饼干，仔细观察咀嚼的动作，然后再模仿。治疗医师要指出张嘴程度和下颌骨运动的欠缺，直至其掌握动作要领。

c. 咀嚼的同时柔和发声。在这阶段，许多病人忙着运动下颌，却使舌平伸不动，会出现单一声音 yam-yam。因此一开始就必须运动舌，使声音多变，当然这是在咀嚼与发声同步进行的前提下进行的。

d. 在咀嚼的同时发一些特殊的词，逐步过渡到其他单词或词组。

e. 在咀嚼的同时数数，从 1 数到 10，并且反馈给病人。

f. 在咀嚼的同时连贯地说一些长句，如书中的一个段落。

g. 在咀嚼的同时与别人对话，听者最好是父母、朋友或配偶。

h. 咀嚼法的最大优点是容易掌握，可以频繁训练。它能消除发声紧张，促进声音好转。在这阶段，每天的训练应该是大量的，大约每小时 5 次。

i. 经过几周的训练后，逐渐减小咀嚼的幅度，恢复颌部的正常运动。当然，前提是声音质量不能下降。

j. 最后，让病人慢慢体会口腔的开闭、颌部的运动使声带放松的感觉。

3）典型病例　一个 9 岁男孩，发声障碍 3 年，检查发现长有“双声带纤维性小结”，随后在学校进行 1 周 2 次的嗓音治疗。治疗医师马上察觉男孩说话时太用力，可能是小结阻碍了声带的闭合，为让别人听清，他只能用气过量以使声音响亮，这就导致了硬起音。咀嚼法是很有针对性的矫治方法，但训练之初会增加嘶哑声和气息声，这是训练过程中的正常现象。治疗医师为男孩建立了一个有趣的训练环境，和一套舒适的起音方法，男孩在多种场合(包括家里)用咀嚼法练习。尽管咀嚼法是治疗的主要手段，但仍应强调减少嗓音滥用和误用的重要性，因为这可能是小结的成因。经过 6 个月的治疗，男孩的小结变小至“稍微增厚”；气流量也变小，提示声带闭合更紧密；声音也与旁人无异。

1年后的随访，声带完全正常。

4）评价　通常认为咀嚼是一种很有益的矫治方法，促使病人正确发声，但也不是所有嗓音疾病的万应药。自如地咀嚼时，口腔随之就会放松，整个声道更加松弛，继而使喉部的发声更放松。咀嚼法避免了让病人去执行一些空洞的指令，如“放松喉部”、“发声松弛”等，因为没有人能单凭意愿就能做到。但通过咀嚼发声，却能达到放松喉咙的目的。

(8) 打哈欠-叹息

1）适应证　将气道张得最大，咽缩肌放松并且收缩舌骨向上时，肌肉就能产生吸气式哈欠。呼气式叹息也是将声道张大，咽部扩得最大，粘膜表明有点凹陷和不规则。病人患有功能性喉病(功能性发音异常，小结，息肉，接触性溃疡)，使用该方法后会体会到怎样才是“舒适”的发声，以及很放松的声音。治疗时经常结合其他矫治方法。当病人声带过度拉紧时，也可把它作为有效的放松方法。

2）训练步骤

a. 针对儿童，我们配合图片讲述故事：这个女孩总是紧闭着嘴，说话也很费力，声音也不好听。当女孩张大嘴打哈欠时，变得很放松，哈欠快结束发的叹息声，便是她理想的声音。

b. 针对青少年和成年人，解释叹息的生理，是一种将声门上气道张得最大的深吸气。

c. 要求病人打哈欠，呼气时轻轻发声，能够有舒适感。

d. 然后要求病人发/h/或张口的元音，开始每次哈欠发一个字，直至四五个字。

e. 向病人示范如何叹息，是一种哈欠后舒适的张大口的深呼气。

f. 要求病人叹息时发/hah/，然后发一连串的/h/；随后加入中低元音，注意发声应该舒适、松弛、柔和，病人起初会有困难，但这是消除喉紧张的关键步骤。

g. 让病人体会该方法带来的口部放松的感觉，最终使病人记住这种松弛的发声。

3）典型病例　1个47岁的工厂代理人，发声疲劳将近2年，经常工作1 d后失声。连续2周声嘶加剧，伴左颈微疼，喉科医师检查为“双声带红肿”。随后的嗓音评估发现他说话时硬起音，发声艰难。采用打哈欠-叹气法后，他能清晰地发音，并且共鸣良好。将这种声音录下来，让他带回去模仿练习。由于他说在某些工作场合会感到紧张，于是用分类法把使他放松和紧张的场合分离开，一旦感觉紧张，立刻使用哈欠-叹气法，以继续保持松弛的发声。结合分类法的打哈欠-叹气法被证明对他很有效，因为他嗓音好转明显，周期性的发音异常再也没出现过。1周2次的治疗持续22周结束了，病人的嗓音和发声器官都正常。

4）评价　治疗功能性喉病，哈欠-叹气法是很有效的方法，它使咽部膨胀松弛。当病人发叹息声/i/或/a/时，听上去很不费力并且放松。病人如果患功能性喉病多年，发叹息声后会感觉放松，和原来声音有显著差别。

(9) 喉部按摩

1）适应证　通过手指按摩喉部来矫治嗓音的方法有几种。例如音调太高时，治疗医师可把手指按在病人的甲状软骨上，音调会随之降低。因为甲状软骨被向后推，声带长度缩短，使得单位面积的声带质量增加，从而降低频率。还有一种方法，将手指按在甲状软骨的两侧进行纵向按摩，能缓减说话时的用力过度。我们认为，手指按摩也许对绝大多数功能性喉病有益：把手指笼在甲状软骨的上边缘，慢慢下滑，有时还向两边滑动，将整个喉部的位置下移，以达到消除紧张的目的。职业用嗓者在训练中经常采用这种方法，如专业歌手。

2）训练步骤　在嗓音治疗中，有三种不同的喉部按摩方法。

a. 降低音调的手指按摩：① 发一个拉长的元音(/a/或/i/)，同时把手指轻轻按在甲状软骨上，音调会立刻降低。除了一些用假声发音的男性，这方法很成功；② 拿开手指，仍然维持刚才降低的音调；③ 如果需要示范什么是低音，可以用上述方法演示。

b. 观测喉部的纵向移动：① 一些发声过于紧张，音调变化过大的病人，说话时喉体往往会上下移动；② 将手指放在甲状软骨上，发一个音(不高也不低)，每次降一个音阶，直到最低，通常这时喉部会下降。然后每次升一个音阶(禁止假声)，直到最高。通过指尖应该能感觉到喉体的上下移动，反复体验；③ 通过朗读或大声说话，逐渐减少喉体的移动幅度，直至放在甲状软骨上的手指感觉不到喉体的纵向移动，这时声带相对就较为放松。

c. 将喉体下推：① 将手指放在甲状软骨板的上边缘，用中指和拇指笼住软骨；② 轻轻地将喉体向下和两侧缓慢移动(病人始终处于放松状态)；③ 喉体被下推的同时，发一个拉长的元音，使用第二种方法矫治。当喉体能稳定在低位时，再采用其他矫治方法。

3）典型病例　一个男性17岁少年，一直由母亲单独抚养，1年前母亲突然去世，开始被其叔领养，后发现他行为怪异，说话音调很高。检查下来喉部完全正常,但是习惯音调达到 200Hz,在成年男性的音域范围内。最有效的矫治方法就是喉部按摩,使他能够用较低的音调发音,但一与人交谈,音调又提高了。经过三个疗程的治疗,他能以较低的音调大声朗读,但与人谈话仍不行(除了治疗医师)。接下来进行了心理方面的评估和治疗,2 周后他的频率降到了 125 Hz。

4) 评价　对一些功能性喉病的治疗,特别是声带增厚和声带小结病人,降低音调很有必要(除了青春期少年)。用手指按压甲状软骨就是一个极好的矫治方法,只要不是用假声带发音,频率一般都会降低。尽管该方法见效快,但如缺少必要的心理治疗,效果往往是不长久的,所以最好再辅助一些其他的治疗方法。

一个受过良好训练的歌手或演说者,说话不费力而且喉体移动幅度很小,病人们则相反。这时最好的办法就是让病人将手指轻轻覆于甲状软骨上,感受喉体随音调变化而产生的移动,并帮助他们建立新的说话方式。对某些说话时将喉体抬得过高的病人,有效的治疗方法就是用手指将喉部下推以使喉咙放松。

(10) 改变舌位

1) 适应证　舌在口腔里的位置直接影响音质和共鸣。对舌体"中位"的描述是:既不太靠前,也不太靠后。元音和辅音的产生主要取决于舌位的变化,语言相同,舌运动的基本方式也相同。也就是说,两人交谈时能彼此听懂,那么他们产生元音和辅音的方式必定相同。发音时舌位的错误会引起嗓音问题,这不仅仅只影响个别音素,而是全面的影响音素。有的病人说话时舌过于靠后,几乎封闭了咽部,造成闭塞性鼻音。"聋儿的咽部共鸣几乎都有问题"。声带紧张时将舌缩回咽部,会造成发音异常;而舌位太靠前,会使声音变得细弱,类似婴儿的发音,并且缺少后元音的共鸣,听起来既不成熟又柔弱。用改变舌位的方法能使这两种声音都得到矫治。

在声道内,构音主要由三个因素决定:舌的收缩位置、舌的收缩程度和嘴唇的收缩。如图 43-93 所示,所有的元音和辅音都是根据声道形状和嘴唇的变化而形成。在发音训练之前,临床医师应当向病人简单介绍有关构音(舌和嘴唇的移动)的基本知识。

2) 训练步骤

a. 如果舌位靠后,以下训练可使舌前伸:

先指导病人做一些舌位前后伸缩的练习,感觉一下对发音的影响。检查病人的坐姿,使其下颌不向胸部内倾,也不过分外伸。

将舌尖和齿龈配合,轻声练习几个辅音:/t/, /d/, /s/, /z/;再让病人快速低声地发一连串/ta/音,

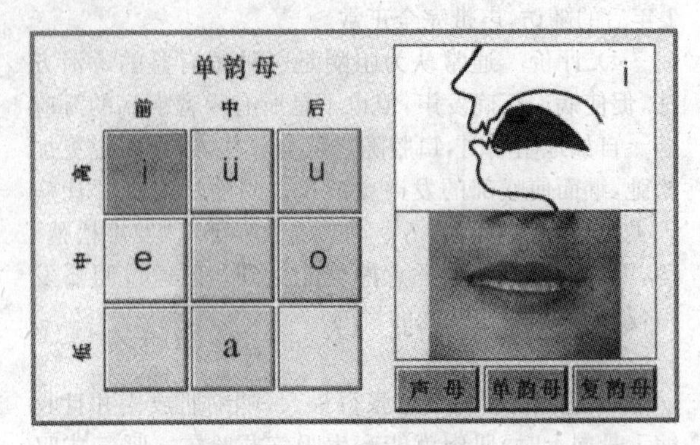

图 43-93　构音图(Dr. Speech™)

每次呼吸发 10 个。

训练:/w/, /wh/, /p/, /b/, /f/, /v/;结合这些辅音,练习舌位相对较高的元音:/i/, /e/, /o/, /u/。每组训练都要持续几分钟,并且要询问病人的感觉,初期的训练要坚持低声进行。

上述训练巩固后,重点选择舌尖辅音和前元音多练习,将训练前后的声音在录音机或实时言语矫治仪上进行比较,辨别和评价两者的不同之处。

b. 如果舌位靠前,以下训练可使其恢复正常:

解释问题所在,判断其音调是否偏高或偏低(这类病人常有不恰当音调)。

指导病人不要将舌定型,尽可能响地发后元音,此时舌会不自觉地回缩。这些元音是:/a/, /o/, /u/,每个元音都要单独训练,并要持续 5 s。

多练习发音较重的后辅音/k/, /g/和后元音。有了好转后,让病人用前后两种方法大声朗读单词和词组,仔细比较并分析其中的差别。

实时元音跟踪的训练显示了言语的第 1 和第 2 共振峰,使病人可从电脑屏幕上看到声道收缩带来的效果,第 2 共振峰主要取决于舌位的变化。例如,在训练中,发一系列元音,元音跟踪如图 43-94 和图 43-95 所示。通过屏幕,临床医师能够很快地判断舌位与发音的准确性。

3) 典型病例　1 个 27 岁的男教师,声音低沉几乎听不清。诊断结果:喉部正常,但发重音时舌向咽部收缩。通过分类法,病人知道在何种情形下舌会回缩;又通过改变舌位法,低声练习一些前元音和前辅音,并运用在原先会使舌回缩的场合,始终让舌保持正确的发音位置。病人的治疗获得了成功。

4) 评价　舌位错误是嗓音病人发音异常的原因之一。但不管是太靠前还是太靠后,通过改变舌位,大多会有不同程度好转,而且这些细微的改变通常会使

音质和共鸣有明显的改善。从喉部产生的基频经过口腔时，如舌运动的位置恰当，就能更好地协调声音。可见舌的位置对于构音是很重要的。

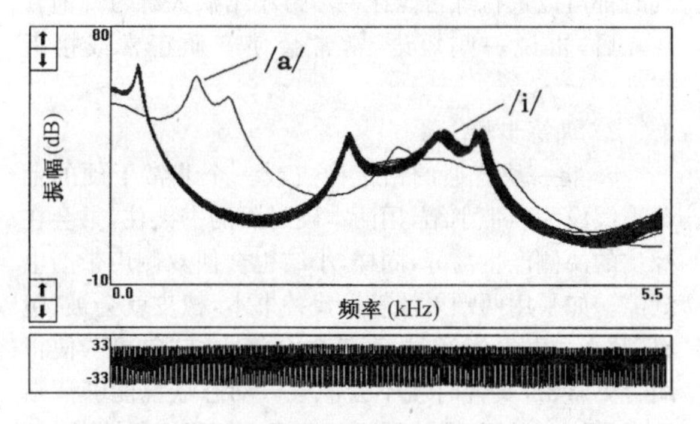

图 43-94　共振峰的实时显示(Dr. Speech™)

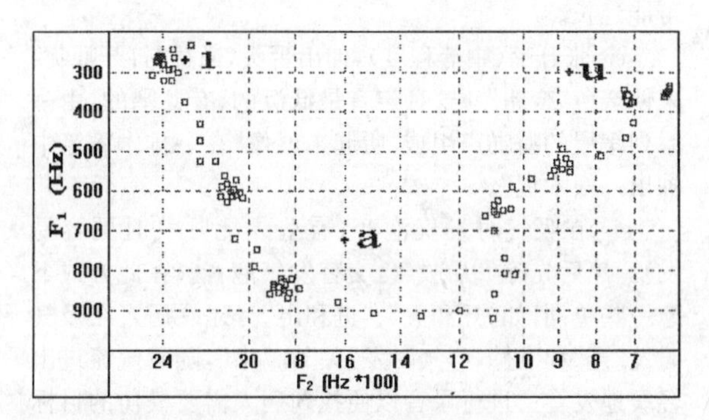

图 43-95　舌位图的实时显示(Dr. Speech™)

(11) 听力训练

1) 适应证　大多数嗓音治疗就是确诊和消除病人错误的用嗓习惯，这是借助听力系统来完成的，尤其是病人自身的听力。没有一个人能够确切知道他们的喉在干什么：声带是否闭合，声带是被拉长或是被缩短，而只能通过自己的声音去了解。当人们在录音机中听到自己的声音时总是感到惊奇，但这却能反映听力状况。嗓音反馈的缺陷会影响治疗效果，因为病人确实不知道在发音的时候做了些什么。由于嗓音是心理和身体器官协同作用的结果，因此多年来，声乐老师在教学中一直采用想像法，如，"声音从胸腔发出"等等，即使在生理上的描述是错误的。在嗓音治疗中，我们应把病人看作是重要的听众，病人则应该学会去听自己的声音。许多病人，包括一些正常人，对音调的辨别与记忆都有困难。这样，那些需要记住目标声音的病人就会遇到麻烦。在一定程度上，听力训练能够帮助病人学会对音调的辨别与记忆，也能够学会对声音"好"与"坏"的辨别。训练可以通过声音反馈设备进行，如录音机或电脑等，让病人学会听和跟踪自己的声音。病人如有听力技巧方面的缺陷，嗓音训练可能就要包括音调识别、音调记忆等内容。所以治疗医师首先应该评估病人的听力技巧。

2) 训练步骤

a. 先对病人做基本的辨音测试。可以用钢琴、基音管等，奏出一对音调，让病人辨别。即使病人的辨音能力有问题，也不一定非要进行这方面的训练。但如果不能辨别超过三个音阶的音调(如 C_4—F_4)，而又准备匹配目标音，那么该病人就有必要去进行辨音训练。

b. 辨音训练应使病人"量力而行"、"循序渐进"。音调可以来自于钢琴、基音管或嗓音本身，通常这三者结合起来效果更佳。直至病人能够辨别出一个音阶内的音调(如 C_4—D_4)，训练才算结束。如果采用录音设备，训练还可以单独在家进行。

c. 发出了医师所要求的声音，但病人能辨明这声音和以前的差别吗？在嗓音治疗中这很重要，因为病人平时要尽可能多地使用该声音。因此有必要学会去听这两种声音。分别将它们录下来，进行剪辑和拼接后成为能够对比的一对声音，训练病人去快速准确地识别出哪一声音更佳，还可将其他病人的前后对比声音作为训练内容。有些病人只需很少的听力训练就可以了，而有些则需要大量的训练。对极少人来说，听力训练无济于事，进一步的治疗可能只好放弃了。

3) 典型病例　1 个 9 岁女孩，咽部闭合不全导致开放性鼻音。1 周进行 2 次嗓音治疗，重点是听力训练，辨别鼻腔共鸣和口腔共鸣的声音。治疗初期，仅仅在训练时强调口腔音，以后逐步推广到日常生活中去。11 周后，女孩的口腔音已能够运用自如，治疗获得了成功。

4) 评价　在嗓音治疗中，病人必须成为自己声音的听众。一些病人，甚至一些正常人，在音调的辨别上有问题，听力训练会使他们得益。对这方面能力差的病人来说，听力训练应该首先进行。

(12) 耐心解释

1) 适应证　在嗓音治疗中听取病人对喉病症状和形成原因的叙述，是必不可少的。而功能性喉病患者在听了治疗医师的解释后，常常获益极大。有经验的医师大约会花 20% 的时间向病人解释有关的嗓音问题。实践证明，如果让病人知道了造成嗓音问题的根源之所在之后，有时甚至不再需要进一步的治疗。有一点很重要，治疗医师不应该对病人说："你没有很好地用嗓。”而是说:“你的声带闭合太紧。”病人对后一种说法更容易接受。一些病人如果长有小结或息肉,就有必要向他们解释:长期的用声不当会导致声带组织的变化,而只有正确用嗓,病情才能好转。

2) 训练步骤　对功能性喉病患者来说,必须向他们指出究竟是哪些行为引起了发声异常,并指导他们怎样去纠正。在治疗方面,没有统一的格式,因为每个病人都有其特殊性。对于儿童,我们把重点放在让其认识嗓音滥用的危害性上,具体做法是讲一些配有连环插图的故事。当然,即使病人纠正了错误的用嗓习惯,仍要强调如何正确用声。对器质性喉病患者来说(如单侧声带麻痹),同样需要向他们解释声带闭合的好与坏。大多数病人都想搞清楚问题出在哪里,究竟应该怎么办。医师应该充分利用诊断结果,用病人能理解的语言向其系统阐述。例如“声带靠得太紧”或“声音缩在喉咙里”等,这看起来似乎不够科学,但能帮助病人很好地理解。解释要言简意赅,注意不要使病人在第1次治疗就产生戒备心理。如果有必要,才进行心理或精神方面的会诊。解释工作并非一定要在嗓音治疗开始之前进行,事实上在整个治疗过程中都要进行,在每个治疗阶段,解释都是重要的组成部分。

3) 典型病例　1个72岁的教授,退休后不久出现言语和嗓音疾病。神经科医师诊断为先天性肌强直(有家族史)。他来到言语-嗓音诊所,检查结果:由于软腭运动差而导致开放性鼻音。由于病情较为稳定而且构语正常,治疗医师建议他上提软腭。气流量参数和病人的声音都说明鼻腔共鸣是个主要病症。医师将其他类似病人的共鸣声音(治疗前后)放给他听,并指出两者的区别,然后指导怎样提升软腭,并描述可能出现的结果。解释工作不仅指明了治疗的方向,而且还使病人对治疗充满信心。随后他开始练习提升软腭(紧贴上面的假牙)。效果非常明显,气流量参数恢复到正常,鼻腔共鸣也得到了缓和。

4) 评价　解释工作是嗓音治疗中的一个重要部分。对于儿童,我们认为:“在治疗前期就应介绍声音产生的过程,指出病人的问题所在。”让儿童了解治疗的目的。对于成年人,则需要治疗医师另外解释声带的病理变化,以及治疗步骤,也许还得借助表格和图片。对一些懂得发声机制和病理知识的病人,更应给他们提供多种不同的治疗方法。

(13) 发气泡音

1) 适应证　气泡音是一种松弛的发声方式,气流量小,声门下压低,被认为是一种正常的音区,对许多功能性喉病,如小结、息肉、声带增厚,甚至对痉挛性发声障碍和喉室发音的治疗都有帮助。它不仅是一项很有价值的嗓音矫治和诊断方法,而且是声带放松的标志。气泡音的频率范围在65～75 Hz左右,吸气或呼气时都可以进行练习。让一声带小结病人练习气泡音10 s后,再说一些短语,常常会使音质正常或接近正常。

2) 训练步骤

a. 将一块普通的铅笔橡皮或一个非常干硬的葡萄干假设为声带小结,用两本硬封面的书夹住,书会在橡皮的两侧产生豁缝,同样,小结也会使双侧声带产生缝隙。如果用两颗果汁软糖代替书本,橡皮就会被“包裹”起来。发气泡音时,声带也会将小结“包裹”,使得闭合更紧密,发音时就不会漏气。动态喉镜能够清晰地显示这一过程,矫治医师可向病人解释这种情况。

b. 要求病人在一口气吐完一半时发/i/,轻缓并尽可能延长。

c. 张开嘴(中等程度),伸出舌头,通过“打开喉咙”来使音色“变粗”。这种声音是低沉的,有共鸣的,由一系列缓慢的噼啪声组成,听起来就像“在一排木篱笆中抽出一根木棍”。

d. 在吸气时发气泡音(有些人比呼气时更容易发)。然后先呼气后吸气,交替发气泡音。在此方式下念一些单词,如“开和关”、“进和出”。建议病人在吸气时发“开”和“进”,呼气时发“关”和“出”,随着气流进出轻缓地发音。进行录音以便找到病人需要模仿的目标声音。

e. 掌握发“气泡”音的技巧后,要求每天尽可能多地练习。

3) 典型病例　1个10岁男孩和1个11岁男孩,均为声音低哑,说话不能连续,病程将近1年,经耳鼻喉科医师诊断为双声带小结。治疗医师教会发气泡音后,就要求他们“比赛”,看谁发的时间更长,音调更低;还要求在发气泡音时念单词。1周进行2次嗓音治疗(一次单独练,一次一起练),每次45 min。3个月后,小结完全消失。其间我们纠正了一个男孩在踢足球时大喊大叫的坏习惯。

4) 评价　该方法之所以起作用,是因为发气泡音时,气流量小,声门下压很低,声带几乎不受压,也就减少了相互间的摩擦。尽管病人持续说话,小结也会不断变小或被吸收。用这种方式说话,声带一点也不紧张。

(14) 半吞咽 boom

1) 适应证　这方法适用于单侧声带麻痹、声带呈弓形或用假声带发音的病人,这些病人都有相同的特点：声音的响度低，而且明显漏气。

2）训练步骤

a. 指导病人进行吞咽，在“喉头抬得最高”时立刻响亮地说“boom”，我们称之为“半吞咽”法。这种发声方法并不是先吞咽后发声，而是吞咽和发声同时进行的，要求病人发“boom”的音调较低。

b. 通常，只需练习几次，病人就能响亮地说出“boom”，而且音质接近正常，气息声很少。将这声音录下来，要求病人将它与自己平时的声音作比较。

c. 在做“半吞咽”的同时将头转向两侧；或将下巴放低缩起来。接着要求病人在“喉头抬得最高”时说“boom/i/”，“boom”，“boom/i/ boom”。

d. 逐渐增加短语的长度，将“boom”淘汰。逐渐将吞咽也淘汰，把头和下巴移到正常位置。

3）典型病例　64 岁退休讲师，经耳鼻喉科医师诊断为右侧声带内收麻痹。他的声音微弱并很哑，在嘈杂的环境里容易失声，说话经常中断；音调偏高，打电话时常被误认为是女性。首先采用推/拉的矫治方法，声音能够响亮，但仍非常嘶哑。接着采用“半吞咽”法，仅练习四五次，就发出了正常的“boom”音。治疗 25 次后，嗓音获得了根本性的好转，并且不再失声；他又能参加演讲聚会，音调恢复到了 135～140 Hz，再也不会被认为是女性的声音。这类单侧声带内收麻痹的病人，通过该方法的矫治，声音都能获得正常或接近正常。

4）评价　吞咽使得喉部尽可能地闭合。发“boom”这单词(是个短促的浊音)时，气流从狭窄的喉部冲出，口腔张开度最小，会产生后压力作用于喉部。转动头部则是借助外力帮助喉部闭拢。

(15) 转动头位

1）适应证　有时候，仅仅改变头部的位置就能使病人发出舒适和正常的声音。实践证明，该方法结合咀嚼法和吞咽法对治疗各种喉部神经性疾病最为有效，当头部处于某一特定位置时，口-咽的运动会更加协调；对喉关节功能障碍引起的嗓音疾病可能也有治疗作用；有时候，对功能性的喉病也会有显著的疗效。下面就是在治疗中经常采用的几个头部转动的典型位置。

a. 头自然前伸。

b. 颈向外伸展，仰头，脸朝上。

c. 颈向下弯曲，低头，脸朝下。

d. 颈向一侧弯曲，头也向这一侧倾斜，脸朝前。

e. 头位保持垂直，向左或向右旋转。

上述位置改变了口-咽部的共鸣腔，会带来声音质量的改变。

2）训练步骤

a. 看有关的照片，录像或示范，使病人了解头部转动的不同位置给声音带来的变化，并做些解释：例如将头向下或向后弯曲，向左或向右转动会提高声音的响度，但没有一种位置适合于所有人。

b. 寻找合适的头位时，应该发长元音(/i/、/a/、/o/或/u/)。一旦确定，在训练中就应坚持使用该元音。

c. 训练采用的头位可能应在上述 5 种典型位置之间进行调整。例如，将头部慢慢向下弯曲时，可能刚一开始声音就有所改善，那么就应采用这种姿势，并非一定要到达典型位置。

d. 神经损伤可能引起口-咽部的不对称，即颈或口腔一侧的功能比另一侧强，当头部向患侧转动时，只要声音一有明显的好转，那么就坚持这样的训练。

e. 对于说话时用力过度的功能性喉病患者，可以采取弯颈、低头的方法使声道获得极大的放松。

3）典型病例　1 个 55 岁的家庭主妇，发声障碍已有 5 年之久，说话为硬起音，频率过高，颚部运动受限使颈绷紧。每周治疗 2 次，先采用咀嚼法和张嘴法以缓和硬起音，但都没有效果。直到采用了转动头位法，指导她“收拢下巴”，将脸朝下，使颈前部的肌肉弯曲，这才减轻了颈的紧张程度，并且音质立刻有了好转。通过治疗，她意识到以前的发声紧张是由颈的过分外伸所致。同时还辅助其他的矫治方法，使口腔张得更大，发音更舒服，帮助她建立了正确的发声方式。

4）评价　将颈外伸或内曲能使音质改善，但这一方法很少单独使用，总是与其他的矫治方法一起配合使用。如上所述，功能性和神经性喉病都可以通过该方法的治疗有所好转，但在治疗过程中，需要多次的尝试和反复，直至找到恰当的头位。

(16) 分类

1）适应证　分类，即是将病人的焦躁情绪的程度或嗓音质量的好坏分成等级。分类法要求病人列出在日常生活中会诱发焦躁情绪的场合，并按从轻到重的顺序排列。也可以按嗓音从最好场合到最差场合的顺序排列。它最初由 Wolpe(1985 年)提出，宗旨是指导病人在产生焦躁情绪时学会放松。进行分类之后，病人在容易紧张的场合采取放松措施，最终克服各种情况下的焦躁。治疗经常有过激情绪的功能性喉病患者，分类法是行之有效的。伴有声带小结、息肉和声带肥厚的嗓音障碍患者，发声障碍的程度常常因场合而异，这类病人通过分类法的治疗也会得益。

2）训练步骤

a. 先让病人识别嗓子不适的场合或症状，并将这些场合从“好”到“差”排序。如果不配合，可能是因为病人从不知道焦躁的情绪或嗓音质量会有等级差别，也不知道焦躁或嘶哑的程度是有变化的。

b. 大多数病人都能顺利地完成分类，但有部分病人需要一些辅助手段，如：要求病人把5块颜色深浅不一的红砖，按淡红到深红的次序从左至右排列，在此启发下，病人就能够将各种场合的嗓音按正常到最差的顺序排列。

c. 要求病人回去后，按3种情形分类：在家里、工作和朋友交往时的嗓音变化。

d. 治疗时，先找到分类中“最好”的场合，即创造出各种有利条件，使病人能发出自认为最佳的声音，这时病人的发声往往是松弛和适宜的。然后将这份感觉“移植”到第2个场合，依次类推，进度视病人的疗效而定。当治疗进入容易紧张的场合时，由病人自己调节出更为适宜的感觉，使得发声更佳。

e. 要求病人尽可能在各种场合（诊所外）都要“培养”出松弛的感觉，做到运用自如。训练过程中一定不要放弃。

f. 有的病人可能因进度太快，产生不适反应。此时就应返回上一步，重新找回该场合的放松感觉。

3）典型病例　1个24岁的森林资源保护者，与10个男同事在一间办公室里办公。发声障碍有6个月，尤其是在打工作电话时。喉镜检查发现“左侧声带略有小结形成”，而嗓音评价却是正常。看来她的症状是有起伏的，有的时候会很严重（在某些情绪激动的场合）。作为治疗的一部分，要求她按序排列出嗓音从正常到完全失声的各种场合。以下就是她在工作时用嗓情况的分类。

a. 最好的嗓音：① 在办公室给母亲打电话时；② 与办公室的女秘书交谈时（尤其是年长的男同事不在周围）；③ 给录音电话留言时。

b. 最差的嗓音：① 她在办公室谈话或约会时；② 年轻人与她开玩笑时；③ 年长的同事提醒她缺少实际工作经验时（经常清嗓）；④ 在电话中讨论森林规划时（嗓子很糟糕）；⑤ 与行政主管谈话时（完全失声，再不克服，将会失业）。

分类之后，她对人际关系以及不良发声场合对嗓音的影响有所领悟。但药物治疗既没有提高响度，也没有使声带小结有所消退。3个月后，用心理治疗代替了嗓音治疗。

4）评价　多数嗓音病人自述，因每天用嗓程度的不同，和各种说话场合下心理动因的不同，音质变化很大。这样分类法就能够有的放矢，根据各种情形下嗓音的好与坏，让病人逐渐意识到是哪些因素促使嗓音发生变化。正常情况下，音质的变化在一定程度上取决于人是处于放松还是紧张的状态，以及听者听得舒服与否。治疗重点就是要将好的嗓音“发扬光大”，病人应该尽量在以前较差的发声场合代之以适宜的嗓音。分类法在嗓音治疗中总是有用的。

（17）吸入式发音

1）适应证　吸气时所发出的高音是由真声带的振动所产生的。它能帮助患失音症或喉室带性发音反常的病人重新使用真声带。这个逆向的发音过程通过纤维喉镜可以清楚地观察到。吸入式发音是个非常出色的矫治方法，用它来治疗功能性失音症和喉室带性发音反常，非常有效。同样也能治疗青春期音调反常——发育成熟后仍带着童声进入成年期，导致音调过高。对大多数病人来说，掌握吸入式发音都很容易，这使重新建立真声带发音变得切实可行。

2）训练步骤

a. 先做示范，举起双肩的同时倒吸气，发出高频的哼哼声，关键是这两个动作必须同步进行。举起双肩是为了区分吸气（上举）和呼气（放下）。

b. 然后在呼气时也和吸气时一样，发出高频的哼哼声。

c. 要求病人进行上述的训练，双臂上举时吸气发音，放下时呼气发音，注意动作的协调性。大多数病人在练习之后都能掌握。

d. 再将吐气过程延长，将所发的声音从假声带区一直下滑到习惯的胸声区。

e. 接着发另一些类似的哼鸣声。之后为病人提供一张单音节的单词表，以加强对“真”声带的发音练习。

f. 当病人对吸气-呼气发音驾轻就熟时，就不再需要手臂的辅助运动。

g. 坚持单词的发音练习，直至建立正常的发声方法。在这阶段需要大量的时间来训练真声带的发音，而不急于在日常会话中运用。并且还要与病人经常进行交流，不要将失音或喉室带性发音反常“归咎”于病人，这是发声器官的问题。这样的训练能使病人找到更恰当的发声方式。

3）典型病例　1个5岁男孩，长有双侧声带小结。言语医师采用了彻底噤声法，强制实施了5个月，小结才消失，但没有恢复正常的发声，只能耳语。恢复发声的治疗是在7个月之后进行的，采用吸入式发音。仅仅一个疗程,他就能够在吸气和呼气时都发出高频的哼声,每天安排2次训练,逐渐恢复了正常发声。同时也告诫他一定要控制尖叫等嗓音滥用的行为,自此再没有出现小结。

4）评价　一些患失音症或喉室带性发音反常的病人,失去了用真声带发音的能力。往往是时间越久,恢复的难度也就越大。吸气式发音是个简便的方法,能促使声带闭合并且发声。之所以产生高频的声音,可能是由于在吸气状态时,声带被拉长、变薄的缘故。病人在呼气时也能够发出和吸气时同样的声音。

(18) 掩蔽

1）适应证　有些功能性发声障碍病人的病因与听力障碍有关。而功能性失音的病人在听力受到掩蔽时常能正常发音。掩蔽是一种声反射试验,也就是听力学家所称的Lombard试验。它最早被用来检查功能性失音的病人,这些病人在噪声背景下发音时,声音很轻;而在声反射环境下,当病人戴着耳机,大声朗读一段文字时,掩蔽噪声输入耳机,结果是掩蔽声越响,病人声音也越响。在高掩蔽状态下,有些功能性失音病人不能控制声音的响度和清晰度,而有些功能性发声障碍的病人,发声却会更清晰。治疗医师将掩蔽前后的声音都录下来,然后播放给病人听,病人就会感觉到掩蔽时的发声更佳,继而在非掩蔽时也做到有这样的发声。

2）训练步骤

a. 在掩蔽前没有必要多作解释,因为病人声音的响度随着掩蔽声强度的增强而增强,非意志力所能决定。事实上,不管掩蔽声的强度是如何波动的,病人的声音都能盖过它,并保持响度的恒定。

b. 让病人戴上耳机,双耳同时接收大约40 dB的掩蔽声(将一只声压计置于身边)。确认后,中止掩蔽,然后要求病人大声朗读,不管耳中受到何种干扰。朗读时间一般持续大约2 min,期间掩蔽声时而起伏,时而平稳。无论掩蔽声是否加入,病人声音响度的变化通常都很显著。

c. 将病人朗读的声音录下来,是必不可少的。在掩蔽状态下,失音病人可能会一改耳语的发声;发声障碍(功能性、喉室带性发音或青春期音调反常)病人的音质可能也会有明显的好转。

d. 加入5～10 s的掩蔽声,强度超过90 dB,足以掩盖病人自己的声音。失音病人会尽力发出“微弱”的声音,此时的声音更响,音质也更佳。

e. 对声反射没有反应的病人不要使用掩蔽法。只有通过掩蔽法能使声音质量得到提高,才能将其作为治疗方法。让病人听自己掩蔽时的发声,与平时的声音进行比较,尽量使非掩蔽时的发声也能达到相同的水平。

f. 掩蔽时大声朗读,然后突然中止掩蔽,要求病人前后的发声保持一致,这方法非常有效。当然,治疗医师可以根据实际情况作适当的变通。

3）典型病例　1个9岁女孩,曾患有声带小结,在治愈的几个月后,得了一场严重的流感,使之完全失声,只能通过耳语、面部表情和手势与人交谈。1个月后,她又回到嗓音诊所。在建立目标嗓音失败后,采用了掩蔽法,要求在90 dB的噪声掩蔽下大声朗读,此时有轻微的声音发出,将这声音录下来。当她听到自己的声音时,高兴得直拍手。在以后的治疗中又增加了听力训练,但仍以掩蔽法为主,仅仅两个疗程,她就恢复了正常发声。治疗医师还向其推荐了甩臂后推法——在手臂突然下推时发“patch”这个音,希望她在失声的情况下采用,这是个安慰性的措施。随访了2年,嗓音都正常。

4）评价　治疗功能性失音,掩蔽法是最有效的。它还适用于功能性发声障碍和男声女调的病人。如果掩蔽噪声过强,超过90 dB,病人就不能控制自己的声音。在这种情形下大声朗读,声音会有所好转,这个声音就应该是病人要模仿和匹配的声音。治疗医师在使用该方法时应采取灵活的态度,有效则用之,无效则弃之。

(19) 张嘴

1）适应证　一般情况下,在说话时增大嘴的张开度,能使发声器官的运动更协调,减少功能性喉病的发生。张嘴法能促进声带的闭合,并纠正响度及音调和音质方面的问题,还能改善口腔共鸣,使整个音质得到提高,声音更响亮。嗓音病人如果想使发声紧张和费力的状况得到改变,张嘴法就应该是治疗的方法之一。

2）训练步骤

a. 让病人在镜子中观察自己张嘴与不张嘴的区别。比较这两种情况下,嘴唇的紧闭程度、颌部的收缩程度、颈部肌肉的运动程度的不同。

b. 张嘴会使得声音更好听,儿童对此也能很快领会。在对儿童进行嗓音治疗时,可以采用图示的方法,卡片中的两个男孩,一个是闭着嘴说话,而另一个是张着嘴说话。还可以比较布袋木偶(张大着嘴说话,动作夸张)和口技表演者(说话时不张嘴)的不同。然后从中得到启发。

c. 布袋木偶对成年人同样也有示范作用。让病人对着镜子仔细观察张嘴说话和闭嘴说话的差别,一开始也许会感到异样和不适,但这是训练的先决条件。

d. 要求病人将头部屈向胸部，同时分开嘴唇和上下颌，使得口腔张大，然后较为放松地发/a/音，在这种状态下，发音会更松弛。

e. 在做到张嘴说话之前，平时就要有张嘴的意识。要求病人一发现自己紧闭着嘴时，就在随身携带的卡片上记录一次，以增强张嘴的意识。往往1周之后，记录的次数就会明显下降。还有一种办法，就是在病人生活的周围环境里，例如写字台或饭桌上做一些提示的记号："张开"或双箭头。

f. 想要将嘴张得更大，就必须大量练习第三和第四步骤。另外，许多嗓音和句法书对训练也很有帮助。

3) 典型病例　1个17岁的女高中生，在1次车祸中头和颈部受伤，从此女孩说话的声音就越来越低，别人难以听清。1年后经喉科医师检查发现，喉部完全正常，问题是她在说话时紧闭着嘴，使得声音的共鸣很差。原来在车祸发生3个月后，她曾戴过矫正箍，抑制了头部和腭部的运动，逐渐形成了闭嘴、下颌受限的说话方式。治疗采用张嘴法，将头部屈向胸部的同时张嘴发音，立刻就发出了更为响亮、共鸣更佳的声音。咀嚼法在张嘴法之后进行，两者都取得很好的治疗效果。仅仅6周，她的音质和响度便得到显著改善，治疗获得了成功。

4) 评价　无论是正常人，还是发声障碍患者，只要将嘴张得更大，音质都会有所提高。张嘴法提倡，不但在说话时要将嘴张大，而且在平时也要微微开启。在嗓音保健方面，上下门牙间距一指不到，牙齿分开，会使口腔处于松弛状态。演员们在表演时经常将嘴张大，但在平时说话时嘴也张开，不过可能都会被忽视，因而张嘴法对他们特别有效。

(20) 转调训练

1) 适应证　正常话音的重读和韵律表现在音调、响度以及声时上的变化。当音调缺少变化时，因为单一的说话音调令人感到乏味，这些人会显得很特别。这种情形通常发生在心情过分压抑的人身上，而常人很少有。Fairbanks(1960年)认为音调变化是正常说话的先决条件，他这样定义音调的转调和变换："转调是音调的连续变化；而变换是一个音调的结束，另一音调的开始。"治疗音调单一，不仅要找到一个更为恰当的音调，而且还要提高音调的变化幅度。在这方面，转调训练是较好的治疗方法。

2) 训练步骤

a. 通过放录音的办法，与正常人的声音作比较，使病人认识音调的单一性。

b. 朗读同样的词语，以夸张的语气，分别向上和向下转调变换。

c. 朗读同样的词语，在预定的字上进行转调变换。

d. 利用仪器进行反馈。先设置好转调的目标音，要求病人在仪器上模仿匹配。

e. 录下病人在朗读和对话时的不同声音，分析其音调的变化情况。

3) 典型病例　1个51岁的经济学教授，学生对其音调单一的讲课很不满意。嗓音评价的结果：无论是会话还是朗读，都呈现单一的音调和响度。治疗的重点是对音调进行转调训练，并且增加响度的变化。同时将经过训练的、符合要求的声音录成一盘磁带，让他带回家，每天进行匹配训练。经过6周的治疗和认真的自我训练，他自述道：在日常会话和讲课中，声音有了明显好转。

4) 评价　消除说话时不必要的用力，音质通常会有所好转。而单一音调的发音方法往往很费力，因此增加音调的变化会改变这一状况。只要病人在发声中表现出音调缺少变化，就可以采取转调训练，使得发声更为舒适。

(21) 调整发声位置

1) 适应证　有许多病人对他们的嗓音问题非常关注，有的甚至还熟悉喉部的结构。用该方法治疗这部分病人，可能就会有比较好的效果，因为它能够将发声的位置提高。"感觉从头部发出的声音"非常有效，能使发声更加宽广。治疗医师可以帮助病人将发声区域调整到面颊和鼻梁附近。习惯性发声困难的病人大都嗓音很糟糕，他们不断地清嗓，在每次说话时都有顾虑。对此，成功的治疗医师通常采取两种矫治方法，即呼吸训练和调整发声位置，这是因为能够：① 改善呼吸和共鸣；② 将病人的注意力从喉部转移到呼吸方面和共鸣腔声门以上的声道。

2) 训练步骤

a. 对于儿童，可以拿出一张儿童的脸部示意图，指向图中的面颊和鼻梁区域，然后触摸儿童的相应部位，指出好的声音就应该从这儿发出。

b. 对于成年人，也可以采取相似的步骤，但不一定需要图片。

c. 示范时用夸张的语气说："米"和"混"，保持足够的鼻腔共鸣，并使鼻梁和上颌窦产生振动。

d. 要求病人用同样方式说"米"和"混"，询问是否感觉到鼻和脸颊的振动。

e. 当病人发音符合上述要求时，就发一些能增强鼻腔共鸣的辅音，如"妈妈"、"骂"、"马"，只要能较好地完成，音质的提高应该是显而易见的。因为它不仅增强了鼻腔的共鸣，而且在声道中将发声位置抬高。

f. 然后要病人发"拔"、"闭"、"大"、"低"等单词，以加强面部位置的共鸣。在这阶段，可以练习任何单词。

g. 当病人成功地将发声位置"抬高"后，告诉他们，调整发声位置方法与声乐教师常用的想像教学法有些类似，例如歌手想像"在某处"把声音发出时，到时声音就更具穿透力。可以利用频谱仪、实时言语矫治仪等反馈仪器来观测音质的改变。

h. 诊所内的训练是培养这种发声感觉，目的是在诊所外也能运用自如。

3）典型病例　1个44岁的律师，喉部正常，但有功能性的发声障碍。他在开会或打电话时，会表现出严重的声嘶，喉咙疼痛而且说话费力。治疗中，调整发声位置法比其他矫治方法更见效：通过想像，他把声音从"脸上"发出，缓解了喉部的紧张度，提高了声带振动的规律性，从而改善了整个喉部的发声功能；通过治疗医师对发声过程的阐述，他开始明白，使声带轻柔闭合的关键是逸出的气流，而且真正的嗓音是在喉头以上的声道形成的。调整发声位置、呼吸训练，以及对喉部生理的解释，这些措施获得了成功，他恢复了正常嗓音。跟踪随访1年，声音始终正常。

4）评价　调整发声位置法侧重于将声音从喉咙口提到声道上面。增强鼻腔共鸣不是最终目的，而是手段，使得声音能从鼻子和面部区域发出。声乐教师早已成功地运用了想像教学法(Coffin，1981年)，这和Cooper(1977年)的um-hum法相似，要求病人从嘴唇和鼻梁区域发出"震颤声和嗡嗡声"。

通过练习鼻辅音来加强声道共鸣，继而达到提高音质的目的。训练先是从鼻腔共鸣开始，然后是口腔共鸣。实践证明，除了开放性鼻音，调整发声位置方法对大多数嗓音病人有益。

(22) 甩臂后推

1）适应证　甩臂后推法不适用于说话过度用力的病人，而对声带闭合困难，并由此引发的声带疲劳、肌无力症、单侧声带麻痹或声带外伤的病人有效。Froeschels(1952年)比较推崇甩臂后推法，并最早将它应用于加强软腭收缩运动的训练中，而后又作为一种方法来提高声带的内收力度。他还建议当声带呈弓形或发声功能减弱(多继发于长期的发声功能过强)时采用这方法治疗。

2）训练步骤

a. 要求病人紧握双拳，提到胸前，然后将手臂突然向下甩，用力后推至臀部以下时，手掌完全张开。

b. 要求病人在甩臂后推的同时发声，两者同步进行，此时的声音往往比较响亮，并有更好的共鸣。

c. 甩臂后推还有一种形式：要求病人紧紧抓住一张椅子的底部，在迅速往下压的同时发声，练习发这种短而连续的爆破声。

d. 还有一种方法是让病人坐在椅子上，双手紧抓住椅子下部，试着将自己连根拔起，在此同时发声。拔起当然是不可能的，但这动作却改善了音质和响度。

e. 将有所好转的声音录下来让病人听，要求病人不借助辅助动作模仿发音，争取达到相同的音质和响度。仔细辨别这两种声音。

f. 一般来说，只要病人能够用较好的嗓音朗读一组短语，或者不用辅助动作也能达到同样的音质和响度，甩臂后推法就算完成了使命。甩臂后推法主要是充当其他矫治方法的"先行官"角色。

3）典型病例　1个52岁的律师，发声疲劳有2年，法庭上的陈述也难以被听清。喉镜检查发现"声带后部明显呈弓形，声带突略微固定在外展位"。嗓音治疗采取甩臂后推法以降低音调，他在第一次治疗中就借助甩臂动作发出了响度更高、共鸣更强的声音。在第四次时，他已能够铿锵有力地朗读一些词组。1周2次，每次30 min的治疗持续8周后，他不借助辅助动作也能发出很好的声音。在曾经令他尴尬的法庭上，他表现良好，偶尔才用手压向椅子以利发言。治疗结束后的检查结果是"声带完全正常"，响度和音质也很好。

4）评价　这方法的关键是甩臂后推和起音必须同步进行。声带及喉室带可视为单一的活瓣结构，基本功能之一就是协助完成某些生理活动，例如在发力时声带是紧闭的。提举重物时就能观察到声门的闭合，在发声之前的瞬间声带也是紧闭着。甩臂后推需要上肢用力向后推，声带通常是闭合的。当病人不靠辅助动作也能发出较好的声音时，就应逐步减少甩臂后推的练习。这方法对非经常性的发声功能减弱病人很有效，能够立刻提高音质和响度。记住，绝大多数的发声功能减弱，都是由于长期的发声功能过强未能得到及时治疗所造成。因此，当甩臂后推法取得一定效果后，治疗医师还需采用其他的矫治方法。

(23) 放松

1）适应证　绝大多数的发声障碍和病理嗓音都与长期的用声不当有关，形成正确的用声习惯是嗓音治疗的一个目标。通过咀嚼法或打呵欠-叹息法，也能使声带获得暂时的放松。但在治疗中仅仅放松是不够的，还要与其他方法并举。在日常生活中，身体的各方面肌肉和心理保持一定的紧张度是正常的和必需的，但有人会对某种特定环境作出异乎寻常的反应，这就需要学会去放松,努力做到各种反应都在最低限度内。虽然,放松法不能对所有的病人都起作用,但实践证明,放松方法和各种减少用力的方法对发声障碍病人还是很有效的。各种放松方法最好能结合使用。

2) 训练步骤

a. 要求病人将注意力集中于身体某一部分,故意使某块肌肉放松或紧张,并体会两者的差别。一般是从身体的远端开始(手指或脚趾):能够体会到紧张感和迟钝感时,就将感觉部位慢慢上移(手掌或脚掌,然后是腿部或手臂),每次都重复体会紧张和迟钝的差别,接着就是胸、颈、喉,直到嘴和脸部。还可以从头部开始:先是头皮,再转到眼睛、面部肌肉、嘴唇、下巴、舌、腭、咽、喉、颈等等。这种逐步放松法能使紧张的病人很快松弛下来。

b. 通过各种双反馈仪器,加强病人对放松和紧张的感觉。这些反馈包括:皮肤反应、心率、血压、肌肉灵敏度等等,电子仪器能记录病人焦躁和紧张时的各种特征曲线。例如在打呵欠时,从反馈数据中就可以获知已进入放松状态。

c. 可将分类法结合放松法应用。列出容易使病人紧张和放松的各种场合,让病人在紧张的时候放松下来,换之以松弛的嗓音。

d. 转动头部是放松声道的方法之一:病人坐在一张没有靠背的椅子上,头下垂,靠向胸部;慢慢转向右肩,然后抬起,慢慢转向左肩(此时头颈伸展);再回到起始位置,循环往复。要求病人在转头的同时发/a/,录下来进行比较。

e. 还有一种张开喉咙的放松法:要求病人将头微微低向胸部,在深吸气时打一个舒适的,长长的呵欠。然后在打呵欠的同时发/a/,录下来作为病人的目标音。

f. 通过想像也能达到放松状态。例如,可以想像:躺在一张吊床上;晚上躺在地毯上,眼前燃着火堆;漂浮在湖上;躺在小舟上钓鱼;睡在床上等等。

3) 典型病例　1个34岁的导弹工程师,与某些人交谈时会出现短暂的发声障碍。喉镜检查喉部正常,但是言语病理医师发现他非常神经质,自我控制力很差。他吐露,曾于1年前看过精神病医师,但是,紧张的症状没有得到缓减。随后发现,使他发声最容易产生障碍的交谈对象是:商店职员、汽车修理工和实验室工作人员;而使他最可以放松的交谈对象是同事们。嗓音治疗采用分类法和逐步放松法,让病人能够识别使他感到紧张的场合,并尽量作出放松的反应,以便说话可以正常进行。训练后,病人的信心不断增强,知道自己根本就没有语言障碍。仅11周,嗓音治疗就获得了成功。

4) 评价　由于生活节奏加快,工作压力增大,一些能使身心放松的方法趋于流行,它能将人们从苦恼中解脱出来。嗓音治疗着重于纠正错误用声,或消除引起嗓音疾病的紧张因素。越来越多的矫治医师相信,用放松反应来代替以前的紧张反应,会改变病人不恰当的用嗓行为。实际上,我们今天谈论的方法和以前是一样的,只是引进了一种新的概念,即以一种更放松的、没有压力的方式用嗓。放松法能解除发音时不必要的用力和紧张。

(24) 呼吸训练

1) 适应证　早在20世纪初,就有一些有关嗓音的文章提到:大多数的嗓音疾病都与错误的呼吸方式有关。实际上,今天的声乐和戏剧教师早已把呼吸的控制作为上课的内容之一。但是现在的临床医生,无论是喉科医师,还是言语病理医师,对呼吸方法的重视程度都还远远不够。尽管呼吸的一般性改善(如提高肺活量等)对嗓音影响并不大,但呼气和吸气的明显不协调会造成发声异常。嗓音病人通过调整呼吸,尤其是对呼气的控制,于发声有很大好处。

2) 训练步骤

a. 简单阐述发音的生理现象,描述声带振动时跨声门压和气流量的变化。

b. 示范一次叹息样呼吸:轻度的深吸气,继之以张口深呼气。

c. 正常说话需要快速吸气和缓慢呼气。要求病人呼气时数数,从1数到5,每半秒钟1次。熟练后就延长数数(每次增加一个数),应始终保证良好的音质。

d. 发声训练有助于对呼气的控制:要求病人正常呼吸(避免深呼吸),呼气时尽可能延长发/s/、/z/、/a/、/o/、/e/、/i/等音,类似叹息声;如能持续5 s,则逐渐增加到8、12、15,直至20 s。如能持续20 s,说明病人在发声时较好地控制了呼吸,然后结合分类法训练(做到不同场合下都没有问题)。

e. 选择一些文章作为训练时的朗读内容。注意吸气后尽可能快地发声,不浪费气流。鼓励病人在朗读的停顿期间快速吸气,必须防止过度换气。

f. 对于儿童的呼吸训练则不采取字词的发音。拿出一架玩具风车,问"你能使风车旋转多久?"儿童将会竭力吹气使之旋转;或者拿一张卫生纸靠在墙上,然后松手开始吹气,看它能维持多久不下落。可以通过这两种方法来记录呼气时间,并将这些测量值制成曲线图表,直至儿童完成预定的目标。

g. 对于歌手、演员或演讲者的呼吸训练，就必须是正规的，可以采取以下步骤：① 说明正确发声姿势对于呼吸的重要性，任何姿势上的偏差，例如头前倾等，都会导致错误的呼吸；② 采用胸腹式呼吸。先让对象仰卧，双手置于腹部（肋骨以下）。吸气时能观察到腹部向外膨起，但不能看到膈肌向下增加胸腔的移动；呼气时，膈肌上移腹部收缩（吸气时放松腹部肌肉，呼气时收缩）。然后站立重复上述步骤，仍将双手握紧置于腹部，感觉腹部放松——膨起和收缩——扁平的差异。掌握胸腹式呼吸后，立即练习发音，必须尽早将呼吸和发音结合起来。

h. 如病人的呼吸系统存在严重疾病，如肺气肿或支气管炎，就应该先去看内科。嗓音治疗医师则指导病人在说话时如何更好地控制呼气，以作为治疗的补充。

3）典型病例　1个45岁的教师，主诉：上课期间发声容易疲劳，放假时又恢复正常。检查发现，她在说话时的吸气不够，连续说五六个词，就会造成发音异常和紧张，问题就在于吸气量低和通过声门的气流不足。嗓音治疗除让她减少发声外，重点在于提高吸气量，并减少一口气所说的话，还教她在必要时采取“连续”呼吸。治疗过程中进行录音跟踪，以检验呼吸充裕和紧张度减少的声音效果。1周2次的治疗仅持续5周，她就掌握了用舒适的发音方式说话。

4）评价　许多嗓音病人经过呼吸训练后，发声都会有不同程度的改善。这些病人在训练之前的检查中，往往表现出较低的气流量和声门压，呼气控制也不行，而且发音紧张、费力。功能性喉病患者都有以上常见的症状，但是只要吸气量稍有增加，声带的紧张度就会立即得到减轻，从而提高整个音质。

(25) 伸舌

1）适应证　伸舌法可以治疗一些功能性喉病，如喉室带性发音反常或“紧”的发声——指喉咙口有一定程度的挤紧。当舌位靠前或咽缩肌过度收缩时，声音听起来就“紧”，而将舌伸出发/i/音时（以没有过分不适为度），能够缓和咽部的挤紧。舌一定不要伸得太外，这样会使下巴的肌肉拉紧。发的/i/音尽管频率很高，但应在病人的音域范围内。伸舌法可以结合发气泡音或打呵欠-叹气法一起使用。

2）训练步骤

a. 先示范：张嘴、伸舌的同时，持续发高音/i/，强调颌部和舌都是舒适惬意的。用示指抵住病人的下巴颏，让其微微张开上、下颌，伸出舌头。

b. 保持张嘴，伸舌的动作，分别用升调和降调的方式发持续的元音/i/，找到某个音调，使之能提高音质，然后用该音调坚持练习。

c. 要求病人用吟唱法唱/mimimimi/（舌尖仍在嘴外），慢慢将舌尖往回缩。

d. 重复前3个步骤，逐渐将音调降下来，直到建立稳定的目标音调。

e. 从元音/i/的练习过渡到单词的练习，如“笔、皮和米”。

3）典型病例　1个15岁的女孩，喉室带性发音反常达18个月之久，声音嘶哑、粗糙，而且音调低，说话很费力，听上去就像成年男子。她在此前曾患流感，其间剧烈地咳嗽过，不断地清嗓，不能连续说话。用伸舌法治疗7个疗程之后，她的声音完全恢复了正常。

4）评价　伸舌法之所以起作用，是因为它将舌根从咽部拉出，使喉咙口更通畅；并且，训练时采用的高音（稍带有气息声）纯粹是由真声带发出。该方法非常新颖，但它还不足以改变已经习惯的、典型的发声方法。

成功的嗓音治疗需要矫治医师确诊病人的错误用声习惯，并减少嗓音滥用或误用的次数。大多数的嗓音治疗都需要对病人的发声状况不断作出评估。矫治医生通过使用多种治疗方法，寻找病人的最佳发声。以上就是25种矫治方法、详细的治疗步骤和典型病例。

43.8　聋儿的嗓音训练

我国聋儿语音训练的方式，大都是集中于语音训练机构，老师面对一群或与个别聋儿进行教学。老师的语声大，动作大，表情多，十分辛苦。聋儿必须注意倾听，集中精力，每日按时到校。创办机构必须具备一定条件。由于师资少，聋儿多，分布较散和交通不便等原因，能早期接受规范语训的聋儿为数甚少，尚不能满足需要。随着计算机多媒体技术的发展，美国泰亿格电子有限公司和上海启音学校在嗓音评估和矫治软件基础上，探索提高语音训练教学特别是聋童早期个别教学质量的新途径，编写了多媒体学龄聋童强化发声训练软件“启音博士（发声训练）”。为国际和国内的特殊教育带来了新的篇章。

43.8.1　聋儿强化发声训练的意义

聋儿的音调、音强和声道共鸣几乎都有问题。主要在于缺乏有效的嗓音训练手段。嗓音训练是言语交往的主要手段。嗓音训练是一种治疗手段，使得聋儿的用声更合理，它能改变以往发声费力和紧张的状况，声音还可能因此而更好听，这种声音就可以作为治疗中的目标音。对于聋儿，个别的嗓音强化训练所需的时间要超出聋儿教师一对一治疗的时间,解决这个麻烦,有效方法就是使用专用的发音训练软件来进行所需的治疗,用计算机软件为特殊教育工作者及有关专家提供专业治疗手段。

即使是聋儿教师,父母或其他专家也不能整天观察一个聋儿,而"启音博士(发声训练)"则安排了一个教学指导课程以提供每天强化性的个别治疗。该教程具有明确的客观目标,很容易安排个人教育计划或个人补充计划的内容,并方便聋儿在治疗室或家中使用。随着个人疗程的增加,聋儿将很容易提高发音技巧及改善语言环境。计算机既可以是家庭教师,也可以是训练工具,以满足聋儿治疗的各种需要。"启音博士(发声训练)"软件就能够同时胜任这两种角色,为聋儿提供所需要的训练。当聋儿在使用计算机时,再慢都没关系,也不必为犯错而窘迫,因为计算机的记录和管理对于聋儿来说是不可见的,储存的信息不会进入训练界面。能够独立地掌握课程内容,建立自信心,这也许就是计算机技术为聋儿带来的最大好处。计算机给那些独立学习有困难的聋儿以极大的帮助。"启音博士(发声训练)"软件不仅能够保证做到这点,而且使整个学习过程充满趣味性。

43.8.2 聋儿发声训练从何处着手

言语的产生是通过三个系统的协调活动来实现的,它们是声门系统即喉部、声门上系统即声道和呼吸系统。进行发声训练,就必然要涉及喉部、声道和呼吸系统,以及它们所产生的声学和生理现象。一些参数如:音调、响度、清浊音、起音、声时和共振峰等都与这三个系统有关。我们研制的临床医学软件,它能使儿童在发音时,立刻获得动画形式的参数反馈,并对声学和生理现象作出评价。聋儿嗓音训练治疗必须高度依赖仪器的实时反馈。依靠现代化的仪器,我们能够获得呼吸、发声和共鸣的实时反馈,能够观察说话时的各种生理现象。

"启音博士(发声训练)"能提供 30 多个声控的动画游戏,帮助儿童进行多方面的实时发声训练,训练内容包括:音调、响度、清浊音、起音、最大声时、声音感知和元音识别等。由于儿童发音后,立刻能获得动画形式的反馈,所以他们对色彩丰富、采用交互和游戏形式的训练特别感兴趣。对于聋儿教师来说,这是个多用途的、功能独特的训练工具。在儿童玩游戏的同时,聋儿教师马上就能获得有关儿童发音状况的特征图和统计报告。该新技术由两部分组成:认识,帮助儿童认识声音的各种特征;训练,根据发音和康复要求,给儿童一个发音的训练目标。"启音博士(发声训练)"将通过实际的语言环境来提供更多探索和训练的机会。这部分内容主要适用于聋儿、言语障碍患者和语言迟缓患者。同时,它为聋校教师和言语病理学家提供更准确、更专业的服务,使得康复和治疗更具效果。

43.8.3 聋儿语言训练的方法

(1) 训练方法

训练时,采用"启音博士(发声训练)",聋儿坐于话筒前,口与话筒保持 5～15 cm 的距离,根据发声训练的要求进行发音目标的匹配。测试和训练是紧密相结合的,缺一不可。在训练前,精确的测试是训练成功的可靠保障。精确的测试还可用于监视不同阶段的训练效果,以及选择正确的训练方法。

(2) 训练步骤

言语的产生是通过三个结构系统的协调活动来实现的,它们是声门系统即喉部、声门上系统即声道和呼吸系统。喉像一只阀门,上通咽、口、鼻,下接气管及其下部的呼吸系统。声道是由从声门到唇的几个通道组成。它包括咽腔、口腔和鼻腔,还有舌、齿、腭和唇。通过这些器官的作用产生语音,就称为构音。进行发声训练,就必然要涉及喉部和声道,以及它们所产生的声学和生理现象。一些参数如:音调、响度、清浊音、起音、声时和共振峰等都与这两个系统有关。本文采用的"启音博士(发声训练)",它能使聋儿在发音时,立刻获得动画形式的参数反馈,并对声学和生理现象作出评价。以下就是具体的临床应用。

1) 音调训练　尽管对某聋儿来说,讲话时并不存在一个绝对适宜的音调即基频,但是许多聋儿如果换种音调,往往会带来很好的效果,例如提高响度等。音调偏低会使说话过于费力,偏高又会使声带容易疲劳。现有仪器能够实时地显示正在进行中的说话音调,这种同步的视听觉反馈方法在建立新音调的治疗中起着突出的作用。大多数聋儿都能模仿自己的目标音调。可以要求聋儿用目标音调发音,大约持续 5 s,将它录下来并马上播放。让聋儿模仿自己曾用过的音调,反复训练,更容易获得成功。

采用音调训练,老师可以帮助聋儿改善控制音调的能力,并增强音调的稳定性。在日常生活中,有些人的音调偏高,还有些人则偏低,老师应当指导他们通过控制声带的振动来获得恰当的调。在音调训练时,"升降调"模式是最好的方法之一,即先慢慢地提高音调,然后再慢慢地减小音调。图 43-96(1)中,聋儿对着话筒发长音/a/,小船围绕礁石,按照升降的预定轨迹行驶。通过游戏，聋儿立刻获得了音调的训练，而老师则在图43-96(2)中获得聋儿音调的具体数值。老师可以根据聋儿的具体情况来选择不同的音调模式进行训练。

音调的测量提供了有关声调的信息，音调主要是取决于声带振动的速度。通过音调训练，老师可以帮助聋儿找到并保持适宜的音调。在治疗中，训练前后的数据统计报告非常重要。3个聋儿的音调长期偏高经采用音调训练，并结合声时训练，他们的音调逐渐变低(F_0,SD)，语训效果明显(表43-4)。

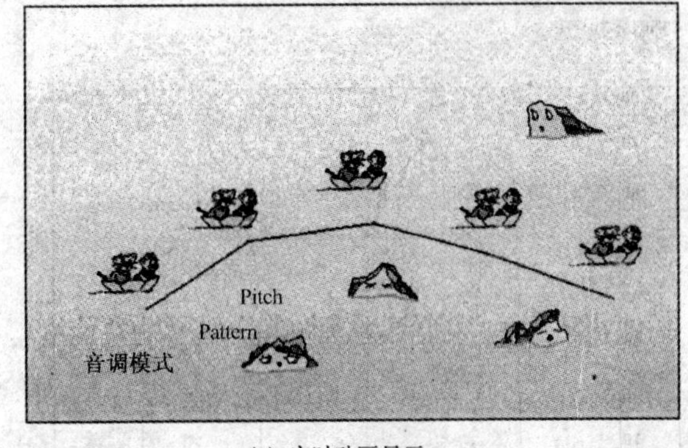

(1) 实时动画显示

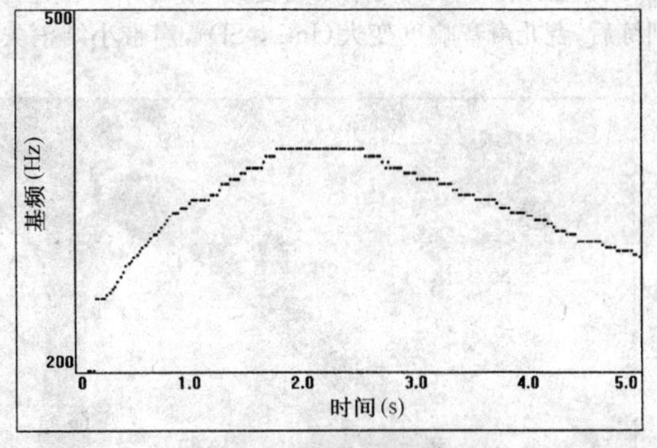

(2) 音调的数值曲线

图 43-96 音调控制小船围绕着礁石行驶

表 43-4 治疗期间(3周)的音调变化(平均音调 Hz)

聋耳编号	性 别	年 龄(岁)	训练时间		
			训练前	训练后2周	训练后3周
1	男	6	391±17	367±9	319±4
2	男	7	435±9	382±8	359±5
3	男	11	419±13	379±9	352±7
治疗方法				热嗓子 “平调”训练 声时训练	热嗓子 “升-降调”训练

典型病例：聋儿，8岁，声嘶7个月，检查结果：喉部正常，但音调偏高。略经指导，他就发出了更低音调的声音。在随后的比较中播放了前后两种声音，他承认以前是在模仿其他聋儿的声音。治疗医师指出，这种高频的声音与年龄不符，而且别人听起来有困难。治疗的重点是控制音调，语训效果非常明显，仅仅8周治疗就获得了成功。

2) 响度训练　采用响度训练，老师可以帮助习惯响度过大的聋儿降低响度标准，帮助习惯响度过小的聋儿提高响度标准。一些聋儿声音的响度不是过强就是过弱，长期的响度异常会给声带带来小结或息肉等疾病。许多聋儿好大声喊叫，就是响度过强的表现形式，容易引起发声问题。而长期的用声不当会导致声门闭合不全，使响度过弱，例如，一个声带小结聋儿表现为声门漏气，会造成低声弱音，在某些需要大声讲话的场合，有的聋儿不是通过调节呼吸，而硬是挤紧喉咙来发声。通过训练来降低或提高响度能直接达到目的，可结合声时和起音训练方法。

老师应当指导聋儿通过正确的呼吸方法，更好地控制声音响度。例如：采用正确的呼吸和体位训练时，在图43-97(1)中，随着响度的增加，消防员往上爬，越来越接近目标。通过游戏，聋儿立刻知道了不同的发声姿势(站和坐)给响度带来的变化，认识到深呼吸后，站着发声可以增加响度而不费力。而老师则在图43-97(2)中获得聋儿响度的具体数值。最上面的目标物代表了某一响度等级，老师可以根据聋儿的具体情况来设定。

响度的测量提供了音节重读的信息，响度主要是取决于声带振动的幅度。通过响度训练，老师可以帮助聋儿改变声音响度的不当。促使聋儿去掌握正常的说话响度。3个声带小结聋儿响度长期过强，老师可以帮助病人用一种较为安静的但不是挤紧喉咙的语调练习说话，经过一段时间采用响度，并结合声时和起音训练后，聋儿声音响度变大(Int.，SD)，声带小结消失(表43-5)。语训效果明显。这能通过有实时强度反馈的仪器进行训练(图43-97)。本文无论是从起因，还是从结果上看，喉部器官并没有组织上的病变。嗓音的滥用和误用严重影响了正确用声。通过响度训练，能帮助聋儿了解什么才是正常的说话响度，要让聋儿了解无声和有声之间的区别。老师可以设定日常会话的响度标准。

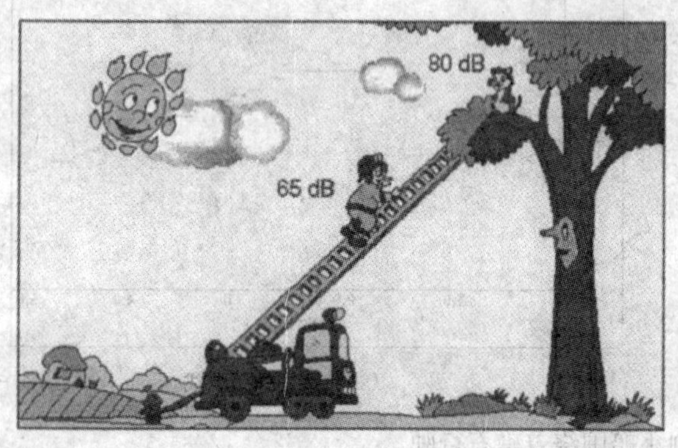

(1) 实时动画显示

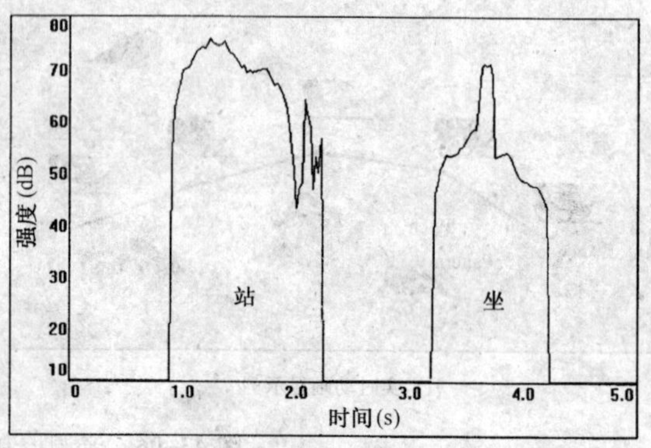

(2) 响度的数值曲线

图43-97 响度控制消防员往上爬(目标：顶端)

表43-5 治疗期间(7周)的响度变化[平均响度(dB)]

聋耳编号	性别	年龄(岁)	训练时间		
			训练前	训练后2周	训练后3周
1	男	6	60.9±1.1	64.1±2.4	67.0±2.0
2	男	5	65.6±0.7	66.1±1.0	64.4±1.3
3	男	7	67.4±0.8	68.9±1.3	72.0±1.5
治疗方法				热嗓子 头左转，站立发音 呼吸、声时训练	热嗓子 头左转，坐着发音 呼吸、起音训练

典型病例：聋儿，7岁，主诉：声带疲劳8个月多，喉痛，上完课后喜好大声喊叫等。喉镜检查声带正常，但嗓音评价为：音调单一，音量很轻。早期治疗包括热嗓子、咀嚼法，重点是变化音调和增加响度。病人非常配合，他要求1周治疗3次，甚至在家也训练很长时间。9周后，将治疗前后的声音进行比较，“就像换了一个人”，效果超出他的想像，不但声音好转，而且再也不感觉到声带疲劳，对他的社交改善很大。

3）清浊音训练　采用清浊音训练，能够帮助聋儿直接从计算机屏幕上了解什么是清音，什么是浊音。清音和浊音的区别就在于声带振动与否。如浊音/z/，声带是振动的，而清音/s/，声带是不振动的。采用清浊音训练时，可以发一组音/s，z/或/b，p/等，在图43-98中，红色老鼠从左侧出现就说明是浊音，绿色老鼠从右侧出现就说明是清音。清浊音训练提供了发音方式的信息。通过清浊音的训练，老师可以帮助聋儿提高对清浊音的辨别能力。

4）起音训练　“说话时硬起音”，即声带先闭合而后气流冲开声门使声带振动发声。这种说话方式起音急速，喉部器官极易疲劳。用动态喉镜发现，这样说的时间一长，即使原来正常的声带也会在前中段边缘处形成轻度充血和肿胀。聋儿经常会有硬起音的现象。硬起音是一种典型的发声功能过强：用嗓时声门下气压过强，气流过度冲击声带。可以借助仪器帮助治疗：能显示起音的时间；声波幅度起始曲线垂直表明说话时硬起音，斜线表明说话时软起音。老师可以帮助聋儿更好地控制声门撞击，即声带的起振。例如，依次发/ba/，/po/时，图 43-99 中，第 1 朵花在/b/的瞬间打开，第 2 朵花在/o/的瞬间打开，因为/p/是清音。使 10 朵花全都打开需要多久？发一个长元音，但出现中断时，情况又会怎样？这些都取决于声带的起振。起音的训练提供了声门撞击的信息。通过起音训练，老师可以帮助聋儿缓和声门的撞击。

典型病例：聋儿，8 岁，主诉：常感喉痛和声嘶。随

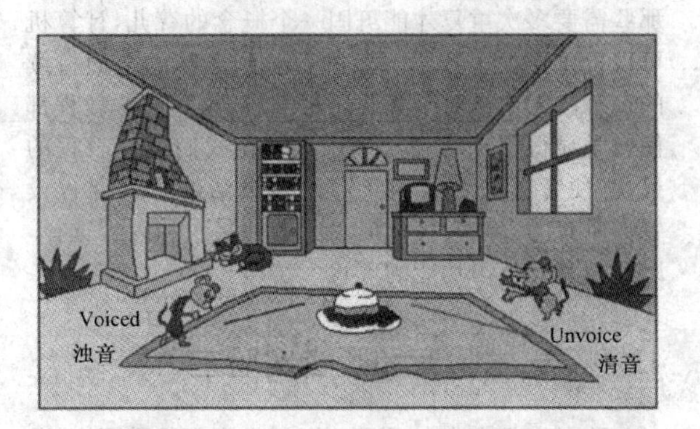

图 43-98　发音方式决定哪只老鼠会跑

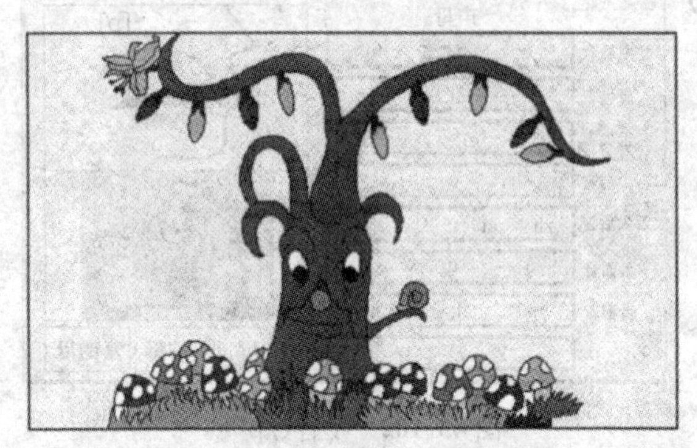

图 43-99　起音方式控制花怎样开

后老师发现，他朗读时的用嗓与日常会话不同，朗读时用嗓接近最低频率，而且硬起音。嗓音治疗包括：音调提高二度，采用实时起音训练，着重减少硬起音。几周后，他的症状消失了。

5) 声时训练　最大声时(MPT)是指一个人最长发声的能力，深吸气后，持续均匀地发元音/a/的最长时间就是最大声时。聋儿，尤其是声门关闭不全时，最大声时常常会下降。一般来说，MPT 值<10 s 就预示着某种声带疾患。老师应当教会聋儿正确的呼吸和发声方法。在训练时，如图 43-100 所示，随着聋儿深吸气后的发音，草莓从左向右移动，终点在右端。老师可以根据聋儿的具体情况来设定最大声时。

6) 构音训练　舌在口腔里的位置直接影响音质和共鸣。对舌体"中位"的描述是：既不太靠前，也不太靠后。构音的产生主要取决于舌位的变化，语言相同，舌运动的基本方式也相同。也就是说，两人交谈时能彼此听懂，那么他们产生构音的方式必定相似。发音时舌位的错误会引起嗓音问题，这不仅仅只影响个别音素，而是全面的影响。有的病人说话时舌过于靠后，几乎封闭了咽部，造成闭塞性鼻音。"聋儿的咽部共鸣几乎都有问题"。声带紧张时将舌缩回咽部，会造成发音异常；而舌位太靠前，会使声音变得细弱，类似婴儿的发音，并且缺少后元音的共鸣，听起来既不成熟又柔弱。用改变舌位的方法能使这两种声音都得到矫治。在声道内，言语的构音主要由三个因素决定：舌的收缩位置、程度和嘴唇的收缩。如图43-101 和图 43-102 所示，所有的构音都是根据声道形状和嘴唇的变化而形成的。在发音训练之前，老师应当向聋儿简单介绍有关构音(舌和嘴唇的移动)的基本知识。

实时元音跟踪的训练显示了言语的第 1 和第 2 共振峰，使聋儿可以从电脑屏幕上看到声道收缩带来的效果，第 2 共振峰主要取决于舌位的变化。例如，在训

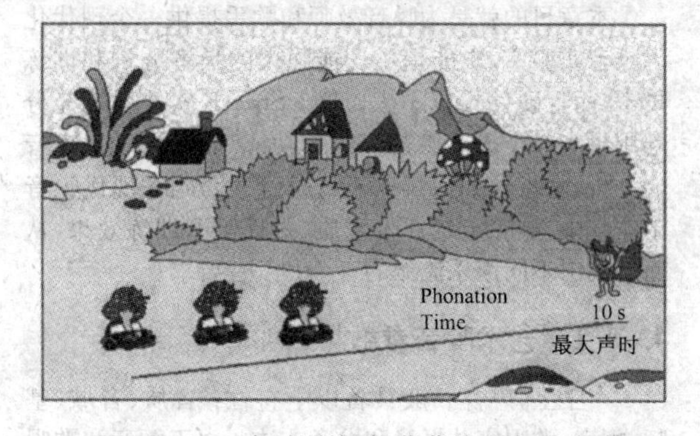

图 43-100　声时训练时，草莓从左向右移动

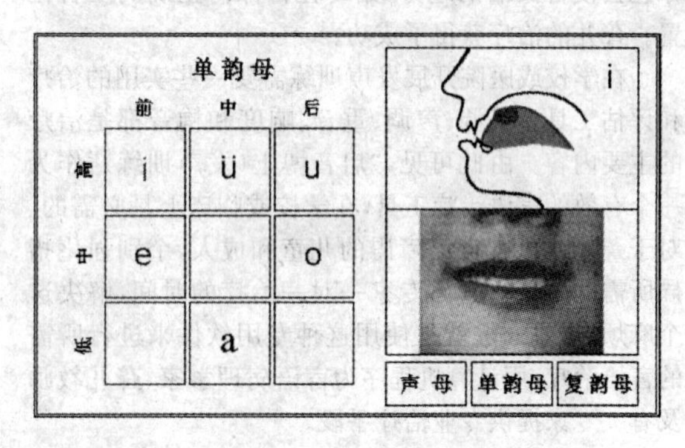

图 43-101　发音(/i/)

练中，发一系列元音/ɪ-a-ou/，实时元音跟踪，如图43-103所示。通过屏幕，老师能够根据 F_1—F_2 平面上点的位置来很快地判断舌位与发音的准确性。

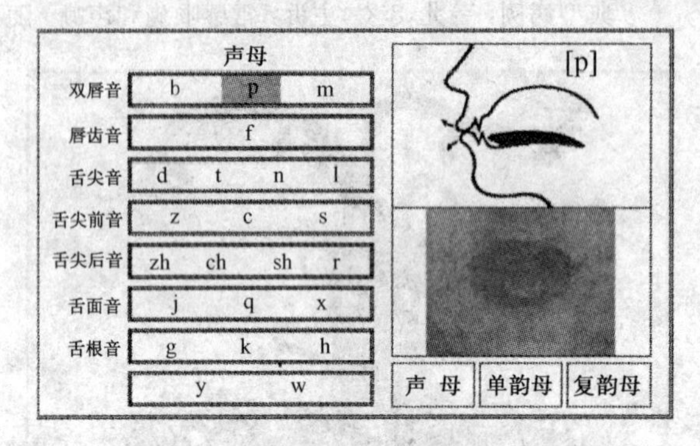

图 43-102　发音(/p/)

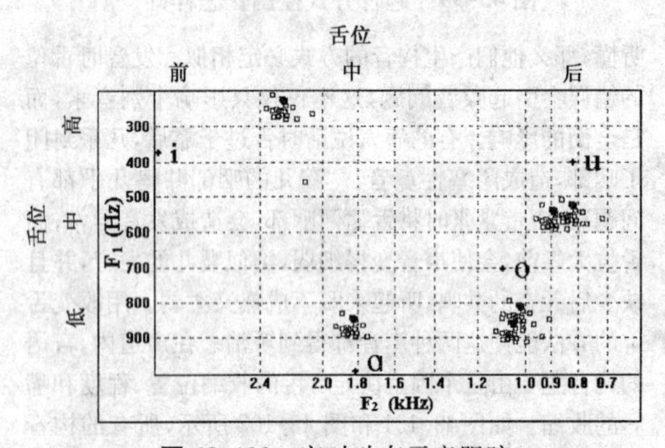

图 43-103　实时动态元音跟踪

典型病例：聋儿，5 岁，主诉：声音低沉几乎听不清。诊断结果：喉部正常，但发重音时舌向咽部收缩。通过分类法，聋儿知道在何种情形下舌会回缩；又通过改变舌位法，低声练习一些前元音和前辅音，并运用在原先会使舌回缩的地方，始终让舌保持正确的发音位置。聋儿的治疗获得了成功。

在学校或医院开展发声训练需要一些实用的治疗和评估工具。音调、声调、重音、响度和构音都是治疗的主要内容。由此可见，"启音博士(发声训练)"作为一个有效的言语治疗工具，在学校或临床上是必需的。对于聋儿或患有言语障碍的儿童和成人，个别强化指导所需的时间要超出专家一对一治疗的时间，解决这个麻烦，有效方法就是使用这种专用软件来进行所需的言语治疗，用计算机程序为言语病理学家、聋儿教师及有关专家提供专业治疗手段。

在安排言语治疗教程的结构时，尽可能考虑聋儿能够独立使用它们。这不仅增加了聋儿的治疗内容，同时也鼓励了自学。大多数聋儿都可以在略加指导的情况下开始使用我们的直观教程。"启音博士(发声训练)"的教程发挥图片和动画的综合功效，创造一种多媒体的氛围以抓住并维持使用者的注意力。对那些需要多次重复才能巩固一个概念的聋儿，计算机可以提供连大多数语训教师都感到乏味的全面持续的训练。无论是对于聋儿还是学习者，我们的教程都使教学显得更加有趣和吸引人。在我们设计教程的最初，便考虑到专家和父母需要灵活的个人课程设置。所有的直观教程都提供了多种层次和内容选择，以适应聋儿言语功能的现状。

43.9　艺术嗓音和嗓音实验室

歌剧艺术的成功，需要不断地发现新的歌唱家，以及进一步开展歌唱技巧的训练。这样才能使这种新的艺术形式取得持久的成长发展。对于歌唱家来说，嗓音似乎已从喉中分离出来，而存在于声道共鸣腔内和具有音响效果的剧场中。

古典剧、音乐剧和流行音乐具有不同的风格，需要歌手有宽广的歌唱音域和良好的音质。古典剧歌手需要将共鸣最大化，并协调好共鸣和清晰发音之间的关系。音乐剧歌手重点在于词语内容的直接交流，因而与发音和吐字比较，音质总是处于第 2 位的。流行音乐歌手则需要能将演唱风格从粗犷和狂热激动随时转变为柔和悠闲和情深意浓，并根据需要将发音在晦涩和清晰之间流动。流行音乐包含多种演唱风格，而且歌手素质往往参差不齐，有的很有专业素质，有的则是未经训练，缺乏表演能力。过去 10 年中，由于计算机的应用，人们对歌手嗓音的理解有了很大进展。因此在现代嗓音工作室中，能够定量评价音质，并且监测训练效果，从而反映出不同声乐流派的音调和发音要求。

本章目的就是为嗓音教师和歌手提供一个现代化的嗓音实验室，它能提供功能强大的嗓音分析和训练技术，而且硬件投资不大。Dr. Speech 软件系统充分利用了当今个人电脑的多媒体功能，能够通过对嗓音的分析，来指导如何辨别不良嗓音。因此在现代嗓音工作室中，能够定量评价音质，并且监测训练效果，从而反映出不同声乐流派的音调和发音要求。

43.9.1　艺术嗓音参数

声学上，声音一般具备以下特性：音质、音域、基频、颤音、歌唱家共振峰和发音方法。由于颤音和歌唱家共振峰易被有经验的声乐教师立即辨认出来，以下将对这两个参数的特性进行研究。

(1) 颤音(vibrato)

歌声的颤动称为颤音,频率为 4～6 kHz,是歌唱家逐渐锻炼出来的。颤音是通过相应的神经肌肉作用,对抗声门压力,在声道共鸣腔内持续发出元音的一种能力。在声乐上,颤音占有很重要的地位,它只能通过控制声门下压力而有节制地产生。

Dr. Speech 软件能揭示颤音的声学特征。在图 43-104 中,窄频语谱图确定了共振峰的位置,还可观测谐波的相对强度。不同的共振峰位置决定了各个不同的元音,也能够鉴别歌手的音质。颤音的主要声能分布在语谱图的低频共振峰中。随着谐波或泛音频率倍数的增加,颤音也会得到增强(前 5 个谐波就说明了这一趋势)。图 43-105 清楚地显示了颤音的音调和强度变化,这可以作为声乐训练的一种手段,用来寻取合适的共振峰以提高歌声质量。同时它还支持了一种观点:谐波或泛音和共振峰在颤音的范围内是同时向上向下移动的。由此可见,有限的颤音能使歌手充分利用声道的共鸣效应。

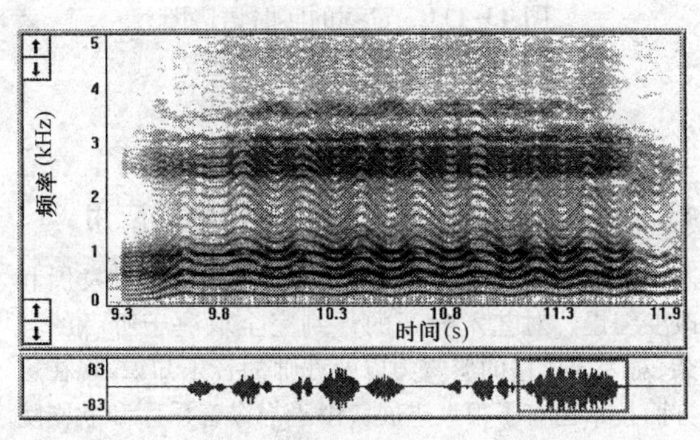

图 43-104 窄频语谱图显示了颤音是对谐波分量作正弦曲线样调制的结果

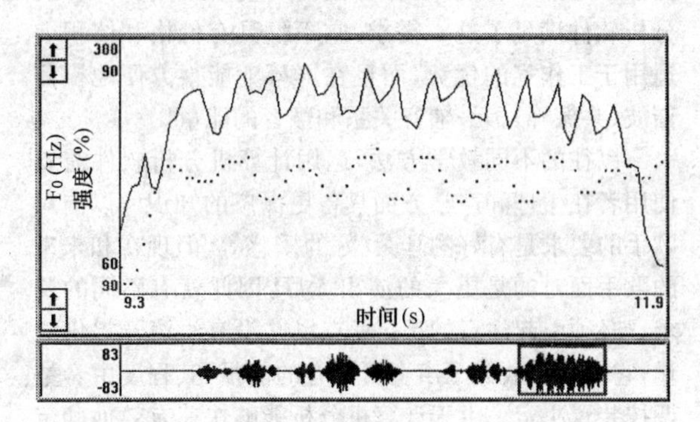

图 43-105 音调和强度的变化显示了颤音的上下起伏波动

(2) 歌唱家共振峰(singer formant) 声学上,高频谐波或泛音的增强作用对于歌手来说是很重要的。人耳比较敏感的频率范围在 1 000～5 000 Hz。事实上在歌剧院中,缺乏高频谐波或泛音的歌声会使剧院观众听不清楚,使歌手不得不用加强嗓音来作补偿。"歌唱家共振峰"的带宽大致位于 2 500～3 200 Hz,利用它能使歌声凌驾于管弦乐队之上。

Dr. Speech 软件能够揭示"歌唱家共振峰"的声学特征。图 43-106 是线性预测谱的显示,第 1 共振峰为 420 Hz,第 2 共振峰为 1 840 Hz,第 3 共振峰为2 540 Hz,第 4 共振峰为 3 250 Hz 左右。对低音歌手而言,第 4 共振峰协助第 3 共振峰进一步加强了谐波或泛音高频分量的力度,第 3 和第 4 共振峰的重叠是歌手谐波或泛音高频分量得到加强的例证之一。图 43-107 是功率谱显示,提供了谐波高频分量的增强状况。

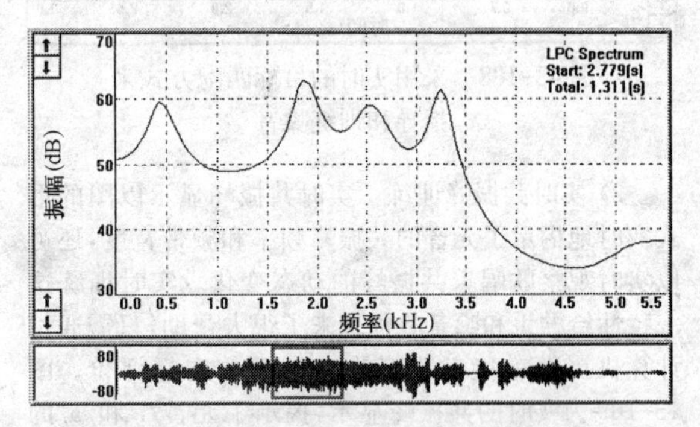

图 43-106 线性预测谱显示了共振峰和歌唱家共振峰

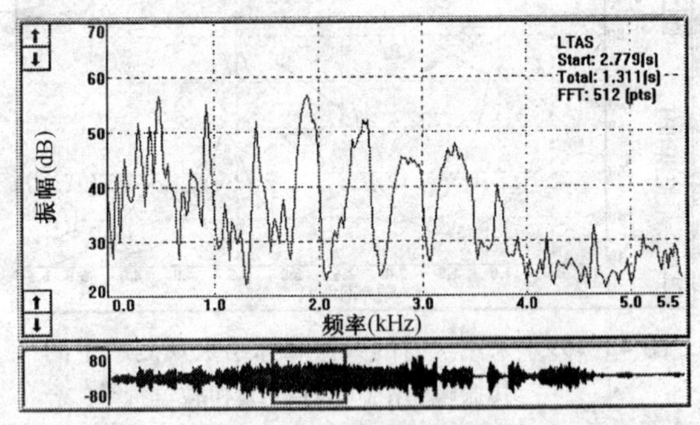

图 43-107 功率谱(LTAS)显示了谐波频率和能量分布状况

43.9.2 歌唱家的嗓音训练

随着计算机工业在音响领域的长足发展,已经没有必要再花巨资购买数字信号处理的硬件设备,因为许多硬件设备已被软件所代替。在便携式的 Dr.

Speech 软件的帮助下，嗓音训练变得简便易行了。

1）实时基频训练　基频训练可以从输入的声学信号中提取实时音频。模型匹配特性能用来建立目标声音，为歌手和嗓音教师显示嗓音基频的动态变化如图 43-108 所示。训练教师的目标声音的基频波形可以在计算机中储存，以蓝色显示，学生模拟练习的声音以红色显示。学生可以无数次地进行实时训练，与目标声音进行比较和匹配。

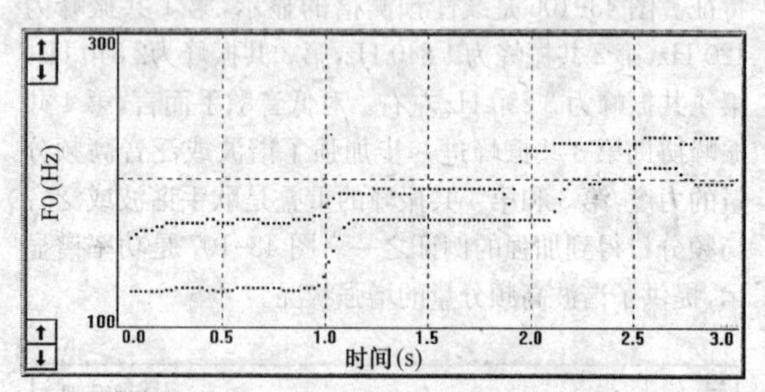

图 43-108　采用实时的目标匹配方式来指导和训练嗓音

2）实时共振峰训练　实时共振峰显示以图的形式实时地揭示了元音的共振峰频率和频带宽度，还可以实时观察歌唱家共振峰的动态变化。实时训练这一特性给歌手和嗓音教师带来了很大帮助，只需通过计算机屏幕就能对声音作出客观的定量评价。图 43-109 为实时的共振峰显示，揭示了元音/i/和/a/的区别。

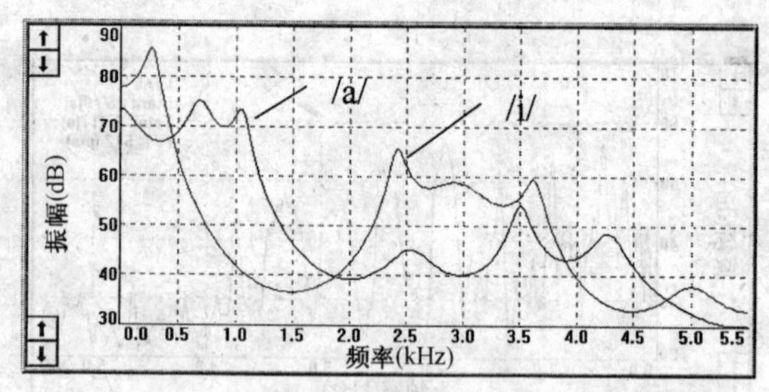

图 43-109　采用实时的共振峰标绘来观测歌手的共振峰，用于嗓音训练和教学

3）实时语谱训练　实时语谱图为歌手提供可视的实时反馈，主要优点是为歌手的嗓音作出定量的声乐评价。图 43-110 是窄频的实时语谱显示，在共振峰范围内，规则的谐波或泛音波形就是颤音。图 43-111 是宽频的实时语谱显示，呈现歌唱家共振峰和极有周期性的基频。

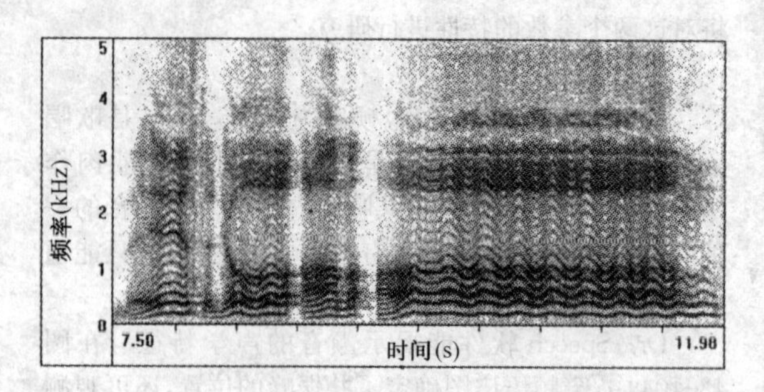

图 43-110　窄频的实时语谱图显示了颤音的效果

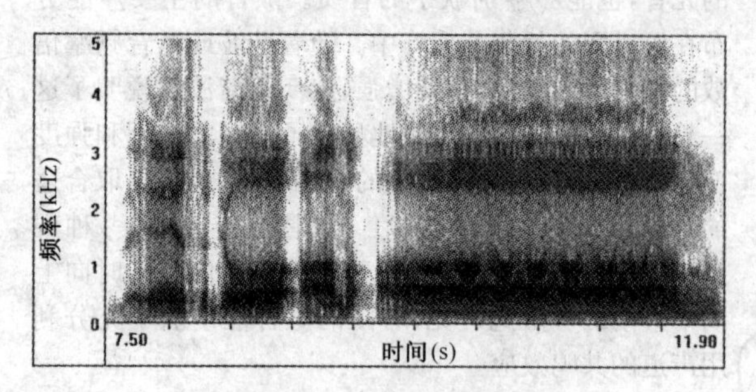

图 43-111　宽频的实时语谱图显示了歌唱家共振峰的位置

43.9.3　嗓音实验室在嗓音教学中的应用

过去的一些传统经验是根深蒂固的，而且发展和改变缓慢。对艺术嗓音的评判完全取决于听者的耳朵、对表演风格的鉴赏力以及教师的音乐知识，现在这方面技术已有了很大进展。由于当今音乐厅和歌剧院越来越雄伟，要求歌声也要响亮，覆盖整个剧厅空间。这就使得歌手在不损害嗓子的前提下，必须寻找新的方法来增加声音能量，亦即获得均衡的共鸣。计算机分析软件满足了这一需求，它不仅具有价格和体积上适用于工作室的优势，而且在屏幕上能很方便地检测谐波（共振峰）、元-辅音关系和颤音的能量。

以往的不同教学方法，运用计算机分析软件需要使用者在生理和声学方面具备更深广的知识。以前对歌手的要求是有好的耳朵、好的乐感等，但现在和未来的歌手面对的是更大的演出大厅，因此就有不同的要求。必须引起注意的是：麦克风并没有给声音提供能量，它仅仅是放大了声音所含有的能量，其程度由音量调控装置决定。由于计算机分析能够快速有效地确定问题所在，给歌手的进步带来极大帮助；屏幕所提供的反馈极有助于证实教学效果。全部设备又都是人们所能承受的，具有这些条件的就是美国泰亿格电子有限公司（Tiger DRS, Inc.）所生产的 Dr. Speech 软件。

我们做了一个实验，受测试的是5位从20岁到60岁年龄不等的歌手，有的是专业歌手，有的是合唱团成员。进行声音的抽样分析，从图形分析结果可见，如果基频平直，颤音缺乏，重复发声时音高改变，就表明声带较紧张。在两例中共振峰的 dB 值有改变，一个在 C^4 调，另一个在 F^4 调，证明舌头位置有变化。这变化不仅决定了是发哪个元音，甚至还决定了声音的能量。综合这些信息，立刻就能知道舌头位置以及呼吸等方面是否影响了发声。排除人为因素，当颤音的声波产生非常细微的断裂，连最敏感的人耳也难以察觉这种细微的断裂频繁出现时，就表明喉部过于紧张。这项技术使得声乐教师能更好地评价嗓音中一个重要的能量部分——颤音，并应用于嗓音训练中。

在声乐界，存在许多种不同的呼吸方法。如运用多种胸廓和膈肌的相对运动能使气体吸入和排出。又如 Miller 所述：身体的轴部（头，颈，躯干）一定要成笔直一线，下巴不高也不低，胸骨略微抬起。由此可知，如果呼吸运动仅限于下腹部，那么胸廓和膈肌的相对运动就会大大减少。良好的共鸣、令人激动的艺术歌声，是身体笔直、呼吸处理得当、声带活动和声道构型共同作用的结果，这是令人欣喜的发现。当这些因素起着完全自如的综合作用的同时，如再消除声道的紧张，听众就会体会到歌声的感染力。舌是声道的重要部分，言语的许多特性和障碍都因它而起。舌的不同位置决定了不同的共振峰：声道被分成一前一后两个腔体即口腔和咽腔，从喉部冲出的气流随着腔体形状的变化，产生了不同的元音；也确定了共振峰的不同的频率和强度。声道里的最重要的共振峰有三个：F_1，F_2 和 F_3（F_0 是基频）。在艺术嗓音中，F_3 频率区域尤为重要，因为它在歌唱声音中能量很强，故称之为歌唱家共振峰。除了 Dr. Speech 软件，其他一些仪器对 F_3 的检测比较微弱，甚至没有。在一个拥有超过3 500个座位的现代化音乐厅里，一位优秀歌手的歌唱家共振峰可以驾驭着声音穿越管弦乐队，送到每个听众耳中。不同声部的歌唱家共振峰也是不同的。大致的划分是2 700～3 400 Hz 为男中音和男高音（频率高的是男高音）；3 400～3 900 Hz 为女中音和女高音（频率低的是女中音，高的是女高音）。

共振峰的频率区主要由三个方面所决定：声道收缩的主要位置、在该位置收缩的程度、双唇收缩的面积和长度。另外，年龄和性别的差异也起了同等重要的作用。现在，现代科技已经能够检测出共振峰的能量。在过去，意大利专家们考虑用明暗对照法来平衡相应的元音，调节学生的声音能量，他们没有意识到这方法是很先进的。前元音的 F_2～F_1 共振峰频率间隔相对较宽，后元音则相对较窄，F_2～F_1 的共振峰频率与舌的前伸或后缩有关。高元音的 F_1 频率低，低元音的 F_1 频率高，F_1 的频率与舌位的高低（或上下颌的张开度）有关。圆唇会降低所有的共振峰频率，在英语中，只有后元音和音色的元音是圆唇的。声乐中，改变音域是个永恒的主题。有一些人是靠耳朵的辨别来获得，还有些人是通过控制相关的肌肉来获得。所以说，不同的肌肉收缩动作一定会产生不同的音域。

歌唱练习中，一字多音演唱的最佳状态，通常可由教员的观察和聆听来发现并审定。每当进入这种境界时，练唱学生通常将头微微抬起，音色随之就发生了显著的改变。如果采用计算机分析技术，就可以发现在该临界点处的颤音波形和音色的变化，从而无可置疑地证实了上述嗓音过程的发生。唱歌时始终保持音色的完美很重要。美国有一位专家提倡：唱歌发某个元音时，在舌肌、唇肌和颧骨周围肌肉维持不变的情况下，嘴慢慢张大，能够改变谐波或泛音各部分之间的相互关系。

对以上讨论的颤音的鉴赏程度，各人多有不同。有一些声乐教师提倡没有颤音，有些则坚持形成一种持续平稳而不太明显的颤音，认为能赋予歌声热情和活力。Sundberg 从科学的角度，对颤音作了很好的阐述和支持：发颤音时，声带内收的程度较小。由此可以推断，缺乏颤音的歌声对发声器官的损耗更大。Huang 还强调，歌声的艺术性和美妙性仍是最基本的，而这个问题并不难处理。过去的歌唱大师们对自己学生的颤音都特别关注，使震颤的次数和振幅有规律性。Miller 曾说过：如果唱歌时振动的特性不变，那么从一个音调转换到另一个音调，是不困难的，仅仅共鸣有了改变。共鸣总在变，而振动永远不变。有规律的颤音在增进能量方面是有益的，而不规则的颤音所造成的损害将是灾难性的。

无论试用多大努力去抑止颤音，计算机软件仍能分析出颤音的存在。通过实时的窄频语谱图分析（FFT 计算能显示出所有的谐波），清楚地表明，如果抑止了颤音，所有谐波或泛音的能量都会明显减弱，导致声音响度的降低。另外，对颤音分析中的呼吸压力检测也为 Sundberg 的理论提供了证据：缺乏颤音的歌声会使声带过度内收，导致呼吸阻力显著增大。

总的来说，研究人员应该使其他人理解：正是某些不起眼的因素促成了歌声的美妙和力量，使得歌声更加吸引人；也正是因为拥有了这些特性，歌手才能够对自己歌声的感染力具有自信，能够期望有较长的事业期。当然，大量的吸烟和服药是不提倡的。不可否认的是，具备美好的嗓音和对它进行分析，两者同等重要，它们是不可分割的，缺其一，神妙的音乐瞬间即会失去。尽管对声乐专家来说，学习和掌握计算机技术是一件吃力的事情，但是很值得去做。通过软件分析的新知识，会使教师对学生嗓音的难点获得更加深入的了解，这已成为一种新的教学方法。将生理和声学知识融合在一起并不太难，任何能联系两者的人，必将在21世纪的嗓音工作室中大有收益，计算机技术也必将有更多的用武之地。

（黄昭鸣　黄鹤年）

参考文献

1. Childers D G. Assessment of the acoustics of voice production, NIDCD Monograph, 1991. 63～83
2. Hirano M. Objective evaluation of the human voice: clinical aspects, Folia. Phoniatr, 1989, 41: 89～144
3. Hirano M. Clinical application of voice test. Proceeding of conference on the Assessment of Speech and Voice Production: Research and Clinical Application, Nidcd Monograph, 1991, 196～203
4. Huang Z, Minifie F, Kasuya H, Lin X Measures of vocal function during change in vocal effort level. Journal of Voice, 1995, 9(4): 429～438
5. Huang Z, Huang H N. The Application of Computer Technology in Stroboscopy and Voice Assessment, Scientific Program of 2nd World Voice Congress and 5th International Symposium on Phonosurgery, 1999. 63～64
6. Huang Z, Huang H N. Relationship between Acoustic Measures and Perceptual Judgment, Scientific Program of 2nd World Voice Congress and 5th International Symposium on Phonosurgery, 1999, 69～70
7. Kikuchi Y, Kasaya H, Zue W, et al. An integrated acoustic voice evaluation system, Paper presented at American Speech-Language-Hearing Association Convention, November, Anaheim. 1993
8. Klatt D H. Analysis, synthesis and perception of voice quality variations among female and male talkers, Journal of Acoustic Society of American, 1990, 87: 820～857
9. Zhu M, Huang Z. Glottal source, speaking and singing voice and synthetic speech of quality. Miconex, Prc. 1990
10. Childers D G. Assessment of the acoustics of voice production, Nidcd Monograph, 1991, 63～83
11. Huang Z. A review of speech analysis and synthesis system to evaluate pathological voices, Journal of Shanghai Television University, 1988, 87～91
12. Huang Z, Minifie F, Lin X. Dr. Speech Science for Windows. Singular Publishing Group, Inc. San Diego, California, USA. (1996, 1997, 1998, 1999 by Tiger DRS, Inc.)
13. Huang Z. Voice lab in clinical practice. IALP, 1998. 104～106
14. Watson C, Huang Z. Use and understanding of voice lab for singers. IALP, 1998. 234～235
15. Huang Z, Minifie F, Lin X. Objective evaluation of pathological voices: a preliminary clinical decision program, paper presented at American Speech-Language-Hearing Association Convention, San Antonio, November. 1992a
16. Huang Z, Minifie F, Lin X. An integrated clinical program for voice evaluation and therapy, Paper presented at American Speech-Language-Hearing Association Convention, San Antonio, November. 1992b
17. Huang Z, Minifie F, Lin X. Dr. Speech Science for Windows. Singular Publishing Group, Inc. San Diego, California, USA. (1996, 1997, 1998, 1999 by Tiger DRS, Inc.)
18. Krelman J, Gerratt B R, Kempster G B, et al. Perceptual evaluation of voice quality: Review, tutorial, and a framework for future research. Journal of Speech and Hearing Research, 1993, 36: 21～40
19. Minifie F, Huang Z, Green J. Relationship between acoustic measures of vocal perturbation and perceptual judgments of breathiness, harshness, and hoarseness, proceedings of International

Conference of Spoken Language Processing, Yokohama, Japan, September. 1994

20. Titze I R, Winholtz W S. Effect of microphone type and placement on voice perturbation measurements. Journal of Speech and Hearing Research, 1993, 36: 1177～1190
21. Colton R H, Conture E G. Problems and pitfalls of electroglottography. Journal of Voice, 1990, 4: 10～24
22. Orlikoff R F, Huang Z. Influence of vowel production on acoustic and lectroglottographic perturbation measures, Paper presented at American Speech-Language-Hearing Association Convention, November, Seattle. 1991
23. Titze I R. Interpretation of the electroglottographic signal. Journal of Voice, 1990, 4: 1～9
24. Huang Z, Hu N. Research for laryngeal cancer evaluation and diagnosis, Journal of Biomechanics, 1988, 3～2, 15～20
25. Kasuya H, Ogawa S, Kikuchi Y. An acoustic analysis of pathological voice and its application to the evaluation of laryngeal pathology, Speech Communication, 1986, 5～2
26. Awan S, Huang Z. Nasalview: system overview and normative data. IALP, 1998, 30～32
27. Bressmann T, Awan S. Computerized assessment of hyperrhinophonia in patients with cleft palate, using nasalview system. IALP, 1998, 34～35
28. Chen Y Y, Huang Z. The Application of Multimedia Technique to Speech Training for Deaf Children, Scientific Program of 2nd World Voice Congress and 5th International Symposium on Phonosurgery, 1999, 86～87
29. Bloch I, Behrman. Quantitative analysis for videostroboscopic images in presbylarynges. Laryngoscope, 2001, 111: 2022
30. Leonard R, Kendall K. Phonosopy-a valuable tool for otolaryngologists and speech-language pathologists in the management of dysphonic patients. Laryngoscope, 2001, 111: 1760
31. Campist P, Tewfik TL, Manoukian JJ, et al. Computer-assisted voice analysis: establishing a pediatric database. Arch Otolanyngol Head Neck Surg, 2002, 128: 156

第四篇　气管、食管

气管、支气管疾病 44

44.1 气管、支气管应用胚胎学与解剖学

44.1.1 气管、支气管应用胚胎学

胚胎第 4 周时，在原始咽底部中央形成一纵行的浅沟称为喉气管沟。随着胚体的发育成长，喉气管沟逐渐变深，以后其尾端逐渐愈合，在咽、食管的腹面形成一上端与咽相通，下端呈盲状之管腔，称为喉气管憩室，是形成呼吸系统的原基。随着胚胎发育，喉气管憩室逐渐增长，与食管间出现气管食管隔(图 44-1)。憩室与咽相连之处最终发育成喉。喉以下部分则发育成为气管。憩室之末端则增大，并向两侧分为左右两支称为肺芽。后者继续发育成长并发出分支，右侧有 3 支，左侧为 2 支，是以后发育形成左右两侧各级支气管和肺泡的基础(图 44-2)。

如上所述，在胚胎发育过程中气管食管关系密切，

若气管食管隔发育不良，或分隔不完全，可形成气管食管瘘、食管闭锁等先天性畸形。

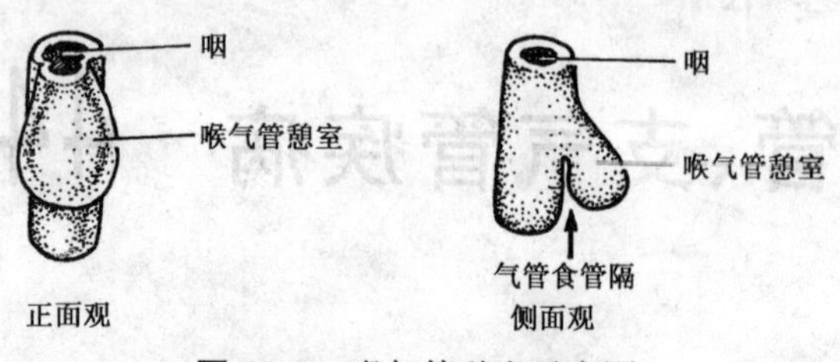

图 44-1 喉气管憩室示意图

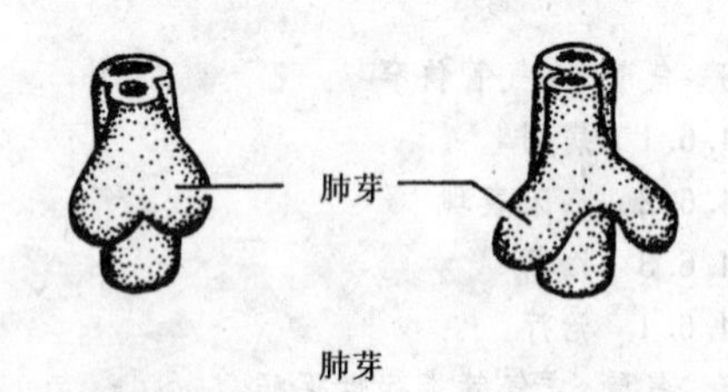

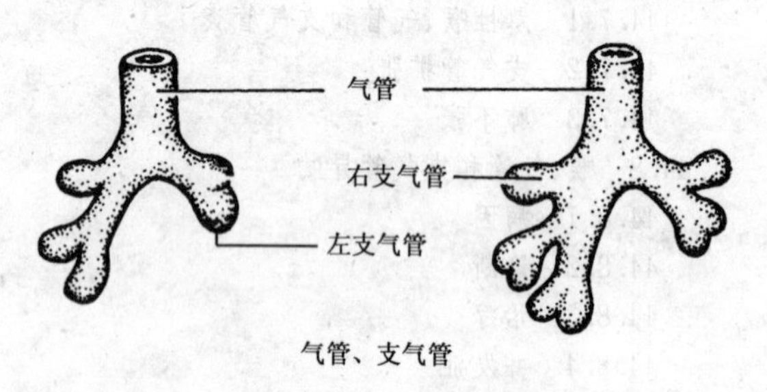

图 44-2 气管、支气管、肺的发生

44.1.2 气管、支气管应用解剖学

气管于第 6 颈椎水平与环状软骨相接，成人在相当第 4～5 胸椎交界处分为左右两主支气管。气管由 10 余个"C"型软骨环构成，软骨环之缺口向后，由纤维结缔组织和平滑肌连接并构成气管膜部，各软骨环间则有结缔组织相连。气管之左右径略大于其前后径。成人气管之左右径为 2.0～2.5 cm，前后径为 1.5～2.0 cm。

成人气管长 10～12 cm，其上半部位于颈正中部，临床常称为颈段气管。下半部气管位于上纵隔内，稍偏向右侧。气管腔有一定弹性，颈部气管之长度和深度与头、颈位置有关。头后仰时，颈部气管环较多，位置较浅。头前倾时，部分颈部气管环进入胸腔，位置变深。

气管后壁紧贴食管前壁，因此，食管病变若压迫气管时，可产生呼吸道症状。气管下段左侧近主动脉弓，前壁除与无名动脉、左无名静脉邻近外，尚有甲状腺下动脉、甲状腺下静脉及其分支(图 44-3)。如气管切开位置过低、金属套管弯度不合适，或伤口严重感染等，使气管前壁受损，并溃破上述血管时，可引起严重出血。

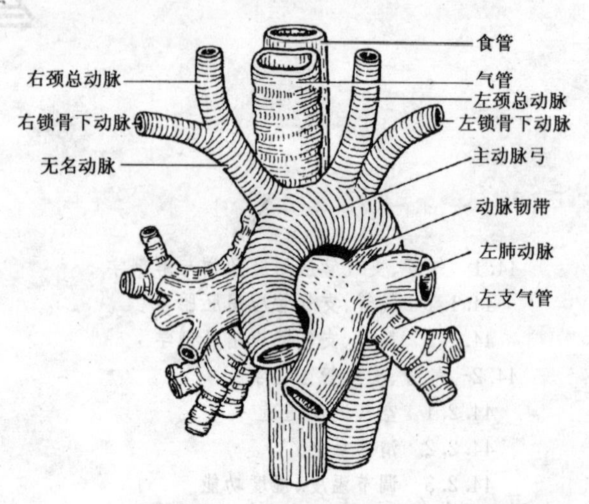

图 44-3 气管及其邻近血管

气管下端有一纵形嵴突，是左右主支气管之分界，称为气管隆嵴，外观光滑锐利，是支气管镜检查时的一个重要解剖标志。气管分叉附近有淋巴结肿大等病变时，可使气管隆嵴轮廓宽钝，失去正常形态。

支气管之结构与气管相似，由软骨环、结缔组织和平滑肌组成，但分支愈细，软骨环之数目逐渐减少，软骨环也更不完整，或呈不规则之块状。约于第 5 胸椎上缘水平，气管分为左右两主支气管，分别进入两侧肺门后，继续分支如树枝状。其分支顺序为：① 主支气管(一级支气管)，入左右两肺；② 肺叶支气管(二级支气管)，右侧分 3 支，左侧分 2 支，分别入各肺叶；③ 肺段支气管(三级支气管)，进入各肺段(图 44-4)。

右侧主支气管较粗短，约长 2.5 cm，与气管纵轴之延长线约成 25°角，因此异物易落进右主支气管。右主支气管有上、中、下三肺叶支气管。右肺上叶支气管在隆嵴稍下之前外方分出，然后又分成尖、后、前 3 段支气管，分别进入各肺段。自右肺上叶支气管口向下 1.0～1.5 cm处，在右主支气管之前壁分出右肺中叶支气管，后又分出内侧、外侧段支气管。右肺下叶支气管实为右主支气管之延续。自右肺中叶支气管之后方深入向下，分成 5 个段支气管，分别为上、内侧底、前底、外侧底、后底段支。

左侧主支气管较右侧细长，其长度约为 5 cm，与气

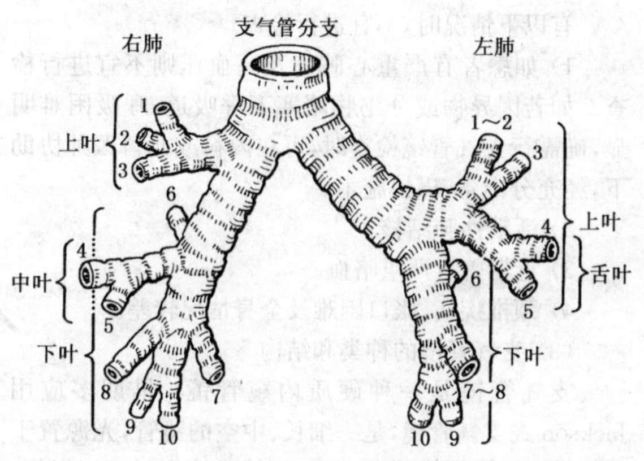

图 44-4 支气管分支

左侧：1~2. 左肺上叶尖后、尖下段支；3. 左肺上叶前段支；4. 左肺上叶上舌段支；5. 左肺上叶下舌段支；6. 左肺下叶上段支；7~8. 左肺下叶内侧底段支、前底段支；9. 左肺下叶外侧底段支；10. 左侧下叶后底段支

右侧：1. 右肺上叶尖段支；2. 右肺上叶后段支；3. 右肺上叶前段支；4. 右肺中叶外侧段支；5. 右肺中叶内侧段支；6. 右肺下叶上段支；7. 右肺下叶内侧底段支；8. 右肺下叶前底段支；9. 右肺下叶外侧底段支；10. 右肺下叶后底段支

管纵轴延长线约成45°角，位置较右侧平些。有学者报道小儿左侧主支气管位置不如成人左侧主支气管位置水平，因此认为对小儿来讲，异物进入左右侧主支气管的机会相仿。左主支气管有上、下两肺叶支气管。自隆嵴向下约5 cm处，于左主支气管之前外侧，有左肺上叶支气管分出，进入肺段后又分出尖后、尖下、前、上舌、下舌段支气管。左肺下叶支气管在肺上叶支气管之后方继续向下，分为上、内侧底、前底、外侧底、后底段支气管。

气管、支气管内壁覆有粘膜，为假复层纤毛柱状上皮，内含杯状细胞，粘膜下层有粘液腺和浆液腺，分泌浆液性和粘液性液体，湿润管腔粘膜。

气管、支气管的血供主要来自甲状腺上、下动脉之气管分支；肺动脉、胸主动脉或肋间动脉也有分支分布于支气管。

气管、支气管之静脉经甲状腺下静脉，汇入无名静脉、奇静脉或肺静脉。

气管、支气管有较丰富之淋巴组织，多流入气管前、气管旁、气管分叉及支气管周围之淋巴结。

气管、支气管的神经由交感神经和副交感神经支配，交感神经纤维来自星状神经节，兴奋时使平滑肌舒张，气管、支气管扩张。副交感神经纤维来自迷走神经，兴奋时使气管、支气管收缩。

44.2 气管、支气管生理学

气管、支气管是呼吸道的一部分，其主要生理功能叙述如下。

44.2.1 空气流动通道

呼吸时气体交换在肺泡中进行。气管、支气管仅是呼吸气流的流动通道，无气体交换功能。因此，这部分呼吸道的容积称为呼吸道解剖学死腔。在成人中，其所含空气量约为150 ml。肺功能衰竭行气管切开术时，可使死腔减少50%，以利呼吸。

气管、支气管是有一定弹性的管腔。在正常情况下，吸气时由于肺组织扩张和胸内负压的影响，致呼吸道管腔扩张，呼气时相对较小，但空气流动通畅，气道阻力小，因支气管炎等病变致粘膜肿胀，分泌增多或呼吸道内吸入异物后，气道内径缩小，气流阻力增加。

气管、支气管内平滑肌的收缩或舒张活动，也是影响呼吸道管径和气流阻力的重要因素。气管、支气管平滑肌受迷走神经和交感神经支配。刺激迷走神经或乙酰胆碱使平滑肌收缩，管腔缩小；交感神经兴奋和肾上腺素引起平滑肌舒张，呼吸道口径增大。吸入尘粒、变应原或吸烟也会使气道管腔缩小。

44.2.2 清洁功能

气管、支气管腔表面覆有假复层柱状纤毛上皮，每个上皮细胞约含200根长度为0.5 μm、直径为0.24 μm的纤毛。由杯状细胞及粘膜下腺体分泌的液体覆盖在纤毛顶部形成一薄层粘液毯。纤毛和粘液毯不时朝咽喉方向移动，将吸入下呼吸道的尘粒、微生物等排出，从而净化吸入的空气。在气管、支气管炎症致分泌物过多、粘膜过干、吸入有害气体、病毒或细菌时，纤毛运动将受抑制。此外，小儿呼吸道粘膜纤毛运动较弱，排出已吸入微生物的能力不如成人。

44.2.3 调节温度、湿度功能

气管、支气管粘膜每天约可分泌100~200 ml粘液，使吸入之空气升温和湿化，但其作用不如鼻腔明显。因体育锻炼、鼻塞等原因致张口呼吸时，或处于干燥、潮湿、气温过低/过高的环境中，经气管的调节，也能使吸入的空气，接近正常体温和合适的湿度，以适应

肺泡的需要。

44.2.4 防御功能

气管、支气管粘膜的纤毛运动可清除下呼吸道内之细小颗粒，气道内吸入较大颗粒后，刺激分布于呼吸道粘膜内之迷走神经，可引起反射性咳嗽，将分泌物或颗粒咳出。小儿的咳嗽能力较弱，排出呼吸道分泌物的功能也较差，容易发生下呼吸道分泌物潴留呼吸道。

吸入刺激性强的化学气体后，可反射性引起声门关闭，支气管平滑肌收缩，使气体不易进入下呼吸道。

44.2.5 免疫功能

呼吸道分泌物中含白蛋白，溶菌酶，分泌性 IgA、IgM、IgE 等免疫球蛋白，使呼吸道具有免疫功能，避免病毒或细菌的侵犯。IgE、IgM 则主要与变态反应有关。

44.3 气管、支气管检查

44.3.1 支气管镜检查

支气管镜检查(bronchoscopy)是一种经支气管镜查看气管、支气管内情况的一种检查方法。有助于明确气管、支气管内病变的部位、范围及其性质。支气管镜发明至今已有 100 多年的历史，由于器械设备、麻醉方法等方面的不断改进，至今仍为临床上常用的诊疗技术之一。现就以金属制成之支气管镜进行检查方面的有关内容阐述如下。

(1) 适应证

1) 取除气管、支气管异物　凡经口腔误入下呼吸道的异物，多可在支气管镜窥视下，以异物钳夹持后取出。

2) 诊治气管、支气管内病变　对于原因不明的肺气肿、肺不张、肺炎反复发生、咳嗽久治不愈等症患者，可经支气管镜检查，了解有无管腔狭窄、肉芽形成、异物存留等。必要时可在支气管镜窥视下咬取活组织、采集痰液或脱落细胞及摘除气管内细小的良性肿瘤。

3) 吸除下呼吸道分泌物　因分泌物多而难以咳出致呼吸困难时，可酌情经支气管镜吸除气道内之痰液。若痰液稠厚结痂，阻塞下呼吸道时，可以将痂块钳除，以保持呼吸道通畅。

4) 吸气性呼吸困难严重，气管切开术前可紧急插入支气管镜，缓解呼吸困难，为手术顺利进行提供方便。

(2) 禁忌证

有以下情况时，不宜进行检查。

1) 如患者有严重心脏病及高血压则不宜进行检查。如若因异物或分泌物堵塞下呼吸道，呼吸困难明显，确需行支气管镜检查时，可在内科或儿科医师协助下，经充分准备，谨慎施术。

2) 活动性肺结核。

3) 近期曾有严重咯血。

4) 颈椎疾病、张口困难及全身情况较差。

(3) 支气管镜的种类和结构

支气管镜是一种硬质内窥管镜。早期多应用 Jackson 式支气管镜，是一细长、中空的镜管，光源置于其远端。镜管远端为一斜面，可减少检查时组织损伤。检查时可经管腔进行呼吸。因镜管两端之内径一致，管径较小，检查时视野受限，因此应用已少。目前国内多应用 Negus 式，其镜管近端之内径较远端大，使视野扩大(图 44-5)。由于冷光源的普遍应用，增加了光源的亮度和稳定性，为手术提供了方便。按照其直径和长度，常用的有下列各种规格：3.0 mm× 20 cm、3.5 mm× 25 cm、4.0 mm× 25 cm、4.5 mm× 25 cm、5.0 mm× 30 cm、6.0 mm× 30 cm、7.0 mm× 40 cm、8.0 mm×40 cm、9.0 mm×40 cm。

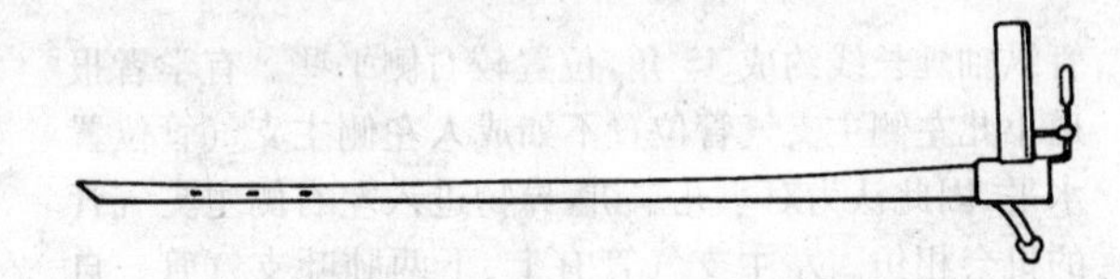

图 44-5　Negus 式支气管镜

另有一种是附有杆状透镜光学系统的支气管窥镜，具有管壁薄、管腔宽、光亮度强等优点，与异物钳配合使用时，常可在直视下钳取异物，检查、治疗效果良好(图 44-6)。

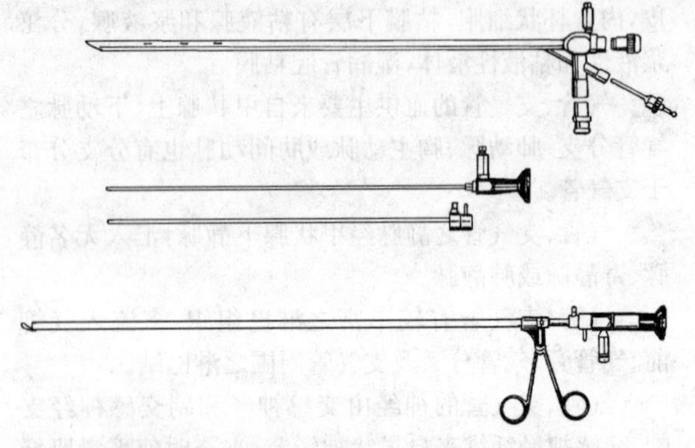

图 44-6　带窥镜的异物钳及支气管镜

(4) 检查前准备

支气管镜检查前，除作常规体格检查外，还应作口腔、间接喉镜及胸部X线检查，充分了解病情。并按年龄大小、发育状况，选择适当的支气管镜，见表44-1。此外，除备有光源、吸引器、氧气、抢救药物外，还需准备相应长度和粗细的吸引管，以便及时吸除检查部分的分泌物。对儿童还需备张口棒及张口器。

如疑为呼吸道异物而行支气管镜检查时，应根据异物种类、大小、形状，挑选合适的支气管异物钳。

表44-1 支气管镜选用表

年　龄	支气管镜的直径(mm)/长度(cm)
0～3月	3.0/20
4～12月	3.5/25～4.0/25
2～3岁	4.0/25～4.5/25
4～5岁	4.5/25～5.0/30
6～10岁	5.0/30～6.0/30
11～16岁	6.0/30～7.0/40
>17岁	7.0/40～9.0/40

根据患者年龄、呼吸情况和全身健康状况决定麻醉方式。成人一般多采用常规的表面麻醉方法。必要时可于深吸气时，将少许0.5%～1.0%丁卡因经声门滴入气管进行麻醉。

对在表麻下施术有困难时，如是呼吸平稳的病人，可于全麻下进行检查。

小儿可根据病情在全麻或无麻下进行检查。

(5) 检查方法

支气管镜检查时采取的体位与直接喉镜检查时相仿。导入支气管镜的方法有间接法和直接法两种：

1) 间接法　具有视野大、容易找到声门之优点。主要用于儿童。具体方法是以左手持侧开式直接喉镜挑起会厌，暴露声门，然后经喉镜插入支气管镜。当通过声门时，先将支气管镜柄向右转90°，使远端镜口之斜面对向左侧声带，因斜面阻力较小，支气管镜可顺势经声门进入声门下区。确认支气管镜已在气管腔内后，经侧开式直接喉镜的侧旁开口处退出喉镜。当进入声门下区后，气管环隐约可见时，将支气管镜继续向下推进，于气管下端可见一纵行走向的嵴突，即气管隆嵴。其位置略偏左侧，是左右支气管之分界。此时将病人的头位略转向左侧，使气管与右支气管腔基本保持直线，这有利于支气管镜进入右主支气管。在相当于隆嵴水平或稍向下之外侧处，有右上叶支气管开口。再向下少许，于近前壁处可见一横行间隔，其上方为中叶支气管开口。管镜向后下方推移，即可进入右下叶支气管。

检查左侧支气管常于右侧支气管检查完毕后进行。待支气管镜逐渐退至隆嵴处时，将患者头位转向右侧，借助自右向左的斜势，使支气管镜进入左侧支气管内。于距隆嵴约5 cm处可见如时钟1～7点走向的斜隔，其上方为左侧上叶支气管开口，下方则为左侧下叶支气管开口。由于左侧支气管与气管纵轴间形成的角度较大，且左侧主支气管开口小于右侧主支气管，因此，进入左侧支气管不如右侧支气管方便，这种情况在行小儿支气管镜检查时，尤为明显。

支气管镜检查时应注意有无粘膜充血、肉芽形成、异物存留、管腔变狭等情况，检查结束后，必要时于退出支气管镜过程中，进行复查。

2) 直接法　主要用于成年人。其检查操作要点是：支气管镜远端沿舌背中部进入喉咽部，于舌根之后下方，可窥见会厌上缘。将镜管稍向后并继续向下推进，以镜管远端挑起会厌，见杓状软骨后，支气管镜沿会厌喉面继续向前推移，可逐步暴露室带、声带及声门等喉内结构。此后可按间接法相同的步骤，通过声门，行支气管镜检查。

(6) 检查注意事项

支气管镜检查时，顺利通过声门十分重要。通过声门有困难时应查找原因，常见的原因有：① 声门暴露不佳；② 支气管镜远端放置的部位不当；③ 支气管镜口径太粗。此外，导入支气管镜不是沿声门裂隙推进，可损伤环杓关节，并发声门运动障碍。

检查时如用力不当，可使上列牙齿松动或脱落，应予避免。并注意操作轻巧，防止损伤气管或支气管壁，引起纵隔气肿、气胸等严重后果。

手术时应选用管径合适的支气管镜，检查时间不宜过长，以免损伤喉部或并发喉水肿。

(7) 检查后处理

检查后应严密观察患者情况，特别要注意呼吸。对小儿可酌情应用激素，防止喉水肿。此外，尚需观察有无颈部皮下气肿、纵隔气肿、气胸等并发症，必要时行X线检查，以便早期诊断，及时治疗。经支气管镜行新生物活检术后，应注意出血，若出血较多，应卧床休息，酌情使用止血药物。

44.3.2 纤维支气管镜检查

纤维支气管镜(fiberoptic bronchoscope)为一实芯、下端为可弯曲的软管，其导像管外径较纤维鼻咽镜略粗，一般为5～6 mm，镜体全长约760～770 mm(图

44-7)。由于它在检查时具有痛苦较少、病人容易接受、照明度好、有利于早期病变诊断等优点,因此,临床应用已日趋广泛。

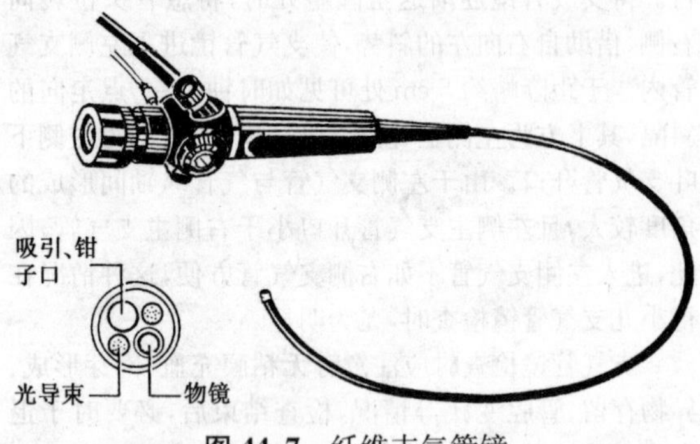

图 44-7 纤维支气管镜

(1) 适应证

在耳鼻咽喉科临床工作中,纤维支气管镜检查主要用于:

1) 明确气管、支气管内病变范围、形态、部位等,或酌情取材送病理检查。有时也可用于钳取支气管深部的细小异物。

2) 查看引起肺气肿、肺不张的原因。

3) 如病情需行支气管镜检查,因肥胖颈短、颈椎病变、张口困难等原因,致硬质支气管镜检查有困难者。

4) 年老体弱,全身情况差而需吸除下呼吸道分泌物者。

5) 对部分单侧声带运动障碍、无咳嗽、痰血等呼吸道症状、常规 X 线胸片或食管钡剂造影未发现明显病变的患者,若纤维支气管镜检查发现有管腔受压、隆嵴变形等征象,为明确诊断提供了重要信息。

纤维支气管镜检查一般无禁忌证,但呼吸道急性炎症、哮喘发作时,心肺功能明显不良及咯血期间均以暂缓检查为宜。

(2) 检查前准备

检查前应作常规检查,包括血压、胸部 X 线检查。对高龄或有心脏疾病者酌情作心电图检查。检查前 4 h 禁食,以免呕吐。必要时皮下注射阿托品。

另外,尚应备好冷光源、吸引器、活检钳、电视监视设备等。检查室内并应有氧气及急救药物。

以 1%丁卡因按内镜检查常规行表面麻醉。必要时气管内可补充滴入少量 0.5%~1.0%丁卡因。

(3) 检查方法

检查时可根据受检者年龄及全身健康状况,取仰卧位或坐位。高龄或体弱者常取卧位。

经口腔或鼻腔导入镜体,通过声门进入气管后,在其末端有一前后走向的隆嵴,是左右主支气管的分界,其上缘外形锐利,位置略偏左,随心跳有明显搏动。

于隆嵴右侧深入,即可进入右侧主支气管,经调节使镜体远端向上弯曲,在距右侧主支气管口下 0.5~1.0 cm 处之外上方,可见一纵形嵴突,在其外侧深入,即可对右侧上肺叶支气管及其所属各肺段支气管进行检查。

镜体从上叶支气管退至右侧主支气管后,稍向下可见一横行间隔,其上下方各为右侧肺中下叶支气管开口。调整镜体远端后,可分别查看中下肺叶支气管及各肺段支气管的情况。

对右侧支气管检查完毕后,将纤维支气管镜远端退至隆嵴处,并转向左侧主支气管,距左侧主支气管开口 4~5 cm 处有一如时钟 1~7 点钟走向的斜隔,其前外方为左侧上肺叶支气管开口,后下为左侧下肺叶支气管开口,镜体远端进入上述开口后继续深入,可以检查各肺段支气管。

由于纤维支气管镜管径较细,末端可以向上或向下弯曲,可插入较深、较细的支气管腔内进行检查,并能查看硬质支气管镜检查不易窥见的部位,如上肺叶支气管开口。

为作系统、全面的检查,经气管后一般先检查右侧支气管,再查看左侧支气管。如病人全身情况较差,估计耐受检查时间有限时,可先查患侧支气管。检查时应自上而下,由浅入深,逐一观察。正常时粘膜光滑,淡红色,气管及各级支气管开口清晰,管腔形态规则,吸气、呼气时有一定程度舒缩。如发现管腔变形、气管隆嵴增宽移位,或管壁僵硬,提示纵隔内或气管、支气管旁存在病变可能,应进一步作胸科检查。若腔内有菜花样新生物,酌情活检。

(4) 并发症

与硬质支气管镜检查的方法比较,纤维支气管镜检查是一种较为安全的检查方法。但也偶可产生并发症,应注意避免。

1) 喉痉挛　常与情绪紧张或麻醉不充分有关。喉痉挛症状明显时可能伴有气管或支气管痉挛。应退出镜管,安慰病人,吸氧,必要时适当给药。

2) 麻醉药物反应　主要表现为脸色苍白、反应迟钝、脉搏微弱、血压下降等。应及时平卧、吸氧,酌情应用激素或静脉补液。检查前行表面麻醉时,应注意掌握麻醉药物剂量。一般 1%丁卡因用量不宜超过 6~8 ml,对年老体弱者的用量尤应控制。

3) 呼吸困难　由于纤维支气管镜为一实芯的镜

体,检查时势必影响气道的宽度,对于慢性支气管炎等呼吸功能不全者或小儿,检查时可能导致不同程度的呼吸困难。故必须选用管径粗细合适的纤维支气管镜,检查中要及时吸除气道内分泌物。必要时吸氧,并尽量缩短检查时间。

(5) 检查后处理

纤维支气管镜检查后,一般不需特殊处理。检查后 2 h,可恢复进食。

44.3.3 气管、支气管影像学检查

气管、支气管影像学的检查与肺部病变诊断密切相关,目前临床常用的影像学检查有以下几种方法。

(1) X线检查

胸部透视是一项基本的影像学检查,能动态地观察肺部病变情况,如深呼吸时,两侧对照比较可观察肺的透亮度,有无肺气肿、肺不张、纵隔摆动等情况。并可转动体位,观察到肺门附近、心脏后方等因结构重叠而被忽略部位的病变。根据透视结果,选择合适的摄片位置,使检查结果对临床诊断更有参考意义。胸部X线摄片时常采用后前位、侧位、斜位和局部点片等。

后前位胸片中肺野暴露最多,有利于肺部炎症、肺不张、肺气肿等病变的观察。也可查看有无纵隔增宽、积气等病变。纵隔气肿在后前位胸片时表现为纵隔两侧有与之平行的条状透亮阴影。

要了解气管内病变范围及部位,常摄侧位片,能使颈段气管较清晰显示,胸段气管则常与肩胛骨重叠。欲观察气管是否有左右移位,需拍摄后前位胸片,但由于纵隔、脊柱阴影重叠,常使气管不能清楚显影,若拍摄高千伏后前位胸片,气管显影可有所改善。

要显示主支气管和叶支气管内病变,胸部高千伏胸片的显影效果也优于常规胸片。至于支气管内透光性异物的影像学诊断依据,则主要根据异物致支气管部分或完全阻塞,而产生的肺气肿、肺不张等间接征象。

(2) CT扫描

以肺窗作胸部横断位CT检查时,可见含气的气管腔影。正常时腔影呈马蹄形或椭圆形,管壁薄而均匀。有占位性病变时能较准确地显示病变范围及管腔狭窄程度。

行主支气管、叶支气管为主的肺部CT扫描时,支气管腔的显影效果优于常规胸部X线片。为显示肺段支气管影,以薄层扫描为宜。至于管腔形态则与支气管行走方向有关,多呈圆形或长圆形。病变时常表现为管腔内软组织阴影、管壁增厚、管腔狭窄等,对临床诊断有一定的参考价值。

胸部CT检查时,由于避免了X线片上各器官阴影重叠之不足,因此能显示肺尖、脊柱旁等隐匿部位的病变,也有利于因支气管异物引起的肺不张、肺气肿与先天性肺发育不全、支气管源性肺囊肿等病变的鉴别诊断。

行胸部CT纵隔窗扫描时,能较好地显示肺门及纵隔内淋巴结肿大等病变,有利于明确诊断和治疗方法的选择。

(3) MRI检查

MRI可从矢状、冠状、横断三个轴向对胸腔内器官进行检查,其中矢状位能较好地显示气管内病变部位,并能观察气管腔前后径狭窄程度及范围。冠状位时除能显示气管形态外,尚能查看气管隆凸及两侧主支气管内情况。

MRI对支气管癌原发病灶的显像效果与CT相仿,但能较好地显示肺门处肿大淋巴结与纵隔内大血管间的关系。

(4) 支气管造影检查

由于CT、MRI检查的应用逐渐普遍,临床采用支气管造影法已较前减少,主要用于为了明确支气管扩张部位、范围和程度,为是否适合手术,或手术切除范围提供信息,也有助于气管食管瘘的诊断。以40%碘化油为造影剂时,此造影剂与痰液混合,不易排出而可致呼吸困难,因此应注意掌握检查适应证。对于疑为双侧病变,估计不宜手术者,多不作此项检查。

44.4 气管、支气管先天性畸形

气管、支气管先天性畸形是一种可引起严重后果的病症。临床上并不常见。

44.4.1 临床类型

(1) 气管软化症(tracheomalacia)

因气管软骨环支撑作用较弱,致气管腔不能维持正常宽度者属此类。

产生原因可能因发育畸形引起气管软骨环缺损,由缺乏支撑作用的纤维结缔组织代替致患处管腔狭窄所致。狭窄范围不定,可能涉及气管全段或为部分狭窄。以局限性者较为多见,病变多见于气管下段;气管软骨环与膜性部分比例失常,膜性部分较正常宽时,也将影响气管壁之硬度。呼吸时气管后壁可突向管腔,与前壁贴近,而导致气管腔狭小。

(2) 气管蹼

气管内存在隔膜,隔膜中有孔供呼吸气流通过,如隔膜中孔小,可致呼吸困难,呼吸困难程度与隔膜中裂孔大小有关。隔膜或厚或薄。

(3) 气管软骨环畸形

气管后壁缺少正常膜性组织,使气管软骨环不成"C"形而呈"O"形,此种完整的软骨环,在呼吸时因气管不能扩张导致气道狭窄而发生呼吸困难。

(4) 气管血管畸形

正常时气管及食管均位于主动脉、肺动脉的后面,上述动脉及其分支有先天性畸形时,可以形成围绕在气管、食管周围之血管环压迫气管。如双主动脉弓、右主动脉与左肺动脉韧带相连、气管食管间有畸形的左肺动脉等畸形时也可致气管狭窄。此外,无名动脉或左颈总动脉位置变异,也可压迫气管,因气管狭窄而引起呼吸困难症状。如无名动脉自主动脉分出的位置过于偏左,可自左下向右上跨越气管前壁,使管腔受压变窄;若左颈总动脉的起源较正常偏右,则自右下至左上横过气管前壁时,也可产生类似症状。

(5) 气管食管瘘

参阅45.5.1章节。

44.4.2 临床表现

主要症状是不同程度的呼吸困难(严重者出生后即死亡),呼吸时发出喘鸣声,或有锁骨上窝、肋间、剑突下软组织凹陷等。少数病例或伴有轻度吞咽障碍。上述症状于呼吸道感染或进食时加重。按炎症治疗效果常较差,进一步检查后,才可明确诊断。

44.4.3 诊断

如果出生后即出现上述症状,或于出生后数月内症状逐渐明显,应进一步检查,以明确诊断。

(1) X线检查

除常规作胸部X线检查外,还应拍摄喉、气管侧位片,以了解喉、气管的形态及气道通畅情况。食管钡剂X线检查对观察气管受压情况对诊断也有一定帮助。

(2) 胸部CT扫描

可根据需要自胸骨切迹至膈肌,逐层进行横断位CT扫描,通过肺和纵隔两种窗位检查,可了解气管、支气管及两肺结构,有助于气管狭窄的部位、范围和病变性质(如"O"形气管软骨环等)的确定。

如行造影剂增强扫描,可使纵隔内血管清楚显影,以利观察气管与邻近血管的关系,或双主动脉、无名动脉位置变异等血管畸形的情况。

(3) 磁共振检查

MRI检查可从横断、冠状、矢状等切面成像,能清楚地显示气管、支气管的形态,了解病变部位和范围。由于纵隔内血管、脂肪、软组织等结构在MRI上表达的信号强度不一,可在不用造影剂的情况下,辨认与气管相邻之血管的形态,因此,MRI是一项有助于气管、支气管先天性畸形诊断的检查方法,亦能为选择治疗方法,提供较可靠的依据。

(4) 支气管镜检查

至今仍是诊断气管、支气管先天性畸形的基本检查方法之一。它可以查看到病变部位、形态及管腔狭窄程度。由于受无名动脉等血管畸形压迫,致气管腔狭窄者,检查时于气管隆嵴上约1～2 cm处,可见气管前壁受压现象,局部质软,并见搏动。

44.4.4 治疗

尽管小儿胸外科和麻醉技术的发展日臻完善,但治疗病情较重的气管、支气管先天性畸形,至今仍令人感到棘手。治疗不外乎手术治疗和非手术治疗两类。

(1) 手术治疗

主要用于病情严重之病例,主要有以下两种术式:

1) 气管成形术　对于狭窄范围局限的病例,切除狭窄气管段后可行端-端吻合术。若狭窄范围较长,需行气管成形术。其手术方法是,裂开狭窄气管之前壁后,裂隙间置入肋软骨、心包膜、骨膜等组织,修复气管前壁并扩大气管腔。根据Dunham等的经验,由于心包膜质地较软,能与裂开之气管严密缝合,与纵隔内软组织粘着、愈合后,可使重建之气管进一步得到支撑作用,因此认为心包膜是气管成形术时较好的修复材料。

2) 主动脉-无名动脉-胸骨固定术　主要用于治疗因无名动脉等血管畸形,压迫气管,致呼吸困难症状明显时。术前应作胸部CT或MRI检查,以便明确畸形血管压迫气管的具体位置,并了解胸腔内有无其他先天性畸形。术时酌情于无名动脉等畸形血管外膜处缝合数针,固定于胸骨柄后之骨膜上,以期达到血管向前移位,消除或减少其对气管压迫之目的。

(2) 非手术治疗

对于病情较轻,两侧支气管狭窄或合并其他重要脏器畸形的病例,多采用内科疗法,如吸入湿化之气体,适当应用抗生素等。

部分气管狭窄的患儿,随着年龄增长,管腔逐渐增宽,症状有望减轻。此外,对于确有手术指征者,如病情允许,应待年龄稍大后施术为宜,以提高疗效,减少并发症。

44.5 气管、支气管外伤

在颈、胸部严重外伤中，常合并气管、支气管损伤。吸入化学物质、过热气体也是气管、支气管致伤的原因。它们的临床表现及治疗方法不同，故分别阐述。

44.5.1 气管、支气管机械性外伤

颈、胸部受挤压或切割等机械性创伤时，常伴有气管、支气管损伤。

(1) 病因

气管、支气管机械性外伤可见于以下情况：

1) 在工伤事故、车祸等意外时，如颈、胸部受挤压伤或撞击伤，可因屏气动作，使气道内压力骤增而导致气管、支气管破裂。可能为闭合性损伤，体表无伤口。

2) 颈、胸部切割伤或枪弹伤时，可伤及气管、支气管，使气管、支气管软骨断裂，或管腔断离。常为开放性创伤。平时、战时均可发生，或见于刎颈时。

3) 行支气管镜检查，或经支气管钳取呼吸道异物时，如方法不当，可能损伤或戳破气管、支气管壁；带用有气囊之气管套管时，如气囊持续充气，气管壁可因长时间受压而缺血、坏死。此外，若气管套管弧度不合适，长期带用后，气管套管远端可磨损气管前壁及其附近血管，并发严重出血。

(2) 临床表现

1) 呼吸困难　是气管、支气管损伤的主要症状。呼吸困难程度与气管、支气管损伤轻重有关。伴纵隔气肿、气胸时，呼吸困难尤为显著，病情常迅速发展，严重时可于短时间内死亡。

气道内血块堵塞，也可加重呼吸困难。

2) 出血　气管、支气管机械性创伤时，常有咯血，如邻近大血管破损，出血严重或致休克。

3) 其他　颈、胸部多有皮下气肿，有时体表有开放性伤口。气胸或血液阻塞下呼吸道时，病侧肺野呼吸音降低。此外，应注意有无合并肋骨骨折、食管破裂等征象。

(3) 诊断

开放性外伤后，颈段气管损伤的诊断多无困难。机械性外伤后，若颈、胸部皮下气肿明显，伴纵隔气肿、气胸，经胸膜腔闭式引流后呼吸困难依旧，肺叶未能恢复扩张者，应考虑气管、支气管破裂可能。

胸部X线检查可了解皮下气肿、纵隔气肿及气胸情况。为明确气管、支气管裂伤的具体部位及范围，可行支气管镜检查，但应在病情稳定后进行。

(4) 治疗

1) 气管切开术　为保持呼吸道通畅，减少死腔及引流下呼吸道分泌物，应及时行气管切开术。术时同时扩创、止血。为便于进行辅助呼吸和防止血液流入下呼吸道，应使用带气囊之气管套管。

2) 气胸、纵隔气肿引流　气胸使肺组织萎陷时，应及时行胸膜腔闭式引流术。严重纵隔气肿时，可经胸骨切迹上方，于胸骨后打开深筋膜，引流积气，以缓解呼吸、循环功能紊乱。

3) 手术修补　病情稳定，确诊气管、支气管破裂后，应及时手术修补。上段气管创伤可经颈部作修补术。胸段气管或支气管断裂，需行胸科手术。术后宜行支气管镜检查，了解受伤处管腔宽度，如有吻合口狭窄，可试行扩张术。

支气管断裂致远端肺组织病变不可逆，或伴明显感染时，考虑肺叶切除术。

4) 内科治疗　包括抗休克，抗感染，保持气管套管通畅，全身支持疗法等。

44.5.2 气管、支气管化学腐蚀伤

在生产意外事件中，环境中如有硝酸、硫酸、盐酸、氯、氨等有害刺激性气体泄漏，可经呼吸道侵入人体，使呼吸道粘膜充血、水肿，严重时可使粘膜糜烂、坏死。有机磷等农药，在生产、使用过程中，若操作不当也可经呼吸道进入人体，伤害呼吸道。各种有害气体其损伤呼吸道的程度与化学物质的浓度和接触时间相关。

(1) 临床表现

1) 上呼吸道刺激症状　由于氯、氨等刺激性气体在水中的溶解度较大，一旦吸入上呼吸道，即溶解于呼吸道粘膜表面之粘液中，形成酸性或碱性物质刺激局部组织，引起喷嚏、流涕、咽喉刺痒、咳嗽有痰等刺激症状。严重时，如喉部粘膜水肿，可致声音嘶哑、吸气性呼吸困难。

2) 气管、支气管、肺部炎症　氮氧化物、硫酸二甲酯等溶解度较小的刺激性气体，易进入呼吸道深部，损伤气管、支气管粘膜，使粘膜红肿、糜烂或伪膜形成。若肺泡受损，可引起肺组织的炎症反应，产生胸闷、气急、咳嗽、多痰等症状。

3) 肺水肿　吸入有害气体后，严重时可因肺泡上皮或肺毛细血管壁通透性增加而并发肺水肿，出现呼吸浅速、咳出泡沫样痰等症状。听诊两肺满布湿啰音。

4) 全身中毒症状　有机磷农药可使胆碱酯酶丧失分解乙酰胆碱的能力，使体内乙酰胆碱蓄积而致神

经功能紊乱。引起头痛、头昏、嗜睡、视力模糊、言语不清等临床症状，严重时可发生中枢性呼吸衰竭。

(2) 诊断

1) 血气分析　有害气体侵犯呼吸道后，可引起不同程度呼吸困难。肺水肿时因肺容量缩小，可致动脉氧分压降低，二氧化碳分压升高，取动脉血作血气分析，有助于了解缺氧及二氧化碳潴留情况。

2) 胸部 X 线检查　吸入有害气体致肺水肿时，应及时诊治，以免病情加重，甚至危及生命。诊断肺水肿除依靠临床症状外，胸部 X 线检查则显示肺纹理增多，边缘欠清，肺野常有片状模糊阴影。及时复查胸片，通过对照比较，有助于了解肺水肿的严重程度及病情演变情况。

(3) 治疗

呼吸道化学损伤后的主要治疗措施包括：

1) 立即撤离有害气体的现场。根据全身情况给予吸氧、抗休克等治疗。

2) 雾化吸入相应的化学物质，以中和吸入的有害气体，如吸入 5%碳酸氢钠溶液中和酸性气体；对碱性物质可用 3%硼酸溶液雾化吸入，以减轻上呼吸道刺激症状。地塞米松雾化吸入也有减轻上呼吸道刺激症状之功效。

3) 应保持呼吸道通畅。喉部水肿经药物治疗后喉阻塞症状仍明显时，宜行气管切开术。若因气管、支气管内伪膜形成致呼吸不畅时，酌情作支气管镜检查，并清除伪膜。

4) 及时应用激素，以利减轻气管、支气管粘膜的肿胀反应。并使用抗生素，预防和治疗肺部感染。

5) 合并肺水肿时，除及时给氧外，应给予呋塞米(速尿)等利尿剂，必要时加用地塞米松等肾上腺皮质激素，以减轻肺水肿，改善呼吸情况。此外，应适当控制补液量。

6) 阿托品有拮抗乙酰胆碱对中枢神经系统和副交感神经的作用，可用来治疗有机磷农药中毒。由于这类患者对阿托品的耐受量增加，故应用剂量应大于常规用药量。

44.6　气管、支气管狭窄

因外伤、感染等原因致气管、支气管狭窄后，可引起不同程度的呼吸困难，应予重视。本章主要对与耳鼻喉科关系较密切的颈段气管狭窄进行讨论。

44.6.1　病因

颈段气管狭窄的发生，常与以下原因有关：

(1) 外伤性

多发生于气管切开术、气管插管后。气管切开术后，由于套管压迫可致软骨环感染、糜烂，修复后瘢痕形成，管腔狭窄；切开气管时，如软骨去除过多，肉芽生长，也是气管狭窄之诱因。

经气管插管行机械性辅助呼吸，若为时过久，或插管的气囊充气过度，气管粘膜受压、坏死，也可并发气管狭窄。

其他外伤性因素有颈部切割伤、吸入腐蚀性化学气体、放射治疗等。

(2) 感染性

气管内白喉、结核等病变时，若感染较重，可能后遗气管狭窄。由于白喉等传染病发病率降低，由此引起气管狭窄者并不多见。

(3) 先天性

较少见。可表现为气管腔内存在隔膜、完整气管环等气管环发育畸形。

44.6.2　临床表现

以程度不等的呼吸困难为其主要症状。呼吸道感染时症状加重。病变位于颈段气管时，常表现为吸气性呼吸困难，或伴吸气性软组织凹陷。

44.6.3　诊断

除根据病史及临床症状外，下列检查有助于明确狭窄部位、病变长度及管腔大小，为选择治疗方法提供依据。

(1) X 线摄片

颈侧位摄片可观察颈段气管狭窄部位、程度和范围，并能了解病变是否累及喉部。至于气管下段病变，则因与肩胛骨影重叠而不能显影。

(2) CT 或 MRI 检查

能从横断、冠状和矢状不同轴向，较好地显示病变部位和范围。为了准确地反映病变情况，检查时扫描层面不宜太厚，这对病变较局限的患者，尤为重要。

(3) 内镜检查

根据病情酌情行软性或硬质支气管镜检查，有助于了解气管狭窄部位和管腔大小，并能观察声门宽度及声带运动情况。惟管腔狭窄较著时，因内镜不能深入，狭窄下端情况难能查见。

44.6.4　治疗

治疗各种原因引起的颈段气管狭窄，是临床工作中遇到的棘手问题之一。选择治疗方法前应考虑有关问题，包括：① 气管狭窄的部位和范围；② 病变是否累及喉部；③ 由于小儿气管腔较为细小，术后肿胀反应常使管腔更狭，妨碍呼吸，严重时可能危及生命。因此，如病情允许，以待年龄稍长后再手术为宜。这对于病变在气管下段或支气管者，尤为重要；④ 观察全身健康状况，尤应注意肺功能及呼吸道感染情况。

目前，气管狭窄的常用手术方式有：

(1) 内镜下扩张术

主要适用于膜状组织增生，或范围局限、狭窄程度较轻的早期病变。也可酌情应用激光，或植入镍钛合金支架。

(2) 气管裂开扩张术

对于范围较长之颈段气管狭窄可采用本术式。切除瘢痕组织后，置入"T"形硅胶扩张管，其上下端应超过狭窄区。扩张管于术后 6～8 个月取除。也可以镍钛合金支架进行扩张。

(3) 气管重建术

对于狭窄长度有限的颈段气管狭窄，经气管裂开瘢痕切除术收效不理想时，可考虑环形切除狭窄之气管段，切除后，再行端-端吻合术。手术时应注意以下诸点：

1) 关于切除气管的长度　各家报道意见并不统一。Couraud 等认为端-端吻合术时气管最长可切除 5～6 cm。但多数认为一般不宜超过 3～4 cm，以免吻合后张力过大，影响愈合。老年人因气管弹性减退，应适当缩短切除长度。

2) 为了减少气管吻合处之张力，手术时可切断舌骨上下肌群，使喉体下降。剪断甲状软骨上角，或使两侧的舌骨大小角分别与舌骨体断离，也能达到降低喉体位置的目的。

3) 颈段气管狭窄病变累及声门下区，但声门正常时，可将声门下部分环状软骨与狭窄之颈段气管一并切除，然后行气管环状软骨吻合术。

4) 手术时应注意保护喉返神经，以防术后并发声带运动障碍。此外，由于气管之血液供应主要位于气管壁之两侧(图 44-8)。手术时应避免过多环形分离气管软骨环，以免损伤软骨环之血供，引起坏死。

5) 有学者认为端-端吻合术后，若行气管切开术可妨碍气管软骨血供，诱发新的气管狭窄。因此，主张适当延长气管插管天数，为减轻喉水肿，可酌情应用

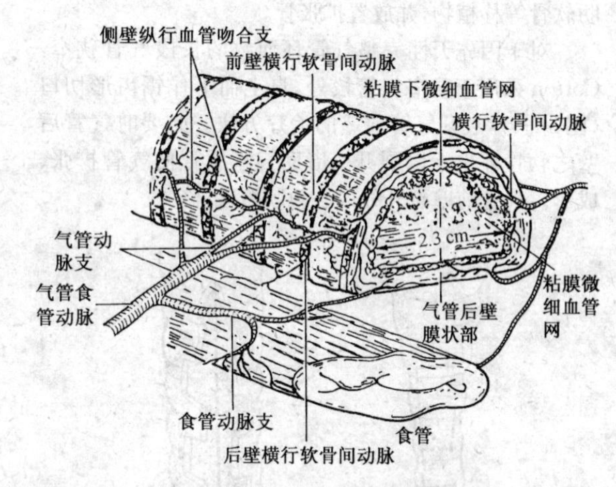

图 44-8　气管血液供应示意图

激素。

6) 术后应保持头位前倾。必要时以粗丝线于颏下与前胸间作缝合固定位，以减轻气管吻合处张力。

7) 吻合口肉芽增生，管腔再度狭窄，是手术失败的常见原因之一。术后应定期作支气管镜检查，观察吻合口宽度及有无肉芽生长，以便发现问题，及时处理。

(4) 复合组织瓣在气管重建术中的应用

因气管狭窄而施术时，裂开颈段气管、切除瘢痕狭窄后，可用移植物修复气管前壁缺损处，以期维持气管腔形状并使管腔保持一定宽度。选用的移植物以能使管腔不塌陷或缩小、不被组织吸收而血供要求不高、表面在管腔内易上皮化的有弹性组织瓣。Friedman 认为胸锁乳突肌骨膜瓣符合上述要求，用以修复颈段气管狭窄，多数病例手术成功。Schuller 等选用胸锁乳突肌骨瓣，重建颈段气管狭窄，也取得较好的支撑效果。

Eliacher 等报道的以胸骨舌骨肌肌皮瓣整复喉气管狭窄的经验是：手术时于气管裂开相对应处，形成一长条肌带分别位于胸骨和舌骨的肌皮瓣，充分分离胸骨舌骨肌深面与周围组织之粘着后，将肌皮瓣由外向内翻转 180°，修补缝合于裂开的喉气管前壁。他们认为胸骨舌骨肌是一呼吸辅助肌，吸气时收缩，使通气改善。手术时旋转 180°后，增加了肌肉收缩力，这对裂开后的气管腔有牵引作用，有利于保持管腔形状和宽度。并有取材方便、手术安全、重建手术一期完成等优点。

(5) 小儿气管狭窄的治疗

治疗小儿气管狭窄时，难度较成人更大。治疗颈段气管狭窄时，常需将环状软骨前壁或前后壁纵行裂开，以扩大呼吸通道。必要时于环状软骨裂开处嵌入

肋软骨等移植物，并放置扩张管。

对于因先天性完整气管环而致的长段气管狭窄，Cotton 采用于狭窄气管段处，自上而下作锯齿形切口（图 44-9），裂开气管前壁的治疗方法。必要时气管后壁之软骨环也予以裂开。借助气管插管使气管扩张、成形。气管前壁裂开处以心包膜覆盖、修复。

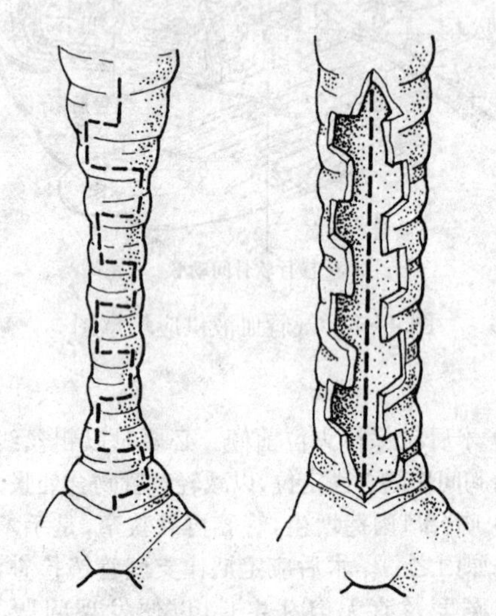

图 44-9　气管前壁锯齿形切口

44.7　气管、支气管炎症性疾病

44.7.1　急性喉、气管和支气管炎

急性喉、气管和支气管炎是一种呼吸道粘膜弥漫性化脓性炎症。常由病毒合并细菌感染引起。多见于<3岁的小儿。常并发于麻疹等急性传染病后。由于传染病的控制，发病率已明显下降。

(1) 病理

除喉、气管、支气管粘膜呈弥漫性充血肿胀外，有时粘膜表面因炎性渗出而有伪膜形成。也可表现为痰液粘稠、结成痂块，妨碍呼吸道通畅。

(2) 临床表现

起病常急，主要症状为声音嘶哑、"空空"声咳嗽、喉鸣、气急、发热等。在急性传染病过程中并发者，多有全身中毒症状，表现为神委、苍白、脉弱等。

体格检查见吸气、呼气时均有呼吸困难。吸气时胸骨上、肋间、剑突下软组织内陷，或伴口唇青紫、烦躁不安等缺氧征象。听诊两肺有干湿啰音。年龄较长儿童，经间接喉镜检查有时可见声带表面或声门下区有棕色干痂。

(3) 诊断

除根据临床表现外，以下辅助检查有助于了解病变范围和病情轻重。

1) 影像学检查　胸部 X 线检查示肺纹理增粗，若局部肺野透亮度降低，呈片状阴影，提示合并肺炎。喉侧位 X 线摄片对了解喉部气道通畅程度有一定帮助。

2) 血气分析　呼吸困难明显时作血气分析，测定 PaO_2、$PaCO_2$ 等阈值，有助于了解呼吸功能，并能为拟定治疗方案提供依据。

3) 支气管镜检查　因干痂、伪膜堵塞致一侧肺呼吸音降低，可考虑支气管镜检查，以便与呼吸道异物鉴别，也可取除干痂或伪膜，使支气管恢复通畅。

(4) 治疗

1) 一般疗法　多饮水，进易消化食物，进食少时适当补液。

2) 药物治疗　应及时应用抗生素，常需静脉给药，以利炎症控制。必要时可酌情适量短期应用激素，以减轻炎症。服用化痰止咳药，促使痰液排出，枇杷叶煎煮液熏气或雾化吸入，一日多次，必要时每半小时一次，对干痂软化、促使排出，收效较好。

3) 手术治疗

a. 气管切开术：喉阻塞症状明显时，及时行气管切开术，可解除喉梗阻，也有利于气管、支气管内痰液排出。术后应加强护理，勤吸痰液，注意下呼吸道湿化，以保持气道通畅。

b. 支气管镜检查：气管切开术后呼吸困难改善不明显，或痰液稠厚结痂，伪膜形成，排出困难致下呼吸道阻塞时，可考虑支气管镜检查，清除脓痂或伪膜，以保持呼吸道通畅，也可明确有无下呼吸道其他病变。

44.7.2　支气管扩张

先天性支气管扩张甚为少见，由支气管壁弹力纤维或软骨发育不全所致。临床所见的支气管扩张多为后天获得性，因支气管慢性炎症，管腔阻塞等原因，致管壁失去弹性，管腔扩张、变形。

(1) 病理

支气管扩张的发生常与以下原因有关。

1) 支气管炎症　反复发生较严重的支气管炎症，使管壁内平滑肌、弹力纤维、软骨等结构受损，导致管壁薄弱，失去弹性，管腔扩张、变形。

2) 支气管周围肺部炎症　如肺炎后因纤维化或粘连，牵拉薄弱的支气管壁而致病。

3) 支气管阻塞　支气管内有分泌物、异物阻塞，或受管腔外肿大淋巴结、肿瘤等病变压迫时，远端支气管因引流不畅常诱发感染,而并发支气管扩张。

因炎症引起的支气管扩张多见于管径较细小的肺段支气管内,尤多见于肺下叶。左侧肺下叶发病多于右侧肺,可能与左侧支气管较细长,引流欠佳有关。

扩张的支气管呈柱形或囊状膨大,管壁变薄,粘膜内支气管动脉扩张与肺动脉间的侧支循环增多。镜检见支气管粘膜柱状纤毛上皮常遭破坏。粘膜层内富有壁薄的血管管壁肌肉组织、弹性纤维受损,为纤维结缔组织代替。扩张支气管远端的支气管常因炎症而管腔狭小,周围肺组织呈现不同程度纤维化或不张。

(2) 临床表现

1) 反复发生呼吸道感染　主要表现为慢性咳嗽,改变体位时咳嗽加剧。伴大量脓痰,痰量多者每天可达数百毫升,有时伴臭味。多数患者有痰中带血或少量咯血,一旦支气管动脉与肺动脉间侧支循环血管破裂,引起大量出血,严重时可致窒息。肺部听诊可闻干湿啰音或哮鸣音。

2) 呼吸功能减退　病变支气管周围肺组织常有支气管肺炎,反复炎症后导致纤维化,使呼吸功能减退。病变广泛时可出现呼吸困难。

(3) 诊断

除上述症状外,临床常作如下检查来协助诊断。

1) 影像学检查　胸部后前位X线摄片示肺纹理增粗且排列混乱,严重时可见环形不规则透光影。有时伴局限性肺不张。胸部CT或MRI可进一步显示支气管壁增厚、管腔增宽等病变。

2) 纤维支气管镜检查　检查时常有支气管粘膜红肿,脓性分泌物积聚等征象。并可查看有无异物、肿瘤等病变。吸取之分泌物可供细菌学检查及药物敏感试验。

3) 支气管造影　可明确病变部位、范围,为是否适合手术治疗提供依据,惟全身情况差或肺功能减退者,不宜作此检查。

(4) 治疗

主要是控制感染,引流痰液。

1) 药物治疗　急性发作时常需应用抗生素。痰液培养及药敏试验结果可作选用药物时参考。

应用祛痰剂或超声雾化吸入,有利于痰液咳出,痰液多时作体位引流或经纤维支气管镜吸除痰液。

2) 手术治疗　对于药物治疗效果欠佳、反复咯血,而全身健康情况较好、病变较局限者,可考虑手术治疗。

44.7.3　肺不张

肺不张不是一个独立的疾病,而是一种由不同原因使肺组织萎陷的临床征象。

(1) 病因

支气管内有异物、肉芽、痰栓、瘢痕、肿瘤等病变,使空气不能进入其远端肺组织内,肺内原有气体被逐渐吸收而形成肺不张。支气管周围淋巴结肿大或肿瘤占位,压迫管腔后也可导致远端肺不张。

由于右肺中叶支气管较细长,与主支气管连接处成锐角,周围淋巴组织丰富,因炎症致管腔变狭,或因淋巴结肿大压迫管腔而致中叶不张时,也称为肺中叶综合征。

有学者将先天性气管、支气管或肺发育不全也列入肺不张。

(2) 临床表现

除有引起支气管阻塞疾病的症状外,主要有胸闷及呼吸困难,其严重程度与肺不张范围有关。主支气管阻塞致全肺不张时呼吸困难明显;因肺叶支气管受阻而引起的患叶肺不张时,呼吸困难较轻;肺段不张时多无自觉症状。

肺不张合并继发感染时,出现畏寒、发热、咳嗽、多痰等症状,呼吸困难常有加重。

体格检查时肺部叩诊患侧浊音,听诊患侧呼吸音降低或消失。

(3) 诊断

1) 影像学检查　胸部正侧位X线平片检查可明确病变部位及范围。病变处肺组织密度增高,为均匀的阴影,其范围以肺叶或肺段为界限。肺中叶综合征的影像学特征为右心缘旁有三角形、密度均匀的阴影,三角形基底向纵隔,尖端向肺野(后前位)。肺不张范围大时,气管、心脏及纵隔移向患侧,呼吸时纵隔位置无改变。健侧常有代偿性肺气肿。

病情复杂、病因不明确者,可酌情作胸部CT扫描检查。

2) 支气管镜检查　有助于了解引起支气管阻塞的病因及部位。有占位性病变时,可酌情咬取组织,供病理检查。因异物嵌顿或稠厚痰液阻塞引起之肺不张,支气管镜检查兼有治疗作用。

(4) 治疗

1) 手术治疗　因异物、肉芽、分泌物堵塞致病者,经支气管镜检查及时取除异物,吸除粘稠痰液,多能使不张的肺叶或肺段重新扩张。如病程过于长久,肺不张将为不可逆性。因瘢痕狭窄或肿瘤引起的病变,酌情请肺科医师协助治疗。

2) 药物治疗　超声雾化吸入,服用化痰药物,鼓励咳嗽,促使排痰,适当应用抗生素,以利支气管粘膜炎症消退,也是临床常用的治疗方法之一。

44.8　喉、气管和支气管异物

44.8.1　病因

喉、气管和支气管异物是耳鼻咽喉科常见的危急病症之一。常发生于<5岁儿童，尤多见于<3岁小儿。吸入的异物以花生、瓜子、豆类、玉米粒等植物类异物居多，约占80%以上；其次为动物类异物，如鱼刺、骨片、虾等；此外，尚有化学制品类如塑料笔套、假牙等，以及铁钉、注射针等金属类异物。

异物停留的部位与异物性质、形状及喉、气管、支气管的解剖特点等因素有关。尖锐或不规则的异物易嵌顿于声门或声门下区；轻而光滑的异物如西瓜子，常随呼吸气流在气管内上下活动；由于右侧支气管与气管纵轴间形成的角度较小，且管腔较粗短，故右侧支气管异物的发病率高于左侧。

44.8.2　诊断

异物进入喉、气管、支气管后，多将产生不同程度的呼吸困难，因此，及时明确诊断，甚为重要，以便尽早治疗，防止发生意外。诊断呼吸道异物的主要依据是：

(1) 临床表现

异物进入呼吸道后，立即发生剧烈呛咳，顿时面红耳赤，并有憋气、呼吸不畅等症状。数分钟后症状可能稍有缓解，随后之临床表现，常因异物停留部位而异。

1) 喉部异物　声门裂是呼吸道最狭窄之处。异物停留于声门或声门下区后。最突出的症状是吸气性呼吸困难。较大异物嵌顿喉部时，可引起窒息甚至死亡。因此，喉部异物是一种危险性疾病，必须认真对待。

声音嘶哑，“空空”声咳嗽也是喉部异物的常见症状。

2) 气管异物　气管内异物常随呼吸气流在气管内上下活动，引起阵发性咳嗽。异物撞击声门下区时，可产生拍击声。常在呼气末期或咳嗽时闻及，以听诊器在颈部气管前可清楚听到。气管内有异物时，肺部听诊两肺呼吸音相仿，但常可闻及因气流通过狭窄气道而产生的哮鸣音。如异物较大，或停留在隆嵴附近，使左右两侧主支气管口受阻时，呼吸困难明显。

3) 支气管异物　早期症状与气管异物相似。异物进入支气管后，因活动减少，咳嗽症状可略减轻。但若为植物类异物，支气管炎症多较明显，常有发热、咳嗽、痰多等症状。呼吸困难程度与异物部位及大小有关；如异物较大，因主支气管完全性阻塞，致一侧肺不张，或两侧支气管内均有异物时，呼吸困难多较严重。肺部叩诊时病侧呼吸音减弱或消失。

4) 诊断时还应注意观察有无心力衰竭、纵隔气肿、皮下气肿、气胸等并发症。

(2) X线检查

是诊断呼吸道异物的常规检查方法之一。

1) 喉侧位片　对疑为喉部异物者，应拍摄喉部侧位片。对不透光异物，不但可以明确诊断，并能了解异物的部位、形状和气道通畅情况。喉侧位片对诊断声门或声门下区鱼刺、骨片等异物也有一定帮助。但透光性异物或异物细小时常不能显影。应结合病史、症状确定诊断。

2) 胸部检查　非金属性气管异物X线胸部检查时不能显影，且因异物常在气管内活动，多不产生因支气管阻塞而致的肺气肿或肺不张等征象，诊断时应予注意，以免气管异物的漏诊。

对于支气管内透光性异物，有90%左右病人在胸部X线检查时有阳性结果，能协助诊断。主要表现为肺气肿或肺不张。

a. 阻塞性肺气肿：异物使支气管部分阻塞，空气可以吸入但呼出受阻，导致远端肺叶阻塞性肺气肿(图44-10)。X线检查时见呼气期患侧肺野透亮度较健侧增高，吸气时两肺透亮度相仿。并有纵隔摆动现象。

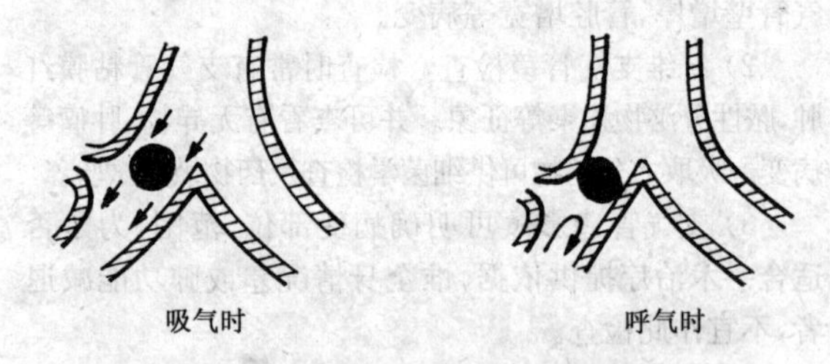

图44-10　支气管部分阻塞导致肺气肿

b. 阻塞性肺不张：异物较大或局部粘膜肿胀明显，使支气管完全阻塞时，空气吸入、呼出均受阻，远端肺叶内空气逐渐吸收而致阻塞性肺不张(图44-11)。X线检查时患侧肺野密度增高。横膈上抬。纵隔移向患侧，呼吸时位置不变。

为了更好地观察肺气肿和肺不张等征象，胸部X线摄片检查时应包括呼气和吸气两相。此外，由于X线胸部透视时，可以观察呼气和吸气时的肺部变化，因此，胸透对呼吸道异物的诊断，有重要参考价值。

气管、支气管内不透光性异物，胸透或摄片后可以

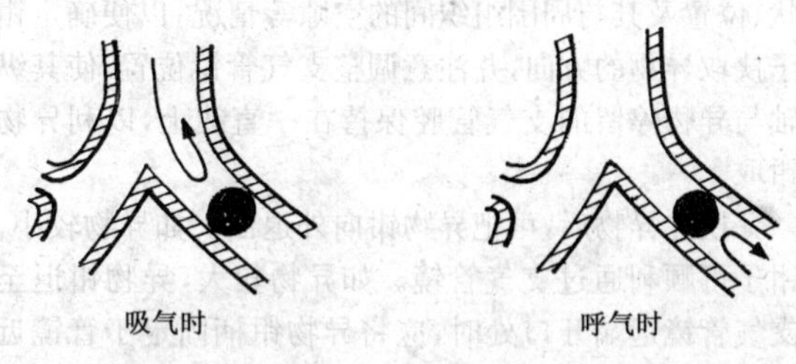

图 44-11 支气管完全性阻塞导致肺不张

确定异物形状、大小及所在部位。

(3) 直接喉镜、支气管镜检查

经过上述检查仍不能明确诊断，临床疑为喉部或气管、支气管异物时，可考虑行直接喉镜或支气管镜检查，以确定诊断。

(4) 鉴别诊断

对于喉部异物病史明确，临床表现典型并有 X 线征象的病例，明确诊断多无困难。但时有漏诊、误诊的报道，因此，诊治时注意与有关疾病进行鉴别，具有一定临床意义。

1) 急性喉炎　是引起小儿急性吸气性呼吸困难的常见急症。其发病年龄，起病情况及吸气性呼吸困难、声嘶等临床表现，与喉部异物相似，应注意鉴别。对于有上述症状的病人，必须询问有无异物吸入史。凡异物病史不明确，按急性喉炎治疗后，症状改善不明显者，宜作喉侧位片等检查，以便与喉部异物鉴别。

2) 气管炎、肺炎、哮喘性支气管炎　花生、豆类等异物进入气管、支气管后，常引起植物性支气管炎或肺炎，其临床表现与非异物引起的呼吸道感染相似，若首次就诊内科或儿科，忽略了病因的追查，以致延误诊断，且治疗效果不佳。笔者曾治疗 1 例患儿，1.5 年中因咳嗽、发热反复"肺炎"而多次住院，直至第 9 次住院时追问病史后，才考虑呼吸道异物可能，转来我科后于直接喉镜下，以异物钳取出在气管内活动的西瓜子 1 枚。因此对于抗炎治疗后咳嗽久治不愈，反复发生肺炎者，应仔细询问有无异物吸入史。

3) 支气管源性肺囊肿　是先天性肺囊性病的一种类型。临床上并不多见。由肺泡、支气管发育异常所致。肺囊肿之临床症状与囊肿大小及有无感染有关。较小之肺囊肿，无继发感染时，常无症状。如病变与小支气管沟通引起继发感染时，常有咳嗽、多痰、发热等呼吸道感染症状。如与其沟通的小支气管呈部分阻塞，使肺囊肿增大，压迫周围正常之肺组织，可致不同程度的呼吸困难。肺部听诊患侧肺野呼吸音降低。病情严重时，可因肺组织受压，纵隔、心脏移位而出现呼吸急促、心律不齐等呼吸、循环功能障碍症状。

由于上述临床表现缺乏特异性，常被诊断为支气管炎或肺炎。笔者曾治 2 例，因内科治疗效果不理想，疑为呼吸道异物病例，经 CT 检查拟诊肺囊肿后，经小儿外科开胸治疗，1 例于左肺上叶取出 12 cm×10 cm×8 cm 大小肺囊肿一只。另 1 例右肺上叶巨大气囊肿几乎占据整个胸腔。误诊原因主要是将肺囊肿与由呼吸道异物引起的肺气肿相混淆所致。鉴别诊断时应详细询问异物吸入史；胸部 X 线检查对诊断帮助较大，主要表现为患处肺野有壁薄、无肺纹理之透亮区。囊肿周围肺组织受压。囊肿较大时可疝入纵隔，或使纵隔向健侧移位。检查时应注意与阻塞性肺气肿、气胸区别。前者深呼吸时常伴纵隔摆动，后者近肺门处有压缩之肺组织团块。胸部 CT 扫描能使病变清楚显影，有助于明确诊断。

4) 肺不发育或发育不全　胚胎第 4～5 周时，喉气管隆嵴远端演变成两侧主支气管及肺芽。如在此过程中发育异常导致本病。双侧肺不发育，出生后因无法呼吸而不能存活。临床偶见单侧肺不发育，常发生于左侧。呼吸功能由对侧肺组织代偿，平时常无明显症状，多于呼吸道感染等病症就诊检查时发现。

本症之临床特点是呼吸道感染时，除有常见的咳嗽、多痰、发热等症状外，多有不同程度的呼吸困难。听诊时患侧肺部呼吸音低。应注意与气道异物并发肺不张进行鉴别。复旦大学附属眼耳鼻喉科医院曾报道 1 例，患儿因疑支气管异物致肺不张而行支气管镜检查，手术中见患侧主支气管末端呈盲端状，未发现异物。对于肺发育不全患者，影像学检查可协助诊断。胸部 X 线检查时，患侧胸腔内见密度均匀、不含肺纹理之阴影，无充气之肺组织。健侧肺代偿性气肿，纵隔移向患侧或形成纵隔疝。CT 检查更能清楚地显示支气管和肺脏情况。支气管镜检查可以直接查看支气管发育畸形。

5) 误诊、漏诊　一旦发生呼吸道异物后，应及时诊断，尽早取出，以防意外。通过大量救治工作，在这方面已积累了不少成功的经验，但临床上误诊、漏诊并不少见。根据近 10 余年来的报道，呼吸道异物的误诊率为 2.25%～46.6%，误诊率差异较大的原因可能与列为误诊的标准不一有关。在报道中最长的误诊时间为 18 年。喉、气管和支气管异物分别被误诊为感冒、气管炎、肺炎、支气管哮喘、百日咳、急性喉炎、肺结核、肺气肿、肺不张等疾病。发生误诊的主要原因有：① 把异物引起的炎症视为普通的肺部感染，忽略了发病原因的追究；② 以体征或 X 线检查结果作为诊断依据，对异物史及症状重视不够。例如可能因听诊时两肺呼吸音相仿，胸透阴性而将气管内异物漏诊；③ 支气管镜检查时，因故未找到异物，或异物钳取不彻底，未发现残留部分，术后未注意复查，也是引起漏诊原因之一。

呼吸道异物误诊后，不但易引起各种并发症，也增加了治疗时的困难，个别病例因病情严重，救治过晚而丧失生命，因此避免误诊至关重要。防止要点为：① 重视与其他呼吸道疾病鉴别，警惕呼吸道异物的可能性，主动询问异物史，这点对于小儿尤为重要；② 对反复发生肺炎，或咳嗽久治不愈者，应进一步追询异物病史，考虑呼吸道异物可能，并酌情行支气管镜检查；③ 医务人员要不断提高自己的业务水平，熟悉呼吸道异物的临床表现特点，是减少误诊、漏诊的关键；④ 普及卫生知识，使人民群众了解呼吸道异物的危害性，注意预防，一旦异物进入气管、支气管后应立即到医院诊治，主动向医师提供异物吸入史，以利医师及时诊断和治疗。

44.8.3　治疗

发生呼吸道异物后，应及时取除，以保持呼吸道通畅，防止因呼吸困难、缺氧而致心力衰竭等并发症。治疗呼吸道异物的手术方式主要有以下几种：

(1) 直接喉镜下异物取出法

这是喉部异物常用的处理方法。以直接喉镜暴露喉腔后，看清异物的位置和形状后，以鳄口式喉钳夹持，转动钳子 90°，使钳口及异物之横径与声门裂平行后取出。如尖锐异物之尖端刺入组织时，应先将刺入部分退出组织，夹住后取出，以减少损伤。

对于瓜子、毛豆等轻而光滑的气管异物，也可在直接喉镜下钳取。以侧开式直接喉镜挑起会厌，暴露声门后，将钳头扁阔之鳄口式喉异物钳伸入声门下区，并使钳头与气管前、后壁平行。钳口时开时合，且逐渐伸入，自上而下探摸。于咳嗽或呼气时，异物随气流向上冲移之瞬间，关闭钳口，夹取异物。然后将钳柄按逆时针方向转动 90°，使夹住异物之钳头与声门裂平行后，退出声门，以免异物因受声带阻挡而脱落。

(2) 支气管镜下异物取出法

支气管内异物及在直接喉镜下未能取出的气管异物，可用支气管镜下取出法。插入支气管镜，看见隆嵴后，一般先检查右侧支气管，如未见异物，将支气管镜退至隆嵴处后，再检查左侧。如病情较急，则直接进入异物所在一侧进行检查。

发现异物后，不要急于钳取。应首先观察异物形状、位置及其与周围组织间的空隙等情况，以便确定钳子挟取异物的方向，并注意调整支气管镜位置，使其纵轴与异物停留的支气管腔保持在一直线上，以利异物钳取。

挟住异物后，可把异物钳向外退出。如异物较小，钳子可顺利通过支气管镜。如异物较大，异物钳退至支气管镜远端开口处时，应将异物钳柄固定于管镜近端开口处，使异物紧靠镜口，并将异物、异物钳与支气管镜一起退出声门。经过声门时，应使异物的长轴转成和声门裂平行的位置，以减少阻力，避免异物脱落。

取出异物后，检查异物是否完整，并听诊两肺呼吸音是否恢复正常。如有异物残留可能，应再次插入支气管镜，仔细检查并将异物取尽。

支气管镜下取气管内异物时，宜使异物靠近一侧支气管口，使活动度较小后再钳取。

花生、瓜子、豆类等异物，按上述方法多能顺利取出。钳取塑料笔套等较大异物时，手术难度较大。塑料笔套进入下呼吸后，帽尖向下，帽口向上，使患侧支气管完全堵塞，引起肺不张。有时可因异物远端之肺叶形成负压而不易取出。钳取时可挟住笔帽口一边后转动几下，使空气沿笔帽和支气管壁间渗入，解除负压后，较易取出。过声门时防止异物被声带碰落，也属重要。有时滑脱之塑料笔套进入健侧支气管，由于患侧肺不张尚未扩张，以致呼吸困难加重，必须尽快取出异物，以免发生意外。曾有应用螺丝钻、反张钳等方法，成功取出塑料笔套的报道。如异物存留时间已久，其上方支气管内肉芽形成或管腔狭窄，致支气管镜下钳取未成功时，可请胸外科医师协助治疗。

(3) 气管切开术的应用

自从普遍应用激素以来，因支气管镜检查并发喉水肿致气管切开术的可能性明显减少。但如果取除假牙等较大、不规则异物，通过声门有困难时，有时需经气管切开术切口取出异物。

(4) 纤维支气管镜的应用

与硬质支气管镜比较，纤维支气管镜在呼吸道异物治疗中的应用，较为局限，故不列为常规选用的术式。

(5) 手术时间

对呼吸道异物原则上应尽早取出，以免万一异物移动，发生窒息。如果患者体温较高，心率增快，全身情况较虚弱，但呼吸困难不明显时，可适当给予药物治疗，待病情好转后再行手术。但在等待手术过程中应密切观察病情，尤需注意呼吸，根据病情变化而随时施术。

(6) 麻醉方法

麻醉方法的选择与病人呼吸困难程度、全身情况、异物种类及手术难度等因素有关。呼吸困难,全身情况较差时,可在无麻下施术。异物较大,手术有难度者宜采用全麻手术。

由于麻醉技术的发展,全麻在取除呼吸道异物中的应用已相当普遍。全身麻醉后,由于患者处于安静状态,避免了因病人手术时挣扎致耗氧量增加、心脏负担加重的弊端,并有肌肉松弛、能保持较好体位,有利异物钳取,减少组织损伤之优点。

44.8.4 并发症

呼吸道异物是一种可危及生命的急症。伴并发症时病情尤为严重。应予以重视,认真处理。现将其并发症的有关问题讨论如下。

(1) 并发症及其临床表现

1) 肺炎　是呼吸道异物最常见的并发症之一。呛入花生等植物性异物后,如不及时取出,易继发感染并发肺炎。出现发热、咳嗽、痰多等症状。感染严重时可使呼吸困难加剧或并发心力衰竭。肺部听诊除患侧呼吸音降低外,更伴细湿啰音。肺部X线检查可协助诊断。

2) 喉阻塞　喉部异物嵌顿可致喉阻塞,异物周围组织肿胀,使呼吸困难加重。此外,如钳取异物时手术时间过长,选用的支气管镜口径太大,或操作不当,引起喉粘膜肿胀反应,也是产生喉阻塞的原因。

3) 窒息　喉部、气管或隆嵴附近上有较大异物时,可因气道严重阻塞而致窒息。钳取较大异物时,若通过声门时脱落,堵塞气管或健侧支气管时,也可发生窒息,应立即经直接喉镜或重新导入支气管镜钳取异物。如钳取有困难时,可将异物先推入原患侧支气管内,以保证健侧支气管通畅,待缺氧现象稍缓解后再钳取。

4) 皮下气肿、纵隔气肿及气胸　呼吸道异物术前、术后均有可能并发皮下气肿或纵隔气肿,多与剧烈呛咳、严重哭闹或手术创伤致肺组织或气管、支气管裂伤有关。如裂口小,则皮下或纵隔气肿少,症状轻。少量皮下气肿时,常无明显症状,在体检时颈部或前胸上部可扪及少许捻发音。少量纵隔气肿则多在胸部X线检查时发现。组织损伤较重时,颈部皮下气肿明显并迅速向胸部蔓延。大量纵隔积气时,致纵隔内脏器受压,可出现呼吸急促、心率减弱等呼吸循环功能紊乱征象。应及时诊断,积极治疗。

肺、支气管裂伤涉及胸膜腔时可并发气胸,使肺组织受压萎陷。症状轻重与肺受压程度有关。胸闷、呼吸急促为其常见症状,听诊患侧呼吸音降低。胸部X线检查可协助诊断。严重气胸如不及时处理,终将导致呼吸循环功能紊乱。曾有因并发皮下气肿、纵隔气肿、气胸引起死亡的报道。

5) 心力衰竭　由于缺氧,小动脉反射性收缩,使肺动脉阻力增加,导致心力衰竭。表现为呼吸急促,烦躁不安,鼻翼扇动,脸色苍白,鼻唇周围青紫,心率增快(160～180 次/min),肝脏肿大等。这些症状一旦发生,提示病情笃重,手术危险增加。因此,在呼吸道异物诊治过程中,应重视心率变化、肝脏大小等征象,以便及时发现,积极治疗,以防发生意外。

6) 肺脓肿　是一种较少见的并发症。常因异物病史不明确,致支气管长期阻塞,引起远端肺组织不张及炎变,肺组织坏死液化后,可形成肺脓肿。主要症状为咳嗽,多脓痰、有臭味,常间断发热。胸部X线检查可协助诊断。

(2) 并发症的治疗

1) 抗炎治疗　为有效地控制异物阻塞所起的肺部感染,原则上应尽早取除异物,并配合药物治疗,以利炎症消退。但在发热期间,如病情允许,可在严密观察呼吸情况下,先适当用药,待退热后再行手术,以免加重心脏负担,诱发心力衰竭。

2) 窒息救治　窒息是呼吸道异物引起死亡的主要原因之一。《中华耳鼻喉科杂志》曾综合报道 12 例喉部异物中,因窒息来不及抢救致 7 例死亡。为及时抢救因异物致窒息的患者,急诊室及手术室内应常规备有供抢救呼吸道异物所需要的直接喉镜、支气管镜、异物钳等器械,以便急需时应用。

异物取出术中,较大异物如因通过声门时滑脱致呼吸困难时,应立即经直接喉镜用喉异物钳取出异物。必要时重新插入支气管镜后钳取。

钳取异物过程中,万一发生呼吸骤停的紧急情况,不要轻易退出支气管镜,应尽快钳取异物,使堵塞的气道通畅。若一时难以取出异物,可使一侧支气管保持通畅,待呼吸情况好转后,再作进一步处理。

3) 心衰防治　为已有心衰或心率明显增快有心衰趋势患者施术时,术前可适当应用毛花苷C(西地兰),以免因手术刺激,使病情加重或诱发心力衰竭。毛花苷C的具体用法:儿童饱和量为 0.03～0.04 mg/kg。分次给药。首次给饱和量的 1/2。病情需要时,4～6 h后,余量分 2 次给药。

手术时应用氧饱和度监测仪对血氧饱和度(SaO_2)、心率进行监测,能客观地反映呼吸、循环功能。如果一旦出现血氧饱和度降低、心率增加等病情变化,提示应及时采取抢救措施，具有增加手术安全性、无创伤性、使用方便等优点。

4）皮下气肿、纵隔气肿及气胸的处理　轻度皮下气肿或少量纵隔气肿时，不需特殊治疗。多能逐渐自行吸收。纵隔积气多并有继续加重趋势时，可考虑行引流术。术时于胸骨上窝处作一横切口，逐层分离至胸骨柄后，打开气管前筋膜后引流积气，并经切口置入引流橡皮片。

少许气胸致肺组织轻度萎陷，症状不明显时，空气可自行吸收。气胸使肺萎陷50%左右时，多有胸闷、气促等症状，可于锁骨中线第2肋间处切口行胸膜腔闭式引流术。

44.9　气管、支气管肿瘤

44.9.1　良性肿瘤

气管、支气管肿瘤中良性肿瘤较为少见，但病理类型繁多。有平滑肌瘤、腺瘤、乳头状瘤、神经纤维瘤、错构瘤等。

(1) 临床表现

症状轻重常与肿瘤部位及大小有关。早期肿瘤较小，症状多不明显。随着肿瘤增大，并向气管或支气管腔内生长后，可产生以下症状：

1）咳嗽　常为刺激性干咳，若无其他症状，易被忽视。

2）痰血　如肿瘤富有血管或表面破损，可致痰中带血或咯血。

3）呼吸不畅　位于气管内的神经纤维瘤等，因肿瘤占位呼吸困难常较明显。病变阻塞较大支气管后，也可引起不同程度的呼吸困难，肺部听诊局部常有哮鸣音。

4）肺部感染　肿瘤引起支气管机械性阻塞后，远端肺组织有炎症时，可出现发热、脓痰等症状。

(2) 诊断

1）影像学检查　胸部X线检查可见质地均匀、边缘清晰的阴影，并能了解病变远端肺组织有无肺不张或肺部发炎等情况。应注意与恶性肿瘤、结核瘤等病变鉴别。必要时作CT或MRI检查，以便进一步显示肿瘤在气管、支气管腔内情况及与周围肺组织的关系，为选择治疗方法提供信息。

气管内良性肿瘤经气管侧位X线摄片，可观察肿瘤具体部位及气道狭窄程度。

2）支气管镜检查　能了解肿瘤部位、形态、大小及管腔阻塞程度。以纤维支气管镜进行检查，观察效果更好。乳头状瘤常呈细颗粒状，淡红色或暗红色，常为多发性，喉部可能有类似病变。平滑肌瘤或腺瘤表面多较光滑。

3）病理学检查　经支气管镜取肿瘤组织作病理检验，可明确病理类型。对于腺瘤等血管丰富的肿瘤，活检后可能引起出血，应慎重考虑，作充分的止血准备。

(3) 治疗

1）气管肿瘤　基底较广者可裂开气管后将肿瘤切除。

2）支气管肿瘤　病灶小，基底局限者，可考虑支气管镜下摘除术。瘤体较大时酌情行肺段或肺叶手术。

44.9.2　恶性肿瘤

气管、支气管恶性肿瘤中，气管癌甚为少见，而原发于支气管内的恶性肿瘤，已成为威胁人类健康的主要疾病之一，故本节主要对原发性支气管癌（又称肺癌）进行讨论。

(1) 病理

支气管癌的发病原因不明，多认为与吸烟、环境污染及接触石棉等有害物质有关。病理类型以鳞形细胞癌为主，其次为腺癌。前者起源于支气管粘膜上皮，后者来自支气管腺体上皮。原发病变位于叶、段支气管者称中央型，生长于段以下支气管的病变属周围型。

病灶呈菜花状、结节状或分叶状。肿瘤沿支气管壁浸润性生长，并向管腔内突出或向外侵犯邻近肺组织。也可直接侵犯纵隔、胸膜等。

支气管癌常较早发生转移，转移方式以淋巴转移为主，常向肺门、纵隔及锁骨上淋巴结转移。

(2) 临床表现

症状轻重常与肿瘤部位、大小有关。由于中央型病灶位于较大支气管内，症状出现较早，周围型者早期常无明显症状。

1）咳嗽　常为首发症状。以刺激性干咳为主。程度较轻无其他伴随症状时，易被忽视。

2）痰血　肿瘤富有血管或溃破支气管粘膜时，引起间断性或持续性痰中带血。大量咯血提示大血管受侵可能。

3）肺部继发感染　瘤体使支气管部分阻塞但无感染时，肺部听诊可闻哮鸣音。支气管远端肺组织感染时，局部听诊有啰音，并有发热、咳嗽、脓痰等症状。

炎症常反复发作。

4) 胸痛　常见于肿瘤侵犯胸壁、胸膜或肋间神经时。

5) 气急　有肿瘤压迫支气管、肺不张、胸膜腔积液或弥散性细支气管内病变等情况时，可出现不同程度的气急症状。

6) 邻近器官受侵症状　食管邻近气管，病变累及食管可有吞咽梗阻感或吞咽障碍；侵犯喉返神经致声带麻痹、声音嘶哑；涉及胸膜后可出现胸膜腔积液。

7) 淋巴结转移　支气管癌常有锁骨上淋巴结转移，质硬、固定。偶有腋下淋巴结转移。

(3) 诊断

要取得支气管癌良好的治疗效果，早期诊断十分重要。为及时确定诊断，有以下症状时应作进一步检查：① 咳嗽症状持续数周，按炎症治疗无效时；② 原因不明痰中带血者；③ 肺内有片状阴影，治疗后病灶不能彻底消退；④ 反复发生同一部位肺炎。这些对有长期吸烟史者，尤为重要。以下检查可协助诊断：

1) 胸部X线检查　常采用胸部X线正侧位、斜位、点片等检查方法。多表现为肺野中有斑片状或结节状边缘模糊之阴影，或伴肺门阴影增宽。X线检查时还可了解有无局限性肺气肿、肺不张、肺炎、胸膜腔积液等征象。

2) CT或MRI检查　CT扫描能以不同窗位对肺、纵隔进行检查，显示肺部病灶及纵隔内转移情况。并能观察病变是否累及肺门后、心包后、脊柱旁等处。

MRI经冠状、矢状及横断三种轴向检查，能较好地显示肿瘤与血管、气管、支气管的关系。

3) 细胞学检查　取新鲜痰液或胸水作细胞学检查，查找脱落的癌细胞，是一种方法简便，应用较多的检查方法。结果阳性后应根据临床表现，再作影像学、纤维支气管镜等进一步检查。

4) 纤维支气管镜检查　可明确肿瘤部位、形态及支气管通畅程度。并可观察有无气管隆嵴增宽、变形、固定等情况，为选择治疗方法提供信息。

5) 病理学检查　经纤维支气管镜于可疑肿瘤处，钳取或刷取病变组织作病理学检验，可明确肿瘤的病理类型。对锁骨上淋巴结行穿刺活检有助于是否为肿瘤转移的诊断。

(4) 治疗

早期诊断、及时治疗是提高疗效的关键。临床多根据原发肿瘤大小、邻近器官受累程度、淋巴结转移情况、有无远处转移和全身健康状况确定治疗方法。常采用的治疗有：

1) 手术治疗　手术切除是支气管癌的首选治疗方法。经术前检查，估计肺部病灶及邻近淋巴结可以切除，无远处转移，全身情况允许者均应争取手术。手术残留部分可行术后放射治疗。

2) 放射治疗　对于肿瘤侵犯重要脏器、胸壁及锁骨上淋巴结转移等不适合手术者，可行放射治疗。必要时可辅以化疗。

3) 化学治疗　目前多认为数种化学药物联合应用的效果优于单种药物治疗。常用的药物有环磷酰胺(CTX)、甲氨蝶呤(MTX)、长春新碱(VCR)、多柔比星(阿霉素，ADM)、5-氟尿嘧啶(5-Fu)等。

44.10　气管、支气管其他疾病

44.10.1　气管、支气管结核

气管、支气管粘膜或粘膜下组织内形成结核性病灶时，诊断为气管或支气管结核。发病由支气管粘膜受结核杆菌侵袭所致；儿童患支气管旁结核性淋巴结炎时，侵及邻近支气管壁时，也可致病。

(1) 病理

病变处组织内有上皮细胞浸润，形成含有朗罕细胞的结核结节，有时有溃疡形成或出现肉芽组织。修复过程中结缔组织增生，瘢痕收缩后可致支气管腔不同程度狭窄，严重时导致支气管闭塞，使远端肺组织发生肺气肿或肺不张。

(2) 临床表现

1) 呼吸道症状　咳嗽为常见症状，痰液不多，虽然病程较长，但因症状较轻，易被忽视。偶有少量痰血现象。

2) 全身症状　部分病人有低热、乏力、夜间盗汗等诉述。

病变致支气管狭窄时，肺部听诊局部可闻哮鸣音。

3) 小儿肺门处结核性淋巴结炎压迫支气管，或向支气管腔溃破时，可引起呼吸困难。并致肺部呼吸音减弱。

(3) 诊断

以下检查方法有助于气管、支气管结核的诊断。

1) 胸部X线摄片　多数患者肺部有结核性病灶，常表现为肺上部絮状或斑点状模糊阴影，或伴有肺门淋巴结肿大。有时可见局限性肺气肿或肺不张征象。但也有肺部无明显病变者。

2) 痰液检查　采集痰液涂片后经抗酸染色查找结核杆菌，是临床常用的一项辅助检查方法，但检查阴

性并不能否定诊断。痰液结核菌培养结果对确定诊断帮助更大，但费时较长。

3）结核菌素试验　以浓度为 1∶10 000 的结核菌素稀释液 0.1 ml 注射于前臂皮内，48～72 h 后观察结果。如局部结节直径＜4 mm 为阴性；5～10 mm 为弱阳性；11～20 mm 为中阳性；＞20 mm 为强阳性。对于成年人，如试验结果阴性，有鉴别诊断意义。而＜3 岁小儿，如皮试阳性则提示有结核病变。

4）纤维支气管镜检查　有助于了解气管、支气管结核病变的部位和范围。纤维支气管镜检查病变常表现为局部组织红肿、增厚、溃疡、肉芽形成或管腔狭窄。通过检查可钳取组织供病理检查，也可采集分泌物作涂片或培养，查找结核杆菌，以利确定诊断和鉴别诊断。

（4）治疗

常以异烟肼、利福平、对氨水杨酸、乙胺丁醇、氨硫脲等药物进行抗结核治疗。为取得交叉杀菌效果及减少出现耐药菌，多采取 2～3 种药物联合应用的治疗方法。疗程长短应根据病变范围、病情轻重而定。

44.10.2　气管、支气管硬结病

气管、支气管硬结病是一种慢性肉芽肿性炎症，多伴有鼻咽喉部硬结病变。病情进展缓慢，病程较长。多数学者认为革兰阴性的硬结杆菌为其致病菌。发病有地方性，国内山东省发病最多。

（1）临床表现

多先有鼻、咽、喉部硬结病引起的相应症状。病变累及气管、支气管后的主要症状为因呼吸道阻塞而致的呼吸困难。病变位于气管上段时，以吸气性呼吸困难为主。支气管内病灶致管腔狭窄或闭塞时，可发生肺部感染或肺不张。

（2）诊断

根据上述临床特点，在硬结病多发地区，应考虑本病可能。以下检查可协助诊断和鉴别诊断。

1）影像学检查　在常规胸片基础上，酌情作胸部 CT 或 MRI，可了解气管、支气管内有无组织增生、管腔狭窄等情况。并能明确病变部位和范围。

2）支气管镜检查　有学者主张凡鼻、咽、喉等处有硬结病患者，应常规作支气管镜检查，以便及时明确气管、支气管内是否受累。支气管镜检查可明确病变部位，观察病变形态并取组织供病理检验。据报道硬结病在气管、支气管内病变的主要表现为肉芽增生，硬结形成，或瘢痕收缩、管腔狭窄。

3）实验室检查　取病变处组织作病理检验，可明确诊断。硬结病病理诊断的主要依据是切片中找到泡沫细胞、品红小片及硬结杆菌（参阅鼻硬结病）。

取患处分泌物作细菌培养，证实有革兰阴性硬结杆菌时，可协助诊断。

（3）治疗

1）药物治疗　根据细菌培养及药敏试验，选用庆大霉素、阿米卡星（丁胺卡那霉素）、卡那霉素、链霉素等对革兰阴性杆菌有效的抗生素，可控制硬结增生性病变，使症状缓解，细菌培养转阴，病理检验示泡沫细胞消退。但此类药物多具有耳毒性不良反应。

2）手术治疗　气管上段病变致呼吸困难时，可行气管切开术，以解除呼吸道阻塞。固瘢痕收缩致管腔狭窄者，可酌情于支气管镜下行扩张术。

44.10.3　气管、支气管真菌病

气管、支气管真菌病并不多见。长期应用抗生素、激素和免疫抑制剂者，可能发生此病。真菌的种类繁多，引起气管、支气管真菌病的致病菌多为白色念珠菌和曲菌等。

（1）病理

正常情况下，白色念珠菌寄生于人体口腔、咽喉等处粘膜，但并不致病。当机体抵抗力减低或因其他疾病晚期致全身情况差时，可使真菌大量繁殖，侵入组织而致病。长期应用广谱抗生素或激素，使机体内正常菌群失调，也是真菌感染的诱因。

下呼吸道内白色念珠菌、曲菌感染时的主要病理变化有以下几种类型。

1）非特异性炎症性　病变部位有中性粒细胞及淋巴细胞浸润。

2）肉芽肿性　病变处可见由上皮样细胞及巨细胞组成的肉芽肿。

3）化脓性　主要表现为大量中性粒细胞浸润或小脓肿形成。

4）坏死性　真菌感染可致血管受损、血栓形成、组织坏死。

5）变态反应性　多与曲菌感染有关。

（2）临床表现

根据感染轻重、部位，常表现有以下几型。

1）支气管炎型　症状与一般支气管炎相似，咳嗽，有痰为其主要症状。通常无发热等全身症状。

2）支气管肺炎型　多有畏寒、高热、咳嗽、脓痰或痰中带血等症状，严重时有呼吸困难。肺部可闻啰音。

3）变态反应型　多由曲菌感染引起。表现为哮喘样咳嗽，有痰，两肺可闻哮鸣音。病变反复发作。

(3) 诊断

1) 影像学检查　胸部X线检查有助于了解感染部位。支气管炎型时主要表现为两肺纹理增粗。肺部真菌感染时，则肺野有边缘模糊的片状或斑点阴影。曲菌寄生于结核性或癌性空腔内者，有新月形透亮区。

2) 纤维支气管镜检查　可直接观察支气管粘膜上有无白色斑点或膜状物等病变。若见肉芽样增生时，应咬取后送病理检查，有助诊断和鉴别诊断。

3) 实验室检查　可经纤维支气管镜吸取呼吸道深处分泌物作涂片或培养查找真菌，可确定是否为真菌感染，并可明确致病菌类别。人们正常时口腔及咽部含有真菌，因此在采集标本时应防止标本污染。若需取呼吸道深部咳出之痰液作为化验标本，事先应以3%双氧水含漱口腔3次后再取样。检验结果应找到菌丝才有诊断意义。

(4) 治疗

1) 病因治疗　确定真菌感染后，多采用药物治疗。常用的抗真菌药有两性霉素B、制霉菌素、克霉唑、酮康唑等。对曲菌球病灶常需手术切除。

2) 去除诱因　如停用抗生素、激素、免疫抑制剂等。此外，并应重视肺结核、肺癌等原发病的治疗。

（王　薇）

45 食管疾病

45.1 食管的应用胚胎学

胚胎第 3 周时，胚盘向腹侧蜷曲，形成圆柱形胚体，并在胚体背部中央，衍化成脊索和神经管。

至胚胎第 4 周，随着神经管形成和胚体的伸长，卵黄囊顶部中央的内胚层，于胚体腹侧蜷曲形成一长形管道称为原肠，它包括前肠、中肠、后肠三部分，前肠之头端为口咽膜，后肠之尾端有泄殖腔膜(图 45-1)。

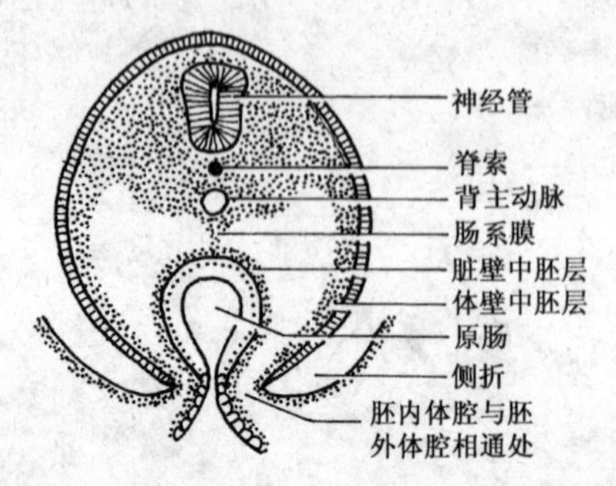

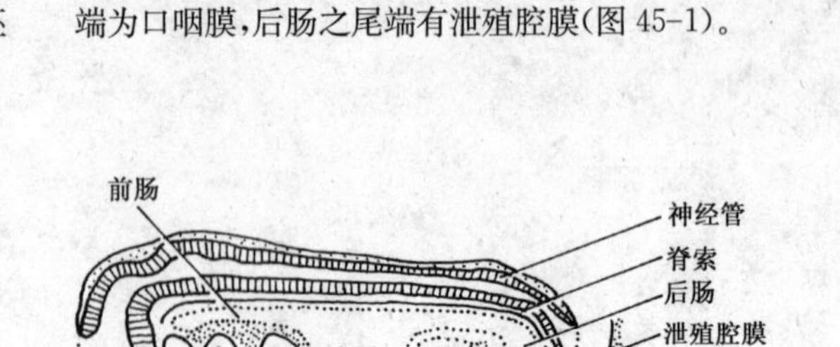

图 45-1 原肠示意图

随着胚胎的发育,前肠逐渐演变形成咽、食管等器官。开始时食管甚短,随着颈部长度增加和心肺位置下降,食管逐渐伸长。在胚胎第 7～8 周时,食管壁上有纤毛的上皮细胞开始增殖,并有一个管腔实化、闭塞和再形成管腔的过程,管壁上的纤毛上皮则由鳞形上皮替代。若管腔再形成过程发生障碍,可出现食管闭锁、狭窄等先天性畸形。

在胚胎发育过程中,气管食管均起源于前肠,以后,在前肠两侧逐渐形成气管食管隔,约于胚胎第 5～6 周时,前肠分为前后两部分,腹侧者衍化为气管,背侧者则形成食管。若气管食管隔发育不良,气管与食管分隔不完全,可形成气管食管瘘等先天性畸形。

45.2 食管的应用解剖学

食管为一肌性管腔,是消化道中最狭长的一部分。上端在第 6 颈椎水平与喉咽部相连,下端约于第 10～11 胸椎水平与贲门连接。其长度随年龄而逐渐增长,新生儿时长 8～10 cm,1 岁时增至 12 cm,成人为23～25 cm。

食管自颈部向下,经上纵隔、后纵隔,然后穿过横膈的食管裂孔进入腹腔。但其走向并非完全居于正中位。从前后位观察,颈段食管位于中线偏左,继之逐渐向右,至第 5 胸椎时已近中线,继之又渐向左移,并穿越横膈,食管下端与贲门连接处的方位,朝向左髂前上嵴(图 45-2)。从侧面观察,食管的行径随脊柱的弯曲有所变化,即颈段向前突出,胸段向后弯曲。因此,食管镜检查时需先高后低地调整头位。

食管之两侧有甲状腺、颈动脉、喉返神经、胸导管等结构。左侧喉返神经绕过主动脉弓,右侧则绕过锁骨下动脉后,沿气管食管沟逆行向上,由于左侧喉返神经较长,与食管接触较多,故食管癌肿向外浸润时,常侵犯左侧喉返神经,引起声带运动障碍。椎前筋膜与食管间为食管后间隙,隙内有疏松之结缔组织,食管穿孔并发食管周围炎或周围脓肿时,感染可循此间隙向上或向下扩散。

成人食管腔之左右径约为 2 cm,平时,食管呈闭合状态。X线吞钡检查时显示食管有 3 个生理性狭窄区。第一狭窄区位于食管入口处,由环咽肌收缩所形成,有显著的括约作用,是食管最狭窄区;第二狭窄区由左侧支气管及主动脉弓越过食管前壁所形成;第三狭窄区在食管穿过横膈裂孔处,其括约作用较弱。成人食管镜检查时,上述三个狭窄区距门齿的距离分别为 15～16 cm、23～25 cm、36～38 cm(图 45-3)。

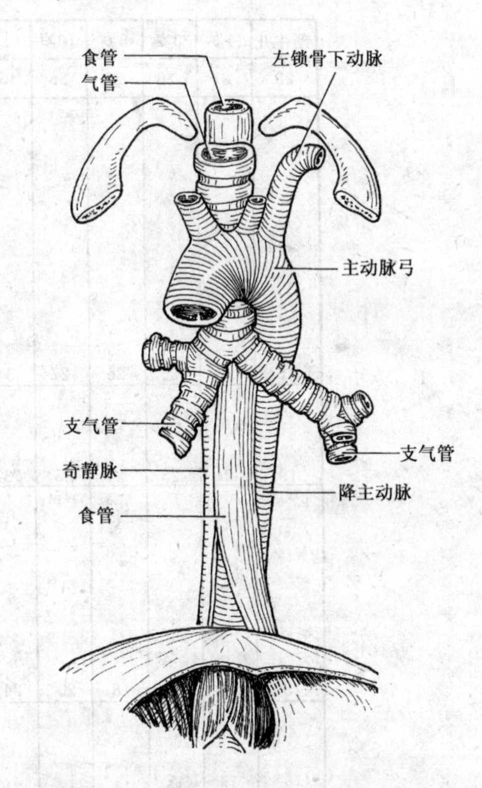

图 45-2　食管走向及其邻近的主要结构

45.2.1 食管管壁的组织学结构

食管管壁较薄,其厚度为 0.3～0.4 cm,其组织学结构可分 4 层。

(1) 粘膜层

含上皮层、固有层及粘膜肌层。上皮层由复层鳞状上皮构成,固有层内有纤维结缔组织、血管、纤维母细胞、组织细胞等,粘膜肌层中平滑肌呈内环形、外纵形排列,在食管下 1/3 处粘膜肌层逐渐变厚。

(2) 粘膜下层

主要为弹性纤维组织,有使食管具有扩张的作用。粘膜下层中并含粘液腺和神经丛。前者多集中于食管上段,腺管穿过粘膜肌层至粘膜表面。后者属交感神经丛,有感觉功能。

(3) 肌层

由内层环状、外层纵行两层肌肉构成,食管上 1/3 段为横纹肌,与咽缩肌相连,下 1/3 段为平滑肌,与胃部肌肉连接,中 1/3 段则兼有横纹肌及平滑肌两种纤维。在食管壁环、纵两层肌肉间含有支配食管肌肉运

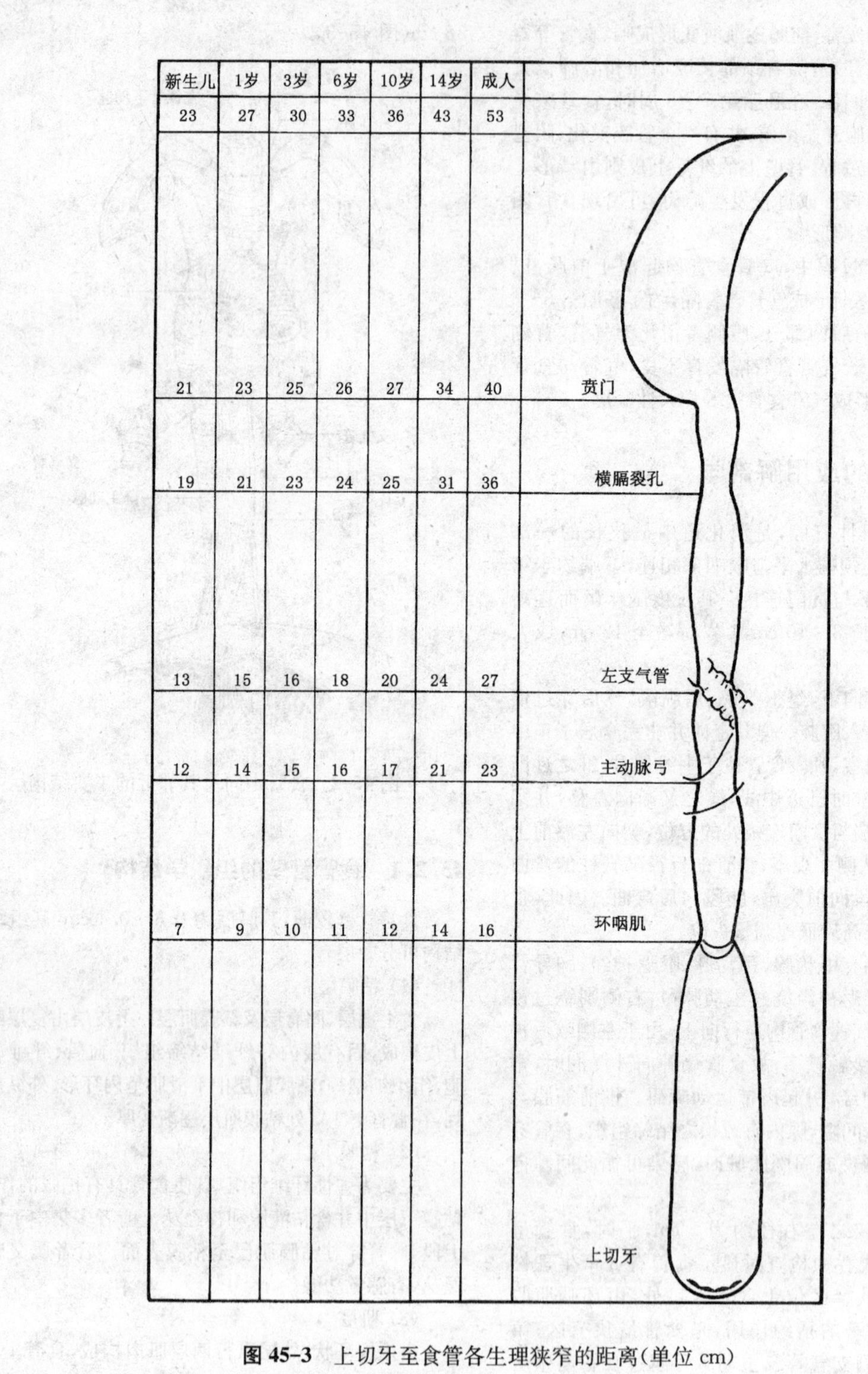

新生儿
1岁
3岁
6岁
10岁
14岁
成人
23 27 30 33 36 43 53
21 23 25 26 27 34 40
贲门
横膈裂孔
19 21 23 24 25 31 36
左支气管
13 15 16 18 20 24 27
主动脉弓
12 14 15 16 17 21 23
环咽肌
7 9 10 11 12 14 16
上切牙

图 45-3 上切牙至食管各生理狭窄的距离(单位 cm)

动的神经丛。

食管入口处有收缩力强的环咽肌，是咽部肌肉与食管肌肉的分界。在其上下方各有一三角形的肌纤维薄弱区。位于上方者为环咽肌上间隙，两侧为咽下缩肌下缘，下界为环咽肌上缘。位于下方者为环咽肌下间隙，其两侧为食管肌纤维上缘。上界则为环咽肌之下缘(图 45-4)。

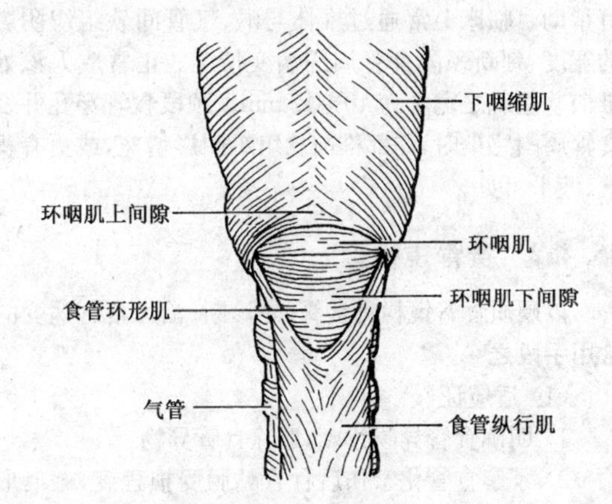

图 45-4 食管入口处肌肉薄弱区

上述肌纤维薄弱区是形成食管憩室的原因之一。食管镜检查时，如操作不当，该处易并发食管穿孔。

(4) 外膜层

在肌层之外，尚有弹性纤维组织和一些疏松结缔组织，构成食管之外膜，但无浆膜层。

45.2.2 食管的血供与神经支配

食管的动脉血供主要由三部分组成。食管上段的血供主要来自锁骨下动脉分支甲状腺下动脉的食管支。食管中段的血供除来源于胸主动脉分支食管动脉外，尚有支气管动脉或肋间动脉的食管支。食管下段则有腹主动脉分支胃左动脉之食管支及膈下动脉之分支。上述诸血管有升支或降支，沿食管纵轴，互相吻合，为食管提供了丰富的血供来源。

食管上段之静脉主要汇入甲状腺下静脉，后经头臂静脉与上腔静脉沟通。食管中段之静脉多经奇静脉、半奇静脉后流入上腔静脉。食管下段之静脉除回流入腔静脉外，还经胃冠状静脉，与门静脉沟通，因此，食管下段有腔静脉与门静脉之吻合支，在肝硬化门静脉高压时，血流流入腔静脉，使食管下段静脉怒张，若静脉破裂可致严重出血。

食管之神经支配主要来自迷走神经及交感神经。颈段食管有喉返神经分支分布，而胸段食管则有左、右迷走神经之分支。右侧迷走神经主要分布于食管后壁，而左侧迷走神经主要分布于食管之前壁。交感神经纤维主要来自颈部和胸部交感神经节。在食管壁粘膜下层及纵行和环行肌间，有由神经纤维组成的神经丛。

食管上段之淋巴主要汇入颈深淋巴结，中下段食管之淋巴则主要引流至气管、支气管周围、后纵隔及贲门旁淋巴结。部分淋巴直接注入胸导管。

45.3 食管的生理学

食管的功能主要是将食物和液体从咽部运送到胃，它虽是消化道的一部分，但无消化和吸收功能。

通过吞咽动作，可把食物从口腔送入胃部，吞咽过程一般分为三期。

第一期：即口腔期。在此期间，经过咀嚼，把食物嚼碎，并使食物与唾液混合，形成食团。由于舌的运动，舌体触及硬腭，将食团推向软腭和咽部。

第二期：也称咽期。食团接触咽后壁后，引起一系列反射性肌肉收缩。由于咽缩肌的收缩，使食团经舌根、会厌两侧、梨状窝而移向食管入口。在此过程中，由于下颌舌骨肌等肌肉收缩，致舌骨和喉的位置上提；会厌后倾；杓会厌襞及室带收缩；声门关闭，以免食团误入气道。并因软腭收缩、上举，关闭鼻咽腔，故吞咽时液体和食物不致反流至鼻腔。

第三期：为食管期。当食团在喉咽部时，环咽肌开始松弛，继之食管入口张开，使食团能进入食管。由于食管壁内横纹肌和平滑肌的收缩，食管便产生连续的自上而下的蠕动，把食团送入胃内。食管的蠕动有原发性和继发性两种。由吞咽动作引起者属原发性，是推移食团进入胃内的主要动力。继发性蠕动是指局部食管的反应性扩张，可协助排空原发性蠕动后残留在食管内的食物。

食管入口处因含有环咽肌，使食管上端具有括约肌作用，其功能状况和正常的吞咽过程关系密切。经测压方法，证实静止时在食管入口处有一长为 2～4 cm 的肌张力增高区，具有使食管上端的括约肌促进食物及液体进入食管，防止食管内容物反流至咽、喉及避免空气进入食管的功能。与食管上端相仿，食管下端也有一段高压区。有学者报道：经压力测试，食管下段的压力高于胃内压力，虽然在组织结构上，未能证实该处有明显肌纤维增厚的现象，但仍有括约肌的作用，形成一阻止胃内容物反流入食管之屏障。正常情况下，食物进入食管后,刺激管壁内之感受器,食管下端括约肌反射性舒张,允许食物进入胃内。如支配食管的神经功能失调,可因贲门痉挛而致食管内的食物不能进入胃内,引起吞咽困难。

吞咽是一个复杂的神经—肌肉反射过程。参与吞咽反射的传入神经,包括位于软腭、咽后壁、会厌和食管等处的第5、9、10对脑神经纤维,将信息传递至延髓第四脑室内的吞咽中枢后,通过第5、9、10、12对脑神经的传出神经,支配舌、咽、喉、食管的肌肉运动。

45.4　食管的检查法

45.4.1　食管影像学检查

X线检查是一种诊断食管病变的常用方法。通过检查可了解食管病变情况及其与纵隔、肺等邻近器官的关系。食管镜检查时,术前多常规行X检查。

静止期的食管腔内不含空气,呈闭合状态,常规透视或摄片时不能显影,因此,食管X线检查时,需吞服造影剂。临床多采用硫酸钡。将其用水调成糊状,吞服后可观察食管形态及功能。若疑有食管穿孔或气管食管瘘时,宜选用碘油,万一外漏至邻近组织,较易吸收。严重吞咽功能障碍作食管X线检查时,也应采用碘油,以免检查时钡剂反流入气道,钡剂流入气道后排出困难因而影响呼吸。

食管的X线检查常以透视为主,然后根据检查结果,对病变部位选择性地进行摄片。

检查时受检者常取站立位,吞服钡剂后,从正位、右前斜位、左前斜位等方位进行观察。正位检查时还可以观察上纵隔宽度。斜位检查时,由于体位转动后,可使食管、脊柱、心脏的阴影互相分开,更有利于对病变的观察。

吞服钡剂后,钡剂随着食管蠕动而自上向下移动。正常情况下,于食管入口处,相当于环状软骨下缘水平,由于环咽肌收缩,致该处食管腔呈环形收缩。胸段食管与主动脉弓和左主支气管邻近,在第4～5胸椎水平,于食管壁左侧,可见弧形的主动脉压迹,并有搏动可见,其下方则有左主支气管跨过食管左前壁而致的压迹。在食管下端,约于第10胸椎水平,也有一生理性狭窄区,与食管下端穿过横膈裂孔有关。

食管X线透视检查时,应注意观察管腔收缩、扩张、排空等情况。并注意有无管腔增宽、狭窄、钡剂滞留等情况。

食管蠕动正常时,管壁柔软、粘膜光滑,吞服的钡剂可自行排空。若发现食管扩张受限,蠕动缓慢,管壁僵硬,管腔表面高低不平等异常情况时,应记录病变部位、范围等,供临床诊断、治疗时参考。

食管与纵隔、肺等器官邻近,有病变时可相互影响,故食管X线检查时,常同时作胸部X线检查,以便了解有无纵隔增宽、积气、肺部炎症以及胸腔积液等情况。

X线颈部侧位片对了解颈段食管及其周围结构颇有帮助。临床上常通过椎体与喉、气管间软组织阴影的宽度,判断颈段食管周围病变情况。正常成人该处椎前软组织之宽度为10～12 mm。颈段食管穿孔并发食管周围感染时,局部椎前软组织阴影增宽,或更有积气、液平可见。

45.4.2　食管镜检查

以硬质食管镜检查食管,是诊断、治疗食管病变的常用手段之一。

(1) 适应证

1) 明确食管异物诊断,取除食管异物。

2) 了解食管化学伤后食管粘膜受损程度,瘢痕形成的部位、范围等。或酌情行瘢痕扩张术。

3) 了解喉咽癌病变范围,检查食管入口受累情况,以利拟定治疗方案。

4) 了解食管肿瘤范围,取活组织作病理检查,明确病变性质。

5) 检查吞咽困难原因。

对有严重心血管疾病、呼吸困难、颈椎疾病者,行食管镜检查要慎重。食管化学伤急性期、食管静脉曲张症不宜行食管镜检查。

(2) 术前准备

1) 根据病员年龄、病变部位等,选择管径和长度恰当的食管镜,并备好光源、吸引器、氧气等辅助物品。食管镜管呈扁圆形,其远端开口处之边缘圆钝,以减少食管壁损伤(图45-5)。临床常用的规格,儿童可选用0.5 cm× 1.0 cm× 18 cm; 0.7 cm× 1.1 cm× 18 cm;

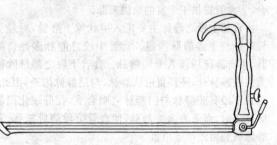

图45-5　食管镜

0.9 cm×1.3 cm×20 cm 等。成人则有 0.9 cm×1.4 cm×25 cm；1.0 cm×1.4 cm×30 cm；1.1 cm×1.6 cm×40 cm等。

2）术前应行 X 线食管钡剂检查，了解食管内病变情况，供手术参考。

3）常规体格检查，了解血压、心肺功能情况，并以间接喉镜，查看喉咽及喉部情况。

4）对于进食过少或合并感染者，术前应适当补液，或应用抗生素控制感染。

5）术前禁食 4～6 h，酌情应用阿托品及镇静剂。

（3）方法

1）成年人多采用表面麻醉，以 1%丁卡因喷布咽喉部 3 次后，将持有 0.5%～1.0%丁卡因棉片的喉咽麻醉钳，置于双侧梨状窝处，数分钟后可达到良好麻醉效果。也可采用 0.5%～1.0%丁卡因经麻醉滴管滴入梨状窝的方法。

2）病人的体位、术者和助手站立的位置与支气管镜检查术相仿。

3）导入食管镜前，应在上切牙处覆上纱布，并推开上唇，以免口唇挤入牙齿与食管镜间。右手握食管镜柄，左手扶持镜管远端，把食管镜沿舌背插入咽喉部，看见会厌及右侧杓状软骨后，将镜管插入右侧梨状窝，并逐渐移向中线至环后区时，向上轻轻提起镜管远端，即可见呈放射状收缩之食管入口，嘱病人作吞咽动作，使环咽肌松弛，于食管入口张开时，将食管镜远端导入食管腔。

有时也可将食管镜沿舌背中央插入咽喉部，经杓状软骨后方至环后区，将镜管向上抬起，并继续深入，直至食管入口处。然后按上述方法继续检查。

4）当食管镜进入食管中段时，应将病人头位逐渐放低，待食管镜到达贲门时，头位低于肩胛水平约 2 cm，并稍转向右侧。食管镜远端则对向左髂前上棘。检查完毕后，自下而上逐步退出食管镜，在退出过程中并对病变进行复查。

5）食管镜经环咽肌进入食管腔后，于距门齿约 23 cm 处，可见主动脉搏动。距门齿约 40 cm 处有食管通过横膈之狭窄区。此外，检查时还应注意观察有无粘膜糜烂、血肿形成、管腔狭窄、异物停留、新生物等异常情况。

（4）注意事项

1）食管镜检查成功的关键是顺利通过食管入口，检查失败的原因常与头位不正确、麻醉不充分、病员过分紧张、肌肉不松弛及食管镜太粗等有关。

2）检查过程中应注意保持呼吸道通畅。局麻下行食管镜检查时，若体位不当，管镜太粗，可压迫气管后壁引起呼吸困难，一旦发生，应及时退出食管镜，给氧。全麻下检查时，应采用气管插管，以维持呼吸道通畅。

3）检查时注意使镜管与食管腔纵轴保持一致，充分暴露食管前后、左右各壁，以免损伤管壁或遗漏病变。

4）食管入口处，于环咽肌上下各有一肌肉薄弱区，且前有环状软骨，后有脊椎，若未看清食管入口而盲目插入食管镜，易致食管穿孔，出现局部疼痛、颈部皮下气肿、纵隔积气等征象。应注意预防。

45.4.3　纤维食管镜检查

纤维食管镜是一种由纤维导光束构成的内镜，镜管细软，远端可以弯曲，检查时病员痛苦少，视野清晰，也可插入钳子行活组织检查。

（1）适应证

1）吞咽困难或有梗阻感，食管 X 线检查后诊断未明者。

2）确诊食管静脉曲张及查看出血部位。

3）食管病变诊断明确，需随访复查者。

4）因颈椎病变，张口受限，或全身健康情况差等原因，硬质食管镜检查有困难者。

虽然纤维食管镜管细质软，检查时组织损伤较少，但若病员有心肺功能严重不全、食管静脉曲张出血严重、休克未纠正、食管化学伤急性期、高热等情况时，应暂缓检查。

（2）术前准备

1）纤维食管镜是由导光束制成的软性食管镜，镜管外径约 1.2 cm 左右。远端可向上下、左右诸方向弯曲，以适应贲门区检查的需要。操作部有送气、送水装置。可吸引、活检等（图 45-6）。导入窥镜前应检查窥镜、光源、吸引器等是否完好。

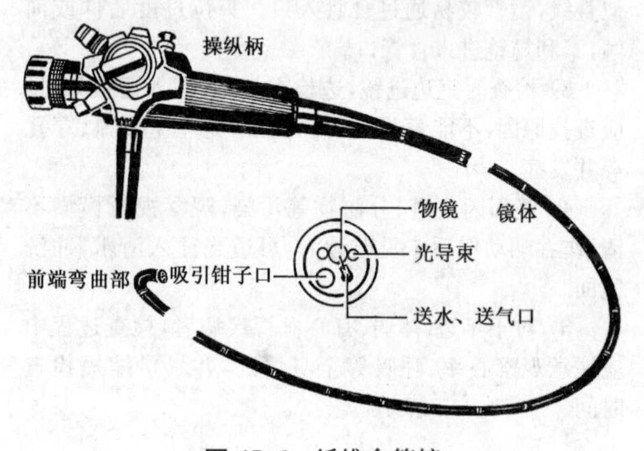

图 45-6　纤维食管镜

2）术前禁食 4～6 h。检查前可酌情应用阿托品，有减少分泌物和起解痉作用。

3）了解血压、心脏情况，并作食管 X 线钡餐检查，了解食管内概况，如病变部位、范围等。

4）检查前，应向病员介绍检查过程，减少病人的紧张情绪，能很好地配合检查。

（3）方法

1）多采用表面麻醉。以 1%丁卡因喷布口咽及喉咽部。先喷少许药液，无不良反应则连续喷布 2～3 次。

2）受检者头部垫枕，向左侧卧，左口角旁置一弯盘，供盛唾液用。上下牙齿间放入环形牙垫。

3）检查者站于受检者左侧。左手持镜管操纵部，经调节使镜管远端弯曲向下，右手扶镜管下端，经口腔沿舌根中央插入喉咽部，至环后区，于吞咽或恶心时，查看食管入口之方向，趁食管入口张开时，将食管镜远端经食管入口进入食管。

4）经调节使弯曲的镜管远端恢复至原位，然后自上而下逐步深入检查，并注意观察食管粘膜色泽，有无粘膜糜烂、溃疡及肉芽、新生物、静脉曲张、管腔狭窄、痉挛等病变。检查时镜管应沿食管腔中央，逐步前进，以便看清食管壁之全貌。必要时，可注入少量空气，扩大食管腔，以利检查。

5）退出食管镜过程中，可自下而上对可疑组织进行复查。因在镜管远端插入食管入口时，由于时间短暂，查看病变常欠详细，故常需于镜管徐徐退出时再进行仔细观察。

（4）注意事项

1）由于纤维食管镜管难以通过鼻腔插入，因此，如张口困难明显，镜管不能插入口腔者，无法进行检查。

2）检查时头稍后仰，使口腔与食管入口间位置近似直线，镜管较易通过食管入口。头位过度后仰或前倾，不利窥镜进入食管口。

3）检查时宜边进镜，边检查，镜管插入遇阻力时，应查找原因，不能盲目强行深入，以免产生出血、穿孔等并发症。

4）镜面因血迹、分泌物等污染，观察视野模糊不清，作吞咽动作后未见改善者，可适当注入清水，冲洗镜面。

5）对于年迈、体弱、有心血管疾病者，检查过程中应注意观察心率、呼吸等全身情况，并尽量缩短检查时间。

45.5　食管先天性畸形

食管先天性畸形较为少见，但影响进食，若合并其他畸形，治疗更为困难。现将常见的先天性食管病变分述如下：

45.5.1　先天性食管闭锁

先天性食管闭锁（congenital esophageal atresia）由胚胎发育异常而致。常伴气管食管瘘。男女发病率相仿。约有 1/3 病儿合并心血管或胃肠道畸形。

（1）病因

胚胎发育过程中，食管、气管均由原肠之前端——前肠发育而成。即早期是同一管腔，后来管腔两侧有嵴突形成，并逐渐增大，构成气管食管隔，使前肠一分为二，位于腹侧者为气管，在背侧者为食管，在此过程中若发生变异，可出现先天性食管闭锁。

（2）病理

一般有 5 种类型（图 45-7）。

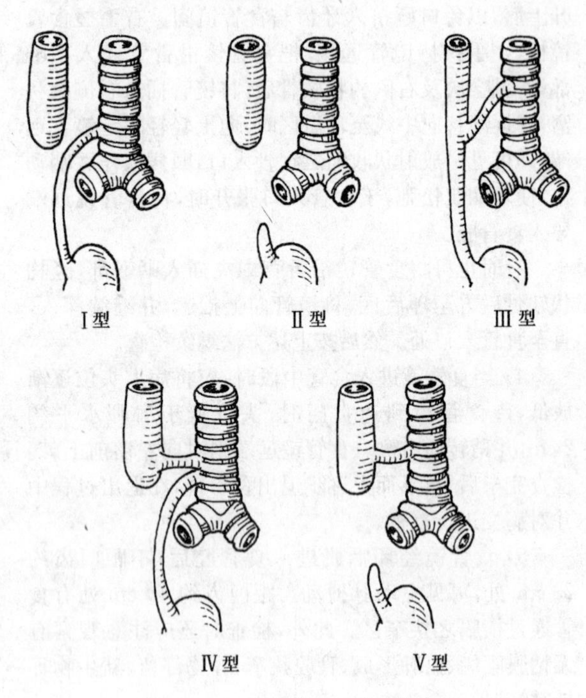

图 45-7　先天性食管闭锁类型

Ⅰ型：食管上段为盲管，食管下段之上端与气管相通，形成气管食管瘘，瘘口常在气管分叉上方。据报道，此型较为多见。

Ⅱ型：食管上、下段完全分开，各自形成盲端。两盲端间距离长短不一，与气管不相通。

Ⅲ型：食管并不闭锁，但与气管间有瘘管相通。

Ⅳ型：食管上段及下段各自与气管相连，形成两个气管食管瘘。

Ⅴ型：上段食管之下端与气管相连，形成气管食管瘘，下段食管之上端为盲端。

(3) 临床表现

1) 进食障碍　由于食管上、下段互相不通，因此主要表现为出生后经口喂养困难，唾液外溢及吸奶后发生呕吐。

2) 呼吸道症状　吸奶或饮水后发生呛咳、憋气、紫绀、呼吸困难，是食管闭锁的另一突出症状。畸形食管上段的末端与气管相通者，奶汁等液体误入下呼吸道而引起症状。食管上段为盲管者，管腔内容物可向上反流入呼吸道。两者最终均可并发吸入性肺炎。

3) 其他　食管下段与气管有沟通者，由于气体注入，致胃肠道内充满空气，腹部膨胀显著，并可因膈肌上抬而影响呼吸。

此外，由于吞咽障碍，常因脱水及吸入性肺炎而威胁病儿生命。若合并其他部位畸形，如先天性心脏畸形者，情况更为严重。

(4) 检查

对于出生后进食有困难的病儿，可经鼻或口插入细吸引管进行试探。新生儿如吸引管插入10～12 cm后遇阻力，不能到达胃部，提示食管畸形可能。

胸腹部X线检查，可以协助了解畸形类型。对于吸引导管插入有阻力者，可将食管内容吸净后，注入少许空气或碘油，X线检查时可显示食管盲端。若其下端存在气管食管瘘，碘油可经瘘口进入下呼吸道。

对于Ⅰ、Ⅲ、Ⅳ型畸形者，X线检查时多有胃肠道内充气过多现象。反之，若胃肠道内没有气体，提示食管闭锁，但无气管食管瘘。

(5) 诊断

新生儿出生后口中分泌物极多，需不时吸引；或喂食后发生呕吐、呛咳、憋气、紫绀或呼吸困难等现象，症状出现与喂食密切相关者，应考虑先天性食管闭锁引起吞咽障碍可能，应进一步检查，包括胸、腹部正侧位X线检查，明确诊断，查清畸形类型，并注意观察有无吸入性肺炎，或合并心脏、胃肠道等畸形。

为明确气管食管瘘的具体位置，可酌情行支气管检查术。

产前B超检查，若胎儿胃内无液体存在，提示食管闭锁可能，但无气管食管瘘。母体羊膜腔穿刺造影后，若呼吸道内可见造影剂，则有气管食管瘘可能。

(6) 治疗

治疗先天性食管闭锁，难度较大，预后较差。近年来随着麻醉和外科技术的发展，预后有所改善。

惟一有效的治疗方法是经胸进行修复手术。手术时机以早为好。应在尚未出现严重脱水和合并吸入性肺炎时进行。

术前除补液、应用抗生素外，上段食管盲端处应置入负压吸引装置，吸除积聚在盲管内之液体，以免反流入呼吸道。并查清是否合并心血管、胃肠道等重要器官的先天性畸形。

麻醉以气管插管为妥。

手术时，应辨认、寻找畸形的食管上、下段。对于合并气管食管瘘者，应先断离和修复瘘口，然后再缝合畸形的食管上、下段。若两者间距离相差不大，经充分分离、松解后，争取Ⅰ期手术，将食管两端直接缝合。如术时发现上段食管腔大、壁厚，而下段食管腔小、壁薄，手术时可将下段食管口修剪呈斜形后，再与上段食管口吻合。

若因全身情况差，食管上、下段距离过长，可考虑分期手术。依靠胃造瘘维持营养，1～2年后，全身情况改善后，利用空肠或结肠段替代移植连接食管和胃。

术后积极应用抗生素，预防感染。并密切监护呼吸、循环功能。及时纠正各种术后并发症。若术后遗留吻合口狭窄，可酌情行扩张术。

45.5.2 先天性食管狭窄

先天性食管狭窄(congenital esophageal strictures)常位于食管中、下段，其狭窄长度、程度各异，病变常为单一性。

(1) 临床表现

症状轻重与狭窄程度相关。轻者可能终身无明显症状，狭窄程度较重者，在喂奶期症状不明显，改进半流质后出现不同程度的吞咽障碍，如进食较慢，或吞咽不畅、困难及呕吐等。呕吐物反流至呼吸道时，引起咳嗽、憋气，或并发肺炎。狭窄处易嵌顿异物，使吞咽困难加重。

(2) 检查

食管钡剂X线检查或碘油造影可以明确狭窄部位、范围、程度及病变类型。后者常表现为局限性环形狭窄或有瓣状隔膜。也有呈一段狭窄者。

狭窄部位以上食管腔常明显扩张，直立位检查时可见液平。

食管镜检查时见狭窄处管腔缩小，管壁质硬，扩张差。

(3) 诊断

狭窄位于食管下端者,应注意与反流性食管炎引起的狭窄相鉴别。

(4) 治疗

1) 程度轻,症状少者,适当调整饮食,避免症状加重。

2) 扩张法　狭窄范围局限者,可经食管镜下进行扩张。术时要注意预防食管穿孔。

3) 手术　狭窄较短者,可切除病变后进行端-端吻合术。为防止吻合口狭窄,可采用斜行切断食管腔后进行缝合的方法,以增大管腔。

狭窄范围较广,管腔狭窄显著,影响进食者,可考虑以肠管代替食管的手法。

45.6 食管外伤

45.6.1 颈段食管开放性外伤

食管腔与体表相通者属开放性外伤。

(1) 病因

多发生于头颈部切割伤(如刎颈)、交通事故、枪弹射击等外伤后,累及食管致食管壁贯穿性损伤时。

(2) 临床表现

多合并邻近器官损伤,主要表现为:

1) 出血　颈部含颈动脉、颈静脉、甲状腺动脉等血管。外伤后常因血管破裂而致大量出血。严重时可引起休克。

2) 呼吸困难　食管与喉、气管邻近,外伤时常累及喉或气管,因软骨断裂、移位,粘膜出血,声带运动障碍,血块堵塞等原因,引起不同程度的呼吸困难。

3) 吞咽障碍　食管壁贯穿性损伤后,由于唾液及食物经创口溢出,妨碍经口进行正常饮食。

4) 颈部感染　因唾液、食物积聚或胃液反溢,颈部创口易继发感染。若食管穿孔位置较低,位于胸腔入口附近,炎症可能波及纵隔。

5) 其他　合并喉、气管穿通性外伤时,空气从伤口漏出,可产生颈部皮下气肿或纵隔气肿;若喉返神经受累,则有声嘶,并可加重呼吸困难。

(3) 诊断

颈部外伤后,如创口中含有唾液,应考虑食管穿孔可能。常通过清创手术明确诊断。术时应注意查明食管及其邻近结构受伤的部位、范围和组织缺失的程度。或根据病情酌情行X线或食管镜检查。

若病情允许,为了解声带运动及喉返神经受损情况,可行喉镜检查。

外伤严重,且位置较深者,应注意检查颈椎是否受累。

(4) 治疗

1) 主要是及时清创缝合。手术时应注意以下诸点:

a. 止血:寻找、结扎破损血管,及时彻底止血至关重要,既可防止休克,也有利于保持呼吸道通畅。

b. 保持呼吸道通畅:外伤后应注意保持呼吸道通畅,及时吸除聚集于喉、气管伤口处的血块或唾液;必要时可经气道伤口插入带气囊的气管插管,以应急需。为防止喉阻塞和清除下呼吸道分泌物,多数病人需行气管切开术。

c. 预防咽瘘:若食管壁组织缺失过多,缝合时张力过大,术后伤口可能裂开,导致咽瘘。为防止咽瘘,可于缝合食管伤口后,再以邻近的颈部肌肉覆盖加固,以利愈合。若伴有气管裂伤,更应加固缝合,防止气管食管瘘的形成。

外伤后及时修补伤口;清创后保持局部引流通畅;积极应用抗生素,控制局部炎症,也是影响伤口愈合的因素。

d. 防止食管狭窄:若食管伤口较长,缝合修复后,因瘢痕收缩可致食管狭窄。将受损的食管壁组织作锯齿状交错缝合,对防止环形收缩有一定帮助。因食管断裂行端-端缝合,关闭食管腔时,宜将两端创面修剪呈斜形后再作缝合,以扩大食管腔。也可试用镍钛合金支架。

e. 放置负压引流　颈段食管开放性外伤后,由于伤口周围常有唾液或胃液潴留,局部组织易继发感染,清创后局部应注意引流,并保持引流通畅,以利伤口愈合。并行鼻饲饮食,防止咽瘘。

2) 酌情输血或补液,纠正休克。

3) 及时应用抗生素,以防感染。

45.6.2 食管化学腐蚀伤

吞服碱性或酸性腐蚀性化学物质后引起的食管损伤统称为食管化学腐蚀伤(caustic injuries of the esophagus)。

(1) 病因

随着科学技术发展,碱性或酸性化学物质不仅用于工农业生产,家庭生活中有时应用有强碱或强酸成分的洗涤剂,人们接触化学物质的机会日趋增加。若不妥善存放,可误服致伤。这种意外尤多见于儿童。企图自杀,精神失常等是成人致病的另外一些原因。

腐蚀剂一般分强碱、强酸两类。碱性物质如氢氧化钠、氢氧化钾、碳酸钠、氨水等;酸性物质有盐酸、硫酸、硝酸等。

(2) 病理

化学腐蚀剂引起的病理变化与腐蚀剂的化学性质、浓度、剂量、接触时间等因素有关。食管组织接触化学腐蚀剂后,局部发生充血、水肿、糜烂、渗出、溃疡形成等变化。由于碱性物质可使蛋白质溶解,引起组织液化性坏死,使病变易向深层组织发展,穿透性较强。组织接触酸性物质,因蛋白质凝固而致凝固性组织坏死,穿透性较弱,深层组织损害较轻。惟大剂量强酸,也可致食管严重损伤。

化学物质浓度高、剂量大,则食管损害重,其受损程度分为三度:

一度:病变局限于粘膜层,局部充血肿胀,上皮破坏脱落。创面愈合无瘢痕形成,不遗留食管狭窄。

二度:急性期时病变处溃疡形成,表面有渗出或覆有伪膜。病变深达粘膜下层及肌层。愈合过程中创面出现肉芽,瘢痕形成,遗留食管狭窄。

三度:病变涉及食管全层,严重时并发食管穿孔。

(3) 临床表现

1) 局部疼痛　吞服腐蚀剂后,唇、口腔、咽、食管等接触部位,因粘膜红肿、糜烂致局部疼痛明显,吞咽时加重,外伤 24 h 内症状尤为突出。小儿常因疼痛而涎液溢流,不愿进食。

2) 吞咽障碍　早期时吞咽障碍主要与局部疼痛有关。1 周后,急性炎症消退,疼痛减轻,进食情况逐渐恢复正常。

若食管壁腐蚀伤较重,外伤 3～6 周后,病变愈合过程中,因结缔组织增生,瘢痕收缩而致食管管腔狭窄,临床上再度出现吞咽障碍。其病情轻重与食管狭窄范围和程度有关。

3) 呼吸困难　吞服腐蚀剂后,若会厌、杓状软骨、杓会厌皱襞受累,局部肿胀明显,可引起声嘶、吸气性呼吸困难。

4) 其他　病情严重者,可兼有发热、呕血、休克等全身症状。

小儿误服颗粒状腐蚀剂致伤后,若以沾有腐蚀剂的手指揉搓眼睛,可致眼化学伤。小儿不慎跌入氨水或石灰池中,也可引起眼睑、结膜或角膜化学伤。

(4) 检查

为了解病变范围及受损程度,可作下列检查:

1) 咽、喉部检查　腐蚀剂接触唇、舌、咽等处后,局部表现为粘膜充血肿胀,上皮脱落,伪膜形成。如继发感染,创面呈糜烂状。但口腔、咽部病变情况与食管受损程度可不一致,因此,不能单凭咽部情况,判断食管受损程度。

成人应常规作间接喉镜检查,以了解会厌、杓状软骨等处粘膜肿胀程度及声门裂大小。儿童可酌情行 X 线喉侧位片检查。

2) 食管 X 线检查　一般于急性症状基本消退后进行,以了解食管受损情况。但早期粘膜病变较轻,钡剂检查时常不能显示。若病变范围较广,创面溃疡形成或肉芽生长,X 线钡剂检查时可见食管粘膜表面粗糙不平。

若疑有食管穿孔,检查时应避免使用钡剂,改服少量碘油后再作检查。

外伤 3～6 周后行食管钡剂检查,对明确食管狭窄帮助较大。检查时应注意狭窄部位、程度及范围。如一次检查未见明显病变,应定期复查。

3) 食管镜检查　食管镜检查可直接查看食管粘膜受损情况。至于检查时间各学者意见并不一致,但以在口腔或咽部急性炎症缓解后进行为宜。

检查时应查看食管之全长。若发现管壁糜烂、溃疡等病变,宜退出食管镜,以免超越病变后,加重粘膜损伤或并发食管穿孔。导入食管镜后,如发现喉咽部病变明显,食管镜不宜勉强深入。

化学伤 3～6 周后,可酌情重复食管镜检查,以便及时明确瘢痕形成、食管狭窄等情况。

(5) 治疗

1) 应用中和剂　受伤后应立即使用中和剂,以中和、稀释化学物质。碱性腐蚀伤可服用稀醋酸、橘子或柠檬汁等。酸性损伤则可用氢氧化铝、氧化镁乳剂等中和,但禁忌使用碳酸氢钠,因其用后可产生大量二氧化碳气体,有促使消化道穿孔可能。

一时无合适中和液时,可以饮用水稀释,以应急需。

2) 激素治疗　皮质激素类药物有消肿、抑制纤维组织增生、减轻瘢痕形成之功用。食管化学伤后常应用激素,以期防止食管狭窄,但在用药剂量、疗程长短等方面,意见不一。持积极态度者主张剂量大,疗程长,以便获得理想疗效;持不同意见者则认为不恰当的应用皮质激素可诱发食管穿孔。

总之,使用类固醇药物应慎重,宜根据病情,酌情考虑,包括用药起始时间,用药剂量、疗程长短等。对于伤势严重,估计有食管穿孔可能者,暂缓使用,以免加重病情。

3) 支持疗法　受伤后病人常因进食少而较为虚

弱，有时还有全身中毒症状，因此应重视支持疗法，并注意观察体温、血压、心率等全身情况。

由于吞咽疼痛，病人多需静脉补液，以维持营养、防止脱水，并可利尿，促使毒素排出。估计病程较长者，可安放胃管，进行鼻饲饮食。伤势较重，导入胃管有困难时，可改日再试，避免强行插放，导致食管穿孔。

4）保持呼吸道通畅　腐蚀剂致喉粘膜水肿后，如病情较轻，不妨碍呼吸时，可采取药物治疗。对于喉阻塞症状明显者，应及时行气管切开术，保证呼吸通畅。

5）食管狭窄的防治　重度食管狭窄的治疗方法比较复杂，疗效也欠理想。因此食管狭窄的积极预防和及时诊断十分重要。

化学伤后及时应用抗生素，防止创面发生炎症，以减少瘢痕形成。

对于估计可能发生食管严重瘢痕狭窄者，应延长胃管放置时间，一旦发生严重狭窄，除保证鼻饲饮食外，可依此明确食管腔的行径，为进一步治疗提供方便。

食管化学伤急性炎症消退后1～2个月内，应随访观察病情，酌情再次行食管X线钡剂检查或食管镜检查，以便尽早明确食管狭窄诊断，并及时进行治疗。具体治疗方法请参阅45.6.5。

45.6.3　食管粘膜剥脱症

食管粘膜剥脱症(exfoliative esophagitis)是一种食管粘膜上皮管状脱落、经口吐出为特点的病症。又称食管粘膜管型剥脱症、创伤性剥脱性食管炎等。

(1) 病因

确切病因尚不明确。估计与进食仓促，吞咽大团食物后，致管壁机械性损伤有关。由于损伤，粘膜上皮层与固有层间血液积聚，使两者分离。下段粘膜表层断裂后呕出。

(2) 病理

显微镜检查见脱出之管状组织，其结构与正常食管粘膜上皮相仿。

(3) 诊断

多在进食后不久发病，常先有咽部或胸骨后不适，恶心，吐出食物、鲜血后，有半透明管状膜性组织呕出。此后，稍有吞咽疼痛，数天后逐渐消退。根据上述病史，不难作出诊断。

(4) 治疗

1）为使食管粘膜尽早愈合，避免刺激，宜酌情禁食1～2 d。创面愈合前以软食为主，忌辛辣食物。

2）适当应用抗生素，防止继发感染。

3）症状缓解后，可作食管钡剂X线检查，了解食管壁粘膜恢复情况。除非症状持久不愈，一般不需食管镜检查。

45.6.4　食管穿孔

食管为一肌性管腔，管壁薄软，食管镜检查、食管异物等病变时，致管壁严重损伤，可并发食管穿孔(perforation of the esophagus)。

(1) 病因

1）食管镜检查术致伤　食管入口是食管腔最狭窄处，由于环咽肌的收缩，平时常呈闭合状态。食管镜检查时应让病人作吞咽动作，于食管入口张开情况下，使食管镜远端顺利通过食管入口。

由于环咽肌上下，各有一个三角形的肌肉薄弱区，且食管入口之前方有环状软骨，后面有颈椎椎体，若在食管入口未窥清时，盲目强行插入食管镜，容易损伤食管壁，导致颈段食管穿孔。此外，检查时如病员头位不当、麻醉不充分或食管镜管径过粗，致食管镜不能顺利通过食管入口，也是食管穿孔之诱因。

2）食管异物后并发　食管内嵌顿假牙等不规则或有锐角之异物后，如不及时取除，异物尖端可刺伤食管壁，继发感染后，或硬咽饭团、馒头等食物，企图将异物带下，可加重食管损伤，甚至引起穿孔。

在经食管镜取除异物时，如操作粗暴，在嵌入食管壁的异物尖端未游离时，就强行将异物拉出，可撕伤管壁或并发食管穿孔。

若食管异物与食管肿瘤或狭窄同时存在，钳取异物时更易诱发穿孔，应谨慎施术。

3）食管狭窄扩张术后发生　病变范围较长的食管狭窄，于食管镜下行扩张术时，扩张子常不易通过迂曲、不规则之管腔，如扩张子继续深入遇阻力后，仍勉强插入，可能穿破食管，并发穿孔。

4）其他　食管管壁较薄，在病变处取活组织时，如咬取组织太多、过深，可致管壁贯穿性损伤。

食管入口处后壁有憩室者，行食管镜检查时如将憩室囊袋误认为食管腔，继续深入，可诱发颈段食管穿孔。

(2) 临床表现

食管穿孔后其症状轻重与穿孔部位、大小等因素有关。主要症状为：

1）疼痛　食管穿孔后常有疼痛症状，吞咽时加重。颈段食管穿孔后疼痛多位于颈根部，局部压痛，转动颈项时，疼痛加重。穿孔在胸段食管者，有胸骨后疼痛，并可放射至肩背部。食管穿孔范围较大，或穿孔位于胸段食管者,疼痛程度常较严重。

2）皮下气肿、纵隔气肿　食管上段穿孔时,常有颈部皮下气肿。病情轻者,皮下气肿局限于患侧颈部,严重时皮下气肿自颈部波及上胸部。胸段食管破裂后,气体进入纵隔引起纵隔气肿,继发感染后发生纵隔炎或纵隔脓肿。

3）气胸　胸段食管在后纵隔内,分别与左右两侧胸膜相邻,食管壁损伤累及胸膜腔时可并发气胸,或胸膜腔积液、化脓,引起不同程度的呼吸困难。

纵隔大量积气或严重气胸时,如不及时处理,可因纵隔内重要脏器明显移位,腔静脉回流受阻而导致循环、呼吸障碍,应予重视。

4）食管周围发炎　食管后方与椎前筋膜间有一潜在间隙,内含疏松之结缔组织,称为食管后隙,与咽后隙相连,该间隙一旦发生炎症,感染可上达颅底,下通纵隔。食管穿孔后,如未及时诊断或治疗,可并发食管周围炎或食管周围脓肿。穿孔部位较高时,可累及咽后间隙致咽后脓肿,引起发热、烦躁不安、颈部肿痛、吞咽障碍、呼吸不畅等症状。

5）颈段食管穿孔细小时,全身症状较轻。胸段食管穿孔时则常有高热、脉速、气急、白细胞增多等征象。

(3) 诊断

疑有食管穿孔时,X线检查可以协助诊断。吞服少量碘油后行X线检查,可观察穿孔的具体部位。

为查明穿孔后引起的各种并发症,除临床表现外,常摄颈侧位片或正侧位胸片。颈段食管穿孔行颈侧位X线摄片时,可明确皮下气肿或椎前软组织肿厚程度。正侧位胸片则可了解纵隔气肿、纵隔炎、气胸等情况。纵隔气肿行胸部X线摄片时纵隔两侧有透亮气体影,使心脏边缘清晰可见。纵隔炎则表现为上纵隔增宽。

(4) 治疗

1）对于穿孔细小、病变局限、症状较轻、无食管周围脓肿等严重并发症者,常采用内科治疗,禁食或鼻饲饮食,并应用足量的广谱抗生素,控制感染后,穿孔多能逐渐愈合。

2）如病情严重,已形成纵隔脓肿者,需及时切开引流。上纵隔脓肿经颈侧途径引流。胸段食管位于后纵隔,穿孔后感染,形成脓肿时,经脊柱旁切口,引流脓液。

3）合并颈段食管周围脓肿或咽后脓肿时,可于直接喉镜下引流脓液,如脓腔较大,经口引流效果不理想时,宜行颈侧切开术,以便充分引流脓液,及时控制感染。

4）合并气胸后,其处理方法根据胸膜腔内气体多少、是否为张力性气胸而定。胸膜腔内气体少,属非张力性气胸者,可先试穿刺抽气措施。如胸膜腔气体多,肺组织明显受压,或为张力性气胸时,需行胸腔闭式引流术。

5）纵隔气肿明显,致纵隔内器官受压、移位,为防止呼吸、循环障碍,可酌情在胸骨切迹上方,切开皮肤及皮下组织,在胸骨柄背后,撑开气管前筋膜,以利纵隔内气体溢出。

6）支持疗法　对于感染严重,全身情况较差者,除积极应用抗生素外,需重视全身支持疗法。

45.6.5　食管瘢痕性狭窄

食管因化学伤、手术等原因,致管壁组织增生,瘢痕收缩,管腔狭小,影响吞咽时,可诊断为食管瘢痕狭窄(strictures of the esophagus)。

(1) 病因

引起食管狭窄的原因较多,常见者有以下几种:

1）误服或有意吞服化学腐蚀剂　食管因化学伤后,在愈合过程中食管壁结缔组织增生,瘢痕收缩,致食管狭窄。

2）手术后遗症　食管肿瘤切除术等手术后,吻合口可因瘢痕收缩而致管腔狭窄。若吻合口处有感染,更易引起瘢痕收缩。

食管癌放疗后,瘢痕收缩也是食管狭窄的原因之一。

3）先天性食管狭窄　多见于婴幼儿。早期,因进流质,症状常不明显。随年龄增长,进较稠厚食物后,吞咽困难逐渐加重。

4）食管炎症　食管下端括约肌功能失调后,食管下端粘膜经常受反流胃液刺激,反复感染后致食管狭窄。

(2) 病理

食管壁受强酸或强碱引起的化学伤后,如病变深达肌层,经过充血、水肿等急性炎症阶段,在愈合过程中由于结缔组织增生,瘢痕收缩而致食管狭窄。病变常发生于化学伤后3～4周时。

病变范围局限或广泛,与化学剂的性质、剂量、浓度等因素有关。狭窄部位常以食管入口、主动脉弓压迹等生理狭窄处为著。但也有以食管下1/3为多见的报道。

病变处食管壁变硬,失去弹性。显微镜下粘膜层、肌层等组织结构层次不清,结缔组织明显增生伴炎症细胞浸润。病变严重时,食管外膜也因炎症与周围组织有不同程度粘连。

先天性食管狭窄者，病变常局限，病变以上段食管扩张明显。

因胃液刺激引起的食管消化性炎症或消化性溃疡，早期病变以粘膜肿胀和局部痉挛为主，若久治不愈，可因组织增生而致食管狭窄，病变多位于食管下端。

(3) 临床表现

食管狭窄主要症状有：

1) 吞咽障碍　是食管狭窄的主要症状。病情轻重与狭窄程度有关。吞服强酸或强碱等化学腐蚀剂后引起者，多在化学伤急性期 3～4 周后出现吞咽障碍，并逐渐加重。严重者，流质也难以咽下。

2) 呕吐　多与上段食管病变部位扩张，食物滞留于此有关。

3) 其他　由于长期进食困难，营养不良，病人多消瘦体弱。小儿生长发育不良。

因食物反流，易发生呼吸道感染或吸入性肺炎。老人、小儿尤易发病。

(4) 诊断

病史和症状对诊断有一定帮助。为明确病变部位、范围和狭窄程度，则应作以下检查：

1) X线检查　食管钡剂X线摄片或透视是常用检查方法，可了解病变概况。如狭窄程度、病变范围等。

在摄片时可见病变处食管腔变狭，管壁僵硬，蠕动差，病变上段食管腔扩张等。

检查时若吞服之钡剂过于稀薄，钡剂自上而下快速通过食管，不易发现程度较轻之狭窄，检查时应予注意。

2) 食管镜检查　在X线检查的基础上，可进一步查看狭窄部位及程度，并能观察狭窄上段食管粘膜状况。检查时应注意与食管肿瘤、贲门痉挛、异物等病变引起之吞咽障碍鉴别。

(5) 治疗

食管狭窄的治疗较为棘手。疗程长，疗效不够理想。因此，食管化学伤后，食管手术时，预防食管狭窄十分重要。常用之治疗方法主要有以下几种：

1) 食管镜下扩张法　主要适用于狭窄范围局限者。

常采用胶质丝线制成的，上粗下细圆锥形软性扩张器(图 45-8)。术时，根据管腔狭窄程度，将大小合适的扩张器，在食管镜明视下插入狭窄处进行扩张。

扩张术一般每周 1 次，并逐步加大扩张器尺码。若症状明显改善，可适当延长扩张术间隔时间。

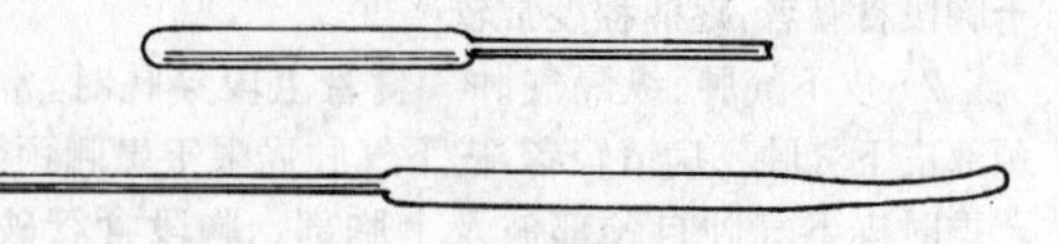

图 45-8　圆锥形食管扩张器

扩张时应谨慎，不可用力盲目导入扩张器，以免并发食管穿孔。术后应注意观察有无疼痛、皮下气肿等食管穿孔征象。

本法不适用病变广泛之病例，疗程冗长也是其不足之处。

2) 逆行扩张法　对于病变范围广泛者，食管镜下扩张法难以奏效，且易并发食管穿孔，宜于胃造瘘术后采用逆行扩张法。其要点是：事先吞下一根 2～3 m 长之尼龙线，作为食管扩张的引线。其一端留在口外，另一端经胃造瘘口处引出，系上大小合适的椭圆形扩张器后，将引线两端打结，使成环形。

扩张时，引线从口腔拉出，使扩张器自下而上经胃进入食管，并拉出食管口，从而对狭窄病变进行扩张。每天酌情扩张 1～3 次。病情好转，调换大一号扩张器后，继续治疗。

上述方法组织损伤少，较安全，但应注意以下几点：

a. 引线应在食管狭窄前及时吞下。

b. 为减少引线磨损、断裂，可将其口腔端从鼻腔中引出，扩张时再从口咽部拉出。

c. 引线自下而上从口腔中拉出时，应注意避免舌根部损伤。

3) 食管重建术　狭窄范围广泛，扩张法失败或估计难能以扩张法治愈者，可考虑肠管移植、胃上提、胸大肌皮瓣等方法重建食管。

由于狭窄食管与周围组织粘连较牢固，手术时多保留病变食管，在其侧旁采用食管胃吻合术或以空肠、结肠代替食管(食管空肠吻合术、食管结肠吻合术)。

a. 食管胃吻合术：对于狭窄位于气管隆嵴以下水平，估计食管下段可游离者，可考虑食管胃吻合术。术时将胃底上提，于主动脉弓平面附近与食管上段吻合。

b. 食管空肠吻合术：通过腹部手术，取一段带有肠系膜血管之空肠备用。经颈侧途径，在颈根水平，暴露颈段食管后予以切断，缝合关闭离心段食管腔。将备用之空肠段经胸骨后前纵隔上提，于颈根部与向心段食管下口吻合。空肠段之下端缝于胃前壁近胃底处，使重建之食管与胃相连。

在分离、吻合空肠段手术过程中，始终应注意避免损伤肠系膜血管，以保证移植肠段之血供。术时保护喉返神经也很重要。

c. 食管结肠吻合术：经腹部手术取结肠段。以中结肠动静脉或左结肠动静脉为营养血管，并保留肠系膜血管环，经前纵隔将结肠段上提至颈部。向心端与颈段食管吻合，离心端与胃吻合。

如狭窄以喉咽及颈段食管为主，可考虑选用胸大肌皮瓣行重建术。

也有采用含肠系膜血管之游离空肠段重建颈段食管之报道。术时以显微外科技术，使肠系膜动脉分支与甲状腺上动脉、颈横动脉吻合。静脉也作相应之吻合。

4）食管重建术注意事项　以上述各种方法行食管重建术时，应注意以下几点：

a. 对于进食少、全身健康状况较差者，宜先行胃造瘘术，缓解进食困难，待全身情况改善后再施行手术。

b. 术前应排除胃肠道器质性疾病，并了解喉咽部有无瘢痕狭窄等情况。

c. 为避免吻合口狭窄，手术时可斜行切断食管腔或肠腔，以增大吻合口面积。

d. 术后出现声嘶，提示喉返神经受损可能。如两侧喉返神经损伤，可致呼吸困难，应予重视。

5）因经久不愈之反流性食管炎而引起的食管狭窄，保守疗法无效时，可考虑手术治疗。切除病变之食管并行部分胃切除术。切断两侧迷走神经，可减少术后胃酸分泌。

6）先天性食管狭窄，请参阅 45.5.1。

7）手术遗留之食管狭窄。病情轻者，可于食管镜下行扩张术。反复多次扩张未能缓解者，酌情手术整复，以扩大吻合口。或试用镍钛合金支架进行扩张。

45.7　食管异物

食管异物（esophageal foreign bodies）是耳鼻咽喉科常见急症之一。常见的异物有鱼刺、鸡鸭骨等骨类、硬币、果核、假牙等。发病常与以下因素有关：① 进食过于匆忙；② 牙齿脱落或牙齿未萌致咀嚼功能不完善，使用假牙托后口内感觉不灵敏；③ 有口含硬币、针钉等物的不良习惯；④ 有食管狭窄、食管癌等病变时，易发生食物嵌顿；⑤ 其他如精神失常，各种原因引起的意识障碍等。

45.7.1　食管异物的诊断

及时诊断食管异物，是预防并发症的重要环节。现将食管异物的诊断要点叙述如下。

（1）病史

多数病人有明确的异物误咽史，并有程度不同的吞咽困难和吞咽疼痛。症状轻重常与异物大小、形状和有无并发症有关，因此，询问病史时还应了解病程、异物性质及是否伴有发热、胸背疼痛、呕血等症状，以供进一步检查、诊断时参考。

（2）临床检查

应常规作间接喉镜检查，除了解梨状窝积液情况外，还需查看有无喉咽后壁或侧壁肿胀等现象。

颈部扪诊也属必要。单纯食管异物患者，颈部检查常无阳性体征，若并发食管穿孔或合并感染时，可有皮下气肿、局部肿胀、压痛等征。

（3）影像学检查

是诊断食管异物的重要检查方法。鱼刺、骨片等透光性异物，常规透视下不能显影，需作X线食管钡剂检查，以判断有无异物及其停留的部位。食管内有异物时常表现为异物处有钡剂滞留，反复吞咽仍不能排空。也可表现为钡剂分流。如食管完全堵塞，可使钡剂通过受阻。X线钡剂检查时应耐心、细致，以免漏诊细小异物。检查时吞服的钡剂以调成糊状为宜，一般不需在钡剂中加入棉絮。吞服过多钡棉，不利于细小异物的诊断，也会给异物取出术增加困难。

疑有食管穿孔时，宜选碘油为造影剂。若有造影剂外溢、食管周围软组织肿胀、气体积留等现象，提示食管穿孔可能。

对于不透光异物，常规透视或摄片时即可直接显示异物形状、大小和部位。较大食管异物偶可刺激、压迫气管、引起咳嗽、呼吸不畅等呼吸道症状，诊断时应注意鉴别。位于气管隆嵴水平以上的扁形不透光异物，一般可根据X线检查时异物呈冠状位或矢状位，区别于气管异物。不易确诊时可转动体位，取侧斜位检查，有助于明确异物位置。诊断仍有困难时，吞服少许钡剂，不难辨清异物在食管内或气管内。

颈侧位X线摄片检查，可显示椎前软组织肿厚程度，有助于食管周围炎或脓肿的诊断。偶有不透光的细小异物，常规方法未能发现时，可考虑拍摄颈侧位片。

疑有食管穿孔合并纵隔气肿或纵隔感染时，可作胸部正位及侧、斜位X线检查，以观察有无纵隔积气、纵隔增宽或食管后间隙肿胀等征象。

（4）食管镜检查

临床疑似食管异物，但X线检查阴性时，可行食管镜检查以明确诊断。尤有助于食管粘膜擦伤或细小异物的鉴别，检查时观察应细致、全面，以免细小异物的漏诊。

45.7.2 食管异物的治疗

异物进入食管后应尽早取出，以免因炎症反应致局部组织红肿，妨碍异物取除，或产生并发症。硬质食管镜下异物取出术乃是目前治疗食管异物的主要方法。为获得良好治疗效果，现将有关内容讨论如下。

(1) 手术时机

临床诊断或疑有食管异物者均可及时行食管镜检查或异物取出术。对于已有发热、局部肿痛、继发感染的病例，也应适当使用抗生素后尽早手术。等待炎症控制后施术的态度并不切合实际，因不取除异物，由此引起的炎症难以消退。有高血压、心血管疾病患者误吞异物后，虽然给手术增加了困难，但仍应稍作准备后及时手术，如术前心电图检查、测量血压等，必要时请内科协助给予相应治疗，以保证手术顺利进行。

(2) 术前准备

常规行食管钡剂 X 线检查，以便了解异物部位。对于合并继发感染或假牙等不规则异物，应作 X 线摄片。

准备合适的器械与手术能否顺利进行密切相关。应按年龄、异物种类、大小和停留部位，选择不同长度和口径的食管镜和不同形式的异物钳，常用的有鳄鱼钳、抱钳等。

术前禁食 4 h。病程较长，进食少，全身情况较差者，宜适当补液和应用抗生素。

(3) 麻醉选择

成人一般均能在1%丁卡因表面麻醉下进行手术。全麻主要用于儿童。合作欠佳的成人、异物体积较大或外形尖锐、食管入口附近红肿，表面麻醉插入食管镜困难时，也应选用全麻。为保持呼吸道通畅，应用气管内插管麻醉法。

(4) 手术方法

1) 插入食管镜　镜管顺利进入食管入口是食管镜检查成功的关键。术时病人取仰卧位。头、颈部由助手扶持并置于手术台外，头过度后仰使之较手术台高 10～15 cm。食管镜远端沿舌根进入喉咽部，经右侧梨状窝并移向中线，在环后区可见呈放射状收缩之食管入口，于吞咽动作致环咽肌松弛，显出食管入口时，导入食管镜。通过食管入口遇困难时，应检查原因，及时纠正。盲目强行插入，有并发食管穿孔可能。

2) 查找、暴露异物　导入食管镜后应使镜管与食管腔之纵轴保持一致，充分暴露食管之前后、左右各壁，自上而下仔细查找异物，以免遗漏或超越异物。找见异物后不宜急于钳取，应先将食管镜远端逐渐接近异物，并吸除异物附近的分泌物，使异物充分暴露，观察异物与其周围组织的关系，选择插入钳子的合适位置。

3) 取除异物　具体方法按异物种类而定，现分述如下：

a. 钳取鱼刺、针等长而有尖刺异物时，必须查看异物尖端与管壁的关系。如尖端游离者，应挟住尖端并将其置入食管镜内取出。钳住异物但取出有阻力，提示异物有刺入管壁可能。应用鳄鱼钳挟住异物远端，使异物尖端退出食管壁，然后挟住尖端后取出。

b. 扁圆形直径较宽的异物，如钱币、纽扣等，在食管内多呈冠状位，待食管镜远端接近异物后，用鳄鱼钳挟住其扁平面并与镜口靠拢后，与食管镜一起退出。

c. 鸡骨、肉骨等外形不规则之异物，其两端多嵌于食管壁，手术时应查清异物与邻近管壁的关系。挟住异物近端的适当部位，轻轻转动，使异物的长轴与食管腔走向平行后取出。

d. 圆形异物如话梅等，可用钳口略呈弧形的抱钳挟取，以免异物滑脱。对于圆团状大块有韧性的异物，如肉块，若不能整块取出可分次钳取，实在难于取尽时，可考虑推入胃中。

e. 假牙托的体积大，外形不规则，且常有钩子，容易钩住食管壁，不易取出。手术宜在全身麻醉下进行，并选用大口径(如 13 mm×19 mm)的食管镜使食管扩张。术时应先把钩住食管壁的钩子与管壁脱开，再转动异物，使其纵轴与食管走向平行。挟持异物使其接近食管镜之远端口后，与食管镜一起退出。由于环咽肌收缩，出食管入口时可遇阻力，常需适当转位后才能取出异物。异物取出过程中，如阻力明显，不能强行拖拉，以免产生并发症。如异物位于食管中段，则尤应注意。

(5) 术后处理

也是治疗食管异物过程中不可忽视的内容之一，包括：

1) 异物取出、无合并症者，根据粘膜损伤程度，酌情禁食 6～12 h 后恢复饮食。必要时适当应用抗生素。

2) 对于手术时食管损伤严重；对于并发食管周围感染或纵隔炎症及疑似食管穿孔病例，术后除用抗生素外，应鼻饲饮食或禁食。必要时行局部脓肿切开引流术。

3) 异物较大，外形不规则或有尖刺，存留部位与主动脉弓邻近，食管镜取出有困难时，宜请胸外科协助治疗。

4) 尖锐异物已穿破食管，进入周围软组织时，有时可经颈侧切开或开胸手术取出异物。

5) 食管镜检查时可因超越异物等原因而未发现异物。对于术后症状不减、X线检查仍有异物征象者，应重复镜检。

6) 异物取出后，如发现食管内有新生物或瘢痕狭窄等病变时，应进一步诊治。

45.7.3 食管异物的并发症

食管管壁较薄，存留异物后如不及时取除，可穿破食管产生各种并发症。其发生率各学者报道不一，据复旦大学附属眼耳鼻喉科医院食管异物877例分析，发生并发症者68例(7.75%)。食管穿孔的发生与异物形状、存留时间和有无继发感染等因素有关。上述68例中，67例由各种骨刺、枣核、假牙等异物引起，1例发生于食管镜检查异物取出术后。

(1) 临床表现

食管穿孔的临床症状及其严重程度因穿孔部位、大小和继发感染情况而异。

穿孔早期，病变范围小、无继发感染时，症状多较轻，常表现为：① 疼痛，食管入口附近有穿孔时，疼痛常位于颈部；穿孔位于胸段食管时，主要为胸骨后或肩背部疼痛。② 皮下气肿或纵隔气肿，穿孔位于颈段食管时，颈部可扪及皮下气肿；若为胸段穿孔，则常表现为纵隔气肿；病变涉及胸膜腔时，可合并气胸。

食管穿孔后如不及时治疗，可发生其他严重的并发症。常见者有：

1) 咽后脓肿　位于食管入口附近的异物，刺伤喉咽后壁可继发咽后隙感染，严重时形成咽后脓肿。症状与体征和咽后隙淋巴结炎引起者相仿，但感染部位以喉咽水平为主。颈侧位X线摄片示喉咽部椎前软组织增厚，其中可含气体或液平。

2) 食管周围隙感染　食管壁无浆膜层，仅有由纤维结缔组织构成的外膜，穿孔后炎症容易波及食管周围隙，致食管周围炎或脓肿形成。症状可能较咽后脓肿更为严重，颈侧位或食管侧位摄片示食管周围软组织肿胀明显，但位置较咽后脓肿更低，脓肿形成后可见液平(图45-9，见插页)。必要时宜进一步作胸部正侧位X线检查，以了解炎症是否累及纵隔。

3) 纵隔感染　食管位于上纵隔及后纵隔之间。因食管异物或食管镜检查致食管穿孔后，可并发急性化脓性纵隔炎。咽后脓肿或食管周围脓肿者感染未能有效控制时，也可导致纵隔炎症。起病后病情发展较快，患者胸骨后疼痛明显，或向肩背部扩散，常伴高热、畏寒、呼吸急促、心率加快等现象。胸部X线检查有纵隔影增宽、积气、液平或气管移位等征。CT检查有助于查明病变部位及范围，为治疗提供信息。

4) 主动脉或颈动脉破裂　是一种较少见但可危及生命的并发症。中华耳鼻喉科杂志在1982年综合报道因食管异物而死亡的80例，其中主动脉穿破49例，颈动脉穿破4例。

胸段食管内存留不规则或尖锐异物而致食管穿孔并损伤邻近主动脉等血管后，可引起严重出血。误吞异物数天后，除有吞咽疼痛外，出现反复呕吐鲜血，出血量多，黑粪，胸痛等症状时，应考虑大血管溃破可能，需认真对待。X线或CT检查，纵隔可因积血而增宽。此类病人行食管镜检查，有诱发严重出血可能，应十分慎重，常需开胸探查取除异物。

颈段食管异物致颈动脉破裂者并不多见。一旦发生，由于血液积聚颈部饱满肿胀，有时并可扪及搏动，也有呕吐鲜血的症状。

临床疑为大血管破裂时，应及时手术探查，修补血管裂口，以挽救生命。

(2) 治疗

食管穿孔的预后，与早期诊断、及时治疗有关。

1) 单纯性食管小穿孔、无明显继发感染者，可考虑内科治疗。主要包括禁食或鼻饲饮食；积极应用抗生素，预防或控制炎症和全身支持疗法等。

至于食管异物的处理，宜根据异物种类和部位酌情考虑。估计可经食管镜取出者，应尽早取除异物，以免加重病情。若胸段食管内有假牙等不规则异物，食管镜下取出有困难时，可考虑外科手术。于食管镜下强行拉出异物，可加重食管损伤，应注意避免。

2) 咽后、食管周围感染，早期无明显积脓时可先行抗炎治疗。因食管穿孔并发的咽后、食管周围炎症，常为需氧菌和厌氧菌混合感染，因此，应选用抗菌谱广、抗菌活性强，且对厌氧菌有效的抗生素，以便及时控制炎症。

脓肿形成后应及时引流脓液，手术方式根据脓液多少及脓腔部位而定。脓液不多，脓肿位置较高者，可考虑经口于直接喉镜或食管镜下切开引流脓液。脓肿位置较低，脓液较多，经内镜引流感染控制不理想时，应考虑颈侧途径切开引流术。手术时自甲状软骨水平至胸锁关节，沿胸锁乳突肌前缘作切口，分离组织后，在甲状软骨、气管和颈动脉鞘间继续深入，寻找脓腔，引流脓液，并探查脓腔内有无异物。术后应注意保持引流通畅，并配合抗炎药物治疗。较大咽后脓肿或颈段食管周围脓肿，压迫气管后壁致气道狭窄，呼吸不畅时，应酌情行气管切开术，以保持呼吸道通畅。

3）纵隔感染　纵隔炎症经抗生素治疗无效，有脓肿形成时，需及时引流。上纵隔脓肿可经颈侧途径切开引流，手术方法与咽后、食管周围脓肿时颈侧切开术相仿，但需更向后下方分离，以便探得脓腔。后纵隔脓肿时可行脊椎旁纵行切口，引流脓液，并保持引流通畅，必要时可用消炎药液冲洗脓腔。

4）主动脉、颈动脉破裂　治疗、修复主动脉瘘口，难度很大。以往报道中仅个别病例幸存。近年来由于外科技术发展，有少数抢救成功的报道。孟祥贵（1993年）应用人工血管旁路移植方法治愈1例。认为成功关键在于将人工血管置于非感染区和彻底切除病变的主动脉段、修复食管穿孔、积极应用抗生素，成功地度过了手术后感染关。李舜农（1992年）采用的方法是缝合主动脉瘘口后，将穿孔食管上段置于体外，食管下段则缝合后放置体内，以便控制炎症，为主动脉瘘口愈合创造条件。病情稳定，主动脉瘘口愈合后再行食管重建术，最终取得成功。也有直接缝合主动脉瘘口及食管穿孔手术成功的报道。

从成功、失败两方面进行总结，主动脉瘘口修补手术成功与否，可能与以下因素有关：① 早期诊断、及时探查；② 主动脉瘘口周围血管炎症反应轻者，缝合修补较易成功；③ 要采取各种措施，有效地防止和控制纵隔炎症，以利修补瘘口的Ⅰ期愈合。因感染使瘘口再现，又致严重出血，是手术失败的重要原因之一。

目前治疗主动脉瘘口尚无成熟经验，预防食管异物，避免发生并发症，十分必要。一旦误吞异物，应尽早取除，切忌强行吞服饭团、馒头等物，加重食管壁损伤。对于胸段食管异物，尤需积极治疗。

食管异物致颈动脉破裂者，预后较主动脉瘘好，但也应尽早手术探查，以免出血过多，失去抢救机会。手术时找到血管破口后，争取缝合修补，并取邻近组织覆盖、加固创面。因血管糜烂或出血严重等原因，修补缝合有困难时，酌情结扎血管，但可发生对侧肢体瘫痪等后遗症。

45.8　食管功能性疾病

45.8.1　环咽肌功能失调症

因食管入口处环咽肌丧失松弛功能，或咽环肌松弛时间与吞咽动作不协调，而引起的吞咽障碍称为环咽肌功能失调症（cricopharyngeal achalasia）。

（1）病因

环咽肌属横纹肌。位于咽下缩肌与食管入口间，平时常处于收缩状态，吞咽时则松弛，使食管入口开放，但随即又呈收缩状。在腹压增加时，收缩的环咽肌具有防止食管内食物反流入咽部的作用。环咽肌受舌咽神经（感觉）和迷走神经（运动）分支支配。交感神经则来自颈上神经节之分支。迷走神经兴奋时，环咽肌松弛，交感神经兴奋时，则收缩。

顺利完成吞咽过程，主要依靠舌的运动、咽部收缩、环咽肌松弛等的互相协调作用。吞咽过程中，咽缩肌收缩时，环咽肌松弛。使食物由咽进入食管。重症肌无力、脑血管意外、脑干肿瘤等病变时，可因神经肌肉功能失调，致吞咽时环咽肌不能松弛，引起吞咽障碍。吞咽时环咽肌提前或延迟松弛，也可引起本症。

（2）临床表现

多见于老年人。主要临床表现为：

1）吞咽障碍　固体食物或液体均难于咽下，常需数次吞咽动作后才能将食物或液体咽下，因此，每次进餐所需之时间，明显多于正常人。

由于进食困难，患者多有体重减轻、消瘦等现象。

2）误吸　吞咽过程中，积聚在喉咽部的食物或液体，因不能及时进入食管，部分可误吸入呼吸道，引起呛咳，严重时有憋气现象。也易并发吸入性肺炎。

3）间接喉镜检查常见梨状窝积液。

（3）诊断

1）食管X线检查　吞钡造影剂后，造影剂滞留于喉咽部、会厌谷、梨状窝等处，不易通过食管入口进入食管。由于食物积留在喉咽部，喉咽腔内压力较高，X线检查时有时可见喉咽腔增宽，或有小憩室形成。

2）食管镜检查　由于环咽肌处于紧张、收缩状态，食管镜不易插入。待环咽肌处于松弛状态时，插入食管镜进行检查。通过检查可以查明喉咽部、食管入口附近有无新生物、异物等病变，有助于鉴别诊断。

（4）治疗

1）支持疗法　根据进食多少，适当补液，也可以插放胃管，进行鼻饲饮食。

2）手术治疗　全身情况较好，能忍受手术者，可考虑环咽肌切开术。手术目的在于切断环咽肌纤维，使食管口松弛。

于胸锁乳突肌前缘下段切开皮肤，分离后将胸锁乳突肌、颈动脉向外侧牵引，甲状腺及喉体则拉向内侧，在环状软骨之外后方，食管口水平，寻见横行分布的环咽肌纤维：其上方有斜行的咽下缩肌，下方有纵行走向的食管外层肌肉。辨清解剖结构后，于环咽肌之后方，上自咽下缩肌下缘，下至食管肌肉上端，纵行切断肌纤维，深达粘膜下层（图45-10）。稍行分离后，食管口处的粘膜下层、粘膜层组织可经肌肉切口处膨出。手术过程中，应注意避免损伤喉返神经。

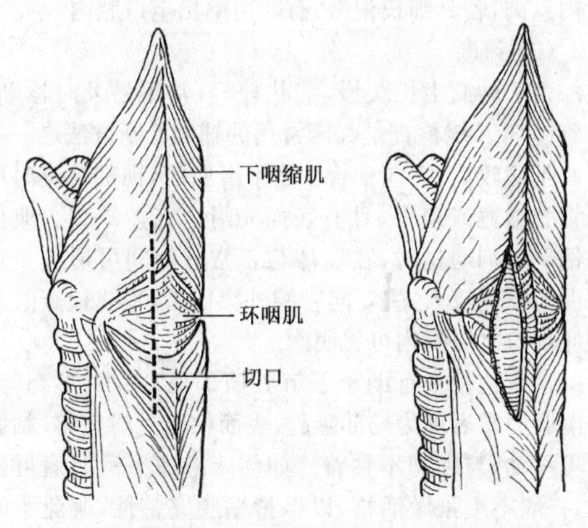

图 45-10 环咽肌切开术示意图

手术前，若经口将导管插入食管，有利于辨认食管及切断肌肉。

手术后，食管入口张力降低，加上重力作用，食物能顺利通过入口，进入食管。部分病人可发生食管内容物反流现象。

45.8.2 食管失弛缓症

食管失弛缓症（esophageal achalasia）又称贲门痉挛或巨食管症。主要表现为食物进入食管后，食管收缩功能减退，贲门未能相应松弛，致食管扩张，食物滞留在食管腔内。

（1）病因

病因尚不明确。多认为与神经肌肉功能失调有关。食管的正常运动受迷走神经支配。食管壁内含Auerbach神经丛（肠肌神经丛）及Meissner神经丛。前者位于食管肌层内，有支配、调节食管运动之功能；后者位于粘膜下层，属感觉神经。食管失弛缓症时食管中段蠕动减退，下段括约肌不能正常相应地松弛。其确切的病变部位，至今说法不一。有人报道食管失弛缓症者，食管肌层内的肠肌神经丛中副交感神经节细胞明显减少或变性。由于副交感神经功能减退致交感神经兴奋，使食管下端括约肌不能松弛。但未见有食管下端失松弛处有组织学方面变化的报道。用实验方法切断颈部迷走神经，或破坏脑干处迷走神经运动核，可出现食管蠕动减弱或消失，下端括约肌不能松弛等现象，但也未见食管壁内神经丛中神经节细胞受损害。

（2）病理

扩张段食管壁肌肉呈纤维化或有增厚现象，食管蠕动减弱。肠肌神经丛内神经节细胞减少。伴炎症细胞浸润；或神经节细胞呈纤维化变性。由于滞留食物的刺激，食管粘膜充血、发炎，上皮细胞增生或溃疡形成，偶有癌变可能。食管下端痉挛处肌层常有增厚。

（3）症状

1）吞咽困难　由于食管下端痉挛，食物不能顺利经贲门进入胃部，因此，多数病人有不同程度的吞咽障碍。早期，常表现为间歇性吞咽不畅，症状时轻时重，以后，随着病情发展，呈持续吞咽困难状态，病人常需饮用较多流质，以增加食管内压力，促使食物进入胃部。

2）胸骨后不适、隐痛或梗阻感，多与食管内食物滞留有关。

3）食物反流　由于食物咽下受阻，常有食物反流现象。严重时发生呕吐。睡眠时若反流或吐出的食物误吸入气道，可并发肺部感染。

4）消瘦或营养不良，常见于儿童或病情严重者。

（4）诊断

对于有上述症状，且病程较长者，应作进一步检查，以明确诊断。儿童患者应注意与先天性食管狭窄鉴别；成年人则须与贲门癌鉴别。

1）影像学检查　X线摄片检查示食管下段管腔扩张，并可见液平。X线吞钡检查时，除有食管扩张，蠕动减弱等征象外，于食管与胃交界处，因食管扩张失常，钡剂通过受阻，致局部钡剂显像呈细长形。

食管严重扩张时，可表现为纵隔增宽，或有食管扭曲。

2）食管镜检查　由于潴留食物的刺激，食管镜检查时见食管壁有不同程度炎症，粘膜失去正常色泽，表面略粗糙，大部分管腔宽大，但食管下段管腔狭窄，食管镜不易通过。

食管镜检查有助于了解管腔内是否存在可引起食管梗阻的其他病变，如食管癌、异物等。

3）食管测压检查　如经口插入测压导管直至胃部，然后逐渐向外抽出，可以分别测得胃内及食管内压力。虽然食管下段排空不畅，腔内有食物潴留，由于管腔扩张，腔内压力增高可能并不显著，但还是明显高于胃内压力，此乃异常现象。

4）拟胆碱类药物试验　有学者建议应用小剂量拟

胆碱类药物，如氨甲酰甲胆碱、氯贝胆碱（Bethanechol Chloride）等，若用药后食管明显收缩，说明食管下端不能正常弛缓的原因，与管壁内缺少胆碱能神经纤维有关。

（5）治疗

根据病情轻重，选择治疗方法。

1）保守治疗　适用于病情较轻者。主要从调节饮食习惯着手，如避免食用过冷、过热食物。进食方式以少食多餐为宜。食物细嚼后与汤液一起咽下。饭后适当进行散步或其他活动，以利食物下移进入胃内。临睡前不宜进食，以免食物逆流后误吸入下呼吸道。有时可试用阿托品或颠茄酊等解痉药物，但效果并不理想。

2）手术治疗　病情较重者可考虑食管肌肉切开术，纵行切开松弛功能失调的食管下段肌层，解除梗阻现象。手术多采取经左胸径路，于第7～8肋骨水平，寻找、游离食管下段。切开肌层之范围。上起痉挛段稍上方，下至贲门附近，切开食管纵行及环形肌肉，稍经分离后，使受压缩的粘膜下层及粘膜层，从肌肉切口处膨出，致使食管下段管腔扩大。手术时应避免损伤迷走神经，并注意不累及贲门括约肌，以免术后发生胃液反流。肌肉切割过深，可引起食管穿孔，应注意预防。也可采用经上腹部进行手术的方法。

另尚有以水囊、钡囊、扩张条等扩张食管下段挛缩的报道。

45.9　食管肿瘤

45.9.1　食管良性肿瘤

食管良性肿瘤临床上较为少见。据报道在食管肿瘤中仅占1%。

（1）病理

食管良性肿瘤的病理类型以平滑肌瘤最为常见。其他较少见的有息肉、乳头状瘤和腺瘤等。

平滑肌瘤起源于食管肌层内，多发生于食管下中段。常沿管壁向上下生长，也有绕管腔环生长者。在显微镜下肿瘤由纵横交错的平滑肌细胞组成，常伴一定数量的纤维组织。

乳头状瘤由食管粘膜之鳞状上皮增生而成。可发生于食管任何部位。

息肉多起源于粘膜或粘膜下层。多发生于颈段食管。

（2）临床表现

症状轻重主要与肿瘤大小、部位有关。病变局限者多无明显症状。肿瘤增大后可引起程度不同之症状，轻者常表现为胸骨后不适或吞咽不畅。肿瘤较大且突向食管腔时，可致吞咽困难。有学者报道，颈段食管内息肉，若其细长根蒂，有时可呕出至口腔内。

（3）诊断

由于肿瘤生长缓慢，症状较轻，常不易及时诊断。食管钡剂X线检查是临床常用的辅助诊断方法之一。

基底较广、突向食管腔之平滑肌瘤，钡剂检查时可见管腔增宽或扁平，且有表面光滑之充盈缺损。典型病例于钡剂通过时，在瘤体与正常管壁间可形成一定角度。瘤体较大，主要向管腔外突出者，X线检查时于相应部位之纵隔内可见阴影。

食管镜检查有助于了解肿瘤部位、大小、形态等。平滑肌瘤常表现为局部隆起，表面粘膜光滑完整，粘膜稍可移动，与肿瘤不粘着。如临床考虑平滑肌瘤可能时，一般不主张做活检，以保持粘膜完整性，避免术时剥破粘膜。

息肉在食管镜下呈淡红色，表面光滑，有蒂者常有一定活动度。

发生在食管的乳头状瘤之外观与发生在其他部位者相仿，常无蒂。

（4）治疗

常根据肿瘤大小、部位决定治疗方法。

位于食管中下段之较大平滑肌瘤，多经开胸手术，切开纵隔胸膜暴露食管后，纵形切开肌层，多能在粘膜外取出肿瘤，不需进入食管腔。对瘤体较小，全身情况较弱，或高龄患者，可密切随访。

有细蒂之小息肉或乳头状瘤，可考虑于食管镜下摘除。基底宽广之较大息肉，根据病变部位酌情取颈部或胸部途径予以切除。

45.9.2　食管恶性肿瘤

食管癌（carcinoma of the esophagus）是我国常见癌肿之一。河南林县等地区发病率较高。男性多于女性。但在高发区，男女发病比例相近。

（1）病因

食管癌的确切病因尚不清楚。多数学者认为与以下因素有关：

1）饮食习惯　长期食用粗糙、过热或辛辣食物，食管粘膜易受机械性损伤。如反复出现组织增生、修复过程中，出现不典型增生时，最终可导致癌变。

有长期饮用烈性酒者食管癌的发病率比不饮酒者

高7倍的报道。

2）食管病变　曾有关于食管狭窄、贲门痉挛、食管憩室等病变时，因食管粘膜长期慢性炎症致癌变的报道。有关资料认为：由于上皮组织慢性炎症演变成为的不典型增生，是食管癌的癌前期病变。

3）亚硝胺类化合物　已有实验证明，食用含亚硝胺类化合物和霉菌污染的食物与食管癌发病有关。

(2) 病理

据统计食管癌多发生于食管中段，其次为食管下段，发生在上段者很少。

食管癌中以来源于食管上皮的鳞形细胞癌最为多见。少数为腺癌。低分化癌较少见，但恶性程度较高。

食管癌的病理学形态：因病变轻重而异。早期时，患处粘膜粗糙，因不同程度的组织增生致局部斑块状或乳头状隆起，表面或呈糜烂状。病变范围常较局限。显微镜下病变侵及粘膜层或粘膜下层，但未累及肌层。中晚期食管癌，根据癌肿生长形态，一般分为髓质型、蕈伞型、溃疡型和缩窄型四类。病变处管壁增厚明显，或突向管腔，或表面溃疡形成。肿瘤多累及管壁大部或全部，使管腔变狭，管壁僵硬。显微镜下肿瘤侵及管壁肌层或食管全层，到了晚期，肿瘤细胞可侵及食管周围器官，或伴有淋巴结转移。

(3) 食管癌的扩散

大致有以下几种方式：

1）管壁内扩散　随着病情发展，病灶除向四周扩大外，并可通过管壁内淋巴管进行播散。食管壁粘膜及粘膜下层内富有淋巴毛细管，癌细胞侵犯淋巴管后可循淋巴管向上或向下扩散。其在粘膜下形成的新病灶可以远离原发灶，因此，手术时应增加切除长度，以免因切除长度不够而导致复发。

2）直接浸润扩散　是食管癌常见播散形式。癌细胞经粘膜、粘膜下层向肌层浸润，使管腔全层受侵，也可穿透管壁，累及食管邻近器官，如气管、支气管、肺门、主动脉等。上述重要脏器受侵程度可影响病变的彻底切除。

若癌肿环绕管壁浸润播散或肿瘤团块突向管腔，可引起食管腔狭窄，致病变上段食管呈继发性扩张。

3）淋巴结转移　是常见的扩散方式。根据食管淋巴引流的解剖结构，食管癌的淋巴结转移情况与病变部位相关。颈段食管癌多转移至锁骨上淋巴结或颈根部之颈深下淋巴结组。胸段食管癌则多转移至食管旁、气管旁、肺门等处淋巴结。癌肿位于食管下段时，常有食管旁或贲门旁淋巴结转移。除上述方式外，尚可发生胸段病灶转移至颈部的逆向转移情况。

4）远处转移　晚期食管癌可经血运转移至肝、肺等处。

(4) 临床表现

食管是一肌性管腔，有一定扩张能力。早期食管癌时，症状多轻，应予重视，以期尽早发现。

1）进食梗阻感　进食时胸骨后不适或梗阻塞感是食管癌的早期症状。多与局部病灶刺激，影响管壁正常蠕动有关。由于为非特异性症状，且梗阻感常时重时轻，时有时无，易被忽视。故而对这些症状的出现不能忽视。

2）吞咽困难　因肿瘤生长，管腔狭小所致。起始时症状较轻或为间歇性，随着病情发展，逐渐加重。

吞咽困难程度与肿瘤病理类型也有一定关系，髓质型和缩窄型食管癌者，吞咽困难症状较溃疡型或蕈伞型者为重。

此外，食管下段癌肿患者可因病变上段食管继发性扩张，滞留其中之食物，可反流呕出。

3）声音嘶哑　若肿瘤累及喉返神经，可因声带运动障碍而致声嘶。

4）呼吸道症状　若食管内食物反流后误吸入呼吸道，可并发吸入性肺炎。癌肿侵及气管、支气管后，可出现咳嗽、痰血、气急等呼吸道症状。

5）锁骨上淋巴结肿大　常在体检时偶然发现，应进一步寻找原发病灶。

6）消瘦　常为晚期症状。由于吞咽困难，进食甚少，营养缺乏，体重明显下降，严重时有脱水现象。

(5) 诊断

有疑似食管癌症状时，可采用以下检查方法协助诊断。

1）食管钡剂X线检查　是临床常用检查方法之一。方法简便，易为病人接受。检查时通过对食管蠕动、扩张状况等的观察，了解食管功能。如有粘膜纹理紊乱，管壁僵硬，不规则的充盈缺损或管腔狭窄等征象，提示食管新生物可能，应作进一步检查，以明确诊断。检查时并需注意病变部位、范围及其与周围结构的关系。

2）CT检查　病变部位横断面CT扫描检查，可了解癌肿与周围组织之间的关系。正常时，食管与气管、胸主动脉等脏器间之分界，清晰可辨。食管癌CT检查时管壁增厚，若病变向管腔外浸润，则与周围结构界限模糊不清，或周围结构有受压、变形、移位等异常现象。对了解淋巴结转移情况也有一定帮助。但CT对食管癌的诊断作用，仍需结合X线等检查，综合分析。

3）食管脱落细胞学检查　此检查方法有操作简

便、病人痛苦少的优点。是目前诊断食管癌时应用十分普遍的方法，结合X线钡剂检查，可提高诊断率。

食管脱落细胞采集器主要由气囊、网套和导管组成。一根导管上注有刻度，以便了解采集器插入深度，另有导管可分别向气囊内充气和必要时抽出气体或液体。检查时经口腔插入采集器，直至气囊经贲门进入胃中(距门齿约50 cm)。气囊充气后，向上缓慢拉出采集器采集的病灶组织。将网套通过肿瘤病灶处获得的标本，涂片后作细胞学检查。

检查时应注意以下情况：① 在退出食管入口处如遇阻力，可抽除气囊中的少许气体，使气囊缩小，以便通过食管入口退出；② 根据食管阻塞情况，选用大小合适的气囊；③ 食管阻塞严重，采集器不能通过病灶，无法取得标本时，应经食管镜取得标本；④ 食管癌伴有出血者，采用本法应慎重。

4) 食管镜检查　食管镜检查时见病变处粘膜失去正常形态，局部增厚、隆起或有溃疡，触之易出血。食管镜检查除可直接观察肿瘤形态外，并能了解病变范围和部位，为选择治疗方法提供依据。对于临床疑似食管癌，而脱落细胞检查未能证实者，应经食管镜检查，取得组织，供病理检查。此外，食管镜检查还有利于食管癌与食管瘢痕狭窄、食管贲门失弛缓症、食管良性肿瘤等病变鉴别。

由于纤维食管镜有镜体较软、可弯曲、光亮度强等优点，既可及时发现病变，也可减轻病人检查时的痛苦，因此在食管癌诊断中已被广泛应用。

5) 纤维支气管镜检查　对于病变位于食管上、中段的患者，经纤维支气管镜检查可以了解有无气管腔受压或隆嵴变形等征象，供选择治疗方法时参考。

6) 喉部检查　对于有声音嘶哑者，应作喉镜检查，观察声带运动情况，并注意与喉部其他病变鉴别。

(6) 鉴别诊断

食管癌的鉴别，除病史、体征外，借助X线及内镜检查，甚为重要。临床上应与以下疾病鉴别：

1) 食管贲门失弛缓症或食管瘢痕狭窄　前者为食管贲门松弛功能不良性病变，病程较长，病情进展缓慢。X线检查时食管下段不能松弛，上中段扩张，收缩功能障碍，但粘膜光滑；后者多为化学腐蚀伤后遗症，常有腐蚀剂吞服史。食管镜检查示管壁瘢痕组织增生，多能与食管癌鉴别。但有不少学者报道，这类病人食管癌发生率高于其他人，可能与病变上段，食物潴留，局部粘膜长期炎症有关。因此，诊断时应作食管镜检查，以明确病变性质。

2) 食管良性肿瘤　应与平滑肌瘤相鉴别。平滑肌瘤是一种起源食管管壁肌层的良性肿瘤，常发生于食管中段。肿瘤生长缓慢，早期时症状不明显，常于体检时偶然发现。X线钡剂检查时，可见弧形充盈缺损，但粘膜表面光滑。诊断时常需配合食管镜检查，但不宜作活检，以免损伤粘膜，增加手术摘除时的困难。

3) 食管外压迫性病变　纵隔内肿瘤或淋巴结肿大等病变，可使食管变狭，引起吞咽梗阻感或吞咽障碍，但X线或食管镜检查时，局部食管粘膜质软，表面光滑，仔细观察不难与食管癌区别。

(7) 治疗

食管癌的治疗包括手术、放疗、化疗或上述方法的综合治疗。主要根据病变部位、病灶长度、邻近器官受侵、淋巴结或远处转移及全身健康等情况，酌情考虑选择。

1) 手术治疗　是目前治疗食管癌的主要治疗手段。目的在于切除肿瘤，对于病变局限的早期病人，可望根治性切除；对病变较广者争取经姑息性手术，必要时补充放射治疗，以期防止食管梗阻，缓解吞咽困难。因此，凡病变局限于食管壁和附近淋巴结，未侵犯气管、肺等邻近器官，无远处转移，全身健康情况能承受手术者，均可考虑手术治疗。但对于全身情况极差，心肺肝肾功能不全，有锁骨上淋巴结转移，或因喉返神经受侵致声音嘶哑者，不适应手术治疗。

由于食管癌病灶可沿粘膜下向远处播散，有时病灶呈多发性，因此，手术切除范围要尽可能长些，以期取得较好效果。

手术时根据病变部位、食管吻合位置、重建器官选用等因素，选择手术途径，常采用左胸切口、右胸切口、右胸和腹部切口或腹部和颈部切口。其中左胸进路是切除中下段食管癌，主动脉弓下或上行食管吻合术最常用的手术途径；右胸进路对食管中段病变暴露较好，但游离胃等腹部操作时暴露欠佳；采取右胸和腹部切口时，胸腹腔暴露都较好，但手术时间较长；腹部和颈部切口术式时，切断食管胃交界处后，将食管下端从颈部切口拉出，可以避免开胸，但不能切除食管周围病灶，仅适用于早期病例或不能承受开胸手术者。

为恢复经口进食，食管癌切除后需选择器官重建食管。目前用来替代食管的器官有胃、结肠或空肠等。由于胃的血供丰富、愈合力强、充分游离后可有足够长度、且有避免腹部切口和只有一个吻合口等优点，因此，临床应用较多。对于因胃部病变、胃部分切除术后或贲门部癌肿需切除较多胃组织，不宜以胃代替食管时，可采用食管与结肠吻合的手术方式，又保留了胃的消化功能，其不足之处是有三个吻合口，操作较复杂。

也有用空肠替代食管的治疗方法,但空肠的血供及可提供肠段之长度不如结肠,可影响愈合,形成吻合口瘘。

对于早期颈段食管癌病例,可在经胸腔或腹部手术的基础上,另加颈部切口,作咽胃吻合术。对于晚期颈段食管癌者,病变常涉及喉咽等邻近组织,治疗效果并不理想,重建手术也较复杂,因此多主张放射治疗。随着外科技术的不断提高,近年来不少学者在重建技术和材料方面作了不少探索,常选用胸大肌皮瓣进行修复,并取得一定经验。也有以游离空肠、游离前臂桡侧或股外侧皮瓣重建喉咽、颈段食管的报道,但因需用显微外科技术,尚未普遍应用。有些病例有待耳鼻咽喉—头颈外科和胸外科医师共同合作,进一步改进技术,提高疗效。

因食管梗阻,不能进食的晚期病例,可考虑行胃造瘘术或空肠造瘘术,以维持营养。

2) 放射治疗　通过放射治疗以期缓解症状,延长生存期,是目前临床治疗食管癌的常用方法之一。多用于估计手术难以切除,或全身健康状况差等原因不宜施行手术者。影响疗效的因素除淋巴结或远处转移外,与病变原发部位和范围有关。多数文献报道病变位于食管上 1/3 者放疗效果优于病变位于食管下 2/3 者。食管癌病灶长或向管腔外侵犯者,疗效不理想。为更好控制局部病灶,近年来有采用食管腔内近距离后装放疗的报道,但其确切效果有待进一步积累经验。

3) 综合治疗　主要是放疗与手术的联合应用。对于中晚期食管癌患者,肿瘤已侵及管腔外,估计癌肿部分退缩后有可能手术切除时,可先采用术前放疗,使肿瘤有所退缩,以提高手术切除率。放疗剂量一般为 30～50 Gy。放疗结束 2～3 周后再行手术治疗。此外,虽经外科手术,但病理检查证实手术切缘有肿瘤残留,或因病变已累及食管周围支气管、主动脉等脏器,病灶未能彻底切除者,应作术后放疗。

4) 化疗　主要用于不适合手术或放疗的病例以缓解症状。20 世纪 80 年代以来多采用数种药物联合化疗法,其有效率高于单一药物化疗。常用的药物有顺铂(顺氯氨铂,DDP)、博来霉素(BLM)、多柔比星(阿霉素,ADM)、长春地辛(长春花碱酰胺,VDS)、甲氨蝶呤(MTX)、5-氟尿嘧啶(5-Fu)等。据报道以 DDP 和 BLM 为主的化疗方案疗效较好,但其远期疗效尚待进一步研究。

45.10　食管其他疾病

45.10.1　食管炎

食管粘膜非特异性炎症称食管炎(esophagitis)。

(1) 病因、病理

常发生于食管异物未及时取除,刺激局部粘膜,或异物已脱落,擦伤粘膜后继发感染。

误咽过热茶水或食物,灼伤食管粘膜也可致病。经常饮用烈性酒可引起类似病变。

食管下括约肌功能失调时,食管受反流胃液反复刺激,也是食管粘膜炎症原因之一。

食管炎症时病变常浅表,主要位于粘膜上皮层和固有层,表现为上皮脱落及粘膜红肿、糜烂或伪膜形成。病变较重、病程较长者,由于结缔组织增生可致管腔狭窄。有学者按病变轻重,将炎症分为三级:Ⅰ级:局部粘膜充血;Ⅱ级:病变处溃疡形成;Ⅲ级:患处出现瘢痕。

(2) 临床表现

常有胸骨后疼痛,吞咽时尤为明显。由胃食管反流病引起者,常为胸骨后或心前区烧灼感,或伴有反胃吐酸症状,食用辛辣食物或饮酒后加重。管腔狭窄时吞咽不畅或有梗阻感。

(3) 诊断

因症状较轻或无特异性表现易被忽视。诊断时除根据病史和症状外,辅助检查对确定诊断有一定帮助。

1) 食管钡剂 X 线检查　虽然不是所有食管炎病例均有影像学方面的阳性体征,但钡剂透视仍是常用检查方法之一。病变处可见钡剂滞留,如病变浅表,饮水后钡剂多能冲去。损伤较重者,饮水后钡剂不易冲去时,应注意与细小异物鉴别。胃食管反流病例有时食管下段有痉挛表现。

2) 食管镜检查　有助于确定诊断,并可直接观察病变性质和部位。镜下可见病变处上皮脱落及粘膜充血、糜烂或覆有薄层伪膜,吸引后局部易出血。必要时可于伪膜处取标本,涂片查找白念珠菌,以便与霉菌性食管炎鉴别。后者常见于行化疗的肿瘤病人,或因其他原因引起的免疫功能低下者。

3) 食管 pH 值测定　若疑食管炎症与食管下括约肌功能失调有关,可测量食管 pH 值。先将监测电极插入胃中,然后缓缓拉出,使电极进入食管下段。正常时胃内 pH 值约为 4。食管内 pH 值则为 5～7。因食管下端括约肌功能失调致胃液反流时,则食管下段和胃内 pH 值相仿。

有学者认为酸反流试验对胃食管反流的诊断更有参考价值。具体方法是经测压管向胃内注入 0.1 mol 的盐酸 300 ml，然后作深呼吸、咳嗽等动作，诱发胃液反流。将 pH 电极置于食管下括约肌上 5 cm 处进行测量，如该处 pH 值低于 4，则提示有胃食管反流现象。

(4) 治疗

1) 及时取除食管异物，酌情应用消炎药物，进温、软饮食。粘膜病变较重时适当禁食 1～2 d，以利创面愈合。

2) 养成良好的饮食习惯，避免烟酒和刺激性食物。

3) 因胃食管反流致病者，进食时应取直坐位，并不宜过饱。临睡前 2 h 不再进食。必要时适当应用抗酸药物，抑止胃酸产生。

4) 必要时重复食管钡剂或食管镜检查，以便与食管癌等病变鉴别。

45.10.2　食管憩室

由于食管内压力增高，或食管与邻近病变组织粘连后，管壁呈囊袋状外突部分，称为食管憩室(esophageal diverticula)。

(1) 病因

食管憩室的分类方法，各学者意见并不一致。按发病原理，食管憩室可分以下两类：

1) 内压性　由于食管内压力较高，食管壁组织从肌肉薄弱处膨出，形成内压性憩室。多发生于食管上端或下端。

食管上端憩室又称 Zenker 憩室或咽食管憩室，其形成原因多认为与环咽肌功能失调有关。吞咽时，环咽肌松弛不充分，致局部压力较高，喉咽及食管入口交界处之粘膜组织，可从咽下缩肌与环咽肌间的肌肉薄弱处膨出，形成憩室(图 45-11)。常位于咽食管交界处后壁，尤多见于左侧。憩室仅含粘膜层及粘膜下层，颈部有少量肌肉组织。

因贲门痉挛或膈肌食管裂孔功能失调、解剖结构异常等原因，使食管腔内压力增高时，食管下段粘膜也可膨出，形成食管下段憩室。常位于横膈上数厘米处。

2) 牵引性　可发生于食管任何一段，但大多位于中段，常由气管、支气管附近结核性淋巴结炎等病变，累及食管壁，粘连、瘢痕收缩后形成，憩室常呈猫耳状，与食管相连之开口较宽敞。此类憩室之囊壁结构与食管相同，含粘膜层、粘膜下层和肌层。

3) 先天性　多位于胸段食管。

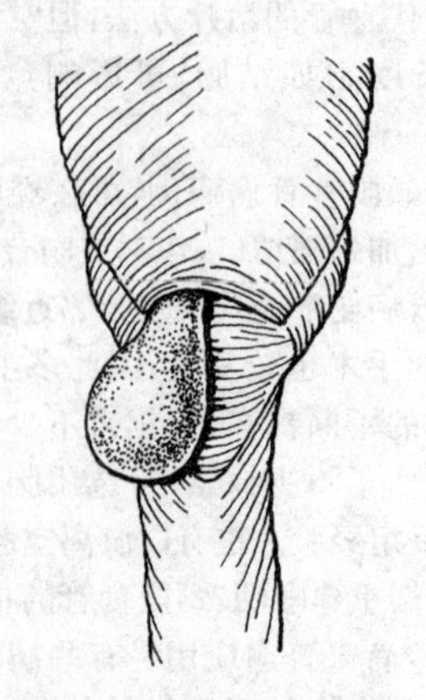

图 45-11　食管上端憩室

(2) 临床表现

食管憩室之症状轻重常与憩室大小有关。

1) 吞咽障碍　早期，憩室较小时，症状多不明显，常在食管钡餐透视时偶然发现。或吞咽时有咽喉部或胸骨后梗阻感，或有食物粘附，常需重复吞咽动作。随着憩室增大，进食缓慢症状逐渐明显。吞咽时有时有气过水声。较大憩室突出、下垂后压迫食管，可致不同程度的吞咽困难。

2) 食物反流　常表现为饭后卧位时，有带异味、未经消化的食物吐出，若反流之食物误吸入气道，可引起呛咳，严重时可并发肺部感染。

内压性憩室通向食管之开口较窄，易有食物淤积，食物反流症状较明显，而牵引性憩室之开口较宽敞，食物积聚较少，反流症状较轻。位于食管下段之憩室，由于病变部位较低，食物反流现象常不如位于上段者严重。

3) 咽食管憩室多位于颈段食管之左后侧壁，若憩室较大，扪诊检查时左侧胸锁乳突肌下段深部可有饱满感。间接喉镜检查有时可见梨状窝积液。

(3) 诊断

对于有上述征象者，需行以下检查，以便明确诊断。

1) X 线检查　有助明确诊断。吞钡检查时可见与食管壁相连、向外突出、积有钡剂的囊袋样阴影。囊壁表面光滑，有的有数个，大小不等，常为单个性。通过正位或斜位检查，能了解憩室的部位、大小、颈部形状及有无并发症等。

早期，憩室常为半圆形，增大后呈圆形或椭圆形。咽食管憩室多位于第 6 颈椎水平，咽、食管交界处之后方。以左侧多见。发生于食管中段者，则常位于食管之右侧前壁。

2）食管镜检查　主要目的在于除外食管内有无新生物等其他引起吞咽障碍的病变，有利于鉴别诊断。

检查时应注意辨清食管镜在食管腔内抑或误入憩室囊袋，避免并发食管穿孔。

（4）治疗

1）保守疗法　对于年龄大，全身健康状况差、憩室小、症状轻者，可考虑保守治疗。

进食时仔细咀嚼食物，饭后多喝水，并采取卧位，压迫颈部等措施，使憩室内容排出，减少食物滞留。

2）手术治疗　憩室大，症状明显，有手术条件者，可施行手术。手术方式较多，常用的方法有：

a. 环咽肌切断术：咽食管憩室的形成，多与环咽肌失松弛、喉咽腔压力增高有关，小型的咽食管憩室，经环咽肌切断术，解除病因后，症状多能缓解。若憩室较大，可同时行憩室切除术。

b. 颈侧途径憩室切除术：适用于咽食管憩室。由于憩室多突向左侧，因此，切口常位于左胸锁乳突肌前缘。分离后，将胸锁乳突肌、颈动脉鞘内之血管、神经等向外牵引，甲状腺、喉体等则拉向内侧。找到憩室并与周围组织分离后将其切除。逐层缝合粘膜层和肌层组织，关闭食管腔。随后，行环咽肌切断术。

手术前应行食管镜检查，以便清除淤积于憩室内之食物。也可经憩室口填入纱条，为手术时寻找憩室囊袋提供方便。

手术时，应注意辨认位于气管食管沟内之喉返神经，避免误伤；切除憩室时，不应过多切除食管壁，以防食管狭窄。

手术后鼻饲饮食，应用抗炎药物，注意预防纵隔感染、咽瘘等并发症。

c. 经胸手术：食管中段牵引性憩室，一般不需特殊处理，仅在症状明显或有并发症时才考虑手术。进入胸腔，暴露食管中段并显示憩室。对于向外突出较小之憩室，分离其与周围组织粘着后，若能退缩回入食管，可采取缝合肌层，加固管壁，不切除憩室囊壁的方法。如憩室较大，可予以切除。

45.10.3　食管静脉曲张症

肝硬化等病变时，门静脉系统因血流受阻而压力增高，与其沟通的食管下段静脉随之扩张迂曲。由此而产生的一系列临床表现称为食管静脉曲张症（esophageal varices）。

（1）病因

门静脉由肠系膜上静脉、肠系膜下静脉和脾静脉汇合而成（图 45-12）。其主干入肝后，通过毛细血管与肝动脉的毛细血管汇合于肝小叶的肝窦内，然后经肝静脉而流入下腔静脉。

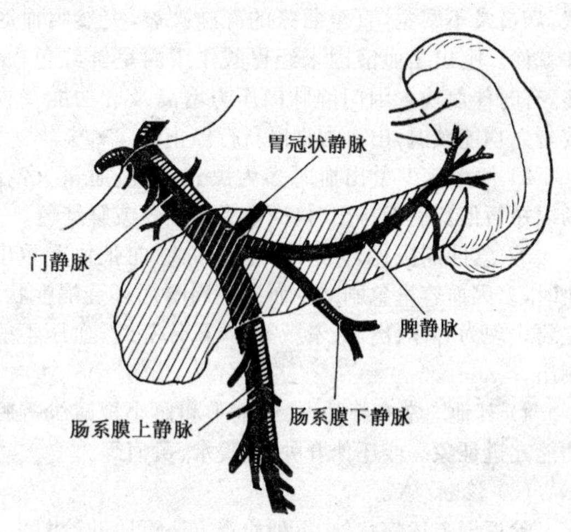

图 45-12　门静脉及其属支

食管下段粘膜下静脉丰富，其血流部分经奇静脉汇入上腔静脉，另部分血流则经胃冠状静脉回流至门静脉，因此，食管下段有门静脉系与腔静脉系的血管吻合丛（图 45-13）。因肝硬化等病变致门静脉血流回流受阻时，可使食管下段血管扩张、淤血。此时，门静脉内之血流可经吻合之血管逆流入上腔静脉，使食管下段静脉曲张更趋严重。

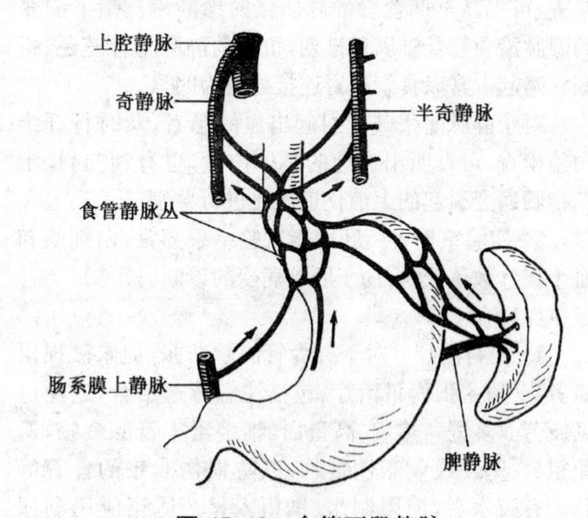

图 45-13　食管下段静脉

由于静脉周围结缔组织较少，所以静脉较动脉更易扩张。发病时，位于粘膜下层的曲张静脉，使食管粘膜变薄，如遇粗糙食物或受胃酸腐蚀，易破损出血。恶心、呕吐或咳嗽时，由于腹腔内压力增加，也可致曲张的静脉破裂。

(2) 临床表现

1) 呕血　早期食管静脉曲张症,多无明显临床症状,病员常不察觉,直至曲张的静脉破裂,突然呕血时才就诊。呕出之血液因未经胃酸作用而呈鲜红色,量多,有时伴血块。因门静脉内压力增高及肝功能受损致凝血功能减退,出血常难以自行停止。

2) 便血　少量出血时多为黑粪,如出血量大,在肠内短暂停留后即排出时,粪便呈暗红色或鲜红色。

3) 急性周围循环衰竭　食管静脉曲张致严重出血时,多因血容量急剧减少而出现周围循环衰竭症状,主要表现为心悸、出汗、晕厥等,严重休克时,血压不能测出。

4) 其他　常有脾肿大、白细胞和血小板减少等脾功能亢进征象。或还伴肝肿大、腹水、黄疸等。

(3) 诊断

除根据上述症状外,下列检查方法可协助诊断。

1) 食管钡剂X线检查　由于静脉曲张,病变处食管粘膜凹凸不平,或呈蚯蚓状充盈缺损。食管腔收缩较差,排空迟缓,但管壁柔软,可以扩张。

为了有利于曲张静脉的显影,检查时吞服之钡剂以中等稠度为宜。稀薄之钡剂因通过太快,容易发生漏诊。此外,还应注意与食管肿瘤等病变引起的充盈缺损进行鉴别。

2) 纤维内镜检查　应用纤维胃镜或纤维食管镜检查,可提高早期食管静脉曲张的诊断率。镜下曲张的静脉沿食管长轴纵行排列,扭曲的静脉呈青蓝色、蚯蚓状隆起。常以食管与胃连接处较为明显。

对于静脉曲张破裂引起出血的患者,及时行纤维内镜检查,可查明出血灶的具体位置,也有利与胃、十二指肠病变引起的上消化道出血进行鉴别。

3) 实验室检查　肝功能试验结果异常,白细胞和血小板计数偏低,有助于肝脏病变的诊断。

(4) 治疗

1) 内科治疗　对于有食管静脉曲张,但未破损出血者,一般主张内科治疗,包括注意劳逸结合,避免过度疲劳。多进高热量、高蛋白、维生素丰富的食物,避免粗糙、坚硬或刺激性食物,以防损伤曲张的食管静脉。有腹水者,应限制水、钠摄入量。适当应用利尿剂,增加水、钠排出。肝功能损害严重患者,需限制蛋白质摄入量。药物治疗时,忌多种药物同时应用,以免加重肝脏负担。

2) 外科治疗　对于静脉破裂致严重出血者,应采取积极措施,迅速止血。

a. 纠正休克：立即输血,补充血容量。输血、输液量应根据出血量多少而定。呕血及便血的数量可供估计出血量时参考,但主要应按周围循环衰竭的严重程度进行估计。临床常通过意识状况、血压、脉搏、尿量、血象、皮肤颜色、肢体温度等方面观察,必要时根据中心静脉压测定结果调整输液、输血量。

b. 止血措施：三腔管压迫止血。利用三腔管中充气的气囊压迫胃底及食管下段的曲张静脉,以达到止血目的。

三腔管中,一管与圆形囊袋相通,充气后可以压迫胃底,另一管通向椭圆形囊袋,充气后压迫食管下段,第三根管腔则伸入胃内,可用作冲洗胃腔,吸出胃内容物,或向胃内注入药物(图 45-14)。

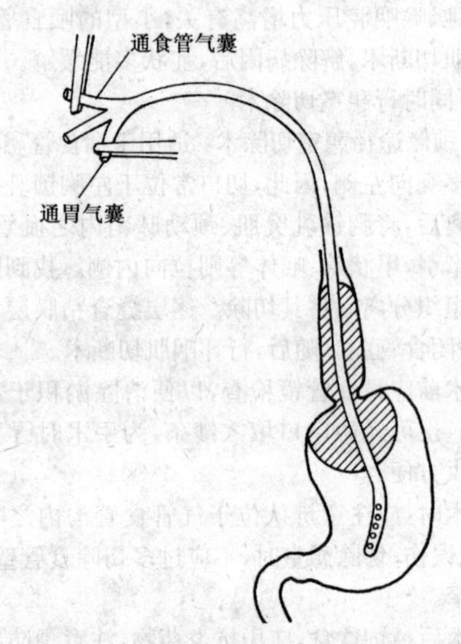

图 45-14　三腔管压迫止血示意图

置管时,经鼻腔缓缓插入,直至深入胃腔,先使圆形胃气囊充气并向外抽拉,遇阻力时于管腔远端悬挂适量之物品,起牵引、固定、压迫胃底作用。如有需要,再使椭圆形囊袋充气,压迫食管下段之出血。然后吸除胃内积血,观察胃内有无鲜血继续自管腔引出。

放置三腔管后,头位应转向一侧,以利唾液外流,必要时以吸引管吸除口中分泌物,防止并发吸入性肺炎。此外,每隔 12 h,应适当放松牵引压迫,或使气囊放气,以免胃底、食管粘膜受压后坏死。放置三腔管的时间,以不超过 3～4 d 为宜。

应用垂体后叶加压素,可使内脏动脉收缩,有减少注入门静脉血流量、降低血管内压力之作用,以利静脉曲张裂口处血栓形成,减少出血。但有减少肝脏血供,加重肝功能损害的弊端。

注射硬化剂，经纤维胃镜于食管下段或胃底处多点注射硬化剂，可促使纤维结缔组织增生，减轻静脉曲张程度，若病情需要，可重复注射。

c. 手术治疗：对于腹水不明显，肝脏代偿功能较好，用上述非手术方法后仍未止血者，宜争取及时手术，防止再次严重出血。手术方式主要有分流术和断流术两类。

分流术：通过血管吻合方法，使门静脉系统与腔静脉系统进一步沟通，将压力较高之门静脉内血流分流入腔静脉系统。常采用门腔静脉分流、脾腔静脉分流及肠系膜上、下腔静脉分流及脾肾静脉分流等术式。

断流术：通过手术，将胃冠状静脉及其分支结扎、切断，阻断门静脉与奇静脉间的血流，并切除脾脏，以达到减轻静脉怒张，控制出血的目的。

（王 薇）

参考文献

1. Henick DH，et al. Laryngeal development. See：Pediatric Laryngology and Bronchoesophagology. Philadelphia：Lippincott-Raven，1996，1～17
2. 王薇. 喉、气管、支气管镜检查法. 见：黄鹤年. 耳鼻咽喉头颈外科手术学. 第一版. 上海：上海科学技术出版社，1995，210～227
3. 裘法祖. 门脉高压症. 见：吴阶平等. 黄家驷外科学. 第五版. 北京：人民卫生出版社，1996，1349～1361
4. Doyle PJ，et al. Esophageal diverticula. See：Cummings CW. Otolaryngol-Head and Neck Surg. Vol 3. 2nd ed. Baltimore：Mosby Year Book，1992，2368～2381
5. Hayden RE. Reconstruction of the Hypopharynx and Cervical Esophagus. See：Cummings CW. Otolaryngol-Head and Neck Surg. Vol 3. 2nd ed. Baltimore：Mosby Year Book，1992，2178～2180
6. 石美鑫. 食管疾病. 见：石美鑫等. 外科学. 第一版. 北京：人民卫生出版社，1992，1367～1392
7. 韩企夏，等. 食管癌. 见：汤钊猷等. 现代肿瘤学. 第一版. 上海：上海医科大学出版社，1993，455～484
8. Sasak CT，et al. Laryngopharyngoesophagectomy for Advanced Hypopharyngeal and Esophageal Squamous Cell Carcinoma：The Yale Experience. Laryngoscope，1995，105：160～163
9. Eliacher I，et al. The sternohyoid myocutaneous flap in complex laryngotracheal reconstruction. Operative Techniques in Otolaryngology-Head and Neck Surgery，1993，4：236～249
10. Friedman M，et al. Sternocleidomastoid myoperiosteal flap for reconstruction of subglottic larynx and trachea. Operative Techniques in Otolaryngology-Head and Neck Surgery，1992，3：202～205
11. Schuller DE，et al. Rigid skeletal support for laryngotracheal reconstruction. Operative Techniques in Otolaryngol-Head and Neck Surg，1992，3：173～174
12. Couraud L，et al. Tracheal and Laryngotracheal nontumoral stenoses of the airway：A recent consecutive series of 181 cases under the approach of thoracic surgeons. Operative Techniques in Otolaryngol-Head and Neck Surg，1992，3：150～158
13. Cotton RT. Pediactric laryngotracheal reconstruction. Operative Techniques in Otolaryngol-Head and Neck Surg，1992，3：165～172
14. Graney DO，et al. Anatomy. See：Cummings CW et al. Otolaryngol-Head and Neck Surg. Vol 3. 2nd ed. Baltimore：Mosby Year-Book，1992，2207
15. 詹松华.（肺）正常CT和MRI表现. 见：陈星荣等. 全身CT和MRI. 第一版. 上海：上海医科大学出版社，1994，418～421
16. 徐乐天. 支气管、肺疾病. 见：吴阶平等. 黄家驷外科学. 第五版. 北京：人民卫生出版社，1996，1567～1572
17. 谢大业，等. 肺癌. 见：汤钊猷等. 现代肿瘤学. 第一版. 上海：上海医科大学出版社，1993，611～642
18. 王薇，等. 支气管源性肺囊肿误诊为支气管异物1例报告. 中国眼耳鼻喉科杂志，1996，1：55～56

第五篇　颈部疾病

颈部疾病 46

46.1　颈部应用解剖学

在阐述颈部疾病前，必须对颈部的局部解剖有充分地了解和熟悉。现在略述颈部的局部解剖。

颈部以斜方肌前缘为界，前为颈部，后为项部；以胸锁乳突肌为界，前为颈内侧三角，后为颈外侧三角。颈外侧三角又分为枕三角和肩锁三角。颈内侧三角又分为颌下三角、颈动脉三角和肌三角。两侧胸锁乳突肌间为颈前区，呈“V”形（图 46-1，46-2，46-3）。

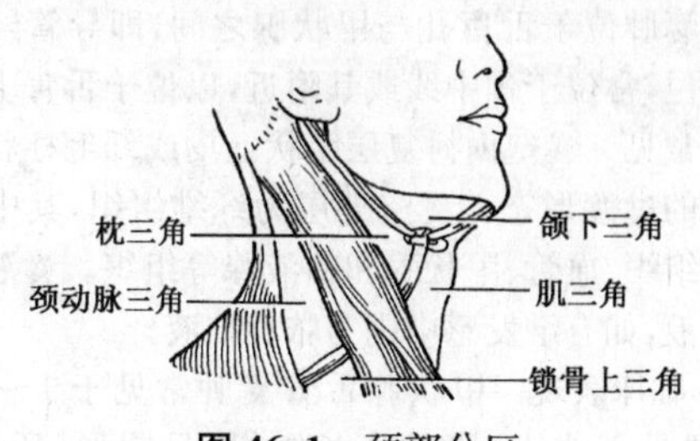

图 46-1　颈部分区

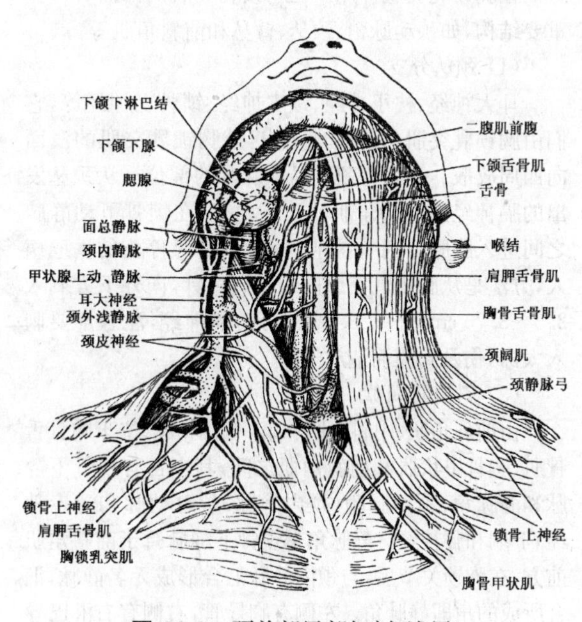

图 46-2　颈前部局部解剖(浅层)

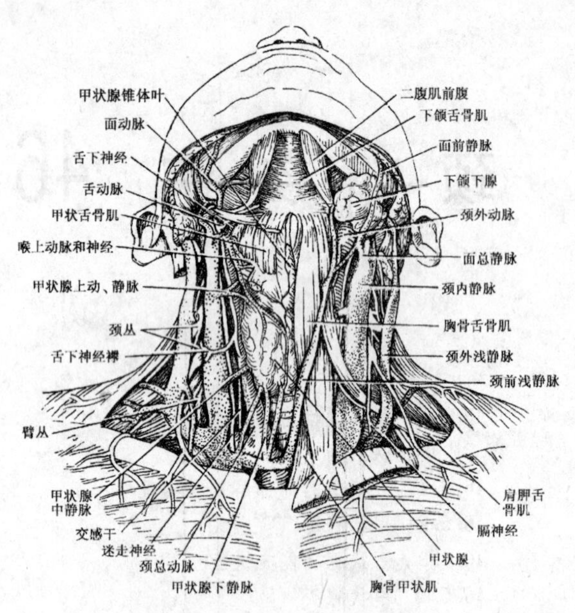

图 46-3　颈前部局部解剖(深层)

46.1.1　颈前区

上起颌骨,下达胸骨柄,内有甲状腺和甲状旁腺、喉、气管和血管神经等结构。

46.1.2　颈外侧三角

在胸锁乳突肌外侧。在胸锁乳突肌的深面有一些重要结构,如颈动脉鞘、颈丛、臂丛和前斜角肌等。

(1) 颈丛分支

耳大神经、枕小神经、颈皮神经、锁骨上神经等,它们由胸锁乳突肌后缘中点走出,沿胸锁乳突肌的浅面向四周放散。此处为颈丛局部麻醉的部位。从颈丛发出的膈神经沿前斜角肌浅面下内行,在锁骨下动静脉之间进入胸腔。刺激膈神经可抢救呼吸停止的垂危病人,方法是从胸锁乳突肌内缘中点进针,向外下方刺入 2.5～3.75 cm(1～1.5 寸)即可达膈神经,注意不要刺入太深,伤及胸膜而造成气胸。

(2) 斜角肌间隙

由前斜角肌、中斜角肌和第一肋围成。位于胸骨舌骨肌、胸骨甲状肌和前斜角肌之间,其中含有锁骨下静脉和静脉角、颈动脉鞘(颈内静脉、颈总动脉和迷走神经)下端和膈神经。静脉角是锁骨下静脉行于前斜角肌前方,在胸锁关节后,与颈内静脉汇合形成无名静脉,汇合所成的角即静脉角。左侧有胸导管,右侧有右淋巴导管注入此角。臂丛和锁骨下动脉经斜角肌间隙走出。

(3) 臂丛

由 $C_{5\sim8}$、T_1 前支合成,在中斜角肌前方,各支联合成三干:上干由 $C_{5\sim6}$ 形成,中干由 C_7 构成,下干由 C_8 T_1 形成;各干分前支和后支。上干和中干的前支形成外侧束,下干前支形成内侧束,三干的后支合成后束,向下外行,三束分别从外、内、后方围着锁骨下动脉,经肩锁三角和锁骨深处进入腋窝。臂丛在锁骨上方由根和干发出肩胛背神经($C_{3\sim5}$)、锁骨下神经($C_{5\sim6}$)、肩胛上神经($C_{5\sim6}$)、胸长神经($C_{5\sim7}$)、肩胛下神经($C_{5\sim6}$)、胸前神经(C_5～T_1)、胸背神经($C_{6\sim8}$)。臂丛神经阻滞麻醉是从锁骨中点上方刺入。

(4) 副神经

由延髓部和脊髓部($C_{1\sim5}$)根纤维合成,出颅后向下外行,自乳突下 3～4 cm 处进入胸锁乳突肌深面,继在胸锁乳突肌后缘中点深面走出,越过枕三角,进入斜方肌深面,发支至胸锁乳突肌和斜方肌。途中被颈深淋巴结围绕,在行颈淋巴结根治手术时,容易被损伤,引起肩下垂和头歪斜症状。

46.2　颈部先天性疾病

46.2.1　颈部先天性囊肿和瘘

颈部先天性囊肿和瘘是由胚胎发育过程中残留的细胞和管道所形成。

(1) 甲状腺舌管囊肿和瘘

1) 病因　甲状腺舌管囊肿和瘘(thyroglossal cyst and fistula)由甲状腺舌管的残留上皮形成,与甲状腺的发育有关。甲状腺的发育始于胚胎第 4 周,在咽底部第 1、2 腮弓间形成甲状腺原基,然后经舌管(或紧贴舌骨前后)下降到颈部甲状软骨形成甲状腺左右两叶。在下降过程中所形成的甲状舌管,内壁衬以上皮细胞,在胚胎第 6 周,导管开始退化,第 10 周全部消失,在口底的甲状腺原基部位形成舌根的盲孔。如导管不消失,可产生各种发育异常,如甲状腺舌管囊肿、甲状腺舌管瘘和舌异位甲状腺等(图 46-4,46-5)。因此,甲状腺舌管囊肿位于舌盲孔与甲状腺之间,即导管经过的任何部位,常位于颈中线或其附近,以位于舌骨上或下部最为常见。囊壁内衬复层鳞状上皮或纤毛柱状上皮或两者的过渡形态。囊壁外层为纤维组织,其中可见淋巴样组织、血管、甲状腺和粘液腺等组织。囊液为澄清的粘液,如有继发感染则为脓性粘液。

2) 临床表现　甲状腺舌管囊肿常见于 1～10 岁儿童,偶见于成人。囊肿生长缓慢,呈圆形,质软,边

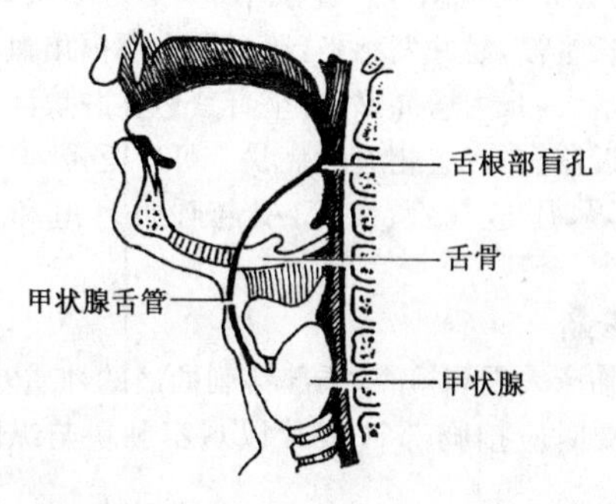

图 46-4 甲状腺舌管的解剖途径

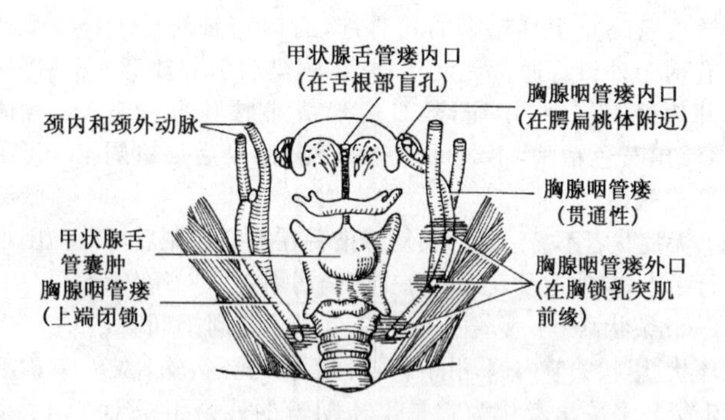

图 46-5 先天性颈部囊肿和瘘

界清楚,表面光滑,直径为 1～2 cm,可随吞咽或伸舌运动而略有上下活动,但不能左右移动。检查时可发现囊肿与舌骨相连,如囊肿位于舌骨下方,则在舌骨体与囊肿之间可摸到条索状组织。囊肿如发生在舌盲孔附近,则舌根部肿胀,有吞咽、说话和呼吸困难症状。囊肿发生继发感染后局部出现红、肿、热、痛,并可自行穿破,或经切开引流而形成瘘,经久不愈,流出透明或混浊粘液。经过一定时间后瘘口可暂时闭合或结痂,不久又溃破流脓,反复发作。甲状腺舌管囊肿和瘘是良性病变,但偶有上皮的恶变,即成甲状腺舌管癌。

3) 诊断 主要依靠囊肿发生的特殊位置,与舌骨的关系以及穿刺获得澄清囊液。瘘管可作造影,在 X 线片上判断瘘管的走向。10%～20%的甲状腺舌管囊肿位于舌骨上方,应与颏下淋巴结和颏下皮样囊肿鉴别。如囊肿位于胸骨至甲状腺间,应与胸腺咽管囊肿、鳃源性囊肿、皮样囊肿、甲状腺囊肿、淋巴结结核、异位甲状腺相鉴别。

4) 治疗 确诊后宜早期手术,因感染后手术较复杂,且复发率高。手术的关键是切除舌骨的中央部分,因甲状腺舌管瘘与舌骨紧密附着并贯穿其中,舌骨后的瘘管非常细小,松脆易断。如不切除舌骨中央部分,残留的导管将来必定复发、反复感染。经多次手术复发的甲状腺舌管瘘,复发率更高。手术时在判明主要瘘管的走向后,应将瘘管及其周围组织,包括舌骨中央部分,直达舌盲孔附近的整块组织完全切除。

(2) 鳃源性囊肿和瘘

鳃源性囊肿和瘘(branchiogenous cyst & fistula)是由鳃裂未完全退化的组织发育而成,向外开口形成瘘或窦,无外口时则形成囊肿。鳃源性瘘较常见,大多在婴儿期发现,囊肿则出现较晚,常在儿童或青年期发现。

1) 胚胎和病理学 胚胎第 3 周时,颈部出现 4～5 对鳃弓,鳃弓间的凹沟称为鳃裂,相对的凸出处为咽囊,其间隔的薄膜称鳃板。以后第 1 鳃弓衍变为锤骨、砧骨和面部;第 1 鳃裂衍变为外耳道;咽囊衍变为咽鼓管和中耳;鳃板衍变为鼓膜;第 2 鳃弓形成镫骨、舌骨小角和颈侧部;第 2 鳃裂在正常发育时全部退化消失、咽囊成为扁桃体窝;第 3 鳃弓构成舌骨大角等,第 4 和第 5 鳃弓不发达。如发育过程中鳃裂组织未完全退化而有遗留则形成瘘或囊肿。第 1 鳃裂瘘较少见,外口位于下颌角下方颌下腺附近,内口在外耳道。临床上以第 2 鳃裂形成的瘘和囊肿为多见,外口位于胸锁乳突肌前缘,内口在扁桃体窝。第 3、4 鳃裂瘘较少见,其位置甚低,常在胸骨柄附近,仅有一短小窦道。如有内口则在梨状窝。这些鳃裂瘘的行径与颈部动脉和神经紧密相关,手术时必须密切注意。

2) 临床表现和治疗 根据鳃源性囊肿和瘘的胚胎发生学又有颈侧瘘和囊肿、耳前瘘、梨状窝瘘之分。其临床表现和治疗不同。

a. 颈侧瘘和囊肿:颈侧瘘和囊肿的发生,除前述鳃裂组织的残留外,尚可因胸腺咽管退化不全所致,称胸腺咽管囊肿和瘘;此外,还可能由淋巴结内的异位腮腺上皮所形成,称异位腮腺囊肿和瘘。

临床表现为颈部一侧圆形肿块,直径为 3～4 cm,位于胸锁乳突肌中 1/3 前缘或后方,表面光滑,边界清楚,质软、无压痛,继发感染后出现红、肿、痛、热,肿块突然增大,溃破后排出脓性液,半数病例在出生后即有细小瘘口存在,在胸锁乳突肌前缘下 1/3 部位,从瘘口间隙排出粘液样液体。

治疗以手术方法切除整个瘘道,直到内口。手术时应仔细解剖以免损伤血管和神经。

b. 耳前瘘:先天性耳前瘘是第 1 和第 2 鳃裂的残余,可为单侧或双侧,多见于左侧,瘘口常在耳轮脚的前上方,偶可位于耳轮、耳甲、耳屏或外耳道口。瘘口细小呈一皮肤陷孔,排出少量白色微臭液。

多数瘘管终止于耳轮脚的轮骨部，有时有细小分支并有两个外口。通常无症状，常在感染后引起注意。局部软组织红肿、疼痛，数日后形成小脓肿自行破溃，流出黄色粘脓，不久可自愈。反复感染后瘘口周围形成瘢痕。

无症状者不需治疗。反复感染者在炎症控制后可施行手术，将瘘道及其细小分支完全切除。

c. 梨状窝瘘：瘘管从梨状窝至甲状腺周围间隙，在环状、甲状关节内侧，沿甲状软骨下缘与环状软骨之间走行。多数学者认为它是第 4 咽囊的残余组织形成。囊壁内有甲状腺组织，瘘管走行于喉上神经外支与喉返神经之间。新生儿至成年人均可发生。

症状常在上呼吸道感染或扁桃体炎后发生。在甲状腺侧叶的部位肿痛，伴发热和吞咽困难。炎症进展后局部皮肤红肿化脓，可自行破溃流脓。用抗生素或切开排脓后，炎症消退，很少形成外瘘，但易反复感染，间歇数月，长至 40 年。不发炎症时毫无症状。初发时炎症范围较广，再发时较局限，对成人病例易被误诊为急性甲状腺炎或甲状腺恶性肿瘤。

食管造影显示梨状窝瘘孔和管道，内镜检查可见梨状窝开口，压迫甲状腺时可见脓液从开口处排出。超声或 CT 检查显示甲状腺脓肿形成。^{131}I 甲状腺扫描可见缺损现象。

急性炎症时用抗生素治疗，有脓肿时需切开排脓。瘘管切除术需在炎症控制后进行，手术时必须仔细解剖以免损伤喉上神经和喉返神经。瘘管如与甲状腺相连则切除部分甲状腺。

46.2.2 颈部囊状淋巴管瘤

(1) 病因

颈部囊状淋巴管瘤又称先天性囊状水瘤（cystic hygroma），是一种先天性多房性囊肿，囊壁极薄，内衬内皮细胞，含微黄色透明的淋巴液。它并非真性肿瘤，而是先天性良性错构瘤。在胚胎发育过程中，颈部的原始淋巴囊与淋巴系统隔绝后所发生的肿瘤样畸形，约半数在出生时即已存在，90%以上在 2 岁以内发现。男女发生率相仿。颈部是囊状淋巴管瘤最好发的部位，约占 3/4，其余可见于腋部、纵隔、腹膜后和盆腔。

淋巴管瘤是由增生、扩张、结构紊乱的淋巴管组成，可向周围组织浸润扩张。囊状淋巴管瘤的囊腔大，可为单房或多房，相互沟通，腔内有大量微黄色透明的淋巴液。

(2) 临床表现

一般出生后在颈侧部可见到软的囊状肿块，有明显波动感，透光试验阳性。界限不清，不易被压缩，无疼痛。生长缓慢，易并发感染，还可发生囊内出血以致瘤体突然增大，张力增高，外观呈青紫色。肿块巨大时可压迫邻近器官，产生相应的症状。可广泛侵入口底、腋部或纵隔，压迫气管、食管，引起呼吸窘迫和吞咽困难。

(3) 诊断

根据临床表现和检查，局部穿刺抽液的性质，不难诊断。必要时应拍胸部 X 线片以观察肿块与纵隔的关系。

(4) 治疗

1) 注射疗法　近年来局部注射博来霉素(Bleomycin)治疗淋巴管瘤取得满意的疗效，完全消退和明显缩小者达 70%。作用机制可能是抑制淋巴管内皮细胞的生长和刺激间质纤维化所致。博来霉素有水剂和乳剂两种，水剂(浓度配成 1 mg/ml)剂量 0.2～0.3 mg/kg，每周注射 1 次，3～10 次为一疗程。乳剂每次 0.6 mg/kg，4～6 周后重复，总剂量不超过 5 mg/kg。乳剂比水剂效果更好，不良反应较轻。注射后 1～2 周局部有暂时性肿胀，以后硬结逐渐缩小。不良反应为发热、腹泻、呕吐。最严重的是肺纤维化。

最近报道应用 OK-432(Picibanil)局部注射法。先将一个临床单位(1 KE)的 OK-432 溶解在 10 ml 生理盐水中，穿刺将囊内液体流出后，注进等量的 OK-432 溶液，1 次注射量不超过 2 KE，2～4 周后再重复注射 1～2次。不良反应是局部炎症反应，肿胀 3～5 d，发热，但无肺纤维化的危险。

注射疗法简便易行，可作为囊状淋巴管瘤的首选疗法。

2) 手术治疗　注射疗法无效者是手术治疗的适应证。颈部囊状淋巴管瘤有向腋部、纵隔扩展的趋势，有引起呼吸困难、吞咽困难的危险，故应及时治疗。囊状淋巴管瘤的实际病变范围往往超出原来估计的范围，手术时常难以彻底切除。残留的囊壁可涂擦 0.5% 碘酊以破坏内皮细胞，防止术后复发。

46.2.3 颈动脉体瘤

(1) 病理

颈动脉体瘤(carotid body tumour)是一种较少见的化学感受器肿瘤。化学感受器主要存在于颈动脉体、主动脉体、颈静脉体、迷走神经、交感神经节、纵隔、肺、腹膜后。近 30 多年来国内报道的颈动脉体瘤已逾 200 余例。

肿瘤位于颈总动脉分叉的外鞘内，大小不一，小的直径1 cm,大的可达10 cm,瘤体呈圆形或卵圆形,质坚韧,切面呈棕黄色,有较完整的包膜,常围绕颈总动脉、颈内和颈外动脉生长,与动脉有紧密粘连,但不累及动脉的中层和内膜,随着肿瘤的生长,可使颈内和颈外动脉移位和受压,有时可累及颈内静脉和第Ⅸ、Ⅹ、Ⅺ、Ⅻ对脑神经。6%~30%可恶变,组织学检查常难以鉴别良性与恶性。淋巴结或远处转移以及切除后局部复发是恶性的主要特征。

(2) 临床表现

男女发病率相等,年龄在30~40岁。肿瘤位于下颌骨后和胸锁乳突肌前、舌骨水平,相当于颈总动脉分叉处,圆形肿块,表面光滑,质地中等,听诊有时可闻及杂音,反映颈总动脉分叉处的血流声。检查时肿块可向侧方移动,而垂直方向活动受限。压迫肿块可引起病人头晕或虚脱感、血压下降、脉率变慢等颈动脉窦综合征。肿瘤增大时可引起吞咽困难、声音嘶哑、舌尖向同侧移位和Horner综合征症状。

肿瘤大多为单侧性,双侧性的发生率为3.5%,通常为异时性,可相隔数月或数年后被发现。

(3) 诊断

1) B型超声检查　可确定肿瘤的部位、性质和与颈动脉的关系,对鉴别诊断十分有益。

2) CT检查　有助于确定肿瘤的部位及与血管的关系,优于B超。平扫显示肿瘤呈较低密度,CT值增高,增强后肿瘤染色,颈动脉被肿瘤包绕、受压或推移。

3) 颈动脉造影　经皮穿刺颈动脉造影或经股动脉插管行选择性颈动脉造影,对颈动脉体瘤的诊断有较大价值。典型的显像是:颈内动脉向外移位,颈总动脉分叉呈杯状增宽,肿瘤内有细小血管影。造影还可了解颈内动脉受压、狭窄或闭塞以及脑部侧支循环的情况,以供手术时参考如何处理颈内动脉。

(4) 治疗

近年来,随着麻醉和血管外科技术的进步,手术切除肿瘤已成为惟一的治疗方法。

1) 术前准备　由于手术时需阻断颈动脉,可引起脑细胞缺血缺氧,故术前需常规进行颈动脉压迫试验(Matas试验),即持续压迫颈总动脉,由5 min、10 min开始,每日2次,逐日延长压迫时间,直至20~30 min,无头晕、眼花等症状出现,方可进行手术。

2) 低温全麻　通常采用32~33℃低温麻醉,头部加冰帽,这样可延长脑缺血耐受时间,不致损害脑组织。

3) 手术方法　胸锁乳突肌前缘切口,显露颈总动脉、颈内动脉和颈外动脉,先以塑料带环绕肿瘤近远端的颈总、颈内、颈外动脉,分离肿瘤(图46-6)。分离从肿瘤周围开始,一般肿瘤与颈总动脉分叉处粘着最紧,分离最为困难,宜最后予以分离切除。颈动脉体瘤血供丰富,分离时极易撕裂出血,一旦撕裂需予修补。如肿瘤仅包绕颈外动脉,与颈内动脉粘连不紧密,可将肿瘤从颈内动脉分离,与颈外动脉一并切除。如肿瘤包绕颈总、颈内、颈外动脉,与动脉紧密粘连,动脉鞘分离困难,出血多或疑有恶变时,必须将肿瘤连同部分颈总、颈内、颈外动脉切除,行血管重建术。

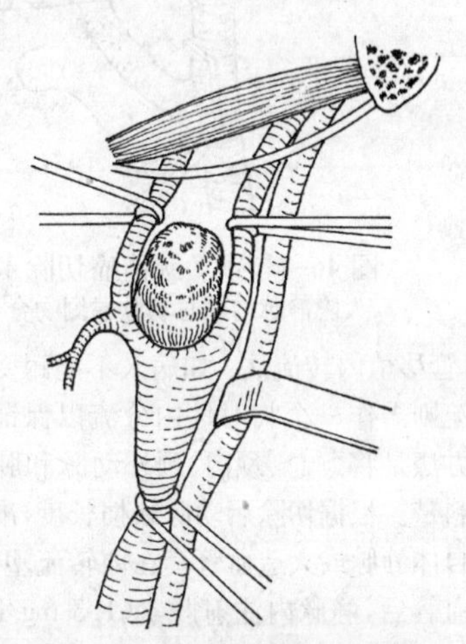

图46-6　颈动脉体瘤切除术

游离颈总、颈内、颈外动脉,并绕以塑料带,剥离颈动脉体瘤

a. 自体静脉移植法:先将肿瘤近远端的颈总、颈内、颈外动脉分离后,绕以塑料带,将肿瘤与周围组织分离。取对侧股部大隐静脉一段,长度根据切除肿瘤后动脉缺损的长度而定。取下的大隐静脉腔内注入肝素溶液使管腔扩张。在颈总动脉内注入肝素10 mg,用小号Satinsky心耳钳部分阻断颈总动脉,将大隐静脉远心端剪成斜面与颈总动脉作端侧吻合(图46-7),取去夹在颈总动脉上的心耳钳,用血管夹夹住移植的大隐静脉。切断结扎颈外动脉,用小号Satinsky钳阻断颈内动脉,切断后与大隐静脉作端-端吻合(图46-8)。在缝合最后一针前,放松大隐静脉上的阻断夹,驱除血块和空气。颈总动脉在吻合口远端切断,残端结扎加缝扎。将肿瘤连同颈总、颈内、颈外动脉一并切除。这种方法只在颈内动脉与大隐静脉端-端吻合时才能完全阻断颈内动脉血流,最大优点是缩短了脑缺血时间。

如肿瘤仅包绕颈内动脉,颈外动脉完好时,可将肿瘤连同颈内动脉切除,作颈外动脉和颈内动脉端-端吻合。如颈总动脉有足够长度也可作颈总动脉-颈内动脉端侧吻合。

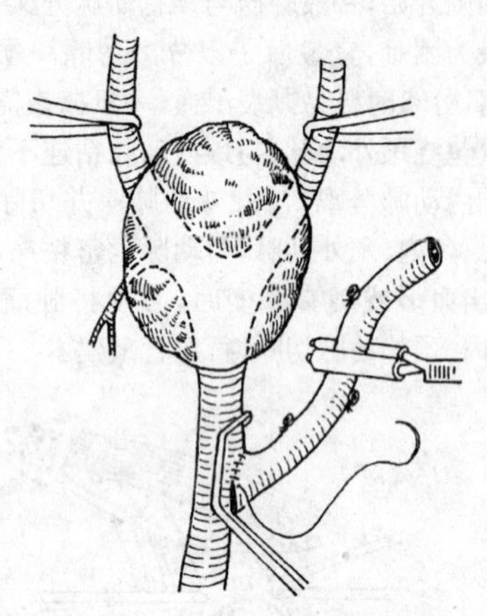

图 46-7　颈动脉体瘤切除术
大隐静脉与颈总动脉端侧吻合

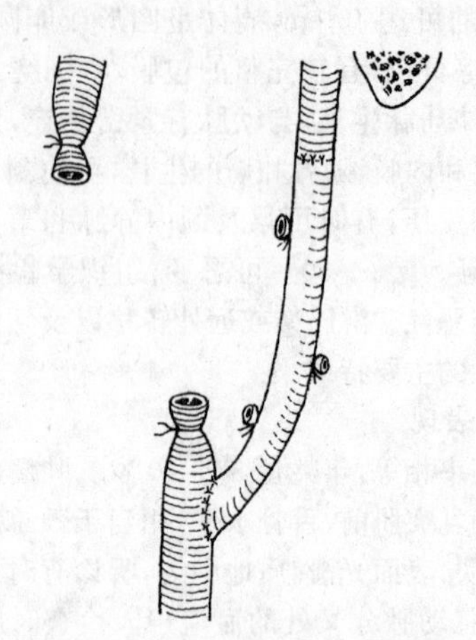

图 46-8　颈动脉体瘤切除术
大隐静脉的另一端与颈内动脉端端吻合

b. 血管移植内转流法：如病人不能耐受暂时阻断颈动脉血流则需作一个临时性内分流以保证大脑的血供充分。方法是将颈总、颈内、颈外动脉和肿瘤完全分离绕以塑料带。根据切除后动脉缺损长度，准备一根口径适当的自体静脉或人造血管套在内转流塑料管上，切除肿瘤和血管后，静脉内注射肝素(1.5 mg/kg)使全身肝素化。迅速将塑料管插入颈内和颈总动脉之间，迅速吻合，当第 2 个吻合口缝完前将塑料管通过吻合口取出，完成吻合口(图 46-9)。

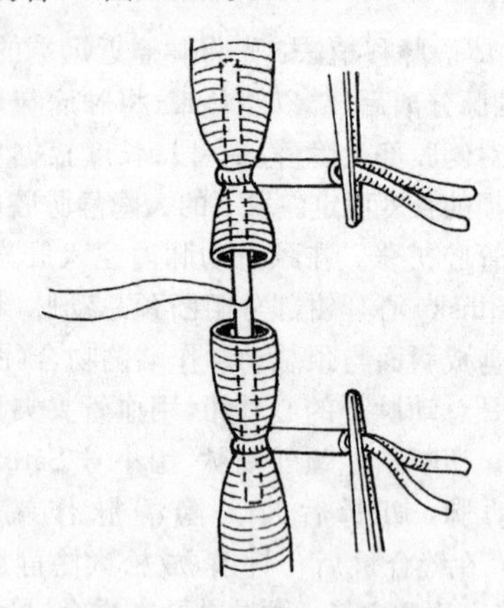

图 46-9　颈动脉体瘤切除术

4) 术后处理　术后患者取平卧位，头下勿放枕垫，以免移植血管折曲。静脉滴注右旋糖酐 40(低分子右旋糖酐)500 ml，1～2 次/d，共 3～5 d。

46.3　颈部损伤

颈部容纳很多器官，包括咽、喉、食管、气管、动脉、静脉、胸导管、臂丛神经、迷走神经、喉返神经、副神经、甲状腺、甲状旁腺、颈椎和脊髓等，因外无骨骼，容易受暴力而被损伤。颈部损伤(neck injuries)不常见，一旦发生可能为颈部闭合性损伤(closed injury of the neck)或颈部开放性损伤(open injury of the neck)。前者多见于拳击、勒颈与绞颈伤。后者通常由刀、枪弹、锐器刺穿等造成，可伴有食管、气管和大血管损伤。

46.3.1　颈部闭合性损伤

拳击颈部可造成颈部血肿，颈动脉窦受到刺激后可引起脑部反射性血循环障碍，导致意识丧失、脉搏缓慢和血压下降。

勒颈与绞颈自杀所造成的死亡，据美国资料统计每年约 3 500 人。根据对颈部压力的 4 种方式，分为绞、绳扎窒息(吊死)、手法窒息(勒死)和姿势窒息。按死亡发生的背景是自杀、意外、他杀与司法执行。

来自颈部压力的损伤与压力种类、力量大小和持续时间有关。身体无需悬吊于空中也可吊死，脚与地板不接触者称为完全性吊死，其他体位时称为不完全性吊死。

结扎绳与手法勒死为外源性收缩力，体重和头部均不起作用。姿势绞死则为颈部置于一物体上，体重施压于颈部。司法绞刑时，除非下坠力量至少等于体重，均无脊髓损伤、颈椎或颅底骨折，多为 C_2～C_3 关节脱位伴两侧 C_2 弓骨折，偶尔为 C_3～C_4 关节脱位。

意外吊死可发生于儿童的上吊游戏和成人的性变态。意外的结扎绳勒死，可发生于生产时的轮带绕颈或衣服挂住床栏杆，头发或衣服缠住机器内也可发生意外勒死。姿势性意外扼死多为儿童，颈部置于床栏杆或窗框上时发生。自杀最常见的方式是上吊。

(1) 病理生理

非司法性近似绞死(吊死)时,C_6 横突处的颈总动脉直接受压,动脉壁有轻度出血,血管内膜轻度撕裂,尤其是老年及有严重动脉硬化者椎动脉血流极少直接受压。上吊时舌骨最易骨折,甲状软骨上角也最易损伤,环状软骨罕有任何损伤。勒死的死因有 3 种:① 脑干和脊髓损伤;② 颈部结构的机械性缩窄;③ 心跳骤停。心跳骤停可能是由于刺激颈动脉窦、颈动脉周围交感神经和副交感神经丛。脊髓、延髓和椎体损伤很少,但动脉闭塞、静脉闭塞和窒息中哪一种起最大作用尚不清楚。

静脉受压时在任何体位都可造成低压,因此在非司法性吊死和勒死中,必须考虑这一因素。静脉完全压瘪时,动脉可不受影响。因此非司法性吊死最可能的病理生理是颈部受压后引起静脉闭塞和意识丧失,身体完全柔软,颈肌张力降低,松弛的情况导致颈部受压增加,有可能使动脉和(或)气管闭塞而引起死亡。

(2) 诊断

解除张力后,往往在颈部见到明显的棕色漕沟,可维持1周以上,考虑为小血管损伤引起。若病人能讲话,则有严重声哑和喘鸣,这是由于舌上的咽部损伤性水肿引起。可能有失音。局部肿胀压痛。眼结膜下可有明显瘀点。如受害者在未昏迷前试图解脱,则有指甲的抓痕挫伤等。手法扼颈时颈部也可遗留指甲痕迹。

(3) 治疗

积极治疗是基本原则,不管最初的神经症状程度如何,甚至严重的神经症状,往往也是可逆的。自杀病人往往还有其他的损伤,如腕部裂口、刺伤、枪弹伤和吞食毒物,都需要及时治疗。

颈部应外固定,作颈部 X 线摄片。濒死的勒伤,应先处理危及生命的呼吸和神经系统。颈部软组织 X 线拍片可判断颈部出血和水肿,这些均可威胁呼吸道,必须立即处理,包括气管插管和作 PEEP(呼吸末正压通气)。肺水肿和支气管肺炎是病人在医院内死亡的主要原因,这可能由于吸气困难和(或)中枢神经原因引起。未死者对 PEEP 反应良好。神经系统支持包括过度通气、渗透性利尿和颅内压测定,如颅内压升高则需治疗。

如无呼吸、心跳,血液的 pH$<$7.2 或立即复苏无效者,预后均极恶劣。脑电图检查和神经系统体征对预后的意义甚小。

勒死存活后的后果是神经后遗症,是脑缺氧造成的脑损害,这些损害不易也无法予以评价。

46.3.2 颈部开放性损伤

开放性损伤如割伤、刺伤、枪弹等穿通伤,战时较多见,平时较少。在枪弹穿通伤中,死亡率仅次于腹部、颅脑弹伤而居第三位。开放性损伤引起的主要危险是:大出血、空气栓塞、纵隔气肿和由于吸气困难而引起的窒息。如伤口发生感染则可引起化脓性纵隔炎,后果极其严重。

(1) 颈部动脉损伤(injury of carotid artery)

颈部动脉损伤可引起汹涌出血,随后出现低血压或休克,短时间内可导致病人死亡。如伤道狭窄(刺伤或弹伤),血液不能向外畅通流出,可形成大血肿,不但压迫咽部和气管而使呼吸困难,以后还可形成搏动性血肿(假性动脉瘤)。如同时损及颈部大静脉,则可形成动静脉瘘。

颈部动脉损伤中以颈总动脉损伤为最常见,紧急处理可在锁骨上方将颈总动脉直接压向颈椎横突以控制出血,一旦止血和呼吸道畅通后,即应测定有无脑缺血和神经损害。颈部损伤的病人,在全麻前必须作完整的神经系统检查,不仅对诊断和治疗决策十分重要,尚有法医学意义。一般颈内动脉损伤常伴脑损害,颈总动脉和无名动脉损伤时不常有脑损害,椎动脉或锁骨下动脉损伤罕有神经后遗症。

颈部中 1/3 动脉损伤手术探查比较容易,一般不需动脉造影。颈部下 1/3 动脉损伤,如病情稳定,动脉造影对手术途径极有帮助。颈部上 1/3 动脉损伤,特别是高位颈内动脉损伤时,显露和止血困难,动脉造影将有助于显露并可证实颅内远端颈内动脉栓塞以及来自一侧大脑半球至另一侧的 Willis 环的血流是否充分以及侧支循环情况,以决定结扎和再建血管的可行性。

颈部动脉损伤的手术应在全麻下进行,在胸锁乳突肌内缘切开显露。颈总动脉或颈内动脉结扎可引起同侧大脑严重血循环障碍,在 40 岁以上病人中,约 50%会发生偏瘫甚至死亡,故应施行动脉修补,对端吻合或血管移植。锁骨下动脉损伤时,结扎可能引起上肢坏死,应行动脉修补、对端吻合或血管移植。颈外动脉损伤时可予结扎,不致发生严重后果。破损的管壁应加切除,以免感染和术后再出血。

(2) 颈部静脉损伤(injury of jugular vein)

颈部大静脉(颈内静脉、颈外静脉、锁骨下静脉)的损伤,不但可引起大出血,而且还可发生空气栓塞,这是主要的危险,尤其是颈根部的静脉,血管壁与颈筋膜粘连,损伤后静脉腔不易塌陷,吸入空气,病人出现呼吸急促、脉搏快而不规则、胸痛。大量空气进入心脏内，心脏立即停搏而死亡。

大静脉出血的紧急措施是用手指或绷带压迫。手术处理时应将病人置于头低脚高位，同时加压呼吸。一侧颈内静脉损伤，可采用静脉结扎。如两侧颈内静脉同时损伤。应将一侧静脉修补或作静脉移植，另一侧静脉可予结扎，切勿同时结扎两侧颈内静脉，以免并发急性脑水肿而死亡。

在修补锁骨下静脉前，必须检查患侧肢体肿胀情况，有否静脉血栓形成，如肢体肿胀明显并有静脉血栓存在，在修补静脉前，应将导管插入远侧静脉吸引冲洗以取尽血栓后再修补静脉，否则，术后远端静脉内血栓将会脱落，并发致命性肺栓塞。

锁骨下静脉损伤，如静脉壁缺损较多无法直接吻合时，可用同侧颈内静脉与锁骨下静脉作对端或端侧吻合。具体方法是游离足够长度的同侧颈内静脉，切断结扎其远心端，将近端向外下方翻转与锁骨下静脉吻合(图 46-10)。

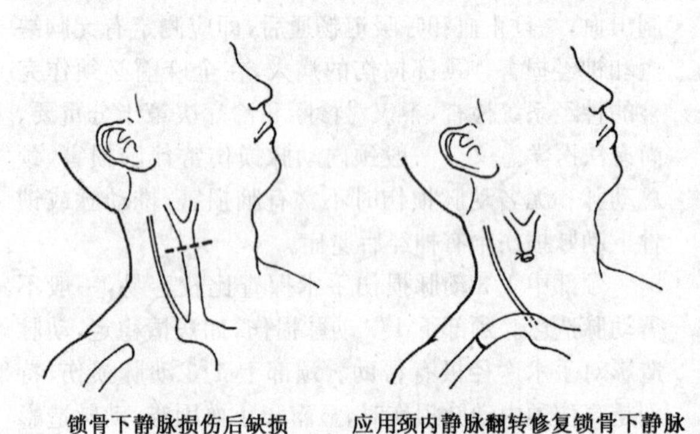

锁骨下静脉损伤后缺损
应用颈内静脉翻转修复锁骨下静脉

图 46-10　锁骨下静脉缺损及修复

(3) 胸导管损伤(injury of thoracic duct)

胸导管在后上纵隔内，由食管左侧上行至胸腔上口时，在左颈总动脉和左锁骨上动脉之间，继续沿食管左侧呈弓形上行。弓形的顶部可在锁骨上 1～5 cm 处(1～2 cm 最多)。这段胸导管经椎动脉、椎静脉、锁骨下动脉第一段、甲状腺颈动脉、膈神经和前斜角肌前方，颈总动脉、颈内静脉、迷走神经和喉返神经后方注入静脉角(体表投影是在锁骨上方距胸锁关节 2～5 cm 处)。胸导管直径一般＞2 mm，在施行左侧颈淋巴结根治术时，可能在游离颈内静脉下段时被损伤，左锁骨上方刀刺伤时也可能损伤它。损伤后如在术中及时发现，可加以结扎，并无不良影响。如未及时发现，术后伤口不断有乳白色乳糜液溢出，每日总量可＞1 000 ml，使机体发生严重脱水和能量消耗。处理的方法有两种。

1) 保守方法　保持局部切口引流通畅，在左锁骨上区用纱布填塞、适当加压。如处理得当，也可使较严重的乳糜瘘治愈，切口愈合。保守疗法期间，必须给病人充分的营养支持。

2) 手术方法　在手术后 3～4 d 之内从原切口探查，找到胸导管后加以结扎，效果良好。如在术后 1 周以上处理，由于组织反应，解剖不清造成操作困难，难以成功。因此，必须及早发现，尽快处理。

(4) 喉和气管损伤(laryngeal and tracheal injuries)

刺伤、刀割伤、弹伤可损伤喉和气管，伤口中有空气和泡沫性血液喷出。如血液吸入喉或气管伤口则可引起呼吸困难，甚至窒息，应迅速抢救，吸出积聚在气管内的血液，缝合喉或气管的伤口，必要时需作气管切开术。如果伤道狭窄，从喉或气管伤口中逸出的空气不能完全逸出体外，则积聚于颈部皮下组织和器官之间，引起广泛的皮下气肿，甚至扩展至纵隔间隙，压迫血管，导致急性血循环障碍和明显的呼吸窘迫，需立即抢救，闭合喉部或气管伤口。必要时施行气管切开术。在胸骨上缘横行切开颈部，引流纵隔间隙。隐蔽的气管损伤的病人，一开始症状不明显，但呼吸困难症状逐渐加重，不能用伴随的胸伤解释时，行咽喉气管镜可有诊断价值。

(5) 咽和食管损伤(pharyngeal and esophageal injuries)

咽喉部和颈部食管损伤的常见症状和体征是吞咽困难、呕血、皮下有捻发音，伤口有唾液和食物溢出，如伤道较窄，分泌的唾液和食物不易排出，则数天后必将引起颈部的严重感染，甚至向下扩散至纵隔，引起化脓性纵隔炎，应及时引流。隐蔽的咽喉部和颈部食管损伤，有时不易被发现，如对此有怀疑，应嘱病人饮豆浆、牛奶或美蓝溶液，或作食管造影或食管镜检查，即可明确诊断，及时处理。

(6) 颈部神经损伤

刺伤、弹伤等引起颈部神经损伤较少，医源性损伤多由于手术时误伤造成。根据损伤的神经不同，临床表现不同，治疗方法也不同。

1) 损伤的神经及临床表现

a. 臂丛神经上部损伤(Erb-Duchenne 型损伤)，涉及第 5、6 颈神经，引起肩和上臂肌肉麻痹，表现上臂下垂，前臂不能屈曲外转。

b. 臂丛神经下部损伤(Klumpe 型损伤)，伤及第 8 颈神经和第 1 胸神经，引起手内部肌和屈指肌麻痹，表现爪形手，手和手指不能屈曲。

c. 副神经损伤，引起斜方肌瘫痪，肩明显下垂。

d. 迷走神经颈段损伤，引起声带瘫痪，声音嘶哑，但不影响心脏。

e. 喉返神经损伤,一侧损伤引起声带麻痹。

f. 膈神经损伤,引起单侧膈肌麻痹。

g. 颈交感神经节链损伤,引起 Horner 综合征：瞳孔缩小、上睑下垂和眼球内陷。

2) 治疗 开放性神经损伤,需急诊手术。应用显微外科技术吻合神经断端,或神经移植手术。臂丛上部损伤部位离支配肌肉较近,术后恢复较快,疗效较好。闭合性臂丛下部损伤,因损伤后手内部肌很快萎缩,效果多不理想。牵拉伤如引起神经根在椎管内损伤(称节前损伤或根性撕脱伤)可用神经移位术,即利用副神经、肋间神经或膈神经移位于肌皮神经、肩胛上神经、桡神经或正中神经以重建上肢重要功能。如肌肉已明显萎缩,只能行肌腱移位或关节融合术以改进患肢功能。

臂丛神经损伤后要早期开始康复医疗：① 对瘫痪肌肉的感应电刺激以减轻肌肉萎缩,对正常和部分瘫痪肌肉适当进行肌力锻炼,防止废用性萎缩,促进肌肉代偿功能的发展;② 按摩和被动运动以保持关节活动度,防止挛缩畸形;③ 必要时配用功能支架及进行作业疗法。

46.4 颈部感染

颈部感染(infections in the neck)包括急性和慢性感染两种。

46.4.1 颈部急性感染

颈部急性感染包括颌下间隙、舌下间隙、颏下间隙、咽旁间隙的急性感染,常易导致脓肿形成;还包括颈部淋巴结的急性感染在内。

(1) 急性淋巴结炎(acute lymphadenitis)

多继发于扁桃体或牙根的炎性病灶,颈部淋巴引流区的淋巴结肿大(图 46-11)、疼痛、压痛明显,局部皮肤可有红肿,如不及时控制则形成脓肿。治疗应及时处理原发病灶。应用抗菌药物,局部热敷。脓肿形成后应行切开引流。

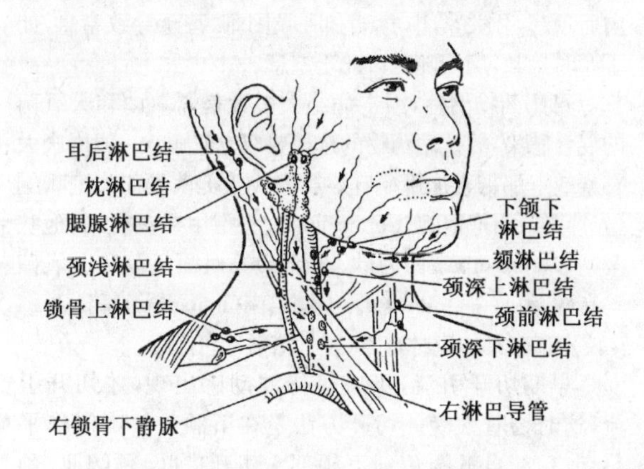

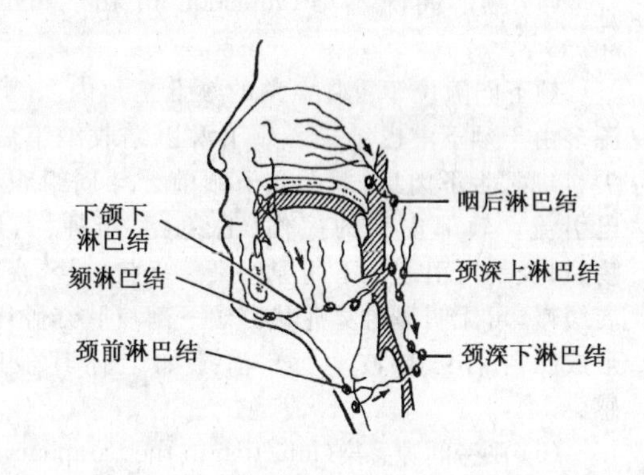

图 46-11 头颈部淋巴引流和淋巴结

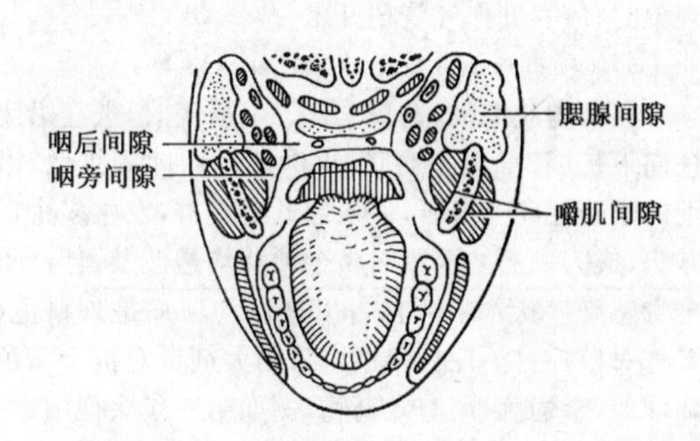

图 46-12 颌骨周围的筋膜间隙(横切面)

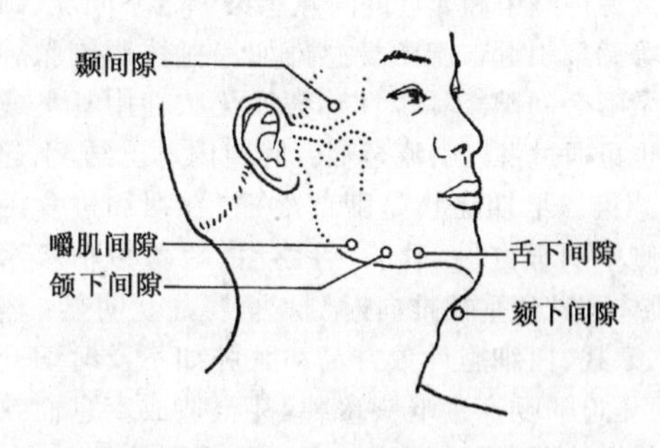

图 46-13 颌骨周围不同间隙脓肿的切开引流口

(2) 颌下间隙感染(infection of submaxillary space)

颌下间隙感染多来源于颌下淋巴结的继发感染。上呼吸道、上下颌牙、唇、颊、腭部、颌下腺的炎症也可通过淋巴引流引起颌下间隙感染。出现颌下区皮肤红肿，水肿、下颌骨下缘轮廓因肿胀而消失，有明显压痛。脓肿形成后可触及波动感。脓肿可沿颌下腺扩展至舌下间隙、咽旁间隙和颏下间隙，形成多间隙感染（图 46-12）。

对未化脓时应用抗菌药物，局部热敷。已有脓肿形成后则应及时切开引流，切口见图 46-13。

(3) 舌下间隙感染（infection in the sublingual space）

舌下间隙位于舌和口底粘膜下方与下颌舌骨肌之间，感染来源为下颌根尖脓肿、口腔粘膜外伤、舌下腺炎的继发感染。舌下间隙感染可波及邻近几个间隙如颌下和咽旁间隙，并可发展成口底蜂窝织炎，又称路德维希咽峡炎（Ludwig angina）或让苏尔病（Gensoul disease）。临床表现为口底一侧红肿，口底粘膜充血水肿，舌被推向对侧，舌活动受限，吞咽困难，疼痛。严重时有全身症状。脓肿形成后有波动感。应及时用抗菌药物治疗，局部热敷；脓肿形成后应立即切开引流，以防感染扩展至附近间隙。

(4) 颏下间隙感染（infection in the submental space）

颏下间隙位于舌骨上角的颏下三角内。感染来源多由于颏下淋巴结炎。颏下淋巴结收纳下唇、舌尖、口底、舌下肉阜、颏部和下颌前牙牙周组织的淋巴引流。颏部皮肤的擦伤、毛囊炎、疖肿、口腔溃疡、口炎均可引起颏下间隙感染。症状较轻，炎症进展缓慢，可无明显自觉症状。颏下部皮肤红肿压痛，形成脓肿后可有波动感。治疗如上述其他间隙感染。

(5) 咽旁间隙感染（infection in the parapharyngeal space）

咽旁间隙位于下颌骨升支与咽侧壁之间。感染多由于牙源性感染和邻近的间隙感染如舌下间隙、颌下间隙等感染引起。腺源性感染如扁桃体周围脓肿也可波及咽旁间隙。耳源性感染如化脓性中耳炎或外耳炎也可通过淋巴引流至咽旁间隙内淋巴结，引起继发性感染。早期症状是咽部疼痛，吞咽和进食困难。咽侧壁明显红肿，软腭、舌腭弓、咽腭弓粘膜水肿，扁桃体和悬雍垂被推向对侧。全身症状明显：体温升高、寒战、白细胞计数升高。脓肿如不及时切开引流，可压迫咽喉产生喉头水肿，甚至造成窒息而致死。应早期诊断，积极治疗。由于此间隙位置较深，不易查出波动感，诊断较困难。颈部软组织 X 线摄片可有助于早期诊断。

脓肿应行切开排脓，如病人能张口正常，可从口内翼下颌韧带稍内侧切开粘膜，钝性分离进入咽上缩肌与翼内肌之间的脓腔，充分引流。病人如张口困难，应从口外作切开引流，切口在下颌骨升支后缘和下颌骨附近，用钝性分离法进入翼内肌深面的脓腔。

(6) 口底化脓性蜂窝织炎（suppurative cellulitis of mouth floor）

口底软组织的广泛性化脓性感染，包括筋膜间隙、肌肉和腺体的严重感染，通常由于链球菌感染引起，通称多间隙感染、路德维希咽峡炎或让苏尔病。致病菌除链球菌、金黄色葡萄球菌外，厌氧菌如类杆菌、梭杆菌、消化链球菌和螺旋体等口腔正常菌群也常是本病的致病菌。

本病常发生在拔牙或牙周病之后，在口腔有一个原发感染灶，直接扩散，累及结缔组织、筋膜和肌肉，是双侧性腐臭坏疽。从舌下间隙开始，进展极快。临床表现为口底化脓性蜂窝织炎，是一种严重感染，从舌下间隙开始后扩展迅速。局部常早期不化脓，而是浸润性结缔组织的严重肿胀。颌下皮肤红肿，硬如木板，局部剧痛，使舌体向上向后顶起，牙关紧闭，吞咽和呼吸困难，甚至导致窒息，如不及时抢救，病人随时可死于窒息。

可用药物治疗，因本病绝大多数是需氧菌和厌氧菌的混合感染，故抗菌药物的选择要双方兼顾。一般用庆大霉素或卡那霉素加甲硝唑。第三代头孢菌素如头孢哌酮（先锋必）、头孢他啶（Ceftazidime）、头孢甲羧噻肟、头孢呋辛钠（Cefuroxime、西力欣、Zinacef）等对需氧菌和厌氧菌均有效，每日静注 2～4 g。亚胺培南（Imipenem）每日 1～4 g 较妥布霉素加克林霉素（氯林霉素）更有效。

早期切开引流，不应等待波动感出现，才切开引流，这时为时太晚。切开方法是在下颌骨体内侧作平行切口，起自下颌角到下颏部。切开皮肤、颈阔肌、颈筋膜，必要时可切开下颌舌骨肌，使引流畅通。有窒息现象时，应立即作气管切开术。

(7) 项痈（carbuncle of the neck）

项部皮肤厚韧，毛囊丰富。毛囊炎时，炎症沿脂肪柱向下扩展，直至颈筋膜，再沿筋膜向四周扩散，沿邻近的脂肪柱向上蔓延，侵入邻近毛囊群，发生多个白色脓头，成为颈痈。严重时整个项背均遭波及，伴严重的全身感染症状。中医自古以来认为项痈是外科危症，又称对口疔。治疗在早期应采用大剂量对抗金黄色葡萄球菌（金葡菌）的有效药物，例如第三代头孢菌素（见口底化脓性蜂窝织炎的治疗），因金黄色葡萄菌对一般常用抗生素常有抗药性，青霉素常对之无效。局部可用 50% 硫酸镁溶液湿敷，或用金黄散以黄酒或食用油调敷，每日多次。到较晚时，如已有大量组织坏死和多个白色脓头,应即行切开引流。切口采用十字或双十字形,长达正常皮肤边缘,深及筋膜,切开后将皮瓣向四周分离外翻,切除所有坏死组织,再用3%过氧化氢溶液湿敷。本病患者常有糖尿病或慢性肾炎等慢性疾病,使免疫功能受到损害,诊断时应加以注意,如有这种慢性疾病,也应同时给予处理。

46.4.2 颈部慢性感染

颈部慢性感染(chronic infection in the neck region)有以下几种情况。

(1) 颈部慢性淋巴结炎(cervical chronic lymphadenitis)

口腔内扁桃体、牙齿、牙根、唾液腺和头皮部的慢性感染病灶,均可通过淋巴引流区,引起相应部位淋巴结的慢性炎症,最常见的部位是颌下、颏下、颈前三角区、耳后和枕部的淋巴结。急性淋巴结炎经治疗后,有时也会转变为慢性淋巴结炎。表现为局部淋巴结肿大,表皮不红,无压痛或压痛极轻,质地中等,可活动或活动度较小。诊断时须详细询问病史,仔细检查口腔内扁桃体、牙齿、牙根部、腺体和头皮有无慢性感染灶。为了鉴别诊断,可作穿刺活检或活组织检查。如确定为慢性炎症细胞,则可向病人解释,对相应的慢性病灶给予处理。

(2) 颈淋巴结结核(tuberculosis of cervical lymph nodes)

颈淋巴结结核是外周淋巴结结核中最常见的一种,多发于儿童和30岁以下的青年人。人体抗病能力降低时,肺、支气管或骨结核病变等处结核杆菌可经淋巴或血液传播至颈、腋、腹股沟等外周淋巴结引起病变。结核杆菌也可由口腔(龋齿)、咽部或扁桃体侵入颈部淋巴结,但在侵入部位多无结核病变可见,这种病占大多数。

临床表现为病变的淋巴结常出现于颈的一侧或两侧,通常位于颌下、胸锁乳突肌前后缘或深处。初期,肿大的淋巴结相互分离、可推动、不痛、边界清楚、质地中等或坚韧。病变继续发展时,出现淋巴结周围炎,多个淋巴结相互粘连,融合成团,与皮肤和周围组织也粘连成片,不能推动,有时质地较硬难与癌肿鉴别。晚期,淋巴结干酪样坏死和液化,形成寒性脓肿,破溃后流出豆渣样或灰白色稀脓,形成经久不愈的窦道或溃疡,窦道口或溃疡面暗红色,皮肤边缘潜行,肉芽组织苍白水肿。寒性脓肿有时可发生继发性化脓感染,有时使诊断错误。

诊断主要依据结核病接触史和局部表现,作胸部透视明确有无肺结核。体检时应注意有无骨结核表现。对小儿患者,结核菌素试验有助于诊断,寒性脓肿或已溃破者,如流出豆渣样或稀脓,诊断不难。慢性脓窦或溃疡具有特征:边缘皮肤潜行,肉芽组织苍白水肿,也不难诊断。纠结成团块,质地较硬的淋巴结结核必须与恶性肿瘤(癌和淋巴瘤、转移性肿瘤等)鉴别,穿刺活检或手术活检有助于鉴别诊断。颈部不同区域的淋巴结结核须与该区的癌瘤相鉴别:① 颌下三角区的转移癌来自下唇、舌和口底癌肿;② 颈动脉三角区的转移癌来自鼻颊、口腔、鼻咽部癌肿,还须与霍奇金病、非霍奇金淋巴瘤、慢性淋巴细胞白血病鉴别;③ 气管三角区转移性癌则多来自喉癌、甲状腺癌;也须与霍奇金病、慢性淋巴细胞白血病鉴别;④ 枕三角区则须鉴别来自皮炎性病灶的慢性淋巴结炎、霍奇金病、慢性淋巴细胞白血病;⑤ 锁骨上三角区:左侧转移性癌多来自胃癌、胰腺癌、食管癌、乳癌。两侧病变则多为来自肺结核的淋巴结结核(图46-14)。

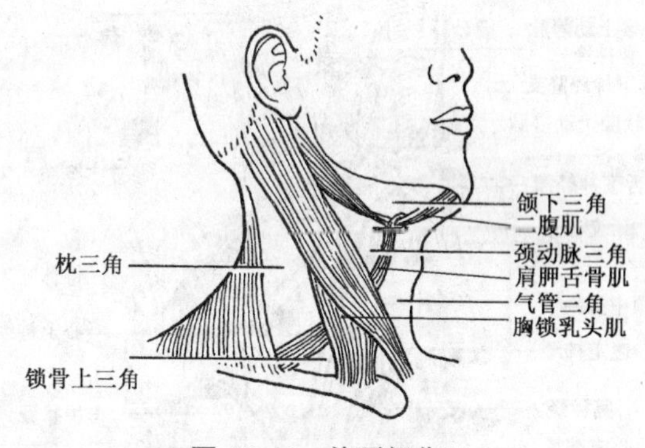

图46-14 前颈部分区

46.5 甲状腺疾病

甲状腺疾病(thyroid diseases)包括甲状腺器质性疾病和功能性疾病。

46.5.1 甲状腺的局部解剖和生理学

(1) 局部解剖

正常甲状腺约重20 g,通过疏松的结缔组织附着于气管的前面和侧面。峡部连接左右两叶,峡部上缘恰位于环状软骨之下。甲状腺的两叶位于甲状软骨侧缘的下半部,被一薄层纤维膜包围(图46-15,46-16)。

甲状腺的血液主要来自甲状腺上动脉、源于颈外动脉和甲状腺下动脉、锁骨下动脉的一个分支,还可有

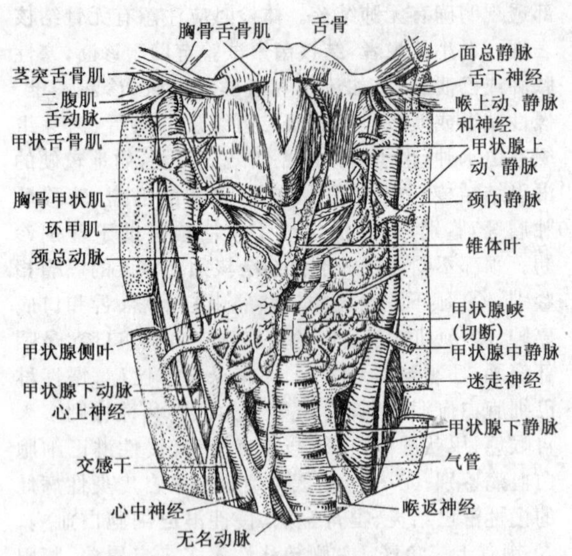

图 46-15　甲状腺区局部解剖(前面观)

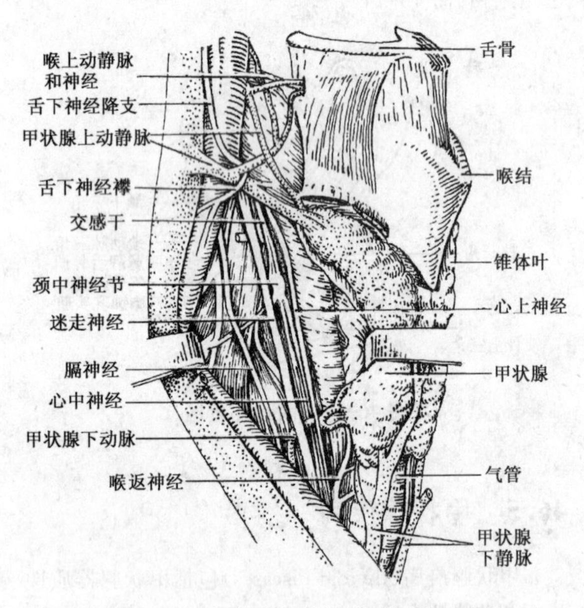

图 46-16　甲状腺区局部解剖(侧面观)

大小不一的甲状腺下动脉,它们起于无名动脉或主动脉弓,经气管前上行至甲状腺下缘。甲状腺下动脉与喉返神经的关系在甲状腺外科上很重要。甲状腺下动脉在分支前,经常与喉返神经交叉,多数越过神经的浅面。结扎切断甲状腺下动脉时,切勿损伤喉返神经,以免造成声音嘶哑。

甲状腺的血流量丰富,每克组织达 4～6 L/min,接近于整个身体每克组织每分钟血流量的 50 倍。甲状腺功能亢进症时,血流量尤为丰富,局部有震颤和杂音。

甲状腺的静脉,在腺体前形成丛,然后汇集成甲状腺上、中、下静脉,上静脉与上动脉伴行,注入颈内静脉。中静脉常在甲状腺侧叶中、下 1/3 交界处走出,越过颈总动脉前方注入颈内静脉(有时中静脉缺如)。下静脉自腺体下方走出,注入无名静脉,两侧甲状腺下静脉常在气管前方吻合成丛,手术时应注意止血。

喉上神经,起自迷走神经,沿颈内动脉内侧下行,至舌骨大角处分内、外两支,外支支配环甲肌,内支穿过甲状舌骨膜入喉,管理喉粘膜感觉,手术损伤后造成饮流汁时咳呛。

喉返神经　左侧绕主动脉弓,右侧绕锁骨下动脉,沿气管食管沟上行,紧贴甲状腺侧叶后面,经咽下缘入喉,在甲状腺后面与甲状腺下动脉交叉(见前述)。

(2) 生理学

甲状腺的主要功能是产生足够的甲状腺素以适当地调节全身的细胞代谢。正常数量的甲状腺素的产生取决于有充分的外源性碘。正常人每日摄入碘 200 μg 左右,在尿中排出碘 150 μg,多余的碘主要以有机碘的形式储存于甲状腺内(约 90%),约 10%作为碘化物的形式存在。在甲状腺中,碘化物被氧化成高度活跃的高价形式,随即和甲状腺内蛋白质的酪氨酰基结合形成一碘酪氨酸(MIT)和二碘酪氨酸(DIT),然后产生多种碘甲状腺原氨酸,包括 3,5,3′-三碘甲状腺原氨酸(T_3)(triiodothyronine)和甲状腺素(T_4)(thyroxin)。T_4 和 T_3 是甲状腺分泌的具有激素活性的化合物,与甲状腺球蛋白结合(TBG)储存于甲状腺腺泡内。TBG 在正常情况下不进入血循环,其产物可被蛋白酶和肽酶水解。MIT 和 DIT 也都不进入血循环。它们所含的碘可被碘酪氨酸脱碘酶所移除。

T_3 和 T_4 在血液中与血浆蛋白质结合。机体的代谢与游离的激素(FT_3、FT_4)关系至为密切。在正常情况下,在外周组织中 T_4 生理性地转化为 T_3,所以 FT_3 的浓度约 10 倍于 T_4;说明 T_3 的特殊刺激是构成某些甲状腺素的作用的主要因素。在血循环中 T_4 与甲状腺球蛋白结合的形式存在,而 T_3 则较少呈结合形式,主要以游离的 T_3 形式存在,所以较不稳定,移除很快。

促甲状腺激素(TSH)是脑垂体分泌的一种蛋白质,是甲状腺生理的主要调节者。TSH 的产生与丘脑下部分泌的促甲状腺激素释放因子(TRF)有关。TRF 使 TSH 的产量增加。甲状腺素产量的增加是 TSH 刺激甲状腺的结果。TSH 的正常分泌速度是每日 125 ng,在肾脏中降解(图 46-17)。

甲状腺激素的释放:甲状腺具有选择性地浓缩血

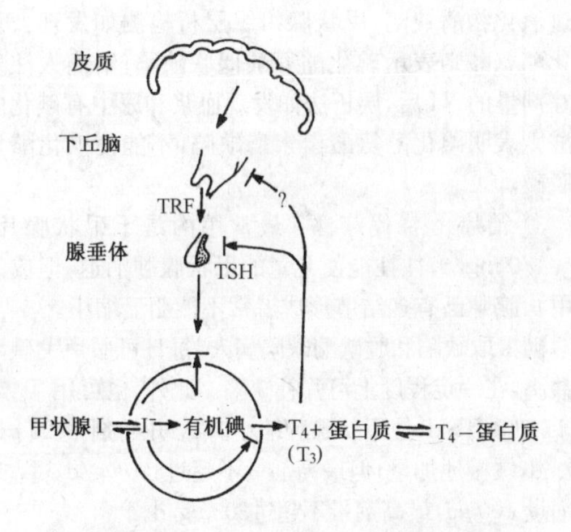

图 46-17 甲状腺激素调节示意图

中碘并用它合成甲状腺素(T_4)和三碘甲状腺原氨酸(T_3)的独特功能。腺垂体和下丘脑的感受细胞对血液循环中 T_4 的改变极为敏感。T_4 的浓度降低时,垂体释放的 TSH 增加,促使释放足够的 T_4,以恢复血液中的 T_4 的正常水平。反之也然。这个调节过程称为垂体-甲状腺反馈机制。中枢神经系统对甲状腺功能的控制是通过影响下丘脑的 TRF 而起作用。

46.5.2 甲状腺肿

甲状腺肿(goiter)是指因甲状腺肿大,使颈前部肿胀隆起的一系列疾病。

(1) 地方性甲状腺肿(endemic goiter)

这是一种分布地域广、患病人数较多的地方病,主要由于缺碘引起甲状腺肿大,故又称缺碘性甲状腺肿(iodine deficiency goiter)或胶性甲状腺肿(colloid goiter)。本病多见于离海较远的内陆。世界各地均有不同程度的流行,大部分在山区、丘陵地带,如瑞士、挪威、印度、新西兰、阿根廷等山岳地带都是闻名的流行区,估计全世界患病人数在 2 亿左右。我国的云贵高原地区、广西、四川、山西、河北、陕西、青海、甘肃,甚至山东、浙江、福建等省的山区都有流行。

1) 病因 10 岁以前男女发病率大致相等,随着青春期的到来,性别发病率的差异逐渐明显,女性明显高于男性,此与妇女月经、妊娠、哺乳期对甲状腺激素的需要增加有关。患病率高峰在 11～40 岁。流行越严重的地区,甲状腺肿的发病年龄越轻。

缺碘是本病的主要原因,且是绝大多数流行区惟一的致病因素。在流行区的土壤、饮水和食物中碘含量以及居民的尿含碘量明显减少。流行的严重程度与摄碘率降低和尿碘排泄增加成正相关,流行越严重,这种正相关越明显。有些地区除了与水源碘含量低有关外,与水源钙含量较高及含有机硫复合物或水被细菌污染也有关系,进食致甲状腺肿物质,在某些地区也起一定作用。

碘是合成甲状腺激素的主要原料。在正常情况下,成人每日需摄入碘 70～100 μg,青年 160～200 μg,儿童 50 μg,婴儿 20 μg,妇女在妊娠期和哺乳期需摄入更多。碘摄入量长期不足,甲状腺中碘含量减少,不能合成足够的 T_4,血中 T_4 浓度下降,对垂体分泌 TSH 的反馈抑制作用减弱,垂体前叶 TSH 分泌增加,血浆 TSH 水平升高,代偿刺激甲状腺增生。严重缺碘时,上述代偿不足以维持正常的甲状腺功能,T_4 合成减少,T_3 合成增多,T_4 是抑制垂体分泌 TSH 的主要因素,当 T_4 浓度降低时使垂体增加 TSH 分泌,甲状腺进一步增生。如不及时治疗,经反复多次的增生和复原,甲状腺不同部位的摄碘和分泌功能出现差异,甲状腺滤泡的增生和复原不均衡而出现结节,表示甲状腺肿已进入不可逆转的阶段。

根据甲状腺肿的病理改变,可分为:① 弥漫型。甲状腺对称性均匀增大,质软,表面光滑。组织学可见甲状腺上皮细胞增生肥大,细胞由扁平变为立方形或柱形。切面可见纤维间隔中充满棕黄色透明胶质,但无明显结节。② 结节型。由弥漫型演变而成,结节是复原不均衡引起。结节可分为储留性和增生性(腺瘤样)两种,前者是由胶质储留使滤泡胀大所致,后者则因增生细胞压迫周围组织而形成不完整的包膜,有时难以与真的腺瘤区别。结节可为单个或多个。

2) 临床表现 早期甲状腺轻度弥漫性肿大,一般无自觉症状,继续发展后颈部明显变粗,且有压迫感,压迫气管严重时出现呼吸困难,气管弯曲、狭窄、移位。食管被压时有吞咽困难;喉返神经被压时有声音嘶哑;颈交感神经受压引起霍纳综合征(Horner syndrome);颈静脉受压则引起头面部肿胀和静脉曲张。久病者腺体常巨大下垂,有多个结节。腺体内可发生出血、坏死和囊性变,局部可有波动感,穿刺可得淡黄色清液或黄褐色混浊液体。偶尔可发生癌变和甲状腺功能减退症。

3) 诊断 甲状腺功能检查早期常正常。基础代谢率(BMR)正常。T_4 降低,T_3 正常或稍高,TSH 升高。甲状腺 ^{131}I 摄取率增高,24 h 达最高峰。24 h 尿碘排泄减低,<50 μg/g 肌酐。放射性核素扫描甲状腺增大,放射性图像分布不均匀。

4) 防治 预防比治疗更重要和有效。常用的预防方法:① 碘化食盐,碘盐浓度以 1∶20 000～50 000为宜,正常人每日约需碘 100～300 μg,如食用1∶20 000的碘化食盐,则每人每日服 10 g 就能满足正常需要;② 碘化饮水,浓度为 1∶1 亿,即每 10 万升水中加碘化钾或钠 1 g;③ 碘油肌注法,<1 岁 125 mg,1～5岁250 mg,5～9 岁750 mg,>10 岁和成人1 000 mg,即 40%碘油 2.5 ml,以后每 5 年肌注 1 ml。凡有碘过敏和心、肝、肾病和结核病者不宜使用;④ 碘管法,在三担水的水缸中放一个装 3 g 碘片的碘管,按每日饮一缸水计算,可维持有效期 3 年。

甲状腺肿发生后,碘的疗效就不显著,可口服甲状腺片,每日 60～180 mg,试验治疗 4～6 个月,若有效可继续治疗 1 年或更长,伴 BMR 降低者,用药后甲状腺肿可明显缩小,质地变软。儿童和青少年应加服碘剂。在流行地区,停服甲状腺片后,应给予碘剂以防复发。

倘若甲状腺肿巨大有压迫症状,或伴有甲状腺功能亢进症症状,或疑有恶变或胸腔内有甲状腺肿者,均是甲状腺次全或部分切除术的适应证,但术后还需继续服甲状腺片以防残留腺组织再增生复发。左旋甲状腺素钠(LT_4)每日口服 100～300 μg; T_3 口服 25～100 μg/d,其作用相当于甲状腺片 60～240 mg。

中医治疗用化痰软坚法,选用海藻、昆布、贝母、海螵蛸、海浮石、海带、海蛤粉、夏枯草等均有效。

(2) 散发性甲状腺肿(sporadic goiter)

不呈地方性流行,而是散发于个别人或家族中的甲状腺肿,缺碘也不是其明确的病因。它有各种不同的病因,但这些病因导致的结果相同,即机体对甲状腺激素需求增加;引起相对性缺碘,或甲状腺激素合成障碍,人体处于相对或绝对的甲状腺激素不足,刺激垂体分泌 TSH 增多,于是甲状腺组织增生肥大。

1) 病因 ① 甲状腺激素生理需要增加,如青春期、妊娠期、哺乳期、创伤、感染、精神紧张等因素,促使腺体代偿性增生,引起甲状腺肿;② 有些药物阻碍甲状腺激素合成,如各种硫脲类抗甲状腺药:硫氰酸钾、过氯酸钾、对氨柳酸以及长期应用钴、锂、磺胺类、磺脲类药物。孕妇长期服含碘药物,其出生婴儿可有甲状腺肿;③ 甲状腺激素先天性合成缺陷;④ 摄取某些食物如大豆、白菜、木薯、坚果等含有致甲状腺肿物质(goiterogenic substance)。

2) 临床表现 甲状腺常呈轻度或中度肿大,呈弥漫性,质软,早期无结节,数年后可有大小不等的结节、无压迫症状、甲状腺功能正常或轻度减退。如疑有甲状腺激素合成缺陷,需作实验室检查:如甲状腺^{131}I摄取率检查发现甲状腺不能浓集碘;唾液碘/血浆碘比值接近 1(正常值 20～40);过氯酸钾释放碘试验阳性证明过氧化物酶缺陷;甲状腺组织层析检测如发现大量碘化酪氨酸则表示碘化酪氨酸偶联缺陷;给病人注射示踪剂量的^{131}I后,层析法如发现血浆和尿中有碘化酪氨酸则表明碘化酪氨酸卤素酶缺陷,不能使碘化酪氨酸脱碘。

3) 治疗 替代疗法:最常用的是干甲状腺片,60～180 mg/d,往往能使儿童的甲状腺肿消退,但成人的甲状腺肿已有多结节形成者常不能明显缩小。

碘摄取缺陷和脱碘酶缺陷病人,每日可服卢戈碘溶液数滴,在一定程度上可弥补缺陷。此外,也可用 T_3 或 T_4 以抑制 TSH,使甲状腺肿缩小。T_3 开始剂量 25 μg,2 次/d,缓慢地加量,但最高剂量不超过100 μg/d。T_4 开始剂量 100 μg,最高剂量不超过300 μg/d。

(3) 高碘性甲状腺肿(high iodine uptake goiter)

1) 病因 近年来陆续有高碘性甲状腺肿的报道,多发生在近海地区,主要为食用含高碘量的水和食物所造成。中国河北黄骅县及山东日照县、庆云县均发现了高碘地方性甲状腺肿。沿海居民每日进食大量海带者发病率较高,深井水含碘量是浅井水的 20 多倍,故饮深井水居民的高碘性甲状腺肿的发病率是饮浅井水者的 3～4 倍,说明碘过多也可能抑制甲状腺内碘的有机化,使甲状腺激素的合成和释放反见减少,垂体分泌 TSH 增加,使甲状腺组织增生肿大。这种甲状腺肿实质上属于激素合成障碍性甲状腺肿(dyshormonogenic goiter)。甲状腺激素合成障碍可由于不同环节上的缺陷所致。① 摄碘缺陷,最少见。② 有机结合功能缺陷,有机碘化物和甲状腺球蛋白不能共价结合。甲状腺虽能浓缩碘但不能进行有机结合,故甲状腺组织提取液中一碘酪氨酸(MIT)甚少。如病人除有甲状腺肿外尚伴耳聋和语言障碍则应考虑有家族性呆小聋哑症(Pendsed 综合征)可能。③ 甲状腺球蛋白合成缺陷,甲状腺球蛋白生成量不足或有质的异常。甲状腺匀浆或血清中常有非甲状腺球蛋白碘化白蛋白。④ 偶联缺陷,较常见。甲状腺球蛋白水解后生成的碘化酪氨酸/碘化甲状腺原氨酸比率超过 2.0,表示偶联作用低下,同时有异常的甲状腺碘化蛋白,主要是碘化白蛋白。⑤ 脱碘酶缺陷。

2) 诊断 血浆蛋白结合碘(PBI)测定能检出甲状腺激素和碘化蛋白。而 T_4 和丁醇提取碘(BEI)测定不能检出碘化蛋白,故如 PBI 浓度超过总 T_4 或 BEI 20%以上,提示有异常的碘化蛋白存在。多数病人甲状腺^{131}I摄取率增高,如甲状腺^{131}I摄取率低下表示碘摄取缺陷,但需排除非桥本甲状腺炎或试验前进食过多碘化物所致。过氯酸钾排泌试验若排泌率超过 10%～20%,提示有机结合功能缺陷或桥本甲状腺炎。甲状腺球蛋白可从甲状腺组织匀浆可溶部分提取，一般每克组织可提出60～80 mg，占腺体碘含量的90%～95%，经过酶消化后用低层析或柱层析可分离出MIT和DIT以及碘化甲状腺原氨酸 T_3 和 T_4。正常时MIT/DIT为0.5～0.75，碘化酪氨酸/碘化甲状腺原氨酸约2.0，T_3/T_4 约0.05，若碘化作用减弱，则上述比率增加，若碘化水平降至0.1%以下，则 T_3 和 T_4 极少，提示偶联作用障碍。碘化酪氨酸的脱碘作用可通过甲状腺切片用 ^{131}I标记的DIT培育后测定游离标记碘化物。

3）防治　预防要点是及时给甲状腺素或干甲状腺片，以减轻甲状腺肿。对碘摄取缺陷者可给予碘化钾，提高血液中碘化物浓度以增加其向甲状腺弥散，每日口服卢戈碘溶液15～20滴。

如效果不佳，可手术治疗，作甲状腺部分或次全切除术，术后给干甲状腺片。

(4) 异位甲状腺

1）病因　异位甲状腺(ectopic thyroid)是一种胚胎发育畸形。甲状腺不在颈部正常位置而出现在甲状腺下降途径中的其他部位，如咽部、舌内、舌骨上、舌骨下、喉前、胸骨上、气管内、食管内、胸骨后和胸腔内，其中以胸骨后甲状腺较常见。它来自胚胎期纵隔内遗存的甲状腺组织，以后发展成胸骨后甲状腺腺瘤。胸骨后甲状腺肿则很少见，多数是颈部甲状腺肿长大后下坠入胸骨后间隙。

2）临床表现　大多数胸骨后甲状腺位于胸骨后前上纵隔，少数位于后上纵隔。因胸骨后纵隔间隙甚窄，肿块稍增大时即可引起明显的压迫症状。如位于纵隔间隙中的气管受压可引起刺激性咳嗽、呼吸困难；喉返神经受压则引起声音嘶哑；这些症状常在仰卧位或头转向患侧时加重；胸骨或脊柱受压可出现胸内闷胀感或胸背疼痛；食管受压引起吞咽困难；上腔静脉受压引起头面部水肿、颈静脉曲张等上腔静脉综合征。少数病例可有甲状腺功能亢进症状。

当出现剧烈咳嗽、咯血、声音嘶哑时应怀疑甲状腺恶性病变的可能。

3）诊断　体检时约半数病人，在颈部可摸到结节性甲状腺肿。X线检查可见到前上纵隔椭圆形或略呈分叶状致密阴影，轮廓清晰，边缘规则，位置较高，上缘可延伸入颈部，并向一侧或双侧突出，形成典型的“漏斗状”阴影，其边缘常超越主动脉，上界突出胸骨柄窝。如见到肿瘤钙化阴影，具有诊断价值。透视时肿瘤阴影可随吞咽上下活动，大多数病例可见气管移位。

如肿瘤组织有吸碘功能，则放射性碘试验阳性。甲状腺 ^{131}I扫描可帮助诊断。血管造影可鉴别血管瘤。

4）治疗　无明显临床症状者可先试用药物治疗，口服干甲状腺片或 T_3、T_4，可抑制其生长，使肿瘤缩小。

肿瘤较大产生压迫症状或疑有恶性病变者应采取手术治疗。有甲状腺功能亢进症状者术前应采用药物作充分治疗准备，待甲亢症状控制后方可施行手术，将肿瘤完整切除。

胸骨后甲状腺肿瘤，大多数可用手指钝性剥离法从颈部切口中挖出。巨大的胸骨后甲状腺肿瘤，须劈开胸骨，以取得良好的显露，方能将肿瘤安全取出[图46-18(1)、(2)、(3)、(4)、(5)、(6)]。

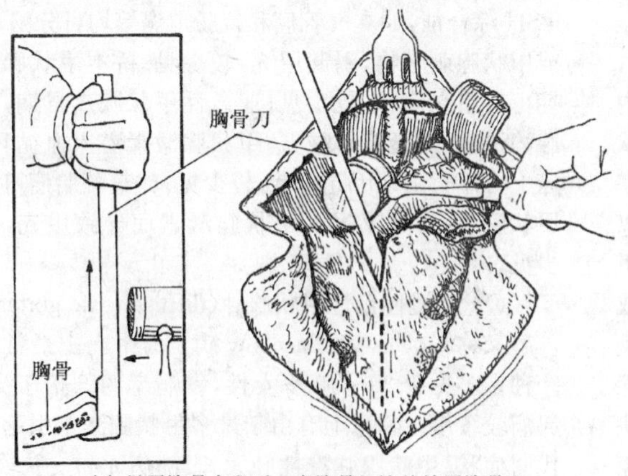

(1) 显露胸骨上段后，在胸骨切迹处放置胸骨刀，垂直劈开胸骨，至第二、第三肋间隙，再横行切断，结扎切断乳房内动脉

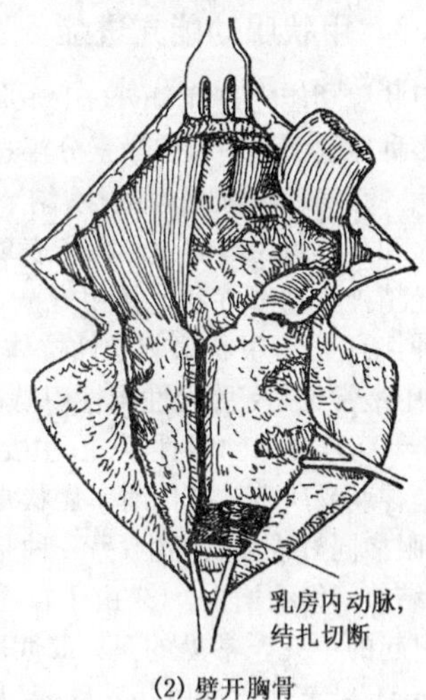

(2) 劈开胸骨

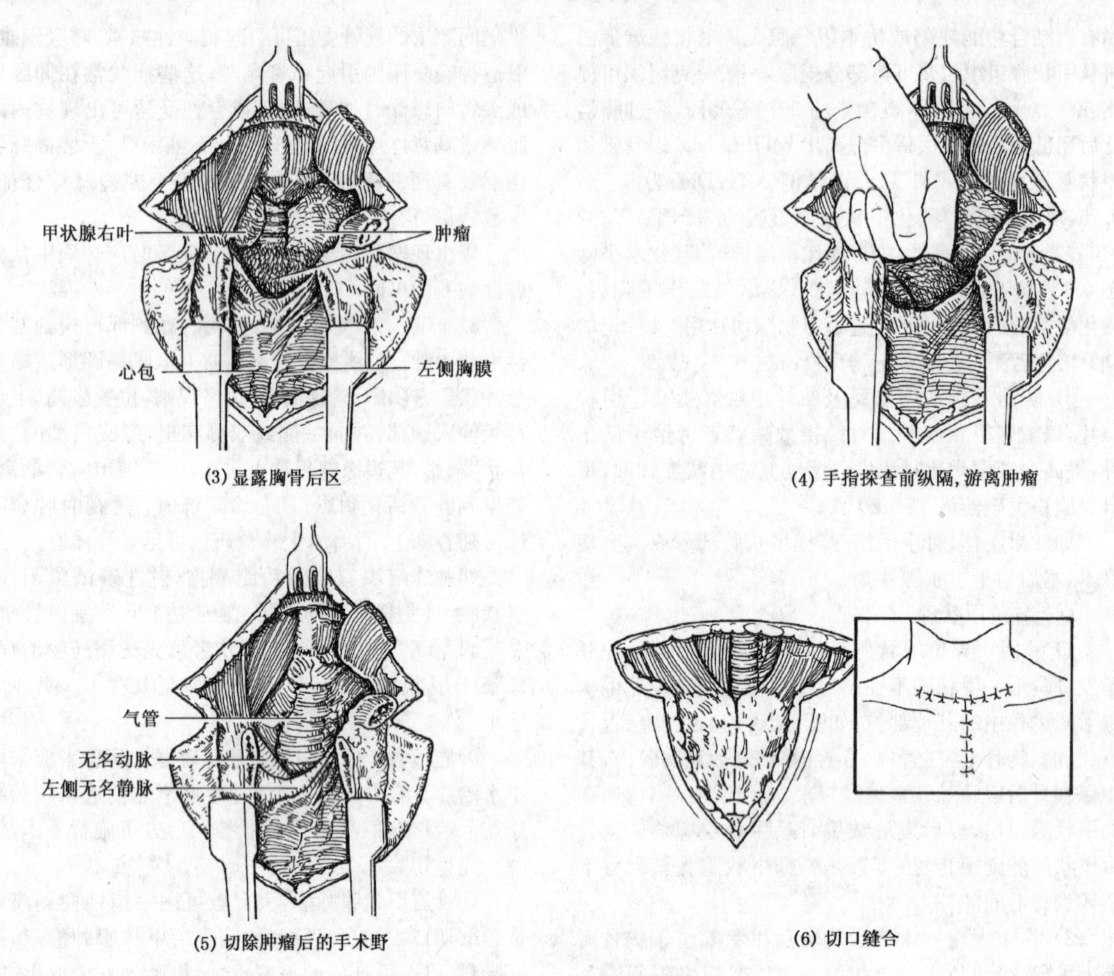

(3) 显露胸骨后区

(4) 手指探查前纵隔，游离肿瘤

(5) 切除肿瘤后的手术野

(6) 切口缝合

图 46-18　劈开胸骨切除甲状腺肿瘤

46.5.3　甲状腺功能亢进症

甲状腺功能亢进症(hyperthyroidism)，简称甲亢，是由多种原因引起甲状腺激素分泌过多的一组常见内分泌病。其病理特征呈弥漫性、结节性和混合性甲状腺肿大和其他组织的病变。临床表现主要为高代谢率和神经精神激动等症状。按甲亢病因不同，可分为以下几种：① 由于甲状腺刺激性抗体(TsAb)引起的甲亢，其中最常见是：弥漫性毒性甲状腺肿(Graves 病或 Basedow 病)，简称弥漫性甲亢，主要由于自身免疫反应和精神刺激所致。高代谢率症状常和弥漫性甲状腺肿、突眼症同时或先后发生；另一种是毒性结节性甲状腺肿，结节间组织增生。② 由于自主性高功能甲状腺组织引起的甲亢。常见的是：毒性甲状腺腺瘤(toxic adenoma)；结节性毒性甲状腺肿，又称 Plummer 病；垂体肿瘤伴促甲状腺激素(TSH)增高，较少见；甲状腺滤泡癌，产生过多甲状腺激素，引起甲亢，较少见；异位 TSH 综合征，如支气管癌和胃肠道癌等均可分泌 TSH 或甲状腺刺激物，引起甲亢，较少见；桥本甲状腺炎早期可有甲亢症状，较少见；亚急性甲状腺炎早期，甲状腺滤泡破坏，摄碘率减低，甲状腺激素溢入血循环，临床上可短暂出现甲亢症状，较少见；卵巢畸胎瘤可含有甲状腺组织，分泌过多甲状腺激素而导致甲亢，也较少见。

(1) 弥漫性毒性甲状腺肿(diffuse toxic goiter)

又称 Graves 病、Basedow 病。为甲亢中最常见的一种。多见于 20～40 岁女性，发病率约 5 倍于男性。起病较缓慢。临床上有由于过多甲状腺激素引起的高代谢症状、甲状腺弥漫性肿大、眼部病征和皮肤损害 4 组主要表现。轻症病例则酷似神经官能症。病因主要和自身免疫反应有密切关系。

1) 发病机制　本病在发病时常有精神刺激和精

神创伤史，实验证明精神应激可扰乱机体的免疫系统功能。引起甲亢病人体液免疫和细胞免疫功能紊乱的主要环节是由于病人的基因缺陷导致抑制性T淋巴细胞的功能障碍，对自身甲状腺组织特异的辅助T淋巴细胞和杀伤细胞功能的抑制减弱，使相应的B淋巴细胞分泌大量自身抗体。Adams于1956年在病人血浆中发现长效甲状腺刺激素(LATS)，是一种IgG物质，它不参与下丘脑-垂体-甲状腺轴的反馈调节，但具有与TSH相似的作用，且较TSH更持久，与甲状腺细胞表面的TSH受体结合后，刺激甲状腺的碘摄取、激素合成和释放；糖氧化；磷脂、核蛋白和蛋白质的合成。近年来在病人血浆中又发现另一些免疫球蛋白，如LATS保护物(LATS-P)、人甲状腺特异刺激物(HSTS)、促甲状腺激素置换活性物(TDA)等，与上述的LATS统称为甲状腺刺激免疫球蛋白(TSI)，它们都是TSH受体抗体。此外，在本病中尚有细胞免疫参与，病人血中免疫活性淋巴细胞数增多，如以人甲状腺素为抗原，病人的移动抑制因子试验和淋巴细胞转化试验多呈阳性反应。

2) 临床表现　多由于甲状腺激素分泌过多所致。甲状腺激素可通过刺激细胞膜钠钾泵的活性而促进氧化磷酸化反应，使氧耗和产热增多，能量和营养物质消耗增加，心脏收缩功能和激惹性增强，胃肠蠕动增快，吸收功能增强(也有吸收不良)，肌蛋白消耗等症状。故临床表现涉及全身各系统，表现多种多样。

病人常以甲状腺肿大为主诉，一般呈弥漫性、对称性肿大，质软，在腺叶上部可闻血管杂音，并扪及震颤。突眼也较常见，可分非浸润性(良性)和浸润性(恶性)两种。大多数为良性突眼，是由于交感神经兴奋，眼外肌群和上睑肌张力增高所致，表现为眼睑裂增宽(Dalrymple征)、凝视(Stellwag征)、眼球内聚欠佳(Möbius征)、上眼睑不能随眼球下垂(Graefe征)，仰视时前额皮肤不皱(Joffroy征)。浸润性恶性突眼较少见。皮损呈粘液性水肿，大多见于小腿胫前下段，初起时呈暗红色，以后发生片状叠起，最后呈树皮状。肢端改变有软组织肿胀和掌指骨骨膜下新骨形成。

全身高代谢症状有怕热、多汗、皮肤温暖湿润，面、颈、胸部皮肤红润。

全身症状有：① 神经系：神经过敏、激动、两手震颤、多言、失眠、思想不集中、烦躁不安、喜怒无常、多疑多虑、时有幻觉、甚至狂躁或抑郁。② 心血管系：心悸、胸闷、气短、脉速，睡眠时心率仍快为本病特点。心脏搏动有力，心音增强，心尖区第一心音亢进，有收缩期杂音，发展至一定程度，心脏负荷加重，可向两侧增大，甚至发展至充血性心力衰竭。③ 消化系：食欲亢进，但体重明显减轻。高年患者常有厌食、恶心、消瘦。部分病人大便次数增多或顽固性腹泻。常可发生肝肿和肝损害。④ 运动系：肌肉软弱无力。少数可发生眼肌麻痹，急、慢性肌病，周期性肌麻痹，重症肌无力。⑤ 生殖系：女性早期月经减少，周期延长至数月一次，甚至闭经。男性则表现阳痿。⑥ 血液系：贫血，外周血中淋巴细胞百分比和绝对值增多，白细胞总数偏低，血小板寿命较短，甚至出现紫癜症。

3) 诊断　如有上述典型症状和体征，诊断一般并无困难，但早期或轻症、年老和儿童病例，临床症状常不典型，需借助实验室检查，测定TT_3、TT_4和rT_3浓度，T_3、T_4和rT_3均增高。如TBG正常时，血浆蛋白结合碘(PBI)＞630 nmol/L (8 μg/dl)，TT_4＞154 nmol/L(12 μg/dl)提示甲亢。如怀疑TBG可能异常时应测^{125}I-T_3结合率或比值或有效甲状腺素比值(EIR)，如＞1.17提示有甲亢的可能。如上述各种检验无特殊发现，则应作血TT_3测定或促甲状腺激素释放激素兴奋试验以明确有无T_3型甲亢的可能性。T_3正常值为500～2 200 ng/L(50～220 ng/dl)。

^{131}I摄取率和甲状腺扫描试验，此法简单实用，诊断率可达92%～98%。正常甲状腺^{131}I摄取率3 h为5.7%～24.5%，24 h为15%～45%，甲亢病人3 h ^{131}I摄取率＞25%，24 h＞45%。此法缺点是不可用于孕妇，用过含碘食物或药物也会影响测定结果。本法对于选择手术方法也有帮助，因此法能发现甲状腺中浓集碘的部位：弥漫性、单个结节或多个结节的自主性浓集。

4) 治疗　甲状腺功能亢进症的治疗方法有3种：① 抗甲状腺功能亢进药物；② 放射性碘治疗；③ 甲状腺手术。在治疗前必须先确定引起甲亢的病因，因为这会影响治疗方法的选择。治疗方法的选择必须根据每一病例的情况加以考虑。下面将讨论各种治疗方法，特别是手术治疗在各种甲亢中的地位。

a. 抗甲状腺功能亢进药物：抗甲状腺功能亢进的药物有多种：常用的是甲(基)或丙(基)硫脲嘧啶300～600 mg/d，分3～4次口服；甲巯咪唑(他巴唑)或卡比马唑(甲亢平)30～60 mg/d，分3～4次口服。主要作用于甲状腺过氧化物酶，阻断甲状腺激素的合成。适用于：① 轻度弥漫性甲亢，病人的年龄不限，包括儿童和老年、妊娠期甲亢；② 甲状腺手术前准备或术后复发；③ 放射性碘治疗的辅助处理。但不适于治疗甲状腺肿较大或结节性毒性甲状腺肿和腺瘤，及对该药有过敏反应者或白细胞＜3×10^9/L者。硫脲类药物治疗的总疗程一般为1.5～2年。初治阶段为1～3个月，剂量和服法如前。每日约可降低BMR 1%。待症状显著减轻、体重增加、心率下降、T_4接近正常时，可逐步减量甲基或丙基硫脲嘧啶到50～100 mg/d，卡比马唑或甲巯咪唑5～10 mg/d，每次减量后观察2～3周。减药阶段共需2～3个月，然后服维持剂量1～1.5年，甲巯咪唑或卡比马唑5～10 mg/d，在初治阶段，可辅以镇静剂，地西泮（安定）2.5 mg/次，2～3次/d；β受体阻滞剂：普萘洛尔（心得安）10 mg/次，2～3次/d，可使心率降低较快和平稳。在维持阶段，可加用少量甲状腺片60 mg/d，以调整垂体-甲状腺轴功能，防止出现甲减、腺体肿大和突眼症加重。服药期间，必须定期随访白细胞计数，必要时分类计数，如白细胞＜3.0×10^9/L或中性粒细胞＜1.5×10^9/L，应停药并服提升白细胞的药物，如利血生或核苷酸。

b. 放射性碘：适用于：① 年龄＞30岁，中度甲状腺肿大，病情不重的病人；② 特别适用手术后复发，或对抗甲状腺功能亢进药物过敏者；③ 有心、肝、肾疾病不宜手术者。但不宜用于：① 年龄＜20岁；② 妊娠或哺乳期甲亢；③ 重度浸润性突眼症。^{131}I剂量主要根据临床和实验室估计的甲状腺重量[每克甲状腺给2 960 kBq(80 μci)]^{131}I摄取率估计。

c. 手术治疗：疗效迅速，治愈率可达90%～95%。

适应证：① 药物治疗无效或停药后复发；② 结节性甲状腺肿伴甲亢或毒性腺瘤；③ 甲状腺肿压迫邻近气管或食管或胸骨后甲状腺肿伴甲亢。

禁忌证：① 年龄较大合并严重心、肝、肾疾病难以忍受手术者；② 浸润性恶性突眼症；③ 妊娠早期和晚期；④ 术后复发者。

术前准备：术前须先用丙基硫脲嘧啶或甲巯咪唑等抗甲亢药物，使甲亢症状基本控制，通常约需6周时间，术前2周开始加服卢戈碘溶液，10滴/次，3次/d，使甲状腺的血供减少，腺体变硬，以使手术时出血量减少，有利手术的顺利进行和避免并发症的发生。

普萘洛尔（Propranolol，心得安）、长效心得安（Nadolol、bisoprolol）或其他非选择性β肾上腺素β受体阻滞剂（Sotalol、Timolol等）可与硫脲类抗甲状腺药物同用，它们的优点是能降低心率和改善甲亢很多外周表现，与甲巯咪唑同用时普萘洛尔剂量为40～60 mg/次，3次/d，严重的甲亢症状也可在4～6 d内获得控制。β受体阻滞剂在服用期间不会干扰甲状腺的碘摄取，因此用它作术前准备时不妨碍^{131}I碘摄取率或扫描测验。有些医院和医师提倡单用普萘洛尔作术前准备，但笔者认为最好还是与甲巯咪唑同用较为安全，因单用普萘洛尔时血浆甲状腺激素水平可能尚不在正常范围内。

术前应常规作间接咽喉镜检查，因偶尔会发现单侧声带麻痹。血浆钙浓度也须测定，因甲状腺疾病偶可与甲状旁腺肿瘤或增生同时存在。此外，术后发生手足搐搦时可作为对照参考。

甲状腺次全切除术：甲状腺双侧次全切除术是治疗弥漫性毒性甲状腺肿的手术方法，其具体步骤包括：切口、显露甲状腺，处理上极、侧面和下极，离断峡部，次全切除腺体、缝合和引流。基本原则在于显露良好、彻底止血、切除足够的腺体和避免损伤甲状腺周围的重要组织。

对甲状腺充分和良好的显露后，手术的体位和切口的部位必须正确。在施行甲状腺手术，目前多数医院仍采用沿用已久的仰卧位，在肩背部垫软枕以抬高颈部，笔者十分同意王懿儒教授的意见，这种体位只抬高了肩和前胸上部，不使头部充分后仰而获得良好的显露。正确的手术体位应如图46-19所示，整个手术床呈30°的头高脚低位，不但可使颈部手术野显露良好，并可减轻头颈部静脉淤血和手术中静脉渗血。

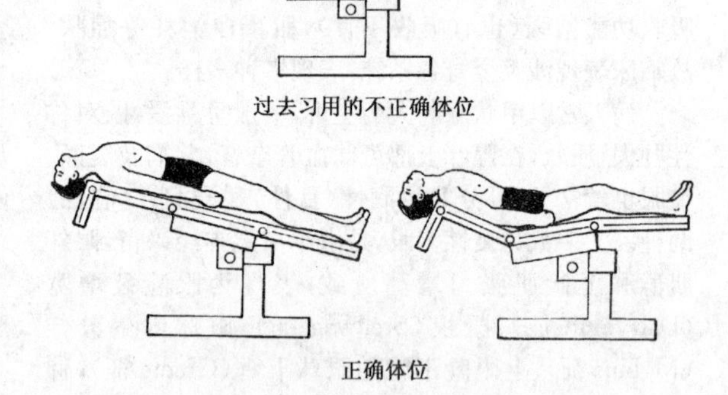

图46-19 正确的手术体位

切口应作在胸骨切迹上缘两横指，环状软骨稍下方。切口过低是不正确的，对显露上极血管不利。

皮肤下组织止血必须彻底。最好用电刀作切口，皮瓣剥离必须在颈阔肌与颈中浅筋膜之间进行。切开颈阔肌后，可见上下皮瓣向上下回缩，特别在切口外侧部分可见一薄层肌肉，其下疏松间隙中没有脂肪，下面即是一层浅筋膜，这是剥离皮瓣的正确平面。用一排蚊式钳夹住切断的颈阔肌行锐性剥离或用刀柄钝性剥离，出血极少。两侧颈前静脉在胸骨上凹常有一横跨的交通支，称颈前静脉弓，在作颈白线上切口当切口接近胸骨切迹时，注意勿损伤此静脉弓。腺肿较大时可横断舌骨下肌群，切断前可先缝扎两侧颈前静脉，以防肌肉回缩时结扎线脱落而引起出血。横断舌骨下肌群后，将两侧肌群从甲状腺表面钝性分离至显露甲状腺真性包膜。腺体较大时在腺体与肌纤维之间可有粘连发生，可用血管钳钝性分离，小心勿损伤甲状腺表面的网状血管，特别在分离腺体的前外侧时，如有腺体表面的静脉出血，可用细针缝扎破口的远近端，针孔渗血可用纱垫压迫，切勿钳夹，因钳夹反会使破口加大，引起更多出血。腺体前外侧分离后，即可抵达甲状腺上极，上极的甲状腺上动脉，可用 Mixter 弯头钳带线结扎两道后切断。为了显露甲状腺上动脉清楚起见，可先将腺叶上极内侧的侧韧带切断以扩大上极内缘与喉头之间的空隙。游离侧韧带时应紧贴腺体以免损伤喉上或喉返神经。在分离腺体前外侧时，应小心处理较短且壁薄的甲状腺中静脉。分离中静脉时应稍放松对腺体的牵拉，以便中静脉充盈而易于被看清后用细线结扎切断。

甲状腺下静脉从腺叶下极的内侧下行注入无名静脉。甲状腺肿大向下伸延时，它的位置较低，可接近胸骨切迹，有时可以是二三根静脉构成的静脉丛，如分离的动作不当可损伤静脉，引起出血。故分离下静脉要充分注意，术者可用左手指扣住下极向上方牵引，即可在下极的内下方见到下静脉，用血管钳带线结扎后切断较妥。否则结扎容易脱落，造成出血，处理就较麻烦。

前已述及，弥漫性毒性甲状腺肿是由甲状腺刺激性抗体引起，所有的甲状腺组织均过度活性，因此手术治疗的目标是将活性过度的甲状腺组织切除达到不会发生复发又不致引起甲状腺功能减退的程度。双侧甲状腺次全切除术时每侧应遗留 4～5 g 残余组织。对于毒性多结节性甲状腺肿，作双侧甲状腺次全切除术时应注意将扫描图上显示的所有结节均行切除。

手术时为了避免损伤喉返神经，笔者主张应常规游离喉返神经加以保护。喉返神经及其分支，在颈动脉内侧、气管外侧、上自甲状腺侧韧带或甲状软骨下端、下至甲状腺下极的区域均可遇到。显露神经的方法：应先适当游离甲状腺上、下极和腺体外侧，以显露甲状腺的后外侧区，笔者习惯于从甲状腺下动脉附近开始寻找，可用一根细丝线绕过下动脉后将它轻轻牵起，仔细寻找。喉返神经入喉之处位于甲状软骨外下角正下方约 0.5 cm，从这点至甲状腺下动脉分叉处的联线即为喉返神经的走径。按此路径在气管食管沟浅面寻找神经很有裨益。喉返神经分前支和后支，前支支配声带的内收肌，后支支配声带的外展肌。分支处的高低常不一定，2/3 病例分支处低，1/3 病例分支处高。如分支处低，则前、后支可分别受损，前支的损伤引起内收肌瘫痪，使声带外展，后支的损伤引起外展肌瘫痪，使声带内收。如分支处高，损伤多累及喉返神经全支，使声带处于中间位(即内收与外展之间)。一侧后支损伤时可无明显症状，一侧前支或全支损伤则引起声音嘶哑，两侧喉返神经后支损伤可造成严重呼吸困难和窒息，两侧全支或前支损伤则使病人失音。损伤的原因，可由于切断、扎住、钳夹、牵拉所致。喉返神经切断或扎住引起永久性麻痹。血肿压迫或瘢痕牵引所引起的麻痹，在术后数天才出现症状，预后良好；钳夹和牵拉所引起的麻痹，也都能在术后 3～6 个月恢复功能。

在处理甲状腺上动脉时还应避免损伤喉上神经。喉上神经从迷走神经的结状节发出，沿颈内动脉与咽侧壁之间下行，在舌骨大角处分内外两支。内支与喉上动脉伴行，穿过甲状舌骨膜进入喉内，支配舌后部与声门之间的粘膜感觉。外支与甲状腺上动脉伴行，多位于上动脉的后内方，支配环甲肌运动，受损后，病人音调低钝，发音易于疲劳，由于症状不太突出，不易引起注意。内支受伤后，病人在饮流质时易咳呛。避免损伤喉上神经的方法，是在处理甲状腺上动脉时，先分离上极内侧的悬韧带与甲状软骨分开，再在紧贴上极尖部分离上极血管。在切除较大的甲状腺肿时，应紧贴甲状腺表面处理甲状腺上动脉，然后在直视下钝性分离位置较高的上极。

为了避免损伤甲状旁腺或其血供，在行甲状腺次全切除术时，应多保留腺叶后的包膜，因两个上旁腺位于左右腺叶上中部的后方，两个下旁腺的典型位置在甲状腺下动脉下方，甲状腺下极的后方。上、下甲旁腺均由甲状腺下动脉供血，上旁腺偶由上动脉分支供血。为了保护旁腺的血供，行甲状腺次全切除术时，不必常规结扎甲状腺下动脉主支，可在紧贴下极表面结扎其分支。

术后护理和观察：术后病人应尽早半坐位，以解除颈部静脉淤血，病房护理人员应注意病人呼吸，如病人有呼吸困难、颈部肿胀、引流处出血较多应立即报告负责医师。皮下组织和深筋膜间的少量积血并无危险，但在颈深间隙中的出血是危险的，它可能引起喉头水肿和呼吸道阻塞，需立即清除。即使没有血肿，呼吸困难通常也可由于声带下方的声门下区喉头水肿引起。喉头水肿有时发展十分迅速，病人有吸入性喘鸣时应行气管插管或气管切开术。

目前由于术前准备充分，术后甲状腺危象已很少见。如术前用普萘洛尔，特别是单用普萘洛尔准备者，术后应继服 5～7 d，因术时甲状腺激素水平较高，虽术后 T_3 迅速降低，但 T_4 代谢较慢，术后数天才能恢复正常。

出院前应常规作间接喉镜检查，因单侧声带麻痹有时可无明显症状。

术后应常规测血清钙，因低血钙偶尔也可毫无症状。术后低血钙可为暂时性或永久性，发病率占甲亢患者的 3%～4%。术后前期产生的暂时性低血钙是由于甲状旁腺或其血供受损所致。有些病例则因术前存在的骨营养不良(osteodystrophy)迅速逆转，钙离子向骨皮质沉积所致。感觉异常和手足抽搐通常在术后 36 h 出现，有时也可在 36 h 后出现。大多为暂时性，如症状较重可静注 10%葡萄糖钙。甲亢患者发生永久性低血钙的约 1%。治疗详见甲状旁腺功能减退部分。

(2) 结节性毒性甲状腺肿(nodular toxic goiter)

又称 Plummer 病，属于继发性甲亢。先发生结节性甲状腺肿，多年后逐渐出现甲状腺功能亢进，多见于中、老年患者，病因不明。按病理生理和甲状腺显像图可分为两类。

1) 单结节或多结节　结节局部有摄碘功能浓聚，而结节周围组织因 TSH 受反馈抑制作用而发生萎缩，因而在扫描检查时，仅结节局部有浓聚碘的功能，周围组织可不显影。注射外源性 TSH 10 IU 后，原来不显影部分可恢复显影为其特点。临床上常无突眼，甲亢症状较轻。单结节者又称毒性甲状腺腺瘤(toxic adenoma)或高功能腺瘤(hyperfunction adenoma)，因甲状腺结节或腺瘤的摄碘浓聚功能不受脑垂体控制而呈自主性，血清 T_3 常增高，T_3 抑制试验呈不抑制反应。

Plummer 病一般应采用手术治疗，切除有摄碘浓聚功能的结节部分。毒性甲状腺腺瘤应切除腺瘤一侧的腺叶。术前准备与弥漫性毒性甲状腺肿相同。

2) 摄碘功能不均匀弥漫　TSH 和甲状腺激素并不改变摄碘功能，病人有突眼、胫前粘液性水肿，血清检查可测出甲状腺刺激抗体，故属于弥漫性甲亢范畴，只是发生在原有结节性甲状腺肿的基础上，发病机制与自主性高功能甲状腺结节不同。

根据上述临床和显像特点，诊断不难，治疗方法基本上参照弥漫性毒性甲状腺肿，如伴有严重的心、肺、肾病变，也可考虑用放射性碘治疗，但剂量较大。

(3) 碘甲状腺功能亢进症

本病由无机或有机碘化物，如碘造影剂和含碘药物诱发，故又称碘诱发性甲状腺功能亢进症(iodine induced hyperthyroidism)，简称碘甲亢。

在甲状腺肿流行区采用碘化物预防后，本病的发生率较前增高。近年来在不缺碘地区，用碘化钾治疗结节性甲状腺肿或用作化痰药时，也发现可引起本病，甚至胆囊造影剂、肾盂造影剂、血管造影剂，抗心律紊乱药如胺碘酮(乙胺碘呋酮)等均可在非甲状腺肿流行区引起本病。

1) 发病机制　不明。一般多见于地方性甲状腺肿或结节性甲状腺肿病人，在非流行地区甲状腺正常者中也偶有发生。

药理剂量的碘化物通常可抑制甲状腺内有机碘化物的合成(Wolff-Chaikoff 效应)，但此抑制作用仅维持 2～3 周左右，此后可能由于甲状腺摄碘减低，腺体内碘化物浓度不足脱逸现象，抑制作用即行消失。此时甲状腺激素的合成又可正常进行。在某些缺碘性地方性甲状腺肿患者，在甲状腺增生基础上如持续大量给碘，则甲状腺激素的合成和释放持续增多，产生碘甲亢，故本病的主要病因被认为是甲状腺内环境自身调节紊乱所致。

2) 临床表现　患者的甲状腺并无特殊，但功能却不完全正常。临床症状较轻、甲状腺 ^{131}I 摄取率降低，T_3 和 T_4 均增高，TSH 降低。有些病人在口服胆囊造影剂或胺碘酮后，血清 T_4 增高，但 T_3 降低，rT_3 增高，临床上可无明显甲亢表现，诊断较难，须根据病人有服大量碘剂的病史，血清 T_4 和 T_3 增高，TSH 降低，甲状腺 ^{131}I 摄取率减低等特征，才能获得准确诊断。

3) 治疗　停用碘剂，对症处理，一般 2～3 个月能自行缓解。开始停用碘剂后，甲状腺内储存的激素，由于解除了对激素释放的抑制，可能大量释放至血循环，甲亢症状可能暂时加重，如数周后仍明显持续，可短期服用少量抗甲状腺药物或 β 受体阻滞剂，剂量可能较 Graves 病为大。如在原有多结节性甲状腺肿基础上发生，可考虑作甲状腺次全切除术。

(4) T_3 甲状腺功能亢进症(T_3 hyperthyroidism)

T_3 甲状腺功能亢进症，简称 T_3 型甲亢。

1) 临床表现　与弥漫性毒性甲状腺肿和结节性毒性甲状腺肿并无不同。女性病人居多，也可见于儿童。多见于缺碘地区，可占甲亢患者总数的 4%～30%，在非缺碘地区一般约占 6%。本型可见于弥漫性甲亢中，而更多见于自主性高功能性甲状腺结节或腺瘤中。在弥漫性甲亢病人中，血清 T_4 和 T_3 均较正常增高，而 T_3 增高的幅度和速度更甚于 T_4，如 T_4 增高为正常的 1～2 倍时，T_3 的增高可为正常的 2～3 倍。

故在甲亢初发或复发的早期，当 T_4 增高尚不明显而 T_3 增高已达一定程度，即表现为 T_3 型甲亢。或病人在治疗后，T_4 合成已明显减少且下降至正常范围，但 T_3 仍高于正常，症状也未完全控制，也呈 T_3 型甲亢。故本型甲亢可为普通型甲亢病程中的一个阶段，临床表现一般较轻。

2）诊断　甲状腺^{131}I摄取率正常或增高，不能被外源性 T_3 抑制。血清总 T_4 和游离 T_4 均正常，血清总 T_3 增高，血清 TBG 含量正常。

3）治疗　参考弥漫性毒性甲状腺肿的治疗。

46.5.4　甲状腺炎

甲状腺炎(thyroiditis)，可由化脓性细菌、病毒、理化因素和自身免疫性反应引起。临床上分为急性甲状腺炎(acute thyroiditis)(急性化脓性甲状腺炎、急性放射性甲状腺炎和甲状腺肿炎)、亚急性甲状腺炎、慢性淋巴细胞性甲状腺炎和慢性侵袭性纤维性甲状腺炎，其病理变化各不相同而各具特色。

(1) 急性化脓性甲状腺炎(acute suppurative thyroiditis)

为甲状腺化脓性感染，临床上较少见。多数是颈部感染直接扩展至甲状腺所致，少数是致病菌经血流进入甲状腺引起感染，原发病灶有时较隐蔽而不易被发现。最常见的致病菌是金黄色葡萄球菌、溶血性链球菌、肺炎链球菌，偶见沙门菌属、大肠埃希菌、产气杆菌、流感杆菌、结核杆菌，甲状腺囊肿继发感染也可引起脓肿形成。脓肿向前方溃破至颈前肌和皮下组织，偶可深入纵隔或溃破入气管，因而致死。

1）临床表现　起病较急。甲状腺出现肿块疼痛，局部皮肤红、肿、热、痛，触痛明显，边界模糊不清，颈部活动时疼痛加重，化脓后局部可触及波动感。严重者侵入两侧甲状腺，可产生压迫症状：呼吸困难、吞咽困难、喉鸣和嘶哑。病人有全身感染症状：畏寒、发热、白细胞计数增高。

2）诊断　根据甲状腺局部的红、肿、热、痛和全身症状，不难作出诊断。甲状腺扫描检查在炎症部位放射性碘显影减淡呈"冷"区。甲状腺自身抗体阴性。应及早抽血送细菌培养，以确定致病菌。

3）治疗　未化脓时，早期局部冷敷，后期可热敷。应用适当抗生素治疗。一旦局部有波动感出现，应切开排脓，以免脓肿破溃至气管、食管、颈部蜂窝组织、纵隔等处。

(2) 急性放射性甲状腺炎(acute radiation thyroiditis)

在应用大剂量辐射或^{131}I治疗甲亢后发生。

1）临床表现　一般在辐射后1～2周产生临床症状：颈部不适、甲状腺触痛、颈部压迫感、吞咽时痛，病人可有发热、心慌和手抖等甲亢症状，系因甲状腺滤泡破坏后甲状腺球蛋白释放入血循环所引起。

2）治疗　对甲亢病人用^{131}I治疗时应密切观察，如有前述症状和体征出现，应立即停止^{131}I治疗，症状在数天后可自行缓解，如症状较重，可给予镇静剂、止痛剂和类固醇药物。

(3) 亚急性甲状腺炎(subacute thyroiditis)

又称 De Quervain 甲状腺炎，系由病毒或病毒产生变态反应引起的非化脓性甲状腺炎。其病理特点是有巨细胞和肉芽肿性变化，故又称巨细胞性甲状腺炎、肉芽肿性甲状腺炎。在甲状腺炎中比较多见，不同于病程较短的急性化脓性甲状腺炎和病程较长的淋巴细胞性甲状腺炎，故称为亚急性甲状腺炎。

1）发病机制　一般认为与病毒感染有关，如埃可病毒、柯萨奇病毒和腺病毒等，常继发于上呼吸道感染或流行性腮腺炎后。从甲状腺组织可直接培养出有关的病毒。病毒感染可致变态反应，在约半数病人的血清中可测到有关病毒的抗体或抗甲状腺球蛋白抗体的效价升高。

2）临床表现　起病初期有畏寒、发热、头痛、全身不适、咽喉疼痛等上呼吸道感染症状，少数病人有短暂性精神紧张、心悸、多汗、怕热、心动过速、消瘦等甲亢表现，这是甲状腺滤泡破坏后甲状腺激素大量释入血循环所致。甲状腺的局部症状常在全身症状出现后逐渐明显，颈前部疼痛可向下颌、耳、牙床或枕部放射，吞咽、咳嗽、转颈时疼痛加剧，甲状腺肿大，先累及一侧，再累及另一侧，质地坚韧，有明显压痛，与周围组织无粘连，不固定，随吞咽而上下活动。局部淋巴结多不肿大。

本病病程长短不一，短则2～3个月，长则半年或更长，多数自动缓解，但易在缓解后复发，如此反复多次后痊愈，无后遗症。女性病人较多，发病年龄大多在20～50岁。

3）诊断　早期血沉明显加快，血浆纤维蛋白原增加，血清球蛋白增加。血清 T_3、T_4 和 PBI 含量增加，BMR也可升高，因此部分病例呈现轻度甲亢症状，但由于甲状腺滤泡不能摄取碘，故甲状腺^{131}I摄取率显著降低，与 T_3、T_4 和 PBI 升高不相称，这种特殊的矛盾现象(paradoxical phenomenon)，对本病的早期诊断提供极有价值的参考。少数病例可检出甲状腺自身抗体，主要是抗甲状腺球蛋白抗体。甲状腺扫描出现放射性分布稀疏或冷结节,甚至完全不显影。

4) 治疗　症状较重者,应用肾上腺皮质激素最有效,疗效迅速。一般用泼尼松每日 20~40 mg,2~4 周后逐渐减量。用药数日后症状往往消失,甲状腺肿或结节在 1 周后显著缩小。血沉正常可作为停药指标。疗程一般为 1~2 个月,太短容易复发。

对疼痛较剧者可给止痛剂,吲哚美辛(消炎痛)25~50 mg/d 或阿司匹林 1~3 g/d。

甲状腺激素也可试用,甲状腺片 120~180 mg/d,或 T_3 25~50 μg/d,1~2 周可使症状缓解,病程缩短。

抗生素、磺胺类药和碘剂均无效。

深度 X 线放射疗法和硫脲类药物均不宜应用,因易导致甲减。

亚急性甲状腺炎不应作手术切除。

(4) 慢性淋巴细胞性甲状腺炎(chronic lymphocytic thyroiditis)

是一种自身免疫性疾病。1912 年由日本的桥本策首先报道,故又称桥本病或桥本甲状腺炎。本病是甲状腺炎中最常见的一种。

1) 发病机制　本病发病机制与自身免疫和遗传缺陷有关。由于病人的免疫耐受性遭受破坏,靶器官发生抗原性改变,使自身细胞变成"非已"而加以排斥。此外,免疫活性细胞发生突变,抑制性 T 细胞减少,使 B 细胞失去抑制而更活跃,产生抗体过多,形成的抗原抗体复合物覆盖于甲状腺细胞表面,K 细胞与之结合而被激活,释出细胞毒,造成甲状腺细胞的破坏。这些免疫异常与遗传因素有关。许多病例说明同一家族中半数同胞兄弟姐妹的抗体水平升高,并发生本病。迄今在病人血清中已发现 7 种甲状腺自身抗体:① 甲状腺球蛋白抗体(TGA);② 甲状腺微粒体抗体(MCA);③ 甲状腺胶体成分第二抗原体(CA_2);④ 甲状腺细胞膜抗体;⑤ T_3 抗体;⑥ T_4 抗体;⑦ 促甲状腺激素(TSH)受体抗体。其中甲状腺细胞膜抗体参与甲状腺腺泡的破坏,证明本病属于自身免疫性疾病。此外,细胞介导免疫也参与本病的发生机制,已如前述。本病萎缩型者 HLA-B_8 和 HLA-DRW_5 多阳性,也支持遗传倾向和免疫监护功能缺陷。

2) 病理　甲状腺弥漫性肿大,包膜完整,与周围组织无粘连。质地坚韧或橡皮样,有较明显的分叶结构。镜检可见甲状腺组织中淋巴细胞弥漫性浸润和增殖,形成具有生发中心的淋巴滤泡。甲状腺上皮细胞出现不同阶段的形态,早期部分滤泡增生,滤泡腔内胶质多,随着病变的进展,滤泡变小萎缩,腔内胶质减少,上皮细胞肿胀增大,胞质呈嗜酸反应,称为 Askanazy 细胞或 Hürthle 细胞。进一步细胞失去正常形态,滤泡结构破坏,间质有纤维组织增生,并形成间隔,包膜常无病变累及。

3) 临床表现　本病多见于 40~60 岁女性,男性少见。男女之比为 1∶20 左右。近年来发现儿童病例也不少,发病率尚无确切统计,但近 20~30 年来发病有增多趋势。根据原上海医科大学(现复旦大学上海医学院)1975~1986 年的资料,慢性淋巴细胞性甲状腺炎占甲状腺疾病的 3.88%。

起病大多缓慢、隐匿,但个别病例起病也可急骤,伴发热和局部疼痛。最常见的早期症状是乏力和颈部压迫和不适感。80%~90%的病人主诉甲状腺肿大,多呈弥漫性,两侧不对称,质地坚韧如橡皮,表面较平整,与周围组织无粘连。至病程后期,由于甲状腺逐渐纤维化,甲状腺表面可呈结节状,腺体两叶因病理变化程度不同而大小悬殊。局部淋巴结多不肿大。

本病病情演变缓慢,一般无自发缓解倾向。临床表现也有各种不同,有些病人早期有甲亢症状,T_3、T_4 正常或偏高,甚至有突眼症状,以后逐渐转变为甲减;有些原诊断为单纯性甲状腺肿,10 余年后才出现甲减症状;少数人起病较急,伴局部疼痛,类似亚急性发作,T_3、T_4 一般正常,后期发展为粘液性水肿。有时本病可伴有其他甲状腺疾病,如腺瘤、癌肿、甲状腺淋巴瘤,或为其他多发性内分泌腺(胰、肾上腺皮质、甲状旁腺、性腺)功能减退症的表现之一。

4) 诊断　多年来临床诊断采用 Tisher(1957 年)提出的 5 项标准:① 甲状腺肿大,质地坚韧,结节感;② 甲状腺球蛋白抗体(TGA)和微粒体抗体(MCA)阳性,滴定价一般较高,尤其是嗜氧变性型和纤维增生型。TGA 正常值 1∶32,很少>1∶256,MCA 正常值<1∶4,而在慢性淋巴细胞性甲状腺炎时,这两种抗体可分别高达 1∶2 500 和>1∶640;③ 促甲状腺激素(TSH)升高,正常值<0.36 nmol/L(10 ng/ml);④ 甲状腺扫描有不规则浓聚和稀疏;⑤ 过氯酸钾排泌试验阳性。目前临床诊断的关键在于对具有相对特异性的甲状腺抗体的测定。但青春期淋巴细胞型病人,抗体滴定价一般偏低,尤其是 TGA 有时可阴性,必要时应作甲状腺穿刺作细胞病理学检查可获确诊。不能排除甲状腺癌或甲状腺淋巴瘤时,穿刺活检或手术探查更为必要。复旦大学附属中山医院 27 例慢性淋巴细胞性甲状腺炎中发现微小癌、恶性淋巴瘤、乳头状腺癌各 1 例,故应慎重作出鉴别,以免耽误正确的治疗。

5) 治疗　本病发展缓慢,无自发缓解倾向,如不予治疗,最终必将发展成甲状腺功能减退症,其自然发展成粘液性水肿的过程约为10年，故确诊后应采用干甲状腺片或甲状腺素作终身替代治疗。一般可服用干甲状腺片180 mg/d或甲状腺素300 μg/d。从小剂量开始，甲状腺片30～60 mg/d，甲状腺素50 μg/d，以后每隔数周分别增加30 mg或50 μg，直到腺体开始回缩（一般3～6个月），症状减轻，再随个体而异，逐渐调整到适当维持量。大多数病人所需的维持量是干甲状腺片60～90 mg/d，甲状腺素100～150 μg/d，由于T_4半衰期长，口服每日一次即可。对桥本甲状腺炎伴假性甲亢者不应使用抗甲状腺药物、^{131}I和手术治疗以防发生甲减，可试用小剂量普萘洛尔（心得安），30～180 mg/d，加干甲状腺片30 mg/d治疗，疗程中应根据病情调整剂量，并定期随访甲状腺功能。

本病治疗中应尽量避免应用糖皮质类固醇以免停药后病情反复，但起病较急或甲状腺肿较显著的早期，或甲状腺激素疗效欠佳时，可加用泼尼松30～40 mg/d，共3周，可能有消炎和抑制免疫反应等作用。

本病一般不需手术治疗，但在不能摒除恶性肿瘤时，应即进行手术探查或活检。本病癌变的发生率为0.5%～22.5%，多数报道为5%～17.7%。对甲状腺激素治疗疗效不佳，且有明显压迫症状者，也应采用手术，切除部分引起压迫的腺体，术后需长期服用甲状腺片或甲状腺素以防复发或发生甲减。

(5) 慢性纤维性甲状腺炎（chronic sclerotic thyroiditis）

又称硬化性甲状腺炎、Riedel甲状腺炎，是一种病因不明的罕见的慢性甲状腺炎，以甲状腺实质的纤维组织的增生为其特征。有些人认为它是其他甲状腺炎的终末表现，病变常累及甲状腺两叶，在大量增生的纤维组织中仅见少量分散的滤泡，滤泡明显萎缩，仅含少量胶质。血管周围有淋巴细胞和浆细胞浸润。甲状腺与周围组织有紧密粘连。

1）临床表现　本病多见于中、老年妇女。起病隐匿，无特殊症状，当颈部出现压迫感或吞咽困难时始来就诊。检查时甲状腺大小如常或仅中度肿大，轮廓正常，质地坚硬，粘连固定，吞咽时不随甲状软骨上下移动，但甲状腺并不和皮肤粘连，局部也很少有明显疼痛或压痛，附近淋巴结也不肿大。甲状腺功能一般不受影响，血清T_3、T_4值正常，甲状腺抗体效价在正常范围。^{131}I摄取率大都在正常范围。甲状腺扫描，在甲状腺未被病变累及的部位放射性碘分布正常，在病变累及区则出现冷结节。

本病病理改变是甲状腺组织被炎性纤维化过程所破坏，整个腺体或一叶被大量纤维组织侵袭，纤维化病变甚至可超越甲状腺包膜，侵入邻近的食管、气管、胸锁乳突肌。淋巴样浸润较少，无肉芽肿性巨细胞。

本病可同时伴发特突性纵隔和腹膜后纤维化、硬化性胆囊炎、泪腺纤维化。病情一般为良性而稳定。

2）诊断　临床诊断可依据甲状腺部位出现无痛性，质地十分坚硬的肿块，且在早期和周围组织粘连，产生明显的压迫症状。本病常被误诊为甲状腺癌而手术，术中可见甲状腺与周围组织紧密粘连，活检见大量纤维组织而被确诊。

3）治疗　甲状腺激素治疗无效。糖皮质类固醇的疗效不肯定。有明显压迫症状者，应作手术，切除产生压迫的部分甲状腺以解除压迫症状。出现甲状腺功能减退者应用甲状腺激素替代治疗。

46.5.5 甲状腺肿瘤

甲状腺肿瘤（thyroid tumors）常以甲状腺结节的形式出现。甲状腺单结节是指临床上可以触及的一个边界清楚的局限性肿块，这是一种常见的内分泌疾病，发病率达4%～7%，女性比男性多10～20倍。多结节为单结节的3倍左右，综合国内2 299例手术病理报告，甲状腺腺瘤达64.4%（文献资料70%～80%），甲状腺癌约10.6%，甲状腺炎约占3%。如何准确诊断甲状腺结节为肿瘤或非肿瘤性，临床上仍有一些困难，虽然目前已有不少临床检查方法，如B超、放射性核素扫描、CT或MRI、甲状腺自身抗体测定、细针穿刺抽吸细胞活检(FNAB)或术中冷冻和石蜡包埋切片检查等，但约有半数临床检查为甲状腺单结节的病例手术时证明为多结节，组织病理学检查也可证明它是腺瘤、癌或局限性甲状腺炎。

根据放射性核素扫描，甲状腺结节可为热性、中性或冷性，冷结节的发生率约为热结节或中性结节的7～8倍。

甲状腺单结节在儿童中少见，在<25岁甲状腺癌以甲状腺单结节的形式出现者约50%，在<15岁则此危险性高达75%。在60岁以上出现的甲状腺结节，如增长迅速，应怀疑为未分化甲状腺癌。

(1) 甲状腺腺瘤（thyroid adenoma）

是一种常见的颈部良性肿瘤，肿瘤来自甲状腺滤泡上皮。多见于女性，男女之比约1∶4。复旦大学附属中山医院、华山医院6 432例甲状腺疾病中，甲状腺腺瘤占3 928例(61.1%)。

1）病理类型　肉眼可见圆形或椭圆形实质肿块，包膜完整，表面光滑，质韧，自数毫米至数厘米大小。按组织学形态可分为乳头状型、滤泡型和混合型3种，它们的共同特点是：① 多数为单结节，包膜完整；② 肿瘤组织结构与周围甲状腺组织明显不同；③ 腺瘤内部结构具有相对一致性；④ 周围组织有受压现象。

乳头状腺瘤较少见，多呈囊性，故又称乳头状囊腺瘤，乳头由单层立方或低柱形细胞围绕血管和结缔组织束构成，有较大的恶性倾向。凡有包膜浸润或血管侵犯现象，均应诊断为乳头状腺癌。如仅有1～2级乳头分支，瘤细胞排列整齐，异形核很小，分裂相偶见，且包膜完整，可暂按乳头状腺瘤处理，但术后必须定期随访有无复发或转移。如有复发或骨转移则仍属于乳头状腺癌。由此可见，乳头状甲状腺肿瘤的良、恶性，不能仅依据其形态学标准，而应根据其生物学行为来加以鉴别。

滤泡型腺瘤按其滤泡的大小，所含胶质的多少，又可分为胚胎型、胎儿型、胶质型和 Hürthle 细胞型（嗜酸细胞瘤）4种。

2）临床表现　一般无明显自觉症状，往往在无意中或体检时发现颈前肿块。肿瘤发展缓慢，边界清楚，表面光滑，质韧无压痛，可随吞咽而上下活动。如由于肿瘤的退行性变或内出血，肿瘤可迅速增大，伴局部疼痛和压痛，这些症状可在1周内逐渐消失，肿块也可缩小。肿瘤较大时可引起气管压迫和移位，平卧位可发生呼吸窘迫症状。少数甲状腺腺瘤可发展为自主性功能性甲状腺腺瘤，出现甲状腺功能亢进症状。也有少数腺瘤可发生恶变。一般癌变率为10%～20%。

3）诊断　根据病史和体检，大多数甲状腺腺瘤可以明确诊断。由于甲状腺腺瘤的良恶性难以鉴别，有些辅助检查如^{131}I扫描发现为冷结节，更应早期手术切除，并作切片检查。细针穿刺抽吸细胞活检（FNAB）或抽吸活检细胞学（ABC）是一种有用的诊断手段，但需有训练有素的细胞病理学家参与检验，才能提高诊断的准确性。

4）治疗　对于甲状腺腺瘤应采取积极的治疗态度。多年来国内外的资料都证明，要分辨甲状腺腺瘤的良恶性，特别是乳头状甲状腺腺瘤的良恶性，通常是很困难的。腺瘤长期存在而未治疗者，恶变率约为10%，如初次手术处理不当而造成复发者，再次手术要复杂得多，且不易将腺瘤完全切除。因此，笔者主张，对甲状腺腺瘤应作一侧腺叶切除术，手术时应探查腺叶周围的淋巴结，必要时作病理切片检查，以防遗漏转移的淋巴结。对于两叶的多发性腺瘤，应作双侧腺叶大部切除术，保留正常的甲状腺组织不少于30 g。术后服甲状腺激素制剂6～12个月，维持T_3、T_4于正常值上限，TSH于正常值下限。

（2）甲状腺癌（thyroid carcinoma）

是一组形态各异、生物学行为不同的癌，但由于它们具有某些共同的特点，因此，关于它们的分类和治疗，特别是分化型癌，尚存在不同意见。Graham（1924年）首先强调，侵犯包膜、周围组织和血管是甲状腺癌最常见的特点，这一点对于诊断分化型滤泡状癌特别有用。Crile（1953年）发现，大多数发生在<40岁的甲状腺癌，其临床行为似乳头状癌。Woolner等（1961年）将甲状腺癌的组织病理学与临床行为结合，认识到乳头状滤泡状混合癌的临床表现与典型的乳头状癌一样，故将其归并于乳头状癌。目前的甲状腺癌分类法是WHO（1974年）确立的，将混合性乳头状-滤泡状癌归类于乳头状癌。

甲状腺癌目前分为3类：① 分化型癌，包括乳头状癌和滤泡状癌。乳头状癌多见，约占甲状腺癌的70%。其次是滤泡状癌，又分纯滤泡状癌、Hürthle细胞癌和髓样癌3个亚型，约占甲状腺癌的15%～20%；② 分化差或未分化癌，约占10%，包括小细胞、巨细胞和梭形细胞癌；③ 其他类型，包括鳞癌、淋巴瘤、肉瘤和转移癌。

1）乳头状癌（papillary carcinoma）　约占所有甲状腺癌的70%，由放射线引起的甲状腺癌中乳头状癌占90%。食物中碘化物的含量对分化型甲状腺癌的发病率有明显影响，在碘化物低摄入的地方性甲状腺肿高发区，滤泡状癌和未分化癌的发病率较高，而乳头状癌的发病率较低。而在碘化物高摄入区，情况就恰恰相反。瑞士在应用碘预防甲状腺肿后，滤泡状癌和未分化癌的发生率降低，而乳头状癌的发生率却升高。

乳头状癌可发生于任何年龄，高峰在30～40岁，男女之比为1∶3。在儿童中性别之比几乎相等。

乳头状癌的大小可差异很大，大的肿瘤可使甲状腺变形，可穿透包膜侵犯周围结构；小的癌灶仅1～2 mm，除非将甲状腺作连续切片检查，极易被忽略。这种真正的隐匿癌常毫无临床症状，仅在尸解时被仔细的病理学家所发现。甲状腺微小癌的癌灶<1 cm，仅能在甲状腺扫描时被发现。外观呈淡灰色或白色致密结节，有细条纤维结缔组织向周围实质放射。隐匿性乳头状癌可向局部淋巴结转移，但远处转移极少。过去将这种局部淋巴结转移误称为异位甲状腺癌。

甲状腺乳头状癌的外观形态变化很大。肿瘤常有相当多的纤维组织和局部钙化，当砂样体多时，组织呈砂样感，常无包膜，呈浸润性。偶尔肿瘤的界限较清楚，外观呈粉红色肉状，极似腺瘤，可部分液化成囊肿，含有乳头状结构，充满黄色或褐色液体，有时有钙化物、细胞碎屑和类脂体结晶。其颈部淋巴结转移也可呈囊性，易被误诊为先天性囊肿。

显微镜检查其结构很少是单纯乳头状的，通常伴有滤泡、实质或小梁结构，肿瘤的滤泡外形不规则，大小差异较大，呈伸长迂曲状，胶质较少。细胞较常见的滤泡状腺瘤细胞大数倍，细胞质通常呈两染性或稍呈嗜酸性，偶尔颗粒状嗜酸性，细胞核较大而不规则，染色淡而澄清，可位于细胞顶部、中部或底部，分裂相很少。乳头状癌中常可见钙化的砂样体，这种同心分层的砂样体(psammoma body)在其他类型的甲状腺癌中是很少见的。

乳头状癌常伴淋巴细胞浸润，但其他类型的甲状腺癌几乎没有炎性浸润。

乳头状癌的明显特征是淋巴侵犯，涉及区域性淋巴结。成人患者＞50％，儿童患者甚至更高，有区域性淋巴结侵犯，手术时也发现有明显的淋巴结转移。系统地检查颈部淋巴结，＞90％可发现有显微镜转移灶(Noguchi 等 1970 年)。远处转移按发病顺序发生在肺、骨和软组织，常呈混合性乳头状-滤泡状癌或主要是滤泡状癌。

20％～80％的原发乳头状癌是多灶性，腺体内也常有多发转移，两者区别几乎不可能，但原发灶通常是纤维性。

2) 滤泡状癌(follicular carcinoma) 发病率仅次于乳头状癌，占甲状腺癌的 15％～20％。在某些甲状腺肿的流行地区，大多数甲状腺癌是滤泡状癌，病人年龄较乳头状癌者大。Thompson 等(1978 年)发现病人年龄均在＞45 岁，在诊断时几乎没有一个病人在＜40 岁。女性多于男性 3 倍。

大多数滤泡状癌，即使恶性程度较高，也具有包膜，呈圆形、椭圆形实质性膨胀肿块，色粉红或灰黄，囊性变较少见，但可有坏死灶。分化良好的滤泡状癌镜检可见与正常甲状腺相似的组织结构，通常以小的滤泡为主，部分可为中或大的滤泡，但有包膜、血管和淋巴管受侵犯的现象。分化差的滤泡状癌则见不规则结构，细胞密集成团状或条索状，很少形成滤泡，或滤泡腔很小，结缔组织染色可证明其为滤泡型。

滤泡状癌的细胞核呈圆形或椭圆形，染色较深，形状和大小比较一致。核仁居中或旁正中位，分裂相较多。大嗜酸细胞又称 Hürthle 或 Askanazy 细胞，组成占多数者则称 Hürthle 细胞癌。偶尔滤泡状癌可由梭形细胞组成，类似髓样癌和未分化癌，但肿瘤内有滤泡；如缺乏类淀粉物和降钙素，则可摒除髓样癌，而未分化癌则可由其多发的坏死灶，细胞分裂相和侵犯性而与滤泡状癌鉴别。

3) 甲状腺髓样癌(medullary carcinoma) 约占甲状腺癌的 7％。髓样癌来源于滤泡旁 C 细胞，它是一种能分泌降钙素(CT)的内分泌细胞。滤泡旁 C 细胞来源于神经嵴的内分泌细胞，这些细胞具有一种共同的功能，即摄取 5-羟色胺和多巴胺前体.经脱羧酶脱羧，故又称胺前体摄取和脱羧细胞(amine precursor uptake and decarboxylation)，简称 APUD 细胞。因此，甲状腺髓样癌病人，常同时伴发嗜铬细胞瘤和甲状旁腺瘤，通称 MENⅡ。

甲状腺髓样癌病人的年龄从 2～73 岁，平均 51 岁(Mayo 医院资料)。男女发病相等。常为偶发性，少数有家族性。偶发性病例多为单发结节，但家族性 MENⅡ病人通常为双侧多发性结节，质硬，肿瘤组织内有类淀粉物沉积，癌细胞呈多边形和梭形，排列多样化。可分泌很多激素，包括 CT、CEA、ACTH、血清素、前列腺素、组胺酶、dopa 脱羧酶等，其中最重要的是 CT，因它是肿瘤标志物，可用以测定血清中 CT 浓度来明确诊断。

甲状腺髓样癌有许多临床表现。病人可因甲状腺结节或颈淋巴结肿大而来就医。有些是因为家族性 MENⅡ的直系亲属被筛选出来。30％的病人有水泻症状，有些病人则有库欣综合征，阵发性脸红等症状。

诊断的方法是甲状腺扫描和血清 iCT 检测及手术切除甲状腺结节作活组织检查。

甲状腺髓样癌的生物活性较乳头状癌和非侵入性滤泡状癌为强。Mago 医院资料表明手术后 5 年存活率为 80％，10 年存活率为 67％。影响存活率的不利因素是：手术不彻底、手术时有区域淋巴结转移、偶发性单侧肿瘤和年龄＞50 岁。

4) 未分化癌(undifferentiated carcinoma or anaplastic carcinoma) 占甲状腺癌的 5％，主要发生于中年以上，男性多见。肿块质地坚硬，固定，生长迅速，一般在短期内就可侵犯邻近的组织结构，引起呼吸或吞咽困难，声音嘶哑等压迫症状。微镜检查可见癌组织主要由分化不良的上皮细胞组成，细胞呈多边形、梭形或巨形。巨形细胞常和梭形细胞混杂而与肉瘤相似。有时可见由间变产生的软骨和骨样细胞以致被误诊为癌样肉瘤、软骨肉瘤或骨肉瘤，因此应作多个切片以发现典型的癌区。颈部淋巴结可肿大，肺部可出现转移。

甲状腺未分化癌的预后差，病人常在诊断后 6～8 个月死亡，＞50％死于呼吸窒息。目前应用超高压放射疗法和化疗使预后稍有改善。

5) 鳞癌、淋巴瘤和转移性癌(squamous cell carcinoma,

lymphoma & metastatic carcinoma）　甲状腺鳞癌可能从滤泡上皮细胞间变而来，乳头状癌或滤泡癌也可发生鳞状间变。原发性鳞癌很少见，病人多为中老年，有长期甲状腺肿史。甲状腺鳞癌具有侵入性，预后较差。对外放射较敏感。

甲状腺原发性淋巴瘤较少见，应注意与桥本甲状腺炎和小细胞癌相鉴别。B超和细针穿刺抽吸细胞学检查有助于诊断。在治疗方面则以放疗加化疗CHOP方案[环磷酰胺、多柔比星(阿霉素)、长春新碱和泼尼松(强的松)]为主。

至于甲状腺转移性癌则更罕见。据文献报道，最易转移至甲状腺的是肾癌、乳腺癌和肺癌，恶性黑色素瘤和肉瘤偶尔也会转移至甲状腺。

6）甲状腺癌的治疗和预后　甲状腺癌的治疗方法主要是手术治疗，其他的辅助治疗方法有放射治疗、化疗和内分泌治疗等。治疗的效果受肿瘤的类型、大小，病人的年龄、性别，淋巴结转移和远处转移的有无以及手术的彻底性等的影响。换言之，病人的预后与上述诸因素直接有关。

前已述及，甲状腺癌中最常见的是乳头状癌，其次是滤泡状癌，因此，这里要重点讨论的，首先是甲状腺乳头状癌的治疗方法。

a. 影响预后的因素：在讨论甲状腺乳头状癌的治疗方法前，让我们先谈谈影响乳头状癌预后的诸因素：

局部侵犯：甲状腺乳头状癌的死亡率在手术后10年<10%，在术后20年内为20%，Crile(1971年)随访10年内的死亡率仅为2.1%。死亡原因常为远处转移或局部侵犯。如果原发癌肿穿透包膜，侵犯邻近结构，就最易复发，复发的部位在残留的甲状腺或颈淋巴结。复发常见于术后10年内(83%)。局部有侵犯者复发率为39.1%，局部无侵犯者复发率为13.7%，死亡率分别为7.1%和0.7%(Kaplan，1983年)。

原发癌肿的大小：Woolner(1961年)最先强调原发癌肿大小对预后的重要性，他证明微小癌即使有转移也较为良性。他报道137例原发癌肿直径<1.5 cm的微小癌，平均随访25.3年。最初几乎一半有颈淋巴结转移，无一例发生远处转移，12例需再次手术均存活而无复发，或死亡于其他原因。

多发病灶：甲状腺乳头状癌虽常为多发性，但对这些微镜多发癌灶的临床意义尚有争议。患侧腺叶切除术后对侧腺叶复发率低至5%(Black 1960，Tollefsen，1972年)，高至25%(Rose，1963年)。

淋巴细胞浸润：有人(Meiser 1959年，Hirabayashi 1965年)报道，甲状腺或癌肿的淋巴细胞浸润有利于预后，但其他人(Mazzaferri 1977年，Ito 1980年)则认为并无影响。

颈淋巴结转移：Cady(1976年)报道颈淋巴结转移有保护作用，Crile(1971年)则认为无明显作用。Mazzaferri(1981年)报道颈淋巴结转移伴高复发率但并不伴高死亡率。

远处转移：在初诊时，远处转移<1%，但最后发生远处转移者在成人可达5%～10%，在儿童可达15%～20%。肺转移可呈结节状或雪花状，肺雪花状转移是由于广泛淋巴管扩散所致，这种肺部转移在X线片可能不明显，仅能用全身^{131}I扫描才能发现，预后较结节状转移者好，如这种肺转移能凝聚^{131}I时则预后更佳。骨转移的预后较差。

年龄：>40岁和<40岁的病人，存活率有明显差别。对治疗的反应也受年龄的影响。Němec(1979年)报道，<40岁病人有肺转移者10年存活率约83%，但>40岁有肺转移者无一例存活。Cady等(1979年)也报道^{131}I治疗在>40岁的病人中效果较差。

性别：性别对存活率的影响报道不一，有人认为性别与存活率无关，有些人则报道，>40岁男性患者存活率较低。

临床症状：有临床症状，生长快速的乳头状癌病人的复发率高于无症状者，预后差。

Graves病：在Graves病中发现的乳头状癌大多为没有临床症状的隐匿癌，则预后不佳。甲亢对此种隐匿癌的预后并无明显影响。

b. 关于治疗问题：由此可见，对于甲状腺乳头状癌的手术方案，应根据病人的具体情况：肿瘤的大小、侵犯的范围以及病人的年龄、性别和区域淋巴结病变等，予以个体化考虑。

如癌肿局限于一侧腺体时，应切除一侧腺叶和峡部。当对侧腺叶也有性质不明的结节或可疑癌灶时，宜在切除一侧腺叶和峡部时，对对侧腺叶作腺叶次全切除，术中保留后包膜，以防损伤甲状旁腺。如颈淋巴结未触及或虽触及，但小而孤立，可作功能性颈淋巴结清除术，保留胸锁乳突肌和颈内静脉。如癌肿较大或已累及两侧叶，宜施行甲状腺全切除或次全切除术。对于癌组织已侵及包膜外，局部已有明显转移，颈部淋巴结大而融合，与周围粘连，应遵循癌肿手术的原则，作甲状腺全切除，加传统式颈淋巴结清除术。

术后应口服干甲状腺片180 mg/d，或T_4 300 μg/d，分3次服用。如有甲亢症状出现，可适当减量。外源性甲状腺素可抑制TSH的分泌，因TSH可刺激分化良好的甲状腺乳头状癌细胞的增生，引起复发。

术后应定期随访，如发现有可疑转移，不论局部、颈部、肺或骨骼，应作^{131}I扫描，一旦确诊为转移，可先试用^{131}I治疗。

对于甲状腺滤泡状癌的治疗应采取较积极的态度。滤泡状癌的颈淋巴结转移少于5%，但远处转移发生于肺、骨、脑和其他部位，常是其恶性的第一个指征。笔者曾屡次遇见，过去曾作过腺叶切除的所谓腺瘤病人，在术后1年内发生颅骨转移时才被确诊为滤泡状癌。根据文献资料，滤泡状癌的死亡率，随访10年或>10年，为20%～50%，老人较年轻人为差。因此，对滤泡状癌老年病人(男性>40岁，女性>50岁)，应列为高危险组。手术治疗应积极，如腺叶切除加对侧腺叶大部切除，加颈部改良式淋巴结清除术。

术后应定期随访，也应口服甲状腺激素，如乳头状癌术后一样。如发现有可疑转移病灶，应作^{131}I扫描。老年病人的转移灶很可能无凝聚^{131}I的能力(Charbord 1977年，Němec，1979年)，对预后发生不利影响。

甲状腺髓样癌对放疗和化疗均不敏感，彻底手术治疗是惟一有效的治疗方法。Russell(1983年)报道，髓样癌家族性约占90%，散发性约占20%，常呈多灶性并累及两侧腺叶。髓样癌直径>2 cm者，淋巴结转移可高达50%，因此主张甲状腺全切除加颈淋巴结清扫术。颈淋巴结清扫术采取功能性改良式抑或传统性典型式，可根据病灶情况和淋巴结转移程度而定。术中应同时探查甲状旁腺，如肿大时应予以切除。术前应确定是否合并嗜铬细胞瘤，如合并嗜铬细胞瘤，应先予以手术切除。术后应定期复查血清降钙素以便早期发现复发或转移。

甲状腺未分化癌的病程短，进展快，确诊时大多数已不能手术根治。手术加放射治疗的目的在于缩小肿块或局部控制肿块的发展。辅助化疗可用多柔比星(Doxorubicin)，每3周静注60～75 mg/m^{2}一次，注射2～3次，如肿瘤仍不缩小，进一步治疗可能无益。

46.6 甲状旁腺疾病

甲状旁腺疾病(parathyroid diseases)包括甲状旁腺功能亢进症(hyperparathyroidism)和甲状旁腺功能减退症(hypoparathyroidism)。

46.6.1 甲状旁腺的解剖和生理学

甲状旁腺位于甲状腺旁，90.6%是典型的有4个扁卵圆形的腺体，偶然有5个(3.7%)，3个(5.1%)或2个(0.6%)。正常的腺体为5 mm～7 mm×3 mm～4 mm×0.5 mm～2 mm大小，联合重量为90～130 mg，上腺体通常比下腺体小。成人的甲状旁腺往往为红棕色至黄色，增大时呈球形。

甲状旁腺的血液供应一般来自甲状腺下动脉，但也可来自甲状腺上动脉、最下动脉，咽、气管、食管或纵隔的动脉或这些动脉之间的吻合支。甲状旁腺静脉回流通过下、中和上甲状腺静脉。

甲状旁腺主要由主细胞组成，这种细胞有两种：浅色的主细胞不分泌活性激素，深色的主细胞是分泌甲状旁腺素(PTH)的主要来源。此外，还有嗜酸细胞，在接近青春期时才出现并随年龄而增多，以及少数多边形的透明细胞，它们都从主细胞衍化而来，都能分泌PTH。

50%的甲状旁腺可在甲状腺下动脉进入甲状腺实质的邻近部位找到。上甲状旁腺经常位于甲状腺叶上1/3的后面，下甲状旁腺则位于甲状腺叶的前侧方接近其下极处。10%左右的甲状旁腺位于纵隔内，往往在胸腔出口处。在80%左右的病人中，一侧的上、下甲状旁腺的位置与对侧的上、下甲状旁腺距离在2 cm以内。对于处理甲状旁腺功能亢进症的外科医师来说，这些外科解剖知识是很有参考价值的。

甲状旁腺分泌的甲状旁腺素是一种可溶于水的多肽，相对分子质量9 500，它的生理功能是调节体内钙的代谢，维持体内钙、磷的平衡。甲状旁腺素的分泌速度不受任何向甲状旁腺素的控制，而与血浆钙浓度呈相反关系，但不受磷酸盐水平的影响。PTH通过骨骼、肾脏和胃肠道来调节血钙的，其作用机制是：① 它使钙自骨骼转移至细胞外液，促进破骨细胞的脱钙作用，使磷酸钙自骨质脱出，提高血钙和血磷的浓度；② 促进钙自肾小球滤液重吸收，排出磷酸盐，促使1-羟化酶在肾脏内激活D_3；③ 通过D_3，增进小肠粘膜对钙的吸收。PTH对胃肠道的作用明显小于它对骨和肾的作用。

近年来发现甲状腺滤泡旁细胞(C细胞)，分泌一种与PTH相拮抗的降钙素(calcitonin，CT)，CT抑制破骨细胞作用，从而抑制骨质溶解，增加尿中钙、磷排出，使血钙降低。降钙素的分泌是血浆钙浓度直接作用的结果。

目前所知，PTH和CT都不受垂体的控制，而与血钙浓度呈反馈关系。血钙过低，可刺激PTH分泌，而抑制CT的合成和释放，使血钙升高，血磷降低；反之，血钙过高则抑制PTH分泌和刺激CT的合成和释放，使血钙向骨骼转移，血钙降低，血磷升高，从而调节了钙、磷代谢的动态平衡。

46.6.2　甲状旁腺功能亢进症

可分为原发性、继发性和第三性甲状旁腺功能亢进症三类。

(1) 原发性甲状旁腺功能亢进症(primary hyperparathyroidism)

简称甲旁亢。

1) 病因　多数(86%)由单发的甲状旁腺腺瘤引起,少数(6%)由多发的甲状旁腺腺瘤或甲状旁腺增生(7%)引起,由腺癌引起的极少(1%)。由于腺瘤分泌的自主性,血钙过高并不能抑制 PTH 的合成和释放,因此血钙持续升高。

2) 临床表现　常发生于35～65岁的病人,女性病人3倍于男性,尤其多见于绝经后女性。在儿童中非常罕见。这种病近年来逐渐多见,在内分泌疾病中仅次于糖尿病和甲状腺功能亢进症。临床表现可分为3种类型:① 肾型,约70%,主要表现尿路结石,肾实质钙盐沉积者较少;② 肾骨型,约20%,主要表现尿路结石和骨骼脱钙病变;③ 骨型,最少(10%左右),主要表现骨骼脱钙病变:骨质疏松,骨外层和骨小梁萎缩、变薄、骨组织纤维化,形成多个囊肿和巨细胞瘤样病变。

本病起病多缓慢,病程平均约>5年。近年来经血钙筛选检查发现本病发病率大增,有的报道达1/1 000。临床表现多种多样,早期轻症仅有胃肠道或神经肌肉症状,由高血钙引起神经肌肉兴奋性降低,胃肠道肌张力减低而出现消化不良、胃纳差、恶心、呕吐及顽固性便秘等。高血钙刺激胃泌素分泌,10%～24%病人有消化性溃疡。Ca^{2+}易沉积于胰管和胰腺内,激活胰蛋白酶,致使5%～10%病人有急慢性胰腺炎发作。

骨型多属晚期,病变的骨骼(颅骨、指骨、股骨、胫骨、盆骨和腰椎等)疼痛。骨骼广泛脱钙,可出现纤维囊性骨炎、囊样改变、病理性骨折及骨畸形。主要临床表现为骨关节疼痛,疼痛多由下肢或腰部开始,逐渐发展至全身,以致活动受限,卧床不起。由于骨质疏松,骨骼渐呈畸形如胸壁塌陷,椎体变形,骨盆变形,四肢弯曲,身材变矮。有囊性改变及破骨细胞瘤者呈局限性膨隆并有压痛。病变好发于颌骨、肋骨、锁骨外1/3及长管状骨,易被误诊为巨细胞瘤,极易骨折,尤以上下肢最多见。骨折常在短期内多次发生,无明显诱因。

20%～25%的甲旁亢病人有高血压。心电图Q-T间期缩短,由于血钙高,病人对洋地黄毒性较敏感。

病人有神经肌肉病变,轻者性格改变,重者有严重精神障碍,还可有全身乏力,肌萎缩等。皮下、肌肉、神经、肌腱、关节周围可有转移性钙化灶。约半数病人眼结膜有钙化颗粒。1/4病人有角膜钙化。

3) 诊断　凡具下列特点之一者应怀疑本病:一是屡发活动性尿路结石或肾实质钙盐沉着;二是骨质吸收、脱钙和囊肿形成。可根据以下指标来诊断:① 血钙过高,平均>2.7～2.8 mmol/L(10.8～11.0 mg/dl);② 血磷过低,一般<1.0 mmol/L(3.0 mg/dl);③ 血清AKP升高;④ 尿钙增多;⑤ 血清免疫活性PTH(iPTH)升高,正常人<100 pg/ml。在前4项指标中有2～3项结果异常则本病可能性极大,结合临床、X线片和生化检查可以确诊。

4) 治疗　有手术治疗和药物治疗。手术治疗的目的是明确诊断、切除病变并留下足够维持正常功能的组织。采用手术切除甲状旁腺腺瘤,对早期病例疗效良好,对严重的晚期病例,即使有效地切除了腺瘤,因肾实质钙盐沉积所引起的严重肾脏损害也常不能再恢复正常的肾功能。

a. 肿瘤定位:术前仅1/4病例能扪及甲状旁腺腺瘤,故须作选择性双侧甲状腺下动脉造影,可发现动脉移位扭曲和腺瘤区有致密染色影以及异常血管影,但此法准确率不足50%。选择性甲状腺静脉造影可在腺瘤区见到静脉移位和造影剂染色区,比较颈部及甲状腺静脉不同部位的PTH浓度比外周血高2倍以上。甲状旁腺增生者两侧甲状腺静脉血PTH升高。腺瘤病人仅有瘤侧静脉血PTH升高。若甲状腺静脉血PTH不高而外周血PTH高,则可能有异位甲状旁腺腺瘤或分泌类PTH腺瘤。

b. 手术方法:手术操作必须仔细、耐心,将甲状腺下动脉和喉返神经解剖出来,这样才能显露四个甲状旁腺,分别做冷冻切片,证实诊断后切除单个或多个腺瘤。若为甲状旁腺增生则作次全切除,即保留一个甲状旁腺的1/2或两个旁腺的一小部分,使留下的组织约重200 mg,但切除前应广泛探查颈部及向前上纵隔的延伸部分以发现异位甲状旁腺或第5个病变腺体。异位甲状旁腺可位于颈动脉鞘、前上纵隔、气管食管间隙、食管后颈椎、甲状腺包膜内,极个别的甚至移位至后上纵隔。在未找到下面一对甲状旁腺时尤应仔细探查。

c. 手术并发症:发生率约20%。有以下几种表现:① 术后低血钙,见于65%病例。由于病外腺体长期被高血钙抑制,术后大量钙又迅速沉积于骨中,术后数天开始出现低血钙,持续0.5～3个月恢复。3.8%病人因剩余的腺体组织太少或腺组织未存活而出现永久性功能减低,临床上发生手足搐搦。治疗用静脉注射10%氯化钙溶液或口服罗钙全胶囊(0.5 μg),1粒/d;② 由于PTH具有多尿作用,手术切除腺瘤后有时可发生少尿,甚至无尿,一般在输注大量液体后多能好转;③ 术后低血镁,因术后骨修复时镁盐沉积于骨而加重了术后低血镁,表现为肌肉神经兴奋,可用静脉注射硫酸镁治疗;④ 术后可能迅速加重急性甲旁亢症状,出现昏迷、呕吐、多尿、失水等高钙血症症状群,血钙>160 mg/L,必须紧急治疗,补充大量NS,静脉点滴磷酸盐(在6 h内点滴0.75~1.0 mmol/kg体重)、速尿、降钙素以降低血钙。血液透析可使血钙迅速降低。

(2) 继发性甲状旁腺功能亢进症(secondary hyperparathyroidism)

主要由于长期肾病、吸收不良综合征或维生素D缺乏与羟化障碍等疾病引起血钙过低刺激甲状旁腺所致。自从发明透析疗法和肾移植以来,慢性肾病病人的病程已有改观,这种病人常见的并发症之一就是出现继发性甲状旁腺功能亢进症,往往伴有转移性钙化和各种不同的骨病变。内科治疗不满意或病人已丧失活动能力需要外科治疗,切除功能亢进的甲状旁腺组织,病理学检查几乎毫无例外地都是甲状旁腺弥漫性增生。

(3) 第三性甲状旁腺功能亢进症

在长期继发性甲状旁腺增生的基础上产生腺瘤伴功能亢进者称第三性或三发性甲状旁腺功能亢进症,常见于肾脏移植后。

46.6.3 甲状旁腺功能减退症

甲状旁腺功能减退症(hypoparathyroidism) 简称甲旁减,是因甲状旁腺素(PTH)产生减少或靶器官对PTH抵抗而引起的代谢异常。其特点是低钙血症及其导致的神经肌肉症状。

(1) 病因

本病最常见的病因是甲状旁腺缺如、受损或甲状腺手术或颈根治手术中切除或损伤了甲状旁腺或其血供所致。接受甲状腺手术的病人在术后出现血钙过低者并不少见,这可能是由于挫伤了甲状旁腺或其血供受到影响而发生的暂时性血钙过低。血清钙在术后48~72 h达到最低水平,在以后2~3 d内恢复正常。手术后血钙下降出现越早,持续时间越长,甲状旁腺遭受损伤的可能性就越大,预后就越差。放射治疗后(如用^{131}I治疗甲亢)偶然也可引起甲旁减。其他较罕见的病因是先天性鳃囊发育障碍,Di Geörge综合征和特突性甲旁减,病人多为儿童,偶为成人。此外,镁缺乏症,血镁<0.49 mmol/L(<1.2 mg/dl)也可伴低血钙,这是由于Mg^{2+}缺乏时PTH的合成和释放呈可逆性减退、骨表面Ca^{2+}与Mg^{2+}的异性离子交换减少、维生素D羟化减少所致。低血镁时补钙盐只能使血钙暂时升高,必须补镁盐后血钙才能恢复正常。

(2) 临床表现

① 神经肌肉应激性增加,当血清游离钙<1.08 mmol/L(4.3 mg/dl)时即可出现症状,初期有麻木、刺痛和蚁走感等感觉异常。典型者出现手足搐搦,两手呈鹰爪状,腕、手掌及掌指关节屈曲,手指伸直,拇指内收;髋、膝关节挺直,脚跟上提,脚趾弯曲,脚背呈拱形。严重者全身肌肉收缩有惊厥发作,全身出汗,声门痉挛,气管呼吸肌痉挛,肠、胆、膀胱平滑肌痉挛。② 神经系统表现,如癫痫发作、震颤麻痹、抑郁、情绪不稳定、记忆力减退、性格改变、智力减退、双侧视乳头水肿、脑电图节律异常,有θ波和δ波出现。③ 外胚层组织营养变性,如毛发脱落、指甲和趾甲变脆变短、皮肤角化过度、白内障、牙发育不全等。④ 骨骼改变:骨密度正常或增加、骨膜下骨形成、指骨跖骨或掌骨变短、软骨病、纤维性囊性骨炎和生长障碍。⑤ 心血管异常,如低血钙刺激迷走神经导致心率增快或心律不齐,心电图Q-T间期延长,甚至导致心肌痉挛而猝死。⑥ 胃肠道功能紊乱,如恶心、呕吐、腹痛、便秘等。⑦ 转移性钙化,如软组织、肌腱、脊柱旁韧带都可有钙化。

(3) 体格检查

轻叩耳前的面神经可引起面肌收缩(chvostek征),阻断前臂或小腿血流3分钟可引起腕部或踝部肌肉阵发性痉挛性收缩(腕足痉挛 Trousseau征)。

(4) 诊断

甲状腺手术后发生上述症状者诊断多无困难,其他原因引起者或症状较隐蔽者易被忽视。诊断主要依靠详细病史和血生化检测:血清总钙量常为1.0~1.5 mmol/L(4~6 mg/dl),游离钙多低于1.08 mmol/L(4.3 mg/dl),血磷正常或升高。尿排钙和磷量减少。血清AKP多正常,血PTH低于正常或测不出(PTH正常值为255±46 pg/ml)。

(5) 治疗

主要是纠正低血钙。

1) 钙剂 常用的有氯化钙、葡萄糖酸钙、乳酸钙和碳酸钙,1 g含钙量分别为270、90、130及400 mg。在手足搐搦或惊厥时,静脉注射10%氯化钙或葡萄糖酸钙10~20 ml,注射速度宜慢。慢性手足搐搦者可口服钙剂,剂量为1.5~2.0 g/d元素钙,肠吸收钙片不稳定,故应将钙片嚼碎或研碎后服用。氯化钙对胃肠道刺激大，宜用水稀释后服。乳酸钙溶解度较差。碳酸钙在肠内转换为可溶性钙后方能被吸收，且易导致便秘。服用钙剂后洋地黄的毒性可加大，有心脏病者应予注意。

2）维生素D　单用钙剂不能维持正常血钙者，须加用维生素D。维生素D吸收后储藏于肝内，以后慢慢释放，服药后4～6周方起作用，停药后3～6个月方失效。每日可一次口服。甲旁减病人，维生素D在肾内进行的C_1位羟化减少，故剂量须较大，一般每日5万～10万u。治疗后血钙迅速上升，但由于PTH降低，肾小管吸钙差，尿钙量高，钙盐易沉积于肾实质内而损害肾功能，故最好维持血钙在2～2.25 mmol/L（8～9 mg/dl）。

3）维生素D衍生物　① 双氢速甾醇(DHT)生物活性为维生素D的2～3倍。始用量1～2 mg/d，维持量0.2～2.0 mg/d。② 25-羟胆骨化醇，生物活性比维生素D大2～5倍，剂量0.1～1 mg。③ 1,25-双羟胆骨化醇，是维生素D_3的活性型，静脉给药2～3 h就有反应。生物活性比维生素D_3高200～1 500倍，最小有效剂量1 μg。④ 1-α羟胆骨化醇，人工合成的，生物活性比维生素D_3高2～6倍，口服1 μg/d(商品名罗钙全胶囊，每粒0.5 μg，瑞士产)。

4）甲状旁腺移植　自家移植已在人类获得成功，但异体移植仅在大鼠实验中成功。

（何亮家）

参考文献

1. 沈阳医学院．人体解剖图谱．上海：上海人民出版社，1973
2. D. C. SABISTON主编，曾宪九等译．克氏外科学．北京：人民卫生出版社，1983
3. 吴阶平，裘法祖．黄家驷外科学第5版．北京：人民卫生出版社，1979
4. 石美鑫，等．实用外科学．北京：人民卫生出版社，1992
5. 冯友贤．血管外科学．上海：上海科学技术出版社，1980
6. Hayes Martin著，余孝基等译．头颈部肿瘤外科手术．上海：上海科学技术出版社，1965
7. 蓝瑚，夏穗生．外科手术失误及处理．昆明：云南科技出版社，1992
8. 陈聪敏，等．厌氧菌及其感染．上海：上海医科大学出版社，1989
9. 何亮家．腹部外科感染．上海：上海科学技术出版社，1987
10. Clinical Surgery International Vol. 6 Surgery of the Thyroid and Parathyroid Glands Edited by Edwin I. Kaplan Churchill Li Vingstone, 1983
11. 中国实用外科杂志．1995年15卷2期
12. 现代肿瘤医学．1996年4卷4期
13. 临床医学编辑委员会．中国医学百科全书·临床医学．上海：上海科学技术出版社，1997
14. [美] 迈克尔·J·卡拉汉主编．高根五，段林，等编译．现代急诊医学治疗手册．成都：成都出版社，1990
15. Butlerworths International Medical Reviews Surgery Endocrine Surgery Butterworth & CO (Publishers) Ltd, 1983

头颈部常用的皮瓣、肌皮瓣 47

47.1　口腔粘膜瓣

口腔粘膜因肿瘤、外伤、炎症或瘢痕等原因所造成的组织缺损，不能直接缝合或用局部粘膜瓣来覆盖创面时，可采用各种口腔瓣加以修复。常用的有舌瓣、唇瓣、腭瓣和颊粘膜瓣等。

47.1.1　舌瓣

舌是一肌性器官，外覆以具有腺和淋巴组织的粘膜，富有血管和神经，正常情况下舌体位于固有口腔内，与固有口腔大小一致。

(1) 应用解剖

舌可分为舌尖、舌体和舌根三部分，前两部分为活动舌，后部分为非活动舌，两者之间有"V"形作为分界线。舌体的上面称舌背，下面称舌腹，前端称舌尖，两侧称舌缘。舌背粘膜粗糙并有许多小突起即舌乳头，舌背粘膜与舌肌紧密相连，无粘膜下组织，舌腹面的粘膜薄而光滑，致使口底静脉(即舌深静脉)清晰可见。

舌肌为舌的本体，可分舌外肌和舌内肌两部分。舌外肌系起于颏和舌骨，止于舌内的肌肉。舌内肌起止均在舌内，以四个垂直方向互相交叉行于舌内：① 舌下纵肌较明显，位于舌的深部，从舌根到舌尖；② 舌上纵肌，直接位于舌背粘膜之下，由舌根至舌尖；③ 舌横肌，起于舌中隔，横行止于舌缘及舌背粘膜；④ 舌垂直肌，由舌背垂直下行至舌下。以上舌肌的肌束相互交织，结构复杂，使舌有灵活的活动功能和各种形状变化。

舌动脉来自颈外动脉，它起于舌背大角后方，在舌骨舌肌后缘潜入该肌深面，进入舌内，主要终支称舌深动脉，在颏舌肌与舌下纵肌之间前行至舌尖，舌动脉在进入舌体前，在舌骨舌肌深面发出舌背动脉，供应舌根部肌肉、粘膜和腭扁桃体。舌动脉终支与舌背面平行，互相吻合，构成舌粘膜下动脉网，供应舌粘膜。

舌静脉其属支有舌深静脉、舌背静脉和舌下静脉，三者在舌根结成一个短干即舌静脉。

舌神经支配舌前 2/3 的感觉，味觉神经为参与舌神经的鼓索支。舌咽神经支配舌后 1/3 的感觉和味觉。舌下神经为运动神经，支配舌肌运动。

(2) 适应证

1) 修复颊、唇、颚等部位中等范围的缺损，以 3 cm 左右为适宜。

2) 修复口腔上颌窦瘘。

3) 修复磨牙后区的缺损，特别是下磨牙缺失者最为合适。

(3) 手术原则及注意事项

1) 舌瓣的设计，不能超过舌的 1/2，以取 1/3 为宜，否则将影响舌的活动功能和形态。

2) 蒂的位置按修复的部位而定，如修复颊、磨牙后区的缺损，蒂宜在舌根；修复腭、上颌窦缺损，蒂常在前或背侧。蒂在舌尖或背侧者 3 周后需断蒂。

3) 舌瓣的长宽比例：由于舌的纵肌、横肌互相交叉，与血管呈网状关系，因此，舌瓣实际上是个随意瓣，由于它的血供丰富，长与宽比例可达 3∶1(图 47-1)。

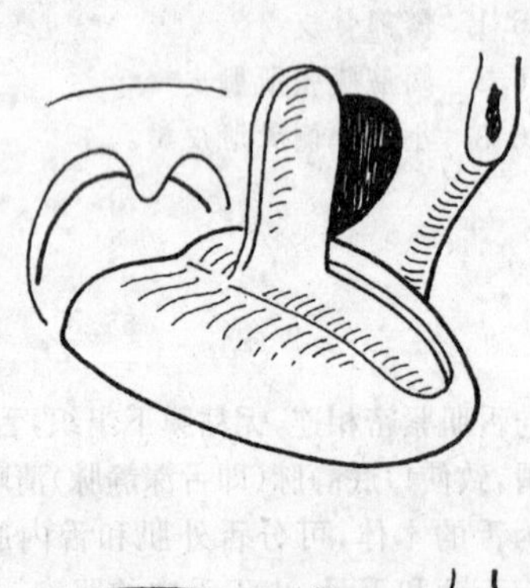

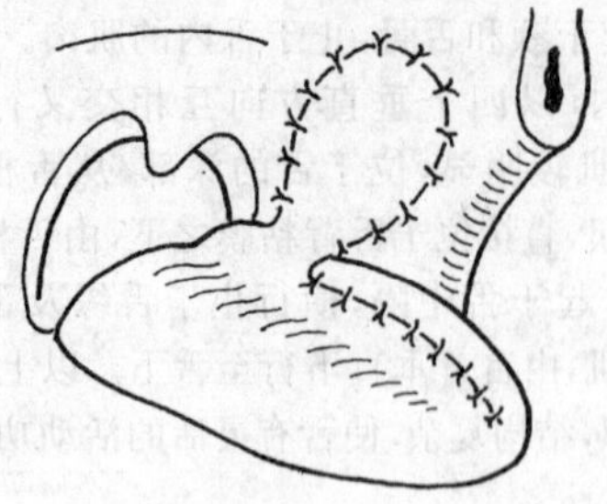

图 47-1 舌 瓣

4) 如取舌背粘膜肌瓣应包括舌背粘膜和舌上纵肌，以舌体 1/2 厚度为宜，舌瓣过薄则血供较差。

5) 切取舌瓣时以牵引线牵拉，用手触感所切取舌瓣的厚度，用剪刀分离，双极电凝止血，如用电刀分离，可因电刺激肌肉收缩，致使舌瓣的厚薄不匀。

6) 切取 1/3 舌体时，应从舌背至舌腹垂直切取 1/3舌体，然后将肌肉部分纵行剖开，使舌背、舌缘、舌腹粘膜摊开呈一平面，当旋转修复磨牙后区缺损时，舌腹面的切口要略长于舌背面的切口，以便旋转和缝合。

7) 由于舌本体仍需行使正常的活动功能，为使舌瓣减少因舌体活动受到的牵拉，术中可暂时损伤同侧舌下神经(钳夹一下)，以利于舌瓣的愈合。

8) 舌瓣蒂在舌尖或舌背、舌侧者需限制张口度。

47.1.2 唇瓣

唇是面下部的主要结构，上唇、下唇和口角构成完整的口裂，其范围上至鼻孔底线，下至颏唇沟，两侧至鼻唇沟。唇如因肿瘤、外伤等造成缺损，不但影响口唇的功能，而且影响患者的容貌，故应尽量利用相应的唇组织瓣来修复缺损。唇瓣血供好，色泽、质地和结构相符，是修复唇缺损的理想材料。

(1) 应用解剖

唇由皮肤、口轮匝肌和粘膜组成。唇部皮肤有丰富的汗腺、皮脂腺和毛囊，唇内侧面为粘膜，粘膜下有粘液腺及腺间的弹性纤维。唇部皮肤与粘膜间为口轮匝肌，该肌呈环形，肌束一部分起于口角附近的粘膜和皮肤，另一部分是颊肌、犬齿肌、口三角肌及颧肌的延续，肌束行于上下唇内，并与对侧肌纤维交叉而终止于正中线旁的皮肤。1975 年 Nairn 等对口轮匝肌作了深入研究后指出，口轮匝肌分深浅两部分，深层为括约肌，与口咽肌配合起到衔住食物的作用；浅层排列复杂呈网状。深层纤维紧靠粘膜，边缘向外蜷曲，与外翻的唇粘膜共同形成红唇；浅层的肌纤维左右交叉形成人中嵴。Lathan 等 1976 年研究证实，提上唇肌向下插入红唇形成唇弓线。

唇粘膜又分位于口内的湿性粘膜(有粘膜下组织)和暴露于口外的干性唇粘膜(无粘膜下组织)即唇红，与皮肤交界处称唇红缘。上唇呈弓形，中央突出部称唇珠，与人中嵴相连略高处称唇峰，人中嵴间正中凹陷部称人中。唇的以上表面解剖标志形成面部的曲线美。

唇的血供主要来自面动脉的上、下唇动脉，面动脉于下颌角前 1.5～2 cm 处沿嚼肌前缘迂曲上升，下唇动脉于口角外上方行于口轮匝肌内，上下左右吻合成唇的冠状动脉，行于肌肉和粘膜之间。唇静脉为面静脉的属支。唇的运动神经为面神经的下颌缘支(下唇)和颊支(上唇)，感觉神经为三叉神经第

二、三支。

(2) 适应证

唇部因肿瘤、外伤、炎症、烧伤等引起的组织缺损超过 1/3 以上者可利用唇瓣修复。

(3) 手术原则及注意事项

1) 唇缺损 1/2 时可用唇交叉瓣或用下唇滑行组织瓣修复(图 47-2)。

2) 累及口角的缺损应用扇形瓣,上唇正中缺损除用下唇交叉瓣外,还可用两侧鼻唇扇形瓣修复等。

3) 唇瓣的设计其宽度为缺损的 1/2,高度与缺损等高。

4) 保留一侧动脉血供,血管偏向粘膜面,在切至唇红缘时要注意保护唇动脉。

5) 唇交叉瓣的血管蒂部用碘仿纱条或油纱布保护。

6) 术后数天需限制下颌活动度。

7) 术后 3~4 周需作断蒂术或小口放大术。

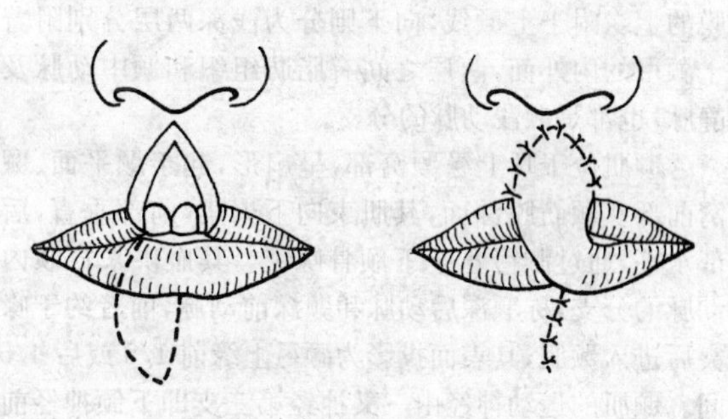

图 47-2　下唇瓣交叉转移术

47.1.3　腭瓣

位于硬腭的粘膜为致密的纤维组织,并与骨膜紧密相连,牢固地附着在骨的表面,不易移动,故腭瓣亦称腭粘骨膜瓣。可分半侧腭瓣和全腭瓣两种。

(1) 应用解剖

腭部的血供主要有腭后部的腭大血管和前部的鼻腭血管。发自腭降动脉的腭大动脉亦称腭前动脉,经翼腭管从腭大孔穿出,该孔相当于第二磨牙腭侧中外 1/3 处,腭大动脉出腭大孔后位于粘骨膜内向前行。发自蝶腭动脉并经切牙管穿出切牙孔的鼻腭动脉分布于腭前部粘膜,两者约在前颌腭突的交界处(相当于尖牙的腭侧面)相互吻合。

腭粘骨膜瓣厚薄不一,中外部厚,中央部薄,因中外部特别在腭后部,粘膜下含有较多粘液腺和脂肪组织,对血管神经束起了保护作用。

腭部的神经为三叉神经第二支的分支,与血管伴行形成神经血管束。

(2) 适应证

1) 腭裂修复。

2) 咽旁、后颊部以及磨牙后区缺损的修复(图 47-3)。

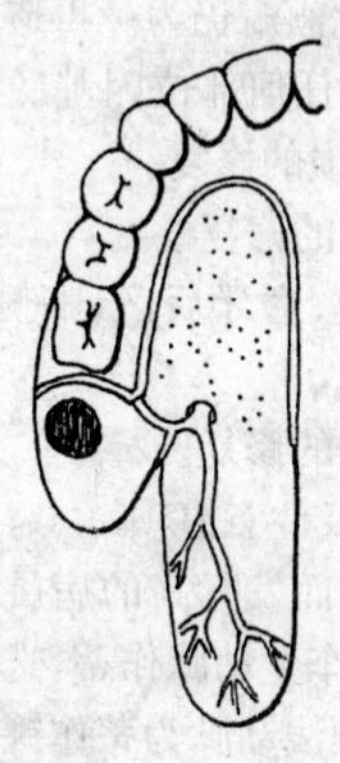

图 47-3　腭　瓣

(3) 手术要点及注意事项

1) 腭瓣为粘骨膜瓣,弹性差,即使全腭瓣也只能修复 4~5 cm 的小范围缺损。

2) 沿腭侧附着缘作切口,用剥离子掀起粘骨膜,为便于旋转,可将神经血管束游离,后缘切断,制成岛状粘骨膜瓣,旋转修复缺损区。

3) 腭瓣用于腭裂修复时,应同时离断翼钩,将腭帆张肌等向当中推移,以减小张力。

47.2　面颞瓣

面部软组织缺损,特别是面中部任何部位因肿瘤、外伤等造成的皮肤缺损,均可选用面颞瓣如额瓣、颞瓣和鼻唇沟瓣等来修复,这些都是沿用已久的皮瓣,但因其血管恒定,血供丰富,肤色协调,故至今仍广被运用。

47.2.1　额瓣

(1) 应用解剖

额从浅至深为皮肤、皮下组织、额肌(即帽状腱膜层)、蜂窝组织及骨膜。其皮下组织较致密,血管和神经均位于此层。额部血供丰富,主要为颈外动脉的终末支——颞浅动脉的额支,其次为颈内动脉的颅外支即滑车上动脉和眶上动脉,前者在睑眦内侧 0.3 cm 处,离眶上缘后在额肌内行走,后者出眶后行至前额部。额支与头皮动脉吻合多,血供丰富,即使作颈外动脉结扎，尚可依靠两侧颞浅动脉间吻合支的血供而不致坏死。全额瓣的设计，尚需包括颞浅动脉的耳后支。颞浅动脉表浅，可扪出其行走和弯曲方向，如用多普勒仪探测血管则更为可靠。

(2) 适应证

1) 鼻再造，随着皮肤扩张器的应用，前额供区可直接拉拢缝合，因此额瓣仍为鼻再造的首选供区。

2) 可作面中部任何部位因基底细胞癌、鳞癌切除后造成较大皮肤缺损的修复。

3) 全上唇缺损的修复。

4) 口内颊粘膜、磨牙后区、咽侧壁等部位因肿瘤切除后缺损的修复。

5) 软腭大缺损的修复。

(3) 手术要点及注意事项

1) 对前额宽大而发际高的病员作全鼻再造时，可利用眶上动脉和滑车上动脉作蒂，选用前额正中皮瓣。前额低狭者，可以颞浅动脉为蒂作镰状皮瓣。

2) 用额瓣(图 47-4)修复面颊部或上唇缺损时，要正确估计缺损大小，因额瓣弹性差，设计时应大于缺损，同时要判断蒂的长度。

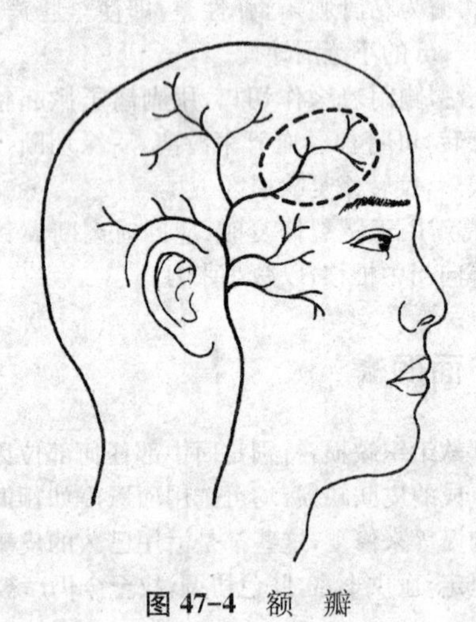

图 47-4 额 瓣

3) 修复口内颊粘膜、磨牙后区、咽侧壁缺损时，皮瓣需经颧弓下隧道进入口内，所带的蒂需有足够长度，故宜作全额皮瓣。

4) 为使隧道宽畅，以减少血管蒂压力，可将颧弓截去一段。

5) 在制备血管蒂时，只分离皮肤，切勿伤及皮下组织内的血管。

6) 额瓣远端折叠同时修复颊粘膜缺损时，缝合不宜过紧过密。

47.2.2 颞肌复合组织瓣

颞肌复合组织瓣的应用已久，早在 1898 年 Golovine 就采用颞肌瓣充填眶腔。Mooks (1908 年)、Esser (1919 年)用颞浅动脉蒂的岛状瓣来修复眼睑和眼眉缺损。Fox & Edgerton (1976 年)利用颞筋膜瓣作耳垂重建术等。Smith(1980 年)首先描述了游离移植颞筋膜治疗下肢慢性溃疡。Brent(1985 年)介绍了颞顶筋膜瓣可作为轴型的、随意的、游离的多用瓣，因而扩展了这一古老皮瓣的应用范围和前景。目前临床应用的有 5 种，即颞肌瓣、颞肌筋膜瓣、颞肌骨膜瓣、颞肌骨瓣和颞肌肌皮瓣。

(1) 应用解剖

颞部由浅至深为皮肤、浅筋膜(即皮下组织)、颞浅筋膜(即为帽状腱膜延续)、无名筋膜、颞深筋膜、筋膜下疏松结缔组织、颞肌、颅骨外膜。颞部的皮肤筋膜是由颈外动脉的终末支颞浅动脉的颞顶支供应。颞深筋膜的上缘附于上颞线，向下则分为浅深两层分别附着于颧弓的内外面，两层之间有脂肪组织和颞中动脉及静脉，也都是颞浅动脉的分支。

颞肌位于耳上缘颞窝部，呈扇形，起于颞平面、颞窝前部及颞筋膜深面，其肌束向下聚集，前部垂直，后部水平，通过颧弓止于下颌骨喙突。其血供来自颌内动脉的分支，称颞深后动脉和颞深前动脉，前者约于喙突后进入颞肌，其表面投影为颧弓上缘前 1/5 或后 4/5 间。颞肌的运动神经由三叉神经第三支即下颌神经前股，与同名动脉伴行，颞深前神经分布于颞肌前中部，颞深后神经分布于颞肌的后部。

(2) 适应证

1) 颞肌肌皮瓣(图 47-5)可作眶内或眶周肿瘤切除后缺损的填塞和修复。

2) 颞肌筋膜可作咽侧壁、颊粘膜缺损的修复。

3) 颞肌筋膜瓣可作耳垂重建。

4) 颞肌骨瓣可作下颌骨重建和修复颧眶部骨缺损。

5) 颞肌瓣可填塞上颌窦缺损。

(3) 手术要点及注意事项

1) 手术切口，一般均采用“T”形切口，笔者改用“⊥”形切口，即底部沿发际边缘作切口，另沿颞肌当中作垂直切口，该切口可根据需要，底部可向左右扩大，顶端可向上延长，以利于暴露。如同时利用皮瓣者，则要作以颞浅血管蒂为血供的颞顶瓣切口。

2) 颞浅筋膜位于皮下，是浅肌筋膜系统和帽状腱膜的延续。在颞顶部有明显界线，有一层疏松结缔组

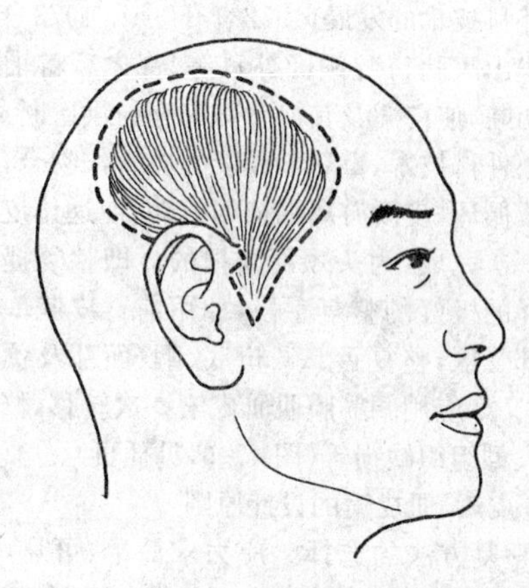

图 47-5 颞肌复合瓣

织和骨膜分开，在颞部它位于颞肌筋膜表面，分离时要注意解剖层次。

3）颞浅筋膜由颞浅动脉供血，在分离皮瓣时应注意保护颞浅血管。

4）颞深筋膜位于颞肌表面，以耳前颞浅动、静脉为蒂，筋膜瓣可与颞肌大小相仿，可制成扇形，以便旋转。在制作颞肌筋膜瓣时，横形切开颞深筋膜，将筋膜向上剥离、翻转，以达延长颞肌瓣的目的，但必须保持筋膜与颞肌有足够的附着区域，以维持筋膜部分的血液供应。

5）制作颞肌瓣时，显露颞肌后，用骨膜剥离器将颞肌从颞窝向颧弓方向掀起，达颧弓平面时应小心保护从颞肌深面进入该肌的血管束，将附着于颧弓上的颞筋膜松解，以利充分游离和转移颞肌瓣，并按需要将颞肌劈成前后两个肌瓣或深浅两个肌瓣。

6）制作颞肌颅骨瓣时，显露颅顶区的帽状腱膜和颅骨外膜，显露颞区的无名筋膜和颞肌，并按需要在颅骨上设计颅骨瓣，一般取颅顶骨的外骨瓣（帽状腱膜+颅骨外膜+颅骨外板）。瓣蒂包括无名筋膜和颞深筋膜，即以颞浅动、静脉为蒂，也可包括颞肌，蒂部隧道要宽，然后将颅骨瓣转到所需位置。

7）在耳前和颧弓区分离皮瓣时，应注意保护皮下组织内的面神经。

47.2.3 鼻唇沟瓣

鼻唇沟瓣是面部最常用的组织瓣之一，由于它血供丰富，蒂可随意作在缺损区之上或之下，应用方便，可带知名血管或作随意皮瓣，供区瘢痕不明显，因此多被选用。尤其适用于面部、口、鼻周围皮肤癌切除后在 3 cm 内的缺损修复。

（1）应用解剖

鼻唇沟瓣位于鼻翼两侧，上起内眦部，下至下颌上缘，由面动脉供血。面动脉于下颌切迹前迂回斜向鼻唇沟上行，沿途分出下唇动脉和上唇动脉后即沿鼻旁上行，与颌内动脉的眶下支和眼动脉的鼻支吻合，在该区皮下形成密集的血管网。因此，以鼻唇沟为中心可以取 3 cm×10 cm 大小的皮瓣。

（2）适应证

1）修复上、下唇与鼻底缺损。

2）修复鼻翼、鼻背缺损。

3）修复下睑缺损。

4）修复口底缺损。

5）修复面部皮肤癌切除后的缺损。

（3）手术要点及注意事项

1）沿下颌前缘扪及面动脉后，于口角外侧及鼻旁扪及血管搏动，并标出血管走行方向。

2）按需要作蒂在上或在下的皮瓣，一般修复下唇和口底缺损时蒂在下，修复上唇缺损时蒂在上。

3）掀起包括血管蒂在内的组织瓣，转移到所需的部位上。

4）供区直接关闭缝合。

5）为减少张力，可作减张牵引。

47.3 颈部肌皮瓣

颈部肌皮瓣包括颈侧部的颈阔肌肌皮瓣和胸锁乳突肌肌皮瓣；颈下部的斜方肌肌皮瓣和颈前部的舌骨下肌群肌皮瓣等。颈部肌皮瓣与面部毗邻，颜色协调，在修复面颈部或口内缺损时，均因其解剖位置关系常被选用。对头颈部需作根治性颈淋巴切除术者，应权衡利弊，作出选择。

47.3.1 皮瓣、肌皮瓣整复的基本概念

近代头颈肿瘤外科的进展，使得不少肿瘤患者延长了生存期，同时由于手术所造成的组织缺损，面容畸形和功能的丧失，也可应用整复外科的技术进行立即整复，使患者得以重返工作岗位，参加各种社会活动，从而提高了患者术后的生存质量。皮瓣（cutaneous flap）和肌皮瓣（myocutaneous flap）在头颈部术后缺损的整复中，具有非常重要的实用价值。

皮瓣是指包括全层皮肤，皮下脂肪及其附件的组织瓣，肌皮瓣则同时包含其下方的肌肉组织。皮瓣和肌皮瓣移植到头颈部的受区时必须有蒂部与供区相连，皮瓣、肌皮瓣移植后的存活，全赖于蒂部所含有的

血管供血，而且必须一直保持其动脉血供和静脉的回流，才不致因血供的障碍发生皮瓣和肌皮瓣的坏死。

(1) 皮瓣的分类

皮瓣的分类和类型的名称尚不一致，传统的分类有单纯皮瓣和管状皮瓣两大类，其血供是来自真皮下的血管网，皮瓣的长短与其蒂部宽窄要有一定比例。依照移植的部位又可分为邻近皮瓣和远位皮瓣两类，前者是通过一定的设计，将皮瓣滑行，或旋转若干角度到达受区，此类皮瓣在面颈部最为常用者有菱形皮瓣，适用于较为小型的软组织缺损，远位皮瓣需制备成皮管，经多次转移才能到达受区，因而不能在头颈部肿瘤切除的同期，进行立即整复。

近年来，由于区域性皮肤和肌肉血供研究的进展，对皮肤和肌肉的血管分布和循环结构有较为全面和深入的了解，并以此为基础所设计和制备的皮瓣，完全可以不按照传统的皮瓣设计原则，不受长宽比例的限制，而是以皮下血管或肌皮血管的走行方向为轴心进行设计，皮瓣的蒂部含有此轴心血管则其切取的范围可达到轴心血管所分布的区域，按此原则所形成的皮瓣称为轴型皮瓣(axial flap)与其相对而言，按长宽比例设计的传统皮瓣称为随意皮瓣(random flap)。轴型皮瓣目前已被广泛应用于头颈部缺损的修复，由于可一次转移到受区，组织量大，血供丰富，并可同时携带肌肉、骨骼，形成肌皮瓣、骨肌皮瓣等；并可在头颈部肿瘤切除的同时，进行立即整复。不但在一定程度上恢复术后的容貌和功能，而且为获得肿瘤的足够切缘创造有利的条件，对降低头颈部肿瘤的局部复发率起到一定的作用。目前临床医师已广泛采用各种类型的轴型皮瓣进行头颈部缺损的立即整复，并获得满意的效果。

轴型皮瓣根据对其蒂部的不同处理，又可分为带蒂的移位术和吻合血管的游离移植术两种。

1) 带蒂的皮瓣、肌皮瓣(pedicled cutaneous and myocutaneous flap)移位术　蒂内所含有轴型血管不予切断，继续与供区连接，如蒂部不含皮肤，只含皮下组织和轴型血管者称为皮下蒂；只含肌肉和轴型血管者称为肌蒂，如同时含有皮肤者称为肌皮蒂。如断离所有皮肤、皮下组织和肌肉，仅保留血管本身者称为血管蒂。应用带蒂移位术必须选择与头颈部相近部位的皮瓣或肌皮瓣作为供区，蒂部必须有一定长度，足以通过皮下隧道一次转移到头颈部受区，如：胸大肌肌皮瓣，背阔肌肌皮瓣，其蒂部近过皮下隧道引入面颈部修复面颊、颈部、口腔内，或咽部的组织缺损。

2) 吻合血管的游离皮瓣和肌皮瓣(vascularezed cutaneous and myocutaneous flap)移植术　近年来，由于显微外科技术的发展，1972 年 Harri，1973 年 Daniel 和上海华山医院口腔颌面外科等，都先后将轴型皮瓣的血管切断，使皮瓣及其血管蒂完全与供区断离，同时应用显微外科技术，重新与受区的血管作吻合，重建皮瓣的血液循环，皮瓣游离移植的成功，使远位皮瓣的转移得以一次完成，为头颈部缺损的立即整复提供一个可供选择的极好的整复手段，如用前臂皮瓣一次转移到头颈部受区，整复舌、颊、口底、咽、面部及颈部的组织缺损，又如应用阔筋膜肌肌皮瓣一次转移，修复舌和口底的大型组织缺损等(图 47-6，见插页)。

(2) 皮瓣、肌皮瓣的设计原则

1) 整复方法的选择　应力求简单、可靠，如选用全厚皮片、断层皮片作游离皮片移植，或用邻近的局部皮瓣进行滑行、旋转，或采用“Z”、“V—Y”成形术等，能达到满意的外形和功能者，就尽量避免用复杂的整复方法。如为大型缺损，必须应用远位轴型皮瓣或肌皮瓣时，采用带蒂移位和吻合血管的游离移植的选择，在同样效果和可靠性情况下亦应宁简勿繁。

2) 供区的选择　根据受区对皮瓣的色泽、质地、大小、厚度和患者术后的体位等的要求来选择皮瓣、肌皮瓣的供区，如颊粘膜大型缺损，单纯舌活动部的重建，可选择前臂皮瓣的游离移植。舌根或舌和口底的大量软组织缺损，应选择组织量大的肌皮瓣进行整复。如同时有几种皮瓣和肌皮瓣可供选择时，应首选供区隐蔽，不留后遗症，并与受区条件相近，转移后患者无需特殊固定体位者。此外，作吻合血管的游离移植时，应注意血管蒂是否有足够的长度，足以与受区的血管作吻合。供区与受区血管的口径是否相近等。总之，应全面衡量以作出取舍。

3) 力求效果好，安全可靠　随意皮瓣的设计应遵循皮瓣长宽比例的设计原则，长度一般不应超过宽度的 1.5 倍，面部因血运丰富，可放大到 2～2.5 倍。如所设计的皮瓣长度超过蒂部宽度所能供应的血循环限度，必须作皮瓣的延迟术。皮瓣的大小应大于缺损创面，以避免缝合后的张力影响皮瓣血供。此外，手术操作应力求轻巧，避免不必要创伤，并防止蒂部受压、扭曲、弯曲成角以及血肿的形成等，对口腔、鼻腔、副鼻窦等污染区，应作好术前准备，防止术后感染。

(3) 皮瓣与肌皮瓣移植的适应证

1) 面颈部皮肤或口腔粘膜的缺损。

2) 面颊部软组织的缺损。

3) 口腔颌面部器官的再造如唇、舌、舌根、腭、鼻、耳、口咽、下咽、颈段食管等的重建。

4) 头颈部肿瘤放射治疗后所致的面颈部皮肤放

射性溃疡、颌骨放射性坏死等。

5) 其他如咽颈瘘,烧伤瘢痕挛缩,面骨外露,颈部转移癌累及皮肤,术后颈部有大血管、神经外露的创面等。

(张孟殷)

47.3.2　颈阔肌肌皮瓣

颈阔肌肌皮瓣是 Futrell(1978 年)首先提出的。它薄而宽阔,易于分离,由于其血供是节段性的,并无粗大的知名血管供养,所以实际上是属于随意瓣。

(1) 应用解剖

颈阔肌是一块皮肌,覆盖整个颈侧部,其浅面的皮肤柔软,易于切取和造型。其上部有面动脉、颏动脉的分支,中部有甲状腺上动脉的分支,下部有颈横动脉和肩胛上动脉的分支。静脉汇入颈外静脉。面神经的颈支为其运动神经;感觉神经是颈浅丛的皮神经和锁骨上神经。

(2) 适应证

1) 颊粘膜和口底粘膜缺损。

2) 下颌部皮肤缺损。

(3) 手术要点及注意事项

1) 修复口内缺损宜作蒂在上的手术,以下颌切迹为中心,因该处动脉血供恒定。

2) 修复口内缺损时,先将皮瓣引向口内,确定蒂部位置后,修去表皮,保留真皮和颈阔肌作蒂。

3) 术中注意保护面神经下颌缘支。

4) 皮瓣一般为 5 cm×10 cm～7 cm×14 cm 大小,转移修复口内后,将颌下前后切口的两侧皮瓣潜行游离,以利创面关闭。

5) 修复下颌部皮肤缺损时,则蒂在下,将皮瓣游离并滑行至下颌部修复缺损。

47.3.3　胸锁乳突肌肌皮瓣

Qivens 于 1955 年首先应用胸锁乳突肌携带颈部皮肤修复颊部缺损。Jabaley(1979 年)对该肌皮瓣作了进一步研究,证明是一多血供的肌皮瓣,以后逐步发展为可携带锁骨的复合组织瓣。

(1) 应用解剖

胸锁乳突肌起自胸骨、锁骨斜向后上,止于乳突和上项线,跨越全颈。Jahaley 和 Ariya(1979 年)对其血供研究证明:上部来自枕动脉的分支,中部有甲状腺上动脉,下部来自甲状颈干的颈横动脉分支,其静脉回流至颈外静脉、甲状腺上静脉和颈内静脉。运动神经由副神经肌支支配。

(2) 适应证

1) 肌瓣可填塞半侧面萎缩和下颌骨切除后的软组织缺损。

2) 修复口底和舌的缺损。

3) 修复面颊部缺损。

(3) 手术要点及注意事项

1) 因该肌皮瓣为多节段性血液供应,因此不能单靠上端或下端作蒂,否则血供可受影响。

2) 修复口内缺损,作蒂可在上端,以枕动脉为主要供血来源,但分离不应超过二腹肌。

3) 胸锁乳突肌表面及周围皮肤虽有肌皮穿支,但其为多源性血供,所以不能视作单蒂性知名血管供应的肌皮瓣,应注意长宽比例,否则可因血供障碍而致皮瓣坏死。

4) 对口腔癌颈部已有淋巴结转移者不宜选用。

47.3.4　斜方肌肌皮瓣

斜方肌肌皮瓣由 Demergasso 和 Mecraw(1979 年)分别首次报道,随着对斜方肌应用解剖的研究不断深入,临床上又将其分为上、中、下三种类型肌瓣或肌皮瓣。但由于颈横动脉、静脉变异多,特别是静脉变异更多,因此,对该肌皮瓣应用的安全性一直有所争议。

(1) 应用解剖

斜方肌起自枕外隆突至胸$_{12}$棘突之间,位于背正中线上的全部结构,其上部纤维向下外,止于锁骨外侧 1/3;中部纤维起于胸$_{6\sim12}$,斜向上外,止于肩胛,呈三角形。其血供上为枕动脉及肋间穿支动脉;中部为颈横动脉、静脉;下部为颈横浅支的降支和肩胛背动脉。Goodwin 和 Rosenherg 研究了斜方肌的静脉回流,发现变异很大。由于其血供不恒定,使外侧和下部斜方肌岛状肌皮瓣的制作增加了难度。

(2) 适应证

1) 上部肌皮瓣可覆盖腮腺区和面颊部缺损。

2) 上部肌皮瓣可修复颈部缺损,特别是颈动脉暴露时可作为"救生船"之用。

3) 中部岛状皮瓣可修复口内外缺损。

(3) 手术要点及注意事项

1) 上部肌皮瓣制作　Mecraw(1979 年)首先报道由斜方肌上份肌纤维和皮肤构成,以枕动脉和脊旁穿支为蒂,血供可靠,先沿斜方肌前缘作切口,呈宽为 6～10 cm、长为 18～30 cm 的皮瓣,内含有枕动脉,但并非真正的带血管蒂皮瓣,而是包含了上述血管的随意瓣,血供丰富,即使枕动脉损伤也并不影响皮瓣的存活,但由于蒂宽故旋转度差。

2) Demergasso(1979 年)首次阐述了外侧岛状斜方肌肌皮瓣,保留颈横动脉、静脉,皮瓣以肩锁关节为中心,面积可达 25～30 cm,用以修复口内缺损。

3) 下斜方肌肌皮瓣(图 47-7)由 Back 等于 1980 年首先用于头颈部,当时只保留颈横动脉浅支的降支,血供不可靠,现保留颈横动脉和肩胛背动脉,切取皮瓣可达肩胛骨下方 15 cm。

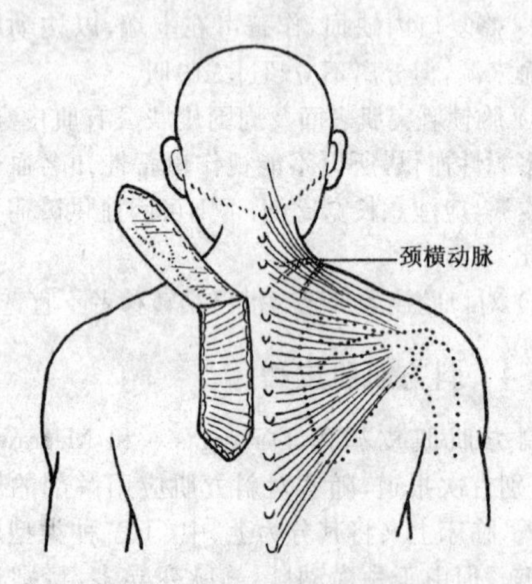

图 47-7 下斜方肌肌皮瓣

4) 颈淋巴根治性切除术时,可同时应用斜方肌肌皮瓣,然而,因其血供有一定影响,应慎重使用。

47.3.5 舌骨下肌群皮瓣

王弘士等 1980 年首次描述了舌骨下肌群皮瓣作舌重建术后,该肌皮瓣又陆续被应用于口底、颊、咽侧壁等部位的修复。

(1) 应用解剖

舌骨下肌群皮瓣又称带状肌肌皮瓣,该肌皮瓣位于颈中部舌骨下区,包括肩胛舌骨肌、胸骨舌骨肌、胸骨甲状肌和其表面的颈阔肌及皮肤。其血供有甲状腺上动脉,该动脉在舌骨大角稍上方的部位起始,沿甲状软骨后缘下行,沿途发出分支至甲状腺和喉外,尚有肌支至胸锁乳突肌和带状肌。静脉为同名静脉,汇流至颈内静脉。

(2) 手术要点及注意事项

1) 设计,半舌的修复: 肌皮瓣宽为 4 cm,长为 8 cm;全舌的修复: 肌皮瓣宽为 6 cm,长为 10 cm。

2) 同时作颈淋巴根治性手术时,应保留颈内、颈外静脉,有利于肌皮瓣的静脉回流。

3) 按设计切取肌皮瓣,下端带胸锁乳突肌的胸骨头,沿甲状腺筋膜往上翻起,将胸骨甲状肌、胸骨舌骨肌和肩胛舌骨肌的上端一起包括在肌皮瓣内,注意保护近舌骨水平的动脉近心端。

4) 为使肌皮瓣向上后移位,必须切断胸骨舌骨肌在舌骨的附着点。

5) 同时切断舌骨上肌群的附着点,以便于肌皮瓣转入口内,进行缝合和塑形。

6) 如系半舌修复,供区可直接缝合;如系作全舌切除,肌皮瓣宽达 6 cm,缝合过紧时可另用皮瓣修复。

7) 如作气管切开时应注意,由于肌皮瓣从舌骨下至胸骨上凹的全长,因此气管切开的切口宜小,勿损伤和污染颈部伤口,一般均为术后作气管切开,为防止颈部污染,应将切口周围封闭。

47.4 胸背部肌皮瓣

胸背部肌皮瓣包括胸大肌肌皮瓣、背阔肌肌皮瓣和胸三角瓣等,前两者虽离头颈部有一定距离,但其血管蒂长,血管走行恒定,口径粗,血供好,目前已被广泛地应用于头颈部缺损的重建。

47.4.1 胸大肌肌皮瓣

Ariyan 1979 年首先报道胸大肌肌皮瓣(图 47-8)用于头颈部缺损的立即整复,10 多年来,已被广泛应用于临床。有带蒂的或吻合血管的游离移植,或带肋骨的复合组织瓣移植。临床上多采用带蒂的移植。

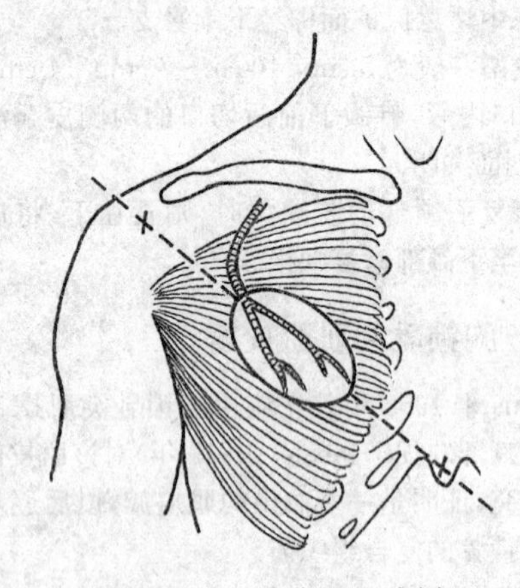

图 47-8 胸大肌肌皮瓣

(1) 应用解剖

胸大肌是一块扇形肌肉,位于前胸的上部,它的上部起自锁骨的内侧,肌纤维水平走行;中部起自胸锁关节、胸骨、剑突和下部肋骨;下部起自腹直肌前鞘。三部分肌纤维走行至肩部,止于肱骨大结节。胸大肌血供主要来自锁骨下动脉的胸肩峰动脉的胸肌支，血管走向从锁骨中线直下，到锁骨中线与肩峰和剑突连续交界处，血管向前下方走行，位于肌肉深部。

(2) 适应证

1) 面颌部软组织缺损。

2) 舌再造。

3) 颈部软组织缺损。

4) 口腔内粘膜缺损。

5) 颈部食管与下咽部缺损的重建。

(3) 手术要点及注意事项

1) 准确标出血管走行方向，测量蒂的长度和所需修复的肌皮瓣大小，并要考虑蒂部旋转的方向。

2) 在相当于乳房内侧第 5 肋处画出相应的肌皮瓣，如需蒂长，肌皮瓣位置应下移，但应尽可能设计在肌内，较为安全可靠，如肌皮瓣设计在肌外，最好不超过肌外 2 cm。

3) 关于切口，Ariyan 介绍先作皮岛外侧切口，解剖至下面肌纤维，进入血管深部固有的外膜平面。为了保证进入此平面，应向下解剖至肋骨水平，再用手指钝分离，掀起胸大肌。术中要避免血管蒂的筋膜层与胸大肌深面分离。

4) 如先在内侧缘作切口，切开胸大肌后直达肋骨和肋间肌的浅面，可探及胸大肌和胸小肌之间隙，胸肩峰动脉在胸大肌深面为筋膜所保护，故勿打开筋膜，应保持在该间隙内，用手指作钝性分离。

5) 分离前锯肌时，要注意由上向下分离，切断部分相连的前锯肌。

6) 切取肌皮瓣时，要注意带腹直肌前鞘，以利于保护远端血供。

7) 切开外侧切口时，基本上可在直视下进行，如有必要可将胸外侧血管包括在内。

8) 血管蒂或肌蒂不宜过度扭曲。

9) 如同时利用肌蒂皮瓣覆盖颈部时，胸部切口与颈部切口宜作相应调整，即颈部切口不能太靠近后缘，以免缝合时发生困难。

10) 缝合时肌蒂适当固定数针。

11) 供区置负压引流，直接关闭缝合。

47.4.2　背阔肌肌皮瓣

背阔肌肌皮瓣修复胸壁缺损历时已久，自 1976 年 Bandet 首先报道应用于头颈部整复以来，逐步受到临床医师的重视，可通过颈部皮下隧道作带蒂移植，也可应用显微外科技术作吻合血管的游离移植。

(1) 应用解剖

背阔肌是三角形的板状肌，其血供有两个来源：一为胸背动脉，此动脉是腋下动脉第三段中最大分支肩胛下动脉的末梢支，它先向后内走行，分出旋肩胛动脉，再向下进入背阔肌和前锯肌间的结缔组织间隙，即为胸背动脉，血管直径为 2～4 mm，供应该肌外 2/3 区；内 1/3 由肋间后动脉进入背阔肌的穿通血管所营养。静脉与同名动脉伴行。其运动神经为胸背神经。

(2) 适应证

1) 颈部、面颊部、下颌部皮肤缺损。

2) 舌、口底缺损的修复。

3) 半侧面萎缩的填塞整形。

4) 胸壁的重建和乳房的再造。

(3) 手术要点及注意事项

1) 手术前沿颈基画出一条弧线，测量由手术缺损区至胸肱交界之距离，因肩胛下动脉始于胸肱交界下方约 1.5 cm 处，腋动脉、腋静脉发出分支，沿背阔肌前缘稍后向下直到该肌在髂嵴的起点处，肌皮瓣通常设计在第 6 至第 10 肋间区，并根据通过隧道所需的蒂长和缺损大小来确定岛状瓣的位置(图 47-9)。

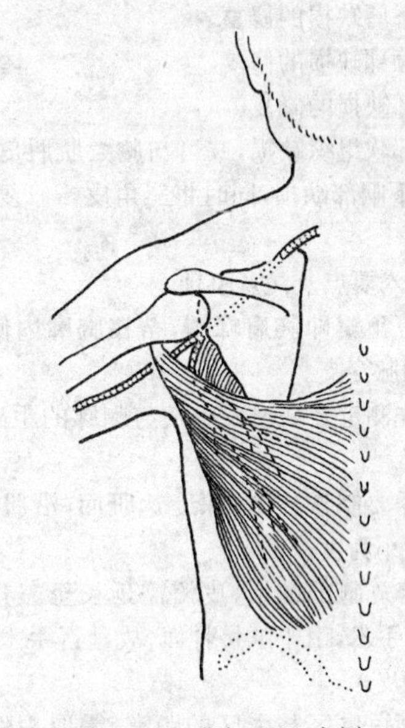

图 47-9　背阔肌肌皮瓣

2) 在腋窝后壁处触及血管搏动后，沿肌前缘作一切口，将肌肉翻起，找到血管的神经束，再按所需形态和大小制成肌皮瓣。

3) 术中勿将肌膜打开，以免损伤血管、神经束。

4) 该肌皮瓣的主要血供为胸背动脉，故制取皮瓣时应在肌肉外 2/3 区，一般在第 6～10 肋间区，皮肤可比肌肉大 2～3 cm，可切取 15～20 cm 大小。

5) 带肌血管蒂长度按需要而定,肌皮瓣下端不应低于髂嵴上 5 cm,相当于腰部,血管蒂位于胸大肌内,肌蒂覆盖颈动脉。

6) 术中需更换体位。

7) 供区可直接拉拢缝合。

47.4.3 胸三角瓣(胸肩峰三角皮瓣)

1965 年 Bakamjian 首先提出胸三角瓣,由于其距离头颈部较近,肤色与面颈部相似,适用于修复面颈部缺损,尤其适合于颏颈粘连的患者。如修复面、颊、唇等部位的缺损,宜将该皮瓣制成管状皮瓣。

(1) 应用解剖

胸三角瓣的蒂在胸廓内侧,上界平锁骨下,下界为第 3~4 肋缘,外界为肩峰。其血供主要靠乳房内动脉穿支,第 2 穿支最为明显,如长度要延长至三角肌者,需先作延迟术。

(2) 适应证

1) 颏颈部缺损,为颏颈部粘连瘢痕松解后所造成的缺损的覆盖。

2) 全下唇缺损的修复。

3) 面颊部缺损的修复。

4) 眶部缺损的修复。

5) 颈部软组织缺损,并可与胸大肌肌皮瓣修复颈部、食管及下咽部缺损,同时将三角皮瓣修复颈部软组织的缺损。

(3) 手术要点及注意事项

1) 胸三角瓣即胸肩峰瓣,蒂在胸廓内侧,要保护好乳房内动脉穿支。

2) 预先测定好缺损大小及与胸廓的距离,以判断皮瓣的长度。

3) 按需要制作皮瓣,深度达肌面,沿肌面掀起皮瓣达所需大小为度。

4) 如修复眶部缺损,皮瓣需延长至三角肌时,应事先作延迟手术,由于眶是骨面,故延迟手术可同时作皮瓣内衬植皮。

5) 为缩短供区与受区的距离,需取头低位,必要时上石膏固定头位。

47.5 前臂皮瓣

前臂皮瓣是我国杨果凡等首先创用并称其为中国皮瓣。由于其血运恒定,血管口径粗,与面动脉、面静脉相仿,吻合后存活率高,因此是面颈部缺损作游离移植的优选皮瓣。如选用桡动脉、头静脉为血供者称前臂桡侧皮瓣;以尺动脉、贵要静脉为血供者称前臂尺侧皮瓣。

47.5.1 前臂桡侧皮瓣

前臂桡侧皮瓣是目前临床上应用最多的一种皮瓣,多作游离移植修复面颈部缺损,也可作为带蒂的转移,以取顺向的即以血管近心端作为血供者为多,也可作逆行,即以血管远端作为血供者。

(1) 应用解剖

前臂桡侧皮瓣在腕横纹以上,以桡动脉为纵轴,包括头静脉在内,其宽度为前臂的 1/2,长度根据需要而定,桡动脉为肱动脉的分支,上部被肱桡肌覆盖,下部位于肱桡肌和桡侧屈腕肌之间,并有 2 条同名静脉伴行。该血管表浅,仅为皮肤筋膜所盖,故皮瓣应设计在腕上血管显露部位,其静脉伴行的同名深静脉外,浅静脉为头静脉,该静脉下端与桡动脉距离为 1.1~1.2 cm,上端距离较近,同时携带头静脉可保证皮瓣内血液的充分回流(图 47-10,见插页)。

(2) 适应证

1) 面颈部、唇部缺损,眶额等缺损的修复。

2) 口底、颊粘膜缺损的修复。

3) 舌缺损的修复。

4) 腭缺损的修复。

5) 鼻再造。

6) 耳再造。

(3) 手术要点及注意事项

1) 以腕横纹为基线,以桡动脉为轴心,标出桡动脉、头静脉的位置。

2) 按需要设计皮瓣的大小和蒂的长度,皮瓣应大于缺损 1 cm。

3) 置驱血带并记录时间。

4) 切开皮肤达深筋膜,沿肌面上分离。

5) 应将头静脉包括在血管蒂内,当解剖至桡侧屈腕肌肌沟时,要注意保护桡动脉和伴行的静脉,将穿支予以电凝或结扎。

6) 皮瓣切取后要沿肱桡肌和桡侧屈腕肌间分离血管蒂,以所需长度为宜。

7) 结扎、切断桡动脉、静脉的远心端,此时皮瓣只留近心端血供,观察,待受区准备好后再断蒂。

8) 术中需不断喷射 0.5% 普鲁卡因,以防血管痉挛。

9) 术中应避免灯光直照,并用盐水纱布保护。

10) 放松驱血带后彻底止血,慎勿伤及主干。

11) 供区植皮、打包、包扎。

12) 如作带蒂移植的头、手,需用石膏固定。

47.5.2 前臂尺侧皮瓣

前臂尺侧皮瓣是 Lovie(1984 年)首先应用并获得成功。该皮瓣与前臂桡侧皮瓣相比,皮瓣的质地更加细腻,少毛而且更加隐蔽。

(1) 应用解剖

尺动脉由肱动脉发出,经旋前圆肌和指浅屈肌的深面斜向内下方至尺侧屈腕肌的深面,而后垂直下行,其上部被肌肉覆盖,下部位于尺侧屈腕肌与指浅屈肌之间,被深筋膜覆盖称显露部。尺动脉在肘窝处发出尺侧返动脉,在肘关节下 5 cm 处,旋前圆肌深面又分出骨间总动脉,该动脉本干粗短,后向下方走行,在平前臂骨间膜上缘,再分为骨间掌侧动脉和骨间背侧动脉。

前臂尺侧皮瓣应包括贵要静脉,作为皮瓣的回流静脉,它自手背静脉网尺侧端起始,向上沿臂内侧上行,平肘窝以下转向前面,在该区接受肘正中静脉,其后变粗大,在臂中点穿入深筋膜,沿肱动脉内侧上行注入肱静脉。

(2) 适应证

同前臂桡侧皮瓣。

(3) 手术要点及注意事项

1) 根据修复缺损的范围及形状,沿尺动脉及贵要静脉为轴心设计皮瓣。

2) 结扎、切断尺动脉时,要保护其下方的尺神经。

3) 切取皮瓣及供区处理原则同前臂桡侧皮瓣。

47.6 下肢皮瓣和肌皮瓣

47.6.1 髂部骨皮瓣

O'Brien 1976 年首先应用游离髂骨复合瓣修复下肢缺损,并以旋髂浅血管为蒂,获得成功。Daniel 1978 年首先用于重建下颌骨,将髂骨块制成"L"形,用以重建下颌体及升支,并用皮瓣做口腔粘膜或表面覆盖。Taylor 1979 年对旋髂深血管为蒂的复合髂骨瓣进行了深入研究之后,将该瓣用于临床修复包括下颌在内的各种骨缺损,均获得成功。

(1) 应用解剖

髂骨呈长方形,可分髂骨体和髂骨翼,分为内外两面和三个边缘。髂骨翼为髂骨上部宽广的部分,中部较薄,周缘肥厚,其上缘弯曲呈"S"形称髂嵴,髂嵴的前端突出部称髂前上棘,其下方的骨突称髂前下棘。在切取骨块时髂前上棘和棘结节都是定位的基本标志。髂嵴的前部最常作为骨瓣的供区。它的血供来自臀上动脉、旋股外侧动脉、旋髂深动脉、旋髂浅动脉等多支动脉,并在髂前上棘周围互相吻合。由于解剖关系,临床上只选用旋髂深动脉或旋髂浅动脉,旋髂浅动脉在腹股沟韧带下方,距韧带 1～2 cm 处,直接由股动脉发出,或与腹壁浅动脉总干发出,在卵圆窝处,从大隐静脉的外侧出皮下,沿腹股沟韧带下缘向外斜,至髂前上棘附近,分布于皮肤、肌肉、筋膜、骨膜,并提供髂骨血供的小部分,血管走行相当于腹股沟韧带中点下方 2.5 cm和髂前上棘 2.5 cm 的连线上,血管直径平均为 1 mm。旋髂深动脉在腹股沟韧带上方,起自髂外动脉的外侧面,沿腹股沟韧带的后方朝髂前上棘的方向,向上走行 5～7 cm,在髂前上棘附近发出一些分支,其中较大的一支起自髂前上棘内侧约 2.5 cm 处称为腹壁外侧动脉或升支,然后沿旋髂深动脉穿过横筋膜沿髂嵴呈弧形向后走行 6～9 cm,穿过腹横肌与髂腰动脉、臀上动脉及肋间动脉的分支吻合,并供给表面皮肤、髂窝的软组织及骨壁、下腹壁和髂嵴表面的部分皮肤,血管直径平均为 2 mm。

静脉回流有深、浅两组,以浅组为主,浅组引流至旋髂浅静脉和腹壁浅静脉,然后汇入隐静脉。

神经主要为股外侧皮神经。

(2) 适应证

1) 适用肿瘤切除后的下颌体、下颌升支缺损的修复。

2) 放射性骨坏死切除后立即整复。

3) 颌骨慢性感染病灶切除后的重建。

(3) 手术要点及注意事项

1) 设计原则　根据血供的不同,可以把复合瓣分为旋髂深动脉和旋髂浅动脉供血两类,以旋髂深动脉供血更具有血管口径大,蒂长,提供骨组织、软组织量大的优点,且直接进入髂骨骨髓腔,称为骨髓供血模式;而旋髂浅动脉主要通过其所营养的肌肉髂骨附着部和髂骨骨膜提供营养,为肌—骨膜血供模式,故不宜作为单纯髂骨瓣游离移植的血管蒂,仅可作为髂骨复合瓣的血管蒂(图 47-11)。

2) 组织瓣设计　以髂嵴作为下颌体部,沿髂前(后)上棘作弧形切口,如做成骨肌皮瓣时,则可按皮肤缺损大小,以股动脉与肩胛骨连线为中轴,在切口线内侧的髂部设计皮瓣。

3) 沿设计线分层切开,扪及股动脉后,在股三角靠近腹股沟韧带处显露股动脉,在此过程中可见到旋髂浅动脉。

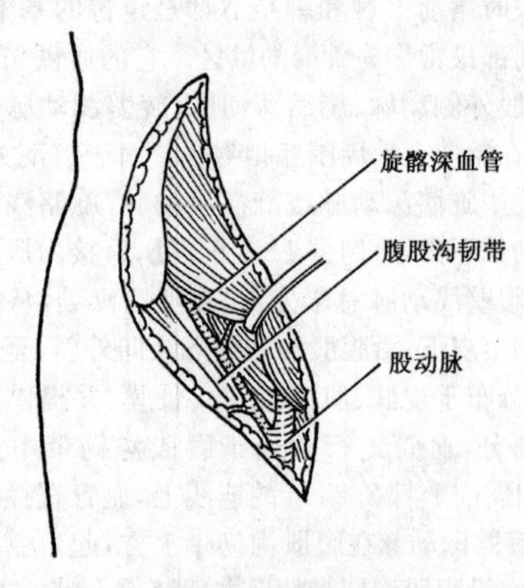

图 47-11　髂骨复合瓣

4）显露股动脉后向上解剖，可找到由髂外动脉发出的旋髂深动脉，沿此血管解剖到髂前上棘下方（血管走行于髂嵴内侧），并结扎、切断其发出的分支。

5）为保护旋髂深动脉向髂骨的分支血供，髂嵴内层及髂嵴内侧附着的腹内、外斜肌和腹横肌，至少保证 2 cm 宽，在分离时注意勿打开腹横筋膜。

6）切开外及外侧附着的肌肉，并保护股外侧皮神经。

7）按需要长度截取髂骨，勿伤及血管蒂，骨块最长可取到 16 cm。

8）骨蜡止血，断蒂后供区分层缝合。

9）如做复合骨肌皮瓣时，为保证静脉回流，最好同时保留旋髂浅静脉。

10）以髂前上棘作下颌角，以髂骨翼前份作升支时，应切取同侧髂骨，如以髂后上棘为下颌角时，宜以对侧为供体。

47.6.2　阔筋膜张肌肌皮瓣

早在 1934 年已有 Wangenteen 应用阔筋膜张肌（tensor-fasciae latal，TFL）修复腹肌股疝的报道。1978 年 Hill 成功地应用吻合血管的游离阔筋膜张肌肌皮瓣修复小腿软组织缺损以来，TEL 肌皮瓣已成为修复上下肢和胸腹部缺损的主要肌皮瓣之一。笔者于 1983 年利用该肌皮瓣体积大，同时可作运动神经和感觉神经吻合的特点，用以修复晚期舌癌舌大部切除后的舌和口底的大块缺损，获得较为满意的效果。

（1）应用解剖

阔筋膜张肌起于髂前上棘，以下借髂胫束止于胫骨外侧髁，长为 14～16 cm，宽为 3 cm，厚度为 1.5 cm 左右，该肌的血供来自旋股外侧动脉升支，该动脉大多由股深动脉发出，至阔筋膜张肌的升支，在髂前上棘与腓骨小头连线上，大约位于髂前上棘干 8～10 cm 处，由内侧进入该肌，动脉外径为 2～2.5 mm，伴行静脉通常有两支，上支向髂前上棘、臀中肌方向走行，下支则在肌肉内向下走行，所发出的肌皮穿支在大腿外侧形成 15 cm×35 cm 的皮肤血管网。阔筋膜张肌的运动神经来自臀上神经的分支，由外向内行于臀中肌和阔筋膜张肌之间，直径为 1～1.5 mm，长为 3～5 cm，其走行方向与血管蒂大约呈 100°～110°之夹角。感觉神经为股外侧皮神经，于髂前上棘前 2 cm 处经腹股沟韧带下行，分出外侧支和降支，直径为 1.5～2 mm。

（2）适应证

1）舌和上底大部缺损的修复。

2）面颌部大面积缺损的修复。

（3）手术要点及注意事项

1）设计　腿侧位，于髂前上棘与腓骨小头的连续线上，相当于髂前上棘下 8～10 cm 处为血管进肌点，以该点为中心画出皮瓣大小（一般为10～11 cm×8～9 cm）。

2）沿大腿内侧长轴，自髂棘至皮瓣前缘作“S”形切口，深达肌层，注意保护深筋膜表面的股外侧皮神经。

3）于缝匠肌、股直肌与阔筋膜张肌内侧缘间，拉开前两肌，于肌下方疏松结缔组织间，分离出旋股外侧动脉升支，将该动脉的降支、横支结扎，以获得较长的血管蒂。

4）按设计切开皮瓣的下缘和部分外侧缘，在臀中肌与阔筋膜张肌间隙中，逐步向上分离，仔细寻找由臀中、小肌之间穿出到阔筋膜张肌的运动神经分支——即臀上神经。

5）将旋股外侧动、静脉分别与面动脉或甲状腺上动脉、颈外静脉或颈内静脉相吻合，臀上神经与舌下神经吻合，股外侧皮神经与舌神经吻合。

6）供区直接拉拢缝合。

47.6.3　小腿外侧骨肌皮瓣

小腿外侧骨肌皮瓣包括小腿外侧皮肤、肌肉和腓骨，由于腓骨并非主要负重骨，故可利用，但必须保留踝关节上高 3 cm 的骨段，以维持踝关节的稳定性。该骨肌皮瓣主要用于下肢胫骨缺损的修复，笔者曾用以修复全下颌骨或下颌骨大部的缺损，外形和功能均较为满意（图 47-12，见插页）。

（1）应用解剖

小腿外侧皮瓣和腓骨主要由腓动脉供血，腓动脉自胫动脉发出后位于腓肠肌深面,走行向外下至小腿中部在腓骨和屈踇长肌之间下行,沿途发出数支皮动脉,其中有 2～3 支较大,位于腓骨小头下方 9～20 cm 之间。皮瓣最大切取范围可达 23 cm×25 cm 左右。

(2) 适应证

1) 全下颌骨或下颌骨大部缺损,髂骨长度不够修复缺损者。

2) 伴有口内粘膜或皮肤缺损时,可同时作小腿外侧皮瓣修复软组织缺损。

(3) 手术要点及注意事项

1) 切口,在小腿外侧作"S"形切口,腓骨小头下 2/5 处为血管进肌点,应注意保护。

2) 在腓肠肌和腓骨长肌间隙进入,在胫后肌后方,屈踇长肌内侧即可找到腓动脉和腓静脉。

3) 将胫后肌和屈踇长肌在腓骨止点保留 1 cm 左右,便于保护营养腓骨的腓动脉分支。

4) 将腓骨段翻向前方,剪断骨间膜,注意保护从腓动脉发出直接到腓骨的滋养动脉,该动脉紧靠骨膜后面。

5) 腓骨及血管暴露后,据所需长度,锯断上下端腓骨,待受区准备完毕后断离腓动脉。

6) 下颌骨塑形,需将腓骨非血管侧,相当于颏部、双颌角部作"V"形切骨,然后弯曲成下颌角形固定在下颌骨残留升支上,最后吻合血管(腓动、静脉与面动、静脉吻合)。

7) 手术涉及全下颌骨,故需作气管切开(可术前做也可术后做)。

8) 术后下颌制动 4～6 周。

(黄爱玉)

参 考 文 献

1. Menick FJ. Aesthetic refincments in use of forehead for nasal reconstruction: the paramedian forehead flap. Clin Plast Surg, 1990, 17: 607～622
2. Brent B, Upton J, Acland RD, et al. Experience with the temporoparietal fascial free flap. Plast Reconstr Surg, 1985, 76:177～188
3. Rose EH, Norris MS. The versatile temporoparietal fascial flap. Plast Reconstr Surg, 1990, 85:224～232
4. Tiwari R. Experiences with the sternocleidomastoid muscle and myocutaneous flaps. J Laryngol Otol, 1990, 104: 315～321
5. Urken ML, Naidu RK, Lawson W, et al. The lower trapezius island musculocutaneous flap revisited: report of 45 cases and a unifying concept of the vascular supply. Arch Otolaryngol Head Neck Surg, 1991, 117: 502～511
6. 王弘士,沈君文. 舌再造新的方法初步报告. 上海第一医学院学报, 1980, 7: 256～259
7. Ariyan S. The pectoralis major myocutaneous flap: a versatile flap for reconstruction in the head and neck. Plast Reconstr Surg, 1979, 63: 73～84
8. Allen RJ, Dupin CL, Dreschnack, et al. The latissmus dorsi/scapular bone flap (the "latissimus/bone flap"). Plast Reconstr Surg, 1994, 94: 986～988
9. 杨果凡,陈宝驹,高玉智,等. 前臂皮瓣游离移植术. 中华医学杂志, 1981, 61: 139～141
10. Holevich-Madjarova B, Paneva-Holevich E, Topkarov V. Island flap supplied by he dorsal branch of the ulnar artery. Plast Reconstr Surg, 1992, 87: 562～566
11. Taylor GI, Townsend P, Corlett R. Superiority of the deep circumflex iliac vessels as the supply for free groin flaps. Plast Reconstr Surg, 1979, 64: 595～604
12. 黄爱玉,张孟殷,李学祥,等. 阔筋膜张肌肌皮瓣游离移植用于舌功能性再造 4 例初步报告. 上海医学, 1985, 8: 327～330
13. Lyberg T, Olstad OA. The vascularized fibular flap for mandibular reconstruction. J. Cranio-Maxillo-Facial Surg, 1991, 19: 113～118

[illegible] Surg, 1986, 75: 177～186

8. Ross GT, Norris MS. The versatile [illegible] ... Surg, 1990, ... 284 ... 289

[illegible] Flap construction with the [illegible] ... J Laryngol Otol, 1930, 144: 816

[illegible] Urken ML, ... Biller HF. ... tower ... island ... vessel reports ... review and ... report ... flap ... concept ... Arch Otolaryngol Head Neck Surg, 1991, 117: 857～866

[illegible] ... 上海 ... 1980

[illegible] ... The ... flap ... for ... and neck ... Plast ... Surg, 1976, 63: ... Colleoni ... The ... latissimus dorsi ... flap ... Plast Reconstr Surg, 1976, 24: 360～366

9. [illegible] ... 1993 ...

10. Holevich ... (Jankov-Holevich) ... flap ... Plast Reconstr Surg ... 1964 ...

[illegible] ... Collins ... the ... flap ... supply ... Plast Reconstr Surg, 1963 ...

[illegible] ... 1993 ...

13. [illegible] ... The ... flap for mandibular reconstruction. ... Maxillo ... Surg, 1991, 19: 119～125

[illegible] ... cm ... cm ...

[illegible]

[illegible]

参考文献

1. Manktelow ... Vascular ... reconstruction ... island ... mandible ... flap ... Plast Reconstr Surg ...

2. ... Bell ... with the ... flap ...

第六篇　颌面外科学

颌面部解剖和生理学 48

48.1 口腔

口腔的前方是口唇，上方是腭，下方是舌和舌下区。后方是舌腭弓、咽腭弓，并与咽部相接，侧方是颊、牙列以内到咽部是固有口腔、牙列与唇颊之间的空隙是口腔前庭。

48.1.1 腭

腭由硬腭(腭的前 2/3)和软腭所构成。硬腭呈穹隆状，软腭呈幕状。正常呼吸时，软腭呈半垂直状态悬于口、咽之间，吞咽时，软腭就在口腔、咽与鼻咽间形成一个水平膈障，以防止食物进入鼻腔。

硬腭由切牙骨、两侧上颌骨的腭突和腭骨水平板连接而成(图 48-1)。上覆粘膜。在硬腭前端，第一切牙后有一个小结节称切牙乳头，是切牙孔的表面标志。鼻腭神经和蝶腭动脉之终末支出此孔。腭大孔的位置在成人相当于第二、第三磨牙间水平，自牙龈缘至腭中线的中 1/3 处，腭前神经和腭降血管出此孔。在其后方有数个腭小孔，在腭骨后方翼内板的最下端延伸成翼钩，在第三磨牙后内侧约 1～1.5 cm 处可触及。硬腭口腔面的粘膜下组织中，在前部有少量脂肪组织，在后面分布有大量粘液腺。粘膜、粘膜下组织和骨膜紧密相连，不易分离，因而形成两侧较厚、中央较薄而坚韧的粘骨膜组织。

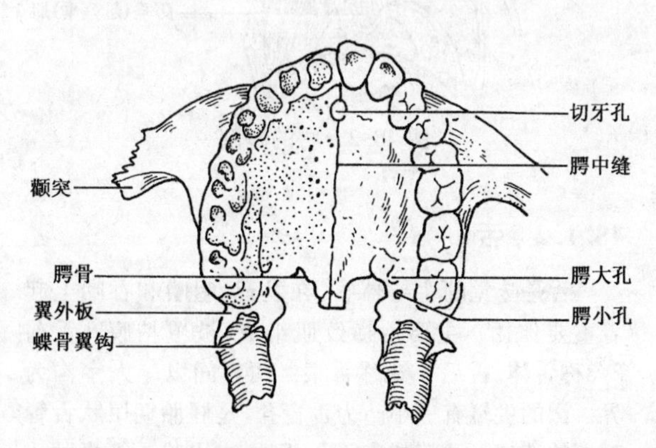

图 48-1 硬腭的解剖

软腭由粘膜、腭腱膜、肌肉、血管、神经、淋巴管和粘液腺所形成的肌肉膈，运动灵活，起于硬腭后缘，其下缘游离，在正中形成悬雍垂，两侧向下形成舌腭弓和咽腭弓。软腭粘膜与硬腭延续。粘膜下组织在悬雍垂及舌腭、咽腭弓处特别疏松。

软腭的肌肉都借腭腱膜的支持附着于腭骨后缘，

包括以下几个部分：

1）舌腭肌　位于舌腭弓内，连接软腭和舌。

2）咽腭肌　位于咽腭弓内，连接软腭和咽。

3）悬雍垂肌　自腭腱膜至悬雍垂间。

4）腭帆张肌　起于蝶骨舟状窝和咽鼓管，其肌腱沿翼钩呈直角向内前绕转至软腭。

5）腭帆提肌　起自颞骨锥体基底面和咽鼓管内侧面。

肌肉的协调动作可形成腭咽闭合，对发音、语言、吞咽等有密切关系。

腭的血运丰富。腭降动、静脉和腭前神经经腭大孔自前下走行与切牙孔中的蝶腭血管、鼻腭神经相吻合。腭小(后)血管和腭中、后神经经腭小孔分布于硬腭后部、软腭和腭扁桃体(图 48-2)。腭的淋巴流入颈上深淋巴管。

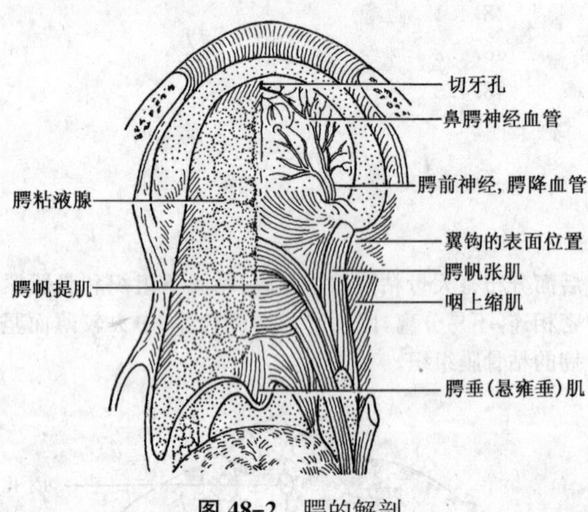

图 48-2　腭的解剖

48.1.2　舌

舌是味觉的主要器官，在发音、咀嚼和吞咽上起着重要作用。主要由横纹肌组成，被覆粘膜。舌前2/3称舌体、舌后 1/3 称舌根。两者间以一人字沟为界。沟的尖端有一小凸为舌盲孔，是胚胎期甲状舌管咽端的遗迹。此管如未闭合，则形成甲状舌管囊肿或瘘管。

舌的粘膜在舌体的背部，与肌肉粘连紧密，不能移动。上有舌乳头(图 48-3)；在其底面则光滑而无乳头。舌根粘膜平滑而无乳头，但有丰富的淋巴组织。此即舌扁桃体。

舌的肌群分为外来和固有两种。前者包括舌骨舌肌、茎突舌骨肌和颏舌骨肌，分别起自舌骨、茎突和下

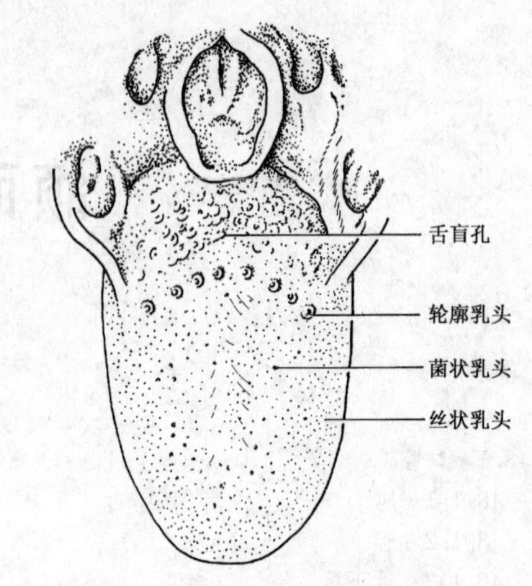

图 48-3　舌乳头

颌骨的颏棘，止于舌固有肌群中(图 48-4)。此肌群的作用为移动舌的位置，如上举、下降、吐出、后缩等。舌的固有肌群包括舌上纵肌、舌垂直肌和舌横肌，其作用为改变舌形。

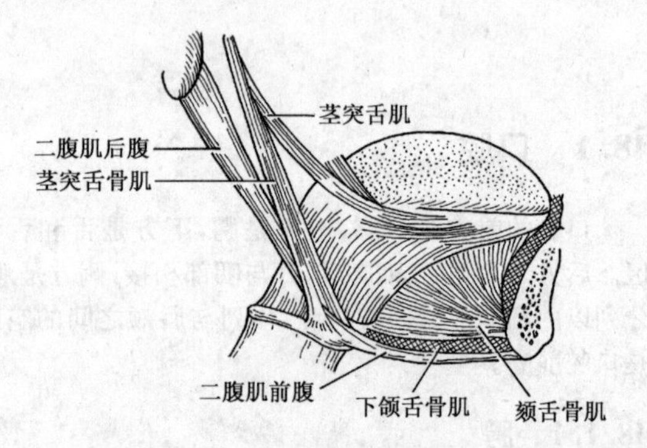

图 48-4　舌的肌肉

舌的血液供应主要由舌动脉供给。舌动脉在舌骨舌肌和颏舌肌之间上行，其终支——舌深动脉向前行至舌尖，在舌尖中线处与对侧吻合，静脉大部分靠近舌的底面，在舌的浅面走行。舌的运动神经为舌下神经；在舌根处主要为舌咽神经，主管感觉和味觉，而在舌体处则为舌神经及参与舌神经的鼓索的味觉纤维。舌根粘膜感觉较舌体灵敏。舌的淋巴很丰富，舌体淋巴流入颏下、颌下和颈上深淋巴结，舌根淋巴流入两侧颈深淋巴结群，有时可流入咽旁淋巴结。

48.1.3　舌下区

舌下区(又称舌下间隙)，上为口底粘膜和舌，前为

下颌骨内侧面，后为舌根，底为颏舌骨肌和舌骨舌肌。与对侧舌下区隔以颏舌肌和颏舌骨肌，但在舌下肉阜处彼此相通。间隙内有舌下腺、颌下腺延长部、颌下腺管、舌神经、舌下神经等(图 48-5)。

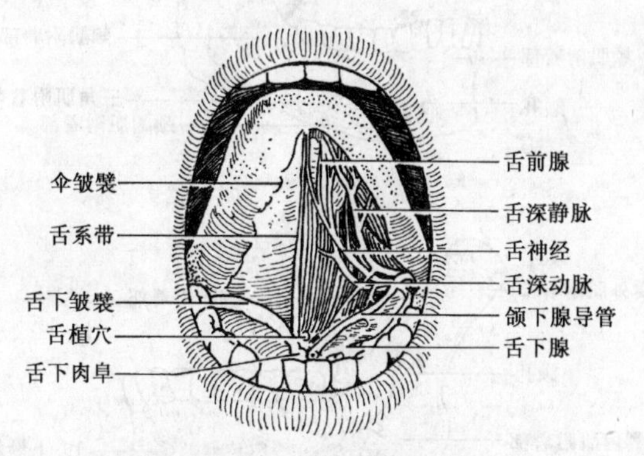

图 48-5　舌腹及口底区解剖

舌下间隙借颌下腺及其导管与颌下间隙相通，舌下间隙感染可往下蔓延至颌下间隙或向后沿茎突舌骨肌鞘至咽侧间隙。

舌下皱襞是舌下腺小管开口部位和颌下腺导管走向的表面标志。

舌下肉阜位于口底舌系带两侧，是颌下腺导管的开口处。

48.2　颌骨

48.2.1　上颌骨

上颌骨是颜面中部的支架，左右各一、相互对称。上颌骨体主要由上颌窦形成的空腔所占据(图 48-6)。

上颌骨上内方与额骨和鼻骨相连，内侧与对侧的上颌骨在硬腭部相连。此外，还与泪骨、筛骨、犁骨、下鼻甲骨和腭骨相连，分别形成眶底、鼻底、鼻侧壁以及口顶。上颌骨有 4 个面和 4 个突。

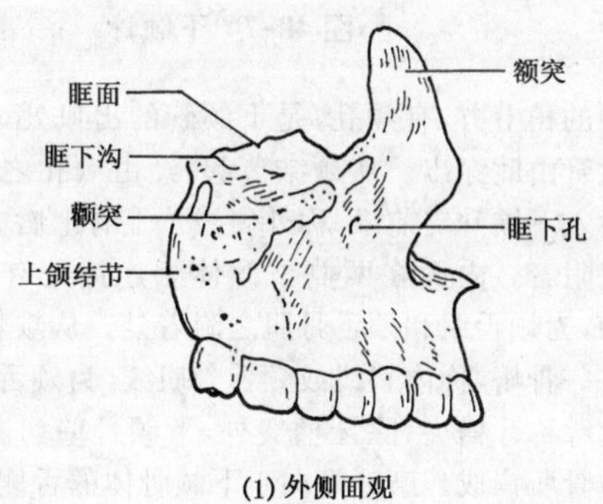

(1) 外侧面观

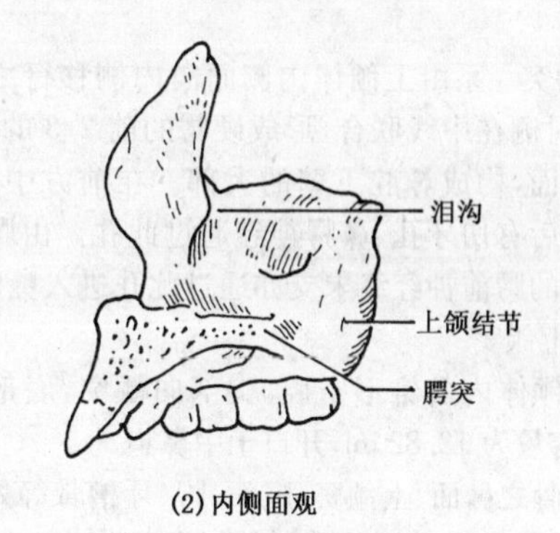

(2) 内侧面观

图 48-6　上颌骨

(1) 上颌骨的 4 个面

1) 前面　朝向前外方，在眶下缘下方约 0.5～1 cm 处有眶下孔(是眶下管的开口，眶下神经、血管由此通过)，孔的方向为向内向下，在眶下神经阻滞麻醉时应注意此孔方向。在眶下孔下方，骨面呈一深凹即犬齿窝，该处骨壁很薄，故施行上颌窦内手术时，多从此处凿开骨壁进入上颌窦，上颌牙源性感染脓液也常穿破骨壁积于此窝中，上颌窦囊肿或肿瘤如向面部扩展，此处的骨壁即行变薄，临床上可有乒乓球样感觉触及，上颌骨前面的内侧有鼻切迹，与对侧鼻切迹共同形成梨状孔的外侧界和下界。

2) 眶面(上面)　眶面呈三角形，构成眶底，上颌窦即由此菲薄的骨板与眼眶相隔。由于骨板很薄，上颌肿瘤很易破坏此骨而侵入眶部。眶下沟从眶面的后缘向前延伸，并在眶面前部形成眶下管(有时不形成)，开口于上颌骨前面的眶下孔。眶下管约长 1.4 cm，前部发出一牙槽管，向上经上颌窦前壁，有上牙前神经、血管通过；后部亦发出一牙槽管，经上颌窦外侧壁，有上牙中神经、血管通过。在眶外侧壁与下壁之间有眶下裂，此裂之上界为蝶骨大翼，下界为上颌骨。

3) 鼻面(内侧面)　鼻面形成上颌骨的内侧壁，在鼻面后上部有上颌窦通向鼻腔的开口，此口之下有斜嵴连接下鼻甲骨。在上颌窦孔的后方有向下前走的沟与腭骨垂直部合成翼腭管，向下延伸至腭大孔，管内有腭降动脉和腭神经通过。

4) 后面(颞下面)　此面位于上颌骨颧突之后下方，构成颞下窝之前壁和翼腭窝的前壁。此面之后下部分骨质呈圆形结节，在第二磨牙萌出后更显著，称上颌结节；在此骨面中部有 2～3 个小骨孔，称牙槽孔，有上牙后神经、血管通过。

(2) 上颌骨的 4 个突

1) 额突　额突向上突起到鼻与眶之间，其上缘与额骨相接，额突参与筛窦前壁之构成，并参与泪沟之构成。所以一旦外伤累及鼻腔与眶底时，应作仔细的复位处理，以保证鼻泪管通畅。

2) 颧突　颧突与颧骨相连。颧突亦是上颌体前面与颞下面的分界线。

3) 牙槽突　牙槽突位于上颌体的下方，为容纳牙齿的部位。牙槽骨的游离缘称牙槽缘。相邻两牙间的骨隔称牙槽间隔。牙槽突为上颌骨最厚的部分，但大部分为松质骨，其表面的密质骨很薄，且有很多小孔与外面相通。因此牙槽手术时用局麻浸润麻醉可得到良好的效果。

上颌第二前磨牙与第一后磨牙和上颌窦腔之间往往只隔一层很薄的骨质，甚至无骨质，所以牙齿的感染常易进入上颌窦内。临床上称之为齿源性上颌窦炎，故在取上颌窦牙根时必须注意，以防将牙根推入上颌窦内。

4) 腭突　系由上颌体内侧面向内侧移行之水平骨板，与对侧在中线联合，形成硬腭的前 2/3 的骨板。腭突的上面，构成鼻腔下壁的大部。在前方中线上、中切牙之后有切牙孔、鼻腭神经通过此孔。由腭大孔降入腭部的腭前神经终末支亦通过此孔进入鼻腔。

(3) 上颌窦

为上颌体内的锥形空腔，尖部向颧突，底部向鼻腔，平均容量为 12.82 ml，开口于中鼻道。

上颌骨之鼻面、上颌窦、眶面、腭、牙槽骨等处是上颌骨的薄弱区，为上颌骨骨折的好发部位。由于上颌骨与颅骨中的额、筛、蝶骨及面部之颧、鼻、泪、腭、下鼻甲、犁骨等相连接，骨的周围又均为腔窦，因而与颌骨成为支持式的衔接。一般轻度的外力，常沿各骨结合处和腔窦骨壁弥散而消失。但如用暴力，则多波及邻骨，甚至可直接伤及颅脑与颅底的生命中枢，导致严重的后果。

上颌骨的血运极为丰富，故骨折后出血较多，但也易愈合。上颌窦骨髓炎远较下颌骨为少，且较局限。

48.2.2　下颌骨

下颌骨呈弓形，由水平部分的下颌骨体和垂直部分的下颌升支构成(图 48-7)。

(1) 下颌骨体

分内、外两面和上、下两缘。下颌骨体在正中联合处的两旁靠近下颌缘处，各有一隆凸，称颏结节。在下颌骨体外面，第二前磨牙下方，下颌体上、下缘之间的稍上方，有颏孔，是下颌管的出口处，下颌神经、血管由此穿出。从颏结节起，经由颏孔之下，行向上后入下颌升支前缘，称外斜线。上有上唇方肌和三角肌附着。内面在两侧下颌体相连接处有小棘，称颏棘，为颏舌肌和颏舌骨肌之附着处。从颏棘斜向上方有一骨嵴，称内斜线或颏舌骨肌线，为颏舌肌附着线。上缘称牙槽突，除牙槽突外，下颌骨壁均由致密的硬质骨所构成。磨牙倾向于下颌骨体的舌侧，因而颊侧之骨壁更厚，因此下颌后牙拔除时采用局部浸润麻醉难以见效。

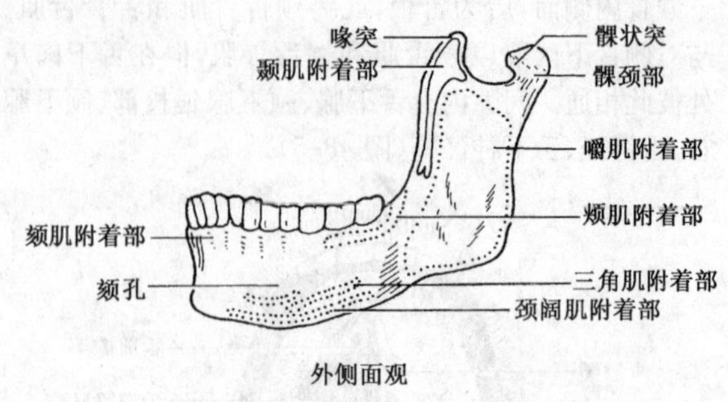

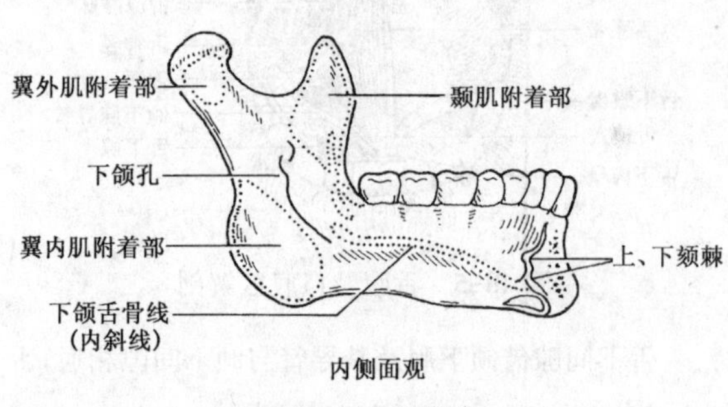

图 48-7　下颌骨

颏孔开口向后上方，老年人因牙槽骨逐渐被吸收致颏孔逐渐接近于下颌体上缘。

下颌角的内、外面分别有翼内肌、嚼肌附着。

(2) 下颌升支

略成方形，分上、下、前、后四缘和内、外两面，以及喙突和髁状突。外面扁平，大部分为强有力的嚼肌附着，内面中央有孔，称下颌孔，孔的位置与下颌磨牙殆面约等高，下牙槽神经、血管由此进入下颌管内，由颏孔处穿出。下颌孔前方的骨棘称下颌小舌，有蝶下颌韧带附着。下颌支上缘较薄，前为喙突，后为踝状突，两者之间形成深的切迹，称下颌切迹或乙状切迹。喙突呈三角形，甚薄，有颞肌附着。髁状突分头和颈两部分，是下颌骨主要的生长中心，该部如在 15 岁以前受到损伤或破坏，将导致明显的面颌畸形。髁状突颈部有翼外肌附着，髁状突与颞骨之关节凹构成颞下颌关节。

下颌骨血液供应较差,主要由下齿槽血管供应。下颌骨的髁状突颈、下颌角、颏孔、正中联合处较薄弱,为骨折的好发部位。

48.3 涎腺

涎腺分浆液性、粘液性和混合性 3 种。具有湿润口腔粘膜、调和食物、初期消化食物、杀菌、便于吞咽等作用。大的涎腺有 3 对——腮腺、颌下腺和舌下腺,各有导管开口于口腔。小的涎腺分布于唇、舌、颊、腭等处的粘膜固有层和粘膜下层。

48.3.1 腮腺

是涎腺中最大的一对,属浆液腺,呈不规则楔形,重为 15~30 g。

(1) 腮腺的 4 个面

1) 浅面　浅面覆被皮肤、浅筋膜、颈阔肌和深筋膜,并有数个小淋巴结嵌入浅面。

2) 上面　腮腺上面呈凹陷状,是外耳道的软骨部分及骨性部位。

3) 前内侧面　此面接触翼内肌后缘的下部分、茎突下颌韧带和下颌支后缘。并和咽上缩肌接触。

4) 后内侧面　与乳突前缘、胸锁乳突肌前缘、二腹肌后腹、茎突舌骨肌和茎突相接。

(2) 腮腺的分叶

一般以面神经干及其分支经过的平面把腮腺分为浅、深两叶,浅叶约占 3/4。

(3) 腮腺导管

其位置的确定系从鼻翼根部到上唇红唇缘垂直距离的中点引一向耳垂的横线。腮腺导管的体表投影即在此横线的中 1/3 的深面,长为 5~6 cm,在成人,腮腺导管的直径约 2.5 mm。在颧弓下约 1.2 cm 处可能扪及腮腺管。当用力咬紧时在咬肌的前缘一般可扪及此导管,当因炎症而使导管变粗硬时或其内有结石时则更易扪及。腮腺导管口的直径比导管管径要小,但是探针、钝头注射针等一般可以插入。伸入探针时要注意腮腺导管在咬肌前缘作 90°的向外侧转向,应随其自然弯曲插入。

(4) 腮腺筋膜

颈深筋膜浅层的上部到腮腺部位即分成深、浅两层以包缠腮腺,称为腮腺筋膜。腮腺筋膜比较厚而致密,尤其是浅层筋膜,其覆盖在腮腺和咬肌表面,称腮腺咬肌筋膜。深层筋膜有时缺如,因而借此可与咽侧前间隙相通。腮腺筋膜不仅紧紧地包在腮腺表面,并且分成很多隔伸到腺质中,将腮腺实质分成许多叶。由于腮腺有这种筋膜结构,当发生急性化脓性炎症时,常只侵犯腺体的某几个小叶,致使腮腺鞘内压升高,出现小叶坏死而形成多数孤立性脓肿。因筋膜较致密,脓液不易穿出而疼痛剧烈,亦不易触及波动。

48.3.2 颌下腺

以分泌浆液为主的混合腺,重为 7~15 g,位于舌骨上方两侧,下颌骨内面,下颌舌骨肌之下的颌下腺间隙内。

颌下腺大小如核桃,由腺鞘所包缠,腺体与鞘之间有疏松组织,易于剥离,腺体借茎突下颌韧带与腮腺相隔。腺的外侧面与下颌体内面和翼内肌的下部相邻,其上内面与颌舌骨肌的下面、二腹肌后腹、茎突舌骨肌和舌骨舌肌毗邻。腺体内侧有一延长部,经颌舌骨肌与舌骨舌肌间的裂隙至舌下区,与舌下腺后缘相接,在延长部中含有颌下腺导管。

颌下腺导管长约 5 cm,绕过下颌舌骨肌后深缘而与深部偕行,当其走行到在下颌舌骨肌之上面时,依附在舌骨舌肌之外侧。其上有舌神经,下有舌下神经,导管开口于舌系带旁的舌下肉阜处。在成人,导管口直径约为 1.5 mm,因导管口较大,易于辨认,但易受损伤,有时可有牙垢或异物进入,故临床上颌下腺涎石较多见。

用双手触诊可扪出颌下腺的大小和软硬度。具体的方法是一手放于口底,另一手指放于颌下,相互对扪即可。

48.3.3 舌下腺

也是以分泌粘液为主的混合腺。位于口底舌下皱襞的深部,其形狭长,约 3 cm,重约 3 g。舌下腺外面对着舌下腺窝,下面为下颌舌骨肌,内面对着颏舌肌和舌下肌肉、舌神经和颌下腺导管,上面为舌下皱襞的粘膜,前端位于下颌正中联合的后方,并与对侧舌下腺相接,后端对着颌下腺的深突。

舌下腺由多个小腺组成,各小腺有其单独的短小导管(8~20 个)单独或与颌下腺导管共同开口于舌下肉阜。

48.4 面颈部血管、神经与淋巴

48.4.1 血管

包括动脉与静脉。

(1) 动脉

1) 颈总动脉　右侧颈总动脉在胸锁关节后面起于头臂干。左侧颈总动脉直接起于主动脉弓，上升到胸锁关节后面，然后再向颈部上升。两侧颈总动脉都沿着气管和喉向外侧上升，约有半数在甲状软骨上缘的平面分为颈外动脉与颈内动脉两个分支。另外半数的分叉处或高或低(图 48-8)。

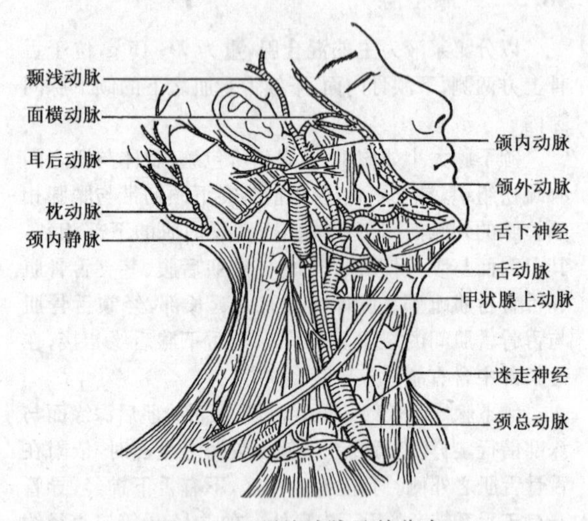

图 48-8　颈总动脉及其分支

颈总动脉被包于颈动脉鞘内，在鞘内尚有颈内静脉和迷走神经伴行，颈总动脉在内侧，颈内动脉居外侧，迷走神经居于动静脉之间的后面。颈动脉鞘是由较多的结缔组织所形成，在颈总动脉、颈内静脉和迷走神经之间还隔着薄层结缔组织。

在颈总动脉分叉膨大部(或颈内动脉起始部)称颈动脉窦，颈动脉窦为一对血压敏感的结构，在其后内方，还有一个如米粒大小的颈动脉体，由结缔组织把其紧密粘连于动脉壁上，其对血液中的化学变化较敏感(特别是缺氧)，在颈总动脉分叉处附近进行手术之前，如行颈外动脉结扎术时，可先用普鲁卡因封闭，以防发生颈动脉窦综合征。

2) 颈外动脉　颈外动脉自甲状软骨上缘水平从颈总动脉分出后，位于颈内动脉的前内侧，向上潜行于二腹肌后腹和茎突舌骨肌之深面，再向上则越过茎突舌骨肌和茎突咽肌之浅面(此两肌将颈外和颈内静脉隔开)，几乎与下颌支后缘平行进入腮腺深部，再上升至下颌支与腮腺前内侧面上部之间，分为颞浅动脉与颌内动脉两个终末支。

颈外动脉发出几个分支，发自前面者为甲状腺上动脉、舌动脉和颌外动脉。发自后面者为胸锁乳突肌动脉、枕动脉及耳后动脉，发自内侧者为咽升动脉，其末支为颞浅动脉和颌内动脉。除舌动脉外，各支与对侧同各动脉相吻合。

a. 甲状腺上动脉：在甲状软骨上方近颈外动脉起始部的前侧分出(但约有 16% 的甲状腺上动脉直接起始于颈总动脉)，在舌骨下肌群的深面自前下方与喉上神经伴行并进入甲状腺上极。其较大的分支有舌骨动脉、喉上动脉、胸锁乳突肌动脉。

b. 舌动脉：在相当于舌骨大角水平自颈外动脉分出，在舌骨舌肌的深面进入颌下三角至口底。沿途发出分支至牙龈、舌及口底等处。

c. 颌外动脉：在舌动脉稍上方自颈外动脉分出，相当于舌骨大角水平自茎突舌骨肌与二腹肌后腹下方进入颌下三角、在颌下三角内向上、向前穿过腺鞘沿颌下腺深面和上面的一个沟中走行，绕过下颌体下缘、膈肌前缘呈弓形弯曲到达面部。然后斜行向上，越过颊部，至口角处分出上、下唇动脉后再沿鼻侧上行，至眼内侧角形成内眦动脉与眼动脉的分支吻合。

颌外动脉越过下颌骨下缘时，有面前静脉伴行，其关系是动脉在前，静脉在后。

颌外动脉的主要分支有腭升动脉(为滋养腭肌的主要动脉)、扁桃体动脉、颏下动脉、上唇和下唇动脉、鼻外侧动脉、内眦动脉等。

d. 胸锁乳突肌动脉：约在胸锁乳突肌上、中 1/3 交界处进入胸锁乳突肌。

e. 枕动脉：起于颈外动脉的后面，相当于二腹肌下缘的平面。主要分支有胸锁乳突肌支、耳支及降支。

f. 耳后动脉：其发源的平面相当于二腹肌后腹的上缘，最后到达耳后部，一部分耳后动脉起于枕动脉。

耳后动脉经腮腺深侧至耳郭软骨与乳突之间分为耳支和枕支，分布在耳郭外侧面。耳后动脉在耳郭上部的头皮内与颞浅动脉后支的分支相吻合。

g. 咽升动脉：颈外动脉的最小分支，分布于咽侧。

h. 颌内动脉：颈外动脉自腮腺深部向上走行，穿过或不穿过腮腺组织，至下颌支之后方即分成颌内动脉和颞浅动脉而终。颌内动脉起始后，即横行向前，经下颌颈和蝶下颌韧带之间，至颞下窝继续向前行进，经翼外肌下头之浅面或深面，在该肌上、下两头之间进入翼腭窝，营养嚼肌、表情肌、上颌骨、下颌骨等处。

其主要分支有脑膜中动脉(经棘孔而入颅)、下齿槽动脉(经下颌管供养下颌的牙齿和下颌骨，经颏孔穿出形成颏动脉)、咬肌支、翼肌支、颞深动脉(供养颞肌)、上齿槽后动脉、眶下动脉、蝶腭动脉、腭降动脉等。

i. 颞浅动脉：在颧弓以上 5 cm 处分成额、顶两支，此两支不但相互吻合，且与眼动脉的眶上支、额支、滑车上动脉以及枕动脉、耳后动脉吻合。

颞浅动脉的主要分支有面横动脉、颞中动脉、颞肌动脉、额支、顶支等。

3）颈内动脉　颈内动脉在颈部不发任何分支，它进入颈动脉孔以后，在颞骨岩部颈动脉管内向前走行，然后再转向上进入颅中窝(图 48-9)。当颈内动脉刚由颈总动脉分出后，表面掩以胸锁乳突肌和颈内静脉前缘，再往上则有二腹肌后腹、茎突舌骨肌、茎突咽肌、茎突舌肌和茎突位于其浅面。

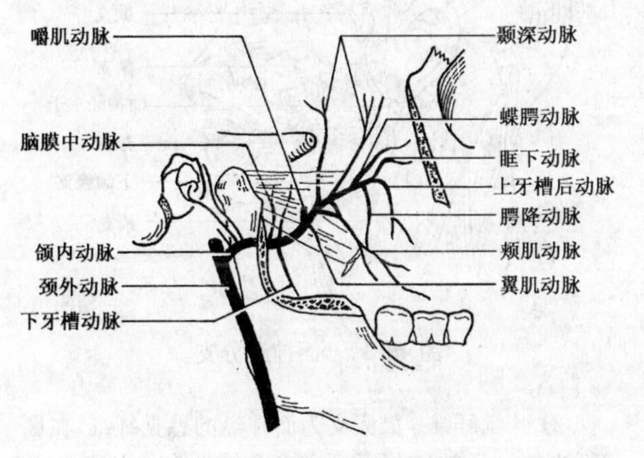

图 48-9　颌内动脉及其分支

颈内动脉和颞外动脉之关系沿途不一。颈外动脉先位于颈内动脉之前内侧，然后旋转倾斜往后，而移居于颈内动脉之浅面，界于两动脉之间有茎突、茎突咽肌、舌咽神经、迷走神经的咽支和腮腺的一部分。

4）椎动脉　发自锁骨下动脉，也可与甲状颈干共同起自锁骨下动脉，然后上升，一般经上面 6 个颈椎横突孔，自寰椎横突孔穿出后，经枕骨大孔入颅。

5）甲状颈干　较短，发自锁骨下动脉居多。一般分为 3 支，即甲状腺下动脉、肩胛上动脉和颈横动脉。

6）颈浅动脉　以颈横动脉升支形式存在者占 67.2%，直接起自甲状颈干者占 27.0%。

(2) 静脉

1）面颌部静脉　基本与动脉相似。面颌部的静脉系统构成深、浅两个网。浅静脉网由面前静脉和面后静脉构成。面前静脉主要收纳颌外动脉分布区的静脉血，起于内眦静脉，向下在颌外动脉的后方略与其平行走行，沿途与眼静脉、眶下静脉和面深静脉相交通；面后静脉由颞浅静脉和颌内静脉汇合而成。面前、面后静脉在下颌角下方汇合成面总静脉，相当于舌骨水平终于颈内静脉。深静脉网在翼静脉丛(翼丛)内，位于颞下凹，翼丛收纳面侧深区的静脉血后主要流入颌内静脉。翼丛与面前、面后静脉交通支相交通，与眼眶、颅腔海绵窦关系密切(图 48-10)。

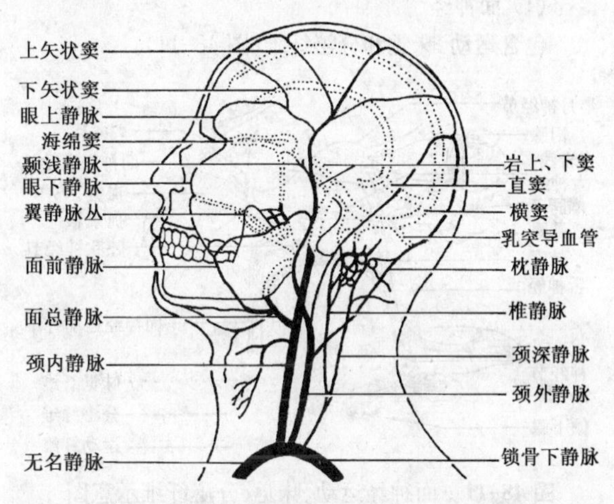

图 48-10　面颈部静脉与颅内交通支示意图

面前静脉走行于肌肉中，其血管内无瓣膜，当肌肉收缩时，可使其中的血液反流，因此，面部，尤其是两侧口角至鼻根的三角区内发生的感染(如疖)如处理不当(如挤压)，感染可蔓延至海绵窦，形成严重的血栓性海绵窦静脉炎，因而常称此三角为面部的危险三角区。

2）颈部静脉　颈部静脉管壁薄，颈深筋膜构成静脉鞘与静脉壁粘连紧密，使血管保持开放状态，血管与胸腔相近，常受呼吸运动的影响，血管在外伤或手术损伤后断端不易陷缩，空气易于进入，可导致空气栓塞。

a. 颈内静脉：在颈部与颈总动脉、迷走神经同被颈深筋膜形成的鞘所包裹。颈内静脉上经颅底的颈静脉孔进入颅腔与横窦相接续，向下与锁骨下静脉汇合成无名静脉。颈深淋巴结位于静脉的周围。

b. 颈外静脉：在耳垂下由耳后静脉和面后静脉所形成，静脉起自腮腺下部，直向下行，斜经胸锁乳突肌表面，至锁骨与胸锁乳突肌形成三角，穿过与其粘连紧密的颈深筋膜，垂直注入于锁骨下静脉或直接注入颈内静脉。

c. 颈前静脉：一般起于舌骨上区或者起于面后静脉或面总静脉。两侧的颈前静脉平行下降于带状肌群和舌骨下肌层浅面。在颈下部或胸骨上有一横行的静脉连接两侧的颈前静脉，再向下则颈前静脉向外侧弯经胸锁乳突肌覆被下终止于颈外静脉下端或终止于锁骨下静脉。

48.4.2　神经

主要有12对脑神经、颈丛和臂丛，其中与头颈外科关系密切的有面神经、三叉神经、迷走神经、舌下神经与颈丛等。

(1) 面神经

包含运动、味觉和分泌纤维(图48-11)。

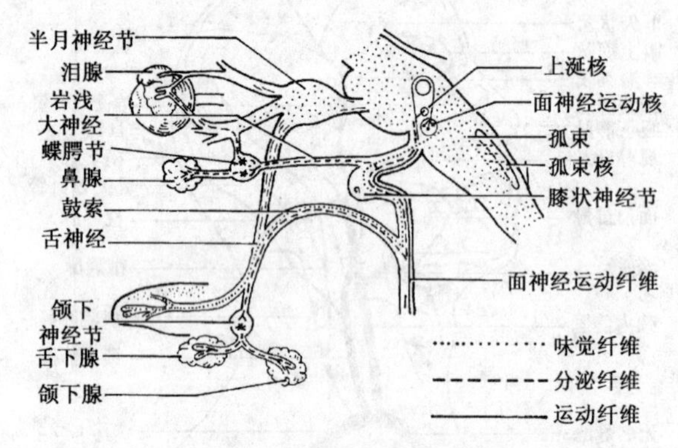

图48-11　面神经运动、味觉、分泌纤维示意图

1) 运动纤维　起自桥脑的面神经核，核的上部支配颜面上1/3的表情肌，核的下部支配颜面下2/3的表情肌。

面神经核发出纤维绕展神经核形成内膝，向外与听神经一起进入内耳门穿行于颞骨岩部的面神经管内到达膝状神经节。面神经在面神经管内发出镫骨神经(主镫骨肌)和鼓索后出茎突孔。在相当于下颌支后缘、乳突前、耳垂上方距皮肤表面为2～3 cm深处，二腹肌后腹与外耳道软骨部之间，向前越过茎突、面后静脉和颈外静脉而进入腮腺实质。主干直径为1.5～2 mm，面神经主要有5个分支(图48-12)。

a. 颞支：越过颧弓斜向上前，分布于耳郭肌、额肌和上睑的轮匝肌。

b. 颧支：主支在颧弓下方，斜向前上经颧骨表面分布于上、下眼轮匝肌和颧肌。

c. 颊支：自颈面干或同时自颈面、颞面两干发出，可有3～5个分支，在腮腺导管上、下约0.5 cm处或在导管深面前行至颊部及上、下唇的肌肉——笑肌、上唇方肌、尖牙肌、颊肌、切牙肌、口轮匝肌、三角肌、下唇方肌等。

d. 下颌缘支：在腮腺前下方分出，走行于颌下三角的上缘，其最低平面约在下颌骨下缘下1 cm，在颈阔肌和颈深筋膜浅层的深面之间前行或呈弓形弯曲向上走行，跨过颌外动脉和面前静脉的浅面，于三角肌覆盖下至下唇方肌和颏肌。

e. 颈支：在下颌角附近分布至颈部的颈阔肌上述各分支，在此处有交叉吻合，特别是与颊支吻合较多，一支受损降低或丧失了功能有可能借助于吻合支来代偿。此外面神经的各个分支与其附近的三叉神经分支和颈神经分支亦有吻合。

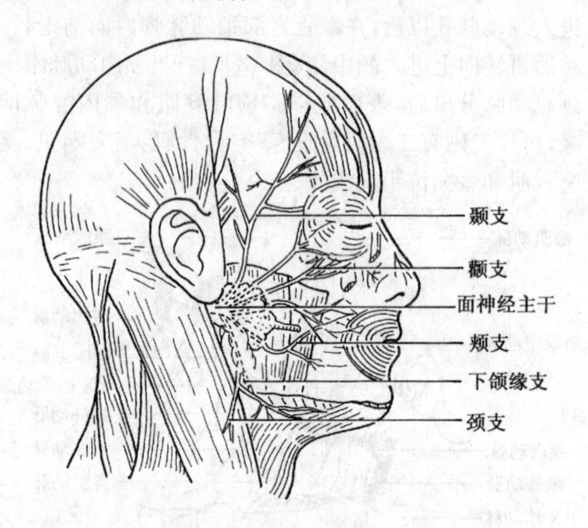

图48-12　面神经分支

2) 味觉纤维　鼓索支为面神经的感觉纤维，在颞下窝处参入舌神经，主管舌前2/3的味觉。

3) 分泌纤维

a. 来自副交感神经的唾液分泌纤维——自脑桥的上延核发出，经中间神经与面神经主干一起出面神经管，由鼓索并入舌神经，到达颌下神经节交换神经元后进入舌下腺、颌下腺和口、鼻的分泌腺。

b. 泪腺分泌纤维，经岩浅大神经至蝶腭神经节，交换神经元后再经颧神经的颧颞支和泪腺神经至泪腺。

面神经的走行途径及临床表现对分析面神经麻痹的发病部位具有重要意义。例如：自鼓索分出处远端的面神经病变，仅出现同侧面肌瘫痪的体征，而位于鼓索与镫骨神经之间的面神经病变，除有同侧面肌麻痹外，还有同侧舌前2/3味觉丧失、涎腺分泌失常等情况。

(2) 三叉神经

是第5对脑神经，起于桥脑臂，为口腔颌面部主要的感觉神经和咀嚼肌的运动神经(图48-13)。

感觉神经自半月神经节(位于颅中凹)颞骨岩部上面三叉神经压迹发出。有三大支：

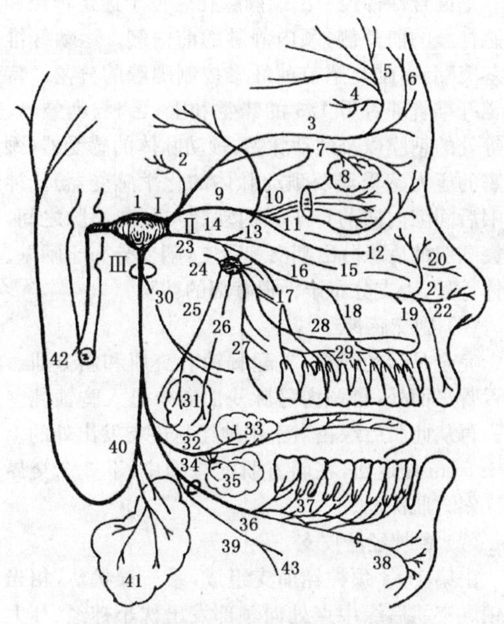

图 48-13　三叉神经分布示意图

1. 三叉神经半月节　2. 脑膜支　3. 额神经　4. 额窦支　5. 眶上神经　6. 滑车上神经　7. 泪腺神经　8. 泪腺　9. 鼻睫状神经　10. 睫状长神经　11. 滑车下神经　12. 筛前神经　13. 颧颞支　14. 颧神经　15. 颧面支　16. 眶下神经　17. 上牙槽后神经　18. 上牙槽中神经　19. 上牙槽前神经　20. 睑支　21. 鼻支　22. 唇支　23. 来自岩浅大神经　24. 蝶腭节　25. 腭后神经　26. 腭中神经　27. 腭前神经　28. 鼻腭神经　29. 上牙槽神经丛　30. 颊长神经　31. 扁桃体　32. 舌神经　33. 舌下腺　34. 颌下神经节　35. 颌下腺　36. 下牙槽神经　37. 下牙槽神经丛　38. 颏神经　39. 下颌舌骨肌支　40. 耳颞神经　41. 腮腺　42. 颞浅神经　43. 二腹肌支

1）眼神经　属感觉神经，在入眶之前即分成三终末支即额神经、泪腺神经和鼻睫神经。

2）上颌神经　自半月神经节发出后，出圆孔，经翼腭凹、眶下沟、眶下管出眶下孔成眶下神经，分布于下睑、眶下、鼻侧和上唇皮肤。上颌神经的分支有：

a. 蝶腭神经（也称翼腭神经）在翼腭窝，起自上颌神经干，向下穿经蝶腭神经节，与此节的节后纤维共同组成下列分支。

鼻支：分布于鼻甲和鼻中隔粘膜。

腭神经：分腭前、腭中和腭后神经。腭前神经出腭大孔，分布于硬腭区。腭中和腭后神经出腭小孔，分布于软腭及腭扁桃体。

b. 颧神经：沿眶外侧壁前行，并分为颧面支（分布于颧、颊部皮肤）、颧颞支（分布于颞区前部的皮肤）（图 48-14）。

c. 眶下神经：出眶下孔至面部，分布于眶下区、下眼睑、上唇和鼻旁皮肤（图 48-14）。

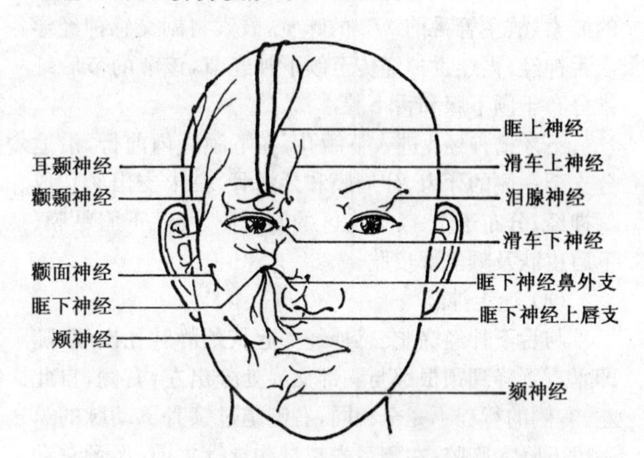

图 48-14　三叉神经在面部皮肤的分布区域

d. 上牙槽后神经：一般分成 2～3 支，分布到第一磨牙的一部分和第二、第三磨牙（图 48-15）。

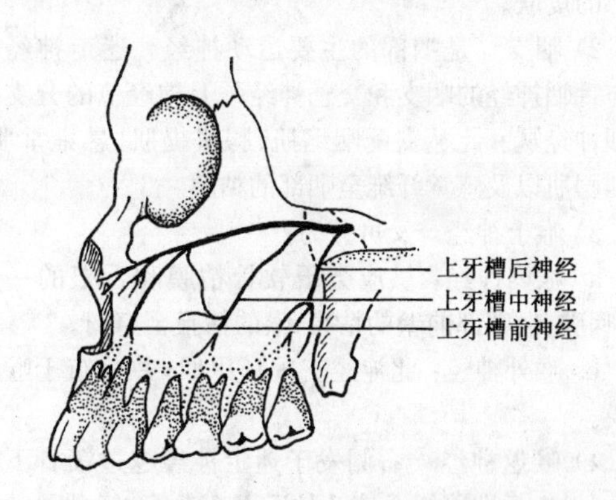

图 48-15　上牙槽神经丛外环

e. 上牙槽中神经：在上颌窦壁内的牙槽管中向前下行走，分成细支至上颌窦粘膜、前磨牙，第一磨牙的一部分及相应部位的牙槽骨和颊侧牙龈（图 48-15）。

f. 上牙槽前神经：由眶下神经发出，分布到切牙和尖牙及相应处的牙槽骨和牙龈（图 48-15）。

3）下颌神经　为混合性神经，系三叉神经的最大分支，发自三叉神经节前缘之外侧部，穿过卵圆孔至颞下窝。下颌神经先分出棘孔神经，随脑膜中动脉入颅。又分出翼内肌神经，然后分成前、后两股。

a. 前股：大部分为运动神经，分布至颞肌、嚼肌和翼外肌；小部分为感觉神经，即颊神经。

b. 后股：主要分为 3 条神经，即耳颞神经、舌神经（为感觉神经）及下牙槽神经（为混合性神经）。

耳颞神经：分布于颞部皮肤。

舌神经：主要分布于同侧的舌侧牙龈和口底粘膜，由于舌神经经过翼外肌下缘时收纳由面神经分出的鼓索，故主管舌前 2/3 的味觉，鼓索将副交感神经导入舌神经，再经舌神经传至颌下神经节，该节的节后纤维分布于颌下腺和舌下腺。

下牙槽神经：进入下颌孔，在下颌管内前行，沿途分支至一侧的牙齿、牙周膜和牙槽骨，其末支出颏孔成颏神经，分布于 1～4 牙齿区的唇颊侧牙龈、下唇粘膜、下唇皮肤及颏前部皮肤。

(3) 迷走神经

与舌下神经、副交感神经一起从颈静脉孔出颅，随即垂直下降到颈根部与胸部交界处分出左、右侧，自此左、右侧的行程不完全相同，右侧越过锁骨下动脉的第一段下降入胸腔；左侧系先越过胸导管之前，经颈总动脉与锁骨下动脉之间下降入胸腔。迷走神经在颈部有以下分支。

1) 耳支　分布于耳郭后部的皮肤和外耳道的后下部的皮肤。

2) 咽支　是咽部的主要运动神经。迷走神经咽支与舌咽神经的咽支和交感神经颈上神经节的分支组成咽神经丛。此丛支配咽缩肌、腭帆提肌、悬雍垂肌、舌咽腭肌以及感觉纤维至咽部的粘膜。

3) 喉上神经　又可分为：

a. 喉内神经：供应会厌软骨粘膜和舌根的一部分，咽腔、喉咽部前壁的粘膜，喉的粘膜至声门。

b. 喉外神经：此神经支配环甲肌，并分布于喉的粘膜。

4) 喉返神经　右侧发于迷走神经越过锁骨下动脉处，发出后即围绕至该动脉后面而上行，经颈总动脉的后面入喉。左侧支发自胸腔，在环甲关节的后侧穿入喉内（称喉下神经），此支支配喉部的肌肉。

(4) 舌下神经

从枕骨的髁前孔出颅后，在迷走神经外侧，颈内动、静脉之间下行，相当于下颌骨角的水平呈弓形弯曲向前下走行，自舌骨舌肌与二腹肌后腹之间进入颌下三角，经下颌舌骨肌与舌骨舌肌之间至舌下区，分布于除舌腭肌外的所有舌肌。

舌下神经降支在舌下神经绕过枕动脉处发出，一般在颈总动脉前面下降，分布至肩胛舌骨肌、胸骨舌骨肌、胸骨甲状肌等处。

(5) 舌咽神经

是混合性神经。出颈静脉孔后位于迷走神经和副交感神经的前外侧，颈内静脉的前内侧。运动纤维支配茎突咽肌，副交感节前纤维控制腮腺的分泌。特殊感觉纤维管理舌后 1/3 的味觉和咽、舌根、咽鼓管、鼓室等处的粘膜以及颈动脉窦、颈动脉体的感受器（颈动脉窦的压力感受器及颈动脉体的化学感受器）。神经在咽后间隙内向前行于颈内动脉与颈内静脉之间，在茎突咽肌的后缘分出咽支和舌支，咽支分布于咽壁、扁桃体等处，舌支分布于舌根背部的粘膜。

(6) 副交感神经

完全是运动纤维，支配胸锁乳突肌和斜方肌。约在舌骨平面处，自颈内静脉浅面向外进入胸锁乳突肌内。再从此肌后缘相当于颈神经丛皮支发出处的上方约 1.5 cm 处走出，在斜方肌前缘的中、下 2/3 交界处进入斜方肌深面。

(7) 颈神经丛皮支

由第 1～4 颈神经前支组成，系一襻状丛，相当于胸锁乳突肌后缘中点处向颈部发出枕小神经、耳大神经、颈皮神经和锁骨上神经。其中耳大神经自胸锁乳突肌后缘向前上走行，与胸锁乳突肌交叉，分布于腮腺区和耳郭的皮肤。颈皮神经分支至颈内侧三角区皮肤。锁骨上神经呈扇形向下展开，分布于颈侧下部的皮肤，并越过锁骨分布于胸上部皮肤。枕小神经分布至枕骨和乳突部皮肤，并分支至耳郭颅侧面上 1/3 的皮肤。

(8) 膈神经

主要纤维来自第 4 颈神经，位于前斜角肌的浅面、椎前筋膜的深面，自上外向下斜行走，经锁骨下动、静脉之间至胸腔供应膈肌。在左侧胸导管横过膈神经。

(9) 臂丛

主要来自第 5～8 颈神经的前支及胸$_1$神经，为上肢的主要神经。在锁骨上部，位于椎前筋膜深面、斜角肌间隙内（胸锁乳突肌深面中、前斜角肌之间）。

48.4.3 淋巴

面颈的淋巴极为丰富，系由多数小淋巴管组成，在淋巴管通向静脉的过程中，尚有淋巴结分别收纳面颈部不同区域的淋巴液，构成人体的重要防御系统。这种极为丰富的淋巴对炎症的扩展及肿瘤的转移具有重要的临床意义。

面颈部的淋巴都是自上向下流，有些部位两侧具交叉回流。面颈部的淋巴结群，有环形链和垂直链两组。

(1) 环形链

包括枕淋巴结群、耳后淋巴结群、耳前淋巴结群(腮腺淋巴结群、面淋巴结群、颈浅淋巴结群及颈前淋巴结群)。

口腔颌面各区的淋巴结,先至区域淋巴结后,大部分引流至颌下淋巴结和颏下淋巴结。颏下淋巴结流至颌下淋巴结或流至颈深上淋巴结。

(2) 垂直链(纵链)

即颈深淋巴结群。位于颈深筋膜与椎前筋膜之间,胸锁乳突肌的深面,主要为颈内静脉链淋巴结,沿颈内静脉前、后排列呈链状,以颈动脉分叉为界,在分叉以上的称颈深淋巴结上群,在其下方的为颈深淋巴结下群。临床上也有将颈深淋巴结下群,根据肩胛舌骨肌或甲状腺中静脉为界,再分为两组,谓颈深淋巴结中群,其下仍称为颈深淋巴结下群。自颈深淋巴结下群又有淋巴结向外侧扩展成副链和锁骨上淋巴结。副链系指沿副交感神经排列的淋巴结而言。锁骨上淋巴结沿颈横静脉排列,位于臂丛和前斜角肌的浅面。

属于垂直链的各组淋巴结如下:

1) 咽后(旁)淋巴结　位于咽侧壁、颊咽筋膜与椎前筋膜之间。

2) 角淋巴结　又称扁桃体淋巴结或二腹肌下淋巴结,位于下颌角下后方,面总静脉注入颈内静脉的交角处。此淋巴结在舌根癌肿转移上有重要意义。

3) 肩胛舌骨肌淋巴结　位于肩胛舌骨肌横过颈内静脉和颈总动脉分叉点的上面。舌尖的一部分淋巴流向此淋巴结。

(3) 口腔颌面部淋巴液流动的特点

1) 口腔颌面部中线的淋巴可流向两侧的淋巴结。

2) 颌下淋巴结与颌下腺并行,故颌面部恶性肿瘤有颌下淋巴结转移者,宜一并切除颌下腺。

3) 口唇的淋巴流入颌下淋巴结和颏下淋巴结、下唇两侧的一部分淋巴管可互相交叉后流向对侧淋巴结。上唇和唇联合的淋巴除流向同侧的淋巴结外,有时还流至耳前淋巴结,并可直接流向颈深淋巴结上群。由于上唇淋巴分布较下唇广泛。故上唇恶性肿瘤的预后较下唇的差。

4) 舌的淋巴极为丰富。舌体淋巴流入颏下淋巴结、颌下淋巴结、颈深上淋巴结上群。舌根淋巴流入两侧颈深上淋巴结群,越过舌体中线的舌癌,可向对侧区域淋巴结转移。

5) 口腔癌肿如发现颈浅淋巴结转移,则说明病变已属晚期,因癌细胞一般先转移至颈深淋巴结群,晚期才逆流至颈浅淋巴结。

胸导管:终止在颈基部的大淋巴管,在左侧称为胸导管。胸导管末端注入左颈内静脉者最多,约为52.28%,终于锁骨下静脉者为29.55%。胸导管在颈段一般为1支,分成2支或3支者少见。

右淋巴导管:由右颈淋巴干、右锁骨下淋巴干和右支气管纵隔淋巴干汇合而成,它接受来自右侧头颈部淋巴、右上肢和右胸部的淋巴。这三个淋巴干合为一个管道再进入静脉者实际较少。它们往往是分别地进入静脉或形成不同的组合再进入静脉,常进入颈内静脉、锁骨下静脉或这两个静脉的相交处。

(张孝通)

49 颌面部感染

颌面部感染是一种常见病和多发病。通常引起感染的病原菌是在局部组织发生损伤或抵抗力减弱的情况下进入机体的。常见的感染途径是：① 牙源性，指细菌经由病变的牙体或牙周组织进入机体而引起感染，临床上最为多见；② 腺源性，婴幼儿中多见；③ 血源性，往往是在全身化脓性感染时发生，病情一般较重；④ 损伤性，细菌经由受损伤的皮肤或口腔粘膜引起，感染多继发于口腔颌面部的开放性创口。

由于颌面部具有丰富的淋巴、血管及神经，因此病变部组织肿胀显著、疼痛剧烈。又有颈筋膜形成的内含蜂窝组织的多个筋膜间隙，加之颌面部静脉不具有瓣膜的特点，内眦静脉及翼静脉丛直接与海绵窦相通，所以急性炎症除可直接扩散形成单个或多个筋膜间隙的感染，颌骨骨髓炎等外，如侵入血液中则可发生败血症及脓毒血症。由静脉回流侵入颅内，形成海绵窦血栓性静脉炎、脑膜炎、脑脓肿等。

颌面部的上述解剖生理特点，虽构成了炎症易于发生和扩展的不利因素，但颌面部器官大多位居浅表，有利于早期发现，其丰富的血液循环不但提供了抗感染力强的条件，而且在发生炎症后如及时恰当处理一般也较易控制。

颌面部感染的治疗，一方面增强机体的抵抗能力，一方面应采用各种方法以消灭炎症过程。随着近代抗菌药物的进展、手术技术的改进以及激素、中医中药等的临床应用，治疗效果已较令人满意。

49.1 颌面部软组织感染

49.1.1 第三磨牙冠周炎

第三磨牙冠周炎系第三磨牙因萌出或阻生而引起的冠周软组织炎症。多发生在 18～30 岁的青壮年，主要发生在下颌第三磨牙。

(1) 病因

主要是因在第三磨牙萌出期及由于阻生所形成的龈袋感染所致(龈袋指𬌗面的远中部有龈瓣覆盖，与牙冠之间形成一个缝隙)，此龈袋易藏食物残渣，其中湿度与温度是细菌生长繁殖的良好条件(图 49-1)。

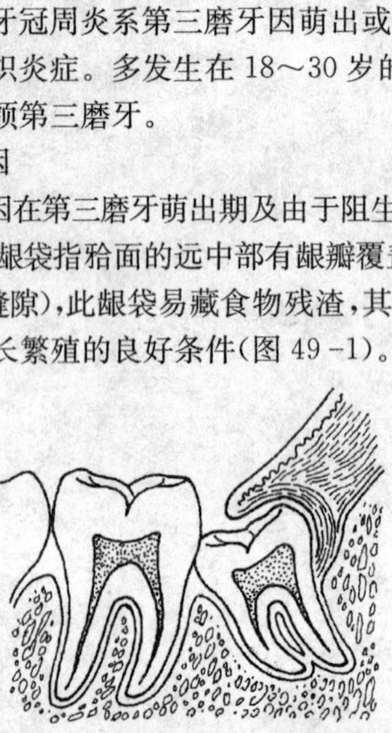

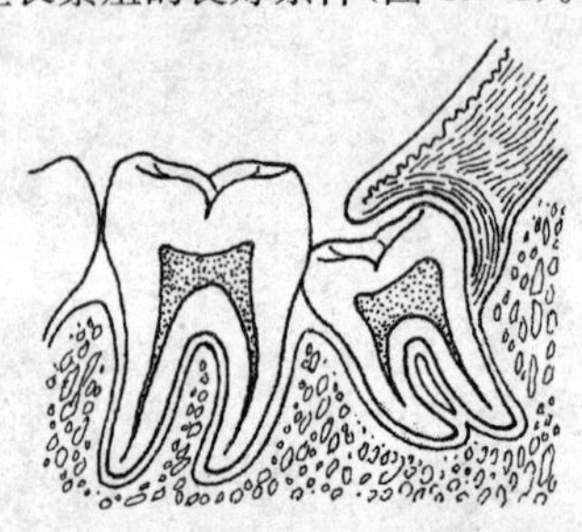

图 49-1　下颌第三磨牙阻生引起的龈袋

（2）临床表现

在炎症初起时，一般仅感患侧磨牙后区胀痛不适，尤以咀嚼、吞咽、张口活动时较为明显。如病情继续发展，局部可呈自发性跳痛或出现耳颞神经分布区的反射性疼痛。炎症如涉及咀嚼肌、闭口肌和吞咽肌，因暂时性肌肉痉挛而产生不同程度的张口困难和吞咽疼痛，甚至牙关紧闭。

随着局部病变加重，全身症状渐趋明显。如可出现畏寒、发热、全身不适、食欲减退等。如发病2～3 d后疼痛仍持续、发热不退，应考虑已发展到化脓阶段，此时冠周软组织红肿隆起、压之常具波动，即可确诊。如炎症继续发展，可直接蔓延或经由淋巴道及血循扩散，引起邻近组织器官，甚至全身的化脓性感染。一般是先引起磨牙后区外的骨膜下脓肿，感染继续扩散可达颌周诸间隙，如感染向嚼肌前缘扩散，可形成颊部间隙脓肿；向下颌升支外侧扩散，可形成嚼肌下间隙感染或下颌升支骨髓炎。向下颌升支内侧扩散，可形成扁桃体周围脓肿、咽旁间隙感染或翼下颌间隙感染；向颌下扩散可形成颌下间隙感染或口底蜂窝织炎。个别病例可形成败血症或脓毒血症。

急性炎症消退后，如不及时拔除该牙，冠周炎可反复多次发作。病变周围软组织呈纤维化，紧包牙冠，所以脓液易向周围扩散，并发严重的颌周间隙感染（图 49-2）。

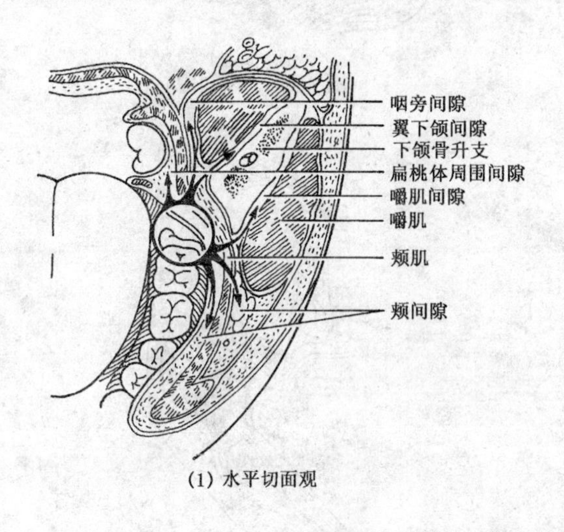

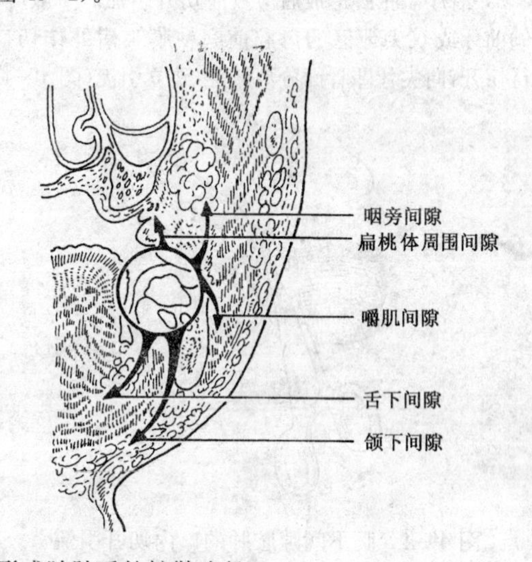

图 49-2　下颌第三磨牙冠周炎形成脓肿后的扩散途径

（3）诊断

根据病史、临床症状和检查所见，一般不难作出准确诊断。但在局部急性炎症表现不明显时，有时可能将下颌第二磨牙远中邻面龋，牙龈炎以及磨牙后区的肿瘤与第三磨牙冠周炎相混淆。X线摄片能鉴别有否龋齿、阻生以及牙根的形态和牙周情况。慢性复发性冠周炎者，往往可见牙周骨质的炎性阴影。

（4）治疗

1）早期应力争消散炎症，如局部用双氧水反复冲洗盲袋，及选择恰当的抗生素。

2）脓肿形成后应及时切开引流。如脓肿仅位于盲袋者，可于𬌗面上纵行切开龈瓣，引出脓液。冲洗后轻轻置入一碘仿纱条。如脓液在颊侧骨膜下者，应于龈沟脓肿最明显处，平行牙槽嵴作纵形切开，切到骨膜，随即放脓置橡皮引流条。

3）炎症消退后，如常发生冠周炎的第三磨牙应及早拔除。如牙位尚正常，又有对𬌗牙，可考虑只作龈瓣切除，以消灭盲袋，减少发病的机会。

49.1.2　颌面的间隙感染

颌面的间隙感染系颜面及颌骨周围软组织的炎性疾患，为皮下、筋膜及肌肉间的结缔组织、脂肪等的急性化脓性炎症。

（1）眶下间隙感染

1）解剖部位　眶下间隙的上界为眶下缘，下界为上颌骨牙槽突，内至鼻侧缘，外至颧骨（图 49-3）。上颌的尖牙、前磨牙和第一磨牙感染时，脓液易积存此间隙。

2）临床表现　可见眶下区弥散肿胀，有时可引起上、下眼睑肿胀。因眶下神经受压而产生剧烈疼痛。因面前静脉无瓣膜，感染可逆流进入颅内而并发严重的海绵窦血栓性静脉炎。

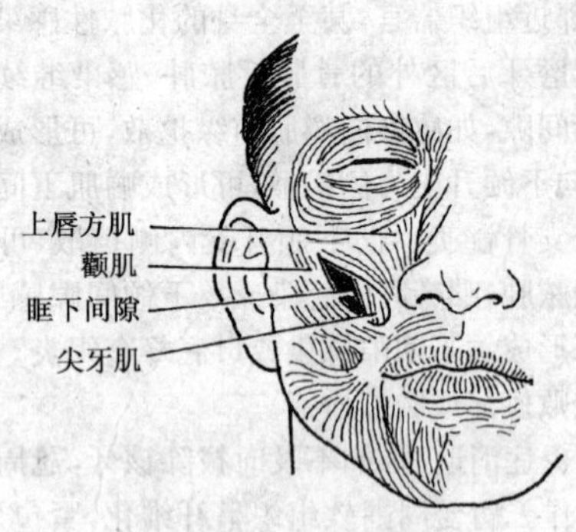

图 49-3　眶下间隙

3）治疗　脓肿形成后应及时切开引流。一般应在上颌前牙或双尖牙区的口腔前庭粘膜皱褶处作切口。横行切开，向尖牙凹骨面分离脓腔，建立引流(图 49-4)。

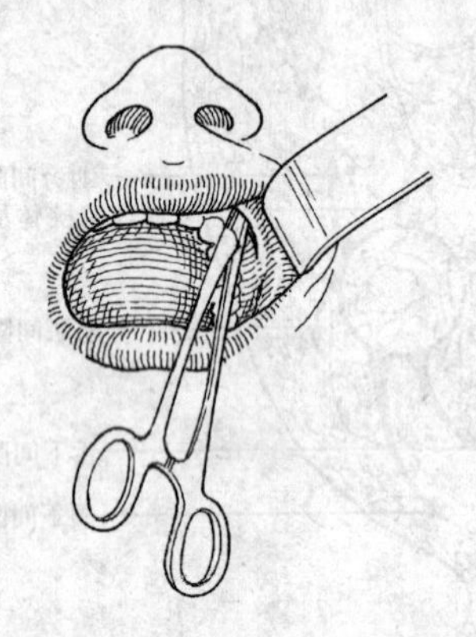

图 49-4　眶下间隙脓肿的口内切开引流

(2) 颊间隙感染

1）解剖部位　颊间隙位于颊部皮肤与颊粘膜之间。上界为颧骨下缘，下界为下颌骨下缘，前内侧界为由颧骨下缘至鼻唇沟经口角向下颌骨下缘的连线，后外侧界至浅面相当于嚼肌前缘，深面是翼下颌韧带。此间隙的脂肪组织与颞下及颞间隙中的脂肪相连，成为感染互相传播的媒介。此间隙往前上方与眶下间隙相通，向后通嚼肌间隙。上、下颌磨牙及前磨牙的感染与此间隙关系密切(图 49-5)。

2）临床表现　当病变在颊部皮下或粘膜下，病变一般进展缓慢，肿胀较局限。当炎症波及颊脂垫时则病变进展迅速而剧烈，此时系由于感染顺脂肪及淋巴组织蔓延的结果；在颊肌与颊粘膜之间的炎症，肿胀主要在口腔前庭颊粘膜下，面部的肿胀较轻微。

3）治疗　根据脓肿的具体位置作口内或口外的切开引流。大多在口腔肿胀处腮腺导管口下部作平行切口。如脓肿近皮肤侧亦可作口外平行于导管的切口。广泛的颊间隙感染应作颌下切口，潜行往上进入颊部脓腔，这样可避免损伤腮腺导管及面神经等(图 49-6,49-7)。

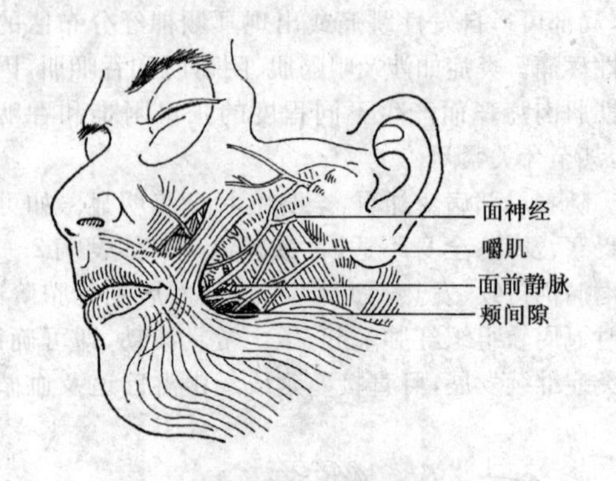

图 49-5　颊间隙

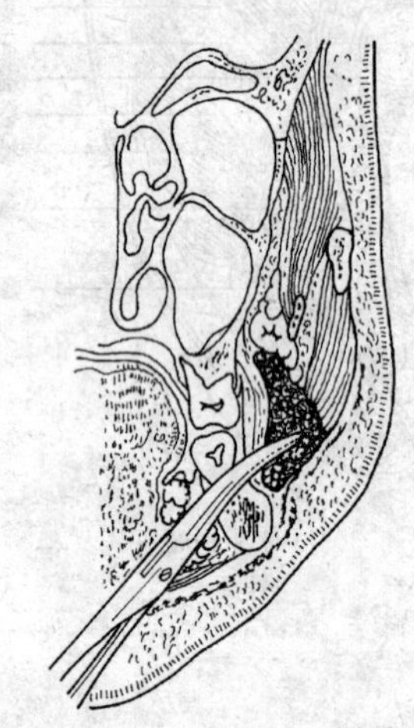

图 49-6　颊间隙脓肿的口内切开引流

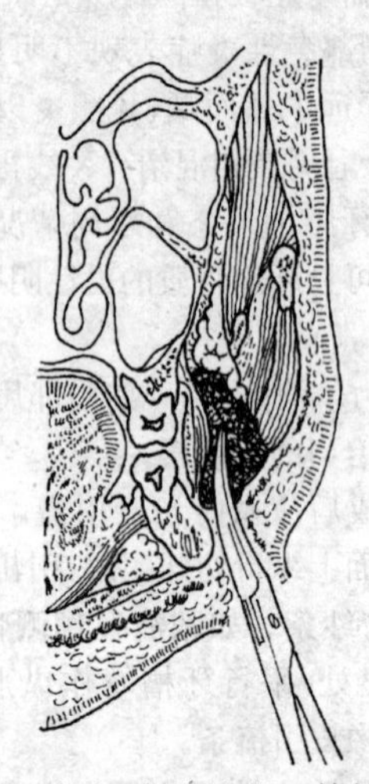

图 49-7　颊间隙脓肿的口外切开引流

(3) 翼颌间隙感染

1) 解剖部位　翼颌间隙位于下颌支内侧骨壁与翼内肌之间，上界为翼外肌，下界为翼内肌附着的下颌角内侧缘，前界为颞肌及其附着的下颌支前缘，后界为下颌支后缘及腮腺，内界翼内肌，外界下颌支内侧面。间隙内的脂肪组织与颞下间隙、颞间隙、咽旁间隙相互通连，向上可达颅底。此间隙位置较深，且四周都由骨骼肌肉所包绕，发生感染时诊断较难。下牙槽神经麻醉时，麻醉剂即注入此间隙内，故灭菌必须完善，以免将细菌带入(图 49-8)。

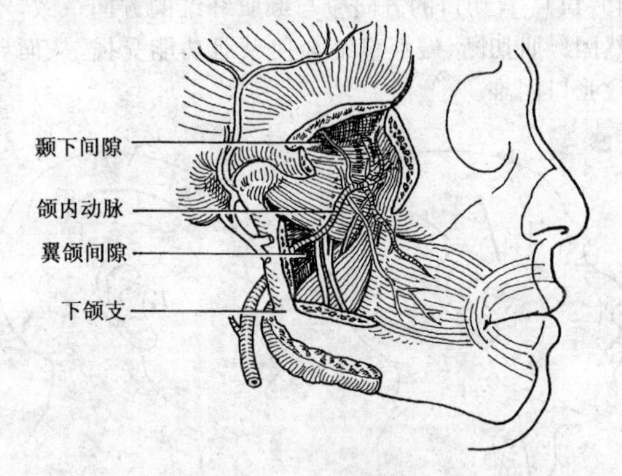

图 49-8　翼颌间隙

2) 临床表现　主要是张口受限和吞咽疼痛。翼下颌韧带处可见粘膜肿胀，并具压痛，有时下颌后缘稍内侧皮肤可有压痛。

3) 治疗　多在下颌角下缘处切开，与嚼肌间隙感染切开位置相同。切断翼内肌部分止端，用大弯血管钳剥离至下颌升支内侧，如张口未明显受限者，可以从口内沿翼下颌韧带外侧平行切开达翼颌间隙(图 49-9,49-10)。

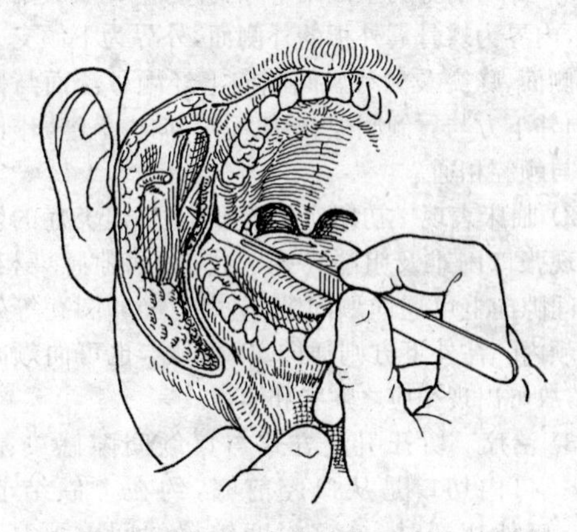

图 49-9　翼颌间隙脓肿的口内切开引流

此间隙如未及时诊断和治疗，感染可顺脂肪组织通入颞下及颞间隙，也可向后通入咽旁间隙，向下进入舌下或颌下间隙。

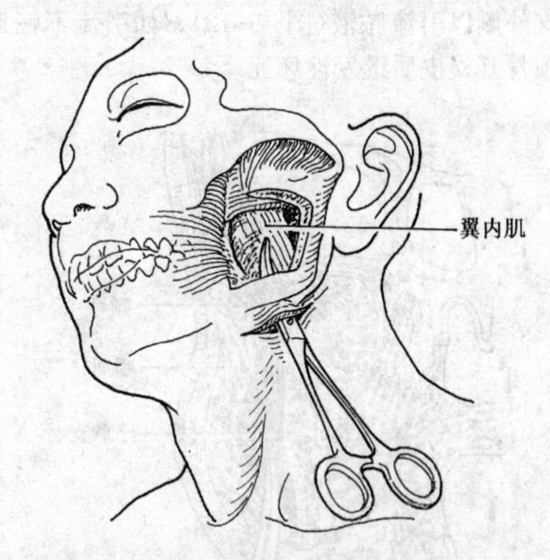

图 49-10　翼颌间隙脓肿的口外切开引流

(4) 嚼肌间隙感染

1) 解剖位置　嚼肌间隙位于嚼肌与下颌支外侧骨壁之间，上界颧弓下缘，下界下颌骨下缘，前界嚼肌前缘，后界下颌支后缘，内界下颌骨外侧骨板，外界嚼肌和腮腺。此间隙与颌下间隙，颊间隙相通。此间隙感染与第三磨牙冠周炎关系密切(图 49-11)。

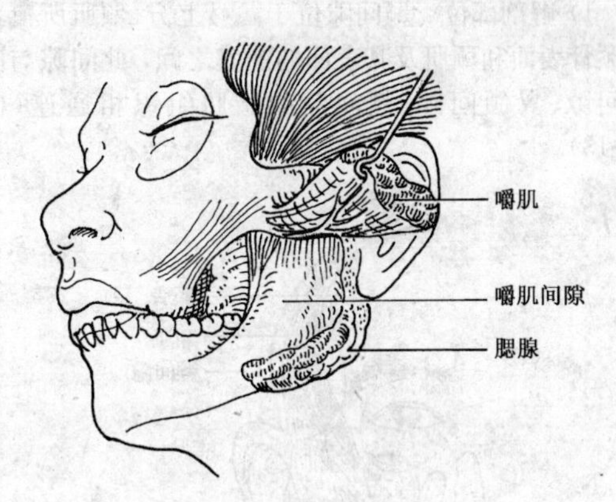

图 49-11　嚼肌间隙解剖位置

2) 临床表现　出现以下颌骨为中心的嚼肌、腮腺部位的弥散性肿胀，有明显的张口困难及疼痛。由于此间隙周围均有致密的筋膜与肌肉附着，因此脓肿常较局限，炎症不易扩散，但常并发下颌角及下颌支边缘性骨髓炎。

如脓肿范围继续扩大，炎症可向前波及颊间隙或向上绕过下颌支、乙状切迹，进入翼颌、颞下、颞间隙或向下进入颌下间隙，甚至向后导致腮腺脓肿。

3）治疗　在下颌骨下缘约一横指处平行于下颌下缘作 5～7 cm 的长切口，向上分离，在下颌骨附着处横断部分切开嚼肌后，用大弯止血钳钝性剥离达下颌骨升支外侧以引流脓液（图 49-12）。如引流不畅可导致下颌骨升支皮质继发性坏死。

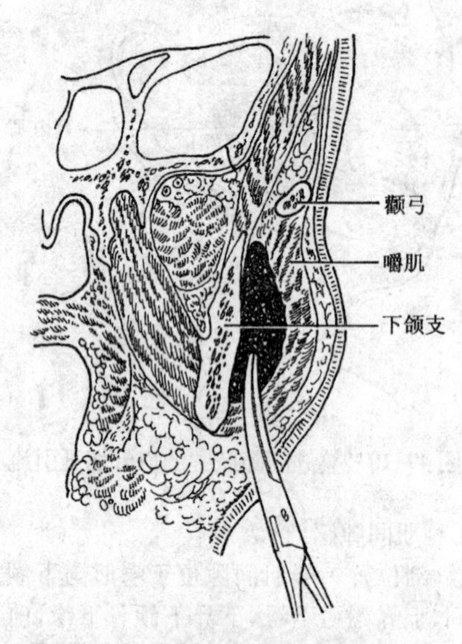

图 49-12　嚼肌间隙脓肿切开引流

（5）颞间隙感染

1）解剖部位　颞间隙位于颧弓上方、颞肌所覆盖的颞骨表面和颞肌及其表面的筋膜之间，此间隙与颞下间隙、翼颌间隙、颊间隙的脂肪组织相通连（图 49-13）。

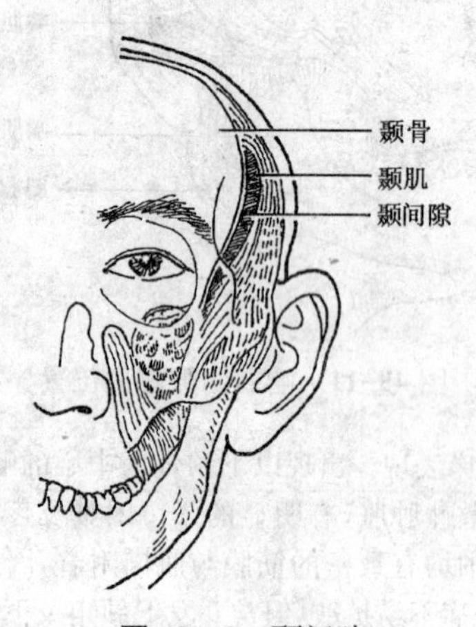

图 49-13　颞间隙

2）临床表现　因颞间隙感染多系继发性感染，继发于牙源性感染者最多见（经翼颌、颞下、颊间隙），也可继发于耳部炎症（化脓性中耳炎、乳突炎），因此可出现张口困难、咀嚼疼痛、局部压痛、凹陷性水肿、耳道流脓等状况。

因颞肌坚厚，表面的筋膜致密，深部脓肿常须借穿刺方能诊断。由于脓肿不易自行穿破，脓液过久积存在颞骨骨面，压迫颞骨可导致骨髓炎。颞骨鳞部骨壁很薄，内外骨壁之间的板樟很小，可引发脑膜炎、脑脓肿等并发症。

3）治疗　浅部脓肿可在颞部发际内作单个皮肤切口，深部脓肿应作多个切口或作弧形切口（图 49-14）。直切口的方向应与颞肌纤维的方向一致，不然因颞肌切断、瘢痕挛缩会使颞肌功能受损，从而导致张口困难。

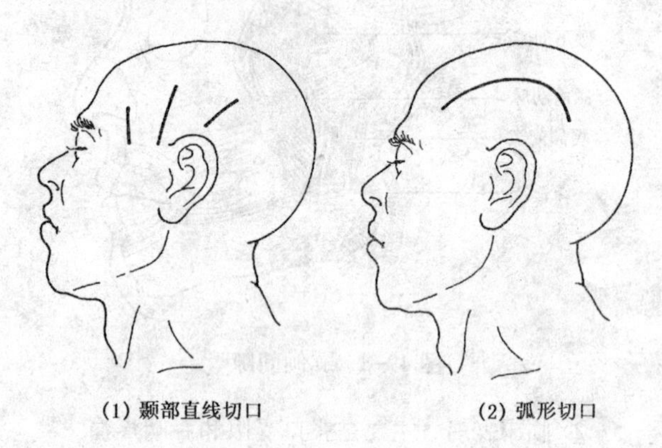

（1）颞部直线切口　（2）弧形切口

图 49-14　颞间隙脓肿的切开引流

（6）颞下间隙感染

1）解剖部位　颞下间隙位于颧弓之内下方，颞间隙的下方，上界为蝶骨大翼下方的颞下嵴，下界为翼外肌下缘水平，前界为上颌结节，后界为茎突及其附着的肌肉，内界为蝶骨翼外板的外侧面，外界为下颌支上部分内侧面、喙突及颧弓。间隙向上经颧弓深面与颞间隙，向外下方与翼颌间隙、嚼肌间隙，向内上经卵圆孔、棘孔与颅腔相通。

2）临床表现　初期症状常不明显，但炎症的发展可出现张口困难及咀嚼疼痛，与翼颌间隙感染相似。颞下间隙向上可通向颞间隙，向内上经卵圆孔等处可进入颅内。往外下方则通向翼颌间隙，也可向颊间隙扩散，故可出现相应之症状和体征。

3）治疗　切开引流方式与翼颌间隙感染基本相同。口内切口是从口腔前庭，约在上颌结节部进入；口外切开时，分离深度较翼颌间隙要高（图 49-15）。

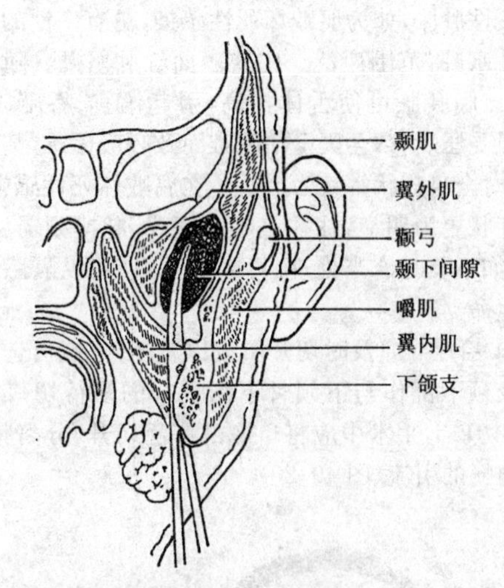

图49-15 颞下间隙及切开引流术的途径

(7) 舌下间隙感染

1) 解剖部位 舌下间隙的上界为舌体及口底粘膜,下界为下颌舌骨肌与舌骨舌肌,前界及两外侧界为下颌骨的内侧面,后界止于舌根,两者在前面口底正中部、舌系带粘膜下,可以彼此相通。

2) 临床表现 主要表现为舌下肉阜、颌舌沟及口底粘膜肿胀,舌运动受限,舌上抬、语言、进食吞咽困难。在口底粘膜突起肿胀的部分可以触得波动感,并能穿刺出脓液。

3) 治疗 脓肿形成时,可在口内粘膜肿胀区,沿下颌骨体内侧面作平行的粘膜切口。病变如较广泛,应在颏下区沿中线切开,由下颌骨颏部切开舌骨,分开下颌舌骨肌、颏舌骨肌,并偏向一侧,分开舌下区一侧或两侧(图 49-16)。

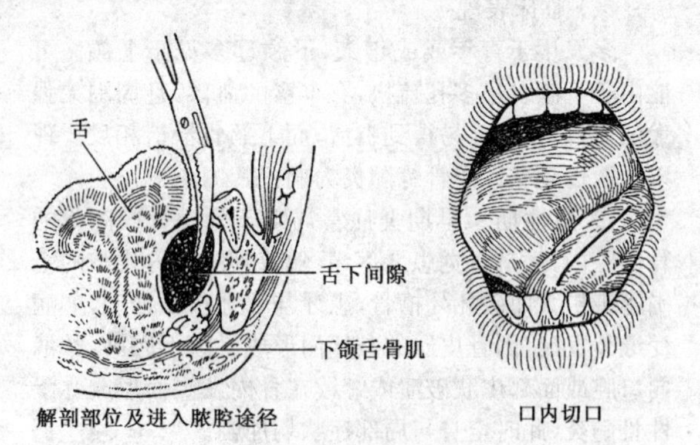

图 49-16 舌下间隙感染及切开引流术的途径

(8) 咽旁间隙感染

1) 解剖部位 咽旁间隙位于咽侧壁(咽上缩肌)与翼内肌之间,间隙向上直达颅底,向下可至口底和舌骨,前为嚼肌间隙的内侧壁,前下为颌下腺上缘,后为颈动脉鞘和茎突诸肌,外为腮腺、茎突、咽、舌肌。筋膜又将此分成前、后两个间隙,前间隙较小,与腭、扁桃体、咽壁相隔;后间隙较大,与翼腭凹、咽后间隙、颅底、口底以及斜角肌间隙相通(图 49-17)。

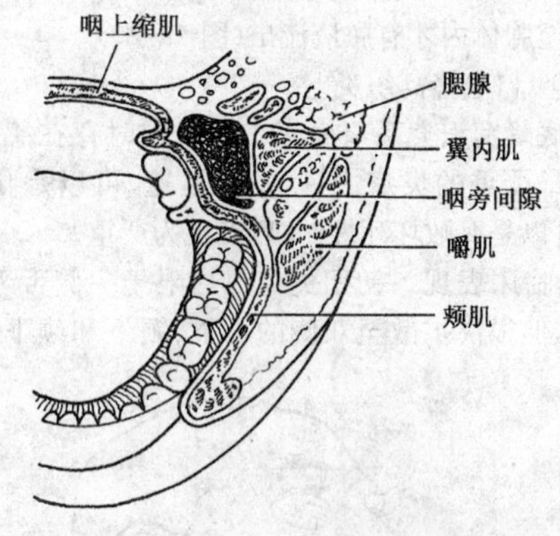

图 49-17 咽旁间隙

2) 临床表现 在早期有咽侧壁红肿,悬雍垂移向对侧,甚至到软腭。舌腭弓、咽腭弓呈粘膜水肿。因多为牙源性感染或继发于扁桃体炎症,故可查及相应的病况。

3) 治疗 施行口内切口。口内切口须在翼下颌韧带稍内侧作切口,深度可仅及粘膜下,用血管钳钝性分至脓腔。或在肿胀最隆起处作纵切口。对于牙关紧闭、张口困难者可作口外切口,即沿下颌角下或后作切口,用血管钳钝性分离至下颌骨内侧面于翼内肌深面即进入咽旁间隙的脓腔(图 49-18)。

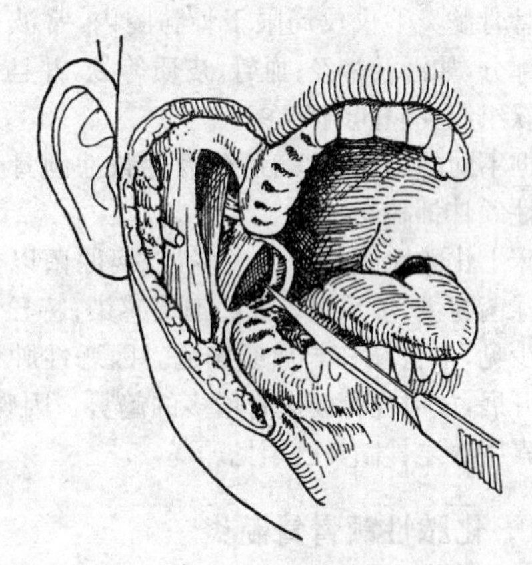

图 49-18 咽旁间隙感染口内切开引流

(9) 颌下间隙感染

1) 解剖部位 颌下间隙位于颌下腺所在的颌下三角内,上界为下颌下缘,下界为二腹肌前、后腹,此间隙借下颌舌骨肌及舌骨舌肌与舌下间隙分隔。

2）临床表现　局部充血、肿胀，具明显压痛，继续发展可呈面颈部肿胀，脓肿形成时可具波动感。

3）治疗　一般取下颌下缘下 1.5～2 cm 处，作平行于下颌下缘的切口，钝性分离，往往在下颌下缘水平可达脓腔。如系淋巴结炎所致的颌下间隙脓肿，有时需分离至腺体内才有脓液流出(图 49-19)。

(10) 口底蜂窝织炎

口底蜂窝织炎系口底多个间隙同时存在感染，是颌面部最严重的炎症之一，发展迅速，可以是化脓性的，也可以是腐败坏死性的，后者更为严重。

1）临床表现　初期炎症仅局限于一侧舌下或颌下间隙，但很快扩散至双侧的舌下、颌下和颏下，使之呈弥漫性肿胀，如为腐败坏死性感染，更有广泛的软组织副性水肿，范围广泛。皮肤表面红肿坚硬。随病势发展，口底肿胀可使舌体抬高，引起语言、吞咽困难。因舌根受压后移，会厌上抬困难而致呼吸困难，甚至窒息，此时全身症状常甚为严重。在腐败坏死性感染时，中毒症状更为明显，往往是呼吸短浅、脉搏频弱、血压下降，如不及时恰当处理，可伴发败血症、纵隔感染而危及生命。

2）治疗　应及时切开引流以减压，一般可选用双颌下及颏下部作与下颌骨下缘平行的横行切口或倒"T"形切口。手术中应将口底部广泛切开，分离脓腔，保持通畅的引流(图 49-20)。

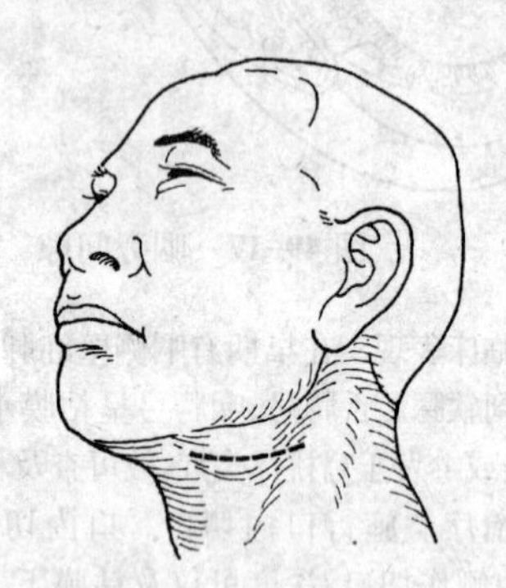

图 49-19　颌下间隙脓肿切口部位

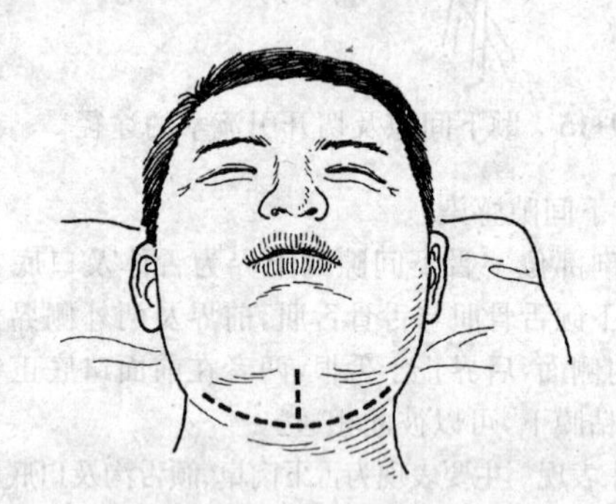

图 49-20　口底蜂窝织炎切口部位

49.2　颌骨骨髓炎

颌骨骨髓炎不仅仅局限于骨髓腔内，常波及颌骨的所有部分，如涉及神经、血管、皮质等处，并且常和颌面部的软组织炎症同时存在。

根据不同的病因，此病可分为化脓性颌骨骨髓炎与特异性颌骨骨髓炎。

临床上化脓性颌骨骨髓炎多见，病原菌以葡萄球菌与链球菌为主，多系混合性的细菌感染；特异性颌骨骨髓炎少见，来自结核与放线菌病。因恶性肿瘤放射治疗的开展，放射性骨髓炎有增多的趋势。因磷、汞等化学因素所致之骨髓炎已罕见。

49.2.1　化脓性颌骨骨髓炎

(1) 病因

根据感染的不同途径，化脓性颌骨骨髓炎可分为下列 3 种原因：

1）牙源性　最常见。龋齿、牙周病、冠周炎等的处理不当是化脓性颌骨骨髓炎的主要原因。

2）损伤性　常因骨折或火器伤后，感染侵入颌骨所致。

3）血源性　少见。相对儿童患者较多，如发生在麻疹、猩红热等传染病后，经血循而播散到颌骨。

(2) 临床表现

多发生于青年或成年人，下颌远多见于上颌。可能由于上颌骨呈多孔疏松，有丰富的血供，且周围无强大的肌群，使炎症易得到引流，而下颌骨恰恰相反。现以牙源性化脓性颌骨骨髓炎为例：

1）急性期　早期炎症常局限于牙槽骨或颌骨的骨髓腔内，病员自觉患牙疼痛，随着骨髓腔内化脓的范围逐步扩大而破坏牙槽骨，患牙与邻牙很快松动，如病变继续发展，因骨皮质的破坏而形成骨膜下脓肿，脓液向口腔或面部皮肤破溃或继续在骨内发展而形成弥漫性骨髓炎，此时全身与局部症状均加剧。

如下牙槽神经受害，可出现不同程度的下唇麻木；喙突或髁状突受累可产生张口受限，如颞颌关节受累，炎症可向颅底或中耳蔓延。

炎症可导致颌骨内血管栓塞而造成颌骨营养障碍与坏死，形成死骨，从而进入慢性期。

2) 慢性期　临床上多见。常常是由于在急性期治疗不及时、不彻底所致，例如，未能及时切开引流或引流不畅。慢性化脓性颌骨骨髓炎的临床表现是病程进展缓慢，病变可以比较局限，也可以比较广泛。由于慢性流脓与机体的慢性中毒，病员可有低热、消瘦与贫血。局部肿胀经久不消，张口受限；瘘管经久不愈或时愈时发。

(3) 诊断

根据病史、临床表现、局部检查、X线摄片等常可作出准确诊断。

小儿慢性颌骨骨髓炎，可以破坏颌骨内的牙胚组织，在大块死骨形成、影响生长发育时，可以出现一侧颌骨发育缓慢或停滞，导致面部畸形与缺损等征象。

(4) 治疗

急性期以控制细菌感染、彻底排除脓液、增强人体抵抗力为主的原则，包括选用恰当的抗生素、及时作切开引流、早期拔除病牙等。慢性期应及时施行死骨摘除或病灶清除术。

49.2.2 边缘性颌骨骨髓炎

边缘性颌骨骨髓炎主要是牙源性感染，也有急性与慢性的炎症过程。它多发生于下颌骨，病变常较局限，感染多见于下颌骨第三磨牙冠周炎后，是在骨膜炎或骨膜下脓肿的基础上，首先损害骨皮质。

(1) 临床分型

边缘性颌骨骨髓炎可以分为以骨皮质增生为主和骨皮质溶解破坏为主两种类型。

1) 增生型　多见于青年人，发生于病原菌毒力较弱或身体抵抗力较强的患者。病程进展缓慢，全身症状轻微，X线摄片所见主要表现为骨皮质增生，骨质致密的影像。

2) 溶解破坏型　此型多发生在急性颌周蜂窝织炎后。早期仅有骨质稀疏脱钙，形成不均匀的粗糙骨面，以后逐渐出现骨质软化，有脓性肉芽组织及小块薄片状死骨形成。

(2) 临床表现

在急性期自行穿破或切开引流的部位可出现经久不愈的瘘管，长期溢脓，脓液中可夹杂有死骨颗粒与碎屑。用探针从瘘管可探查到下颌骨骨面粗糙。

在慢性期主要表现为局部肿胀及慢性炎症浸润，局部组织变硬，有压痛、凹陷性水肿及张口受限，全身情况良好。

治疗不彻底或瘘管封闭阻塞脓液排出时，慢性炎症可以急性发作，甚至病变继续发展而波及骨髓腔，破坏整个颌骨。

(3) 诊断

根据病史、临床表现、局部检查及X线摄片、CT等应用，诊断常可作出。

(4) 治疗

急性边缘性骨髓炎时，应根据脓肿所在的部位，从口内或口外施行切开引流术。

慢性期一般应在急性炎症控制后(2～4周)，才可施行病灶清除术。

49.2.3 新生儿颌骨骨髓炎

(1) 病因

新生儿颌骨骨髓炎以上颌骨多见，下颌骨亦有。血源性感染为主要致病因素。如发生于脐带感染，皮肤疖肿后，接触感染或直接损伤也是原因之一，如母亲患乳腺炎。

(2) 临床表现

发病急，发展迅速，发生于上颌骨者，往往首先出现眶下区肿胀，结膜充血，眼裂变小，龈颊沟红肿、充血，同侧鼻腔可出现脓性分泌物，尔后，形成脓肿，破溃形成瘘管，长期不愈，继之出现死骨。

尽管抗生素应用后预后一般较满意，但处理不当仍可导致严重并发症的产生。如面部畸形、肺炎、败血症等。

(3) 治疗

宜选用足量的敏感抗生素，如脓肿形成时行切开引流，当有死骨及坏死牙胚形成时，手术将仅限于除去完全分离的骨片及脱落的牙胚。

49.2.4 放射性颌骨骨髓炎

由于近年来广泛应用放射线治疗颌面部恶性肿瘤，导致发生颌骨坏死并发骨髓炎，发生的时间是在放射治疗后，短则1～3个月，长则10年以上，大多发生在放射治疗后的半年至3年间。

(1) 病因

由于放射线引起动脉内膜炎，从而导致血管闭塞及局部营养障碍，使颌骨极易倾向于坏死。如一旦出现外伤或感染，易在局部营养极度障碍的基础上发生放射性骨髓炎。

(2) 治疗

以综合治疗为主，包括抗生素药物、支持疗法、增强患儿抵抗力、保持口腔卫生，待临床及X线摄片显示有死骨形成并分离时进行手术摘除。

49.2.5 颌面部放线菌病

放线菌病是由厌氧菌类侵入所引起的一种慢性化脓性和肉芽增生性的病变。它可以侵犯人体各个部位,但以颌面部居多。

(1) 病因

由于很多人口腔内有此菌寄居,通过龋齿及粘膜与皮肤的伤口、溃疡面等途径侵入颌面部组织。

(2) 临床表现

常罹患的是下颌角及升支部软组织,涉及周围部分。患者常有拔牙、粘膜外伤或炎症病史,以后局部逐渐出现肿块。肿块极硬,呈板状硬结,与周围组织无清晰界限,无痛。晚期,皮肤呈红色或暗紫色,形成脓肿,破溃后形成瘘道,常此起彼消,致形成多数窦道。脓液中可有"硫磺颗粒",颗粒是由一个或几个霉菌团和小部分脂肪变性的肉芽组织所构成。晚期,皮肤由于瘢痕收缩形成多数皱褶,咀嚼肌受侵致张口受限,甚至牙关紧闭。但全身症状常不太显著。

(3) 诊断

典型病例,因常具浸润性肿块,多数瘘管,特别是在脓液中有"硫磺颗粒",则诊断易确立。硫磺颗粒用革兰染色法后,在显微镜下可看到向四周放散的菌丛。

(4) 治疗

综合疗法为主,一般采用大剂量青霉素、碘剂与X线可使病灶硬结吸收,瘢痕软化,有利药物渗入。手术包括切开引流及去除病灶。切开不仅能达引流目的,而且放线菌是一种厌氧的霉菌,切开可使霉菌不易发展。对于早期局限的病灶,可争取作全部切除,以期根治。

49.3 面颈部淋巴结炎

面颈部有极为丰富的淋巴管,它们将面颈部的淋巴回流到相应的淋巴结内,最后经过颈深淋巴结及颈淋巴干进入颈内静脉。淋巴结的功能不仅能过滤与吞噬淋巴液中的颗粒物质(如含铁血黄素)、细胞(如肿瘤细胞)与细菌等,而且也能破坏毒素。所以淋巴结是防御感染和防止肿瘤扩散的重要屏障。这些淋巴基本上是从上向下回流,但有些部位有左-右侧交叉回流,当面颈部发生炎症和呼吸道感染时,往往并发淋巴结炎,一般多发生于儿童,常见于颌下、颏下、颊部及耳后淋巴结。面颈部的恶性肿瘤可并发淋巴结转移。

临床上,淋巴结炎可表现急性炎症过程,也可表现为慢性炎症过程,而以后者最为常见。

49.3.1 临床表现

(1) 急性淋巴结炎

多见于上呼吸道感染及面颈部急性感染后。炎症初期,淋巴结充血、水肿而肿大,此时病变主要局限在淋巴结内,触诊可扪到活动而具压痛的肿大淋巴结。当淋巴结化脓溶解、破溃,炎症波及周围的脂肪、结缔组织,乃致发生间隙感染而出现相应之症状和体征。

(2) 慢性淋巴结炎

常系慢性牙根尖周围炎、牙龈炎、冠周炎以及慢性扁桃体炎等引起,也可由急性淋巴结炎治疗不彻底,病灶未清除而转变为慢性。病人可无主观感觉,或有轻微不适与淋巴结反复肿大、缩小的病史,能扪及大小不同的肿块,有轻度压痛,当机体抵抗力降低时,也可急性发作。

(3) 结核性淋巴结炎

炎症病程缓慢,多发生于儿童及青年。颈深上、颌下、颏下及颈后三角淋巴结最常被累及。最初能检查到单个或多个硬、无痛、活动的淋巴结,以后缓慢长大,逐渐融合互相粘连。淋巴结内可发生结缔组织增生性病变或干酪样坏死病变。干酪样物质可以发生液化,形成冷脓肿,此时周围组织逐渐有粘连,皮肤颜色渐转暗红。冷脓肿可以反复穿破、闭合、流出稀薄或夹有干酪样物质,穿破瘘口往往此愈彼溃,有时也可并发化脓性感染而有急性炎症的表现。全身表现常有体质虚弱、营养不良或贫血、低热、盗汗、易疲倦等。

49.3.2 诊断

从病史、临床表现、体征等诊断一般可确定。穿刺活检对鉴别炎症、结核、肿瘤有较大帮助。

49.3.3 治疗

(1) 急性期

以选用恰当的抗生素,局部可用消肿药物。

(2) 慢性期

主要在于增强体质,加强体育锻炼,同时应清除原发炎性病灶。

结核性淋巴结炎未形成冷脓肿以前,应选用药物治疗(抗痨药物);已形成脓肿者,可穿刺抽脓,并在脓腔内注入抗结核药物,如已形成瘘管者,应建立良好引流。

(张孝通)

涎腺疾病 50

50.1 涎石症

涎石症是比较少见的一种疾病，如发生多见于颌下腺，腮腺较少见，舌下腺涎石最少见。主要发生的部位在导管中。由于颌下腺导管既粗又长，开口于口底，加上导管的走行方向是从下往上，使唾液运行较缓慢，分泌的粘液易于浓缩，口内的食物易于进入导管。

涎石主要发生在20～40岁，男性多于女性。涎石多系单个，亦有多个者，有的很硬，有的松软呈泥沙状(多见于腮腺)，大小、形态差异很大。导管内的结石大多呈卵圆形、柱形，腺体内的结石可能呈圆形、结节状，甚至分支状。涎石形成原因，至今未能完满解决，推其原因与机体无机盐的新陈代谢和涎腺的胶体状态有密切关系。涎石主要由磷酸钙等无机盐组成，有时可在涎石内找到异物如鱼刺等，涎石病和炎症常合并存在和相互影响。

50.1.1 临床表现

在发病初期可无任何症状，以后涎腺有反复的疼痛和肿胀，较大的涎石一旦发生阻塞则出现：

1) 进食时因分泌之涎液无处排泄致腺体肿胀、疼痛，进食后不久因涎腺停止分泌而渐消失。

2) 导管口往往呈充血、水肿，挤压腺体可有脓性分泌物溢出。

3) 触诊常可感到硬物感，导管部位因炎性浸润而呈条索状感。

4) 由于涎石的反复刺激，致使颌下腺或腮腺呈慢性炎症而致腺体肿胀、变硬，发生于颌下腺者，舌下腺襞附近处红肿及触痛明显。有时炎症进一步可扩散至颌下三角和舌下间隙。

50.1.2 诊断

根据病史和临床症状一般不难诊断。X线摄片对诊断帮助很大，因为绝大多数涎石能显影，位于导管口的涎石常能在口腔检查时发现。对于颌下腺涎石常用双手触诊来确定颌下腺和导管内有无结石，具体手法是一手示指置于口内颌舌沟后方，另一手指轻按于患侧颌下皮肤，双手之手指同时相对触诊，由后向前逐渐仔细进行，常可确定涎石的位置、大小。

50.1.3 治疗

并发急性炎症时应先消炎，待炎症控制后再行手术摘除。术前服用酸性饮料使涎石有可能随唾液向前移位，以利手术摘除。

1) 对颌下腺导管前部的涎石，在确定涎石位置后，用一缝线暂时在其后方作一贯穿结扎，以免涎石向后滑行，随后用尖刀在涎石上方平行于导管切开，取出涎石，疏松缝合。对涎石位于导管后部者可采用由后向前按摩使涎石向前随之按上法处理。

2）对导管后部近腺体或在颌下腺内的涎石可作颌下腺摘除。

3）位于腮腺前部的涎石，可从口内剖开摘除，位于导管后部的，可在口外平行导管方向切开皮肤、皮下，暴露涎石摘除。

50.2 化脓性腮腺炎

50.2.1 急性化脓性腮腺炎

急性化脓性腮腺炎多发生于成年人，无性别、年龄、季节、地区的差异。原发性急性化脓性腮腺炎很少见，血源性者亦少见，常发生于其他疾患之后。

（1）病因

1）急性传染病后　麻疹、流行性感冒、肠伤寒等因高热、脱水等因素使涎腺分泌减少，加上机体抵抗力的下降，使感染沿导管向上侵入腺体而发生化脓性腮腺炎。

2）继发于化脓性淋巴结炎　腮腺内含很多淋巴结，这些淋巴结与口腔、咽部联系密切，因此扁桃体炎、咽炎等也能并发急性化脓性腮腺炎。

3）继发于流行性腮腺炎后。

4）继发于汞、铅、铋等重金属中毒后。

最常见的病原细菌是葡萄球菌，尤其是金黄色葡萄球菌，间或也能发现链球菌，其他如肺炎球菌，奋森螺旋体则比较少见。上述病原菌皆能在口腔内发现。

（2）临床表现

初期症状为腮腺部疼痛、轻微肿大、轻压痛，压迫腮腺区时可在导管口发现脓性粘稠分泌物溢出。导管口或导管有轻度红肿、疼痛。由急性传染病所引起者，此类症状被原发病症状掩蔽，常常是在疾病加剧、出现剧烈疼痛或肿胀显著时才被发现。

疾病早期，在发病 2～4 d 内，经过及时恰当的治疗，炎症过程有可能自行消退。如继续加重则腺组织发生化脓、坏死或坏疽。甚至累及整个腺体，发生弥漫性病变。疼痛继续加剧成为连续性与跳痛性。腮腺部更加肿大，局部硬结浸润，剧烈压痛。表面皮肤发红、水肿，水肿区域可扩散至同侧眼睑，甚至延及颊部、颈部、咽与会厌等处。压迫腮腺区一般能从导管口挤出脓性分泌物。

急性化脓性腮腺炎所形成的脓肿，常常是多数性的散在于腮腺腺体中，最初是腺泡内的小脓肿，继而数个小脓肿合并成一个稍大脓肿，分散在腮腺的各个小叶内。腮腺包膜非常致密，因而在未穿破筋膜以前不易扪及波动，腮腺各小叶间有致密的筋膜分隔，所以不易形成一个大脓肿，因此切开引流时应特别注意分开各个脓腔。只有在晚期，许多病灶互相融合的情况下，才形成较大的脓腔，出现典型的波动征象。脓腔可能穿破腔壁进入颌面部其他间隙。如常见脓液穿破外耳道软骨与硬骨交界处进入耳道，亦可穿破浅层筋膜在颌后及下颌角部形成脓肿及蜂窝织炎。脓肿亦能穿入颞颌关节。脓肿向腮腺深部扩散的机会较少，如一旦发生，病程比较严重和危险，如脓肿可能溃入咽旁或咽后间隙，甚至扩散进入纵隔。此外感染可以向颅底扩散进入颅内或在面静脉系统中发生血栓性静脉炎，侵入脑静脉窦，甚至发生败血症。

（3）诊断与鉴别诊断

患者有急性传染病、大型手术、流行性腮腺炎或中毒等病史。腮腺局部有红、肿、热、痛等症状。腮腺区有触痛，导管口红肿，挤压腮腺部导管口可见脓性分泌物。此外尚应与以下疾病相鉴别：

1）流行性腮腺炎　儿童多见。有传染病接触史，常累及双侧，一般患一次后可终身免疫，检查导管口无红肿，也无脓性分泌物，全身症状也较轻。

2）腮腺部化脓性淋巴结炎　其特征是炎症范围较小，没有涎液分泌障碍，挤压腮腺无脓液流出，导管口亦正常。

3）间隙感染　因脓肿位置较浅，易扪得波动，常与牙齿病变有关。

4）腮腺肥大　系腮腺腺泡慢性增生，此病可由内分泌失调、肝病、糖尿病、高血压等疾病引起，无炎性体征，X 线摄片仅见腺体增大、导管系统正常。

（4）治疗

在疾病的早期采用合宜的抗菌药物加上早期热敷、局部按摩、服用酸性饮料（如柠檬）等保守治疗一般能获痊愈。如一旦已发展至化脓时则必须切开引流。由于腮腺脓肿的特点，因此不能以扪得波动感作为脓肿形成的指征。在不妨碍充分引流的前提下，切开引流时应尽量缩小切口长度，并使切口符合局部的自然皱褶。

50.2.2 慢性化脓性腮腺炎

（1）病因

比急性化脓性腮腺炎多见。多数患者的病因不明，可能因涎石、异物、瘢痕挛缩等引起涎腺分泌的不畅而继发感染，或亦可能由急性过程转化而来。亦有谓长期压力增高如吹奏乐器者因逆行感染而发生慢性腮腺炎。

(2) 临床表现

多数患者平时症状轻微,不易察觉,常于急性发作时就医,多有数月或数年的反复发作史。急性发作时症状如同急性化脓性腮腺炎,但程度轻,有时因脓栓阻塞导管,腮腺部可呈肿胀、疼痛,进食时犹然,进食后渐可减轻。

(3) 诊断

病史的询问有助于诊断,如腮腺部反复肿胀、疼痛、进食前后的不同,平时自觉口内有咸味感,检查可见腮腺轻度肿大、稍硬,有时可触及粗、硬,似条索状的导管。挤压腺体常可见脓性或粘稠涎液由导管口流出。碘油造影对诊断帮助甚大,可呈导管边缘不齐、扩张变形呈腊肠状,炎症较重时分支亦可受累,腺体炎症检查时表现为腺体实质内多个、大小不等的圆腔形成,病变扩展时,形成一串葡萄状。

(4) 治疗

早期可采用保守治疗如热敷、按摩、服用酸性饮料以增加涎液分泌达到冲洗引流的目的。当然如系引流不畅应解除其原因。经综合保守治疗,效果不好,仍然反复急性发作者可考虑作腮腺切除术。

50.3 化脓性颌下腺炎

50.3.1 急性化脓性颌下腺炎

(1) 病因

原发性的少见。常继发于涎石、颌下腺导管或其邻近组织的瘢痕挛缩(手术或外伤)使腺管引流不畅,从而导致逆行性感染。口腔的炎性病变亦是引起化脓性颌下腺炎的可能原因之一。

(2) 临床表现

发作时的特点是口底与颌下部肿胀、疼痛、发热,颌下三角能扪及增大而坚硬的颌下腺,具触痛,舌下肉阜增大并有导管口红肿压迫颌下腺部有脓液自导管溢出。由于颌下腺包膜不完整且疏松,因而感染很易累及周围组织导致蜂窝织炎的发生,往往涉及口底蜂窝织炎,甚至引起卢德维颈炎。

(3) 诊断与鉴别诊断

X线摄片对涎石诊断很有帮助。

1) 颌下淋巴结炎　淋巴结肿大,位置较表浅,双手触诊时,在口内不易扪及。颌下腺导管口正常,挤压颌下腺流出的为正常唾液,X线摄片更可作鉴别。

2) 急性牙源性颌下蜂窝织炎　常可查及有关牙齿的病变。虽有局部和全身的急性炎症表现,但无慢性颌下腺炎症病史,也无口底腺管的炎症表现和涎石。

(4) 治疗

急性期与一般急性炎症处理相同。早期应采用保守疗法如抗生素治疗,如疑有脓肿形成可试用患侧颌舌沟穿刺,如已化脓须作颌舌沟切开引流。

50.3.2 慢性化脓性颌下腺炎

(1) 临床表现

可发生在任何年龄,病史一般较长,可能达数年之久,呈反复的急性发作,发病可以是逐渐发生,也可突发,两次发作之间可能仅有轻度不适或疼痛,病人常感口内有咸味,挤压颌下腺能压出脓性或粘脓样分泌物。也有患者从无急性发作史,仅呈腺体的肿大。

(2) 诊断

无涎石的慢性化脓性颌下腺炎可用碘油造影检查可见导管呈不均匀、不整齐的扩张或缩窄,腺实质内分支导管末梢扩张,形成囊状或葡萄状影像,颌下三角区可触及肿大而质较坚实的肿块。

(3) 治疗

如由于瘢痕、挛缩而发生导管狭窄者可逐步以探针扩大之;有涎石者应摘除之;对长期不愈、反复发作经保守治疗不能消除症状者由于颌下腺纤维化应考虑摘除颌下腺。

(张孝通)

51 颌面部外伤

近年来,由于经济的发展,颌面部外伤(traumatic injuries in maxillofacial region)的发生率呈上升趋势,经济发达地区汽车交通事故在外伤病因中占首位,而在交通事故中累及颌面部者,在文献报道中最高者竟高达 72%,上海地区的交通事故同时伴有颌面部外伤者也有增多的趋势。近代战争中,由于武器的发展,爆炸伤明显增多,颌面部外伤发生率也随着爆炸弹片的增加而增高,外伤也更加复杂。

20 世纪 80 年代以来,在颌面部外伤的诊断和处理上也有很大的进展,采用头颅冠状切口作面中部复杂骨折的开放复位和固定;根据生物力学的原理,设计不同类型夹板、动力加压夹板作骨折的稳固内固定(rigid internal fixation);新型超弹性镍钛合金钢丝作颌间结扎固定,切取颅骨骨片或颞筋膜同期移植整复外伤所致的面部畸形;以及常规 CT 和三维 CT 的应用等的新技术,对颌面部外伤的诊断和治疗都有很大的实用价值。

51.1 颌面部外伤的急救处理

颌面部是身体最为显露的部位,由于其在解剖、生理功能和美容方面的特殊性,在临床表现和诊断上与身体其他部位的外伤有所不同,在处理上不但要恢复其正常解剖结构和生理功能,而且尚需注意治疗后的美容效果,在全身情况许可的条件下,尽早处理颌面部的外伤,以减少晚期畸形。

颌面部外伤的急救处理必须注意以下问题。

50.1.1 复合伤问题

面部软组织外伤可因表情肌的断裂收缩,引起面部伤口的明显哆开,因此有可能使医师只注意面部的外伤,而忽略可立即危及生命的其他部位的严重复合伤。严重的颌面外伤常伴有颅脑或颈椎的外伤,应严密观察神志意识、呼吸、血压、瞳孔等生命体征的变化,头颅的 CT 扫描特别适合于合并颅脑和颈椎损伤的病人的检查诊断。此外,尚应注意是否同时伴有胸、腹脏器和骨盆、四肢的外伤。

51.1.2 窒息问题

窒息是颌面部外伤的极为重要并发症,建立和维持通畅的呼吸道是降低颌面部外伤死亡率的重要环节。引起呼吸道阻塞的原因是:血凝块、呕吐物、碎骨片、泥土和假牙等的异物的阻塞;下颌骨颏部双骨折、口底血肿、水肿等导致舌后坠阻塞咽部,昏迷病人更易发生呼吸道的阻塞。清除口腔内异物,将舌拉出,或气管插管等可解除呼吸困难；气管切开术是预防和治疗呼吸道阻塞的重要而有效的措施，在紧急情况下，可用15号以上消毒针头作环甲膜穿刺，或作环甲膜切开，以迅速改善缺氧状况，随后再行气管切开术。转送颌面部外伤的病人时，也要注意在转送途中发生窒息的可能性，取头侧位或俯卧位，以利口内血凝块和异物的排出，如有舌后坠则应将舌拉出并固定在口腔外。战时采取预防性气管切开后再转送颌面部伤员，可避免因窒息引起的死亡，从而降低了颌面部伤员的死亡率。

51.1.3 出血与休克

颌面部外伤后可有较大量的出血，急救时可将软组织暂时复位，再加压包扎，亦可用敷料填塞伤口再加以包扎，填塞包扎时都应注意保持呼吸道的通畅，随后经过清创、止血和缝合，伤口都可达到可靠的止血，少数广泛软组织撕裂伤，合并面骨骨折者，经过上述处理仍无法止血者，可作同侧颈外动脉结扎止血。

单纯颌面部非火器伤，很少引起休克。颌面部外伤伴有休克，大多是由于失血过多或伴有其他部位的复合伤所致，因此应仔细检查有无复合伤的存在，并注意补充血容量等的抗休克治疗。

在颌面部外伤的诊断过程中，首先必须排除上述的呼吸道阻塞、出血、休克以及其他部位的严重复合伤，对颌面部本身尚应判断是单纯软组织伤，还是伴有面骨的外伤，伤后数小时，可因出现明显的软组织水肿，造成骨折诊断上的困难，咬𬌗关系和X线摄片检查，可避免骨折的漏诊。但X线平片和面部曲面全景X线片所显示的图像，有一定的局限性，常规CT有较高的分辨率，三维CT能显示立体结构的图像，能准确地反映出骨折的部位、范围以及与周围的空间关系。三者相互弥补，可使面部骨折的诊断更加精细和准确。

在建立通畅的呼吸道、控制大出血和休克以及处理好其他的严重复合伤，特别是颅脑外伤，颈椎损伤后，应及早处理颌面部外伤，其初期清创缝合的时间限制可延长到伤后12 h，如无明显的感染征象，即使在伤后24 h，经过适当的处理，初期缝合仍可获得成功。如病人全身情况不允许作进一步的处理，面骨骨折的确切复位和固定可延迟进行，待全身情况稳定后再进行。

51.2 颌面部软组织外伤

颌面部软组织外伤可单独发生，也可同时伴有面骨骨折。软组织外伤后，面部明显肿胀，伤口哆开大，可伴有面神经和腮腺的损伤，甚至形成面部穿通性缺损，影响进食和说话，并造成容貌的明显畸形。在处理上，应结合面部的解剖和生理特点，掌握其清创要求和缝合技术上的特点，恢复其正常功能和良好的容貌。

51.2.1 临床表现

(1) 闭合性损伤

最常见的是挫伤，因钝器直接撞击所致，多发生于颧颞部，其特点为受伤部位皮肤无破损，皮下组织出现瘀斑或血肿，局部有明显肿胀及压痛。检查时应判明是否伴有骨折。治疗主要是止血、止痛及预防感染，早期可予冷敷、加压包扎。

(2) 开放性损伤

1) 擦伤　多发生于面部较突出部位如：颧、额、鼻、上唇及颏部等处，其特点是表皮擦破，创面渗血，可嵌入沙粒、柏油等异物，清创时应仔细去除异物和颜色。

2) 刺割伤　因锐利器械刺入或切割引起，刺伤的伤口小而深，常为盲管伤，可刺入口腔、鼻腔、副鼻窦，甚至深达颅底，伤及重要神经和血管，并可将污染异物带入深部，引起颌面深部的感染。割伤的特点是伤口边缘整齐，伤口哆开大，可伴有组织的缺损，而神经的割伤可出现面瘫，腮腺导管可被割断引起涎瘘。清创时应注意伤口清洗，清除异物，并及时发现和处理面神经和腮腺导管的损伤。刺伤伤口小，可不作缝合。

3) 撕裂伤　由于钝器急速撞击面部，致皮肤及软组织被撕开，伤口哆开大，边缘不整齐，伤口较深，常伴有深部组织损伤及骨折，是颌面部软组织较为严重的损伤。处理时应注意病人全身情况，如全身情况许可，应及早作清创缝合。

4) 火器伤　是颌面部最为复杂和严重的外伤，平时多见于武器走火及猎枪的误伤，战时火器伤更为多见，且更为严重。由于高速及高爆破武器的发展，伤处非常分散，除表现为多处伤口外，亦可表现为严重的撕裂伤，与口腔、鼻腔、鼻旁窦相通的贯穿伤，亦可造成面部大块的组织缺损，引起严重的毁容和各种功能障碍，同时亦可伴有其他严重的复合伤和并发症，威胁病人的生命。平时猎枪的弹药中含有喷沙或金属弹子，如被其击伤可在深部组织中遗留大量上述沙子或金属异物，处理上更为困难。所有火器伤都可能有细菌污染，处理时应注意清创，去除异物，对伤口边缘被灼伤的组织应细心修剪，对较深伤道的清创，特别是接近颈部大血管附近和颅底处，应注意不要损伤重要的血管和神经，直径>1 cm的伤口，清创后需作缝合。

51.2.2 治疗

清创缝合是治疗颌面部软组织开放性外伤的重要措施，认真合理地处理才能获得满意的疗效。

颌面部清创缝合的原则如下。

(1) 清创缝合时间

受伤后应争取在 6 h 内作好清创缝合，以避免伤口的感染，提高伤口的一期愈合率，但在复合伤情况下，可推迟到处理好危及生命的其他部位严重损伤后进行，在此期间，应尽快对面部伤口作简单闭合和包扎。病情稳定后应立即争取进行面部的清创缝合。至于较复杂和细致的整复手术可留待病情进一步好转后进行。颌面部血供丰富，抗感染能力较强，因此，即使在伤后 24～48 h，只要创面无明显感染，仍可在彻底清创后缝合，并放置引流及适当应用抗生素，伤口已有明显感染，清创后的缝合应予延迟，创面作湿敷，并控制感染后作二期缝合。

(2) 面部清创缝合的特点

颌面部伤口创缘的修整，切除组织要慎重，只切除已经坏死或很大可能坏死的组织，面部供血丰富，愈合能力也较强，创缘只需略加修整也可获得良好的愈合，过多地切除，可引起缝合后的眼睑、鼻翼、口角等的移位或外翻，造成容貌的明显畸形。与软组织尚有连续的骨片应尽量保留。此外，应仔细清除异物如游离碎骨片、牙齿碎片等。嵌在表皮内的色素、沙粒尤应认真擦除，以免愈合后，在面部留下色素和异物，造成日后处理上的困难。清创后应在无菌条件下进行缝合，贯穿鼻腔或口腔的伤口应先关闭。注意唇红缘、鼻翼、眼睑、耳郭、口角等部位的准确对位和仔细缝合，皮下组织的认真缝合有利于面部表情肌功能的恢复。范围较大的皮肤缺损，如直接拉拢缝合可致上述器官的移位或外翻，则应作游离植皮或邻近皮瓣的转移整复。唇、颊部大块组织缺损，或贯穿性缺损，可选择邻近或远处皮瓣，作带蒂或吻合血管的移植进行整复。病人情况差，可在清创后，先将口腔粘膜与皮肤作相对缝合，其贯穿性缺损留待二期整复。

(3) 面部特殊部位和组织损伤的处理

舌的损伤出血较多，舌活动度大，缝线容易松脱，故宜作褥式缝合。软腭穿通伤应作鼻腔粘膜、肌层和口腔粘膜的三层缝合。与鼻腔、上颌窦相通的硬腭外伤，最好作邻近腭瓣的转移以封闭穿孔，直接拉拢缝合易造成口腔上颌窦瘘。唇和颊部的撕裂伤或贯穿伤是颌面部软组织外伤中最为常见，缝合时应注意唇红缘、口轮匝肌、口角的准确对位，并检查有无面神经和腮腺导管的损伤，面神经损伤应找出断端进行吻合，如有缺损作神经移植。腮腺导管的断裂，可将大小适当的塑料管自口内导管插入，并插入另一断端内，然后作导管的吻合，塑料管固定在颊粘膜上，1 个月后拔除。

51.3 颌面部骨组织外伤

面部以瞳孔连线和口裂连线为界，瞳孔连线以上至发际为面部上 1/3，两条连线之间为面中 1/3，口裂连线以下至舌骨水平为面下 1/3(图 51-1)。面骨骨折大体上可依此划分，面部上 1/3 骨折主要是筛骨(窦)骨折，还可有眶上缘、眶顶和眶上眉间的骨折。面中 1/3骨折最为复杂，涉及面骨最多，有颧骨、颧弓、鼻骨、上颌骨(窦)、眶底、眶下缘和眶外侧缘的骨折。面下 1/3主要是下颌骨骨折和少见的舌骨骨折。涉及面部多个骨骼引起广泛的骨折，并伴有面部软组织损伤者称为泛面骨折(panfacial fracture)(图 51-2)。面部骨折中以下颌骨为多见，而以面中 1/3 复合骨折合并颅脑外伤的泛面骨折最为严重，但在战时，上颌骨骨折

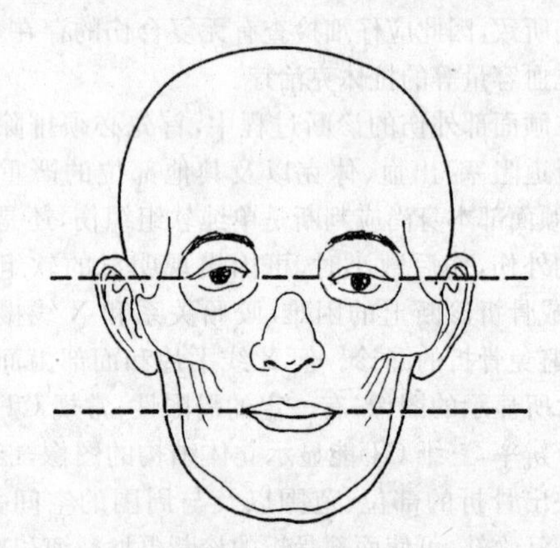

图 51-1　面部分区

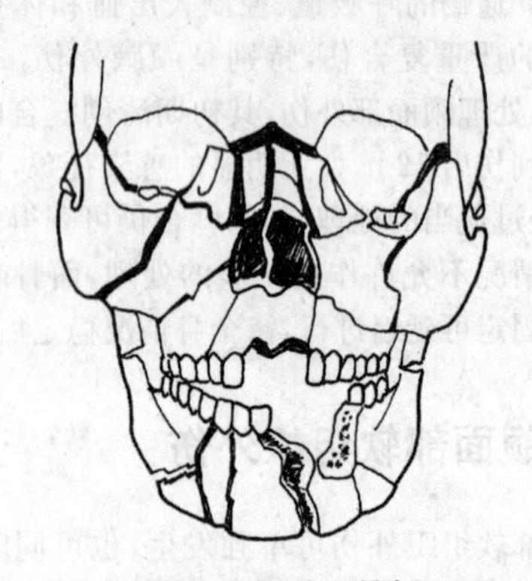

图 51-2　泛面骨折

发生率与下颌骨相同,可能与近代战争中小弹片伤较多,上颌骨比下颌骨薄弱,即使小弹片也可造成骨折的原因有关。儿童面骨骨折发生率很低,<5 岁幼儿更少见,幼儿的面骨在头颅骨中所占比例较小,较成年人更处于后移的位置上,且骨弹性较大,所以受伤后不易或较少发生骨折。

上下牙齿间的咬殆关系的改变是诊断颌骨骨折的一个重要体征,正常咬殆关系的恢复是判断颌骨骨折复位的一个重要依据,在治疗中又可利用在正常咬殆关系下所作的颌间结扎进行骨折固定,因此,牙齿及其咬殆关系在颌骨骨折的诊断和治疗上都具有十分重要的意义。

颌面部骨折多伴有牙龈撕裂,骨折线与口腔、鼻腔或鼻旁窦相通。因此,临床上将颌骨骨折视为已被污染的开放性骨折。此外,由于面骨相互紧密连接,且与颅骨、颅底相结合,在遭受强力打击时,易同时合并颅脑的外伤,并形成复杂的面骨骨折,在诊断和处理时,需注意上述解剖结构上的特点。

51.3.1 额筛骨(窦)骨折

面上部骨折除可累及额骨和额窦,筛骨和筛窦外,总称为额筛骨(窦)骨折(frontoethmoidal fracture),尚可涉及眶顶、眶上缘、鼻根以及前颅窝和前颅底等。

(1) 额骨(窦)骨折

1) 额骨(窦)骨折分型　常见于前额的中部,可分为:

a. 前壁单纯型骨折:仅累及额窦前壁,呈散在成线状骨折,额部外形不变,表现为前额部肿胀和压痛,并不出现塌陷畸形,临床诊断较为困难。

b. 前壁塌陷性骨折:累及额窦前壁或底壁,常呈额窦前壁塌陷进入窦腔内致前额变形。

c. 后壁骨折:累及额窦前、底和后壁,可致筛板移位,进入筛窦,后壁骨折常伴有脑膜撕裂和颅内血肿等,此型最为严重。

2) 临床表现　额部骨折可出现额部肿胀,压痛或畸形,常可有鼻出血,眼眶周围皮下淤血斑,有脑膜撕裂者可有脑脊液鼻漏,或颅内血肿、脑震荡等颅脑外伤的症状。

3) 治疗　额窦前壁单纯型骨折,可不作特殊处理,塌陷性骨折一经确诊,应及时手术,如无开放性伤口,可作头颅冠状切口直达骨面,从骨折缝处进入窦内,清除碎骨片和凝血块后,将塌陷骨折向前撬起复位,窦内可作填塞并由额鼻管引出。如为开放性损伤,可通过伤口检查窦腔,清除异物及凝血块,清洗窦腔后整复内陷骨片,并注意检查后壁损伤情况,以决定是否需作窦腔填塞,以防感染。上述骨片复位后可用各种不同形态的微型夹板作骨间内固定,如前壁骨质缺损多,可取半层颅骨骨片多条作骨移植术,以改正前额畸形。后壁骨折应仔细检查有无脑膜撕裂,如有水样液体溢出,并有搏动者应作脑膜修补。

(2) 筛骨(窦)骨折

单纯的筛窦骨折少见,常与额骨骨折伴发,也可见于面中部或颅底骨折。

1) 临床表现　临床上可见前额鼻根部肿胀,压痛,如暴力来自前方,可有眉弓骨折及筛窦塌陷,筛窦骨折可扩展到眶内而有眶区发胀感、出血、眼球移位、流泪、畏光等症状,如累及视神经孔周围可致视力障碍。后筛房受伤可有头顶部疼痛、嗅觉障碍等,一般均有不同程度的鼻出血,或先有鼻出血,2～3 d 后继而有脑脊液鼻漏。

2) 治疗　单纯筛窦骨折不需处理,合并有额骨骨折者,需按额骨骨折处理,脑脊液鼻漏不应作鼻腔填塞,应予抗感染治疗,2 周不愈者可行脑膜修补术,如因视神经孔周围骨折而致视力障碍者,应作视神经孔减压术。

51.3.2 鼻骨骨折

鼻骨突出于面中部,较为菲薄,易受外力打击发生鼻骨骨折(nasal bone fracture),外力的方向和大小是决定鼻骨骨折的范围和畸形。来自侧方的外力,可使外鼻偏向一侧,并可向鼻腔内移位,出现弯鼻畸形。外力较大,可致对侧鼻骨同时骨折,骨折片甚至穿破皮肤,造成开放性骨折。正前方的外力可致两侧鼻骨同时骨折,并向两侧分离使外鼻呈扁平状,鼻根变宽或鼻梁内陷,出现鞍鼻畸形。外力直接打击鼻根部,可发生鼻骨横断骨折,使鼻骨与额骨鼻突分离,并向鼻内移位累及鼻中隔和筛窦。

(1) 临床表现

鼻骨骨折发生在成年人,常为两侧同时骨折,儿童两侧鼻骨有明显裂缝分开,骨折多限于一侧。主要表现有骨折片的移位和外鼻畸形,鼻粘膜撕裂出血,局部皮下淤血,并渗透至两侧眼睑和球结膜下出现眶周皮下组织的淤血斑。骨折片移位和鼻粘膜出血水肿,可致鼻呼吸障碍,如同时累及筛板而有脑膜破裂者,可有脑脊液鼻漏。

(2) 治疗

鼻出血可作前鼻孔填塞止血,如仍不能止血者,可作后鼻孔填塞,单侧骨折侧方移位者,可作鼻外复位。骨折片单纯塌陷或向外移位者,可采用鼻内复位法,复位时需注意勿因撬、压等力量过度，或未按住外鼻而致骨折片复位过度。复位后可用夹板或胶布固定，以防再度移位。

51.3.3　眶底和眶缘骨折

眶底和眶缘骨折(orbital bone fracture)包括了眼眶骨折、眶底骨折、眶缘骨折等。眼眶骨折常伴有面中部其他面骨如颧骨、上颌骨(窦)的骨折。眶底爆裂骨折(blowout fracture)，是指颅面骨受前方暴力打击挤压(图 51-3)，眶内软组织、下直肌、下斜肌坠入并嵌顿于上颌窦内。此外，眶缘骨折时暴力向后延续，可致眶底粉碎性骨折，由于眶内压力骤增，亦可并发眶底爆裂骨折。眶底爆裂骨折作为单独类型的骨折，目前已被多数学者所接受。眶底骨折亦可伴发于颧骨和上颌骨骨折。Crumley 等分析 324 例眶底骨折中，单片眶底骨折占 10%，眶缘和眶底骨折占 8%，颧骨眶底骨折占 46%，上颌骨和面中复合骨折占 36%，因此单纯眶底和眶缘骨折并不多见。

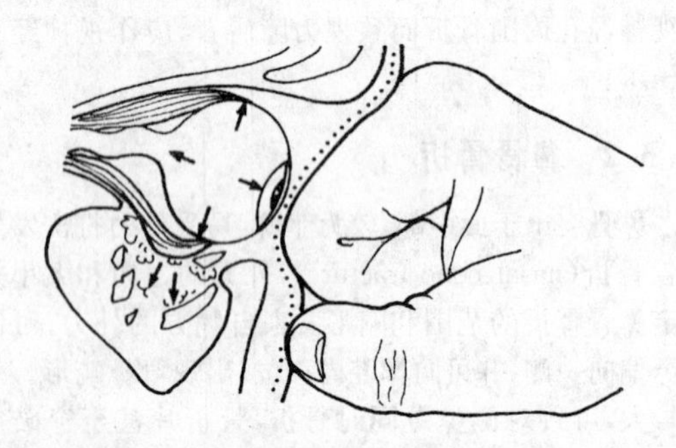

图 51-3　眶底骨折示前方暴力打击所致

(1) 临床表现

眶底爆裂骨折可有复视，眼球下移及眼球陷没三大主要症状，眼下直肌嵌顿于骨折缝中为复视主要原因。眼外肌或其支配神经的损伤、眼球下移等亦可引起复视。

韧带破裂所致的眼球下移、眶内软组织坠入上颌窦腔内，同时眶腔增大即可引起眼球的陷没。此外尚可有眼睑肿胀、结膜下出血、眶周皮下淤血斑、眼球运动受限制、眶下神经分布区域麻木、视力障碍等。

(2) 诊断

患侧眼球不能上抬是眶底爆裂骨折的重要诊断征象，进一步可作下直肌牵引试验，以确定此肌是否被骨折线嵌顿，即在球结膜囊内表面麻醉下，用眼科有齿镊夹住下直肌肌腱，使眼球向上转动，如向上运动受限，说明有嵌顿。如眶底骨折不伴眶缘骨折，X 线摄片或常规 CT 检查均不易发现。

(3) 治疗

确诊后应在伤后 3 周内手术，以松解嵌顿下直肌，回纳坠入上颌窦内的软组织，并用植骨片修复眶底缺损。单片眶底骨折而无复视或眼球陷没、下直肌嵌顿者，可不作手术。眶底骨折手术进路有经上颌窦及眶下切口两种，或两者联合应用，修复眶底以自体骨为首选，如半层颅骨骨片、半片肋骨、犁骨或鼻中隔软骨等。

51.3.4　颧骨和颧弓骨折

颧骨和颧弓是面部两侧明显突出的骨性支架，与上颌骨、额骨、颞骨和蝶骨相连接。颧骨又是眶外侧壁和眶底的组成部分，骨折多发生在上述的骨连接处，在颧骨骨折中常可见到有眶底的骨折即颧眶骨折，颧骨骨折(zygoma fracture)亦常同时有颧弓骨折(zygomatic arch fracture)，但颧弓骨折常可单独发生而不伴有颧骨骨折。

(1) 临床表现

骨折片移位主要取决于外力打击的方向，常向内下方移位，由于骨折片的内陷移位，可出现颧部的明显凹陷畸形，但常被局部软组织的肿胀所掩盖，造成骨折的漏诊。骨折片内陷移位可压迫颞肌，或阻碍下颌骨喙突的运动，引起张口受限及疼痛。如伴有眶底骨折，可因眶内的渗血、水肿而限制眼球运动，出现暂时性复视等。

(2) 诊断

根据外伤史，受力方向的询问以及临床表现等可作出初步诊断，检查时如发现眶缘的畸形或眶下缘呈阶梯状，并有复视和眼球下陷等(图 51-4，见插页)，即可作出伴有眶底骨折的诊断。X 线摄片可取鼻颏位、颧弓位以及横面断层全景摄片，以明确骨折线走向及骨折片移位情况，以及是否合并眶外侧壁、眶底和上颌窦的损伤。

(3) 治疗

主要目的是恢复正常面部外形和张口功能，矫正眼球位置和活动功能。无明显颧部塌陷畸形，又无张口受限和眼球的症状，则作对症处理，无需作骨折的特殊治疗。如有畸形，虽无功能障碍，亦应作骨折片的复位。单片的颧弓骨折可用巾钳牵拉下陷的骨折段复位，而不需作皮肤切口。颧骨骨折可选择口内或发际作切口，复位后可不需另作固定。粉碎性骨折或骨折片向上颌窦移位者，可通过上颌窦前壁开窗，从上颌窦内将骨折片复位，并在窦腔内填塞以固定骨折片。

51.3.5 上颌骨骨折

上颌骨是面部最大的骨骼，也是面中1/3部分的主要支架，其上方构成眶下壁与颅骨相接，下部构成口腔顶部与腭骨相连，两侧与颧骨相连接，骨体中有上颌窦。受外力轻度打击时，力量可被连接部或窦腔壁所分散，不至于发生骨折，或仅发生连接部位的骨缝分离；如为强力打击，与其他面骨连接的骨缝，就成为薄弱区域，骨折线容易发生在这些部位，造成上颌骨骨折(maxilla fracture)。因此，上颌骨骨折线经过的部位，可有一定的规律性。上颌骨无强有力的咀嚼肌附着，骨折片移位常与外力打击方向和重力有关，骨折块常向后下内方向移位。

(1) 骨折分类

根据上述的特点，按不同的骨折线走向，将上颌骨骨折分为LeFort Ⅰ型、Ⅱ型和Ⅲ型三类，临床上Ⅰ型称为低位骨折，Ⅱ、Ⅲ型统称为高位骨折(图51-5)。

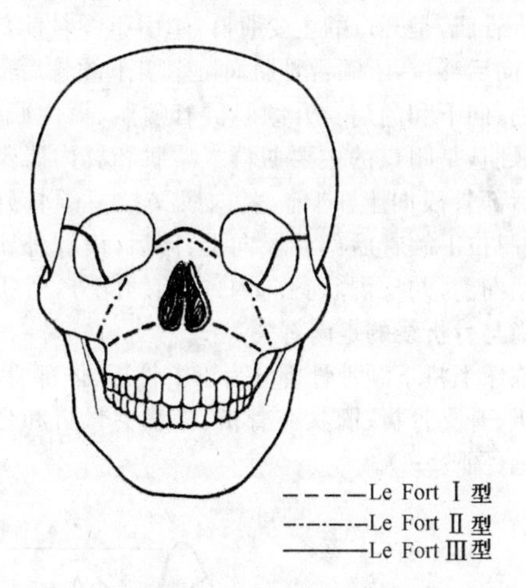

图51-5 LeFort分型

1) 低位骨折　多为外力直接打击于上唇部引起，骨折线在梨状孔附近，向外后方经牙根尖上方的牙槽突基底和上颌结节上方，平行向后延伸到蝶骨翼突处，使上颌骨呈锥体形骨折。由于打击力的大小和方向的不同，骨折线可为单侧，亦可为双侧。外力如来自前侧方，可使腭中线或中线旁裂开，即为腭正中骨折，或为腭旁正中骨折，一侧的梨状孔附近至同侧翼突缝也同时裂开。

2) 高位骨折　多为外力直接打击于鼻根部引起，较低位骨折严重。骨折线经过鼻骨与额骨相接处，横过眶内侧壁至眶底，然后经过颧骨下方向后直达蝶骨翼突附近，使整个上颌骨与其他面骨完全分离，上颌骨因重力关系向下后移位，此为LeFort Ⅱ型骨折。更为严重的是上述骨折线的走向是横过颧骨上方，造成所有面骨与颅骨分离，即所谓“颅面分离”，此为LeFort Ⅲ型骨折。高位骨折多波及颅底，并伴有颅脑的外伤。

临床上很少出现上述典型骨折线走向，骨折的类型常不能以LeFort的分型来分类，如仅发生在单侧的，或部分的上颌骨或齿槽骨骨折，以及上颌骨的垂直骨折等。

上颌骨火器伤为多发的粉碎性骨折，临床上亦无上述的典型骨折线，也难以按LeFort分型进行分类。

(2) 临床表现

上颌骨骨折除可出现面部肿胀、皮下瘀斑、疼痛、张口功能障碍等症状外，尚有下列临床表现。

1) 面中部变形和咬殆关系错乱　骨折块随重力的下移，可致面中部变长，颅面分离的骨折，面中部增长更为显著。由于翼内肌的牵引，使上颌骨后部下移更甚，出现后牙的早期接触和前牙的开殆，咬殆关系因而发生错乱，影响咀嚼功能。

2) 面中部肿胀，出血和瘀斑　上颌骨骨折可出现面中部的明显肿胀。牙龈的撕裂，或骨折波及上颌窦，可有口腔和鼻腔出血；伴有颅底、额骨或筛骨的损伤者，可有脑脊液漏；眼睑周围疏松组织可因血液的渗入，出现眼睑皮下及结膜下组织的青紫色瘀斑，似戴黑色太阳镜，称为眼镜症状，在高位骨折的诊断中有重要意义。

3) 其他　骨折累及眶底并有移位，或因外伤致眼外肌功能紊乱时，可出现复视症状，骨折块向下后移位，可使咽腔缩小影响呼吸和吞咽。

火器伤的伤情更为严重，多为复杂的面骨骨折，并伴有软组织和颅脑的外伤、气道的阻塞和严重出血等。

(3) 诊断

根据外伤史、临床表现和检查，诊断上颌骨骨折并不困难。X线摄片可确定骨折类型、骨折线走向及骨折片移位情况，X线摄片常用的摄片方位有鼻颏位、头颅后前位和侧位、曲面断层全景片等；CT扫描包括三维CT对上颌骨骨折的诊断更为有用，且可同时诊断颅脑的外伤。

(4) 治疗

上颌骨血供丰富，愈合快，伤后处理要及时，如造成错位愈合，二期处理更为困难。一般不应迟于伤后1周，新近骨折可用手法复位，上下牙齿的正常咬殆关系的恢复，可作为正确复位的重要标志。受伤时间较长，已有部分纤维性愈合，或骨折片相嵌、内陷等无法用手法复位时，可通过上下颌的夹板或颅颌固定装置，利用橡皮圈的弹性作持续的牵引，使其逐渐恢复到正常的咬殆关系。陈旧性骨折需作 LeFort Ⅰ型截骨术进行矫正。上颌骨骨折复位后，需在正常咬殆关系的位置上，利用稳定的颅骨，通过石膏帽等的装置作颅颌固定，或用金属丝在骨折线上方稳定的面骨如颧骨、眶外缘等处栓结作悬吊固定。单侧简单骨折也可利用健侧稳定的上颌骨作颌间结扎固定，固定时间为 4 周左右。

近年来多主张作开放复位，采用头颅冠状切口，在直视下进行复位，要求咬殆关系恢复到绝对正确条件下，应用微型动力加压夹板作稳固的固定。可避免或缩短颌间结扎，早期练习张口，并可正常进食，手术过程中可清除骨折线上碎骨片及血凝块，以促进骨折的愈合。

51.3.6 面中 1/3 复合骨折

面中 1/3 复合骨折(middle facial fracture)多因汽车交通事故所致，此类型的外伤近年来有增多的趋势，面中 1/3 骨骼包括鼻骨、颧骨、颧弓、眼眶、眶底、上颌骨等。这些骨骼可单独发生骨折，也可同时累及，如 LeFort Ⅱ型和Ⅲ型骨折同时累及上颌骨、鼻骨、眶底；颧骨骨折同时累及眶外侧壁及眶底；面中 1/3 也可发生多发的骨折，并同时累及鼻旁窦、鼻腔、眼眶和口腔等。严重的面中 1/3 骨折常伴有面部软组织的撕裂伤、颅脑外伤、颅底骨折、颈椎损伤、脑脊液鼻漏、鼻出血，以及眶底的爆裂骨折等而出现相应的临床症状。

严重面中 1/3 骨折必须仔细排除其他部位的复合伤，如颅脑与颈椎的复合伤，早期处理的主要环节是建立和维持通畅的呼吸道，特别是昏迷病人，预防性气管切开术常被采用，鼻出血或创口出血可予填塞止血，在病人全身情况较好时，可先缝合软组织伤口，骨折处理可延期 7～10 d 后进行，由于上颌骨血供丰富，骨愈合较快，因此应尽早处理。

面中 1/3 多发性骨折目前多主张开放复位，作头颅冠状切口，暴露面中部诸骨，在直视下清除异物、碎骨片和凝血块等，再仔细复位，并在正确的咬殆关系下应用不同类型的动力加压夹板，作稳固的内固定(rigid internal fixation)。如有骨缺损应同时取多条半层颅骨骨片移植，以矫正正面中部的畸形，并应注意恢复鼻额、颧牙槽嵴、翼上颌等面中部的三大支柱的高度和眶下弓、颧弓、鼻弓、上颌牙槽弓四个面中部弓形的突度，以防止晚期的面部畸形。

动力加压夹板的稳固内固定比不锈钢丝的骨间结扎固定稳固、可靠，即使在咀嚼和张、闭口情况下，仍可维持稳定的内固定而不致松动，不需再加用颌间结扎，可正常的饮食和进行早期的张口训练，以促进骨折的愈合和功能的恢复，故它有很大的优越性，但在手术时勿损伤神经和血管，儿童骨折应避免损伤牙胚。

51.3.7 下颌骨骨折

下颌骨是面部惟一能活动的骨骼，突出于面下部，面积较大，形似马蹄，易受外力打击，在解剖结构上存在薄弱区域如：正中联合、颏孔区、下颌角及髁状突颈部等处，这些部位也是骨折发生的最常见的区域。

下颌骨骨折(mandible fracture)可因直接或间接的外力打击所致，在受力打击时，除受力部位发生骨折外，又可因力的传导发生其他部位的间接骨折，如颏部受外力直接冲击，除发生下颌正中部骨折外，可同时发生单侧或双侧的髁状突颈部的间接骨折。

骨折片的移位除受外力大小和方向的影响外，主要与附着于下颌骨不同部位的强大升、降颌肌群的牵引方向有关：降颌肌群有二腹肌、颏舌肌、颏舌骨肌和下颌舌骨肌，是开口的主要肌群，牵引下颌骨前部骨段向下、向后移位，下颌舌骨肌尚可牵引下颌骨后部骨折段向内、向下和向后。升颌肌群有嚼肌、翼内肌、翼外肌和颞肌，是闭口的主要肌群。嚼肌和翼内肌牵引下颌骨后部骨段向上、向前，翼内肌又拉下颌骨升支向内，颞肌拉下颌骨后部骨段向上、向后，而翼外肌则牵引下颌向前，并拉髁状突向内、向前。此外，骨折片的移位尚与骨折线的走向有关。

临床上将下颌骨骨折分为正中骨折、体部骨折、角部骨折、升支骨折、髁状突骨折、喙状突骨折和牙槽突骨折等(图 51-6)。

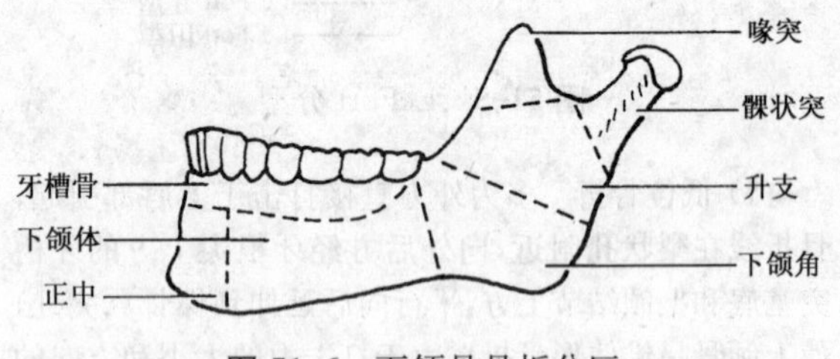

图 51-6 下颌骨骨折分区

(1) 临床表现

下颌骨骨折除有面部肿胀、疼痛、异常活动和下颌运动功能障碍等症状外，尚有下列的临床表现。

1) 骨折片移位和咬殆关系错乱　骨折后由于升、降颌肌群的失平衡，各自按其肌肉牵引方向将其所附着的骨折段牵拉移位，临床上则表现为上下牙齿的咬殆关系错乱，如下颌骨颏孔区附近骨折，其前部骨折段因受降颌肌群牵引向下移位，后部骨折段受嚼肌和颞肌牵引向上移位，由翼内肌牵引向内侧移位；双侧髁状突颈部骨折，髁状突可因翼外肌牵引向前内方移位，升支可被升颌肌群拉向上，发生早期接触，临床上表现为前牙开骀。

2）牙龈撕裂，出血　绝大多数下颌骨骨折均累及牙槽骨、牙龈和口腔粘膜，可因撕裂而出血，亦可形成口底血肿，严重时可影响呼吸。

3）下唇麻木　如下齿槽神经受伤，可致患侧下唇的麻木感。

4）功能障碍　骨折片的移位，口腔粘膜水肿，口底血肿、疼痛等可影响呼吸、咀嚼、吞咽和张口功能，下颌骨颏部双骨折或粉碎骨折，由于骨折片向下后方移位，可发生舌后坠而致呼吸道的阻塞。

火器伤常为开放性、粉碎性骨折，并常有骨的大块缺损，弹道可穿透口底及舌组织，从对侧颌骨、面颊或颈部穿出，造成对侧颌骨的粉碎性骨折和骨缺损，伤情更为严重和复杂。

（2）诊断

主要依据外伤史、临床表现和检查、X线，由面断层全景及咬骀片均有助于骨折的诊断。

（3）治疗

早期的骨折可用手法复位，比较复杂或已有纤维性愈合，手法复位不满意者，需作颌间弹性牵引复位，即在上下牙齿要置带钩的牙弓夹板，并套上橡皮圈作持续牵引以达到满意的复位，无法使用上述两种闭合复位时，如晚期骨折或已有致密纤维性或骨性畸形愈合者，下颌角部骨折有移位等，需作切开复位。复位以正常咬骀关系的恢复为主要标志。

骨折准确复位后，必须进行稳定的固定，目前常用的固定方法有：

1）颌间结扎固定　利用稳固的上颌骨通过上下牙齿间的不锈钢丝结扎固定，或应用预制的带钩牙弓夹板，或塑料贴片粘合法等，在正常咬骀关系条件下，作上下颌间的结扎固定(图51-7)。大多数的下颌骨骨折，如下颌骨体部、升支、正中以及髁状突骨折等均可使用，方法简单易行，但进食困难，无法进行早期功能训练，口腔卫生难以保持为其缺点。

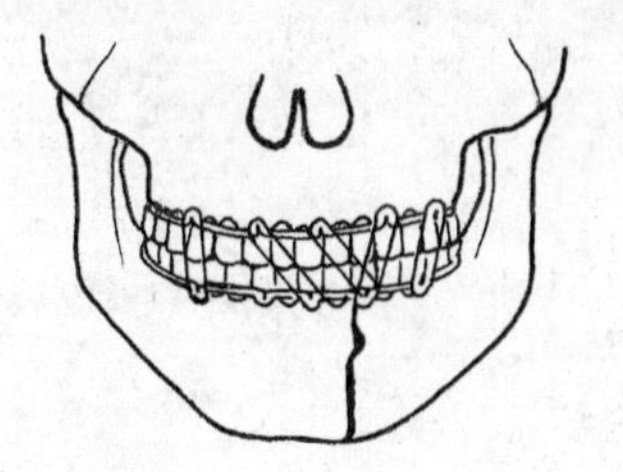

图 51-7　颌间固定

2）下颌骨环绕结扎固定　适用于无牙的下颌骨体部骨折，用不锈钢丝环绕下颌骨，并固定于原有牙齿或牙弓夹板上(图51-8)。

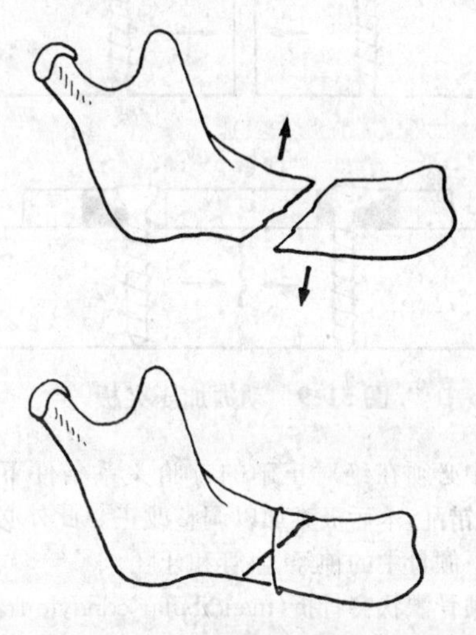

图 51-8　下颌骨环绕结扎固定

3）骨间钢丝结扎固定　在开放复位的同时，在骨断端两侧钻孔，以不锈钢丝作骨间结扎固定，此法固定的稳定性不够，常需同时作颌间固定以维持正常咬骀关系。下颌骨角部骨折常用此法固定。

4）稳定的内固定(rigid internal fixation)　根据生物力学原理，设计各种类型的微型夹板与螺丝钉，使骨折处产生持续压力效应，以建立绝对稳定的加压内固定。在整个愈合过程中始终保持骨断端的持续性压力，以增强骨段的稳定性，并扩大骨折端的紧密接触面。在裂隙极小的骨断端，相互加压紧密接触，可使毛细血管早期进入骨折处的凝血块内，成骨细胞可从髓腔两侧增殖，并越过骨折线直接诱导成骨，在新生骨小梁出现后，即获得直接的骨化连接而愈合，即所谓原发性骨愈合。与非加压固定比较，其特点是愈合速度快，质量好，可大大缩短颌间固定时间，甚至不需加作颌间固定，可早期进行功能训练。

目前比较理想的有动力加压夹板(图51-9)和偏心动力加压夹板，其临床适应证有：① 无牙或部分无牙的颌骨骨折；② 下颌骨角部骨折，有骨折片移位；③ 下颌体部伴髁状突骨折；④ 骨折断端有软组织或异物嵌入，需作开放复位去除；⑤ 多发骨折；⑥ 无法作颌间固定者；⑦ 假关节形成者；⑧ 正颌外科截骨需有稳定固定者。

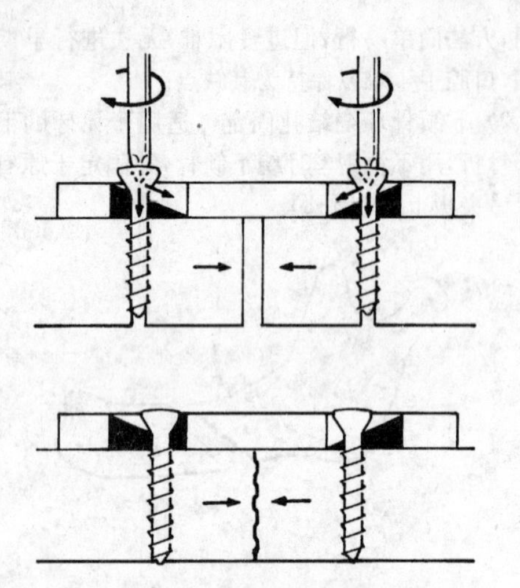

图 51-9 动力加压夹板

术中必须在绝对正确的咬殆关系条件下进行固定，稍有错乱，术后极难加以调整改正。此外必须注意勿伤及下颌骨中的神经、血管和牙胚。

下颌骨髁状突骨折(mandibular condyle fracture)、颈部骨折多为间接外力所致，占下颌骨骨折 25%左右，有的报道甚至高达 50%，治疗方法目前尚有争议，传统的是采用非手术的保守疗法，特别是儿童。也有建议用手术治疗，用不锈钢丝固定，或克氏针固定。近年来也有用微型夹板固定，术后并发症发生率较高。目前仍多主张非手术治疗，有报道儿童髁状突骨折移位的病例，经长期随访发现移位的髁状突被吸收，又形成新的类似髁状突形态的新骨，活动功能良好。采用非手术疗法的颌间固定时，应在 2 周左右进行张口训练，夜间再加弹性牵引，儿童宜在 1 周左右即开始功能训练。髁状突完全从关节窝内移位，无患牙者，伴有复合骨折，或关节窝内有异物时才行手术治疗，切口多采用耳前及颌下联合切口。

儿童的下颌骨折多为青枝骨折，尽量采用牙弓夹板，颌间固定法，固定时间 2 周左右。

51.3.8 舌骨骨折

舌骨位于下颌骨下方，因有突出于面大部的下颌骨颏部的保护，因此很少因外力直接打击而发生舌骨骨折(hyoid bone fracture)；常见原因有缢颈、拳击击伤，或在缢颈自尽时的尸检中发现，常发生在舌骨体中部。

(1) 临床表现

缢颈上部肿胀，压痛，吞咽时疼痛加剧，如伴有喉损伤而致声门上区水肿或血肿，则可出现呼吸困难。

(2) 治疗

无明显移位者可不作处理，有移位则作切开复位内固定。

(张孟般)

参 考 文 献

1. Mathog RH. Maxillofacial Trauma, First ed, Maltimore, Williams and Wilkins, 1984
2. Habal MB, Ariyan S. Facial Fractures, First ed, Toronto, Philadelphia, B. C. Decker Inc, 1989
3. Ellis E, Dean J. Rigid fixation of mandibular condyle fracture. Oral Surg, Oral Med, Oral Pathol, 1993, 76:6～15
4. Gruss JS. Complex facial trauma: the evolving role of rigid fixation. Clin Plast Surg, 1989, 16:13
5. Markowitz BL, Manson PN. Management of the medial canthal tendon in nasoethmoid orbital fracture: the importance of the central fragment in classification and treatment. Plast Reconstr Surg, 1991, 87:843～853
6. Shumrick KA. Extended access/internal approached for the management of facial trauma. Arch Otolaryngol Head Neck Surg, 1992, 118:1 105～1 112
7. Mark WO, Myron RJ. Current concepts in management of facial trauma. J Oral Maxillofac Surg, 1993, 51:42～55

面颈部皮肤、软组织肿瘤 52

颌面部肿瘤的范围包括面部皮肤、上颈部软组织、唇、口腔内(包括舌活动部、牙龈、颊粘膜、硬腭和口底等)、口咽部(包括舌根、软腭、口咽后壁和侧壁,会厌周围等)、颌骨和其他面骨、涎腺(包括腮腺、颌下腺、舌下腺和口腔粘膜的小涎腺等)的良性和恶性肿瘤,其中以良性肿瘤居多,占 60%~78%,恶性占 40%~22%。但在统计资料中往往将颌面部较为常见的类肿瘤疾病如:软组织和颌骨的囊肿等归在良性肿瘤中。因此,良性肿瘤的实际发病率可能要低些。

颌面部皮肤和软组织囊肿中最常见有面部的表皮囊肿、口腔粘膜粘液囊肿和舌下腺囊肿,颌骨囊肿中以牙源性囊肿最多见。良性肿瘤则以腮腺混合瘤,下颌骨牙源性肿瘤为常见。

口腔癌占颌面部恶性肿瘤的首位,其发病率占头颈部恶性肿瘤的 9%左右,全身恶性肿瘤的 3%左右。欧美国家口腔癌的发病率为全身恶性肿瘤的 3%~5%,印度南部的一些地区,其口腔和口咽癌发病率可占全身恶性肿瘤的 40%~50%,东南亚其他国家发病率也较高。近年来,西方一些国家口腔癌发病率呈上升趋势。口腔癌 80%以上是鳞状上皮癌,其次为腺癌。在我国以舌癌最为多见,其次为牙龈癌及颊粘膜癌。

52.1 面部皮肤肿瘤

面部是身体最暴露的部位,也是皮肤癌的好发部位,并可见有各种类别的类肿瘤病变如表皮囊肿、脂溢性角化症、老年性角化症、皮角等。面部皮肤的色素痣、角化棘皮瘤和恶性黑色素瘤等也常同时累及口、唇粘膜。因此在本节一并加以讨论。

52.1.1 良性肿瘤和类肿瘤病变

(1) 色素痣

色素痣(pigmented nevus)是良性的类肿瘤病变,虽可发生在全身任何部位,但好发于面颈部,少数可发生在口腔粘膜,除大面积的色素痣可影响美容外,其重要的临床意义在于有些色素痣可恶变为恶性黑色素瘤,特别是发生在易受刺激和摩擦部位的色素痣,尤应加以注意。

1) 病理 色素痣来源于含有黑色素的痣细胞,位于表皮深层或真皮中,可分为 3 种类型:

a. 皮内痣:皮内痣(intradermal nevus)又名粘膜内痣,痣细胞均较成熟,位于真皮内,排列成巢状,病变处可有毛囊增生。

b. 交界痣:交界痣(junctional nevus)多为上皮样细胞,位于表皮与真皮交界处,病变处表皮细胞失去正常排列,结构比较松散。

c. 混合痣:混合痣(compound nevus)为上述两型混合存在。

2) 临床表现 多见于面颈部皮肤,发生在口腔粘膜则多见于硬腭、唇颊粘膜及牙龈等处,一般均无自觉症状。

皮内痣最常见,常多发,多呈淡褐色至深褐色黄豆大小,突出于皮肤表面见有毛发者称为毛痣,毛痣有的面积较大,甚至可累及半侧面颈部,表面有众多毛发,随年龄增大而色泽变深,面积较大的毛痣可严重影响美容,但极少发生恶变。

口腔粘膜内痣表现为褐色或黑褐色结节,或息肉样突起。

交界痣较少见,单发,平坦而不隆起,无毛发。粘膜交界痣色泽较深,也不隆起。

发生于青幼年的幼年痣,色泽较淡,微隆起,多见混合痣,但可随年龄增大而转变为皮内痣,少有恶变,有时幼年痣增大较快,易被误认为恶变。

色素痣恶变为黑色素瘤多见于交界痣,皮内痣少见,如短期内增大迅速,色泽加深,有刺痒痛时应警惕恶变可能,如同时出现溃疡出血,痣周围黑色小点,放射状黑线或黑色晕环者,则表示已恶变为恶性黑色素瘤。

色素痣应与色素性基底细胞癌,口腔粘膜痣应与口腔粘膜色素斑、色素性纤维瘤,或由金属、药物引起的粘膜色素沉着等相鉴别;口腔黑色素斑多发性肠息肉综合征是遗传性疾病,表现为口周皮肤、唇红粘膜多发色素斑,亦见于颊、腭、牙龈等处,呈褐色斑,同时有大肠多发息肉;小肠、胃息肉少见,息肉可发生癌变。

3) 治疗 皮内痣除因美容需作整形手术外,一般可观察,交界痣特别是发生在易受摩擦刺激部位,如经常剃胡须的上下唇皮肤等处,应在正常皮肤内作手术切除,并作病理检查,较大而隆起黑痣激光治疗可能有痣细胞残留而致复发,并无法作病理检查。疑有恶变者,应作完整切除,送病理检查确诊,临床能确诊为恶变者,应按恶性黑色素瘤治疗原则处理,忌作术前活检。

(2) 表皮囊肿

表皮囊肿(epidermoid cyst)临床上常被误称为皮脂囊肿,多见,好发于面、颈及头皮等部位,囊壁可来自毛囊皮脂腺,也可因外伤表皮细胞被植入而形成。囊壁为角化鳞状上皮,囊内有脱落角化上皮细胞及豆渣样角化物,囊肿位于真皮内。

1) 临床表现 囊肿呈缓慢增大的半圆形肿块,隆起于皮肤,与表面皮肤粘连,直径为 1～2 cm,有囊性感,不痛,基底可活动,肿块表面皮肤有棕黑小凹点。囊内有脱落角化上皮和豆渣样角化物,可因压迫而溢出。可因感染出现肿块周围皮肤红、肿、疼痛等症状,感染可引起囊肿破溃溢出囊内容而缩小或消失,不久又可复发。

2) 治疗 手术切除应包括所有囊壁,表面粘连皮肤及皮肤黑色小凹点。如有继发感染,则在感染控制后再作手术切除。

(3) 角化棘皮瘤

角化棘皮瘤(keratoacanthoma)是一种生长有自限性的皮肤良性病变,多见于中老年的男性,好发于面中部及上唇部皮肤,也可见于唇红部粘膜及身体其他外露的皮肤。多为单发,亦可多发。病变初起时为丘疹样皮肤病损,数周内可迅速增大,形成直径达 3～5 cm 大小结节,色红,中央略凹陷,表面布满角质栓,常被误认为皮肤癌,病变可有自限性而不再增大,也可自行愈合。少数病例可持续增大发生恶变。临床上应与皮角(cutaneous horn)相鉴别,皮角是由许多皮角形成,质地坚硬的角状突起,大小不一,基底皮肤色红,可活动,可发生癌变。

角化棘皮瘤可暂行观察,如持续增大则应手术切除。

(4) 钙化上皮瘤

钙化上皮瘤(calcifying epithelioma)是皮肤良性肿瘤,好发于面颈部,多见于青年及儿童,肿瘤有完整包膜,切面有钙化斑,肿瘤细胞由嗜碱细胞(类似毛母质细胞)和影子细胞(系未成熟的毛皮质细胞,由毛母质细胞演变而来)组成,瘤组织内有钙化斑。临床表现为皮下肿块,直径为 1～3 cm,与皮肤粘连,但周围可活动,呈扁圆形,质硬,增大缓慢,少数病例偶见有压痛,手术切除不易复发。

(5) 汗腺瘤

汗腺瘤(syringoma)是来自大汗腺导管的腺瘤,多见于青年女性,好发于面部、下眼睑周围,常为多发性,也可单发。病变呈针头至黄豆大小的皮下结节,表面皮肤呈暗红色,有弹性能被压缩,无压痛。单发结节可予切除。

52.1.2 皮肤恶性肿瘤

(1) 皮肤癌

鳞状细胞癌和基底细胞癌为最常见皮肤癌,此外尚可见有皮肤原位癌。

1) 基底细胞癌 基底细胞癌(basal cell carcinoma)是最常见的皮肤癌,尤其多见于白色人种,黑人少见,我国的发病率虽不及欧美国家,但并不少见。

a. 病理:肿瘤来自表皮的基底细胞或毛囊和皮肤的原始胚细胞。瘤细胞排列成巢状,但仍基本上保持基底细胞特征,有时部分癌组织具有鳞状细胞特点,称为鳞状基底细胞癌,如癌细胞内含有黑色素,则称为色素性基底细胞癌。

b. 临床表现：好发于壮年男性，大多数发生于面颈部皮肤，尤其多见于鼻、眼眶周围、颊、额等部位的皮肤，生长缓慢，无自觉症状，因此多不引起患者的注意。病史一般为1～2年，甚至更长，多为单发，亦可有多发。初起时为皮肤蜡样小结节，有的含有棕色色素，似皮肤黑痣，逐渐增大后中央发生糜烂，溃疡，表面结痂易出血，溃疡边缘不规则似鼠咬样，溃疡边缘隆起外翻，硬，与周围边界不清（图52-1见插页），周围皮肤毛细血管扩张，有的因含有黑色素而被误诊为黑色素瘤或黑痣。基底细胞癌恶性程度较低，一般不发生区域性淋巴结转移。发生在面部基底细胞癌较身体其他部位的复发率高，手术不彻底，可致多次复发，最终可破坏面骨、口唇、鼻、眼等器官而致严重毁容。预后很差。

c. 治疗：彻底手术切除预后良好，第1次合理切除治愈率可达90%以上；病变范围较大，切除后不能原位缝合者，应按整复外科原则进行植皮或皮瓣转移整复。此外，放射治疗对基底细胞癌也有很好疗效。

2）鳞状细胞癌　皮肤鳞状细胞癌（squamous cell carcinoma）好发于头面部，几占全身皮肤癌的半数，男性多见。面部因外露长期日晒，易引起皮肤鳞癌。也可因皮肤局部放射，瘢痕组织、角化病、皮角、慢性溃疡、乳头状瘤等的恶变。

a. 病理：肿瘤由鳞状上皮增生而成，并向下侵入皮下结缔组织，癌巢中心部分可出现层状角化物称为癌珠或角化珠；恶性程度低者角化珠量多，恶性程度高者角化珠量少，有时尚可见有梭形细胞，并向表皮细胞过渡，角化珠罕见，此为梭形细胞鳞癌，浸润性强，病程发展快，易发生淋巴结转移，故恶性程度高。疣状鳞癌呈乳头状，癌细胞分化好，少发生转移，恶性程度低。

b. 临床表现：病变初起时呈结节状或外突性肿块隆起，中央有增生角化物，表面粗糙，病损增大迅速，中央发生破溃，边缘外翻，基底硬，边界不清，呈浸润性生长，易出血，可有渗出，因伴感染而有恶臭（图52-2，见插页），病变可累及邻近骨质和器官，引起面部变形，可转移至区域性淋巴结，头面部皮肤鳞癌颈部转移率为6%～11%。

c. 治疗：外科手术彻底切除，切除后组织缺损应同时进行整复如植皮，邻近皮瓣或带蒂、吻合血管游离皮瓣移植等。病变局限，放射治疗亦可有良好疗效，但病变广泛或累及面骨者放疗效果不佳。颈部淋巴结肿大者应作颈淋巴根治性切除术。疣状鳞癌手术切除预后较好。

3）汗腺癌　汗腺癌（sweat gland carcinoma）少见，好发于头颈部，尤其多见于头皮，多为单发，也可多发。病变发展较慢，肿块呈实质性，质地较硬，与皮肤粘连，表面皮肤呈红色，肿瘤增大后表面可破溃，也可向颈部淋巴结转移或血行转移，彻底切除预后较好，手术不彻底易复发，颈部淋巴结转移者应作颈淋巴根治性切除术。

(2) 黑色素瘤

黑色素瘤（malignant melanoma）又称恶性黑色素瘤，我国的发病率并不很高，但在欧美白色人种中较为常见，黑色人种反而少见。是源于黑色素细胞的恶性肿瘤，多在皮肤或粘膜色素病变如黑色素细胞痣，特别是交界痣的基础上恶变，少数亦可来自正常的皮肤或粘膜的色素细胞。原因尚不清楚，但与黑痣经常受到刺激如外伤、反复摩擦、日光照射等有关。

1）病理　肿瘤细胞呈多种形态如圆形、卵圆形、梭形及多角形等。胞质中含有黑色素，核分裂多见。呈浸润性生长，向四周组织广泛浸润，常侵犯血管和神经鞘，瘤细胞中有不含黑色素则为无色素性黑色素瘤，Dopa反应可助诊断。

2）临床表现　多见于壮年人，发生在面部皮肤者多见于颧颊部，亦多见于颈部和头皮。多在原已长期存在的色素痣基础上突然迅速增大，色素加深，病变发展快，形成隆起的黑色肿块，边缘不规则，无明显边界，表面可出现溃疡，并有出血和渗出，痒和刺痛感等，肿瘤向四周皮肤浸润，并出现黑色的卫星结节，可累及基底部的骨质。早期出现颈部淋巴结转移，血行转移也较常见，并以肺、肝的转移为多见。有内脏转移者可有黑色素尿。少数黑色素瘤可为无黑色素的黑色素瘤。

头面部黑色素瘤除发生在皮肤外，在我国发生在鼻腔和口腔粘膜者并不罕见，多见于鼻甲和鼻中隔，呈结节状或乳头状有蒂黑色肿块，质软，脆，易出血，可堵塞鼻道并累及鼻旁窦（副鼻窦）。发生在口腔粘膜者常见于龈、腭及颊粘膜，可在口腔粘膜色素斑基础上恶变，但与色素斑一样多不为患者所注意；粘膜黑色素瘤质松软，迅速增大形成溃疡，易出血，可破坏骨质，引起牙齿松动，早期出现颈部淋巴结肿大。

妊娠期黑色素瘤发展更快，预后更差。

3）诊断　黑色素瘤诊断主要依据病史、临床症状，如长期存在的黑色素痣或粘膜黑色素斑，突然迅速增大且呈肿块隆起，色素加深，表面出现溃疡、出血，有四周的卫星结节出现，颈部淋巴结肿大等表现即可作出诊断，忌作术前的切取活检。无色素性黑色素瘤诊断较困难，与其他恶性肿瘤在临床上较难鉴别。幼年皮肤色素痣或称幼年黑色素瘤，发生在幼年儿童期，为皮肤混合痣，病变表浅，稍隆起，色素少，有时生长较快颇似恶性黑色素瘤，但它为良性病变极少恶变，青春期后可转变为皮内痣，临床上应与恶性黑色素瘤相鉴别。此外，尚应与色素性基底细胞癌相鉴别。后者恶性程度低，彻底切除预后较好。

恶性黑色素瘤根据 Clark 分类，按其累及深度分为平面Ⅰ：仅累及表皮而未累及基底膜；平面Ⅱ：累及真皮乳头层；平面Ⅲ：累及真皮乳头层和网织层连接区；平面Ⅳ：累及真皮网织层；平面Ⅴ：累及皮下组织。1970 年 Breslow 观察到累及厚度与预后更有关系，如累及厚度＜0.76 mm 均无转移，预后亦好，随着厚度增大，转移率也随着增高，预后也更差；＞4 mm 多有远处转移。

4）治疗　黑色素瘤对放射、化疗都不敏感，主要为外科手术，应作广泛根治性切除。一般应较上皮性恶性肿瘤切除范围更要广泛，术后的组织缺损应按整复外科原则进行立即整复。颈部淋巴结肿大作颈淋巴根治性切除术；至于选择性（预防性）颈淋巴根治性切除术，可根据原发病变浸润的深度或厚度来决定，除病变表浅，仅局限于真皮乳头层（Clark 平面Ⅱ），或侵犯厚度＜0.76 mm 外，由于黑色素瘤颈部转移率高，一般都主张施行选择性颈淋巴根治性切除术。除手术外，尚可与化疗、免疫治疗等相结合进行综合治疗，化疗首选药物为达卡巴嗪（氮烯咪胺，DTIC）。

病变类型、侵犯深浅、原发灶大小和淋巴结转移与否和预后均有密切关系，头面部皮肤黑色素瘤经广泛彻底手术后，如无淋巴结转移，预后尚好，而粘膜病变则较差，妊娠期更差。

对头面部易受摩擦部位的色素痣，宜早作手术切除，忌作化学烧灼、腐蚀，较大的黑痣激光治疗常有痣细胞残留导致黑痣复发，上述各种刺激均可促使黑痣发生恶变。

（3）皮肤隆突性纤维肉瘤

皮肤隆突性纤维肉瘤（dermatofibrosarcoma protuberans）是低度恶性纤维肉瘤，好发于头面部，病程较长，可达数年，在头面部皮肤形成较大软组织肿块，或呈分叶状，向外生长。很少向深部组织浸润，基底可活动，表面皮肤有毛细血管扩张，转移少见，足够的外科手术切除，预后好，手术不彻底易致复发。

52.2　面颈部软组织肿瘤

52.2.1　脉管瘤

（1）血管瘤（hemangioma）

大部分血管瘤是先天性血管畸形，而非真性肿瘤，好发于头面部及口腔等部位，大多在出生后 1 年发现，随年龄而增大，或在出生后 1～2 年内停止增大，继而自然消退。

1）临床表现　可分为海绵型血管瘤、毛细血管型血管瘤和蔓状血管瘤 3 种。

a. 海绵型血管瘤（cavernous hemangioma）：发生在口腔粘膜下组织表浅部位，或头面颈部皮下浅层，表现为青蓝色柔软性肿块隆起，边界不清，表面高低不平，可被压缩，头低位时肿块可增大，有时可摸及结节状硬结，即为静脉石，肿瘤增大时可引起面容、口腔的明显畸形如巨舌、巨唇，甚至毁容，可广泛累及唇、颊、软腭、咽部等（图 52-3，见插页），引起功能障碍，并可继发出血。面部海绵型血管瘤可深入颞下窝和翼腭窝，头低位时可感患侧头痛。

b. 毛细血管型血管瘤（capillary hemagioma）：好发于面部皮肤，发生于口腔粘膜不多见，表现为皮肤或粘膜的红色斑块，略微高出或不高于皮肤和粘膜表面，色鲜红或紫色，大小不一，形状不规则，手指压迫病变区，颜色可减退，压力消除后又复原。一侧面部皮肤和口腔粘膜的毛细血管瘤，同时伴有同侧脑膜血管瘤，颅内钙化，视力减退，青光眼，智力低下者称为 Sturge-Weber 综合征。毛细血管瘤应与先天性粘膜下毛细血管扩张症相鉴别，后者表现为面部皮肤及口腔粘膜的单个或多发的斑点状的粘膜下红色病损，可伴有全身出血倾向，此为遗传性疾病。

c. 蔓状血管瘤（cirsoid hemangioma）：是先天性动静脉瘘，好发于头皮、面颊、颏颈部及口底，皮肤呈紫红色或正常，轻微隆起，质软，局部温度略高，扪诊时有明显搏动，听诊有吹风样杂音（图 52-4，见插页）。

2）诊断　主要依据临床表现和检查，可作瘤腔造影、血管造影或 DSA 以明确病变范围和侧支循环等情况。

3）治疗　婴幼儿血管瘤可定期观察其自然消退情况，而不必急于积极治疗；也可采用较大剂量泼尼松（强的松）口服治疗，4～5 mg/kg 体重，隔日 1 次，4 周为一疗程，可使肿瘤缩小或消退。海绵型血管瘤作硬化剂瘤腔注射，5%鱼肝油酸钠，1 次不宜＞10 ml。此外，尚有 5%～10%高渗氯化钠、奎宁乌拉坦、10%明矾液等也可作为硬化剂注射。局限表浅毛细血管型血管瘤亦可选用冷冻或激光治疗，也可合并应用手术切除，切除后组织缺损可用皮瓣整复。婴幼儿海绵型血管瘤多有包膜，局限性海绵型血管瘤也常有包膜，都易于切除。蔓状血管瘤应将畸形血管切除，也可在选择性血管栓塞术后进行病变血管的切除术。

(2) 淋巴管瘤(lymphangioma)

与血管瘤相似,大多数为先天性,但较血管瘤少见,可分为毛细淋巴管瘤(capillary lymphangioma)、海绵型淋巴管瘤(cavernous lymphangioma)和囊性淋巴管瘤(cystic lymphangioma)3种。

1) 临床表现　多见于婴幼儿,好发于口内,以舌背为多,其次为唇颊粘膜。毛细淋巴管瘤由淋巴管组成,粘膜表面呈颗粒状透明小突起(图 52-5,见插页);海绵型淋巴管瘤与海绵型血管瘤相似,在组织间隙中扩展,受累组织增厚,形成巨舌或巨唇,并可引起面部畸形。淋巴管瘤和血管瘤并存,即为淋巴血管瘤,表面粘膜可呈红色小点。

囊性淋巴管瘤主要见于婴幼儿,又称囊状水瘤(cystic hygroma)多发于颈侧区皮下,由大小不等、互不相通的囊腔组成,不能压缩,出生后即可表现为巨大肿瘤(图 52-6,见插页),亦可随年龄而增大,肿块表面皮肤色泽正常,与皮肤不粘连,可广泛扩展到深层组织,因此基底活动度差,由于肿块漫无边际扩展,可将颈部重要血管、神经包绕在肿瘤内,也可因压迫而出现吞咽,甚至呼吸的障碍,也可因合并感染而加重压迫症状。

2) 治疗　主要作手术切除或部分切除,以改善外形和功能。囊性淋巴管瘤如有压迫症状应及早手术,巨大型囊状水瘤因与周围无分界,易出血,且常因包绕在瘤内的大血管和神经难以分离而增加手术的难度。故术前应作充分估计和准备,术中不宜过分强调全部完整切除,应注意勿伤及颈部大血管和神经。

1982 年 Mulliken 和 Glowack 等根据脉管内皮细胞的增殖状况,将上述脉管瘤分为脉管瘤和脉管畸形两大类,血管瘤或淋巴管瘤是指内皮细胞高度增殖,具有真性良性肿瘤特点的脉管病变。而血管或淋巴管畸形是先天性结构异常,内皮细胞并无过度增生,只是正常的细胞更新,表现为毛细血管(淋巴管)的异常扩张,并可形成腔窦。真性血管瘤仅见于婴幼儿,不累及骨质,多为局限性,手术时出血不多,激素治疗有效。多在出生后 2～4 周发现,皮肤有小点状红色胎痣,6～8 个月以后生长增快,半岁左右增大停止,1 岁左右开始消退,大约有 75%病例在 5～8 岁左右完全消退。到成年后不能消退者则属血管畸形,随年龄而继续增大,可累及骨质,又可分为低流速和高流速两种,前者有毛细血管畸形、静脉畸形、淋巴管畸形和动脉畸形,可单独存在,但多为混合型,传统名称中的海绵型血管瘤、毛细血管海绵状血管瘤、血管淋巴管瘤、淋巴管瘤属于此类。高流速有动静脉瘘和颌骨中心性血管畸形,传统名称中的蔓状血管瘤和颌骨中心性血管瘤属于此类。上述对于血管瘤的观点,大多已为许多学者所接受。

52.2.2　软组织囊肿

(1) 口底表皮囊肿(epidermoid cyst)

胚胎发育时期,第 1 对和第 2 对鳃弓在中线融合时,上皮细胞被埋入而遗留在口底组织中,日后发展形成为口底表皮囊肿,可发生在颏舌骨肌与口底粘膜之间,也可在颏舌骨肌和下颌舌骨肌之间。囊壁为鳞状上皮衬里,囊内容为豆渣或油脂样角化物,临床上常误称其为口底皮样囊肿。皮样囊肿囊内容除有角化物外,尚有皮肤的附属结构如毛发等;口底皮样囊肿(dermoid cyst)甚为少见,临床常见的为口底表皮囊肿。

1) 临床表现　多见于儿童及青年,囊肿位于口底、下颌舌骨肌、颏舌骨肌上方,表面覆盖口底粘膜,并向口内隆起,将舌抬高,影响说话、进食,甚至呼吸。少数囊肿位于下颌舌骨肌下方,向颏下部隆起。囊壁较厚,表面粘膜色泽正常,压迫囊肿似有橡皮团样感,软而有弹性,穿刺抽出豆渣样内容,以此与舌下囊肿相鉴别。

2) 治疗　手术切除,一般可在口内摘除,囊肿位于颏下部则在颏下皮肤作切口,囊壁较厚,分离囊肿完整摘除并不困难,手术中应注意仔细止血,防止术后口底血肿,造成呼吸困难。

(2) 甲状舌间囊肿(thyroglossal tract cyst)

甲状舌间囊肿是先天性发育异常,由未退化的甲状舌导管的残余上皮发生而成,胚胎第 4 周时,在原口腔的咽底部第 1 和第 2 鳃弓之间有憩室状突出物,即为甲状腺的始基,日后该处即为舌盲孔,甲状腺始基自舌盲孔处沿正中线向下移行至颈部发育成甲状腺,在下行过程中所形成的甲状舌导管,在胚胎第 6 周开始退化,至第 10 周完全消失;如退化不全,其内壁上皮可在舌盲孔至甲状腺峡部之间的任何部位形成囊肿,囊肿与舌骨关系密切,此即为甲状舌间囊肿(图 52-7)。

1) 临床表现　多见于儿童,亦可见于成年人,大多数囊肿位于颈部正中,相当于舌骨的下方,也可出现在舌骨的上方,或略偏于中线的一侧,为圆形囊性肿块,直径大多在 1～3 cm,表面光滑,可因囊内容饱满而有实质感,肿块边界清楚,不与皮肤粘连,基底与舌骨多有粘连,或有索条状组织紧附于舌骨体而不易推动,可随吞咽及伸舌运动而略有移动,无压痛。近半数病例可伴发感染,出现局部皮肤的红肿和压痛,如自行溃破或切开引流后,急性感染可获控制,但瘘口经常有透明或混浊粘液流出,形成甲状舌管瘘,瘘口可因痂皮而封闭,不久又溃破,反复发作经久不愈。偶见有上皮癌变为甲状舌管癌。

2）鉴别诊断　临床上需与颏下淋巴结炎，口底表皮囊肿等相鉴别，特别需注意排除异位或错位甲状腺的可能，如被误认为甲状舌间囊肿作手术切除，而正常甲状腺缺如，则造成终身的甲状腺功能低下，必要时可作放射性核素扫描以资鉴别。

3）治疗　甲状舌间囊肿经确诊后应及早手术切除，以免因伴发感染形成甲状舌管瘘。手术应完整切除囊肿或瘘管，同时切除中段的舌骨体，并追踪切除舌骨后方的囊肿，瘘管或索条状导管直至舌盲孔，否则易致术后的复发。多次复发的瘘管，可将瘘管周围组织作柱状整块切除，以减少术后再度复发的可能。

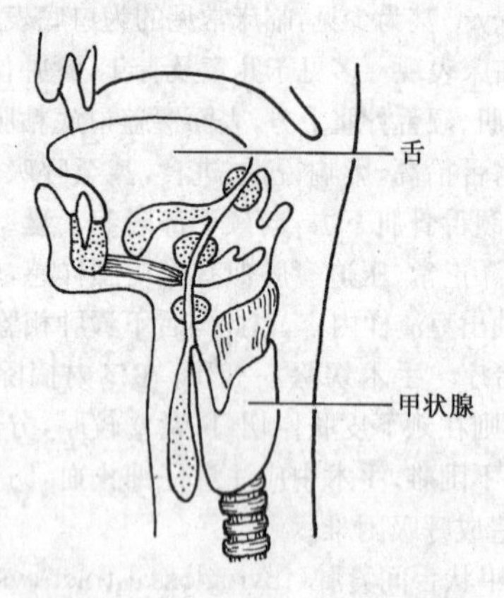

图 52-7　甲状舌间囊肿示意图

(3) 鳃裂囊肿(branchial cleft cyst)

颈侧的鳃裂囊肿是由第 2 对鳃弓的鳃裂和咽囊，在胚胎发育过程中未能闭合，或闭合不全形成的。正常闭合是从胸锁乳突肌前缘向上，经颈动脉分叉之间至咽侧壁的扁桃体窝，闭合异常可发生在上述部位的任何一个部分，如鳃裂未能闭合可留下颈部皮肤的开口，第 2 咽囊闭合不全可在扁桃体窝处留下开口，两者同时闭合不全则为鳃裂瘘，颈部皮肤无外口者则形成鳃裂囊肿，单纯咽侧壁粘膜瘘口少见。由于第 2 鳃裂形成的鳃裂囊肿，在囊壁上皮下含有许多淋巴样组织，并可形成淋巴滤泡，故又称为淋巴上皮囊肿，因而有人认为是来自颈部淋巴结内的迷走涎腺上皮，也有认为是胸腺咽管退化不全形成的。

1）临床表现　临床上以第 2 鳃裂形成的颈侧部的鳃裂囊肿最为多见，多发生在青春期，见于颈部一侧，双侧少见。囊肿位于颈上部，胸锁乳突肌上 1/3 的深面及前缘，相当于下颌角水平的颈动脉三角内，囊肿呈圆形肿块，大小不一，直径多为 3～4 cm，表面光滑，软有囊性感(图 52-8，见插页)，如囊内容充盈饱满，触之可呈实质感，边界清楚，可活动，无压痛，生长缓慢，可因上呼吸道感染，肿块骤然增大，并感不适，也可同时伴有继续感染而有疼痛，局部皮肤红、肿、压痛，穿刺可获黄色清液体，或白色豆渣样液体，瘘口周围皮肤亦可出现炎症反应，并有脓液自瘘口排出。如上皮发生癌变即为鳃裂癌，但极少见。

第 1 鳃裂的发育异常多形成鳃裂瘘，瘘管外口多位于耳屏前，少数可出现在耳垂下、下颌角处，内口位于外耳道。

第 3 鳃裂瘘少见，外口位置偏低，在胸锁乳突肌下缘，胸骨柄附近，窦道短，内口位于梨状窝。第 4 鳃裂瘘罕见。

2）鉴别诊断　颈侧鳃裂囊肿临床上应与颈动脉体瘤、颈部神经鞘瘤、淋巴结转移癌、颈部淋巴结炎、淋巴结核、囊状水瘤等相鉴别。颈动脉体瘤位于颈动脉分叉处，可扪及搏动和震颤，听诊有吹风样杂音。鳃裂囊肿穿刺可获白色豆渣样或白色混浊液体，不要误认为脓液而误诊为淋巴结核或淋巴结炎。

3）治疗　鳃裂囊肿和鳃裂瘘的治疗是手术切除，应完整切除囊肿或窦道。并注意追踪切除至颈部血管附近而至扁桃窝处的粘膜内口。多次复发的鳃裂瘘可作瘘管周围组织的囊状整块切除，以减少再次复发机会。

52.2.3　颈部神经源性肿瘤

(1) 神经鞘瘤(neurilemoma)

又称雪旺瘤(Schwann's tumor)。来源于神经鞘细胞，发生在头颈部者多见于颈侧部的颈动脉三角区，也见于咽旁间隙，此外尚可见于颅底的颈静脉孔，以及舌、唇、口底等部位。可来自脑神经如迷走神经、舌下神经和面神经等，亦可来自交感神经，颈丛神经的神经干和其分支。

1）临床表现　肿块多呈圆形或卵圆形，表面光滑，界限清楚，可活动，中等硬度，病程发展慢。发生在舌、唇部的神经鞘瘤，表现为粘膜下圆形肿块，可活动，表面粘膜色泽正常。咽旁的神经鞘瘤多来自迷走神经或颈上交感神经节，肿块向咽侧壁突出。颈部的神经鞘瘤多位于颈动脉三角，呈卵圆形(图 52-9，见插页)，如来自迷走神经或交感神经，肿块可沿神经长轴左右活动，而不能沿长轴上下活动。并将颈动脉推向肿块表面，在肿块表面可摸及颈动脉的行径及其搏动。但肿块本身并无搏动感。肿块增大后，可因囊变出血而骤然增大，穿刺可获不凝结血样液体。一般均无神经受压、神经功能障碍的症状,但肿瘤增大形成巨大肿块时,可压迫神经干引起相应神经的功能障碍症状。位于颅底颈静脉孔的神经鞘瘤,肿瘤虽较小,但可早期出现神经功能的障碍如声音嘶哑、吞咽时咳呛、半侧舌肌萎缩、伸舌偏向等症状,此症状的出现,并不表示神经鞘瘤的恶变。

恶性神经鞘瘤少见,病程发展快,肿块固定,早期出现病变神经的受累症状。

2) 鉴别诊断 颈侧部神经鞘瘤应与颈动脉体瘤、鳃裂囊肿、颈部转移癌,特别是鼻咽癌的颈部淋巴结转移相鉴别,此外,尚应与颈部淋巴结结核、炎症、淋巴瘤等鉴别。面部神经鞘瘤应与腮腺混合瘤鉴别,舌根部神经鞘瘤应特别注意排除异位或错位的甲状腺可能。颅底神经鞘瘤出现的脑神经的症状应与鼻咽癌、颈静脉球瘤相鉴别。

3) 治疗 手术切除应沿神经纵轴仔细剥离,为避免重要神经的神经鞘瘤术后功能障碍,可行包膜内摘除术。如手术中发现肿瘤摘除后,神经损伤或仅留下囊状神经纤维相连,估计神经功能难以恢复者,均应作神经吻合或神经移植术。

(2) 神经纤维瘤和神经纤维瘤病(neurofibroma and fibromatosis)

来源于神经轴突和神经束胞细胞,单发者为神经纤维瘤,多发者称为神经纤维瘤病,后者为全身性显性遗传性疾病。

1) 临床表现 病者多见于青少年,好发于面颈部,发生在口腔内者少见,肿块生长缓慢,呈圆形,质韧,位于皮肤、皮下或粘膜下,肿块边界不清,多无包膜,如来自感觉神经压之可有疼痛感(图 52-10,见插页)。

多发神经纤维瘤是神经纤维瘤病的一个症状,又称 von Recklinghausen 病,肿瘤呈多个半珠状结节,质软,一般为数毫米至 1~2 厘米大小,肿瘤增大后,皮肤和皮下组织可增厚而下垂,表皮粗糙,皮肤色素加深,呈橡皮肿样,引起面部的显著畸形,压迫肿块可有酸痛感,并可压迫邻近骨质。此外,患者皮肤可有大小不一、呈点状或片状棕色斑,称为牛奶巧克力斑,肿瘤血供丰富,但无搏动感。

2) 治疗 对单发的局限神经纤维瘤可作手术切除,对多发性巨大的神经纤维瘤可作部分切除,以改善面容外形,如作彻底手术,应对术中出血、手术难度作充分估计和准备,并设计皮瓣或肌皮瓣对肿瘤切除后缺损进行整复。

52.2.4 颈动脉体瘤

颈动脉体瘤(tumor of carotid body) 是发生在颈动脉体的非嗜铬性副神经节肿瘤(nonchromaffin paraganglioma),又称化学感受器肿瘤(chemodectoma)。颈动脉体为一种化学感受器,位于颈动脉分叉处,附着于动脉外膜的结缔组织内,有丰富的毛细血管和神经末梢,能感受血液中的化学变化,如血液中的 CO_2 浓度增加时,此感受器即受到刺激,传至呼吸中枢,随即出现反射性的呼吸加快加深。因此,它与血液的酸碱度、CO_2 浓度等的调节有关。化学感受器肿瘤除发生在颈动脉体外,尚可见于其他部位的化学感受器如颈静脉球、迷走神经体等。

(1) 临床表现

好发于青壮年,主要表现为颈部肿块,肿块位于颈动脉分叉处,相当于下颌角前下方,胸锁乳突肌深部,双侧发生者罕见,肿块增大缓慢,呈圆形或卵圆形,直径大多在 3~5 cm,表面光滑,边界尚清,左右活动度大,上下活动度差。肿瘤较大者,常异位于下颌骨内侧难以摸清,肿瘤表面除可摸及颈动脉搏动外,肿块本身亦可有搏动和震颤,听诊时可闻及吹风样杂音。

少数病例可合并有颈动脉窦综合征,颈动脉窦也位于颈动脉分叉处,为压力感受器,当头颈转位或压迫肿瘤时,可出现一过性昏厥,心率变慢,甚至血压下降,阿托品注射对上述症状解除有效。

肿瘤增大后可压迫迷走、交感、舌下神经等,出现相应的神经症状,如触压肿瘤时可有反射性咳嗽、音哑、进食时呛咳、霍纳综合征、患侧舌肌萎缩、伸舌偏向等。

颈动脉体瘤虽不呈真性嗜铬反应,但任何副神经节组织均可能发生分泌儿茶酚胺的肿瘤,因此,极个别的颈动脉体瘤可呈嗜铬反应,压迫肿瘤时有肾上腺素分泌,血压明显升高,此有功能性颈动脉体瘤必须在术前作好准备,术中处理好血压变化,否则,手术中因触摸肿瘤引起危象,危及病人生命。

(2) 诊断

临床上应与颈部转移癌、颈部神经鞘瘤等相鉴别,B超、CT和MRI检查有助于诊断,数字减影动脉造影(DSA)、MRI可显示颈内外动脉被肿瘤推向两侧情况,分叉部增大(图 52-11,见插页),并可见到肿瘤外周有丰富血管网包绕。

(3) 治疗

肿瘤小者可行肿瘤剥离术,但肿瘤与颈动脉壁紧密相连,且有丰富血供,手术较困难,出血多,且易伤及动脉壁，应作好充分估计和准备。肿瘤较大者即应考虑作肿瘤与被累及的颈动脉段切除术，同时重建颈内动脉血供，如作颈总动脉和颈内动脉吻合术，或用自身大隐静脉、人造血管的移植等。但上述手术均可因颈动脉血供的阻断或暂时被阻断，而引起大脑血供不足的严重并发症如昏迷、偏瘫、失语，甚至死亡。术前作颈动脉压迫训练，术中在阻断颈动脉血供同时作临时血管搭桥以维持大脑血供等，可减少或避免上述的并发症，肿瘤大，常异位于下颌骨内侧者，为便于血管吻合的操作，可暂时切断下颌骨升支，以显露肿瘤上部及颅底段颈内动脉。

（张孟殷）

参考文献

1. Hauben DJ, Zirkin H, Mahler D, et al. The biologic behavior of basal cell carcinoma: analysis of recurrence in excised basal cell carcinoma Plastic Reconstr Surg, 1982, 69:110～115
2. Rowe DE, CArroll RJ, Day CL. Prognostic factors for local recurrence, metastasis, and survival rats in squamous cell carcinoma of the skin, ear and lip. J Am Acad Dermatol, 1992, 26: 976～990
3. O'Brien CJ, Coates AS, Schaefer KP, et al. Experience with 998 cutaneous melanoma of the head and neck over 30 years. Am J Surg, 1991, 162:310～314
4. Loree TR, Spiro RH. Cutaneous melanoma of head and neck. Am J Surg, 1989, 158:388～391
5. Mcleod GL, Black RJ. Malignant melanoma, Cutaneous and mucosal in Paparella MM, Shumrick DA eds, Otolaryngology third ed Philadelphia, WB Sanuders Co, 1991, 2 617～2 622
6. Scally CM, Black JHA. Cystic hygroma massive recurrence in adult life. J Laryngol Otol, 1990, 104: 908～910
7. Wiggs WJ, Sismanis A. Cystic hydroma in the adult. Otolaryngol Head Neck Surg, 1994, 110: 239～241
8. King RC, Smith BR, Burk JL. Dermoid cyst in the floor of the mouth. Oral Surg Oral Med Oral Pathol, 1994, 78:567～576
9. Chandler RA, Mitchell B. Branchial cleft cysts, sinuses, and fistulas Otolaryngol. Clin North Am, 1981, 14:175～186

口腔肿瘤 53

53.1 口腔良性肿瘤

53.1.1 乳头状瘤

口腔乳头状瘤(papilloma)好发于舌尖和软腭,由增生的鳞状上皮和结缔组织组成,肿瘤呈乳头样,向外突起,表面有细小乳头,上皮如有过度角化可呈白色,但无溃疡,多数有蒂,直径大多为数毫米大小,基底软,边界清楚。乳头状瘤可发生恶变,特别在白斑基础上发生的乳头状瘤更易恶变,恶变时增大迅速,并出现溃疡、出血,基底部有浸润等。手术切除应包括基底部的切除。

53.1.2 纤维瘤与纤维组织增生

纤维瘤与纤维组织增生(fibroma and fibrous hyperplasia),口腔内常见的纤维性病变是纤维组织增生,形成纤维瘤较少见,与不良修复体、残冠或残根的反复创伤刺激有关;纤维瘤与纤维组织增生在组织学上难以区别。后者好发于舌、颊、腭等处,如发生在牙龈则为纤维型牙龈瘤。临床上多呈圆形,结节状突起,有蒂或无蒂,表面粘膜正常、光滑,质地较周围组织略硬,边缘清楚。前者是对慢性刺激的反应性增生,病变界限不清楚,去除刺激后可消退。

纤维瘤手术不彻底易复发,术后多次复发可致恶变,与低度恶性纤维肉瘤有时难以区别。纤维组织增生必须先去除刺激,如处理不良假牙、拔除残冠或残根等,否则手术切除后仍可复发。

53.1.3 牙龈瘤

牙龈瘤(epulis)是发生在牙龈组织上的肿瘤。包括纤维瘤型牙龈瘤、肉芽肿型牙龈瘤和血管瘤型牙龈瘤3种。

纤维瘤型牙龈瘤临床上最常见,是真性肿瘤,来自牙槽突的骨膜或牙周膜。肉芽肿型牙龈瘤是因局部刺激如龋齿、残冠、残根、不良修复体或牙石等引起,牙龈发生炎症性的肉芽组织增生,而非真性肿瘤。血管瘤型牙龈瘤与内分泌有关,肿瘤含有大量毛细血管,妊娠妇女发生的妊娠性牙龈瘤即属血管瘤型牙龈瘤。

(1) 临床表现

多见于青壮年,上下牙龈均可发生,常发生在前牙区和唇颊侧牙龈。初起于牙龈乳头,肿块向外生长,或呈分叶状,表面光滑,多为有蒂,肿瘤多数不大,但少数可增大覆盖牙齿咬𬌗面,影响咀嚼,或因咀嚼创伤出现溃疡与出血。肉芽肿型牙龈瘤与血管瘤型牙龈瘤质软、色红、易出血。纤维瘤型牙龈瘤质偏硬，色淡红或灰白色，不易出血。妊娠期牙龈瘤在妊娠期增大快，产后可逐渐缩小消退。牙龈瘤有时需与牙龈癌相鉴别。

(2) 治疗

手术切除应包括齿槽突及受累的牙齿，否则易致复发。

53.1.4　颗粒细胞瘤

颗粒细胞瘤(granular cell tumor)过去称为颗粒性肌母细胞瘤，认为其来源于胚胎性肌母细胞，但目前尚有争论，近年来研究认为是雪旺细胞发生改变，改称为颗粒细胞瘤。

多数发生于舌，也可见于唇、口底等处，多为单发，少数可有多发。肿瘤较小，呈圆形，质硬韧，表面覆盖粘膜可因角化色偏白，周围无完整包膜，呈局部浸润性生长，有时可见有肿瘤细胞侵犯神经，少数肿瘤可生长较快，但仍属良性肿瘤。少数可恶变，手术切除要彻底，否则易致复发。

53.1.5　婴儿黑色素性神经外胚瘤

婴儿黑色素性神经外胚瘤(melanotic neuroectodermal tumor of infancy)来源于神经外胚层组织的良性肿瘤，绝大多数发生在1岁以内的婴儿。最常见部位是上颌前部，此外，尚可见于下颌部、腭及颅骨等处。肿瘤生长快，在上颌前部齿槽嵴处出现蓝色或黑色肿块，无蒂，表面无溃疡，边界不清楚，呈浸润性生长，无包膜，肿瘤上皮样细胞内含有大量黑色素颗粒，X线片显示局部骨质吸收。婴儿黑色素神经外胚瘤为良性肿瘤，彻底切除肿瘤及其基底部骨质，不易复发，切除不够仍可复发。

53.2　口腔癌

口腔癌是头颈部常见的恶性肿瘤，包括唇、口内及口咽癌，其发病率可居头颈部癌的第二位，在我国占全身恶性肿瘤的3%左右，西方国家占2%～4%。我国的舌癌为最多见，约占所有口腔癌的1/3～1/2，其次为牙龈癌和颊粘膜癌，西方国家以舌癌、口底癌和唇癌为多见，口底癌在我国并不多见。口腔癌以鳞状细胞癌最多，其次为腺癌。

53.2.1　分类

按解剖部位可将口腔癌分为：

(1) 唇癌

指上下唇的唇红粘膜和口角粘膜，不包括唇内侧粘膜和唇部皮肤癌。过去一直将唇癌作为口腔癌的一种，目前将其从口腔癌中列出成为独立的分类。

(2) 口内癌

指舌前2/3的舌活动部、颊粘膜、上下牙龈、硬腭和口底的癌。

(3) 口咽癌

指舌后1/3的舌根、扁桃体、软腭、口咽后壁和侧壁，以及会厌周围的癌。口咽癌过去列为口腔癌的一种，目前已将其列入咽部癌中。

从严格意义上讲，口腔癌系指上述的口内癌而言。

53.2.2　发病因素与癌前病变

口腔癌的真正病因，至今仍不明了，某些因素可导致粘膜上皮的突变或发生异常增生，最终演变成上皮癌，如嗜烟、咀嚼烟草、酗酒、残冠残根和不良修复体，放射线和日光刺激，口腔不洁，营养缺乏如维生素、蛋白质和铁、硒等微量元素的缺乏等，以及梅毒、艾滋病等都与口腔癌的发生有一定关系。在印度南部一些地区，有长期咀嚼槟榔的习惯，并与烟草、熟石灰等混合在口内咀嚼长达数小时，这种嗜好是口腔癌在这些地区高发的一个重要因素。大量的流行病学调查和实验研究证实：吸烟和口腔癌的发生有明显的因果关系，一般认为吸烟者患口腔癌危险性增加2～3倍，饮酒同时嗜烟者可增加到15倍以上。美国最近的长期追踪调查表明口腔癌发病率在同时饮酒和嗜烟者比不饮酒嗜烟或饮酒不嗜烟者患口腔癌危险性增加50%～100%，在男性吸烟者中增加27倍，女性增加20倍；而戒烟3～5年后能使患口腔癌危险性下降50%。

口腔癌的癌前病变的组织学变化是上皮有异常增生，主要指粘膜的白斑、红斑和红白斑，而扁平苔藓、盘状红斑狼疮、粘膜下纤维性变等虽与口腔癌变有一定关系，目前多主张不归入癌前病变，而称之为癌前状态，表明其并不预先存在任何与癌变有关的组织学变化。口腔白斑患口腔癌的危险性比正常人高50～100倍，其恶变率报道高低不一，为2%～13%不等，这可能与白斑的诊断标准和随访时间有关。白斑是指有上皮细胞的异常增生，应有严格的定义，创伤性和戒烟后可消退的白角化斑，以及颊粘膜的白水肿病不应作为癌前病变的白斑，而应称为良性单纯性白色角化症。世界卫生组织报告的白斑的恶变率为3%～5%。各型白斑中以颗粒型、疣状型和溃疡型为最高，均质性白斑恶变率低，舌缘、舌腹面和口底白斑为恶变高危险区，伴有白念珠菌感染的白斑常具有明显的癌前病变特征。口腔粘膜红斑少见,如出现红斑,被认为是恶变率最高的癌前病变,特别是颗粒性红斑或红白斑往往已是原位癌,甚至已演变为浸润癌。咀嚼槟榔而引起的口腔粘膜下纤维性变,与该地区的口腔癌高发病率有一定关系。

53.2.3 病理

口腔粘膜上皮癌主要是鳞状细胞癌,占口腔癌的80%~90%。其形态学的变化主要为鳞状细胞高度增生,细胞出现异型性,有重度不典型增生,或上皮细胞发生突变,发展成为原位癌;继而迅速突破基底膜,向粘膜下组织扩展而成为浸润癌。进入结缔组织中的癌细胞多呈团块状或条索状浸润,少数可为弥漫性浸润,其恶性程度一般根据细胞分化程度而定,按 Broder 分级,细胞未分化者占<25%、25%~50%、50%~75%、>75%四级分别为高分化鳞癌(Ⅰ级)、中度分化鳞癌(Ⅱ级)、低分化鳞癌(Ⅲ级)、未分化鳞癌(Ⅳ级)。

高分化者可见有角化珠,低分化者角化珠少见或不见。口腔前部如唇癌、舌前部癌多为高度分化或中度分化(Ⅰ~Ⅱ级)鳞癌。后部如舌根癌、口咽癌等则多为低分化(Ⅲ级)鳞癌。

口腔原位癌是指有重度上皮细胞不典型增生,且局限在上皮层内,并不突破基底膜,大多与口腔粘膜白斑、红斑和红白斑有关。

口腔粘膜疣状癌是口腔鳞癌较为常见的一种类型,多见于颊粘膜、唇和牙龈,也见于腭。肿块呈外突性沿表面扩展,表面有过度不全角化,形成角质栓,上皮细胞分化较好,细胞异形性不明显,大多基底膜完整,有角化珠可见,恶性程度低,预后好。

梭形细胞癌是一种低分化口腔鳞癌,是鳞状细胞癌的一种变异。

口腔粘膜的假性上皮瘤样增生,与残冠、残根或不良修复体的刺激有关。舌缘的褥疮性溃疡、根尖周炎性肉芽肿以及其他炎性赘生物中,常可见有上皮瘤样增生,需与高分化鳞癌相鉴别,去除刺激后1~2周,病变消退或明显好转,则可排除高分化鳞癌可能。

53.2.4 临床表现

男性略多于女性,近年来有女性增多趋势。患病年龄以40~60岁为高峰;好发部位与人种、生活习惯有关,如我国以舌癌最多,颊粘膜癌与牙龈癌次之,特别是我国过去生活、医疗卫生条件较差的农村,舌癌发病率更高;西方国家以唇癌、口底癌多见,可能与用烟嘴和吸雪茄烟,以及日光浴过分暴露于阳光下有关;近年来,我国口底癌发病有上升趋势。

口腔癌早期表现常为白斑、红斑、红白斑或颗粒红斑,并出现糜烂和溃疡,此外尚可出现肉芽组织状、小肿块或表面出现裂隙等。继而迅速出现肿块增大,呈浸润性生长,基底变硬,溃疡面增大,外翻,如菜花样。口腔癌基本上有外生型、溃疡型和浸润型,以及上述三型的混合。肿瘤增大后按照先发生部位可出现相应组织破坏、功能障碍等症状。

口腔癌的转移最常见的是沿淋巴途径向颈部区域淋巴结转移,临床上按解剖部位不同,将颈部转移分为五个水平(图 53-1)。① 第Ⅰ水平:颌下,颏下区淋巴结组;② 第Ⅱ水平:颈内静脉上组淋巴结组;③ 第Ⅲ水平:颈内静脉中组淋巴结组;④ 第Ⅳ水平:颈内静脉下组淋巴结组;⑤ 第Ⅴ水平:颈后三角淋巴结组。

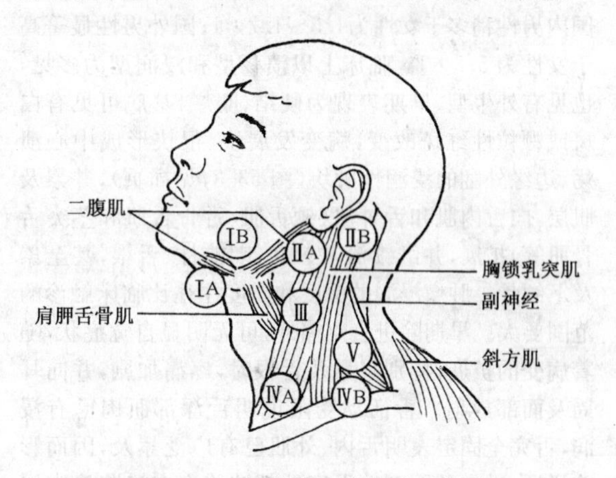

图 53-1 颈部淋巴结分区示意图

唇癌、颊粘膜前部癌、口底前部癌及前下牙龈癌,常先转移第Ⅰ水平;舌、牙龈后区癌及磨牙后区颊粘膜癌可先转移到第Ⅱ水平;如出现多组淋巴结转移,往往先从第Ⅰ或第Ⅱ水平,再向第Ⅲ、Ⅳ水平发展。颈部转移率与原发部位、肿瘤组织类型、分化程度、大小和浸润深度、厚度有关。唇癌与硬腭癌颈部转移率低,可能与硬腭淋巴网较少、下唇癌易于发现、肿瘤分化较好等有关。舌癌与口底癌颈部转移率最高。

不同部位的口腔癌尚有下列临床表现。

(1) 唇癌(lip cancer)

多见于下唇,与上唇相比约为10∶1。男女性之比为10∶1。此癌西方国家多见,可占口腔癌的20%~30%,可能与日光浴长期暴露在强阳光下有关。国内报道的唇癌发病率则低于舌癌、龈癌,70%唇癌为分化性鳞癌,只有20%为低分化,病变表现为外生型、溃疡型和疣状型三种。疣状型外观似疣，表面不规则呈角刺状，很少形成溃疡型，发展慢，浸润少，预后较好。外生型与溃疡型早期表现为表浅糜烂，或似慢性唇炎，并覆以痂皮，易出血，继而出现硬块；溃疡呈菜花状（图53-2，见插页）。周围组织可有不同程度浸润，晚期可累及全下唇、唇部、颏部皮肤及下颌骨。颈淋巴结转移较少，仅10%左右，常转移到颏下及双侧颌下淋巴结，且多发生在晚期或复发的病例。唇癌可由慢性盘状红斑狼疮、角化棘皮瘤、慢性唇炎恶变而来。

(2) 舌癌(tongue cancer)

舌以轮廓乳头分为舌前2/3的舌活动部和舌后1/3的舌根部，大约75%的舌癌是发生在舌活动部，且大多数发生在舌的侧缘，其次为舌腹面，发生在舌背或舌中线甚为少见。舌活动部鳞癌可占口腔癌32.3%～50.6%，国外舌癌发病率占口腔癌20.2%～39.2%。国内男性稍多于女性为1.5～1.7∶1；国外男性显著高于女性为5.5∶1。临床上以溃疡型和浸润型为多见，也见有外生型，早期表现为硬结、糜烂，基底可见有白斑或颗粒性红斑改变，病变发展快，很快形成中心溃疡、边缘外翻的浸润性肿块（图53-3，见插页），并累及肌层，向舌内肌和舌外肌（颏舌肌、舌骨舌肌和茎突舌骨肌等）扩展，并继续深及口底、咽前柱、舌根，甚至累及下颌骨。肿瘤浸润的深度和广度往往比临床触诊的范围要大。早期除进食疼痛外，可无明显自觉症状，随着病变的扩展，特别是累及舌根时，疼痛加剧，并向耳周及面部放射。舌活动受限说明舌深部肌肉已有浸润，舌完全固定表明舌内、外肌已有广泛累及，因而影响说话、进食及吞咽。舌癌颈部转移率在口腔癌中居首位，首诊转移率可在30%～40%。T_3、T_4转移率可达60%以上，多先转移到第Ⅱ水平，二腹肌后腹深部，相当于下颌角部位淋巴结肿大，即角淋巴结肿大，为舌缘中1/3舌癌的常见转移部位，直接转移到第Ⅳ、Ⅴ水平者少见。远处转移主要发生在晚期或复发病例。舌癌诊断并不困难，临床上应注意对红斑、白斑、慢性溃疡的及时活组织检查，及早作出诊断。

(3) 牙龈癌(gingiva cancer)

下牙龈的双尖牙及磨牙区为牙龈癌好发区，发生在上牙龈较少，两者之比约为4∶1。早期表现为牙龈肿胀、出血。牙齿松动脱落，此时易被误诊为牙周炎而延误早期治疗。下牙龈癌可向颊侧扩展，累及颊粘膜，亦可侵及舌及口底，向后浸润磨牙后区、舌腭弓及咽侧壁。上牙龈癌可向颊粘膜、腭部、上颌窦及颞下凹扩展，可向深部侵犯牙槽骨及上下颌骨，累及下牙槽神经管，出现下唇麻木，侵入上颌窦则有鼻塞、鼻出血等症状。晚期下牙龈癌与颌下转移淋巴结、口底浸润块融合，在患侧面下1/3形成巨大肿块，并可破溃、出血、坏死。颈淋巴结转移率约为30%，首次就诊颈部转移率为20%左右，主要转移到第Ⅰ、Ⅱ水平。

对牙龈癌诊断时应注意与易被误诊为牙周炎病鉴别，作出早期的准确诊断，对拔牙创口长期不愈，且有肉芽样组织从伤口内长出者，应及早作活组织检查确诊，约有半数左右牙龈癌可在X线片上见有牙槽骨破坏。

(4) 颊粘膜癌(buccal mucosa cancer)

包括颊粘膜、唇内侧粘膜、上下龈颊沟以及磨牙后区的癌，约占口腔癌的10%，多数为中等分化的鳞癌，部分可来自小涎腺的粘液表皮样癌或其他腺癌，颊粘膜可为多中心癌，同时在大的癌灶周围出现小的癌灶，其间可有正常粘膜存在，可用染色剂涂布后，小的癌灶经染色而显现。疣状癌亦好发于颊粘膜，常在白斑基础上演变而来。在颊粘膜癌周围也常可见有白斑或红白斑同时并发。

颊粘膜癌好发于磨牙区咬殆线附近，其次为口角及磨牙后区的颊粘膜。早期表现为浸润性肿块及溃疡，很快向深层肌肉及上下龈颊沟扩展，可穿过颊肌向皮肤浸润（图53-4，见插页），甚至造成皮肤破溃，出现张口困难、疼痛等症状，颊粘膜癌首诊颈淋巴结转移率较高在20%～30%。常见转移淋巴结为第Ⅰ、Ⅱ水平及颊淋巴结。

(5) 口底癌(carcinoma of the floor of mouth)

国内口底癌发病率较低，约占口腔癌的4.6%，国外口底癌发病率较高，男性与女性之比在不同国家比例有所不同为3～10∶1。多数为中度或高度分化的鳞状细胞癌，部分可为涎腺来源的腺癌如腺样囊性癌等。口腔癌表现为多中心起源，此特点在口底癌更为多见。好发在舌系带一侧，溃疡型多见，很快向深层组织浸润，并扩展到对侧口底，累及舌腹面、舌内肌，甚至舌外肌，引起舌活动受限，向外侧侵犯舌侧牙龈及下颌骨，出现疼痛、流涎、吞咽困难等症状。颈淋巴转移率仅次于舌癌，有30%～40%在首诊时即发现有颈淋巴结肿大，原发病变虽局限于一侧，亦可出现双侧颈淋巴结转移。

(6) 腭癌(palate cancer)

多数来自小涎腺，常见有腺样囊性癌、粘液表皮样癌和恶性混合瘤等，其次为鳞癌。小涎腺来源的腭癌发病年龄较鳞癌早，男女发病率无明显差别。鳞癌多为溃疡型，亦可见有疣状型，可累及硬腭骨质，引起腭穿孔，并侵入鼻腔和上颌窦。也可超过中线向对侧扩展，向后可累及软腭、咽侧壁及翼腭窝，出现张口受限，可向第Ⅰ、Ⅱ水平颈淋巴结转移，且可出现双侧性颈转移。

涎腺型腭癌发展较慢，常表现为无痛性肿块，早期表面粘膜完整，粘膜下常见有扩张毛细血管，并呈淡蓝色。肿瘤增大后可出现溃疡、疼痛，硬腭腺样囊性癌可沿腭大孔、翼腭管向颅底扩展。涎腺型腭癌颈转移较少见。腺样囊性癌肺转移较多见。

(7) 口咽癌(oropharyngeal carcinoma)

口咽部癌包括舌根癌、扁桃体癌、软腭癌等。以鳞癌为多见，尚可见有小涎腺来源的腺癌如腺样囊性癌和粘液表皮样癌等。口咽部也是恶性淋巴瘤好发部位，鳞癌好发在口咽的各个部位，多为溃疡型；腺样囊性癌多见于软腭和舌根，粘液表皮样癌多为中度或高度恶性，亦好发于软腭，表现为粘膜完整的或表面有溃疡的肿块。恶性淋巴瘤多见于扁桃体及舌根，多发生于青壮年或儿童，表现为扁桃体或舌根肿块，并有颈部淋巴结肿大，易被误诊为舌根未分化癌伴颈淋巴结转移。口咽癌常见症状通常是单侧的持续性咽痛，并向耳周放射，常作刺激性咳嗽以图清除咽部异物感，常规的口腔检查往往难以发现早期的病变，而被误诊为慢性咽炎。舌根癌常因舌活动受限，或出现颈上深二腹肌组淋巴结的肿大而被发现。肿瘤可向后累及会厌及下咽，亦可向前累及舌活动部。软腭癌可向咽侧壁、磨牙后区扩展，破坏悬雍垂，出现吞咽困难和张口受限等。

口咽癌颈淋巴转移率较高，首诊颈淋巴结肿大为60%左右，可为双侧性；亦可先有对侧颈淋巴结肿大。最先出现肿大的淋巴结是第Ⅱ水平的二腹肌组淋巴结，腺样囊性癌颈部转移少见，常出现肺转移。

53.2.5 诊断

唇与口腔位于身体易被察觉的部位，有利于口腔癌的早期发现，但临床上仍可见有晚期的病例，如舌癌误为口腔溃疡，牙龈癌作为牙周疾病而行拔牙术，因而延误早期诊断。活组织的病理学检查对及早的诊断唇和口腔癌有重要意义，唇和口腔的活组织检查不需要切开正常组织，可直接在有溃疡的病理组织上进行，只要手术轻巧，尽量减少出血和分离组织，还是比较简单和安全的，因此，对于唇和口腔临床上疑有恶变的组织如颗粒红斑、红白斑、疣状型或溃疡型白斑、白斑出现裂隙、慢性溃疡，拔牙创口不愈，且有病变组织自创口内长出等，都要及时作活组织检查，以明确诊断。此外，X线摄片、CT检查有助于诊断颌骨被侵犯的范围，MRI检查对软组织的病变范围显示更为清晰。颈淋巴结主要依赖临床的仔细摸诊，注意淋巴结的大小、数目、质地、活动度以及与周围大血管的关系。舌根癌位置较深，一般口腔检查较难发现早期的病变，需用间接喉镜仔细检查，晚期舌根癌可累及下咽、喉、会厌等部位，因此还必须应用纤维或显微内镜对喉、气管、食管进行检查，以确定病变累及的范围。

(1) TNM分期

唇与口腔癌的TNM分期，按照国际抗癌联盟(UICC)1987年制定的TNM分类分期系统如下：

唇包括上下唇的唇红和口角，口腔包括颊粘膜(上下唇内侧粘膜，颊粘膜，磨牙后区，上下龈颊沟)、上下牙龈、硬腭、舌(舌背，舌前2/3舌侧缘，舌腹面)、口底等部位。

T：原发肿瘤

T_x——原发肿瘤无法评估

T_0——未发现原发肿瘤证据

T_{is}——原位癌

T_1——原发肿瘤最大直径≤2 cm

T_2——原发肿瘤最大直径>2 cm，但<4 cm

T_3——原发肿瘤最大直径>4 cm

T_4——唇：肿瘤侵犯邻近组织，累及颌骨骨皮质、舌、颈部皮肤

口腔：肿瘤侵犯邻近组织，累及颌骨骨皮质、深部舌内肌、上颌窦、皮肤

N：区域淋巴结

N_x——淋巴结转移与否无法评估

N_0——未发现淋巴结转移

N_1——同侧单个转移淋巴结，直径≤3 cm

N_2——N_{2a}：同侧单个转移淋巴结，直径>3 cm，但<6 cm

N_{2b}：同侧多个转移淋巴结，最大直径≤6 cm

N_{2c}：双侧或对侧转移淋巴结，最大直径≤6 cm

N_3——转移淋巴结最大直径>6 cm

M：远处转移

M_x——远处转移与否无法评估

M_0——未发现远处转移

M_1——有远处转移

(2) 临床分期

Ⅰ期 $T_1N_0M_0$

Ⅱ期 $T_2N_0M_0$

Ⅲ期 $T_3N_0M_0$

$T_1N_1M_0$
$T_2N_1M_0$
$T_3N_1M_0$
Ⅳ期　$T_4N_0M_0$
$T_4N_1M_0$
任何 $TN_2N_3M_0$
任何 T 任何 NM_1

上述 TNM 系统基本上也适用于舌根癌和软腭癌。

TNM 分类分期系统对治疗计划制定，口腔癌的研究和统计，国际间的学术交流等都有重要的意义。首发的病例均应作出 TNM 分期的诊断。目前 TNM 分期系统的 T 仅能说明肿瘤表面的直径大小，尚未能反映肿瘤侵犯的深度或厚度，而后者与区域性淋巴结转移和预后的关系更为密切。

53.2.6 治疗

口腔癌的治疗应根据原发肿瘤部位和累及的范围来决定。临床Ⅰ期可选用放射或手术切除，口腔前部肿瘤的Ⅰ期病变，手术切除更为合理，对于Ⅱ和Ⅲ期病例，宜采用有计划多学科的综合治疗，包括根治性手术、放射治疗和化学治疗等。口腔癌颈部淋巴结转移率较高，如Ⅲ、Ⅳ期舌癌的最终颈部转移可达70%～80%。因此，口腔癌的手术治疗尚应包括颈部淋巴结的根治性切除，即根治性颈淋巴切除术。近年来，颈淋巴根治术又有新的分类名称，提出选择性区域淋巴结切除，如颈前区、颈后区切除等，至于临床未发现有转移颈淋巴结而作选择性颈淋巴根治性切除术问题，目前看法尚有分歧。颈部淋巴结转移率与肿瘤体积和侵犯深度有明显关系，因此 T_3、T_4，或浸润深的，以及颈部转移率高的，如舌癌、口底癌等，多主张在切除原发灶手术的同时，作治疗性或选择性颈淋巴根治性切除术。口腔癌常用手术方法为原发灶与颈部淋巴结的同时切除，即颌颈联合根治术，或颌舌颈联合根治术。最近虽有用全颈放射治疗颈部淋巴结的转移，但根治性颈淋巴切除仍是传统的、有效的治疗方法。颈部已有肿大的转移性淋巴结，有50%左右的病例切除无效，对颈部淋巴结阳性的高度恶性的口腔癌，采用功能性颈淋巴切除术应格外慎重。切除术后的组织缺损，可选用各种皮瓣或肌皮瓣、带蒂或吻合血管的移植术进行立即整复。不但有助于伤口的关闭，也有利于扩大切除范围，从而减少局部的复发机会，同时也改善患者的容貌和功能，以提高术后的生活质量。常用有胸大肌肌皮瓣、前臂皮瓣、背阔肌肌皮瓣等。

早期唇癌的外科手术切除和放射治疗效果相近，但外科"V"形切除方法简单，外形和功能也都满意，几乎无后遗症，中、晚期病例需作部分或全下唇切除，唇的缺损可视情况选用对侧唇组织瓣，或唇颊部扇形瓣，或鼻唇沟瓣进行修复。并同时作两侧舌骨上或肩胛舌骨肌上淋巴结切除，或一侧全颈淋巴结根治性切除术。

舌癌治疗主要有外科手术和放射治疗，早期病例外科手术切除效果较好，单独外照射效果差。放射治疗应采用外照射合并组织间的照射，对原发灶病例如单独用放射治疗，在原发灶获得控制后，需行选择性或治疗性颈淋巴根治性切除术。外科切除对病变范围小、浸润不深，直径<2 cm 者，舌和颈部手术可作非连续性切除，舌原发灶切除应包括相应的舌内肌的整块切除，如舌内肌已有明显浸润，舌活动已受限者，尚应包括相应的舌外肌的切除。舌癌外科手术最常用术式是舌颌颈联合根治术(图 53-5，见插页)，病变未累及口底者，应尽量保留下颌骨，或作下颌骨方块切除，以保持下颌骨下缘的连续性，对于Ⅲ、Ⅳ期的晚期病例，必须采用有计划的多学科综合治疗，术后补充放射治疗。舌及口底缺损，可作带蒂或吻合血管的皮瓣或肌皮瓣移植，进行立即整复，以重建舌和口底。由于舌癌首诊时颈淋巴结转移率达30%～40%，治疗后最终出现颈部淋巴结转移者可高达70%左右，因此，除临床Ⅰ期、或浸润深度<4 mm、颈部淋巴结未触及者可作严密随访外，其他各期的舌癌多主张行选择性颈淋巴根治性切除术。

牙龈癌的治疗主要是外科手术，单独采用放射治疗效果差。Ⅰ期病例，X 线片上无骨质累及者，可作颌骨部分切除，保留下颌骨下缘，Ⅱ和Ⅲ期病例，发生在下牙龈者则作半侧下颌骨及颈淋巴连续性的颌颈联合根治术，上牙龈癌则作上颌次全切除术或全切除术。淋巴结转移可分期进行颈淋巴根治性切除术。

颊粘膜癌手术后的缺损可用游离植皮，或用带蒂；吻合血管的皮瓣移植修复。如累及颌骨、颈淋巴结则需作颊颌颈联合根治术，中、晚期病例宜采用外科及放射的综合治疗。

口底癌治疗原则上与舌癌相同。

腭癌治疗应根据病理组织学类型决定治疗原则，涎腺型的恶性肿瘤主要采用外科切除，特别是腺样囊性癌具有很强局部浸润性，原发灶彻底切除是治疗成功的关键。腭癌手术的基本术式是上颌骨次全切除，中、晚期病例需采用外科及放射治疗的多学科综合治疗。

口咽低分化鳞癌可采用先放射再加手术切除，术后缺损应用皮瓣或肌皮瓣作立即整复。

口腔癌术后放射治疗应在术后4～6周以内开始进行，超过6周开始放疗效果差。

53.2.7　预后

口腔癌预后除与TNM分期有关外，尚与肿瘤发生部位、侵犯厚度与深度、淋巴结转移的水平、数目、大小、是否穿破包膜浸润到周围的颈部组织、肿瘤的组织学类型、分化程度、生物学行为以及患者的全身免疫状态等有关。一般发生在口腔前部的癌比后部的预后好，如唇癌的Ⅰ期5年生存率可达90%～100%，而舌根癌和口咽癌的5年生存率最低。

有人报道肿瘤厚度≤2 mm时，即使直径>2 cm预后也很好，国内外报道肿瘤厚度≤2 mm 5年生存率为100%；<5 mm为74.3%；超过5 mm的5年生存率则降为55.1%。肿瘤深度的增加，病死率也由0%递增到41.2%。肿瘤浸润深度≤2 mm的，颈淋巴结转移率为0%，2.1～4.9 mm的则为22.2%，≥5 mm的则为41.7%。说明肿瘤浸润的深度与厚度对预后的影响，实际上比肿瘤的大小更为密切。

口腔癌发生于不同的部位，其预后也有差别，舌癌Ⅰ、Ⅱ期的5年生存率在70%～90%，而Ⅲ、Ⅳ期则降为30%～40%，颈部有转移者则在30%左右。牙龈癌5年生存率在60%左右，但上牙龈癌预后比下牙龈癌差，有颌骨骨质破坏者预后也差。颊粘膜癌早期病例、颈淋巴结阴性者，5年生存率最高可达70%左右，颈淋巴结阳性者仅为25%。口腔癌发生在颊粘膜前部者比发生在颊粘膜后部预后好。口底癌颈淋巴结阴性者5年生存率为70%，阳性者为35%。鳞癌预后比粘液表皮样癌差。腭癌5年生存率为50%～70%，有颈部淋巴结转移者仅为25%。由此可见经病理证实的颈部淋巴结转移者，其5年生存率几乎为病变仍局限于原发部位者的一半，多组颈淋巴结转移，或有第Ⅳ、Ⅴ水平转移者预后更差。淋巴结包膜已被穿破，病变区大且与周围的颈部组织粘连固定者，其5年生存率几乎为0%。远处转移多发生在晚期、复发或久病的病例，临床统计其5年生存率仅为5%～24%，且远处转移率可高达47%，最常见转移部位为肺和骨。口腔癌的预后除与早期的准确诊断有关外，尚与第一次（首诊）的合理治疗有密切关系。首次手术是治疗成功的关键，直接影响患者的预后。

53.2.8　随访

口腔癌治疗后主要失败于原发灶和颈部的复发，在口腔癌死亡病例中，局部复发与颈部转移者可占各种死因的75%。初治病例局部复发率为50%，大多在2年内复发。初治时未触及淋巴结者，有40%左右在治疗后6个月出现颈部转移，而最终出现颈部转移者可达70%～80%。因此，对治疗后患者必须定期随访。随访时必须注意原发灶情况，原发灶部位如出现硬结，必须注意复发与瘢痕组织的鉴别诊断，已经行同侧颈淋巴结根治性切除者，随访时除注意同侧颈部情况外，尚应注意对侧颈部的淋巴结。口咽癌随访应作内镜的检查，必要时尚可作CT或MRI的扫描。

此外，在随访中尚需密切注意多原发癌的发生。多原发癌（multiple primary cancers）文献上早有报道，近年来，由于头颈部癌患者的生存期得到较大的延长，因而多发癌的发生率有明显增高的趋势；口腔癌的第二原发癌发病率报告不一，约为3.6%～21%不等。至于第三原发癌以及其他多次原发癌的发生率相对要少些。最常见的是重复发生在口腔其他部位粘膜上，但此可能与口腔癌多中心起源有关，其次为其他头颈部位、上消化道或上呼吸道，肺也是较为常见的第二原发癌发生的部位；随访时要注意上述部位有无第二原发癌；口腔癌治疗后继续吸烟酗酒者，发生第二原发癌的危险显著增加，Moore报道其发生率比治疗后戒烟者约高7倍，且发生间隔时间更短。此外，随访中尚应注意上次放射治疗区域或边缘部位，放射线与第二原发癌发病有明显的相关性。在随访中发现有肺部的孤立性病灶，要确定其为第二原发癌或转移癌有时较为困难，由于口腔癌治疗后发生第二原发癌有增多趋势，因此，不应轻率地作为肺转移而按转移癌作保守治疗。特别是第二原发癌与第一原发癌的间隔时间已超过5年、原发灶较为早期、颈部淋巴结阴性，而且原发灶与颈部均无复发、肺部又是单个病灶，更应采取积极的方针，作进一步鉴别诊断，如确定为第二原发癌，应按照原发癌治疗原则进行积极的治疗。

53.3　口腔软组织肉瘤

口腔软组织肉瘤较少见，有纤维肉瘤、横纹肌肉瘤、淋巴肉瘤和恶性纤维组织细胞瘤等，多见于青壮年及儿童，一般恶性程度均较高，发展快，肿瘤多呈圆形或卵圆形，早期粘膜多无破溃，增大后可出现溃疡，除纤维肉瘤质地偏硬外，多数质地偏软，肿块基底固定，多沿血行转移到肺、骨等。

纤维肉瘤(fibrosarcoma)可发生在口腔粘膜下,质地偏硬,恶性程度较低,术后可多次复发,与其他软组织肉瘤相比,其预后好些。

横纹肌肉瘤(rhabdomyosarcoma)多见于舌、软腭、面颊、唇和眼眶,是儿童和幼年的常见恶性肿瘤,且多为分化差的胚胎性横纹肌肉瘤,发展快,粘膜可出现破溃、疼痛、出血。可沿淋巴途径转移到区域性淋巴结,也可沿血行转移。胚胎性横纹肌肉瘤作外科彻底切除后,再予以术后放射及化疗的多学科综合治疗,其疗效较采用单独外科手术者更佳。

口腔淋巴肉瘤(lymphosarcoma)多属结外型的非霍奇金淋巴瘤,好发于舌根、口咽、牙龈、面颊等部位,主要表现为肿块,表面粘膜可有溃疡、坏死,溃疡表面可覆盖假膜,周围粘膜水肿,并伴有淋巴瘤的其他全身症状。

纤维组织细胞瘤为较少见的结缔组织肿瘤,肿瘤主要由纤维细胞、组织细胞和巨细胞组成。虽为良性,但无包膜,呈浸润性生长,手术后易复发,并可恶变为恶性纤维组织细胞瘤。

头颈部恶性纤维组织细胞瘤(malignant fibrohistocytoma)可继发于头颈部癌放射治疗后,可发生于牙龈、腭,也可见于唇、颊、舌等部位,发生于颌骨较发生于口腔粘膜者多见。病程发展快,除局部肿块和溃疡外,可伴有疼痛、牙齿松动等症状,预后较差。

口腔软组织肉瘤除淋巴瘤采用化疗和放疗外,其他软组织肉瘤需采用外科手术的广泛切除,胚胎性横纹肌肉瘤对放射治疗有一定效果,可作为术后的辅助治疗,其他软组织肉瘤对放射多不敏感。良性纤维组织细胞瘤,应作彻底手术切除,以避免术后复发和恶变,恶性纤维组织细胞瘤更应扩大切除,颈淋巴结转移者,应作颈淋巴根治性切除术,术后补充放射治疗。

(张孟殷)

参考文献

1. Myers EN, Suen JY. Cancer of the Head and Neck, 2nd ed New York, Churchhill Livingstone, 1989
2. Pindborg JJ. Oral Cancer and Precancer Britol, John Wright & Sons Ltd, 1980
3. Chen J, Katz RV, Krulchkoff DJ. Intraoral squamous cell carcinoma. Cancer, 1990, 66: 1288
4. Shah JP, Medina JE, Shaha AR. Current problem in surgery: Cervical lymph node metastasia 1993, 3: 273~344
5. Lydiatt DD. Treatment of stage 1 and 2 oral cancer. Head Neck Surg 1993, 15: 308~312
6. Rice DH, Spiro RH. Current concept in head and neck cancer. Altanta American Society, 1989
7. Robbins KT, Medina JE, Wolfe GT, et al. Standarizing neck dissection terminology: offical report of the Academy's Committee for Head and Neck Surgery and Oncology. Arch Otolaryngol Head Neck Surg, 1991, 117: 601~605
8. Hughes CJ. Management of occult neck metastasis in oral cavity squamous carcinoma. Am J Surg, 1993, 166: 380~383
9. Schusterman MA. Intraoral soft tissue reconstruction after cancer ablation. Am J Surg, 1991, 162: 397~399
10. 张孟殷,黄爱玉,李学祥.应用带蒂岛状皮瓣和肌皮瓣整复面颈部缺损75例分析.上海医学,1987, 10: 579~581
11. Franceschi D. Improved survival in the treatment of squamous cell carcinoma of the tongue. Am J Surg, 1993, 166: 360~365
12. 张孟殷,黄爱玉,李学祥.晚期舌癌的计划性多学科治疗:术前化疗手术,术后放疗的探讨.中华肿瘤杂志,1986, 8: 464~466
13. Weber RS. Treatment selection for carcinoma of the base of the tongue. Am J Surg, 1990, 160: 415~419
14. 张孟殷,黄爱玉,严文洪.晚期口咽癌的综合治疗.上海医学,1994,17: 414~415
15. Freedman AM, Reiman HM, Woods JE. Soft tissue sarcomas of the head and neck. Am J Surg, 1989, 158: 367~372

颌骨肿瘤 54

颌骨与身体其他部位的骨骼不同，有牙齿的胚胎组织在颌骨内发育，在发育的不同时期的牙胚组织如牙板、造釉器、牙乳头和牙囊等的牙源性上皮，或牙源性间质，均可发生各种不同的牙源性肿瘤和类肿瘤；因此，颌骨肿瘤主要为牙源性囊肿和牙源性肿瘤。颌骨内其他组织如骨、软骨、纤维组织、神经组织、小涎腺等，也可发生各种非牙源性的颌骨肿瘤，但其发病率较低，颌骨中心性鳞癌，其他间叶组织恶性肿瘤也较少见。

54.1 颌骨囊肿

颌骨囊肿的发病率远较身体其他部位骨骼内囊肿高，除有牙源性发育囊肿外，尚可见有面裂性的发育性囊肿。后者是由胚胎发育过程中，遗留在面突融合处的残存上皮发展而来，称为面裂囊肿。

54.1.1 牙源性囊肿

(1) 牙源性囊肿(odontogenic cyst)种类与形成

在牙齿胚胎发育过程中，牙滤泡的星形网状层发生变性，渗出的液体可潴留形成囊肿，病变发生在牙齿硬组织形成之前所形成的囊肿，囊肿内不含有牙齿者称为始基囊肿(primordial cyst)；在牙齿硬组织形成之后发生的囊肿，由于病变是在缩釉上皮与牙冠面之间出现液体渗出，故在X线片上可见囊肿的囊膜附着在一个牙齿的牙颈部，牙齿的牙冠已经形成，并突向囊内，而牙根位于囊肿外，称为含牙囊肿[dentigerous cyst(图 54-1)]。无论是始基囊肿或含牙囊肿，以及其他的牙源囊肿，囊壁的衬里上皮具有角化层结构，囊腔内含有角化物质者，称为牙源性角化囊肿(odontogenic keratocyst)。牙源性角化囊肿是1956年Philipsen首先报道，近年来，诊断为角化囊肿者逐渐增多，由于其临床上的特点，术后易于复发，具有恶变可能，因而具有潜在的真性肿瘤性质，受到特别注意。

(2) 临床表现

颌骨牙源性囊肿多见于青壮年，囊肿在颌骨内呈膨胀性生长，缓慢增大，早期多无自觉症状，增大后可向面颊部隆起，骨皮质变薄，触诊时有乒乓球样感，当

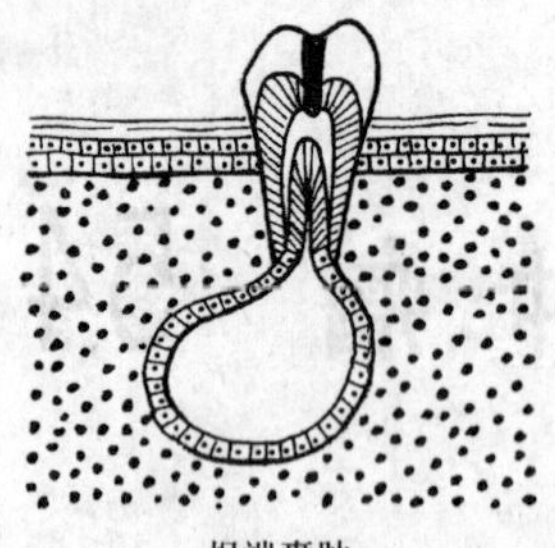

根端囊肿

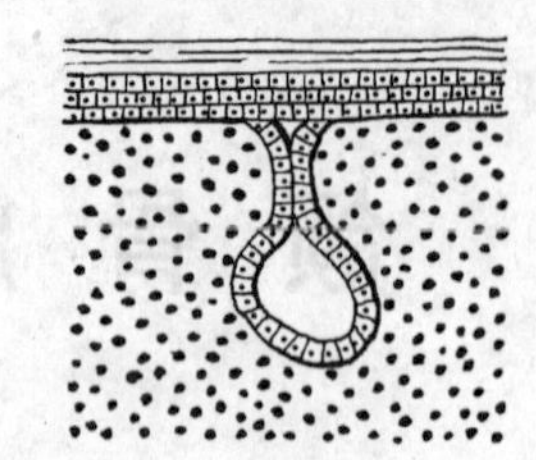

始基囊肿

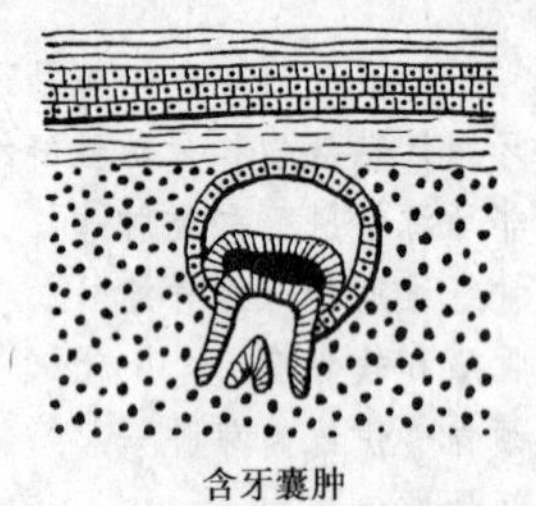

含牙囊肿

图 54-1　牙源性囊肿形成

骨皮质完全消失后，肿块质地变软，有波动感，并可发生病理骨折。上颌骨囊肿增大后，可侵入鼻腔和上颌窦，也可将眶底上抬，眼球移位，产生复视。囊肿穿刺可获淡褐色或棕黄色含有胆固醇晶体的囊液，如有继发感染，可形成瘘管，有的病例是因反复感染，经X线摄片才被发现。检查时常有先天性缺牙或有多生牙。

牙源性角化囊肿可为单发或多发，但多发仅占7%～8%。囊膜薄而脆，如穿破骨皮质，可与口腔粘膜、牙龈紧粘，不易刮除，囊内含有白色油脂样角化物，多见于下颌骨升支和角部，有1/3囊肿是向舌侧膨隆，囊肿内含牙率高，可达25%～43%。临床主要表现为肿胀，有继发感染时，可在面部形成瘘管，约有15%的病例诉有疼痛，可侵犯神经出现下唇麻木。多发性角化囊肿中，又大约有1/2左右病例可同时伴有身体其他部位的病变，如皮肤基底细胞痣或基底细胞癌，肋骨分叉，大脑镰钙化，掌跖面凹陷等，组成所谓多发性角化囊肿——基底细胞痣综合征（basal cell nevus syndrome），可有家族史，发病年龄较单发角化囊肿者年轻。

（3）诊断

根据临床表现的特点，可作出临床诊断，X线摄片可显示囊肿大小、单房或多房、病变范围等，颌骨囊肿需与其他牙源性肿瘤，特别是造釉细胞瘤相鉴别，但从临床及X线摄片上，有时尚难作出鉴别，因此，在手术时应常规作冷冻切片检查，以明确诊断。

（4）治疗

手术摘除囊肿是治疗颌骨囊肿的主要方法。应彻底刮除囊壁组织，角化囊肿术后复发率为5%～62%不等，其复发原因除囊膜薄、与牙龈周围软组织紧粘不易刮净外，尚与其囊壁上有子囊及上皮岛、囊外骨质内有星状小囊，在刮治时易被遗留等因素有关，而且角化囊肿恶变率比非角化囊肿高。因此手术刮治时更应彻底。复发的或较大的角化囊肿，需在正常骨组织内切除囊肿，或作保留下颌骨下缘连续性的颌骨方块切除。囊肿摘除后的骨腔，可用自体松质骨填充，也可使用多孔羟基磷灰石填塞。

54.1.2　面裂囊肿

是一种发育性囊肿，在胚胎发育时，各个面突在融合过程中，残留在融合处的上皮组织可演化而成囊肿，根据发生的部位有下列几种面裂囊肿。

（1）鼻腭囊肿（nasopalatine cyst）

来自鼻腭管的残余上皮，又称切牙管囊肿，位于管内，囊肿较小，无症状，常在X线检查时发现，X线片可见鼻腭管呈卵圆形膨大，囊肿缓慢增大后，可在上颌中切牙后方的腭部膨胀[图 54-2(1)]，如因咀嚼食物创伤，可伴继发感染出现疼痛，穿刺可获琥珀色液体，手术切除经腭侧进路切除囊肿。

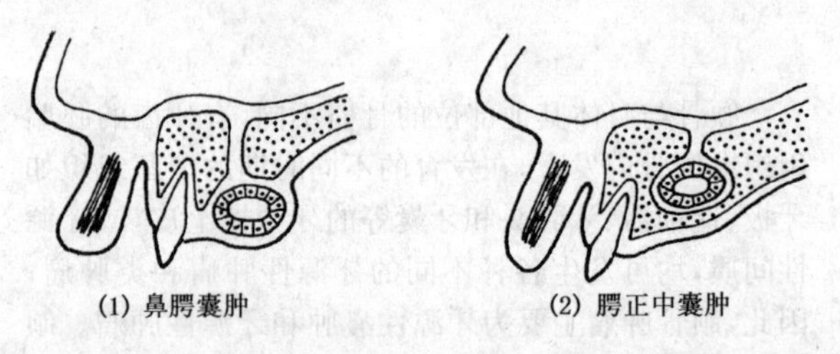

(1) 鼻腭囊肿　　(2) 腭正中囊肿

图 54-2　鼻腭囊肿及腭正中囊肿示意图

鼻腭囊肿仅发生在切牙孔，而不深入管内，位于软组织内者，称为腭乳头囊肿。

（2）腭正中囊肿（median palatal cyst）

较为少见。发生在两侧腭突融合处的腭正中部位，由其融合线内的残余上皮发生而形成，囊肿位于腭乳头后方的腭中缝处[图 54-2(2)]。临床表现为腭正中出现逐渐增大的肿块，无疼痛或压痛，表面粘膜正常，如囊肿增大，骨质变薄甚至穿破，触诊时可有波动感，穿刺可获琥珀色液体。X线片上见在腭中线有单房性密度减低区。手术摘除囊肿可沿腭侧龈沟作切口，从前向后剥离硬腭粘骨膜瓣暴露囊肿，切除后应戴上预置的腭护板，以保证硬腭粘骨膜瓣的伤口的愈合。

(3) 球上颌囊肿(globulomaxillary cyst)

较少见。发生于中鼻突的球状突与上颌突结合处,在其融合线内有残余上皮发生而形成。有的认为球上颌囊肿实际上是来自上颌侧切牙与尖牙之间的多生牙的始基囊肿,囊肿位于上颌侧切牙与尖牙牙根之间。早期无症状,多在常规口腔X线片检查时发现,随着囊肿增大可引起颊侧骨皮质膨胀,如有继发感染可出现疼痛。X线表现为上颌侧切牙与尖牙之间有倒置的梨状密度减低阴影,使两牙牙根分开。治疗为手术摘除囊肿。

54.2 颌骨牙源性肿瘤

54.2.1 分类

颌骨牙源性肿瘤可分为三大类,即上皮性、间叶性和混合性。

(1) 上皮性牙源性肿瘤

造釉细胞瘤,牙源性腺样瘤,牙源性钙化上皮瘤,牙源性钙化囊肿,造釉细胞癌等。

(2) 间叶性牙源性肿瘤

牙本质瘤,牙骨质瘤,牙源性粘液瘤和粘液肉瘤,牙源性纤维瘤和纤维肉瘤等。

(3) 混合性牙源性肿瘤

牙瘤,造釉细胞纤维瘤和造釉细胞纤维肉瘤,造釉细胞牙瘤和肉瘤等。

54.2.2 造釉细胞瘤

我国和部分亚洲、非洲国家造釉细胞瘤(ameloblastoma)比较多见,占所有牙源性肿瘤的63.2%～25%;美国及欧洲国家少见,仅占所有牙源性肿瘤的1%左右。此瘤又称成釉细胞瘤,过去称为牙釉质瘤(图54-3,见插页),由于既无牙釉质,亦非硬组织肿瘤,故此名称已不再用。其组织来源主要为造牙器官的残余牙板,造釉器和牙周剩余上皮等牙源性上皮,还可来自牙源性囊肿上皮如牙源性角化囊肿,含牙囊肿的衬里上皮。此外,少数可来自口腔粘膜的基底细胞。绝大多数发生在颌骨,下颌骨尤为多见,偶见于胫骨或脑垂体,可能是口腔粘膜基底细胞或其他异位上皮发展而来。

(1) 病理

造釉细胞瘤虽常有纤维包膜,但常不完整,剖面呈囊性或实质性,或两者同时存在,以囊性为多见,囊腔中有黄色囊液,含有胆固醇结晶,实质部分呈白色或灰白色。镜下见由肿瘤性上皮和结缔组织间质的组成,由于上皮细胞分化程度不同,组织结构变异很大,因此,镜下组织形态也较为复杂。典型的造釉细胞镜下见肿瘤上皮形成大小不同的团块或呈条索状排列,边缘为立方形或高柱状细胞排列成栅栏状。团块中央为星形细胞,形成网状结构,此与造釉器甚为相似。肿瘤中央细胞发生变性,可有液体积聚,形成大小不等的囊腔。对其病理组织学国内外有许多分型,目前国际上多采用1971年WHO提出的分型,即滤泡型、丛状型、颗粒细胞型、鳞状化生型和基底细胞型五种。丛状型的上皮呈丛状排列,星形网状结构分化不明显。鳞状化生型一部分上皮团块发生鳞状化生。颗粒细胞型的一部分上皮团块内出现颗粒细胞,胞质内含有丰富嗜酸性颗粒。基底细胞型为分化较低的造釉细胞瘤,上皮呈树枝状排列,星形网状结构分化不明显,周边为立方形细胞,似基底细胞癌,此型较少见。最多见的是滤泡型,呈典型的造釉细胞瘤镜下形象,肿瘤分化较高,基底膜完整、有包膜,但有的包膜有肿瘤侵入。造釉细胞瘤也为良性肿瘤,但有局部浸润性,术后可复发及恶变,因此,具有潜在的恶性倾向。

(2) 临床表现

多见于青壮年,男女发病率无显著差别,80%发生在下颌骨,其中70%见于下颌磨牙区、下颌角及升支。非洲的报告则多见于下颌骨正中联合处及磨牙区。发生在上颌骨较少见,占19%。囊肿型最多见,约占80%。

肿瘤增大缓慢,病程平均为5～6年,也可长达30～40年。早期无任何症状,逐渐增大后可使颌骨膨隆,且多向唇颊侧扩展,引起面颊部肿胀畸形,文献报道有1例瘤体最大重达1.5 kg,下缘达第二肋骨水平。牙齿可被推移,松动,脱落,出现咬殆错乱。颌骨骨质被压迫吸收变薄,按之有乒乓球样感,少数可致病理性骨折及下颌运动障碍,影响说话、吞咽等功能。肿瘤表面粘膜可被对殆牙咬破,发生溃烂、感染及出血。可因合并感染,并反复发作而在面部形成浅瘘管。发生在上颌骨可侵入鼻腔、上颌窦、鼻泪管及眼眶,引起流泪、鼻塞、眼球上抬等。发生在周围软组织如牙龈、颊粘膜、口底的外周性造釉细胞瘤,其临床生物学行为则为较发生在颌骨内者好,在软组织内呈乳头状或结节状直径约1 cm,可活动,质地偏硬,无浸润性生长的肿块,骨组织可被压迫吸收,但很少直接破坏骨组织。发生在牙源性囊肿部分囊壁上皮的造釉细胞瘤称为壁性造釉细胞瘤,其临床表现与一般牙源性囊肿相同,只是在囊壁部分区域见有向囊腔内生长的结管状或乳头状结节，或囊壁有明显增厚。因此，手术时见有牙源性囊肿囊壁的上述变化，必须注意在此部位取材送病理检查，以作出病理组织学诊断。

(3) 诊断

根据病史、临床表现、穿刺检查以及X线表现，可作出初步诊断。

穿刺可获黄色或黄褐色囊液，无角化物。

X线检查多数显示为囊腔大小悬殊的多房性密度减低阴影。部分病例可为大小较为相等的蜂窝状小房阴影。单房型少见。囊壁周围边缘不整齐，呈半月形切迹，囊内牙根呈刀切样或锯齿状吸收，囊腔内可见有牙齿及钙化点。CT扫描可分辨出比普通X线片更为清晰的肿瘤范围。

但临床上仍难以与多房性牙源性囊肿、牙源性钙化囊肿、牙源性钙化上皮瘤等相鉴别。手术时应常规作冷冻切片检查，根据组织学特征，作出准确的病理学诊断。

(4) 治疗

外科手术为主，造釉细胞瘤有潜在的恶性倾向，一般不宜作单纯的刮治术。应在周围正常骨质0.5 cm处切除肿瘤，并尽量保持颌骨下缘的连续性，如作下颌骨的方块切除术。大的肿瘤或复发者应考虑作下颌骨部分切除及立即植骨术。采用自体髂骨或肋骨移植，也可作带有旋髂深血管的吻合血管的髂骨移植，在血管化骨移植重建下颌骨同时，作人工牙根种植6个月后再安装牙冠部分，对咀嚼功能恢复更为满意。上颌骨实质性造釉细胞瘤作保留粘膜的上颌骨部分切除术。儿童造釉细胞瘤多为单囊性，病变范围局限，可采用刮治或冷冻，术后定期随访，如肿瘤大，下颌骨无法保留者，在切除肿瘤后的颌骨缺损，也应立即植骨，以恢复其外形和功能，但有报道只要仔细保留骨膜，部分病例在骨缺损部位有新骨长出。对来自牙源性囊肿的壁性造釉细胞瘤，术中应仔细检查囊壁，选择囊壁增厚区域或结节送冷冻切片检查，确诊后，应切除肿瘤周围的部分骨质。

54.2.3 牙源性腺样瘤

牙源性腺样瘤(odontogenic adenomatoid tumor)曾被认为是造釉细胞瘤的一种类型而称为腺样造釉细胞瘤(adenoameloblastoma)，但其无论在病理组织学，或临床生物学上，均与造釉细胞瘤有所不同，目前已列为独立的牙源性肿瘤。较少见，约占全部牙源性肿瘤的3%。

(1) 病理

肿瘤来源于造釉器，残余釉上皮或口腔粘膜，也可来自牙源性角化囊肿的衬里上皮，有完整包膜，切面呈囊状，囊壁厚，并可见有实质性组织，囊内含有牙齿，不呈浸润性生长，肿瘤的柱状或立方上皮排列成腺管样，并含有钙化灶，结缔组织中有嗜伊红无定形物质。

(2) 临床表现

多见于青年，女性多于男性，大多发生在上颌前牙区，多与埋伏牙有关，肿瘤生长缓慢，增大后可逐渐引起颌骨的局部膨胀，似颌骨囊肿的临床表现，肿瘤为囊性，穿刺可获黄色液体，或粘液样液体。X线片表现为边界清楚单囊状密度减低阴影，常伴有埋伏牙和小块钙化灶，故似含牙囊肿。术中冷冻切片检查在于与牙源性囊肿、造釉细胞瘤相鉴别。

(3) 治疗

手术完整摘除，囊壁厚易于完全摘除，术后不易复发。

54.2.4 牙源性钙化上皮瘤

牙源性钙化上皮瘤(calcifying epithelial odontogenic tumor)曾被认为是造釉细胞瘤的一种类型，1958年Pindborg首先报道其病理学特点，并将其独立为一类牙源性上皮性肿瘤，又称为Pindborg瘤，很少见，约占全部牙源性肿瘤的1%。

(1) 病理

肿瘤来自残余釉上皮，或造釉器的中间层细胞，肿瘤上皮由多边形细胞组成，在纤维间质中上皮细胞排列成片状，或呈散在细胞岛，偶呈筛状排列，在瘤细胞团块内可见圆形嗜伊红的物质，此物质常发生钙化，并形成同心圆的钙化小体，称为Liesegang环，此为其病理形态上的特点。肿瘤呈局部浸润性生长。

(2) 临床表现

多见于青壮年，好发于下颌磨牙与双尖牙区，颌骨呈膨胀性增大，生长缓慢，临床表现似造釉细胞瘤。X线片显示伴有大小不等钙化灶的单房，或多房密度减低阴影，50%病例可含有埋伏牙。

(3) 治疗

与造釉细胞瘤相同，手术切除不彻底，易于复发。

54.2.5 牙源性钙化囊肿

牙源性钙化囊肿(calcifying odontogenic cyst)具有囊肿和实体肿瘤两者的生物学行为。1962年Gorlin等将其从造釉细胞瘤中列出，成为独立的一类牙源性肿瘤。

（1）病理

肿瘤来源于牙胚上皮或口腔粘膜的牙源性上皮残余。肿瘤多有完整包膜，呈囊性，也可为实质性，囊壁厚薄不一，并可见有大量白色颗粒状钙化物，或豆渣样物质附着。刀切时可有沙砾样感。肿瘤上皮为复层鳞状上皮，基底层细胞呈立方状或柱状，基底层上方有数层细胞呈疏松排列，在此层内可见特征性的角化影细胞巢，并常发生钙化。

（2）临床表现

好发于下颌磨牙与双尖牙区，少数可发生在牙龈软组织内，颌骨呈膨胀性缓慢增大，与一般颌骨囊肿表现相似，大约有半数病例存在埋伏牙。X线片表现为单房性囊肿性密度减低阴影，边界清楚，可见有不等量不透光点状钙化灶，偶见有多囊性或实质性。

（3）治疗

手术完整摘除，不易复发。

54.2.6 牙骨质瘤

牙骨质瘤（cementoma）包括4种含有牙骨质成分的病变，即良性牙骨质母细胞瘤、化牙骨质纤维瘤、根尖牙骨质结构不良、巨大型牙骨质瘤，前两者为真性肿瘤，后两者为反应性增生的类肿瘤病变，肿瘤来源于附着在牙根和牙槽骨之间的牙周韧带，具有形成牙骨质、骨及纤维组织的能力，可以增生而形成肿瘤，也可发生反应性增生的病变。

（1）良性牙骨质母细胞瘤（benign cemento cementoblastoma）

又称牙骨质母细胞瘤、真性牙骨质瘤（true cementoma）或良性造牙骨质细胞瘤。

1）病理　肿瘤呈骨质硬度，且与牙根相融合，肿瘤大部分由牙骨质样钙化组织所组成，肿瘤软组织为富有血管性纤维结缔组织间质，其中含有钙化不良或尚未钙化的牙骨质小梁，周围可见有较多牙骨质母细胞，大小形态不一，有时与骨母细胞瘤，或不典型骨肉瘤相似，病理形态上应注意鉴别。

2）临床表现　多见于青年，其他年龄也可发生，好发于下颌双尖牙和磨牙区的牙根周围，主要表现为颌骨逐渐性膨大，可伴有炎症出现局部的红、肿、痛、热、流脓等症状，并可有瘘管形成。常有病变区的拔牙断根病史。X线片表现为在牙根周围有与其相融合的致密团块状不透光区，并有一圈透光黑线环绕。

3）治疗　手术经口内牙槽骨开窗进路，将肿瘤连同周围结缔组织包膜完整切除，不易复发。

（2）化牙骨质纤维瘤（cementifying fibroma）

又称牙骨质-骨化纤维瘤，或牙源性骨化纤维瘤。

1）病理　肿瘤由牙骨质细胞、成纤维细胞和胶原纤维组成。在纤维组织内含有牙骨质和牙骨质小体，且可相互融合成团块状。如纤维组织中不含有牙骨质和牙骨质小体，而仅含有骨质者则为牙源性骨化纤维瘤。颌骨的骨化纤维瘤较为常见，除来自牙周韧带的牙源性纤维-骨性病变外，尚可来自骨中心性的纤维-骨性病变，即骨组织被增生的富于细胞的纤维组织所取代，并有不同程度和数量的骨化，此为骨源性的纤维-骨性病变。

2）临床表现　多见于中年人，也可发生于任何年龄。好发于下颌双尖牙和磨牙区，肿瘤生长缓慢，增大后可致颌骨膨隆，牙齿移位，甚至引起面部畸形，多为单发，直径一般为2～4 cm，最大可达10 cm以上，偶可发生囊变。X线片可见病变区颌骨呈透光阴影，其中可见有不规则不透光阴影。

3）治疗　手术单纯刮除易致复发，作颌骨部分切除，可显著降低复发率，偶可恶变。

（3）根尖牙骨质结构不良（periapical cemental dysplasia）

是根尖周病变，不是真性肿瘤，X线表现为根尖透光阴影，与根尖肉芽肿阴影相似，随着病变发展阴影中央可有不透光小团块，周围仍为透光区。受累牙齿有活力，镜下为圆形牙骨质小结和牙骨质团所组成，以此与根尖肉芽肿相区别。

（4）巨大型牙骨质瘤（gigantiform cementoma）

又称家族性多发性牙骨质瘤，有家族史，为常染色体显性遗传性疾病。为对称性损害，上下颌骨多发性肿块，生长慢，可引起颌骨膨隆，X线片见致密不透光团块状阴影，可在口内刮除。

54.2.7 牙瘤

（1）种类

牙瘤（odontoma）较少见，是造牙组织在颌骨内异常增殖而形成的良性牙源性肿瘤，肿瘤由异常排列的牙釉质、牙本质、牙骨质和牙髓组织组成，其中含有数目不等、各种形状不规则的成形牙齿，或不完全成形的牙齿团块，称为组合型牙瘤（compound odontoma）（图54-4，见插页）。肿瘤中如无牙齿形状，只是一团层次紊乱的硬组织团块者，称为混合型牙瘤（complex odontoma），肿瘤周围均有纤维包膜。牙瘤与囊肿同时发生者，称为囊性牙瘤，混合型牙瘤如伴有造釉细胞瘤者，即为造釉细胞牙瘤（ameloblastic odontoma）。

（2）临床表现

多见于儿童和青年人，上下颌骨均可发生，组合型多见于上颌骨，混合型则在下颌骨多见，患者多因恒牙萌出延迟而就诊，经X线摄片检查时发现。肿瘤增大后可致颌骨膨隆，引起面部畸形。少数病例可多发于两侧上下颌骨。肿瘤生长缓慢，检查时可有缺牙，还有继发感染，尚可见有瘘管。X线片可见颌骨骨质膨隆，有数目很多、形状不同、与牙齿密度相似、类似牙齿的致密团块状阴影。与正常骨组织有清晰边界。

(3) 治疗

外科手术摘除。

54.2.8　牙源性粘液瘤和牙源性纤维瘤

颌骨内的牙源性粘液瘤和纤维瘤(odontogenic myxoma and odontogenic fibroma)均来源于牙胚的牙乳头、牙囊、牙周膜，因此两者关系密切，虽为良性肿瘤，但有局部浸润，手术不彻底易致复发，故被认为是低度恶性肿瘤。

(1) 病理

牙源性纤维瘤是由成熟纤维结缔组织组成，并含有牙源性上皮索条或团块，以及牙骨质小体，有包膜，如肿瘤组织中不见牙源性上皮和牙骨质小体，则与其他骨内的骨源性纤维瘤不易区别。

粘液瘤常无包膜，边界不清，呈半透明状，富有粘液，肿瘤细胞呈梭形或星形。排列疏松，瘤细胞间有大量粘液，并可见有少量散在牙源性上皮索条，此不同于身体其他部位的粘液瘤，故颌骨内粘液瘤属于牙源性肿瘤。

(2) 临床表现

较少见，约占所有牙源性肿瘤的3%～6%。多见于青壮年，粘液瘤多位于下颌双尖牙和磨牙区，纤维瘤好发于上颌骨，生长缓慢，逐渐增大，可致颌骨膨隆，引起面部不对称。X线片粘液瘤表现为大小不等蜂窝状，或单房囊状，或网球拍状多房性密度减低区，少数可见相互间有骨间隔；纤维瘤则表现为骨皮膨胀及透光区。

(3) 治疗

手术需作包括肿瘤及其周围1 cm范围骨质的颌骨部分切除，单纯刮除易致复发。多次复发可恶变为粘液肉瘤或纤维肉瘤。

54.3　颌骨非牙源性肿瘤和类肿瘤

54.3.1　骨纤维瘤和纤维骨瘤

骨纤维瘤和纤维骨瘤(fibroosteoma)又称骨化性纤维瘤，是来自颌骨内的成骨性结缔组织，而不是牙周韧带来源的纤维-骨性病变，发生在颌骨内者主要病变是颌骨的骨组织为增生的纤维组织所代替，并有骨样组织形成，如为单发，病变局限，由于病变发展阶段不同，按其所含纤维组织与骨组织的成分多少不同，而称为纤维骨瘤或骨纤维瘤，为真性肿瘤，如病变广泛，累及多个面骨与颅骨，无明确边界者，则称为骨纤维异常增殖症(fibrous dysplasia of bone)或骨纤维结构不良，而非真性肿瘤。

(1) 病理

病理变化为排列成束状纤维组织间，有不规则的骨组织和骨小梁，或钙化团块。尚可见有成骨细胞，瘤组织中纤维和骨成分含量可有不同，并可发生囊变。骨纤维瘤、纤维骨瘤和骨纤维异常增殖症在病理组织学上常难以区分，前两者在瘤组织周围可见有包膜，且与正常骨组织有清楚界限，而后者包膜缺如，病变无边界。

(2) 临床表现

多见于青壮年，上下颌骨均可发生，但下颌骨多见，单发，肿瘤生长缓慢，无自觉症状，肿瘤增大后可致颌骨呈膨胀性增大，范围局限，面部多呈圆形或卵圆形隆起，质硬，可继发感染发生骨髓炎。颌面部骨纤维异常增殖症可累及单个面骨，且多见于上颌骨，常为多骨性，病变广泛累及颌骨、上颌窦、眼眶、颧骨、颅底以及颅骨等，无明确界限。增大缓慢，青春期由于激素水平改变，增大可加速，并可致眼球、鼻、唇及面颊变形、移位而呈所谓“狮面状”。如病变累及视神经孔附近骨质，可影响视力。如同时伴有皮肤色素沉着及性早熟者，称为Albright综合征。

X线片表现为颌骨膨胀性增大，皮质变薄，病变区为局限性密度减低区，多为单房，多房少见，与正常骨组织界限清楚。病变区内少见有骨小梁及钙化团块。骨纤维异常增殖症初期为密度减低，而后密度增高呈毛玻璃状影像。其密度增高取决于骨小梁的数量和大小，病变界限不清，与正常骨无明显界限。

(3) 治疗

纤维骨瘤或骨纤维瘤，病变局限，可作完整切除，少有复发。骨纤维异常增殖症宜在青春期后，病变稳定时作部分切除，以矫正面部畸形。不宜作放射治疗，以免发生纤维或骨成分的恶变。

54.3.2　骨瘤和软骨瘤

骨瘤和软骨瘤(osteoma and chondroma)

颌骨骨瘤是较常见的骨源性良性肿瘤，并以外生骨疣为多见，上颌骨多于下颌骨，发生在下颌骨则多见于下颌骨体的舌侧和下颌角下缘处，多呈半球性隆起，质硬，边界清楚，表面粘膜正常，不粘连，无自觉症状，颌骨中心性骨瘤增大后可压迫神经，出现局部麻木感。X线表现为圆形不透光白色影像，多因安装假齿而作手术摘除，不易复发。

颌骨软骨瘤较少见，主要发生在下颌骨髁状突和喙突，多为单侧性，多见于青年，肿瘤生长缓慢，肿瘤增大后在耳前区有肿块隆起，局部胀感，下颌向对侧偏斜，颏中线偏向对侧，咬殆不正，张口受限。作髁状突颈部或喙突基底部连同肿瘤一并切除。复发可恶变为软骨肉瘤。

54.3.3　颌骨嗜伊红肉芽肿

颌骨嗜伊红肉芽肿（eosinophilic granuloma）又称嗜酸性肉芽肿，属局限型的组织细胞增多症。

（1）病理

病理变化主要是组织细胞及网织细胞增生，并有大量嗜酸性粒细胞浸润，骨的病变多为囊性或肉芽组织，并可见有大量增生组织细胞、嗜酸性粒细胞和散在的炎症细胞。

（2）临床表现

多见于儿童及青少年，好发于颌骨和颅骨，下颌骨较上颌骨多见。此外，也可见于肋骨及其他长骨，常为单骨性，少数可为多骨性，主要表现为颌骨局部膨胀，疼痛，并有压痛，似炎症表现，但局部皮肤无红热。病变区牙龈肿胀，溃烂，牙齿松动，病程发展慢，全身症状除有低热、血液检查嗜酸性粒细胞增多、血沉加快外，可无其他严重的全身症状。X线检查可见颌骨呈局限性的圆形或卵圆形骨质破坏，边界清楚。

（3）治疗

可行刮除术，再补以放疗，预后较好。

54.3.4　颌骨棕色瘤

颌骨棕色瘤又称颌骨棕色巨细胞病变，是因甲状旁腺功能亢进，甲状旁腺激素增加所致的溶骨性病变。

（1）病理

颌骨因溶骨而为骨样组织所代替，骨髓内纤维组织增生，并可见大量破骨巨细胞，纤维组织可发生液化与出血而形成囊肿，囊腔内有含铁血黄素沉积的棕黄色液体，故称棕色瘤，约40％甲旁亢患者合并有棕色瘤。

（2）临床表现

棕色瘤较全身性纤维性骨炎略为少见。原发性甲状旁腺功能亢进虽可有全身表现，如全身骨质脱钙（纤维性骨炎，多发骨囊肿）、钙盐沉着（肾结石，高血钙）等，并可有乏力、厌食、精神委靡、嗜睡。血液检查可有血清钙升高，血清磷降低，血清碱性磷酸酶增高等，但有的可无全身明显症状，而颌骨棕色瘤可为其惟一的表现。主要症状为颌骨膨胀性隆起，骨皮质变薄，呈乒乓样感，继续增大后可致面部畸形，牙齿松动、移位等。其临床表现与其他颌骨囊肿或肿瘤相似，颌骨棕色瘤无论在临床与X线表现与颌骨因创伤出血所致的颌骨巨细胞肉芽肿、颌骨巨细胞瘤相似，由于在病理组织学上均有巨细胞病变，因此，在病理学上也难以鉴别。此外，尚应与其他颌骨囊性、牙源性肿瘤相鉴别。术前鉴别诊断的重要性在于颌骨棕色瘤如被误诊为颌骨巨细胞肉芽肿、巨细胞瘤，或其他颌骨肿瘤而作手术，而未按甲状旁腺功能亢进作术前准备，术后可引起甲旁亢危象而危及患者生命，甚至将术后出现的甲旁亢危象继续误认为术后肺部感染，因此，棕色瘤的鉴别诊断的意义十分重要。

（3）治疗

棕色瘤治疗需先处理甲状旁腺功能亢进，经甲旁亢治疗或手术后甲状旁腺功能已属正常，而棕色瘤尚未缩小或消退者，可行手术刮除。

54.4　颌骨恶性肿瘤

54.4.1　来源

颌骨恶性肿瘤远较良性肿瘤少见，可来自牙源性或非牙源性的间叶组织如骨肉瘤、软骨肉瘤、纤维肉瘤、恶性纤维组织细胞瘤、恶性淋巴瘤等。颌骨中心性癌可来自造釉细胞癌，中心性鳞癌可来自牙源性上皮，或牙源性囊肿衬里上皮的恶变，中心性腺癌可来自颌骨中的涎腺的腺上皮，如粘液表皮样癌等。颌骨转移性癌罕见。

54.4.2　临床表现

颌骨恶性肿瘤的共同临床表现为颌骨膨隆，病程发展快，表面粘膜早期可外观正常，继而出现溃疡，牙龈肿胀、出血，牙齿松动、移位，并有疼痛，或间歇性疼痛，感觉异常或麻木如下唇麻木等。甚至发生病理性骨折，影响张口、进食和说话。主要沿血行转移至肺、肝等。淋巴结转移少见，晚期可有血清钙、碱性磷酸酶增高。

骨肉瘤(osteosarcoma)多见于下颌骨,软骨肉瘤(chondrosarcoma)多见于上颌骨,尤其常见于上颌骨前份,低度恶性软骨肉瘤与侵袭性软骨瘤临床表现相似,甚至在病理组织上也难以区别。

颌骨恶性纤维组织细胞瘤(malignant fibrohistocytoma)可发生于上、下颌骨,但多见于上颌骨,出现颌骨膨隆性增大,而致面部畸形,并有粘膜溃烂,牙齿松动,下唇麻木等,可伴有红、痛等炎症表现,沿淋巴途径转移到区域性淋巴结。

颌骨纤维肉瘤(fibrosarcoma)可来自骨内纤维组织或牙周,牙胚的纤维组织,好发于下颌骨,主要表现为肿块隆起,疼痛不明显,可嵌入翼腭窝致张口困难,病程发展较骨肉瘤慢,恶性程度也较低。

54.4.3　X线检查

X线片表现主要为溶骨性的骨破坏,无明显界限,骨肉瘤可有成骨表现如骨膜下呈日光放射状改变。

54.4.4　治疗

颌骨肉瘤主要根据病变范围,作根治性颌骨切除,并可辅以术后放疗,与长骨管肉瘤不同,颌骨骨肉瘤侵犯较局限,转移倾向小,术后预后较长骨好。颌骨软骨肉瘤作根治性切除,预后较好,可获得较长的生存期。但上颌骨软骨肉瘤预后较差。恶性纤维组织细胞瘤术后也可辅以放疗,有颈淋巴结转移者行根治性颈淋巴结切除术。

(张孟殷)

参考文献

1. 王文崔,等. 临床颌骨外科学. 第一版,北京:北京医科大学,中国协和医科大学联合出版社,1994,51～98
2. Alpert B. Surgical technique in the management of benign cysts and tumor of the jaws. Oral and Maxillofac Surg Clin of North American, 1991, 3: 5～20
3. Williams TP. Surgical treatment of odontogenic keratocysts. Oral and Maxillofac Surg Clin of North American, 1991, 3: 137～154
4. Kramer IRH, Pindborg JJ, Shear M. Histological typing of odontogenic tumor 2nd ed international histologic classification of tumors. Geneva World Health Organization, 1992, 71～72
5. Daley TD, Wysocki GP. Peripheral odontogenic fibroma. Oral Surg, Oral Med. Oral Pathol, 1994, 78: 329～336
6. Waldron CA. Fibro osseous lesion of the jaws. J Oral Maxillofac Surg, 1993, 51: 828～835
7. Eversole LR, Leider AS, Nelson K. Ossifying fibroma: a clinico-pathologic study of sixty-four cases. Oral Surg, Oral Med, Oral Pathol, 1985, 60: 505～511

涎腺肿瘤和类肿瘤 55

55.1 组织学分类

涎腺肿瘤是颌面部常见肿瘤,头颈部所有肿瘤中大约有3%～6%是来源于各大小涎腺,美国纽约癌症纪念医院总结44年间的3786例涎腺肿瘤中,65%发生在腮腺,8%为颌下腺,27%位于小涎腺;而腮腺的涎腺肿瘤中75%为良性,颌下腺良、恶性肿瘤各为50%,小涎腺81%的涎腺肿瘤为恶性肿瘤,涎腺良性肿瘤中以多形性腺瘤,又称涎腺混合瘤为最多见,其中又以发生在腮腺为最多,各部发生涎腺混合瘤机会大约为腮腺∶颌下腺∶小涎腺∶舌下腺为100∶10∶10∶1。舌下腺混合瘤极为罕见,有的认为其发病率几乎为0%。

涎腺肿瘤的确切病因仍不清楚,但与受到低和中剂量放射有关。日本原子弹轰炸后幸存者的研究资料,显示两者间有明显相关性,暴露在300×10^{-2}Gy(300 rads)的放射剂量下发展成为涎腺肿瘤的危险性9倍于正常人,大多发生在照射后的15～20年,常见部位是腮腺,最常见的是腮腺多形性腺瘤,其次为粘液表皮样癌,此外,尚有报道涎腺肿瘤与染色体8或12的异常、激素内分泌增加、维生素缺乏以及病毒感染等有关。

涎腺肿瘤中以上皮性肿瘤为多见,间叶肿瘤少见,类肿瘤病变则有涎腺良性肥大、嗜酸性粒细胞增生性淋巴肉芽肿、良性淋巴上皮病等。

由于涎腺上皮性肿瘤组织形态的多形性和复杂性,因此有许多不同的病理组织学分类,其中以1959年美国头颈外科医师和病理学家Foote和Frazell合作,从临床生物学行为和组织形态学相结合而提出的分类,临床上比较实用,并一直为临床工作所沿用,此后,在涎腺研究方面的著名学者如Batsakis、Spiro、Eneroth等提出的分类,基本上都在Foote和Frazell分类基础上定出的。

55.1.1 Foote和Frazell分类(1954年)

(1) 混合瘤　良性,恶性。

(2) 粘液表皮样癌　低度恶性,高度恶性。

(3) 鳞状细胞癌。

(4) 腺癌

1) 腺样囊性癌。

2) 其他类型(小果状或实质性,间变型,粘液细胞型,或伴有假性釉上皮样型)。

3) 腺泡细胞癌。

(5) 乳头状淋巴囊腺瘤。

(6) 嗜酸腺瘤。

(7) 皮脂细胞腺瘤。

(8) 良性淋巴上皮病。

(9) 不能分类肿瘤　良性,恶性。

55.1.2 WHO涎腺上皮性肿瘤组织学分类(试行)

1990年世界卫生组织(WHO)对涎腺上皮性肿瘤的分类进行修订,提出试行分类如下。

(1) 腺瘤

1) 多形性腺瘤(混合瘤)。

2) 肌上皮瘤。

3) 基底细胞腺瘤。

4) Warthin瘤(腺淋巴瘤)。

5) 嗜酸性粒细胞瘤。

6) 小管状腺瘤。

7) 皮脂腺瘤　皮脂淋巴腺瘤。

8) 导管乳头状瘤　① 内翻型导管乳头状瘤;② 导管内乳头状瘤;③ 乳头状涎腺瘤。

9) 囊腺瘤　① 乳头状;② 粘液状。

(2) 癌

1) 腺泡细胞癌。

2) 粘液表皮样癌　① 高分化;② 低分化。

3) 腺样囊性癌　① 腺样/管状;② 实体。

4) 多形性低度恶性腺癌。

5) 上皮-肌上皮癌。

6) 涎腺导管癌。

7) 基底细胞腺癌。

8) 皮脂腺癌。

9) 嗜酸性粒细胞癌。

10) 乳头状囊腺癌。

11) 粘液腺癌。

12) 腺癌。

13) 鳞状细胞癌。

14) 癌在多形性腺瘤中(恶性混合瘤)　① 非侵袭性癌;② 侵袭性癌;③ 癌肉瘤;④ 转移性多形性腺瘤。

15) 肌上皮细胞癌。

16) 未分化癌　① 小细胞癌;② 未分化癌伴淋巴样基质。

17) 其他类型癌。

(3) 非上皮性肿瘤

1) 血管瘤。

2) 脂肪瘤。

3) 神经源肿瘤。

4) 其他良性间质性肿瘤。

5) 肉瘤。

(4) 恶性淋巴瘤

1) 涎腺实质内结外淋巴瘤。

2) 涎腺淋巴结淋巴瘤。

(5) 继发肿瘤

(6) 未分类肿瘤

(7) 类肿瘤病变

1) 涎腺良性肥大。

2) 嗜酸细胞增生症。

3) 坏死性涎腺化生。

4) 良性淋巴上皮瘤。

5) 涎腺囊肿　① 小涎腺粘液囊肿;② 涎腺导管囊肿;③ 淋巴上皮性囊肿;④ 发育不全(多囊)疾病。

6) 慢性硬化性颌下腺炎。

7) 艾滋病囊性淋巴样增生。

55.1.3 临床上常用涎腺上皮性肿瘤分类

(1) 良性

1) 多形性腺瘤(涎腺混合瘤)。

2) 腺淋巴瘤(Warthin瘤)。

3) 单形性腺瘤　① 肌上皮瘤;② 基底细胞腺瘤;③ 皮脂腺瘤;④ 透明细胞瘤。

4) 乳头状囊腺瘤。

(2) 恶性

1) 恶性混合瘤(癌在混合瘤中)。

2) 腺样囊性癌。

3) 粘液表皮样癌　① 低度恶性;② 中度恶性;③ 高度恶性。

4) 腺泡细胞癌。

5) 乳头状囊腺癌。

6) 腺癌。

7) 鳞癌。

8) 未分化癌。

55.2　涎腺良性肿瘤

55.2.1　多形性腺瘤

多形性腺瘤(pleomorphic adenoma)又称混合瘤(mixed tumor)。混合瘤一词是1874年由Minsen所命名,一直沿用至今,是涎腺最常见的肿瘤,约占所有涎腺肿瘤的50%以上。

(1) 病理

病理组织学最主要特点是肿瘤性上皮细胞呈片块状或条索状,排列成腺管样或分散在粘液和软骨样基质中,过去认为肿瘤上皮来自外胚叶,而粘液和软骨样组织则来自中胚叶,故取名为混合瘤。实际上,肿瘤仅来自涎腺上皮,并无中胚叶组织的参与。粘液和软骨样物质是上皮变性,而非真正的间叶组织来源。混合瘤一词已成为习惯上的称呼,并不表示其组织学来源。目前,大多数学者认为涎腺肌上皮细胞对涎腺混合瘤的组成和生长有着极为重要的意义。涎腺混合瘤主要由两种细胞所组成,即上皮细胞和肌上皮细胞。上皮细胞来自腺管上皮,有从闰管样细胞到表皮样细胞的各种类型的上皮细胞,而主要来自闰管上皮。粘液和软骨样组织则由上皮性的肌上皮细胞所产生,由于肌上皮细胞参与肿瘤的组成,造成涎腺混合瘤组织形态上的多样化;因此称为多形性腺瘤。近年来,有的学者通过电子显微镜观察到混合瘤软骨样组织中有真性软骨细胞,以及肌上皮细胞可产生间质性粘液等情况,认为肿瘤上皮细胞具有多方向分化的能力,对肌上皮的性质,肿瘤组织来源等提出不同的看法。

涎腺混合瘤具有潜在恶性的生物学行为,如肿瘤包膜不完整,有的包膜内有肿瘤浸润,甚至在周围的腺组织内可见有肿瘤的瘤芽,单纯肿瘤摘除术,虽在肉眼上已将肿瘤连同包膜完整摘除,但术后复发率很高(图55-1,见插页)。部分病例在其长期病程中,或在术后复发时,可转变为恶性混合瘤。所以,临床上将涎腺混合瘤视为“临界瘤”,即界于良性与恶性之间的一种肿瘤。

(2) 临床表现

常见于青壮年,病程短少则数周,长可达数十年,平均为3~5年,可维持多年而无变化,但也可在短期内增大加快。直径大小自数毫米至数十厘米,一般为3~5 cm,呈圆形或卵圆形,表面呈结节状或光滑,界限清楚,与周围组织无粘连,可活动,无压痛,多无自觉症状。

1) 腮腺混合瘤　腮腺肿瘤占大涎腺肿瘤的80%,腮腺肿瘤中良性约占70%~80%,腮腺良性肿瘤中混合瘤占80%,发生在腮腺浅部的占88%,深部的占11%,副腮腺占1%,发生在副腮腺(总导管部分)者几乎一半是恶性。

腮腺混合瘤常发生于耳垂周围及耳屏前,发生在腮腺深部混合瘤,由于位置隐蔽,常不易被发现,肿块可向咽侧壁、软腭隆起,而被误认为软腭的小涎腺混合瘤。发生在下颌骨后凹部位的腮腺混合瘤,肿瘤可被嵌在下颌骨内侧与乳突之间,活动度受到明显限制,此种较为固定的混合瘤,并不表示有恶变。此种混合瘤常呈哑铃状生长,其在下颌骨内侧肿瘤的体积,往往超过临床检查时所发现的肿瘤的大小,此外,副腮腺发生的混合瘤可出现在颧骨下方,与腮腺本身腺体无明显联系。腮腺混合瘤即使体积很大,病期很长,也不引起面神经的麻痹。

2) 颌下腺混合瘤　表现为颌下三角区的无痛性肿块,常被误诊为肿大淋巴结。少数发生在颌下腺腺体内侧,颌下三角区的肿块反而不明显,主要向口底隆起,而误为舌下腺混合瘤,舌下腺混合瘤极为罕见。颌下腺涎腺型的肿瘤几乎均为恶性涎腺肿瘤。

3) 小涎腺混合瘤　腭部为最多见,多位于硬软腭交界处,硬腭粘膜缺少粘膜下组织,肿瘤直接与硬腭骨膜相连,因此,硬腭混合瘤多无活动度,口腔内小涎腺混合瘤可因食物摩擦、咀嚼等出现糜烂或浅溃疡,肿瘤体积大时,可影响说话、进食和呼吸等。

涎腺混合瘤如在短期内生长加快,出现疼痛、固定,特别是出现神经受累症状如面瘫、舌下神经麻痹等,则表示肿瘤有恶变,恶变率为2%~6%,多次复发者其恶变率为9%~20%。

混合瘤多中心起源仅占0.5%,术后复发主要与手术方式有密切关系,单纯的包膜外肿瘤摘除术,术后复发率可高达25%~62.5%。手术时切破包膜,或作肿瘤切开分块取出,或切碎肿瘤作术前切取活检等,均不可避免引起肿瘤细胞的种植而导致复发。复发的涎腺混合瘤为多个结节,甚至多达数百个,呈大小不等肿瘤结节,广泛分布在上次手术的区域的腺体、肌肉组织中,造成手术的困难,增加再次复发和恶变的机会。

(3) 诊断

涎腺混合瘤应根据病史、临床表现和检查作出初步诊断,所有涎腺肿块均应避免作术前切取活组织检查。涎腺肿瘤组织学类型复杂,不同组织学类型的涎腺肿瘤,其生物学行为、手术方式和预后都不一样。因此,所有涎腺肿块均应在术中作冷冻切片检查,据原上海医科大学(现复旦大学上海医学院)病理教研室资料,其准确率可达90%以上。对涎腺肿瘤的组织学诊断,应争取与手术一期完成,根据术中组织学诊断,及时采取适当的手术方式,或给予同期的追加手术。如等待日后的石蜡切片结果,再行第二次手术,不但增加肿瘤复发的机会,引起肿瘤的种植,而且对面神经的处理将更为困难。

临床的辅助诊断方法尚有涎腺造影、放射性核素扫描、B型超声波检查、CT以及MRI扫描检查、数字减影涎腺造影(DSS)、细针穿刺细胞学检查等,可根据不同情况加以选用。但目前仍以临床触诊、病史和术中冷冻切片检查为主要诊断依据。

(4) 治疗

单纯肿瘤摘除术,术后复发率高,面神经损伤机会也多(10%~20%),不宜采用。保留面神经腮腺浅叶切除术、颌下腺切除术,包括肿瘤表面粘膜及周围一部分组织的小涎腺混合瘤切除术为目前涎腺混合瘤的主要手术方式。发生在腮腺深叶的混合瘤,在保留面神经的腮腺浅叶切除术后,应尽量将深叶腺体组织切除。向咽侧壁及软腭隆起的腮腺深叶混合瘤,不应从口内进路切除肿瘤,应作常规腮腺切口,保留面神经进入下颌骨内侧,如肿瘤较大,无法从下颌骨后凹将肿瘤完整取出,可暂时切断下颌骨角,暴露下颌骨内侧和咽旁间隙,待肿瘤完整切除后,再将下颌骨复位固定。复发腮腺混合瘤需注意将全部种植有肿瘤结节的组织以及周围皮下组织、肌肉、残余腺体和瘢痕组织作完整切除,如无法保留面神经,可作面神经吻合或移植,以重建面神经功能。

55.2.2 腺淋巴瘤

腺淋巴瘤(adenolymphoma)又称淋巴乳头状囊腺瘤(papillary cystadenoma lymphomatosum),1895年由Hildebrand首次描述,1929年Warthin命名为乳头状淋巴囊腺瘤,故又称为Warthin瘤。吸烟可能为其一种致病因素,有的研究表明吸烟者患此病的危险较非吸烟者高8倍,但与饮酒、外伤、感染也有明显关系。

(1) 病理

多数认为是来源于胚胎期腮腺内或其周围淋巴结内的异位涎腺组织,其淋巴样成分是一种反应性增生。肿瘤由上皮和淋巴样组织组成,上皮形成腺管与囊腔,有细小乳头突入囊腔,囊内含有乳白色粘液样或棕黄色液体。

(2) 临床表现

腺淋巴瘤仅次于多形性腺瘤,占腮腺良性肿瘤的第二位,约占腮腺肿瘤6%~10%,白种人更为多见。绝大多数发生在腮腺,尤其多见于腮腺尾部,偶见于颌下腺,好发年龄为50~70岁,男性与女性比为3~5∶1。主要表现为腮腺区圆形或卵圆形的无痛性肿块,大多数直径为2~4 cm,很少超过6 cm。边界清楚,可活动,无压痛,质地偏软,可有囊性感,如囊内容压力高,肿块张力大时,质地可偏硬,并似实质感。肿瘤生长缓慢,可达数十年之久,可长期处于静止状态,少数病例肿块可有轻微的大小变化。腺淋巴瘤可有多中心起源,10%~20%病例可在腮腺内呈多发性,5%~10%可为双侧性,可同时或不同时出现,恶变极为少见,可见于头颈部放射治疗后,约为0.3%。^{99m}Tc核素扫描呈热结节图像。

(3) 治疗

单纯肿瘤摘除术,再发率为5.5%~12%,此可能并非复发,而是与多中心起源有关,再发肿瘤可能是第二个中心起源的原发肿瘤。腺淋巴瘤手术后的腮腺连续切片中,可见到显微的肿瘤病灶,因此,目前多数学者仍主张作腮腺线叶切除,并将邻近淋巴结同时摘除,以避免肿瘤的再发。

55.2.3 嗜酸性细胞腺瘤

嗜酸性细胞腺瘤(oxyphilic cell adenoma)又称瘤细胞瘤(oncocytoma),少见。主要发生在腮腺,约占腮腺肿瘤的1%。偶见于颌下腺与腭,颊的小涎腺。好发于老年妇女,肿瘤细胞大,嗜酸性染色,胞质颗粒均匀,病理组织形态上,应与类肿瘤病变的涎腺嗜酸性粒细胞增生症相鉴别,后者无包膜。组织化学研究发现嗜酸性细胞腺瘤的瘤细胞胞质内充满线粒体,因此,虽好发于老年,但并非退行性病变。

(1) 临床表现

肿瘤生长缓慢,临床表现似多形性腺瘤,呈圆形或椭圆形肿块,有完整包膜,肿块呈分叶状或结节状,大多为直径为3~4 cm,嗜酸性细胞腺瘤与^{99m}Tc有亲和力,因此与腺淋巴瘤一样,在^{99m}Tc核素扫描中呈热结节图像。

(2) 治疗

手术切除肿瘤,极少复发。

55.2.4 单形性腺瘤

单形性腺瘤(monomorphic adenoma),少见,约占腮腺肿瘤的1%,涎腺肿瘤的0.2%,临床表现与多形性腺瘤相似,难以在临床上作出鉴别,多形性腺瘤包含腺上皮与肌上皮两种成分，而单形性腺瘤仅有腺上皮一种成分，按其组织学形态不同可分为肌上皮瘤、基底细胞腺瘤、皮脂腺瘤等。

(1) 肌上皮瘤(myoepithelioma)

为肌上皮样细胞组成，此外，尚可见有上皮样细胞和透明细胞，但无导管上皮，且以此与多形性腺瘤相鉴别，少数可恶变为肌上皮癌，手术应包括周围涎腺组织的切除。

(2) 基底细胞腺瘤(basal cell adenoma)

肿瘤由单一基底细胞样细胞组成，并有清晰基底细胞层，颇似基底细胞癌，但核分裂少见。多见于腮腺，其次为唇部，呈圆形肿块，表面光滑，有包膜，但不完整，手术切除极少复发。

55.2.5 乳头状囊腺瘤

乳头状囊腺瘤(papillary cystadenoma)又称粘液囊腺瘤，多见于大涎腺及喉，口腔内小涎腺极少见，虽为良性肿瘤，但可恶变，故应视为低度恶性肿瘤或临界瘤。肿瘤生长缓慢，有包膜，但不完整，可侵入周围腺体内。囊腔为腺上皮衬里，有许多乳头状突起于囊腔内，乳头中央为纤维束，为其组织形态的特点，手术应彻底，否则极易复发。

55.3 涎腺瘤样病变

55.3.1 粘液囊肿

粘液囊肿(mucocele)又称粘液腺囊肿，在口腔粘膜下组织内，分布着数以百计、能分泌无色粘液的小涎腺，称为粘液腺，以下唇、软腭、舌尖、舌腹面分布最多，其排泄管直接开口于口腔内，由于排泄管受到创伤，粘液外漏而形成囊肿。常见于下唇，且多发生有咬唇习惯者，囊肿位于粘膜下，呈半透明状小泡，表面覆盖正常粘膜，出现数日后，可因食物等的摩擦，囊膜破裂而消失，但不久又可出现，多次复发后粘膜产生瘢痕组织，使半透明水泡变成白色硬结，主要治疗为切除囊肿及周围粘液腺。

55.3.2 舌下腺囊肿

舌下腺是大涎腺中最小的一对，位于舌下间隙内，有导管约 8～20 个，直接开口于口腔内，少数集合成一个导管，开口于颌下腺导管，分泌较为粘稠的粘液，囊肿的发生可能是由于分泌导管的创伤，使粘液外漏，逐渐为周围的结缔组织所包绕而形成，所以，舌下腺囊肿(sublingual cyst, ranula)的囊壁有上皮衬里者极为少数，有上皮衬里的舌下腺囊肿，仍可能为导管排出受阻，粘液潴留而形成的潴留性囊肿。

(1) 临床表现

多见于青少年，先发生在口底的一侧，位于粘膜与口底肌肉之间，表面覆盖着很薄的正常粘膜，透过粘膜可见淡蓝色、柔软、有波动感的囊性肿物，缓慢增大，可逐渐扩展到对侧口底，将舌上抬，形成重舌，影响说话、进食，甚至呼吸，囊肿也可沿颌舌肌后缘向下进入颌下三角，呈哑铃状，在口底和颌下区同时出现。少数舌下腺囊肿主要向颌下三角及颈上部隆起，口底症状不明显，而被误认为颌下腺囊肿。舌下腺囊肿可继发感染，出现疼痛及感染症状。也可因损伤破裂，流出粘液而暂时消失，数日后又逐渐增大。根据上述表现，诊断并不困难，但需与口底表皮囊肿、口底局限性血管瘤等相鉴别。

(2) 治疗

主要为外科手术，过去采用囊肿摘除术或袋形手术，复发率高。目前作舌下腺摘除术，即使遗留部分囊壁，亦可见复发者，手术中要仔细止血，以防止术后出现口底血肿，影响呼吸，并勿误伤颌下腺导管、舌下神经等。

55.3.3 涎腺良性肥大

涎腺良性肥大是一种涎腺的退行性肿大，由于腺体的代谢和分泌功能的紊乱所引起，与全身内分泌障碍如糖尿病、甲状腺功能的减退；营养缺乏如慢性肿瘤、脚气病等；肝硬化、酒精中毒以及自主性神经功能紊乱等有关。

病理变化为浆液性腺泡细胞增大为正常的 2 倍，并融合成片，间质结缔组织可见有玻璃样变及脂肪变性，多发生于腮腺，且为双侧肥大，单侧较少，偶伴颌下腺同时肿大，41～60 岁多见，女性略多于男性，涎腺呈弥漫性均匀性肿大，肿大腺体仍似原来腺体形态，无肿块可及，质地软，无压痛，少数有胀感，导管口及涎腺分泌正常。无需特殊治疗。

临床上需与淋巴上皮病，涎腺肿瘤相鉴别。青春发育期的双侧腮腺对称性肿大，是由于功能性分泌增加引起腺体的代偿性肥大所致。多见于男性，病理组织学检查为正常涎腺，并无退行性变化，称为单纯性腮腺肿大，多为暂时性，可不作处理。

55.3.4 涎腺良性淋巴上皮病

1952 年 Godwin 将涎腺米枯力病和斯耶格林综合

征的涎腺肿大的疾病命名为涎腺良性淋巴上皮病(benign lymphoepithetial lesion)。本病与淋巴性甲状腺肿的组织学改变相似，患者多有丙种球蛋白增多、类风湿因子阳性，血清中存在抗涎腺导管抗体，因此被认为可能是涎腺的自身免疫性疾病。

(1) 病理

涎腺组织的病理表现为腺体实质萎缩，导管上皮增生，形成上皮、肌上皮岛，上皮细胞无异形性，有完整基膜。间质中有大量成熟淋巴细胞，少许浆细胞和嗜酸性粒细胞，有时见有生发中心的淋巴滤泡，在病变边缘区，有时可见残留腺体和导管。小涎腺尤其是唇腺可伴有炎症反应，肌上皮岛罕见。

(2) 临床表现

多见于老年妇女，80%为女性患者，发病年龄高峰在51～70岁之间，多累及双侧腮腺，尚可有颌下腺、舌下腺、泪腺以及小涎腺的肿大，涎腺呈弥漫性肿大，肿大的大小有时可有变化，质地软硬不等，少数病例可表现为腺体内的局限性肿块或结节，质偏硬，表现为涎腺肿瘤的症状。此外，尚可表现为腺体萎缩，或反复炎症感染等。颈部可出现多个淋巴结反应性肿大。

除上述的涎腺肿大外，根据同时伴有的症状，又可有下列3种不同的临床表现：

1) 米库利奇病(Mikulicz disease)表现　是涎腺的局部异常，仅表现为一个或多个的涎腺肿大，或伴有泪腺的肿大，而无全身其他症状，亦称为肌上皮涎腺炎。

2) 干燥综合征表现　除涎腺肿大外，尚伴有口干、眼干。

3) 斯耶格伦综合征(Sjögren syndrome)表现　除涎腺肿大、口干、眼干外，尚有全身结缔组织疾病，如类风湿关节炎、系统性红斑狼疮、硬皮病、皮肌炎等。

上述3种不同的临床表现可能是良性淋巴上皮病的病程发展的3个不同阶段，但也有认为其是3种不同的类型。

腮腺造影可见分支导管变细、变少，还可出现部分腺体因萎缩而不显影，排空功能差。其影像改变与慢性腮腺炎相似。

实验室检查可有嗜酸性粒细胞增多，如同时伴有结缔组织疾病，则有轻度贫血、血沉加快，并有低蛋白和高球蛋白血症，蛋白电泳丙种球蛋白、免疫球蛋白增加，类风湿因子和抗核抗体阳性等。唇腺活检为病理组织检查的首选部位。少数淋巴上皮病可恶变为淋巴瘤，主要为非霍奇金淋巴瘤，上皮成分恶变为涎腺上皮癌，称为恶性淋巴上皮病，但较少见。

良性淋巴上皮病需与涎腺良性肥大、涎腺肿瘤、慢性涎腺炎、米库利奇综合征相鉴别，米库利奇综合征与上述米库利奇病不同，前者指全身性疾病如白血病性淋巴瘤、结节病等侵犯涎腺而引起的腺体肿大，为上述疾病的晚期表现，表现为腺体内的局限性肿块的所谓肿瘤型良性淋巴上皮病，在临床上与肿瘤难以区别，发生恶变机会较弥漫性肿大的良性淋巴上皮病多。

(3) 治疗　目前尚无理想的治疗方法，症状明显者可用免疫抑制剂或激素治疗，放疗虽有一定效果，但本病为良性病变，患者存活期长，可能因放疗而导致其他肿瘤的可能，应尽量避免放疗。局限性肿块者可作手术切除。

55.3.5　涎腺嗜酸性细胞淋巴肉芽肿

(1) 病理

嗜酸性细胞淋巴肉芽肿(eosinophilic lymphogranuloma)是一种类肿瘤疾病，可能与低毒感染或变态反应有关，肿块呈肉芽肿样，无包膜，有大量淋巴细胞和嗜酸性细胞的弥漫性浸润，病变可侵入腮腺实质，小叶间的腺体实质也有淋巴细胞、嗜酸性细胞浸润。

(2) 临床表现

好发于中青年，男性多见，常见于腮腺区的皮下软组织，表现为腮腺区一侧或双侧的无痛性、缓慢增大的圆形肿块，或呈分叶状，也可出现多个大小不一肿块，质柔韧如橡皮状，与表面皮肤粘连，界限不清，无压痛，病程长，虽可不断增大，可有时大时小病史，且不侵犯神经和颌骨。病变区皮肤有瘙痒、色素沉着、皮肤变厚粗糙；但对全身健康无明显损害，周围血检查嗜酸性粒细胞增高，一般可达10%～20%。

临床上应与涎腺肿瘤、炎症、恶性淋巴瘤作鉴别。

(3) 治疗

局限性肿块可行手术切除，但常难以彻底，对放射和激素治疗敏感。

55.3.6　坏死性涎腺化生

坏死性涎腺化生(necrotizing sialometaplasia)是因局部缺血所致的类肿瘤性病变，病理变化主要是病变区血管狭窄，有血栓形成，甚至血管消失，病变中央部分导管有鳞状化生，边缘为坏死的腺泡，并有炎症细胞浸润。多见于腭部，往往有腭部手术史，临床与病理上应与鳞状细胞癌或粘液表皮样癌相鉴别。

55.3.7　艾滋病的囊性淋巴增生

HIV感染的涎腺病变，大多累及腮腺淋巴结，临床表现为双侧腮腺肿大，大多发生囊变，囊肿可＞4 cm，并伴有淋巴结病变。其病理组织学特征是淋巴样组织增生,呈滤泡状或呈弥漫性增生,淋巴细胞中可找到HIV抗原,淋巴上皮囊肿的上皮衬里是鳞状上皮。

HIV感染患者所表现的良性淋巴上皮病变,与传统的斯耶格伦综合征有显著的不同,涎腺淋巴上皮病患者如HIV阳性,应考虑其为艾滋病相关的症候群,其中部分患者可发展成为艾滋病(AIDS)。

诊断可依据腮腺淋巴结的多发囊性肿大、细针穿刺活检可找到HIV抗原、放射学检查可显示囊腔影像。

治疗可口服AZT或作小剂量放射治疗,亦可作手术切除。

55.4 涎腺恶性肿瘤

涎腺恶性肿瘤中来源于间叶组织的肉瘤极为少见,大多数为涎腺癌,尤以腮腺癌最多见,其中以粘液表皮样癌、腺样囊性癌、腺泡细胞癌和腺癌等最多见。涎腺癌的临床生物学行为、预后和手术方式与其组织学分类有密切关系。

55.4.1 腮腺癌

(1) 粘液表皮样癌(mucoepidermoid carcinoma)

1945年Stewart首先将粘液表皮样肿瘤从混合瘤中分出,列为涎腺的一种独立肿瘤,并命名其为粘液表皮瘤。是最常见的涎腺恶性肿瘤,约占涎腺恶性肿瘤的30%,腮腺最多,27%~50%腮腺癌中包含有粘液表皮样癌的成分,其次为颌下腺和腭部小涎腺。粘液表皮样癌也是放射治疗所致的恶性肿瘤中最常见的一种类型。

肿瘤来源于导管上皮,主要由粘液细胞、表皮样细胞以及可向上述两型细胞演变的中间细胞等3种细胞所组成。根据上述3种细胞成分的多少,癌细胞的分化程度高低不同,将其分为高度分化(低度恶性)、中度分化(中度恶性)和低度分化(高度恶性)3种。高度分化粘液表皮样癌中,粘液细胞成分多,表皮样细胞也较多,但中间细胞少。而低度分化者主要为中间细胞和表皮样细胞,粘液细胞少见。腮腺粘液表皮样癌多属低度恶性,其临床表现颇似混合瘤,但病程比混合瘤短,多为数年缓慢增大的肿块,质地偏硬,边界不清,与深层组织可有粘连,活动度较小,呈局部浸润性生长,极少发生颈部淋巴结的转移。彻底手术预后良好,5年生存率在90%左右。高度恶性粘液表皮样癌较少见,其临床表现和生物学行为与鳞癌相似,可广泛累及邻近组织,约有15%病例可出现面瘫,颈部淋巴结转移可高达50%以上,几乎有1/3病例可发生远处转移,手术复发率亦可高达80%,5年生存率为25%~30%。

原发灶的彻底切除是治疗低度恶性和中度恶性粘液表皮样癌的关键,放射治疗不敏感,手术不彻底极易导致多次复发。原则上可作保留面神经的全腮腺切除术,但与肿瘤贴近或有粘连的面神经分支应予切除,同时作面神经的吻合或移植以重建术后的面神经功能,除非颈部已有转移的淋巴结,一般不需作选择性颈淋巴根治性切除术。高度恶性粘液表皮样癌应按腮腺鳞癌的治疗原则作腮颈联合根治术,术后补充放射治疗。

(2) 腺样囊性癌(adenoid cystic carcinoma)

1859年Billroth首先描述,并称其为圆柱癌,此名称现多已不用,改称为腺样囊性癌,或圆柱瘤型腺癌,是仅次于粘液表皮样癌的涎腺常见的恶性肿瘤,约占所有涎腺恶性肿瘤的23%。多见于小涎腺及颌下腺,发生在腮腺者较少,约占腮腺恶性肿瘤的9%。肿瘤主要来自闰管,由导管型上皮和肌上皮细胞组成。根据肿瘤细胞不同的排列形状和大小,可分为筛状型、管状型和实质型,实质型恶性程度较高,预后也差,远处转移和局部复发率均较高,发展也较快。

肿瘤一般生长较慢,平均病程可为2~3年,因而易被误认为良性肿瘤,但其具有高度的侵袭性,特别是沿血管神经束扩展,侵犯血管神经束可达所有病例的46%~86%。同时可伴有邻近软组织和骨组织的浸润。临床上除在腮腺部位出现边界不清、较为固定的肿块外,可有早期的神经受累症状如疼痛、麻木感和面瘫等。血运转移可达50%,最常见是肺转移,几乎占所有病例的一半,颈部转移为11%。远处转移可于第一次治疗后的20年后发生,由于肿瘤发展慢,即使发生肺转移,仍可带癌生存多年。

首次治疗必须充分估计上述的临床特点,制定正确的手术方案,广泛的根治性切除为其主要治疗手段,作包括面神经的根治性全腮腺切除术,并注意沿血管神经束的追踪切除,直至切端冷冻切片阴性为止。由于其颈部转移率低,不需作选择性颈淋巴根治性切除术。大块的腺样囊性癌对放射治疗虽不敏感,但术后亚临床状态的肿瘤可辅以补充放疗。术后5年生存率大约为50%。

(3) 腺泡细胞癌(acinic cell carcinoma)

临床上较少见,约90%发生在腮腺,占腮腺恶性肿瘤的12%。

肿瘤来自浆液性腺泡细胞,瘤细胞由腺泡细胞组成,并见有嗜碱性颗粒状胞质,从病理组织学形态上来看，大多数肿瘤细胞分化好，类似正常的浆液腺细胞。核分裂罕见，无包膜或有不完整包膜，包膜有肿瘤浸润，但其临床生物学行为与其组织形态相比较，其恶性程度要高，局部切除复发率高，可达30%～50%，颈部转移率也可达15%，晚期病例也可出现肺、骨等部位的远处转移。因此，从病理组织学角度上看本病似为低度恶性肿瘤，但从临床角度看应视其为中度恶性肿瘤。

好发于女性，与男性相比为2∶1。除发生在腮腺外，也可见于颌下腺与小涎腺，一般为单侧，约有3%病例为双侧发生，多数呈单个结节，多个结节也不少见。肿瘤生长缓慢，可达数年，也有发展较快仅数月者，呈圆形或卵圆形肿块，质地偏硬，可有部分囊变，肿瘤可活动或活动受限。

预后与首次合理而彻底治疗有关，手术应包括肿瘤和腮腺的全部切除，受累面神经应予切除，并同时作神经吻合或移植修复，颈部淋巴结有转移者应作腮颈联合根治术。第一次合理手术10年生存率可达90%，复发再次手术预后较差。

(4) 多形性腺瘤恶变——恶性混合瘤(malignant mixed tumor)

恶性多形性腺瘤90%以上是良性多形性腺瘤的恶变，原发的恶性多形性腺瘤实是癌，在多形性腺瘤中(carcinoma in pleomorphic adenoma)较少见。临床上虽称其为恶性混合瘤，但实际上真性恶性混合瘤——癌肉瘤极为罕见。恶性多形性腺瘤上皮部分恶变可为未分化癌、腺癌、粘液表皮样癌或腺样囊性癌，而真性的恶性混合瘤——癌肉瘤的癌部分常为低分化癌，肉瘤部分为软骨肉瘤。

恶性多形性腺瘤约占涎腺恶性肿瘤的10%。主要发生在腮腺，约占腮腺恶性肿瘤的17%，其次为腭部。大多在长期存在的良性混合瘤基础上，突然生长加速，活动受限或趋于固定，并出现疼痛，面神经受累症状如面瘫，肿瘤表面皮肤破溃等。颈部淋巴结转移可达25%，同时有约30%可出现远处转移，如转移到肝、肺、脑和骨等部位。恶性程度较高，预后也差。

如肿瘤仅表现为生长加速，但边界仍清楚，尚可活动，而无其他症状，切除后病理检查为局限性癌变，尚未侵犯周围组织者，彻底手术预后较好。

如肿瘤病史时间短，并非在原有良性基础上出现恶性症状者，则为原发的恶性多形性腺瘤，恶性程度高，预后差。

腮腺癌肉瘤病史时间更短，发展更快，预后极差。5年生存率为0%。

良性多形性腺瘤恶变率为2%～9%，多次复发恶变率更高，放射治疗可导致良性多形性腺瘤恶变，或转变为癌肉瘤。

恶性多形性腺瘤应作综合治疗，应作腮颈联合根治术，术后补充放疗。

(5) 乳头状囊腺癌(papillary cystadenocarcinoma)

并不太少见，肿瘤来源于导管上皮，乳头状囊腺癌所见的乳头状结构，其中心为纤维束状组织，肿瘤囊腔中含有粘液，并常有出血和坏死，好发于腮腺，其次为腭，肿瘤生长快，可形成较大肿瘤，常有疼痛、麻木等神经受累症状，可早期出现颈部淋巴结转移。病理诊断中应与腺泡细胞癌和涎腺导管癌中含有乳头状结构，良性囊腺瘤和甲状腺乳头状腺癌相鉴别。手术切除应彻底，有颈部淋巴结转移者，应作腮颈联合根治术。

(6) 腮腺恶性淋巴上皮病(malignant lymphoepithelial lesion)

是较少见的恶性肿瘤，主要指良性淋巴上皮病的上皮成分恶变，而不包括淋巴成分的恶变。好发于爱斯基摩人(Eskimos)，本病发生可能与遗传、EB病毒感染有关。多恶变为鳞癌，或低分化鳞癌，肿瘤可有小囊变，无包膜，或包膜不完整。肿瘤细胞排列成大小不一，形态不规则的上皮肌上皮岛，上皮肌上皮岛中细胞明显异形，核分裂易见，并穿破基膜向间质内浸润，有时尚可见有良性上皮肌上皮岛或残留的导管。癌细胞间可少见有淋巴细胞、浆细胞和组织细胞浸润，淋巴细胞可形成有生发中心的淋巴滤泡。腺旁软组织、神经、血管可有瘤细胞浸润，腺旁淋巴结可有转移。

多见于女性，男女之比为1∶2～3，好发于腮腺，其次为颌下腺，也可见于口腔内小涎腺如腭腺等。肿块发展较快，病程一般为1年左右，但也有达数年至10多年病史，而近期出现增大加速，肿块直径一般为1～6 cm，质硬，活动受限或固定，可伴有疼痛或有神经受累症状，也可累及表面皮肤。并无斯耶格伦综合征和免疫异常。约有40%患者可有区域性淋巴结转移，也可发生远处转移。

临床上需与转移癌如鼻咽癌的转移相鉴别。

应按照腮腺癌治疗原则进行综合治疗，有颈淋巴结转移者应作腮颈联合根治术，术后补充放疗。由于颈部淋巴结转移率高，临床上未触及肿大淋巴结者，也有主张作选择性颈淋巴根治性切除术。

(7) 腺癌(adenocarcinoma)

约占腮腺癌的10%，病理类型有粘液性癌、小梁状癌、透明细胞癌等。多见于60岁以上老年患者，病程发展快，并伴有疼痛，可累及皮肤(图55-2，见插页)。区域性淋巴结转移约有25%。预后与肿瘤细胞分化和大小直接有关，恶性程度较高，晚期出现颈部和远处转移常见。治疗以手术及术后放疗的综合治疗为主，预后差。

(8) 腮腺导管癌

多见于中老年男性，组织学表现类似乳腺导管癌。病程发展快，肿瘤侵袭性强，早期可出现区域性淋巴结转移，预后差。

(9) 鳞癌(squamous cell carcinoma)

肿瘤来源于涎腺导管上皮鳞状细胞化生，少见，病程短，多在1年以内。肿块质偏硬，固定，20%患者诉有疼痛，10%病人有面神经受累引起面瘫。肿瘤多位于腮腺浅叶，易累及表面皮肤，出现破溃合并感染，有渗出和出血，颈部淋巴结转移率可高达50%。

腮腺总导管(Stensen's管)上皮可因慢性阻塞性腮腺炎而出现鳞形化生，导致原发性的腮腺鳞癌。

(10) 未分化癌(undifferentiated carcinoma)

少见，仅占腮腺癌1%，好发于老年患者，病程发展快，肿瘤侵袭性强，首诊颈部转移率可达50%，预后极差。

(11) 上皮-肌上皮癌(epithelia-myoepithelial carcinoma)

主要发生于腮腺，好发于中老年妇女，病史发展较慢，肿块呈结节状，肿瘤由嗜酸性粒细胞和肌上皮细胞组成，并形成导管结构，细胞分化好，区域性淋巴结转移率低，远处转移极少，手术切除彻底预后好。

(12) 腮腺转移癌

最常见是鳞癌和恶性黑色素瘤的腮腺内淋巴结转移，其中60%来自头颈部，20%来自身体其他部位，20%可能是原发灶。头颈部以外转移到腮腺最常见原发部位是肺，尤其肺的小细胞癌；另可为肾的透明细胞癌、乳腺癌以及极为少见的肠癌和子宫癌。

55.4.2 颌下腺癌

颌下腺肿块由于导管结石伴发炎症，在临床上很常见，因此约75%颌下腺肿块为炎症性肿块，涎腺肿瘤大约10%发生在颌下腺，与腮腺相比，只有50%颌下腺肿瘤为良性，最常见为多形性腺瘤；另外50%则为恶性，最常见为腺样囊性癌，约占颌下腺癌的36%；其次为粘液表皮样癌，约占颌下腺癌的30%；恶性混合瘤约为19%；腺癌与鳞癌较少见。

颌下腺癌大约有28%有皮肤浸润，并与深部肌肉组织粘连固定，晚期可与下颌骨口底粘连，形成下颌部的巨大肿块。

颌下腺腺样囊性癌发展快，病程短，伴有疼痛，可与下颌骨粘连，肿块固定在下颌骨上，1/3患者可有颈部淋巴结转移，肿瘤可沿舌下神经、舌神经扩展侵犯颅底，也可侵犯舌下神经，引起伸舌偏向，半侧舌肌萎缩，远处转移与腮腺腺样囊性癌相同，常见是肺转移。

颌下腺粘液表皮样癌多为中度恶性。恶性混合瘤、腺癌与鳞癌都是侵袭性非常强的恶性肿瘤，淋巴结转移率高，累及周围软组织及下颌骨并不少见，术后局部复发率高，预后差。

颌下腺粘液表皮样癌和腺泡细胞癌，颈部淋巴结无转移者，作颌下三角清扫术。其他恶性程度高，或颈部转移常见者原则上均应作同侧淋巴根治性切除术。

55.4.3 舌下腺癌

舌下腺癌少见，舌下腺涎腺肿瘤绝大多数为恶性，最常见是粘液表皮样癌和腺样囊性癌，约各占40%，肿块多位于舌下区，无痛或伴有少许不适，临床上难以与起源于口底小涎腺的恶性肿瘤相区别。

治疗与口底癌相同。

55.4.4 小涎腺癌

小涎腺癌好发于腭部，其次为口腔其他部位粘膜、上颌窦和鼻腔。大约90%小涎腺肿瘤为恶性，10%为良性，良性中几乎全部是多形性腺瘤。恶性中最常见的是腺样囊性癌，约占35%，肿瘤可沿神经束或向周围扩展而侵犯邻近软组织和骨，颈部淋巴结转移率仅占14%，大约半数患者最终出现肺和骨转移。腭部腺样囊性癌易侵犯硬腭骨板，并可沿腭大孔向颅底扩展。

粘液表皮样癌约占小涎腺癌的25%，多属中度恶性，也可见有高度恶性者，发生在腭部粘液表皮样癌，质地偏软，可有囊性变，甚至出现波动感，表面粘膜可呈紫蓝色，粘膜下毛细血管扩张，可被误认为粘液囊肿或血管瘤，可因食物咀嚼摩擦致表面粘膜破溃，流出粘性分泌物。高度恶性虽较少见，但其临床表现与生物学行为与鳞癌相似，可广泛累及邻近组织，颈部淋巴结转移率高达30%。低度恶性粘液表皮样癌，病程较长，呈局部浸润性生长，极少发生颈部淋巴结转移。

小涎腺腺癌约占小涎腺癌的29%，多为鼻腔、鼻咽和鼻旁窦的粘液腺起源的恶性肿瘤。小涎腺恶性混合瘤罕见，多形性低度恶性腺癌主要发生在小涎腺，尤其腭部，肿瘤分化较好，恶性程度低，转移少见，手术切除预后好。

55.4.5 大涎腺恶性间叶组织肿瘤

原发于大涎腺肉瘤罕见，占所有涎腺肿瘤的0.3%

～1.5%。包括恶性纤维组织细胞瘤、神经肉瘤、纤维肉瘤、横纹肌肉瘤、恶性淋巴瘤等，主要表现为腮腺区肿块，早期多无疼痛，增大快，病程数周到数月，肿瘤增大后可出现疼痛、面神经受累症状，亦可累及皮肤而出现溃疡，主要沿血行转移到肺、骨、肝和中枢神经系统，除纤维肉瘤发展较慢、恶性程度较低、手术切除后可多次复发外，其他涎腺间叶组织恶性肿瘤预后都很差。

55.4.6 涎腺癌 TNM 分期(UICC,1991年)

T——原发肿瘤。

T_x——原发肿瘤不能确定。

T_0——无原发灶证据。

T_1——肿瘤最大直径≤2 cm。

T_2——肿瘤最大直径>2 cm，但<4 cm。

T_3——肿瘤最大直径>4 cm，但<6 cm。

T_4——肿瘤最大直径≥6 cm。

上述各项分类再分为：

a——无局部皮肤、软组织、骨、神经侵犯。

b——有局部皮肤、软组织、骨、神经侵犯。

N——区域性淋巴结。

N_x——区域性淋巴结转移不能确定。

N_0——无区域性淋巴结转移证据。

N_1——同侧单个淋巴结转移，直径≤3 cm。

N_2——

N_2a——同侧单个淋巴结转移，直径>3 cm，但<6 cm。

N_2b——同侧多个淋巴结转移，其中最大直径<6 cm。

N_2c——双侧或对侧淋巴结转移，其中最大直径<6 cm。

N_3——转移淋巴结最大直径>6 cm。

临床分期

Ⅰ期 T_1a N_0 M_0
　　T_2a N_0 M_0

Ⅱ期 T_1b N_0 M_0
　　T_2b N_0 M_0
　　T_3a N_0 M_0

Ⅲ期 T_3a N_0 M_0
　　T_4a N_0 M_0
　　任何T(除T_4b外) N_1 M_0

Ⅳ期 T_4b 任何N M_0
　　任何T N_2N_3 M_0
　　任何T 任何N M_1

（张孟殷）

参考文献

1. 马大权．涎腺外科．第一版．北京：人民卫生出版社，1985
2. Seifert G. WHO International histological classifica-tional of tumors: tentative histological classification of salivary gland tumors. Pathol Res Pract, 1990, 186: 555～581
3. Spiro RH. Salivary neoplasms; overview of a 35 years experience with 2807 patients. Head Neck Surgery, 1986, 8: 177～180
4. 张孟殷，黄爱玉，李学祥．复发性涎腺混和瘤52例报告．上海医学，1986，9：75～77
5. 张孟殷，黄爱玉，王朱，等．38例涎腺肿瘤型淋巴上皮病．肿瘤，1986，5：13～14
6. Spiro RH, Armstrong JG. Carcinoma of major salivary gland, Recent trend. Arch Otolaryngol Head Neck Surg, 1989, 15: 316～319
7. Armstrong JG, Harrison LB, Spiro RH, et al. Malignant tumors of salivary gland origin; a matched pair analysis of the role of combined surgery and postoperative radiation therapy. Arch Otolaryngol Head Neck Surg, 1990, 116: 290～293
8. 黄爱玉，张孟殷，薛明，晚期腮腺癌的综合治疗．上海医学，1991，14：575～578
9. Sadeghi A, Tran LM, Mark R et al. Minor salivary gland tumor of head and neck: treatment strategies and prognosis. Am J Clin Oncol, 1993, 16: 3～8

颞下颌关节疾病 56

颞下颌关节是一个构造和功能都很复杂的关节，它是由颞骨的关节窝和关节结节，下颌骨的髁状突、关节囊、关节盘和关节韧带所构成(图 56-1)。关节运动主要是通过嚼肌、翼内肌、翼外肌、颞肌和舌骨肌群组成的咀嚼肌群的强有力的收缩来完成。各组肌肉之间关系密切，相互协调，保持平衡；下颌运动极为复杂，主要有开闭口、前后和侧方运动 3 种，并经过这些运动形式完成咀嚼、吞咽、说话和面部表情等功能，和全身其他关节一样，颞下颌关节同样可患有化脓性关节炎、风湿样关节炎、关节强直和脱位等。此外，颞下颌关节还可因咬殆关系的改变等原因，引起咀嚼肌群的功能甚至关节结构的紊乱，发生临床上常见的颞下颌关节紊乱综合征。

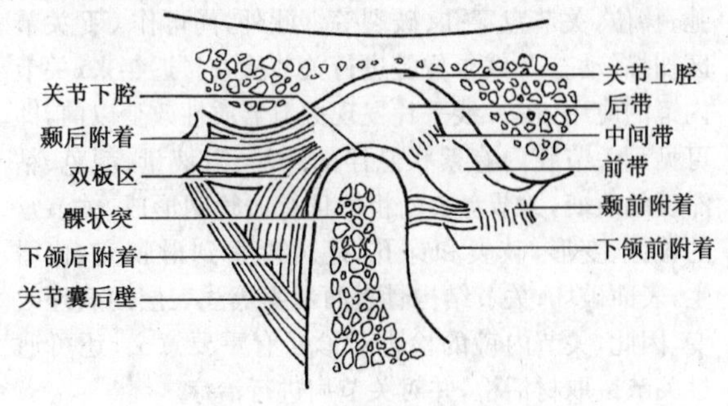

图 56-1　颞下颌关节解剖

56.1　颞下颌关节紊乱综合征

颞下颌关节紊乱综合征(temporomandibular joint dysfunction syndrome)主要表现有关节区疼痛、弹响和下颌运动异常的一种综合征，过去称为 Costen 综合征，又称为颞下颌关节疼痛功能紊乱综合征、肌筋膜疼痛功能紊乱综合征、颞下颌关节紧张综合征等，目前颞下颌关节紊乱综合征是被国内普遍接受的命名。

56.1.1　病因

病因与发病机制都极为复杂，早在 1934 年 Costen 提出咬殆垂直距离减短，造成髁状突向后上方移位是发病的主要原因，即所谓殆因素—下颌移位的发病机制。20 世纪 50 年代后 Schwartz 提出不同的看法，认为本病主要是精神因素所引起的咀嚼肌群的痉挛和功能失调，即所谓精神-咀嚼肌的发病机制。目前多数学者认为是多因素致病。咬殆关系的改变如深覆殆、多数后牙缺失以及牙齿咬殆面过度磨耗等。造成咬殆垂直距离过低，从而改变髁状突在关节窝内的正常位置，使其向前或向后移位，破坏关节的正常结构，造成关节功能紊乱。同时也与精神紧张、关节周围肌肉过度兴奋和迅速疲劳有关；此外，两侧咀嚼肌的不平衡或发育不对称、单侧咀嚼习惯、夜间磨牙、经常咀嚼硬物以及关节局部的轻微外伤等也是发病的有关因素，诸因素之间又可相互作用，互为因果，造成下颌运动的不协调或关节的负荷过重而诱发本病。

56.1.2　临床表现

主要表现为下颌运动异常、关节和咀嚼肌群的疼痛、关节运动时的弹响和杂音，此即颞下颌关节紊乱综合征的三大主要症状。

下颌运动异常包括因翼外肌功能亢进所致的开口度过大，或因关节盘后区损伤造成的开口度过小；翼外肌痉挛时所致的开口时的下颌下降偏斜呈"⤸"状，或曲折而呈"⟨"或"ϟ"状；也可因关节盘破裂引起的开闭口运动时的关节绞锁症状。

疼痛是患者的重要主诉，在开口或咀嚼时，关节和关节周围咀嚼肌群的疼痛和压痛，主要为持久性钝痛，可局限于一个区域，也可深及颧骨区、耳部、颞区、眶外侧、下颌角等部位，可有头痛、颈痛、肩痛、上肢痛或不典型的面痛。疼痛的表现可以多种多样，也可出现许多部位的牵涉痛，以及面部的感觉异常、不适、酸胀感等。

弹响与杂音往往不被病人所注意，最常见的是咀嚼肌功能紊乱，或关节结构紊乱所致的开口时的"卡"的弹响音；关节盘穿孔或破裂，在开口时可出现"卡叭"的破碎音；关节骨和软骨面粗糙可致开口时的摩擦音等。

56.1.3　病程

病程发展缓慢，可达数年或十几年，经常反复发作，但不导致关节强直，病程发展可有 3 个阶段：

(1) 早期

功能紊乱阶段，包括翼外肌功能亢进、翼外肌痉挛、咀嚼肌群痉挛等，但后者少见。主要表现为关节周围肌肉的功能性紊乱、翼外肌功能亢进，表现为开口过大，呈半脱位，弹响是单声清脆或为柔和撞击声，发生在开口末期或闭口初期，一般无疼痛或压痛点，亦无张口受限，如发展为肌痉挛，则可出现疼痛，翼外肌有明显压痛，张口、咀嚼时均有疼痛。张口轻度受限，并偏向患侧，严重的咀嚼肌群痉挛，可在嚼肌、颞肌等部位出现疼痛，张口严重受限。此阶段病情可自行缓解，或经治疗后痊愈，但亦可发展为中期阶段。

(2) 中期

结构紊乱阶段，主要有关节盘后区损伤、可复性关节盘前移位、不可复性关节盘前移位、关节囊扩张和关节盘附着松弛。关节正常结构紊乱，此时关节头呈半脱位，张口度更大，弹响可出现在开口初、开口末或闭口初、闭口末期。可同时伴有翼外肌功能亢进，或翼外肌痉挛的临床表现，关节造影可见关节囊、关节盘附着松弛，X 线片见髁状突后移位，关节间隙比例改变，CT 关节扫描，关节内腔镜的检查均可显示关节上述结构上的改变，更有助于诊断，中期经治疗后可恢复到早期阶段或相对稳定，也可逐步向晚期发展。

(3) 晚期

关节器质性破坏阶段，主要有关节盘穿孔、破裂，髁状突骨质破坏，或两者同时存在，前者的症状为在下颌运动的任何阶段发生多声的破碎音，并出现关节绞锁征象，还可伴有翼外肌痉挛的症状，关节造影可见关节盘破裂、穿孔和附着松弛。髁状突破坏的症状是开口和咀嚼时疼痛，关节区压痛，并可出现咀嚼肌痉挛引起的张口受限，下颌运动时可闻及连续的摩擦音，X 线片见有髁状突的破坏。

中期和晚期阶段又称为关节内错乱。

56.1.4　诊断

首先必须详细询问病史，分析发病的有关因素，临床检查包括关节本身和关节外的咀嚼肌群，牙𬌗关系，如开口度、开口型，疼痛与下颌运动的关系，疼痛部位，应依次检查翼外肌、嚼肌、翼内肌和颞肌的压痛点，关节杂音的检查应注意杂音发生的时期、性质和频率。X 线片包括薛氏位平片、关节侧位平片，平片可显示关节间隙，绝大多数均有关节间隙的改变，最常见为前间隙增宽，后间隙变狭，髁状突后移位，翼外肌功能亢进者，X 线平片上可见开口时髁状突超过关节结节，位于关节结节下方。关节造影可显示关节囊和关节盘附着松弛、移位，关节盘穿孔、破裂等。此外，尚可作 CT 关节区扫描，动态 X 线录像等进行关节检查。近年来，关节内镜的应用，在 X 线平片发现关节器质性改变以前，即可见到关节腔内有絮状悬浮的碎片、滑液量、颜色、粘滞度的改变，关节盘表面粗糙且有血管网形成，关节盘的移位、变形、破裂和穿孔，还可观察到滑膜充血、增生，表面破坏；关节结构骨表面暴露等浅表层的病理改变，因此，关节内镜的检查对诊断有重要意义；还可通过关节镜取材活检，并对关节病进行治疗。

临床上需与因破伤风、癔病、化脓性关节炎、颌面部感染等引起的牙关紧闭相鉴别；此外，颞下颌关节的肿瘤，颞下凹、翼腭凹、鼻咽部和上颌窦后壁的恶性肿瘤也可有张口受限症状，需结合其他临床表现、X线摄片、CT或MRI等检查进行鉴别诊断。髁状突肥大可致偏颌及疼痛。但多无张口受限，X线片即可鉴别。

56.1.5　治疗

早期阶段治疗主要是进行肌功能锻炼，以调整翼外肌功能，解除肌痉挛，并消除发病有关因素，其措施有如𬌗改正、局部封闭、氯乙烷喷雾、限制下颌运动等。关节盘和关节囊附着松弛可作关节腔内硬化剂注射，也可在关节内镜直视下进行注射。关节盘和髁状突相对移位可作正畸治疗如使用𬌗垫等。晚期器质性破坏，经对症治疗仍反复发生疼痛，影响关节功能者，可作髁状突高位切除术。关节盘穿孔或破裂者可作关节盘修复术，不能修补者作关节盘摘除术。关节盘移位则作复位及修复术。

56.2　颞下颌关节脱位

56.2.1　脱位的种类

一侧或两侧的下颌髁状突滑出关节凹以外，不能自行复位，并伴有下颌运动障碍者，称为颞下颌关节脱位(dislocation of the temporomandibular joint)。临床上有急性脱位、习惯性脱位和陈旧性脱位3种；按其脱位方向又可有前脱位、后脱位、上脱位和侧脱位4种；可发生于单侧，亦可见于双侧。临床上以急性和习惯性前脱位最为多见。前脱位多与关节结构或生理功能异常有关，如关节凹过浅、关节韧带松弛、咀嚼肌疲劳等有关。往往在大张口、打呵欠、口腔插管或使用张口器时，髁状突滑至关节结管前方而发生前脱位；在张口情况下，颏部受外力打击也可发生前脱位。而后脱位、上脱位、侧方脱位均较少见，多因随外伤打击力量的方向，发生这些不同方向的脱位。

56.2.2　临床表现

下颌关节前脱位的症状有患侧关节疼痛，不能闭口，呈半张口状态，下颌向前突出，颏部偏向健侧。双侧前脱位，除不能闭口外，尚有下颌前伸，两颊变长而平，前牙开𬌗或反𬌗。检查时发现患侧耳屏前方凹陷。外耳道内不能触及髁状突活动，而在颧弓下方摸及。此外，尚可因不能闭口而有流涎、吞咽和说话困难等症状。后脱位一般呈闭口状态，下颌后缩，检查时可在乳突前方摸及髁状突。侧脱位仅与髁状突骨折同时发生。

根据病史、临床症状和检查即可作出诊断，但需排除同时伴有髁状突骨折，X线摄片、CT检查有助于诊断有无伴发骨折。

56.2.3　治疗

急性脱位采用口内手法复位(图56-2)，复位后需用颅颌绷带固定2～3周，以限制下颌运动，使开口不超过1 cm，急性脱位未经适当治疗，或复位后未作下颌运动限制，可导致习惯性脱位的发生。习惯性脱位可作关节腔内硬化剂注射，或在关节内镜下，作5%鱼肝油酸钠的关节囊内注射，使关节囊纤维化。保守治疗无效，改作手术治疗，简单有效手术是利用折断颧弓根部嵌接在关节结节下方，以垫高关节结节(此即关节结节增高术)，以防止髁状突再向前脱位。陈旧性脱位，手法复位无效时，可作手术复位，尽可能将髁状突退到关节结节的后斜面，术后配合颌间牵引，使其逐步回到正中𬌗关节上，不要轻易决定作髁状突切除术。

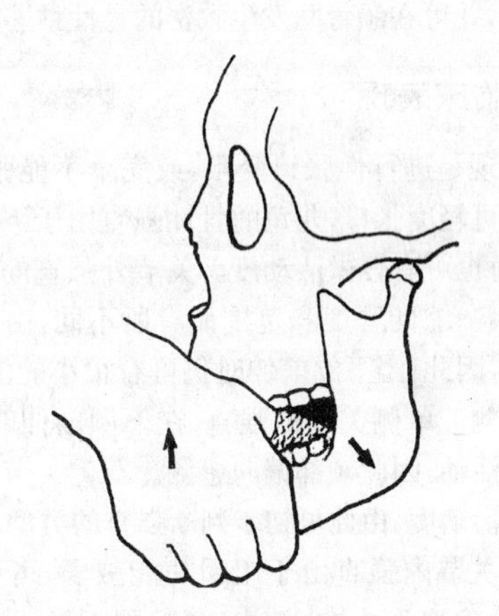

图56-2　下颌关节脱位的口内手法复位

56.3　颞下颌关节强直

颞下颌关节强直(ankylosis of the temporomandibular joint)是指因下颌关节运动受限，发生张口困难或完全不能张口。病变可发生在关节内，称为关节内或真性关节强直；也可发生在关节外的周围软组织内，称为关节外或假性关节强直。两种类型关节强直又可再分为单侧或双侧强直、部分或完全强直，纤维性或骨性强直等。

56.3.1　病因

关节炎症和外伤是关节内强直最常见的原因，关节本身的化脓性感染，或邻近器管如下颌骨骨髓炎、中耳炎等的感染扩散而累及关节;类风湿关节炎所致者很少见。外伤多由于下颌骨骨折,尤其颏部受外力打击,关节可因力的传导间接受伤,引起关节囊内出血,以后产生纤维化,并进而发展为骨性粘连,造成关节内强直。

关节外强直多由外伤如面部枪弹伤、面骨骨折、颧弓和喙突的瘢痕粘连、颧骨骨折压迫下颌骨喙突以及颌骨及面颊周围肌肉、粘膜、皮肤或皮下组织的感染,在上、下颌骨间,下颌骨升支和颧骨、颧弓间,或在面颊部软组织间形成瘢痕挛缩,使张口逐渐受限。

双侧颞下颌关节强直比较少见,多由类风湿关节炎引起,过去较为常见的坏疽性口炎(走马疳)所引起的关节外强直,目前已较为少见。

纤维性强直多发生于病变的早期,骨性强直往往是纤维性强直的进一步发展所致。关节内强直的关节本身可失去其原来外形,融合成范围广泛的致密骨痂。关节外强直所出现的瘢痕范围不一,仅只有颊粘膜条索状瘢痕,直至波及整个上下颌骨间、颞下间隙、口咽部的广泛瘢痕挛缩,并可在颌骨间发生致密的骨性粘连。

56.3.2 临床表现

主要表现是进行性张口受限,或完全不能张口,纤维性强直尚可轻度张口,儿童的骨性强直由于下颌骨本身弹性,有时也可有轻微活动度。关节外强直的张口受限,可因瘢痕挛缩的程度和范围而有所不同,由于关节本身无病变,因此,当下颌前伸时仍可有很小的活动度,且不偏向一侧。单侧关节内强直,在下颌前伸时,只有健侧有前伸活动,因此颏部偏向患侧。双侧关节内强直下颌无前伸活动度,由此可初步判断强直的类型。

颞下颌关节内强直由于咀嚼功能减弱,可引起面部发育障碍,病变发生在12岁以前,因下颌骨生长发育中心的髁状突被破坏,成年后面部发育畸形更为显著。主要表现为两侧面部不对称,颏部偏向患侧,患侧下颌骨短小,相应地面部软组织较健侧丰满,健侧下颌骨发育正常,面部反而扁平狭长;患侧下颌角向下突出形成切迹。以上有助于临床判断患侧和健侧。双侧关节内强直两侧面部基本对称,但由于两侧下颌骨发育都发生障碍,可致下颌内缩,颏部后退,形成特殊的小颌畸形面容,关节内强直由于下颌发育畸形,颏部后退,可致咽腔缩小,睡眠时由于舌后坠,鼾声大,甚至引起呼吸暂停的一系列生理和病理变化症候群,即所谓阻塞性睡眠呼吸暂停综合征(obstructive sleep apnea syndrome, OSAS)。由于面下1/3垂直距离缩短,而出现咬殆关系的明显错乱,如深复殆、前牙呈扇形排列等。关节外强直病变发生在青春期以后,由于下颌骨发育已完成或所受影响较小,上述的畸形均较轻,甚至不明显。关节外强直可在面部和口腔内触及范围大小不同的瘢痕区,并伴有面部软组织的缺损畸形。

56.3.3 诊断

根据病史、临床检查以及特殊的面部畸形可作出初步诊断。双侧关节X线片检查有助于诊断关节强直类型、患侧和范围,以决定手术方案。关节内强直在X线片上可见患侧下颌骨升支缩短,下颌角前切迹明显,纤维性强直表现为关节间隙模糊,关节窝及髁状突骨皮质可有破坏,骨性强直则显示为髁状突及关节窝的骨性融合,呈骨球状。关节外强直在关节X线侧位片上显示关节结构正常。有时可见在上颌骨和下颌骨升支间隙变狭,甚至有骨化灶出现。

56.3.4 治疗

一般均需手术治疗,术前必须明确强直类型、病变范围等,据此制定具体手术方案。纤维性关节内强直可行髁状突切除术,骨性强直则需作关节成形术。所形成的假关节应尽可能接近正常关节部位,截骨间隙至少在1 cm左右,同时应切断骨膜,并在间隙内置入如阔筋膜、肋软骨或硅橡胶等。双侧关节强直应尽量一次完成两侧手术;如分期进行,间隔时间以2周为宜,以利于早期的张口训练。除上述的关节成形术外,尚可在截骨同时作肋骨移植,或应用显微外科技术,同时作跖趾关节移植,重建颞下颌关节。关节内强直伴小颌畸形者,在作关节成形术同时行下颌骨截骨前移手术,以扩大咽腔,从而改善睡眠呼吸状况。

(张孟般)

参考文献

1. 张震康,等. 颞下颌关节病. 第一版. 北京: 人民卫生出版社,1987
2. McNeillc. Temporomandibular disorders; guidelines for classification, assessment, and management Chicago, Quintessence Books, 1993
3. Goss AN. Toward and international consensus on temporo-mandibular joint surgery Int. J Oral Maxillofac Surg, 1993, 22: 78～81
4. Wiker CH. Surgical treatment of interal derangement of temporomandibular joint: a long term study. Arch Otolaryngol Head Neck Surg, 1991, 117: 64～72

先天性唇裂和腭裂 57

颌面部先天性畸形以唇、腭裂最为多见,一般统计,发病率约为10%,男性多于女性,约为1.5∶1,左侧多见于右侧,约1.5∶1。国内统计单、双侧比率为6∶1。

57.1 概述

57.1.1 原因

胎儿在发育过程中受到某种因素的影响,使胚胎的正常发育受到阻挠而发生各种畸形。唇、腭裂发生的可能原因如下。

(1) 遗传因素

国外统计2.5%~4.5%的病例与遗传有关,阎承先报道为12.17%(1 385例)。

(2) 营养因素

蛋白、钙、维生素的缺乏会影响到胎儿的正常发育。动物实验已证明,维生素 B_2 缺乏,唇、腭裂的发生率颇高。钙缺乏可造成先天性腭裂。

(3) 精神因素及内分泌的影响

已知肾上腺素分泌过多对于唇腭裂的形成关系很大,情绪紧张者其分泌量较多,国外有人用小鼠做试验,在母鼠怀孕后第9、10、11 d各注射肾上腺皮质激素,在所生产的100只幼鼠中87只患腭裂。

(4) 药物作用

妊娠早期母亲服用四环素、镇痛剂、肾上腺皮质激素等药物,常可引起唇、腭裂。

(5) 其他

如感染、外伤等,有人认为母体在怀孕初期(2~3个月内)感染风疹,可使胎儿产生此种畸形。阎承先统计的1 385例中有148例母亲怀孕3个月内有外伤史。

57.1.2 分类

(1) 唇裂

单侧(完全,不完全)。

双侧(完全,不完全,一侧完全,一侧不完全)。

正中裂,可伴或不伴鼻正中裂。

根据裂开的程度可分三度。

Ⅰ度:指红唇部的裂开。

Ⅱ度:指上唇部分的裂开。

Ⅲ度:指上唇、鼻底完全裂开。

(2) 腭裂

悬雍垂裂或软腭裂(Ⅰ度)。

软硬腭裂(Ⅱ度)。

单侧完全性腭裂(包括牙槽骨,Ⅲ度)。

双侧完全性腭裂(包括牙槽骨,Ⅲ度)。

除上述各类腭裂外,还可见到非典型的情况,如一侧完全、一侧不完全腭裂、粘膜下裂(隐裂)等。

57.1.3　手术时机

(1) 唇裂的手术时机

一般认为3～6个月的婴儿、哺乳正常、健康良好、体重逐渐增加时,施行手术较佳,此时手术可较好地恢复唇部的正常功能,特别是并发腭裂时,由于唇部肌肉恢复正常功能,可使完全性腭裂时所见的牙槽脊裂隙,逐渐靠拢到最小程度。

双侧唇裂因手术创伤较大,出血较多,以6～12个月时手术为宜。

(2) 腭裂的手术时机

一般认为以2岁左右为好,这样对患儿正常语音习惯的建立及智力的发展都有很大的好处,如有特殊原因亦应在3～5岁时施行手术。但由于腭裂手术创伤较大,出血较多,对麻醉的要求较高,术后一段时间内不能正常饮食等因素使产生并发症的机会增多。因此也有认为推迟至5～6岁,甚至10岁以后再手术。

57.1.4　麻醉

(1) 唇裂

一般可用氯胺酮或硫喷妥钠基础麻醉加眶下神经阻滞麻醉下进行,对已能取得合作的少年或成人,可在眶下神经阻滞麻醉下进行,使用2%肾上腺素普鲁卡因可获满意效果,婴儿及幼童也可使用乙醚吸入麻醉。

(2) 腭裂

一般采用气管插管下全身麻醉下进行,同时加用切口的局部麻醉可具减少痛感、出血及全麻药物的用量。

57.2　唇裂修复术

常用的方法有：① 矩形瓣修复术；② 三角瓣修复术；③ 旋转推进修复术。

近年来这些方法均有不少的改良方法,都各有其优缺点,手术成功的关键之一是术者对某一手术方法的熟练程度。唇裂手术的步骤是定点、切开、剥离、缝合、固定等项。不同的手术方法只是在定点时应注意正常的解剖标志,切开时要注意切缘垂直、整齐,在张力较大的完全性唇裂还应增加松弛切口,以减少缝合张力,缝合时宜用细针、细线,如3～5根“0”的丝线,对合应准确,固定应确切达到上唇减低张力及保护创口的作用。

57.2.1　单侧唇裂修复术

(1) 三角瓣修复术(图57-1)

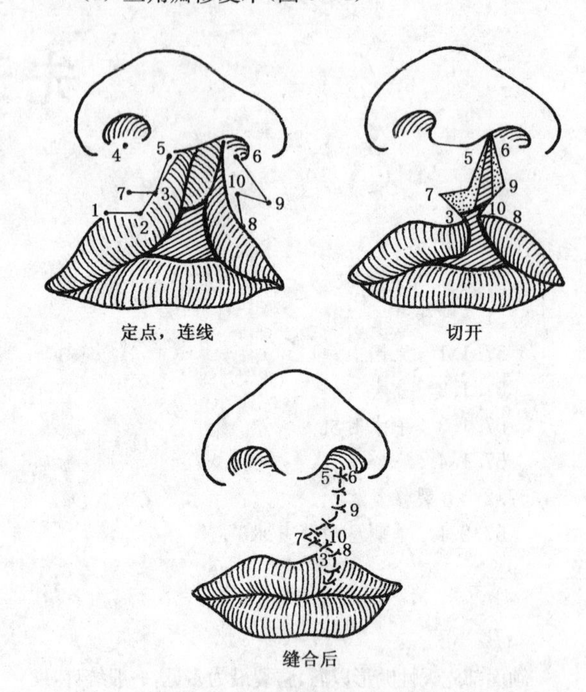

图57-1　单侧唇裂三角瓣修复术

1) 定点　在健侧唇峰处定“1”；人中迹处定“2”；在健侧裂隙的唇缘上定“3”。使“2”～“3”＝“1”～“2”。在健侧鼻底线中点定“4”。使“4”～“1”的距离为健侧上唇的高度。

以健侧鼻翼根部及鼻小柱根部为标志,测得健侧鼻底的距离;再在患侧两旁鼻底线上定点“5”及“6”,使“5”主鼻小柱根部的距离加“6”主鼻翼根部的距离等于健侧鼻底的距离。

平行下唇唇红缘,从“3”作一水平线至“7”,使“3”～“7”等于正常唇高(即“4”～“1”距离)减去“5”～“3”的距离,“5”～“3”～“7”的连线通常构成约120°角。

在患侧唇缘上相当于红唇最厚处定点“8”,另外定“9”,使“6”～“9”＝“5”～“3”,“8”～“9”＝“3”～“7”,然后以“8”和“9”各为圆心,以“3”～“7”的距离为半径作弧相交于“10”点,分别将“5”～“3”～“7”点连接画线及“6”～“9”～“10”～“8”点连接画线,定点即告完成。

2) 切开　宜用11号尖刀片,按连线通过各点垂直全层切开。

3) 缝合　应用3～5根“0”的细丝线,两侧唇红组织常常厚薄不均,应根据情况采用嵌入或“Z”字形对偶三角粘膜瓣以修整缝合，注意勿使遗留缺口，如系完全性唇裂，需作两侧松弛切口，以减少缝合张力并促使准确对位。

4）固定　为了压迫止血及获得创口平整，手术结束后，用小块凡士林纱布覆盖创口，胶布减张固定，第2天再换置由不锈钢丝制成之唇弓，以保持术后的上唇减张固定及保护创口。

（2）旋转推进修复术（图57-2）

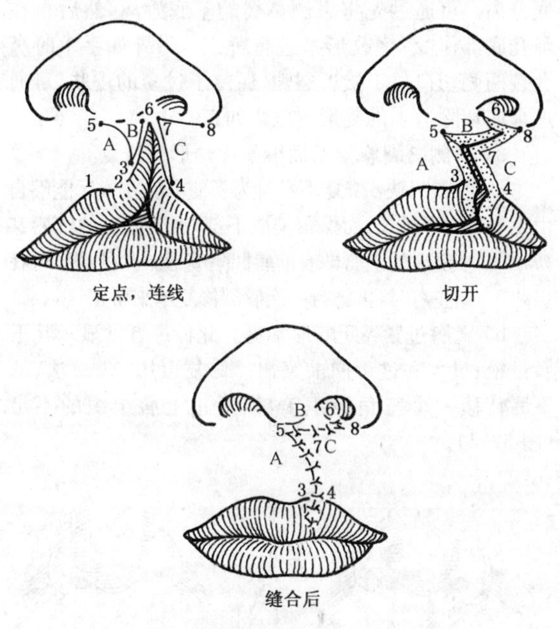

图57-2　单侧唇裂旋转推进修复术

1）定点　在唇红缘定4个点，即健侧唇峰定点“1”，人中迹定点“2”，健侧裂隙唇缘上定点“3”，在患侧裂隙唇缘上红唇最厚处定点“4”，使“2”～“3”＝“1”～“2”。

在鼻底处也定4个点，即健侧鼻小柱根部定点“5”，患侧裂隙鼻底上定点“6”和“7”，点“6”至鼻小柱根部的距离与点“7”至患侧鼻翼根部的距离相加应等于健侧鼻底的宽度。在患侧鼻翼根部相等于鼻底水平线之稍外方定点“8”。此点位置高低关系到术后上唇的长度，应根据裂隙大小灵活掌握。可以稍偏下，按点画线即可形成A、B、C三个唇瓣。

2）切开　选用11号尖刀片，先作健侧切开，如为完全性唇裂，需作松弛切口，以减少缝合张力。

3）缝合　将B瓣向上旋转并推进插入“7”～“8”切开后之三角间隙内，将C瓣向下旋转并推进至“5”～“3”切开后之三角间隙内，分层缝合，缝合时如“5”～“3”与“7”～“4”距离不等，缝合有困难时（常是“7”～“4”短于“5”～“3”）可将“7”～“4”做成微弧形切口，或将点“4”再沿唇红皮肤交界处向下方移动，使便于缝合。

57.2.2　双侧唇裂修复术

近年来，有些学者用组织学的方法观察单侧唇裂的口轮匝肌，发现裂隙两侧的肌纤维都有明显的异位，沿裂隙垂直向上。其走行的方向与正常口轮匝肌纤维水平位置成70°～80°，因此，认为现有唇裂手术，都未将向鼻孔移位的口轮匝肌浅层的鼻唇部垂直向上的肌纤维旋转复位，以致缝合肌肉层时肌纤维就不免有“端对端”或“侧对侧”的情况，这样，手术后就会出现患唇增长或缩短导致畸形。为此，有的学者在作唇裂手术时，在裂隙的两侧先用剪刀将口轮匝肌游离出来，并在鼻翼的基底部和鼻小柱的根部分别将游离出来的两个口轮匝肌瓣的附着点剪断，使之成为两个三角形肌肉瓣，然后将其在裂隙中交叉，相互重叠，分别缝合固定在裂隙两侧的红唇上方。

（1）前唇原长修复术

适用于前唇较长的成人及幼儿（图57-3）。

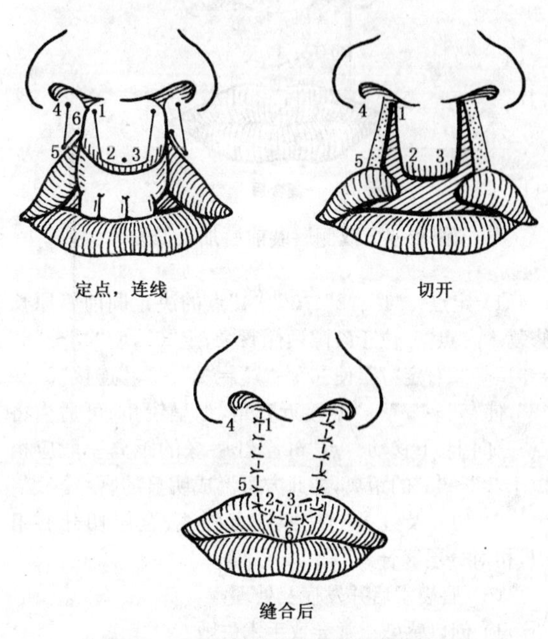

图57-3　双侧唇裂前唇原长修复术

1）定点　两侧基本相同，以一侧为例，“1”点在鼻小柱，两侧在根部稍外，“2”点位于前唇缘，相当于两侧唇峰的位置；“3”点位于前唇红缘中点，即人中切迹处；“4”点位于两侧鼻翼根部稍内；“5”点位于两侧唇缘最厚处，相当于唇峰处，“6”点位于“5”点内侧上方，应使

“5”～“6”＝“2”～“3”。

2）切开及缝合　沿“1”～“2”及“4”～“5”～“6”连线切开上唇全层、前唇缘处从“2”～“3”沿水平方向在内侧将红唇剖开，分层缝合。

（2）前唇加长修复术

适用于前唇短小的成人及前唇特小的幼儿，即将前唇组织作为修复后上唇中部的上 2/3 部分，而将两侧唇组织在按定点切开后向中央拉拢，构成上唇中央下 1/3 部分（图 57-4）。

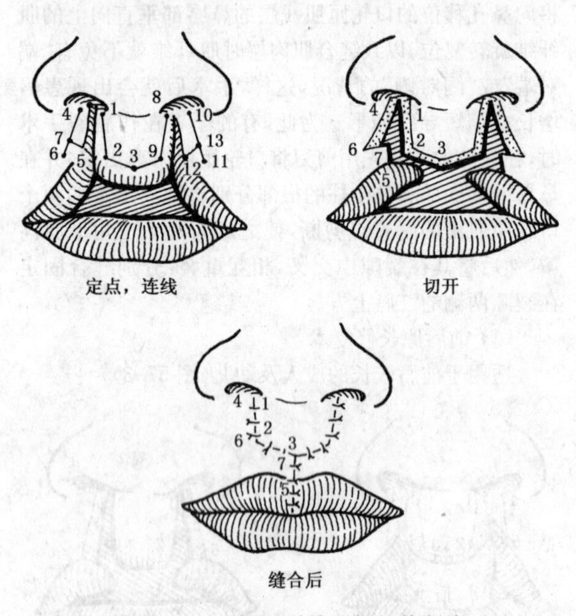

图 57-4　双侧唇裂前唇加长修复术

1）定点　“1”、“2”、“3”、“4”点的决定同前唇原长修复术。点“5”位于裂隙两侧唇缘，定“6”，使“4”～“6”＝“1”～“2”；定“7”，使“6”～“7”＝“2”～“3”连接“5”～“7”，使“5”～“7”～“6”接近直角，如呈锐角，可适当将点“5”向上、下移动。点“6”至红唇缘的距离一般应稍短于“7”～“5”的距离，如此方可形成明显的唇弓。

2）切开及缝合　按照定点画线，全层切开唇组织，相对分层缝合。

（3）唇裂术后并发症及处理

1）创口感染　常导致手术失败。

2）创口裂开　系因组织松弛不足、感染、术后患儿哭闹使张力骤增导致创口裂开。

3）出血　术中止血不彻底或结扎线头脱落。

（4）唇裂修复术后继发性畸形及修复

1）单侧唇裂继发性畸形及修复

a. 上唇过松：由于手术时切口过于接近裂隙边缘，纠正的办法是再作一次唇裂修复术。

b. 红唇凹陷：若切口为一条直线，则因瘢痕收缩而出现红唇凹陷畸形，一般可采用“V－Y”改形术来纠正，必要时再作一次唇裂修复术。

c. 朱缘不齐：主要是因唇组织分层缝合时未对齐，特别是口轮匝肌的纤维未准确对位之故，一般可采用红唇、白唇的对偶三角瓣移位术来纠正。

d. 鼻孔过大：由于手术时未将患侧鼻翼的基底彻底分离。可通过先将患侧鼻翼的基底游离，然后再在鼻孔底部作“Z”字改形术进行矫正。另外如手术时鼻孔裂两侧切口过于接近裂隙，保留了过多的皮肤，可通过鼻底切除适当的菱形皮肤来纠正。

2）双侧唇裂修复术后继发性畸形及修复

a. 前唇凹缺：修复手术时为了使前唇在术后能够自由无阻地向下延长，而保留前唇下部，由于前唇的红唇甚薄，所以修复后的上唇即有前唇凹陷畸形。此种畸形可在患儿 15 岁左右时，再施行一次唇裂修复术来矫正。

b. 上唇过紧：此畸形常见。此种患者常显示其下唇过松、过大和过于向前突出。修复可用 Abbe 法，从下唇转移一个三角组织瓣，以矫正上唇组织的不足（图 57-5）。

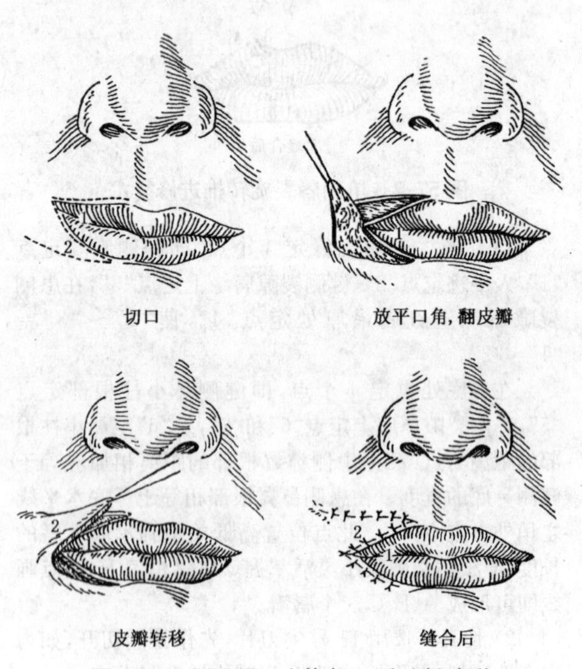

图 57-5　用 Abbe 法修复上唇过紧畸形

57.3　腭裂修复术

腭裂修复术的方法很多，常用的有单瓣术和多瓣术两类,各有其适应证。

57.3.1　基本手术操作

基本手术操作见图 57－6。

(1) 体位

患儿平卧,头后仰并放低。

(2) 切口

在距牙槽龈缘 2～5 mm 处,从侧切牙后直至上颌结节部弯向外后方(硬腭部分切口应直达骨面)到达舌腭弓外侧部分为止。

(3) 剥离粘骨膜

选用合适之剥离器插入切口,向内侧直达裂隙边缘,将粘骨膜与骨面分离,为减少术中出血,可用盐水纱条压迫止血(亦可加入适量之肾上腺素)。

(4) 剖开裂隙边缘

沿裂隙边缘用犁状刀片,自前方直达悬雍垂末端,小心地将边缘组织从中部略偏向口腔面剖开。

(5) 折断或凿断翼钩

在上颌结节的内上方可扪及翼钩,可用剥离器折断或用骨凿凿断,使附着在其上的腭帆张肌失去原有

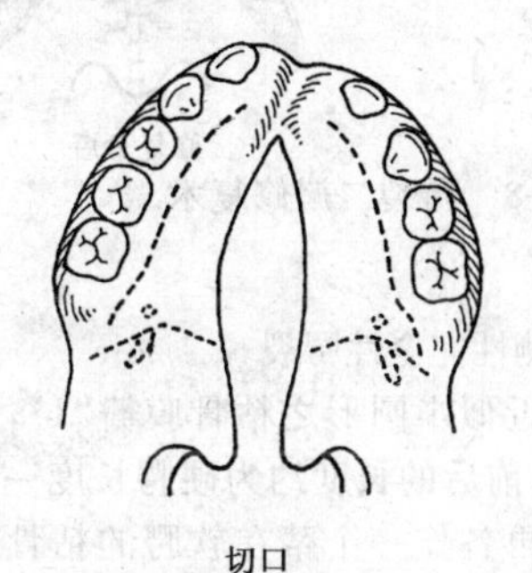

切口

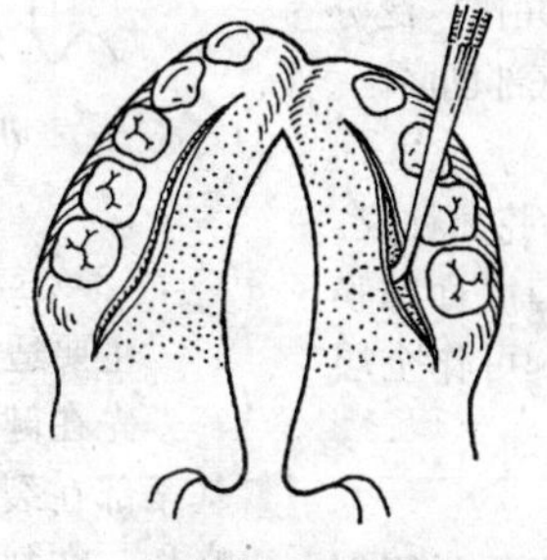

剥离粘膜－骨膜瓣

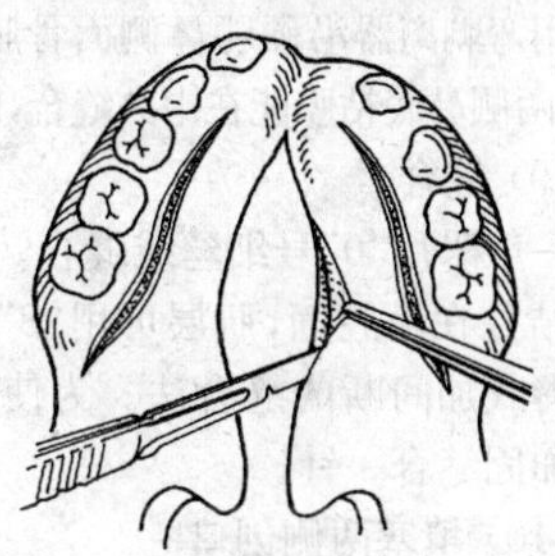

剖开裂隙边缘

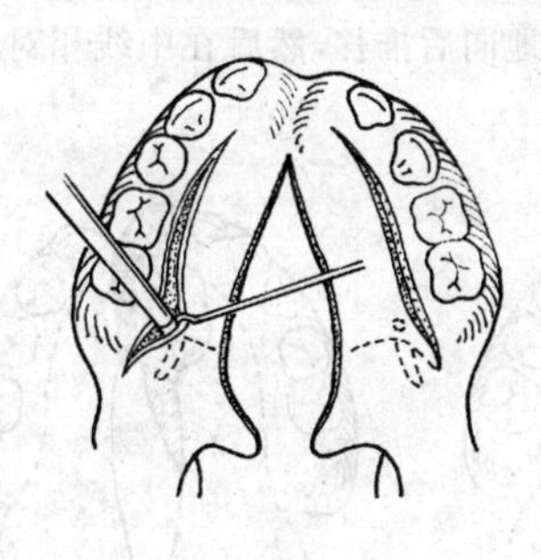

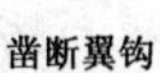

凿断翼钩

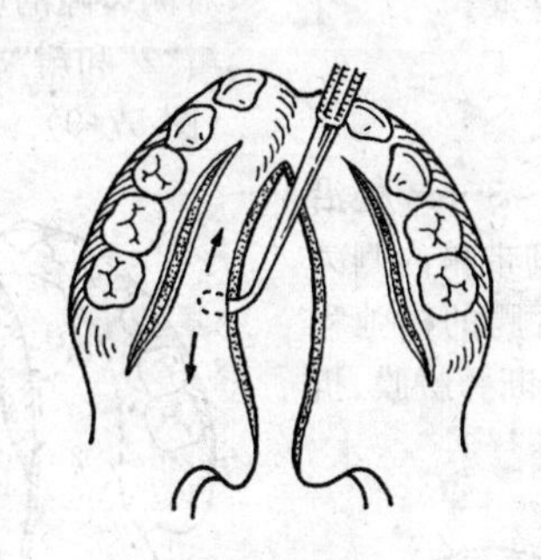

剥离鼻腔粘膜

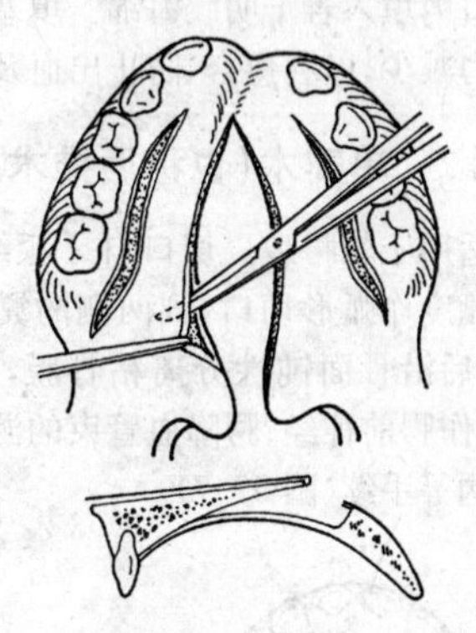

剪断腭腱膜(或连同鼻底粘膜)

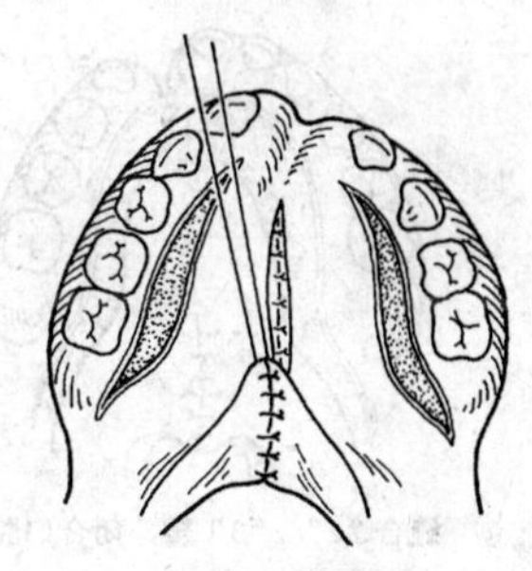

缝合鼻底粘膜

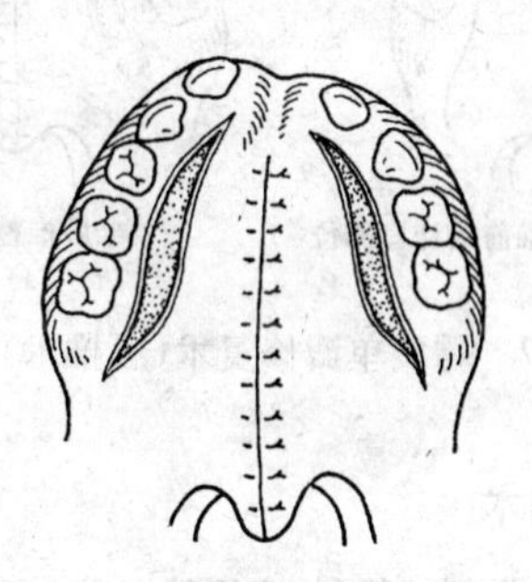

缝合腭部粘膜

图 57–6　腭裂修复术的基本方法和步骤

张力，两侧腭瓣组织即可松弛地被推向中间，以减少软腭在中线缝合时的张力。

(6) 腭前神经、腭降血管束的处理

一般采用自腭瓣切口向内钝性分离，将该神经、血管束自腭大孔处松弛游离 1 cm，以消除其对腭瓣的牵制。

(7) 切断腭腱膜

腭腱膜附着在硬腭骨质的后缘，可用剪刀或锐剥离器离断此腱膜，这样有利于鼻底粘膜得到充分游离，而能在中央缝合。

(8) 分离鼻底粘膜

用弯剥离器沿硬腭鼻侧面骨膜下插入，并作广泛分离，使两侧鼻底粘膜能在中央缝合，以消灭鼻底部创面。

(9) 缝合

一般采用“0”号细丝线缝合。先缝合鼻腔面粘膜，把线结打在鼻腔面，肌层可用“8”字缝合，口腔面粘膜可用褥式加间断的缝合法。为使张力减少，可作全层褥式加固缝合一针。

(10) 填塞两侧创口

可用凡士林纱布包裹的碘仿纱条填塞于两侧创口，注意不应该压迫腭降血管。为减少抽取时出血，可于创口内填入若干明胶海绵。填塞是为了使缝合处组织张力减少，以利愈合，防止出血及食物嵌塞。

57.3.2 单瓣术(也称后推术)

适用于软腭裂。切口自牙龈缘的 2～5 mm 处沿牙弓弧度作弧形切口，到两侧的翼下颌韧带稍内侧为止，然后沿骨面钝性分离粘骨膜，根据软腭的松弛程度，可作腭前神经、腭降血管束的游离、离断腭腱膜、折断翼钩等手续(图 57-7)。

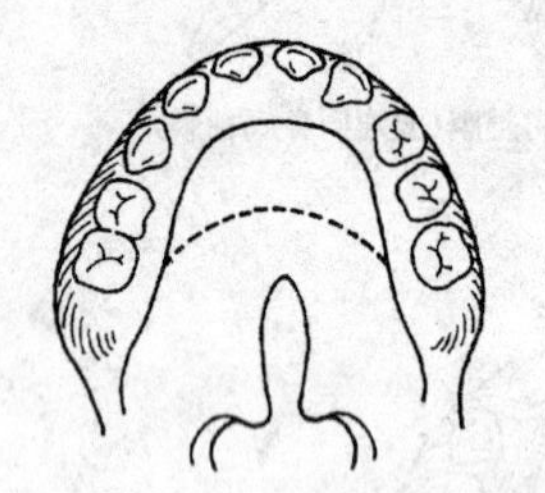

切口，虚线示半后推前端切口部位

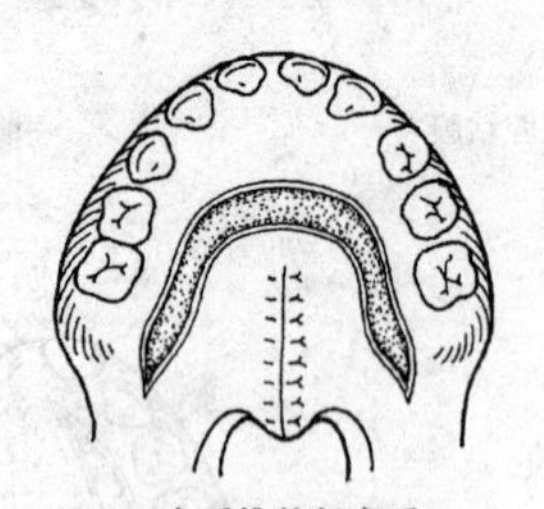

半后推整复术后

图 57-7 腭裂单瓣修复术(后推术)

57.3.3 多瓣术

适用于各种类型的腭裂，应用较多是二瓣术。

(1) 二瓣术

切口呈“M”型，从裂隙前缘向两侧尖牙或侧尖牙方向切开，再沿龈缘 2～5 mm 处向后至上颌结节止于舌腭弓外侧部分，然后按照腭裂的基本方法剥离粘骨膜瓣、折断翼钩、离断腭腱膜、剖开裂隙等步骤(图 57-8)。

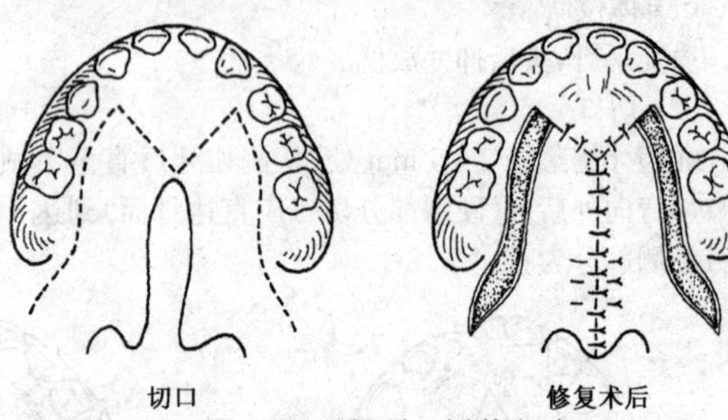

图 57-8 腭裂二瓣修复术

(2) 三瓣术

主要适用于单侧性完全性腭裂。

先在健侧作一近似半圆形之粘骨膜瓣“1”，瓣的基蒂部在裂隙边缘，前后的长度约为硬腭长度一半或略长。在裂隙两侧再各作一个蒂在软腭的粘骨膜瓣“2”和“3”。同样按照基本操作步骤进行，缝合时先将瓣“1”翻转，使其创面面向口腔，粘膜面向鼻腔，并与对侧裂隙的鼻腔粘膜缘缝合，以封闭前端间隙；再将瓣“2”和瓣“3”适当地向后推移，然后在中线相对缝合(图 57-9)。

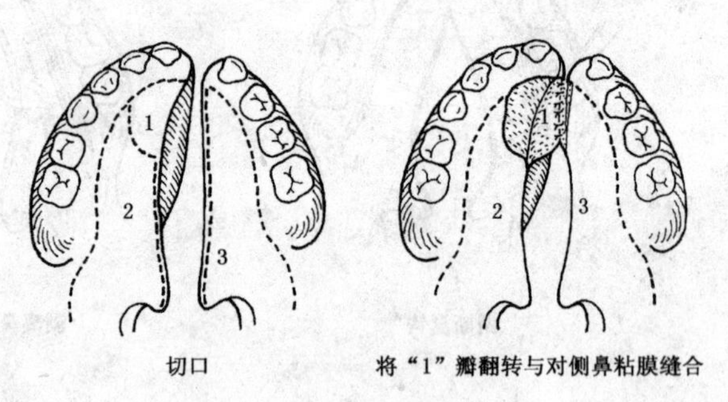

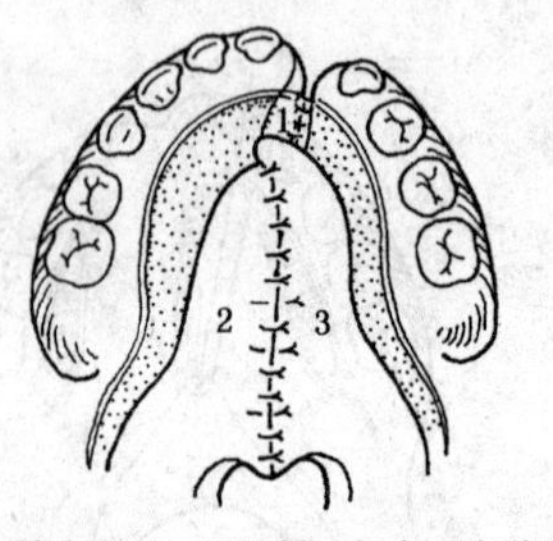

缝合“2”、“3”瓣，闭合口腔裂隙

图 57-9 腭裂三瓣修复术

57.3.4　腭裂的术后并发症及处理

(1) 出血

大部来自鼻腭动脉或切口边缘，创面出血一般在去除血块后经局部压迫或用含肾上腺素的棉片局部压敷后能止血。活动性出血应予缝扎。

(2) 伤口感染及复裂

口腔不洁可导致感染，感染常导致复裂。术中粘骨膜瓣未作充分松弛、缝合时张力过大、术后进食不当是复裂的主要原因。复裂的修复宜在术后半年以后进行，常见的复裂是：

1) 腭前部瘘孔的修复　唇粘膜移植术。

a. 在上唇内侧形成一个粘膜瓣，瓣的蒂部在口腔前庭上部。

b. 将瘘孔周围粘骨膜切开、翻转、相对缝合作衬里。

c. 将唇粘膜翻转下覆盖其上并间断缝合。

2) 硬腭后部瘘孔的修复　粘骨膜瓣成形术。

a. 在裂孔的两侧设计粘骨膜瓣Ⅰ及Ⅱ，并切开。

b. 把瓣Ⅰ翻转缝合于瓣Ⅱ之切缘(鼻腔面)。

c. 把瓣Ⅱ旋转覆盖于瓣Ⅰ之创面，并缝合之。

(3) 疼痛

是因手术创伤，尤在咽后壁瓣手术时明显，一般对症处理。

(张孝通)

58 舌唇部疾病

58.1 舌唇部炎性疾病

舌唇部炎性疾病除少数由于单纯的局部因素外，多与全身性疾病有关，亦常是全身疾患的先兆症状，如代谢性疾病、消化系统疾病、肠寄生虫、贫血、维生素缺乏、霉菌感染等。

58.1.1 裂舌

亦称沟纹舌，常被偶然发现，沟裂呈不等的长度和深度，无功能障碍。

常见的裂舌形态有：① 叶脉状，舌面呈前后向纵行的主脉，向两侧有树叶状分布；② 裂边状，沿舌的边缘有许多平行排列的沟裂；③ 脑纹状，舌背部有迂回的似大脑沟凹状裂，舌体常增大。

裂舌伴有反复发作的单侧周围性面瘫、肉芽肿性唇炎、头痛与发热等症，称梅罗(Melkersson Rosenthal)综合征。

58.1.2 游走性舌炎

又名地图样舌炎，常发于舌背的任何部位，有游走特征，其形态似地图的边界。又因常有丝状乳头的剥脱，亦名剥脱性舌炎。

症状多见于舌尖与两侧边缘部有炎症，中央为丝状乳头剥脱区，呈火红色，边缘是由微小脓肿形成的白色弧形围线。具有游走性特征，一昼夜间可变换位置，2～3 d后新旧炎症可消退，亦有长期内交替轮换发作，可与沟纹舌并存。

58.1.3 萎缩性舌炎

本病多与贫血、维生素B缺乏有关。

临床表现见舌上皮因萎缩变薄、光滑，呈鲜红色，亦称光滑舌。中医名为镜面舌，治疗多用益气养阴药如：黄芪、党参、淮山药、茯苓、白芍、鲜生地、鲜石斛、沙参、炙甘草。

58.1.4 黑舌苔

舌苔变黑色与曾应用的药物或含漱剂有关，亦有因食物所致。

临床表现见黑白苔常常生在舌后1/3的丝状乳头稠密区，亦可有其他色素苔。若丝状乳头的角化上皮延缓脱离，并有黑根霉菌的生长，形成黑色绒毛，称为黑毛苔。

58.1.5 肉芽肿性唇炎

因唇部肥厚，亦称肥大性唇炎。

临床表现见唇部皮肤呈淡红色,唇红部可见纵形沟裂,上唇发病多于下唇,肥厚而有弹性。亦有伴唇部腺体肿胀,可扪及似粟粒状坚实的腺体,称为腺性唇炎。若腺体管口分泌脓性液,则称化脓性腺性唇炎。

58.1.6 光化性唇炎

光化性唇炎与日光、紫外线的照射有关。亦有因服用影响卟啉代谢而增强光敏的药物所致,如氯丙嗪、甲磺丁脲、四环素等。

临床表现见急性期唇部水肿充血,水疱糜烂,称糜烂性唇炎。慢性期唇粘膜增厚,上覆白色秕糠状鳞屑,称脱屑性唇炎,活检示嗜碱变性胶原纤维,可确诊。

58.1.7 唇部色素沉着

唇部生理性色素沉着较为常见,而唇部病理性色素沉着并不多见,与经常接触汞、铅、铋等制剂有关。

临床表现见口唇部皮肤粘膜出现散在性棕黑色雀斑状斑点,大小不等,伴有腹痛、便血,称为小肠息肉综合征。有慢性肾上腺皮质功能减退时,亦可于唇部、口腔内侧粘膜、肘、腰、臀等部位见散在性黑色斑。次水杨酸铋制剂常在前牙龈乳头与游离龈缘出现蓝黑色铋毒线。汞、铅中毒呈灰黑色色素沉着。

舌唇部炎性疾病治疗原则是保持口腔卫生,应用消炎类含漱剂,停止可疑药或食物,纠正贫血,酌情应用复合维生素片,必要时作活检与定期随访。

58.2 舌部肿瘤

舌部肿瘤常发于50岁,男女之比为1.2～1.8∶1。舌前2/3部位95%为鳞形细胞癌。腺癌少见,多见于舌后区。舌根淋巴组织中发生淋巴瘤者并不少见。

58.2.1 病因

尚不明确,可能与下列因素有关。① 口腔卫生习惯差,细菌、霉菌极易滋生,有利于亚硝胺的形成,对致癌物易敏性增加,促使舌癌发生。② 长期异物刺激,如假牙、残根的长期摩擦,易产生慢性溃疡而致癌变。③ 舌粘膜白斑与红斑是舌癌前期病变。由白斑病变为舌癌者占舌癌中的1.6%～23%。增生性红斑发生恶变为白斑的4倍。其他致癌因素有长期嗜烟、酒,维生素A、微量元素锌的缺乏等。

58.2.2 临床表现

舌癌好发于舌缘中1/3,其次是舌背和舌腹,舌前1/3区较少。早期症状不明显,常为溃疡或浸润块,恶性程度较高,浸润性较强,常于舌癌直径超过1 cm时,病人感疼痛、不适才来就诊。若肿块向舌根侵犯,常感同侧放射性耳痛。当深层浸润,波及舌肌时,可致舌运动受限,说话、吞咽均发生困难。晚期舌癌可蔓延至口底、翼内肌、颌下腺、下颌骨等处,亦有向后发展至舌腭弓和扁桃体。

舌癌的颈淋巴转移率为29%～38%,常在同侧。舌背部或越过舌体中线的舌癌可向对侧颈淋巴结转移,舌前部癌易向颌下和颈深淋巴结上、中群转移。舌尖部癌可向颏下和颈深中群淋巴结转移。舌根癌常转移至颌下和颈深淋巴结、茎突后和咽后部的淋巴结。

舌癌的远处转移率为3%～5%,最常见转移至肺部,其次为肝、骨骼等处。

58.2.3 治疗

舌癌宜采用综合治疗。舌前部 T_1 癌可经口腔切除。舌后部 T_1 癌宜正中切开下唇及舌骨上颈部皮肤,切开龈唇沟和龈颊沟,施行舌切除术。T_2～T_3 舌癌的切除安全边缘为1.5～2 cm。波及口底、下颌骨、颈淋巴转移的舌癌,应行一侧舌、下颌骨及颈淋巴联合清扫术。若有对侧颈淋巴结转移时,应作对侧颈淋巴清扫术。

对 T_3～T_4 的舌癌可行术前放疗,控制原发灶,减少手术的播散机会,其放疗剂量为45～50 Gy/5～6周,放疗结束后6周内手术切除。术后放疗适用于手术后癌肿残留或切缘有癌组织,或切缘<0.5 cm的病人,其剂量为50～55 Gy/5～6周。

化学药物可作为手术前后的辅助治疗,或适用于有远处转移的病人,主要药物为博来霉素(BLM)、顺铂(顺氯氨铂,DDP)、5-氟尿嘧啶(5-Fu)和甲氨蝶呤(MTX)等。

58.3 唇部肿瘤

唇部肿瘤常于下唇的中外1/3的唇红缘粘膜处,主要为鳞形细胞癌,其次为基底细胞癌和腺癌。

唇癌生长较慢,早期为疱疹状、结痂的肿块,随后出现火山口样溃疡,溃疡的基底覆盖坏死组织,表面呈菜花样。晚期常向颏下及颌下淋巴结转移。

采用唇部原发灶手术切除和邻近组织瓣立即整复术或放射治疗,均有较好的疗效。若有颈淋巴结转移时,应行颈淋巴清扫术。

(常荣先)

第七篇 耳 科

耳的应用胚胎学和解剖学　59

59.1　耳的应用胚胎学

听器的进化有从低级到高级的过程，只有到人类，听器官才如此复杂。在鲨鱼，听囊仍与外胚层保持起源联系，甚至到听凹变成听囊时，其囊液仍是海水。

在人类，在胚胎早期时，与外胚的联系已丧失，因而，听囊囊液为胚胎所自有，从此以后，其化学变化依赖人体生理过程。

听囊是一隔离的上皮囊，为适应从水生环境到生后空气环境的转变，囊液（内淋巴，不再是海水）需与新环境——空气建立新的联系，结果，空气通过中介——听骨链（由陆地上不再需要的腮弓发育而成）作用于液体。在发育过程中，第一脏沟转变为外耳道；第一、二腮弓发育为听骨；第一脏窝发育成咽鼓管、鼓室和气房。

在胎儿9周时，第一咽沟边缘高出及由此而成的前沟最后形成外耳；高出部分形成耳郭，沟则形成耳道。第一咽凹形成中耳的裂，并形成听骨。内耳是中胚组织中的内淋巴到系统的产物，早期囊泡化形成外淋巴迷路。软骨骨囊发育成迷路。

胎儿23周时，耳蜗达成人大小，耳周隙已很好形成，骨囊已包绕迷路（除前窗裂区，此处直至成人仍为软骨）。听囊在骨管分化时，骨化延迟，这时软骨从血管组织芽从侵袭状变为海绵状，可达弓状窝，这过程使延伸到半规管成为可能，同时，进行初始骨化。

在胚胎6～9月时，骨膜内层薄层广泛覆盖外淋巴，内淋巴系统不变，中层坚实化，而外层很快增厚且致密，这样已具成熟骨特征。

耳诸多结构均源于腮弓，而腮弓在水生动物和两栖动物司呼吸。在进化为新功能的过程中，三胚层转化如下：

外胚层：覆于第一腮沟（在下颌和舌弓间）部分形成外耳道皮肤。这两弓凹陷形成耳郭，沟深部外胚层形成鼓膜三层结构的表皮质。外胚层还是膜迷路上皮的来源，开始在第一腮沟背部增厚，然后形成杯状凹陷，裂变成一独立的囊，最后，分化为内耳的淋巴迷路管道系。

内胚层：初咽的内胚层向腮沟处外胚层外向凹陷，形成一内胚凹沟。该沟于第一（下颌弓）、二（舌弓）弓间，同时由 Meckel 和 Reichert 软骨支持，发育成咽鼓管。同时，还形成鼓室腔和其后的气化延伸，包括：鼓窦、上鼓室隐窝、乳突和岩骨气房及鼓膜的粘膜层。

中胚层：形成耳的其余部分。包括：耳郭软骨和外耳肌肉、听骨和相关的肌肉和韧带、鼓室粘膜下组织、鼓膜中层（纤维层）等。

前软骨耳囊围绕的听囊发展，在软骨转化为骨前，前软骨的倒向发育，在上皮管系统和耳囊间形成管道。通常，只是到达它们的前身，然后，这些间隙才发育成鼓阶和前庭阶、前庭和半规管。

当达孕期2/3时，包绕外淋巴系统间隙的软骨很快骨化达成人大小。随着耳囊骨化至成人大小，其渐被包埋于颞骨岩部中。

59.2　耳的应用解剖学

59.2.1　颅底与颞骨

(1) 颞骨与血管神经的关系

颞骨富含重要结构并为许多重要结构包绕(图59-1,59-2),而这些重要构造必须为耳鼻喉科-头颈外科医师所掌握。颞骨占据下中1/3颅侧,与额骨、顶骨、蝶骨、枕骨和颧骨相连接。胸锁乳突肌和二腹肌后腹附着于乳突尖,在胸锁乳突肌乳突头下颈内静脉孔处,颈内静脉与副神经、舌咽神经、迷走神经伴行。副神经在三根脑神经中位置最后,迷走神经则在舌咽神经和副神经之间。在颅底,这三根脑神经均在颈内静脉与颈内动脉之内侧,但迷走神经在向颈下部延伸时,渐走在动静脉之间偏后。颈内静脉孔前外有从颞骨下面伸出的茎突,其上有茎舌韧带和茎咽肌附着。茎突和二腹肌后腹是识别面神经的重要标志,面神经在二腹肌切迹前和茎突的后外侧通过茎乳孔出颅,然后,面神经进入腮腺后部。腮腺后部有乳突和二腹肌后腹,上有软骨和骨性外耳道,后内有茎突和肌肉,内有咽。腮腺内除含面神经外尚有颈外动脉及其终末支、面后静脉、三叉神经下颌支的分支耳颞神经以及从颈丛来的耳大神经。腮腺浅份的深面下颌骨髁状突通过关节囊附于颞骨的弓状窝。弓状窝位于颧弓根,骨性外耳道的前方。

颈内动脉在颈静脉窝前方、茎突外侧进入颈内动脉管。在颈内动脉管和茎突间,舌下神经从同名骨管出颅。在蝶骨大翼基底部颈内动脉管前有几个重要的孔。蝶骨角形脊位于颈内动脉管前和弓状窝内侧。该脊前有棘孔,内有脑膜中动脉通过,脊内侧是肌管骨管外口。棘孔前内侧、翼外板外侧有卵圆孔,内有三叉神经下颌支出颅达颞下窝。

颅中、后窝脑膜粘于颞骨颅内面,小脑幕附于岩脊,并从横窦延伸至颞骨岩尖,小脑幕横于脑膜袋(也称Meckel窝,内有三叉神经节)上。在三叉神经节内侧,展神经由Dorell管进入海绵窦。展神经受累及是岩尖感染的Gradenigo综合征的重要体征。在气化好的乳突骨、气房与颅内容间常仅有脑膜和一菲薄骨相隔。

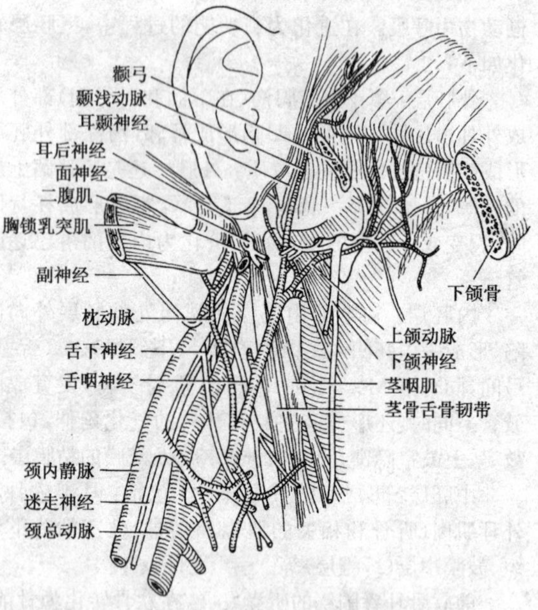

颧弓
颞浅动脉
耳颞神经
耳后神经
面神经
二腹肌
胸锁乳突肌
副神经
枕动脉
舌下神经
舌咽神经
颈内静脉
迷走神经
颈总动脉
下颌骨
上颌动脉
下颌神经
茎咽肌
茎骨舌骨韧带

图 59-1　颅底和颈神经血管解剖右面观

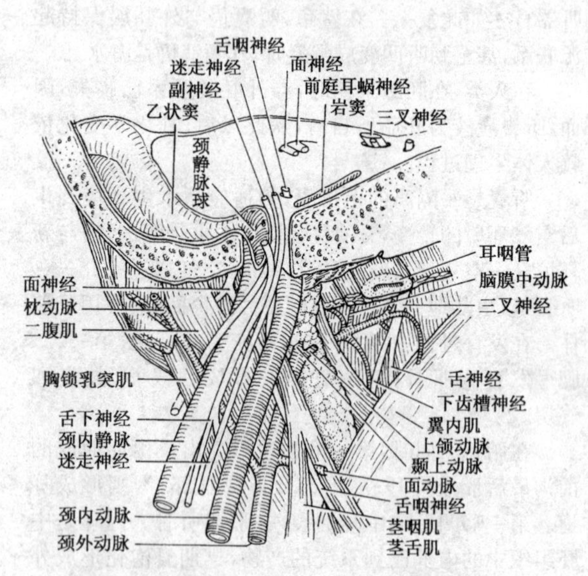

图 59-2　咽壁切除后颅底和颈神经血管解剖内面观

(2) 颞骨的组成

颞骨分为四部:鳞部、乳突部、岩部和鼓部(图59-3)。

1) 鳞部　颞鳞与顶骨、额骨及蝶骨大翼相连,是中颅窝的外界,其内面有脑膜中动脉沟,骨尾部向内延伸参与形成岩骨鼓室盖的上表面,岩鳞部相遇处形成岩鳞裂。鳞部形成外耳道后上部,在关节窝的正后方,颞鳞与鼓部相接处为鳞鼓缝。起源于颧突后部的突起在鳞鼓缝区像一骨脊横于外耳道上。在该区,鼓骨与颞鳞间的裂孔与Rivinus切迹有关。颧后突尾后侧,有从鼓骨和颞鳞向尾侧的突起——乳突。

2) 乳突部　颞鳞形成乳突的前上部,鼓骨形成乳突的后下部。沿乳突外表面皮质,有一压迹,其上界为颞线,前界为外耳道后上壁,此区即为筛区。该区前方有 Henle 棘。在 Rivinus 切迹尾侧,近骨性外耳道中后部,乳突部与鼓骨形成鼓乳缝。乳突气化随个体而不同。颞鳞形成含气的中央部——鼓窦的外壁,鼓窦通过入口与中耳相通。耳道后上棘和筛区是鼓窦的重要手术标志。从鼓窦区起,气化向下可达乳突尖,有时,可见岩鳞缝的遗迹 Korner 隔;气化也可延伸至迷路周围区域和颞骨岩部。

3) 岩部　颞骨岩部粗似四面锥体。在岩骨体内有迷路、颈内动脉、面听神经穿行其中。岩锥外径对耳科医师来说,非常有趣和重要,因为,它决定了中耳腔内面大小,而且,该面含耳蜗底旋(即鼓岬)、外半规管拱和鼓窦内壁。

a. 岩骨上面和前面:该面也称大脑面,形成部分颅中蜗底。在外侧,与颞鳞融合,在前面与蝶骨接壤。岩尖与蝶骨间有破裂孔,内可见颈内动脉。在近岩尖,有三叉神经节凹。在蝶骨大翼前缘形成肌管骨管(包括鼓膜张肌半管和咽鼓管半管)。岩骨前面中央有弓状隆起,内为上半规管,鼓室盖在其外侧。面神经管裂开口于弓状隆起前内,发出脑膜中动脉的岩浅支和岩浅大神经。

b. 岩骨后面或小脑面:岩骨后上面形成颅后窝的前外壁。岩上窦沟为其上界。其后与枕骨相邻。大约在岩尖和乙状窦的中点为内听道。内听道是内起内听门的一较短骨管,其外端为一骨板(前庭和耳蜗内壁一部分)所封闭。横脊分内听道为上下两部分,上部为一垂直脊分隔,前份为面神经,后份为上前庭神经。下部前份为耳蜗神经分成许多束穿达耳蜗基旋,后份为下前庭神经。内听道内还有内听动脉,它是小脑前下动脉的分支,供血整个膜迷路。在内听道和岩上沟间有许多小道——弓下窝,内有达脑膜的小静脉。该窝的尾外侧,在乙状窦和内听道间是前庭导水管,其内通过内淋巴囊和内淋巴道。前庭导水管外口上悬薄骨缘,位于外口远端有一凹迹,内含内淋巴囊脑膜内部分。

c. 岩骨下面:为岩骨最不规则的一面。在岩锥尖和锥基的中部,有颈内动脉的卵圆状开口,这是颈内动脉、颈内静脉丛和交感神经的入口,颈内动脉管向头侧沿鼓室前壁到咽鼓管,然后,水平弯向岩尖,颈内动脉孔后为颈静脉孔,它由岩骨下部和枕骨构成,颈动脉嵴分隔颈动、静脉孔。孔外侧部分为横窦的乙状部分,内侧为岩下窦、舌咽神经、迷走神经和副神经。在这些构造前方为颈静脉球窝,窝的内方岩枕骨间为漏斗状的耳蜗导水管开口,窝的后外方为茎突,茎突基部外侧为茎乳孔,孔内通过面神经束和迷走神经耳支。

4) 鼓部　鼓部形成外耳道前、下和部分后壁,前与颞鳞以鳞鼓缝与鼓骨相隔,稍内部以岩骨裂相隔;后与乳突以鼓乳裂相隔。在婴儿,鼓骨呈环状,向上、前开口。在成人,鼓骨环内份衍变为鼓沟,鼓环位于其中。

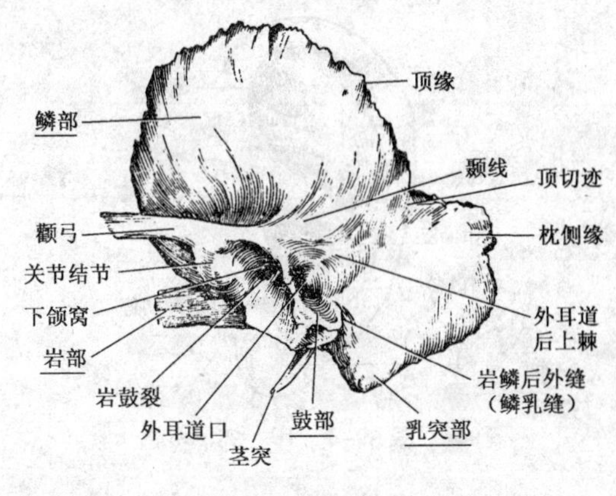

图 59-3　颞　骨

(3) 静脉窦

横窦为最大的静脉窦,它从小脑幕内的枕骨隆突水平延伸至岩骨的小脑面,然后,延伸为乙状窦,终于颈静脉球。在颈静脉球,乙状窦接受岩下窦,而岩上窦在乙状窦与侧窦交接处汇入,岩上、下窦均回流海绵窦的血液。岩下窦还回流基底丛的血流。耳蜗导水管的静脉丛与耳蜗导水管平行的骨管并终于岩下窦。前庭导水管的静脉与内淋巴道伴行和内淋巴囊的静脉一起回流至侧窦。

59.2.2　外耳

外耳包括耳郭和外耳道。

(1) 耳郭

一个不规则的黄色、有弹性的纤维软骨框架覆以软骨膜和皮肤,就形成了耳郭(图 59-4)。耳郭外凹内凸,外侧皮肤与软骨膜附着紧密,内侧皮肤附着疏松,且小区有皮下组织。耳轮脚分耳甲为上下两部,上为舟状窝,下为耳甲腔,耳甲腔软骨延伸至软骨性外耳道,软骨在终切迹处不完整,终切迹下为耳屏,在耳屏下与耳屏相对的是对耳屏,耳郭软骨的后上高出为对耳轮,对耳轮向上分为两嵴,称对耳轮脚,两脚间为三角窝,耳郭的最边缘为耳轮,向上与耳轮脚相延续,向下与耳垂相连。耳郭通过纤维软骨耳道紧粘于鼓骨,较松地附有前、上、后韧带和六块发育较差的耳郭内肌。第Ⅴ、Ⅶ、Ⅹ对脑神经和颈三神经司乳突表面和耳郭内外面皮肤的感觉。耳颞神经源于三叉神经的第三支，司软骨、骨性耳道、下颌窝和耳郭前部的感觉。迷走神经耳支于茎乳孔出颅，支配耳道底壁及后上的感觉。颈外动脉供血耳郭及耳道。耳郭后动脉提供耳郭后及乳突表面的血供。颞浅动脉从前面供血耳郭和耳道。

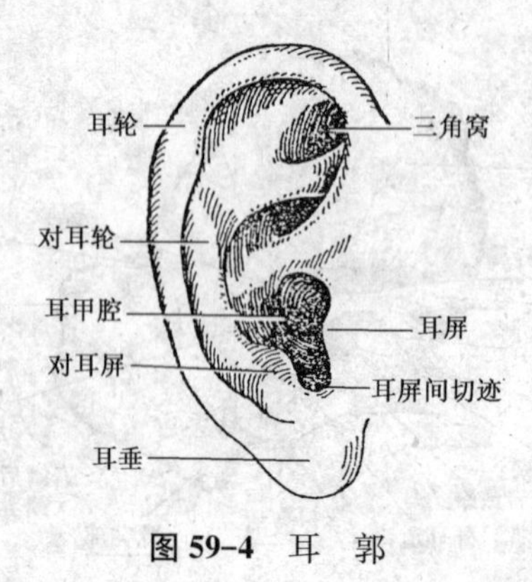

图 59-4　耳　郭

(2) 外耳道

外耳道有外侧的软骨性外耳道和内侧的骨性外耳道组成。耳道上后径较前下径长25 mm，耳道向内延伸时，略向下、前(图 59-5)。软骨性外耳道形成不足耳道总长的一半，而且后上不完整，在耳道前壁，有Santorini 切迹。骨性耳道的前、下壁和后壁底部起源于鼓骨环，后壁上部和上壁源于颞鳞。后壁与乳突气房和面神经降段相近。前壁与颞下颌关节相邻。

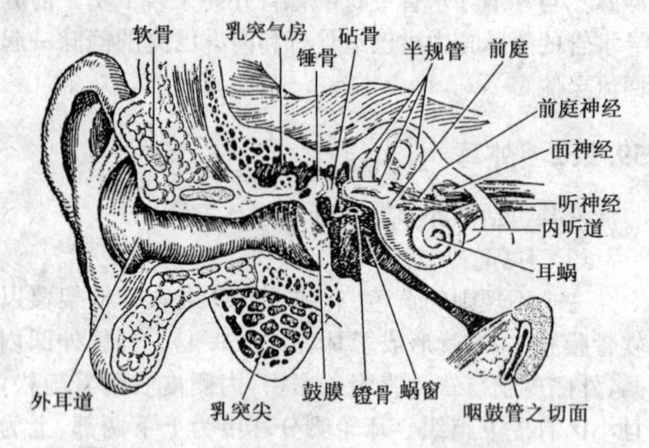

图 59-5　耳的剖面示外耳道、中耳和内耳

59.2.3　中耳

中耳包括鼓室腔和骨性咽鼓管。

(1) 鼓室边界

鼓室内含声压传导机制、面神经鼓段和血管神经。中耳腔是一个空间，其外侧为鼓膜(图 59-6)，内侧为骨迷路，顶为鼓室天盖，底为颈静脉球上的薄骨板和气房。后界较复杂，且有许多重要解剖标志。后壁接近乳突气房，其上分突起为锥隆起，内有镫骨肌腱。鼓索神经在锥隆起外侧进入鼓室。面神经隐窝位于锥隆起和鼓索神经间。砧骨窝在面隐窝上方，内有后韧带附着砧骨，鼓室前界由颈内动脉管、上份的鼓膜张肌及其同名半管及稍下份的咽鼓管鼓室口组成。鼓室内壁有鼓岬、卵圆窗及面神经管组成。内壁上、下方各有一骨嵴，上方的叫前桥，下方叫下脚，把鼓室内壁分为三个重要凹陷。圆窗龛在下脚下，卵圆窗在前桥上，鼓室窦在面神经内面的前桥和下脚间(图 59-7)。在下脚下的圆窗龛是蜗窗开口，由一层纤维性粘膜覆盖膜封闭。在前桥上的卵圆窗龛或前庭窗上有镫骨足板(足板下为前庭)，其后上一骨嵴为面神经骨管，再后为水平半规管隆起。鼓室外界为鼓膜、鼓环和骨性鼓沟和上鼓室隐窝外侧壁(鼓室盾

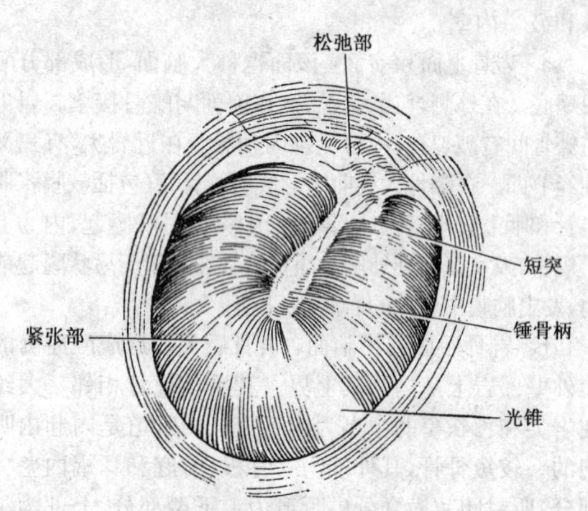

图 59-6　右侧鼓膜

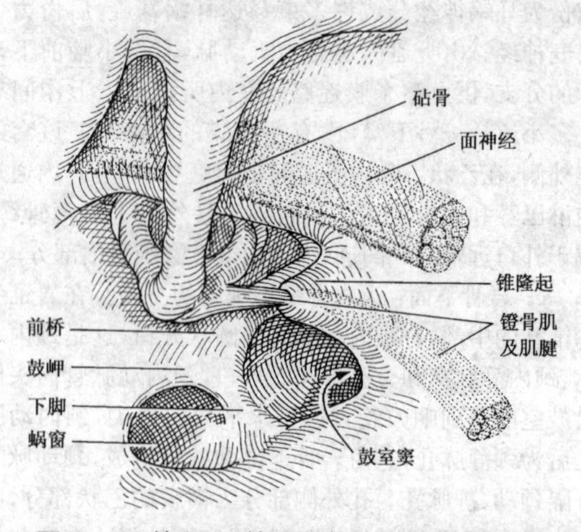

图 59-7　鼓室，示鼓室窦与前桥、下脚间关系

板)。上鼓室隐窝上以鼓室天盖为界,内侧以面神经管和半规管隆起为界,外界为鼓室盾板,后为砧骨窝。鼓室各壁均有粘膜,上皮有扁平、立方和柱状,每种上皮均可有纤毛。上皮从咽鼓管开口越过鼓岬向后延伸,包绕中耳隙的肌肉、肌腱,并在鼓室腔上部形成许多窝。其中之一是鼓膜上隐窝(Prussak 空间),它形成于鼓膜松弛部与锤骨颈间。另两个盲状隐窝为鼓膜前隐窝和鼓膜后隐窝,形成于听骨和韧带及鼓膜间皱襞的粘膜反折。中耳隙与鼓窦通过鼓窦入口相通,鼓窦入口位于鼓室上隐窝的后上壁。正是通过这一途径,胆脂瘤才进入乳突。粘膜皱襞和隐窝影响胆脂瘤扩展方向。

(2) 鼓室和听骨血管

中耳、乳突的血管源于颈内、外动脉。前鼓室动脉是颌内动脉的终末支,它的两支供血上鼓室上外壁骨和粘膜,第三支主要供血锤、砧骨(图 59-8)。颌内动脉的另一支耳郭深动脉,发出两支,形成鼓膜血管环,后支供血鼓膜后大半,前支供血前下小部。

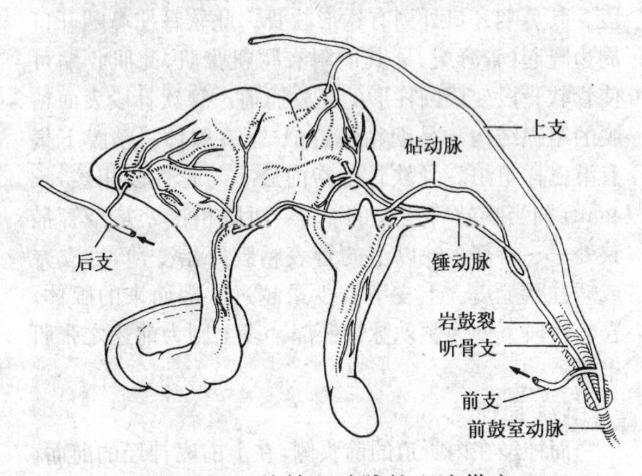

图 59-8 前鼓室动脉的血液供应

岩上动脉和鼓室上动脉源于粘膜中动脉。岩浅上动脉进入面神经裂,分两支行于面神经管,供血膝状神经节和面神经。砧镫关节的血供来源于镫骨肌腱上下动脉和后脚动脉。这些动脉源于岩浅动脉和茎乳动脉及其吻合形成的血供丛。鼓室上动脉在岩浅小神经邻旁进入中耳,该动脉供血鼓膜张肌和上鼓室腔,并与下鼓室动脉形成血管丛(图 59-9)。

颈鼓动脉是颈内动脉的分支,它穿过颈内动脉管与中耳隙间骨质,偶与下鼓室动脉及管动脉吻合。下鼓室动脉是咽升动脉的分支,与 Jacobson's 神经一起进入鼓室,该动脉沿颈鼓动脉,提供鼓岬和下鼓室的主要血液。

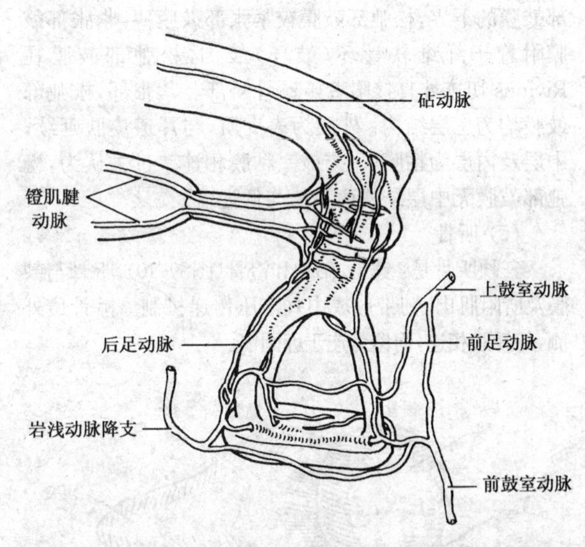

图 59-9 砧骨豆状突、砧镫关节和镫骨正常血液供应

中耳的静脉回流主要通过侧窦,颈静脉球,岩上、下窦,翼状静脉丛和粘膜中静脉。

(3) 鼓室感觉神经

面神经感觉根为中间神经,从该神经发出的纤维向前经过膝状神经节后成为岩大神经,或向后在面神经内经过并发出鼓索神经。出面神经裂后,岩大神经进入破裂孔并加入岩深神经形成翼管神经,出翼管后达蝶腭神经节,这些纤维支配软腭和舌的感觉;上泌涎核的节前分泌纤维也终止于蝶腭神经节,节后纤维司泪腺及鼻粘膜的分泌运动。鼓索神经中感觉纤维的细胞体在膝状神经节,司舌前 2/3 的味觉;鼓索神经也含节前分泌纤维,它们与颌下神经节细胞体发生突触连接,司颌下腺和舌下腺的分泌运动。鼓室神经(Jacobson's 神经)源于舌咽神经下神经节,通过鼓室下管进入鼓室,分布于鼓岬的浅沟内,支配中耳和咽鼓管粘膜的感觉。鼓室神经分支在匙状突水平加入颈鼓神经形成岩小神经。岩小神经通过耳神经节支配腮腺节前纤维分泌运动。鼓室神经和岩小神经的小分支与面神经和岩大神经之间有吻合。迷走神经的一支和舌咽神经下神经节的一小分支形成 Arnold's 神经,该神经与面神经支配外耳道后面皮肤的感觉。

(4) 鼓膜

鼓膜位于骨性外耳道底,是鼓室腔的外侧壁。鼓膜呈椭圆形,约 8 mm 宽、9～10 mm 高、0.1 mm 厚,下极较上极偏内,与耳道前壁成 40°角。鼓膜呈漏斗状,脐部相当于锤骨柄尖,透过鼓膜可见锤骨柄,锤骨短突在前上象限。从锤骨短突到鼓沟的锤前、后壁是松弛部鼓膜的下界，松弛部鼓膜较紧张部鼓膜薄，紧张部鼓膜附着于纤维软骨环（鼓环）鼓沟，松弛部鼓膜在Rivinus切迹处直接附着于颞骨鳞部。紧张部、松弛部鼓膜均为三层结构：外层为表皮质，与耳道皮肤延续，中层及内层为粘膜层，与鼓室粘膜相连。过去认为，松弛部鼓膜无中层结构而显薄与低强度。

（5）听骨

三块听骨是：锤骨、砧骨和镫骨（图59-10）。听骨与鼓膜及所附肌肉、韧带形成中耳声压传递机制。锤骨最外侧，与鼓膜相连，而镫骨连于卵圆窗。

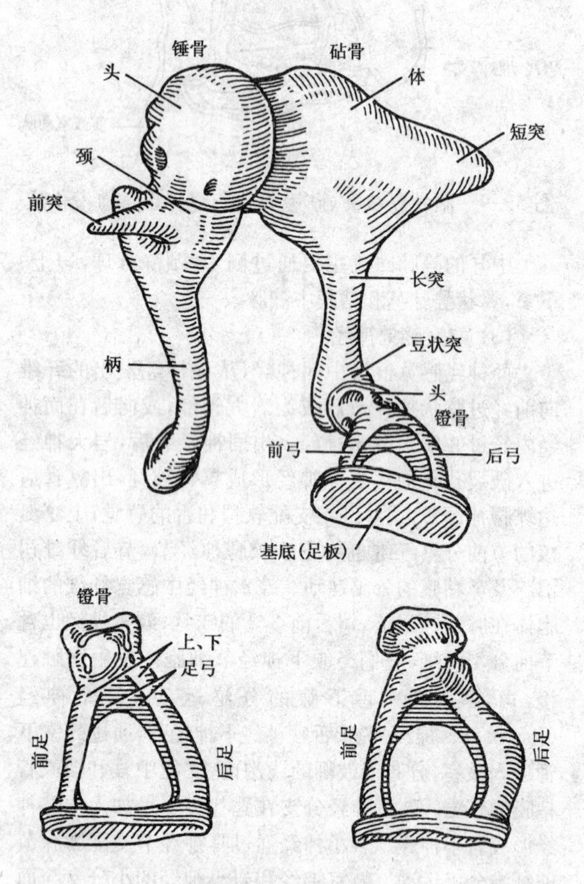

图59-10 听 骨

锤骨主要由锤骨头和锤骨柄组成。锤骨头占据上鼓室一部分空间并有牙状突和砧骨连接，锤骨头和锤骨柄间为锤骨颈，颈的前面有前突，在短突略下对方有一粗面，为鼓膜张肌腱附着处，锤骨柄外侧与鼓膜紧连，并形成锤襞。锤骨柄内侧为中耳粘膜覆盖。

砧骨像一磨牙，牙体与锤骨相连，砧骨长短突与牙根相关，砧骨短突位于砧骨窝，有韧带相连。砧骨长突较薄，与镫骨头相连。

镫骨形似马蹬，由前、后足弓及足板构成，足板周围由环韧带与前庭窗相连，足弓向上汇集成镫骨头，与砧骨豆状突相连。前足弓相对较直，后足弓上部近镫骨头处略粗糙，有镫骨肌相连，镫骨头的关节面有软骨覆盖。

鼓室中有6条韧带附着听骨链。锤前韧带起于蝶骨角脊，通过岩鼓缝连于锤骨颈；锤后韧带鼓室天盖连于锤骨头；锤外侧韧带从锤骨颈连于Rivinus切迹的上边；砧骨上韧带从鼓室天盖连于砧骨体；砧骨短突韧带从砧骨窝连于鼓窦底板；环韧带连足板于卵圆窗上。

镫骨肌的起源沿面神经管降部并位于锥隆起内，镫骨肌收缩引起足板前份外移，面神经镫骨肌支支配该肌。鼓膜张肌长4倍于镫骨肌，约长2 cm，从匙状突（悬于面神经膝上）出骨，鼓膜张肌腱连于锤骨柄，支配鼓膜张肌的是三叉神经运动部分。

（6）咽鼓管

咽鼓管为贯通中鼓室和鼻咽部的通道。其鼓室开口在中鼓室的前上壁。可分为鼻咽软骨段和鼓室骨性段。其鼻咽开口外周有钩形软骨。此软骨使鼻咽开口周边隆起（管隆突）。其前附有腭帆张肌，此肌收缩可使管软骨段变成圆柱形的开放通道。管软骨段表面粘膜的组织结构与鼻咽粘膜近似，含有腺体。粘膜下集有淋巴样组织。骨软骨段指向后上与骨性段相接，长4 cm，相当咽鼓管全长的2/3。两段相接处是全管最狭处——峡部。峡以上的管表粘膜开始变薄，为立方或矮柱状上皮。上皮下有少量越过峡部而来的腺体。管骨性段下壁为颈动脉管一部。段上则为前述之张肌半管。

（7）面神经

面神经在内听道的前头侧，在上前庭神经的前面，在耳蜗神经的头侧。面神经出内听道后，它离开位听神经到横膈的头侧及Bill隔的前面，在迷路段沿岩锥纵轴向前弯曲于耳蜗基旋和前庭间。神经在膝状神经节处膨大，并向后行，在直角弯曲（外膝）处，在面神经裂处发出岩浅大神经后，向后进入鼓室腔。在鼓室中，它沿颞骨纵轴横行形成鼓室段或水平段，该段面神经恰在外半规管前尾侧，匙状突交错于面神经鼓室段的起始部。鼓室段面神经的大部分确定了卵圆窗龛入口的上界，该部面神经位于鼓室内壁，管壁较薄，50%～60%的正常人面神经有裂，从而直接与粘膜接触。面神经垂直段起始于外半规管的前下，在砧骨短突内侧和镫骨肌外侧，渐行于鼓窦外侧。面神经隐窝位于鼓室后壁，上以砧骨窝为界，内侧为面神经管，外侧为鼓索神经，下为锥隆起。

在面神经管垂直段与其邻旁结构如镫骨肌及鼓室血管丛间关系复杂。镫骨肌在面神经垂直段内侧，它可能占有部分独立于面神经管的小房。支配镫骨肌的神经自邻旁的面神经发出，并排进入肌肉。面神经骨管可被邻旁的血管分支及结缔组织占去50%的体积。除血管丛外，尚有两结缔组织参与形成神经鞘。在面神经骨管内血管丛外为骨膜，它较另一组织——神经外膜发育差。神经外膜在血管丛下，是神经鞘的最重要构成。面神经神经束外为神经束膜，神经纤维外为神经内膜。

59.2.4　内耳

内耳的结构主要是耳蜗。耳蜗的解剖如下。

(1) 骨迷路

由包绕膜迷路的骨结构组成(图59-11)，在耳蜗径向切面时最清楚。耳囊向中耳腔方向较薄，提高隔与蜗轴(内含骨管)相连。这些骨隔分为三个螺旋阶。前庭阶起于卵圆窗膜，延伸至蜗尖，通过蜗孔与鼓阶相通。鼓阶由此向基部延伸，终于圆窗膜。前庭、鼓阶内充满外淋巴，像细胞外液，内含高 Na^+、低 K^+。在这两阶中间为中阶。中阶含内淋巴，像细胞内液，内含高 K^+、低 Na^+，它在蜗尖封闭，但通过复合管与前庭系统的内淋巴部分交通。

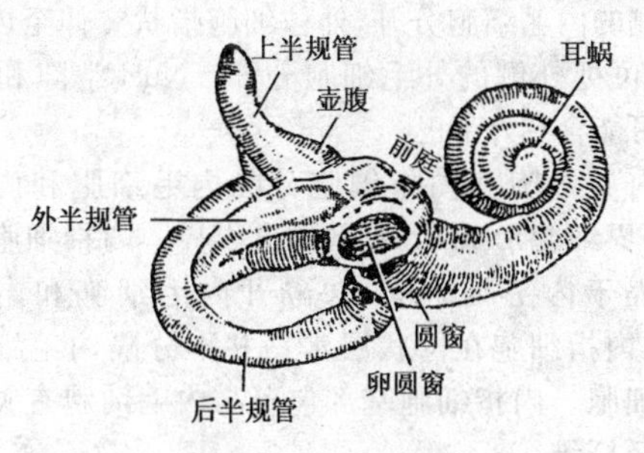

图59-11　骨迷路

(2) 膜迷路

由前庭和耳蜗骨迷路内含组织和细胞的管道组成(图59-12)。在有些部位，膜迷路只有两层细胞，如：Reissner's膜。耳蜗中最复杂的组织是感觉细胞集中的地方，是中阶的膜性组织即蜗管，呈三角形。三角形的蜗管可分为三个区：① Reissner膜，它分隔中阶和前庭阶；② 外壁，含螺旋韧带、血管纹、螺旋突和外沟；③ 基底膜和骨螺旋板，是中阶和鼓阶的分界，且含Claudiu细胞、Boettcher细胞、Corti器(含Hansen细胞、Deiter细胞、内柱细胞、内界细胞、内毛细胞和外毛细胞)、内沟、螺旋缘(含内牙细胞和盖膜)。在骨螺旋板内侧含Rosenthal管，内有螺旋神经节，与蜗轴相通。

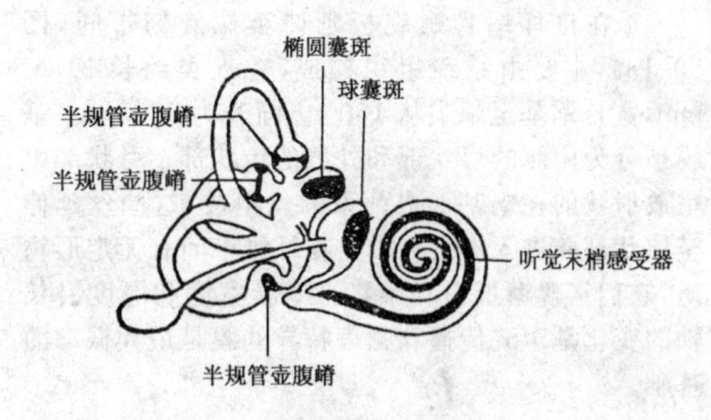

图59-12　膜迷路

Reissner膜，即前庭膜，内附于螺旋缘，外附于螺旋韧带。面向内淋巴的一面为矮立方细胞，有许多微绒毛，绒毛间有紧密连接。两层细胞间为三层基膜。面向外淋巴的一面为扁平细胞，为疏松连接。Reissner膜为水通透性，但它通过紧密连接限制周细胞大分子通透入内淋巴。

(3) 外壁

螺旋韧带是蜗管的最外壁，由疏松结缔组织和富含离子转运酶的细胞组成。它的外侧是耳囊的内表面，内侧为血管纹和螺旋突。最近研究表明，耳囊和螺旋韧带结合部的锚细胞可对基膜产生力学作用。螺旋韧带基质主要含有成纤维样细胞(Ⅰ、Ⅱ型)和许多细胞外丝。Ⅰ型成纤维细胞是螺旋韧带中的主要细胞，而Ⅱ型成纤维细胞和外沟细胞主要集中于近螺旋突处。Ⅱ型成纤维细胞含 Na^+、K^+-ATP酶和碳酸苷酶离子转运酶。

血管纹自Reissner膜附于螺旋突处延伸，其上皮细胞可分为三层细胞(边缘、中间和基底细胞)和上皮内毛细血管。血管纹还有黑细胞、周细胞和内皮细胞。边缘细胞可能是血管纹的主要功能单位，它可能产生内淋巴直流正电位，并形成内淋巴的低 Na^+ 和高 K^+ 的离子环境，因为它们是面向内淋巴的惟一细胞，而且其基部外面蜷曲于由许多含 Na^+、K^+-ATP酶的线粒体包裹成的小叶中。中间细胞、黑细胞和上皮内毛细血管占据血管纹中层。中间细胞有吞噬能力，有报道认为它们有碳酸苷酶活性。

螺旋突介于血管纹和基膜间，它被覆一层立方形上皮。螺旋突的基质内含“Ω”形毛细血管袢和许多Ⅱ型成纤维细胞，它们的主要功能可能是离子转运。

外沟是螺旋突和基底膜的Claudius细胞形成的开放通道。外沟细胞在Claudius细胞下方，并发出长根样突起于螺旋突和螺旋韧带的基质中。

(4) 基膜

是在自耳蜗骨螺旋板延伸至螺旋韧带间(图59-13),主要由结缔组织构成,在人类约长 31.5 mm,宽自蜗基至蜗尖从 150 μm 渐升为 450 μm。基膜被分为内侧的弓状部和外侧的梳状部。弓状部由呈放射状的在蜗基形成两束的丝组成,这些丝延伸至梳状部并进入螺旋韧带。在纤维束间有无定形物质,它们富含糖蛋白纤维素。基膜宽度和厚度沿长轴的变化是声波传播和频率特异的膜是最大振动的基础。

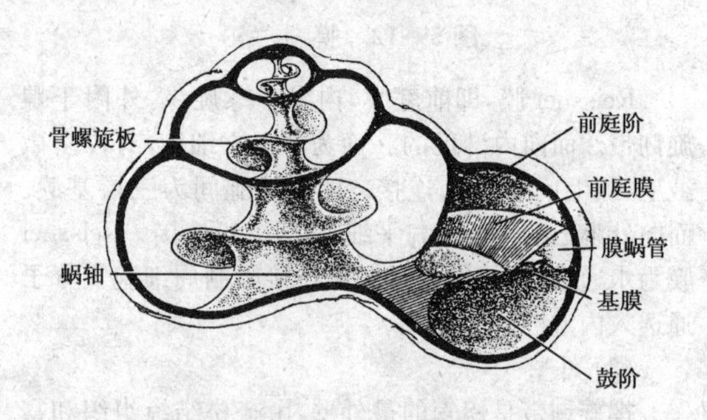

图 59-13 耳蜗剖面

Claudius 细胞呈立方状,它在从 Hansen 细胞至螺旋突宽径上覆盖基膜的内淋巴侧。Claudius 细胞像内沟细胞,有突出的球状核和看似较空的胞质,它们尖表面有短的伪绒毛,细胞间有紧密连接。除 Boettcher 细胞处,Claudius 细胞的基孔直接与基膜接触。Claudius 细胞在中阶的内淋巴和鼓阶的外淋巴间形成一紧密的细胞分隔。

Boettcher 细胞存在于基膜尖部与 Claudius 细胞间,它在蜗基数目最多,越近蜗尖越少。它们的胞质富含细胞器,密度远较 Claudius 细胞高,可能是有产生基膜的基质内容物的功能。它们也可能与液体转运有关,因为,它们含碳酸苷酶。

(5) Corti 器

由螺旋排列的感觉毛细胞和支持细胞及覆盖的盖膜组成(图 59-14)。Corti 器基本功能是把基膜的机械振动转化为发射到脑的神经冲动,而且,毛细胞在脑传出纤维支配下,可进行 Corti 器感觉信息的机械电调谐输出。

Corti 器由以下内容从外到内组成:Hansen 细胞、外 Corti 隧道、3～4 排外毛细胞、有指突的 Deiter 细胞、Nuel 空隙、外柱细胞、内 Corti 隧道、内柱细胞、内毛细胞、内指细胞和内界细胞。Corti 器的许多结构随基膜距离的变化而变化。

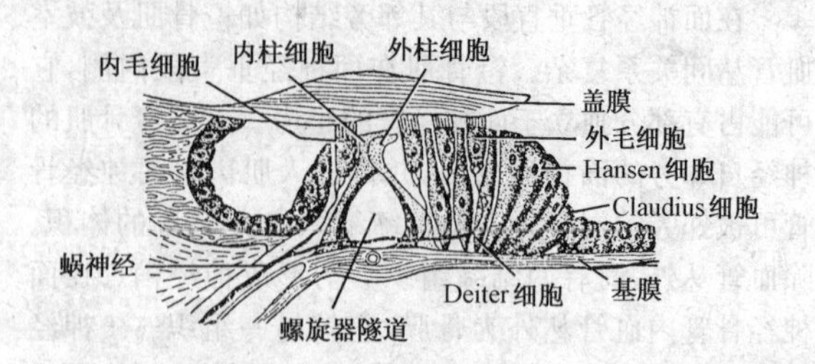

图 59-14 螺旋器(Corti 器)

(6) 支持细胞

Hansen 细胞是 Corti 器的外界,它们是几排高柱状细胞,从蜗基到蜗尖,细胞越来越高。细胞核在胞质中位置较高。在最外排外毛细胞和 Hansen 细胞间有外 Corti 隧道,为充满液体的空间。

Deiters 细胞在支持外毛细胞的基部和尖部,它们与基膜接触并在外毛细胞基底孔周围形成一帽状突,帽状突开口于基部,允许传入、传出纤维终器附着于外毛细胞体。指状突含微管和微丝,自 Deiters 细胞分支后,斜伸向蜗尖方向的外毛细胞。于外毛细胞体和 Deiters 细胞指状突间,充满液体的空隙称 Nuel 空隙。

内外柱细胞相对,并在它们间形成三角形的 Corti 隧道及部分网状层。每个柱细胞基底较广,含球形细胞核和尖的有微管和微丝的突起。内柱细胞指状突可把外侧的内毛细胞分开,外柱细胞指状突伸至内淋巴表面,可把外侧的外毛细胞分开。Nuel 空隙和 Corti 隧道可能含有外淋巴。

内界细胞和内指细胞分隔内毛细胞和内沟细胞,内界细胞形成 Corti 器的最内界。内指细胞的突起分隔于内毛细胞间,并隔开内毛细胞和内界细胞,但内指细胞在网状层水平并不分隔内毛细胞和内柱细胞。内指细胞基部包裹与内毛细胞有关的无髓神经纤维。

(7) 感觉细胞

内外毛细胞均含静纤毛,它们对毛细胞的换能至关重要。自蜗基到蜗尖及自外向内,静纤毛渐长。内毛细胞静纤毛较外毛细胞静纤毛厚 1 倍,且更呈梅花状。静纤毛并非真正的纤毛,而是较硬的微绒毛,它发自毛细胞的表皮板。

内毛细胞单行排列,而外毛细胞有 3～5 排,大约有 13 400 个外毛细胞和 3 500 个内毛细胞。外毛细胞自蜗基到蜗尖渐长(从 14～55 μm),自外侧向内渐长(20～55 μm)。毛细胞被长指细胞支持,其游离面静纤毛支撑盖膜的底面。盖膜周边仅与 Hansen 细胞的游离缘接触,在毛细胞和含毛细胞纤毛部分的盖膜间形成一腔隙。

毛细胞可接收几个神经元的末梢，末梢状似篮子，居毛细胞底。按功能，有传入和传出纤维两类。单个神经元的末梢可分支终于几个毛细胞。这些纤维自螺旋神经节节细胞（在骨螺旋板基部）发出，穿经板的小孔。节细胞的轴突各自穿过蜗轴中心的管道，相互盘绕成耳蜗神经，上行到脑桥耳蜗核腹、背神经核。

(8) 前庭解剖

前庭膜迷路由球囊、椭圆囊和三个半规形导管组成。三个半规形导管的起止均在椭圆囊。导管平面的位置在岩锥内互相垂直，分布成为上、后和外导管。上导管后脚和后导管上脚合并为共同脚进入椭圆囊，导管的其余各脚均单独进入椭圆囊。半规管形导管起处呈囊状扩大，称壶腹，内含平衡终器——壶腹嵴（图59-15～17）。

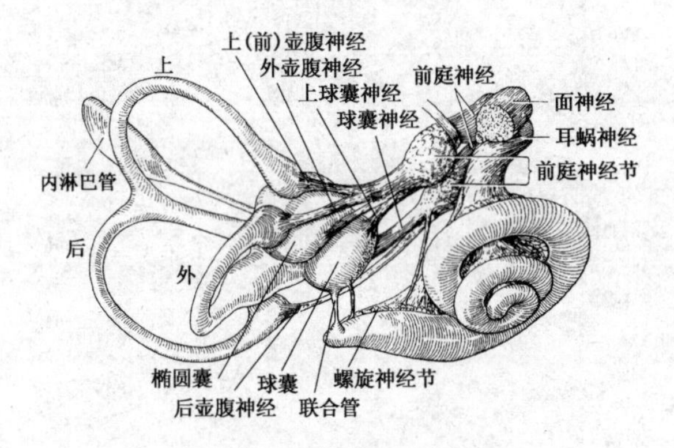

图 59-15　膜迷路及神经支配

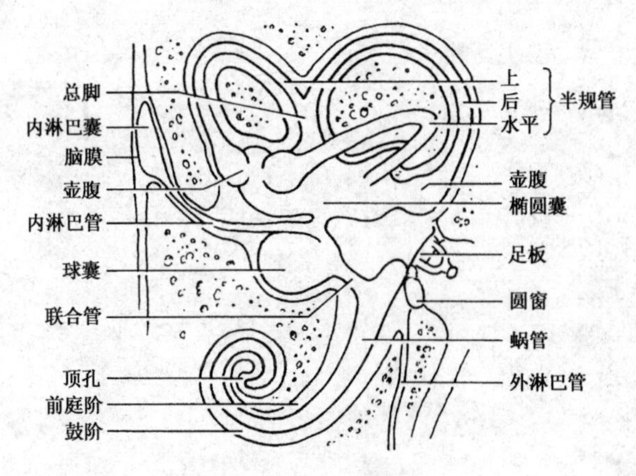

图 59-16　骨迷路中膜迷路

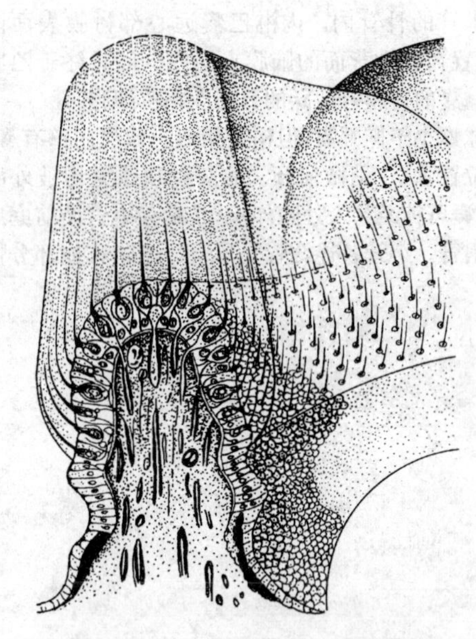

图 59-17　豚鼠壶腹嵴三维示意图

平衡终器的细胞成分类似，但组成不同，以适应不同的刺激。这些成分包括支持细胞、毛细胞和盖覆在毛细胞表面的胶状垫样物质。此物质为支持细胞分泌，成分为粘多糖，也称嵴帽。壶腹嵴为壶腹内的一条棱脊，脊线与壶腹内的液体流向垂直。嵴表面为毛细胞。毛细胞介于长颈瓶状的支持细胞间。胶状嵴帽介于毛细胞和其壶腹对侧壁间，可随微量的液体流动作活塞样运动。

导管偏心在半规管的一侧，在管的最大曲点与耳囊衣相连。半规管余隙有分布稀疏的蛛网膜小梁，该隙中为外淋巴。耳周腔隙前部集成一小池——前庭，内含椭圆囊和球囊。前庭外侧壁有卵圆窗，上有镫骨足板。

椭圆囊除可作为半规管液流的储存场所外，囊内还有耳石终器。耳石终器有称椭圆囊斑，位于囊底水平上。囊斑形扁平，由毛细胞及支持细胞组成。毛细胞表面覆盖与毛细胞纤毛紧密相粘的耳石膜。耳石膜深面与毛细胞游离面间有允许毛细胞纤毛通过的隙。耳石膜内因有钙质颗粒沉着，使其本身质量加重。

椭圆囊管出自椭圆囊前面，向后绕其前壁，在导管开口处形成椭圆囊内淋巴活瓣（Bast 瓣），此瓣控制内淋巴流向。椭圆囊导管与来自球囊的小管（球囊导管）汇合成内淋巴管。内淋巴管的起始部较扩张（内淋巴窦），然后进入耳囊的狭小管道——前庭导水管。此管向后外方绕至岩骨背面，后半规管内侧，并渐扩大，其表层的衬膜变皱形成内淋巴囊的近心部。注意此管仍在导水管的骨管内。内淋巴囊远心部衬膜表面渐平滑,位置在岩锥背面的脑膜夹层内。最后终于乙状窦邻近。囊的衬膜有活跃的分泌性颗粒细胞。

球囊小于椭圆囊,但构造相似。球囊内壁有囊斑,斑的位置垂直,稍微前倾。椭圆囊和球囊均被外淋巴包绕(囊斑神经穿入处除外)。球囊有小管循前庭底部加入蜗管。小管各连合管是耳蜗与迷路其他部分惟一的内淋巴通道。

前庭的神经纤维的组合比较复杂,分上下两支。上支纤维来自外、上半规管和椭圆囊斑的壶腹嵴,下支纤维起自后半规管壶腹嵴和球囊斑。上下支纤维的神经节居内听道,名 Scarpa 神经节。神经主干旁听神经听觉支入脑桥,然后分别加入前庭诸核。

(张玉海　王正敏)

耳部生理学 60

60.1 听觉生理

60.1.1 头和外耳生理

声波传导至头附近，产生两种作用：① 挡板作用，即入射波和反射波在声源侧形成增强的声压；② 屏蔽作用，波长短于头颅直径的声波，经头颅传到对侧时，受到某种程度阻断，使达对侧声压减弱，因而高频声尤易产生屏蔽作用。头颅的这两种作用，使声波在双耳间产生强度差；同时，由于声波达双耳的距离差异，又产生时间差，以及声波在双耳形成不同的衍射模式，都有助于声定位。

外耳道为一端封闭的管道，长约 2.5 cm，根据物理学共振原理，该管腔可对波长约为其 4 倍的声波起最佳的共振作用，人耳此峰频率约在 3.5 kHz。

60.1.2 中耳传导

外耳道声压的改变，引起鼓膜振动，经听骨链的镫骨底板传至卵圆窗，并与蜗窗之间产生压力差，该压力差系内耳结构振动的关键。因此，中耳机制对有效激动内耳结构至关重要。

声波在任何介质内传导取决于该介质特性，声阻抗为声压与粒子速度的比率，在气态中，声压较低，粒子活动速度较高，相反，液态的高阻抗需较大压力去振动其粒子。因此，当声信号由气体传导至液体时，易为表面反射，极少能量能被传递，故声波直接传递至内耳是无效的，而中耳结构正好增加了信号从低压向高压传导的有效性：① 鼓膜与镫骨底板面积大小差异，虽然鼓膜振动的有效面积略小于其实际面积，但仍较镫骨底板面积大，两者比例约为 18∶1，这样压力从鼓膜传至镫骨底板要增加 18 倍；② 锤骨柄与砧骨长突比例，由于镫骨与砧骨作为一个整体几乎是在冠状面振动，锤骨柄较砧骨长突长，因此，长突的移位要比锤骨柄少，压力增大，此比例在人类约为 1.3∶1；③ 曲膜作用，由于鼓膜本身的曲度，声波在其他部位的振动幅度较与锤骨柄连接部大，依杠杆原理，振动幅度小的部位，其压力要大于振动幅度大的部位。上述三种机制的作用，弥补了声波从低阻抗介质向高阻抗介质传导时的能量损失。

中耳肌中有鼓膜张肌和镫骨肌，可影响中耳的机械特性并决定其传导特征，声刺激能激活这些肌肉活动。随着镫肌收缩，镫骨底板向外牵拉，减少传入内耳振动，声阻抗在 800 Hz 以下增加尤为明显，说明镫肌收缩能使听骨链僵硬度增加，其主要影响在低频，而对中频以上则有小范围的加强作用。这与耳蜗底频对高频的掩蔽作用起到一定的弥补作用，使中耳的传导调节到最适于内耳的特性。

镫骨肌活动可被单侧声刺激所诱发，其反射阈较可听阈高 80 dB，可随听阈高低而变化，潜伏期依刺激强度变化、波动于 35～150 ms，长潜伏期、缓慢变化的声阻抗在声传导中起重要作用。对强度恒定、长时间刺激，其传导受到高度抑制，相反，强度变化、短声刺激的传导则较少受中耳肌活动而被抑制。

中耳肌在听力中的作用尚未完全明了，其反射收缩据认为对强声刺激有一定保护作用，能衰减进入内耳的强声。鼓膜张肌收缩时，鼓膜紧张度增加，镫骨底板压向前庭窗，使外淋巴压力增高，减少声波引起的振动。镫骨肌是反应快、阈值低的肌肉，而鼓膜张肌则是反应慢、阈值高的肌肉，两者相互协调可提高中耳肌反射系统的稳定性。此外，中耳肌与其他肌肉活动联合，尤其是咀嚼肌和发音肌，如发音前及发音过程中，镫骨肌收缩，可抑制噪声，其中之一的功能是减少内耳被自身产生的噪声所激动。

60.1.3　耳蜗机制

声波从镫骨传入内耳液后，蜗窗膜可随镫骨的内移而外突，形成前庭阶与鼓阶间的压力差，随之引起基底膜的振动，波动从蜗基向蜗顶行进，波幅逐渐加大，达最大波幅后，波幅速降。不同频率的传导波形是相似的，但频率越高，行波的最大值越靠近卵圆窗，反之，则越近蜗顶，反应的曲线是非对称的，Bekesy 发现低于最佳频率以下坡度为 6 dB/oct，而高于最佳频率的坡度为 20 dB/oct；基底膜在蜗基僵硬度最高，当向顶区移动时，其僵硬度逐渐减低，研究发现：静纤毛从蜗基到蜗顶逐渐延长，但与劲度成反比关系，其参与基底膜对输入声频的调谐，因此认为静纤毛的梯度变化为产生音频排列和调谐功能的形态学基础。

(1) 非线性反应特征

早期 Bekesy 研究的局限性是研究基于尸体及高刺激水平(130 dB)，随着技术改进，可以在活体及低刺激水平进行研究，发现总体的反应特征与先前研究大致相同，但有几个不同之处：① 低刺激强度反应呈现更高程度的调谐；② 反应增长是非线性的，即当刺激强度增加时，振动幅度不是按比例增加，在低频区域，反应增长呈现线性增长，即增加 10 dB，反应增加相应幅度，但在高频区，则增加幅度远小于低频区；③ 频率选择性与听神经纤维调谐一致。

高度频率选择性和非线性反应已显示对动物及耳蜗状态敏感，当在毛细胞损伤、耳敏感性下降状态下，反应增长变成线性及频率选择性减弱，高度调谐性原因据认为与外毛细胞运动有关。该假设认为：基膜运动是复杂的，并与毛细胞反应相联系，其特征是：有一主动过程参与非线性和高度机械调谐。

(2) 耳声发射

近年研究已从外耳道探测到来自耳内产生的声信号，该信号总称为耳声发射(DPOAE)，包括利用持续或短暂声刺激产生及在某些耳中自发产生。实验证实，这些信号源于耳蜗并反映耳蜗机械振动的逆向传导。对短声或短纯音诱发的耳声发射，其潜伏期为 5～10 ms，持续时间为 10～20 ms，频谱范围为宽频短声，在不同个体之间有所差异，但同一个体不同时间内却比较一致，此类反射可因神经性聋或耳毒药或噪声作用而消失；另一类型的耳声发射是使用在两个持续存在的纯音刺激下，在耳道中测量到包含畸变产物的声信号，该畸变产物声发射频率在 $2F_1$-F_2 和 F_2-F_1(F_2 >F_1)，其中以 $2F_1$-F_2 的 DPOAE(耳声发射)最为恒定，该反射也受耳外伤或其他处理耳蜗的影响；最后观察到当无刺激出现于耳道时，耳道中记录到的自发性耳声发射，通常是窄波，在一个体内，可有几种频率发射出现，50%～70%正常听力者可测到此种声发射，该发射可因外耳道内引入一适当频率和强度的纯音而被抑制，抑制作用呈现一定频率选择性。有研究显示：在非人类耳蜗中，不规则外毛细胞与自发性耳声发射频率有关，该发现也支持自发性耳声发射的耳蜗源性。试图证实自发性耳声发射与持续性耳鸣关系未能成功，因为这些患者外耳道无相应自发性耳声发射。由于耳声发射能较好地反应耳蜗状态和非侵入性检测特性，近年来已用于临床检测，尤其是对婴儿听力的监测。

(3) 毛细胞传导

Robert 总结了近年资料有关毛细胞功能如下：静纤毛位于静息电位时，有一稳定电流通过细胞，当基膜运动时，该膜与毛细胞静纤毛发生剪切运动，该运动有两种形式，即辐射式(横向式)和纵向式，在靠近最大行波部位，基膜的最大曲度呈辐射式运动，离开此部位，曲度呈纵向运动；当静纤毛向高静纤毛侧运动时，流入静纤毛顶电流增加，相反，则电流减少。该受体电位的变化，导致膜通透性改变，使 K^+ 的流向改变，该电位可经毛细胞内记录电极或在蜗窗的总电位测定，并通过毛细胞底部与传入神经元的化学接触，产生一个传入神经的全或无动作电位。

(4) 毛细胞电位

在测定耳蜗对声刺激的电反应时，首先必须明确其未受刺激时的稳态电位，前庭阶、鼓阶的外淋巴液与周围骨电位一致，蜗管内电位为＋80～90 mV，称内淋巴电位(EP)，其起源据认为与血管活动有关，毛细胞周围离子浓度与外淋巴相似，为0 mV，内毛细胞内电位是－35 mV，外毛细胞内电位稍大些，因此毛细胞静纤毛的跨膜电位是120～150 mV，这个较大的电位能作为提供静纤毛调制电流的电源。

耳蜗在声作用下，产生感受器电位——麦克风式电位(CM)和总和电位(SP)，感受器电位不同于神经的动作电位，无潜伏期、不传递及几乎不存在反应后不应期等特征，CM和SP可在圆窗或Corti器内淋巴腔内记录到，CM能复制传入声波的波形，主要由外毛细胞产生，SP是感受器电位的直流电位偏移，主要来自内毛细胞和传入突触电位。

近年来，已对单个毛细胞对声刺激的反应进行测量，典型的内毛细胞对正弦刺激的反应，波形具直流和交流两部分，频率在<1 000 Hz时，形成众多交流成分为不对称的，其阳性部分大于阴性部分，由于细胞电容特性为低滤性，导致交流成分在高频时衰减，显示高频反应为一较小交流成分和相对大的直流成分，两种成分均显示单调增长，并随刺激水平的提高而达饱和状态，毛细胞亦显示高度调谐曲线，其最佳频率与其在耳蜗中位置相关。等幅功能曲线显示，不同强度刺激，功能呈现非线性增长。

(5) 传导模式

Davis(1965年)提出毛细胞一个简单而实用的模型：毛细胞膜作为蜗管和细胞内电位的一个可变电阻，而静息电位作为一交流电源，当基底膜振动时，静纤毛倾斜而致膜电阻改变，调制电流发生变化，随之产生一柯幕周围液体传导的改变，形成一个可测得的微音电位和总和电位，而静纤毛顶区交联结构可能就是这一机制产生的部位。

虽然近年研究显示毛细胞功能的基本特征，但两类不同毛细胞存在差异，尤其在神经支配方面，传入纤维主要支配内毛细胞，并构成传入神经主体，这些纤维间无相互连接，然而，外毛细胞却对传入神经纤维反应有影响。这两系统的交叉，使得任何形式的传导模式更为复杂。

外毛细胞传导机械振动机制与内毛细胞类似，但它还能转换电冲动为机械运动，即电刺激后可产生快速机械运动，而细胞外K^+改变，可产生慢速机械反应，其动力产生部位在细胞侧膜，并可因膜电位变化而触发，其机制与肌细胞产生动力不同，此种反应频率之快是肌细胞不能达到的，而且ATP合成抑制剂也不能抑制毛细胞的运动反应。外毛细胞这种特性，可能参与耳蜗主动反馈机制，有证据表明，在产生机械振动过程中，有明确的主动、非线性过程。其加强对低刺激水平的反应及对高刺激水平的饱和作用，结果是增加了对传导波的频率选择性和振动的非线性增长，也增加了内毛细胞敏感性和频率选择性。该机制较脆弱，易受耳蜗损伤的影响。

60.1.4 听神经

(1) 单神经元反应特征——简单刺激

当无外来刺激时，神经元随机释放动作电位，叫自发活动，不同纤维自发活动频率不同，分成高、中、低自发率3类，高自发率纤维(>18次/s)对声刺激敏感，而低自发率纤维的阈值要比敏感纤维高60 dB。

每根神经对声刺激都表现动作电位释放率增加，反应程度依赖于强度和频率，强度—频率曲线反应了不同频率引起兴奋的强度不同，该曲线为神经调谐曲线，呈"V"形，其尖端代表该神经元的特征频率(CF)，并取决于其耳蜗中的位点，这个音阵结构也保存于神经干中，调谐曲线是不对称的(高于CF侧斜率大于低于CF侧)，高CF调谐曲线有一相对较平的低频区，称低频尾，该段几乎是水平的或仅有一很浅的坡度，该水平在最佳频率40～50 dB以上，因此高频神经元对低频刺激也可产生反应，只需刺激强度足够大。

调谐曲线代表一神经纤维的阈值反应，阈上反应测量了神经元对不同刺激水平的放电率，在多数情况下，随着刺激强度的增加，放电率增加，在阈上30～40 dB水平，再高则出现饱和现象。但有3种情况例外：① 有些纤维不出现饱和现象，只是在高刺激水平时，上升斜率减少，这种纤维比出现饱和现象纤维有更大的动力范围；② 低于CF频率的声刺激，呈现更陡倾斜，其动力范围较小，而高于CF的刺激，呈现较平曲线，动力范围更大；③ 高强度刺激(90～100 dB SPL)，曲线出现切迹，为该刺激水平远高于饱和水平。

不同神经纤维有不同的特征频率，记录神经元动作电位释放率发现，随CF增大，动作电位的连续峰间距缩短；当CF较高时，仅有一个峰是明显的，第一峰的潜伏期随CF升高而缩短，潜伏期为声波传导致该点所需时间，因此，低频潜伏期较高频长得多。

动作电位的波峰波谷与刺激相同，称相位同步，而峰的幅度逐渐缩小为适应特征。矢强度用来评估动作电位与刺激波的相位同步,矢强度为1时,完全同步,为零时完全不同步,随着刺激程度增加,矢强度增加,并在高强度时达饱和。矢强度敏感性高于放电率,即放电率为自发释放时,而动作电位就已出现相位同步。相位同步特征,局限于低频区,频率>600～800 Hz,最大相位同步减少,>4 000 Hz,无相位同步现象。

(2) 单神经元反应特征——复合刺激

虽然对纯音刺激已经进行了大量研究,但这些反应具一定局限性,大量的非线性特征,如高强度时释放率饱和及不同刺激水平、不同频率的增长率不同,应用两个纯音刺激提供了这个非线性特征的证据。

当两个纯音同时出现时,神经的反应不是简单的反应总和,其放电率可能小于一个纯音刺激(兴奋音),该现象称为双音抑制,也就是第二音抑制了第一音反应,表示对一兴奋纯音CF,其有效抑制反应纯音为阴影区,位于CF两侧,抑制音单独刺激时可产生兴奋反应,也能产生抑制反应,抑制区可与调谐曲线内区重叠,抑制区是不对称的,低频区范围大于高频区;单神经双音抑制不是神经抑制作用,在一个声频谱中,高频部分被抑制,而使神经元对低频部分更敏感,增加整个纤维反应的对照性。对一低频噪声,显示调谐曲线在低频区有正常的敏感区,而尖端的敏感性减弱,使之频率选择性降低。

不仅同时存在的双音刺激能产生相互作用,而且非同时存在的两个刺激,也可发生相互作用,适应现象存在于外周神经活动中,如果一个适应刺激是短暂的,其后恢复是迅速的,通常在几百毫秒内完全恢复,功能恢复几乎是指数级的,随着适应刺激强度增加,可导致探测音放电率进一步减少,对一长时间的适应,尤其在高强度,需要更长的恢复时间。当噪声频率带宽增加时,探测音放电率减少,表明抑制区在调谐曲线两侧。

(3) 单神经元反应特征——语言样刺激

由于语言样刺激是复合刺激,因此必须弄清单刺激的哪些特征。如饱和、抑制和适应等能决定复合刺激的反应特征。

研究首先测量对元音样稳定信号的反应,这些合成音有一固定基本频率及不同的共振频率峰,测定了不同神经元对相同刺激的反应及其在耳蜗中的定位,代表了每个神经元饱和率标准化后对合成"e"为特征频率的放电率情况,每条曲线代表一刺激强度,在低刺激水平,反应峰值与两个共振频率峰相对应(箭号所示),含有不同共振峰有不同的峰反应模式,但在高刺激水平,则未见明确的反应峰值,此时反应已达到共振峰相同的放电率,同时还可发现,在高刺激水平,高CF(>2 kHz)纤维放电率总不能达饱和,显然是低频能量对高频纤维的抑制影响,因此,低强度刺激、纤维放电率曲线携带相关共振频率的元音信息,而在高强度,此作用不明显。Yanug(1979年)测试了近CF的相位同步活动,结果显示纤维反应峰接近共振频率,该反应模式在不同刺激强度及背景噪声水平时表现一致。

对辅音样刺激反应,测量其放电率和相位同步反应。Millert(1983年)观察到对停止辅音的频率瞬时特征反应,其反应峰跟随与共振峰之后产生。对无声的摩擦辅音,放电率曲线与刺激声谱一致,提供了不同的声谱信息;代表元音刺激分析的相位同步活动,不能区别摩擦辅音的反应,因此相位同步反应似乎只适合于某些音素,而放电率分析更适合于其他音素。

对动力学特征,尤其是适应,在决定语言样刺激反应的特征至关重要,如在"sh"和"ch"音素不同,上升时间不同,对"c"的反应上升时间快,呈现一较大的起始反应,而对"s"反应则较缓慢,其表现一较小的起始反应,当然这些指示节在语言感知实际过程中的作用尚不明确。但至少可能使用这些资料去理解语言信息在传导到中枢神经系统中是如何编码的。

(4) 听神经的复合动作电位

整条听神经复合动作电位(AP)是神经活动经远场记录而得,非一个真正的动作电位,而是由许多神经纤维综合产生。在不同短音刺激强度时,反应呈现1～3个负波,第一波为N_1,是由听神经纤维同步放电产生,其幅度随刺激强度单调增长,潜伏期则随刺激强度增加而缩短,对短波反应的主要是基底的高频纤维,与单神经反应潜伏期一致,且有刺激后适应及掩蔽特征,先前的刺激和适应可减小AP幅度,也可因噪声或掩蔽音而使AP幅度减小。

60.1.5 传出神经

听神经中有少量神经元为传出神经,此类神经元胞体位于脑干中的上橄榄复合体,它们与毛细胞形成突触,有交叉和不交叉两组,与内毛细胞形成突触的神经元,胞体位于上橄榄核侧部,谓之侧索;与外毛细胞接触的神经元起始于内上橄榄核,称之内束。研究发现,传出神经活动可以减少整个神经AP反应及单个神经元的活动,此作用潜伏期为15～20 ms,影响传入神经频率为300 Hz～10 kHz,致使传入神经纤维调谐曲线尖端阈值抬高,曲线变宽。

刺激传出神经纤维还可影响耳蜗的其他活动,Mott(1989年)发现声刺激使对侧耳自发性耳声发射发生改变，推测耳蜗为传出神经所影响。该假设认为传出神经作用于外毛细胞，使之产生运动而影响基底膜振动。这些资料进一步强调了机械、电流和化学反应之间的相互关系。近来研究提示，传出神经活动可减少适应现象和对强刺激而致长时间阈移影响十分重要；虽然传出神经活动能减少传入神经对声刺激的反应，但是传出神经在正常听觉系统中的作用尚未完全确定。

60.1.6 中枢生理

(1) 耳蜗核复合体

听觉的第二级神经元位于耳蜗核(图 60-1)，包括前腹核、后腹核及背核，这些核中不同类型细胞有不同的反应特征，按其特点分为Ⅰ～Ⅳ型细胞。Ⅰ型细胞类似于听神经纤维的调谐曲线，无抑制区；Ⅱ型细胞无自发活动，对宽频刺激无反应，表明其有强烈的抑制作用；Ⅲ型细胞在其特征频率两侧既有兴奋区，也有抑制区；Ⅳ型细胞在其最佳频率低强度刺激为兴奋、高强度刺激则为抑制，反应的消长在频率范围内是非单调性的。细胞按典型的音阵结构排列，Ⅰ型细胞存在于腹核中，Ⅲ型细胞则存在于整个耳蜗核中，Ⅱ/Ⅳ型细胞存在于背核中。

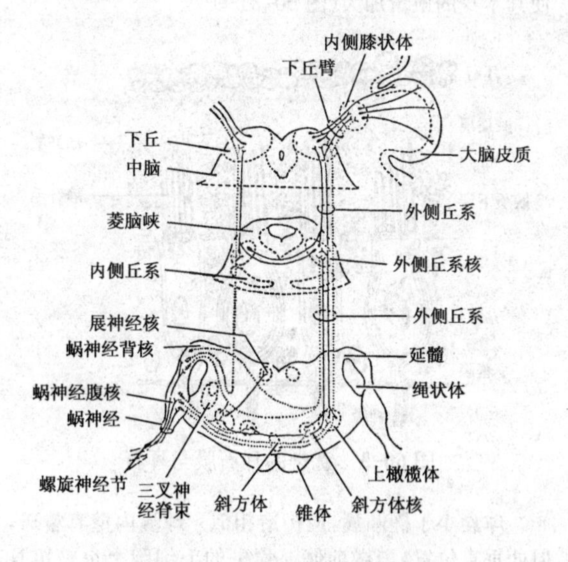

图 60-1 蜗神经的传导径路

环境声频率相对复杂，其强度和频率变化迅速，因此中枢部分对复杂声的反应也是变化的，对宽频声刺激的抑制作用类似于听神经。某些细胞对声刺激不发生反应，某些细胞对上行或下行的调频刺激有不对称的反应，细胞对频率不断变化的反应大于对同一频率的反应，不同细胞对调幅信号反应不同，而仅到短纯音反应的细胞则不随调幅刺激变化。

(2) 上橄榄核复合体

上橄榄核复合体由内、外及周围核组成，本处主要讨论内、外两核。两核均接受双侧腹核束的直接或经中间神经元束的冲动，因此，上橄榄核是处理双耳信息的最低中枢，其多数细胞的放电模式与耳蜗核相似。

外核成“S”形，总体反应为对同侧输入的兴奋和对经斜方体中间核传束输入的抑制，调谐曲线与输入神经相似，同侧输入声能对大于或小于该频率部分起抑制作用，并与对侧输入相匹配，对耳间频率及强度差敏感。

内核接收双侧前腹核束的冲动，其中 EE 细胞接受双侧束的兴奋刺激，而 EI 细胞则接受从一侧束的兴奋和对侧束的抑制冲动。EE 细胞对双耳刺激的放电率要大于单耳刺激，其强度—功能曲线陡峭，说明这些细胞对强度变化敏感；EI 细胞则对单耳刺激更易反应。由于刺激的相对相是变化的，兴奋和抑制峰在或大或小的程度上重叠，产生随耳间时差不同致放电率周期性变化，使放电率达最大的最小时差为特征延搁，不同细胞有不同的特征延搁，可能是从不同耳上行的橄榄核的传递时间差异所致。上橄榄核对双耳声强度差和时差敏感，说明该核是处理声定位的重要部位。

(3) 听路上的其他核

斜方体内侧核接受前腹核冲动；外侧丘系接受对侧耳蜗核的输入(主要是背核)及上橄榄核冲动；下丘分成中央核、外周区及外侧核，中央核排列成层状结构，细胞反应模式呈多样性，导致复杂的频率相互作用及刺激水平与放电率的非单调关系，并对耳间时差及强度差敏感；皮质下最后一个听核是下丘脑的内侧膝状体，腹核和内侧核对声刺激反应一致，细胞对刺激反应模式较复杂，有显示长潜伏期反应或长时间维持放电或对短刺激的周期性抑制等；其多数细胞也对耳间时差和强度差敏感。

(4) 听皮质

听皮质细胞反应研究已在 AI 区或原始听皮质进行，皮质细胞反应对状态变化尤为敏感。如对麻醉与否及注意力是否集中均有不同反应。皮质每一区也有音阵模式排列，许多神经元调谐曲线比外周更尖锐，提示皮质对位置及频率编码机制十分重要。

皮质细胞反应的强度和频率范围更窄，说明其精细程度提高，细胞反应模式更复杂。而且随重复刺激的无适应现象，细胞总体上是对双侧输入反应，但也分成接受双耳兴奋传入的EE细胞和接受一侧兴奋，另一侧抑制的EI细胞。此外，还发现仅对双耳刺激而不对单耳刺激反应的PB细胞，同样也敏感于耳间时差和强度差。

总之，听路上的细胞，包括听皮质，对声音的反应不是简单基于频率和强度；动力学特征、声谱反差、动物状态及环境都可能成为决定细胞反应的一个因素，相对应的特殊重要参数和这些细胞特性的综合情况，在皮质和其他核中的未完全明了。

（敖华飞）

60.2 前庭解剖与生理

60.2.1 前庭终器的解剖结构

前庭是司平衡的器官，由3个感受角加速度的半规管(semicircular duct)和两个感受线加速度的耳石器[椭圆囊(utriculus)、球囊(saccule)]组成。

前庭终器(vestibular end organ)位于颞骨岩部的骨迷路内，水平半规管恰在鼓窦入口内侧面。耳蜗居前庭前端，通过联合管(ducts reuniens)与前庭相连。膜迷路的内淋巴管与内淋巴囊延伸到硬脑膜之下。

三个半规管起止均在椭圆囊，且三个管平面的位置在岩骨轴内相互垂直，分别称上、后和外半规管。上半规管和后半规管的上脚相合成为总脚后进入椭圆囊，其余诸脚均各自入椭圆囊(见图59-8、59-9，第59章)。

每个半规管的起始处膨胀呈囊状，称壶腹(ampulla)，内含平衡终器——壶腹嵴(crista)，壶腹嵴如鞍状(见图59-12，第59章)，长轴与壶腹底垂直。嵴的形态利于包含最大数量的感受器——毛细胞。毛细胞呈圆柱形，顶端表面有微绒毛。许多微绒毛集合成束状排列，称静纤毛(stereocilium)。每个毛细胞有一根最长的纤毛叫动纤毛，传递极化(polarization)信息。当毛束(静纤毛)指向动纤毛时，使前庭内淋巴静电位降低(部分去极化)，引起该处与毛细胞接触的向心神经元突触兴奋，激发率增加；当静纤毛背向动纤毛时，内淋巴静电位增加，突触抑制，减少激发率(图60-2)。

覆盖在毛细胞表面的凝胶状物质，叫嵴帽，主要成分是支持细胞分泌的粘多糖。其覆盖在壶腹嵴表面与壶腹对侧壁之间，可随微量的流体运动作活塞状移动。嵴帽的比重约1.0，与内淋巴相当，可防止在一定的头位时嵴帽“漂浮”移位，阻止持续的眼球震颤。此比重的破坏，是引起蜗后眼震的可能原因。

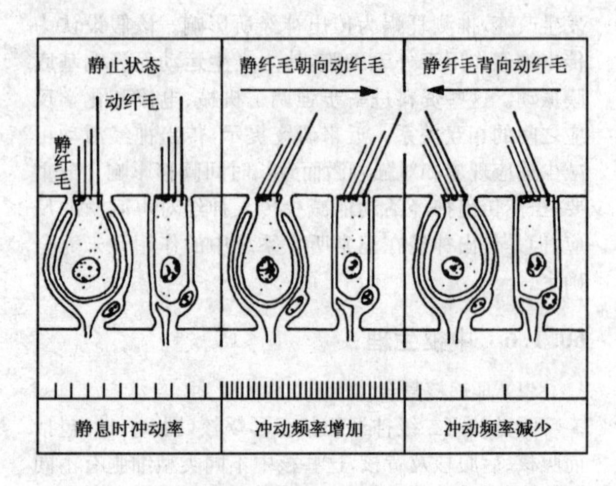

图60-2 毛细胞纤毛弯曲方向和神经激发率改变的关系

椭圆囊除作为半规管液流的蓄贮场所外，囊底水平上有椭圆囊斑(macula utriculi)，又称耳石终器(otolithic end organ)。囊斑扁平形，位于水平面上，由毛细胞及支持细胞组成。毛细胞表面覆盖类似嵴帽的胶质膜叫耳石膜。耳石膜表面有耳石，是一种无机盐结晶，主要成分为碳酸钙或方解石，体积为0.5～30 μm³，比重2.71～2.94，比内淋巴高。耳石膜因耳石使其本身的质量加大(图60-3)。

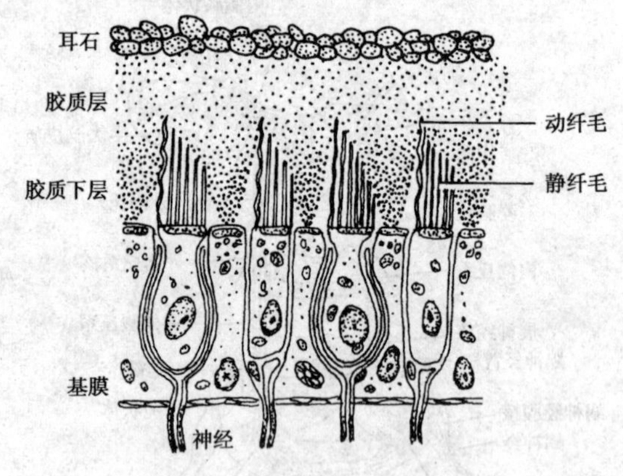

图60-3 囊斑的耳石膜与耳石

球囊小于椭圆囊，但构造相似。球囊内壁有囊斑，但处垂直位置，稍微前倾。囊斑的毛细胞上也被覆耳石膜。

耳石膜内有微纹(striola)，沿耳石膜中心似雪花样地薄层分布。微纹里耳石较小(约1 μm)。耳石膜在椭圆囊斑的厚度比球囊斑中薄，这与提供给毛细胞的刺激不同有关(图60-4)。

囊斑上毛细胞的动纤毛在动力学上有极化，但极

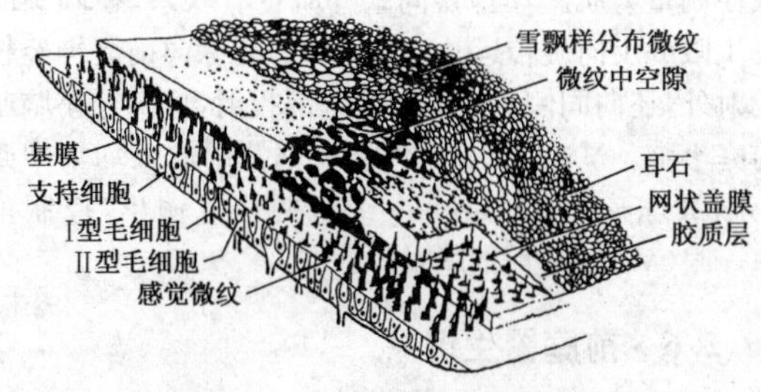

图 60-4 囊斑的耳石膜与微纹

化形式比壶腹复杂。椭圆囊斑的动纤毛定向指向微纹。囊斑与微纹均呈曲线状，当静止状态的头向任何方向倾斜，都会引起一到两个耳石器的毛细胞兴奋而其他毛细胞受抑制。耳石器不但对重力敏感，对线性加速度也敏感，如步行时头部向前运动或上下跳动的运动均能使其感受。

60.2.2 前庭感觉上皮的细胞形态学

感觉上皮有两种基本细胞类型，支持细胞与毛细胞。支持细胞从基底膜到顶表面，胞核在基底膜之上、毛细胞之下。支持细胞内含发育良好的高尔基复合体、线粒体及少量类脂化合物小滴。支持细胞上部含有许多圆形或卵圆形颗粒，这些分泌颗粒的功能不确，但与嵴帽与耳石膜形成有关。

毛细胞有两种类型，Ⅰ型毛细胞和Ⅱ型毛细胞。分型由有或无杯状形态来定义。Ⅰ型毛细胞呈长颈瓶形或杯状末端。通常一个杯包绕一个Ⅰ型细胞，叫单杯末端(simple calyx ending)。有时一个杯围绕2～4个Ⅰ型细胞，叫复合杯末端(complex calyx ending)。复合杯末端多分布于中心带(或微纹区)。Ⅰ型细胞与Ⅱ型细胞数量之比在啮齿类动物中为1∶1，而在灵长目动物中为5∶1，说明Ⅰ型细胞对高级动物的重要性(图 60-5)。

Ⅱ型毛细胞为圆柱形细胞。它们通过基部表面与多个传入、传出突触结节(bouton)接触，共同组成了突触。传入结节内含线粒体和很少的囊泡，向心地传递刺激到前庭核。对毛细胞来讲它们是后突触。传出结节含囊泡较多，但线粒体与囊泡的体积比传入结节要小。传出结节传递脑干的神经传出刺激，它们对毛细胞来讲是前突触。超微结构显示Ⅱ型毛细胞在末梢区通过突触与多个传入结节联系。每个传入结节得到一个毗邻毛细胞的一个突触。中心带的Ⅱ型毛细胞通过突触与相对少的传入结节连接，但每个传入结节与多个毛细胞有连接。中心带的Ⅱ型毛细胞通过突触与包绕Ⅰ型毛细胞的杯型末端也有接触。

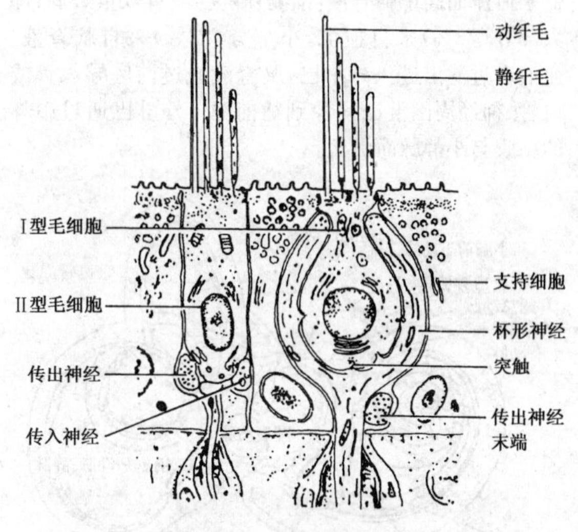

图 60-5 毛细胞的分型

60.2.3 内耳淋巴液

内耳埋藏在颞骨岩部内，以耳囊(otic capsule)为壁，可分耳迷路(otic labyrinth)和耳周迷路(periotic labyrinth)。耳迷路又称膜迷路，是一条连续的衬有上皮的管道和腔隙，内含称为内淋巴的耳液。耳周迷路为耳迷路外周的骨囊，又称骨迷路，内含称为外淋巴的液体。

(1) 内淋巴液

内淋巴液为人体的细胞外液，其离子成分为低钠(15～25 mmol/L)及高钾(140～160 mmol/L)，类似细胞内液。内淋巴液由血管纹边缘细胞产生。这些细胞有明显的分泌细胞的形态，深凹的细胞核(表明细胞处于活跃的产生与分泌)，细胞顶部有许多微绒毛，胞内含多量核糖体和囊泡，基底表面包含许多线粒体，提供了把内淋巴从细胞内泵出所需的能量。这些细胞与壶腹嵴及囊斑的"黑细胞(black cell)"有同等功用，由神经上皮细胞转化而来。

内淋巴吸收的部位可能在内淋巴囊，经内淋巴管、椭圆囊管、球囊管和椭圆囊、球囊连接。在形态学上，内淋巴囊的圆柱细胞专用于吸收，如同肠细胞一样，这些圆柱细胞表面有长的微绒毛，一旦内淋巴管阻塞会引起内淋巴积水，提示内淋巴囊是吸收内淋巴液的部位(图 60-6)。

(2) 外淋巴液

对外淋巴液产生的部位仍有争议。按化学成分而言，外淋巴液的氨基酸，尤其是甘氨酸和丙氨酸的含量低于血流而高于脑脊液，推测外淋巴液有双重来源，即大部分(78%)来自血流，小部分(22%)来自脑脊液。血液通过滤出进入外淋巴，脑脊液通过前庭导水管或血管、神经周围淋巴间隙到达前庭。外淋巴通过中耳的粘膜与小静脉而引流。

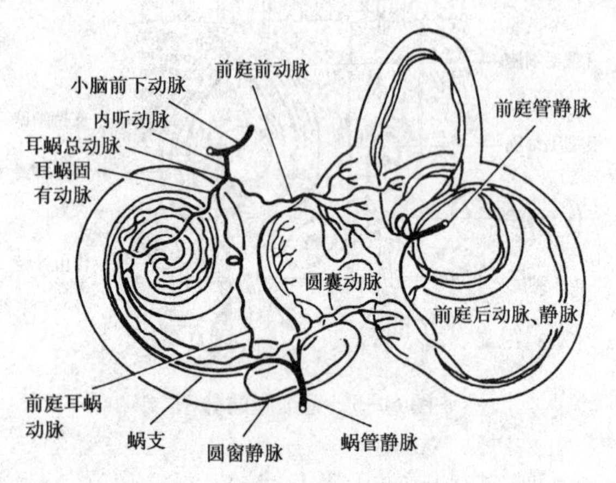

图 60-6　前庭终器的血液供应

60.2.4　前庭终器的血供

前庭终器的主要血供来自内听动脉(迷路动脉)。其来源于小脑前动脉(45%)及小脑上动脉(24%)、基底动脉(16%)。进入内耳后不久，迷路动脉分为两个分支：前庭前动脉和耳蜗总动脉(common cochlear artery)。前庭前动脉主要供给椭圆囊以及上、外壶腹的大部分及球囊的一小部分血液。耳蜗总动脉有两个分支：耳蜗固有动脉(螺旋蜗轴动脉)和前庭耳蜗动脉。前庭耳蜗动脉的一个分支为后前庭动脉，它是后壶腹及球囊的主要血供来源。

60.2.5　前庭的神经通路

前庭迷路的神经纤维组合虽较复杂，但可分上、下两支。上支纤维来自外、上半规管的壶腹嵴和椭圆囊斑，下支纤维来自后半规管壶腹嵴和球囊斑。上下支纤维的神经节位于内听道，名 Scarpa 神经节，是为第一神经元。第一神经元在第四脑室桥脑延髓结合部，同前庭核发生突触。前庭神经有上、侧、内、下四个核。半规管向心纤维多数抵达上、内两个核，然后通过内纵长束向眼运动核投射，内核通过内侧前庭脊髓束向下双侧投射，控制颈肌。以上通路分别成为半规管兴奋后发生眼球震颤和头转动反射的解剖基础。

耳石投射纤维达前庭下侧核，通过外侧前庭脊髓束控制重力肌。耳石器同眼外肌也有联系，在倾头时发生眼的反向旋转运动。前庭神经元除向前庭神经核投射外，还向同侧的绒球和蚓垂部投射，这部分小脑叫前庭小脑。试验证明，视性和前庭性的输入均集中到小脑绒球皮质的 parkinje 细胞的信息输出，控制前庭—眼(VOR)反射的增益。

60.2.6　前庭器生理

维持躯体平衡依赖 3 个感觉系：本体感受系、视觉系和前庭系。前庭器由感受头部旋转运动的三个半规管和感受头的直线加速运动的两个耳石器组成。前庭器也通过毛细胞纤毛的弯曲实行换能。囊斑平面倾斜时，较重的耳石会下倾带动其下含毛细胞纤毛的胶膜。旋转时内淋巴液的惯性引起相对管壁和嵴帽的运动，推动嵴帽而带动埋在其内的毛细胞纤毛。实验表明引起生理活动所需纤毛运动的幅度是极小的。

前庭毛细胞纤毛的弯曲可调节静电位。纤毛弯向动纤毛时，静电位降低，引起毛细胞向心神经元突触的兴奋；当纤毛指向相反时，引起静电位增加，造成突触的抑制。

在水平半规管内，嵴帽指向椭圆囊方向摆动时，引起壶腹静电位下降，神经激发率上升，嵴帽离椭圆囊摆动时，引起相反的结果。在垂直半规管，嵴帽运动的方向与产生的效应相反(图 60-7)。

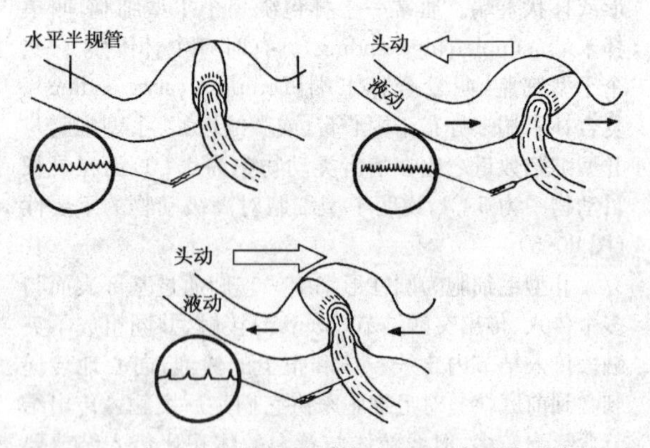

图 60-7　水平半规管壶腹嵴帽与壶腹神经放电率关系

前庭反射涉及三个肌肉系统，即半规管联系的眼外肌和颈肌及耳石器联系的抗重力肌。半规管主要功能是提供前庭—眼反射的向心输入，并通过反射用眼转动来补偿头运动造成的眼球方向改变，借以维持稳定的视像。耳石器投射到前庭下侧核，通过外侧前庭脊髓束控制抗重力肌。耳石器同眼外肌也有联系，在倾头时发生眼的反向旋转运动，这样即能使躯体保持平衡。

（徐仁宗 吴琍雯）

60.3 面神经解剖和生理功能

面神经为第二腮弓神经分支（图 60-8），它支配所有面部表情肌和镫骨肌、二腹肌后腹及茎突舌骨肌，它的中间神经支配外耳道、耳郭后下部和乳突区皮肤（Hunt 带）。这支神经还含有来于表情肌本体感觉纤维。面神经的感觉将来于舌前 2/3 的味觉传至中枢。另外，唾腺、泪腺、鼻、腭、咽、舌和舌下腺、颌下腺的副交感分泌纤维部分参与中间神经。

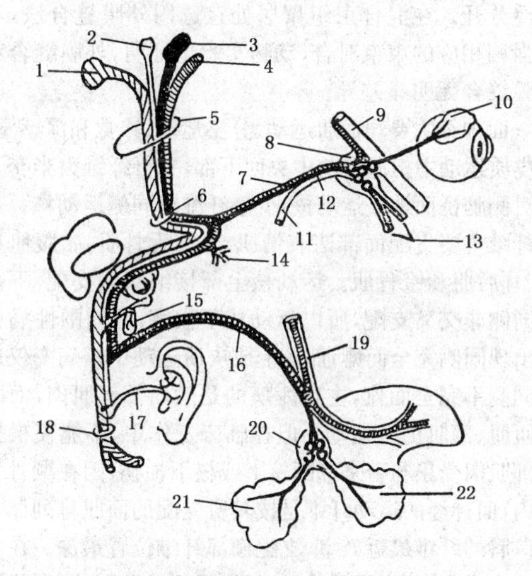

图 60-8 面 神 经

1. 面神经核 2. 三叉神经脊束核 3. 上涎核 4. 孤立束 5. 内听门 6. 内听孔 7. 岩浅大神经 8. 蝶腭神经节 9. 上颌神经 10. 泪腺 11. 岩深神经 12. 翼管神经 13. 支配鼻腺体和提腭帆肌运动 14. 与岩浅神经吻合支 15. 镫肌支 16. 鼓索神经 17. 耳支 18. 茎乳孔 19. 舌神经 20. 舌下神经节 21. 颌下腺 22. 舌下腺

皮质运动中枢起自中央前下回下部，下行纤维大半交叉至对侧桥小脑面神经运动核，少量纤维至同侧运动核。运动核上部接纳双侧支配，下部受同侧非交叉支配。所以，运动核下损害，即周围性病变可出现同侧完全性上下面瘫，而核上或皮质运动中枢病变仅造成同侧中下部完全性面瘫。额和颧区肌肉可运动。

上唾核的离心纤维（副交感节前纤维）通过中间神经至膝状神经节，在节的前部循岩浅大神经，出面神经裂孔，继与岩深神经的交感纤维组合，在蝶腭神经节交换神经元，其节后纤维支配泪腺和鼻的粘液腺。另一组副交感纤维也起于上蜓核，同循面神经干而下，在乳突段随鼓索神经至颌下神经节，其节后纤维支配颌下腺和舌下腺。

60.3.1 面神经的解剖与损伤分级

了解面神经的镜下解剖与功能有利于理解面神经损伤的分级。

面神经主要为有髓神经纤维，有髓神经轴突是中枢神经核延伸而成，有髓神经的特征就是有外周卫星细胞，即雪旺细胞。

有髓鞘神经的轴突由雪旺细胞围成管状，因此髓鞘由许多柱状体形成。每个雪旺细胞连接处称郎飞结。雪旺细胞质为一层很薄髓鞘外膜，轴膜是雪旺细胞轴外的一层表膜。轴膜即包绕轴突的外膜，在电镜下可见 7～8 μm 厚。轴突含有轴浆，轴浆内有微管、线粒体和内浆网。有髓神经横断面上的髓鞘呈多层板状结构。

面神经主干的结缔组织包括神经外膜、神经束膜和神经内膜。这些支持结构对正常神经功能和病变状态有着重要作用。

神经外膜（epineurium）是一层包绕神经束外的结缔组织，神经滋养血管进入外膜，它有着丰富的动静脉吻合网，神经外膜还含有淋巴管，但不包在神经束内。

神经束膜（perineurium）是分层排列的扁平细胞，它与外膜不同处就在细胞呈分层排列及细胞扁平。束膜给神经提供了鞘壳。组织化学研究证实束膜有大量磷酸化酶，有高水平的 ATP 酶，因此，束膜具有代谢活动，有人称它是神经的呼吸器官。

神经内膜（endoneurium）组成束内结缔组织，它含有垂直方向的胶原纤维，包绕神经纤维和毛细管。

面神经损伤组织学分级：Sunderland（1977 年）的神经主干组织学面神经损伤分级，有助于理解面神经电学检查结果。

第一级（Ⅰ级）为神经传导阻滞（neuropraxia），当神经主干受到压迫，损伤不很严重，引起传导中断，轴突保持连续性，当压迫去除后，传导很快恢复。在传导中断时，损伤局部不能通过脉冲，但电刺激损伤远端纤维仍能产生动作及可见的面肌收缩。

第二级（Ⅱ级）为轴突中断（axonotmesis），这是比较严重的损伤，它的原因可能是压迫也可能是其他因素，如：病毒炎性变，引起华氏变性，但神经束膜、外膜仍可见，因此再生能在精确位置恢复，病因去除后，可完全恢复，但被认为有延迟，因为轴突必须从损伤部位再生，大约是每天 1 mm。

第三级（Ⅲ级）为内膜性神经中断（neurotmesis），这是神经内膜遭破坏，除了发生华氏变性外，还有轴突再生有内管错向。错向再生可引起不全恢复的联动。第三到第五级损伤都有错向再生。

第四级（Ⅳ级）为束膜中断，这是很严重的损伤。神经内瘢痕可能阻止轴突到达肌肉。

第五级（Ⅴ级）为神经断离，这是指神经完全切断，没有恢复的可能。

Sunderland 分级系统对外伤性面神经病变是很重要的。

（沈　雁）

60.3.2　面神经的生理功能

面神经约有 10 000 根纤维，为运动和感觉的混合纤维，其中运动纤维有 7 000 根，运动纤维粗大，包有大量的髓鞘；触觉纤维及髓鞘粗细中等，痛觉和味觉纤维较细，少髓鞘或无髓鞘。面神经的功能与轴索直径、髓鞘厚度及两郎飞结之间距离相关，直径越粗，髓鞘越厚。郎飞结间距越长，传导速度越快。

每根神经纤维是由神经元轴突和周围特有的鞘膜所组成，轴突内含有微丝、微管、线粒体和非颗粒状内质网，有时能观察到多囊小体。微管起轴突的细胞骨架作用，与轴浆的运输有关，微丝在轴突生长阶段并不重要，其主要作用是在生长期以后维持轴突的外形。

每根神经纤维的外面有三层由结缔组织构成的支持性鞘膜，分别称为神经内膜、神经束膜和神经外膜。神经内膜为围绕雪旺细胞外的一层薄膜。由若干神经纤维组成的神经束，外面包有神经束膜，神经束膜上皮细胞有饮液空泡的作用，可完成物质的主动运输。血液—神经屏障经电子显微镜研究，发现它定位于神经束膜，能防止大分子物质由血液进入神经，有抗感染能力，同时一旦束膜损伤，轴突内成分进入血液，导致自身免疫。它同时能保证神经内正压，可防止渗出液外排，而且其内无毛细淋巴管存在，故束膜内水肿不容易引流，因此面神经减压时，需打开此层膜，面神经才能得到真正减压，使面瘫恢复。神经外膜是神经纤维最外层的疏松结缔组织，其中有营养血管和淋巴管。

面神经营养供给基本上来源于：① 局部的营养血管，主要是颈动脉的茎乳动脉和岩浅动脉、椎动脉的小脑前下动脉；② 神经元胞体沿轴突的轴浆运输，轴浆运输对维持神经元的正常传导功能和轴突的再生功能也很重要，因为轴突内没有核蛋白小体和粗面内质网，不能合成蛋白质和酶类。轴浆运输分为快速运输和慢速运输。前者运输速度约为 400 mm/d，其成分为轴突内需要迅速更新的结构物质，如膜性小泡壁的组成元件——糖蛋白及磷脂。后者运输速度为1～5 mm/d，其成分为更新轴突内实质性物质、可溶性轴浆和微管等。

一个神经元由细胞体、轴索及其支配的肌纤维组成一个运动单位，每一轴突在末端分成几个或几百个甚至上千个神经末梢，每一末梢通过神经肌肉接头支配一根肌纤维，神经末梢与肌纤维接触的部位为终板，每一根肌纤维可能接受 2～3 个神经元末梢的支配，当运动神经元或轴突受刺激而发出冲动，冲动传到神经末梢和终板时，产生乙酰胆碱，造成肌肉的去极化现象，导致肌肉收缩。

面神经的近端为混合束，其远端不同功能神经束已经分开。在混合束组聚居处宜选用外膜缝合法，不必强调相应的束束对合，动物实验也证明，外膜缝合和束膜缝合无明显差异。

面神经主要司面肌运动、分泌运动、味觉和深感觉。其皮质运动中枢起自前中央回下部，下行纤维大半交叉至对侧脑桥面神经运动核，少量纤维至同侧运动核。运动纤维主要支配面部诸表情肌、茎突舌骨肌、二腹肌后腹、耳后肌和镫骨肌。运动核上部接纳双侧支配，下部受同侧非交叉支配，所以运动核下损害，即周围性病变可出现同侧完全面瘫，而核上或皮质运动中枢病变仅造成同侧不完全面瘫，主要瘫痪的是颜面下部肌肉，而眼轮匝肌、额肌仍可运动。但在临床工作中，不能仅根据额部肌肉受累与否来诊断核上或核下损伤，因在颞骨骨管内，面神经的运动纤维是按其所支配的面肌排列。支配口唇的纤维最近鼓室，支配额部纤维位置最深。在耳源性病变中，前者受累最早，后者受累最迟，所以在早期耳源性面瘫中，额部肌肉的功能可属正常。

上涎核的传出纤维（副交感节前纤维）通过中间神经至膝状神经节，在节前的前半部循岩浅大神经出面神经裂，继与岩深神经的交感纤维汇合，在蝶腭神经节交换神经元，其节后纤维支配泪腺和鼻的粘液腺；另一组副交感纤维也起于上涎核，共同循面神经干而下，在乳突段随鼓索神经至下颌下神经节，其节后纤维支配颌下腺和舌下腺的唾液分泌。传入纤维传递舌前 2/3 感觉上皮的味觉，由舌神经经鼓索神经、膝状神经节、中间神经至孤束核。由于鼓索中的部分味觉传入纤维到达膝状神经节后，沿岩浅大神经达蝶腭神经节，然后再通过三叉神经而达脑桥。因此核下迷路段病变患者额面瘫痪，同侧泪液、涎液分泌减少，但味觉无影响；另一组传入纤维传送外耳道后上耳甲腔、耳垂和面深部感觉。

（戴春富）

耳部检查方法 61

61.1 一般检查

被检者取侧坐位,受检耳向检查者。

61.1.1 耳郭与乳突

耳郭与乳突的检查主要采用视诊与触诊方法。检查时,观察耳郭有无先天性发育不全或畸形、腮裂瘘管、副耳,有无耳郭外伤、皮肤撕裂或皲裂、皮下血肿,有无耳郭湿疹、软骨膜炎或带状疱疹,有无耳郭牵拉痛与耳屏压痛,有无耳郭新生物如血管瘤、乳头状瘤或基底细胞癌等。

检查乳突部有无红肿、瘘管、瘢痕,鼓窦与乳突尖有无压痛点。

被检者再改取正面坐位,观察两耳是否对称。

61.1.2 外耳道与鼓膜

检查方法有以下几种。

(1) 徒手检查法(manoeuvre method)

是将耳郭向后上方牵拉,使外耳道的软骨部和骨部在一条轴线,使检查者看清耳道与鼓膜的全貌。

1) 双手检耳法 检查时,检查者一手将耳郭向后上外方牵拉,另一手示指向前方推移耳屏,将弯曲的外耳道软骨段拉直,能看清外耳道与耳膜(图 61-1)。

检查婴幼儿时,宜将耳郭向后下方牵拉,才能拉直外耳道,看清鼓膜。

2) 单手检耳法 在检查耳道与耳膜时,为便于右手持器械检查与操作,如清除外耳道异物与耵聍,清洗耳道脓液,可用左手牵拉耳郭。检查左耳时,左手拇指与中指从耳郭下方将其向后上方牵拉,示指向前压耳屏;检查右耳时,从上方将耳郭向后上外方向牵拉,示指向前压耳屏,即可看清耳道与耳膜(图 61-2,61-3)。

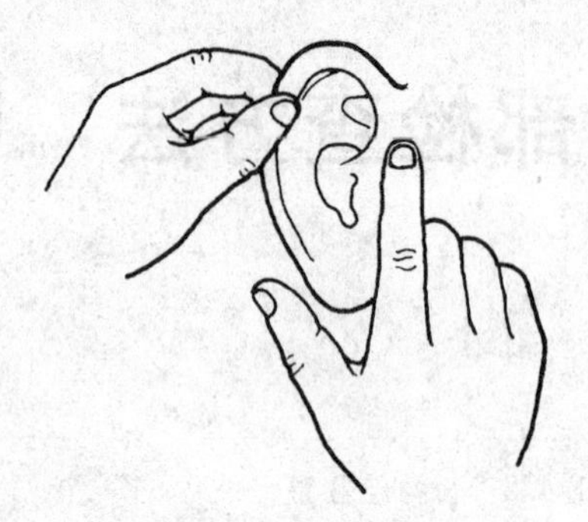

图 61-1　徒手双手检耳法

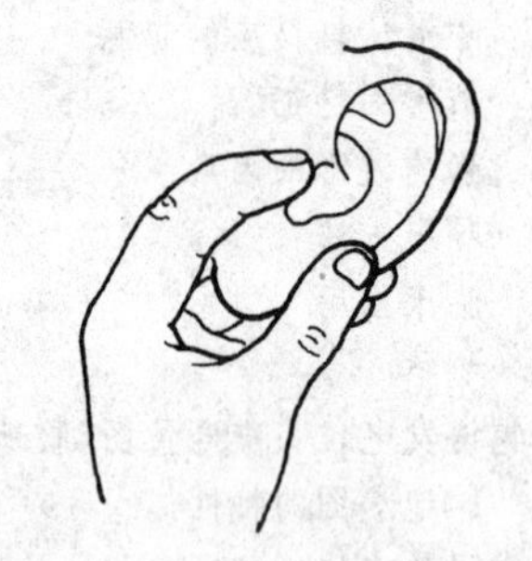

图 61-2　徒手单手检耳法(左耳)

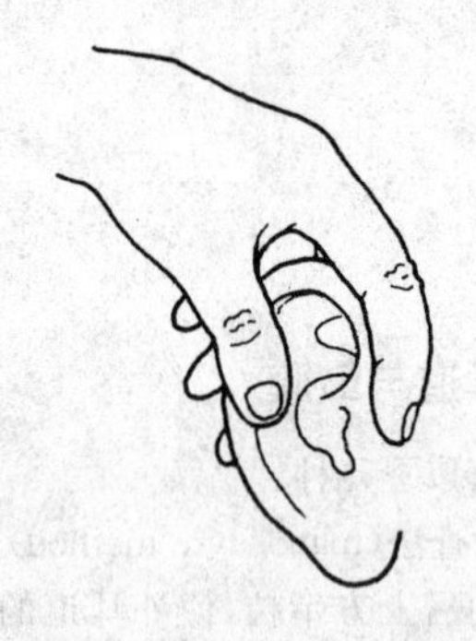

图 61-3　徒手单手检耳法(右耳)

(2) 耳镜检查法(otoscopy)

耳镜是检查外耳道与鼓膜的基本器械,耳镜检查法也是基本操作方法。检查时应注意选用大小适宜的耳镜。耳镜检查法主要有下列几种。

1) 窥耳器(ear speculum)检查法　窥耳器状如漏斗,一般用金属或塑料制成,通常由管径大小不同的3～4 只窥耳器为一套。检查时,按徒手检查法牵拉耳郭,使耳道变直后,置入窥耳镜,使其与外耳道纵轴一致,压倒耳毛,即可窥清耳道与鼓膜(图 61-4)。

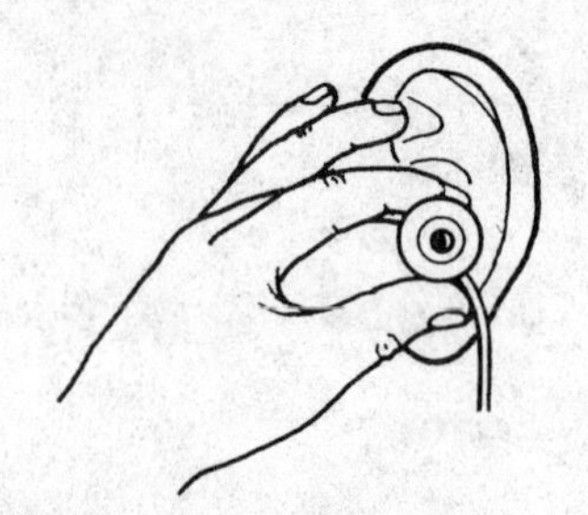

图 61-4　窥耳器检查法

窥耳器插入深度不应超过外耳道 1/3,以便于上下左右移动,观察鼓膜全貌且不致压迫耳道骨部,引起疼痛与咳嗽。初学者可练习用左手提耳郭,右手持窥耳器插入耳道,然后空出右手便于操作。

2) 电耳镜(electric otoscope)检查法　电耳镜上有光源装置及放大镜,置入耳道时方法同窥耳器。其优点是在缺乏额镜反射光源或在检查婴幼儿、卧床病人时较为方便,也能观察到窥耳器不易察觉的病变。

3) 鼓气耳镜(Siegle's otoscope)检查法　鼓气耳镜如图 61-5,配备有放大镜,旁侧有接管与橡皮球相连。

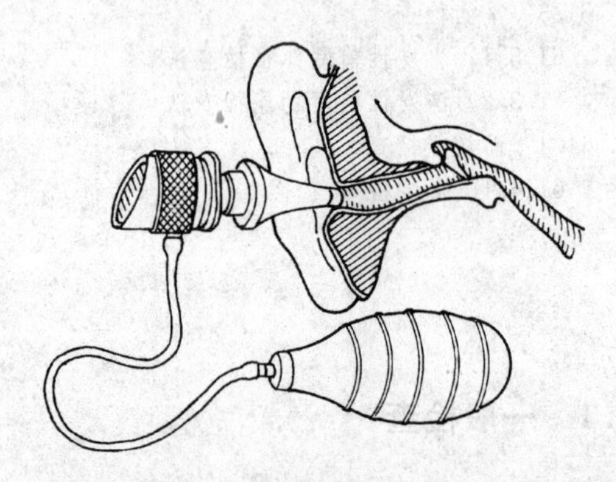

图 61-5　鼓气耳镜及其检查法

使用鼓气耳镜,不仅能观察到鼓膜的放大图像,压迫橡皮球还能观察到鼓膜活动情况,查明鼓膜是否有内陷、粘连、小穿孔和鼓室积液。

使用鼓气耳镜也能检查有无半规管瘘管。当胆脂瘤侵蚀骨迷路时,用鼓气耳镜加压或减压,可影响膜迷路而出现眩晕与眼球震颤。有眼球震颤称瘘管征强阳性,表示有迷路瘘管存在;仅有眩晕感为瘘管征弱阳性,表示迷路有瘘管可能;如无眼球震颤或眩晕感者为阴性。瘘管征阴性并不能完全排除瘘管存在。

4) 耳显微镜(ear microscope)检查法　这是较为精细的方法,能发现与辨别出其他方法难以觉察到的鼓膜或鼓室的细微变化及异常。耳显微镜检查的优点在于同一视野内可看到鼓膜全部，而且显微镜物镜与鼓膜之间有足够的空间，以利器械在鼓膜或鼓室内操作。

耳显微镜检查的目的，是用于检查鼓室、鼓膜与外耳道的微小病变，如鼓膜轻度充血与微小穿孔、鼓膜的振动与鼓室粘连，鼓膜的息肉或术后鼓膜愈合情况。在耳显微镜下还可作鼓膜切开与穿刺抽吸术，微量肉芽刮除与活检等。

无论使用何种耳镜检查，从一定的方向仅能观察到耳道或鼓膜的一部分，因此在检查时应不断转动受检者头部，才能看清鼓膜全貌。检查时可先找鼓膜光锥或锤骨柄，再逐步检查鼓膜的其他部位。

检查外耳道，主要观察外耳道有无畸形与阻塞，如耵聍、胆脂瘤与其他异物。有无耳道疖肿、湿疹、霉菌；有无外耳道乳头状瘤和恶性肿瘤等病变；有无骨壁塌陷等。

检查鼓膜时，观察鼓膜形态，如有无充血、肿胀、混浊、疱疹或肉芽、瘢痕、钙化斑或蓝色鼓膜。观察鼓膜是否完整，如有穿孔应检查穿孔大小与部位、形状等。有无鼓室积液征或鼓膜内陷。

(3) 咽鼓管检查

咽鼓管的鼓室端开口在鼓室前壁，向前内下方向与鼻咽部外侧壁相通，它是中耳通气引流的惟一通道，因此咽鼓管功能与中耳生理功能关系密切。咽鼓管检查的目的在于通过查明咽鼓管的通气情况，来诊断治疗中耳疾病。

咽鼓管检查的方法很多，一般可分为定性检查与定量检查。定性检查有捏鼻鼓气法、波氏球吹张法和咽鼓管导管吹张法等。定量检查方法有声阻抗检查法。

1) 捏鼻鼓气法(Valsalva's maneuver)　也叫瓦耳萨耳瓦法。检查时受检者捏紧双侧鼻翼，紧闭双唇后用力呼气，迫使空气入咽鼓管，咽鼓管通畅，受检者会感到耳内有“轰”声，并觉耳内发胀；咽鼓管功能有障碍，则无此感觉。

鼓气时检查者可通过听诊器听到鼓膜振动声，或经耳镜看到鼓膜的活动。耳膜有小穿孔时，鼓气后空气自鼓室内逸出，可闻及吹哨声。

2) 波氏球吹张法(politzerization)　波氏球如图61-6。检查时受检者先清除鼻涕，将波氏球的橡皮橄榄头塞入一侧鼻孔并使之不漏气，一手压紧另一侧鼻孔后，嘱受检者作吞咽动作，或口内含水，或发“开、开、开”音，检查者同时迅速捏波氏橡皮球，将球内气体经鼻腔压入咽鼓管(图61-6)。

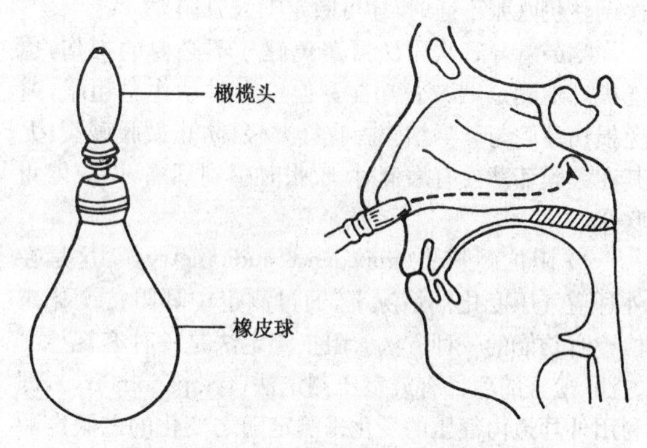

图61-6　波氏球及其检查法

受检者若咽鼓管功能尚存在，吹张时可感到空气入耳的“夫、夫”声，检查者亦可从听诊管听到此声。此方法适用于幼儿，尤其是啼哭不止的小儿，可乘其啼哭软腭上举时，捏波氏球压气体入咽鼓管。

采用波氏球吹张法时，与捏鼻鼓气法一样，会同时吹气入两耳，可能引起健耳损伤或使健耳继发感染，应加以注意。

3) 咽鼓管导管吹张法(catheterization)　采用咽鼓管导管吹张法时，应先用1%丁卡因和麻黄素棉片麻醉收敛受检侧鼻腔粘膜，然后将咽鼓管导管弯头自下插入鼻孔，沿鼻底轻轻送入到软腭后端直达鼻咽后壁，再将导管弯头向外转90°，徐徐拉出导管，越过咽鼓管圆枕，滑入咽鼓管咽口，然后用洗耳球嘴对准导管吹气。检查者可通过听诊管了解咽鼓管功能(图61-7)。

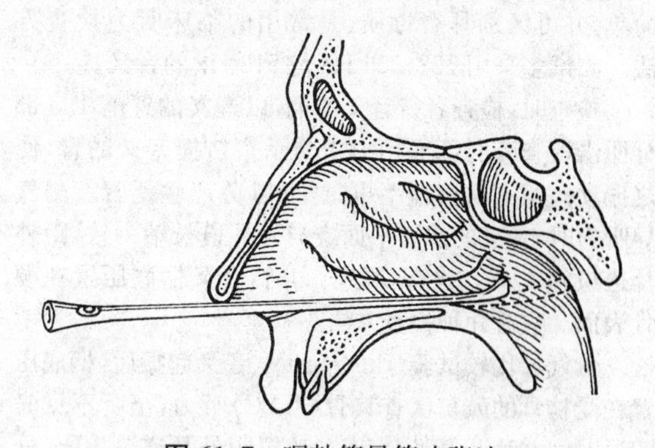

图61-7　咽鼓管导管吹张法

咽鼓管功能良好者听诊管内可听见轻柔吹风声和鼓膜振动声；鼓室有积液，吹张时可听到水泡声；咽鼓管狭窄或阻塞者，可听到断续尖叫声；鼓膜穿孔时，可觉察到空气经听诊管窜入检查者耳内。如听诊管内无声听到，应适当调整导管位置或角度后再度吹张，经多次调整仍吹张不通时，才可断定咽鼓管阻塞。

咽鼓管导管吹张法可避免健耳不必要的损伤，也能满意地测试咽鼓管功能。但检查时动作忌粗暴，避免损伤鼻腔与鼻咽粘膜。吹气要轻，防止鼓膜破裂，尤其在鼓膜菲薄或有瘢痕时，吹张时感到耳痛，即应停止吹张。

4）阻抗测听法（impedance audiometry）　这是在外耳道气压变化的情况下，通过测定中耳阻抗变化来检查听功能的一种方法。阻抗测定法是一种客观检测方法，检查的项目有鼓室压测定法（tympanometry），即利用外耳道内气压的变化来测定随之变化的鼓膜声顺值；声阻抗测定，即通过直接测定中耳鼓膜平面的声阻抗值及镫骨肌反射阈。

阻抗测定有助于了解咽鼓管功能、中耳气压改变、有无鼓室积液、有无听骨链固定或中断。阻抗测定法的原理、方法与结果的评估详见听力检查部分。

(4) 常用听力检查法

1）表试验（watch test）　是用表声来测定被检查者的听力的方法，使用已久。一般用于测定耳对表声的气导听力。测定方法是受检者坐于静室内，将秒表置于距受检耳 1 m 处，将表缓缓地由远至近，测定受检者刚能听见表声的距离，以平均值作为该耳的听距。标准听距一般为 1 m。

使用表试验检查时，通常选用秒表或怀表为宜，测试时应固定使用同一表具，使测得的结果有可比性。测试时秒表发条应上紧，保持秒表弹簧力量的均衡。

2）音叉试验（tuning fork test）　测试听力，使用简单，并可区别耳聋性质，是常用的临床听力检查方法。测试多采用 128、256 Hz 与 512 Hz 的音叉。

检查时，检查者持音叉的柄，以音叉的臂前 1/3 部分叩击检查者肘部或用拇指与示指挤捏音叉的臂，使之振动。叩击与挤捏不可过重，以免产生泛音。测气导听力时，音叉的双臂平面应与外耳道长轴一致，距外耳道口约 1 cm。检查骨导听力时，音叉柄底压置在颅骨表面。它有几种检查方法。

骨气导比较试验（rinne test）：音叉起振后，柄底压置在受检耳的鼓窦区查其骨导（BC）听力，至听不见时记录时间并移开音叉，将音叉改置距外耳道口 1 cm 处查其气导（AC）听力至听不见为止，记录时间。测试时，如骨导听不见时气导亦听不见，应改为先查气导听力再查骨导听力（图 61-8）。

听力正常者，气导听力比骨导听力时间长，记录为 AC>BC 或称骨气导比较试验阳性（RT+）；感音神经性耳聋者，AC>BC，RT+；传导性聋者，BC>AC，称为骨气导比较试验阴性（RT−），如骨气导听力时间相似，记录为 RT±，或 AC=BC，临床意义须结合其他检查进行分析。如一侧耳全聋，气导为 0，则为骨气导比较试验绝对阴性，记录为绝对 RT(−)。

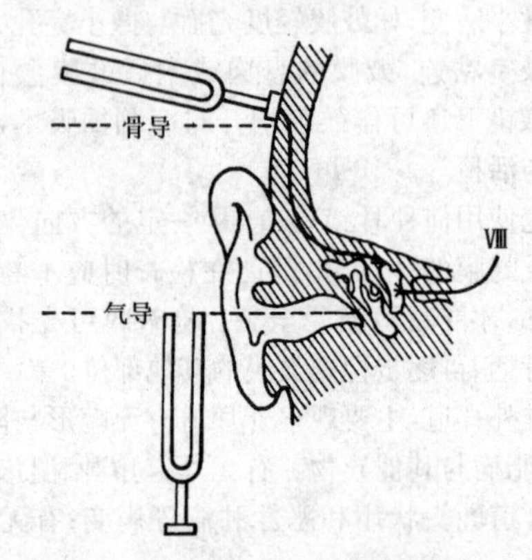

图 61-8　骨导与气导比较试验

一侧耳为重度感音神经性聋时，会出现骨气导对比试验阴性，称假阴性 RT(−)。其原因是声波从患侧鼓窦区以骨导方式经颅骨传至对侧健耳，由健耳感知，出现骨气导比较试验假阴性现象。此时应在健耳加一气导噪声干扰，可用巴氏噪声器（Barary noise box），或用手掌、纸片轻擦健耳耳郭发生噪声，利用噪声的掩蔽作用防止出现假阴性。

骨导偏向试验（weber test）：此试验是比较两侧骨导听力的强弱，辨别患耳是传音性聋或感音性聋。

检查时，将振动的音叉柄底紧压在前额正中线任一点，让受检者区别声响偏向何侧。如患者感觉双耳响度相等，表示骨导无偏向，两耳听力相等。如觉一侧声响表示两耳骨听力不等。如该侧是患耳，患耳为传音性聋；如该侧是健耳，患耳则是感音性聋。记录时，用箭头表示偏向的左右侧，用等号(=)表示无偏向。

传音性耳聋时骨导听力偏向患侧耳的原因是由于传音性聋使外耳噪声不能经患耳的传音装置进入内耳，使患耳的骨导听力不受干扰而引起。

骨导对比试验（schwabach test）：本试验是对比患耳与正常耳的骨导听力时间长短。测试时，将振动的音叉柄底分别置于患耳与正常耳的乳突表面，比较两耳的骨导听力。患耳骨导时间比正常耳长，为骨导对比试验阳性（ST+），表示患耳为传音性聋；患耳骨导时间较短，为骨导对比试验阴性（ST−），患耳为感音性聋；两耳骨导时间相似（ST±），表示患耳骨导听力正常。

绝对骨导试验(absolute bone-conduction test)：本试验是在紧压耳屏堵塞外耳道口后作骨导对比试验。患耳骨导听力和正常耳比较既不延长也不缩短(ABC±)，表示患耳为传音性聋；患耳的骨导听力比正常耳缩短(ABC—)，表示患耳为感音性聋。

3) 语声(conversational voice)和耳语(whispered voice)试验　本试验是一种主观测试法，但受检者须作回答或复诵所听见的语声，所以不失为一种较客观的测试方法。为避免测试时受方言的影响或限制，应使用普通话作测试。

测试方法是在标有距离的静室内，受检者闭目立于规定距离(语声试验为 5 m，耳语试验为 1 m)，受检耳对检查者。受检者不能离墙太近，以免反射声干扰。

检查者对受检耳发出声强比较稳定的双音词或短句，每次 1～2 个词或句，每词发音 2 次，让受检者复诵。如听不见，可改换其他词句，或让受检者逐渐走近检查者，直至听清能复诵为止，记录此距离。

本试验受干扰的因素较多，语声强度也较难控制，故仅在其他测试条件欠缺时才采用。

(徐仁宗)

61.2　听觉检查

听觉检查是临床听力学的一个重要组成部分，它能测定中耳、内耳感受器及听神经的功能及听觉神经通路疾病的定位。近年来，由于耳科学及耳神经科学的迅速发展，听觉检查尤为重要，它能协助临床耳科医师做出正确的诊断。目前，听觉检查分为主观和客观两种，主观检查需要受试者主观意识参与，如：秒表、音叉、纯音测听和语言测听法等。客观检查是声刺激引起的反应，不需受试者的主观意识判断，如声导纳检查和电反应测听法。

61.2.1　纯音听阈测试法

纯音听阈测试法是用纯音听力计测试，用气导耳机检查气导，骨导振动器检查骨导，了解受试耳对不同频率纯音的听敏度，得出气导听阈和骨导听阈。常用测试频率范围为 125～8 000 Hz，以国际标准组织(ISO)为标准气导参考零级，X 轴为频率(Hz)，Y 轴为听阈级(dB)，绘出听力图表。使用符号为美国言语听力协会 1990 年制定(表 61-1)。

气导测试信号通过耳罩耳机输出，如因超大耳机耳罩压力而引起的外耳道阻塞，人为造成听力损失，导致低频气导阈增高，误为传导性聋，可改用插入式耳机输出测试音(Killion，1984 年)。

表 61-1　美国言语听力协会 1990 年制定听力学符号

	左	右
气　导		
无掩蔽	×	○
掩　蔽	□	△
骨　导		
无掩蔽	>	<
掩　蔽	]	[
气导声场	S	
镫肌反射阈		
对　侧	≻	≺
同　侧	⊢	⊣

骨导测试信号通过骨导振动器输出，临床上常放置在前额或乳突部位，在放置部位有 550 g 压力，最适放置部位在某些病人因颅骨形状或某些头颅手术而影响骨导阈，使其增高。按传统习惯，骨导振动器放在乳突部位，但目前较倾向放在前额，因为颅骨的耳间衰减很少，两侧耳蜗都接受到相等的振动，并且额部测试稳定性高(Bekery)，减少了中耳的参与作用(Zwis locki 和 Link，1951 年)。

测试技术，在成人用举手或按钮表示有反应，常用阈上测试音，10 dB 为一级渐降至声音听不见，再上升 5 dB 声强至刚能听到，至少有 50%的重复性，即得到该频率的听阈(ANSI，1978 年)。对于老年患者，因相应延长反应的时间。

掩蔽，用于双耳气导阈相差 30 dB 气导阈测定，如果一侧耳听力较好，测试差耳时，当输出的声强达到一定程度即能被健耳所感受(音影作用)，所以在测试过程中适当的掩蔽是十分必要的。目前临床上常用的掩蔽方法是 Hood 的听影掩蔽法，又称听阈稳定法，所用的噪声强度必须引起被掩蔽耳阈移，称最小有效掩蔽强度，但又不能超过最大允许掩蔽强度，以免引起交叉掩蔽。

掩蔽噪声有窄带噪声和白噪声两种。白噪声是声压级(SPL)，而纯音是听阈级(HL)，所以用白噪声的强度不能掩蔽同等强度的纯音。而窄带噪声用掩蔽效能级表示，其频谱随测试纯音而改变，其效能级与纯音听阈级一致。目前新型听力计大多采用窄带噪声作掩蔽。

测试结果分析：

正常耳：气、骨导阈在正常范围内及图形相似。

传导性聋：气导阈较骨导阈差。

感音神经性聋：气骨导阈匀称性增高。

混合性聋：气骨导阈均增高，但气导阈增高尤为明显。

了解不同的听力学符号的重要性在于：当你看到一个没有反应的符号，这并不意味着没有听力，没有反应仅代表患者没有感受到该测试计的最大输出声强。最大输出声强与许多因素有关，如听力计类型、变频器类型和测试的频率。

近年来较多运用高频纯音测试(8 k～20 k)，它有助于能测试在耳毒药物使用过程中感音神经性聋的潜在预兆(Dreschler et al，1985 年；Fausti et al，1984 年)、噪声暴露的作用预兆(Fausti et al，1981 年)及对疑有感音神经性听力减退进一步发展的预兆。

耳的听力程度的评估，一般认为低于 25 dB 为正常听力范围：25～45 dB 为轻度耳聋；46～65 dB 为中度耳聋；66～85 dB 为重度耳聋；>85 dB 为极重度聋。

61.2.2　Békèsy 测听法

Békèsy 测听法用于测试听阈、病变部位及诊断非器质性聋。用纯音持续音与脉冲音的听阈，形成两条曲线(频率—阈函数曲线)，得出以下结果(图 61-9)：Ⅰ型：两条曲线完全重叠，为正常耳、传导性聋或轻度耳蜗性聋；Ⅱ型：两条曲线在低频区重叠，中频区分离，脉冲音在上，持续音在下为耳蜗性聋；Ⅲ型：两条曲线开始重叠，在 500 Hz 开始分离，持续音比脉冲音下降 20 dB 甚至更多，为耳蜗后性聋，示有严重音衰现象；Ⅳ型：两条曲线开始分离，持续音均低于脉冲音，并呈平行，为第Ⅷ脑神经病变；Ⅴ型：两条曲线全程分离，持续音在脉冲音上，波幅不规则，为非器质性病变。

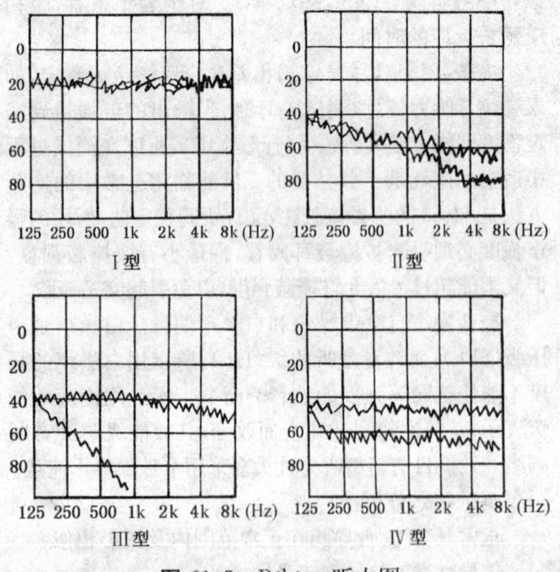

图 61-9　Békèsy 听力图

Ⅰ～Ⅳ型间断音(上)和连续音(下)听力曲线

61.2.3　阈上听力测试

响度复聪是蜗性聋的主要特征，是患耳随声强上升的响度增长大于正常耳的增长。测试方法有：① 双耳响度交替平衡试验(ABLB)，正常耳响度随声强增长，而耳蜗性聋在阈上出现复聪现象，响度差异大，此法需一耳正常方可使用。得出结果：完全复聪(达到声强等响)、不完全复聪(未达到声强等响，但大于正常)、无复聪(患耳与健耳呈线性平行增长)、超复聪(在阈上水平等响所需的声强患耳小于正常耳)(图 61-10)。② 单耳响度平衡试验，用单耳在相邻两个频率比较等响声强，用于双耳均有不同程度的听力损失。③ 短增量听敏指数试验(SISI)，测试患者对阈上20 dB最小响度的增长或差阈。结果为：正常人、传导性聋及蜗后神经性聋识出数<20%，识出数>60%为SISI试验阳性，为耳蜗性聋。④ 强度辨差阈试验(DL 试验)，识别声强变化最小的差值，声强增加而 DL 变小为复聪存在，而声强增加 DL 值不变或增加，说明无复聪存在。⑤ 音衰试验，予持续强音刺激引起听觉疲劳而使听阈暂时漂移，目前常用 Carhart 法，在1 000 Hz 阈强度增 5 dB 听 60 s，如声音消失，则增 5 dB 至受检者听达 30 s，计算全程递增值，结果 0～14 dB 为正常耳及传导性聋；0～20 dB 为感音性聋；>30 dB 为蜗后性聋。

言语测听术，在阈上 20 dB 用标准单音词表，25 单音词或 50 单音词为一组，要求受试者对单词复诵，满分为 100%。结果为正常人测试声为20 dB，得分 100%；传

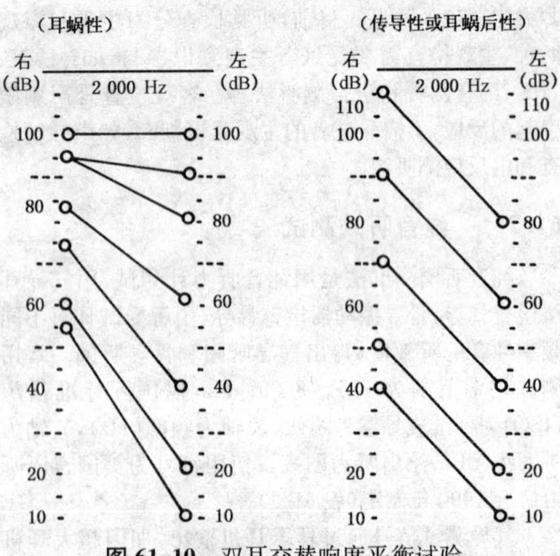

图 61-10　双耳交替响度平衡试验

导性聋，测试音＞20～40 dB，得分 100％；感音性聋，得分＜70％；蜗性聋，得分＜20％。临床应用该项检查的目的为：区别蜗性和蜗后性损伤的位置；耳聋性质的鉴别；用言语识别比较不同助听器的效用等。

61.2.4　声导纳测听术

声阻抗为某一表面上的声压与通过这个表面的体积速度的复数比值。声导纳为声阻抗的倒数，即某一表面的声导纳值是通过该表面的体积速度和作用于该表面上的平均声压的复数比值。中耳的功能是使空气的低声阻抗与耳蜗液的高声阻抗相匹配，故耳的声阻抗能提供有关中耳功能的情况。声导纳测听仪包括测量系统、压力系统和听力计系统，用于静态测量、动态测量、耳道内压力变化函数及镫骨肌反射，临床上用来评估中耳功能、第Ⅷ脑神经的传入部分和第Ⅶ脑神经的运动神经部分的功能。

(1) 鼓室图

选用适当大小的干净耳塞接上探头，将探头方向直对鼓膜塞入耳道，常用探测频率为 226 Hz，压力变化速度50 dapa/s或更低，范围从－300～＋200 dapa，声强在 0～120 dB 范围，以 5 dB 递增或递减，频谱从 500～4 000 Hz 纯音及白噪音。声顺值正常范围为 0.3～1.6 ml，平均为 0.7 ml，正常中耳压平均值为 0，在部分测试者－50～＋50 dapa 之间也属正常。中耳劲度增加可使声顺值下降，如中耳炎、鼓膜增厚、耳硬化症等；中耳劲度减少可使声顺值增加，如鼓膜萎缩、松弛、听骨链中断等。所得结果：① 正常耳曲线呈尖峰型，峰尖压力 0 点处，声顺值 0.3～1.6 ml，为 A 型曲线；② 鼓室粘连、积液或鼓膜活动差，曲线平坦，无明显声顺峰，为 B 型曲线；③ 咽鼓管功能不良而鼓膜及听骨链活动尚可，曲线声顺峰偏负，超出－0.98 kPa (100 mm H_2O)，为 C 型曲线；④ 耳硬化症、鼓膜增厚活动不佳，曲线声顺峰仍在 0，但声顺值低于正常范围，为 A_S 型曲线；⑤ 鼓膜菲薄、松弛或听骨链中断，曲线峰幅异常增高，为 A_D 型；⑥ 鼓膜瘢痕或听骨链中断，曲线可为双峰型，为 D 型曲线(图 61-11)。

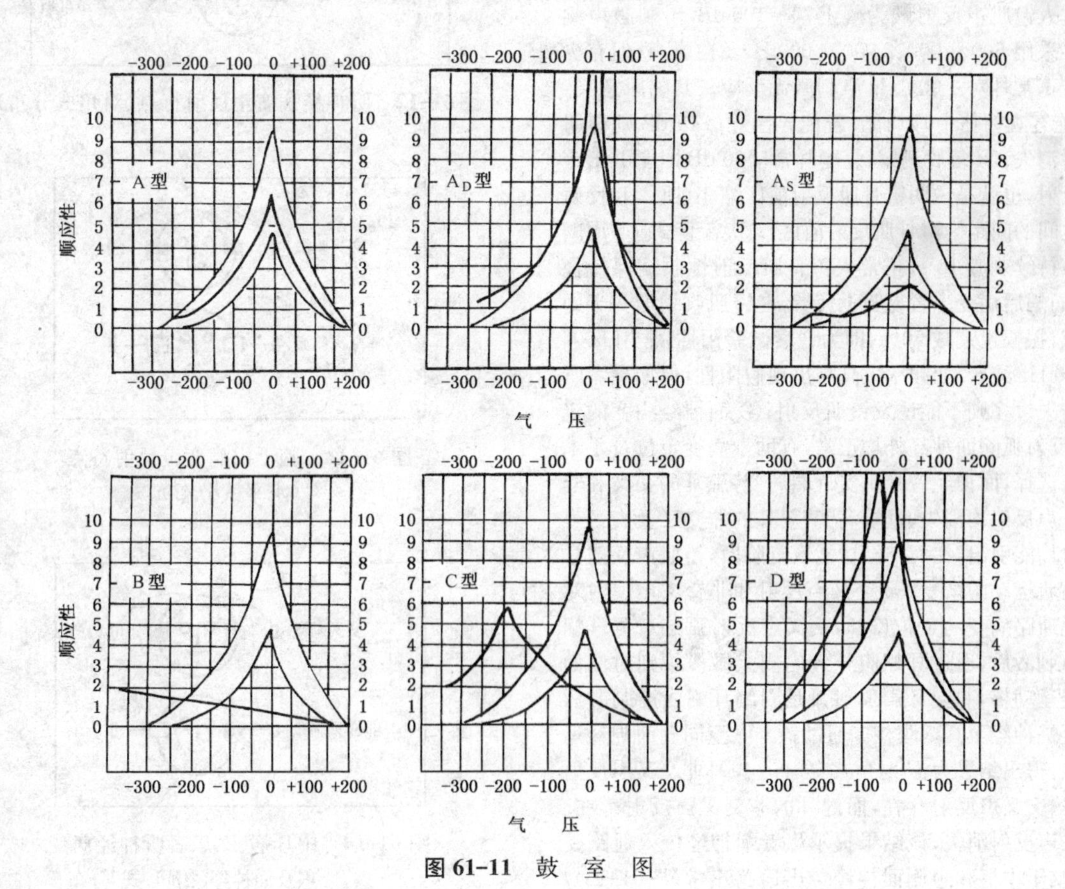

图 61-11　鼓　室　图

(2) 咽鼓管功能测定

正常中耳压为 0 mm H_2O,当＜－0.98 kPa(100 mm H_2O)或＞0.49 kPa (50 mm H_2O)为咽鼓管功能异常。咽鼓管异常开放患者,中耳声阻抗随呼吸改变产生波动性曲线。鼓膜穿孔、咽鼓管不通,可得低平声顺曲线,而咽鼓管通畅者,声顺曲线不能绘出。Valsalva 法,让患者捏鼻鼓气使鼓室压力达＋1.96 kPa(200 mm H_2O),然后让患者吞咽,使咽鼓管开放,让中耳压与大气压平衡,此时测声顺峰又返回0 mm H_2O,这说明咽鼓管功能正常。Toynbee 法,让患者捏鼻吞咽,使鼓室负压,声顺峰偏负。这两项检查对照,以测试咽鼓管是否有单向活瓣式阻塞。

(3) 镫肌听反射测定

一耳受声刺激而引起双侧镫骨肌收缩,使听骨链劲度增加,从而中耳阻抗发生变化。以此来客观地了解受试者的镫肌听反射通路上的病变性质及部位。反射弧有交叉和非交叉两种通路,交叉镫肌反射即对侧给声引起反射;非交叉镫肌反射即同侧给声引起收缩。正常人镫肌声反射阈为阈上70～100 dB,予刺激声频率多采用 500、1 000、2 000、4 000 Hz及白噪声,但有少部分正常耳对 4 000 Hz 声刺激无反应。其临床意义:① 能客观评估中耳功能,若传导性聋＞15 dB 则镫肌反射消失;② 复聪测定,复聪耳常＜60 dB 即能引出镫肌反射,也就是说明镫骨肌反射前区缩小(听阈和反射阈之间的间距为镫骨肌反射前区);③ 音衰试验:用阈上声持续刺激 10 s,正常人镫骨肌反射性收缩保持稳定,而蜗后病变患者易听觉疲劳,在镫肌收缩期一半即衰减,振幅也衰减 50%,即为音衰试验阳性,常用 500、1 000 Hz 纯音,如频率太高易出现假阳性,但如患者听力丧失过多则不能诱发镫肌反射;④ 面神经病变的定位,反射弧除面神经外均正常,有助于病变定位及手术径路选择,面神经镫骨肌支近端病变,患耳的交叉和非交叉声反射均消失;远端病变,双耳的非交叉及交叉声反射均能引出,在面神经功能恢复阶段,镫肌声反射早于面肌运动的恢复;⑤ 交叉声反射和非交叉声反射对听觉通路病变的定位诊断,交叉声反射弧是对侧耳蜗受声刺激后,通过耳蜗腹核经内侧上橄榄核到对侧面神经运动核,非交叉声反射弧是同侧耳蜗受声刺激后传至蜗神经至耳蜗腹核。通过斜方体至同侧面神经运动核,得出结果为:"对角式"分布:患耳非交叉声反射消失、交叉声反射存在,而健耳的非交叉声反射存在、交叉声反射消失,该结果提示患者蜗神经传入通路受损,脑干中枢和患侧面神经传出通路正常(图61-12);"水平式"分布:双耳非交叉声反射正常、交叉声反射消失,提示脑干中线病变(图 61-13);"倒 L 式"分布:双耳交叉声反射和患耳非交叉声反射消失、健耳非交叉声反射存在,提示患侧中耳病变和患侧听神经病变累及同侧面神经(图61-14)。有时桥小脑角病变压迫脑干下部亦能得出该结果;⑥ 在儿童、精神性聋和伪聋的应用,因该项目检查不需要主观意识参与,鼓室功能曲线和镫肌反射阈检查可有助于临床诊断;⑦ 估计听阈,用纯音反射阈和白噪音反射阈可粗略估计听阈,上述患者可有参考价值,其公式如下:

$$听阈 = SRT_1 - 2.5 \times (SRT_1 - SRT_2)$$

SRT_1 为 500～4 000 Hz 纯音的声反射阈平均值,SRT_2 为白噪声的声反射阈平均值。

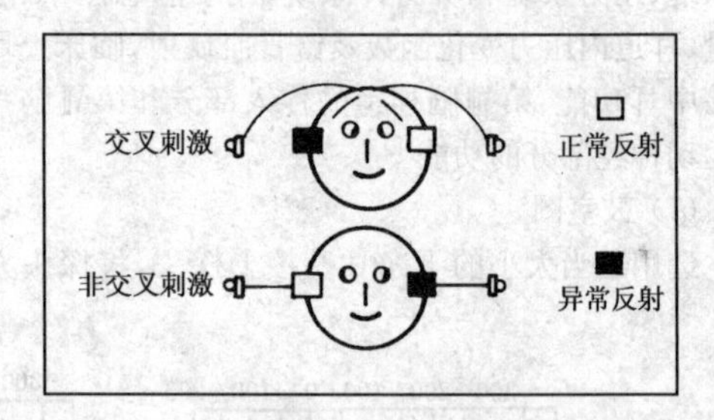

图61-12 听神经病变声反射特点(对角式分布)

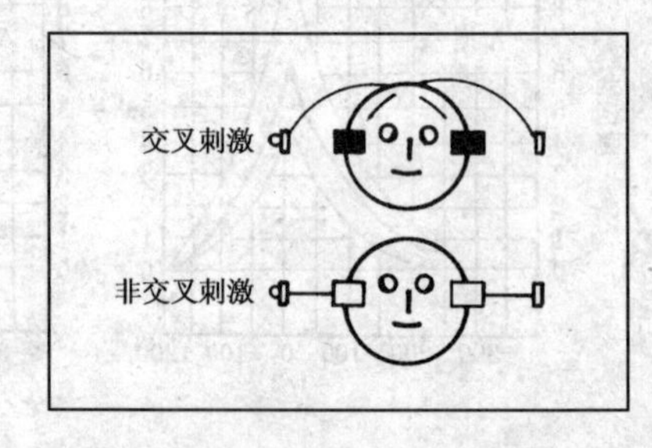

图 61-13 脑干内病变声反射特点(水平式分布)

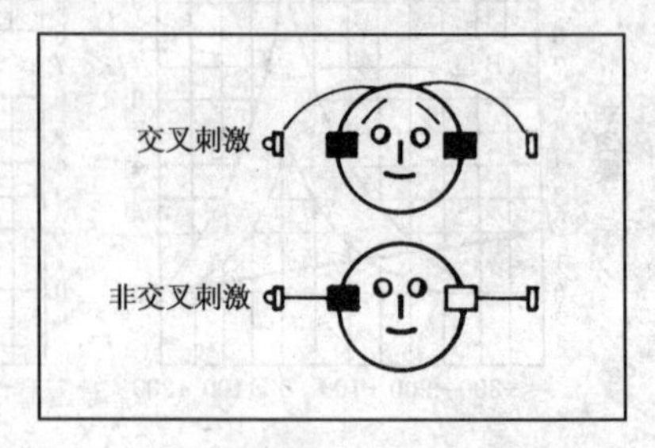

图 61-14 中耳病变、患者听神经病变累及面神经("倒 L 式"分布)

61.2.5　电反应测听

诱发电位是中枢神经系统在感受外在或内在刺激过程中产生的生物电活动，听觉系统在感受声刺激后，从耳蜗毛细胞起到各级中枢均有电活动，除毛细胞产生的属感受器电位(微音电位 CM 及总和电位 SP)外，其余神经元均产生突触电位和动作电位，将来自各级神经元的突触电位和动作电位在时间上和空间上的组合形成各种诱发电位Ⅰ，用计算机叠加技术增进信噪比，消除干扰波，以电生理方法记录听觉诱发电位，它是客观反映受试者听觉的方法之一。分类如下：

按电极部位：① 近场记录，耳蜗电图；② 远场记录，皮质诱发电位、脑干电位，40 Hz 听觉相关电位。

按潜伏期和刺激率：① 初级反应，耳蜗电图(ECochG)；② 快反应(0～10 ms)，听觉脑干电位(ABR)；③ 中反应(10～50 ms)，中潜伏期反应(MLEP)；④ 慢反应(50～100 ms)，持续皮质反应；⑤ 迟发反应，人体对声信号产生一种 P_{165}-N_2-P_3 复合波。

(1) 听觉脑干反应(ABR)

1) 听觉脑干电位　听觉脑干电位是听觉诱发电位中应用最广、发展最快的一项技术。记录电极放置颅顶，参考电极置于耳垂或乳突，用滤波短声刺激，滤波范围 100～2 000 Hz 或 3 000 Hz，扫描时间 10 ms 或 20 ms，叠加 1 000～2 000 次，ABR 为快反应，在声刺激后 10 ms 内出现一系列反应波。正常脑干电位有 7 个波，但临床上常用前 5 个波。Ⅰ波现已公认为听神经颅外段电活动，Ⅱ波来源于耳蜗核及听神经颅内段电活动，Ⅲ波来源于内上橄榄核及耳蜗核电活动，Ⅳ波与外侧丘系腹核有关，Ⅴ波来源于下丘部的中央核团区。正常情况下，各波潜伏期较稳定，重复性好，所以波间期及波潜伏期在临床诊断中作用很大，Ⅴ波的阈值最低，逐渐减小声强时Ⅴ波是最后消失的反应波。正常人Ⅰ波潜伏期为1.5 ms左右，Ⅴ波潜伏期为5.5 ms左右，Ⅰ～Ⅱ波间期＜4.5 ms，Ⅰ～Ⅲ波间期＜2.5 ms，Ⅲ～Ⅴ波间期＜2.2 ms，双耳Ⅴ波潜伏期差＜0.2 ms，反应波的波幅变化大，临床上常用Ⅴ/Ⅰ幅度比，正常值Ⅴ/Ⅰ＞1，当Ⅴ/Ⅰ＜0.5 时(除儿童)为异常的一项指标(图 61-15)。

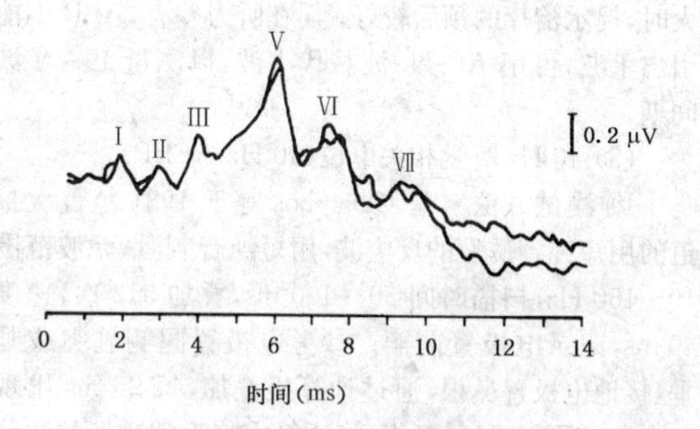

图 61-15　正常脑干电位波

2) 临床意义　① 客观测试听阈，主要用于新生儿、婴幼儿、伪聋及功能性或精神性不能合作的患者，因为Ⅴ波反应阈最低，可估计听阈，但不能认为诱发电位的阈值即为听阈，因它们两者在量值上有一定差异；② 检查耳聋病变部位：多次重复不能引出 ABR 波，考虑为听神经严重损伤；如Ⅰ、Ⅱ波后各波消失，为听神经颅内段或脑干病变；Ⅴ波潜伏期延长、Ⅰ～Ⅴ波间期延长或双耳Ⅰ～Ⅴ波间期差延长甚至Ⅴ波消失，均可提示蜗后病变(尤为听神经瘤的特征)，如不能测到Ⅰ波，而不对称的Ⅴ波延长，可能是不对称的听力损害结果，也提示蜗后病变(因双侧听神经痛极少)；Ⅰ～Ⅴ波潜伏期均延迟，但波间期正常，Ⅴ波反应阈增高，提示传导性聋，但应与其他听觉测试结果综合分析；如采用增加刺激强度或耳蜗电图均未能测出Ⅰ波，以后各波均存在并延长，而Ⅲ～Ⅴ波间期正常，提示脑干听觉中枢下段或听神经损害；Ⅴ波阈值增高，用阈上 20 dB 以内的刺激声，Ⅴ波潜伏期缩短，并达正常值，提示为蜗性聋；③ 低温对 ABR 的影响，低基础体温引起 ABR 延长，有助于对新生儿、严重的中毒性病人、昏迷病人及神经外科手术监测；④ 年龄和性别的影响，18 个月以内婴幼儿因神经髓鞘未发育好导致潜伏期延长，而老年人也有部分人潜伏期延长(除外老年聋)；在性别上男性 ABR Ⅲ和Ⅴ波潜伏期比女性长0.2 ms，其相应的波间期也有差异。

(2) 耳蜗电图(ECochG)

1) 测试方法　为声刺激下耳蜗电输出的反应波，包括耳蜗微音电位(CM)、总和电位(SP)和动作电位(AP)，记录电极放置在鼓膜表面、鼓岬或外耳道后下壁近鼓环处，用短声刺激，扫描时间 10 ms 或 20 ms，滤波范围 100～2 000 Hz，叠加 500 次，可得到正常波形。

2) 临床意义　① 鉴别耳聋部位：传导性聋，AP 反应阈增高，声强—振幅函数曲线向声强大的方向位移，与正常者的曲线平行；耳蜗性聋，－SP/AP 比值＞0.4，或高声强下 N_1 潜伏期正常而低声强潜伏期明显延长；蜗后病变，波形增宽，或 AP 消失而 CM 正常。② 估计听阈，因为 AP 的反应阈接近受试者的主观听阈；③ 当突聋病人－SP/AP 比值＞0.4 和 AP 波幅较大时，提示治疗的预后较好；④ 在听力差者，ABR 不能引出Ⅰ波，可用 AP-N_1 波替代Ⅰ波，以测量Ⅰ～Ⅴ波间期。

(3) 40 Hz 听觉相关电位(40 Hz AERP)

1) 测试方法　是 Galambos 等于 1981 年首次报道的用短纯音诱发的反应波，用短纯音刺激，滤波范围 10～150 Hz，扫描时间 50～100 ms，叠加 512 次，速度 40 ms，记录电极置前额。参考电极置同侧乳突或耳垂，接地电极置鼻根，通过计算机叠加，每 25 ms 出现一个波，近于 40 Hz 频率，将这组中脑听觉诱发的波称为 40 Hz 听觉相关电位(图 61-16)。

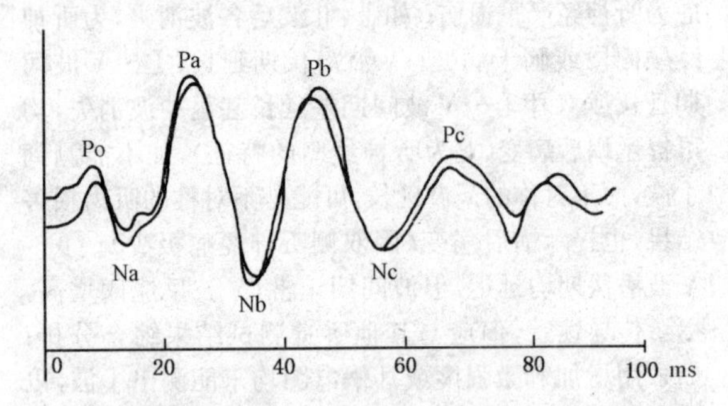

图 61-16　40 Hz AERP 波(中脑听觉诱发电位)

2) 临床意义　用于测试听阈，因 40 Hz AERP 的反应阈接近纯音听阈，尤为用于低频声反应阈的测试，有助于幼儿助听器的选配，并帮助诊断中枢性病变部位。用测试中同时记录颅顶及颞侧导引的波以综合分析，判断结果。

61.2.6　耳声发射

耳声发射(OAE)是耳蜗在受到外界声刺激时产生的声能在外耳道被记录到。Kemp 在 1978 年首次发表了在耳道记录到的耳声发射。分为自发性耳声发射(SOAE)和诱发性耳声发射(EOAE)两大类。EOAE 依照刺激类型分为瞬态耳声发射、刺激频率耳声发射和畸变产物耳声发射。SOAE 在正常耳出现率仅有 50%左右，而它的出现与耳鸣没有很大的关系，所以 SOAE 临床应用很有限。EOAE 正常耳出现率 100%。目前多用畸变产物耳声发射(DPOAE)、瞬态耳声发射。DPOAE 的引出表明听力正常，缺乏则表明听力损失，耳声发射的测试可了解外周听觉系统、外毛细胞的功能，鉴别耳聋性质，并因其在很短的时间即能测试可用于新生儿的听力筛选。

(孙　红)

61.3　平衡检查

人体的平衡主要靠前庭、眼及本体感受器来完成，而其中最主要平衡器官是前庭。本节介绍的平衡检查主要指前庭功能检查。

前庭功能检查可分两大类：① 自发性体征检查；② 诱发性体征检查。检查的目的主要是：① 判断前庭系统有无病变及其性质、程度及部位，并对某些颅内病变可协助作出定位诊断；② 为职业选择做鉴定。

61.3.1　自发性前庭体征检查法

(1) 自发性前庭体征

1) 眩晕　指因前庭器、前庭神经或神经核病变而引起的运动错觉。

可产生眩晕症状的疾病有迷路炎、梅尼埃病、阵发性位置性眩晕、前庭神经元炎、椎基动脉供血不足、迷路外伤和前庭系统肿瘤，以及桥小脑角肿瘤，桥、小脑病变、本体感受系疾病、脑缺氧等，因此在诊治病人时应注意鉴别诊断。

耳源性眩晕具有如下特点：① 有方向明确的旋转感(多为半规管病变)，运动、位置改变感，或在特定的位置时出现眩晕或眼球震颤；② 多伴有和眩晕程度一致的自主神经反应；③ 常有自发性眼球震颤，其特点是有一定的节律性，方向多为水平性或旋转性；④ 发病急，持续时间短，一般在发病后 3～6 周可因代偿作用而消失；⑤ 常和耳蜗症状同时存在；⑥ 不伴有其他症状。根据上述眩晕的特点可根据病史判断眩晕是属前庭末梢病变抑或中枢及全身其他病变所致。

2) 自主神经反应　一般和眩晕同时产生，持续时间较短，一般数分钟后可以缓解，其反应程度和眩晕程度成正比。

3) 平衡障碍　迷路受到生理或病理性刺激后，其肌张力的改变具有"一致性规律"的特点，即躯体和指鼻试验都偏向兴奋性低下的一侧(眼球震颤的慢相侧)。躯体的倾倒和头位有密切的关系，如头面部朝正前方时躯体向右侧倾倒(假设右耳为前庭病变侧)；当头面部向右转 90°时，躯体则向后倾倒。

(2) 平衡障碍检查法

可分静态平衡检查法和动态平衡检查法两类。

1) 静态平衡检查法

a. 伸臂试验：结果应为前庭病变侧手臂较健侧低垂，但结果不恒定，故未被广泛采用。

b. 闭目难立试验：受检者双脚并拢、直立闭目

1 min。当迷路受刺激时，患者将出现自发的向兴奋性低下侧倾倒，且倾倒方向和头位有关；而小脑病变患者倾倒总是倒向患侧，和头位无关。

2）动态平衡检查法

a. 睁眼步态检查法：令患者睁眼前进 5～10 步，后退 5～10 步。迷路病变者和正常人睁眼进退时均无明显偏斜，中枢神经系统患者则步态不稳，呈蹒跚状，行进时为求平衡双脚分得很开，称为"鸭步"。小脑患者不能侧身向左(右)双足交跨行走，称"侧行紊乱"。

b. 闭眼步态检查法：迷路病变者闭眼时不能维持平衡，在前进或后退 5～10 步时，渐偏斜。中枢神经系统患者表现同上。

c. 星形步态试验：受检者睁眼在平地上前进 5 步，后退 5 步，重复 10 次。正常人偏斜度不超过 15°，且偏斜多无固定方向；迷路有病变者，前进、后退均偏向前庭功能低下一侧，结束时和开始时偏斜角度常和两侧前庭功能相差程度一致。

d. 指鼻试验：受检者手臂向外伸直，再以自己的示指尖触鼻头，双手轮流进行，迷路病变者双手示指尖均落向前庭功能低下侧。而中枢病变患侧示指常摇晃不定，不能准确落下；但健侧示指常准确指在鼻尖上。

3）自发性眼球震颤　多属病态，观察眼球震颤应从以下因素进行分析。

a. 节律

节律性眼球震颤：有快相、慢相之分，多因迷路病变所致。

无节律性眼球震颤：无快、慢相之分，呈均匀摆动状系眼病所致。中枢病变的眼球震颤节律可能正常，也可能是紊乱的。

b. 方向：迷路病变眼球震颤方向多恒定不变。一般为水平旋转性混合眼球震颤，可为单一水平性或旋转性眼球震颤，绝无垂直和斜向眼球震颤。

中枢性病变患者的眼球震颤可为水平性、旋转性、垂直性或斜向眼球震颤。有时方向还可改变(多向性)，有时双眼的眼球震颤方向不一致(分离性)。

c. 频率：眼球震颤的频率一般为 10～100 次/min。10～40 次/min 为慢频；40～100 次/min 为中频；＞100 次/min 为快频。迷路病变者多为中频。

d. 振幅：＜5°为小幅，5°～15°为中幅，＞15°为大幅，迷路病变多为小幅和中幅。

如加上 Frenzel 眼镜，可消除视力对眼球震颤的影响，前庭性眼球震颤更清晰；而眼性眼球震颤则不显著，有助于鉴别。

e. 强度：可分 3 度。Ⅰ度指患者向眼球震颤快相方向注视时出现震颤；Ⅱ度指患者正前方注视时出现震颤；当患者向眼球震颤慢相方向注视时也出现震颤为Ⅲ度。

迷路病患者向快相注视时，眼球震颤强度增加；向慢相注视时，则减弱。

f. 持续时间：迷路病变因有代偿作用，故一般眼球震颤持续时间在 3～6 周，中枢病变者则可持续数年或更久，眼病者可持续终身。

g. 耳蜗症状和自主神经性反应：迷路病变患者应有耳鸣和耳聋症状，病发时自主神经性反应和迷路病变程度呈正比，多在 3～6 周消失；中枢病变者无耳蜗症状，但常有其他脑神经受损害表现，且眼球震颤强度、自主神经性反应不与病变程度呈正比。

61.3.2　诱发性前庭功能检查法

最早的诱发性前庭功能检查主要是旋转试验和冷热水试验，以后随着电脑的发展，将常用的一些检查方法用电脑操纵，从而使进行的反应更客观、细致，即利用角膜和网膜的电位差变化予以记录的眼球震颤电图。通常利用眼球震颤电图仪进行检查的项目有下述几项：

(1) 凝视眼震

主要是了解有无自发性或诱发性眼球震颤，正常人能控制眼球注视在一定的物体上而不运动。方法是让患者凝视正中光点，光点距离受检者双目约 1 m，凝视 30～40 s，了解有无眼球震颤发生，继则令患者向左(或右)偏斜 20°、30°凝视，持续 30～40 s，了解有无凝视眼球震颤发生。一般说，单侧前庭末梢的急性病变可出现眼球震颤方向不变的水平性眼球震颤；而中枢性疾病可出现眼球震颤方向改变的眼球震颤，即向左凝视时出现快相向左的眼球震颤；向右凝视时出现快相向右的眼球震颤；向上凝视会出现快相向上的眼球震颤；向下亦然(图 61-17)。

(2) 辨矩不良试验

又称平稳跟踪试验。此试验目的在于检查眼睛运动系统的功能。方法是让患者双眼注视前方光靶上的光点，并随光点的移动作固定或随意的移动，被记录下

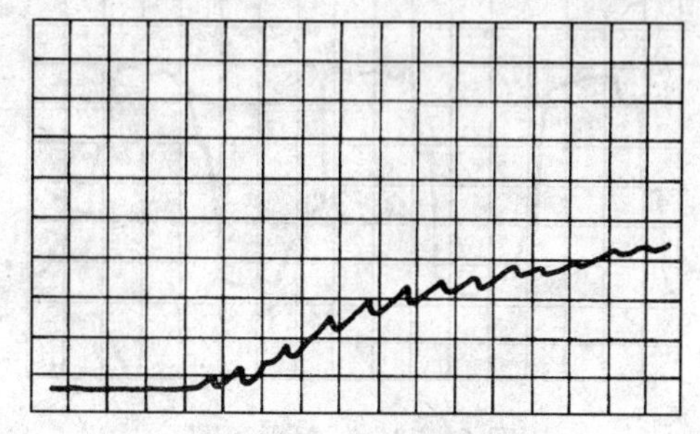

(1) 左侧30°凝视，出现向左的眼球震颤

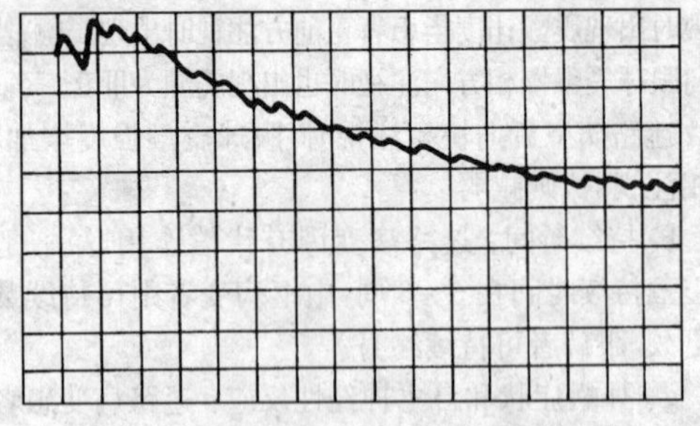

(2) 右侧30°凝视，出现向右的眼球震颤

图 61-17　前庭中枢病变患者凝视试验

的图像为矩形波(图 61-18)。当桥脑、小脑角病变或脑干、小脑病变时可出现"超射"现象(图 61-19)。年迈患者、眼外肌力减弱患者表现视追踪落后现象，被称为"低射现象"(图 61-20)。

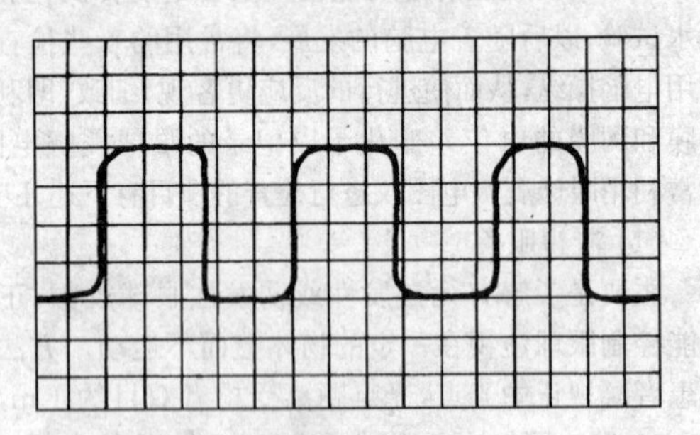

图 61-18　辨矩不良试验的正常图形

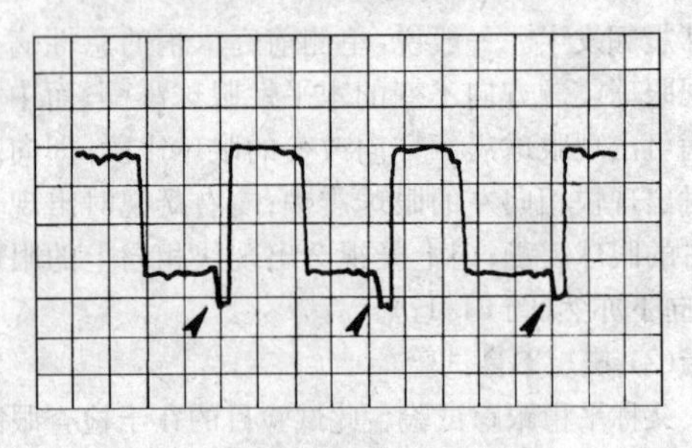

图 61-19　超射现象图

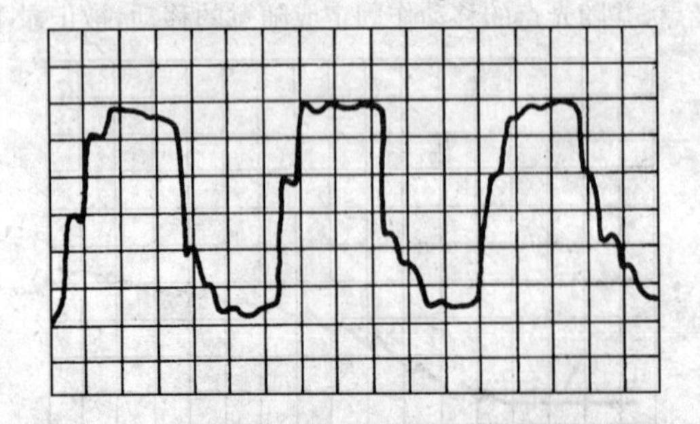

图 61-20　低射现象图

(3) 眼跟踪试验

又称正弦追踪试验，也是检查眼球运动系统的一个重要试验。方法是令患者双眼注视光靶上的光点作匀速摆动，摆动的幅度一般为左右各 20°，周期 2 s，也可根据需要调整摆动速度和幅度，检查时可在显示屏上录出正弦曲线，正常人曲线光滑匀称(图 61-21)，通常可有 4 种类型表现图，Ⅰ型为光滑匀称的正弦图像；Ⅱ型在正弦波的两侧呈基本对称的阶梯状；Ⅲ型每个正弦波均不对称、不光滑；Ⅳ型正弦波被杂乱的、不成形的波型替代。Ⅰ、Ⅱ波型均为正常波型，而Ⅲ、Ⅳ型波常为视动中枢或脑桥、小脑病变所致。

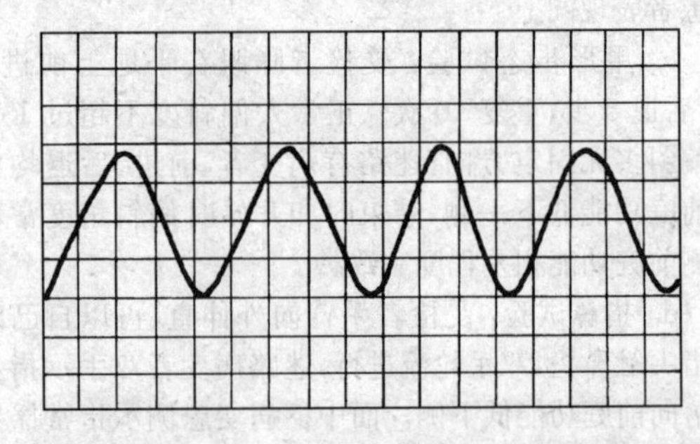

图 61-21　正常人眼跟踪试验图

(4) 视动性眼球震颤试验

方法是令患者双眼注视在光靶的中心点，再使垂直排列的线状光点向左和向右移动，在显示屏上可清晰地记下锯齿状眼球震颤波形，正常人或迷路病变患者眼球震颤方向和光点移动方向相反，两侧反应对称。中枢病变时，眼球震颤方向常和光点移动方向一致，两侧强度不对称或两侧反应减弱或消失。不对称现象在一定程度内的快速刺激比慢速刺激更明显。判断视动性眼球震颤异常首先要排除前庭自发性眼球震颤和眼肌病变。异常的视动性眼试验结果，加上异常的凝视试验的眼球震颤，提示病变在小脑或脑干；而大脑半球病变引起的异常视动性眼球震颤，其凝视试验往往是正常的。

(5) 冷热试验

病者平卧，头抬起 30°，检查双耳道内无异物、畸形即可进行。试验可用冷热水(水温 37±7℃)，如鼓膜穿孔者，最好用冷热气刺激(热气温度 50℃，冷气温度 24℃)。冷热气双耳分别刺激 80 s，然后观察每次刺激后出现的眼球震颤的方向和反应最激烈的 10 s 内眼球震颤角速度的平均值，然后根据半规管麻痹公式以及优势偏向公式予以计算，则：

$$半规管麻痹公式=\frac{(RC+R\omega)-(LC+L\omega)}{RC+R\omega+LC+L\omega}\times 100\%$$

$$优势偏向公式=\frac{(LC+R\omega)-(RC+L\omega)}{RC+R\omega+LC+L\omega}\times 100\%$$

注：RC=右耳冷刺激最大的慢相角速度

Rω=右耳热刺激的最大慢相角速度

LC=左耳冷刺激的最大慢相角速度

Lω=左耳热刺激的最大慢相角速度

1) 半规管麻痹　在冷热试验中准确性较高，一般结果>22%，则可认为是一侧功能，如果双耳冷热刺激的最大慢相角速度均<7.5°/s，则提示双耳前庭功能低下。

2) 优势偏向　自发性眼球震颤存在时间不长，功能代偿以后则消失，而潜伏的眼球震颤将持续一段时间，在冷热试验中将显露出来。

3) 注视抑制试验　在冷热水试验反应高潮时令患者睁开双眼注视前方目标，正常人或末梢病变患者注视时眼球震颤幅度能受抑制，表现为眼球震颤幅度减弱或消失；如不能抑制，或眼球震颤幅度增大，多为小脑或脑干病变。

(6) 位置性试验

方法是令患者缓慢地改变头位（注意勿使颈部扭转），一般采用的头位有直立位、仰卧位、左侧位、右侧位和头悬位共5种位置，每个位置上睁眼和闭眼各>30 s，观察有无眼球震颤出现，眼球震颤持续时间，一般认为：① 在一个头位时出现方向改变的眼球震颤；② 在5种头位中，在>3个位置中出现持续眼球震颤；③ 在>4种的头位中出现间歇性眼球震颤；④ 在>3个连续的最强的眼球震颤中，其慢相角速度超过6°（在任何一个头位）均属病理性，至于属于中枢系统抑或末梢器官的病变，尚需结合其他检查予以分析。

(7) 阵发性位置性试验

方法是令患者在坐位时，突然仰卧头悬向左侧，观察30 s；然后坐起呈直立位观察30 s。再令患者快速仰卧，头悬向右，观察30 s；然后迅速坐起呈直立位观察30 s。当出现眼球震颤时应观察>90 s，了解眼球震颤持续的时间；眼球震颤方向固定或改变；多次重复试验以后有无疲劳现象，一般说典型的阵发性位置性眼球震颤为非中枢性疾病所致；而非典型的阵发性位置性眼球震颤多为中枢性疾病所致，当然具体的诊断需和其他的前庭检查项目、病史、体征结合考虑。

（吴琍雯）

61.4 面神经检查

61.4.1 电学检查

当神经传导阻滞时，病人不能自主运动面部，但皮下电刺激仍能引起面肌收缩。面肌电反应不论是自主的、机械的或电活动都能记录到。电学检查（electrical tests）根据此原理，判断预后和选择不同治疗措施。

(1) 神经兴奋试验（nerve excitability test）

1963年由Laumans和Jonkees创用，这是一个最简便的面神经检测试验。刺激电极置于茎乳孔区皮肤，另一极置于前额，先测健侧，电流强度可以慢慢调节，直到面肌出现最小收缩。引起面肌收缩最小电流强度即兴奋阈，接着同法测病侧，然后计算出双侧兴奋阈差。

在单纯传导阻滞如麻醉阻滞（利多卡因等）时，双侧没有区别，麻痹侧电刺激如同正常一样很易被刺激。然而在较严重损伤（Ⅱ～Ⅴ级）轴突近心段变性发生，电兴奋逐渐失去。这一般发生在损伤后3～4 d，这意味着电兴奋试验（NET）检查发现较生物行为发生晚数天。

Esslen（1976年）认为Bell完全面瘫病人在一定程度上会有变性发生，大概为1～2周，因此有人极力主张面瘫病人连续每天检查以便尽早发现变性现象。两侧兴奋阈相差>3.5 mA，作为进行性变性的标志、作为手术减压的手术指征，这还作为判断完全恢复和不完全恢复的标准（尺度），准确率达80%。

电兴奋试验在完全性面瘫最早2～3周是有用的，因为它在完全变性前已能发现。而在不全面瘫病例无很大意义，因不全面瘫预后极好。如果面瘫变完全则此试验能判断是纯传导阻滞还是变性发生，这表现兴奋性逐渐消失。一旦兴奋性失去，且反复试验证实，进一步此试验就无必要。同样如果完全性面瘫临床上已开始恢复，继续此试验也无意义。

须记住的是部分变性与坏结果非同步的，在Sunderland分级中第二级可表现变性但可有好的结果。

(2) 最大刺激试验（maximum stimulation test）

最大刺激试验与电兴奋试验很相像，也是用眼观察电诱发的面肌运动。然而区别在于不是检测最小阈值，而是最大刺激阈，也即能见到的最大幅度面肌运动。放电极的方法、位置与电兴奋试验一致，只是提高刺激电流强度直至最大幅度面肌运动出现，比较病侧与健侧电流大小，用百分比表示。病变侧与健侧百分比为0%、25%、50%、75%、100%。最大刺激试验的理论基础就是刺激面神经所有的完整的轴突，估计纤维变性的百分数，这试验较电兴奋试验更易指导治疗或预后判断，但是实际应用中没有发现有满意的诊断价值资料比其他电诊断试验好。

最大电兴奋试验缺点是有一部分病人很痛，不能接受。

(3) 神经电图(electroneurography)

面神经电图是刺激茎乳孔区，如同电兴奋试验，区别在于双极电刺激，记录也是双极电极记录，两电极正常置于鼻唇沟。两侧平均差别仅3%。尽管称谓神经电图，实际记录的反应是面肌的复合电位。有人称诱发肌电图(evoked electromyography)。此方法提供电诱发反应的客观记录，病侧的反应振幅(用mV)与正常侧反应振幅用精确百分比表达，如果病侧反应幅度仅是正常侧的10%，可以估计病侧面神经纤维90%变性。然而这方法实际应用有困难，就是重复率仅在20%(Raslan 1988年)，尽管是标准电极位置，大多数研究者认为仍有30%不对称。

现在神经电图和其他电刺激试验，作Bell面瘫预后判断已广泛应用，因为许多资料已支持神经电图用于完全性面瘫(不全性面瘫能完全恢复)。

面肌反应的电记录还能测量潜伏期，即指刺激开始至反应出现的时间，神经传导速度的下降能早期发现神经变性。有人报道潜伏期的延长比反应幅度和阈值改变早72 h。

此试验的缺陷与电兴奋试验相同，即在急性面瘫的早期是很有用的，而对临床上已开始恢复，此试验表明兴奋性失去就无多大意义。

面瘫后10 d神经电图振幅的下降与潜伏期延长有关，但与变性纤维增加不是同步的。这样自面瘫起病始必需重视神经电图结果的潜伏期。如果有95%神经变性(病侧反应幅度是正常侧5%)，在2周内有50%机会不会恢复；如果振幅百分比逐日减少有望较好的预后。

神经电图主要用于判断急性面瘫预后或面神经减压术指征的选择，但也有学者认为神经电图还能发现累及面神经的肿瘤，尤其是听神经瘤。因为这些病人临床上表现正常面肌运动，但实际上有面神经累及，术后有面肌运动减弱。神经电图有助于术前与病人说明术后危险因素，但是神经电图振幅下降与肿瘤大小有关，而不能判断肿瘤大小。

(4) 肌电图(electromyography)

记录从肌肉引出的自主的肌电位称为肌电图，它的作用对Bell面瘫是相当有限的。因为它不能作神经状态定量分析(变性纤维的百分比)。然而肌电图可能对某些情况有帮助。上述几节谈到神经电图和电兴奋试验能决定手术减压的指征，但也需肌电图，如果肌电图呈现自发的面运动单位，可有好的预后出现。肌电图在Bell面瘫早期无用。

如前所述，兴奋性失去表明严重变性，电刺激试验不再有用，然肌电图在此时却很有用。起病10～14 d后纤颤电位可以测得，这证实了变性运动单位的存在，更有用的是多相再生电位可早在起病后4～6周出现，这预示有良好的恢复。但手术医师很少这么迟做手术减压，因此肌电图不常用。它对长期面瘫评价是很有帮助，而且能判断面神经吻合术成功与否，吻合术后15个月(最迟18个月)临床上无恢复，肌电图显示无多相再生电位，则认为吻合失败，需另做手术。

(5) 逆向电位(antidromic potentials)

一支运动神经在某一点(它的细胞体和胞突间)电刺激或机械刺激动作电位朝两个方向传导，一个是顺向，即指脉冲通过神经肌肉接头引起可见肌肉收缩，记录到复合动作电位。尽管逆向脉冲不能通过轴突，停在运动神经元细胞体，但它可在临近神经由电极记录到。如近茎乳孔电刺激，可在头皮记录到逆向电位。已见临床报道此试验能无损伤性测试面神经颞内或颅内段。

(6) 声反射诱发电位(acoustic reflex evoke potential)

Hammerschlag等报道声刺激一侧，对侧头皮可记录到12～15 ms的潜伏期电位。这符合面神经运动通路，此反应允许麻醉后测试。有学者认为它可用于术中监测面神经功能，然而此反应幅度极小(比脑干电反应要小得多)，很难记录，要求延长叠加，因此这反应似乎不很实用，而可听的肌电图监测是很好的监测方法，这将在后面讨论。

(7) 磁刺激(magnetic stimulation)

强电流线圈在皮肤上可产生迅速变化的磁场，这将在组织深部引出电流，此引出的电流也能刺激神经。这方法与传统电刺激比较有两个优点：第一，神经可最大限度刺激而不引起疼痛和不适；第二，如果线圈放在颞区(经颅刺激)，它可刺激到膝状神经节，这样可明显作为定位。然而也有学者发现在2例Bell面瘫病人经颅刺激无反应，临床上2～3周后完全恢复，故认为不宜作为预后判断的检查。

(8) 肌肉活检(muscle biopsy)

尽管此检查不属面神经功能的电学检查，但它对证实肌肉存活的了解很重要。因此活检与肌电图结合一起，尤其对了解长期面瘫病人(数年)是否有肌萎缩存在，如先天性单侧面瘫的婴儿，很有意义。

61.4.2　面神经监测

在20世纪80年代听神经瘤手术中面神经功能的可听肌电图监测(facial nerve monitoring)已成常规(在许多中心)。它的应用还用于其他可能涉及面神经或脑神经的手术。尽管对一个手术医师来说也可直接观察由电或机械刺激面神经的面肌活动，但这样很难观察到许多小的肌肉收缩，且要求时刻提高警觉观察。电极置于面肌或面肌附近，记录到的肌电图电位可放大，通过扩音器听见。当手术医师手和眼用于手术时，而耳可监测面神经功能。因此Harner在1986年指出这技术不是真正的新技术，而是最近才被广泛应用而已。

尽管针电极不是一个很安全的电极，但通常用于手术，且最新的仪器已可用表面电极。复合肌肉动作电位是由神经电图记录到的。当手术医师电刺激神经时，复合动作电位可在示波器上显示，且扩音器出现特征性"低噪声"，机械刺激如器械触及神经，可产生同样的声音；牵拉或热刺激如冲洗，常常产生不规则爆米花的声音，这些声音很容易不断地反馈给手术医师，表明已涉及面神经或触及面神经。

电刺激可用双极也可用单极，单极电刺激活动范围较大(根据电流强度)，对面神经定位很敏感。然而，单极刺激邻近神经(前庭和听神经)常常同时刺激面神经，这样会引起假阳性。

对任何一种监测装置，都存在着一个缺陷，如不是术中刺激器或其他因素引起的可听到似面神经反应，相反三叉神经的刺激又常引起混淆。面肌的肌电图记录电极可记录到邻近咀嚼肌的信号。而这些都不是因为电极位置不准确，因此监测装置最有用的检查方法是刺激伪迹法，当刺激电极接触远离面神经组织可产生滴答声(ticking)，这声音与电刺激神经引起砰然声(thump)完全不一样，这样证实了刺激器和扩音器是良好的。

事实上可听肌电图监测方法在听神经瘤手术对面神经的成功保存早在10余年前就被广泛接纳，术中使用监测的病人术后有良好的面神经功能。尽管大多医师都使用肌电图监测，但值得一提的是其他监测装置，如用运动感觉环路监测面神经收缩可听信号，或用小铃缝于面部皮肤上。

61.4.3　定位诊断试验

定位诊断试验(topognostic test)系利用最简单的原理，即在面神经有特殊功能的分支点表明位置。面部的神经损伤不影响泪腺和唾腺的分泌及味觉、镫肌反射，相反面瘫伴泪腺分泌减少，说明损伤可能是在桥小脑到膝状神经节位置，即运动纤维与副交感纤维一起损伤。

外伤后的定位诊断试验是有意义的，但Bell面瘫因可能有不同程度的传导阻滞和变性改变，定位诊断试验不能提供许多确切位置水平的信息。因此这些实验常用作严重病变预后和治疗选择。

(1) 泪腺功能(lacrimal function)

Schirmer试验有简单、快速、经济的优点，只需两条滤纸放在双眼结膜穹隆，然后比较双侧泪液产生率。正常情况下滤纸能刺激泪腺分泌增加。固定5 min后测量滤纸潮湿的长度。

Schirmer试验阳性是指病变侧比正常侧泪液量少一半以上。因为有学者发现有95%正常人有30%相对减少，这意思是指病变侧必须<54%才有意义。Fisch还指出Bell面瘫常不可思议地引起双侧泪液减少，膝状神经单侧切断后双侧泪腺分泌下降。这样判断不仅根据泪液反应的不对称，且反应的绝对值也是重要的。总的来说，双眼滤纸总湿度少于25 mm被认为是异常。

Fisch结合Schirmer试验和神经电图对Bell面瘫进行检查发现神经电图有90%变性，Shirmer试验也表现异常，然而Schirmer试验不比神经电图早发现变性。

(2) 镫骨肌反射(stapedius reflex)

面神经镫骨肌支是垂直段第二弯曲，镫骨肌反射测试在听力学检查章节中详述。反射缺乏或反射幅度小于一半则认为是异常的，这试验对预后判断是有限的。

(3) 味觉试验(taste)

因为支配舌前1/3的味觉来自于鼓索支，用一些自然刺激物作心理评价，如盐、糖、柠檬酸、奎宁等涂布于舌前半部，或者用电味觉测量法(electrogustometry)。其有着快速、定性的优点。而正常人双侧舌电刺激味觉阈相同，差别仅<25%。Bell面瘫如果在2周后电味觉试验正常，说明临床也即将出现恢复。

(4) 唾液流量试验(salivary pH)

少数学者(Saitro等，1977年)表示颌下腺唾液pH<6.1以下预示Bell面瘫有不会恢复的可能。从这一报道中似乎有吸引力，pH测量较流量方便。可是很少见有这方面的报道，故不太清楚这技术确实能否较其他试验更早了解预后。

(沈　雁)

61.5　40 Hz 听觉相关电位

Geisler 等(1958 年)首先发表应用颅顶-乳突导联记录到短声诱发的听觉反应波，在 10～50 ms 潜伏期内呈现 2 个峰和谷，称为中潜伏期反应(middle latency response, MLR；图 61-22)。

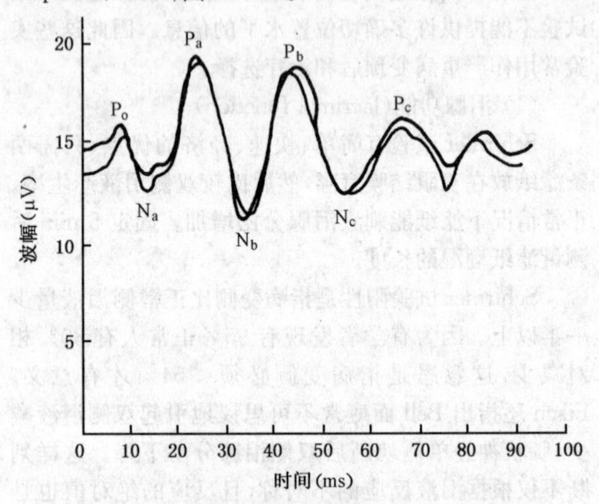

图 61-22　正常听力者，刺激声强 50 dB HL 时的 MLR 波

注：P 为正波；N 为负波

(摘自 Musiek，1984 年)

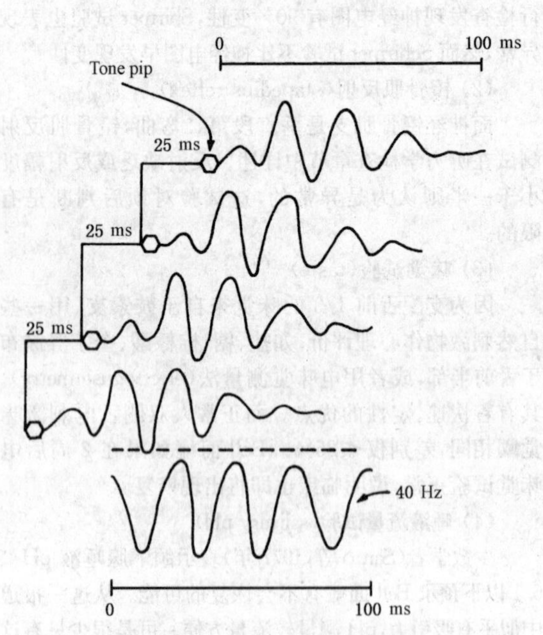

图 61-23　衍生的 40 Hz 波

由 MLR 波来，约每 25 ms 呈现一次，100 ms 内有 4 个波峰

(摘自 Musiek，1984 年)

1981 年 Galambos 等应用额-耳垂导联记录短声或短纯音诱发的听觉反应波，每 25 ms 出现一个波，约 40 Hz 频率，把这种脑听觉诱发的波组，称为 40 Hz 听觉相关电位(40 Hz event-related potentia, AERP；图 61-23)。

61.5.1　中潜伏期反应的起源

首先，20 世纪 60 年代开始对听觉反应波的争论是肌源性抑或神经源性的。有 Bickford 和 Mast 等认为是肌源性的，特别是 P_a 波可能来自耳肌和颞肌的收缩。但 Herwitz 等(1966 年)及 Harker 等(1977 年)经用琥珀酰胆碱阻断神经肌肉连接端，在动物及人身上仍能记录到 MLR 波，Rum 等(1967 年)及 Celesia 等(1968 年)经开颅在硬脑膜外记录到反应波，因此，确立了听觉反应波是神经源性的可靠依据。

其后，此反应来自大脑何处成为研究的课题。日本的 Hashimoto(1982 年)在颅内电极导引，记录到 MLR 的早波 P_o 及 N_a 波来自中脑区而其后的 P_a 及 P_b 波来自原始听皮质邻近部位。近年 Kraus 与 McGee(1993 年)在豚鼠和沙土鼠头部颞侧和颅顶中央导引出听觉反

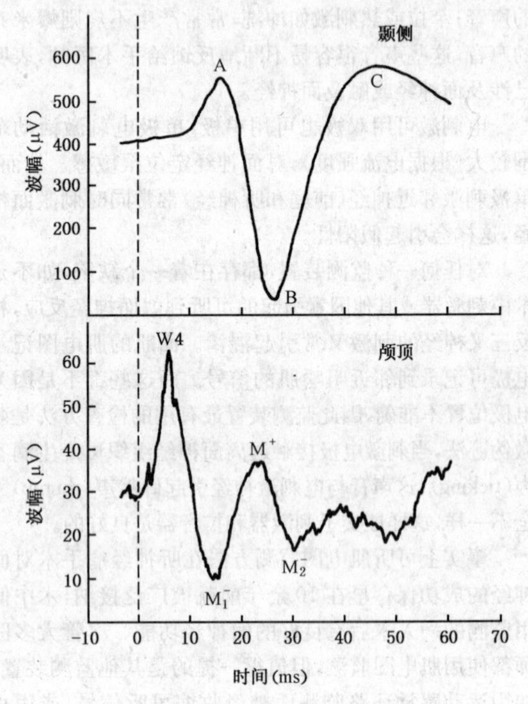

图 61-24　豚鼠颞侧和颅顶记录的听觉反应波

硬脑膜处记录颞叶对侧给声呈三相波(上图)

颅顶呈双相波(下图)

(摘自 N Krans 等，1993 年)

应波。前者为原始通道，只对听觉刺激声起反应，呈三相V形波，调谐作用良好，按音调呈蜗形排列及有高度时锁，电位最高可达900 μV。后者为非原始通路，对声、光、电刺激均起反应，各种性能较弱，易受麻醉深度影响，电位仅10～20 μV。近几年经学者采用4%利多卡因注入各级听觉通路，在内膝体及网质系统的短暂麻醉过程中，显示2种不同通道的反应(图61-24)，证实颞侧通道依赖于内膝体腹核(MGv)，而颅顶通道则依赖于内膝体尾部内侧核(MGe-m)。在人体亦可记录到上述相同的反应波。

61.5.2 波形的特征

Fifer等(1988年)认为40 Hz AERP是一组成中潜伏期反应的正负波组，波幅高而稳定，在临床有应用价值。我国傅宝田等(1987年)将40 Hz AERP特征归纳如下：

1) 近似正弦波，波峰(谷)较宽，波间距为25 ms。

2) 其反应阈十分灵敏，达阈值波形即出现。

3) 振幅>0.25 μV。

4) 波形稳定(图61-25)。

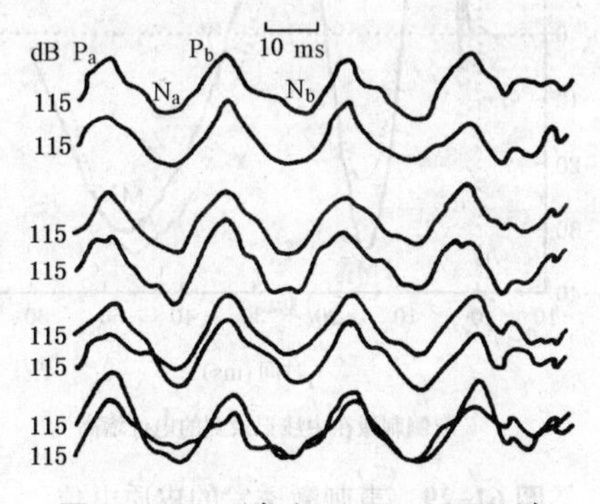

图61-25 正常人40 Hz AERP波
(摘自傅宝田等，1987年)

Galambos等(1981年)发现这40 Hz AERP反映耳蜗基底膜受激部位和神经纤维受激数目的信息，表现在波潜伏期和振幅变化上；其次，这反应可经手术麻醉清除，有似视觉和味觉系统，故从这点看出正确的感觉信号处理过程可能需要30～50 Hz的脑信号周期；第三，这反应阈非常接近于成人的听阈，故可应用于临床测试。

61.5.3 影响波形的因素

40 Hz AERP的特性除上述传递通路上的双歧现象(dichotomy)及其稳定的周期性以外，还反映在反应的性质上。它不同于早潜伏期ABR波，其反应不是依赖于刺激声的起始时间，而是依赖于刺激声的强度，即是一种感觉反应而不是起始反应。因此，有下列因素可影响其波形和检出率。

1) 自20世纪80年代以来多数学者通过实验证明睡眠状态可致反应幅度下降，阈值提高11～15 dB。Kraus等(1993年)测得<6岁儿童，在睡眠Ⅲ～Ⅳ期时，波检出率仅10%，故提出幼儿测试MLR须在睡眠REM期～Ⅰ期。McGee等(1993年)统计1～15 d新生儿的REM期，占睡眠时间的50%，6～12个月幼儿时占30%，2岁时占25%，故新生儿的检出率较高。

2) 滤波带宽及其斜率对波形及检出率有一定影响。当高通上限为100 Hz的模拟滤波时，可见P_a峰的潜伏期延迟1.75 ms，波幅亦较低。可能是由于滤波失真使相位后移(Kavanna等，1987年)或为带通外斜率过大，使10 ms后慢成分失真(Musiek等，1984年)。Suzuki等(1984年)指出这种失真在小儿大于成人，且与麻醉有关，所以必须使用<12 dB/oct的斜率，<30 Hz的高通下限，以免失真。

3) 测试时刺激声的频率、强度及速率均可影响波形的幅值。高频率的波幅缩小，5 kHz的约为250 Hz的1/3，且潜伏期缩短(图61-26)。这可能是因短纯音刺激声的包络作用所引起。在2 ms的包络中，6 kHz包含12个波，而500 Hz仅有1个波。故高频能在较短时间内激发相同数量的神经纤维和较短的基底膜宽度。刺激声强达听阈上10～15 dB SL时开始出现反应波，其波幅随声强增加而增大，在40～50 dB SL时即达1倍。其潜伏期缩短速度约为100～200 μs/dB，而ABR波则为40 μs/dB(图61-27)。刺激速率应为40 Hz，但在其他速率时波幅降低，在25及55 Hz时最低(图61-28)。

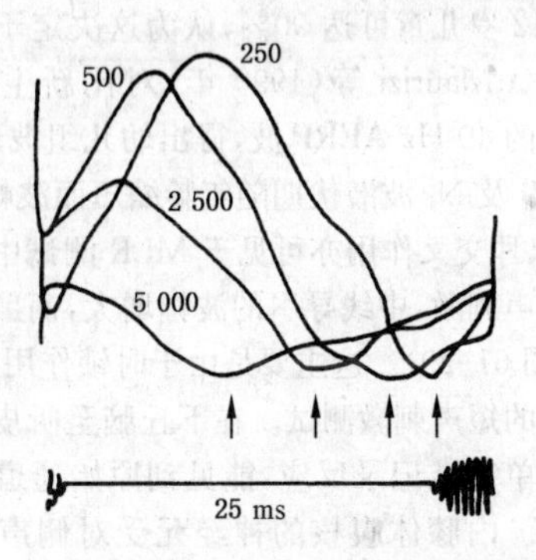

图61-26 不同频率的波峰P_a(↑)后移，而波幅增大
(摘自Galambos，1981年)

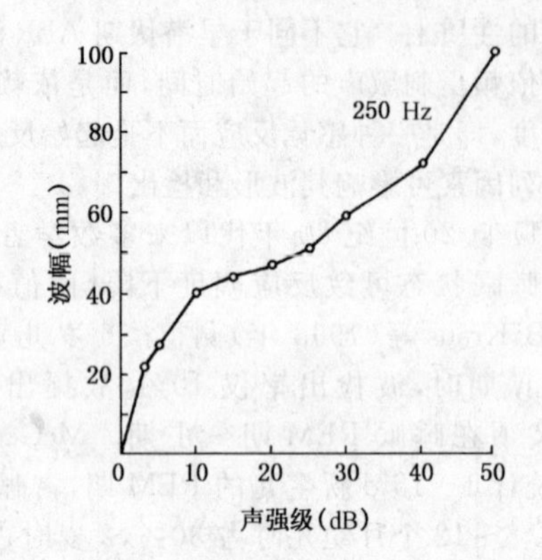

图 61-27　不同声强刺激时波幅增长的倍数

(摘自 Galambos,1981 年)

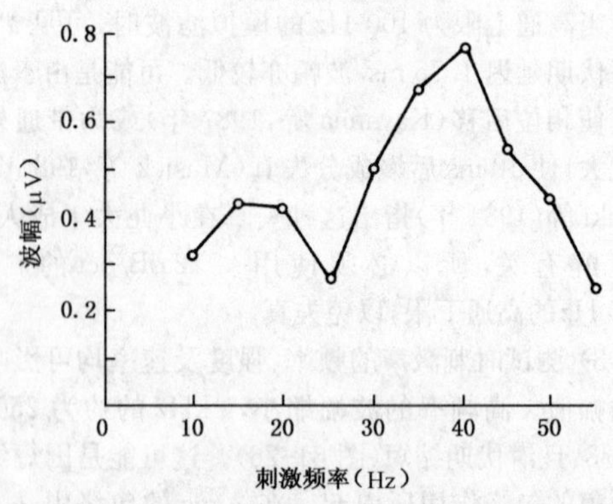

图 61-28　不同刺激频率的波幅,在25 Hz及55 Hz时最低

(摘自 Galambos,1981 年)

4) 年龄对反应波 MLR 的影响值得注意。Chamber (1992 年)对比了青年组(20～40 岁)与老年组(51～71 岁)的 MLR 波,得出老年组波各峰易于出现,潜伏期较长和刺激率增加时 P_b 波幅下降,说明年龄对 P_a 及 P_b 波有影响。Kraus 等(1993 年)统计新生儿的波检出率为 20%,而 12 岁儿童可达 90%,认为这决定于儿童神经发育水平。Maurizi 等(1990 年)对比新生儿与幼儿(5～8岁)的 40 Hz AERP 波,得出幼儿组波形稳定,重复性好,P_a 及 N_a 波潜伏期随年龄缩短而波幅增长。

5) 双耳交叉作用亦可见于 MLR 测试中。近年发现双耳给声刺激,中线导引的波幅增大,而颞侧导引的则缩小(图 61-29)。这主要是由于时锁作用,因它只见于同相位的短声刺激测试。在下丘脑至听皮质各个水平上进行单纤维记录反应,能见到原始通道有较多的交叉作用。内膝体腹核的神经元受对侧声刺激时兴奋,而受同侧声刺激时抑制,且是相互依赖的。在内膝体内直接记录时,其反应波类似头颅上颞侧记录的,在

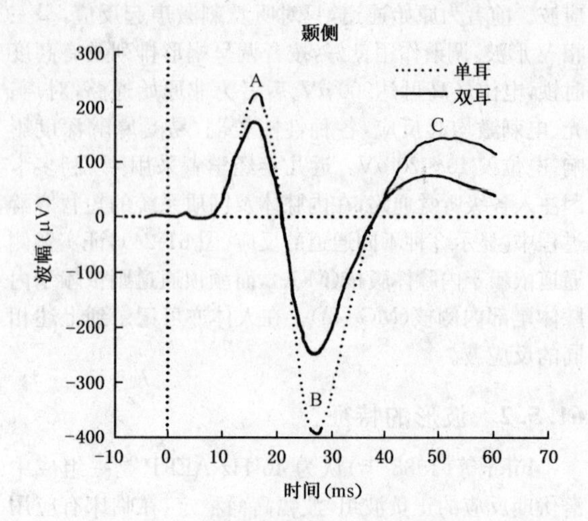

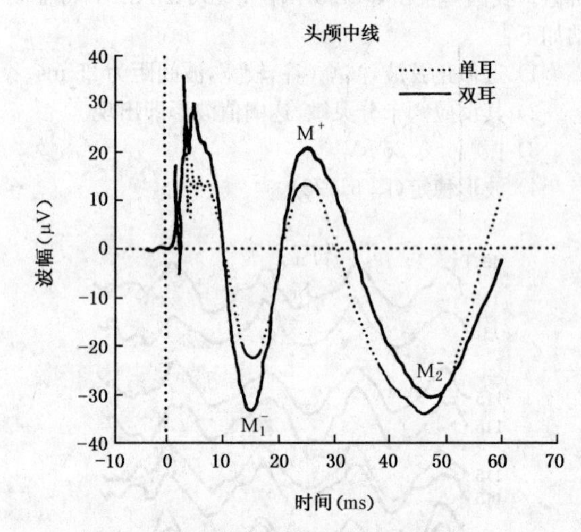

图 61-29　声刺激诱发的皮质电位

(摘自 Littman, et al,1992 年)

内膝体尾部内侧核记录的,在双耳刺激时增大,与头颅中线记录的波幅相似。

61.5.4　导引方法

MLR 和 40 Hz AERP 属同源,故在颅表导引时方法相同,只是所给刺激声的速率及带通滤波不同。临床上常用的测试参数归纳于下。

(1) 刺激声参数

1) 种类　方波(0.1 s),短纯音时程 1～10 ms,其线性包络为 2-1～2 周期(即上升/下降各 2 周期,平台 1 周期),或用非线性包络,下降时间较长,如滤波短声。

2) 极性　单向密集或稀疏波,或双向波。

3）速率　MLR为5～10/s，40 Hz AERP为39～41/s。

4）强度　测试反应阈为10～90 dB nHL，按听力损失程度而定。

5）掩蔽　在高声强刺激时需要对侧掩蔽。

6）换能器　气导耳机或耳塞耳机，或骨导振荡器。

(2) 记录电极参数

1）电极位置　正中线导引时记录电极置颅顶或前额发际，参考电极置同侧耳垂或乳突，接地电极置前额或鼻根部。颞侧导引时记录电极置 T_3 及 T_4 或 T_5 及 T_6，参考和接地电极位置同上。

2）扫描窗口　50 ms或100 ms。

3）滤波带通　MLR为5～1 500 Hz，40 Hz AERP为10(20)～150 Hz。

4）重复率　MLR为1 000次，甚至最高达4 000次，噪声干扰越大，增加次数越多。40 Hz AERP为256或512次。

近10年来，在实验室及临床上开展多种听觉电反应同步测试法，可以了解听觉通路上病变定位及研究听觉发育机制，亦节约整个测试时间。在临床上，以40 Hz AERP与ABR同步测试较多，因40 Hz AERP是以低频0.5～1 kHz或2 kHz测试为主，而ABR是短声经滤波后以3～4 kHz为主，同时测试可全面反映语频的听力。在实验室中，可计算ABR Ⅴ波至AERP的N波的斜率，在中脑病变时 N_1 波谷延迟，故Ⅴ-N_1 斜率下降，亦说明40 Hz AERP来自对侧丘脑-皮质束，此时ABR波仍正常。

61.5.5　临床应用

在国内外普遍应用于低频听敏度的推算、婴幼儿神经发育水平的评估、听觉通道中病变部位的估计、神经中枢疾病的诊断以及伪聋的鉴别中。

1）听觉反应阈的测试在临床上应用于推算与行为测听的差值，评估听阈，特别在婴幼儿，可为选配助听器及语言训练作为依据。Lynn等(1984年)对比40 Hz、AERP的500 Hz、1 000 Hz反应阈与行为听阈的关系，500 Hz较低10 dB SPL，而1 000 Hz则较高于听阈。分析原因认为是由于500 Hz的听阈多见于平坦曲线，而1 000 Hz的多见于渐降型，再则两种测试的声级标准不同，反应阈是为dB nHL，而听阈为dB HTL。总的相差10 dB的占95%。500 Hz的正确率为88%，1 000 Hz为85%。预期误差在90%可信限时，500 Hz为±20 dB，1 000 Hz为±10 dB。我国傅宝田等(1987年)测定45名正常青年人的40 Hz AERP反应阈，结果与短音及纯音各频率听阈均值相差均在10 dB HL以内，与语言频率听阈均值的最接近。睡眠中反应阈均提高，波幅下降。潜伏期随刺激声频率升高和声强增高而缩短，波幅则增大。

2）评估聋儿听力在国内有少数教学医院应用40 Hz AERP(听觉诱发相关电位)与ABR(听觉脑干诱发电位)结合同时测试或分别测定。顾瑞等(1989年)测定了228名聋儿的ABR和76名聋儿的40 Hz AERP，年龄1～5岁的147名。均服用10%水合氯醛。短音刺激(4-2-4周期)，最高声强为105 dB HL。结果128耳中55耳引出ABR波(65～105 dB nHL)，88耳中64耳引出40 Hz AERP反应波(65～105 dB nHL)，故认为40 Hz AERP测试可用于聋儿低频听力。倪道凤等(1994年)对聋儿同时测试ABR波及40 Hz AERP波。若两种测试均无反应，则为严重听损，均能记录到反应而儿童对声无反应，可能为非听觉系统的言语障碍。王锦玲等(1995年)测试64名聋儿的40 Hz AERP，分清醒组、睡眠组及自身对照组。测定0.5 kHz及1.0 kHz短音(1-0-1周期)，滤波带通为32～150 Hz，同时测定ABR波。结果未引出ABR波的73耳中56耳(76.71%)能引出40 Hz AERP波。引出ABR波的52耳中35耳(67.31%)的40 Hz AERP波反应阈较低。说明40 Hz AERP测试在评估低频听力中十分有利。自身对照组的结果说明不安定的聋儿在服用10%水合氯醛后测试，因为安定而检出率较好，不同于一般正常儿童易受睡眠的影响。

3）利用MLR波及40 Hz AERP波的特征监测婴幼儿神经发育水平的研究，如同利用ABR测试，已有报道。Rotteveel等(1987年)连续测试54名早产儿的MLR波。发现妊娠期为30周的已可见 P_0 及 N_a 波峰，占80%～90%，而 P_a 波峰则须至52周妊娠期和生后的才能检出，占62%。另得出潜伏期与出生周龄有密切关系，P_0 及 N_a 潜伏期在25～27周的缩短，出生后3个月内更明显，而 P_a 波潜伏期在30周以后无变化。又波幅在不同周龄无明显变化，但不同导引方法，颅顶中线及颞侧导引的波幅有明显差异。颞侧同侧导引的 P_a 波幅＞N_a 波，对侧导引时相反。各波反应阈(P_0，N_a，P_a)均为35 dB HL(相当于65 dB SPL)。在睡眠时波幅比清醒时低0.3～0.5 μV。高通滤波截止频率影响波检出率，以20 Hz影响最小为最佳。

我国戚以胜等(1993年)应用40 Hz AERP测试43名30～37周龄早产儿。刺激声为500 Hz短音(2-1-2周期)，0 dB HL＝14.5 dB SPL，声强为40、60

和 80 dBHL。结果得出 P_a 及 P_b 波的潜伏期较长于足月新生儿的，而 P_a～P_b 波间距无明显差异。P_a 及 P_b 的潜伏期与 500 Hz 短音声强函数为负相关（r≥0.98）。早产儿和足月儿的波形相似而潜伏期不同，说明此反应电位可反映中脑听觉系统发育和功能的完善程度（图 61-30）。

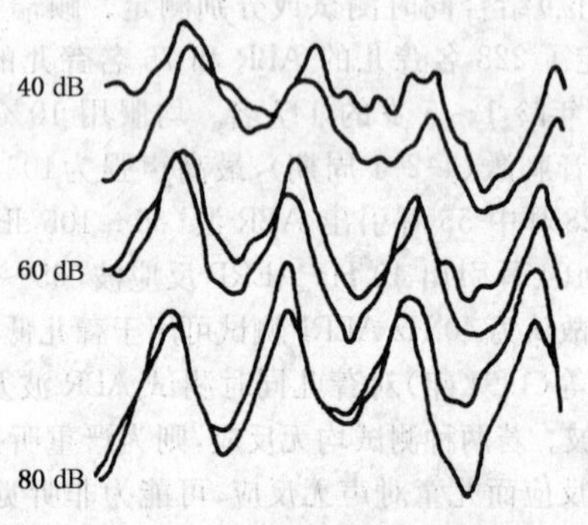

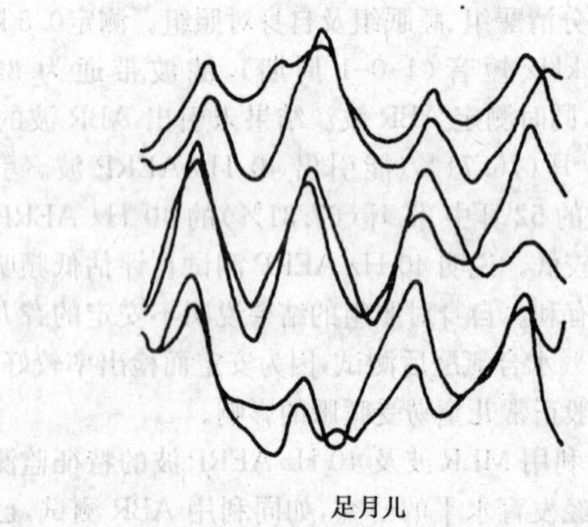

图 61-30　新生儿的 40 Hz AERP 波

（摘自戚以胜，1993 年）

4）利用 40 Hz AERP 的稳定性及频率特性，可结合 ABR 应用于鉴别伪聋及非器质性聋，以及耳部及脑外伤后的听觉损伤鉴定，特别是外伤后昏迷的病人。Serafini 等（1994 年）报道 21 名外伤后昏迷病人，经 40 Hz AERP 与 ABR 测试，并摄 CT 片检查，结果有 40 Hz AERP 波反应者均生存。故可依此预测外伤后果，其灵敏度及特异性达 100%。

5）应用 MLR 波及 40 Hz AERP 波反应于中枢性耳聋的诊断有一定价值。

a. 听神经瘤的诊断中，Harker 与 Backoff（1981 年）测试 MLR 波，可见 P_a 波及 P_b 波潜伏期延迟。刺激声为短声或短音（图 61-31）统计出 97% 患者呈现可读的异常 MLR 波。其检出率高于 ABR，但多假阴性（24%），在小肿瘤可达 36%，大听神经瘤亦有 9%，故不如 ABR 灵敏。但可从双耳低频反应波的对比中显示其优点。

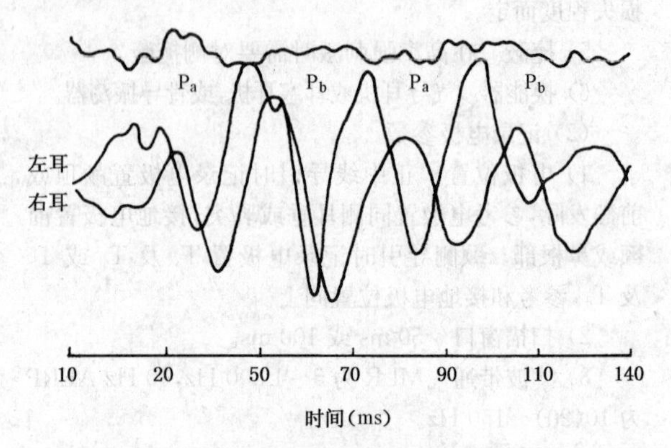

图 61-31　右侧听神经瘤的 MLR 波

用短声（0.1 ms）及短音（2.5-1-2.5）刺激显示稳定波形，注意右耳波峰延迟。（摘自 Harker 与 Backoff，1981 年）

b. 多发性硬化症，以往可应用 ABR 波协助诊断，但 40 Hz AERP 波可提供中脑结构的信息，对此症的诊断更为敏感。Versino 等（1992 年）报道 17 例同时测试 ABR 及 40 Hz AERP，与对照组对比波反应，有明显差异，有 5 名患者 ABR 波正常而 40 Hz AERP 异常，故认为后者对此病的诊断更为敏感。

c. Dieler 等（1991 年）测得 30 例颞叶病变的 MLP N_a～P_a 波幅在患侧明显降低。其中病变涉及原始通路者占 2/3，刺激健侧耳时波幅增大，高于刺激患侧。在非听觉区病变的 MLR 中线导引时检出患侧波形变化不明显，但颞侧的 C_5 与 C_6（位于 C_3 与 T_3 及 C_4 与 T_4 间中点）导引时，健侧刺激的患侧波幅增大，对诊断有价值。

d. 对于听觉皮质性聋的诊断，可采用 MLR 与 ABR 测试结合共同分析。Kraus 等（1982 年）曾报道 17 例中枢性聋。其中 5 例的 MLR 波异常而 ABR 波正常。另有一些患者的 ABR 波亦不正常。总之，大脑皮质病变可有一半患者的 MLR 波属正常范围，有助于诊断中枢性聋。

61.5.6　小结

归纳上述内容，综合要点于下。

1）40 Hz AERP 是 MLR 在 40 Hz 声刺激率和滤波带通为 20～150 Hz 条件下导引出的衍生波，属同一起源。

2）40 Hz AERP 的波形具有稳定的周期性、良好的重复性、显著的频率性和敏感的增幅性，显示其为感觉电位的特征。

3）正确按照中脑电生理现象特性，制订导引电位测试参数，据此规范操作程序，是取得良好波形和检出率的关键。

4）解释测试结果的报告时，应注意婴幼儿睡眠深度及受试成年人年龄因素。

5）临床上广泛应用于测试婴幼儿及聋儿的低频反应阈，结合 ABR 测试，评估语频（0.5、1.0、2.0、4.0 kHz）的行为听阈，为聋儿作出早期诊断、早期选配助听器及早期语训的实施方案。推广应用于鉴别伪聋及功能性聋、鉴定外伤后听功能水平及中枢性耳聋的诊断。

61.6　听觉诱发电位头皮电位图（脑地形图）

20 世纪 70 年代后在颅顶头皮采用超导量子干扰仪（superconducting quautum interference device, SQUID）测量神经电位的磁场。首先对脑干电反应的灶（field），以后对听皮质电位和中潜伏期反应的灶进行观察。Kraus（1988 年）提出先应认识图像特点，决定正确的统计方法；其次是基线定标、滤波带通及参考电极位置等的研究。考虑到应用于临床时，尚需分析刺激声的类别、速度、时程、重复率的影响，以及找出最佳灶的导引电极位置。

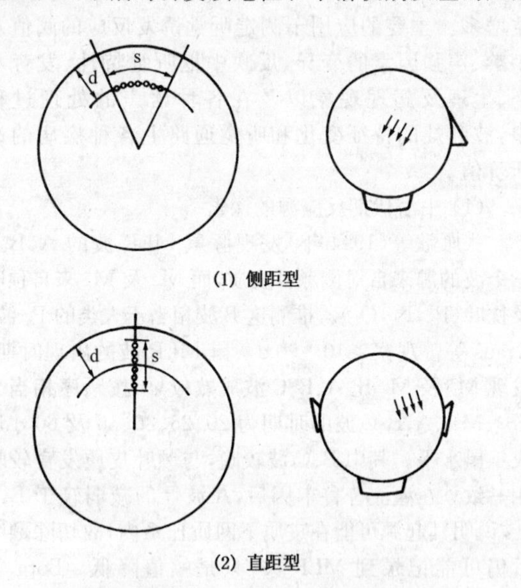

图 61-32　脑地形图示意图

（1）侧距型，电流偶极子均匀分布于球表面导体；d 为深度；s 为发生源的宽度；（2）直距型，电流偶极子沿半径分布

61.6.1　脑地形图的特性

各种听觉诱发电位有不同的发生源，处于大脑皮质及皮质下。导引的双极子在头皮表面的排列距离和垂直于皮质的深度均可影响到记录波和灶的结果，因安放的电极位置和发生源的距离改变，影响到波潜伏期和振幅，灶的潜伏期和磁场分布密度（图 61-32）。

由于皮质及皮质下复杂的结构，受试者在测试时的精神状态及对声刺激的习惯性，以及刺激声时程及速率等影响，潜伏期及波幅变化较大，尚有较大的个体差异。为此，Pantev 等（1986 年）曾改进测试方法，对一个受试者测试 3 次，记录到在雪尔维沟水平的 10 个位点上 N_{100}、P_{160} 的电位较稳定（图 61-33）。因测试时间均在受试者精神良好状态，亦避免了测试太久所引起的习惯性。

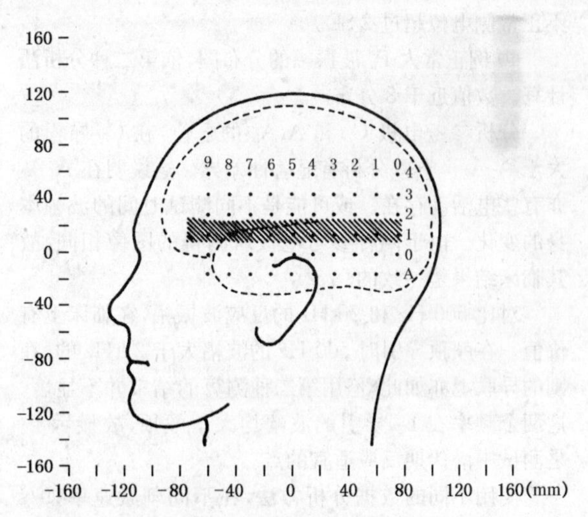

图 61-33　听诱发磁场的测量位置，计算相同灶的图像，黑粗线条投影雪尔维沟和皮质

（摘自 Pantev，1988 年）

61.6.2　记录方法

（1）受试者头戴脑电记录帽，共 21 个电极，全部作为导引电极，耳垂或第 7 颈椎作为参考电极。顾瑞等（1992 年）选用其中 16 个（除 F_z，P_2，T_5，T_6）外，FP_2 因邻近接地电极，亦不作导引电极。国外有根据实验需要，最多采用 122 个导联。单耳或双耳给声，测听皮质电位使用短纯音，例如 4-30-4 ms；测中潜伏期反应使用短音，例如 2-1-2 ms。相应滤波带通为 1～100 Hz

及 10～300 Hz。重复率为 5/s 或 10/s。近年均用彩色显示灶电位。移动游标指定波峰而量出电位值。

目前计算电位值有两种基准定标法，即随机平均法和以 N_1 及 N_a 为基准的峰-峰值测量法。第一种是以扫描开始的电平均值为基准，将各点的电位相加，得出平均值，这样所测得的潜伏期不一定位于每个波的峰上(P_2 或 P_a)。第二种统计 N_1-P_2 及 N_a-P_a 峰-峰值，经储存相加，取得均值。此法由于 N_a 的电位在头颅各点一致，均<0，故适用于测定中潜伏期反应的波和灶，而在听皮质反应则以第一种较妥当，在分析测试结果时应予注意说明。

(2) 数据的评估

数据的评估有 3 种，即应用 Z 检验(X-m/ŝ)分析均值是否属于正常，用 Pearson 拟合度的卡方检验估计数据是否正常分布，用方差分析估计相关参考电极、刺激频率和速率对波形的作用。Kraus(1988 年)分析了 40 例的测试结果。发现虽然选用 J 合式的基准，由于中潜伏期反应波的振幅变化大、各人差异，用拟合度卡方检验，说明数据为非正态分布，高低变化，近于 8 分布。应用均值和标准差或 Z 值就有问题，当电位超过 2 SD 时，P_a 可为 0。但这两种统计法可用于两侧对比，因在正常人两侧电位相等，呈正态分布，Z 值显示不正常侧电位超过 2 SD。

40 例正常人 P_a 波振幅的分布图，依第二种分析法计算。数值近于 8 分布。

分析参考电极 C_7 和 A_1A_2 的电位，在 C_7 导程的大于 A_1A_2。方差分析有显著性差异。这说明在 A_1A_2 亦有些电活动存在。或可能是不同测试时间的波幅本身的变化。由于两种参考电极所测得的图像相同，故其临床结果是一致的。

对比 500 Hz 和 2 kHz 的反应波振幅，在临床上有价值。在颅顶导引时 500 Hz 的波幅大于 2 kHz 的，在别的导联上亦如此，但用第二种测算的结果并不显著。这两个频率在 F_2 导引的波幅均大于颅顶，故显示 F_2 是测试中潜伏期反应适宜的点。

使用不同的数据分析方法，在不同刺激速率(9/s 和 41/s)的相似图像，会得出不同的结果。按第一种电位基准显示中潜伏期反应波在颅顶及额叶处最大；而 41/s 反应波只在颅顶最大。这样，可以设想它们不来自同源，因为他们不同的偶极子磁场，产生不同的头皮分布。另一方面，用第二种电位基准，即只显示一样的波幅，产生相同的头皮分布图。这加强了中潜伏期反应和 40 Hz 听觉相关电位的共同点，支持它们至少有某些共同的发生源。

(3) 测试结果分析

顾瑞等(1992 年)测试 21 名 20～35 岁青年的皮质电反应和中潜伏期反应。取 16 个导程的反应波作出头皮电位分布图。滤波带通分别为 1～120 Hz 及 10～400 Hz，叠加分别为 100 次及 500 次，重复率分别为 5/s及 10/s。统计皮质反应的 N_1 及 P_2 波，中潜伏期反应的 N_a 及 P_a 波的潜伏期和振幅，以及它们的灶的部位及潜伏期。发现波和灶的潜伏期不一致。皮质电位波 N_1 在 C_4 导联的平均潜伏期最短，P_2 的在 C_2 导联最短。它们的波幅均在 C_3 导联最大。中潜伏期反应波 N_a 可有单峰或双峰，在后者以较高峰计算。各导联的波潜伏期均在前额各点较短，平均振幅均以 C_3 导联最大，右耳诱发的 N_a 波幅大于左耳的，而 P_a 波幅则相反。N_1 的平均灶均在 C_3 点，P_2 的平均灶在左侧为 C_2 点，右侧为 C_2～C_3 点。笔者从这些结果指出不能单纯根据 N_a 灶或 P_a 灶的位置来判断反应是否正常。

61.6.3 临床应用

目前各国学者应用脑磁场图(MEG)探索声诱发波(AEP)和灶的源，以了解听皮质的活动特征，日益增多。主要的应用于测定听觉诱发反应的阈值及年龄、声强因素的变异，反映中枢听觉特性、发育水平、生理及病理现象以及在各种语声的处理过程中，波和灶的特征变化和听觉通路上各种疾病的诊断价值。

(1) 中潜伏期反应源的探索

张雁歌等(1994 年)发现豚鼠 MLR 波的 A、B、C 三个波的源来自对侧颞叶皮质，而 M_- 及 M_+ 来自顶叶及枕叶(P_3，P_4，O_2)。推测这 B 波相当于人类的 P_a 波。Kraus 等曾观察>10～90 d灰鼠 MLR 波的出现时期。发现 M_- 及 M_+ 比 A、B、C 波成熟较早，按顺序相当于 M_-、M_+、A、B、C 波的时期为 20、25、30、35 及 60 d 达成年鼠水平。其中 B、C 波较晚，与颞叶皮质发育较晚相一致。在灌注普鲁卡因后，A 波灶的减弱轻于 B、C 灶，说明其起源可能在皮质下网质丘系内，故切除颞叶后仍可能记录到 MLR 波，只是幅值降低。Borg 等(1988 年)曾分析 FN_1 灶，使用 500 Hz 短纯音(平台 100 ms)、75 dB nHL，测得灶中心在小儿明显小于成人，与上述动物实验结果一致。说明小儿颞叶尚未完全发育。

Yoshiura 等(1996 年)测定中潜伏期反应各波相应的灶源，分别为 SN10、P_o、N_a、P_a、N_b 及 P_b 波，发现 SN10 的源位于皮质下区。P_{am}的在皮质电位 N_{1m}的邻近，P_{bm}源则在其前方。P_{am}源在第一听区而

P_{bm}源在第二听区，而N_{100m}的源则自第一听区扩展至第二听区。

Pekkonen等（1995年）对比青年与老年人的脑磁场图各10名。采用两组短音刺激，间距为0.5 s及2.5 s。结果提示P_{50m}在老年的波幅较大。两组潜伏期在对侧颞区比同侧的短。N_{1m}的潜伏期在两半球间差异随年龄增大。这些现象说明年龄使信号处理速度在同侧皮质减慢，在不同情况下对灶有不同的影响。

（2）声强变化对脑磁场图的影响

Vasama等（1995年）采用122导程全脑电极测定6名健康人。刺激声为200 ms 1 kHz，4个强度（40，50，60及65 dB HL），每秒1次。先双耳刺激，继单耳刺激，强度随意变更顺序。在两侧颞区均可见声强增加时N_{1m}的潜伏期缩短而波幅增大。未发现源的位置变化。这是一种无损伤检测听皮质功能特性的方法，且可同时对比双侧听皮质信号。

（3）评估听觉功能

Hyde（1997年）应用MEG的N_1～P_2波评估纯音听阈，可适用于不合作的警惕性高的儿童及成人，亦可应用于其他声刺激特别的识别，如音调、响度、音质及声源定位。这是一种与声掩蔽级差相似的生理现象，又是言语与语言神经生理特性测试的有力工具，成为特定脑区的“功能影像”。一个完整的目标明确的AEP/AEMP测量方案尚待实现。

Imada等（1997年）测定刺激声间距（ISI）和刺激声间歇期（PBS）对听觉皮质诱发反应波及灶N_{1m}的影响。刺激声时程（PSD）+刺激声间歇期=刺激间距。记录P_{1m}、N_{1m}与P_{2m}在时程（0.05，0.5，1.0，1.5及2.0 s）变化和间距（0.5，1.0，1.5，2.0及2.5 s）变化时波峰潜伏期和波幅的变化。结果提示3个波的潜伏期与时程及间距变化无关，而N_{1m}波幅在间歇期或间距增加时增大。间歇期的回归系数为间距的2倍。当间歇期固定不变时，间距对N_{1m}波幅亦无影响，说明以往认为间距对N_{1m}波幅有影响，实则是依赖于间歇期。P_{2m}的波幅变化与N_{1m}相同，是由于两者密切相连之故。

（4）协助感音神经性聋的诊断

Vasama等（1997年）测定5例早年幼儿单侧感音性聋的脑磁场图。采用122导程全颅表电极帽。刺激声为50 ms 1 kHz的短纯音。刺激间距（ISI）为1.0，2.0及4.0 s。以N_{1m}为指标。结果在对照组提示4例在1.0 s间距时对侧N_{1m}潜伏期缩短。3名病例的N_{1m}成为倒峰P_{1m}。一个10岁男孩的图只是在4 s间距时出现1个N_{50m}波，其他间距时无反应波。另1例在右颞叶出现倒的N_{2m}，这波没有刺激间距的差异。这N_{2m}亦见于正常的幼儿。在病儿的P_{1m}～N_{2m}波比正常儿的更显著。病损明显延迟了N_{1m}的发育。笔者认为可能与胼胝体联合（callosal connection）的功能有关。

（5）协助神经系统疾病的诊断

Nakasato等（1997年）报道14例颞叶肿瘤。手术前检查7例位于颞叶上部，未见N_{1m}波潜伏期延长，MRI亦未见肿瘤。另7例位于颞叶后部的或周围有水肿的N_{1m}波潜伏期延长，其中2例的手术后恢复。故认为MEG术前术后检查可用于颞叶肿瘤的诊断。

（6）耳鸣产生的机制探讨

Hoke（1991年）应用MEG探讨耳鸣产生的机制。发现耳鸣者M100（即N_{1m}）波幅增强，而M200（即P_{2m}）的潜伏期延长及波形分化不良，甚至消失。他将这两个波幅比值作为判别指标，鉴别有无耳鸣存在。在$<$50岁正常人比值为0.5，小于此值示有耳鸣。此比值在$>$50岁正常人随年龄增长而成线性下降，故在判别耳鸣是否存在可能重叠，应予注意。这一结果提示N_{1m}源中有特殊的成分在持续活动而产生耳鸣感觉。而P_{2m}的减弱或消失，是其源对外来声刺激反应减弱所致的伴随现象。

Shiomi等（1997年）则探讨静脉注射利多卡因治疗耳鸣的作用机制。以1 kHz及4 kHz作为刺激声，测试4例耳鸣及3例正常人作对照。注射后耳鸣减弱者的N_{1m}波峰变狭，而正常人仅稍减退。推论利多卡因的效果可能是减弱耳鸣对诱发声起类似掩蔽样的作用。

（7）探索语音的中枢分布特性

Diesch等（1996年）观察11例听取合成元音/ɑ/，/ɑe/，/u/及/i/的MEG，测定N_{1m}及其灶源的位置偏移。发现这些元音的N_{1m}与灶源的距离有所不同，其菱形空间各角的距离不同，得以相互区别。这反映在听觉和发音之间有一个短暂的处理阶段，这一阶段在左右半球稍有差别。

Kuriki等（1995年）测定各种单音节词，包括元音、塞音、擦音及鼻音，在MEG中N_{1m}波及灶的源。发现均位于听皮质Ⅰ区内，包括雪尔维沟在内的10 mm^3中。这些源在小范围内向前移动，则潜伏期增加。所有音节的源均可向下移动。选择性的内外向移动则各音节不同；塞音及擦音向外移动，潜伏期延长，而元音则向内移动。这种源的时空运动出现在皮质神经元受动态激发时，可见于人类听皮质的各个部位中。

Diesch等（1997年）观察由双纯音结合与双共振峰元音的合成刺激，及它们的成分（600 Hz与2 100 Hz

纯音和2个单元音韵母，它们的共振峰与纯音频率匹配)分别刺激，采用37导程磁量仪。结果见到合成刺激的反应与相应成分反应的总和不同，不论在N_{1m}潜伏期，等效偶极矩与部位均有差异，认为由于在测试过程中各成分的相互干扰所致。N_{1m}及灶的源位置在高频音的反应中较低频音的靠内侧，高元音的比低元音共振峰的反应亦较靠内侧。N_{1m}共振峰源的位置在纯音的外侧。这些情况说明在听皮质内，元音在频谱中音调决定于最高的谐音；在N_{1m}潜伏期范围内，由谐音的空间决定其真实的音调。

61.6.4 小结

在正常听力者听皮质电位的灶比较集中于C_2及C_3点，中潜伏期反应的电位灶大都集中于C_3及额部各点，波幅较稳定。近期对这些灶在皮质中的源进行了探讨，在声刺激时的听Ⅰ区，包括雪尔维沟在内为源的部位，对不同的刺激声有动态的范围变异，对中潜伏期灶的源指明有颞区及皮质下不同的部位，以及顶叶和枕叶。在临床应用时需对波和灶的特性进行细致分析，如导引电极的数量和位置，电极的灵敏度，滤波通带及重复率等测试条件的影响。在理论上有大量的实验需我们研究，在临床上有许多领域可以开发，将有广泛的前途。

（陈玉瑛）

参考文献

1. Geisler C, et al. Extracranial Responses to Acoustic Clicks in Man. Science, 1958, 128: 1210～1211
2. Galambos R, et al. A 40 Hz auditory potential recorded from the human scalp. Proc Natl Acad Sci. USA, 1981, 78(4): 2643～2647
3. Bickford, Mast, et al. from Musiek et al; Past Present and Future Applications of the Auditory Middle Latency Response. La ryngoscope, 1984, 94: 1545～1553
4. Kraus N, McGee T. Clinica. Implication of primary and nonprimary pathway contribution to the middle latency response generating system, Ear and Hearing, 1993, 14: 36～48
5. Fifer RC, et al. Clinical applications of the auditory middle latency response, Am J Otol, 1988, 9 Suppl: 47～56
6. 傅宝田，等．正常人40 Hz听觉相关电位反应阈与主观听阈的关系及睡眠对它的影响．中华耳鼻咽喉科杂志，1987，22: 193～196
7. McGee, Krause N. Improving the reliability of the auditory middle latency by monitoring EEG delta activity. Ear and Hearing, 1993, 14: 76～84
8. Kavanagh KT, et al. High pass digital and analog filtering of the middle latency response, Ear and Hearing, 1987, 8: 101
9. Chamber RD, et al. Differential age effects for components of the adult auditory middle latency response, Hear Res 1992, 58(2): 123～131
10. Maurizi M, et al. 40 Hz Steady atate responses in newborns and in children. Audiology, 1990, 29: 322～328
11. Lynn TM, et al. Threshold prediction from the auditory 40 Hz evoked potentials. Ear and Hearing, 1984, 5: 366～370
12. 顾瑞，等．聋儿听性脑干反应和40 Hz听觉相关电位测试．中华耳鼻咽喉科杂志，1989, 24: 180～182
15. 倪道凤，等．40 Hz AERP和MLR评估聋儿听力的几点意见．听力学及言语疾病杂志，1994, 2: 180～183
14. 王锦玲，等．40 Hz听觉相关电位评价聋哑儿童低频听阈及睡眠对其影响的探讨．听力学及言语疾病杂志，1995，3: 65～68
15. Rotteveel IJ, et al. The maturation of the central auditory conduction in preterm infants until three mouths post-term Ⅲ. The middle latency auditory evoked response (MLR). Hear Res, 1987, 27: 245～256
16. 戚以胜，等．早产儿40 Hz听觉相关电位的神经发育特性，小儿电测听的临床应用策略，第一版，1993
17. Seranifi G, et al. Auditory evoked potential at 40 Hz (SSR 40 Hz) in post-trauma coma patients. Laryngoscope, 1994, 104 (2): 182～184
18. Harker L, Backoff P. Middle Latency electric auditory response in patients with acoustic neuroma. Otolaryngol. Head and Neck Surg, 1981, 89: 131～136
19. Versino M, et al. Middle Latency auditory evoked potentia improve the detection of abnormalities

along auditory pathways in Multiple Sclerosis patients, Electroencephal Cogr. Clin Neurophysiol, 1992, 84 (3): 296～299

20. Dieler WS, et al. Middle Latency evoked potentials in temporal lobe diseases Ear and Hearing, 1991, 12: 377～388
21. Kraus N, et al. Auditory middle latency responses in patients with cortical lesions, Electroencephal Clin. Neurophysiology, 1982, 54: 247～287
22. Kraus N, McGee T. Color Imaging of the Human Middle Latency Response. Ear and Hearing, 1988, 9 (4): 159～167
23. Pelizzone M, Hari R. Interpretation of Neuromagnetic Response: Two Simple Models for Extended Current Sources in the HumanAuditory Cortex. Acta Otolaryngol, (Stokh) 1986, Suppl. 432: 15～20
24. Pantev C. Randomized Data Acquisition Paradigmfor the Measurement of Auditory Evoked Magnetic Fields. Acta Otolaryngol, (Stokh) 1986, Suppl. 432: 21～25
25. 顾瑞，等．听诱发电位头皮分布图：听皮质反应和中潜伏期反应．中华耳鼻咽喉科杂志，1992，27 (2)：76～80
26. Borg E, et al. Auditory Brain Map. Effects of Age. Scan. Audiology, 1988, Suppl. 30: 161～164
27. Hoke M. Objective Evidence for Tinnitus in Auditory Evoked Magnetic Fields. Acta Otolaryngol, (Stokh) 1991, Suppl. 476: 189～194
28. 张雁歌，等．豚鼠中潜伏期听觉诱发电位脑地形图特性的研究．中华耳鼻咽喉科杂志，1994，29 (2)：67～70

62 外耳疾病

62.1 先天性耳畸形

62.1.1 小耳畸形

耳的先天性畸形可单独存在或合并存在，伴有身体其他部位的各种畸形。

(1) 病因

在胚胎时期耳郭由第一鳃沟周围的 6 个小丘样结节融合而成(图 62-1)。由于遗传(有规律的显性遗传)、药物、病毒(尤其是妊娠期)、内分泌和代谢性疾病影响了鳃器发育，使第一、第二鳃弓分化不良，致使耳郭发育障碍，形成耳郭异位或无耳郭。

(2) 临床表现

先天性小耳畸形(microtia)的程度不一，轻者仅耳郭较正常小些、形态与正常相仿。重者正常耳郭形态

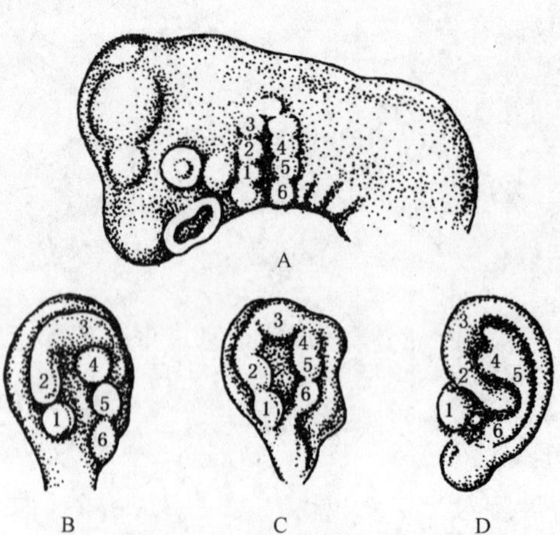

图 62-1 耳郭的发育过程

A：胚胎时耳郭的 6 个结节；B～D：发育形成耳郭；1. 耳屏；2. 耳轮脚；3. 耳轮；4. 三角窝；5. 对耳轮；6. 对耳屏

消失，仅有条状或块状突起。

(3) 检查

耳郭的各种形态变化，外耳道闭锁常与中耳畸形合并存在，还可伴有耳前腮裂瘘管（欧洲国家约有0.9%，亚洲国家约有5%～10%）。

在形态变化中可见以下几种：

1) 耳郭上部与头部粘连。

2) Mozart耳，对耳轮大部分与耳轮连接（因欧洲莫扎特有此畸形故命名）。

3) 猫耳，耳郭似一块头巾遮盖耳部。

4) 耳垂过大、缺损或粘连、耳垂裂。因为舌骨弓与下颌弓构成的耳垂部分融合不全所致。

5) 巨耳。

6) 小耳，可分Ⅰ度：形小，但形态结构正常，Ⅱ度：耳轮不全，Ⅲ度：耳郭外形正常结构消失，Ⅳ度：无耳郭。

7) 颊耳畸形，耳郭位于面颊部。

8) 副耳。

9) 多耳。

(4) 诊断

根据临床表现及检查确诊不难。

(5) 治疗

畸形轻微可不予处理，畸形严重影响美观或有听力障碍，可酌情作耳郭、外耳道及鼓室成形术。双耳、小耳畸形，内耳功能良好者，应早期手术，以免影响患儿学习语言功能，手术年龄以2～5岁为宜，单耳畸形另耳正常，可以推迟至8～9岁以后手术。

先天性小耳畸形伴外耳道闭锁时，手术难度大，既要作耳郭成形术还要作耳道和鼓室成形术，且合并有中耳畸形时常伴有颞骨内面神经解剖异常，手术时要谨慎。

62.1.2 先天性耳道闭锁

先天性耳道闭锁常伴有耳郭、中耳畸形，或偶伴有内耳畸形，亦可能伴有其他综合征。

(1) 病因

由第一鳃沟发育障碍形成。外耳道周围的软骨是由鳃弓所衍化而来，骨性外耳道由颞骨鼓部发育而成。若妊娠后期，该部位停止发育，则造成狭窄或闭锁。

(2) 临床表现

出生后发现耳道闭锁无孔，或伴有外耳畸形。

(3) 检查

根据形态发育障碍可分以下几型：

Ⅰ型：外耳道呈弓形，于软骨与骨性交界处狭窄，常伴有耳郭位置异常或小耳。

Ⅱ型：外形全缺失，听骨纤维化。

Ⅲ型：畸形明显，常合并下颌骨发育不全，中耳腔仅有裂隙状。

Ⅳ型：外耳道弧形，锤骨头畸形，常与上鼓室壁融合，砧骨畸形明显。

(4) 诊断

依临床检查可予以确诊。

(5) 治疗

大多数学者认为分型对选择手术方式及评估预后有一定意义，是否行恢复听力手术，应在颞骨气化良好情况下进行。提高听力和耳郭整形两个问题，应以提高听力为首要目的。

62.1.3 先天性耳前瘘管

先天性耳前瘘管（congenital pre-auricular fistula）为常见病，其发病率各家报道不一，为0.19%～1.2%之间，以单侧多见，以左侧为多。

(1) 病因

胚胎时期形成耳郭的第一、第二鳃弓的六个小丘样结节融合不良或第一鳃沟封闭不全所致。

(2) 病理

耳屏前上方瘘孔有分支向深部呈弯曲盲管，管壁内衬复层鳞状上皮，管腔内有鳞屑及脱落的角蛋白碎质，偶伴脓性分泌物。

(3) 临床表现

耳屏前上方小孔，时有干酪状物，平时无症状，感染时红、肿、痛或形成脓肿。反复感染，瘘口周围可以形成瘢痕组织。

(4) 检查

常见于耳前、耳屏前上方、耳轮脚前，少数病例可开口于耳甲腔、外耳道或乳突皮肤上。管口很小，轻者仅表现为耳前凹痕，重者则广泛分支，形成多数盲管，可挤出白色乳酪样分泌物。

(5) 诊断

耳前瘘管诊断不难。若瘘管位于耳道内，并伴有数分支，延伸到耳后、颈部，则诊断困难，要循管道而探查。

(6) 治疗

无症状、无继发感染时，不必处理。继发感染时，可选用抗生素。反复感染时，待控制感染后应手术。手术时应先注入美蓝，以追踪分支，力求一次将瘘管分支全部切除，以免再次复发。

62.2 损伤

62.2.1 耳外伤

耳郭暴露于头颅两侧，容易遭受外伤。外伤可分挫伤、切割伤、撕裂伤(laceration)，外伤后形成血肿(hematoma)。还有冻伤(frostbite)、热灼伤(thermal injury)。

(1) 病因

外界各种机械、物理、暴力引起外耳损伤。

(2) 病理

耳外伤后可引起软骨膜下血肿，或浆液性渗出。撕裂伤或切割伤可使耳郭部分或全部撕脱、缺失。

(3) 临床表现

依据受损程度大致可分三度：轻度：皮肤、软骨膜、软骨部分或全层裂伤，但无组织缺损。中度：耳郭有全层组织缺损，不能保持耳部正常形态。重度：耳郭完全性撕脱，或仅有部分皮肤相连。

(4) 检查

挫伤者：可在皮下或软骨膜下积血形成血肿，受损部位呈圆形肿胀，皮肤颜色呈紫红或暗红，表面紧张光滑、触痛、有波动感。切割伤者：轻者局部仅有裂口，重度组织缺损，或耳郭部分、全部缺失。

(5) 诊断

有明确外伤史及典型临床表现，易于诊断。

(6) 治疗

1) 撕裂伤

a. 轻度受损：清创缝合。

b. 中度受损：在24 h内将耳郭对位缝合，加用全身抗生素，缝合后仔细观察皮肤血供情况，若一旦发现色泽变黑，则有坏死可能。

c. 重度受损：耳郭完全断离不超过5 h，将断耳用生理盐水洗净，然后放入5 000u/ml青霉素溶液中(皮试后)浸泡15～20 min，然后细心对位缝合，术后严密观察血供情况。

2) 血肿　小血肿可吸收，大血肿抽取后局部加压包扎，由于血肿是一种良好的培养基，故应在严密消毒情况下进行。

3) 冻伤　应逐步复温，以利血液循环逐步恢复正常，冻伤后水疱未破溃时不要弄破，若已破溃形成溃疡时，宜全身应用抗生素，预防继发感染。

62.2.2 耳道异物

外耳道异物(foreign bodies of the external auditory canal)常见于儿童，由外来物质停留在外耳道内。

(1) 病因

儿童在玩耍时因好奇将珠子、豆类、纸团、橡皮塞入外耳道。成人也可发生，多为挖耳或治疗耳病时不慎将棉花、纱条、火柴梗遗留在耳道内。也有夏季露宿时昆虫飞入耳内。

(2) 临床表现

外耳道异物症状依异物性状及停留时间、部位而异。

动物性异物在外耳道内爬行躁动，不仅使病人疼痛难忍，甚至使病人惊恐不安。

植物性异物一般无症状，但一旦遇水异物膨胀，可引起疼痛，耳闷胀感及听力障碍。

(3) 检查

根据病人主诉，可在耳道深部见到异物。

(4) 诊断

倾听病史，检查耳道，常于耳道深部，或耳道峡部见到异物。

(5) 治疗

确诊之后应尽早取出。对于活动性昆虫，宜先滴入油剂使昆虫淹死或制动，再用硼酸液或双氧水冲洗耳道，冲出昆虫。对于光滑圆形、坚硬的异物可以用钝头耵聍钩，超越异物后，将耵聍钩旋转90°，轻轻地将异物钩出。若为棉花、火柴杆、纸团等可直接用角镊取出。若为儿童，异物位置深，且嵌顿紧，则需在全麻下取出异物。

62.3 感染

62.3.1 外耳湿疹

外耳湿疹(eczema of the external ear)是指外耳皮肤的炎症，包括耳郭和外耳道，为耳科的常见病多发病。外耳皮肤与周围皮肤相连，因而发生病变时，可以相互蔓延和扩散。

(1) 病因

多因过敏体质、变态反应所引起。内在的自体敏感，外在的湿热、寒冷、丝织品、外用药物等等为本病的起因。

(2) 临床表现

外耳皮肤红、肿、丘疹、水疱等。轻者奇痒，病因若未去除可反复发作，转变为慢性，出现红斑、鳞屑、结痂，耳后沟处常呈现裂隙、糜烂等。

(3) 检查

外耳皮肤出现分界不清的潮红、肿胀，有散在密集的粟粒大小丘疹、小水疱、渗液。幼儿可烦躁不安，夜不成眠。

(4) 诊断

根据病史、皮疹渗液、伴有瘙痒等症状，诊断容易。

(5) 治疗

寻找致病原因，避免过敏物质再刺激。全身可给予抗过敏药物，如氯苯那敏(扑尔敏)、阿司咪唑(息斯敏)、氯雷他定(克敏能)等，口服。补充钙剂和维生素C。局部用双氧水清洗后，涂用硼酸溶液、炉甘石洗剂。

62.3.2 耳郭假性囊肿

耳郭假性囊肿(pseudocyst of auricle)主要表现为耳郭局限性肿胀，其内有浆液性渗出液，形成囊肿样隆起，也有称之为浆液性软骨膜炎。鉴于渗液处于软骨膜下或软骨之间，也有称软骨膜下积液及软骨间积液。

(1) 病因

尚不清楚，Engcl 认为与外伤有关，也可能耳郭受到未被注意的机械性刺激后，局部循环发生障碍所致。

(2) 病理

囊壁内层无上皮细胞生长，囊内含淡黄色水溶性液体，液体中葡萄糖、蛋白质、胆固醇等含量与血清相仿，培养无细菌生长。

(3) 临床表现

多见于中年男性，开始时无症状，偶然发现耳郭前上部有局限性隆起，多见单侧，局部有胀、热感。

(4) 检查

常见于三角窝和舟状窝，亦有波及耳甲腔者，局限性隆起呈半球形，表面皮肤正常，肿物有囊状波动感，穿刺可得淡黄色清液，但1～2 d后囊腔可再度充盈。

(5) 诊断

局部隆起，经穿刺得淡黄色清液，即可确诊。

(6) 治疗

治疗以根除病变、避免复发、保持耳郭正常形态为原则。

目前治疗方法有：穿刺抽取囊液后加压包扎，来院门诊，采用石膏固定1周后，拆除石膏，疗效甚佳，治愈率>98%。也有将囊肿切开引流后，以刮匙搔刮后，加压包扎。也有将囊肿表面皮肤分离，切除前壁组织后，使皮肤复位加压包扎。再有抽取囊液后，注入1%碘酊少许，以减少复发。

62.3.3 耳郭化脓性软骨膜炎

耳郭皮肤缺乏皮下组织，直接与软骨膜紧密连接，皮肤受到损伤感染，而使软骨膜受累。炎性渗出物积存于软骨膜下，妨碍了软骨的血液供应，可导致软骨大片坏死，发生耳郭化脓性软骨膜炎(suppurative perichondritis of auricle)。

(1) 病因

耳郭皮肤多因外伤，如车祸、斗殴等引起撕裂伤、切割伤、医源性手术切口伤等引起破损，细菌侵入感染，形成软骨膜炎。常见的细菌为铜绿假单胞菌，其次为甲型链球菌、金黄色葡萄球菌等。

(2) 病理

软骨膜发炎、充血，炎性渗出液积于软骨膜下，软骨与软骨膜分离，软骨有坏死和液化。

(3) 临床表现

耳郭受损后有灼热感，继而肿胀、疼痛，日益加剧，尤以夜间为甚，常痛不成眠。

(4) 检查

耳郭红肿，压痛明显，随着软骨膜下炎性渗出物增多，局部可呈弥漫性褐红色，并逐渐失去原来的轮廓。有脓肿形成时，触诊有波动感，一般先限于耳部凹面，但因破坏软骨，耳郭两侧面均可侵及，最后可穿破皮肤而出脓，软骨逐渐被消蚀破坏，致使耳郭原有支架消失成蜷缩状，形成菜花样耳郭畸形。

(5) 诊断

依据耳郭胀痛，局部红、肿，诊断易确立。

(6) 治疗

早期脓肿尚未形成时，应用大剂量广谱抗生素，并结合局部抗生素多点环封可控制感染。常用多粘菌素作环封。一旦脓肿形成，则需切开引流，吸尽脓液，刮除坏死软骨，撒以适量敏感抗生素粉剂于术腔，可望控制感染。

62.3.4 耳带状疱疹

耳带状疱疹(herpes zoster oticus)是一种比较少见的疾病，是水痘—带状疱疹病毒引起的多发性脑神经病，最易受累的为面神经。

(1) 病因

由病毒引起，此种病毒可潜伏于体内神经细胞中，平时并不致病，但在某些诱因的激发下，可导致发病。常见诱因为全身或局部抵抗力低下时，外伤、中毒、病灶感染、急性或慢性传染病等。

(2) 病理

与水痘病毒相似，两者有相互关系，主要为皮肤及神经，皮肤疱疹位于表皮内，多为单房性，内含透明的浆液。神经受累者，病变在膝状神经节，由此向远心或近心端发展。病理改变主要在神经外膜和神经纤维的小血管，有散在淋巴细胞浸润，有密集及散在的小出血。面瘫是由于神经炎性肿胀，血管受压缺血的结果。

(3) 临床表现

主要有耳部疱疹、面瘫及内耳功能障碍三大主要症状。

病起时耳内不适、灼热感或僵硬感，全身不适，体温微升，轻度头痛。继而耳痛加剧，因为侵及膝状神经节及三叉神经，可出现相应症状。

(4) 检查

疱疹常集合成群，多发生于耳甲腔、耳屏、耳轮、对耳轮、外耳道口。并发同侧周围性面瘫，约占疱疹患者的半数。若累及第Ⅷ脑神经，可出现听力及前庭功能障碍。听力表现在>1 000 Hz 高频听力下降。前庭症状有轻重不等的眩晕。眼球震颤电图异常率达 42%。

(5) 诊断

依据三大症状，诊断不难。

(6) 治疗

目前无特效药物，以对症治疗为主，初期可应用抗病毒药物(无环鸟苷)，并加用皮质激素，如地塞米松、泼尼松(强的松)，每日 10 mg×7 d 后，改为每日 5 mg×7 d，连续 3 周后减量。并辅以 ATP、维生素 B 族以及血管扩张剂。此病有自愈倾向，预后良好。

62.3.5　耳部霉菌病

耳部霉菌病(otomycosis)是霉菌侵入耳道后，在适宜的条件下孳生繁殖所引起的炎性病变。

(1) 病因

真菌感染引起的外耳道炎，类似弥漫性外耳道炎。也由因滥用抗生素引起霉菌感染。常见的为曲霉菌、白色念珠菌。

(2) 病理

取出耳道内血色块状物或分泌物，于镜下可见霉菌菌丝。

(3) 临床表现

耳痒，有湿性呈块状分泌物。

(4) 检查

耳道内潮湿，耳道周壁可见块状物，或蓬松的丝状物。分泌物中有菌丝体、孢子，培养和涂片可发现真菌菌丝和孢子。

(5) 诊断

由培养可确诊。

(6) 治疗

用制霉菌素、两性霉素 B 制剂，可控制真菌。龙胆紫对各种真菌、细菌感染有效。

62.3.6　外耳道疖肿

外耳道疖肿(furuncle of external auditory meatus)是外耳道皮肤急性局限性化脓性病变，为耳部常见病，多发于夏、秋季节。

(1) 病因

都发生于外耳道软骨部，因该处皮肤含有毛囊、皮脂腺及耵聍腺，因金黄色葡萄球菌感染而发病。外耳道骨部皮肤无毛囊和腺体，故不致发生疖肿。可能的发病诱因有：① 挖耳损伤皮肤，引起细菌感染；② 游泳、洗澡时，耳内进水表皮软化，细菌侵入；③ 全身抵抗力低下时，如营养不良、恶病质、慢性肾炎、糖尿病等易感染。

(2) 病理

毛囊炎症，继而在毛囊基底部形成小脓肿，毛囊周围炎，炎症发展，演变为疖肿，可单发、多发性。

(3) 临床表现

剧烈耳痛，张口、咀嚼时疼痛加重，婴幼儿表现为哭闹不安，拒食，频繁用手抓耳等。

(4) 检查

耳道口有局限性隆起，红肿，压耳屏及牵拉耳郭可引起疼痛。局限性隆起，一般于 5～6 d 成熟，局部可出现脓头，破后流出带血性稠脓，此时疼痛缓解。糖尿病患者可出现多发性或复发性耳疖。

(5) 诊断

病变范围较局限，可直接看清，但复发性者要询问病情，以排除糖尿病。

(6) 治疗

早期疖肿未成熟，可用抗生素控制，使用酚甘油局部贴敷。未成熟疖肿(无波动感)禁忌切开。成熟疖肿可作切开引流，作脓肿隆起向心性切口，以免引起耳道狭窄。对复发性耳道疖患者，要作全身检查，以防隐性糖尿病。

62.3.7　弥漫性外耳道炎

弥漫性外耳道炎(diffuse otitis external)是外耳道皮肤和皮下组织广泛性炎性反应，是耳科中较为常见的疾病。

(1) 病因

正常外耳道上皮角质层的防卫线被微生物侵袭，常见原因如下：

1）温度及湿度变化。温度和湿度增加可导致耵聍化学变化和耵聍腺管堵塞。

2）游泳和洗澡时进水，上皮软化，pH 由偏酸变偏碱性，有利微生物入侵。

3）变态反应，继发感染，全身性疾病如糖尿病、内分泌紊乱、贫血等。

常见的致病菌为铜绿假单胞菌（绿脓杆菌）、变形杆菌、大肠杆菌、白色葡萄球菌等。

（2）病理

主要呈现特异性炎性反应，局部有明显水肿和多形核白细胞浸润。

（3）临床表现

耳内痒、闷胀、灼热感、有渗出液，量不多。

（4）检查

耳道内皮肤充血、增厚、光泽，有少量白色鳞屑状物及粘稠分泌物。

（5）诊断

根据典型症状、体征，诊断不难。

（6）治疗

慢性外耳道炎治疗困难，首先要去除病因，避免过敏原，定期清洁耳道。根据细菌培养结果，选用敏感的抗生素溶液滴剂，目前常用的为林可霉素（洁霉素）、氟嗪酸滴耳剂。

62.3.8 恶性外耳道炎

恶性外耳道炎（malignant otitis external）是一种严重的细菌感染疾病，多见于老年糖尿病患者或免疫缺陷的病人，绝大多数因铜绿假单胞菌感染引起外耳道骨髓炎和进行性广泛骨坏死，最后导致严重的颅内并发症而致死。

（1）病因

真正的病因尚未确定，但有 4 个因素起主要作用：① 免疫功能缺陷；② 糖尿病人及营养不良者；③ 在外耳道炎基础上铜绿假单胞菌感染；④ 使用有毒性化学制剂，如砒霜散剂滴耳等。

（2）病理

感染始于外耳道皮肤，通过外耳道底壁的骨部与软骨部交界处向颅底扩散，或通过外耳道软骨裂累及软骨、骨组织、腮腺及邻近的神经和血管。由于不易控制，可导致颞骨和颅底骨质的骨髓炎和广泛坏死，并发脑神经瘫痪、脑膜炎、乙状窦栓塞、脑脓肿，最后死亡。受侵神经中，以面神经最多，其次为舌咽神经、迷走神经、副神经、舌下神经、滑车神经、三叉神经和展神经等。

（3）临床表现

起病急骤，多为单耳，剧烈耳痛，伴有持续性流脓，进行性加剧，耳痛可涉及颞部、乳突。病变累及茎乳孔和颈静脉孔时，可以出现多发性脑神经瘫痪，其中以面神经最易受累，出现面瘫。死亡率可达 60%～80%。

（4）检查

可见外耳道肿胀，脓性分泌物积聚，外耳底壁骨性与软骨部交界处有肉芽组织增生。脓液培养有铜绿假单胞菌。CT 片可显示颞骨及颅底、脑神经受损范围。

（5）诊断

主要依据体征及临床表现，剧烈疼痛后，耳道水肿，有渗出、肉芽组织，培养有铜绿假单胞菌，有脑神经受累症状，对高年糖尿病患者及免疫缺陷者尤要引起重视。

（6）治疗

此病的治愈有赖于早期诊断、及时治疗。应从 3 个方面考虑：

1）首先控制糖尿病。

2）控制铜绿假单胞菌感染（羧苄西林，庆大霉素，妥布霉素）。

3）手术清创、力求除尽所有的坏死组织，必要时可以切除耳郭及大部分颞骨。

还可辅以高压氧治疗。尽管如此，但此病预后不佳。

62.3.9 复发性多软骨炎

复发性多软骨炎（relapsing polychondritis）是一种累及全身多处软骨的发作性和进行性炎症。20 世纪 60 年代正式提出这一命名。

（1）病因

尚不清楚，可能是一种自身免疫性疾病。发病年龄最小为婴儿，最大 71 岁，以青壮年为多，女略多于男。

（2）病理

软骨融解伴软骨膜炎。初期软骨膜和软骨内可见急性和慢性炎性细胞浸润，继之软骨变性、坏死，最终由纤维组织所取代。皮肤改变主要为血管炎、管腔闭塞，淋巴细胞和嗜酸性细胞浸润。

（3）临床表现

本病常累及全身多处软骨，表现为发热、贫血，双侧耳软骨炎、鼻软骨炎、喉软骨炎、多关节炎、呼吸道软骨炎和眼部炎症。复发性多软骨炎容易复发，间隙时间从数月至数年不等，持续数日、数月甚至更长时间。

(4) 检查

外耳软骨受累时，耳郭肿胀，触痛，呈牛肉红色。红肿局限在软骨部分，耳垂并不受累。肿胀的软骨阻塞外耳道时，可有传导性聋。晚期病侧软骨变性融解，耳郭柔软松弛，正常结构消失。

鼻中隔软骨受累时可有鼻出血结痂，鼻中隔穿孔或形成鞍鼻。喉、气管与气管软骨受累时，病人可有声音嘶哑、咳嗽和呼吸困难。

(5) 诊断

复发性多软骨炎是一种少见疾病，缺少独特的病理特征，容易漏诊或误诊，临床上可以"排他法"排除其他疾病的可能性来确诊。

(6) 治疗

皮质类固醇制剂为首选药物。开始时用大剂量泼尼松，30～60 mg/d，症状控制后，改为维持量，5～10 mg/d，连用3～6个月。喉、气管支气管炎引起呼吸窘迫时，可行气管切开术。

62.3.10　耳垂折痕

耳垂折痕(creased lobule)是耳垂的轻微异常，多见于老年人。

(1) 病因

目前认为耳垂折痕的形成与冠状动脉硬化有关，而与脂质代谢无直接关系。耳垂由纤维结缔组织构成，既无软骨也无韧带，动脉硬化阻断耳血供应时，容易因局部缺血、组织收缩而形成折痕。

(2) 临床表现

折痕起自耳屏间切迹、斜向后下至耳垂下缘，呈直线形、弧形或"S"形。

目前认为随着年龄的增长，冠状动脉粥样硬化的程度增加，而其中耳垂具有深折痕者也增多，因此此折痕可作为诊断冠心病的重要线索，检查容易，且无创伤，病人乐于接受，有一定的临床参考价值。

62.4　肿瘤

耳部肿瘤发病率较低，良性肿瘤中，常见有外耳道乳头状瘤、血管瘤、皮样囊肿、外生骨疣。恶性肿瘤以鳞状细胞癌、耵聍腺癌、黑色素瘤为多见。现按肿瘤病理分类分别叙述。

62.4.1　乳头状瘤

外耳道乳头状瘤(papilloma of the external auditory canal)属良性肿瘤，好发于外耳道软骨部，男性青壮年易患病。

(1) 病因

一般认为由于病毒感染引起，也可能由于慢性刺激、挖耳等因素引起。

(2) 病理

肉眼观肿瘤呈淡褐色，质坚实，表面高低不平呈乳头状，多数基底广。显微镜下可见乳头状复层鳞状上皮增生，细胞分化良好，表面有角化，基底细胞排列整齐，如出现排列不整齐、核分裂象增多，则应注意癌变。

(3) 临床表现

早期多无症状，肿瘤长大时可出现耳闷胀、阻塞感、耳痒、听力减退，继发感染时可出现耳痛及耳漏(脓血性分泌物)。

(4) 检查

常见于外耳道软骨部底壁有单个或多个底基或有蒂、灰白色、表面乳头状，质地较硬，触压之不易出血的桑椹状瘤体。

(5) 诊断

根据患者的病史及耳部检查不难诊断，但应排除癌肿，必要时作组织学检查以明确诊断。

(6) 治疗

应用耳圈套器及刮匙彻底刮除肿瘤，为防止复发，基底部可用20%硝酸银或铬酸涂抹。由于外耳道乳头状瘤有恶变倾向，切除的组织应常规送病理检查。并嘱定期随访。

62.4.2　血管瘤

血管瘤为先天性肿瘤，主要位于耳郭和外耳道，开始生长慢，随着肿瘤的增大，可向邻近组织扩张。

(1) 病因

起源于中胚层的先天性良性肿瘤，常见有毛细血管和海绵状血管瘤两种。另外，还有动、静脉瘘。

(2) 临床表现

1) 毛细血管瘤(capillary hemangioma)　又称草莓状血管瘤，在儿童期发展迅速，至青春期则较缓慢。由薄壁的毛细血管构成，体积可小似针尖，或米粒、黄豆大，多为单发，位于皮肤浅层，或略高出皮面。呈暗红色，压之褪色。

2) 海绵状血管瘤(cavernous hemangioma)　由大小不等的血窦构成，大小不一，色紫红，表面突起呈结节或分叶状，边界清楚，质软如海绵。若延伸于皮下组织内，致使局部皮肤隆起，但皮肤颜色可以正常。一般在5岁以前发展较快，5岁以后可自行消退。

3) 动、静脉瘘(蔓状血管瘤,arterial racemosum angioma) 是动脉和静脉之间的直接异常交通。可由于先天性畸形,或外伤时损伤动、静脉壁,使动脉血直接流入静脉。

好发于耳郭,表现为耳郭增厚、增大,皮肤呈暗红色。触诊时有搏动感,听诊可闻及血管杂音。局部皮肤温度高。轻微外伤或感染导致血管破断时,可引起大出血。

(3) 治疗

血管瘤属先天性疾病,据文献报道70%左右的毛细血管瘤可以在7岁以前自行消退。对于持续不退或影响美观者可考虑应用手术、冷冻、X线照射、放射性核素、激光、硬化剂注射等方法。对于动、静脉瘘,最好的办法是结扎受累的血管,使增大的耳郭变小、变薄。

62.4.3 表皮囊肿

表皮囊肿(epidermal cyst)或称表皮样囊肿,是一种含角蛋白鳞屑和乳酪样脂肪的球形肿物。

(1) 病因

可因外伤所致,也可因手术时将皮肤植入深部软组织内形成外伤性表皮囊肿。

(2) 病理

其位于真皮或皮下组织,囊壁为复层鳞状上皮。

(3) 临床表现

有以下两种。

1) 皮脂腺囊肿 为皮脂腺开口阻塞所致。

2) 皮样囊肿 好发于耳后沟、耳垂等处,多为单发,圆形、表面光滑、可以移动。囊肿顶点可见到扩大的皮脂腺开口,可见到黑头粉刺样小栓,用力挤压可挤出白色豆渣样分泌物。囊肿继发感染时可以形成脓肿。

(4) 治疗

无自觉症状时不必治疗,增大影响美观时可以手术摘除,手术时应将囊壁完整剥出,以免复发。

62.4.4 外生骨疣

外生骨疣(exostosis)是一种生长缓慢的良性局限性骨质增生,在外耳道内1/3形成一种慢性结节状隆起,好发于青壮年男性。

(1) 病因

可能与个体对冷水刺激外耳道过于敏感有关,冷水刺激最初使血管收缩,随之为反应性充血,长期冷水刺激鼓骨,可以导致骨膜下进行性骨质沉积,最终形成骨疣。有学者发现水上运动员多见。还有慢性炎症刺激,外伤、鼓环骨部畸形发展所致。

(2) 病理

常为多发性无蒂或广基的骨性突起,多附于外耳道峡部内上缘。外生骨疣在骨质中伴有正常骨细胞和基质。偶有软骨存在。

(3) 临床表现

早期症状不明显,骨疣增大阻塞外耳道时,可引起耳闷、耳鸣、听力障碍等症状。

(4) 检查

耳道深部有单个或多个圆形或卵圆形丘状突起,表面光滑,色白有光泽,质坚硬。常见为双侧性。

(5) 诊断

位于耳道深部结节状或半圆形隆起物,触之坚硬者,应首先考虑外生骨疣。

(6) 治疗

外生骨疣生长缓慢,体积小时无症状,不必治疗。若妨碍听力,持续性疼痛,则应手术切除。可行耳内进路,用骨凿凿除或用电钻磨除。

62.4.5 外耳鳞状细胞癌

外耳鳞状细胞癌(squamous cell carcinoma of the external auditory canal)是外耳最常见的恶性肿瘤,好发于60～70岁的老年人,男性多于女性。

(1) 病因

病因不明,可能与日光照射,慢性炎症刺激,冻伤、X线或镭照射等有关。

(2) 病理

鳞癌位置表浅,很容易坏死脱落。镜检可见鳞状上皮细胞呈异型性不规则增生,排列紊乱,核分裂象明显,形成大小不等的癌巢,并向真皮层浸润。

(3) 临床表现

早期多无症状,仅有局部皮肤增厚,少数人有痒感而搔抓出血,然后逐渐增大,表面中央部易发生糜烂、溃疡、出血。病变扩展至骨组织、面神经与迷路,可引起深部头痛、面瘫等症状。

(4) 检查

早期病变为暗红色米粒至黄豆大的硬性丘疹、硬斑或坚硬肿块,表面粗糙不平,被覆角化上皮,触诊质硬。继之表面溃烂,并向深部侵犯,周围有炎性反应。溃疡底面肉红色,高低不平,容易出血。有时表面呈菜花状肿块,晚期可转移至局部淋巴结。

(5) 诊断

根据病史检查及病理活检,诊断不难。凡耳内有溃疡肉芽组织,触之易出血,或有剧烈耳痛者,应考虑本病,肉芽组织送病理检验可确诊。

(6) 治疗

手术切除,切除范围可视肿瘤大小、部位而异。病变局限于耳轮,直径小于 2.5 cm 时可以楔形切除,一期缝合。晚期或复发病例可以作全耳郭切除术及颞骨部分切除术。颈淋巴结转移时可行颈淋巴结廓清术。有远处转移者可试用放疗或化疗。

62.4.6　外耳黑色素瘤

外耳黑色素瘤(恶性黑瘤,malignant melanoma)较少见,多在色素痣的基础上发生。可见于任何年龄,以老年人和妇女为多。

(1) 病因

病因不明,常由色素痣恶变而来。

(2) 病理

非典型的黑色素细胞增多,形状怪异,大小不一,胞质中可见微细的黑色素颗粒,分布不均匀。

(3) 临床表现

早期可无症状或仅有局部发痒、刺痛及灼热感。肿瘤增大堵塞外耳道时,可出现听力障碍、耳鸣等。侵入骨质可出现耳深部疼痛。肿瘤表面可有坏死、溃疡及出血。由于其恶性程度高,常早期转移,多经淋巴转移至淋巴结。少数可经血行转移至远离器官,如肺、肝、脑诸脏器。

(4) 检查

耳部有色素性病损都要想到恶性黑瘤可能,色素加深,边缘或轮廓不规则,色素不均匀,灰褐、灰黑、青黑、棕褐等不同颜色混杂出现。局部有破溃出血,糜烂、溃疡形成。

(5) 诊断

对黑色素瘤突然增大、隆起、色素加深、发痒、疼痛、表面脱屑、结痂及出血应视为恶性征象。对可疑组织尽早整块切除活检,避免钳夹组织造成扩散。诊断有赖于病理检查。

(6) 治疗

疑为本病时应早期彻底切除,辅以化疗、免疫治疗等综合方法。病变广泛可行外耳切除术。单纯活检、电灼或腐蚀治疗可加速肿瘤的生长与转移,应列为禁忌。

62.4.7　外耳基底细胞癌

基底细胞癌(basal cell carcinoma)在外耳恶性肿瘤中占第二位,男性多于女性,好发于 50～60 岁。

(1) 病因

不明,可能与阳光暴晒,放射线照射或长期接触化学性致癌物质等有关。肿瘤生长缓慢,转移罕见。

(2) 病理

基底细胞癌起源于表皮或皮肤附件的基底细胞,向真皮及皮下组织浸润,形成大小不等的癌巢。癌巢周边的细胞呈高柱状,排列成栅栏状。癌巢内为致密的细胞团或形成筛孔状结构。癌细胞呈梭形或卵圆形,胞质较少,细胞界限不清。

(3) 临床表现

自觉症状轻微,多见于耳轮、耳屏前方和耳后沟处,扁平无痛性隆起,局部发痒,随后发展成为边缘卷起、触之易出血的溃疡。肿瘤堵塞外耳道可出现重听及耳鸣。

(4) 检查

早期表现为坚硬的有蜡样光泽的小结节,米粒至黄豆大,不红不痛,表面可见扩张的毛细血管。随着肿瘤逐渐增大,中心破溃形成溃疡。溃疡圆形、椭圆形或形状不规则,基底呈鲜红色,触之易出血,边缘隆起、触之稍硬。

(5) 诊断

病理检查结果为本病最可靠依据。

(6) 治疗

本病对放射线高度敏感,因此多主张根治性手术切除加放疗。

62.4.8　外耳道耵聍腺癌

外耳道耵聍腺癌(auricularis canalis ceruminal gland cancer)是发生于外耳道软骨段皮肤耵聍腺的恶性肿瘤,多因耵聍腺恶变而来,常发生在 50 岁左右。生长缓慢,症状持续多年。

(1) 病因

由耵聍腺长期受慢性刺激而导致恶变。

(2) 病理

肿瘤无明显包膜,呈浸润生长,与周边界限不清。

(3) 临床表现

早期症状是疼痛,随肿瘤的生长而逐渐加重呈锐痛,延及颞区和耳后区。

(4) 检查

可见耳道内有质硬、表面光滑之肿物,表面皮肤血管扩张。常见远处转移。

(5) 诊断

根据临床表现和病理学检查可确诊。

(6) 治疗

局部切除后很易复发,所以首次较大范围的根治性切除术具有决定性治疗意义,必要时可加放疗或化疗。

(朱家珠)

中耳疾病 63

63.1 中耳先天性畸形

63.1.1 中耳胚胎发育

在胚胎第4个月,内胚层的第一咽囊向外扩大延伸形成中耳腔及咽鼓管,外胚层的第一鳃沟上端的耳道胚栓延伸形成外耳道,两者之间的鳃板分化形成鼓膜。中耳腔内的间质分化形成3个听小骨、肌肉及其他构造。3个听小骨均为软骨内成骨,听骨链上部的锤骨头、颈部与砧骨体源自第一鳃弓,听骨链下部的锤骨柄与砧骨长脚以及镫骨头、颈与前后脚源自第二鳃弓,而镫骨底板与环韧带源自软骨迷路。

来自第一咽囊的鼓室粘膜覆盖鼓室各壁及包裹听骨链,反折形成鼓室粘膜皱襞,将鼓室划分为几个间隙。

63.1.2 中耳畸形类型

(1) 听小骨畸形

听骨链的上、下部分别源自第一、第二鳃弓这一胚胎发育事实,对如何解释听小骨畸形十分重要。临床所见大多为听骨链下半部,锤骨柄与砧骨长突的畸形,并常伴有镫骨畸形。听骨链畸形形式多种多样,源于第二鳃弓的听骨链原基下部发育障碍可引起:① 锤柄、砧骨长突和镫骨头三位一体;② 锤柄脱离鼓膜直接连接镫骨头,而砧骨长突为纤维组织替代,砧镫关节缺如,但镫骨仍可活动;③ 砧镫关节发育不良,锤柄缺失,鼓岬和镫头间有骨连接,镫骨畸形,足板菲薄等几种畸形,源于第一鳃弓的听骨链始基上部发育异常导致;④ 锤骨头与砧骨体融合,锤骨头固定在上鼓室内、砧骨短突固定在砧骨窝、锤柄细长、镫骨发育不成熟;源于第二鳃弓和迷路骨囊的镫骨足板及韧带发育异常所引起;⑤ 迷路骨囊发育障碍可使镫骨成熟不全,像一只小炸面饼圈倚靠在坚硬的骨囊上,其下无卵圆窗存在。

砧镫关节在胚胎第6～8周发生，起自第二鳃弓间质。镫环在第6周形成，砧骨长突向镫环生长与镫骨融合成为关节。

锤柄或锤头孤立畸形在中耳畸形中极为少见，但在先天性耳道闭锁中，锤骨畸形却相当普遍。据文献报道，锤骨单独畸形的有锤柄缺失、锤柄过长而与鼓环连接、柄尖与鼓环脱离、锤柄与鼓岬有骨桥连接、锤柄与砧骨长突融合等。砧骨长突发育不良较镫头缺失为多见，由于砧骨长突长度不足可形成砧镫关节分离。

镫骨肌来自第二鳃弓胚基细胞，起自这一来源的还有二腹肌后腹和茎突舌骨肌。镫骨肌肌腱则来自第二鳃弓的另一构造。镫骨肌肉和肌腱的前代细胞在组织学上是不同的，锥隆突骨质起源第二鳃弓或Reichert软骨的前期细胞。肌肉、肌腱和锥隆突先天缺失在中耳畸形中很常见。

镫骨发育的双源性对解释镫骨畸形的形成非常重要。镫骨足板明显畸形，迷路骨囊多无窗。镫骨是胚胎第一个出现的听骨，早在胚胎第4周即显出，第7周第二鳃弓镫骨前代细胞中，出现原始镫动脉。旁镫骨前代细胞的耳囊细胞属前期软骨性质，耳囊细胞以后衍生为坚硬的骨性耳囊和部分足板。围绕镫骨足板四周的骨囊部分渐渐变薄，部分细胞变成纤维组织—环韧带。通过进一步发育，镫骨成为独立的活动听骨。如果正常发育过程受阻，前期软骨细胞或整个软骨性桥可停留在环韧带内，以后骨化而使镫骨固定。

(2) 血管畸形

1) 镫骨动脉未闭　中耳血管畸形最常见的是遗留镫骨动脉。过去认为镫骨动脉是镫骨在发育过程中塑形的主要动力，待镫骨成熟后萎缩或消失。新的证据则表明迷路骨囊扩大的压力和前代细胞分化成形的决定性对镫骨成形可能更为重要。遗留性镫骨动脉非常多见，但称得上是畸形的指管径稍粗、跨越足板、占去镫骨足板>1/4面积的，这种动脉上升至面神经骨管隐没。术时遇到这种血管，可剥离移位。必要时可用双极电凝灼去。

2) 颈静脉球高位与巨颈静脉球　中耳畸形还可有中耳底壁缺失，颈静脉球突入中耳。高位颈静脉球可达圆窗或卵圆窗龛水平，手术误伤会血如泉涌。异常增大的颈静脉球称为巨颈静脉球，在鼓膜下部呈现蓝紫色肿块，可因堵塞圆窗或与锤柄相连引起传音性耳聋。同时，还可引起搏动性耳鸣。

3) 颈动脉异位与动脉瘤　颈内动脉膝部显露于鼓室内非常少见，文献报道仅30例，其中9例诊断正确。患者可主诉搏动性耳鸣、传音性耳聋、耳痛，在外耳道可闻及杂音。确诊靠血管造影，应与颈静脉球高位、颈静脉球体瘤及新生物鉴别。手术损伤将是灾难性的。岩部颈内动脉瘤文献报道仅24例。

(3) 面神经畸形

近卵圆窗面神经管骨裂达20%～40%，现今认为是正常变异而不作为畸形。列为畸形的是指面神经在鼓室内无骨管保护，横在中耳内壁，紧靠镫骨而行，甚至隆起挤满整个卵圆窗龛遮住底板。面神经在鼓室内分叉极为少见。据文献报道，除有一支正常鼓室段外，可另外发出一细支下行越过鼓岬再合并为一出颈乳孔。面神经鼓室段从镫骨下方越过也有报道，但极罕见。

(4) 圆窗与卵圆窗缺如

圆窗正常范围内的变异相当多通常圆窗窗膜有豆形壁龛保护，少数出现壁龛缺失、圆窗膜平面位置变动或为外耳道后壁完全隐匿等。但是，先天性圆窗缺失非常少见，卵圆窗缺如常与面神经和镫骨畸形有关，常见于伴有耳部其他畸形的综合征。

(5) 先天性胆脂瘤

颞骨先天性胆脂瘤常位于：① 岩尖；② 桥小脑角；③ 乳突；④ 中耳；⑤ 外耳道。中耳先天性胆脂瘤常位于鼓室后上部，透过鼓膜可见灰白色肿块。

(6) 其他中耳畸形

中耳组织异位(迷芽瘤)包括异位甲状腺组织、神经异位组织、异位脂肪组织及异位带状肌肉组织。异位甲状腺组织同时伴有砧镫畸形、面神经畸形及传音性耳聋，常与面神经密切相关，手术切除宜极为慎重。

63.1.3　诊断

中耳畸形因耳郭、外耳道和鼓膜无明显异常，常易疏忽漏诊。诊断要点有：出生即有的传导性聋应特别注意，特别是伴有外耳道和鼓膜轻度畸形的；家族中鳃弓畸形史；外耳道和鼓膜正常的单侧传导性聋；电测听语言频率平坦下降，而无Carchart切迹。进一步诊断可作颞骨分层片和诊断性鼓室探查。对疑有听骨畸形的传音性聋，应常规检查指趾关节，有助于明确诊断。

63.1.4　治疗

由于中耳听骨畸形的多样性，矫治听骨畸形的术式绝不是单一的。Hough将听骨畸形归成3种，并提出几种术式。这3种畸形是足板和卵圆窗闭锁、镫骨缺失并卵圆窗闭锁和锤砧镫畸形，第3种又分成镫骨固定、锤砧镫固定和锤砧固定并锤柄缺失。

手术矫治方法包括：卵圆窗开放、镫骨部分切除和同种听骨"搭桥"。现已知卵圆窗闭锁的前庭和耳蜗内的畸变不易琢磨，手术时前庭定位困难时应终止手术，建议病人用助听器。Hough还提出用人造材料的赝复物去重建中耳畸形的听骨链，但有排异、形成瘘管和组织侵蚀的危险。

王正敏提出听骨畸形可分为6种，对此可分别进行矫治：① 锤砧骨上鼓室固定；② 镫骨足板固定；③ 砧骨长突过短或缺失(镫骨正常或轻度畸变，足板固定或可活动)；④ 镫骨板上构造不全，足板固定或活动(砧骨长突基本正常或缺失)；⑤ 砧镫关节骨性融合，足板固定；⑥ 卵圆窗闭锁伴听骨发育不全。

手术前判明听骨畸形类型是困难的，常常是在手术探查时，听骨畸形的面貌才被揭露。提出上述分类是给术者以思想准备，能在术时针对不同类型迅速作出处理方法。上述6类不能概括听骨畸形全部，但超出这6种的畸形很少，极大多数可归入这6类之内。重要的是在手术前必须准备好处理这6种畸形的必要手术器械和材料。

麻醉方式的选择十分重要。通常畸形②、③、④、⑤可选用局部麻醉，畸形①和⑥有时要考虑全身麻醉。临床所见，畸形②～⑤居大多数，所以，除非是儿童或合作程度较差的病人，初次手术均选局部麻醉。

63.2 中耳损伤

63.2.1 外伤性鼓膜穿孔

(1) 致病因子

鼓膜外伤可因直接戳伤或间接压力改变损伤。外耳道内气体压力缓慢或急剧变化可撕裂鼓膜，如掌击耳部、跳水、爆震、咽鼓管吹张等，穿孔多位于鼓膜前下限。外耳道冲洗、冷热水试验、潜泳等也可引起鼓膜穿孔。此外，尚有硬物戳伤或颞骨骨折引起的鼓膜穿孔。

(2) 临床症状与体征

鼓膜破裂后出现耳内疼痛、听力减退、耳鸣耳闷、耳道出血，伤及内耳时可有眩晕、恶心并多伴有情绪紧张不安及恐惧感。外伤性鼓膜穿孔多位于前下或后下限，伤口呈线性、裂隙状、三角形或星形，穿孔边缘及外耳道可见血迹或血痂。在三角形或星形穿孔边缘可见鼓膜裂片内折线。在后上限外伤性穿孔听骨链可能损伤，如伴有眼球震颤或面瘫，示内耳或面神经鼓段损伤。若有水样液体流出，示脑脊液漏。临床听力学检查结果为传音性或混合性耳聋。

(3) 处理

通常线性或裂隙状穿孔24～28 h可自愈而无需处理，三角形或星形穿孔，可在显微镜下应用小弯钩将鼓膜裂片内折翻回原位，破裂边缘微量血液可起固定作用，也可采用小纸片或合成材料固定。应避免感冒，禁用力擤鼻涕，严禁在干燥外耳道使用滴耳药物及冲洗。近90%穿孔在3～4周可自行愈合。

在潜泳、外耳道冲洗等引起的鼓膜穿孔患者，就诊时可能已经感染，此时，除全身应用抗生素外，局部可应用抗生素和激素滴耳液控制感染。穿孔3～6个月仍未愈合者，可行鼓膜成形术修复穿孔。

63.2.2 中耳结构手术损伤

中耳手术过程中，可能损伤鼓索、颈静脉球、乙状窦及面神经。对鼓索牵拉甚至切断，可引起味觉及唾液分泌异常或障碍，所幸仅少数患者出现味觉障碍(dysgeusia)，但可持续数月之久，因此应慎重处理鼓索。对乙状窦及颈静脉球损伤可引起剧烈静脉性出血，一般通过压迫止血，对手术操作影响不大。

面神经手术损伤部位随手术种类而异：乳突手术常损伤锥曲段，后鼓室切开损伤在锥曲段和乳突近心段，先天性耳道闭锁成形术时易损伤乳突远心段，鼓室成形术与镫骨手术时面神经损伤主要集中在鼓段面神经管裂。也可因手术后填塞物压迫过紧，造成神经组织水肿引起面瘫。

手术医师熟知面神经解剖，手术中识别辨认面神经的重要解剖标志，如外半规管、匙状突、鼓膜张肌腱、镫骨与卵圆窗等，并了解面神经解剖异常，手术中应警惕可疑面神经异常，多可避免损伤面神经。

若手术中发现面神经损伤，仍应完成既定手术，并根据手术具体情况分别处理。手术后面瘫应先取出部分填塞物，并及时给予激素及抗生素治疗。对于完全性面瘫应行面神经电功能试验，第4～6天最小兴奋值大于健侧3.5 mA或神经电图表明神经变性达90%时，应作手术探查。可行面神经减压如取出压迫神经的骨片、切开神经外膜清除内部血肿，也可行神经改道或神经移植。

63.2.3 颞骨损伤

(1) 骨折类型与临床症状

头颅钝锉伤常由车祸、硬物撞击颞枕部、坠落等所致，并可伴有不同程度的颅内或胸、腹部等组织器官损伤。颞骨最常见的骨折形式为纵行骨折，据估计占颞骨骨折的70%～90%。由于耳囊为极致密骨质,骨折线多通过耳囊周围骨质薄弱区域,因此极少伤及内耳。依据骨折线与岩骨长轴的关系将颞骨骨折划分为纵行、横行及混合型骨折3种类型。

1）纵行骨折　颞骨纵行骨折线常起自颞骨鳞部,通过外耳道后上壁、鼓膜、中耳天盖,沿颈动脉管至中颅窝底的棘孔或破裂孔区域及岩尖前部。骨折累及面神经管的鼓部或乳突部,约20%发生面瘫,多为迟发性,多因神经组织损伤水肿而非神经断裂,因此多可逐渐恢复。感音神经性耳聋相对少见,可因迷路震荡累及内耳,出现3 000～4 000 Hz处感音神经性听力损失及前庭功能障碍。中耳出血经外耳道流出,脑脊液耳漏较少发生,偶可累及颞颌关节。

2）横行骨折　较纵行骨折少见,约占20%。多因颅骨枕部或额部受暴力击打。骨折线常起始骨大孔,横过岩锥至中颅窝或经颈静脉孔区,经岩锥扩展至棘孔或破裂孔,可横过耳囊或内耳道。横行颞骨骨折常见于严重外伤病人,可立即致死。在幸存者由于迷路震荡或骨折线通过内耳,多伴有严重感音神经性听力丧失和前庭功能丧失。估计50%面瘫为面神经中断,可立即在外伤时发现,除非行手术矫治则为永久性面瘫。中耳内出血因鼓膜完整形成血鼓室,脑脊液耳漏也常见,脑脊液经耳咽管流至鼻咽部形成脑脊液耳鼻漏。

3）混合型骨折　更为少见,常由于颅骨多发性骨折致颞骨同时发生纵行和横行骨折,出现中耳、内耳和面神经损伤症状。

(2) 颞骨穿通伤

相对少见,如耳道撕裂、枪击、爆炸及硬物戳伤等,可损伤外耳道、鼓膜、中耳结构、面神经、内耳及颅底神经血管组织结构,并出现相应组织器官损伤症状及体征。

(3) 处理

颞骨骨折依据就诊时间可按早、中、晚期分别进行处理。

1）骨折常发生于颅脑外伤,同时伴多器官创伤,常危及生命。急诊早期处理时首要任务为维持生命体征的稳定,保持呼吸道通畅,必要时行气管切开术,以改善机体缺氧状态。控制出血并及时补足血容量,以预防纠正失血性休克,维持循环系统的正常功能状态。如出现高颅内压或疑有颈内动脉、脑膜中动脉或乙状窦等大血管破裂,应会请神经外科等共同抢救病人。

对生命体征稳定病人,应对面神经功能、前庭功能、外耳道与鼓膜情况及有否脑脊液漏存在等作出全面评价。观察面肌自主运动、对刺激的反应或呼吸时鼻翼扇动的对称性,作为面神经损伤的线索。患者诉眩晕耳鸣时,应记录观察眼球震颤方向,作为内耳损伤变化与损伤程度的依据。应及时鉴别脑脊液漏,因其20%发生脑膜炎,可预防性应用易通过血脑屏障的广谱抗生素。如无并发症,脑脊液漏多在7～10 d自行愈合。如持续存在脑脊液漏则为外科手术治疗的适应证。

在病情许可时应在严格无菌操作下对局部伤口进行清创处理,如复位外耳道皮肤撕裂与骨折移位,并以适当填塞物固定,以防外耳道狭窄。

2）一旦全身情况稳定或好转,应进行神经系统检查及耳科检查,颅底CT扫描检查可清晰显示骨折线方向,但MRI对鉴别骨折价值不大。通过血管造影显示颅底血管,鉴别动脉性假瘤和动、静脉畸形。

全面的听觉检查应包括纯音测听、声导抗测听等。对后遗鼓膜穿孔、听骨链中断等可行鼓膜或鼓室成形术。最常见的听骨链损伤为砧镫关节脱位,其他尚包括镫骨脚骨折、镫骨足板脱位、砧骨及锤骨脱位、锤骨柄骨折、锤骨头被纤维组织固定在上鼓室内等。手术中依据不同情况进行合适的听骨链重建。然而,对感音神经性耳聋尚无治疗良策。

应用眼球震颤电图检查前庭功能,对前庭损伤多进行观察处理,在前庭损伤稳定后多逐渐恢复至正常,最终前庭功能完全代偿。若前庭损伤不稳定,患者前庭功能障碍症状将持续,最常见者为外淋巴漏。外淋巴漏的诊断可借助于眼球震颤电图描记、姿势描记图等手段,但确诊只有进行手术探查。确认外淋巴漏部位后,多取自体软骨膜、颞肌筋膜等组织作为漏孔修复移植物。此外为治疗前庭功能障碍尚可选择前庭神经切断术或迷路切除术。

面神经功能测试包括定位检查的镫肌反射试验、流泪试验、味觉试验等,尚有面神经电生理试验如直流感应电试验、神经传导速度试验、神经兴奋性试验、肌电图及神经电图等。此外,伤后面瘫发生的时间有助于判断神经损伤的类型和程度,伤后即刻发生的面瘫多提示面神经撕裂、碎骨片刺入神经内或神经夹入骨折线内,是早期手术探查的指征;而伤后迟发性面瘫则表明神经尚完整,其处理与特发性面瘫类似。应综合各种资料以确定面神经手术及手术类型。值得注意的是颞骨骨折时常多处损伤面神经,漆状神经节为最常损伤部位。可依据损伤情况采取多种面神经探查术进路,如耳后乳突进路或中颅窝进路。对损伤面神经可行鞘膜切开减压、神经改道或移植,最常采用耳大神经作为面神经移植神经。

（张天宇）

63.2.4 气压性中耳炎

气压性中耳炎(otitic barotrauma)又名航空性中耳炎,气压伤是咽鼓管不能平行鼓膜内外气压时造成的中耳损伤。

(1) 病因

外界气压骤变时,咽鼓管功能欠佳,开放不及时,或管周组织增殖等不能及时平衡鼓室气压,导致鼓室持久的负压状态而发生气压伤,咽鼓管功能正常的人应付外界气压渐进性改变是没有困难的,只有在下列情况才会引起气压伤:急性上呼吸道感染、慢性鼻窦炎、鼻息肉、变态反应性上呼吸道粘膜水肿、咽鼓管瘢痕狭窄、鼻咽部肿瘤、咽肌麻痹或咽鼓管张力不良等咽鼓管功能障碍,还有飞机高度改变时未及时作吞咽动作或自行咽鼓管吹张、入睡旅客、昏迷病人以及精神过于集中的机组人员、飞机下降的速度过快使气压改变过快过大超过咽鼓管的调节能力等情况下也可引起耳气压伤。

(2) 病理

在<1 000 m 大气压的变化最大,当飞机上升时,大气压力逐渐降低,鼓室气压高于外界压力,咽鼓管被动开放,鼓膜将轻度外凸,中耳的空气流向鼻咽部,使鼓室内外的气压重新取得平衡,鼓膜恢复正常位置。因此,减压过程中,若无特殊情况,一般不易引起中耳的气压损伤。当飞机骤降时,外界气压迅速升高,中耳压力低于外界气压,咽鼓管咽口突然受到压迫不能自动开放,若中耳压力与外界压力差超过12.0 kPa时,发生中耳粘膜充血,鼓膜向内移位,锤骨柄前后充血及光锥变形。飞机继续下降,鼓室内压力差极为悬殊,鼓膜将发生高度充血,粘膜层与纤维层剥离,出现渗出液,鼓室及咽鼓管粘膜水肿,鼓膜内也有漏出液贮积,重者可出现粘膜下出血或鼓室积血,压力差过高也可出现鼓膜破裂。

(3) 临床表现

飞机上升时,由于中耳压力较外界高,耳内有闷胀不适,但随着中耳内外压力取得平衡,症状不显著,仅咽鼓管功能不良者,出现耳鸣和听力下降。耳气压伤症状常见于飞机下降时,因鼓室内处于相对负压状态,咽鼓管不能开放以取得鼓室内外压力平衡,发生耳痛、耳阻塞感、耳鸣、听力障碍等症状。如鼓室负压继续增加,上述症状加重,耳痛加剧,放射至颞部、腮腺及面颊部,一旦发生鼓膜破裂,病人耳内如闻炸裂之声,罕见情况下可发生圆窗膜或卵圆窗破裂,病人突感耳内刺痛,听力剧减,伴恶心、呕吐、眩晕,严重者可发生短暂休克。上述症状可持续 12~24 h。

(4) 检查和诊断

检查所见轻重不一,轻者鼓膜内陷充血,尤以锤骨柄周围充血更明显,重者鼓膜上可出现瘀斑,鼓室内积液,鼓膜后隐约显示液平或含气泡的液体。血鼓室为粘膜血管破裂,鼓室内积留新鲜血液所致。鼓膜破裂多发生在紧张部前下方,穿孔呈线状或针尖状。听力检查为传导性聋,若病人主诉眩晕或被动性感音神经性耳聋时,提示有外淋巴瘘存在。同时须详细检查喉、鼻、鼻咽部等,以便发现诱因。结合病史,症状及检查所见,诊断一般不困难。

(5) 治疗

治疗原则设法使鼓室内外压力取得平衡,预防继发感染,并消除造成咽鼓管阻塞的各种因素。为预防耳气压伤发生,上呼吸道感染时不乘飞机,飞机上升或下降时自行吹张咽鼓管,上飞机前鼻内滴用1%麻黄素。治疗主要目的是解除咽鼓管阻塞,方法是鼻内滴用血管收缩剂,反复咽鼓管吹张,必要时行鼓膜穿刺或鼓膜切开术,排出鼓室内积液或积血,使症状迅速改善。适当应用止痛、镇静及抗生素等药物,防止感染。怀疑圆窗或卵圆窗破裂时,在发病 1 个月内施行鼓室探查术,证实有破裂,取耳屏软骨膜或颞肌筋膜修补,对屡次发生耳气压伤病人,应针对病因治疗。

63.2.5 血鼓室

鼓室内积存外渗的血液或含血的液体称血鼓室(hemotympanum)。

(1) 病因

临床上导致血鼓室原因主要有耳气压伤、头部外伤、颞骨骨折、急性中耳炎、鼻出血行后鼻孔填塞的病人和乳突手术后等。

(2) 病理

中耳的粘膜骨膜对血液的耐受性很强,在鼓室的纤毛上皮细胞和咽鼓管的协助下,中耳可以逐渐清除血液,恢复正常的结构和功能。只有少数血液长期郁滞或继发感染的病人,因红细胞变性,释放胆固醇结晶,引发胆固醇异物性肉芽肿反应,血鼓室最终可以形成胆固醇肉芽肿。

(3) 临床表现

血鼓室常为单耳,自觉症状为听力减退、耳堵塞感、耳闷等。检查时可见鼓膜完整,呈一致的深蓝色或紫蓝色,鼓膜穿刺鲜红色血液,常见于外伤病人;深棕色的血液和粘液混合物,常见于渗出性中耳炎。

(4) 治疗

主要是病因治疗，外伤性血鼓室可有自愈倾向，适当应用抗生素防止感染，可以酌情施行咽鼓管吹张，鼓膜穿刺或鼓膜切开术。如长期血鼓室可以鼓室内置通气管，对已经形成胆固醇肉芽肿的病人可以手术清除。

63.3　中耳炎症

63.3.1　卡他性中耳炎

卡他性中耳炎(catarrhal otitis media)是在咽鼓管发生阻塞的基础上产生，以其表现卡他性改变而得名。此病是 Polizer 1867 年首先记述的，至今尚无统一名称，常用的有渗出性中耳炎、粘液性中耳炎、浆液性中耳炎、非化脓性中耳炎、分泌性中耳炎、胶耳等等。

中耳粘膜系一复杂的与咽鼓管连续的粘膜壁，正常的中耳乳空腔为一充满气体的腔，只有在充气的情况下，才能维持听力和健康的必要条件。中耳的含气量与纤毛活动和粘膜的呼吸功能以及粘液之间存在相互依存关系。假如这个关系有了变化，咽鼓管输入空气的功能发生障碍，中耳腔内的空气得不到补充，就将逐渐形成负压或部分真空状态，纤毛运动失常，导致中耳粘膜毛细血管浆液漏出形成鼓室积液。有人提出，鼓室内积存奶油黄色、粘稠的非化脓性液平，称为粘液性中耳炎，基本上是一种儿童疾病，多为双耳受累，几乎所有儿童在 6 岁以前至少患一次，病毒性上呼吸道感染经咽鼓管累及中耳是最常见的原因。绝大多数可以在数周或数月内自行愈复。鼓室内积聚浆液性稀薄水样的非化脓性液体称之谓浆液性中耳炎，是成人传导性耳聋最常见原因。

(1) 病因

1) 咽鼓管功能障碍

a. 鼻腔及鼻窦的各种炎症波及咽鼓管，引起管内粘膜肿胀，阻塞不通，常继发上呼吸道急、慢性感染或急性化脓性中耳炎化脓前期。

b. 增殖体肥大，下鼻甲后端肥大增生，后鼻孔息肉，后鼻孔填塞过久，以及后鼻孔附近痂皮积聚等。

c. 鼻咽部肿瘤：如鼻咽癌、鼻咽纤维血管瘤等。

d. 鼻咽粘连：如增殖体手术后和结核、梅毒等疾病后期发生的瘢痕增生或闭锁。

e. 腭裂：主要因腭帆张肌和腭帆提肌发育不全，肌力不足而影响咽鼓管的开放。

f. 其他：鼻咽癌放射治疗后咽鼓管功能障碍。软腭麻痹，重症肌无力等。

2) 变态反应性疾病　全身变态反应性疾病可使咽鼓管和中耳粘膜发生水肿样变，分泌增加而造成鼓室积液。

3) 气压损伤　外界气压骤变，如潜水、高空飞行，尤多见于飞行下降时，中耳的负压大于鼻咽腔，咽鼓管开放不全而未能解除中耳腔内的负压。

4) 内分泌疾病　甲状腺功能减退引起咽鼓管和鼓室粘膜粘液性水肿。

5) 其他　此病多发生春末和晚秋季节交换时，病毒流行季节，故认为与病毒感染有关。种族发病率也不同，亚麻色(白面金发)及红头发种族发病率较黄种人高，居住在潮湿及空气污染等地发病亦高。

(2) 病理

当咽鼓管功能不良时，中耳腔空气逐渐减少，又得不到相应的补充，形成近似真空状态，从而引起鼓膜内陷，鼓室血管扩张、郁血，溶菌酶体释放和血管通透性增加，从而漏出大量淡黄色或橘黄色、不含细胞的稀薄液体，具有血清的全部化学特性，相对密度(比重)1.012，其中钾、总蛋白、免疫蛋白、氧化酶及水解酶活性均比血清高。此一阶段可称为卡他性中耳炎的急性期或早期，此时的中耳腔，以逐渐地和间歇地渗出为其特点，中耳粘膜功能不良，纤毛活动差，正常中耳的空气吸收为 1 ml/d，而此时由于血管扩张，血管供应丰富的情况下，其空气的吸收率可成倍地增加，加上粘液分泌增多，加重了咽鼓管阻塞，导致纤毛活动能力下降和鼓室负压，引起鼓膜内陷。如继续发展，漏出液转为渗出液，渗出液系杯状细胞和其他腺体分泌而来，分泌物极为粘稠，色灰或黄色含大量粘液性蛋白，主要为糖蛋白和胰蛋白，相对密度(比重)1.018，因混浊甚至似胶不易吸出而称胶耳。分泌粘稠内含多形核细胞、巨噬细胞、淋巴细胞以及脱落细胞屑，中耳上皮有化生，杯状细胞及分泌细胞增多。粘膜下间隙增大，有炎性细胞浸润，粘膜有息肉样变。此外，可见大量的上皮下粘膜囊肿，内含粘稠浓缩的粘液，病程久者，鼓膜与中耳内壁常可发生粘连，纤维性渗出物可机化。如有渗血及肉芽组织，则可有胆固醇肉芽肿。

(3) 临床表现

1) 听力减退　听力减退为主要症状，常发生在感冒后，改变头位可影响听力，垂直体位时更为明显，平卧位时有所改善，这是因垂直体位时液体堵塞圆窗，平卧时液体流散，空气回到蜗窗所致。其特点听外界声音虽觉很低，但听自己的说话声反觉很响，惟欠清晰。儿童患病常为双耳，易被忽视，间接表现为儿童注意力不集中，语迟、学习成绩差等。

2) 耳闷、耳胀、耳堵塞感，耳鸣往往是轻度低音性,吞咽时耳内有"咔哒"声,但在打呵欠、打喷嚏或擤鼻时上述症状顿时好转。

3) 耳痛一般不明显,当转入渗出期时,有轻微耳痛,偶可有阵发性跳痛,儿童早期可有发热、顽吵等症状。

(4) 检查

1) 局部检查 早期鼓膜呈琥珀色,失去正常光泽,内陷,表现为锤骨短突及后壁明显外突,锤骨柄向后上移位至接近水平,光锥缩短、变形、分节或消失,松弛部及锤骨表面充血,透过鼓膜可见鼓室积液有液平面或小气泡,随头位改变液平面可移动。积液较多时,鼓膜亦可向外突出,鼓膜不同时期可呈淡黄色、蓝灰色、蓝色或暗棕色,液体可呈浆液性或稠粘胶状,无菌性,应用鼓室耳镜检查时,可以发现鼓膜活动度减低,鼓室压测量时可以证实鼓室负压。

2) 鼻咽镜检查 凡鼓室积液者必需做鼻咽镜检查,对病因诊断极有帮助,可及时发现鼻咽癌等重要疾病,另可见咽鼓管咽口充血、肿胀。对疑有鼻咽部有重要病症者,可行鼻内镜检查。

3) 听力检查 一般呈传导性耳聋,早期鼓膜内陷,中耳负压状态,造成听骨链活动障碍。传音机构的劲度增加,听力曲线呈低频下降为主,后期当积液渗出增多,中耳传音机构的质量增加,可出现高频听力损失为主,可引起传导性听力减退 20~40 dB之间。

4) 声阻抗测听 示声顺值偏低,鼓室压曲线高峰偏负压。

5) X线乳突摄片 乳突气房呈模糊改变。

(5) 诊断

所有儿童在患有急性扁桃体炎及增殖体炎后听力减退,成人在流感、上呼吸道感染后出现传导性耳聋,鼓膜内陷、鼓室积液均应考虑此病的诊断,但必须与早期表现单侧卡他性中耳炎的鼻咽癌、前庭外淋巴瘘、脑脊液耳漏、颈静脉球体瘤、颈静脉体解剖变异、血鼓室、耳气压伤等疾病鉴别(详见有关章节)。

(6) 治疗

1) 病因治疗 目的恢复咽鼓管的通气功能,如积极治疗上呼吸道感染,呋麻滴鼻以期收缩肿胀的鼻腔及鼻咽腔粘膜,治疗鼻及鼻咽部病灶,对有增殖体肥大症、后鼻孔息肉、下鼻甲后端肥大等待炎症消退后给予手术切除。

2) 咽鼓管吹张 自行定期做捏鼻鼓气法、波氏吹张法,上述两法无效,则行导管吹张法,如液体较多时行垂头位导管吹张。并逆行灌注地塞米松、α-糜蛋白酶等药物,效果较理想。

3) 鼓膜穿刺 以 70%酒精消毒外耳道,1%丁卡因作鼓膜表面麻醉,取连接 2 ml 针筒的 5 号长针头刺入鼓膜紧张部后下方,轻轻抽除积液,再用生理盐水冲洗鼓室或注入 α-糜蛋白酶 1 mg(溶于 0.5 ml 生理盐水)每周 1 次,一般 2~4 次即可治愈。

4) 鼓膜切开术 反复穿刺无效,尤其有胶状积液者,应考虑行鼓膜切开术。

5) 置管引流 久治无效的慢性顽固病例,可用鼓膜塑料管通气引流,以保持持久的中耳气压平衡。其方法消毒表面麻醉下经鼓膜紧张部后下方作一小切口后放置塑料管,保持至液体消失为止,一般需 3~6 个月,置管时特别小心避免损伤鼓室粘膜及听小骨。

6) 鼓室探查或乳突手术 当前面治疗失效,粘胶状渗出物不能清除或形成胆固醇肉芽肿时,可通过手术引流和清除病灶,但成功关键在于咽鼓管功能能否恢复。

63.3.2 急性化脓性中耳炎

急性化脓性中耳炎(acute suppurative otitis media)是中耳粘膜骨膜因化脓性致病菌侵入而引起的急性感染,本病好发于儿童,根据统计>3 岁儿童有>50%以前曾患过急性化脓性中耳炎,可能与免疫反应不成熟、反复上呼吸道感染和咽鼓管功能不全等因素有关。因为儿童咽鼓管相对较短、较宽,咽口与鼓室口几乎在同一平面。故鼻咽部感染细菌容易逆行侵入中耳,特别是小儿常在猩红热、麻疹时并发,致病菌以溶血性链球菌、金黄色葡萄球菌和肺炎链球菌、流感杆菌等最为常见。

(1) 病因

1) 上呼吸道急性炎症时期,病变常沿咽鼓管蔓延扩散,致病菌乘虚而入中耳所致。

2) 急性传染病,如猩红热、麻疹等本症可能为其并发症。

3) 上呼吸道感染时过度用力擤鼻,在不清洁水中游泳或跳水,不正确的哺乳位置,不合适的咽鼓管吹张,后鼻孔填塞纱球时间过长等,可使感染经咽鼓管进入中耳。

4) 血行感染 极少见,如在败血症、伤寒时偶见伴中耳感染,儿童发生急性传染病的中耳炎,血行感染一旦发生,由于抵抗力降低,其病变较为严重,破坏力大,为严重的坏死型。

(2) 病理

大部分因呼吸道感染波及鼻咽部,通过咽鼓管进入中耳所至表现为粘膜充血、水肿,咽鼓管粘膜下淋巴细胞增生，鼓室粘膜上皮水肿。圆细胞及多核细胞浸润，透过扩张的毛细血管壁渗出浆液性物，渐变成脓性。由于鼓室积脓，内压增高，压迫鼓膜，向外膨出或鼓膜本身因炎症侵犯而软化或发生层间脓肿，终致鼓膜破裂穿孔，中耳内的脓液引流至外耳道。

(3) 临床表现

1) 急性炎症期　全身症状比较明显，可有发热、全身不适，小儿全身症状较成人严重，可伴急性肠胃道症状，剧烈耳痛，喷嚏、咳嗽、吞咽时耳痛加重，耳痛可放射至同侧额部、头顶部或整个半侧头部。婴幼儿常表现为哭吵不安，不能入睡，拒食，同时伴耳内闷塞感和听力下降。

2) 化脓期　粘膜上皮及粘膜组织被破坏，渗出物增加而无处排出，致鼓室压力逐渐增高，毛细血管受压迫，小静脉发生血栓性静脉炎，终致粘膜坏死，鼓膜穿孔，脓液外流，表现为发热在鼓膜穿孔前持续不退，耳痛剧烈，夜不成寐，听力减退随病变加重而加剧，伴耳鸣。一旦穿孔，脓液外流，体温很快下降，耳痛减轻或消失，全身情况改善，听力好转。如鼓膜穿孔后发热不退，则有发展成为急性乳突炎可能。

3) 消退恢复期　经积极治疗后，大多数病人引流通畅，感染控制，中耳粘膜肿胀逐步消退，脓性分泌物消失，鼓膜有自行愈合可能，听力逐渐恢复。如引流不畅，反复感染，治疗不当，身体抵抗力差等因素，可能转变为慢性化脓性中耳炎。

自从抗生素在临床上广泛应用以来，急性化脓性中耳炎鼓膜穿孔的病例越来越少，有的感染完全消退，有的转为卡他性中耳炎。麻疹、百日咳、流行性感冒、猩红热等急性传染病并发急性化脓性中耳炎时因全身抵抗力降低，鼓膜、听小骨、鼓环均可坏死，临床上转为急性坏死性中耳炎。

(4) 检查

1) 急性炎症期　鼓膜无光泽，锤骨柄和鼓环充血，继而中耳内炎症发展，鼓膜标志消失，充血呈暗红色，鼓膜紧张部或全部外凸。

2) 化脓期　鼓膜穿孔前弥漫性充血，向外膨出，穿孔后清洗外耳道脓液时，见鼓膜紧张部针尖样穿孔，分泌物呈闪光搏动流出，乳突X线摄片示乳突气房模糊，呈云雾状，无骨破坏表现。

3) 恢复期　鼓膜紧张部小穿孔愈合后无残余瘢痕，有时可留下菲薄萎缩瘢痕。

4) 听力检查　显示传导性聋。

(5) 诊断

根据病史和检查，即可对急性化脓性中耳炎作出诊断，因外耳道无粘液腺，深部有脓性分泌物流出，炎症当在中耳。儿童鼓膜较厚，岩鳞裂可未闭合，可有急性乳突炎、颅内并发症，而鼓膜充血不明显，须加强警惕。

(6) 治疗

治疗原则包括病因治疗、控制感染，保持引流通畅。

1) 急性炎症早期，控制感染，应用广谱足量抗生素，治疗要及时而充分。一般在发热、耳痛等症状均改善后，继续应用抗生素1周左右。鼓膜穿孔前外耳道滴用酚甘油或硼酸甘油，有消炎镇痛作用。鼻腔滴用呋麻减轻咽鼓管口的肿胀，使之引流通畅。

2) 化脓期应加强抗生素应用，经抗感染治疗效果不显，发热、耳痛加重，鼓膜充血膨出，应作鼓膜切开术，以助排脓，防止并发症出现，排出脓液送细菌培养以明菌种，以便选用更有效的抗生素。鼓膜已穿孔、有脓液流出者，用3%双氧水清洗净脓液，滴用无耳毒性作用的红霉素丙二醇、氟嗪酸、可的松氯霉素等药物，流脓停止后，继续滴药1周左右，以资彻底根治并发症。

3) 炎症控制后，鼓膜穿孔久不愈合者，可用50%三氯醋酸或硝酸银液烧灼鼓膜穿孔边缘，有刺激促进鼓膜生长作用，必要时反复使用，笔者用硝酸银烧灼法治疗鼓膜紧张部中央性穿孔病人，已使数十例病人鼓膜穿孔愈合。

63.3.3　急性乳突炎

急性乳突炎(acute mastoiditis)是乳突气房的粘膜及其骨质的急性化脓性炎症，常系急性化脓性中耳炎或慢性化脓性中耳炎急性发作时炎症扩展到乳突气房的结果，在炎症的作用下，乳突气房的骨壁坏死，气房融合，乳突积脓。

(1) 病因

急性化脓性中耳炎若引流不良，致病菌毒性强，病人抵抗力低，均可发展为急性乳突炎，此病多见于气化型乳突。新生儿仅有鼓窦没有乳突，2岁以后乳突气房才开始发育，因此急性乳突炎多见于6岁左右儿童，乳突感染的严重程度取决于病人的抵抗力和细菌的毒力，乙型溶血性链球菌和Ⅲ型肺炎球菌是常见的致病菌。

(2) 病理

气化型乳突感染时，粘膜肿胀坏死化脓，气房间隔发生贫血性坏死，发展成脓腔，如引流不畅可出现颅内、外并发症，显微镜下可见乳突气房骨质破坏，分离的死骨片散布在化脓性肉芽组织中，感染的骨质表面可见巨大多核破骨细胞，愈合期纤维肉芽组织形成，在骨质边缘可见细长指状粉染的骨样组织，逐渐替代乳突气房的肉芽组织，转变为致密的骨，如大量新骨形成最终形成硬化型乳突。

(3) 症状

表现为急性化脓性中耳炎的各项症状。在鼓膜自行穿孔或鼓膜切开排脓后的恢复期，未持续消减反更加重，体温反应下降，但此时可突发高热或体温下降不显著，说明有炎症延及乳突之可能性。耳深部疼痛明显，常伴同侧头痛，如引流不畅，引流脓液突然减少，发热、耳痛更重。

(4) 检查

乳突部肿胀和压痛。炎症累及乳突皮质时，表现为耳后皮肤水肿，耳后沟消失，耳郭向前向外移位。乳突积脓腐蚀乳突皮屑可形成耳后骨膜下脓肿，少数乳突积脓，脓液可从乳突尖内侧面穿破，脓液流向胸锁乳突肌深面二腹肌的深面或浅面，可形成耳下颌深部脓肿。外耳道深部后上壁可出现下塌，鼓膜充血外突，可从鼓膜穿孔处见到有脓液流出，有搏动点引流不畅。X线摄片显示乳突气房混浊，房隔模糊不清或溶解破坏形成一个含脓的空腔。

(5) 诊断

对急性化脓性中耳炎经抗生素治疗或外耳道有脓液流出后发热、耳痛无好转或加重，乳突部有压痛，外耳道后上壁下塌现象，X线片示乳突气房混浊，应考虑急性乳突炎诊断。但须与外耳道疖相鉴别，后者无明显化脓性中耳炎病史，牵引耳郭耳疼加重，耳后无压痛，鼓膜正常，乳突X线片正常，一般无发热。

(6) 治疗

全身和局部治疗同急性化脓性中耳炎，极早应用抗生素静脉滴注甚为重要，引流不畅或鼓膜不穿孔时应及早作鼓膜切开术，保守治疗不能控制病情发展或出现头痛，应立即施行单纯乳突凿开术以利引流。

单纯乳突凿开术：目的是将鼓窦、鼓室及乳突气房内的病变组织彻底清除，保存鼓室的解剖结构，使中耳内的脓液引流通畅。

1) 术前准备　常规剃去耳周头发，儿童全麻。

2) 耳后切口　作弧形切口，切口中段距耳郭后约2.0 cm。

3) 向前向后剥离乳突骨膜，看清乳突手术各个标志。

4) 用圆凿或电钻除去筛区骨质，逐步找到鼓窦。

5) 以鼓窦为中心充分凿开乳突鼓室及鼓窦入口的外侧壁，彻底刮除乳突气房，清除术腔内所有病变组织及炎性粘膜，但需防止损伤听骨链和面神经，以免影响听力和面瘫。

6) 用油纱条作乳突引流，如有巨大乳突脓肿或颅内外并发症，则不缝切口，留待Ⅱ期手术时更换乳突内油纱条。

63.3.4 慢性化脓性中耳炎

慢性化脓性中耳炎(chronic suppurative otitis media)系耳科中最常见的疾病，常继发于急性化脓性中耳炎，其特点为长期或间隙耳流脓，鼓膜穿孔及耳聋，有时可危及生命，是因在炎症的作用下乳突气房的骨壁坏死，气房融合，乳突积脓，如引流不畅可出现颅内外的严重并发症。按临床发展快慢可分为危险型和安全型，危险型是指有鳞状上皮侵入中耳，病变累及粘膜骨膜及骨质，形成胆脂瘤的慢性中耳感染，易引起危险并发症。安全型病变局限于鼓室粘膜层，鼓膜紧张部穿孔，一般不出现严重的并发症。

(1) 病因

引起慢性化脓性中耳炎与下列原因有关：

1) 急性化脓性中耳炎治疗不及时、不合理、不彻底而转变成慢性。

2) 长期咽鼓管功能不良，不能保证其通气功能，妨碍鼓膜穿孔的愈合。

3) 鼓膜穿孔过大，累及大部分鼓膜或边缘性穿孔，影响鼓膜的自生能力。

4) 反复鼻咽部及邻近组织的炎症病灶感染，中耳粘膜分布状上皮化生，乳突骨炎或有死骨，存在急性或慢性化脓性中耳炎的潜在因素，如常在鼻咽部等处感染的细菌为变形杆菌、铜绿假单胞菌，其次为金黄色葡萄球菌、链球菌等。

(2) 病理

慢性化脓性中耳炎按病理可分成3种类型。

1) 单纯型　常见，感染轻，组织破坏较轻，病变主要在鼓室粘膜，其特点是分泌物呈粘液性或粘脓性，一般无臭味，感染破坏愈合和瘢疤形成可反复交替出现，上呼吸道感染时流脓增多或促使复发。鼓膜穿孔在紧张部，大小不一，中央性较多见，鼓室内粘膜肿胀增厚、色微红或苍白，长期流脓的粘膜多有肉芽增殖或息肉形成，听骨中砧骨长突可因血管内血栓形成而缺血坏死，鳞状上皮可越过鼓膜穿孔的边缘进入中耳，在上皮下产生溶菌酶或胶原酶破坏锤骨或镫骨。

2) 不张型　不张型中耳炎又称粘连性中耳炎，是既往中耳感染的结果，要害在于它是继发胆脂瘤形成的条件，主要表现为鼓膜与中耳内壁紧密粘连，破坏中耳乳突必需的正常通气径路，尤其在鼓峡部通气道十分狭小，容易被完全阻塞，导致上鼓室负压，迫使鼓膜松弛部内陷(上鼓室不张)，内陷上皮覆盖在锤骨头、砧骨和镫骨表面，不仅起破坏作用，而且可形成胆脂瘤。病理特征是鼓膜萎缩、听骨破坏和胆脂瘤形成。其次是胆固醇肉芽肿，胆固醇肉芽肿始终出现在鼓室、上鼓室或乳突通气道上某阻塞处之后的范围内，肉芽肿内有胆固醇结晶沉着。组织病理等其特点是中耳和乳突内纤维组织增生，增生的纤维组织使鼓膜与鼓岬粘连，甚至导致听骨链固定，还可以见到粘液封入囊肿，内含浓缩的粘液和粘稠的嗜酸性液体。

3) 胆脂瘤型　胆脂瘤以鳞状上皮作为基质，呈袋状，袋内充满角蛋白脱落堆积物，上皮外则为厚薄不一的纤维组织，与邻近的骨质或所在部位组织密切相连，因袋状结构内的物质有胆固醇结晶而称胆脂瘤，并非真正意义上的肿瘤。胆脂瘤可分 3 种类型：

a. 先天性胆脂瘤：发生在颅骨(尤其是颞骨)的上皮性囊肿物，系胚胎神经沟两侧、外胚迷走上皮演变而成，位置较深，可波及岩骨或枕骨斜坡。

b. 后天原发性胆脂瘤：鼓膜鳞状上皮，尤其是松弛部上皮，向深层作芽状倒生，初在 Prussak 腔内生长，继而向邻近部位扩展，逐渐形成袋状凹陷而伸入上鼓室，由于袋内的内壁为鳞状上皮，在代谢过程中，其角化物不断脱落聚积袋内，使袋逐渐变大成团而形成胆脂瘤。此种袋内陷形成胆脂瘤无中耳炎病史，鼓膜可出现小的袋口。

胆脂瘤可在松弛部溃破形成松弛部穿孔。鼓膜鳞状上皮倒生的原因不明，可能是上鼓室内存在隐匿的轻微炎症，使鼓膜内侧受到长期的炎性刺激，促使基层鳞状上皮反向倒生，或炎症刺激造成上鼓室、鼓窦粘膜向鳞状上皮化生所致。

c. 后天继发性胆脂瘤：在慢性化脓性中耳炎中，鳞状上皮经穿孔迁移，进入中耳可成为胆脂瘤基质，上皮潜入中耳在鼓窦内生长，在发生过程中，脱落的上皮及其角化物和胆固醇结晶在鼓室内聚结成团，逐步形成胆脂瘤。

胆脂瘤形成后，受到感染刺激，其代谢更为活跃，此时除胆脂瘤不断扩大并直接压迫骨质引起周围骨质破坏外，同时可产生一种蛋白分解酶，使胆脂瘤物质分解腐化进一步加重骨质破坏，危害半规管、面神经管、鼓室及乳突天盖和乙状窦板，造成严重的颅内外并发症，可危及生命。另外胆脂瘤破坏外耳道后壁和上鼓室外壁后可自外耳道流出，可形成自然乳突根治腔。

组织病理等检查发现胆脂瘤由三层组成，表层为脱落的角蛋白鳞屑，中层为复层鳞状角化上皮，内层为上皮下层，胆脂瘤的上皮层与外耳道深部的皮肤相似，但此种上皮无皮肤附件，与身体其他部位的皮肤不同。

(3) 临床表现

1) 耳流脓　耳内脓液可为粘液性、粘液脓性或脓性，可持续性或间隙性流出，脓无臭味或呈恶臭，常或多或少，分泌物刺激外耳道可以感觉耳痒或不适感，一般无耳痛；如有肉芽形成，分泌物可带血性，脓少而稠者，如鼓膜穿孔小，常在穿孔外结痂，可遮蔽穿孔。

2) 耳聋　轻重不一，根据中耳病变情况而定，一般为传导性聋，涉及内耳出现混合性聋，晚期可导致神经性聋。

3) 如有死骨或感染刺激脑膜或引流不畅，可发生头痛。

4) 如有寒战、高热、剧烈头痛或耳痛、眩晕、恶心、呕吐、面瘫、耳流脓减少等症状则有并发症发生。

(4) 检查

3 种类型有不同检查所见。

1) 单纯型　鼓膜紧张部中央性穿孔，大小不一，呈现圆形或肾形穿孔，鼓室内粘膜色泽苍白或充血、肿胀和增厚，亦可见白色、黄绿色粘液性分泌物，无臭味。有时通过穿孔可见鼓岬粘膜、砧骨长脚、镫骨、圆窗龛、咽鼓管鼓口。听力检查为传导性聋。

2) 不张型　鼓膜松弛部、紧张部后上方或整个鼓膜萎缩，向鼓室内塌陷增厚、瘢痕形成或鼓室硬化斑，若鼓膜松弛部与鼓室内壁粘连形成的袋状内陷，内积有脱落上皮或胆脂瘤。应用鼓气耳镜检查，鼓膜和听骨链活动度受限，甚至镫骨肌反射消失。

3) 胆脂瘤型　临床特点：分泌物较少，有特异恶臭味，鼓膜穿孔常见松弛部或紧张部后上边缘，少数病例可为鼓膜浆张部穿孔。穿孔表面见有一层白色痂皮，穿孔大者可见到灰白色鳞片状或腐乳状(干酪样)的角蛋白堆积物，有时穿孔周围生长深红色肉芽组织。乳突 X 线摄片显示鼓窦区有典型的骨质破坏腔。

(5) 诊断

1) 耳镜检查　了解鼓膜、听骨和中耳骨壁受损的部位范围和程度，要注意鼓膜穿孔的位置，特别是松弛部有无穿孔或内陷袋，中耳内有无鳞状上皮侵入，鼓膜后方是否积有角蛋白脱落物等。鼓室粘膜的基本病变如肥厚肿胀、肉芽增生等均需仔细看清。

2) 听力测定有助于了解耳聋性质和程度，一般传导性听力损失在 15～30 dB，听骨链损害可达 50 dB。病变影响耳蜗则可出现混合性聋。

3) X线和CT检查 可了解乳突情况有无胆脂瘤存在。

4) 慢性化脓性中耳炎3型的临床诊断区别要点是:

a. 单纯型:常反复流脓,脓液呈粘液性或粘脓性,无气味,鼓膜穿孔大多在紧张部中央性,鼓室内鳞状上皮,鼓膜粘膜可能水肿或有少量肉芽,传导性听力检查影响轻。

b. 不张型:鼓膜萎缩,并向中耳腔部分或全部塌陷。病程隐匿,进行性听力下降。

c. 先天性胆脂瘤型:本病与慢性化脓性中耳炎无关,有时作头部X线、CT检查才发现。如侵及中耳乳突可有流脓传导性听力损害,鼓膜溃烂,鼓室内肉芽增生等,岩骨部胆脂瘤可破坏内耳及内听道,可造成极严重的感音神经性耳聋、前庭功能丧失或其他严重并发症。

d. 后天原发性胆脂瘤:鼓膜后上区或松弛部内侧隐藏胆脂瘤,使该处鼓膜隆起或破坏穿孔,常伴继发感染,脓不停地流出,有臭味,有不同程度听力损失。

e. 后天继发性胆脂瘤:鼓膜紧张部后上边缘或松弛部穿孔,通过穿孔可见有角蛋白脱落物,鼓室内常伴炎性肉芽,流脓,脓有恶臭味,听力损失较明显,可出现混合性聋。

诊断慢性化脓性中耳炎应着重注意有无胆脂瘤存在,所谓骨疡型中耳炎实际是严重炎症的骨炎,波及迷路骨囊,引起鼓环、听骨、鼓窦周围甚至岩部的骨质坏死,形成慢性骨疡灶或死骨,是范围较广的中耳乳突炎,现已很少作为独立的诊断病名。

(6) 治疗

根据具体的病理状况予以不同的治疗。安全型以控制感染的保守治疗为主,危险型以手术根治胆脂瘤为原则,以往手术主要着眼于预防并发症,而今已发展成耳显微手术做到根治病灶,同时提高听力为目的。

保守治疗以局部用药为主,目的是使流脓停止,听力恢复。药物以广谱抗生素为宜,用药前必须先将耳内脓液洗净,常用3%双氧水洗耳,滴药时患耳向上,滴药后用手指按压耳屏数次,使药物能真正到达中耳,尽量不用粉制剂和对耳有毒性的抗生素。

鼓室有肉芽组织应给予摘除,炎症控制后应采取必要措施积极治疗慢性化脓性中耳炎以外的感染,如鼻腔和鼻窦炎症,全身各种慢性疾病,防止再度感染,条件允许时可以作鼓膜或鼓室成形术。对胆脂瘤型中耳炎均需采用手术治疗。有急性感染或并发症出现时行单纯乳突凿开术或乳突根治术,对无急性感染的胆脂瘤一般均可施行开放术式和联合进路(完壁式)鼓室成形术。

63.3.5 鼓室硬化症

鼓室硬化症(tympanosclerosis)是鼓膜和中耳粘膜的慢性炎症愈合遗留的硬化灶和退行性改变,病因不明。由于鼓室成形术的广泛开展,应有较多机会观察其详细病理改变,引起耳科医师重视。

(1) 病因

病因不明,可能是一种针对鼓膜中层或中耳粘膜基底膜的特异性结缔组织自体免疫反应。病人既往常有中耳炎病史,使机体对鼓膜中层或粘膜基底膜产生免疫性,再次中耳炎发作时,可以诱发局部组织的抗原性反应。好发年龄为10~30岁,常为双耳炎症。

(2) 病理

病理变化主要为粘膜或粘骨膜内成纤维细胞增生,粘膜层机化增厚,伴有透明变性,大部分毛细血管消失,在透明变性的组织内有钙质沉着或骨形成,使组织呈成骨样变硬。早期成纤维细胞侵入下层,继之胶原纤维增厚,融合成同质的团块或斑块,增厚的透明样变的胶原纤维数量增多,呈典型的平行或板状排列,此后鼓室硬化组织吸引钙离子,导致营养不良性钙化,少数病例可以有异位性骨灶。病变多见于上鼓室、卵圆窗区和听骨周围,广泛者可侵及卵圆窗和咽鼓管鼓口,由于硬化组织围绕听骨链,堵塞卵圆窗,或使听骨肌腱硬化,产生较严重的传导性聋。

(3) 临床表现

与慢性化脓性中耳炎或其后遗改变相似,以往多有长期或间歇流脓史,多自幼开始,反复发作,就医时大多流脓已停止或干耳,有些表现为传导性耳聋和耳鸣,呈缓慢进行性听力下降,时间多较长,数年或数十年不等。

(4) 检查

鼓膜紧张部中央性大小不等穿孔,残留鼓膜表面有大小不等的白色斑块,呈卵圆形、肾形或散在的点彩样斑,早期病变位于鼓膜的纤维中层,为红色或黄色的局限性斑块,周围有扩张的毛细血管,斑块成熟后则转变为典型的粉蓝白色,鼓室内多已干燥,内壁粘膜光滑,呈灰白色增生状。

听力检查呈传导性聋,由于鼓室硬化病变累及听骨链可导致听骨链部分或完全固定,故气骨导差距较大,可达35~55 dB。

(5) 诊断

根据病史、临床表现、检查结果,诊断不难。有时在手术中发现硬化组织亦能明确诊断,手术显微镜下见硬化组织为灰白色致密的似软骨样硬化块，侵蚀骨质甚少，常易剥离，剥除后露出光滑骨面，不易出血。

(6) 治疗

局限在鼓膜的鼓室硬化斑，无临床症状可不必治疗。鼓室硬化症导致听力减退时，手术治疗为最有效措施，目的在于细心清除影响传导功能的硬化组织，消除潜在炎症，松解听骨，恢复或重建传音结构。鼓膜张肌、镫骨肌或听骨韧带有钙质沉着者，为了保存听骨活动可给予剪断，残存鼓膜上的钙质妨碍鼓膜振动者，予以除去，钙化斑居鼓膜纤维层者给予去除，要尽量保持纤维层完整，彻底清除病灶后行鼓膜成形术。但总的手术效果不够理想，主要原因是鼓室硬化斑块难以彻底清除，手术后常导致听骨链再度固定。对不适合手术或手术后听力提高不理想而耳聋较重的病人，可以配助听器。

(7) 鼓室成形术

20 世纪 50 年代起应用的鼓室成形术(tympanoplasty)可以在消除中耳和乳突病灶的基础上重建鼓室传音结构，为改善听力开创了手术治疗慢性中耳炎、改善传导性聋的新纪元。随着时间的流逝，此类的手术因中耳腔狭小，移植物易与中耳内壁粘膜粘连，易导致听力提高不显著，影响对有胆脂瘤病人不能进行鼓室成形术。1965 年以来改进了原有鼓室成形术，对无论哪种中耳炎，除了有急性感染和各种颅内、外并发症外，基本上均能进行鼓室成形术，达到彻底根治病灶和重建听骨链提高听力的目的。

鼓膜成形术是局限于鼓膜穿孔的手术，鼓室成形术含义要广，要求清除病灶和重建传音构造，因鼓室成形的病人几乎都有鼓膜穿孔，故也可看到鼓膜成形是鼓室成形的一个部分。

1) 鼓膜成形术

a. 适应证：鼓膜紧张部穿孔，中耳腔内无炎症病灶和胆脂瘤上皮。

b. 移植材料：最常用的是颞肌筋膜和耳屏软骨膜，其他包括静脉、骨膜和同种异体材料，如鼓膜硬脑膜等，现已很少应用。

c. 手术要点：耳内切口，鼓膜穿孔边缘去除约 0.2 mm，并剥除残存鼓膜内层粘膜上皮，作鼓耳道皮瓣在鼓膜 3～9 点距鼓环上约 3～5 mm，剥离至鼓室，并翻起皮瓣以检查鼓室内的状况，查听骨链是否完整、固定，面神经及上鼓室周围有无隐藏病灶，将移植材料从鼓耳道皮瓣上方以内植法植入，鼓室内为防止移植材料脱落可放置能吸收的明胶海绵，移植物表面用凝血酶原纤维蛋白粘合剂固定，耳道内再填明胶海绵及部分抗生素纱条。

2) 不伴乳突切除的鼓室成形术

a. 适应证：单纯的慢性化脓性中耳炎、不张性中耳炎和鼓室硬化症。

b. 移植材料：修复鼓膜穿孔材料大多用颞肌筋膜，重建听骨链材料有自体听骨残体，同种异体听骨和人造材料。

c. 手术要点：耳内切口，仔细处理中耳内病灶包括鳞状上皮、炎性粘连、鼓室硬化灶、炎变或糜烂的骨质，病理骨质需在显微镜下用含钢的钻头谨慎磨除，特别小心不要损伤面神经、卵圆窗、外半规管、鼓岬等重要部位，彻底清除中耳内鳞状上皮，防止胆脂瘤生长，同时尽量保留鼓室粘膜，使之能很快再生粘膜覆盖创面。

3) 联合进路鼓室成形术

a. 适应证：病变不仅发生在中耳鼓室内，而且侵入乳突气房，主要适用于慢性胆脂瘤型中耳炎、慢性中耳乳突炎和鼓室硬化症，尤其是上鼓室内陷性胆脂瘤或较早期的后天原发性胆脂瘤。手术特点是保留外耳道后壁，清除乳突和中耳的胆脂瘤、炎性组织或鼓室硬化灶，术后乳突腔不向外耳道开放，故又称完壁式鼓室成形术，可以接近正常解剖和功能的中耳构造。

b. 手术要点：耳后切口，作肌骨瓣，蒂在前侧，用电钻磨去乳突皮质骨，清除乳突内的气房，清晰显示覆有骨板或骨壁的乙状窦、脑膜、半规管、面神经管和外耳道后壁的轮廓(“轮廓化”)，然后用微型钻头磨去面神经骨管垂直段和鼓索神经之间的骨壁，以暴露中耳的后一部分，目的是检查和处理面神经隐窝及其近旁的病变，尤其是镫骨、卵圆窗隐窝和鼓窦等比较隐匿处，因为上述部位常受鳞状上皮侵入。病灶清除完毕后，进行鼓膜成形和取自体或异体砧骨磨成双关节新砧骨连接锤骨与镫骨进行听骨链重建，为了保证乳突腔与中耳鼓室之间有充分开阔的通道通气，上鼓室的内容物如锤骨头、砧骨和皱襞等应去除，外耳道内端鼓膜上方的骨壁，相当于上鼓室的部分外壁应予保留，以防止外耳道皮肤向上鼓室乳突侵入或内陷成上皮袋。恢复后外耳道皮瓣位置，术腔填肌骨膜瓣，缝合切口，在原切口外作一切口导入一塑料管引流。

联合进路鼓室成形术只有在病灶充分把握能彻底清除时使用，手术难度大，技术要求高，如病灶范围大，清除有困难，应放弃此手术，改做开放技术鼓室成形术。

4) 开放技术鼓室成形术

a. 适应证：开放技术鼓室成形术又称伴乳突根治

鼓室成形术，由于中耳乳突内的病变范围广泛，只有形成宽畅的术野才能达到彻底根治病灶，深入处理包括迷路下区、颈静脉窝、咽鼓管和颈动脉管周围有病变的气房。

b. 手术要点：耳后切口，在完成乳突"轮廓化"后，去除外耳道后壁，清楚显露面神经鼓室段骨管，从此开放进路，可彻底清理迷路及面神经骨管周围的小气房及所见胆脂瘤、肉芽、鼓室硬化灶和胆固醇肉芽肿等病灶。鼓室粘膜如已为从外耳道长入的鳞状上皮所替代可予剥除，咽鼓管口若被鳞状上皮所封或由骨质增生而变窄，应将上皮剥除或用电钻将骨质磨除，使之充分开放。摘除锤骨头、砧骨，保留镫骨，用筋膜以内植方式修复穿孔鼓膜，让其与镫骨头保持接触，形成新鼓室，如镫骨偏短，与植入组织接触不到时，可在镫骨头上加置骨片或用自体听骨磨成单关节套在镫骨头上加帽，如镫骨仅存足板可分期手术，第Ⅱ期手术时使用TORP替代听骨植入。最后行扩大耳道口，有助于乳突术腔早日上皮化的耳甲腔成形。

63.3.6 结核性中耳炎

结核性中耳炎(tuberculous otitis media)是鼓室乳突的结核杆菌感染性疾病，常继发于肺结核或身体其他部位的结核病灶。

(1) 病因

在严重的开放性肺结核等情况下，细菌可从咽鼓管、鼓膜、血液或淋巴循环侵入中耳发生感染。原发性者少见。虽然近年来结核防治工作在普及，结核性中耳炎发病率有显著下降，但是，根据文献报道，仍占慢性化脓性中耳炎 0.05%～5%。

(2) 病理

从病理可分为粟粒型、肉芽型和干酪型，起病隐匿无痛，中耳乳突结核实为粘膜结核和骨结核的混合病变，初期可能原发于粘膜，也可能原发于骨质，在儿童时期，因乳突骨髓丰富，其他部位的血行性骨结核也较多见，故原发于骨质者不少。

(3) 临床表现

以单耳多见，初起大多数无明显自觉症状，之后突然出现耳内阻塞感或耳鸣，无痛性耳漏和比较严重的传导性聋，分泌物一般不多，稀薄呈水样或乳白稍带黄色，因有骨质坏死，有时有恶臭，有时在脓液中可见沙粒样死骨，由于病人耳漏病史极长，易误诊为普通"慢性化脓性中耳炎"。

(4) 检查

检查时可见结核性中耳乳突炎特有的多发性鼓膜小穿孔，但常迅速融合成大穿孔，通过鼓膜穿孔可见鼓室内有丰富的粉红色或黄白色松弛的肉芽组织形成，有严重的听骨链损坏，亦可继发变形杆菌、甲型溶血性链球菌、克雷柏杆菌等细菌感染，严重病例可以并发耳后肿胀、耳后瘘管、面瘫、结核性脑膜炎，乳突X线摄片可显示骨质破坏，形成空腔或有死骨形成。

(5) 诊断

根据早期病变隐匿，无耳痛性耳道流稀薄臭脓，听力呈明显传导性耳聋，鼓膜多发性小穿孔，X线乳突片示骨质破坏形成空腔，或见死骨形成，幼儿易出现耳后脓肿，瘘管或面瘫，可疑为此病。另分泌物涂片，结核杆菌培养，耳内肉芽活检和身体其他部位的结核病灶有助于诊断。

(6) 治疗

对于已证实的继发性中耳结核性中耳炎，应当给予积极的抗结核治疗，同时进行有效的全身支持疗法，改善营养不良状况，局部处理用3%双氧水洗尽外耳道内分泌物，用1%链霉素或利福平溶液滴耳，对有死骨形成肉芽增生，施行乳突根治术。出现面瘫、耳后脓肿或瘘管形成的病人，必须作乳突凿开手术清除病灶和同时行面神经减压术。

63.3.7 中耳梅毒

先天性中耳梅毒(congenital syphilis of middel ear)在胚胎期或出生后不久发生，梅毒性病变可侵犯内耳及蜗神经，多因脑膜炎与中耳迷路炎导致聋哑。

(1) 病因和病理

先天性早期即有蜗神经淋巴细胞浸润，螺旋变性以及中耳、内耳破坏，常成聋哑，后天性耳聋多由脑膜炎型神经梅毒或血管脑膜炎型神经梅毒所引起，可发生于任何年龄，常见于8～10岁儿童，可导致迷路炎而全聋。病理变化以神经迷路炎或树胶性迷路炎和骨髓炎病变为主，螺旋器和螺旋神经节发生退变，神经纤维有炎性浸润或半规管内耳道外骨质增生，也可发生梅毒性浆液性迷路炎，或锤砧关节强直，如发生出血或闭塞性动脉内膜炎，则导致突发性聋。梅毒性聋常为双侧性，但两耳聋的时间可有先后，病情轻重不一。

(2) 临床表现和检查

无痛性耳漏，有臭味，也可眩晕起病，继而听力突然下降，持续性耳鸣，耳聋呈感音性聋，可轻可重，重者可致全聋，中耳内耳均受侵犯，中耳内有树胶样肉芽肿，骨髓炎和骨迷路炎，X线乳突片示乳突有广泛破坏，死骨形成。

(3) 诊断

主要根据确切的梅毒病史或家族史，梅毒血清反应呈阳性。听力检查多呈感音性聋，前庭功能减退与听力检查成正比，瘘管试验可呈阳性。

(4) 治疗

驱梅治疗，以青霉素为主，亦可用头孢类抗生素治疗，一般能阻止病情发展，部分病例可望提高听力，乳突腔内死骨形成应手术清除之。

63.3.8 化脓性中耳炎颅内外并发症

近年来随着抗生素在临床上的广泛应用，急性化脓性中耳炎引起颅内外并发症已甚少见。目前主要耳源性并发症系慢性化脓性中耳炎急性发作所致，尤以胆脂瘤型中耳炎为甚，一旦出现恶臭脓性耳漏、头痛、耳剧烈疼痛和高热或伴精神错乱、失语、昏迷等脑膜炎症，应该引起高度警惕。所以熟悉慢性化脓性中耳炎引起颅内外并发症早期症状和体征有助于早期诊断和治疗，有积极意义，但是值得注意的是，由于抗生素的广泛和大量应用，这些并发症的典型症状和体征常被掩盖，从而致使诊断上更为困难。

(1) 颅内并发症

化脓性中耳炎的感染发展到颅内并发症，播散途径有：

1) 从中耳裂缝到脑膜　颞骨的骨折缝，颞骨未闭合的裂缝或由于手术所造成的骨缺损形成感染扩散的客观条件。中耳感染可以循自然孔道如前庭窗、蜗窗、前庭或耳蜗导水管、内耳道下裂孔作为扩散途径向后颅凹扩散，感染通过乳突骨壁的导血管的血栓性静脉炎使炎症扩散到硬脑膜和脑膜窦侧窦等。此外，乳突骨炎使骨髓产生血栓性静脉炎症扩散到脑膜窦形成脑膜周围脓肿。并发症扩散到脑膜方式的发病机制包括胆脂瘤腐蚀乳突天盖达硬脑膜，感染引起硬脑膜外脓肿，乳突的骨炎引起硬脑膜窦周围脓肿，在邻近脓肿的侧窦壁上血栓形成，骨炎累及了乳突导血管，感染性血栓蔓延进入侧窦。

2) 感染穿越脑膜　感染到达硬脑膜并产生硬脑膜炎作为起始阶段。硬脑膜对感染扩散具有很强的抵抗能力，可受炎症刺激变厚，并使邻近的骨组织紧密粘连。在其暴露的硬脑膜表面形成肉芽组织，而使硬脑膜下腔消失，也可使炎症局限形成硬脑膜外脓肿。但是限制感染扩散的脑膜坏死，感染就会侵袭硬脑膜下间隙，使软脑膜发生浆液性脑膜炎，继而发展成为化脓性脑膜炎，其发病机制有硬脑膜外脓肿穿过硬脑膜感染扩散到蛛网膜下隙并引起弥漫性化脓性脑膜炎，蛛网膜下隙由于炎症反应消失引起脑组织的直接侵袭产生一种"带蒂"的脑脓肿，在侧窦的感染性血栓沿传染管道扩展产生小脑脓肿。

3) 感染进入脑组织，扩散到脑组织，通常在大脑皮质与脑室之间或在小脑中心形成脓肿，感染通过附近的硬脑膜下间隙和蛛网膜下隙因炎症反应而闭锁，形成脑实质脓肿。血栓性静脉炎、皮质下血管区域的末梢血管周围的间隙可以作为感染扩散到脑组织中的途径。脑白质可因感染而坏死和液化，其周围炎性反应使脑炎和水肿不断扩大，严重威胁生命，初期即更具危险性。

a. 硬脑膜外脓肿(extradural abscess)：是在硬脑膜与鼓室盖之间或乙状窦与乙状窦骨板之间感染化脓。硬脑膜外脓肿是化脓性中耳乳突炎最轻最常见的颅内并发症，早期发现、及时处理，后果良好。

临床表现：硬脑膜外脓肿最典型的症状是头痛和持续发热，耳痛。当大量脓液自发溃入乳突腔时，耳道分泌物明显增加，症状可突然缓解，此种现象可反复发生，但大多数病例缺乏典型症状，有的脓肿可无症状，在乳突手术时发现。硬脑膜外脓肿也可发生在岩部炎后的岩尖区，产生第Ⅴ和第Ⅵ脑神经受侵犯的症状，出现面痛和外直肌麻痹。

治疗：一旦疑为硬脑膜外脓肿，应及时施行乳突探查手术，详细检查鼓窦、鼓室盖及乙状窦板有无骨质疏松破坏和肉芽组织，如有骨质破坏和肉芽组织，须尽量咬除病变骨质至正常脑膜上，如无明显的骨破坏亦凿开少许骨质检查有无硬脑膜脓肿存在，排除脓肿外，硬脑膜有肉芽增生，轻轻刮除，不可损伤硬脑膜或窦壁，以防脑脊液漏和炎症感染扩散，如见硬脑膜上有坏死瘘管通向深处，经跟踪探查以判明有无伴发硬脑膜下脓肿或脑脓肿，手术前后应用大剂量抗生素。

b. 乙状窦血栓性静脉炎(thrombophlebitis of sigmoid sinus)：是乙状窦静脉炎而致窦腔内血栓形成所致。

病因：致病菌多为溶血性链球菌、葡萄球菌等，感染途径常见于急慢性化脓性中耳乳突炎、胆脂瘤或骨髓炎破坏乙状窦骨板，形成乙状窦周围脓肿，导致窦壁发炎，或由血栓性静脉炎扩散至乙状窦而致血栓形成。化脓性迷路炎感染经内淋巴囊、迷路静脉，岩部炎感染先累及岩上窦，中耳病变破坏鼓室底部骨质，还可能感染经颈静脉球等因素侵入乙状窦而形成血栓，而乙状窦感染又可造成血栓形成，并可发展为窦腔的完全闭塞。

病理：乳突内感染扩散到乙状窦引起乙状窦周围炎，进而形成乙状窦周围脓肿，引起窦壁发炎，当炎症累及其内膜时，可以导致内膜表面粗糙不平，血流变慢,纤维蛋白、细胞及血小板粘着于内膜上,使窦腔内附壁性血栓形成,感染可继续发展,血栓继续增大,致窦腔完全堵塞,细菌侵入血栓,使血栓中央液化,形成乙状窦脓肿,感染栓子脱落进入血流,可以在肺、脑等处形成转移性脓肿,严重病例窦壁腐蚀坏死,病人可以因大量失血或继发其他颅内并发症死亡。

临床表现:典型病例先有寒战,继而体温高至>40℃,呈弛张热型,因大量出汗,数小时后体温降到正常,后又细菌进入血流,体温又升高,一般24 h一次,偶尔4 h一次,同时伴头痛,全身不适、恶心、呕吐、脉速等败血症症状。如果岩上窦受累进一步可以侵入海绵窦,此时有患侧突眼和球结膜水肿,岩上窦血栓形成常伴有下颌区疼痛。如果颈静脉球部受累,可造成第Ⅸ、Ⅹ、Ⅺ脑神经麻痹,因栓子转移及中毒,可使心、肺、肝、脾、肾、关节等发生炎症,引起各种症状,如不整脉、心律紊乱、胸痛、呼吸急促、咳嗽、咯痰、黄疸、肝脾肿大、食欲不振、便秘或腹泻等。

检查:最典型的表现是乳突导血管的出口处触痛和乳突表面皮肤的局限性充血和水肿,系乳突导血管静脉血栓形成所致,血栓延及静脉球或颈内静脉,则沿胸锁乳突肌前缘深部有压痛或触及条索样物。白细胞增多达$>20\times10^9/L$,中性粒细胞可占90%,于寒战时取血作细菌培养可为阳性。眼底检查视乳头水肿,视网膜出血或视网膜静脉扩张,腰穿脑脊液正常,但压力可以增加。临床两个试验有助于证实乙状窦血栓形成的存在:① Tobey-Ayer试验,腰椎穿刺时,压迫健侧颈内静脉,脑脊液压力将迅速上升很高,可超过原有压力的1~2倍,压迫患侧颈内静脉时,脑脊液压力不升或微升,示乙状窦内有闭塞性血栓;② Lillie-Grow试验,在乙状窦血栓形成的情况下,压迫正常侧颈内静脉时眼底静脉应有扩张,观察到视网膜静脉的充血,在颈内静脉有闭塞性血栓者,压迫时眼底静脉无变化。

诊断:急、慢性中耳炎尤其胆脂瘤型化脓性中耳炎,有典型的寒战高热发作,血培养阳性,Tobey-Ayer试验阳性,X线乳突片示乙状窦骨质破坏,颈上段压痛或摸到条索状肿块,白细胞增高,即可诊断。有时经抗生素治疗无典型症状和指征,需行乳突探查以明确诊断。

治疗:确诊或拟诊之后,应早施行乳突手术,探查乙状窦,清除乳突及乙状窦周围感染病灶,除去腐烂坏死的乙状窦骨板,直至暴露正常的乙状窦壁为止,若窦壁已腐坏并有乙状窦周围脓肿时,示窦内亦可能有脓肿,应清除窦内血栓。为判断窦腔是否闭塞,可以穿刺乙状窦,如抽出流动血液,提示乙状窦未受累或窦内仅有附壁大血栓,可不必切开窦壁取出血栓。若经上述治疗,脓毒血症仍未控制,颈内静脉区仍有压痛肿胀,示感染仍在扩展,需要施行结扎颈内静脉术。但自广泛使用抗生素以来,颈内静脉结扎在临床上已很少应用。如要施行,则在手术前后也应给予有效足量的抗生素。对病情严重、身体虚弱者还要给以小量多次输血和补液。在上述治疗下仍有颈内静脉区压痛或有海绵窦血栓性静脉炎迹象者,酌情应用抗凝剂。

c. 耳源性脑膜炎(otogenic meningitis):是由中耳乳突感染引起的软脑膜及蛛网膜的局限性或弥漫性化脓性炎症,这个并发症可以发生在中耳炎并发症的任何时期。

病因:耳源性脑膜炎感染途径主要有:急性化脓性中耳乳突炎时感染经未融合的岩鳞裂或静脉扩散达蛛网膜下隙;慢性化脓性中耳乳突炎,因胆脂瘤或感染破坏侵蚀骨质伴急性感染时先形成硬脑膜外或硬脑膜下脓肿,继发引起脑膜炎。化脓性迷路炎时感染经内耳道或内淋巴囊到达脑膜,乙状窦血栓性静脉炎感染直接扩展等引起脑膜炎。致病菌以溶血性链球菌、肺炎球菌、葡萄球菌、铜绿假单胞菌(绿脓杆菌)、变形杆菌和大肠杆菌为常见。

临床表现:脑膜炎发展过程分为3个阶段。第一阶段为浆液性渗出阶段:致病菌侵入蛛网膜下隙,软脑膜受炎症影响出现浆液性渗出,引起脑脊液压力轻度增加,出现轻度头痛,体温偏高,颈部强直,未及时治疗进入第二阶段即细胞阶段。细胞阶段有白细胞渗入脑脊液,使脑脊液白细胞增加达>100个/ml,蛋白含量增加,氯化物和糖含量减少,表现为寒战、高热、暴烈样头痛、喷射状呕吐、谵妄、意识模糊和嗜睡、畏光、肢体感觉减退、体温升高而相对缓脉,当脑脊液有明显脓液时,进入第三阶段即细菌阶段。细菌阶段表现嗜睡加深或昏迷,眼球运动障碍,面肌瘫痪,听力障碍,吞咽困难,声音嘶哑等脑神经麻痹症状,血压升高,呼吸紊乱,失语症,大小便失禁,角弓反张,最后呼吸、循环、中枢衰竭而死亡。

检查:检查表现为颈部强直,克尼格征(Kernig)、布鲁金斯基征(Brudzinski)、巴彬斯基征(Babinski)阳性,腱反射早期亢进,晚期减退或消失,视神经乳头充血水肿,瞳孔散大,腰穿早期脑脊液压力增高,以后脑脊液混浊,内含大量白细胞,蛋白含量增加,氯化物、碳水化物含量减少,甚至消失,涂片或细菌培养可找到致病菌。局部耳科检查,鼓膜充血或穿孔,有恶臭脓性分泌物,鼓室内有肉芽或有胆脂瘤皮屑,骨性外耳道后壁下塌,X线乳突片或CT可以证实乳突病变,显示鼓室、鼓窦无盖或乙状窦骨板有破坏。

诊断：有急、慢性化脓性中耳炎病人，有高热、头痛、喷射性呕吐、颈强直、克氏或布氏征阳性，脑脊液检查呈炎性改变，可达到及时准确诊断，如一旦明确脑膜炎诊断，应详细检查耳部，因结核性脑膜炎病人也有耳流脓者，在流脑流行季节应该与流脑鉴别。

治疗：治疗原则应用大量有效抗生素及皮质类固醇激素治疗，亦可作青霉素鞘内注射，并应重视支持疗法，对急性化脓性中耳炎者，如中耳引流不畅，应尽快施行脑膜切开或乳突凿开手术。对发生于慢性化脓性中耳乳突炎患者，应在脑膜炎病情稳定后及时行乳突手术，清除中耳乳突内病灶，术中应凿开鼓窦、鼓室天盖、乙状窦骨板检查有无硬脑膜病变，如有骨质腐烂破坏应予清除直至暴露正常脑膜为止。对化脓性脑膜炎药物治疗效果不佳、病情又危急者，应急症乳突手术清除病灶。

d. 耳源性脑脓肿(otogenic brain abscess)：是指中耳感染侵入颅脑组织内积脓。据统计大约有80%脑脓肿是因中耳乳突感染所致，尤以慢性胆脂瘤型中耳炎居多，脓肿多位于同侧颞叶或小脑。耳源性脑脓肿经常与其他颅内并发症同时存在，故对生命危险要比单一脑脓肿大得多。小脑脓肿常与以前发生的乙状窦血栓形成有关。颞叶脓肿与硬脑膜外脓肿有关，如果脑脓肿与蛛网膜下隙相互沟通，屡向蛛网膜下隙排脓可以反复发作脑膜炎。

病因：凡颅内并发症3种感染均可发生耳源性脑脓肿，但多因胆脂瘤或炎性组织侵蚀破坏骨壁先形成硬脑膜或乙状窦感染再侵入脑部。通过感染经血管扩散入脑者较少见，可形成多发性脑脓肿并距原病发灶较近。致病菌以变形杆菌最多，其次为副大肠埃希菌、金黄色葡萄球菌、铜绿假单胞菌(绿脓杆菌)、大肠埃希菌、白色葡萄球菌等。

病理：耳源性脑脓肿发生于颞叶或小脑之比为2∶1。感染侵入脑组织后，早期先呈脑炎病变，炎性细胞浸润及脑组织软化坏死，形成多个细小液化区，逐步扩大相互沟通形成脓肿，继而脓腔外肉芽组织、结缔组织和神经胶质细胞增生，内有脓细胞，逐步形成包膜，包膜形成的快慢视细菌毒力、机体抵抗力和脑组织反应状态而定，一般为3～4周，若不及时治疗，脓肿逐渐增大可突发破溃发生弥漫性化脓性脑膜炎或脑病而死亡，如包膜较厚可形成慢性脓肿。

症状和检查：根据病情发展，脑脓肿一般均可分为四期：

初期：表现为寒战、发热、头痛、呕吐、倦怠、嗜睡，儿童可有抽搐等急性脑炎症状，检查发现轻度颈部强直，脑脊液细胞及蛋白含量轻度或中度增加，但无细菌，糖含量正常。此期持续数日或数周。

潜伏期：此期无明显症状，可有间歇性头痛、低热、胃纳不佳、嗜睡、精神抑郁或易激动，脑脊液压力正常。此期一般为数日或数周。

显著期：脓肿逐渐增大，症状日趋加重，主要为低热、食欲不佳、便秘、消瘦、乏力、周身不适、面色苍白、舌苔增厚或呼吸有气味等中毒症状，随着病情发展出现颅内压增高症状，表现为剧烈头痛伴意识迟钝、昏睡少语、健忘、喷射性呕吐、缓脉、无意识地乱走乱动、体温可低于正常，视神经乳头水肿。定位症状和体征取决于脓肿累及的部位范围和程度。

颞叶脓肿，定位体征包括影响优势侧颞叶发生完全或部分失语症，影响左侧颞叶后部或颞蝶叶底回，则出现“命名不能”——病人不能说出常用物品的名称而知其用途；病变累及颞上回后部表现为病人与人交谈言语呈支离破碎而不能自知，对别人的提问认识错误或答非所问，文不对题。任何一侧的颞叶脓肿由于阻断放射可引起同侧偏盲，从颞叶向上扩展将影响对侧上运动神经元，出现中枢性面瘫，并产生对侧的上下肢瘫痪。少数颞叶脓肿无典型定位体征，对诊断造成困难。

小脑脓肿，定位体征见同侧肌张力减弱，共济失调，眼球震颤。小脑性眼球震颤是自发的频率缓慢和振幅粗大，眼球震颤为水平型，通常快相指向患侧，垂直型眼球震颤是颅内侵袭的重要象征，共济失调病人往往卧向病侧的强迫体位，张目或闭目试验(Romberg)站立不稳。快速轮替运动失常，指鼻试验病侧不能，病人讲话含糊不清和吞咽困难，也是两侧运动失调不对称的提示。

到了终期，脑脓肿逐渐长大，往往因脑疝或脓肿破裂脓液进入脑室而死亡，表现为突发高热、剧烈头痛、昏迷、阵发性抽搐、呼吸紊乱、颈部强直、角弓反张，并可有癫痫发作，血中及脑脊液内白细胞计数显著增高，脑脊液呈脓性，颞叶脓肿可引起小脑幕切迹疝，表现为同侧瞳孔散大，对侧肢体偏瘫，瞳孔不等大。小脑脓肿可发生枕骨大孔疝，表现为双侧瞳孔对称性缩小，继而同时散大，双侧肌张力减弱或消失，呼吸变慢或突然停止。

诊断：依据病史，结合出现的症状和典型的定位体征而确定诊断，如发病前有急性化脓性中耳炎或慢性化脓性中耳炎急性发作史，检查时可见耳内有脓性分泌物，特别脓液有恶臭味，鼓膜松弛部或紧张部边缘性穿孔，鼓室内有肉芽或胆脂瘤皮屑，应考虑为耳源性脑脓肿。脑电图检查可以显示高波幅慢波及局限性改变,小脑脓肿常出现阻塞性脑脓肿的对称的弥漫性慢波,但正常脑电图不能排除脑脓肿,X线乳突片显示乳突及岩部有骨质病变,颅骨平片示松果体移位,甚至在脓肿腔内显示积气。腰穿脑脊液检查压力增高,蛋白含量增加,糖含量减少,白细胞增多,但腰穿有诱发脑疝可能,若病人头痛剧烈、木僵、昏迷或视乳头水肿时应避免腰穿。脑超声波检查,气脑和脑血管造影对定位诊断有价值。目前CT的有效应用,完全改变了先前诊断方法,对明确诊断和定位大有好处,几乎替代了所有检查,但确定脑脓肿的可靠方法是钻颅探查,有慢性中耳乳突炎尤其近期急性发作,出现头痛、呕吐、嗜睡、缓脉、视乳头水肿,均可作钻颅探查,抽出脓液而确立诊断。

治疗:主要是手术治疗,同时给予大剂量有效抗生素治疗。根据病情可先处理耳部病灶,再处理脑脓肿,也可先处理脑脓肿,待病情稳定后,再处理乳突病灶,乳突手术方法同先前介绍颅内并发症的处理方法相同。有颞叶脓肿可在颞叶硬脑膜底部穿刺排脓,颅内小脑脓肿可在乙状窦后方穿刺排脓。穿刺方法,用碘酒消毒硬脑膜后,先切开硬脑膜,用钝头脑穿刺针穿刺排脓,穿刺针接触到脓肿包膜时可感到有阻力,稍用力可穿破脓肿壁进入脓腔,阻力消失,拔出针芯,脓液即溢出,将脓液抽尽,并用生理盐水冲洗脓肿,随即将青霉素或其他抗生素注入脓腔,可以反复穿刺,一般3～5次可愈,如一次穿不到脓腔,可改换方法再穿刺。如经反复抽脓,症状未见好转,则多为多房性脓肿和多发脓肿,脓肿壁厚不易闭合,有脑疝发生,继发脑水肿严重,经脱水治疗穿刺抽脓,病情未见好转,或脓肿破溃者应请神经外科医师作脓肿切除手术。

(2) 颅外并发症

1) 耳后骨膜下脓肿(postauricular subperiosteal abscess) 指急性中耳乳突炎、乳突气房的间隙因炎症融骨破坏,炎症穿破外侧骨壁,在骨膜下形成脓肿,或慢性化脓性中耳乳突炎急性发作,尤其是胆脂瘤型中耳炎(包括先天性或后天性原发胆脂瘤)继发感染,在原乳突骨破坏的基础上,炎症突破乳突外侧骨板在骨膜下形成脓肿。

a. 症状与检查:起初为急性中耳乳突炎症状,耳痛、耳流脓减少,检查见鼓膜急性充血,鼓膜有脓液搏动感,或鼓膜松弛部穿孔,周围有肉芽组织或胆脂瘤皮屑,并在耳后上方相当于鼓窦区明显压痛。脓肿未形成前,耳后皮肤因炎症刺激充血水肿,肿胀明显,将耳郭向外向前向下推动移位,这种现象儿童更明显。此症状易与外耳道疖引起的耳后肿胀的蜂窝织炎相混淆,应加以鉴别。耳后骨膜下脓肿有时自行穿破,形成久不愈合的或反复发作的耳后瘘管。

b. 诊断:急、慢性中耳炎的典型病史、症状和体征对耳后骨膜下脓肿的诊断并不困难,X线乳突摄片可见因急性中耳炎而引起乳突气房模糊,出现溶骨性的骨破坏或典型的胆脂瘤形成的破坏腔,应与外耳道疖引起的耳后肿胀相鉴别,有的病人往往引起耳后瘘管再来就诊,应与耳后先天性瘘管相鉴别。

c. 治疗:全身治疗积极应用抗生素控制和消除炎症,局部以手术治疗为主,其目的是清除病灶以达到彻底的引流,在急性中耳乳突炎的病人并发耳后骨膜下脓肿,应急诊进行耳后切口单纯乳突凿开术,将病变气房全部去除,开放引流。对慢性中耳乳突炎或胆脂瘤伴感染可分期手术,先行乳突凿开术,待炎症控制后行开放技术鼓室成形术,即能彻底清除和根治病灶。

2) 耳源性颈深部脓肿 耳下颈深部脓肿又称贝佐尔(Bezold)脓肿,是因中耳乳突的急性化脓性感染蔓延到乳突尖部较大的气房内,乳突尖外侧骨质较厚,其内侧骨壁较薄,故炎症极易穿破内侧皮层,脓液自二腹肌凹处外溢,流积于胸锁乳突肌内的颈深部组织内,在胸锁乳突肌和颈深筋膜之间形成脓肿,如果咽鼓管周围受炎症侵蚀破坏,脓液积于咽旁间隙形成脓肿。

a. 症状和检查:急性乳突炎出现颈深部感染后颈部相当于胸锁乳突肌上1/3部位肿胀疼痛,因转动头位疼痛加重而不敢转头,常伴发热,因脓肿部位较深,常无明显波动感,皮肤红肿不明显,但触痛明显。疑脓肿存在行穿刺抽出脓液可以确诊。

b. 治疗:除全身应用抗生素外,明确有脓肿存在因考虑到脓肿可沿颈动脉鞘向下发展引起严重的纵隔炎症,尽早沿胸锁乳突肌前缘切开,探得脓腔进行引流。同时施行乳突手术,彻底清除病灶,以利脓肿早期愈合和避免复发。

(3) 迷路炎(labyrinthitis)

是细菌、病毒等引起的迷路炎症,根据迷路内的病理改变,可以分为浆液迷路炎、化脓性迷路炎和局限性迷路炎。本节主要讨论与中耳乳突感染有关的耳源性迷路炎。

迷路的感染通常是急性或慢性中耳感染直接侵蚀的结果,也可以继发于脑膜炎、硬脑膜下脓肿或颞骨岩部的坏死腐蚀,或经过窗前的缝隙进入迷路。在结核性中耳炎时,可经已被侵蚀的鼓岬侵入迷路,少数病人血行性感染而引起迷路炎。

1) 局限性迷路炎(circumscribed labyrinthitis)

a. 病因和病理:局限性迷路炎是指迷路的部分炎

症，常见的是水平半规管的外侧脚部分受累。最常见的原因是胆脂瘤腐蚀水平半规管产生瘘管而引起的，偶尔圆窗或鼓岬也成为感染的径路。如耳蜗受累可能引起弥漫性迷路炎，在手术中剥去胆脂瘤包膜，可看到开放性瘘管，如瘘管可为肉芽所封闭，则有阻止细菌侵入外淋巴腔的作用，在瘘管处有浆液纤维素渗出及淋巴纤维浸润，逐渐有纤维性肉芽组织形成，使炎症局限化。乳突手术造成半规管或镫骨的损伤，同样可以引起局限性迷路炎。

b. 临床表现：主要表现为反复发作的眩晕，伴恶心、呕吐，特别在慢性中耳炎急性发作时，快速转身或在车中受震时发作明显，眩晕可持续数分钟至数小时，发作期间出现快相向患耳的水平型眼球震颤，因患侧常处于兴奋刺激状态，擤鼻和压耳屏多能诱发眩晕，体温和听力基本无改变。

c. 检查：耳内有恶臭脓液及胆脂瘤，瘘管试验可证实瘘管的存在。用大橡皮灌洗球插入外耳道，进行空气加压或减压，引起眩晕的阳性者示迷路有瘘管，如果瘘管被肉芽组织或其他原因而闭塞，瘘管试验可以阴性。

d. 诊断：局限性迷路炎的诊断是依据在慢性化脓性中耳乳突炎病人，有阵发性眩晕，眼球震颤和瘘管试验阳性的体征，外耳道有恶臭脓瘤，X线分层摄片或CT骨扫描可进一步证实迷路的骨腐蚀，诊断即可成立。

e. 治疗：局限性迷路炎的治疗主要是对慢性中耳炎和胆脂瘤的治疗，有前庭症状时，应卧床休息，全身应用抗生素控制感染，症状好转后及时行乳突手术清除病灶。如果由胆脂瘤腐蚀造成的，将胆脂瘤皮屑清理干净，以后用结缔组织覆盖腐蚀的区域修复瘘管。

2）急性弥漫性浆液性迷路炎（acute diffused serous labyrinthitis）　是由于中耳或岩部感染引起的内耳炎性反应，常继发于局限性迷路炎。

a. 病因：急性化脓性中耳炎时，感染或细胞毒素经前庭窗或蜗窗侵入迷路，还有乳突手术、内耳开窗、镫骨手术等直接损伤迷路而产生。

b. 病理：本病处于局限性迷路炎与急性弥漫性化脓性迷路炎的中间地，主要病理改变为内耳的外淋巴间隙内有充血，毛细血管渗透性增加，有细胞浸润伴浆液性或浆液纤维素性渗出，形成均匀的嗜酸性颗粒状或纤维丝状沉淀物，膜迷路内部结构受刺激，但内耳骨性结构和细胞结构多无破坏性改变，炎症控制后，迷路功能可逐渐恢复。

c. 临床表现：主要表现为前庭功能紊乱症状，包括不同程度的眩晕、恶心、呕吐，同时伴共济失调和早期神经性耳聋，浆液性迷路炎听力损失较轻，而且是暂时性的，如果出现了完全性听力损害，意味着进入早期化脓性迷路炎，由于患侧前庭处于兴奋状态，眼球震颤快相向患侧，病人喜卧于患侧。

d. 检查：检查时可见自发性眼球震颤及平衡失调，早期患耳前庭功能亢进，眼球震颤快相向患侧，晚期前庭功能抑制，眼球震颤快相转向健侧，瘘管试验可呈阳性，同时可发现急、慢性中耳炎耳部的典型病灶。

e. 诊断：结合病因、症状及检查情况可确定诊断，听力测定非全聋而且暂时性，病变消退后可恢复，应与急性弥漫性化脓性迷路炎相鉴别，后者耳蜗、前庭功能完全丧失。

f. 治疗：主要措施卧床休息，适当应用镇静剂，足够剂量和疗程的抗生素和改善内耳微循环药物，同时及时清除中耳病灶，在抗生素控制后行乳突手术，但不应凿开迷路。

3）急性弥漫性化脓性迷路炎（acute diffuse suppurative labyrinthitis）　是细菌侵入内耳，引起迷路内形成的广泛化脓性感染，致内耳感受器遭受破坏，以完全性听力丧失伴激烈的眩晕、恶心、呕吐、共济失调和快相向健耳的自发性眼球震颤为特征。

a. 病因：是局限性迷路炎和急性浆液性迷路炎的发展和恶化，大多数继发于急性化脓性中耳乳突炎和慢性化脓性中耳炎急性感染时，耳部手术或外伤损伤迷路感染所致，也可由硬脑膜下脓肿或化脓性脑膜炎蔓延到骨迷路的内部而产生。溶血性链球菌、流感嗜酸杆菌、肺炎球菌Ⅲ型和脑膜炎双球菌是化脓性迷路炎常见的致病菌。

b. 病理：感染侵入内耳，膜迷路很快被破坏，出现膜迷路的多核细胞浸润和纤丝状嗜酸性沉淀物。前庭膜膨隆，感觉器和膜迷路坏死，骨迷路可以变成龋锉样改变，周围有肉芽组织形成，可同时包裹坏死的骨形成死骨，感染毒性强时可扩展到颅内引起脑膜炎。

c. 临床表现：其特点为起病迅速、症状严重，自觉症状包括剧烈眩晕、耳鸣、阵发性呕吐，偶有轻度耳痛或头痛、平衡失调，病人闭目静卧不敢稍动，头稍动即引起严重眩晕，由于耳蜗功能的丧失导致永久性耳聋。

d. 检查和诊断：检查时可见自发性眼球震颤，早期眼球震颤向病侧迷路，迷路破坏功能丧失后，眼球震颤快相转向健侧，听力检查患耳全聋，体温不高，若有体温升高、头痛、呕吐等脑膜刺激症状，应行脑脊液检查，中耳乳突和岩尖部的X线摄片和CT检查可以显示一些外部的疾病侵袭迷路，内耳功能的永久性丧失，是诊断本病与浆液性迷路炎的重要区别和主要依据。

e. 治疗：治疗包括卧床休息、镇静药物、全身应用大剂量抗生素控制感染。耳部手术引起的化脓性迷路炎，应立即施行迷路手术。如经抗生素治疗不能控制感染发展，疑有颅内并发症者，应行乳突及迷路引流术。急性弥漫性化脓性迷路炎的手术，先行乳突手术将所有的病变气房彻底清除，随后开放迷路，将水平半规管和垂直半规管的壶腹部开放，且在与前庭连接处打开，去除迷路、镫骨和鼓岬。如有迷路死骨，将死骨和整个颞骨感染区域去除，可以得到良好的预后。

(4) 岩部炎(petrositis)

是颞骨岩部气房因中耳、乳突炎症扩展而引起的化脓性感染。

1) 病因　岩部气房借迷路周围气房与鼓窦和鼓室相通，岩部气房的感染是随急性中耳乳突感染而发生的。感染可侵入气化的岩尖部，好发于中年人。

2) 病理　好发于气化良好的岩锥内，感染使气房间隔腐蚀损坏，在岩尖脓肿形成，脓肿若沿迷路周围气房进入鼓窦、鼓室，预后良好；若引流障碍日久外层骨壁经脓液压力及腐蚀穿孔可引起颅内并发症和咽旁或咽后壁脓肿。

3) 临床表现和检查　急性岩部炎可与急性化脓性中耳乳突炎同时存在，深部的耳痛伴持续性耳道流脓增多更明确提示岩部炎存在。因三叉神经的半月神经节及展神经与岩骨尖部仅隔一层硬脑膜，岩尖部感染侵及硬脑膜，引起第Ⅴ、Ⅵ脑神经受累症状，表现为同侧眼后和周围刺痛，角膜感觉过敏和迟钝，眼球不能外展和复视，称为岩尖症候群(gradenigo征)，岩部可先后引起轻微的眩晕、暂时性面瘫和低热，岩部X线摄片提示岩部气房模糊不清和密度增高或骨破坏。

4) 诊断　根据上述症状和体征，岩部X线片可以确定诊断，但需与急性蝶窦炎、迷路炎等疾病相鉴别。

5) 治疗　给予足量抗生素治疗，并行乳突手术，打开所有病变的气房提供引流，即可治愈。如仍不痊愈，经施行岩尖部手术作一通道，使脓液得到引流，必要时作岩尖切除术，彻底清除病变组织方可治愈。由于此病已少见，目前已很少施行这样的手术。

63.4 中耳肿瘤

63.4.1 颈静脉球体瘤

颈静脉球体瘤(glomus jugulare tumor)是一种发源于化学感受器的血管性肿瘤。

(1) 病因

颈静脉球体瘤好发于中年女性，女性为男性的5倍，生长缓慢，是一种介于良性和恶性之间的中间型肿瘤，但破坏性强，此病多起于下鼓室 Tacobson 神经入口、静脉球的外膜和鼓岬，由毛细血管和前毛细血管组成。可由颈静脉球向顶部生长，侵犯中耳、乳突和岩骨。

(2) 病理

正常的颈静脉球体仅约 0.5 mm×0.5 mm×0.25 mm大小，位于颈静脉球顶，为卵圆或扁平结构，沿 Tacobson 神经、鼓丛或 Arnold 神经分布，球体为呼吸调节和血液成分的化学感受器，对血液 pH 的改变、O_2 分压的减低、血液温度的升高有感受作用。肿瘤主要为多角形上皮样细胞增生，细胞呈米状或蜂窝状排列，紧接于血管的周围或血管之间，胞质丰富，核扁心而圆或椭圆，不见核分裂，细胞内或有空泡形成，上皮样细胞群之间有少量淋巴细胞，成纤维细胞与弹性纤维，肿瘤血管丰富，血管壁较薄，是一种非嗜铬细胞副神经节瘤。

(3) 临床表现

起病缓慢，早期可无症状，主要症状为单侧搏动性耳鸣，与脉搏跳动一致，传导性耳鸣，若侵犯内耳及听神经可发生混合性聋或神经性聋，肿瘤侵犯面神经可造成同侧周围性面瘫，肿瘤沿颈内静脉发展，可破坏第Ⅸ、Ⅹ、Ⅺ脑神经，则出现声嘶、吞咽困难、伸舌偏斜、患侧上臂不能高举，大型肿瘤侵入中颅窝，第Ⅲ、Ⅳ、Ⅴ和Ⅵ脑神经发生眼运动障碍，面部麻木，肿瘤向颅内广泛发展，可致颅内压升高，发生严重头痛或脑膜刺激症状，同时伴耳内流血，有时出血很猛，若继发感染，则分泌物为脓血性，有臭味，可有耳痛，内耳受累出现眩晕。

(4) 检查

耳镜检查，早期鼓膜完整，其后下部鼓室内出现红色搏动性肿块，用耳镜加压肿块变白，搏动停止。体积较大的肿瘤可使鼓膜隆起，或穿破鼓膜露出部分暗红色息肉状或肉芽状瘤体，触之易出血，故避免活检，以防引起大出血。在患侧乳突部、颊部或颈动脉处用听诊器听诊可以听到收缩期血管性杂音。颞骨和颈静脉孔CT或MRI扫描、颈动脉血管造影、逆行颈静脉造影可显示颞骨岩部破坏，颈静脉孔扩大，邻近的枕骨变薄等表示肿瘤大小和范围的改变表现。

(5) 诊断

凡有与脉搏一致的搏动性耳鸣、传导性耳聋，耳部检查鼓膜呈红色或紫红色搏动性肿物，耳内出血，尤其外耳道深部触之极易出血和肉芽样肿物，可考虑为颈静脉球体瘤的诊断。CT、MRI、血管造影等检查均能显示瘤体范围，而有助于本病的诊断。此病应与慢性化脓性中耳炎的肉芽增生、中耳癌、血鼓室等疾病相鉴别。

（6）治疗

早期局限在中耳的肿瘤，可经鼓室和乳突切开摘除，瘤体较大波及颈静脉孔及脑神经时行颞下窝进路入侧颅底进行广泛切除，同时作同侧乙状窦和颈内静脉结扎。必要时切除与肿瘤粘连的球壁和瘤体，侵入颅内的肿瘤宜分期摘除，放射治疗对颈静脉球体瘤不敏感。有少数肿块可缩小，必要时可作为姑息治疗。

63.4.2 中耳癌

中耳癌（cancer of middle ear）不常见，大多与中耳慢性感染的长期耳流脓有关。

（1）病因和病理

中耳癌多数为鳞状细胞癌，少数为基底细胞癌和腺癌，好发年龄为40～60岁，男女发病率无多大差别，往往有慢性化脓性中耳炎病史，中耳癌可向上侵及中颅窝，向下达颈静脉窦，向后至乳突，向前经咽鼓管至鼻咽部，向外经外耳道前壁达腮腺区，向内侵犯面神经。中耳癌可以为高度分化、中度分化和低度分化的鳞状细胞癌，有时本病与胆脂瘤同时存在。

（2）临床表现和检查

因为中耳癌50%～75%病人有慢性化脓性中耳炎病史，所有病人长期耳流脓，癌变时早期出现脓血性分泌物流出、耳痛、耳鸣、听力减退、眩晕、面瘫等。由于中耳癌易侵犯周围组织和脑神经，表现为耳后瘘管、牙关紧闭、复视、吞咽困难、软腭麻痹、声嘶、伸舌偏斜，晚期有颈淋巴转移和远处转移。耳部检查，外耳道深部或鼓室内可见肉芽状和息肉样组织，触之易出血，颞骨X线摄片、CT和MRI可显示广泛骨质破坏。

（3）诊断

中耳癌早期发病隐匿、症状不明显，诊断较困难，当原有慢性化脓性中耳炎病人出现耳分泌物呈血性，耳内有肉芽或息肉样物，切除后迅速复发，触之易出血，中年以上病人，耳流脓时出现面瘫，应高度警惕，及时进行活检，必要时反复病理检查，争取早期诊断。

（4）治疗

一般为综合治疗，先行术前放疗，再行手术治疗，早期病人可行扩大乳突根治术，范围较大病人再行颞骨切除进行广泛的手术切除，必要时加腮腺切除和颈淋巴结廓清术。

对晚期病人，施行彻底手术切除困难者，可行姑息性放疗或化疗以及中草药治疗。

（徐林根）

参 考 文 献

1. 王荣先，Peter Kwok，Michael Hawke. 临床耳科学．第一版．保定：河北科学技术出版社，1990
2. 魏能润．耳鼻咽喉科学．第一版．北京：人民卫生出版社，1985
3. 黄鹤年．耳鼻咽喉头颈外科手术学．上海：上海科学技术出版社，1995
4. 王正敏．耳显微外科学．上海：上海科学技术文献出版社，1989
5. 徐林根，等．多发性指(趾)关节缺陷伴双侧传导性聋．中华耳鼻咽喉科杂志，1988，23(4)：248
6. Paparella MM，et al. Otolaryngology Volume 2 ear W. B. Saunders Company Philadelphia，1973
7. Karmody CS Textbook of the lst ed. Philadelphia，1983
8. Shambaugh GE，et al. Surgery of the ear ED3 W. Bsaunders Company Philadelphia，1980
9. Ruah CB，et al. Mechanisms of retraction pocket formation in the pediatric tympanic membrane. Arch Otolaryngol Head Neck Surg，1992，118 (12)：1298～1305
10. Teunissen EB，et al. Classification of congenital middle ear anomalies. Ann Otol Rhinol Laryngol，1993，102(8)：606～612
11. Gacek RR. A. differential diagnosis of unilateral serous otitis media laryngoscope，1992，4：461～468
12. Sanna M，et al. Factors influencing the probability of residual cholesteatoma Ann Otol Rhinol Laryngol，1987，96 (2)：273～275
13. Gristwood RE，et al. Prevention of recurrent cholesteatoma in closed tympanoplasty. Ann Otol Rhinol Laryngol，1990，99 (1)：120～123

耳硬化症 64

耳硬化症(otosclerosis)是原发于迷路骨囊，一种以新生海绵状骨灶形成为病理特征的疾病。临床表现为镫骨固定而造成的传音性聋，常伴渐进性感音神经性听力损害。

64.1 流行病学

耳硬化症病因不明，但有遗传倾向。不同人种发病率不同，尸检颞骨标本发现 7.3%白种男性及 10.8%女性有耳硬化症表现，但有临床症状的仅占其中的 12.3%。中国大陆听力损害的病人中有 1.1%的人患本病，与日本的发病率近似。男女之比为 1∶2；90%耳硬化症者双侧听力均受损害。年龄是影响本病发病率的又一个因素，本病多见于 30～49 岁，<5 岁的儿童少见。

64.2 遗传学

约 70%的耳硬化症者有遗传病史。众多研究表明 49%～58%的患者有肯定的家族史。异常染色体有 25%～40%的外显率。父母双方患耳硬化症，子女的一半会患此病。如父母一方患病，约有 1/4 的子女会患耳硬化症。

64.3 组织病理学

耳硬化症颞骨组织学表现为新骨形成。病灶形成分两个阶段：早期的海绵状期与晚期的硬化期。早期主要表现为由多血管的、低密度疏松的海绵骨代替了正常骨组织。初起时，病灶中血管周围间隙扩大，血管周围的骨组织被吸收，由大量破骨细胞的巨细胞及血管间隙的纤维结缔组织替代，形成一个排列失序的非成熟骨组织。

后期硬化阶段中，新骨被再吸收，并由含许多胶原纤维的骨组织再取代新骨形成硬化灶。病灶的边界苏木精-伊红染色呈蓝色，称“蓝套”，是耳硬化灶的病理染色特征。

病灶可分活动性与非活动性，它们取决于再吸收与新骨形成的范围的比例。活动性损害中有海绵状结构并包含非成熟骨组织而较少血管分布。在一侧颞骨标本中,多发病灶会有一个相似活动性,而在双侧病变中,每侧常有不同水平的活动。

耳硬化症的病灶可在颞骨的任何部位发现,但80%见于镫骨底板前方的卵圆窗前裂,病灶易沿其下缘扩展。31%累及圆窗。其他好发部位为12%在镫骨底板,14%在耳蜗前下方,但很少见到在耳囊(otic capsule)处。

受损害的卵圆窗及镫骨固定。病灶首先发生于卵圆窗边缘的软骨,使环形韧带增厚,然后病灶侵及镫骨底板,并使底板硬化。有时病变在卵圆窗周围发展,限制镫骨运动但不会引起僵硬,其机制不清。

耳硬化症改变了颞骨内的血管类型。在海绵状的病灶中,破骨细胞重吸收周围骨组织,使血管在体积上增加,并有新的血管在周围血管结缔组织中发展。病灶周围粘骨膜的血管直径发生变化,使粘膜呈粉红色。"硬化"的骨组织组成了膜迷路与骨性耳囊之间血供的交通,使迷路骨的血供增加。非正常的血流是引起耳硬化症感音神经性聋的可能原因。

64.4 临床表现

耳硬化症的主要症状是渐进性听力损害。发病年龄分布见表 64-1。听力损害最初表现为传导性聋,病程可从数月至数年。其间常有一个稳定期。在镫骨底板固定后,听力的骨气导差可达 50～60 dB。妇女怀孕会使听力下降加剧,Cawthorne 报道患本病的白种妇女中 63%在怀孕后听力损害加重。

表 64-1 耳硬化症听力损害发生的年龄

年龄(岁)	发病率(%)
0～10	2
11～20	29
20～30	42
31～40	23
41～50	3
>50	1

其次,听觉倒错,即病人自觉在噪声环境中语言理解能力更好些。这种现象多发生在有传导性聋的病人中。患者常伴有耳鸣,可能是单侧,也可能是双侧。耳鸣常表现为一种"铃声",患者一般不会因耳鸣产生情绪障碍。

部分患者有眩晕。眩晕短暂,通常不超过 60 s,可以快速头部运动来缓解。其他的前庭症状有在黑暗中或闭目时步行不稳感。

颞骨尸体检查表明病灶内有内淋巴积水,可能是引起眩晕的原因。

64.5 检查

64.5.1 一般检查

通常鼓膜检查正常。鼓气耳镜与耳吹张可观察到锤骨柄活动欠佳。鼓岬粘膜血管增加引起充血,出现 Schwartze 征。一般可用肉眼在鼓膜上观察到。

64.5.2 听力检查

(1) 纯音听力测试

渐进性传导性聋是耳硬化症的主要听力特征。纯音听力测试早期表现为传导性聋,首先发生在低频区,随着病情发展,听力损失可出现在高频区,气导曲线变得相对地平坦。当听力继续下降时,会出现一个轻度到中度的感音神经性聋的骨导曲线,传导性聋听力损失很少超过 50～60 dB,如出现神经性聋则会是听力迅速恶化的表现(图 64-1)。

病情进一步发展,感音神经性聋会成为支配地位(图 64-2)。

测试听力是评估病人耳硬化症程度的关键方法之一。基本评估包括气导(250～8 000 Hz)、骨导(250～4 000 Hz)纯音听阈的测试,还有阈上水平言语接受阈及最大言语分辨测试。

气导阈的意义在于判断听力损失程度是否有手术指征。骨导阈提示听力的感音神经性聋的功能及可能获得的听级(hearing level)改善的可能性。

耳硬化症的言语识别在纯传导性损失时是正常的。在有感音神经性聋或有混合性聋时,言语识别率通常比其他原因引起的听力损失要好。

耳硬化症的骨导曲线在 2 000 Hz 处有一个独特的下降切迹,称 Carhart 切迹。但术后骨导阈显示平均改善分别在 250 Hz、500 Hz 为 5 dB、1 000 Hz 为 15 dB,4 000 Hz 为 10 dB。这种变化被认为与手术改变了耳硬化镫骨底板的阻力及中耳传导的阻抗改变有关。

Carhart 切迹在诊断耳硬化症时是很有价值的征象。患者有传导性聋及相应的病史,加 Carhart 切迹就可作出耳硬化症的诊断。

(2) 声阻抗测试

声阻抗为低峰型。晚期镫骨反射可能消失。

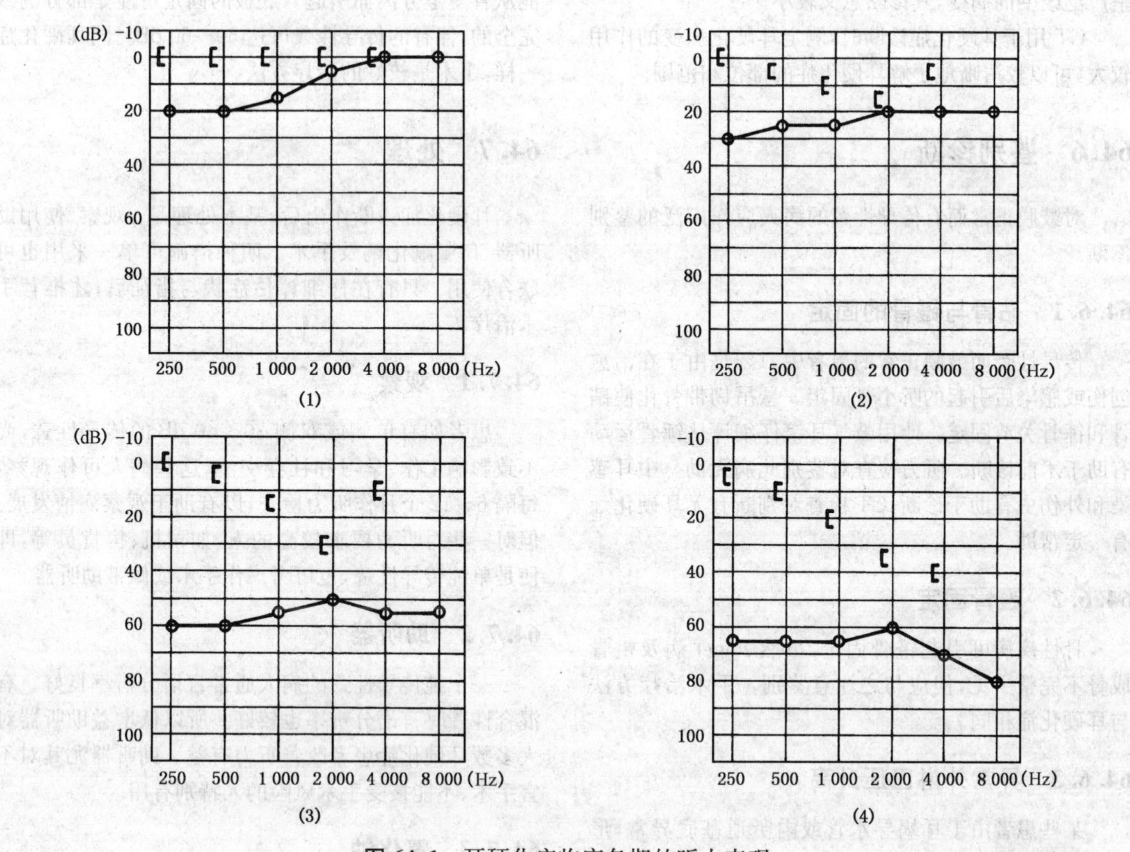

图 64-1 耳硬化症临床各期的听力表现

(1) 疾病早期表现为传导性聋;

(2) 病情发展时,骨导的卡赫切迹;

(3) 病情加重时,卡赫切迹加深,气导曲线相对平坦;

(4) 晚期耳硬化症表现为高频的感音神经性聋

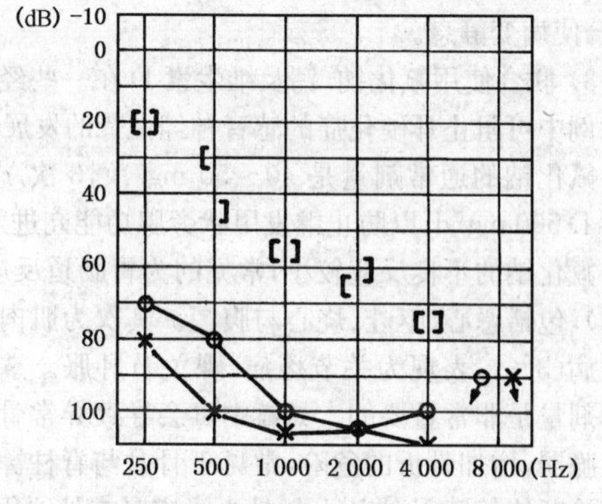

图 64-2 进展期时的耳硬化症

(3) 耳声发射测试

耳硬化症可见到两种不正常的耳声发射形态。如果镫骨已固定,病变耳不能引出耳声发射。如底板活动性下降而未固定,耳声发射可引出混合性反应,或呈双相反应现象。而病变>10 年者,通常无反应。

64.5.3 眼球震颤电图测试

对耳硬化症的病人,前庭功能检查并非必要。但对有前庭症状,或曾有一耳作过镫骨手术而术后出现眩晕的病人,术前眼球震颤电图测试(ENG)则是必要的。对双耳耳硬化症并伴前庭症状而无手术史者,前庭功能不正常耳常首选为手术耳(如两耳听力相似)。如果一耳已作过手术,术后显示不正常的 ENG,就可能引起第二耳术后增加慢性失平衡的风险。

64.5.4 放射学检查

普通放射线摄片在临床上仅能说明正常的或硬化

呈广泛改变的病变,其诊断意义较小。

CT 用于耳硬化症诊断时,测定耳硬化病变的作用较大,可以较清晰地了解耳硬化症的部位和范围。

64.6 鉴别诊断

对鼓膜正常而有传导性聋的病人应作广泛的鉴别诊断。

64.6.1 砧骨与镫骨的固定

传导性聋而鼓膜正常的患者中,1%是由于在治愈创伤或感染后引起的听小骨固定。悬吊韧带骨化使砧骨和锤骨关节固定。使用鼓气耳镜仔细评估锤骨运动有助于术前诊断。听力检查对鉴别此病无助。中耳感染和外伤史有助于诊断,CT 检查对判断有无耳硬化灶有一定帮助。

64.6.2 镫骨固定

骨性疾病可引起镫骨固定,虽然 Paget 病及镫骨成骨不完整少见,但应与之注意鉴别。手术治疗方法与耳硬化症相同。

64.6.3 异常外淋巴压升高

某些患者由于耳蜗导水管或内听道基底异常,形成脑脊液与外淋巴间异常交通把过高的淋巴液压传递到镫骨底板及听骨链,引起患者混合性聋。如作镫骨切除术,会引起完全性感音神经性聋及增加脑膜炎的危险性,需作 CT 检查予以鉴别。

64.6.4 分泌性中耳炎

当中耳有渗出,与耳硬化症同时产生,并多次复发,应考虑是镫骨切除术的禁忌证。因为鼓膜内陷会引起镫骨修复物的异常移位。中耳渗出时的细菌感染也是一个潜在的危险。

64.6.5 先天性胆脂瘤

鼓膜正常而有传导性聋又无中耳渗出,先天性胆脂瘤也应属鉴别诊断之内。通常先天性胆脂瘤的听力损失是稳定的,无家族史。显微镜检查对排除中耳渗出与胆脂瘤很有帮助。CT 检查能明确胆脂瘤的诊断。

64.6.6 先天性镫骨底板固定

本病是出生后即伴有的进行性传导性聋。病变可以是单侧或双侧。它可能是在发育过程中镫骨底板不能从骨囊上分离而引起。底板的固定可能是部分的或完全的,伴有的传导性聋可达 50～60 dB。同耳硬化症一样,手术是较好的治疗方法。

64.7 处理

耳硬化症诊断作出后,基本处理是:观察、使用助听器、口服氟化钠及手术。四种措施可单一采用也可联合使用。只有在仔细评估症状与指征后,才推荐手术治疗。

64.7.1 观察

患者如有单侧或双侧 30～40 dB 的传导性聋,尚不致影响工作、学习和社会交流,这些病人可作观察,每隔 6～12 个月作听力检查,以有助于观察病情发展。但对一些对听力要求较高的人,如司机、售货员等,即使是单纯传导性聋,也可考虑作手术或佩带助听器。

64.7.2 助听器

一个纯传导性聋的病人通常言语分辨率良好。有混合性聋时言语分辨率也较好。所以低增益助听器对大多数耳硬化症患者改善听力有益。助听器尤其对不宜手术、不能接受手术风险的人特别有用。

64.7.3 氟化钠

用氟化钠(sodium flouride)治疗耳硬化症尚有争议,但以下观点可供参考应用。

1) 耳硬化症者发现进行性感音神经性聋或混合性聋者,可使用氟化钠。

2) 口服氟化钠及钙、维生素 D 可使耳硬化灶代谢吸收,使病变静息。

3) 联合使用氟化钠、钙及维生素 D 在一些经选择的病例中可阻止耳硬化症的感音神经性聋的发展。

氟化钠的通常剂量是 40～50 mg/次,3 次/d。维生素 D 500 mg/d,以防止继发甲状旁腺功能亢进发生。服用氟化钠的不良反应较小,常见的为胃肠道反应(占 14%),包括恶心、呕吐、烧心与腹泻。其次为肌肉骨骼性疾病(3%),表现为关节疼痛、踝关节肿胀。掌握确切的剂量是非常重要的。如氟中毒会导致异常骨硬化与骨脆弱,增加骨折的危险,常见于骨盆与脊柱。氟中毒的诊断依赖于 X 线片上的骨小梁增厚或骨硬化症。

64.7.4 手术治疗

耳硬化症的手术治疗已有较长的历史。它包括半规管开窗术、镫骨撼动术及以后的镫骨切除术。

(1) 指征

1) 单侧耳硬化症　患单侧耳硬化症的成人，当对侧耳听力正常，患耳的骨导听力在 0～30 dB之间，512 Hz的音叉测试 Rinne 试验为负值，言语分辨分数＞80%，有足够的耳蜗功能，可考虑手术治疗。

2) 双侧耳硬化症　手术应选听力较差侧耳。术前应测试双侧耳的纯音听阈、言语分辨能力、助听器对术后患耳的作用及患者本人对每侧耳的评估。如果一耳有手术既往史，更应考虑以前手术的结果，从而判定对此耳作修正手术或对另一耳施术。

(2) 常用的手术

1) 镫骨切除或部分切除术　适用于任何程度的耳硬化症。镫骨切除或部分切除术后，安装人工赝复物或修整后取出的镫骨。术后理想的效果是 50%患者听阈恢复正常，90%患者气骨导差值在 10 dB之内。

2) 内耳开窗术　适用于骨导听力较好的患者，主要是在外半规管的壶腹处用金刚石去除 1.5 mm×3 mm的骨质，再将外耳的皮肤移盖在窗口处。如术前骨导阈偏高，术后气导阈可＞30 dB以上。

(3) 术中并发症

1) 底板浮动　即使年高资深的医师也会经历底板浮动的情况。有经验医师在骨折镫骨上部结构前，常用一个直的尖状物在底板薄的地方做一个小小的"壶状洞"(pot hole)。当底板浮动时可用这种"钻子"扩大"壶状洞"，用精细钩子去除底板。在骨折底板上部结构引起底板浮动时，"壶状洞"还可减少取出底板时对内耳的抽吸作用。

2) 底板的沉没　底板或底板主要部分掉入前庭，不必再去寻找，也不要在前庭置放其他器具。此时医师应简单地结束手术，因为这类病人术后很少有症状。某些病人术后数周可能有位置性眩晕，但通常眩晕有自限性。

3) 眩晕　眩晕常发生在术中对底板操作时或置放植入物时，通常眩晕是瞬间的，如果持续进行，原因可能是植入物太长，应小心度量后再重新置放植入物。

4) 砧骨脱位　砧骨可能部分脱位。常由于缺少经验的医师在取砧骨长脚时从耳内取出钩子引起。如果砧骨从侧面脱位，应小心地重新放置在最初的位置。

5) 鼓膜穿孔　虽然少见，但即使有经验的医师在置放皮瓣时，可能撕裂鼓膜或者把薄薄的鼓膜从附着在砧骨上的部分分离开时损害鼓膜。

(4) 术后并发症

1) 中耳炎　急性化脓性中耳炎发病率小，但这是一种潜在的威胁。一般常规在术后使用抗生素防止中耳炎的发生。

2) 肉芽肿　镫骨手术后病人的 0.3%～0.6%会发生卵圆窗肉芽肿，大多数病例在术后 6 周内突然发生并引起渐进性的失聪与眩晕。听力检查示几乎患者都有感音性聋，言语分辨率也下降。

3) 外淋巴瘘　镫骨术后的患者可能产生外淋巴瘘。这些患者中 63%～100%可有失聪，85%病人有混合性聋或感音神经性聋，15%有传导性聋。58%～70%的患者有眩晕，50%有耳鸣。这些症状可在术后任何时候发生，最长的发生时间为术后 15 年。

4) 感音神经性聋　严重的耳蜗损害会在病变早期发生，常伴前庭功能完全损失而形成特征性临床表现。致病原因与技术错误有关，包括镫骨取出时内淋巴液被过分地运动与不慎重的抽吸、切除底板时膜迷路的损伤、手术时听损伤等。

(吴琍雯　徐仁宗)

65 内耳疾病

65.1 先天性内耳畸形

先天性内耳畸形(congenital inner ear)是指内耳先天性结构畸形。胎儿大约在第 24 周时耳蜗和神经末梢器官可发育成熟。如因遗传等因素引起内耳发育受阻均可导致先天性内耳畸形,最主要的畸形部位是耳蜗。可单纯内耳畸形,也可伴随其他器官畸形。

65.1.1 病因

(1) 遗传方式

1) 隐性遗传　父母近亲结婚,如双方都同时含有在X染色体上的隐性基因,易发生先天性内耳畸形。此因发病率很高占 51.5%。

2) 显性遗传　若双亲之一为异合子，约有半数有内耳畸形。

3) 性连锁遗传　可为显性或隐性，发生在X染色体的基因上。若女性连锁隐性遗传，则半数男孩受影响，女孩必须是合子才受害。

(2) 药物或感染的影响

胎儿早期，特别是在3个月以内，某些耳毒性药物，如链霉素、庆大霉素、卡那霉素、奎宁、沙利度胺（反应停）等通过母体进入胎儿，可影响胎儿的耳的正常发育。如母亲妊娠前3个月以内受病毒感染，如风疹、病毒性感冒等或梅毒、结核均可能影响胎儿的内耳发育。

(3) 其他

孕妇长期吸烟、吸毒，接触有毒化学物质，如砷、铅、汞等，或接触全麻大手术。妊娠初期3个月母亲受大剂量的放射线损害。

早产、先兆流产、产伤、胎儿严重缺氧等也可引起本病。

65.1.2　分类

根据内耳发育障碍严重程度可分为：

(1) 内耳不育型（Michel型）

为最严重的内耳畸形，整个耳蜗、前庭不发育，无迷路。偶有残余的膜迷路结构，内耳仅为一单纯的圆腔。蜗神经和前庭神经缺如，或偶有感觉结构的痕迹。

(2) 骨迷路、膜迷路各种畸形型（Mondini型）

耳蜗扩张，呈扁平形，仅有基底部，中、顶周均缺如，球囊、椭圆囊及半规管均有不同程度的发育畸形，蜗神经、前庭神经一般存在或发育不全。此型以单侧为多见。

(3) 膜迷路畸形型（Scheihe型）

属最常见的一型，内耳仅部分发育障碍，骨迷路和膜性椭圆囊及半规管发育完全。膜性蜗管和球囊均有不同程度异常，基底周螺旋器和神经节细胞的结构异常最为明显。

(4) 膜迷路发育不全型（Alexander型）

内耳大部结构发育良好，仅以耳蜗发育不全为主，即球囊和蜗管及耳蜗神经纤维和神经节细胞发育不完善。

(5) 其他

除上述四型单纯内耳先天性畸形外，还可伴随其他器官畸形的各种综合征：

1) 甲状腺肿耳聋综合征（Pendred's syndrome）常发生在近亲结婚的患儿中，女性多见，由常染色体隐性基因引起的甲状腺代谢障碍，过氧化酶系统存在先天性缺陷，甲状腺内部分碘可被过氯酸钾释出，导致甲状腺有机合成障碍，造成碘的供应不足使耳蜗螺旋器发育畸形、盖膜变形及内外毛细胞改变，顶回鼓阶骨间隙和蜗轴在胚胎期第7周发育终止，蜗全程只有1.5回，蜗顶易受累与此血供不足有关。

2) 视网膜色素变性-聋哑综合征（usher syndrome）　多属隐性遗传，但也可显性遗传，在一个家族中可发生数名患者。耳蜗底周的螺旋器未发育，仅有上皮成分，血管纹不规则变性及眼底视网膜色素变性。

3) 另外还有 treacher collins syndrome，表现为耳畸形、鼻畸形、颧骨发育不良、平坦、小颏、腭裂、睫毛少等。alport syndrome：为先天性肾异常与耳畸形。此外，较少见的有耳畸形和心脏异常、肝脾肿大、骨骼畸形、皮肤角化等。

65.1.3　临床表现

全身发育差、智力迟钝、表情呆板、精神不振。耳聋多为在出生时发生，亦可在年长后听力丧失，听觉丧失与内耳畸形的严重程度相关。Michel型的患儿无听觉、Mondini型的仅有无实用意义的残余听力。Scheihe型常为高频听力丧失，仅存部分低频听力。Alexander型的听力损失为高频，低频听力尚可，可借予助听器提高听力。usher syndrome的患儿可出现视野缩小、先天性白内障、视力减退、中等程度的听力减退，严重时聋盲，约占总人口的3/10万，占先天性耳聋的3%～6%。Pendred's syndrome的听力仅为无意义的残余听觉，甲状腺肿常在青春期或更晚出现，少数出生后肿大，初为弥漫性，质柔软，至成年后逐渐变硬，形成结节。

根据不同的综合征还表现出各种脏器的异常，心脏肥大、心功能衰竭、常有昏倒发作、阵发性室颤。全身皮肤过度角化，皮肤干燥、粗糙。肾功能减退，全身水肿、高血压、贫血、血尿等。颌面部畸形，鼻根扁平，眉毛过多，内眦泪点外翻、兔唇、裂腭、斜颈。以上表现常发生在X染色体综合征，如三体13-15(D)综合征、三体18(E)综合征之中。

除此之外，耳郭畸形、耳道闭锁、中耳内耳畸形常同时存在。

65.1.4　检查

(1) 全身检查

包括心电图、肾功能、肾盂造影、甲状腺功能测定，过氯酸钾释放试验，超声波检查肝脾肿大。

(2) 局部检查

头面部、皮肤、外耳、中耳的畸形。

(3) X线分层摄片、高分辨CT及磁共振(MRI)可显示中、内耳结构。

(4) 脑干电反应测听，Ⅰ～Ⅴ波间隙潜伏期在高声强刺激下延长或消失。儿童语言测听法，观察小儿对强声是否有行为反应，即惊跳、眼睑活动、哭笑或动作改变。

65.1.5 诊断

主要是通过病史调查和听力检查，有明确的家族史，包括家族成员中有耳聋史、父母近亲结婚及伴随耳聋的其他遗传性疾病史；母亲妊娠期是否患风疹、病毒性疾病或耳毒性药物的使用等。小儿有无先天性梅毒、产伤等影响。结合听力检查及体征的表现，诊断不难。

65.1.6 治疗

以预防为主，做好婚前、产前检查，发现双亲基因异常必须中止妊娠。

根据听力损失程度，进行唇读训练、配戴助听器，或行电子耳蜗植入术。如因先天性内耳畸形引起的脑脊液耳漏，应尽早进行瘘孔修补术，预防脑膜炎的发生。

65.2 内耳损伤

内耳损伤可引起迷路震荡和颞骨骨折等现象，可出现平衡障碍及听力下降等症状。

65.2.1 病因

头部直接外伤、暴震、颈部扭伤等都可损伤耳蜗、前庭。

长期在振动环境中工作或在高气压情况，如潜水下可损伤内耳器官。

先天性畸形，因胚胎期发育不良，导致耳蜗、前庭系畸形，如先天性外淋巴瘘。

手术创伤，乳突手术或镫骨手术，损伤前庭窗，发生前庭窗瘘，最终导致内耳功能损害。

另外，还可在用力捏鼻吹张、剧烈咳嗽、打喷嚏均可导致蜗窗膜破裂，前庭窗环韧带断裂。

65.2.2 病理

因外伤引起蜗窗膜、前庭窗韧带、膜迷路等破裂。内耳出血，耳蜗的盖膜及螺旋器萎缩，内淋巴与外淋巴交通，脑脊液与淋巴液交通，内外淋巴液相混合，基膜的振动受到影响，基膜的微循环障碍，轻时毛细胞和支持细胞变性、Corti器变形。重时内、外毛细胞受累，失去神经传导功能，此类情况易发生在颞骨横形骨折及高压环境中颅内压急骤升高时。在脑外伤，严重脑震荡时，脑血管扩张，循环变慢，渗出物进入血管壁间隙中，引起神经胶质增生和前庭核细胞变性。

65.2.3 临床表现

首先有脑震荡的症状，如头痛、头昏、视力模糊、恶心、面色苍白等。

颞骨纵行骨折，较为多见，占内耳损伤的70%～80%，多因颞骨或顶骨受击伤所致，骨折线长，从外耳道顶部至岩骨，以伤及中耳结构为主，很少伤及内耳。以传导性聋为主，严重时可发生迷路震荡出现高频听力下降。面瘫少见。

颞骨横形骨折多因枕部或额部受伤所致，骨折线从颅后窝经枕骨大孔横穿岩骨经内耳，耳蜗、前庭均易受损害。有与受外界冲力程度一致的感觉神经聋、耳鸣、眩晕、恶心、呕吐。约有半数出现面瘫及外伤性脑脊液耳漏。

在头部受到严重的多发性骨折时，易发生颞骨纵、横行骨折同时存在的混合性骨折，此时除有外耳、中耳和内耳损伤的症状外，还因岩尖破裂造成岩尖区硬脑膜外血肿，出现面部疼痛、眼球外展活动受限。严重时可因颈内动脉破裂或海绵窦损伤面大出血导致死亡。

65.2.4 检查

首先检查患者的呼吸、血压、心率、瞳孔、神志、眼底等。

紧急处理后，再作耳外伤的局部详细检查。纵行骨折时，外耳道充血或有骨折线、鼓膜充血、破裂，若鼓膜未穿孔可见血鼓室。听骨链脱位、鼓膜张肌断裂。纯音测听力传导性耳聋。横行骨折时，外耳道很少损伤，部分患者有血鼓室及面神经麻痹的体征。在第Ⅲ、Ⅵ脑神经损伤时可发生复视和视力下降。前庭窗破裂、耳石脱落早期可出现位置性眼球震颤及前庭功能减退。诱发旋转试验的眩晕和眼球震颤的时程正反向相等。倾倒方向朝向自发性眼球震颤的慢相。纯音测听为感音神经性聋。

高分辨CT可显示听骨链移位、扭转。颞骨纵向或横向骨折线。

磁共振检查，在增强剂注入后，对外淋巴瘘的患者同侧乳突腔与内耳外淋巴同样有增强的信号出现。

65.2.5 诊断

有明确的头颅外伤史。颅部受到外界暴力后突然听力下降、眩晕、耳鸣等。耳道流血或脑脊液。鼓膜破裂或鼓室积血。断层X线摄片或高分辨CT片显示颞骨骨折线。

在小的脑血管意外时，可出现突然性眩晕、耳鸣、听力下降、剧烈头痛及行走不稳。伴自发性、旋转性眼球震颤。眼球震颤电图可记录到表示中枢性的不规则的眼球震颤方向曲线，有助鉴别内耳损伤。

65.2.6 治疗

卧床休息，控制出血，保持呼吸道通畅，防止休克。严密观察病情，如神经系统的改变、颅内压升高症状是否存在。如有颅内压升高，采用10%右旋糖酐或甘露醇静脉滴入。

使用抗生素，预防迷路炎、脑膜炎的发生。

改善微循环的药物：烟酸、丹参、氟桂利嗪(西比灵)、桂利嗪(脑益嗪)等。

神经营养药：维生素 B_1、维生素 B_{12}、呋喃硫胺等。加强细胞活力药：ATP、辅酶A等。

在病情稳定后为进一步改善内耳循环和缺氧，可采用高压氧治疗。

如有外淋巴瘘、脑脊液漏，可行手术修补术。如遇颞骨外伤后动脉性大出血。严重时可行颈总动脉结扎术。若为静脉性大出血，迅速电钻打开乳突，暴露乙状窦，发现出血进行填塞压迫止血。

横行骨折所引起的面瘫，其预后比纵行者差，常用保守治疗6周以上无恢复，则应根据损伤的程度和部位尽可能地进行手术的选择，面神经无断裂时行面神经的迷路和内耳道段减压术。面神经断裂者则需要行神经移植术等。

65.3 迷路炎概论

迷路炎分化脓性迷路炎与非化脓性迷路炎两大类型。根据病变缓急、侵犯的范围与程度，又分局限性、弥漫性、急性、慢性迷路炎。早期多为局限性迷路炎，若未控制可发展为急性弥漫性浆液性迷路炎，继之为急性弥漫性化脓性迷路炎，最后部分可导致迷路坏死。

65.3.1 病因

(1) 病毒感染

为最常见原因，如风疹、疱疹、腮腺炎、麻疹经中耳乳突或血行感染至迷路。

(2) 慢性化脓性中耳炎

特别是胆脂瘤型中耳炎侵犯外半规管，导致迷路炎症。

(3) 细菌感染

急性中耳乳突炎，感染可通过脑膜、血源或鼓室途径进入迷路。

(4) 化脓性脑膜炎

经耳蜗导水管和内听道进入内耳引起化脓性迷路炎。

(5) 外伤、气压改变或手术

如头颅外伤引起的圆窗膜破裂，此外也可因飞行、潜水，用力擤鼻等引起膜迷路破裂，如继发感染易出现局限性迷路炎或弥漫性化脓性迷路炎。

(6) 先天性瘘

在胚胎发育过程中，内耳裂隙和通道未能正常封闭而引起先天性迷路瘘，蜗窗、前庭窗亦可有先天性瘘，一旦感染易引起迷路炎。

(7) 自身免疫性关系

如病毒感染、手术、物理化学作用等可改变内耳组织抗原性，损害免疫系促使自身免疫病的发生。

65.3.2 病理

早期局限性迷路炎时，主要为骨迷路瘘管形成。常见于外半规管、圆窗、镫骨底板及鼓岬。患处骨质变薄，骨质吸收产生瘘管，外淋巴容积及流体静压力下降，引起球囊陷塌，阻塞内淋巴，使其引流吸收受到障碍，积水压力升高加重耳蜗损伤。可伴有内淋巴囊纤维化、前庭导水管扩张及血管纹萎缩。瘘管可被肉芽所包裹，阻止细菌进入外淋巴，或新生骨质封闭瘘管时病情可得以控制。

若骨迷路瘘管在鼓岬处，因鼓岬与耳蜗相紧贴，炎症易扩散而引起弥漫性迷路炎，外淋巴腔内出现浆液纤维素渗出物，少量淋巴，即为急性浆液性迷路炎。感染加重时，整个迷路蓄脓，呈现炎症性改变，继之肉芽形成，纤维化新骨形成。圆窗膜相近的耳蜗基底转骨化时，可伴有血管纹、螺旋器退变。

65.3.3 临床表现

早期局限性迷路炎时，出现反复发作性眩晕，体位改变时眩晕更明显，伴恶心、呕吐。可伴自发性眼球震颤，快相向患侧，不发作时，眩晕可缓解，听力可有轻度减退。弥漫性浆液性迷路炎时，患侧听力迅速下降，自发性眼球震颤加重，眩晕、恶心、呕吐皆剧，不能活动，喜侧卧于健侧，此时可减轻眩晕症状。眼球震颤向健侧，待迷路浆液渗出吸收后，眩晕眼球震颤可缓解，听力亦可恢复。待病情转入慢性化脓期时，迷路骨质开始被毁，患耳全聋，自发性眼球震颤后期向健侧，伴头痛、耳鸣，视物时眼球由患侧向健侧旋转，卧床不起，常卧于健侧，勉强直立时身体常向患侧歪倒。1～2周后平衡功能代偿，眩晕即可缓解，但患侧听力丧失为永久性。若平衡功能代偿不全，头向健侧时可发生眩晕和眼球震颤。炎症加重时，病情恶化，迷路骨质坏死，发热、头痛，有时伴有耳流臭脓，听力完全丧失或周围性面瘫。

65.3.4 检查

(1) 瘘管试验

迷路骨壁破坏发生瘘管时，可导致内耳与中耳相通，在外耳道加压时空气可直接通过瘘管进入内耳，使内淋巴产生流动，诱发前庭反应。将鼓气耳镜的通气端紧密塞入外耳道口内，交替捏紧和放松橡皮球，向外耳道交替性地加压和减压，如发生眼球震颤则为瘘管试验阳性。当瘘管存在于外半规管的后部时，向外耳道加压可产生向同侧的眼球震颤，在减压时可产生向对侧的眼球震颤。如瘘管位于卵圆窗、圆窗或鼓岬处，则产生的结果相反。瘘管试验阴性，也不能排除没有瘘管存在，因为瘘管可被病理组织、肉芽等堵塞、或因外淋巴腔内纤维素渗出物阻塞，使外淋巴不能流动、或迷路已丧失功能，即使有瘘管存在，瘘管试验可无反应。如圆窗膜或镫骨底环韧带松弛时，虽无迷路瘘管，也可能出现假阳性反应。

(2) 冷热试验

检查内耳迷路对冷热刺激的反应，根据反应的特点以及强弱来判断前庭功能的状态。在迷路炎发作的间歇期中进行。

一般采用37±7℃的冷热水或空气灌注耳道内，诱发眼球震颤，以眼球震颤所产生的幅度、时程、频率、方向作为强弱的指标，用来判断前庭功能的状态。若鼓膜穿孔者不宜用冷热水试验而应改用冷热空气。

局限性迷路炎，冷热试验的前庭功能检查一般正常或亢进，也有轻度减退，但无消失。弥漫性浆液性迷路炎时，上述方法检查患耳出现前庭功能减退。后期弥漫性化脓性迷路炎时，患耳前庭功能消失。

上述两种为常用的前庭功能试验。旋转试验、直流电试验、位置性眼球震颤试验等均可测定前庭的功能。

(3) 听力检查

秒表、音叉试验、电测听等。发病初期听力检查改变不明显，或有波动性。待浆液性迷路炎时，听力检查表现为早期的神经性聋，而且是暂时性的，而在化脓性迷路炎时听力损失为气导骨完全下降，为永久的严重的耳聋。

如在浆液性迷路炎时，听力检查出现完全的听力损害，则说明病情在加重或在向化脓性迷路炎发展。

乳突和岩尖部的X线分层摄片、CT片、MRI显示迷路骨吸收破坏，或死骨存在的表现。

耳蜗电生理、声阻抗检查，在怀疑有颅内并发症时，应作腰椎穿刺。

检查鼓膜是否正常，有无炎症及穿孔的位置。

65.3.5 诊断

常在病毒感染后或中耳炎症后引起的反复发作的头晕、恶心、呕吐、听力损失根据病情变化而定，如病情好转听力可无明显下降，如病情恶化听力下降，且导致全聋。瘘管试验有时阳性。前庭功能检查，反应减退，后期消失。乳突X线摄片、CT、MRI均有助于诊断。

65.3.6 治疗

卧床休息，保持安静，给予镇静剂及止吐剂。

保持电解质平衡：加强补液、右旋糖酐40(低分子右旋糖酐)静滴。

大剂量的抗生素：氨苄西林(氨苄青霉素)、磺胺类、氯霉素等静滴。

类固醇激素、抗病毒药物的使用均有辅助作用。

乳突手术，目的在于病灶彻底清除、加强引流。仔细检查迷路瘘管，如瘘管有脓液溢出，则必须扩大开放迷路。瘘管修补或去除迷路死骨应尽量在急性炎症得到控制或感染转入慢性阶段时进行。

(严月华)

65.4 内耳感染

内耳感染按病原分两类：一类为病毒感染，主要经血液循环途径感染内耳，临床症状以急性感音神经性聋为主。另一类为细菌感染，感染途径主要有化脓性中耳乳突炎形成的瘘管，细菌进入内耳，或化脓性脑膜炎细菌循内听道进入内耳，少数病人因外伤引起细菌性内耳感染。细菌性内耳感染的临床症状为单耳全聋伴前庭功能丧失。

65.4.1 内耳病毒性感染

引起内耳感染的病毒主要有流感病毒、巨细胞病毒、单纯疱疹病毒、带状疱疹病毒、腮腺炎病毒、麻疹病毒、风疹病毒及水痘病毒。证实病毒作为内耳感染因素，除需要相应的流行病学特点和组织病理学证据外，还必须符合下列标准(koch 感染要点)：① 病原与疾病的症状有关；② 在患者体内分离出病原；③ 感染能传播到动物模型；④ 在传播动物中再现疾病。目前已经从人的内耳中分离出麻疹病毒和巨细胞病毒，在死于病毒感染的婴儿外淋巴液中分别培养出巨细胞病毒，在突发性耳聋的外淋巴液中培养出腮腺炎病毒。用荧光免疫抗原证明了麻疹病毒及腮腺炎病毒能感染动物内耳。单纯疱疹病毒感染内耳的模型也已成功。血清转化(即血清对病毒抗原的抗体滴定度的连续变化)可用以证明内耳感染病人活动性病毒感染的存在。Veltri 报道 77 例突发性耳聋中血清转化阳性率为 65%，Wilson 报道 122 例突发性耳聋中血清转化阳性率为 63%，而对照组为 40%。同时发现麻疹病毒、腮腺炎病毒、巨细胞病毒及带状疱疹病毒与对照组有差别。另有报道突发性聋患者中试验及补体结合试验阳性分别达 80%和 79%，高于正常人。上述资料提供了病毒感染内耳的流行病学、免疫学和病毒学依据。

病毒感染的病理学依据亦已发现。取新生儿周身感染的单纯性疱疹病毒经圆窗接种豚鼠鼓阶，感染后 1～3 d 取出耳蜗，免疫荧光法检出病毒抗原，前庭膜细胞变圆；4～10 d 见盖膜卷入前庭膜，鼓阶纤维化，毛细胞及螺旋神经节细胞中检出病毒抗原。电镜下在耳蜗组织内可见病毒核蛋白。盖膜表面有大小不等臌隆，与毛细胞静纤毛接触的印痕出现融合。外毛细胞核上移，板层状小体增多，有些胞质内遍布空泡。血管纹中间细胞消失。病毒感染通过侵害外毛细胞代谢和纤毛运动方式影响听觉功能。此外病毒性栓塞或血管纹水肿可引起内耳供血不足。

病毒性内耳感染的临床表现主要为发病前 2 周或出现听力障碍同时有病毒感染。耳聋多为双侧性感音神经性聋，部分带状疱疹病毒或腮腺炎病毒感染为单侧性。儿童常有高热等病毒感染的全身症状。耳聋常伴耳鸣。耳聋常以突发性聋形式起病，不易恢复。部分病人伴眩晕。

治疗的原则为：① 控制病毒感染；② 适量类固醇药控制炎性反应；③ 改善微循环；④ 神经营养药。

65.4.2 内耳细菌性感染

(1) 病理

内耳细菌感染来源于继发于化脓性中耳乳突炎，感染的菌种与原发病一致，这是主要感染途径。结核性脑膜炎及流行性脑膜炎均可经内听道途径感染内耳，外伤也是引起内耳化脓性炎症的一个原因。内耳化脓性炎症的病理过程为：迷路白细胞大量浸润→迷路膜性组织破坏→内耳积脓→骨质破坏→死迷路(有腐骨、肉芽)→迷路纤维化。因此内耳化脓性感染使患侧听觉、平衡功能全部丧失。

(2) 临床表现

以化脓性迷路炎为例：

1) 有急慢性化脓性中耳乳突炎病史。

2) 眩晕为旋转性，伴恶心，出冷汗。眩晕持续时间长，轻者 1～2 周，重者 4～6 周，一般在 1～2 个月后随前庭代偿出现，症状缓解消失。由于患侧前庭功能丧失，出现快相向健侧的眼球震颤。平衡障碍表现为走路、站立倒向患侧。

3) 单耳全聋，与化脓性中耳炎同侧，可伴耳鸣。

4) 检查，有中耳乳突炎、迷路破坏如迷路死骨的表现。

5) 如出现高热、头痛，应警惕感染向颅内扩散。脑脊液检查有助于诊断(如脑脊液白细胞增多、蛋白含量增高、压力升高)。

(3) 治疗

① 全身或局部应用敏感抗生素，全身用药剂量要大；② 手术治疗如乳突根治后迷路切除术，以求彻底清除病变组织，促进引流；③ 对症治疗、镇静、纠正水和电解质紊乱。

65.5 梅尼埃病

根据美国 1972 年 AAOO 及 1985 年 AAO-HNS 标准，梅尼埃病(Meniere's disease)的定义是以特发性膜迷路积水为病理改变，以发作性眩晕、耳聋、耳鸣、耳胀满感为临床表现的内耳膜迷路疾病。并根据这个定义形成梅尼埃病的中心法则：各种可能的致病因素首先引起内淋巴积水，由此产生相应的眩晕、耳聋、耳鸣、耳胀满感的临床表现。

65.5.1 病因

梅尼埃病的病因尚不清楚，目前认为与梅尼埃病发病有关的因素有：自身免疫反应、变态反应、自主神经功能失调、病毒感染、营养缺乏、血管舒缩功能紊乱、遗传、先天性前庭导水管狭窄等。近年来研究较深入的有以下几种：

(1) 免疫因素

许多梅尼埃病患者发病与免疫损伤有关，Derebery(1992年)调查93例梅尼埃病病史，食物诱发占23%，与季节有关47.3%，9%有明确自身免疫性疾病，17%血清IgE异常，62%经免疫治疗有效。

1) 变态反应引起的免疫损伤　引起内耳致敏有两种形式，一是致敏原引起内耳变态反应，二是循环免疫复合物在内耳沉积引起继发性反应。梅尼埃病致敏原主要是食入性，可以引起各型变态反应，以Ⅲ型为主。其特点为在进食后数小时发作，呈周期性。对95%致敏食物致敏，临床症状与进食量及消化所需时间有关，延长消化时间能产生有限的免疫耐受性。少部分食入性抗原引起Ⅰ型变态反应，临床症状与进食量及消化时间无关。吸入性抗原仅产生Ⅰ型变态反应，临床上较少见。

动物实验常用的致敏原有钥孔血蓝蛋白，辣根过氧化物酶，鸡血清、内耳膜组织和Ⅱ型胶原。内耳免疫活性细胞仅位于内淋巴囊埋藏在颞骨的部位，正处于内淋巴液进入内淋巴囊的门户，人类及豚鼠内淋巴囊血管与肾脏相似，血管间皮之间有孔隙，当肥大细胞和嗜碱细胞脱颗粒，释放血管活性物质，有利于免疫复合物沉积，干扰内淋巴流动产生膜迷路积水。

2) 自身免疫性膜迷路积水　已知内耳抗原有血管纹、内耳基质、内淋巴囊、Ⅱ型胶原等。针对内耳抗原的自身免疫反应可产生膜迷路积水，但内耳正常组织如何变成抗原而产生自身抗体尚不得知。自身免疫性梅尼埃病的特点是常规治疗无效的双侧膜迷路积水，类固醇治疗有效，常伴全身免疫性疾病及血清免疫学检查异常。Tomada(1993年)对30例梅尼埃病检查发现30%病人γ球蛋白增高，35%有IgG增高，27%有IgM增高，4%为IgA增高。20%～40%内淋巴囊上皮及上皮下层有抗体及C_3补体。28%对免疫治疗有效。同时发现内淋巴囊有淋巴细胞浸润。血清中OKT4/8比率升高、OKT8阳性细胞减少。有13%伴自身性自身免疫疾病。

(2) 遗传倾向

梅尼埃病常有家族史，可达50%，日本人组织相关抗原(HLA)研究显示，长期发作的梅尼埃病患者有Ⅱ类抗原的亚型DR_2占72%，而对照组仅17.8%；7.5%有DRB_1 1 602，对照组仅0.7%；Ⅰ类抗原的Cw4出现率亦高于对照组。伦敦地区75%梅尼埃病出现Cw7。统计学表明这些HLA与梅尼埃病有关联。

65.5.2　内淋巴积水的发生机制

(1) 内淋巴囊吸收功能障碍

各种致病因素造成的内淋巴囊炎症、肉芽、免疫复合物沉积都能影响内淋巴囊吸收功能。内淋巴管是吸收内淋巴的主要部位。阻塞豚鼠内淋巴管可在12 h内观察到耳蜗顶圈内淋巴积水。阻塞猫的内淋巴管需2年才能形成内淋巴积水。阻塞猴内淋巴管2年尚未见内淋巴积水。随着生物进化，内淋巴形成及排泄过程变慢。动物模型及梅尼埃病病理检查可观察到内淋巴囊上皮缺失、变性、基底层变厚，具有吸收功能的小管腔减少，证实有吸收功能不良。

(2) 内淋巴纵向流动障碍

内淋巴进入内淋巴囊有两个基本条件。一是蜗管内离子渗透压即容积渗克分子浓度的梯度。内淋巴中K^+、Cl^-离子浓度(mmol)及由此产生的容积渗克分子浓度(mmol/kg · H_2O)，蜗管内电位从蜗顶到蜗底呈梯度分布。这种离子浓度梯度驱使液体从蜗顶向蜗底及内淋巴管方向流动，其平均线性流速为0.01 mm/min。这种容积渗克分子浓度梯度是由血管纹上Na^+-K^+-ATP酶及前庭膜上腺苷环化酶活性的梯度分布所保证。二是内淋巴囊胶体渗透压，从内淋巴管到内淋巴囊，离子容积渗克分子浓度下降，低于膜迷路内离子渗透压。而内淋巴囊内蛋白含量高达1.44 g/L，由此产生的高胶体渗透压保证了内淋巴液流入内淋巴囊内。过去一直认为内淋巴囊仅有吸收功能，近年来发现内淋巴囊的Ⅱ型亮细胞内含有大量颗粒状分泌泡，与囊内蛋白质同源，主要为透明质酸、氨基葡萄糖等糖蛋白。因此内淋巴囊具有吸收、分泌双重功能。梅尼埃病标本超微结构检查，发现内淋巴囊细胞内有病理性粗面内织网扩张和脱颗粒、多聚核糖解聚、内织网内有核糖体堆积，证实分泌上皮合成糖蛋白能力下降。

(3) 内淋巴形成过多

前庭、耳蜗血管纹有分泌K^+功能，前庭膜上腺苷酸环化酶有从外淋巴向内淋巴转运Cl^-功能，各种致病因素引起血管和前庭膜通透性增加，都能使内淋巴离子浓度增加，液体被动地从外淋巴通过前庭膜渗入产生膜迷路积水。自主神经功能紊乱，免疫反应等都能通过这一途径形成膜迷路积水。

65.5.3　病理改变

(1) 膜迷路积水

光镜下可见蜗管病理性扩张、前庭膜明显向前庭阶膨出。早期变化主要在蜗顶,除前庭膜膨出外,基膜也向鼓阶移位。严重者可见球囊扩张与镫骨底板相贴。内淋巴积水可以是全膜迷路积水,也可能是局部积水。这是由于内淋巴纵向流动有两个径路,上径路经椭圆囊管引流椭圆囊及三个半规管、下径路经连合管、球囊及球囊管引流蜗管及球囊。不同部位的阻塞可产生不同形式的膜迷路积水,已在病理检查中证实。

(2) 前庭膜破裂

迷路积水可在蜗管内产生均衡压力,使前庭膜破裂。前庭膜破裂后内淋巴压力减轻,前庭膜破裂处可修复,重新恢复迷路液体平衡。病理检查可观察到前庭膜的破裂及修复之瘢痕。

(3) 感觉上皮细胞及神经损害

由于前庭膜破裂、高 K^+ 的内淋巴液进入外淋巴,通过蜗孔→鼓阶→骨螺旋板底面孔隙,使毛细胞及耳蜗神经、前庭神经 K^+ 中毒。反复发作产生不可逆的损害。

(4) 炎性变化

内淋巴囊可见肉芽、沉积,淋巴细胞浸润、囊周纤维化,膨胀的前庭膜及球囊壁纤维化。

65.5.4 临床表现

(1) 发作性眩晕

梅尼埃病眩晕发作通常认为是前庭膜破裂,前庭感觉上皮及传入神经 K^+ 中毒之故。可持续数分钟至数天,间歇期无症状。眩晕时出现自身旋转或周围环境旋转的错觉及平衡障碍的客观体征。眩晕时常伴恶心呕吐,面色苍白、出冷汗等自主神经功能紊乱症状,这是前庭网状束兴奋的结果。客观体征主要为眼球震颤,为水平略带旋转性,为一过性及易疲劳性。早期发作因前庭激惹,可能出现Ⅰ度眼球震颤,一般为Ⅱ度水平性眼球震颤。平衡功能检查如昂白征、闭目行走、指鼻试验异常,一般偏向患侧。

(2) 波动性听力损害

听力减退常为眩晕发作先兆,并持续到眩晕消失以后。内淋巴积水的症状大多为先耳蜗功能障碍,继之为前庭功能紊乱。早期听力损害是波动性,间歇期可恢复正常,反复发作者听力为不可逆损害,耳聋程度加重。

(3) 耳鸣

耳鸣常伴眩晕出现,其发生机制尚不清楚。可能性解释有:当蜗顶蜗神经纤维活性降低时,听觉中枢将蜗顶降低的听神经纤维活动和正常的蜗神经纤维活动的分界区信号感受为耳鸣;另一种解释为听觉中枢对降低的蜗神经信号进行增益控制而形成耳鸣。

(4) 耳胀满感

耳胀满感是梅尼埃病的一个重要临床症状。其产生的原因可能是内淋巴增高的压力传到圆窗或镫骨底板刺激中耳的感觉神经。另一种可能是扩张的内淋巴囊刺激硬脑膜上感觉神经所致。

65.5.5 实验室检查

(1) 听力学检查

1) 纯音听力图变化　梅尼埃病听力改变分为三个阶段。早期为可逆性改变,语言频率损失在 <40 dB,特征性改变为早期低频性感音神经性聋的上升型听力曲线,间歇期听力可恢复正常。在同等压力下,基底膜顶圈的阻尼大,扩张出现早而产生低频听力损害。该期听毛细胞器质性损害。中期为部分可逆性,听力损失在 60 dB 左右,听力波动最多可达 30 dB,间歇期不能完全恢复正常听力。听力曲线呈平坦型或下降型。晚期为不可逆无波动性听力损害。听力常 >60 dB,底圈有广泛毛细胞损害。患者常出现重振现象,阈上试验如双耳响度平衡试验、短增量敏感指数试验有助于诊断。

2) 耳蜗电图　耳蜗电图对耳蜗膜迷路积水有较高的辅助诊断价值,主要表现为 SP 波变宽、$-$SP 振幅大,$-$SP/AP 比值增加。

SP 波是与声刺激连锁的直流电位,主要源于外毛细胞,也有内毛细胞电兴奋成分。SP 波反应了基底膜静态移位,当基底膜向鼓阶移位,出现增大的$-$SP,这一现象被用于评价耳蜗膜迷路积水的病理状况。由于$-$SP 受电极位置影响大,临床上改用关系稳定的$-$SP/AP 值作为指标,一般文献中$-$SP/AP 正常值 $<0.37\sim0.43$,大于此范围为异常。梅尼埃病$-$SP/AP 增大的原因是膜迷路积水时基底膜移位产生$-$SP 增加,以及耳蜗毛细胞及听神经损害所致 AP 减少。膜迷路积水早期以$-$SP 增大为主。中期$-$SP 增幅减小,而毛细胞及听神经损害使 AP 减少,故$-$SP/AP 继续增大。晚期$-$SP 与 AP 都减小但不成比例,$-$SP/AP 值仍大但与感音神经性聋不易区别。大部分报道$-$SP/AP 对膜迷路积水的诊断阳性率为 50%～70%。

Margolis(1995 年)用 88 dB nHL(118 dB SPL)短声刺激测得正常人密波和疏波诱发的 AP 潜伏期差为 0.15 ± 0.13 ms,膜迷路积水时,AP 潜伏期差可达 0.75 ms。用极性交替的短纯音(1 kHz 110 SPL)诱发的正常 SP 振幅为 -0.66 ± 0.25 μV,膜迷路积水时可达－2.83 μV。因此－SP/AP、AP 潜伏期差及短纯音诱发的 SP 振幅改变联合使用，有助于提高诊断的准确率。

(2) 甘油脱水试验

有助提高各种听力学检查对梅尼埃病的诊断的准确性和阳性率。一般常用 1.2～1.5 g/kg 体重的甘油稀释 1 倍后口服，2 h 电测听示语言频率有 1～2 个以上频率提高听力＞15 dB 为阳性。Aso(1991 年)对此法进行改进，用 10%甘油 500 ml 静脉滴注，既提高了甘油试验的阳性率，又避免了口服高浓度甘油产生的溶血性不良反应如恶心、头痛。甘油试验可用于耳蜗电图检查。通过减轻膜迷路积水使基底膜向蜗管复位，－SP 绝对值减少。同时由于降低内淋巴通透性，内淋巴离子浓度增加，改善耳蜗微循环等作用降低了 AP 阈值。两者共同效应使－SP/AP 减少。甘油试验还可以在改善听阈同时降低耳声发射反应阈，使反应阴性转为阳性。甘油试验阳性是内淋巴积水的重要依据。尿素、乙酰唑胺也可以用于内淋巴脱水试验。

(3) 前庭功能检查

前庭功能检查有两大类，第一类是通过前庭眼反射了解前庭功能。临床上常用变温试验如冰水试验、双耳冷热水交替试验等，梅尼埃病变温试验异常率为 50%～70%。眼球震颤电图可用于监测自发性眼球震颤及诱发性眼球震颤。这些检查都是用以了解有无前庭功能损害或鉴别中枢性还是周围性前庭损害，但不是梅尼埃病的特征性诊断。Ito(1993 年)用呋塞米(速尿)-前庭动眼反射(VOR)检查梅尼埃病，使前庭膜迷路积水的诊断有了客观的和特征性评价指标。用 0.1 Hz的 120°正旋摆动刺激，最大角速度 75.4°/s，记录 VOR-DP%(最大眼球震颤慢相速度/最大旋转角速度)。第一次 VOR 检查后静脉推注 20 mg 呋塞米(速尿)，30、60、90 min 复查。与用药前相比，DP%相差＞10%为阳性，典型的梅尼埃病呋塞米(速尿)-VOR 异常率为 50%，耳蜗电图－SP/AP 异常率为 71%，而联合使用可使阳性率提高到 90%。

第二类为平衡功能检查。姿势的稳定是由前庭脊髓反射维持抗重力肌的张力及协调性来完成的。动态或静态平衡仪用于姿势反射的定量检测。平衡台上有压力感受器，将站立的人体压力变化转为电信号输入电脑进行分析。常用的检查有：① 姿势稳定试验，患者站立在平衡台上 30 s，压力感受器反映重心变化的摆动角。单侧前庭功能障碍重心向患侧移动。此法使昂白征检查有了量化指标；② 感觉组织试验，当平衡台或眼前竖立的视野板在睁眼或闭眼时作不同角度倾斜时，观察身体重心改变，用于鉴别前庭、视觉、本体感觉对静态平衡的影响；③ 直流电刺激身体晃动试验，该法是利用常规直流电刺激的前庭反应提供量化指标；④ 动态平衡台或踏旋器，了解身体被动运动的姿势反射能力和步态状况。这些指标都有助于了解梅尼埃病前庭脊髓反射及平衡功能状况。

65.5.6 诊断与鉴别诊断

梅尼埃病无统一诊断标准。根据眩晕、耳聋、耳鸣、耳胀满感的临床症状及膜迷路积水的实验室指标如早期波动性低频感音神经性聋、耳蜗电图－SP/AP 异常，尤其是甘油试验阳性、速尿-VOR 试验阳性，可有助于诊断。

梅尼埃病是特发性膜迷路积水，需与一些能引起继发性膜迷路积水症状的疾病相鉴别。

(1) 迷路炎

可产生膜迷路积水，有眩晕耳聋症状，但迷路炎继发于化脓性中耳炎。

(2) 突发性耳聋

突发性的耳聋可伴眩晕，但听力障碍明显，尤以高频听力下降为主。

(3) 迟发性膜迷路积水

临床症状与梅尼埃病相似，但眩晕前有较长的重度感音神经性耳聋史。

此外尚需与椎基底动脉供血不足性眩晕、良性位置性眩晕等病鉴别。

65.5.7 治疗

(1) 内科治疗

主要用于急性期控制症状，其治疗原则为：① 镇静，包括卧床休息及使用抑制前庭兴奋的药如地西泮(安定)、苯巴比妥(鲁米那)、苯海拉明等；② 血管扩张剂，效果较好的有东莨菪碱、磷酸组织胺、碳酸氢钠。目前多用钙离子拮抗剂如氟桂利嗪、尼莫地平、倍他司汀(培他啶)等能有效地改善内耳微循环及供氧状况；③ 脱水及控制盐及水的摄入，常用的脱水剂有甘露醇、甘油、乙酰唑胺等；④ 其他，如高压氧治疗、星状神经节封闭。

(2) 氨基苷类药物局部应用

1) 机制　氨基苷药物治疗梅尼埃病机制为对前庭感觉上皮的毒性作用，消除病侧异常的前庭信息传入，通过代偿恢复平衡功能。对前庭的损害规律是壶腹嵴损害大于椭圆囊，嵴中央损害大于周边区，Ⅰ型毛细胞损害大于Ⅱ型毛细胞，球囊对局部用药的耐受力大。氨基苷药物还损害内耳暗细胞,抑制其 $Na^{+}-K^{+}-ATP$ 酶,减少内淋巴形成。大剂量链霉素肌注可控制眩晕,但35%病人出现共济失调,15%有持续性振动性幻视,故目前推荐局部用药。

2) 经半规管途径给药　称选择性前庭化学切除术或链霉素渗透性前庭切除术,方法是半规管开窗后向迷路内注射微量链霉素,用骨蜡封闭骨窗,该法对眩晕控制较好,但对听力影响较大,临床价值有待于探讨。

3) 经鼓室给药　常用鼓膜穿刺或鼓环置管两法给药。20世纪90年代许多文献报道利用氨基苷药物延迟性耳毒作用,以小剂量短疗程法治疗梅尼埃病。Magusson(1991年)推荐0.9 ml庆大霉素(30 mg/ml)注入鼓室腔,12 h后重复1次。注射后病人倚躺偏向对侧30°,30 min后再平卧30 min。注射后3～5 d有短暂性眩晕,眼球震颤向对侧,一周内消失。4～8周可恢复工作能力。随访3～12个月变温反应消失,听力无改变。对失去日常生活、工作能力者,有报道眩晕控制率达90%,85%恢复工作能力,60%听力改善,25%听力无改变,仅15%有听力下降。

(3) 手术治疗

对梅尼埃病治疗,80%～90%病人可通过非手术方法控制症状。手术治疗主要是对顽固性、失去正常工作、生活能力的病人。手术主要分三大类:

1) 内淋巴囊引流手术　包括内淋巴囊切开引流术、内淋巴囊蛛网膜下腔分流术,临床报道对眩晕控制率为70%左右。Schuknoch发现内淋巴纵向流动的各段都可能发生阻塞,如连合管、椭圆囊的阻塞。从理论上讲内淋巴囊引流手术并不能解除这些部位的阻塞,因此对该手术的应用价值提出质疑。尽管如此,内淋巴囊引流手术仍不失为一种有效的治疗方法。

2) 迷路切除术　仅用于梅尼埃病听力丧失的患者。

3) 前庭神经切断术　对失能性梅尼埃病,前庭神经切断术是最有效的治疗方法,手术目的是完全切断前庭神经而保留听神经。手术对眩晕的控制率高达90%以上。常用的手术径路有中颅凹径路、迷路后径路、乙状窦后径路、乙状窦后迷路后联合径路。Kubo(1995年)报道14例改良乙状窦后径路前庭神经切断术,全部控制眩晕,78.6%病人耳鸣减轻,仅1例听力下降。

65.5.8　治疗效果评价

目前较权威的疗效评价标准仍为美国1972年AAOO与1985年AAO-HNS标准。对疗效的评价主要有眩晕、听力、工作生活能力三个方面,一般文献多引用前两个标准。

AAOO标准:

A级:旋转性眩晕消失,听力改善(纯音听力改进15 dB,语言分辨率提高15%)。

B级:旋转性眩晕消失,听力无改变。

C级:旋转性眩晕消失,听力下降(纯音听力下降15 dB,语言分辨率下降15%)。

D级:旋转性眩晕未能控制。

A、B、C级为治疗有效。

1985年AAO-HNS对眩晕控制规定了具体标准:

$$\text{疗效分值}=\frac{\text{治疗后 24 个月平均每月发作次数}}{\text{治疗前 6 个月平均每月发作次数}}\times 100$$

0分:完全控制

1～40分:次全控制

40～80分:部分控制

80～120分:未控制

$>$120分:治疗失败

失能控制:1985年AAO-HNS标准将失能控制分为改善、无变化和恶化三个等级。评价工作有两个方面。① 工作能力:能否工作,是否能做发病前的同样工作,是否改变工作,是全天工作还是部分工作,是否提前退休;② 休闲活动及生活质量是改善,还是变差或无变化。对失能标准的应用尚不普遍,可能与评价项目太细不易实施有关。

(迟放鲁)

65.6　耳聋总论

耳聋是耳部疾病中常见的症状。按性质及病变部位分传导性聋、感音神经性聋。若两种性质的耳聋同时存在时又称为混合性聋。

传导性聋属中耳传音系统的病变。外耳道、鼓膜、听骨链、前庭窗、蜗窗的病变使外界声音传入内耳的途径受到障碍,引起的听觉损失。

感音神经性聋是耳蜗听毛细胞的病变致使不能接受外界传入中耳而来的声波,或蜗神经的病变,对来自听毛细胞的电活动不能引起兴奋,不能传到脑皮质听中枢。

随着交通日益发展,耳毒性药物的使用,社会老年化率的上升,感音神经性聋的发病率也在不断地升高,并逐渐高于传导性聋的发生。同时对听力的损伤程度也重于传导性聋。

65.6.1 病因

(1) 传导性聋

传导性聋的原因有：① 外耳道堵塞，如耵聍、肿瘤、狭窄或闭锁(外伤、先天性、炎症或放疗后所致)；② 中耳发育不良(听骨链缺如、畸形)；③ 中耳炎症，如慢性中耳炎为最主要的原因所引起的鼓膜穿孔、鼓室粘连、硬化和听骨破坏；④ 听骨固定，如耳硬化症、镫骨固定影响声波传入内耳。

(2) 感音神经性聋

根据病因分类，可分为以下几种：

1) 先天性耳聋　出生时即已发生或随年龄增长而加重。由遗传性、父母近亲结婚、妊娠早期母亲曾患风疹、病毒感染或应用耳毒性药物所引起的内耳的损害。耳聋的严重程度取决于内耳畸形或损害的程度。同时还可伴有其他器官的畸形(参见本书65.7感音性聋)。

2) 中毒性耳聋　常因氨基苷类药物，如庆大霉素、卡那霉素、链霉素、新霉素等药物。奎宁、顺铂、铅等均对内耳血管纹有损害。

链霉素药物经过血液到达耳蜗内的所有细胞，首先受害的是外毛细胞的基底周发生病理变化，然后渐向顶端发展，因为这个区域对药物的抵抗能力低，药物容易吸收，而且此处又是与内淋巴交换代谢产物的场所。内毛细胞的损害先从蜗顶渐向基底周扩展。同时可发生前庭壶腹嵴和球囊、椭圆囊斑的纤毛细胞的细胞核肿胀、畸变。庆大霉素耳中毒的病理变化和链霉素所引起的基本相同，病变主要为前庭，继之耳蜗发生病理变化。卡那霉素可与内耳血管纹边缘细胞和中间细胞的感觉细胞的溶酶体中带负电荷的磷脂结合，从而减低了感觉细胞中的被认为基本酶的溶酶体磷脂酶的活性，造成磷脂沉积病变，使此酶的清除毒物能力下降，并可在蜗管内见到部分溶酶体衰变及有残痕渗出物，最终导致内耳细胞损害。新霉素使用3～6个月，内耳的螺旋器会全部破坏，血管纹变性，细胞数目减少，体积缩小，核浓缩，最后细胞消失，被扁平细胞取代。大剂量的顺铂在内耳蓄积可引起血管纹充血水肿，螺旋韧带损伤，严重时其边缘细胞会出现病理性空泡，蜗管腔面破裂，血管纹变性，而发生严重的感音神经性耳聋。根据耳毒药物对内耳的病理变化的损害性，其中以新霉素的耳毒性最大，链霉素和卡那霉素次之。

耳毒性药物是否引起耳聋及其严重程度与有无药物中毒性耳聋的家族史及药物剂量、使用时间、用药方式、内耳不同部位的损伤及程度差异有关；同时又与年龄、肾功能情况有关。老年人、肾功能不良者比年轻人肾功能正常者易受耳毒药物的影响而出现感音神经性耳聋。新霉素、卡那霉素及庆大霉素对肾脏都有损害，一旦肾功能不良，更会影响肾脏对药物的排泄功能，导致药物在体内的潴留诱发中毒性耳聋的发生。

3) 老年性耳聋　65岁以上老年人听力减退者70%与老化有关，主要因听器官退化所致的功能性听力损害。

高血压、动脉硬化、高血脂又为老年人的多发病，易引起耳蜗微循环障碍，表现为内耳毛细血管明显减少，底周螺旋血管的管壁增厚，耳蜗基底周的感觉细胞丧失，此时语言辨别率尚可。在血流减慢，血管阻塞时可导致血管纹萎缩，血管纹细胞退变，在血管纹萎缩达30%时，则会出现听力减退，因为随着年龄的增长，耳蜗及听神经与听觉中枢都可衰退，从而反映出老年性耳聋为感觉神经性耳聋。

老年人的代谢比青年人缓慢，耳毒性药物对老年人内耳的毒性的敏感性也提高。老年人的胃纳一般较差，消化道吸收功能降低及对疾病抵抗力差都可造成不同程度的各种微量元素的缺乏，如铁、碘、锌等，在严重缺铁情况下可致重度贫血，引起内耳代谢障碍，血管纹萎缩，内淋巴生化性质改变，出现全频程的均等听力减退。

老年人的听力减退程度还受个体差异的影响，如遗传、环境噪声、代谢紊乱、血管变化、居住饮食、精神状态等影响而表现不同。

4) 噪声性耳聋　长期在噪声刺激中所引起的一种缓慢进行性的听觉损伤，属感音神经性耳聋。常发生在长期工作在环境噪声严重的生产人员中。随着工业发展、交通繁忙、生活环境嘈杂，噪声已成为社会公害，噪声性耳聋的发病率也随之上升。据调查统计，铆工、锻工、锤工、锉工、纺织工、锅炉工、飞机驾驶员等均易发生噪声性耳聋。

噪声是由许多不同频率与不同强度的声音紊乱组合而成的。噪声强度愈大，听器的损失也愈大、愈快。噪声强度的有害水平为85～90 dB，2 000～4 000 Hz的噪声频率的声音最易导致内耳蜗的损害。

噪声对听力的损伤不仅取决于外界噪声的刺激性质、强度和持续时间，而且不同个体差异如年龄及内耳局部调节机制有密切关系。长期在噪声环境中工作和较短期在噪声环境中工作的听觉损失严重，且为不可逆的。噪声伴震动对内耳的损害比单纯噪声引起的听觉损害更明显。物质代谢改变、脂代谢紊乱也可促使噪声对内耳损伤。在人体缺铁时，噪声易致聋，且损害主要是外毛细胞纤毛区域融合或残缺不全及核下区线粒体明显减少。肾上腺皮质激素缺乏时神经内分泌反应异常，内耳血管纹结构改变，使耳蜗对噪声刺激的适应性降低，敏感性提高。高血压、高血脂的患者的耳蜗对长期噪声刺激的易感性更强。高血脂患者在相同的噪声条件下，听力损失程度明显高于无高血脂者，提示脂代谢异常使耳蜗对噪声刺激敏感性提高。

噪声的长期刺激可使内耳毛细胞化学物质或酶缓慢消耗，最终耳蜗组织化学性的改变而导致毛细胞的破坏。强声刺激又可引起内耳毛细血管的痉挛，血流的减慢，导致耳蜗的缺血，首先影响的是耳蜗基底周，外毛细胞受损，遂伤及内毛细胞及神经纤维和节细胞变性。

噪声性耳聋与暴震性耳聋虽然都有相同的物理因素引起，而且都为高频率听力损失的感音性聋，听力曲线都在 4 000 Hz 有切迹，但噪声性聋的发病慢，来势较轻，病变主要在耳蜗，而暴震性聋，来势急骤，不但有耳痛，同时可损及中耳和耳蜗，如鼓膜破裂，鼓膜表面出血、耳蜗出血、内耳结构紊乱。

5) 突发性耳聋　又称暴聋，在短时间内突然产生感音神经性聋，多见一侧耳聋，病因不肯定，常认为与病毒感染、头部创伤、劳累过度、自身免疫性疾病等有关。有人在荧光免疫法中，直接从内耳分离出病毒，在外淋巴液中培养出腮腺类病毒，并在内耳螺旋器、耳蜗盖膜、血管纹蜗神经及前庭器等处出现病毒性内耳炎，病毒进入内耳引起血管改变(管壁肿胀、管腔变狭)及血栓形成。

情绪波动，过度劳累可导致血管痉挛、血流减慢、血栓形成、管壁受损，如发生在内耳动脉，因其为单一的末梢动脉，无侧支循环，一旦遇到血管痉挛，即可发生突聋。自身免疫性疾病，如：Cogan 综合征、颞骨动脉炎、血栓闭塞性脉管炎等引起的内耳积水，螺旋器及血管纹萎缩、盖膜变性或耳蜗神经元数量的减少。少数因耳附近的放疗，强力的喷嚏、剧烈的咳嗽突然引起膜迷路破裂，导致听力突然下降。

在内听道内听神经瘤压迫内听道动脉或肿瘤出血很可能引起突聋，因为内听道动脉为一终末动脉，如其受压迫可引起耳蜗急性缺血而致突聋。

65.6.2　临床表现

听力减退，各种耳聋均有听力减退，仅程度和性质不同而已。感音神经性聋的听力损失比传导性聋的听力损失严重，前者严重时的纯音听阈＞60 dB，而传导性耳聋一般不超过 60 dB。突发性、暴震性、部分先天性耳聋听力属突然下降或消失，其他各种感音神经性耳聋的听力下降多为进行性加重。

先天性、中毒性、老年性、突发性、噪声性的听力损害均属感音神经性聋的性质。

早期的各种感音神经性聋的听力损失以高频为主，表现为 4 000 Hz 以上高频听力下降，因语言频率未受影响，此时病人可未察觉。渐至影响其他频率最终可致全聋。早期可为一侧性，晚期可成双侧性的，且为非可逆性的。

(1) 耳鸣

感音神经性聋多伴耳鸣，可与听力下降同时发生，亦可在其前或后出现。60%老年性耳聋伴有高频性耳鸣，初为间歇性，后期为持续性。70%突聋早期伴有高音调耳鸣，时而混有低频音。中毒性耳聋的耳鸣为最早期症状，有时可伴脑鸣、头鸣，多为持续性高音调。噪声性耳聋 60%～80%有耳鸣，且早期耳鸣比听力下降者多见，系双侧性高音调耳鸣。

(2) 眩晕

部分老年性、中毒性、噪声性、突发性耳聋有眩晕。约 1/3 的突发性聋患者有眩晕，为持续性，发生在疾病早期。中毒性耳聋常因药物影响前庭器，表现为患者在行动或头部迅速活动时视物不清。约有半数噪声性耳聋发生眩晕，轻者头昏、眼花，重者伴恶心、呕吐。40%～60%的老年性耳聋出现阵发性头晕。

突发性耳聋在病初有耳闷胀感或阻塞感。噪声性耳聋早期可有耳痛、头痛、头胀、失眠、血压升高、胃纳减退、记忆力降低、表情缓慢。中毒性耳聋有时可伴嗅觉减退、口面部麻木感。

65.6.3　检查

听力检查，在电测听测试中，先天性、老年性、中毒性、噪声性及突发性等耳聋均呈感音神经性聋表现，气、骨导曲线均等下降，早期以高频下降为主。

脑干电位测听、声阻抗、音叉试验、耳蜗电图、听力重振试验等均有助于听觉检查。

先天性耳聋的婴儿在出生后若对大声刺激无反应，6～9 个月后不能模仿大人的发音，1～2 岁还不能讲简单的话语时，应予重视，需作进一步检查。

老年性耳聋的听力曲线多以 8 000 Hz 听力下降明显的陡降型。平坦型、渐降型的感音神经性聋的听力曲线也较多见。

中毒性耳聋的早期听力检查为高频 8 000 Hz 的听力下降，中期听力曲线多呈缓下坡型，低频听力损失亦常>30 dB。严重时,高频、低频听力均>70 dB。

噪声性耳聋的听力曲线呈现特殊的4 000 Hz的低谷切迹。噪声损伤变严重时,4 000 Hz听阈的轻度下降变为明显下降。也有在5 000、6 000、8 000 Hz听力下降明显者。

突发性耳聋的听力曲线常为平坦型或高频型听力损失,发病初期高、低频听力全部受累,有些患者低频听力可以逐渐恢复,听力曲线呈高频急降型。

(1) 前庭功能检查

旋转试验、冷热试验、眼球震颤电图等均为常用的诱发性前庭功能检查的方法。突发性耳聋对冷热试验可由轻度的一侧优势偏向反应到一侧反应减弱,约50%病例冷热试验反应异常,提示前庭功能轻度减退至完全丧失。先天性或中毒性耳聋部分患者,特别是使用过链霉素、庆大霉素的早期病人可有前庭功能减退。多数老年人的前庭功能反应比年轻人差。

(2) 颞骨断层X线摄片

CT片及MRI,尤其是MRI更有意义,使用增强剂有助于明确病变的部位和性质,如感音神经性耳聋患者病损的耳蜗可呈节段性显影增强,即高频损失时,底转增强,低频损失时顶转增强。

65.6.4 诊断

详细询问病史,对诊断有极其重要意义。了解是否有遗传性聋、耳毒性药物的使用、老年退化改变、接触噪声、高血压、高血脂等病。听力检查亦非常重要,有典型的、特殊频率下降的听力曲线。前庭功能、眼底检查、脑血流图等均对诊断有价值。CT、MRI检查可以除外听神经瘤或其他病变。

65.6.5 防治

改善环境、加强管理,消除或降低噪声是降低噪声性耳聋的有效措施。加强老年保健,提高老年性疾病早诊断早治疗,对减少老年性耳聋的发病率具有重要意义。

谨慎使用各种耳毒性药物,尽量选用非耳毒性药物。使用耳毒性药物时,必须严密控制药量,仔细观察听力,一旦出现耳闷胀、头昏应立即停药,应用耳毒性药物的同时给予维生素B_1、4-甲脲嘧啶等有可能减轻药物的毒性作用。

早期治疗特别重要,治疗越早预后越好。

营养神经的药物,有维生素A、维生素B属、维生素E,以及呋喃硫胺、泛酸钙等。

改善血循环药,有丹参、地巴唑、烟酸、氟桂利嗪(西比灵)、右旋糖酐40(低分子右旋糖酐)、山莨菪碱(654-2)等。

促进局部代谢药,有三磷腺苷(ATP)、辅酶A等。

免疫抑制药,有泼尼松加环磷酰胺或单用泼尼松。

还可使用镇静药、激素、硫酸软骨素、耳聋左慈丸等。高压氧治疗可改善耳蜗的微循环。听力丧失严重时配戴助听器。

圆窗膜裂的突发性耳聋患者,长期治疗无效者可考虑圆窗膜瘘管修补术。

病情较长的、较重的感音神经性耳聋可考虑作耳蜗血管分流术。

全聋患者可采用电子耳蜗植入术。

对先天性耳聋,早期发现,及时利用残余听力进行语言训练。

(严月华)

65.7 感音性聋

65.7.1 检查

耳蜗病变引起的主要症状为耳聋,称感音性聋。临床上感音性聋与神经性聋不易区分,两种性质的聋常常同时出现,故合称为感音神经性聋。

引起感音神经性聋的原因很多,最常见的有遗传因素、耳毒药物、噪声、病毒感染、创伤、肿瘤、内耳自身免疫、内耳老年性退行性改变、代谢障碍、营养状况、缺血缺氧等,有些感音性聋原因不明,称突发性耳聋。

耳聋按部位分类为传导性聋、感音性聋、神经性聋。感音性聋又分先天性感音性聋及后天性感音性聋两大类,每类又以遗传性和非遗传性各分数类。本章节主要讨论后天性非遗传性感音性聋中几种发病率高、国内外研究较深入的几种耳聋。

感音神经性聋的临床诊断主要依据病史及听力学检查,有时需相应的辅助检查。

(1) 纯音听力检查

感音性聋的听力曲线特点是气、骨导均下降,无明显气骨导差。大多数感音性聋的听力曲线是以高频损害为主的下降型曲线。这是由于内耳解剖、生理特点所决定的。耳蜗底回主要由血管纹供氧,ATP酶及琥珀酸脱氢酶等毛细胞能量代谢酶在底回含量高,因此底回以有氧代谢为主,对缺血缺氧等耐受力低,易受损害。反之顶回低频区以蜗轴血管供氧,以无氧代谢为主,对损伤耐受力强。而梅尼埃病早期表现为低频损害的上升型感音性聋曲线,这是由于在同等压力下,顶回基底膜阻尼大，膜迷路积水较早出现的缘故。响度重振是感音性聋的特征性改变。内耳病变时听力障碍耳感到刺激声的响度异常增长，病人出现听觉过敏现象。阈上试验如双耳响度平衡试验和短增量敏感指数试验可用于诊断重振。重振阳性是耳蜗病变的有力证据，但15%～27%耳蜗病变无重振。

(2) 声阻抗测听

镫骨肌声反射阈与纯音听阈差<60 dB SL，是耳蜗病变的重振阳性表现。

(3) 言语测听

感音性聋语言识别分低，言语识别得分的 PI-PB 函数曲线呈钟形。

(4) 电反应测听

听觉脑干诱发电位主要用于观察蜗后病变。耳蜗病变时 Ⅰ 波潜伏期延长而 Ⅲ、Ⅴ 波改变小，使 Ⅰ～Ⅲ、Ⅲ～Ⅴ 间期相对缩短。>60 dB nHL声强刺激时潜伏期和振幅可正常，低声强时引不出反应或潜伏期长、振幅小，当刺激声增加至 40～70 dB nHL 时突然出现振幅大、潜伏期短的反应波，是耳蜗型重振表现。

(5) 耳声发射

耳声发射起源于耳蜗外毛细胞。感音性聋听力损失>25～30 dB，自发性耳声发射消失；听力损失>50 dB，畸变产物耳声发射消失。畸变产物耳声发射可进行不同频率和不同声强所诱发的耳声反射的函数关系分析，可用于感音性聋的诊断。

65.7.2 突发性耳聋

突发性耳聋(sudden hearing loss)简称突聋，是表现为急性单侧性感音神经性聋的内耳病变。发展过程为数小时至 3d 左右。发生率为每年 5～20/10 万人口，有逐年上升的趋势。男女发病率无明显差别。平均发病年龄在 46～49 岁，年龄范围大多在 20～60 岁。亦有突破此范围的趋势。

(1) 定义

目前国内外仅有日本卫生部突聋研究委员会规范了突聋的定义。这个定义包括了特发性耳聋在内突发性耳聋。其内容为：① 突然发生的听力下降；② 确诊为感音神经性聋；③ 原因不明；④ 可伴耳鸣；⑤ 可伴眩晕但无复发；⑥ 除位听神经外无其他脑神经症状。许多文献在引用时强调听力损害必须是单侧性的，以鉴别噪声性耳聋、药物性耳聋、自身免疫性耳聋。此外一些突发性耳聋是有病因的，只有病因不明者归入特发性耳聋。

(2) 病因与诱因

Schweinfurth(1996 年)在突聋的综述中提到有 100 多种临床因素证明与突聋发病有关。Jaffe(1973 年)复习 1 220 例突聋病史，仅 25%有明确病因，其中 33%有上呼吸道感染。另外 143 例病史复习中，45%为感染，20%为损伤，6%为血管因素，5%为代谢障碍，23%为特发性耳聋。

1) 病毒感染　巨细胞病毒、单纯疱疹病毒、腮腺炎病毒、麻疹病毒、风疹病毒及水痘病毒都能导致内耳性听力损害。病毒感染涉及的部位主要在盖膜、血管纹和毛细胞。用新生儿感染的单纯疱疹病毒经圆窗接种到豚鼠鼓阶，3d 后组织切片检出病毒抗原。前庭膜细胞肿胀、盖膜卷入前庭膜，鼓阶纤维化。毛细胞及螺旋神经节检出病毒抗原。透射电镜检查可见病毒核蛋白，盖膜表面有大小不等鼓起，盖膜接触外毛细胞静纤维的印迹有融合现象。外毛细胞核上移，板层状小体和线粒体重新分布。细胞有空泡变性。血管纹中间细胞消失。毛细胞病变、盖膜变化影响纤毛运动都是突发性耳聋的重要原因。

2) 血液循环障碍　高凝状态下的血管栓塞可以造成急性听力下降的模型。山下(1986 年)检查 34 例突聋患者，在发病 10 d 内血小板凝集功能明显增强，凝血纤溶系统中Ⅲ因子活性增高。实验性耳蜗血管小栓子引起缺血缺氧，在 60 s 内耳蜗微音器电位和听神经动作电位短暂消失，持续 30 min 后不再恢复。突发性耳聋颞骨病理解剖也发现血管栓塞的证据。

3) 膜迷路破裂　圆窗和卵圆窗瘘、圆窗膜破裂或膜迷路破裂是突发性耳聋的原因之一。产生的原因为外伤、情绪紧张、气压损伤或噪声压力。能引起迷路窗破裂的外向力或内向力同样可以导致前庭膜破裂。已发现突聋颞骨标本中有前庭膜愈合性破裂现象。有报道手术探查确诊为圆窗膜破裂者占突聋就诊人数的 10%～15%。

4) 自主神经功能紊乱　情绪紧张、疲劳、精神压力经常成为突聋发病的诱因。

5) 代谢障碍　糖尿病者患突聋，可能是糖尿病性内耳血管病变的结果。

6) 免疫因素　一些文献将自身免疫列入突聋的病因，但多数文献将自身免疫性内耳疾病列为单独的病种。

突发性耳聋病因的推测较多，但缺乏与之相一致的动物模型，病理依据尚不足。虽有血管栓塞和病毒感染模型，但听力学表现与临床不一致。

(3) 临床表现

1) 耳聋　在无前驱症状情况下突然发生的单侧

性耳聋。一般可明确指出发生的具体时间。有时为早晨起床后发现，少数病人仅在用患耳听电话时无意发现。一般在数小时至 3 d 听力损害程度可达高峰，不再继续发展。电测听查 32%为平坦型听力曲线，31%为下降型高频听力损害曲线，12%为上升型低频损害曲线，其余为全聋。阈上试验、镫骨肌反射等有关检查可资确认为耳蜗型损害。

2) 眩晕　Jaffe(1976 年)分析 1 220 例突聋患者，约 40% 伴眩晕，18% 有较长持续时间症状。Nakashima(1993 年)报道 1 313 例患者眩晕伴高频听力损失约占 43%。由于耳蜗底回高频区接近前庭，故高频听力损失常伴眩晕。眩晕时有恶心、出冷汗等自主神经功能紊乱症状，约 16%突聋伴眩晕者无眼球震颤。与突聋相伴的眩晕一般不会复发。少数重度耳聋患者数年后出现眩晕属迟发性膜迷路积水。

3) 耳鸣　70%左右突聋患者伴耳鸣，耳鸣程度与突聋有时不一致，其恢复情况常与听力不一致。

(4) 治疗

1) 吸氧疗法　各种损害最终都可能影响耳蜗的氧代谢。Fisch(1983 年)报道突聋患者外淋巴液中氧分压降低，吸入 5%CO_2 和 95%O_2 混合气(Carbogen，卡波金)后，外淋巴液中氧分压提高。一群患者吸入卡波金每天 8 次共 5 天，另一组接受罂粟碱和右旋糖酐 40(低分子右旋糖酐)治疗，虽然两组近期听力改善程度无差别，但 1 年后吸卡波金组听力改善更明显。Nagahara(1983 年)报道突聋患者吸入卡波金后外淋巴液中氧分压明显增加，而慢性感音神经性聋吸卡波金后外淋巴液中氧分压无改变。小田(1987 年)报道高压氧治疗突聋 344 例，发病 1 周内治疗者有效率为 70%，发病 2 周内治疗有效率为 80%。

2) 扩血管　Shaia(1976 年)报道 380 例突聋患者静脉注射组胺和口服烟碱后 40%有听力改善，部分病人听力完全恢复。Moritmitsu(1977 年)报道 54%突聋病人经血管扩张药——泛影钠治疗后听力恢复。但这些报道缺乏双盲对照。

3) 降低血液粘滞度　可用右旋糖酐、尿激酶降低血液粘滞度，改善内耳微循环。

4) 类固醇治疗　Wilson(1980 年)对 67 例突聋以安慰剂和泼尼松作双盲治疗研究。听力损失在<90 dB 者经泼尼松治疗 87%听力恢复，而对照组仅 38%自然恢复。Moskowitz(1984 年)对 27 例突聋病人用 12 d 疗程的地塞米松，听力改善达 89%，而对照组仅 49%自然恢复。

(5) 预后

许多文献认为突聋有较高的自然恢复倾向。Schweinfurth(1996 年)认为突聋恢复程度与最初的听力曲线类型以及是否伴眩晕的关系比与是否经治疗的关系更密切。听力损失>90 dB 者不管是否治疗，其恢复率最低，为 20%～25%。平均纯音听阈<70 dB、镫骨肌反射无衰减、无眩晕的病人 86%能恢复或改善。中频听力损失的病人预后良好。低频听力损失的病人预后明显优于下降型高频听力损失曲线的患者。Nakashima(1993 年)和 Yamamoto(1994 年)分别报道伴眩晕的高频听力下降的病人预后差。

尽管突聋有一定的自然恢复倾向，积极治疗仍有必要，由于内耳对缺血缺氧耐受力差，血管完全栓塞半小时 CM 及 AP 不再恢复，许多病人错过了治疗机会，临床上对刚发生的突聋应作为急诊处理。

65.7.3　自身免疫性感音神经性聋

(1) 发病机制

流行病学调查显示某些自身免疫性疾病如 Cogan 综合征、颞骨动脉炎、系统性红斑狼疮、节结性多动脉炎和血栓性脉管炎均与感音神经性聋有关。与传统的观点相反，内耳并非免疫豁免器官。内淋巴囊入口处有免疫活性细胞存在，并能够被致敏产生抗内耳组织抗体。用内耳膜性组织抗原、Ⅱ型胶原等可诱发内耳自身免疫反应。龚树生、汪吉宝(1995 年)用同种异体内耳抗原免疫豚鼠，可造成豚鼠自身免疫性内耳疾病模型，并有听力学改变。

内耳免疫反应包括全身性免疫复合物在内耳沉积引起的继发性炎症反应，致敏原引起的变态反应，以及针对内耳自身抗原的内耳自身免疫反应。针对内耳组织的抗体主要有抗血管纹抗体、抗螺旋神经节抗体、抗Ⅱ型胶原抗体、抗内耳基质抗体等。免疫反应可产生血管纹，内淋巴囊，蜗轴血管的沉积及其炎症，内淋巴囊淋巴细胞浸润、肉芽及炎性反应，感觉上皮损害。

(2) 临床表现及诊断

自身免疫性耳聋为进行性双侧性的感音神经性聋，病程多为数周至数月，有血清免疫性异常。1994 年全国自身免疫性内耳疾病专题学术研讨会提出如下标准：① 进行性、波动性双侧或单侧感音神经性聋；② 可伴眩晕、耳鸣；③ 病程数周、数月甚至数年，但不包括突发性聋；④ 血清免疫学检查有改变；⑤ 或伴其他免疫疾病如关节炎、血管炎、桥本甲状腺炎、肾小球肾炎等；⑥ 除外噪声性聋、突发性聋、药物中毒性聋、外伤聋、遗传性聋、早老性老年聋；⑦ 免疫试验性治疗有效。

(3) 治疗原则

1) 细胞毒制剂　破坏迅速增生的免疫活性细胞，可用环磷酰胺等免疫抑制剂。

2) 皮质类固醇制剂　抑制免疫反应的病理过程，类固醇可减轻细胞水肿，稳定溶酶体膜。

3) 应用对抗药理活性物质的药物　阿司匹林、阿司咪唑(息斯敏)等药物可针对免疫反应释放的炎症介质，减轻临床症状和炎症反应。

4) 去除引起自身免疫反应的病灶。

65.7.4 药物中毒性耳聋

在后天性耳聋中，药物性聋发生率占相当比例。尤其在儿童后天性非遗传性感音神经性聋中，药物性耳聋占首位。常见的耳毒药物以氨基苷类抗生素为主，抗癌药顺铂有很强的耳毒性，利尿剂如依他尼酸(利尿酸)、呋塞米(速尿)也是常见的耳毒药。

(1) 致病机制

1) 药物在内淋巴积蓄　氨基苷类药物在内耳的浓度高于在血液中的浓度。药物通过血—迷路屏障进入外淋巴，再经渗透作用进入内淋巴，通过与血管纹细胞的酸基葡糖胺聚糖结合以便排出，但这种排出方式使药物在内耳停滞时间延长。药物本身对血管纹，螺旋韧带及外沟毛细胞血管周围间隙的破坏作用更延缓了药物的排泄。

2) 通过膜结合方式进入细胞　氨基苷类药物与听毛细胞有较强的结合力。早期与细胞上阴离子以静电方式结合，产生可逆性功能障碍。然后与毛细胞表皮板、静纤毛及螺旋神经纤维表面的三磷酸肌醇结合。三磷酸肌醇是细胞信号系统的重要环节，控制与膜结合的钙离子活性，对细胞膜的稳定性、兴奋性和信号系统功能有重要意义。与三磷酸肌醇结合的药物破坏了膜的稳定性，使药物进入细胞内。

3) 对细胞代谢的毒性作用　氨基苷类药物进入细胞有两大类毒性作用。一是对蛋白质代谢的破坏作用，药物阻断依赖DNA的RNA合成，破坏RNA的稳定性，从而影响功能性蛋白质包括酶的合成。动物实验注射庆大霉素3 d可使毛细胞RNA含量下降30%。继续注射庆大霉素，RNA含量下降可达60%，且停药后不恢复。二是对能量代谢的毒性，氨基苷药物破坏糖代谢中Embdem-Myerhof通路，对糖代谢的影响主要在糖原贮存量低的底回，对线粒体中琥珀酸脱氢酶和二磷酸吡啶核甘酸黄递酶的活性起抑制作用，干扰了细胞的能量代谢。

4) 对血管纹的毒性作用　氨基苷类药物、依他尼酸、顺铂都能抑制血管纹的 Na^{+}-K^{+}-ATP 酶活性，从而影响蜗管内电位的稳定。

5) 干扰钙离子代谢　顺铂可使毛细胞的 Ca^{2+}-ATP 酶失活，线粒体积钙量下降，细胞内钙释放，干扰了毛细胞肌动蛋白的功能。

许多因素都能影响氨基苷药物的耳毒性。常见的体外因素有：药物的剂量、耳毒药物的联合使用、药物与噪声的协同作用。体内因素有年龄、遗传、色素表型、肾功能、营养状况等。耳蜗缺镁可加重药物的耳毒性反应。笔者(1990年)对缺铁大鼠注射卡那霉素，发现与正常大鼠注射卡那霉素相比，耳聋发生率高，程度严重，耳聋出现时间提前。因此营养状况是加重药物耳毒性的一个病理基础。

(2) 病理特点

1) 外毛细胞损害早于内毛细胞损害，外毛细胞由外侧第三排向内侧第一排发展。

2) 毛细胞损害由底回向顶回发展，耳蜗底回以有氧代谢为主，对能量代谢的损害耐受力低。顺铂对毛细胞损害为全耳蜗、散在性无规律的。

3) 毛细胞损害病理过程为：纤毛刚性消失→纤毛融合→细胞水肿变性→坏死。

4) 感觉细胞较支持细胞易受损。

5) 利尿剂主要作用于血管纹，使血管纹边缘细胞变性水肿，中间细胞皱缩，细胞间质扩大。

(3) 临床表现

药物性耳聋的病人，急性起病可询问到明确的药物史。儿童因就诊时常已过了急性期，常不能提供明确的用药史，给诊断带来困难。耳聋常伴耳鸣、平衡障碍。因氨基苷类药物在内耳排泄慢，起病后很长一段时间内听力仍会逐渐加重。早期以高频听力损害为主，逐渐影响到其他频率。常为双侧性急性起病性耳聋，逐渐加重，听力曲线以高频下降为主，常伴较顽固的平衡障碍，加上明确的病史可有助于临床诊断。

(4) 治疗

药物性耳聋的治疗关键在于早诊断、早治疗。动物实验中3周后毛细胞即产生不可逆损害，故治疗应在发病半月内为好。早期治疗措施为：① 立即停用耳毒药；② 使用类固醇药物以稳定细胞膜及溶酶体膜，减轻细胞水肿变性，防止毛细胞坏死；③ 注射高糖，实验证明高糖可以降低氨基苷类药物的耳毒性；④ 甲状腺素、硫酸软骨素、中药骨碎补等据认为有降低氨基苷类药物耳毒性作用。对于超过1个月以上患者，治疗多数不能奏效。

65.7.5　老年性耳聋

老年性耳聋是随年龄增长听觉器官衰老退变所产生的双耳对称性、缓慢进程的听力减退。老年性耳聋多属生理过程。一些在老年期前出现的老年性耳聋，是由于受多种因素的影响，属于病理范畴，又称早老性老年聋或病理性老年聋。

(1) 病因

听觉器官退化性改变过程一般与全身机体衰老过程一致。老年性耳聋的发生与遗传、环境、精神情绪、营养状况等因素有关。国内农村老年性耳聋发生率低于城市居民。北京市居民 65～79 岁组耳聋发生率为 74.1%，80～89 岁组为 92.7%。江苏农民 65～79 岁组耳聋为 35.1%，80～89 岁组为 66.4%，>90岁组为 77.8%。病理性老年性耳聋发生时间早，常与脑血管硬化、长期暴露在噪声环境下、高血脂、糖尿病有关。锌缺乏与老年性耳聋有关。美国 George(1985 年)选择锌缺乏的进行性感音神经性老年聋患者，补充锌剂 3～6 个月，血清锌恢复后复查听力。25%病人耳鸣减轻，20%病人听力改善，10%听力有明显改善。已知锌元素参与蜗神经髓磷脂代谢，具有维持毛细胞内钙调蛋白功能、维持内耳碳酸酐酶和 Na^{+}-K^{+}-ATP 酶活性的功能。超氧歧化酶是锌依赖性酶，具有清除氧自由基，维持细胞膜稳定性的防衰老作用。老年人锌与超氧歧化酶减少可能也是导致内耳退变的原因。

(2) 病理分型

1) 感觉型老年性耳聋　早期变化为静纤毛缺失、逐渐发展为毛细胞缺损，主要病变位置在耳蜗底回。毛细胞缺损由岛状缺损到片状缺损。螺旋神经元或树突仅有轻度缺损。毛细胞内出现脂褐质颗粒堆积，是细胞衰老的标志。毛细胞病变主要在底回 10 mm 左右。

2) 神经型老年性耳聋　出生后耳蜗神经元每 10 年减少约 2 100 个。与出生时 355 000 个神经元相比，当螺旋神经元减少到>50%即为神经型老年性耳聋。其病理特点为全耳蜗都有螺旋神经节元缺失，在蜗底回更严重。在基底膜 15～22 mm 语言频率区的神经元缺失会导致言语识别力下降。

3) 血管纹型老年性耳聋　血管纹细胞部分或全部缺损，可出现囊性结构和嗜碱颗粒沉积。边缘细胞损害较重，毛细胞管壁有增厚、玻璃样变改变。

4) 耳蜗传导型老年性耳聋　基底膜有玻璃样变，钙质沉积，脂质沉积，纤维增生，基底膜僵硬度增加，底回病变程度大于顶回。

5) 未定型老年性耳聋　约 25%老年性聋耳蜗未见明显病理改变，推测与听觉通路上神经元及递质受体的变化有关。

一些老年性耳聋表现为混合性病理改变。

(3) 临床听力学特点

老年聋一般在 60 岁后出现渐进加重的双侧感音神经性聋，半数病人重振阳性，Bekesy 听力曲线为Ⅰ型和Ⅱ型。听觉脑干诱发电位各波潜伏期均延长，对声音辨向和定位能力差。

感觉型老年耳聋为高频听力陡降型听力曲线，与底回毛细胞病变相应。血管纹型老年耳聋由于血管纹病变分布平均，听力损失曲线为平坦型。听力下降从 30～60 岁开始，缓慢进展，常有家族史。言语识别力正常。神经型老年耳聋最大的特点是言语识别力下降、听力曲线可正常。耳蜗传导型老年耳聋听阈随频率呈线性下降，听阈最大值与最小值之间相差至少 50 dB，并任意两个相邻倍频程之间差值<25 dB。听阈改变至少涉及 5 个倍频程。每 10 年听力下降的量几乎相同，而言语识别率得分与听力曲线率呈负相关。该型听力变化是由于基膜僵硬，声波在内耳传导障碍所致。未定型老年耳聋听力曲线常与感觉型或血管纹型老年耳聋相似，临床上难以区别。

一些老年耳聋表现为混合型听力曲线。感觉型合并血管纹型为平坦型听阈改变合并高频陡降。感觉型合并耳蜗传导型表现线性下降的听力曲线在高频有陡降现象。血管纹型伴耳蜗传导型为平坦听力损失曲线上有高频缓慢下降表现。

(4) 预防与治疗

目前尚无有效的治疗阻止听觉器官退行性变化的趋势。对于一些诱发因素因积极防治，如避免精神压力和情绪紧张，治疗动脉硬化，纠正高血脂、高血糖。对于老年性耳聋伴缺锌者，补充锌剂可有助于听觉和耳鸣的改善。疗程应视血清锌恢复情况而定。

65.7.6　电离辐射性耳聋

头颈部肿瘤放射治疗照射野常涉及颞骨，尤其鼻咽癌放疗的照射野将颞骨包括在内。过去曾认为内耳对放射治疗产生电离辐射有较强的耐受力，而肿瘤病人的治疗主要在提高生存率，对生存质量的要求低，故往往忽视了放射治疗对听力的影响。目前有关电离辐射对听觉影响的实验和临床研究使得这方面的认识有了提高。

(1) 发病机制

1) 放疗照射剂量与损伤的关系　动物实验中，治疗剂量如20、40、60 Gy(2 000、4 000、6 000 rad)时，只有少数动物产生传导性听力损害。超过80 Gy (8 000 rad)可迅速产生严重的感音神经性聋。听觉损害发生的时间随辐射剂量加大而提前。80 Gy (8 000 rad)在10 h左右发生听力损害，100 Gy (10 000 rad)在6 h左右发生听力损害，120 Gy(12 000 rad)照射3 h即出现听力损害。高频损害早于低频损害。

2) 损伤后病理改变　Winther(1970年)用70 Gy (7 000 rad)单次X-ray照射豚鼠头部，90 min后毛细胞的染色质及染色质内物质凝集，随后变化有核浓缩，细胞质内连接滑面内织网和粗面内织网的成分增加，可见线粒体多种改变，糖原颗粒增加，溶酶体数量和体积增加，数小时后可见细胞碎片。大剂量的照射晚期反应为Corti器、血管纹、螺旋韧带萎缩。

3) 治疗剂量病理改变　王家东(1992年)用70 Gy的^{60}Co γ线照射豚鼠颞骨，10周后耳蜗铺片仅毛细胞少量散在缺损，提出治疗量γ线对内耳近期无明显损害。Bohne(1985年)给栗鼠颞骨照射治疗量^{60}Co，仿头颈部癌治疗量，每天给2 Gy，5 d/周，总剂量50～70 Gy/5～7周。2年后处死动物。发现Corti器内存在大量嗜锇结构系支持细胞主要是内外柱细胞高度肿胀、胞内充满深染颗粒所致，同时有血管纹和神经纤维变性。颞骨纤维化变。

(2) 临床表现

头颈部放疗后近期内一般无感音神经性聋。部分病人因鼓室、咽鼓管粘膜反应出现传导性聋。Signgh (1992年)报道28例鼻咽癌病人约50 Gy×15 d/^{60}Co治疗，14年后15人出现感音性聋，其中7人有半规管麻痹。Moritte(1976年)报道13例鼻咽癌放疗后，7例发生永久性感音神经性聋，其中2例为近期内出现，其余为1～6年内出现。笔者于1994年报道，鼻咽癌放疗后1个月内感音神经性聋发生率为4.8%，为>60岁高龄患者，其中1例为在原有感音神经性聋基础上加重。放疗2年后感音神经性聋发生率达55%。复发性鼻咽癌再次放疗近期内感音神经性聋发生率达91.87%。放疗后传导性聋发生率为22.97%。

对放射治疗的电离辐射产生的感音神经性聋，目前尚无治疗办法，预防放射性听损伤有赖于放疗方法的改进。

(迟放鲁)

66 助听器的基本知识及应用

随着耳科显微技术的发展,中耳疾病所导致的听力障碍正得到逐步的解决。然而面对感觉神经性聋所导致的听力障碍,目前主要依赖于助听器及其他助听装置来协助患者的听力康复。助听器是一种用提高声强来改善听觉的装置。其他助听装置包括耳蜗电极植入(cochlear implant),亦称人工耳蜗,振动触觉装置(vibrotactile aids),调频系统(FM)等。本章仅阐述助听器的基本知识及应用。

66.1 助听器的概况

66.1.1 助听器的发展

助听器(hearing aid)最原始的助听装置,例如喇叭形或管状助听器,只是改善声音的集合或减少声能在传播时的消散。其增加声强的效果随着不同的频率而不同,可以从 10 dB 到 30 dB 不等。第一代的电助听器系一种小型单程电话机。以后发展到第二代的电子管助听器,第三代的晶体管助听器,第四代的集成电路助听器以及第五代的数字化程序化的助听器。在提高言语辨别力的同时,助听器的体积亦日趋缩小。

66.1.2 助听器的主要功能

助听器并非简单地将所有频率的声音做同样倍数的放大,而是对不同频率的声音做不同倍数的放大。这样才能根据不同的听力曲线做出相应的调整,可为"因人而宜",也可根据环境的改变做出相应的调整,可谓"因地而宜"。市场上有些极为廉价的"助听器"乃对不同频率的声音进行千篇一律的放大,这种放大对提高言语辨别力帮助甚微。

66.1.3 助听器的类型

(1) 耳背式(behind-the-ear, BTE,图 66-1)

助听器位于耳郭的背面。耳模位于耳甲腔内。

(2) 耳内式(in-the-ear, ITE,图 66-2)和耳道式(in-the-canal, ITC,图 66-3)

整个助听器位于耳模式的外壳内,置于耳甲腔内。耳道式比耳内式的体积小。

(3) 盒式(body aid, 图 66-4)

传声器、放大器,音量控制钮及开关均位于盒式助

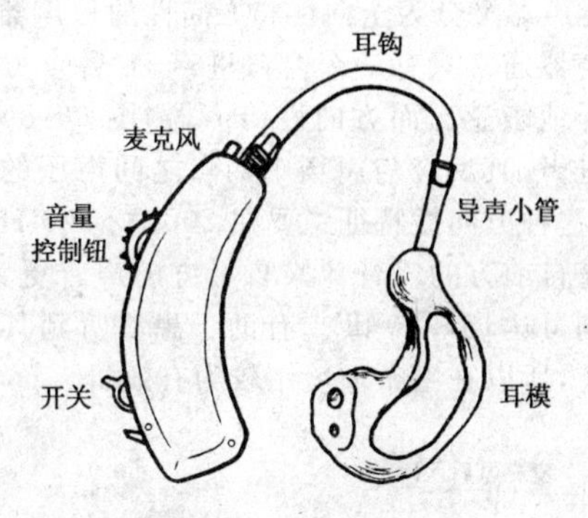

图 66-1　耳背式助听器

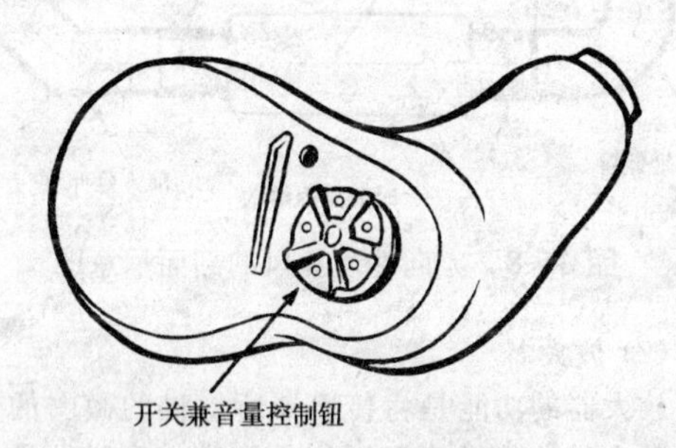

图 66-3　耳道式助听器

听器内。助听器可佩戴于胸前。电信号经导线至耳机产生声音经耳模进入耳道内。

(4) 眼镜式(spectacle aid，图 66-5)

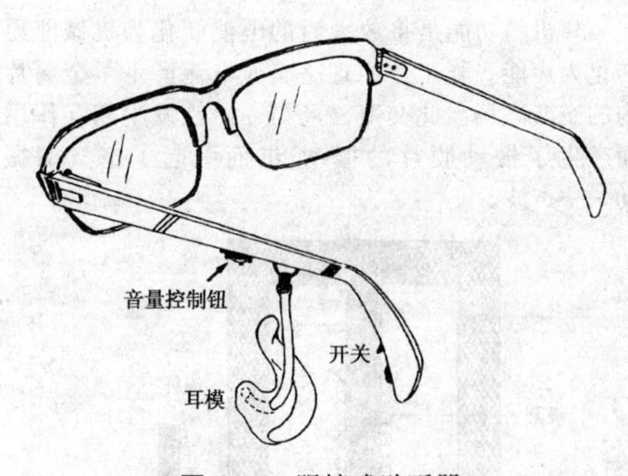

图 66-5　眼镜式助听器

助听器位于眼镜架内，声音经塑料导声管传入耳模内。这种助听器较少使用。

(5) 骨导助听器(bone conduction aid)

形如测听器之骨导耳机，连接于一个盒式助听器。主要用于不能用气导助听器的传导性耳聋的患者，如先天性耳道缺损、慢性化脓性中耳炎患者。

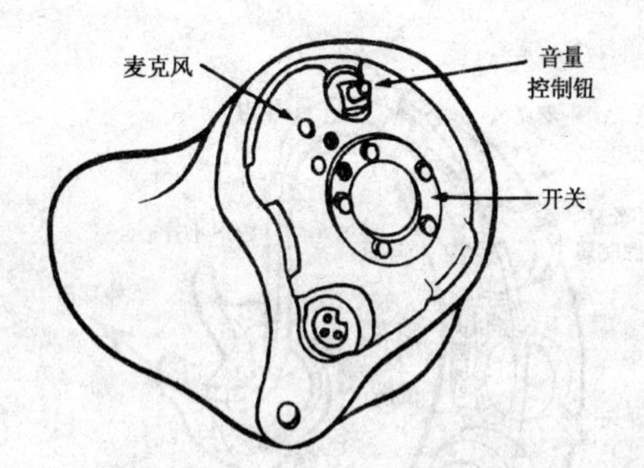

图 66-2　耳内式助听器

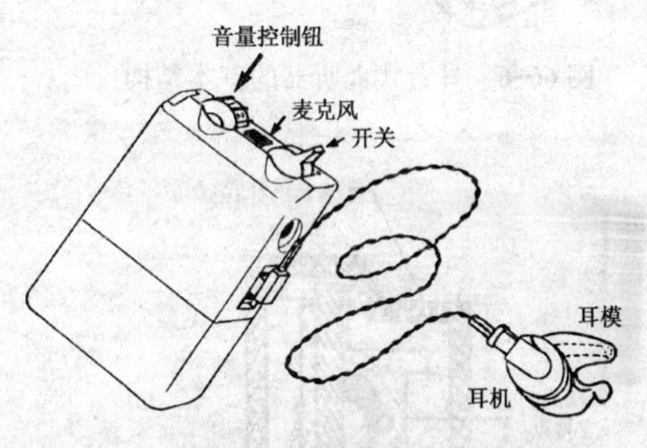

图 66-4　盒式助听器

66. 1. 4　耳模

耳模(ear mould)的制作系先用硅胶注入患者耳内做成耳印模(impression)，然后做一个阴模，再用阴模做个正式的耳模。其材料可为丙烯酸类(硬性或软性)、硅胶等。耳模可附有通气孔及号角式管口，其功能为：① 把助听器输出的声音传到鼓膜；② 将助听器附于耳朵；③ 进一步影响频率响应曲线。

66. 2　助听器的构造及特征

66. 2. 1　助听器的基本结构

助听器的内部结构包括传声器(麦克风)、一组放大器和滤波器以及耳机(受话器，图 66-6)。助听器的外部结构包括电池和供患者使用的开关及音量控制旋钮。有些助听器的开关钮上还有感应线圈(induction coil)的选择。助听器的外部还有供助听器工作者使用的调制电位器。现代化的程序化助听器带有程序的选择钮及遥控器。

(1) 传声器(麦克风，图 66-7)

传声器的功能是将声能转化为机械能再转化为电

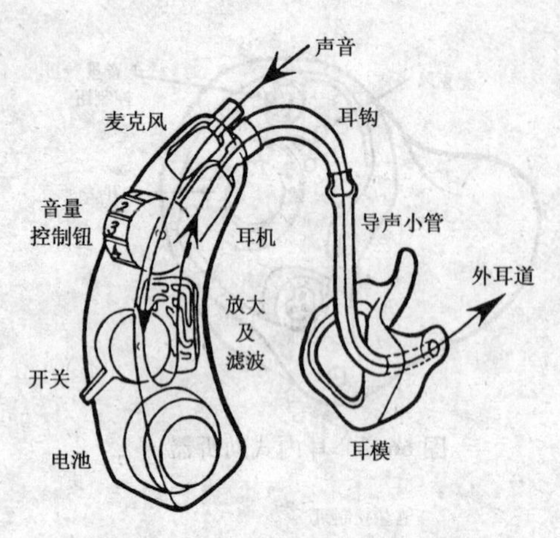

图 66-6　耳背式助听器的基本结构

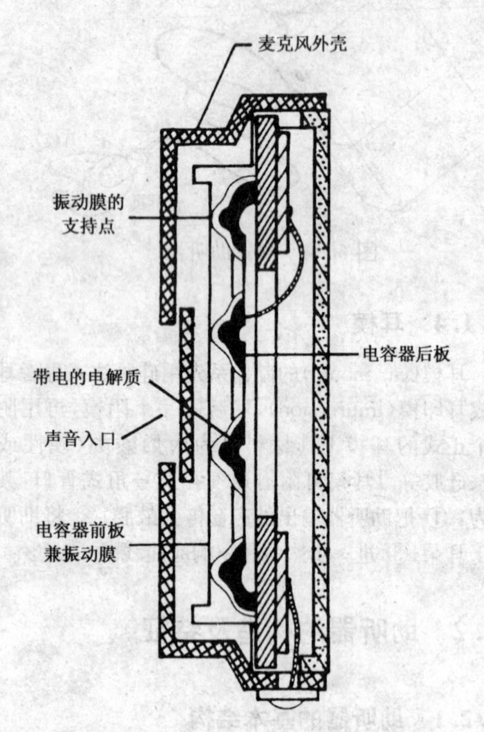

图 66-7　电解质麦克风的剖面示意图

能。传声器中的振动膜、驻极体(永极化的电解质)和一块金属背板组成了一个电容器。声波中的疏波和密波推动了振动膜前后运动,继而改变了电容以及电容器两端的电压。这微弱的信号被场效应晶体管所放大。这种传声器体积小,对声音十分敏感,对振动、冲撞、温度和磁场皆不敏感,并具有一个平坦的频率响应曲线,即对不同频率的声音有相近的放大倍数。

传声器又分为全向性和方向性的传声器。全向性传声器通常只有一个窗口进声,对各个方向的声压同样地敏感。而方向性传声器(图 66-8)有两个窗口进声,其反应与声场中两点之间声压的梯度成正比,这种方向性特征主要在 200～2 000 Hz 之间。它对来自前方的声音比来自后方的声音更为敏感,其差别可达15～20 dB。有助于患者听到其正对面的声音,所以在嘈杂环境中较为有效。

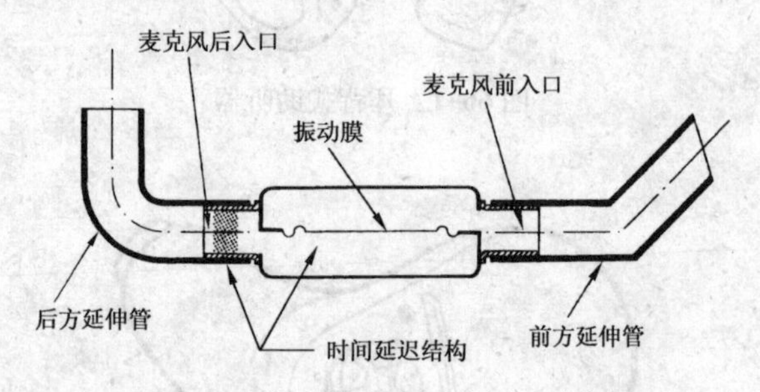

图 66-8　方向性麦克风的剖面示意图

(2) 放大器

放大器的功能是将传声器所提供的微弱的信号经过数个晶体管放大到适当的强度。重要的是这些信号在放大的过程中不能引起过多的失真以至于影响言语的分辨率。经过放大的信号进入耳机后发出声音。

(3) 耳机(图 66-9)

耳机的功能是将放大后的电能转化为机械能再转化为声能。其工作原理是交变电流产生了金属片内的交变磁场。此交变磁场与一磁铁发生相互作用而产生了振动膜片的振动,继而引起了空气的振动——声波。

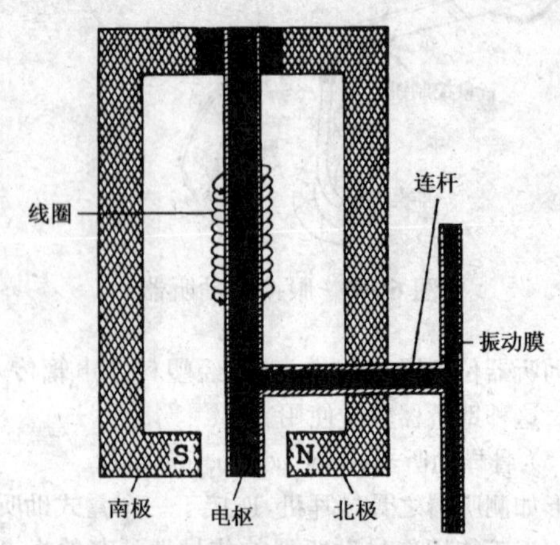

图 66-9　助听器耳机的剖面示意图

助听器的外部有一音量控制钮，可供患者调节声音的大小。

助听器的外部还有供助听器工作者所用的一组调制电位器。这组电位器可包括：增益控制钮(gain control)、输出功率钮(output control)及音调控制钮(tone control)。音调控制系统是由电容和电阻组成的。其基本原理是电容器对低频电流的高阻抗。

(4) 电池

除了盒式助听器使用5号或更小的干电池外，耳背式、耳内式或耳道式助听器均使用纽扣电池。纽扣电池又分为汞电池、氧化银电池和锌-空(气)电池。汞电池中阳极是氧化汞，阴极是锌片，其电压可达1.3～1.5 V。氧化银电池中阳极是氧化汞，阴极是氧化银，其电压可达1.5 V。锌-空电池中的阴极是一层锌，阳极是一层镀镍的网。这个网是由碳、聚四氟乙烯(teflon)和氧化镁所压制而成的。空气经过电池表面的孔和这层网起作用，所以在使用前应将阳极上覆盖的粘纸撕去。锌-空电池的电压为1.4 V。氧化银电池的电压较高，但成本较大。汞电池系有毒物质，废用电池的处置仍是个环境保护问题。所以锌-空电池有可能会使用得越来越普遍。

66.2.2　助听器的附加结构

(1) 感应线圈(induction coil)

有些助听器带有感应线圈。这些助听器的开关上有三档：O(off)、M(microphone)和T(induction coil)。若放在T上，助听器内的感应线圈和电话机内的感应线圈相耦合。这样信号将直接经过电磁波进入助听器。有些现代化的电话不再带有感应线圈。助听器的感应线圈还可以和剧院、火车站的感应环相耦合，以避免环境中噪声的干扰。

(2) 插座

一些外部声学装置可以经此插座与助听器相接。例如，聋耳所用的调频接收器可将信号经插座输入助听器，其目的乃是减少环境噪声的干扰。

(3) 耳钩(ear hook，图 66-10)

耳钩位于耳郭之上方。耳背式助听器借助于耳钩附于耳郭的背面。耳机放出的声音亦首先进入耳钩。耳钩的内径及形状可以影响声音的频率和强度。

(4) 阻尼器(damper)

阻尼器是一个多孔的小盘，附于一个不锈钢的圆柱体。如果把阻尼器放在助听器的耳钩内则可衰减1 kHz周围的声音。其主要作用是避免频率响应曲线在1 kHz附近的增益高峰，也就是使频率响应曲线较为平滑。

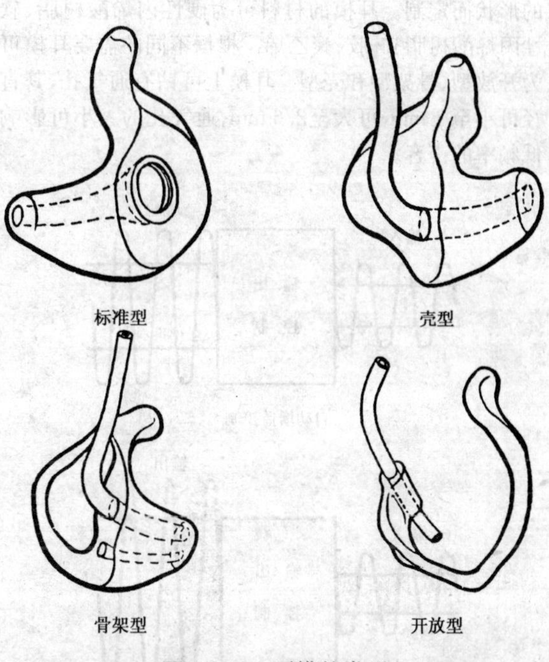

图 66-10　耳模的类型

(5) 传音小管(图 66-11)

小管是从耳钩到外耳道内的一条塑料管，长约60 mm。在外耳道内的塑料管实际上是包埋在耳模内的。根据听力缺损及助听器的增益，可用标准管、加厚管、防湿管、号角管口或漏斗管口以改变最终的频率响应曲线。

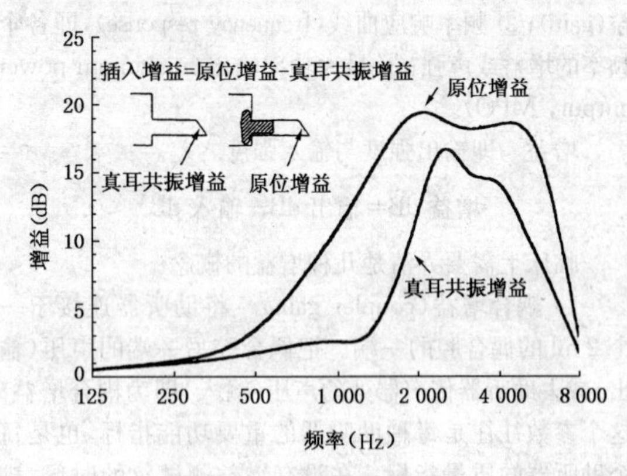

图 66-11　真耳增益测试

(6) 耳模(图 66-12)

耳模是放置于耳甲腔、耳甲艇及外耳道内的塑料制品。其功能是支持传音的塑料管，防止大量声音外漏而引起反馈(feedback)并保持适当的通气。因为每个人的耳朵形状都不同,所以耳模要根据各人耳印模的形状而定制。耳模的材料可为硬性丙烯酸树脂、软性丙烯酸树脂、硅胶、聚乙烯。根据不同的需要耳模可为开放型、骨架型和壳型。耳模上可钻有通气孔,其直径可小至1 mm,可大至2.6 mm。通气孔的大小可影响低频率的声音。

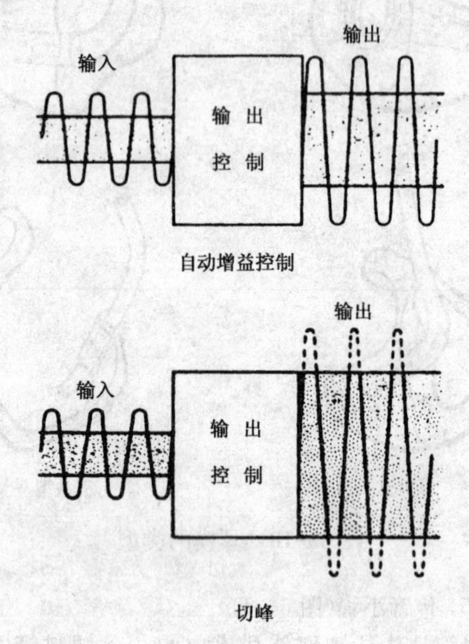

图 66-12 两种最大输出功率的限制方法

66.2.3 助听器的功能特征

就助听器的功能来讲,有3个特征是重要的:① 增益(gain);② 频率响应曲线(frequency response),即各个频率的增益或声强;③ 最大功率输出(maximum power output, MPO)。

增益 即输出强度与输入强度之差。

增益 dB=输出 dB-输入 dB

临床上需要弄清楚几种增益的概念。

1) 耦合增益(coupler gain) 将助听器连接于一个2 ml的偶合腔的一端。把偶合腔另一端的声压(输出)减去助听器传声器处的声压(输入)即为耦合增益。这个参数往往是每种助听器的重要功能指标,也是每个助听器的质量指标。在没有增益测试仪的时候,耦合增益是选配助听器的重要指标。其测试方法将于66.3节内详述。

2) 原位增益(in situ gain,图 66-13) 把助听器放入外耳道后,用增益测试仪将耳道内经助听器放大后的声压减去耳道口未经放大的声压即得到原位增益。这个参数反应了助听器位于人耳内所起的放大作用。

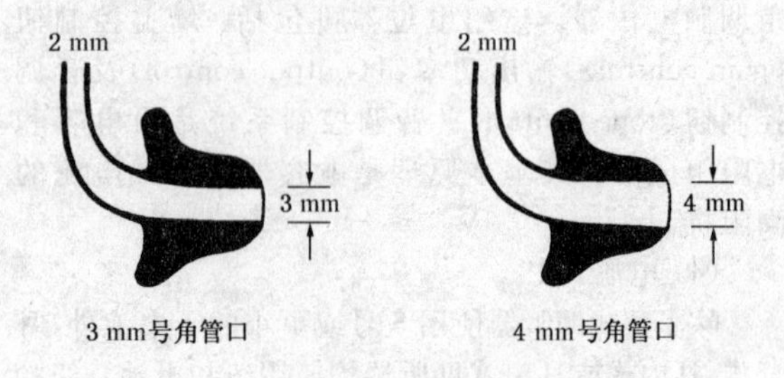

图 66-13 号角管口

3) 真耳共振增益(real ear resonance, 图 66-14) 外耳道是一个长约2.5~3.5 cm,一端开放、另一端闭合的管道。从声学上来讲,这样一个管道可以引起某些频率的声波的共鸣,其波长为此管道长度的4倍。根据公式:声速=波长×频率,外耳道可引起2 400~3 400 Hz声波的共鸣。其增益可达10~15 dB。也可以说声波经过外耳道后可以在这个频率范围内有10~15 dB的放大。但是当助听器在外耳道内的时候,真耳共振增益即发生改变。

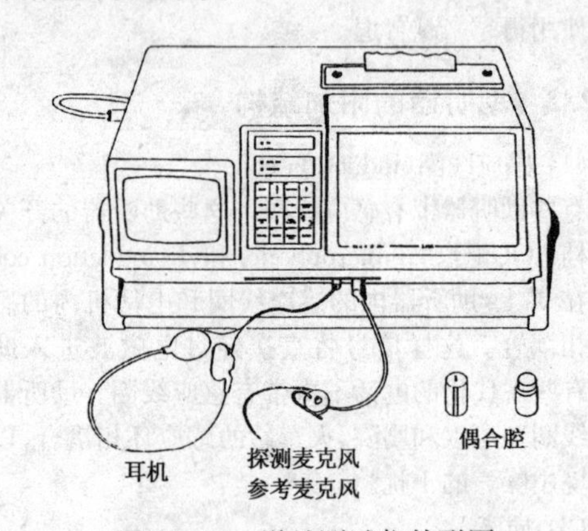

图 66-14 增益测试仪外形图

4) 插入增益(insertion gain, 图 66-15) 原位增益减去真耳共振增益即为插入增益。这代表了助听器给患者带来的最终的增益。

5) 功能增益(functional gain) 即患者的(裸耳)听阈与助听听阈的差值。需要注意的是(裸耳)听阈往往是佩戴测听器耳机时所测得的听力级(hearing level, HL)。而佩戴助听器时所测得的则是自由声场(free field)中的声压级(sound pressure level, SPL)。表 66-1 为听力级与声压级之间的换算表。

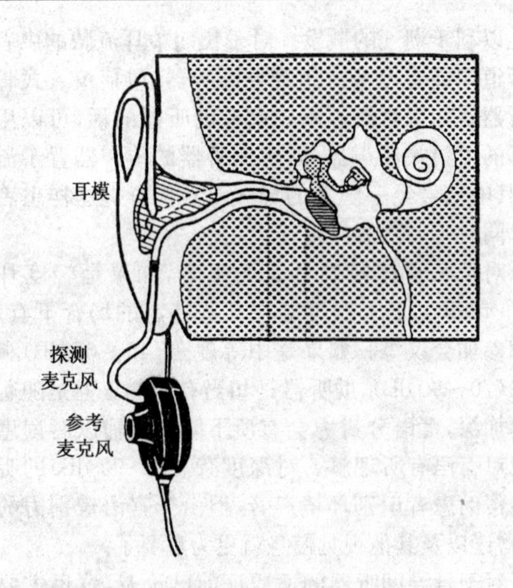

图 66-15　真耳增益测试示意图

表 66-1　听力级与声压级换算表

频率(kHz)	0.25	0.5	1	1.5	2	3	4	8
听力级(HL)	0	0	0	0	0	0	0	0
单耳声压级(SPL)	15	9	7	6	4	0	−1	18
双耳声压级(SPL)	12	6	4	3	1	−3	−4	15

在自由声场中，当双耳听阈差值>10 dB 时，我们将用单耳声压级换算，否则将用双耳声压级换算。

插入增益是一种客观的测定，而功能增益则是一种主观的测定。理论上来讲两者应为一致，差值应≤5 dB。临床上其差值可能>5 dB。这取决于测定插入增益时的方法上的误差以及测定裸耳听力及助听听力的主观感觉的误差。

需要指出的是，临床上需要测量的以上各种增益系指从 125～8 000 Hz 的各个倍频上的增益，而非仅仅某一频率的增益。

66.2.4　频率响应曲线

即在测定助听器的增益的时候，把图表上各个频率的增益值或声强值连接起来所形成的曲线。针对患者不同的听力损失曲线，我们可以人为地调整助听器的频率响应曲线(frequency response)。例如某些患者保留着良好的低音听力，但是从 1 000 Hz 或 2 000 Hz 以上有滑雪坡型的高音听力损失，我们可以用滤波器来减少低频的增益，否则患者会有自我声音过强，低频背景噪声干扰以及语言辨别力降低的麻烦。某些传导性耳聋患者有明显的低频损失，却有相对较好的高频听力，我们可以用滤波器减少高频的增益，否则患者会感到过强的金属音，声音失真，也可引起反馈噪声。有一点需要注意的是，虽然助听器的钩形管、阻尼器、号角管和耳模中的通气孔不能改变助听器本身的频率响应曲线，但可以改变最终的频率响应曲线。

虽然助听器对声音具有放大作用，但有其一定的限度，这就是最大输出功率(maximum power of output)。许多感音神经性耳聋的患者有重振现象。即虽然这些患者的听阈有一定的提高，但响度感觉增长很快。其不适阈可以接近或略高于正常人。如果不对输出功率有所限制的话，势必引起患者的不适感。因而在所有的助听器上都有最大输出功率的控制旋钮。即把输出功率限制在一额定的数值，当输出功率达到了这个数值，增益将受到抑制。此外，当输入强度很大时，如关门声、汽车喇叭声，助听器也必需限制输出功率。助听器有两种方法将输出限制在额定的最大输出功率，一种是削峰，另一种是自动增益控制。

(1) 削峰(peak clipping)

是当声音中某一频率的输出达到了额定的最大输出功率，就不再增长。而声音中未达到最大输出功率的其他频率则不受影响。当削峰发生时，被削频率的正弦波变成了一个方波。用波谱分析仪来分析这个方波就可得到基于此正弦波上的一系列的谐波。这就产生了所谓的谐波失真。如果谐波失真超过一定的范围就会引起信号的失真及言语辨别力的下降。这种谐波失真仅仅发生于实际输出功率超过了最大输出功率的时候。另一个存在的问题是信号噪声比的改变。设想在一个嘈杂的环境中人们言语的强度势必要加大以保持一定的信噪比。这样言语信号的输出功率往往比噪声所致的输出功率先达到额定的最大输出功率。这样言语信号的增益就变小了，而噪声的增益仍保持不变，也就影响了助听器配戴者的言语分辨力。为了避免以上的两种缺陷，人们设计了自动增益控制。

(2) 自动增益控制(automatic gain control，AGC)

系用电子系统测试助听器的输出功率。当其达到一定的数值时即膝点(knee point)就用负反馈的方式来控制放大器的增益。当某一频率的输出功率达到膝点时，所有频率的增益均被压缩。这种输出控制的好处是没有谐波失真，且保持了信噪比。存在的问题是：① 负反馈回路需要大约 5 ms 的反应时间以开始压缩增益。当信号下降至膝点以下，又需要 30～200 ms 的时间以解除增益的压缩。这样就会引起信号的失真；② 当一个低强度的辅音位于一个高强度的元音之后时增益的压缩不能得到及时的解除，辅音不能得到应有的放大；③ 当信号的强度徘徊于膝点上下时，增益的反复改变会产生异常的声音。

现代的输出功率的控制往往采用削峰和自动增益控制的结合，即当强度到达膝点时即开始压缩增益，而当到达最大输出功率时就开始削峰。如果谐波失真的强度不大的话，还不至于引起言语分辨力的降低。

66.3 助听器的临床使用

66.3.1 病史的收集及听力检查

是否使用助听器要根据病史及听力检查结果而定。

首先要对病人的听力下降情况有一个全面的了解。病人是渐进性的听力损失还是突发性的聋，是波动性的听力损失还是持续性的聋。患者是否做过耳科手术，是否使用过助听器以及患者的家族史。

患者对听力的要求也是很重要的。有些患者工作中需要一定的听力，有的人担负许多社会工作，他们对听力有较高的要求。有些人已退休，其主要的活动范围仅仅是家庭和邻居，加之看看电视，他们对听力的要求就不及前者迫切和苛刻。

纯音测听务求准确，不论是成人或儿童。对于两侧听力差距较大者必须用掩蔽法以避免被影子曲线所迷惑。骨导与气导都要准确以求得气、骨导间距。这对于助听器增益的设计是有重要意义的。

如果有条件的话，则应做语言测听。一方面可以估价纯音测听的可靠性，另一方面可以对配戴助听器后的言语分辨力做一粗略的估计。

声阻抗及声反射的测定对估价中耳情况、伪聋以及筛选蜗后病变有一定的价值。

综合以上情况，我们可以对于患者是否适宜于配戴助听器以及用何种助听器有一个初步的印象。

66.3.2 助听器的选择

一般来说，传导性耳聋患者首先应考虑积极的治疗。如果患者有手术禁忌证或不适宜手术或患者拒绝手术，可以考虑配戴助听器。对于慢性中耳炎患者，如果处于静止期，无分泌物或少量分泌物以耳背式助听器为宜，因为耳模可以经常清洗。这种耳模应带有通气孔以利于潮气的散发。对于长期中耳流脓的患者及外耳道闭锁者可考虑用骨导助听器，包括植入式骨导助听器。如果对侧耳可以配戴助听器的话，可以用对侧耳的卫星式传声器，即将助听器的传声器置于流脓耳，其电信号经一隐蔽的导线至对侧耳。这样患者就可以同时听到两侧的声音。

对于感音神经性耳聋的患者，如果是轻度耳聋(20～40 dB)，助听器可能在某些特定的场合下有效，例如参加会议等。如果是中等度聋(45～65 dB)和重度聋(70～90 dB)，助听器是相当有效的。但是随着耳聋的加深，言语分辨力会有所下降。若辅以唇读患者仍能对言语有所理解。对深度聋者(>90 dB)助听器仍能帮助患者识别环境声音，但由于言语辨别力的下降，唇读以及其他视觉信息就更为重要了。

对于骨导助听器的适应证前已论及，这里主要讨论气导助听器的使用。气导助听器有下列 5 种：耳道式、耳内式、耳背式、盒式及眼镜架式。随着现代电子技术的发展，助听器的功能和质量不断地完善而体积则日趋缩小。有些人认为助听器体积越小则越先进，其实则不然。助听器的选择取决于患者的听力损失、外耳道的体积、年龄、工作、手指的灵活性等。一般来讲，功率越大则体积也越大。所以轻度和中等度聋的患者可用耳道式或耳内式，而重度或深度聋者需用耳背式或盒式。一般来讲，助听器公司的商品目录会提供各种助听器的最大功率及所适用的听力损失范围。年轻人出于美观考虑愿意选择耳道式或耳内式。老年人对外观考虑不多而且手指灵活性差、视力下降则愿意选择耳内式、耳背式甚至于盒式。小儿特别是学龄前儿童的外耳道生长很快，每隔数月耳模即需更换，耳背式应属首选，若用耳内式或耳道式则既不经济又不实际。长期卧床者则宜用盒式，因为耳内式或耳道式与枕头接触可引起反馈啸音。戴眼镜者往往选择耳内式，因为耳背式助听器及眼镜架位于同一部位，不甚方便。各种助听器的优缺点详见表 66-2。

另一个临床上碰到的问题是单耳助听还是双耳助听。一般来讲双耳助听优于单耳助听。双耳助听的主要优点在于：① 增强声音的方位感；② 身体两侧的声音都可以听到；③ 有助于改善在嘈杂环境中的言语分辨力；④ 由于双耳配有助听器，患者的主观感觉响度就有所提高，声音质量较好；⑤ 双耳听可增加立体感觉，较近于自然的听觉情况；⑥ 双耳配戴助听器患者有一种两侧对称平衡的感觉；⑦ 有些患者喜欢轮流使用两侧的助听器使两耳轮流休息，而在特殊情况下同时使用双耳助听器。

表 66-2 各类助听器比较表

助听器	耳道型	耳内型	耳背型	盒式
最大增益	30 dB	50 dB	70 dB	80 dB
频率及增益调整钮	无	MPO 音调	MPO，AGC 音调	MPO，AGC 音调
声学调节	很有限	有限	选择性好	选择性好
耳郭增益	+5～10 dB	+5 dB	无	无,可有衣服噪声
方向性麦克风	无	少有	很有效	少有,需附加设备
通气孔	1 mm max	2 mm max	3 mm max	3 mm max
放置	易	易	难	易
使用	难	较难	易	易
舒适感	常有闭塞感	偶有闭塞感	少有闭塞感	较大、重、线较长
外观	好	尚好	取决于发形	较注目
耐久性	易损坏	尚可	很好	很好,电线易坏

单耳助听的主要优点在于：① 节省开支；② 老年人或伴有其他缺陷的患者较易掌握；③ 适用于两耳听力差距较大或中枢性听觉功能不良者。在这种情况下双耳助听会降低言语分辨力。

除此以外,我们还必须结合患者的具体情况加以考虑,例如工作、生活、家庭、社会活动、精神状态等。

66.3.3 耳模

制取耳印模的第一个步骤为仔细检查外耳道。若有耵聍则应取出,若有急性炎症则应推迟耳印模的制取。与此同时应仔细观察外耳道的宽窄和走向。

选用或制作一个和外耳道大小相应的耳塞。此耳塞可用棉花或泡沫塑料拴上一根细线。根据外耳道的走向将耳塞放入耳道内,深度略超过软骨部和骨部交界的狭部。细线的长度以能达到耳郭内侧的耳沟为宜。此过程可在额镜的观察下进行,亦可以用笔型的耳灯执行。耳灯形同一笔型手电筒,在小灯泡的前方有一有机玻璃的细杆,其末端成锥体形可用以推进耳塞。在置入耳塞前应向患者做好解释工作,以免患者惊慌失措。有些患者可因迷走神经反射而引起咳嗽。

制取耳印模的材料可因地制宜,常用的材料是硅橡胶。在临用前加入固化剂用石膏刀迅速混匀。固化剂的量应根据室温略有调整。硅橡胶混匀后即放入特殊注射器中准备注入外耳道内。在注入前应先告诉患者硅橡胶较冷,可能引起不适。注入时先使硅橡胶充满外耳道,徐徐退出注射器,再使耳甲腔和耳甲艇充满硅橡胶。然后用手指轻压耳甲腔内的硅橡胶。5 min 后用指甲轻压硅橡胶,若无指甲印留下则说明硅橡胶已充分硬化。可将耳印模连同耳塞一同取出。最好再检查一下外耳道,一则确保无损伤、无异物,二则给患者心理上的安慰——耳道内的填充物均已取尽。

先对耳印模做一检查以证实耳印模表面光滑,不带有注射时留下的条纹,然后可将耳印模修至软骨部和骨部交界的狭窄部,或略微长一些。用软纸将耳印模包好放入容器中。数日内应将耳印模与申请单一同送至生产耳模的工厂。在申请单中除了常规填写姓名、住址外,应注明用的材料、耳模的形状、通气孔的大小以及传声管的形状。有些助听器公司主张每次做两个耳模,以便耳模厂有选择的余地。

耳模的材料可为丙烯酸树脂、硅橡胶及聚乙烯等。通常用的硬性丙烯酸树脂可耐久,患者亦感到舒服。软性材料用于重度及深度耳聋,因为这些患者需要较大输出功率的助听器,软性材料可密封外耳道以防反馈啸声。如果患者对某些材料过敏,可用刺激性很小的医用硅橡胶。

耳模的构造可以影响整个助听装置的频率响应曲线。耳模的类型可为开放型、骨架型、壳型或标准型。形状的选择主要取决于助听器功率的大小,或者说听力损失的程度。轻度听力损失的患者使用低功率的助听器,不易引起反馈,可用开放型的耳模。中度或重度耳聋者使用中功率的助听器,可能引起反馈,应用骨架型耳模。重度或深耳聋者使用大功率助听器,必须用壳型耳模。盒式助听器连于标准型耳模。

与耳模有关的是通气孔的大小。如果是开放型的耳模,当然不涉及通气孔的问题;如果患者有中度或重度的高频听力损失但又有较好的低频听力,通气孔的问题是不可忽略的。通气孔的主要作用是让低频声音外泄。如果没有适当大小的通气孔,患者可感觉到自我声音共鸣感,言语分辨力低,甚至于听到自己的脚步声或心脏搏动声。但若通气孔太大则可引起反馈。

对耳模的形状及通气孔的直径大致可作如表66-3的考虑。

表 66-3　听力损失与耳模形状及通气孔直径的关系

2 kHz 听力损失(HL)	耳模形状	通气孔直径
＜40 dB	开放型	开放型
40～50 dB	骨架型	2 mm
50～60 dB	骨架型	1 mm
70～80 dB	骨架型	无
＞80 dB	壳　型	无

传声小管是从耳钩到耳模的声音出口处的一段塑料小管。管子的长度及管径可影响整个助听装置的频率响应曲线。管子越长则低频越强而高频越弱，反之则高频越强而低频越弱。实际上对一特定的患者传声小管的长短不会有很大的变化余地。如果管子较细(2 mm)，频率反应曲线可在 2 kHz 处有一峰值；如果管子较粗，频率反应曲线可在 4 kHz 处有一峰值。临床上我们可用号角管口(libby horn)来加大高频的增益。

号角管口主要用于提高 4 kHz 附近的声压。如果从 2～4 kHz 有＞10 dB 的听力下降，则可用 3 mm 的喇叭管；若差距很大，则用 4 mm 的喇叭管。如果外耳道较窄，则号角管口的应用就会受到限制。

除了耳模的形状和材料不能随意立即更换之外，通气孔直径及号角管口的大小均可在试用助听器时加以改变。

66.3.4　增益和频率响应曲线的选择

为患者选配助听器的目的是提供最佳言语信息，这样我们必须考虑到以下几个方面的问题。

(1) 重振或称复响

大多数的助听器配戴者患有感音神经性耳聋。重振是其特征之一，即虽然患者的听阈已提高，但其响度增长很快，其不适阈听力级可以相等或相近于正常听力者的不适阈听力级。也就是说感音神经性耳聋患者的听觉动态范围(＝不适阈－听阈)较正常人缩小。如果助听器提供的增益相当于听力的损失，患者必然会感到声音过响。

(2) 言语频谱

一般说来大多数人的言语强度在 60～70 dB SPL，低频的强度较高而高频的强度较低。所以我们必须考虑到当输入强度在 60～70 dB SPL 的时候，输出强度不能超过患者的不适阈。一般来说，助听器应提供较多的高频的增益，这是因为高频的声音有助于提高言语分辨力，又不至于使患者感到声音过响。

(3) 向上扩散掩蔽

当振动波传至内耳时，高频波引起底转螺旋器的振动而低频波经过底转引起顶转螺旋器的振动。如果低频声音过强则会在扩散过程中掩蔽高频声音。所以在考虑频率反应曲线时应减少低频的增益。

(4) 环境噪声

如果增益和频率反应曲线选择不当，环境噪声可影响言语分辨力并可引起不适感。

66.3.5　选择增益和频率响应曲线的公式

文献中有很多选择增益和频率响应曲线的公式。除了过时的公式之外，当今人们仍然采用的公式大约有 3～4 个。很难说哪个公式最好。人们在设计这些公式时，主要考虑的是听阈和听力最适级(maximum comfortable level, MCL)。一般来说，使用听阈较多，这是因为听阈易测，重复性强。这里限于篇幅仅介绍 NAL 和 POGO 公式。

NAL 是澳大利亚国立声学实验所的缩写。研究设计助听器并为患者配助听装置是 NAL 的主要任务之一。NAL 的助听器增益的公式是：

$$\text{插入增益} = X + 0.31\,HTL(f) + k(f)$$

HTL(f)是在某个频率(f)的听阈。

$$X = 0.05(HTL500 + HTL1\,000 + HTL2\,000)$$

k 是言语频谱常数，其值与频率有关：

频率(kHz)	0.25	0.5	1	2	4	6
k(f)	−17	−8	1	−1	−2	−2

如果 HTL(500)＝HTL(1 000)＝HTL(2 000)，则：在 500、1 000、2 000 Hz 的插入增益为：

$$0.15\,HTL(f) + 0.31\,HTL(f) + k(f)$$
$$= 0.46\,HTL(f) + k(f)$$

这就是说插入增益近似于听阈的一半加上言语频谱常数。这种处理方法与许多其他公式相似，如 POGO 等。NAL 公式的 0.31 HTL(f)还体现了频率响应曲线的斜率是听力曲线斜率的 1/3。NAL 根据此公式列出了数据表及计算尺。助听器工作者可用数据表或计算尺求得各个频率的应得的耦合增益、插入增益及助听听阈。

以上的公式主要用于感音神经性耳聋。如果有传导性聋的成分，则再加上气骨导间距的1/4。如果患者在2 kHz的听阈高于95 HTL的话，还需要加上深度聋参数。

POGO是Prescription of Gain & Output的缩写。其插入增益的公式是：

当听力损失<65 dB时：

频　率(Hz)	插入增益
250	1/2 HL－10
500	1/2 HL－5
1 000	1/2 HL
2 000	1/2 HL
3 000	1/2 HL
4 000	1/2 HL

当听力损失>65 dB时，插入增益还要加上1/2(HL－65)。

66.3.6 响度不适级和最大输出功率

在66.2.3“助听器的功能特征”一节中论及助听器的最大输出功率(maximum power output, MPO)。在实际应用中，如果最大输出功率设计得太高，患者为了避免过响的声音，则常把音量放在较低的位置上，或者频繁地调节音量。这将导致患者少用或不用助听器。同时，最大输出功率过高可产生对内耳的损伤，亦可过度地消耗电池。反之，如果最大输出功率设计得过低的话，助听器的输出功率过低，不能满足重度和深度耳聋的患者的需要。对削峰型的助听器来说，过低的最大输出功率会产生谐波失真及信噪比的改变；对自动增益控制的助听器来说，过低的最大输出功率会频繁地激发增益的压缩，也会导致言语的失真。因此，适当地设计最大输出功率是助听器调试过程中的一个重要步骤。

在设计最大输出功率的时候，应先测试响度不适级(loudness discomfort level, LDL)。响度不适级应定义为：某频率的声音或一宽频带的声音在一定的声强水平，响得患者所不能忍受，即使是几秒钟，但并不引起疼痛，此声强为响度不适水平。从听阈到响度不适级的范围被定义为动态范围(dynamic range)。

听力学家们根据不同的公式，参照响度不适级，设定最大输出功率。例如：

POGO：MPO＝(LDL500＋LDL1 000＋LDL2 000)÷3(dB HL)

Pascoe：MPO<LDL－3 dB或MPO＝15 dB＋助听言语水平，取两者中的较小值。

Byrne：如果动态范围>35 dB，

MPO＝LDL(SPL)－5 dB

如果动态范围<25 dB，MPO＝LDL

Hawkins：MPO＝LDL

不管用什么方法设定最大输出功率，最终还必须用患者的主观感觉来确定最大输出功率。临床上可用击掌、收音机、翻报纸的声音来看患者的反应。

(1) 调试耦合增益

调试耦合增益可有以下几个目的：① 选择一个合适的助听器：是用耳背式还是用耳内式；② 检查助听器的功能：同一类产品中助听器的输出功率可有±6 dB的标准差，所以两个同样牌子的助听器之间的最大差别可有12 dB；③ 定期检查助听器，以确保助听器处于良好的工作状态；④ 在调试助听器时观察其频率响应曲线。

调试助听器的耦合增益时，把助听器的耳钩尖端连在偶合腔上，把开关旋钮放于“开”上，并把音量控制钮和输出功率钮放在最大处。把助听器的传声器及监测传声器均放在隔音测试箱的中央。在这个位置上扬声器放出不同频率的纯音。先把输入控制在50 dB或60 dB，让测试器从低频往高频或从高频往低频扫一遍，即得一频率反应曲线。调整助听器上的频率控制钮及增益控制钮，使这条曲线接近于所预期的频响曲线。

为了测试最大输出功率，把输入强度调至90 dB，可得一频响曲线。这条曲线被称为饱和声压级90(saturated sound pressure level 90, SSPL90)。调整助听器上的输出功率钮可以改变SSPL90的位置。

(2) 真耳共振(real ear resonance)增益及插入增益(insertion gain)的测试

增益测试仪：增益测试仪又可被称为助听器测试仪或真耳测试仪。此仪器的扬声器在自由声场中放出不同频率的啭音，可由低频往高频或由高频往低频移动。其最高频可为8 000 Hz，最低频可为125 Hz。两临接的啭音频率差可为1/48至1/24的倍频程(octave)。在声场中有一对传声器，参考传声器直接暴露于声场中，探测传声器连接于一个内径约1 mm、长约10 cm的塑料管。这两个传声器用以探测某两点的声压差。开机后首先把探测传声器的塑料管的游离端及参考传声器置于距离扬声器约1 m处的地方，然后起动不同频率的啭音。真耳测试仪即将两个传声器的校准值显示在荧光屏上并保留在内存中。

1) 真耳共振增益的测试　首先用耳镜检查被测

耳,注意有无耵聍以及外耳道的走向。

在探测麦克风的塑料管上附上一塑料小环,其内径相当于塑料管的外径。调整塑料小环的位置以使得小环与塑料管游离端的距离比耳模>5 mm;即如果在外耳道内放入探测传声器的塑料管和助听器以后,塑料管的游离端应位于耳模与鼓膜之间并在耳模的内侧>5 mm。被测耳应距离扬声器 1 m 左右。把耳模或耳道式助听器放入耳内,记住耳模外壁与对耳屏的相对位置,再把耳模取出。

把参考传声器悬挂于耳垂附近,把探测传声器的塑料管小心地放入外耳道的前下壁。塑料管上的塑料小环应位于耳模外壁的位置,被测耳向扬声器呈 30°～45°的角度。启动仪器扫频后即可得到一条频响曲线。这条曲线显示了在各个频率上外耳道所起的共振增益作用。曲线的形状及峰值因人而异,一般说来,峰值位于 2 400～2 700 Hz 附近。

2) 原位增益(in situ gain)及插入增益(insertion gain)的调试　完成真耳共振增益的测试后,把耳模或耳内式助听器放入外耳道内,并尽量保持探测传声器的塑料管的位置不变。助听器的音量控制钮应位于中间。启动插入增益测试仪的 1 kHz 的啭音后,调整电位器使得助听器在 1 kHz 的增益与设计的插入增益相符。启动仪器扫频后即可得到一条频响曲线,这条曲线显示了在各个频率上助听器所起的增益作用。根据需要可得原位增益或插入增益。实际上,仪器先得到原位增益,再自动减去真耳共振增益即在显示屏上得出插入增益。

插入增益=原位增益－真耳共振增益

插入增益代表了助听器所起的总的效果,所以比原位增益更有临床意义。

将所得的插入增益与预期的插入增益相比较,再运用调制电位器中的滤波器(LC 和 HC)来改变插入增益的频率反应曲线,使其形状与预期的插入增益频率响应曲线相近,然后再运用调制电位器中的增益控制钮来改变整个曲线的高低。

虽然插入增益是最重要客观指标,患者的主观感觉和言语接受能力仍然是最终的目的,也就是说要得到患者主观感觉的评价,故在取得最佳插入增益频率响应曲线后一定要向患者询问以下几个问题:

对普通强度的言语的感觉如何?是太响还是太轻?根据患者的回答来调节增益的大小尤其是低频的强度。

对不熟悉的和熟悉的言语是否感到清晰?根据患者的回答来调节频响曲线的形状,并检查高频的强度是否足够。

对自己的声音感觉如何?是否有共鸣感?如果患者有共鸣感则应增大通气孔的直径,必要时进一步减小低频的增益。

对较强的声音,例如击掌声、翻报纸声,是否感到太响?根据患者的回答来改变调制电位器中的最大输出功率钮。

是否听到反馈啸叫声?如果患者听到反馈啸叫声则应减小通气孔的直径或重做耳模,必要时减小高频的增益。

66.3.7　助听器的使用方法

在助听器配好以后应向患者交代助听器的使用方法。其要点是耳模或耳内式助听器的放入和取出的方法,开关旋钮和音量控制钮的使用,换电池的方法,以及清洁助听器的方法。对老年人及有其他生理缺陷的病人一定要耐心,循序渐进。要让患者亲自动手实践。

初用助听器者不宜连续使用过长时间,以每天 2 h 左右为宜,否则可引起耳痛。然后渐渐增加使用的时间。初用者不能适应环境的噪声,故应仅仅在室内使用助听器。然后渐渐增加使用的范围。

66.3.8　对助听器使用者的随访工作

为患者配好助听器后应嘱咐患者在使用过程中把问题和困难随时记录下来。1 个月后应来门诊做第 1 次的随访。随访中应耐心回答患者的问题,观察患者对助听器的使用方法的掌握程度。必要时对耳模做一些修整,对音调和音量做一些调整。如果有充分的时间可做响度不适级的测试、助听自由声场听力测试、助听言语听力测试。此后如无特殊情况则不需要经常随访。数年后应做听力复查,助听器检查、调整和更新。

(许时昂)

参 考 文 献

1. 何永照. 听力学概论. 助听器. 上海:上海科学技术出版社, 1964, 108
2. Carver WF. Development of the hearing aid industry. In: Hearing aid assessment and use in audiologic habilitation. 2nd Edition, Eds Hodgson WR, Skinner PH, Williams & Wilkins, Baltimore/London, 1981, 7～18
3. Skinner MW. Preselection of a hearing aid and

earmould. In：Hearing aid evaluation. Prentice Hall, New Jersey, 1988, 212～219

4. McCandless GA. Overview and rationale of threshold-based hearing aid selection procedures. In：Strategies for selecting and verifying hearing aid fittings. Thieme Medical Publishers. Inc. Newyork, 1994, 1～18
5. Byrne D, Dillon H. The National Acoustic Laboratorie's (NAL) new procedure for selecting the gain and frequency response of a hearing aid. Ear and Hearing, 1986, 7：257～265
6. Lecture notes in the School of Audiology, University of Melbourne, 1993

67 儿童期耳聋

儿童的耳聋已受到家属和社会的重视。我国在1987年由中国残疾人联合会组织全国问询式普查，发现0～14岁儿童中有182万耳聋患者，其中70%～80%有残余听力。听力与言语障碍各占3.6%及1.99%，总共为5.59%。在1998年由上海市妇女儿童工作办公室组织上海市儿童保健系统抽样调查残疾儿童12 810名，发现听力残疾20名，占1.56‰。其中一级重听3人(15%)，二级重听7人(35%)，一级耳聋7人(35%)，二级耳聋3人(15%)。其发病原因以患病及耳毒药物、父母聋哑及高危儿为主。0～3岁的儿童发病率低于>3岁儿童。与1988年残疾人抽样调查结果，0～7岁儿童耳聋2 081人中有一级耳聋925人，占44.45%，二次结果略有不同。上海市儿童保健所每年进行幼儿园及托儿所儿童听力筛查，用声阻抗仪检出异常鼓室图分别为19.3%及22%，经治疗后持续耳聋患者为1‰。这发病率与国际上发表的严重耳聋须专科治疗的数字相符。出生婴儿总体发病率为0.5‰～1.6‰(表67-1)。

发现耳聋时间依赖于普及耳聋预防知识，施行筛查制度，特别是高危儿的筛选。在发达国家中，一般在2岁前已可确诊。最早在6月龄时可确诊，并开始干预。我国一般儿童未经筛查，待增至5～6岁才得确诊。上海市自1998年开始实行残疾儿童报告卡制度，由确诊医师填报。报告卡的格式和所填内容见附录。

表67-1 各国儿童耳聋发病率

	新生儿筛查(‰)	幼儿患病率(‰)	高危儿患病率(%)
美国*	1.0～3.5	1～5(a)	16.0～30.0 (1981～1985)
英国**		1.7(b)	
丹麦		1.4(c)	

* 0～6岁
** 5岁的幼儿
a. Northorn (1987年); b. Feinemesser (1982年); c. Parving (1984年)

67.1 病因学

儿童耳聋的发病原因可通过口询或函询了解。主要有以下内容：① 家族史；② 妊娠期母体患病史；③ 妊娠期用药史；④ 出生时窒息史；⑤ 是否早产；⑥ 出生时体重多少(<1 500 g为轻体重)；⑦ 新生儿期黄疸指数(>15 mg/100 ml为超指标)；⑧ 出生后感染史，如脑膜炎、腮腺炎；⑨ 反复发作上呼吸道炎，主要为渗出性中耳炎；⑩ 有否额面部先天性畸形；⑪ 父母是否近亲结婚；⑫ 母亲是否是35岁以上高龄产妇。

表　　号：沪卫统47号
制表机关：上海市卫生局
批准机关：上海市统计局
批准文号：沪统制字(1998)21号
有效期限：1999年底

附录　上海市残疾儿童报告卡

患者姓名：＿＿＿＿　门诊(住院)号：＿＿＿＿　编号：＿＿＿＿
性　　别：＿＿＿＿　出生日期：＿＿年＿＿月＿＿日
住　　址：＿＿＿区(县)＿＿＿街道(乡)＿＿＿路(村)＿＿＿弄＿＿＿号＿＿＿室
电　　话：＿＿＿＿＿＿　邮　编：＿＿＿＿
户籍地址：＿＿＿＿＿＿＿＿＿＿
父亲姓名：＿＿＿＿　母亲姓名：＿＿＿＿
诊　　断：＿＿＿＿＿＿＿＿＿＿
残疾类别：1. 视力残疾　2. 听力残疾　3. 智力残疾　4. 肢体残疾
诊断依据：1. 临床　2. CT　超声波　X线　3. 智力测定　4. 脑干诱发电位　5. 其他＿＿＿
填报单位代码：□□□□□□□□□—□
统计登记证编号：□□□□□□□□
报告单位：＿＿＿＿＿＿　报告医师：＿＿＿＿
联系电话：＿＿＿＿＿＿　报出日期：　　年　　月　　日

填卡说明：

1. 填报对象及年龄：具有本市户籍的0～14岁(含14岁)残疾儿童。
2. 填报内容：报告卡的所有内容请仔细填写，以备随访。
3. 诊断标准：按《中国残疾人实用评定标准》，请具体填写到残疾病名、程度。
4. 残疾类别：如有多项残疾可选多项，并划○表示。
5. 凡圈“其他”项目，请具体填写。

目前发达国家中耳聋发病原因主要为遗传性及妊娠期的先天性耳聋。我国致聋原因据各家发表的，药物中毒性，主要是氨基糖苷类抗生素，占30%～50%。病毒性及免疫性占感音神经性聋的50%。目前先天性耳聋中有遗传性、非遗传性早发型(幼年开始)及迟发型约各占1/3。按遗传学分类单纯性耳聋大多数为隐性遗传，占遗传性聋的70%以上，显性遗传占10%～20%，伴性遗传占2%～3%。现已发现人类遗传变异有4 000多种，其中3 000种在临床上有不同程度和病理性突变。

67.2　症状学

按Kinney临床分类法，耳聋分为传导性、感音神经性及混合性。Grundfast(1983年)加上耳蜗后及中枢性。现按Paparella和Capps (1973年)临床分类法，结合发病时期分类如下。

67.2.1　先天性耳聋

(1) 遗传性聋

有单纯性及综合性。由染色体节段或某位点基因突变导致个体蛋白质和质量变化，出现单基因或多基因疾病。

(2) 非遗传性聋

有单纯性聋，如妊娠期耳毒性药物所致和综合性聋，如妊娠期母体感染病毒，或服用沙利度胺(反应停)，或有代谢性疾病等致畸因素。围产期的高危因素，如窒息、产伤、早产等。

67.2.2　迟发性耳聋

(1) 遗传性聋

分单纯性及综合征。

(2) 非遗传性

以感染性及药物性为主，亦可由染色体或基因突变所致。

67.2.3 我国较常见的儿童耳聋

(1) 先天性遗传性聋

患儿大多为重度感音神经性聋,约占儿童此类耳聋的一半。发病率接近总体的0.5‰,其中70%为单纯性聋。近10年来应用分子生物学研究遗传性聋,取得一些成就,可作出致病基因的定位和分离。线粒体基因mtDNA突变在单纯性耳聋发病中起一定的作用。

按遗传方式,可分为显性、隐性及伴性三类。

1) 常染色体显性遗传:若双亲之一为杂合子,其子女外显率为1:2,即一半子女有耳聋。若双亲均为外显聋人,则子女受累概率为75%。可连续几代遗传,但表现度不等,甚至有不外显的。双侧性重度耳聋较多见,单侧性者少见。内耳畸形多为Scheibe(膜迷路)型或Mondini(骨及膜迷路)型。

常见的单基因感音神经性聋如下:

王幼勤等(1998年)报道常显遗传24个家系156人,均为三代以上连续有耳聋患者,两性均有,发病年龄在1~29岁。语后聋者多保留语言功能。50例纯音测听结果示45例为双侧对称性。其中高频下降型有30例。声阻抗镫肌反射阈提示重振阳性者有10例。60例儿童经ABR测试,结果提示重度感音神经性聋,60例中在3岁后发病者有44例,占73.33%,即多数为迟发型。

氨基糖苷类抗生素易感性耳聋随母系家族遗传。Hatchin(1995年)等发现与线粒体mtDNA中编码12SrRNA的基因中第1 555位A-G点突变有关,为迟发型常显遗传,表现度有很大差异,甚至不显。我国袁慧君等(1998年)研究了mtDNA1 555位G点突变,结果2个家系中7份样品为阳性,另1家系6份样品为阴性,说明这位点不是氨基糖苷类抗生素易感性的惟一位点。吴晶等(1997年)证实此类药物的交叉易感性。

青少年感音神经性聋较多见。Reid(1994年)发现苏格兰大家族中有13名不同程度的高频听力损失。基因分析出mtDNA第7 445位A-G点突变。Fischel-Ghodsian(1995年)发现一新西兰家族38人中21人患单纯性耳聋。出生时听力正常,至十几岁发展为严重耳聋,为典型的母系遗传。线粒体mtDNA全序列分析发现为7 445位G点突变。700例对照组正常人均无此突变。这两家系的突变均为胞质异质性。突变分子频率与耳聋是否发生及严重程度无相关性。提示可能有核基因突变或环境因子的协同作用。

常见的遗传性耳聋综合征:

目前已发现此类综合征有200多种,占儿童感音神经性聋的5%~10%。其常染色体显性遗传出现耳部畸形,如外耳道狭窄或闭锁,为第一鳃沟和第一、第二鳃弓发育受阻所致。临床表现为传导性聋。若第一咽喉和第一、第二鳃弓发育受阻,出现听骨链畸形,其中以镫骨畸形最多见。常见上述两种畸形并存。内耳畸形亦可同时存在,致婴儿出生即耳聋,可出现在多种遗传性耳聋中,临床表现为感音神经性耳聋。其解剖特征分为4种类型。

Michel型:最严重的内耳畸形。在第3孕周内耳发育受阻,内耳完全未发育,颞骨岩部亦未发育。偶尔可见残余的膜迷路结构,偶有蜗神经及前庭神经。约占内耳畸形的8%。

Mondini-Alexander型:在第7孕周发育受阻。耳蜗常仅1.5周。前庭部畸形,常伴前庭导水管扩大。前庭神经部分或完全存在。多数为双侧性。廉能静等(1997年)报道300例先天性畸形中此型点50%,可有残余听力。杨伟炎等报道此型发生外淋巴漏在前庭窗、镫骨底板及圆窗部位。

Scheibe型:膜迷路及球囊发育不全,椭圆囊及骨迷路发育完整。临床上多见。常为双侧性。表现为高频听力损失。CT摄片不能确诊。

Bing-Siebenmann型:膜迷路蜗管发育不全,骨迷路良好。

其中除Scheibe型为常染色体隐性遗传外,其余均为常染色体显性遗传。常染色体显性遗传聋综合征已发现很多,国内亦常有报道。

Treacher-Collin综合征:体征为小颚、下眼睑外翻,外眦斜位,少眉,中耳腔小或缺失。鼓膜硬化或缩小,锤砧缺失或融合,卵圆窗小而固定。严重者为小耳郭,耳道狭窄。腭穹高耸,鼻旁窦发育差,额发低。耳下腺缺失,可伴有肾病。

Branchio-Oto-renal综合征:发生率为0.25‰,占重度感音神经性聋的2%。主要症状为肾衰。外显率高,由于表型多样,临床表现不一,除耳聋外,可有耳结构缺损、腮瘘、肾功能异常等。Kumar等(1992年)将此综合征基因定位于8号染色体。Smith等(1995年)标记了基因图。

Tietz综合征:重度感音神经性聋,毛发呈白色,虹膜异色,怕光,眼球震颤,皮肤白皙等。

Wandenburg综合征(耳聋、眼异色、白额发、综合征):国外报道已发现2 000例。发病率为0.025‰~0.05‰,占先天性重度感聋的2%~3%,临床表现以往分为3型,即WS1型有内眦外移,WS2型则无此症状,

WS3型为WS1型加上眼睑下垂或上肢骨骼肌肉挛缩。各家系的外显率不同，个体表现度亦不同。基因突变定位于2q37。WS1型患者2号染色体Pax-3基因第2外显子存在碱基的替代或缺失。王铁等(1997年)提出因2型中有很多合并巨结肠的家系，常是近亲结婚的家系，而表型正常，有较明显的常染色体隐性遗传特征，故建议将其作为WS4型。不同类型的分子遗传型的分子遗传学基础亦不同。研究发现几乎全部WS1型家系存在Pax-3基因突变，但在同一家系中患者位点相同。WS3型亦检测到此突变，WS2型家系则存在MITF(microphthalmia)突变。合并有巨结肠者的连锁分析表明突变位点在13q。

Alport综合征(肾病综合征)：发病率为0.2‰。男性患此病较重，常在30岁以前死亡。偶有先出现耳聋。少数有前庭症状，或有白内障。韩援朝等(1996年)报道5例，3例为常染色体显性，2例为常染色体伴性隐性，David等将后者的COL4A5胶原基因定位于X染色体q22区。均有双侧进行性感音神经性聋。发病年龄在13～26岁间。听力损失在40～70 dB。为高频下降、上升或陷谷(1 kHz)型曲线。声阻抗测试Metz试验阳性。5人均有血尿，肾脏穿刺证实为此征，1例无肾脏损坏。解剖畸形为蜗管发育不全，基底周螺旋器和神经节细胞变性为高频听力损失的原因。许桂凤等(1996年)报道一家系三代血尿，有14名患者，认为可分为儿童型及成年型。

Van der Hoeve征：骨质脆弱，常致骨折。为胶原发育缺陷所致，双眼有蓝巩膜，中耳镫骨固定及畸形，呈传导性聋。

Pierre-Rubin综合征：在生存活婴中发病率为0.33‰。可见外耳郭缩小如柘状、低位。中耳缺失或有小听骨增殖。内耳蜗管发育不全，内听道狭小。面神经管细小、改道、多个裂隙。出生时鸟形脸，呼吸困难，因下额小，小舌后缩所致。裂腭、小头、小眼裂。呈混合性听力减退。

前庭导水管综合征(LVAS)：张素珍等(1997年)报道此征在77例儿童感音神经性聋中占首位(34.9%)。其特点多见于男孩，常因发热或轻微头部外伤引起听力下降，经治疗听力部分好转，但总的逐渐加重。出现眩晕症状者较少。基本发病率为0.64%～1.5%[Valvassari等(1978年)]。前庭导水管的面积在8～18 m^2 间[Kodama等(1980年)]。小儿3岁时此管已达成人大小，外口直径不超过2 mm，超过比值即视为此综合征。报道的19例是在9～10 mm间。即此管发育停留在胚胎期状态。可与其他内耳畸形合并出现，如Mondini型。此病理变化致聋的机制尚不十分清楚，在出生后数年内出现进行性高频重度感音神经性聋。经CT检查，可发现上迷路内淋巴囊及其管扩大，致前庭导水管扩大，据此确诊。

Sanlorelli(1996年)综合征：母系遗传的心脏病与感音神经性聋并存，在线粒体tRNA(Lys)基因8 363位G-A点突变有关。

Nishino(1996年)综合征：为肌无力，感音神经性聋、弱智与癫痫样发作，与线粒体第159q15G-A异质性突变有关。

2) 常染色体隐性遗传：常染色体隐性遗传子女外显率为1∶4。隔代遗传。近亲结婚者得病机会较多。单基因隐性遗传所致严重耳聋不如显性的双侧耳聋那样多见。现介绍常见的常染色体隐性遗传综合征于下。

Pendred综合征(甲状腺肿综合征)：占隐性遗传的10%，占重听者的5%。为双侧性中至重度耳聋。多发于女性。出生即聋，生后加重，或为迟发型进行性聋。患者智力迟钝。可用过氯酸钾或硫氰酸钾试验证实。需与低甲状腺症相鉴别。

Uscher综合征：为视觉细胞代谢障碍，视网膜色素变性致迟发型常染色体隐性遗传。内耳发育不全为Mondini型，大多为重度聋(90%)。占感音神经性聋的1.2%。智力迟钝。临床上分两型，Ⅰ型重度听力损失，Ⅱ型中度听力损失。前庭反应正常。已发现4种常染色体基因为1q，11P，11q，14q。1q位点占Ⅱ型的87.5%，突变的1q占Ⅰ型的60%～70%。

KLippel-FeiL综合征：为迟发型多基因隐性遗传，多见于女性，男女之比为4∶37。体征为颈椎体融合，呈短颈弓背，可见歧尾椎。眼外展麻痹，眼球可缩小，内陷。呈重度感音神经性聋。因骨迷路发育不全，前庭亦不正常。

Jervell-Lange-NieLson综合征：耳聋伴心脏病，心电图示QT间期延长，因ST及T波延长，QRS段正常，占听力损失的0.7%(Fraser)。脑电图正常。幼年可突然死亡。双耳为重度感音神经性聋。基因位点尚不明。内耳螺旋器严重受累退化，前庭膜塌陷。在血管内及水平半规管内可见异常物质，可能因出血及血栓阻塞而影响螺旋神经节，其退化可能形成于出生后，有如苯丙酮尿症中所见。

3) 伴性遗传：伴性隐性遗传较多见于男性。双亲无外显。儿子生病，可能其母体为致病基因携带者，是交叉遗传，由于上一代中有男性患者。反之，伴性显性遗传较多见于女性。母体基因为杂合子，故病情较轻。

若父亲为携带者，则其女儿患病，亦为交叉遗传。母亲患病的子女各有 50%的可能性患耳眼肾综合征，有耳聋或中耳炎。

Hürler 综合征(粘多糖贮积症) Ⅰ 型：出生后 1 岁时可临床确诊，小便证实有硫酸软骨素和硫酸肝素(heparitin sulfate)。发病率为 52%，常隐性遗传。小便检验结果阳性者约有 43%出现此征。体征为低位耳。中耳畸形，充满胚胎样组织，乳突气化不足，粘膜增厚。全身性示肝脾肿大，角膜混浊、智力迟钝、大头浓眉、陷鼻、厚唇、短颈、关节挛缩等。听力损失为传聋或轻度中频感音神经性聋。

Hünter 综合征 Ⅱ 型：常隐性遗传。其体征较 Ⅰ 型轻，角膜混浊较薄，但耳聋较重。智力尚可。

Turner 综合征：为性染色体畸变，80%为 XO。发生率为 0.2‰。是先天性卵巢发育不全。低位耳，中耳发育不全。易患慢性化脓性中耳炎，乳突气化受阻。上颌狭，下颌后缩。体矮小，盾胸。肘外翻。第二性征缺如。35%患有心血管疾病。呈混合性或感音神经性聋。

(2) 先天性非遗传性聋

1) 三体综合征：是某对染色体增多 1 条所致。现就常见的择要介绍如下。

a. E18 三体综合征：中耳听骨链异常，低位耳，面神经发育不全，内耳发育差。小颌，兔唇，裂腭，并指，短颈，畸形胸，重度智力障碍等。通常出生后不久即死亡。

b. 21 三体综合征(Down 先天愚型)：发生率为 0.1‰～10‰。外耳发育不全。外耳道狭窄或闭锁，镫骨畸形，内耳发育不全。眼裂小、外眦上移、鼻根低平、颌小、腭狭、舌常外伸等体征。生长迟缓、智力发育障碍，小指短，皮肤粗糙，关节过度伸屈，约 50%有先天性心脏病。多呈传导性聋，易患渗出性中耳炎，或为中度高频感音神经性聋。

2) Goodhill (1999 年)将此类先天性非遗传性聋，按发病时间分类。

a. 妊娠期感染

风疹病毒：先天性病变是在怀孕后 3 个月内受感染。时间越早，病变越重。出生时可见中耳异常，如镫骨畸形、软骨样固定、存在胚胎样组织、内耳前庭膜下陷、血管纹囊性膨大、盖膜卷入内螺旋沟、球囊壁萎缩、与囊斑粘连。病理上是由于小血管内皮细胞损伤而阻塞，组织坏死畸形。染色体出现断裂。全身症状为轻体重、紫斑、小头、智力减退、小眼、视网膜炎、白内障、近视、青光眼、心肌炎及糖尿病等。听力损失视其感染时期而异，可为传导性聋或为感音神经性聋，呈平坦型或浅盘形曲线，或下降型曲线。90%患者前庭功能正常。此病可通过加强母体抗体进行预防，即母体在 11 周后接种疫苗，在怀孕时测定抗体指数，若量不足，即应再次接种。

巨细胞病毒：有似风疹。出现耳聋、小头、眼盲、肝病及智力减退。

先天性梅毒：为螺旋体经胎盘感染。自儿童期开始有症状，但 50%患者在 25～35 岁发病。其病变为中耳锤骨增厚，锤砧关节融合，砧长柄疏松，镫骨畸形。颞骨有单核白细胞浸润，听泡阻塞性内膜炎伴继发性迷路炎，从而形成迷路水肿及膜迷路退行性变。伴有鼻中隔穿孔，间质性角膜炎及 Hutchinson 牙齿。患者中 38%有水平型听力减退曲线。幼年突然听力下降，双侧对称，重度至严重度聋。无明显前庭功能障碍。在成人则有部分为单侧突发性聋，呈平坦型曲线的感音神经性聋。可能有耳鸣。

尚有麻疹、腮腺炎等妊娠期感染，患单侧性重度感音神经性聋，甚至全聋。

b. 代谢障碍性

甲状腺功能减退(甲减)：在妊娠期母体患病，在幼儿期发病。常见者为先天性呆小病。估计 90%～100%甲减者有耳聋。听力减退多样化。病理变化颞骨发育不全，中耳粘膜增厚，听小骨增生、畸形。内耳毛细胞减少，血管纹蜕变及蜗管内有嗜酸沉积物。尽管母体能供应甲状腺素，但出生后不久便出现甲减症，此系患儿感染甲状腺病毒所致。另有患儿甲状腺肿大，在甲状腺素的合成中因缺乏酶的作用而导致甲减，可散发后天性聋，生长发育尚属正常。高海海等(1998 年)通过测定头发及食盐碘含量共 381 例盐城地区的感音神经性聋患者，年龄 2～13 岁，平均 7.6 岁。对照组 104 例，结果有显著性差异[$(3.077 \pm 0.288) \mu g/g$ 与 $(6.791 \pm 2.627) \mu g/g$, $P < 0.01$]，与缺碘有关。

胆红素代谢异常：由于母子弥因子(Rh)不合。母体为阴性而婴儿为阳性。母体产生溶红细胞素，出生后婴儿发生急性贫血、核红细胞增生，高度黄疸(黄疸指数>15 mg/ml)，患儿中约有 7%呈高频性感音神经性聋。其病理变化可能为螺旋神经受损。

c. 药物中毒

氨基糖苷类抗生素：此类药物的耳毒性已为大多数医师及病家重视，目前仍占耳感音神经性聋的 30%～50%，用药必须注意控制剂量、方法及时间。现将常用的 4 种耳毒性药物作用列于表 67-2。

利尿剂：如尿酸(Ethacrinic Acid, EA)与呋塞米(速尿，Furosemide, Fur)有相似的耳毒作用，均通过血

表 67-2 氨基糖苷类抗生素耳毒性作用

药 名	毒性程度	作用部位	血清半衰期	耳中毒比例
链霉素	前庭 ＞ 耳蜗 （＋＋＋） （＋＋＋） 相对频数	毛细胞	正常人 2.5 h 肾病患者延长 110 h	2 g/d 75% 1 g/d 50%
卡那霉素	耳蜗 ＞ 前庭 （＋＋＋） （＋） 酶活性下降	外毛细胞 血管纹 螺旋韧带 神经末梢	正常人 2.0 h 婴儿 6 h 肾病患者延长	
庆大霉素	前庭 ＞ 耳蜗 （＋＋） （＋＋）	毛细胞 椭圆囊斑 壶腹嵴	正常人 2 h 外淋巴中 12 h 新生儿延长	2.3%
妥布霉素	耳蜗＞前庭 （＋） （＋）	外毛细胞	正常人 2～3 h 新生儿 4.5～8.7 h 肾病＞5 h	0.6%

管纹抑制腺苷酸环化酶而发生。在静脉注射后约 20 min，听力下降至最低点，6～14 h 后恢复正常，但再次给药，或与氨基糖苷类抗生素同时使用，以及有肾功能减退者，不良反应加重，因药物在耳蜗组织中排泄较血液中迟缓。口服此类药物耳中毒少见，对前庭功能的影响较小。可能由于壶腹血供比血管纹少的缘故。听力呈高频感音神经性聋。

沙利度胺(反应停，Thalidomide)：在妊娠期多次服用此铊化物，可引起 20%胎儿耳部畸形，如外耳道闭锁，外耳郭缺失，鼓膜畸形，锤骨固定，砧长柄移位，镫骨，面神经及鼓索神经缺失，中耳腔狭窄如缝。内耳发育不全，位听神经缺失。全身性异常有长骨缩短，畸形或缺失，面部毛细血管扩张，小眼，先天性心脏病，肠狭窄及肾发育不全或未发育。婴儿 75%呈中度或重度感音神经性聋，25%为混合性聋。前庭功能亦可缺失。

d. 缺氧：发生在围产期或出生后，如妊娠中毒症，可致胎盘坏死，胎位异常，脐带脱垂及前置胎盘，胎儿窒息或有羊膜病。这些不单造成内耳出血，亦可损失脑干耳蜗核。早产儿因耳蜗血管发育不全，易有内耳出血、渗血而缺氧，用产钳时加重损伤。

(3) 后天性(迟发性)耳聋

后天迟发性遗传性及非遗传性聋大部分已在上节叙述。因其发病原因及时间可或先或后，如恰在妊娠期或出生后，发病有早有迟。目前可明确为后天性耳聋是有明显的出生后感染史、药物史及反复发作史。其中细菌或病毒引起的最多，如脑膜炎或脑炎，约有 5%后遗严重耳聋；又如流感、腮腺炎、疱疹、麻疹等后遗单侧或双侧性耳聋。药物性耳中毒已如上文所述。近年多发生渗出性中耳炎较多见，其原因是咽鼓管功能欠完善，鼓室腔小，鼓膜较厚而活动度差。乳突气房尚未完全发育。按粘液性质，临床上可分成两个阶段。

1) 浆液性　中耳积液稀薄，水样，清，淡黄色。液中可见中性粒细胞、脱落上皮细胞。细菌培养有半数阳性。是由中耳负压，血清漏出毛细血管所致。

2) 分泌性　积液粘稠或胶状，混浊，灰黄。液中可见大量巨噬细胞、淋巴细胞及浆细胞。粘液来自柘状细胞及腺体分泌。

67.3 诊断学

儿童耳聋防治中，比之其他疾病，诊断时更注重于详细的病史询问，同时由于儿童不能自诉症状，必须依赖亲属或抚养者提供病史，疑有遗传性的，尚需医务工作者深入家庭，向周围邻居及医疗机构实地调查。其次，需要全面的全身及耳鼻咽喉科检查，进行听力、生化、遗传等专项检验，作出听力损失类型，判断病因，提出诊断意见。经过这些细致观察分析，有时尚有少数耳聋者不能肯定病因。

67.3.1 病史采集

儿童生长发育迅速，听力与语言发育具有阶段性。其中胎儿期、围生期及分娩期的病史特别重要。

(1) 婴儿史

1) 双亲情况　包括健康水平、文化程度、生活习惯、工作性质、生育年龄、近亲结婚、有害物品接触史、直系三代亲属的听力与语言能力，即家系调查。

2) 妊娠期　是否足月 37 周，或早产，若疑有畸形，是否行产前检查(14～20 周)行羊膜穿刺，作脱落细胞染色体核型、变异、生化酶活性测定，是否存在突变基因，或作耐量试验。母体有否患风疹等感染；药物史，主要耳毒性抗生素、奎宁、氯喹、大量水杨酸盐、碘化物、硫脲嘧啶、抗癌药等。尚有外伤对胎儿的影响。

3）围生期　是否顺产。若为难产，应说明胎位、产程及方式（产钳、吸引或破腹）。窒息时间多久，黄疸消退日期，出生体重多少。

4）新生儿　是否接氧，睡暖箱日期，有否发热，用药史，呼吸道感染史，有否颌面或其他畸形，外伤史等。大多数属非遗传性后天性聋。

（2）生长发育史

小儿生长发育情况揭示其健康水平，如开始抬头、起坐、走路、喃喃咿呀语、用匙吃饭、爬行等。神经系统发育情况至关重要。因听觉和视觉、智力与语言对聋儿学习言语密切相关。现将儿童听觉与言语发育进程扼要列于表67-3。

表67-3　婴儿对声反应和语言发展过程

月　龄	神经发育程度
0～3	对声惊跳、眨眼、体动反应
3～6	转头找玩具声，会笑，找声源，识语声，应呼名
6～9	聆听语声，能说重叠单词，模仿动物叫声
9～12	听到指标，做简单动作，手舞足蹈，指明口鼻，说三个单词的词汇
12～24	能找出熟悉的玩具，指出熟悉的图片，用语音表达意向，说“再见”，肯定是否
24～36	能说简单句，多不完善
36～60	能说完整语句，掌握语法，增加词汇量
60～84	能组织复合句、阅读和书写文字、绘画

（3）现病史

耳聋起病和察觉日期、程度及原因反应叙述清楚。除耳部的八大症状（红、肿、痛、热、漏、鸣、眩、聋）外，病情的进展速度及程度，全身症状均要记录。

67.3.2　全身体检

各种先天性耳聋综合征，均合并其他器官的畸形，经全身体检，易于发现。同时进行专科检查，以早日确定诊断。

（1）眼部

检查视力、复视、自发眼球震颤及眼底等。

（2）神经系统

检查脑神经、体感、肢力、肌反射等。

（3）智力测定

如韦氏学龄前儿童智能量表（WPPSI）及S-S法语言发育检查法。中国康复研究中心按S-S法原理，按中国汉语体系制作成CRRC版检查法。

（4）体液临床检验

1）尿检查　蛋白含量、尿素氮及胆黄素。若耳聋并发肾炎、反复皮疹，可能为Alport综合征。粘多糖含量过高，可能为其综合征。过氯酸钾过高，可能为Pendred综合征等。

2）血检查　测定甲状腺功能有T_3、T_4及TSH。围产期测定羊水或血液中氨基酸含量，如亮氨酸、脯氨酸、甘氨酸及谷氨酸。尚有甘露糖苷、半乳糖神经酰胺及鞘磷脂、苯丙氨酸等耐量试验，在杂合子者代谢偏低，血含量超过正常标准。

3）免疫功能测定　对先天性聋亦有意义，如测IgM判定新生儿是否受病毒感染而致聋，如风疹、巨细胞、疱疹病毒。在<3岁婴儿亦可经查验血凝抑制试验（HAI）及补体固定试验（CF）证实，可见指数升高。出生后检得IgM含量升高，应在10～20个月龄复查，以肯定是否存在胎内感染。亦可用尿或咽拭液测定。正常含量不能排除诊断。

4）微量元素测定　如Fe、Ca、Mg及Se等均有报道与耳聋有关。患者缺乏某种元素。

（5）心电图检查

若有Q-T波间期延长，伴阵发心律不齐、伴耳聋，可能为Jervell-Lange-Nielsen综合征。P-Q波间期延长伴期外收缩，QRS波异常者，发现此种儿童有1/3患眼-肾-耳综合征（refsum syndrome）。

（6）影像学检查

由于重度感音神经性聋的半数系先天性，其中约20%有内耳畸形，约24%有中耳畸形伴面神经异常，因此患儿耳聋应考虑影像学检查。高分辨CT薄层摄片可观察颞骨畸形，“骨扫描”可很好地分辨组织界面。MRI可显示面神经径路及内耳的内、外淋巴腔。一般摄片取中轴位及水平位，分层厚度为1.0～1.5 mm。为显示中耳听骨链及两内耳窗则取冠状面。眼球用扫描板遮挡。婴幼儿需服用镇静剂。

耳蜗畸形已见前节，分为4种类型。CT显示主要为蜗圈间骨性分隔消失。底圈发育最早。4周胎儿仅听泡形成，7周仅形成底圈及不完全中圈，以后仅膜迷路的发育障碍，故现影像学将病理变化分为3组：形态构建组是按新生儿先天性听力障碍颞骨分析，80%无骨性形态异常，说明发育障碍发生于10周胎龄后；神经上皮组是以螺旋器初期缺陷为特征；耳蜗球囊组是血管纹发育障碍造成内耳淋巴液不平衡，引起前庭膜塌陷及中阶闭塞，螺旋体内形成囊肿，此即原称

Scheibe型发育不全，见于Waadenburg综合征，系由缺失控制成黑色细胞移行的PAX3基因所致。

67.3.3 听力学检查

由于听力损失从胎儿开始，出生即对声无反应，故听力筛查应从新生儿开始。检查前必须清除外耳道堵塞物，看清鼓膜，查明乳突发育是否正常，并详细检查鼻咽喉口腔等器官。

听力学检查分主观及客观测听法。主观测听法包括群体听力筛查所需的粗声测试法。对语前聋要求早期发现、早期干预。早期发现中有半数为母亲或其抚养者首先提出，自查应注意下列几点：① 小儿出生时听力正常否？② 什么时候开始察觉听力不正常？③ 怎样察觉听力不正常？④ 婴儿会发咕咕声吗？咿呀语？什么时候停止不出声？⑤ 患过麻疹、脑膜炎或发高热出疹子吗？病后听力有无变化？⑥ 经常诉耳痛吗？曾否流脓？多少次？治疗过吗？

对于学龄儿童应注意迟发型遗传性感音神经性聋。一般在5岁后开始，逐渐加重，无综合征。Konigmask与Gorlin（1976年）提出下列几种遗传性聋，值得注意：① 常染色体显性的低频下降，成年后不再发展；② 常染色体显性的中频下降，在幼年时发展；③ 常染色体显性进行性感音性聋，至成人达中至重度，表现度各不相同；④ 常染色体隐性早期发生神经性聋，至青少年发展为中重度耳聋；⑤ 伴性遗传早期发病，学语后成为进行性聋；⑥ 伴性遗传中等度聋，见于男性，为缓慢进行性聋。

当某一患儿的耳聋疑为遗传性，就应进行全面的家系调查，并进行必要的染色体基因分子测定。

（1）主观测听法

1）新生儿粗声测试　主观听力筛查的方法，是根据小儿听觉神经发育水平。使用日常用品发出的声音进行测试。要了解敲击物品所发声音的频率和响度，后者随敲击轻重及与耳道口距离而增减。

测试环境应远离高噪声区，环境噪声＜40～50 dB(A)，如婴儿室内即可。

使用物件以儿童玩具为主，包括低、中及高频率，距耳道口10～15 cm发声，响度在60 dB HL以上。常用的鼓声在0.25～0.28 kHz频带，锣声在2.4～3.0 kHz间，摇铃声在4.0～5.0 kHz间。

测试以中午喂奶后婴儿熟睡时进行最佳。在3个月以下婴儿，首先观察声睑反射，即小儿受到声刺激，出现眨眼、闭眼或皱眉，判为反应阳性。金济霖曾报道40例出生后1 h到12 d的新生儿，这种反射的出现率达94.4%。尚有觉醒反射，即婴儿被刺激声惊醒。观察肢体反射，即受声刺激时肢体伸缩，仰头，甚至啼哭、全身抽动，称MORO反射。反射阈值有个体差异。声睑反射一般为70 dB HL，但有报道有高达85～90 dB HL(105～110 dB SPL)。应有2人同时观察，判断结果较正确。

池君等(1999年)报道应用不同刺激声的反射出现率不等。白噪声＞高频狭带噪声＞纯音。在恒定的声强刺激下，眼睑反射出现率最高。与观察方法相结合，则高频噪声与眼睑反射组合，或白噪声与肢体反射的组合，其出现率最高。前者每次测试给声2次，后者给声4次为佳。声强均为90 dB SPL。

邹嘉平等(1997年)观察70例胎儿对声反射，结果给声1 min出现胎动者63例，胎心搏动变化者28例。应用B超观察判断，结果正确可靠。

2）婴幼儿测试　3～6个月龄婴儿已初具定向反射，可用倾听试验。在觉醒状态下测试，环境条件同上，使用鼓声或小铃（2.0～2.5 kHz），强度35～40 dB HL，距耳道口15～20 cm。婴儿听到刺激声时睁眼，并转头向声源侧，或转身。张正国等(1998年)使用自制的纯音“行为听力筛查仪”检查了520名4～9个月龄婴儿，发现听力障碍的发生率为1.12%。灵敏度达100%，特异度为92.8%。

3）7～12个月龄测试时使用较高频率，如用铜匙沿磁杯内边缘撞击发声（Yeates，1980年），一般以30～40 dB HL响度为宜，太响易得出超阈假阳性。若用响板(4 kHz)，不含低频带，发声响度65～80 dB HL。或用摇荡鼓(8 kHz)，慢摇发出响度为35～40 dB。此月龄婴儿对语声开始反应，故可用低频如00-00声或高频如SS-SS声测试，尚有词语如呼名、“再见”、“妈妈”等观察其反应。

4）对1～2岁儿童常用听力筛查仪，能发0.5、1.0、2.0及4.0 kHz的啭音，声强分20、40、60及80 dB HL 4档。加强钮可发100 dB HL。前者测试时距耳道口15 cm，后者距10 cm。在耳后左右给声。若用视觉加强测试法，则一人在儿童前1 m远用玩具引起儿童注意，另一测试者用筛查仪在后方发声，需在儿童注意力集中时给声，以转头向声源为准，儿童发呆或转眼，不能计为听到。若用玩具声测试，应先测定其频带范围及发声响度。此年龄儿童亦已熟悉玩具名及体部器官名、日常用品等，故亦有用语声让儿童听名指出。语声强度应控制正确。

5）托儿所年龄段幼儿不单熟悉玩具名等，亦能识别图画。故一般用加强条件定向反应测试。视觉加强用发光的动物眼睛或活动玩具，安置于1 m距离的左右音箱上，用啭音给声。用 5 次左右声光结合，可建立条件反射。以后单给声刺激，观察转头反应。一般只做气导 0.5、1.0、2.0 及 4.0 kHz，可测得反应阈。若配合不好，只做 1.0 kHz。

6）幼儿园年龄段亦可应用上述加强条件定向反应测试法，在声场内进行。或用游戏测试法，幼儿听到声音做一个动作，如把积木放入匣子内。先由母亲示范，使幼儿懂得如何反应。卜行宽报道丹麦学者统计此法在 2.5 岁时有 75％可测定 3 个频率，至 3 岁可测至 6 个频率。听语识图或听话活动测试中应包含低频词，有 A、O、U 韵母，如猫、花等，有高频 sh、s、f、ch 声母，如草、树、飞、猪等。中国聋儿康复研究中心介绍听觉功能评估法中使用 5 张测试图，测试者发音，幼儿听话选图，或做动作。

小于 4～5 岁幼儿可试用行为测听法，幼儿听到测试音，即举手表示。可用声场测试或戴耳机测试。由于恐幼儿担心、不耐心、不集中倾听、不理解如何反应，以及智力较差等因素，测试比较费时，只能在少数智力良好的幼儿中测试。

（2）客观听力测试

目前大多数医院仅有纯音听力计及声阻抗测试仪，少数市级医院有听性脑干测试仪及声发射测试仪。现扼要介绍在幼儿测试中的特点。

1）声阻抗测试　新生儿鼓膜较厚，用平常226 Hz 刺激声，常出现平坦鼓室图，犹如耳道阻塞，但用 660 Hz 刺激，可出现峰顶。在＜7 个月婴儿骨质外耳道尚未发育，测试声可能未到达鼓膜，就出现假 A 型，可因耳郭柔软，探头放置不妥，压迫耳道，可能出现假 B 型，应予注意。因鼓室图反映中耳结构生理功能的声学特性，即劲度与弹性的变化，而与其病理变化无特定关系。当鼓膜与听骨链均有病变时，首先反映鼓膜的声顺变化。

a. 动态鼓室异抗图：目前各单位常用探测音为 226 Hz 纯音，85 dB SPL，外耳道加压升降速度为 400 dapa/s。测试声为纯音 0.5、1.0、2.0 及 4.0 kHz 与白噪声。同侧或对侧耳给声刺激，当外耳道加气压升降时，中耳腔的等效容积相应改变，在两腔内压力相当时，出现波峰最高，即声顺值。中耳功能正常时，等效容积在新生儿为 0.1～1.0 ml，幼儿为 0.35～1.4 ml，成人为 0.3～1.65 ml，相应压力为±150、100 及 50 dapa。呈 A 型鼓室图。当中耳腔压力比外耳道低 50 dapa时，声顺下降一半。当鼓膜增厚，鼓室硬化或鼓膜瘢痕使声顺下降，鼓室图呈浅 A 型（A_S）。相反鼓膜松弛、萎缩、有二期膜或听骨链中断时，声顺增高，呈深 A 型（A_D）鼓室图。最大可达 2.0 ml 或更高，见图 67-1。

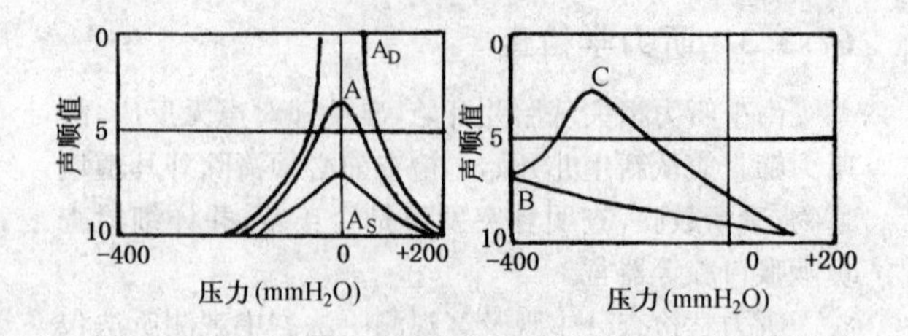

图 67-1　鼓室图类型

按 Jerger（1970 年）分类，左图 A，A_D，A_S 型；右图 B 及 C 型（摘自 Pediatric Otolaryngology，VOL Ⅰ．P. 167，1970 年）

若中耳结构活动度下降，如锤砧关节固定，咽鼓管阻塞，鼓室内有肿块或粘连性中耳炎，可探头阻塞，均可引起声顺图呈弧型（B 型）或平坦。一般声顺在 0.2 ml 左右。

若峰顶位在高负压区内，在成人＞－100 dapa，小儿＞－150 dapa，则 50％耳中有积液。若＞－200 dapa，则 60％～75％可能为浆液性中耳炎，呈 C 型鼓室图，见图 67-2。

	正常	正常	正常
	正常	低	中耳积液与（或）鼓膜增厚与（或）听骨链固定或耳硬化症
	正常	高	松弛鼓膜或听骨链中断
	负压	正常	高负压伴或不伴中耳积液
	负压	低	中耳积液与（或）鼓膜增厚与（或）听骨链固定
	负压	高	松弛鼓膜与高负压（或听骨链中断与高负压）
	正压	正常	高正压伴或不伴中耳积液

图 67-2　正常与临床异常鼓室图

（摘自 Pediatric Otolaryngology. VOL Ⅰ．P. 167，1983 年）

若鼓膜活动度增加，负峰顶可出现小切迹。若上鼓室呈负压，则可出现双峰鼓室图，或在中耳炎恢复期出现双峰。在听骨链中断时，可见浅的平滑凹陷峰顶。

b. 镫骨肌反射测试：当刺激声强度超过 80 dB

SPL时，会引起镫骨肌保护性收缩，以避免内耳受损伤，其反射弧经过第Ⅷ脑神经至脑干腹耳蜗核，上至内侧橄榄核(图67-3)。即经脑干内面神经核而传至镫骨肌，同时可向上传至内侧橄榄核而经中间神经传至面神经核，终止于镫肌支，完成反射弧。亦有纤维从腹侧耳蜗核传向对侧的内侧橄榄核，然后亦经对侧面神经核终止于镫肌支。故这种反射是双侧同时进行的。刺激一耳，双耳反射，但两侧反射的阈值不同。纯音刺激时，对侧耳反射阈值比同侧耳高10 dB SPL，幼儿3～5岁的平均反射阈为95 dB SPL，比成年人高10 dB SPL。双耳同时给刺激声，反射阈值低3 dB SPL，用白噪声作为测试声，其反射阈比纯音的低20 dB SPL以上。因此，用纯音测试，若听阈＞30 dB HL，则所需刺激声平均反射阈将超出测试仪的最大输出声压125 dB SPL，故不能引出镫骨肌反射。由此亦可推算，若白噪声反射阈＞95 dB SPL，听阈亦将＞30 dB HL，可能为中度或重度聋。或能引出镫肌反射，其阈值比听阈相差＜60 dB，则提示存在毛细胞病变，是复聪现象(Metz阳性)。

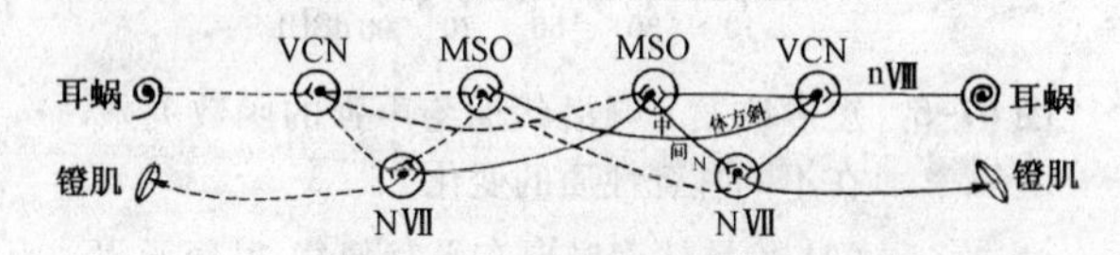

图67-3 镫肌神经反射弧

(摘自Pediatric Otolaryngology，1983年)

声刺激引起镫骨肌收缩潜伏期及衰减期均可测定。两者随频率及声强而变化。后者在1 kHz、140 dB SPL刺激时，可维持20 s不衰减，故临床上均测定此值，以观察反射弧中神经传导是否正常，称镫肌衰减试验，刺激声强在70～120 dB HL时，镫肌反射可维持＞10 s不衰减。若在5～6 s内反射幅度减少＞50%，计为衰减试验阳性，反映蜗后神经受压或受损。

在临床工作中鼓室图测试与镫骨肌反射测试一次同时测定，综合分析，给出诊断评语。

听力筛选：因新生儿出生1个月后可出现镫肌反射，故有人应用刺激声为660 Hz进行筛选。mcCandless与Allred(1978年)报道测得新生儿89%镫肌反射阳性。在3个月至6岁幼儿则应用226 Hz刺激频率进行听力筛选，鼓室图及(或)镫肌反射阈异常者进一步进行脑干电反应测试。

渗出性中耳炎诊断：已如上述。Paradise等(1976年)根据鼓室图中耳压、声顺值及其斜率综合分析141名7月龄至6岁儿童，测试结果得出凡负压＜150 dapa，声顺低于0.5 ml及钝峰斜率＜40%时，渗出性中耳炎的发病率约为82%，单纯负压时发病率仅29%，负压加钝峰则可能有67%发病率渗出性中耳炎的发生率。

鉴别蜗内及蜗后性聋：凡＞4岁的行为听阈或＜4岁听性脑干反应阈与镫骨肌反射阈相差＜60 dB者，提示为蜗性聋。若听阈正常或略有减退，但镫肌反射阈高于正常，则提示蜗后聋。

脑干病变：应用同侧和对侧声刺激诱发的4个镫肌反射阈，综合分析，以判断病变在听觉通路上的病变部位。由于是4个因素的综合，判断较复杂。测试者按上述镫肌反射弧图进行判断。

在临床上较常见的是两项因素反射异常，出现两侧交叉的异常反射，所谓对角型异常，提示给声耳同侧的耳蜗核神经纤维病变。双耳对侧反射引不出，所谓水平型异常，提示脑干斜方体病变，如肿瘤，双耳同侧刺激引不出反射，提示双耳严重传导性聋。单侧耳的交叉和非交叉反射均引不出，所谓垂直型异常。在同侧及对侧耳给声均未引出反射，提示可能为监测耳的传导性聋，或为面神经病变及受伤。其他尚有三项因素反射异常，如双耳交叉反射及给声耳非交叉反射均消失，提示给声侧中耳或内耳、或脑干病变，但很少见。面神经受损后，应用声反射判断损伤部位。若在膝状神经节以上，则反射消失。术后反射复现，反映损伤在恢复中。

判断脑干病变，须结合镫肌反射衰减测试综合分析。

2) 听性脑干电反应　目前广泛应用于测试婴儿听阈，实质上它是头颅表面电极收集到的导引电极与参数电极间的电位差值，是人体上远场记录方法之一。此值并不是听敏度，只是由此依临床测得正常人听阈与此电反应阈值间平均差值估计所得。是间接推算值。此值亦随刺激频率及强度不同而变化，若用短声刺激，经耳机频响特性滤波作用，实际上收集到的是以4 kHz为主的高频的反应阈，与4 kHz听阈相差±0～15 dB HL。其他刺激声，如短纯音、滤波短声大多用于中脑及皮质电位测试。

脑干电反应波在10 ms内有6～7个峰，反映听觉通路上7个中继核团的电位。它们是耳蜗内螺旋神经节、延髓耳蜗核、脑干上橄榄核、外侧丘系核与四叠体的上丘核，尚有脑干下侧的内侧丘系核与皮质下丘脑核，同步放电活动综合成电位。其中以脑干上丘核团的第5个峰反应阈最低，出现率最高，故将其反应阈值，临床上作为反应阈(图67-4)。

每个峰在给声刺激后出现的时间距离称为潜伏

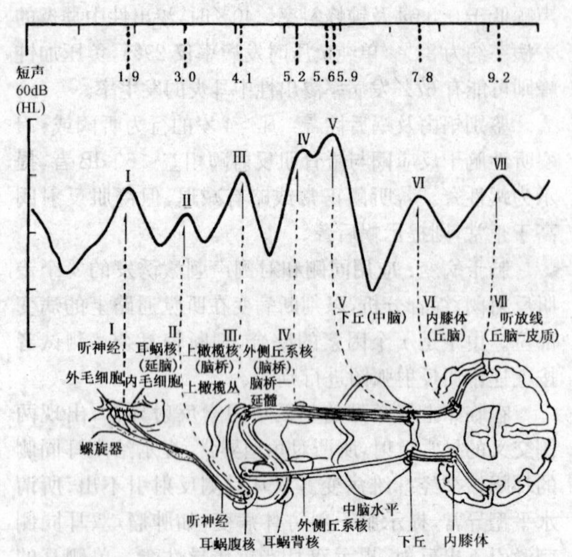

图 67-4　脑干诱发电反应每个波代表的解剖部位

期，单位为 ms。2 个峰间时程称为峰间距。两者均较稳定，故用于临床诊断中。潜伏期反映听觉通路上声信息的传导速度。随受测者的年龄、刺激声的频率和强度而变化。小儿听神经发育至 1.5～2.0 岁才成熟，故在新生儿期其潜伏期最长。McKean(1976 年)报道从 20 h 的新生儿至 12 个月婴儿间Ⅴ波潜伏期缩短 1.12 ms，Ⅰ波缩短 0.4 ms。而Ⅰ～Ⅴ波间距在 25 周龄时为 7.2 ms，40 周龄时为 5.2 ms，声强为 60 dB HL (Stain，1979 年)。新生儿及 3 个月以前婴儿的反应波仅Ⅰ、Ⅲ、Ⅴ3 个峰，且Ⅲ峰的出现率仅 50%。在临床应用上脑干电反应只反映感觉与脑内神经单元传导的反应性，起监视听觉器官及通路生理功能的作用。峰间期Ⅰ～Ⅲ及Ⅲ～Ⅴ分别用于鉴别蜗后及中枢性聋，前者Ⅰ～Ⅲ峰间距延长而后者Ⅲ～Ⅴ峰间距延长。脑干电反应不能反映听觉皮质感知的功能。故临床上均同时进行行为测听等，综合分析听觉功能。

目前，在临床应用中，ABR 有助于诊断的，主要有下列几个方面。

a. 按Ⅴ峰反应阈估计高频 4 kHz 的听阈，为短声刺激反应阈±0～15 dB HL。这数值在传导性聋较正确，若听阈在>40 dB HL，必须复测。在 6 个月龄前婴儿测试，作筛查用，以排除先天性聋。

b. 按Ⅴ峰潜伏期估计耳聋性质。应考虑年龄因素及刺激声强度。一般按潜伏期/声强的函数曲线类型评估(图 67-5)。

有复聪时此曲线与正常曲线不平行。由正常的 0.4 ms/10 dB 增至 0.6 ms/10 dB，即每增 10 dB 潜伏期缩短较多。在高频损失时<0.3 ms/10 dB。大多应用反应阈上声强开始测试，如 75 dB HL 或 90 dB HL，以 10 dB 档下降，接近反应阈时，Ⅴ峰明显下降或消失，提示存在复聪现象，可能为蜗性聋，有Ⅰ峰出现的波，若其潜伏期延迟>0.4 ms，且阈值>40 dB HL，可能为传导性聋。

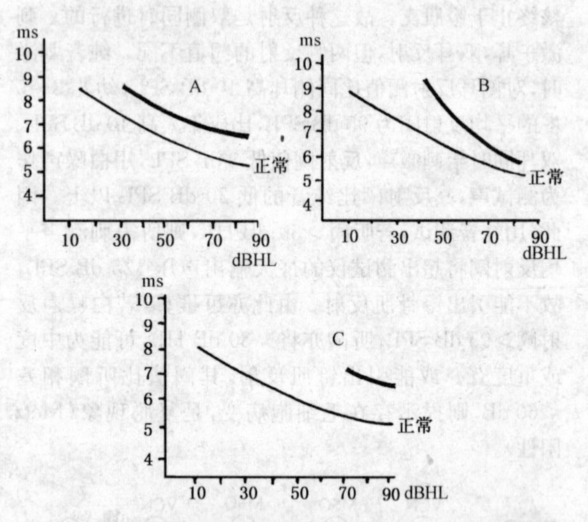

图 67-5　短声诱发Ⅴ峰潜伏期与声强的函数关系，在不同耳聋性质的变化

(A) 传导性聋时向右平行偏移，时间延迟；(B) 感音神经性聋时在高声强接近正常，但在低声强延迟。见于有复响的病耳；(C) 感音神经性聋听力严重损失时，有似传导性聋，不易区别。应再测骨导声刺激反应，或加骨导声掩蔽的反应

c. 对高危儿听力筛查应在出生后 3 d 至 3 周内进行。凡疑有听力减退者均应测试。

d. 3 个月龄后的婴幼儿患有分泌性中耳炎、脑膜炎、语言迟缓、发育不全、孤独症及注射氨基糖苷类抗生素后，情绪异常、学习成绩差者，均应进行听力检查。先是行为测听，一般为声场测试，后做听性脑干反应测试。汪晓(1998 年)测定了 30 例新生儿高胆红素血症患者的脑干电反应，发现Ⅰ、Ⅲ、Ⅴ峰绝对潜伏期延长，以Ⅲ及Ⅴ峰明显，各占 96.64%。波间期延长，Ⅰ～Ⅲ峰占 80%，Ⅲ～Ⅴ峰占 68%。反应阈在 70～90 dB 者占 33.3%，在 50～70 dB 者占 46.7%，无反应者占 8.3%。说明 40%为重度聋以上，而且病损不仅在耳蜗内，亦涉及脑干听觉通路。此病经治疗可以改善。郑溶华等(1997 年)曾测定 9 例孤独症 4～10 岁小儿，结果听力正常，但对声反应异常，即对某种音响有强烈兴趣，或特别苦恼。

3）声发射测试　耳声发射测试近年来已应用于新生儿听功能筛查，因收集的回声波在个别人耳重复性良好，稳定可靠。其特点如下。

a. 在耳道给声后发射波的潜伏期随频率增加而缩短，其函数关系与基底膜宽度相似。在中频潜伏期为5 ms。

b. 发射波频响范围有似中耳腔及耳蜗中周。在500 Hz～4 kHz间反射灵敏。

c. 自发声发射（SOAE）的特性有似耳蜗CM电位，无疲劳现象，与刺激声同步性良好，呈跟随关系（Kemp，1980年）。

d. 发射波的振幅最大可达15～20 dB SPL。为刺激声的0.3倍（$ROOS^{0.3}$），即刺激声10 dB SPL时发射声为3 dB SPL。超过此值时受中耳频响的干扰而失真，波形难于与噪声分辨。诱发声发射的振幅与刺激声间歇期（ISI）相关。

e. 刺激声强低于纯音行为，测听阈值亦能诱发声发射，说明此声来自外毛细胞，突触前部位，其振幅不受中耳肌肉松弛剂的影响，说明此发射不是源于中耳。

f. 声发射功能对内耳缺氧、耳毒性药物与强噪声刺激敏感易损，有似耳蜗毛细胞。

以上几点特性说明声发射主要源自螺旋器外毛细胞，因它具有肌纤蛋白与肌浆蛋白，能主动收缩，且从而调节内毛细胞功能，产生非线性生物机械功能（Kim，1986年；Brom-Well，1985年），即外毛细胞具有调谐功能及低通滤波作用。所引起活动经反馈机制传至外淋巴液，反向至听骨链及外耳道。因此，耳蜗外淋巴液成分及听骨链结构的改变均能影响声发射功能（Ashmore）。

其他研究亦支持声发射源于外毛细胞的观点，如Wit与Ritsma（1980年）应用短纯音作为掩蔽声，可测得声发射潜伏期延长达7～10 ms。持续30 ms才恢复正常，据此测得调谐曲线。Sellick与Russdll（1979年）应用双音测定不同种族的动物、受不同频率刺激，可见f1～f2的畸变成分相应下降。

临床上使用瞬态诱发声发射（TEOAE）及畸变产物声发射（DPOAE）于听力筛查及临床诊断病变部位。

瞬态诱发声发射较普及于新生儿及婴幼儿听力筛查中。因正常人耳自发声发射的检出率仅35%，故不能用于临床工作中，特别在新生儿听力筛查中，TEOAE测试环境噪声影响较小，允许在45～60 dB SPL下测试。刺激声强为80 dB SPL。Salomon等认为低于此声强，检出率将下降。72 dB SPL发射阈相当于成人的35 dB HL听阈，采用"3+1"的疏波短声刺激（3个正波后1个3倍振幅的负波），叠加1 000次，扫描时间为20 ms。波形判别标准为：① 潜伏期5 ms后出现3个连续的正负波；② 信噪比>3 dB（声发射波幅为噪声1倍标准差以上）；③ 后续波的波幅为发射波的1/3；④ 波形总相关系数$r>0.50$。若第1波出现有7.5 ms以后，提示听力减退。廖华等（1997年）曾测定20名（40耳）正常新生儿，出生后1～5 d连续测试，结果显示第5天的检出率达100%，第2天的仅85%。故筛查应在出生后>5 d进行。结果无性别差异。

检出率减少的原因可能为：① 探头的位置不对；② 外耳道有耳垢堵塞；③ 仪器系统的干扰；④ 新生儿不安定；⑤ 听觉系统的非线性反应。声强的差别不会引起伪迹，很少影响检出率，偏低的声强，如75 dB SPL，声发射稍延迟。

TEOAE的波幅个体差异较大，各家报道不一，但新生儿的差异大于成人。其原因是新生儿外耳道容积小及其自发声发射出现率较高。

国际上已普遍采用TEOAE于新生儿听功能筛查。可于产婴室等安静地点进行，检查1、2 kHz及4 kHz 3个频段，全部出现声发射为通过检查，否则为阴性，需时10 min。新生儿的筛查，从预防与诊断角度，十分重要，因其未曾遭受过出生后损害听力各因素的影响。各家结合ABR检查结果、随访结果，得出敏感度为100%，特异度为72.3%～86%，故TEOAE应用于新生儿，特别在高危儿的听功能筛查中，是一种可靠的方法（图67-6）。

畸变产物耳声发射（DPOAE）测试，亦已应用于新生儿筛查（图67-7）。其测试环境、新生儿状态、探头校正等条件同上述。测试纯音f1与f2频率比为1∶1.22，强度为70 dB SPL，取2f1-处波幅值超出本底噪声>3 dB或超出正常均值2个标准差作为通过检查。若0.5、1.0、2.0、4.0 kHz中2个以上通过，提示耳蜗功能正常。至于I/O函数曲线测试，因较费时，一般不用于筛查中。廖华等（1999年）对比了TEOAE和DPOAE两种新生儿筛查方法后，认为后者有较多优点，即测试频谱较宽，为1.0～8.0 kHz，反射波幅较高，更易辨认，测定时听力损失可高达50 dB HL。另外，夏正毅等（1998年）应用DPOAE于高危新生儿64例（128耳）的听功能筛查，与ABR测试结果对比，灵敏度为92.4%，假阴性为7.6%，特异度为92.2%，假阳性为7.8%，说明这两种方法的通过率相似（$P>0.05$）。但DPOAE具有测试时间短、快速（每耳约7 min）、操作简便、对环境噪声要求较低，而敏感性较强、特异性较高等优点，认为DPOAE可用于新生儿筛查。在大群体筛查中，若两种方法的结果不同，应考虑病变部位的差异，分

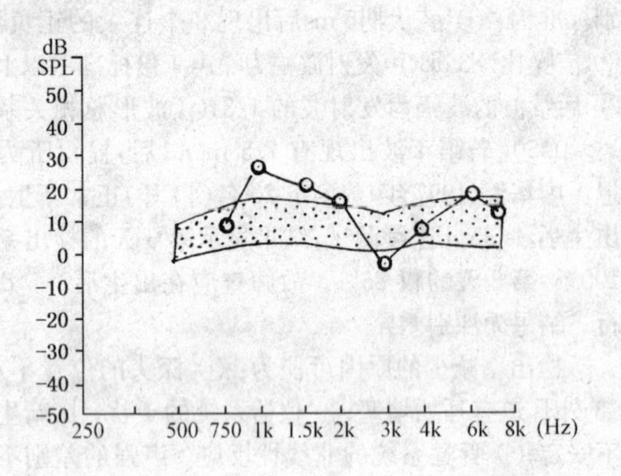

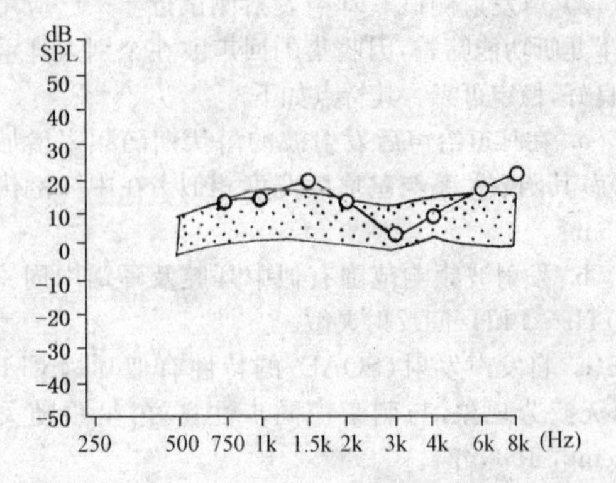

图 67-6　TEOAE 波形图

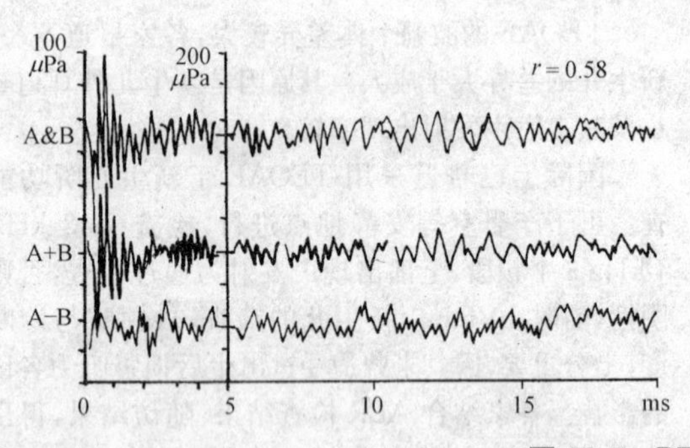

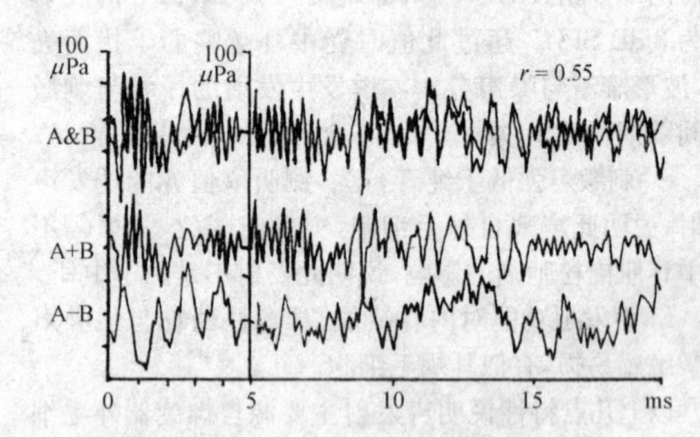

图 67-7　DPOAE 的波形图

别来自耳蜗或蜗后。DPOAE 通过而 ABR 反应阈＞50 dB HL或无反应,可能存在蜗后的病变。

(3) 小结

TEOAE 与 DPOAE 均可用于新生儿听功能筛查,但阴阳率较高,亦不能对听力损失作出估计,故对未通过筛查的新生儿,需结合 ABR、声异抗及行为听阈测试,综合评估听功能。美国婴幼儿听力联合委员会(1990 年)建议对高危儿的测试最理想的是出院前完成,最迟不能晚于 3 个月龄。目前国内平产儿均于产后 3 d 出院,故亦于出院前作诱发声发射,检出率稍受影响。也可用于高危儿出生后＞5 d。该委员会推荐＜6 个月龄婴儿进行 ABR 测试,＞6 个月龄进行行为测听与 ABR 测试。凡上述方法未通过者加声导抗测试。就我国目前各地医疗条件,可参照上述建议进行。行为测听须至少结合一种客观测试,如声导抗、ABR 或诱发声发射。大群体新生儿听力筛查,以行为测听结合声导抗试测结合作为初筛,有疑问者再作 ABR 测试。有诱发声发射筛选仪或测试仪的医疗单位,可同时应用于婴幼儿的筛查。亦可用于耳毒性药物的治疗中预测耳蜗功能。对于疑有中枢性耳聋的儿童,可加测 40 Hz AERP 或 MLR,提供具有频率特性的中脑听力功能状态。

67.4　预防与治疗学

儿童耳聋的防治重点在于预防,故提出早期发现、早期诊断和早期干预的"三早"方针,其中应特别重视先天性耳聋的早期诊断,因目前尚缺乏治疗基因病的方法。若早日确定诊断,即进行干预,配戴合适的助听器,使聋儿能应用其残余听力,学习文化与技术,发展智力与交往能力,参与社会生活与工作。

因先天性耳聋患者超过半数为遗传性,出生即聋,迟发型的占其 1/3,临床上单纯性聋占 70%。其隐性遗传聋常为重度语前聋和完全外显,双亲若为同类型基因,其子女均有耳聋,除非为异质性基因,则其子女的听力可正常。其显性遗传聋呈进行性语后聋,常为单侧或中度双侧聋。廉能静(1998 年)综合遗传性聋的听力学特点,供早期发现作参考:① 早发病,出生及婴幼期占 2/3,极少在 40 岁以后;② 50%为全聋或重度聋;③ 双耳听力缓慢下降,听力损失对称。家族内听力曲线相似;④ 语言识别率优于纯音听力;⑤ 前庭系统可单侧或双侧受累。凡耳聋原因者应进行遗传咨询,并进一步作必要的检查。

67.4.1 儿童耳聋的手术治疗

凡儿童耳聋只有外耳及中耳畸形等引起的传导性聋,而无内耳功能障碍,均可经过整形成形术提高听力,如外耳道闭锁、中耳畸形、Paget 病成骨不全病(Vander Hoe-ve 症)。现扼要分述适应证于下。

(1) 先天性外耳道闭锁

多发于男孩,右侧较多,亦可双侧,多伴耳郭畸形、外耳软组织闭锁及骨性封闭,鼓膜缺失,锤骨、砧骨畸形,互相粘连。双侧性的宜在 5 岁左右施行手术,此时乳突已完全发育,过晚将影响学习语言,单侧性可推延到 10 岁左右。若内耳功能有障碍则不宜手术,故术前必须测试听功能,外耳道及中耳乳突摄片。在硬化型乳突面神经可向前及向下移位,手术时应避免损伤此神经及内耳。有条件者行鼓膜-听骨链成形术,双侧性闭锁者术前须作 CT 检查,以估计圆窗、卵圆窗及耳蜗发育是否正常。有无先天性胆脂瘤,若存在,必须即行手术。

(2) 独立的听骨链畸形

亦不少见,常为双侧性。常见的是镫骨畸形,如缺失、固定、足弓畸形。砧骨可缺失,发育不良,或与镫骨融合,或固定于上鼓室。砧镫关节脱位也很常见。这些畸形可经 CT 检查,采用 1.0 mm 薄层扫描,使镫骨两脚清晰可见。经听骨链成形术可取得较好效果。

(3) 鼓膜切开与置管术应用于中耳积液

由于声导抗测试的普及,能早期检出渗出性中耳炎,此术已常规施行。此病多见于新生儿及<2 岁幼儿,在早产儿颌面部畸形、Dawn 综合征更为多见。新生儿在出生后 3 d 即可检出。若经保守治疗,如鼻内滴 0.5%麻黄素,耳镜按摩鼓膜等,经 2~3 周无效者,在全麻下置管。一般能保留此管半年以上。陈亚秋等(1997 年)用此法治疗 53 例(90 耳)4~12 岁(平均 7 岁)的儿童,病期 1 个月至 3 年,平均 14 个月,均经保守治疗未见效。声导抗测试呈 B 型鼓室图,镫肌反射阴性,其中 80 只耳系胶耳。置管能保留 6~12 个月,平均 8 个月。经手术听力恢复至<27 dB 者,鼓室图为 A 型,共 74 只耳(82.2%)。其中 1 周至 3 个月中脱管者 10 只耳,6 只耳行第 2 次置管。脱管后听力下降者 1 例 2 只耳。

一般渗出性中耳炎经鼓膜抽液 1 次至数次可愈,反复发作经 2 个月治疗不愈者施行鼓膜开放术,约占 10%,需放置通过管者约占 4%。凡有扁桃体及增殖体反复发作,应予摘除。鼻炎及鼻窦炎需积极治疗。免疫功能低下者需用药物提高免疫力。

(4) 腭裂修补术

施行于影响听力减退者。此因提腭帆肌无力,在吞咽时咽鼓管不开放,特别兼有扁桃体及增殖体肥大者,致多发中耳炎。有 26%~60%裂腭儿童并发听力减退,需施行手术及治疗中耳炎,术后进行语言和吞咽训练。

(5) 圆窗膜修补术

应用于突发性耳聋,经药物治疗 2 周以上,而眩晕持续存在,应施行中耳探查术,用压薄的脂肪片或耳屏软骨膜移植于圆窗盒上,另加少许明胶海绵固定(陈兆和,1997 年),封闭漏孔。

67.4.2 儿童耳聋的药物治疗

感音神经性聋需应用药物治疗。以针对耳蜗的病变,改善和增进血液及淋巴液微循环,促进和恢复毛细胞代谢功能,调整钙、铁等离子的浓度,及增进神经纤维的营养为原则。因此需要简单介绍细胞膜及胞质蛋白的磷酸化过程,以指导针对病理及生化变化正确使用药物。

现将细胞膜及胞质蛋白磷酸化过程简介如下。

细胞膜上皮覆盖着一层绒毛样外层。膜中含磷酸肌醇脂(PPI),它是两性离子。当氨基苷类抗生素进入外淋巴,接触毛细胞上皮,即与三价磷酸肌醇结合,排斥 Ca^{2+},由此通道进入细胞内,破坏正常的磷酸化过程。

在正常代谢时,激素(ADH、LDH、TSH)及 ATeH 等儿茶酚胺与膜上受体相互作用,激活磷酸酯酶 A_2,释放花生四烯酸,它又和合成酶与亚麻酸合成前列腺素 PGE_2,其有扩张血管作用。继之,它和受体结合后激活核苷酸环化酶(ACase),这可催化 ATP 成为环核苷酸(cAMP)。ACase 和蛋白激酶结合,促进膜上和胞内的蛋白磷酸化,并使 ATPase 磷链水解而成 ATP。在有氧条件下激活糖原合成酶,如 SDH、LDH、PDH,合成糖原及蛋白。在毛细胞则多经无氧酵解,在可溶性胞液中进行。这些酶作用,依赖于 Mg^{2+} 或 Mn^{2+} 的存在。现将上述过程绘成流程图(图 67-8)。

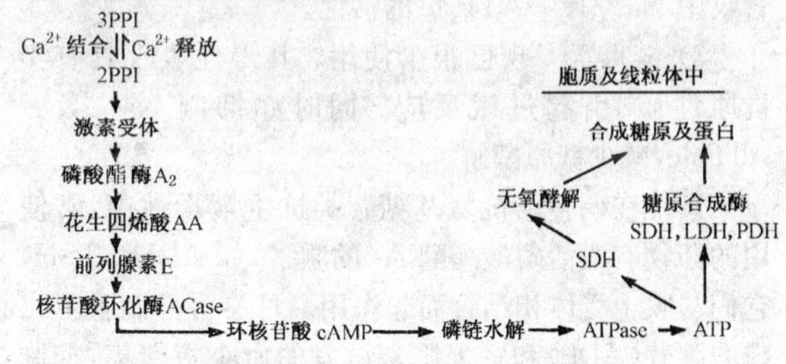

图 67-8 细胞膜及胞质蛋白磷酸化过程

(1) 药物中毒性耳聋

在儿童主要由氨基糖苷类抗生素引起。预防及早期治疗是减少和减轻其损害，甚至避免中毒，保护听力的主要措施。预防此类耳中毒应注意下列几点。

1) 严格掌握用药适应证　不将其作为术前预防细菌感染药。

2) 用药前询问　应详细询问有否此类药物反应史及家族敏感史。凡三代人中有致聋者，应将其列入禁用药。

3) 尽量分次给药及短期使用　儿童对此类药物更易中毒，特别是肾功能减退者。

4) 有条件的医疗单位应在用药期间监测此类药物血浓度，将其控制在最低有效浓度。

5) 用药期间，若患者诉有耳鸣、眩晕、手指或(及)口唇发麻、听力减退等现象，应及时停药，并化验血浓度、肾功能及测试听力，及时治疗。

6) 婴幼儿用药时应多饮水，服软骨酵素、葡萄糖酸钙片，静脉滴注 10%葡萄糖液加入辅酶 A 等药物，以保护外毛细胞纤毛层，使膜上的 3 价磷酸肌醇脂(PPI^{3+})不涨价或减少降价为 2 价 PPI^{2+}。高血糖有增进膜上与此类耳中毒药物的结合竞争机制，减少或避免中毒。

(2) 耳中毒后采取的措施

当发现耳中毒症状后，应立即采取措施，针对各药不同中毒机制适当用药。

1) 庆大霉素　其毒性作用在于破坏膜上粘多糖与透明质酸酶，产生脂质过氧化物 MDA，从而损害细胞，治疗以补充钙离子，使膜上 PPI^{3+} 恢复至 PPI^{2+}，增进钙磷比，稳定膜功能为首要原则。

2) 卡那霉素　其毒性是在糖酵解中抑制己糖激酶和磷酸果糖酶。糖原分解至丙酮酸后不进入三羧酸循环或酵解循环，它与酸性粘多糖形成复合物。故在治疗中需增加酸性粘多糖，如透明质酸，含 N-乙酰-D 葡萄糖胺或硫酸软骨素、含乙酰-半乳糖胺的含量。尚需使用催产素(OXT)激活被抑制的 ATP 酶，以提高血管纹中 Na^+-K^+-ATPale 的活性。

3) 链霉素　现已很少使用。其毒性表现具有半抗原性质、引起过敏反应。同时亦抑制 Na^+-K^+-ATPale，减少糖原酵解。

其他在调整拮抗氨基糖苷类抗生素毒性中，常使用的药物有激活磷酸酯酶 A_2 的激素，如 ADH、TSH，它们与膜上受体相结合而起作用。丹参可抑制膜上二磷酸腺苷(ADP)和肾上腺素诱发的血小板聚集，抑制磷酸二酯酶(PDE)，减少血小板中核苷酸环化酶(cAMP)的分解。西比灵可调节膜上钙通道，抑制催化亚基，拮抗自由基的产生，减少 ATP 的消耗。

(3) 小结

拮抗氨基糖苷类耳毒作用的原则是调节毛细胞膜代谢底物的含量。激活或抑制酶的功能。建议治疗方案使用下列药物：丹参以 0.59 g/kg 体重用量加入 10%葡萄糖溶液中，静滴每日 1 次，10%葡萄糖酸钙 10 ml＋维生素 C 250～500 mg，静滴每日 1 次；两药以 15～20 d 为一疗程。山莨菪碱(654-2)10 mg，肌注每日 1 次或 5 mg/片，2～3 次口服，硫酸软骨素 1～2 片，每日 3 次，人工催产素(OXT)0.25 u 或 5 u 肌注每日一次，15 d 为一个疗程。氟桂利嗪(西比灵)5 mg，每晚 1 片。

(4) 突发性耳聋

在儿童亦见增多，主要发生在上呼吸道感染，如腮腺炎，大多用地塞米松、利巴韦林(病毒唑)、尼莫地平、倍他司汀(培地啶)及维生素 B_1 大剂量治疗，以拮抗病毒引起的细胞损伤。目前常用高压氧舱治疗，可增加内耳血液氧分压，其效果不如血液光量子疗法，亦不及丹参静脉滴注。梁海荣等(1998 年)使用东菱克栓酶(DF-521)结合高压氧舱治疗，剂量在 8～11 岁(＜45 kg)儿童首次 7.5 BU，以后每次减半，隔日 1 次静滴，12 岁(＞45 kg)每次10 BU，隔日 1 次静滴，12 d 为一个疗程，有效率达 82%。有人使用利多卡因 100 mg加入 25%葡萄糖 20～40 ml 中，静脉注入，须缓慢，不少于 5 min，以扩张血管，改善内耳微循环，抗突触前乙酰胆碱，减少传递，减轻耳鸣，但效果不肯定。林文森等(1995 年)报道应用激素于治疗只是对有免疫功能低下者有意义。

67.4.3　儿童耳聋的康复治疗

改革开放以来，为残疾人服务的康复医学日益发展，通过医疗、教学和社会力量，利用康复用具，充分发挥残留器官的功能，帮助克服身心障碍，以改善参与社会生活的能力。耳聋康复包括听觉训练和语言训练两个不可分割的组成部分，亦是相互促进的反馈系统。聋儿首先应能听见、听清及听懂社会上一切音响的含义，主要是语声；并能记忆、模仿、构音、发音和言语，用语言表达自己的概念、意向、感想和情绪，达到与人交往、学习和生活等活动。现将耳聋与语言发育障碍的相互关系列表于 67-4。

表 67-4 听力障碍与语言发育障碍

耳聋	病损	听损(dB)	语言障碍
传导性	中耳炎后穿孔瘢痕	5～20	可能停留在婴儿的言语声,构音不准,言语迟缓,语言延迟
	分泌性中耳炎	10～30	注意力不集中,未治疗或疗效不佳,可使言语及语言延迟
	慢性中耳炎	15～55	注意力不集中,未治疗或疗效不佳,可使言语及语言延迟
	中耳畸形	30～65	明显构音困难,重度语言迟缓
感音神经性	遗传性	25～40	轻度*
		40～65	中或重度*
		70～85	重度*
		>85	不会说话
	非遗传性	25～100	2 岁后早期开始干预无言语障碍。严重耳聋则言语不清

* 言语及语言延迟,若从 6 个月龄开始干预,可无障碍。

下面列出国际和我国的听力障碍分级标准(表 67-5)和听觉评估标准(表 67-6)。

表 67-5 听力障碍分级标准

国际听力障碍分级标准			我国听力残疾标准	
听力损失(dBHL)分级			听力损失(dBHL)分级	
A	0～25	正常		
B	26～40	轻度		
C	41～55	中度	41～55	二级重听
D	56～70	中重度	56～70	一级重听
E	71～90	重度	71～90	二级耳聋
F	91～	深度	91～	一级耳聋

表 67-6 听觉评估标准

音频感受补偿范围(Hz)	言语最大识别率	助听效果	听觉康复级别
250～4 000	≥90	最适合	一级
250～3 000	≥80	适合	二级
250～2 000	≥70	较适合	三级
250～1 000	≥44	看画	四级

(1) 耳聋康复须经如下几个步骤

1) 康复咨询 凡经药物及手术治疗,听力障碍无改善,超过 3 个月以上,即应采取耳聋康复措施。因儿童的言语发育自 1 岁开始。凡 6 个月以上婴儿,母亲及其家属疑有耳聋,特别是在高危儿、头部曾受损伤儿童、曾患脑炎或脑膜炎(后者 5%～20%发生严重感音神经性聋)或腮腺炎(有 6%患单侧耳聋),尚有小儿原先会发喃喃、咕咕或咿呀语,以后停止不语,并对环境声或语声无反应,均应至医疗单位进行康复咨询。

在咨询中重要的一环是向聋儿家属讲明,如再聋则治疗效果不能达到应用听力水平,致成听力残疾;亦不要失望,应尽早给聋儿选配助听器,并进行语言训练。后者不单是学习语言,主要是培养聋儿能聆听和交往,通过听觉和视觉共同参与,利用视、听、动三种感受,综合信息,形成概念,从而理解别人的言行,亦能表达自己的思维,达到与人沟通思想,发挥自己智慧,参与学习和工作,以及一切社会活动,成为社会的有用之材。按董理权(1998 年)报道,目前我国聋儿被察觉及接受语训的时间比发达国家较晚一些。在城市地区首次就诊平均年龄为 2.4 岁,在农村地区为 4.0 岁,察觉耳聋后尚迟 6～9 个月才就诊。值得提醒的是 1 281 例中 1 022 例(占 79.78%)首先由聋儿亲属怀疑或发现听力异常,然后由医疗机构确诊;而 208 例(占 16.24%)是由聋儿自己察觉的后天性聋,仅 5 例为医疗机构察觉。就诊后仅 36%选配助听器,其中仅 31.8%进入康复机构受训,另外的进入社区接受康复指导。戴用助听器的平均年龄为 6.4 岁,在此可见在儿童保健系统开展听力监测的必要性,加强耳聋预防和听力语言康复的宣传及普及的迫切性。必须大力发展和提高听力语言康复机构的指导作用,并推广至社区基层。

2) 临床检查和诊断,并评定残疾等级 全身及耳鼻咽喉专科检查均按上文有关内容进行。我国耳聋残疾标准如表 67-5。另丹麦 G. Salomon 等(1985 年)发表的听力残疾和交往残疾指标,提供了更精确的评估方法。按三种听语声距离和环境的信噪比,由受试者回答,得出语音识别率,分成六个等级,对评定伤残程度有参考价值。

3) 选配助听器 详见本章有关内容。在测试噪声干扰识别率时,使用言语噪声干扰下的结果较稳定,对听力损失亦较敏感。

4）听觉语言训练　具体内容可分为听觉训练与语言训练两个方面。前者是通过听力训练提高听觉能力，形成概念，是学习言语与语言的基础。

（2）聋儿语训的基本要求

语言训练的第一步是补偿因听功能障碍而减退的感知外界声音的能力，称为听力训练。目的是使聋儿能学会感知、认识、理解和辨别声音，主要是语声。然后是学会综合分析外界声音的能力，称为听觉训练。目的是使聋儿能察觉、聆听、定位、分析、记忆、选择和反馈听到的声音，在大脑中能形成概念。教学中应注意下列几项原则。

1）语训教案　应按聋儿实际现状选择教案，主要是聋儿听力损失程度，助听器补偿后的听力水平，言语及语言发育阶段（表 67-7），是处在哪一阶段，以便按教学内容和进度，安排教案。

2）汉语的特点　① 辅音发声中有送气和不送气的对立；有四种声调，它不受频率及强度的限制，保留了信息，这两种发声都有辨义功能；② 由音符与意符结合成的语素，可有单音节、双音节和多音节。一个汉字可有多个语素和多个读音。含一个语素的字称单词，含两个以上语素的字称为合成词。一个语素可有多种读音，形成了字的形、音、义三者间的交叉关系。在教学中要将这些特点列入识别的目标，亦要适合每个聋儿的接受能力。

3）教学方法　是直观的多感觉综合训练法。同时运用听、视、动三种感官进行学习，使儿童易于接受、记忆、模仿而在脑中形成概念，将词条组成语句。现代多媒体电脑技术已达到这一要求，且生产出专用仪器软件。

4）语言训练的目标不单是学会言语及语言，而且要求全面康复，故应按儿童神经发育进程，力求顾及培养知识、道德、性格和艺术的全面发展。

表 67-7　对不同年龄聋儿语言能力的训练要求

康复级别	语言清晰度（%）	词汇量（个）	模仿句长（字）	听话识图	看图说话	主题对话	语言年龄（岁）
四	简单发音	20	1～2	事物的名称	事物名称、简单行动	理解“呢”	1
三	30%	200	3～5	动作、外形机体感觉	事件中的主要人物和行动	理解“什么”、“谁”、“哪个”、“哪儿”	2
二	65%	1 000	6～7	个性品质、表达感情	主要人物和主要情节	什么时候、什么地方	3
一	97%	1 600	8～10	事件情景	百字以内的简单故事	怎么、怎么样、为什么	4

（3）听觉和语言训练的具体内容

按上述 4 点原则，将需要聋儿学习内容，扼要分别按听觉和语言发育进程，归纳为 5 个训练目的。

1）感音训练　聋儿教育的起始目的，应是能感到环境中有无声音。出现的次数、速率和节奏，感受到音调和响度的高低、时程的长短以及双耳对声音方向的反应。要求聋儿能察觉声音、注意聆听、识别声音和定向反应。具体通过接触日常环境声，如动物叫声、乐器演奏、交通工具及自然现象活动、家庭及公共场所发生的声音，能正确指出。可用实物、动画或录像以及电脑屏幕演示等手段。

1988 年，国家将聋儿康复纳入三项康复之一，家长、老师和社会逐步接纳了聋儿语训早发现、早诊断、早治疗的“三早”，已为大家所理解并付诸于实践中。10 多年来，随着聋儿康复事业的深入发展，语训老师和家长的观念也在不断更新。特别在一些大城市中，语训网络健全稳定，康复质量逐年提高。现在摆在大家面前的问题是：如何用科学的方法进行聋儿康复训练？如何引导聋儿接触这个信息万变的社会？如何使自己不被社会淘汰？一年多来，上海市闵行区启音学校在这方面作了一些尝试。将多媒体手段融入聋儿语训，获得了一定的成功和体会，这里将介绍多媒体教学在听力训练中的应用。

聋儿的语言发展和听力正常儿童的语言发展是基本相同的，不同的是前者得经过专门的语训，而后者在生活中能自动习得。其中感音训练、辨音训练就是我们语训老师一般所讲的听力训练，也是要重点阐述的内容。

a. 感音训练的提出：人耳能听到的声音是各种各样的，同种物体的声音特点各不相同，有有无、大小、多少、快慢、长短各种表现。以鼓声为例，敲与不敲、敲得重、敲得轻，得到的声音信号亦是不一样的。不同物体的声音性质更是不一样。表现为音色、音调上的不同。例如鼓声、铃声的类别。每一个聋儿都有残余听力，因此感音训练是可行的，也是必需的。

b. 感音训练的目的：

(i) 创设声音的环境，刺激他们的残余听力：人体器官历来存在“废退用进”的现象，聋儿有残余听力或佩戴助听器，或进行电子人工耳蜗植入，首先面对的都是各种声音，老师和家长在关键时期注意给他们创设声音，逐步刺激他们的残余听力，挖掘他们的听觉能力，一旦过了关键时期，聋儿的听觉能力会有退化现象，再进行语训也无济于事。

(ii) 利用视觉观察生动的画面来补偿他们的听力不足，达到视听结合的效果：传统听力训练方法，如图片、录音或老师模仿声音，教师的工作量大，而且聋儿学得较被动，有种“要我学”的感觉；而通过多媒体感音训练，聋儿首先接触到的是生动可爱的画面，再听到相关的声音刺激，真正达到视听结合。通过鼠标器的操作，会得到不同的学习方法。在玩中学，逐步让孩子从被动学习变为主动学习，既符合幼儿身心发展，同时又能获得事半功倍的效果。

(iii) 引导聋儿察觉声音，养成聆听的习惯，为学语言打基础：听觉对声音的认识有八个阶段：听觉察知、听觉注意、听觉定位、听觉辨别、听觉记忆、听觉选择、听觉反馈、听觉概念。在感音训练中让孩子对声音反复认识、注意、辨别、记忆、理解并形成概念。这里强调的是对声音的认识，而非对事物的理解。例如农场，我们先做的是让孩子听农场里的各种声音，而不是农场是什么，农场里有什么。感音训练是一种听力训练，是学语言的基础。

c. 感音训练的内容：使用的声音来源于真实的生活中及日常生活中接触较多的事物。例如动物叫声、交通工具声、乐器声、自然界等等各种发出的声音，见图 67-9。

d. 感音训练的方法：通过认识、训练、辨别三个步骤进行。

(i) 认识：通过画面和声音相互结合认识某一事物的特定声音训练。每个物体都有具体特定的声音，你可以选择你所需要的声音对聋儿进行认识训练，从视听结合角度来加强对声音的认识。

(ii) 训练：在认识的基础上，从随机组合的两或三个事物中选择一个声音评估。每个孩子掌握的内容程度是不一样的，教师可以根据聋儿实际情况选择，例如：初学者可以训练他辨别差别大的声音：猫、狗。而能力强的幼儿则训练他辨别较接近的声音：羊、猫。每一个组合都可以是随机的，也可以是选定的，在教学工作中是非常实用的，教师不必反复倒带进行听测，只要轻击鼠标就可轻松完成，既减轻工作强度，同时又提高了训练效果。

(iii) 评估：通过奖品刺激提高聋儿学习的兴趣，

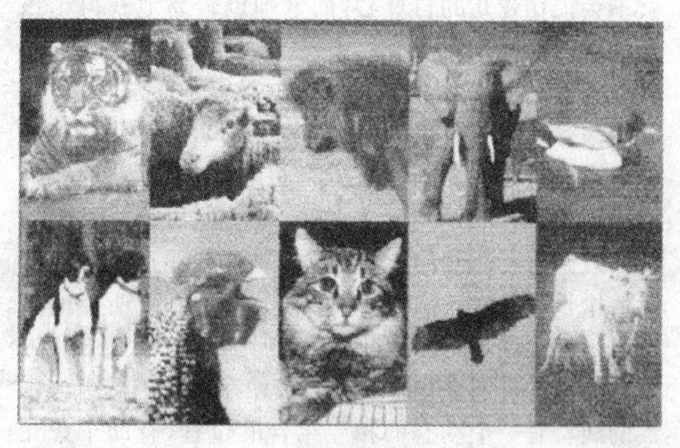

动　物

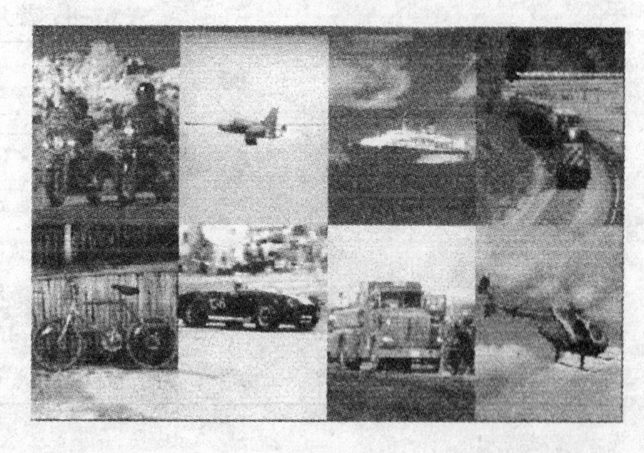

交通工具

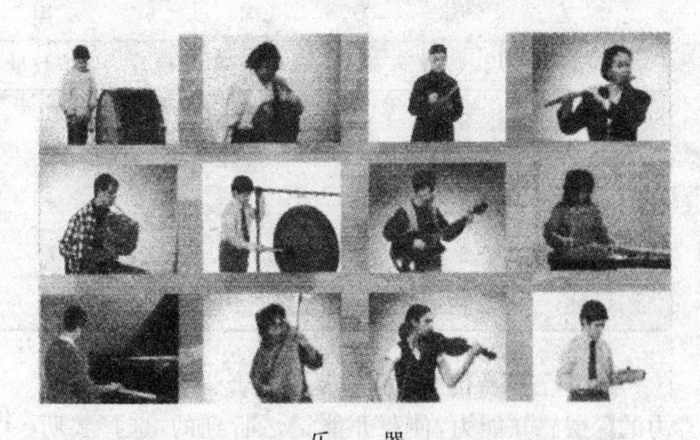

乐　器

图 67-9　生活中各种声音的来源

了解聋儿对各种声音掌握的情况。聋儿毕竟只是幼儿，处于爱玩、爱游戏阶段，而枯燥的听力训练往往使他们疲惫、厌倦，老师有时要评估就有一定的难度。在感音训练的辨识阶段，通过听听、指指幼儿在玩中就可完成评估项目。每一次成功会获得可爱的动画奖励，提高了兴趣，集中了注意力，一旦错了电脑不会批评，就不会损伤聋儿的自尊心，而老师也轻易地获得了孩子的学习情况。

e. 乐器训练的目的：各种乐器有不同的频率段，能提高聋儿对不同频率段的辨别能力，在选择乐器时，要考虑各种频率。例如笛子有相应低、中、高频，教师通过观察聋儿的不同反应，能够帮助评估聋儿助听器助听效果。聋幼儿的听觉能力有个发展的过程，随年龄的增长，训练难度的增加或听力的变化，助听器的验配也是一个逐步完善的过程。在听力训练中加强和进行乐器声的辨别是非常可视的一种评估。乐器声与乐器的演奏是一个动态的相互结合的过程，有助于聋儿了解声音的发生，避免了以往语训中看图片听声音所带来的不完整性。初步让幼儿感受音乐的节奏、音乐的美妙。乐音的刺激是聋儿听力训练中必不可少的内容，可让幼儿感受到声音的强弱快慢，提高听辨灵敏度。

f. 感音训练的具体应用：表 67-8 中的 5 名聋儿是从我们语训班随机抽取的，年龄、听力、学习能力各不相同。表 67-9 是同一周内对他们进行感音训练中动物一项的情况记录。周一给他们猫、狗、羊三种动物声进行认识、辨别，周二加上母鸡、虎，周三加上鸟、狮子，周四加上大象、牛，周五加上鸭、马。周五统计结果如表67-9所示。3 名聋儿正确辨别率达到 100%，2 名聋儿达到 60%以上。这对语训工作帮助是非常大的，教师的工作量并没有增加，但语训效果提高了许多。

表 67-8　聋儿基本情况表

姓　名	年　龄 (岁)	项　目				学习能力 (DIQ)
		裸耳听力		验配效果		
		L	R	L	R	
顾嘉诚	5～11	60	71	最适	最适	110
夏润宇	4～8	91	88	较适	最适	102
王　健	5～8	58	58	最适	最适	104
王袁圆	3～10	100	102	适合	适合	114
汪海威	4～5	87	78	适合	最适	80

表 67-9　感音训练周记录(动物)

姓　名	周　一		周　二		周　三		周　四		周　五		统计评估 (%)
	认识数量	正确数	认识数量	正确数	认识数量	正确数	认识数量	正确数	认识数量	正确数	
顾嘉诚	3	3	5	5	7	7	9	9	11	11	100
夏润宇	3	3	5	5	7	7	9	9	11	11	100
王　健	3	3	5	5	7	7	9	9	11	11	100
王袁圆	3	3	5	4	7	5	9	6	11	8	72
汪海威	3	2	5	4	7	6	9	7	11	7	63

g. 辨音训练的目的：这是继感音训练后，加强听力的深层感知能力，使聋儿能记忆听到的，选择要听的，反馈听到的和建立正确的听觉概念。给聋儿一定的音乐刺激，提高其审美能力。在感音乐器训练后，加入了音阶的训练和认识，更增加了辨别的难度，将听力训练提上了一个新的台阶。

h. 辨音训练的具体内容：打击乐器；键盘乐器；动物；交通工具；自然界；农场；日常生活。

i. 辨音训练的方法：首先，在屏幕上出现的是一幅耳朵的构造图，形象生动地演示了声音的传导过程，给聋儿及语训者一个总体的概念，吸引了大家的注意力。

以打击乐器为例(图 67-10)：

(i) 认识部分：首先认识不同的打击乐器的不同音色，体验音色的细微变化，学习辨认不同的音色。

(ii) 训练部分：选择 1～4 种声音加强听力记忆机制，提高听觉记忆能力。在训练中增加了时间控制、训练难度、隐藏乐器三项内容。

(iii) 时间控制：教师可以根据聋儿实际情况，设置听觉反馈时间，从 2～15 s，给小年龄幼儿足够的时间回忆、反馈时间。给能力强的幼儿看到时间控制，鼓

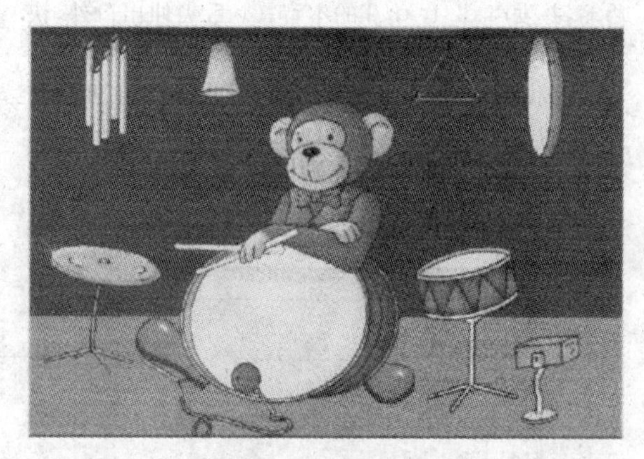

图 67-10 打击乐器

励他们的上进心,知道越快越好。

(iv) 训练难度:教师可以根据聋儿的辨别能力选择1～4种声音进行辨音训练。粗看这项内容难度非常高,不仅是一种声音的记忆,还是一种顺序的记忆,但经过训练聋儿也能逐步取得进步。在我们语训部中,有几名能力强的聋儿,经过训练已能辨别打击乐器的2～3种声音。

(v) 隐藏乐器:为了避免聋儿受到图片提示而出现虚假的一种辨别情况,因此可以选择隐藏乐器一项。聋儿必须在听到声音以后才出现图片供其选择。能真实地反映聋儿的辨别能力。

以键盘乐器举例(图 67-11):

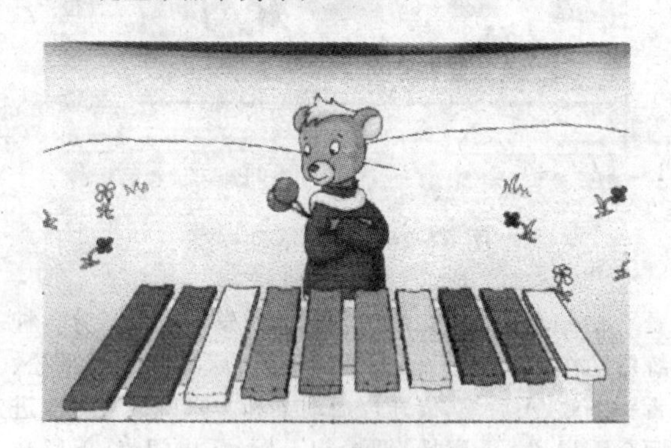

图 67-11 键盘乐器

(i) 认识部分:在键盘乐器中设计了不同的键盘,激发聋儿的学习兴趣,让聋儿感受不同键盘的不同音色。

(ii) 训练部分:指导思想与打击乐器同,也从时间控制、训练难度、隐藏乐器三项进行训练。

2) 发声训练 聋儿能感知各种环境声后,可进一步训练发声。一般聋儿未经学习,都不知如何利用呼吸、喉部及声道3个系统发出目标声。现已有"启音博士"发声训练软件,提供30多个声控的动画游戏,帮助儿童学习发声。内容包括音调、响度、清浊音、起音、最大声时,元音识别等方法。儿童发声时立刻获得动画上动态显示,教师同时进行统计报告。每个项目分为认识和训练2个部分。前者帮助儿童认识声音的各种特点,后者显示聋儿发声的动态。现分述各个具体项目的内容于下。

a. 音调:播放目标音调及聋儿多次发出的声调。每次发/ɑ/或/i/。约5 s。反复比较,聋儿可看到自己发声音调是否符合目标,或是过高或过低,自行纠正,最后能发出符合目标的音调(图 67-12)。

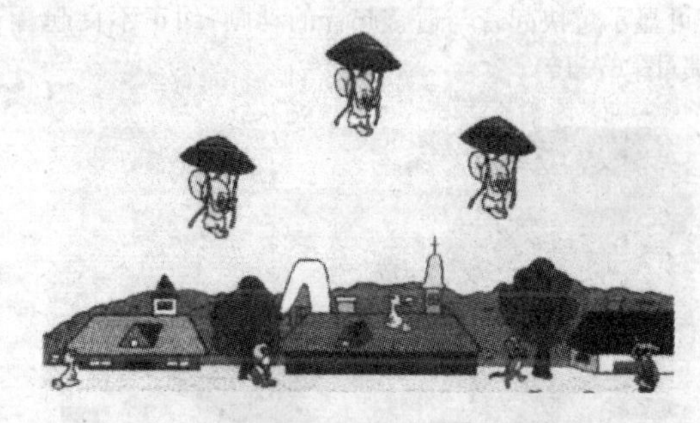

图 67-12 播放目标音调

b. 响度:在能发出适宜的音调后,让聋儿稍提高音调,响度随之升高,再行复原。若平时发声过高,在电脑上显示后,练习聋儿发出以声母/h/开始的单音节词,然后练发其他声母,最后练发元音,可以逐步降低响度。这种响度升降的练习,可能纠正聋儿说话平稳无变化的状态,语声不是平淡单一,说话亦不再费劲(图 67-13)。

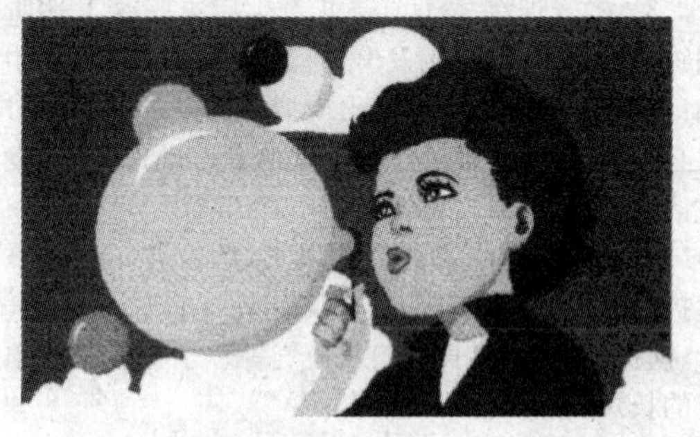

图 67-13 练发元音

c. 清浊音:汉语音素有清浊之分,在生理上是声带是否振动的区别。训练时将清音或浊音组成一对,如发/S, L/或/j, r/,反复练习,动画显示,使聋儿懂得辨别清浊音(图 67-14)。

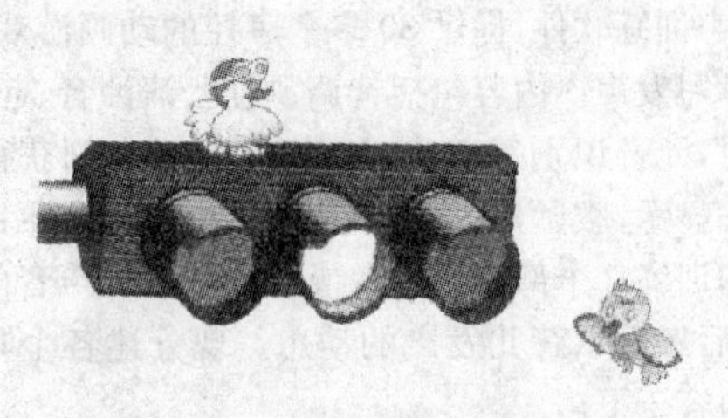

图 67-14　辨别清浊音动画显示

d. 起音：发浊音时，声带开始振动不能太快，以避免突然声带相撞。练习起音就是控制声带，不发生相撞，而是较缓慢地闭合，声学家称为软起音。“启音博士”可显示过快起音与适宜起音的动画，纠正不良起音习惯(图 67-15)。

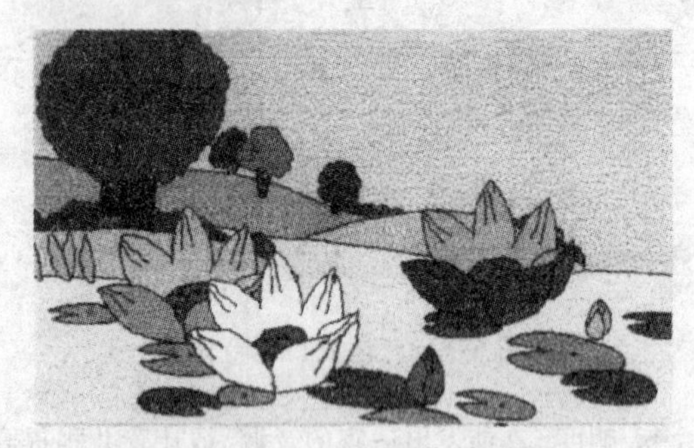

图 67-15　过快与适宜起音动画显示

e. 声时：日常说话时需要一口气连续说出长句，甚至语段。训练时先深吸气、后持续发元音/ɑ/，要求逐渐增加时间，这因性别、年龄、体质的不同而有异。一般说来，最大声时至少>10 s。少于此值，可能存在声带闭合不够完善。

3) 构音训练　语前聋儿童生后未曾受上述听觉训练，亦不知如何运用发声器官，即呼吸、喉、口腔中舌和口唇、咽的软腭运动，发出模拟目标声，主要是语声，故必须通过练习，促进这些器官的发声动作，学会发音说话。

a. 呼吸运动：发声时先吸气，后发音。训练方法有扩胸运动、深呼吸运动、吹气运动、绕口令及声气结合、模拟环境声、讲长短句及换气等。学会控制呼出气流的长短、缓急、强弱及节奏。

b. 舌部运动：可分为前、中、后和高、中、低相结合的 6 个气流受阻部位，从而变更声道的长度和宽度，致形成不同的共振峰，发出不同音调及响度，建立语声的音位。

舌部活动操分 6 节，每节做 8 次，操练时可播放音乐，配合节拍活动。① 舌尖抵住上门齿根，沿上腭向后缩，并发声 d，t，n，l 的本音；② 舌尖伸出口外，快速回缩，有助于发翘舌音；③ 舌尖交替用力顶起左及右面腮，以增强舌肌力量；④ 舌头平放，缓慢前伸和回缩，有助于发舌面音；⑤ 舌面顶住前上腭，后即平放，有利于发平舌音；⑥ 舌根顶住软腭后即放松，有助于发舌根音(图 67-16)。

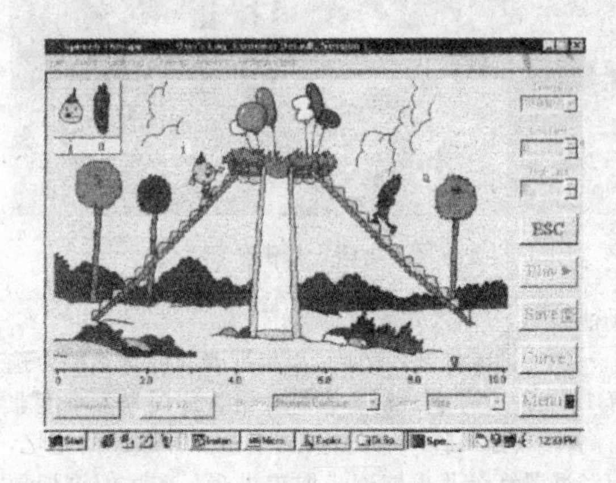

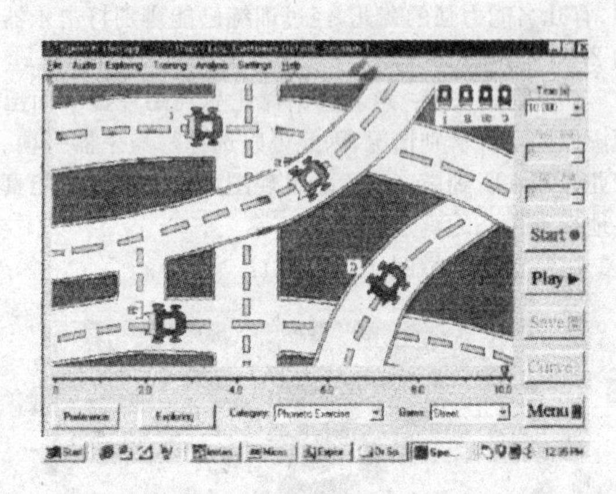

图 67-16　舌部活动操练

c. 口部运动：口唇阻塞气流后发声复原。分 3 种练习动作：① 张口操，即锻炼下颌的运动。口唇放松、舌头平放、不后缩，口开合活动柔和。张口最大可放进两个手指；② 上唇操，即抬起上唇，露出门齿，下唇自然放松；③ 双唇操，即双唇向外伸呈圆形，然后复原；④ 鼻音训练，即使气流在口咽软腭后，经鼻咽及鼻腔发出声音；⑤ 哼声练习是 m 和 n 声母与韵母拼成呼读音发声，如 ma，mie，na，ne，no 由慢至快，各发 3 遍；⑥ 模拟动物叫，如羊叫，牛叫。

上述练习时在电脑屏幕上可见舌位及口唇的动画。聋儿可跟踪发音，如发元音/i/及发辅音/P/，并可检索实时共振峰图(图 67-17)。

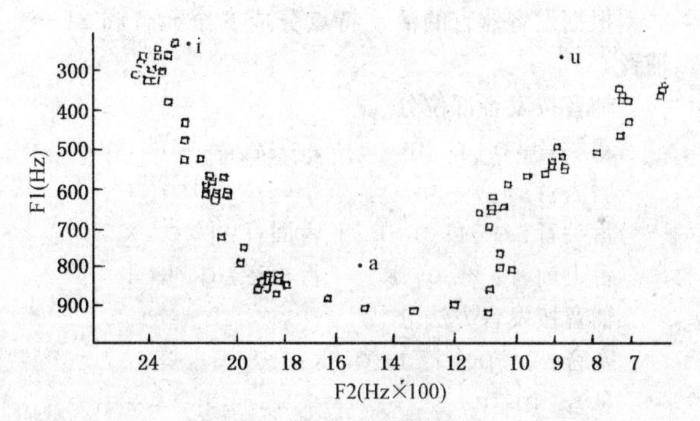

图 67-17 共振峰图

第二共振峰的位置提示舌位，若发音不准，语训老师可及时了解，帮助纠正发音位置，起正音作用。同时，舌部和口唇的训练方法，体现了汉语辅音的5种发音方法，即发塞音时声道暴放，发擦音时声道小开，发塞擦音时则声道先闭后开，鼻音和边音居中。练习发声时尚须注意区分送气和不送气的特点。

4）拼音训练 聋儿学会了发声方法，特别是语声后，即可学习拼音，即辅音在前为声母，元音在后为韵母，两者拼成音节（语音的单位）。一个汉字可只有一个音节。由6个元音、25个辅音、4个声调共同组成6万个汉字，但日常使用的只有54个。汉语共有400个左右音节，但在国语中出现的次数不同，常用的14个，次常用的33个，两者共47个，占出现率的50%。更次常用者62个，占25%出现率。汉字最小单位是语素，可由1～3个音节组成。所以学习拼音是学习汉语的基础。学习可分下列4个步骤。

a. 热嗓子：在练习开始前先让聋儿站立、吸气，连续发 bo 或 po 呼读音，使声带振动，易于发浊音。

b. 元音练习：从/a/开始，需大声，口唇及舌位均要正确，依次发 a，o，e，然后发 i，u，ü，先慢后快，锻炼口唇肌肉，使其灵活多变。《启音博士》拼音软件提供声、形、义同时并呈的生动画面。

c. 声调练习：是锻炼声带松紧活动重要步骤。汉语韵母有四声区别。即重音的升降不同。声调发声方法有4种：一声平稳不变，四声为降调，二声急紧为升调，三声先紧后松再收紧，为升-降-升调。一声和二声较易发声，三声较难掌握。声调练习须与单音节拼音练习结合，奏效较快，如小（xiǎo），鸡（jī），吃（chī），米（mǐ），猫（māo），羊（yáng），狗（gǒu），兔（tù）。

d. 拼音练习：以碰音法效果较好，拼音时将声母和韵母连接发出合成音节，故亦称两拼法。一般对于轻度聋儿童以声母的呼读音和韵母联读，声母尽量念得轻而短，紧接着念韵母，快速连接，气流不要中断，对于重度聋的儿童以声母的本音和韵母相拼的方法。即先构成声母的发音部位，在发声母的同时紧接韵母，连成音节。通过练习使聋儿具有直接读出音节的能力。

自从聋儿教育产生以来，人们一直围绕着如何帮助听力残疾儿童掌握语言这门课题进行着研究和探讨。完满解决这个问题的标准就是使听力残疾儿童获得令人满意的语言理解能力和语言表达能力。目前，我国越来越重视聋儿的早期语言训练，为数不少的聋儿得到了康复，回归了社会。为此，教师付出了大量的精力，如何利用现代的先进科学技术让教师拥有一套优秀的教材，使语训具有生动性和趣味性，达到事半功倍的效果呢？下面介绍一下我们制作的《学拼音，学说话》软件，希望能给语训教师们带来福音。

5）《学拼音，学说话》软件介绍

a. 学拼音

目的和途径：学拼音是语言训练中主要部分，是让聋儿进一步掌握正确发出字音的方法，是学习言语表达思维的基础。它需要通过3个途径来实现：① 了解发声原理；② 理解拼音的构成；③ 借助手指语来加深理解。

在智力和体力正常发展的条件下，正常的听力和正常的社会交往乃是促进儿童形成和发展语言技能的关键性因素。聋儿由于听力障碍，必须借助视觉、触觉等多种感官来进行补偿。每一拼音的发音不同，舌位、口型也不相同，再加上声带的适当控制，就会发出正确的音，有些口型基本相同的拼音，对于听力损失严重的聋儿来说，很难借助视觉辨清，必须借助指式帮助。《学拼音》软件充分利用了聋儿的视觉，把舌位、口型，指式清晰地显示在画面上，让聋儿通过观察和比较，适时地调整自己的舌位、口型，找到正确的发音部位；同时，也减轻了教师反复的、机械的劳动，提高了工作效率。

舌位图："i"舌位靠前，提高；"a"舌位靠后，较低（图 67-18）。

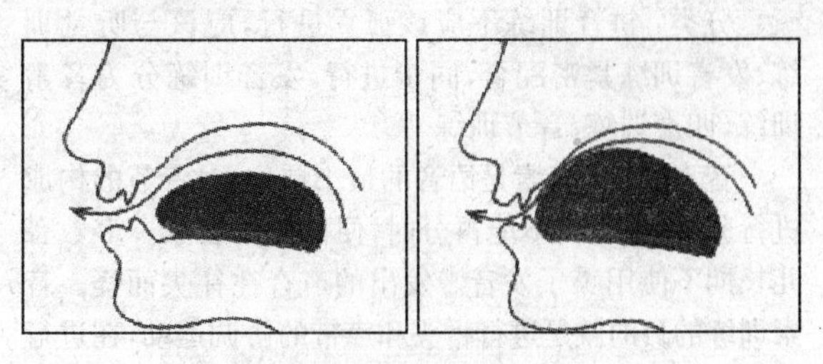

图 67-18 舌位图

口型图："i"嘴型扁平；"a"张大嘴巴(图 67-19)。

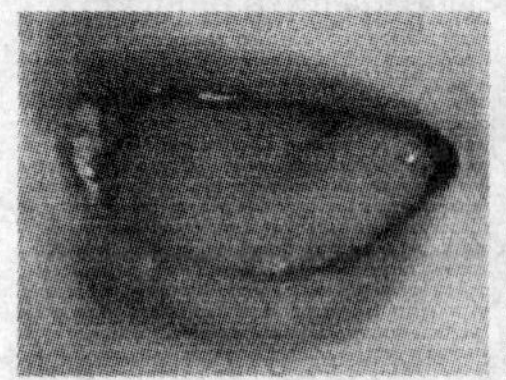
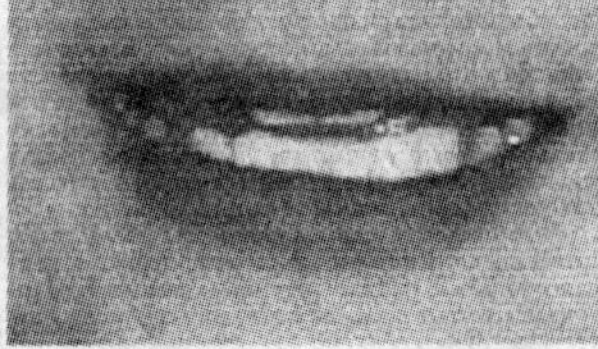

图 67-19 口型图

声带图：见图 67-20。

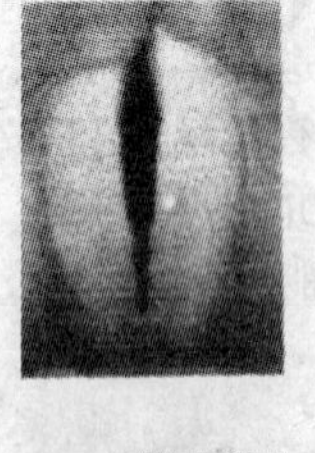
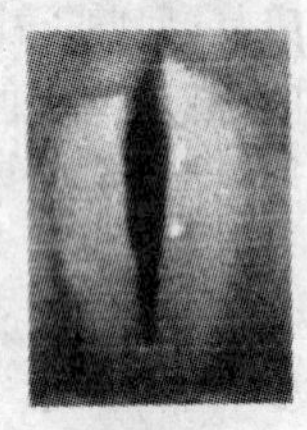
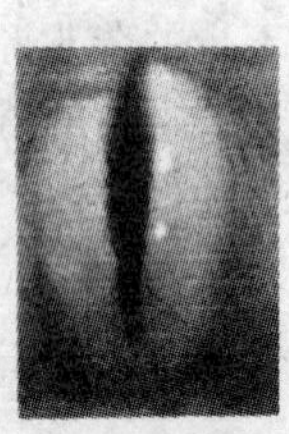
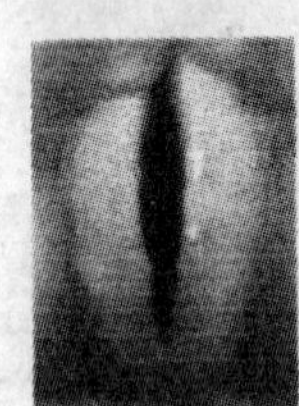
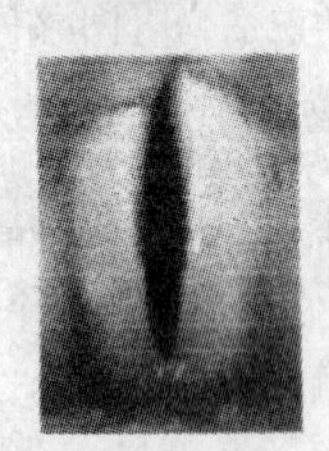
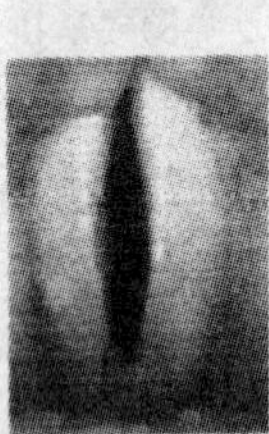

图 67-20 声带图

指式图：每一拼音有不同的指式，有的拼音口型基本相似，指式却不一样(图 67-21)。

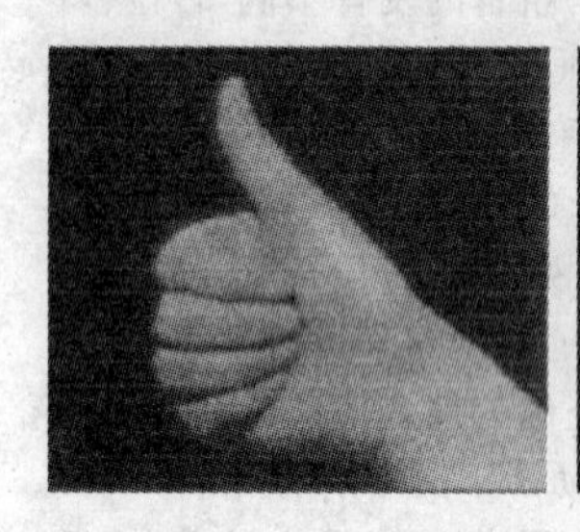
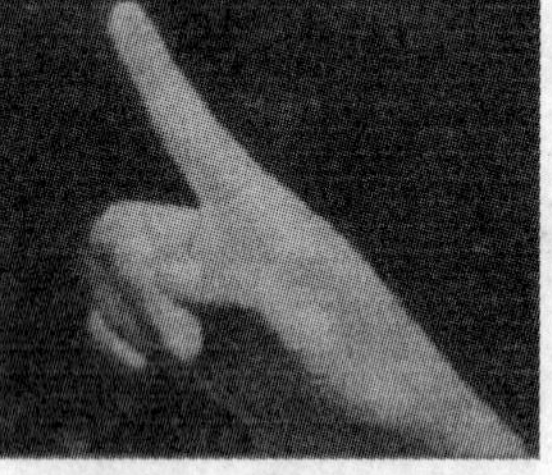

图 67-21 指式图

分类：拼音训练不应该孤立进行，应该与听觉训练、发音训练紧密配合，同步进行，发音训练分为音素训练、四声训练、音节训练。

音素训练：音素是语音的最小单位，对音节的构成进行分析，一直到不能再分时，便得到了音素。多数聋儿长期不使用嗓子发音。发出的声音往往尖而怪。音素训练的目的就是进行舌头和声带的协调运动，在进行音素训练之前，教师必须理解拼音的分类法。

根据发音器官的活动特点分成 6 个元音和 21 个辅音。

辅音按发音部位分

双唇音：b p m　　舌尖后音：zh ch sh r

唇齿音：f

舌尖音：d t n l　　舌面音：j q x

舌尖前音：z c s　　舌根音：g k h

辅音按发音方法分

塞音：b p d t g k

鼻音：m n

擦音：f h x s sh r

塞擦音：j q ch zh c

边音：l z

辅音中又根据发音时气流的强弱分为送气音和不送气音，根据声带的振动与否分为清音和浊音。

送气音：p k t q ch c

不送气音：b d g j zh z

清音：b p f d t g k h j q x z c s zh ch sh

浊音：m n l r

例如：(b, d, g) (p, t, k)　舌位不同

(b, p) (d, t) (g, k)　声带振动与否

(m, n)　小舌头下降

从分析汉语音节的角度分为声母和韵母：

声母：b p m f d t n l g k h j q x z c s zh ch sh r

单韵母：a o e i u ü

复韵母：ai ei ui ao ou iu ia ua uo ie üe iao uai uei iou

鼻韵母：an en in un ün ian uan üan uen ang eng ing ong iang iong uang ueng

e　ü

m　x——声母，韵母结合，练习音义直观，在生活中有实物的音。

un　ie——由音素引出生活中发音相同的事物。

在进行音素教学时，元音和辅音应该穿插教学，这一点很重要，因为这能使音素获得它们在活的言语中所特有的音响特点。再者，也便于选择训练中使用词语材料。教辅音时，先教塞音，后教擦音，再教塞擦音。在塞音和塞擦音内部，应先教送气音，后教不送气音。从发音部位来说，应先教双唇音，后教舌尖音，再教舌根音、舌面音。另外，应特别注重本音读法。因为呼读音实际上是音节而不是音素，呼读音主要是为听力正常的儿童设计的，对于残疾儿童没有多大意义，因为声音再响他们也听不清。根据已有的实践证明，使用本

音读法的聋儿拼读音节的速度远比使用呼读音的聋儿拼读速度快。

四声训练：汉语字音由三部分组成，声母、韵母和声调。四声是调节声带松紧活动的重要步骤，具有区别意义的作用。一声比较平稳，四声急紧较易掌握，三声先紧后松再收紧，二声松紧较难掌握(图 67-22)。

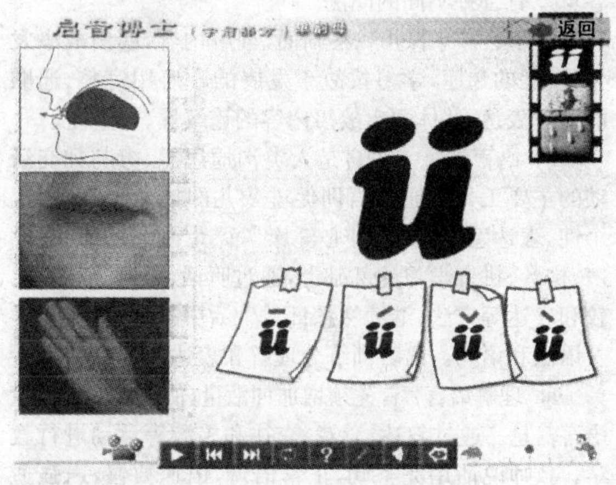

图 67-22 四声训练

根据四声的这些特点，我们在教学时必须先教一声、四声，过渡到三声、二声，四声训练和拼音密切结合，并运用实物和具体生动的形象，引起聋儿注意和兴趣(图 67-23)。

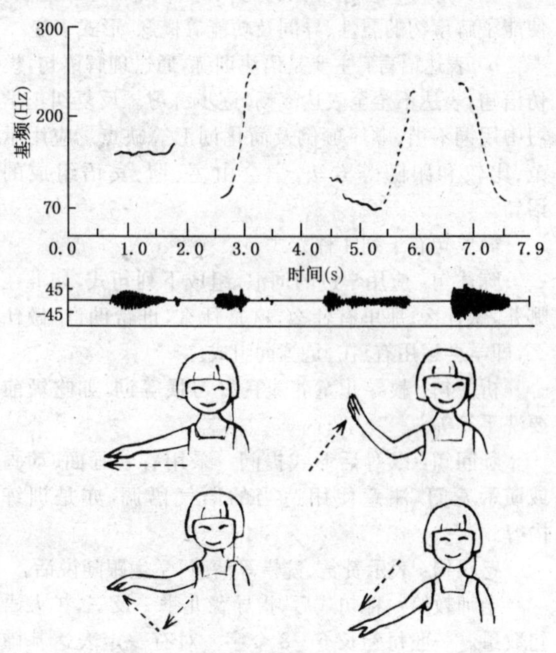

图 67-23 四声的特点

音节训练：音节是最自然的语音单位，一般来说，一个汉字所代表的音就是一个音节，一个音节可以有一个音素，也可以有两个音素、三个音素或四个音素。通过音节训练，能让孩子掌握汉语拼音，学会说普通话，为将来读音识字打下基础。音节训练的方法有三种：音节本位读法、支架法、碰音法。音节本位读法直读认读普通话四百来个音节，在短时间内，聋儿记不下来。碰音法要求拼读时速度由慢到快，也不适宜聋儿。我们强调的是支架法，主要让聋儿找好发音部位，准备发音；使用支架法，拼读音节最为简便，容易掌握。

我们在使用《学拼音》软件时，可以让聋儿反复听、反复看，还可让聋儿进行录音，用聋儿的发音替代电脑的发声。一方面让聋儿自己说话自己听，找出自己发音的不足，适时的纠正。另一方面，提高了聋儿学习的兴趣。

b. 学说话：语言是沟通人类思维，参与社交活动的主要工具，起着促进聋儿认识抽象概念，形成个性，表达感情，发展身心健康的重大作用。要让聋儿学会说话，必须在聋儿学会发声的基础上继续通过听话、看画、演示、观察和比较，认识事物，理解语言，学会表达并熟悉日常生活中事物的演变，掌握语句和语法。

创意原则：根据儿童语言发展的特点，遵循从易到难的原则，借助现代先进的科学技术、声音、文字、图像的结合，进一步加快聋儿习得口语的速度，提高语言训练的效果。

内容：

主题教学：根据聋儿认识发展的规律，设计系列主题，围绕一个主题选择具体教学内容，选材来自于生活中常见的事物，必须掌握的常识和一些最基本的做人准则。素质教育是以讲故事为主，在发展口语的同时，旨在培养幼儿的思维能力和良好的思想品德、行为习惯，使其具有一定的社会适应能力。

教学阶段：每个主题教学都分为初级阶段、中级阶段和高级阶段。初级阶段以词语为主，中级阶段以词组、短句为主，高级阶段以长句、句群为主(图 67-24)。

每一内容均以画面的闪动形式显示在聋儿面前，考虑到了同一事物的多样性，帮助聋儿正确理解和表达。教师可根据孩子的语言状况确立训练阶段，同一阶段的内容可以按需选择，分几次完成。各主题之间也可穿插使用。

在画面上，所有内容都注有拼音和文字。这是帮助聋孩子“以目代耳”，借助拼音和文字达到“音、形、义”的统一；有助于加深对概念的理解和记忆，能帮助聋儿灵活掌握词性和句型，并能培养聋儿的自学能力，变被动受训为主动学习。

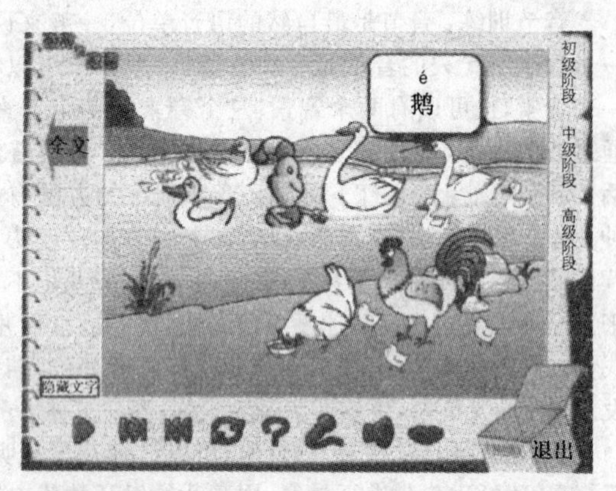

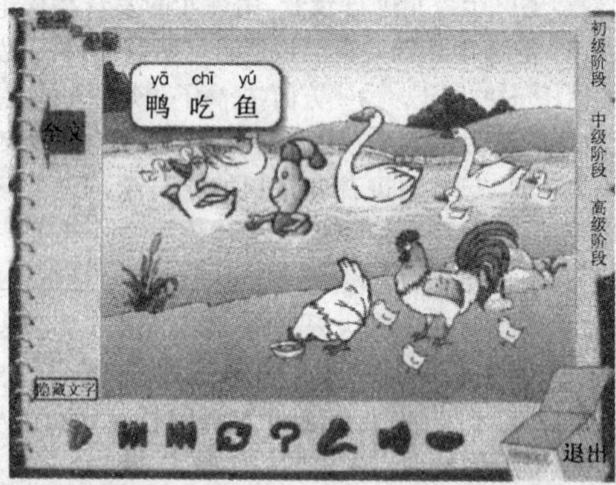

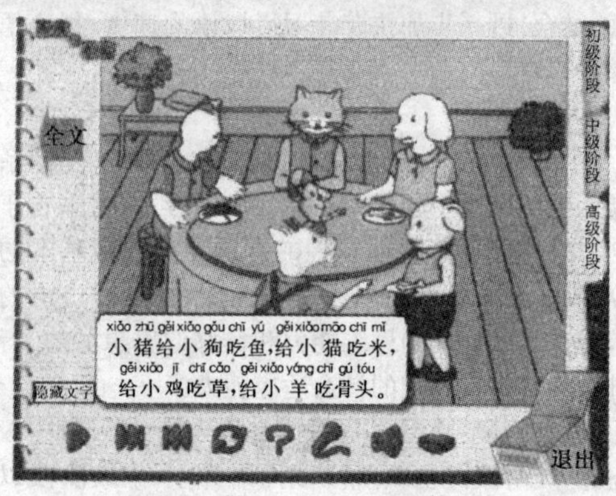

图 67-24 主题教学阶段

方法：

词语训练的要点：揭示词义要确切；要善于创设情境和利用生活中的情境帮助孩子理解词义，学会表达；在学习词语的同时，让聋儿辨清词性；词语训练必须和发音训练、句子训练相结合。

句子训练的要点：句子训练必须从简单到复杂；注重句型的训练，帮助幼儿掌握句型，灵活运用句子；理解句子的语法结构，注意不讲破句。

句群训练的要点：

儿歌：运用生动的形体动作，强调语速的快慢、节奏变化。

看图说话：引导聋儿学会观察顺序，尽量用丰富的语句表达，注意句子之间的正确停顿，同时也要培养聋儿的思维能力。

对话：教会聋儿灵活交往，让聋儿知道同样的内容可以有各种不同的问法。

故事：引导聋儿观察画面，理解内容，明白故事发生、发展的顺序，学习按故事发展的顺序用完整、通顺的语言表达，并体现出故事内容的连续性、完整性。

6）语言训练　语言是人类沟通思想、参与社交活动的主要工具。通过语训促进聋儿的抽象思维，形成个性，表达感情，发展身心健康。聋儿在上述感音、发声、构音、拼音学习的基础上，通过听话、看画、演示、比较和表达等方法，继续熟悉日常生活中事物的演变，学习语法和语句。语言训练分理解和表达两个阶段。

a. 理解语言：首先须增加词汇量，使聋儿具有大量语言信息。通过叙述、游戏、交往和旅游等活动进行教学。教师说话用完整句，正常语调，语速要慢，声强适度。按语言年龄增加词类；依次为名词、动词、形容词、副词、代词、量词、连词和助词。结合临场时间、地点、环境、习惯、实物和情景，教给语句。具体内容如下。

词组练习：由动词和名词结合组成，如吃喝、开关、穿脱、买卖等动词，反复教和练，巩固概念。

分类练习：通过对比、分析、综合和归类等方法，使能了解事物的属性、异同及功能等概念，形式多变。

b. 表达语言：主要是语法训练，通过理解语句，模仿语句，表达不全至表达流畅，逐步练习。反复纠正学习中用词不当、顺序颠倒及简化词汇等缺点。应用示范、比较和跟随等方法，学会由主、谓、宾语组成的语句。

简单句有下列 4 种方式。

陈述句：应用学过的词汇，组成下列句式，如谁在哪儿，做什么；那里有什么，这是什么，谁帮助谁，做什么，即学会运用有、在、是等词组成。

祈使句：教导儿童养成良好习惯等词，如吃饭前要洗手等等。

疑问句：以对话形式提问。采用看着画面、动画或演示发问，注意使用适当的语气语调，亦是训练内容。

感叹句：表示赞赏、惋惜等情感，学生跟随说话。

老师教给一种句式后，指导聋儿举一反三，扩大语句数量。一般每句长 6～8 个字。对有一定表达基础的聋儿，在回答问句、选择句或指向句时，可加入定语、状语、补语及连词。教师的语音要清楚、正确、句法规范、句子完整、语调明显。耐心帮助聋儿，教给完整语句，正确表达想说的话。

复合句：由两个以上主、谓、宾组成的结构中心联结而成。可分成两个中心相关的联合句和有相互依赖的偏正句。前者有5种句式，后者有4种句式。

联合句：

并列句——采用连词又……又；也……也联结。

递进句——采用不但……，而且……，更……等词。

选择句——叙述不能同时发生的两件事。

承接句——先后发生的事件。

解说句——后句解说前句。

偏正句：

转让句——是让步和转折关系。前者用“虽然”、“尽管”等词。

因果句——表明原因用“因为”、“由于”等，表明结果用“所以”、“因此”等。

条件句——表明条件用“如果”、“假如”等，表明结果用“那么”、“就”等。

目的句——表明目的用“为了”、“好”等，是偏句，表明行为是正句。

教学形式灵活生动，如看图、演示、游戏、儿歌及故事等，学生以复述、叙述及对话等方式表达见闻事物。

7）语训效果的评估　教学中反复测试学习的效果，可了解学生是否掌握所学内容。凭此修改教学内容、进度及方法，特别在制定个别施教计划更为重要，因每个学生的耳聋程度、语言年龄、助听效果及智力水平等各不相同，测试结合在课堂及个别训练过程中。

阶段测试应在准自由场隔声室中进行最佳。其本底噪声<40 dB(A)，在闭合测试时受试者距音箱或测试者1 m，指出或演示所测内容，以了解其对词或语句的理解能力。开放式测试时受试者距声源2 m，复述词汇或语句、答复提问等，以测定受试者语言表达能力。具体测试内容及方式：

a. 语音识别法：在听力测试中声母及韵母的识别是基础，包括数字。给受试者看并列的三个词卡，测试者读出其中一个字，都为单音节词，由受试者听后指出。

b. 词表测试法：测定言语可懂度及最大识别率。需用扬扬格双音平衡词表，2个词都是重音。测试者读词表，受试者指出画面。2对词为一组。在测定可懂度或评估助听器效果，亦可用扬抑格词表，因轻声在声调中有8.63%出现率，并同样具辨义功能。所谓平衡，即测试词的难度不能相差太多，适合儿童语言年龄。一般测10对词。

c. 词语测试法：测试对词义的识别能力。方法同上，每次出示5个词，为单、双及3音节词，测试10或20个词。

d. 语言理解能力测试：采用圆组，一般由4幅图组成。

听话识图法：测试者读内容，受试者指出。常用4种句式：即什么东西在什么地方。什么时间，谁和谁在做什么。什么季节，出现什么现象。谁和谁在什么地方，做什么事。

听话演示法：测试者讲内容，受试者做动作。如拿什么东西，做什么事。把什么东西放进什么地方。拿若干物件放到那里去。看一看门、窗关上了吗等句式。

e. 语言表达能力测试：分为词组及语句测试。

看图说词：共10个画面，说出名词或动词。由测试者记录评定词义及发音清晰度。

看图说话：看画面或看测试者演示动作后说话，简单画面，测试者不能提示。测试画组或连贯画面，一般为4幅，由受试者看画讲述，可以提示，受试者复述。

f. 语法能力的测试：共测由简单至复合句5句。测试者先说，受试者跟随说，不准漏词、替代或颠倒一个词，重复3次，仍有错误，不记分。

g. 交往能力测试：围绕一个主题，如逛动物园、买水果等。测试者发问，受试者回答。一般交谈10句。

（4）人工耳蜗植入后的语言训练

人工耳蜗植入前必须清楚了解听皮质及耳蜗功能是否正常，因这是影响术后语训的主要因素。现可应用正电子发射分布图（PET），观察分析听皮质糖代谢率是否正常，以估计皮质的发育水平。凡有残余听力者PET值几乎均正常。婴幼儿及短期全聋者亦正常或轻度下降。人工耳蜗植入应在失听婴幼儿听皮质发育期进行，大致在<4岁。

手术前尚应用电刺激鼓岬作听力测试。可测定：① 各频率的反应阈（TL），最大可接受水平（MAL）及动态范围（DR）；② 频率分辨能力（FD），以了解对频率脉冲的识别能力，比较相邻2个频率，如100 Hz及200 Hz的刺激振幅相等时感觉到响度是否相等；③ 给<100 Hz MAL声级，分9档不同间隔时程（GAP）和无间隔声刺激，记录每档刺激7次的正确回答次数。用测定能感知正确间隔时间的限度，以了解分辨声音长短的能力；④ 测定音衰及听适应能力。一般在100 Hz MAL时为>60 s。主观的TL、DR、GAP与FD术后言语认别率有很大关系。但对<5岁的幼儿，只有在手术中行电刺激诱发镫肌反射阈来估计。此阈值的75%等于术后患者体验出舒适阈，或行电刺激诱发的ABR波估计。对

于>5岁的幼儿可用声场纯音电测听或用调制声诱发电位(SSEP)估计所阈(0.25～4 kHz)相差在10 dB以内,最大声刺激可达120 dB HL。

术后评估,原则上,凡植入时年龄在≤2岁的语前聋儿,病程较短者,听力损失较轻者,曾戴用助听器参与口语交流者,效果较好,在3年内经过语训,其言语识别率令人满意。反之,凡听力损失严重或全聋者,言语动态范围狭窄,频率、强度及时间分辨率低者,效果较差。因此,术前测试语分辨率十分重要。

从听觉心理学了解到,正常人听懂言语不仅是孤立地逐个辨认音素,还必须借助于语句的语义及语法制约作用,辨识上下文字的正确性,得出语言中有否失真、缺少、替代、元音过强或分不清、辅音,不辨清浊音。语言心理学家认为这种语句中的制约作用是在出生后1.5～6岁间,通过周围环境的作用下天然变得的,最终成为一种特定的母语,这种过程称为"语言习得(language acquisition)"必须通过听觉或(和)视觉变得信号,听懂语言。语前聋的幼儿只能通过视觉来学习语言,这就减弱了听觉语言通道,甚至阻止这种通道。

语言训练是教会聋儿利用助听补偿残余听力,学习言语和语言,以增强上述的语义的约制水平。对语前聋者要先进行听觉和言语训练,限制利用视觉的手语学习和交流,待听觉语言通道开通后,凭语言习得作用,深化掌握语义的水平。

1) 术前听觉言语水平的评估　听觉分辨力的测试方法及内容已于上文叙述。对于语前聋幼儿应用听性脑干电反应测试,初步了解听力损失程度和频率特性,以及稳态调制声诱发电位(SSEP)和鼓岬电刺激测试。

语言分辨力的测试可参阅上文语训效果的评估。聋儿戴助听器后能听见语声,进行声场测试。复旦大学附属眼耳鼻喉科医院应用言语跟踪试验,认为其结果更接近于患者言语交流实况。测试时要求受试者正确跟读测试者的每句课文。开始时以低于正常跟读速度,即150～200字/min的速度。若跟读错误太多,如漏字、替代、失真和颠倒等,则测试者放慢速度,降至100字/s(10 pm)以下,甚至只有25 Wpm。这种错误率和课文难度、语言特征、计量技术如唇该速度递增率有关。若受试者的声母识别率<25%,则无法完成此测试。

2) 术后听觉语言训练　人工耳蜗植入后必须进行耐心的语言训练,其内容基本上与一般助听聋儿的相似,而因术后听力的感受不同于助听效果,语言年龄水平及智力发育更差,行为习惯亦不同,所以都以个别训练为主,更注重于听觉及语音的训练。综合国内外主要训练内容,可归纳为下列几个方面。

a. 自然环境声:包括动物叫声、乐器演奏、交通工具鸣声、自然环境、家庭杂声等。可将环境声录制成磁带备用,如中国聋儿康复研究中心的20种声响供识别,或制成光盘。如上海泰亿格公司的"启音博士",其具备30种声像。

b. 语音识别:即发声训练,包括声母、韵母全部。分认识和训练2个部分。

c. 数字识别:有关人物、时间、电话和物价等在1～10的识别能力。

d. 声调识别:把四声的发声方法列入单词及词组中,包括呼名、识亲属等,亦训练识别词义的能力。

e. 单音节识别:用于练习语音及声调的分辨能力。

f. 双音节识别:扬扬格词识别语音的区分,扬抑格主要为对轻音词的训练。

g. 三音节识别:训练对词义的识别,为过渡到多音节连续语音的能力。

h. 短句识别:每句6～8个字,能说准句子中关键词为主要,并能分辨共有多少音节(字)。

i. 选择性听话:在信噪比为10 dB的条件下,能复述或指出听到的语音或语句的画面。训练对语义及语法的掌握水平。

评估的方法基本上同助听聋儿测试,用闭合式或开放式。综合各家已发表的文献报道,重度语前聋儿童植入澳大利亚Nuclevs公司生产的人工耳蜗后3个月,语音识别率可达85%。闭合式词汇识别率可达20%。植入后半年闭合式语句识别率开始提高,而开放式在1年后才开始。语言跟踪能力在声母识别率<25%儿童,则不能实现,在>25%者,多次跟踪训练后可提高25%～50%。若在植入前曾进行视觉或助听语训者,可取得近于语后聋的效果。应用"启音博士"语训软件进行术后训练,其效果明显。表67-10为音调训练的变化。表67-11为响度训练后的变化。

(5) 小结

根据上述母语习得理论,结合实际语言康复训练中的经验,郭在祥总结出两点:第一,儿童习得母语是一个充满创造性和主动性的过程,是儿童的先天语言学习能力与后天语言环境相互作用、相互促进的结果。第二,儿童习得语言有习得和学得(aquisition and learning)两种方式。习得是在自然语言环境中无意识学习语言,而学得是在教学条件下学习语言。因此,为聋儿创造丰富多彩的学习语言环境,提供语言榜样,反复巩固和鼓励进步;采取系统的科学的训练计划,包括听觉、发音、语言和交往的训练,不断促进聋儿对语句的模仿和记忆，对句法规则相互关系的理解，逐步提高聋儿的智力水平，从而可取得良好的语训效果。其次，训练中聋儿的心理状态、家属的期望和关心程度、与聋儿交流的时间多少等，都可影响语训效果。家长经常与聋儿交流，以语声刺激聋儿听觉，不断观察聋耳反应，就是激发聋儿的语言习得机制。

表 67-10 治疗期间(3 周)的音调变化(采用音调训练，并结合声时训练)

	聋儿 1(男，6 岁)	聋儿 2(男，7 岁)	聋儿 3(男，11 岁)	治疗方法
平均音调(训练前)	391 Hz(±17)	435 Hz(±9)	419 Hz(±13)	
平均音调(训练后 2 周)	367 Hz(±9)	382 Hz(±8)	379 Hz(±9)	● 热嗓子 ● "平调"训练，声时训练
平均音调(训练后 3 周)	319 Hz(±4)	359 Hz(±5)	352 Hz(±7)	● 热嗓子 ● "升-降调"训练

表 67-11 治疗期间(7 周)的响度变化(采用响度训练，并结合声时和起音训练)

	聋儿 1(男，6 岁)	聋儿 2(男，5 岁)	聋儿 3(男，7 岁)	治疗方法
平均响度(训练前)	60.9 dB(±1.1)	65.6 dB(±0.7)	67.4 dB(±0.8)	
平均响度(训练后 3 周)	64.1 dB(±2.4)	66.1 dB(±1.0)	68.9 dB(±1.3)	● 热嗓子 ● 头左转，站立发音 ● 呼吸训练，声时训练
平均响度(训练后 7 周)	67.0 dB(±2.0)	67.4 dB(±1.3)	72.0 dB(±1.5)	● 热嗓子 ● 头左转，坐着发音 ● 呼吸训练，起音训练

(陈玉琰 黄昭鸣)

参考文献

1. Berry McCormick, Pediatric Audiology 0-5 years Cha pter I. Epidermiological Basis, P.
2. Bluestone and Stool. Pediatric Otolaryngology Vol. I. W. Saunders Company. 1983
3. 韦蕾. 耳鼻喉科学新理论与新技术. 小儿耳聋. 上海：上海科技教育出版社，1997，335
4. 周世恒，等. 先天性聋及小儿耳聋. 耳科学. 上海：上海科技教育出版社，1987，196～204
5. 杨卫平综述. 遗传性聋的分子生物学研究现状. 听力学与言语疾病杂志，1996，(2)：96～98
6. 王幼勤，等. 显性遗传性感音神经性聋 24 家系调查报告. 听力学与言语疾病杂志，1998，6(2)：78～80
7. 袁慧军，等. 氨基糖苷类抗生素致聋家系线粒体 DNA 1555G 点突变分析. 听力学与言语疾病杂志，1998，6(2)：67～68
8. 吴晶. 氨基糖苷类抗生素致聋的家族性与交叉易感性. 临床耳鼻咽喉科杂志，1997，11(1)：9～10
9. 杨伟炎，等. Mondioni. 内耳畸形的诊断和治疗. 中华耳鼻咽喉科杂志，1997，1：8～10
10. 廉能静，诸小侬，等. 小儿 Mondioni's 聋 106 例报告. 临床耳鼻咽喉科杂志，1997，11(1)：6～8
11. 王铁，等. Waadenturg 综合征(附 1 例报告). 听力学与言语疾病杂志，1997，5(1)：69～70
12. 转援朝，等. SLpprt 综合征的听力学表现及遗传方式. 听力学及言语疾病杂志，1996，4(1)：24～26
13. 许桂凤，等. ALpotrt 综合征(附一家系 14 例报告). 耳鼻喉学报，1996，3：161～162
14. 张素珍，等. 儿童感音神经性聋 77 例分析. 临床耳鼻咽喉科杂志，1997，11(6)：252～254
15. 袁慧军综述. 线粒体 DNA 突变与遗传性耳聋. 国外医学耳鼻咽喉科分册，1977，6：322～326
16. 高海海，等. 感音神经性聋与缺碘的关系. 临床耳鼻咽喉科杂志，1998，12(5)：228～230
17. 曾兆麟，等译. 听觉药理学. 北京：人民卫生出版社，1986
18. 韦蕾. 先天性耳聋的放射学特征. 耳鼻喉科学新理论与新技术. 第七章. 小儿耳聋，P. 334
19. 池君，等. 新生儿听行为测听刺激声类型关系的研究. 听力学与言语疾病杂志，1999，7(2)：80～83

20. 邹嘉平，等. 胎儿声反射的临床观察. 听力学与言语疾病杂志，1998，5(1)：24～26
21. 张正国，等. 婴儿行为法的听力筛查. 听力学与言语疾病杂志，1998，6(1)：24～26
22. 闫承先主编. 小儿耳鼻咽喉科学. 天津科学技术出版社，1985，13～15，60～65，141～149
23. 孙喜斌，袁海军. 聋儿听力言语康复评估. 实用语言治疗学. 第二章. P. 123～130
24. 王晓. 30 例新生儿高胆红素血疗的听性脑干反应. 听力学与言语疾病杂志，1998，6(1)：139
25. 廖华综述. 耳声发射在新生儿听力功能筛选中的应用. 听力学与言语疾病杂志，1998，6(4)：220～223
26. 廖华，等. 正常新生儿瞬态诱发声发射. 听力学与言语疾病杂志，1997，5(4)：184～185
27. Salomon G, et al. Preliminary results and considerations in hearing screening of vewborns based on Oto-acoustic emissions. Br. J. Audiol，1993，27：139
28. 夏正毅，等. 畸变产物耳声发射在高危新生儿听力筛选的应用. 临床耳鼻咽喉科杂志，1998，12(7)：306～308
29. 谭起综述. 聋儿的听力检测. 听力学及言语疾病杂志，1996，4(2)：105～108
30. 肖轼之编著. 耳鼻咽喉科学. 第 3 版. 北京：人民卫生出版社，1989，532～686
31. 陈亚秋，等. 小儿分泌性口耳炎鼓膜置管的疗效. 临床耳鼻咽喉科杂志，1997，11(5)：212
32. 梁海荣，等. 儿童突发性感音神经性听力损失的诊断体会. 听力学与言语疾病杂志，1998，6(3)：157～158
33. 林文森，等. 突发性耳聋的临床免疫学检查. 中西医结合耳鼻咽喉科杂志，1995，3(4)：177
34. 董理权. 1 281 例聋儿早期干预及康复情况的调查报告. 听力学与言语疾病杂志，1998，6(1)：43～44
35. G Sa lomon & Parving. Hearing Disability and Communication Handicap or Compensation purposes and Audiological Testing. Audiology，1985，24：135～145
36. 吴海生. 现代汉语特征. 见实用语言治疗学. 北京：人民军医出版社. 1995
37. 王正敏. 耳蜗植入. 耳鼻喉科学新理论及新技术. 第十四章87～92 页 1997
38. 许瑞华，等. 人工耳蜗术前的鼓岬电刺激试验(附 4 例报告). 听力学与言语疾病杂志，1998，6(3)：159～160
39. 高成华. 人工耳蜗植入患者的听觉言语康复. 全国语言病理语言康复学术会. 议论文汇编，1998，49
40. 万夷，等. 人工耳蜗植入者的听力康复及其评估. 听力学与言语疾病杂志，1998，6(2)：97～98

电子耳蜗 68

68.1 电子耳蜗的原理

Volta于1790年用两条金属小杆插入双耳，接通50 V电压，发现在启动电流一瞬间头部有打击感，并听到类似胶体沸腾的发泡声。19世纪末，Politzer等用电流刺激耳部来治疗耳鸣，Gradenigo发现电刺激能引起声感的耳定有耳病。早期人们对电流和听觉之间关系的认识仅此而已。经历了这么一段蒙眬时期以后，到1930年，Wever-Bray效应的发现重新激起了人们研究人工听觉的兴趣。Stevens、Lurie和Flottorp于1937年把一对电极放在耳郭和耳道的皮肤上，施加调制电流，可引起听觉，这种听觉被称为电音听觉。电音听觉实际上是电极和皮肤表面之间的电容性颤噪效应，即电极和皮肤表面在声频范围的交变电流作用下成为电容传声器的两块板面，通过气导、骨导振动，传声到耳蜗内。电音听觉的频率范围为150～12 000 Hz，最大响度接近40 dB。只见于耳蜗功能正常者，与电流直接刺激听神经所产生的听觉反应无共同处。不管调制得怎样，电流必须足够大，这会刺激皮肤而引起皮肤的疼痛，对功能失常的耳蜗也无效。所以，电音听觉原理对临床治疗耳聋没有实用价值。

1957年，Djourno和Eyries在1例因胆脂瘤造成全聋和面瘫的50岁病人作面神经修复时，将非作用电极植入颞肌，而把作用电极通过内耳前庭植入耳蜗神经，通过直接连接方式供给电流，并让电流经插入导线和电极刺激蜗内神经，使病人能听到声音。电流为每秒100次脉冲，每分钟间断的次数为100次，病人能感到像打板球或滚轮所发出的声音。通过传声器，病人还能察觉环境噪声和自身的语言节律。通过训练，唇读能力提高，还可听懂一些单词。这可以说是首例耳蜗电极植入的报道，并从此揭开了应用电子技术模拟耳蜗功能的序幕。不过他们的发现在当时并没有被接受，许多人怀疑其安全性。

20世纪60年代，House、Simmons和Michelson等在显微手术植入、装置的设计和听觉效果等方面进行了深入研究和不断改进，使电子耳蜗成为能帮助全聋病人恢复一定听觉功能的安全和实用的装置。

电子耳蜗译自英文命名cochlear implants，也称之为仿生耳(bionic ear)、耳蜗恢复器(cochlear prostheses)和电子耳(electronic ear)等。国内意译为电子耳蜗和人工耳蜗,本章用电子耳蜗或耳蜗植入器。手术名称为电子耳蜗植入术。

68.1.1　耳蜗生理

(1) 耳蜗力学

耳蜗基膜振动的机械调谐特性相当敏锐,为明显非线性,与听觉神经过程的调谐特性几乎一致。所以,听觉系统的频率解析起自耳蜗内的机械过程。

40年前 von Bekesy 用频闪显微镜观察人的内耳标本,发现任何频率的声音均以耳蜗管幅度逐渐增长的波沿耳蜗管进行,这种波称为行波。行波在耳蜗管某一部位达到最大幅度后,其振动幅度迅速下降。把行进过程中的连续行波的波峰顶连接起来,就是一条连续的宽形包络线。

von Bekesy 还检测到耳蜗管各点上的频率响应及其截止频率,证明耳蜗管的作用相当于一个简单的低通滤波器。然后,在毛细胞和听神经上检测到的调谐带通远比耳蜗管的低通特性为窄。所以,多年来不少学者对这位诺贝尔奖获得者的关于耳蜗管相当于低通滤波器的结论深表怀疑。从豚鼠耳蜗基膜调谐曲线(按不同频率达到听阈时所需强度制成的频率——强度函数,听阈按耳蜗基膜运动的峰幅度即 0.35 nm 规定)的研究发现,耳蜗管的机械调谐特性非常敏锐(Sellick, 1982 年),与毛细胞和听神经的神经调谐曲线相当一致,修正了 von Bekesy 的"低通滤波器"观点。

(2) 耳蜗传导性

Davis 于 1958 年发现耳蜗基膜在行波作用下可发生垂直偏转,从而在耳蜗螺旋器(Corti 器)内覆膜与毛细胞表面网状层之间产生切向相对运动,使毛细胞静纤毛作放射向偏转(耳蜗基膜向上移动时,静纤毛背蜗轴方向偏转)。

耳蜗毛细胞分为内毛细胞和外毛细胞两种,在耳蜗管弓状部内侧为形似长颈瓶的内毛细胞,其外侧为圆柱状的外毛细胞。内毛细胞仅 1 列,外毛细胞可有 3～5列。毛细胞基底部有突触构造,与向心性听觉神经纤维连接。外毛细胞还受较粗的离心性橄榄耳蜗束的突触末梢支配,中枢神经系统可通过此离心性纤维来影响外毛细胞的状态。

毛细胞顶部表面的静纤毛按长短并沿耳蜗管纵轴排列,内毛细胞静纤毛的队形为一直线,而外毛细胞静纤毛的队形如"V"形或"W"形。静纤毛固定在毛细胞顶部表面致密的护板内。静纤毛刚硬不易弯曲,由与静纤毛长轴相平行的 300 条左右的肌纤蛋白丝所组成。肌纤蛋白丝集合呈次晶态。

使用微杆推动静纤毛,可证明静纤毛坚挺不弯,只以其基底部作为支点倾斜。静纤毛之间有侧链相互连接。连接方式有两种类型:① 同排静纤毛侧链,即侧链限于静毛上段,相当全长 40%范围内。同排侧链能使同排静纤毛齐动。在人类静纤毛基底部也有侧链连接。② 排间静纤毛侧链,即同排短静纤毛顶部有侧链与次排稍长的静纤毛相连,稍长的又与更长的之间有侧链,犹如矮扶垛支撑高墙。

从横切面看静纤毛,自蜗轴向外,由低而高排列为一组。根据这种构造推想,当静纤毛倒向长纤毛一侧运动时,排间侧链会被拉紧,产生兴奋作用。而当运动逆向短纤毛时,排间侧链被挤压,导致抑制作用。其机制可能是拉力使毛细胞胞膜的离子通道开放,让电流进入细胞内,改变胞膜的电位。

实验证明,静纤毛向自己长度最长的一侧偏转,毛细胞出现去极化状态,而向长度最短的一侧偏转,毛细胞则处于超极化状态。静纤毛偏转和电压反应的关系呈正弦函数。至偏转极点,电压反应到达顶峰(Hudspeth 和 Corey, 1977 年)。毛细胞内插入微电极的研究结果表明,毛细胞胞膜电阻在细胞去极化时最小,超极化时最大。由于内淋巴电位为+80 mV(哺乳类动物),毛细胞胞膜通道开放可使细胞内部的电位明显增高(Hudspeth 和 Corey, 1979 年)。进一步实验证明,每根静纤毛只有一个传导结构负责一条传导通道。

(3) 毛细胞对声的反应

1) 内毛细胞　大部分听神经纤维与内毛细胞有突触接触,在哺乳类动物中,支配内毛细胞的听神经纤维占听神经纤维总数的 95%左右(Spoendlin)。内毛细胞的胞内静电位为－45 mV (Russel 和 Sellick, 1978 年),声音可产生细胞内交流和直流反应。这些电压反应的调谐特性同听神经纤维反应和耳蜗基膜的机械反应同样敏锐,因此,毛细胞的频率选性是直接依赖耳蜗管机械反应的频率选性。内毛细胞的胞内电压反应调节毛细胞基底部递质的释放,再由递质调节听神经纤维动作电位的激发。

上述过程与耳蜗基膜运动是同向的。毛细胞内的电压还取决于毛细胞接地电阻,阻值小则电压低。而毛细胞基底部胞膜的性能犹如电容器,对高频率交流信号其阻抗值较小。换而言之,高频率刺激仅引起低值的胞内交流电压,听神经动作电位主要依赖胞内的直流电压。

2) 外毛细胞　外毛细胞只有少量向心性纤维连

接，其功能主要是锐化耳蜗基膜机械运动的频率调谐。这一结论可从以下实验得到证明。使用一定剂量的耳毒药物，可选择性地破坏外毛细胞，而让内毛细胞仍保持正常。失去外毛细胞后，听神经调谐曲线失去尖锐性，而且阈值升高，同动物死亡时耳蜗基膜的机械调谐曲线相仿。由此可知，耳蜗的调谐特性决定了听神经纤维的调谐特性。故推测，外毛细胞的丧失是造成耳蜗基膜调谐特性非锐化的原因。

耳蜗基膜的力学特性可通过耳蜗声射检验(给声后从耳蜗射向耳道的声音能量称为耳蜗声射)进行检查。刺激动物橄榄耳蜗束，改变外毛细胞的功能状态，可发现耳蜗声射能量随之变动。其机制可能是通过橄榄耳蜗束调节进入外毛细胞的钙离子，影响静纤毛的运动，从而控制耳蜗基膜行波过程中的机械调谐特性。

电生理实验表明，外毛细胞的胞内直流电压在高频时偏低，其胞壁电容对高频声的阻抗小，电流很容易经过外毛细胞顶部的胞膜发生短路。因此，外毛细胞的实际功能相当于一个电流分流器，形成胞外的耳蜗微音电位。分流电流是外毛细胞调谐耳蜗基膜时将多余能量输出的可能方式。

(4) 听神经纤维对声的反应

从声音刺激耳蜗基膜各频率区所得到的听神经纤维的调谐曲线是不同的，各调谐曲线有其自己的特征频率。特征频率是指达到听阈所需强度最小的频率。低域特征频率的调谐曲线比较对称，高域特征频率的调谐曲线渐趋不对称。听神经神经冲动的激发率随声音强度的增强而提高。但达到一定声强，则神经兴奋处于饱和状态，其激发率不再随声强而提高。从神经兴奋阈水平到兴奋饱和的强度范围为20～50 dB，绝大部分的神经纤维兴奋阈为10～15 dB。如果用正弦波形声诱发听神经的动作电位，则动作电位出现于声波的上半周，此即相位同步。

相位同步现象与内毛细胞的细胞内交变电流的存在和突触递质的同步释出有关。同细胞内的交变一样，相位同步随声频的增高而逐渐失配。至5 kHz，相位同步完全消失。听神经纤维分析信号的机制有二，一个是按耳蜗基膜频率分区进行，分组活动，这就是频率的位编码；另一个是听神经动作电位按相位同步方式输送有关声频的信息，这就是频率的时编码。像语言这种复杂信号，听神经纤维以其多种频率调谐特性，似许多带通滤波器，最大限度地将语声编成多种滤频完成位编码，而听神经纤维的动作电位取时编码方式，与滤频波形各周的相位同步(声频<5 kHz)传至中枢。此即听觉器官的时空(位)编码。

(5) 听神经纤维对电的反应

用耳毒药物新霉素破坏毛细胞后，用电流直接刺激听神经纤维，可有以下发现。

1) 调谐线平坦　听神经纤维对正弦波形电刺激的调谐曲线非常平坦，各频率的调谐特性差别很小。调谐曲线的频率斜率仅为4 dB/音阶。而正常听神经纤维对声反应的频率斜率，低频域为80～250 dB/音阶，高频域达100～600 dB/音阶(Kiang，1972年；Glass，1983年)。可以说听神经纤维对电刺激没有频率选性。要使听神经对电刺激频率能进行位编码，只有采用多对偶电极把刺激电流局限在蜗内各有限的区域。

2) 动态范围小　从神经兴奋阈反应到最大反应所需的强度范围称为动态范围。正常听神经纤维对声刺激的动态范围是20～50 dB(声强级)，而对电刺激的动态范围只有2～15 dB(相对电流分贝级)。由于听神经纤维的电兴奋阈接近相等，因此电刺激强度的增减必须精确控制，否则全部听觉神经纤维的反应会突起骤断。

3) 时编码改进　听神经纤维对电刺激的相位同步比较精确，其时编码效能可得以提高(电频2 kHz以下)。

68.1.2　极聋的颞骨组织病理学

动物(猫)实验证明，耳蜗神经元可分Ⅰ型和Ⅱ型两种。Ⅰ型神经元占总神经元数95%，有较大的髓鞘化的细胞体和较厚的带髓鞘突触连接内毛细胞和耳蜗神经核。Ⅱ型神经元不带髓鞘，只分布于外毛细胞。Ⅱ型神经元细胞在第Ⅷ脑神经切断后，有抗变性的能力，原因可能是缺少中枢突触(Spoendlin，1981年)。但是，这一结论未被证实。Ⅰ型神经元细胞对代谢障碍特别敏感。Ⅰ、Ⅱ型神经元细胞的两端突触在内听道或骨螺旋板分别切断后，与细胞体分离的部分迅速变性，与细胞体相连部分则发生缓慢的贯通神经节的逆行变性。只有少量的Ⅰ型神经元细胞能抵制逆行变性，仅失去细胞体周围的髓鞘，而突触的髓鞘仍可维持。这类细胞被归为Ⅲ型神经元或Ⅰa型神经元(Spoendlin，1979年)。Ⅰa型神经元具有螺旋神经纤维再生的能力，能沿耳蜗全长的内毛细胞基底部形成神经瘤样的密集小结。第Ⅷ脑神经切断后，只要血供不受影响，耳蜗螺旋器(Corti器)不会发生变性。

人类螺旋神经节细胞的细胞体大部分是非髓(鞘)化型，只有少量的胞体带有髓鞘。耳蜗神经元(节细胞)的突触均有完整的髓鞘。人类耳蜗神经元有

30 000～35 000 个，因蜗长不等，神经元数可能有个体差异。在蜗轴内，耳蜗神经纤维呈扇形展开，偏向耳蜗的各旋圈。神经干的周边部分供应基旋，中央部分到达中旋和上旋。在人类，90%的神经纤维供给内毛细胞(Nomura，1976 年)。出骨螺旋板的纤维被看作是树状突，而称之为外周突或远心突；在内听道的纤维被视为轴突，而谓之中枢突或近心突。

大多数极聋(profound deafness)的起因为毛细胞受损变性(Johnsson，1974 年)。毛细胞变性后，不可避免地发生进行缓慢的继发性神经变性，尤以基旋下1/2 处的神经变性最明显。在数年之久的极聋中，基旋螺旋板内的神经纤维几乎所剩无几，分布稀落。但在顶旋螺旋板内，其神经纤维比较密集，可存活数十年乃至终生。分配于顶旋纤维的神经元其中枢突居神经干中心，位置靠近基旋的鼓阶旁。耳毒药物在初期造成毛细胞严重变性，但骨螺旋板的神经纤维密度仍如常(Johnsson，1984 年)，数年以后，这部分纤维也发生继发性变性。如果变性范围十分广泛，作骨螺旋板内神经纤维的定位刺激将失去意义(Johnsson，1981 年；Tange 1980 年)。幸而广泛的继发性严重神经变性只见于某些外淋巴腔的病毒感染(Lindray，1973 年)。通常，早期继发性变性只发生在第一级神经元(螺旋神经节细胞)，周围突在骨螺旋板内的外周部分，而在蜗轴近鼓阶的壁内，仍可找到成束的周围突神经纤维。神经元的中枢突集合成耳蜗神经，内听道内的耳蜗神经纤维在极聋的病人中多数都是正常的(Ylikoski，1978 年)。多年极聋的耳蜗神经节细胞至少有 50%能继续存活(Hinojosa，1983 年；Ibrahim，1980 年)。动物实验表明，失去周围突的神经元仍能保持电兴奋的活力。

耳蜗螺旋器内的非髓(鞘)化纤维外伤是继发性神经变性最严重的因素之一。植入电极的手术要避免对耳蜗螺旋器余下部分(支持细胞和柱细胞)可能造成的破坏。耳蜗管破裂(基膜或 Reissner 膜穿破)会造成内外淋巴交混相污，使神经继发性变性加速发展。

人类和动物的前庭神经抗继发性变性的能力相当强，原因不详。但人类的球囊斑容易发生继发性变性，因此人类球囊斑有可能是参与听觉过程的终器。球囊斑靠近圆窗和鼓阶。

电刺激引起听觉所需的纤维数应该是多少仍不清楚。有人认为，少量数目的神经纤维就能传递足够的脉冲，也有可能经体液和组织传递电流至脑干的耳蜗核。

68.1.3 电子耳蜗的动物模拟实验

为了摸清电子耳蜗植入后的耳蜗组织学改变和对尚有残余活性神经纤维的影响，曾进行了一系列模拟动物实验研究。实验对象多数是猫，也有猴、兔或其他哺乳类动物。实验证明，在鼓阶内插入导线和电极，如损伤耳蜗基膜、骨螺旋板或骨衣内，必然发生损伤区的神经变性(Leake-Jones，1983 年；Schindler，1977 年)；倘若插入深度达 6 mm，80 d 后可见耳蜗内全体毛细胞变性，鼓阶内结缔组织满布，并有新骨形成，但是神经节细胞仍可完整无缺(Shepherd，1983 年)。若长期植入，可见到骨螺旋板神经纤维广泛变性。蜗轴内插入电极会造成广泛的神经损伤和影响血液供应，现已很少选用。

骨螺旋板神经孔内的神经纤维变性以后，神经孔仍保持开放，甚至还残留髓鞘。神经孔不会自行闭锁，其内充盈外淋巴液(Johnsson，1982 年)，故音位刺激[按耳蜗基膜频率的位编码为序，在鼓阶内安排电极，按音位作有限范围内的电刺激(tonotopical stimulation)]的电场应布置在骨螺旋板基底部或鼓阶的蜗轴壁上(Johnsson，1982 年)。

在耳蜗顶旋存活的神经纤维较基旋为多，应是电极植入的最佳部位。但是，只能用于猫或豚鼠的动物实验中(因耳蜗显露在耳泡内，作顶旋蜗壁电极植入十分方便)。基旋内的神经纤维变性常很严重，将其作为音位刺激的电极植入部位很不理想。但是在基旋内浅电极可防止骨内衣、小血管和耳蜗基膜的外伤。骨内衣一旦受损，就会导致新骨形成，所以，从病理学观点分析，在蜗壁上多处钻孔穿过骨内衣植入多导电极的手术方法是不足取的。

通过圆窗膜将电极植入鼓阶的方法现在已被广泛采用。但是圆窗膜与骨螺旋板和基膜的关系十分密切，即使从圆窗插入的电极不深，仍有可能造成上述组织的损伤。避免损伤的关键不完全在于插入电极的深浅，而在于电极插入的方向和部位。从圆窗膜的下 1/2 以接近水平的方向插入电极比较理想。

68.1.4 铂丝(或银丝)电极植入后的耳蜗组织病理学

从 1 例(56 岁，男性)双耳分别植入铂丝(2 年)和银丝(5 年)电极的尸体耳蜗病理检查中发现，圆窗龛有包埋导线的结缔组织，并为结缔组织所封闭。基旋上 1/2 的蜗管被铂丝电极推动而有移位。基旋上 1/2 和顶旋的螺旋板内有成束的神经纤维和堆积的耳蜗螺旋器，银丝电极可造成鼓阶内新骨形成和蜗管积水(该耳的骨螺旋板内无神经纤维存活)。双耳的螺旋神经节细胞大量丧失，周围突变性比中央突变性严重。银丝可因电解作用而进入周围组织。仅凭这1例尸检病理报告所提供的资料是不够的，何况耳蜗内的许多病理变化是原来疾病造成的，所以这方面的研究尚有待完善。

68.1.5 电子耳蜗的设计和结构

(1) 电子耳蜗的制作材料

导线绝缘防漏是电子耳蜗能否耐久的必要条件，可借鉴心脏起搏器的导线密闭技术制作。绝缘材料必须具有优良的生物容性。电子耳蜗常常是由多聚体、金属和其他材料复合制成的。多聚体极少引起过敏反应。少数病人对有些金属会过敏，如金、铂、钴、铬和镍可产生接触性皮炎，其中钴、镍反应尤为严重。异物长期刺激及其所产生的致癌物质可诱发肿瘤，如镍的致癌性已被证实。不过，在临床极为罕见。镍、钴具有轻度的细胞毒性和抑制吞噬细胞活动，可影响免疫系统，导致感染。引起感染的原因不仅是材料本身，与手术进路、无菌术野和组织污染都有密切关系。现用的生物材料有多聚体(polymers)、陶瓷(ceramics)和碳(carbon)等。多聚体包括多种复合物，其中涤纶(dacron)、特氟隆(teflon)、丙烯酸衍生物(acrylic)、硅胶(silicones)和环氧聚合物树脂(epoxy)等具有良好的生物容性，作为医用材料已有多年。超高分子聚乙烯(ultra high-molecular-weight polyethylene)、聚氨甲酸乙脂(polyurethane)、聚甲丙烯酸甲脂(polymethylmethacrlate)和气沉对二甲苯单体(parylene)，因其具有的独特性能也可用于制作电子耳蜗。

多聚体具有组织刺激性微小(但其单体先质多是剧毒品)、抗腐蚀性极强、化学性能稳定、塑形方便和绝缘性高等优点。各种多聚体的理化性能因有一定差异，用途不一。环氧聚合物树脂专用作密闭缝隙的材料。特氟隆在1～4周内可引起内含小量巨细胞的薄层肉芽组织，与骨面接触处形成一层胶原纤维。特氟隆有收集静电荷能力，操作时要当心污染微粒吸附带入组织内。特氟隆多用作元件和导线的绝缘物质。超高分子聚乙烯的密度较高，表面摩擦系数小，可用来制成导管和关节恢复品。涤纶可编成织物使用，长期植入组织只有极轻微的炎性刺激反应。低粘滞度硅胶可注入模盒或模管内填充空间，而不损坏精细的导线、元件或电极。硅胶的韧性和弹性可多年不变，防漏电能力强，不畏氧化。但如加入催化剂，会影响它的生物容性。聚氨甲酸乙酯韧性极强，反复弯折也不易断裂。

陶瓷电阻率极高，制盒密闭完全，可为射频电磁场透射，抗强性也极佳。缺点是，植入体内有轻度组织反应，另由于熔点太高(1 500～1 700 ℃)，密封成盒时的熔点温度会彻底破坏盒内的电子元件。

碳膜作为穿皮金属接头的表层，其周围皮肤可与碳膜柱脚愈合，保持较强的抗感染力。

由于电极与组织的接触面小，作为制作电极的金属材料必须具有导电量大、不会电解液化或气化的性能。不锈钢、钴-铬合金、钛合金和钴合金都不适用，只有铂和铂铱合金能满足上述性能要求。铂、铱的电解气化限度远比不锈钢为大(不锈钢40 $\mu C/cm^2$，铂300 $\mu C/cm^2$，铱4 000～5 000 $\mu C/cm^2$，μC为微库仑)。防止电解的电工技术要求是：电极与组织接触面要尽可能大；电极表面以粗糙为宜；采用电容耦合使作用电极的放电能保持平衡，以使信号电流的正反相位处于对称状态。

植入体内的电子元件必须盒装，以便与体内环境完全隔绝。盒内不可潮湿或有可溶性盐类。现用的制盒材料有：环氧树脂、硅胶、钛-陶瓷和其他多聚体。

(2) 国外电子耳蜗的设计

1) House耳研究所(洛杉矶)单导系统(1982年)　该系统已由美国食品药物局(FDA)批准用于临床。电极直径0.5 mm，作用电极导线长78 mm(15 mm裸露)，接地电极导线长68 mm(53 mm裸露)。导线绝缘材料为硅胶管。内外线圈感应耦合，内线圈输出不通过滤波或解码器，只以16 kHz载波信号调制。作用电极通过圆窗植入鼓阶内。其优点是结构简单可靠，使用普及面大。缺点是鼓阶内植入电极会造成耳蜗内结构损伤，影响骨螺旋板内神经元的存活。

2) Biostim公司单导蜗内电极系统(1983年)　该系统与House单导系统的设计基本相仿。不同之处是，使用钴盒装射频接收器(RF)，经滤波器滤去射频载波，输出模拟信号。电极间有电容耦合，放电平衡，安全性好，可作电极圆窗龛植入。

3) 美国犹他州立大学Eddington的多导穿皮系统(1983年)　该系统通过缝在皮肤上的炭膜插座，连接鼓阶内5～6球形电极(0.5 mm)。接地电极2只，分别放在颞肌内和鼓岬上。

4) 奥地利维也纳技术大学Hochmair的CMOS混合波导连接多导系统　该系统开始时用8导，现改为4导，减导原因是导数过多会使信号处理复杂化。采用铂-铱(9∶1)合金偶电极(0.15～0.33 mm接触球面)，导线用特氟隆绝缘，插入载体用硅胶382制成。鼓阶内深度为 12～22 mm，可拔出置换。

5）法国巴黎医院 Chouard 蜗壁多导植入系统（1983 年）　该系统从中耳作耳蜗蜗壁开窗，将铂-铱电极插入鼓阶内。导线用特氟隆绝缘。7 个电极放在耳蜗基旋，5 个在中旋。采用多路传输接收器，当信息输入传至其中 1 个电极时，其他 11 个电极接地，形成非同时性单极刺激。Chouard 以后改用经圆窗鼓阶内植入电极的方法。

6）澳大利亚墨尔本大学 Nucleus 公司 Clark 的 CMOS 集成电路（1983 年）　其接收器有 22 个系列频带，分别接 22 个铂铱电极。采用硅胶（MDX4 4210）载体。通过信息处理，形成纵向耦电极式放电。导线与接收器之间有一嵌式接头，系由硅胶制成，且有弹性。接头的塞孔与插头的接触极其严密，可防水汽渗入或凝聚。接收器是定制的 CMOS 集成电路块，能数字化控制刺激强度电极。在体外语言处理器指令下，接收器能将信息波段分导传至电极。为了避免电极间的电流叠加现象，每次只向极阵内（22 对电极按蜗管纵轴的排列阵式）的一对电极送电。这样，经过语言处理器编码的语言成分就能按频率高低分别传送至各对电极，即高频信息传送至基旋电极，而较低频率的信息则按顺序向顶旋分导输送。接收器盒用钛（Ti 6A14V）制成，配以 22 个输出孔的陶瓷底座。钛与陶瓷靠银-铜合金硬焊，外包压缩硅胶，能防止直流电腐蚀铜、银和钛。接收器靠单次数据线圈（无线线圈）和供电线圈工作。为了使供电线圈内的感应电流的电压极尽可能低，供电线圈只有一匝，而后再由接收器升压。无线线圈外包有硅胶，放置在接收器的外周。语言处理器和发射机体积很小，模拟和数控线路兼用，3 节 AA 电池可连续使用 50 h。语言处理器按各个病人的听阈、动态范围和电极编码编制程序。

7）美国加州斯坦福大学薄膜照相制板 8 导或 12 导集成电路系统（1982 年）　该系统采用由先进的薄膜照相平版印刷技术制成的电极，分导插入蜗轴和鼓阶内。薄膜照相电极系列制版有造价低廉和接触点密集的优点。采用真空喷溅（真空沉积）及光刻原理交替分层制成极阵、导体和绝缘电阻，使电极布局、体积和数目可任意安排和控制。蜗轴电极用蓝宝石（125 μm 厚）作为载体。蜗轴电极可直接与神经元接触，电刺激兴奋区域内的神经元数量众多，能用 4 根导线（2 根供电，2 根供数据）连接成百条通道。鼓阶薄膜电极采用聚酰亚胺作为载体，600 nm（6 000 Å）铂层真空喷溅，通过光刻制成电极触点和导线，以第 3 层聚酰亚胺作为绝缘。

8）丹麦哥本哈根大学薄膜 12 导耦电极或 24 导单极系统（1983 年）　在基旋和中旋的蜗壁上分别开孔作为插入电极的入口。基旋鼓阶插入 12 个电极，中旋鼓阶则有 8 个电极。

9）蜗外电极系统　伦敦大学的 Douek-Fourcin（1983 年）和维也纳技术大学的 Hochmair、Desoger（1983 年）进行了类似研究。蜗外电极植入尤其适用于尚有残余听力的病人，也可作为一种更新先进多导系统的过渡型。伦敦大学组的设计是，通过手术让鼓膜与鼓岬粘连，使用时由病人将作用电极（不锈钢制小球），直接经耳道置入并紧贴鼓岬，是一种不植入体内的装置。维也纳组则将电极植入信息检波，并保证极间放电平衡。无线线圈和接收器元件用环氧树脂和硅胶 382 盒装。

68.2　电子耳蜗植入术的适应对象及相关检查

68.2.1　适应对象

在选择电子耳蜗植入术的对象时，一般要进行以下逐个项目的询问或检查。

（1）函询筛选

许多病人通过来信要求治疗，可借此机会复函，请病人回答以下问题，从中初选有可能手术的对象。函询的内容包括：耳聋程度、助听器效果、耳聋起病年龄及可能原因；旁人能听懂本人讲话的程度、病人结合唇读懂话的能力（包括家属和本人的讲话）；耳流脓或耳手术史；全身健康状况、经济情况及来院诊治的条件等。

（2）初选

从病人来诊开始，即进入以下项目的初选阶段。

1）耳聋的病因　Otte、Schuknecht 和 Kerr 于 1978 年发现后天性聋的耳蜗神经元存活数较多，100 例（死前 2 d～8 年曾进行过测听检查）耳聋患者的颞骨病理检查发现，维持正常听阈（500 Hz、1 000 Hz 和 2 000 Hz均值）耳蜗至少要有 20 000 个健全的神经元，听力损失 50～60 dB 者至少还有 10 000 个有功能的神经元，神经元残活达 10 000 个者仍有语言识别力。Otte 随后又报道 62 只极聋耳死后的病理研究结果，发现后天性聋患者耳蜗神经节细胞的丢失数主要是与耳蜗支持细胞（Deiter 细胞和柱细胞）的受害范围有关。从理论上估计，至少要有 10 000 个螺旋神经节细胞（其中 3 000 个要分布在耳蜗螺旋器顶旋 10 mm 处）才能满足电子耳蜗植入术的要求。此外，17 例病毒性迷路炎患者中有9例耳蜗神经元残活数达10 000个以上;腮腺炎性聋的耳蜗神经元残存数又较麻疹性聋为多;突发性聋和耳硬化的残存耳蜗神经元数则多少不一;17例细菌性迷路炎(脑膜炎)患者中有12例耳蜗神经元的存活极少;4例梅尼埃病患者中有3例耳蜗神经元残存数>10 000个;2例血管栓塞性聋几乎没有多少存活耳蜗神经元;1例卡那霉素中毒的残活耳蜗神经元很多。9例先天性聋患者中,有3例为耳蜗球囊性(Scheibe型),发育不良患者中有2例耳蜗基旋均有神经节细胞。4例Mondini发育不良(骨迷路和膜迷路异常)患有先天性聋的病人从无声感受的经验,接受康复训练时缺乏耐心,多数仅满足于聋人世界中靠手语交流的方式。

2) 年龄 儿童接收鼓内电极植入导致迷路炎或脑膜炎的可能性比较大。至今只有House耳科研究所曾报道60例2～18岁儿童的植入结果,并发展了一套适用于评价儿童听力的特殊听力测试技术,认为效果同成人相仿。其他学者认为对儿童最好是作单导圆窗膜植入,其效果至少可与鼓阶内6 mm电极植入相媲美。

3) 全身健康状况 要考虑到病人接受全麻手术的健康条件,有无足够精力进行术后康复训练。若有退行性神经疾患、脑血管疾病和双眼全盲的病人不宜作为电子耳蜗植入对象。

4) 合作程度 术后康复训练要求病人有正常智力,耐心受训,无方言阻碍和有时间保证等。

68.2.2 相关检查

(1) 特殊听力检查

电子耳蜗蜗内植入术的对象应是“全聋”患者,有残余听力者宜用蜗外植入器。因为蜗内植入会使仅剩的残余听力丧失殆尽,而且正在研制中的信号处理助听机有可能使残听者受益。事实上,圆窗膜植入和鼓阶内短距植入的听觉效果是一致或相仿的。

“全聋”的确切定义还没有统一,通常是将那些对测听机最大输出无声反应者称为全聋。但是,测听机耳机的最大输出并不相同,最大输出范围(中域频率)有100～120 dB HL(感觉级)的差别,多数测听机的最大输出不超过110 dB。所以,目前“全聋”的标准是含糊的。

在耳机强声刺激下,病人可能将触觉混淆为听觉。鉴别要点是,残余听觉有明显的音衰现象和肯定的响度不适级。Martin于1983年提出,130 dB HL无听感或在测听机最大输出点上只有1～2个频率有听感反应者可视作全聋,作为电子耳蜗植入术对象;而3个频率以上有听感者则不考虑鼓阶内植入。

Owen不同意这个意见,认为识别语声和噪声的能力比强声听感更有意义,不能识别语声和噪声的极聋病人对助听机肯定不满意。

在House的有关报道中,将植入对象定为极聋(profound deafness)患者,但没有确切注明极聋的定义。笔者认为,对测听表上测试结果一片空白者,使用极聋一词比“全聋”为好,理由是病人可能仍有表外残听。

脑干电反应测听术(ERA)应作为术前常规检查项目之一,这种检查可排除功能性聋。对儿童作ERA更属必须。不过,ERA阴性者并不能排除低频域听觉的存在。

Owen提出最小听觉潜能组合试验(minimum auditory capability battery of test, MAC组合试验)。MAC组合试验包括13个听觉测验和1个唇读检查,其中12个是一组由易到难的语声资料测验,测验时分两套进行。第一套测验只要病人鉴别升、降音高,指出句中某重音单词、别语声和模拟语声的调剂噪音。测试形式是给一张表格,按多选法选择答案(这种形式的测验称为限定式)。第二套测验是定音素,即区分讲话中的鼻辅音、浊辅音和清辅音,还包括扬扬格词认识测验。测验形式也是限定式。两套限定式测验完毕后,进行开放形式的测验。所谓开放是要求病人去描述任意给予的声音、词和句子。声音为15种环境声(汽车喇叭、狗吠声等);词取25个双音节扬扬格词;句子用美国聋症中心研究所规定的日常用句。其中对病人最难的是重复单词和指出上下文中的某一单词。开放式测验后是唇读可辅性检查,并对比使用放大器辅助唇读的结果。测验时发声者坐在病人前方1 m处。

MAC组合试验的全套测试至少需要2 h。如逢试验对象解释困难,可能费时更长。

目前House耳科研究所提议的识别力测验只有环境声和MTS试验。MTS是单音节词(monosyllable)、扬抑格双音节词(trochee)和扬扬格双音节词(spondee)的简写。

伦敦皇家耳聋研究所采用最基本的方法测验识别力,即以语言识别所必需的声音信息作为测试内容。这类信息包括音高变化、声音信号脱漏检测、劈啪声和嗡嗡声的分辨、合成语言共振峰间隔的感知力等。

Edgerton推荐训练后识别力测验(DAT)方法去选择儿童病人。方法是让儿童戴助听器,采用简化MTS进行训练。如识别力逐渐进步,则不再作为植入对象;

倘若训练后毫无成果，可考虑电子耳蜗植入术。

(2) X线检查

应用分层摄片或高分辨CT可清晰显示骨迷路轮廓和管腔，许多后天性和先天性聋患者的耳蜗内可有瘢痕组织和新骨形成，使管腔狭窄或闭锁，成为鼓阶内植入的障碍。从耳蜗骨管的X线检查所得，可估计电极插入所允许的深度。有脑膜炎、脑炎病史者，应同时作脑CT，以除外听区皮质的损害。

(3) 助听机试用试验

许多重度或极度耳聋病人可能已多年不去医院诊治，他们早已听腻了"无法治疗"的话，失去了信心。但电子耳蜗出现后，使他们又重新燃起了希望之火，耳聋患者纷纷来信询问。从邮函中得知一些病人似乎符合电子耳蜗植入对象的条件，但其中半数通过使用高功率助听机可获得某些听觉效益，没有必要作电子耳蜗植入术。还有部分病人由于其残听能力有限，觉得高功率助听机也无所帮助而弃之不用。应该说服病人耐心试用1个月，必要时进行戴助听机的听觉康复训练，如仍无效，再考虑电子耳蜗植入术也不迟。

(4) 耳蜗电兴奋试验

在术前，用电极接近耳蜗作电兴奋试验，可预测神经元残存状况，并可让病人体验电子耳蜗植入术后的听力将是什么样的。House是最早使用鼓岬电试验来刺激耳蜗的，但目前已放弃不用，因为鼓岬电兴奋试验阴性者植入电极仍有可能有效。维也纳组改用62.5 Hz、125 Hz和255 Hz的突发音作穿透鼓膜的鼓岬电兴奋试验。如病人能听到声音而不能区别这3个频率，则被认为不适合作电子耳蜗植入术。犹他组(1983年)通过鼓岬电刺激试验来测量引起声感的最小电流值、不舒阈和触痛的电流值，以了解动态范围和音高识别能力。Stanford组主张作鼓耳道皮瓣，将电极贴在圆窗上作耳蜗兴奋试验，预测听阈和不舒阈的电流值。Douek、Fourein于1983年进一步提出，通过鼓耳道皮瓣留置圆窗电极数天，让病人有时间充分体验电子耳蜗植入后的听觉，并让病人最后决定取舍。Douek等的蜗外植入术会造成鼓室结构的破坏，所以用这个留置电极的方法过渡。如作乳突后鼓室进路植入就没有这个必要。

House于1982年报道，约有30%植入病人的耳鸣会消失。故作鼓岬电兴奋试验时，应同时观察耳蜗电刺激对耳鸣的效果。但是，Aran于1981年指出，正弦波电流不能使耳鸣消失，只有一系列正脉冲才起作用。因此怀疑耳鸣的消失不是电兴奋的抑制作用，而是直流偏移，久用后会损伤内耳。Hazell于1983年使用低频正弦波电流刺激鼓岬，发现耳鸣可被抑制，而直流电刺激却无明显效果，所以提出耳蜗交流电刺激具有掩蔽效应。有关植入病人的耳鸣问题还有待进一步探讨。

(5) 心理状况分析

术前对病人心理状态的了解十分重要，其分析内容可有以下几项：① 外倾性格/内倾性格(extraversion / introversion)；② 神经过敏症(neuroticism)；③ 精神过敏症(psychoticism)；④ 有些精神病症状应予注意，如强迫症、精神性躯体症状、恐怖症、癔病、忧郁症和游离性焦虑；⑤ 要注意病人的教育、职业、家庭背景、社交能力和知识水平等。

进行术前心理分析的目的是，防止精神病患者和心理条件不合适的病人作为植入对象，必要时应请精神病专家或心理学医师会诊或协助治疗。

所有准备作电子耳蜗植入术的病人术前宜作发声录音，以便在植入术后，评价发声功能的改善程度。

68.3　感应式单导电子耳蜗

68.3.1　感应式单导电子耳蜗的构造

本章节介绍的是笔者在复旦大学附属眼耳鼻喉科医院主持研制的感应式单导电子耳蜗。

整机由体外和体内两部分装置组成，体外装置分语言处理器和发射头，体内装置是包括导线和电极在内的接收器。

(1) 语言处理器

外界音响由驻极体话筒转换成音频电流，再由集成块SL34放大后输送至调制线圈，并同时输送至自动音量控制(ALC)线路，由ALC对输入端分流，以抑制强信号，扩大动态范围。高频振荡为双管推挽自激振荡器。由于接收器的LC回路Q值不高，谐振曲线不锐，故对频率的准确性与稳定性要求不高。此种形式的振荡器可完全满足要求，且无需功率放大，只有一定的输出，电源经调制线圈送至振荡器，所以是调集式的调幅调制，调制波形较好。

(2) 发射头

是LC串联谐振回路，发射线圈可获得最大的电流，提高了辐射效率。

(3) 接收器

由于接收器是埋植于体内的，故采用无源形式，分为谐振回路与检波两部分。为缩小体积，载波用30 MHz左右的业余短波段。谐振回路的L值和C值都较小，L的直径Φ20 mm左右时只需几圈即可，便于制作。检波后经钽粉电解电容隔直的音频电流，经外涂聚四氟乙烯绝缘的铂丝，由铂电极传送至圆窗膜。整个接收器装入Φ22 mm×4 mm的聚四氟乙烯圆盒中，其内填充有机氟胶水SF—203A，盒外亦包装一层氟胶水8F—203A，使体液不致渗入而影响电参数。

68.3.2 感应式单导电子耳蜗的性能

本机具有45～90 dB的声级动态范围，90 dB以上则过载调制，电路频率响应在50～2 000 Hz。

由于采用30 MHz射率调制，铂丝电极上的电压与发射头及埋入体内的接收器的距离近似反比，发射头的位置失调与接收效果影响不严重。

68.4 多导电子耳蜗

68.4.1 语声的基本性质

(1) 语声的频谱关系

人耳能对复杂声音进行有限的频谱分析。复杂声音中的各种频率成分能在耳蜗基膜的特定位置上活动，引起相应特征频率的耳蜗神经元兴奋。元音是靠频率的声音能量（幅度能量）分布不同来识别的，由于平时语声频谱总是不断瞬变（频谱停留只有1/10 ms左右），应考虑到以时间为函数的频谱关系，即语声的动态特性。这项任务可由语声摄谱仪（speech spectrogram）来完成。

在摄谱仪中，纵轴坐标绘制频率，横轴坐标绘制时间，幅度则以图像的明暗度显示。应用语声摄谱仪可知，元音的声能多集中在几个特定频率，这些特定频率称为共振峰频率（formant frequency），各元音的共振峰频率分布形式是不相同的，由此可识别元音。共振峰频率按频率为序，由低而高，标以F_1、F_2、F_3……在识别元音中，F_1～F_2或F_1～F_3为最重要。

识别辅音比较复杂，摩擦辅音s和f的频谱比较稳定，声能的频率分布比较广，而塞辅音（stop consonants）b、t、g则随时间骤变。声带振动出现低频周波，由此可识别嗓音和非嗓音。这种周波在语声摄谱仪上表现为垂直条纹，每一条纹为声带振动的段周期。塞辅音的区别表现在词发声起点和嗓音起点之间的延迟。例如，英语中“bat”的嗓音与词发声是接近同步的，而“pat”的嗓音则要比词发声延迟50 ms。塞辅音是声道（vocal tract）某些部位先紧闭而后突然放开所发出的声音，因此幅度的骤变也是一个可识别的特征。连续辅音（continuants）是由于声道部分关闭所产生，其幅度上升是逐渐的（例如r）。因此，可以从幅度上升率来识别这一组的辅音。声音某些部分的时程也可作为参照，如s和t的区别。总之，在摄谱仪上要用语声的多种特性去区别音素。

人耳也是在频谱的瞬变中通过提取语声的各种性质进行识别的。这种识别包括幅度的快慢变化、时程差异和有无周期性。某些语声的识别过程时间极短，可能只有1/10 ms左右。

(2) 声调

声调（intonation）识别主要依据声带振动率。声带振动率相当于嗓音的基频，标以F_0。嗓声音高的变化给人以整句结构的信息，指出片语界线和突出重要词的印象。

(3) 正常听神经中语声的表现方式

前已提到听神经出现谐波频率是以时空编码方式进行的，而对语声这样复杂声波的反应也可以对谐波的反应为基础来理解。不过，实际情况要更复杂。某些耳蜗神经元对复杂声波的反应特别明显，声能越集中在耳蜗神经元的特征频率，该神经元的激发率就越高。神经元特征频率——激发率函数（率-空形式）可能是语声的编码，即神经元特征频率放电的时间形式与共振峰频率同步。

(4) 电刺激的心理声学特点

单导植入系统的波形分析靠时间编码形式，300～500 Hz的音高可从电刺激诱发的相位同步获得，但频率识别在100 Hz只有5%，200 Hz为30%，而正常听觉对这两个频率改变的识别均<1%。换而言之，聋耳对识别电刺激波形是不灵敏的。如果方波与正弦波的基频一致，电流幅度调整到等响程度，病人对方波和正弦波很难识别。正弦波阈在低频域最低，在100～300 Hz的阈值急剧递增，然后又趋水平。所以动态范围在低频域最大（15～30 dB），而在高频域仅数个dB。脉冲波阈仅与脉冲率有关，但动态范围仍很小，不论哪个频率仅6 dB。察觉阈取决于每周的脉冲数，而不适阈与电流幅度有关。使用方波作刺激，可极大限度地扩大动态范围。

多导电极可引起不同的声感，但至今仍未弄清这种不同声感是音高不等，还是音色不同（声音鲜明感不同）。调节单导电极脉冲率所得的音高变动范围也是很大的，可达4个音阶，而多极导电不一定总可获得位点音高。有时蜗内单导电极位置改变所得的音高改变比蜗内耦电极为大。多导电极还有极间电场干扰问题，事实上要得到6～8个独立不相互干扰的通道是十分困难的。

68.4.2 模拟正常听神经活动的语言编码

(1) 多导语言编码

迄今为止,多导系统还未能达到理解谈话语言的程度。主要原因有以下几个方面。

1) 听神经广泛变性,放置作用电极的部位不存在残活神经纤维,常常是只有1～2个小斑范围的残活神经元残留。至今,还没有一种可信赖的试验可测知听神经的残活神经元数量和分布状况。

2) 植入导致至少要8个才有可能理解讲话内容,而8个通道就有极间电场干扰发生。通道越多,极间距离越短,电场干扰将越严重。

3) 听神经的电刺激时间编码实际上是不完善的。要提高多导系统的效果,必须解决好上述问题。

(2) 通过语言波形的模拟变换进行编码

典型的设计是 House 的单导系统。拾音器收声后,经放大、滤波(频响范围 200～4 000 Hz)和调制(载波 16 kHz),输入植入电极。声级＞70 dB SPL 时,通过调制器形成一系列 16 kHz 载波的直角爆音。16 kHz 调制波的作用缺乏理论依据,只是经验而已。其临床效果主要是提高唇读能力和识别环境声,不借助唇读仍不能理解谈话内容。Hochmair-Desoger 将拾音器收到的信号放大,以增益控制放大器,压缩动态范围,再将压缩信号用均压网络调节频率响应,使 100～4 000 Hz 维持最舒级等响的恒定输出电压。均压网络按病人情况可作个别调整,电极可放置在蜗内、蜗外或圆窗膜上。临床可获识别环境声和提高唇读能力,有部分病人可不靠唇读理解说话内容。迄今仍未弄清病人从上述设计提取到的语言信息是什么,大脑能否"解开"被全部"压挤"的声学信息。此外,单导系统还不能将背景噪音滤去,影响了实际效果(图 68-1)。

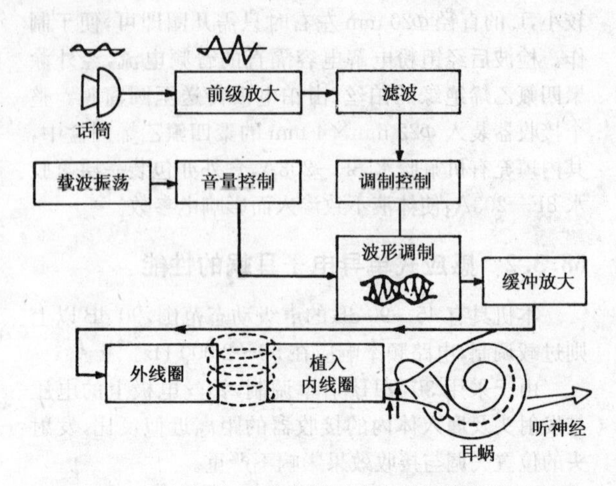

图 68-1 通过语言波形的模拟变换进行编码的示意图

(3) 简化语言的编码

现已知可以从说话者面部包括舌、唇和下颌的运动获取部分谈话信息。声带的活动是看不到的,举例说,像"bat"和"pat"两词的唇读是一模一样的,不运用听觉则很难鉴别。但这些噪音若变换成电刺激的信息就不同了,可帮助唇读者去识别。

声调形式主要靠嗓音的基频变化,也可通过电刺激变换获知。因此,语言信息处理器要具备提取嗓声基频的能力,这种设计又称为音高拣取器(pitch extractor),它能将每段周期的声带振动以单一脉冲输送。如男性声音基频转换成等率方波,经过定流刺激器传至电极,由于男性声音基频多在 300 Hz 以下,因此音高能被识别。但儿童和女性的声音基频＞300 Hz,可采用称作 MAPITCH 的设计将说话者声音的基频筹划在最响范围内。MAPITCH 有 3 档控制位置:A 档表示基频不变,B 档(适用女性)表示能将基频减去 50 Hz,C 档(适用儿童)表示可将基频减少 80 Hz。Clark 等采用多导极阵中的专有基频传到一个电极上,而共振峰频率(F_1、F_2)则分别传送至相应电极,以刺激各听域的残活神经纤维。这种设计使电刺激神经的时-空编码更加完善(图 68-2)。

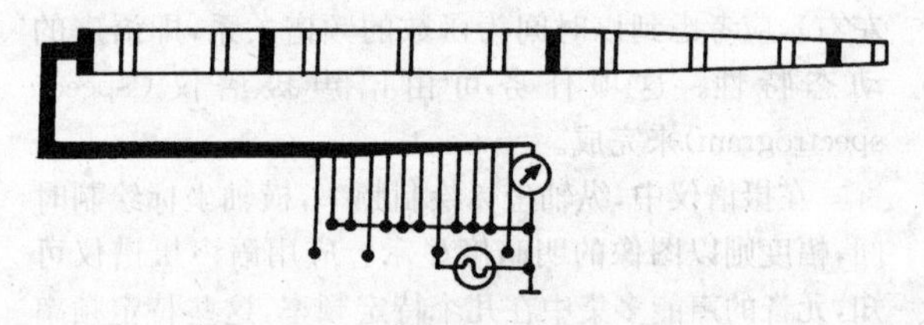
图 68-2 Clark 多导植入极阵

(4) 电子耳蜗的语言编码

语言信息处理机和编码器的设计是电子耳蜗最关键的部分,其目的是用拾音器检测说话声音,通过加工和变换,将声音变为电信号去驱动植入体内的电极系统。目前电子耳蜗语言编码器的设计方案有以下 3 种类型。

1) 利用一系列带通滤波器,将语言信号分频馈给多导极阵的各相应电极。设计目的是希望在病人的听神经内产生类似正常听觉反应的活动形式(Merzenich, 1983 年)。

2) 利用单导装置,直接从语言模拟波形导出信息,去驱动植入电极。设计思想是尽可能多地将信息

"塞"入单一通道,让病人适应这一"新听觉"。对病人来说开始时对"新听觉"是比较奇特的,但通过学习,可弄懂意思(Hochmain, 1983 年;House, 1976 年)。

3) 将语言变为简化形式反馈给植入极阵。这种简化形式能匹配病人的语言识别能力,以达到"按需分配"(Douek, 1977 年;Clark, 1983 年)的效果。

68.5 电子耳蜗植入后的效果

68.5.1 临床报道的效果

Ballantyne 等曾代表英国健康和社会福利部去美国调查洛杉矶、旧金山和斯坦福等城市电子耳蜗的使用情况,结论是电子耳蜗确实给许多成人全聋病人带来了效益。

1) 全聋病人听到了真正的声音,心理上脱离了寂静环境,不再有孤独感。

2) 能意识到重要的环境声,如铃声、交通噪声和家属口音等。

3) 使唇读能力大大改进,能区别仅凭唇读难以识别的 b、t、p 辅音。

4) 病人讲话的声调、辅音清晰度和自我音量控制有明显改进。

5) 语言识别力较低,无论是单导或任何一种多导都不能使病人语言识别力提高到正常水平。单导能明确识别语言的声时、节律和声调,多导能提供高频音高的识别力。

6) 经数月训练后与助听机相比,其语后聋的识别率得分,电子耳蜗远较助听机为高。

68.5.2 听力学检查结果

Engelmann 于 1981 年和 Hough 于 1982 年报道电子耳蜗植入者的听力学检查结果如下。

(1) 窄频带噪音听阈

术前 250～8 000 Hz 的气导阈在 100～120 dB。术后为 30～55 dB,较使用助听机(最大输出)的听阈低 15.7 dB。

(2) 环境声识别力

环境声有雷声、吹口哨、敲铆头、吸尘器和牛马叫声等。两组电子耳蜗植入者环境识别力分别为 76.7% 和 67%,而戴用助听机只有 45.6%和 14%。

(3) MTS 测验

经康复训练的电子耳蜗植入者,对词识别力为 43.3%,词重音识别力为 83.3%,而助听机者分别为 10%和 30.5%。

(4) 辅助唇读能力

电子耳蜗植入者的唇读能力明显提高,少数植入者经过训练后,不用电子耳蜗也能继续维持良好的唇读能力。笔者主持研制的单导电子耳蜗的效果与上述一致。

单导系统是不可能达到有意义的语言识别水平的,而多导系统在这方面有较大的进步。多导系统的扬扬格词得分比单导系统为高,结合唇读可达 64%,而单凭唇读只有 35%。蜗外单导伴唇读仅 43%。Clark 和 Tone 多导系列所得结果与上述也类同。但多导系列内极间电流传播限制了多导位编码设计的预期目的,Summerfield 甚至认为多导不过是"延长了的单导"。这方面的问题还有待继续研究。

单导圆窗植入系统具有不损伤中耳、内耳结构,感染危险性极小,可更新换代、植入新一代装置等优点。此外,还可识别唇读很难区别的浊音和清音(ba 和 pa)。但蜗外装置的频率识别范围多在 400～500 Hz 以下(Rosen, 1982 年),所以其音高变化的识别范围只与成人浊音(喉音)的基频一致。

68.6 电子耳蜗在儿童的应用

近年来,对听力有重度聋(>110 dB)的儿童倾向尽早做电子耳蜗植入。Uziel 报道的病例中行植入手术的最小年龄为 1 岁。惟美国食品与药品管理局规定的耳蜗植入年龄为 2 岁以上。Mason(1997 年)对 25 个耳蜗植入的幼儿作术中鼓岬电刺激听觉脑干反应(Prom-EABR)。植入年龄 2 岁 11 个月到 6 岁 8 个月,平均 4 岁 5 个月,男 11 例,女 14 例。16 例为先天性聋,8 例继发于脑膜炎后的聋,1 例由病毒感染引起的耳聋。按波 eV 的振幅为重要指标,当刺激强度增加时,反应振幅增长最大的耳,常被选为植入耳。Prom-EABR 反应良好的耳,其耳蜗神经元的存活数量也相应最多。以此方案植入的幼儿组与采用随机方法植入的幼儿组相比,可获得更好的结果。

儿童的神经性耳聋多为出生即有先天性聋,<2 岁发生的称语前聋(prelingual), 2～4 岁出现的为围语言期聋(perilingual)。Waltzman 对儿童先天性聋(Congenital deafness, CD)和非先天性语前聋(prelingual deafness, PD),以 Nucleus 多导耳蜗植入(MCI)获得一定效果。14 例儿童中 CD 7 例,PD 7 例。年龄 2.6～5.1 岁。MCI 已使用 6 个月～3 年。术前 5 例仅能以信号语言交往,3 例不能表达交往用意,2 例

能口语，4 例勉强能听到声音。术前听力检查包括：① 单词组早期语言感觉检查(ESP)，感觉形式、扬扬格单词识别力和单音节词识别力检查。② 语训后语言识别力检查(DAT)，唇读技巧、语言检查、持续时间和重音形式。14 例儿童作 MCI 的术前、术后测试听力结果为：① ESP 的术前平均识别正确率为 33.9%；术后不同时间有一定提高，3(3 例)、6(11 例)、12(7 例)、24(5 例)个月依次为 66.7%、69.8%、83.4%、100%。② DAT的术前 10 例平均水平为 1.3%；术后 6(10 例)、12(7 例)、24(3 例)个月依次为 7.6%、11.6%、12%。故儿童作 MCI 术后在测听、语言接受和感知技巧方面均有一定提高。Miyamoto 对已植入 Nucleus 多导电子耳蜗的语前聋儿测试其言语识别率亦有明显提高，故倾向于尽早作耳蜗植入。

(王正敏)

第八篇 颅底外科学

颅底应用解剖学　69

69.1　颅前底解剖

69.1.1　颅前底构造

(1) 骨构造

颅前底由额骨(额鳞部分)、筛骨(筛板和鸡冠)和蝶骨(蝶骨体前上部和小叶)所构成。额骨盲孔位于鸡冠之前,而在儿童,盲孔后侧边缘由筛骨形成。此孔是由硬膜延伸过来的组织,内有小血管通过。在儿童,上矢状窦与鼻静脉有时是相通的,脑膨出或鼻神经胶质瘤可破坏盲孔区形成裂口。筛板每侧平均有 44 个(26～71)小孔。嗅丝随硬膜和蛛网膜延伸部和筛前、后动脉分支穿过筛板。筛前动脉最大的鼻支和筛前神经通过筛板、筛窦孔离开颅腔。有时前脑下静脉也通过筛板。

眶顶常有脑膜—眶孔,有眼动脉或脑膜中动脉分支通过。

(2) 硬脑膜

颅前窝硬脑膜由胶原纤维构成,在蝶骨平面和蝶骨小翼后方较厚。

硬脑膜和颅前窝底有筛动脉、脑膜中动脉额支和颈内动脉供血。筛动脉有细支穿过筛板达鼻腔内、外壁。其中有一支较大的前镰动脉,供血大脑镰。脑膜中动脉额支供血给颅前窝底侧部,并可通过脑膜—眶孔达眼眶(图 69-1)。

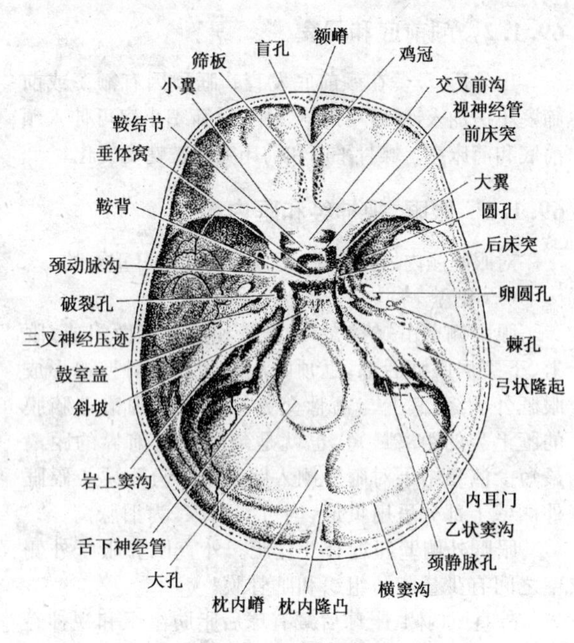

图 69-1　颅底内面

(3) 颅前窝底脑和血管

额叶眶部沟回型式变异多，但嗅沟型式是保持恒定的。嗅束位于嗅沟后部嗅池内。眶面内侧部分和嗅球、嗅束由大脑前动脉分支内额基动脉和中央长动脉供血。该区脑外侧部分由侧额基动脉(大脑中动脉分支)供血。不过，大脑前、中动脉供血程度变异大(图69-2)。

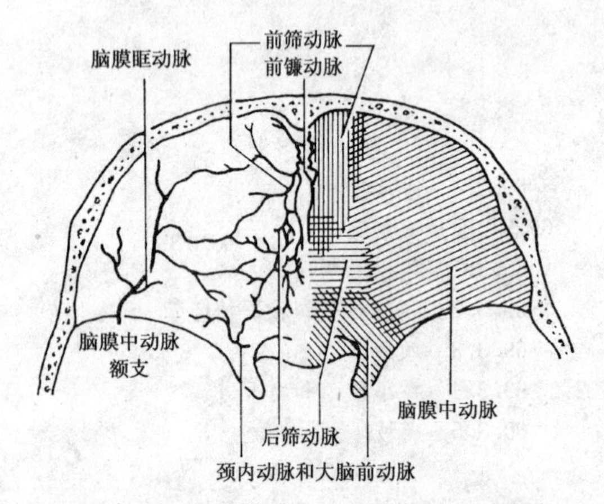

图 69-2 颅前底骨和脑膜的动脉血流供血

眶内后面区静脉回流通过眶内侧静脉(形成良好的占55%)、嗅回静脉(形成良好的占80%)和前脑静脉(形成良好的占88%)。上述静脉回流入 Rosenthal 静脉。从眶面前部，有部分静脉回流进入上下矢状窦。

69.1.2 颅前底和鼻窦

出生后，鼻窦在颅前底发育。眶顶因有额窦或前筛窦小房加入，厚度可加倍。中、后筛窦小房可伸入颅前底和前床突。蝶骨平面和前床突可被蝶窦气化。

69.1.3 眼眶、视神经和眶内容

对眼眶颅内入路来说，眶顶解剖是十分重要的。

(1) 眶壁

眼眶侧壁由蝶骨大翼、颧骨和额骨侧面组成，眶上、下裂居眼眶后部，眶顶眶底之间。额骨壁厚形成眼眶外侧缘，其上与额骨交界。额颧缝到覆盖脑膜的眶上裂的距离最短，也就是到颅中窝前界的距离最短。测量结果对眶外侧入路来说十分重要。眼眶外侧壁上部分呈扇贝形，内可藏泪腺，为泪腺窝。

眼眶外侧壁邻近有外直肌。外直肌和眼眶外侧壁之间有少量脂肪组织和眶骨膜。

外直肌内侧、眼球后藏有球后脂肪组织和视神经及睫状神经节，有长短睫状神经和眼动脉分支及眼静脉属支。

(2) 眶底

眶底外侧部分由颧骨形成，其内侧部分由上颌骨构成，眶底后部是腭骨上部。眶下神经和动脉经眶下裂入眼眶。这些组织在眶内壁与眶内容之间有眶骨膜分隔。眶下沟有一部分由顶壁而成眶下管。眶下动脉多位居神经内侧，偶尔在神经外侧或在神经束内。在眶下管内，动脉多居神经下方，偶尔居神经内侧或外侧。眶下动脉发出眶支，穿经眶底和眶骨膜与眶上动脉和泪动脉吻合。

上颌窦顶壁是眶底，此壁比较薄。

(3) 视神经管

视神经管中部有一狭窄区，称管峡。眶尖处肌肉、神经和血管的局部解剖的相互关系对手术医师十分重要。视神经神经胶质瘤可在眶尖处向颅内和眶内增大。眶上裂是一重要部位，有第Ⅲ、Ⅳ、Ⅵ、Ⅴ脑神经眼支通过。眼支常在入眶上裂之前已分成额支、泪腺支和鼻睫支。动眼神经也在入眶上裂之前分成上、下两支。眶上裂内侧部分为外、下、上和内直肌的起始处。

69.2 颅中底解剖

69.2.1 颅中底构造

颅中底包括颅中窝底和蝶鞍区，颅中窝骨底壁前界为蝶骨小翼后缘及其延长部(翼脊)。该处是额骨、顶骨、颞骨鳞部和蝶骨大翼的交接点，称翼点。实际此交接点是“H”型的骨缝区。有时，只有颞骨鳞部与额骨或蝶骨大翼与顶骨的交接缝。该处有脑膜中动脉额支或脑膜窦的骨管(占35%)，在翼嵴下方有介于颅中窝和眼眶之间的骨管称脑膜-眶后孔(占21%)。经此骨孔，有血管与脑膜中动脉和眼动脉分支(泪动脉)吻合，蝶骨的蝶骨大翼形成颅中窝底和部分外壁。蝶骨大翼中部比其外壁向后伸展为远。蝶骨大翼侧面连接颞骨鳞部，形成颅中窝外骨底的外侧部分。大翼中后部与颞骨岩部和岩内颈内动脉骨管毗连(图69-3)。

颞骨岩部颅前中窝骨底厚薄是不均匀的。最厚处在下颌窝前的下颌隆突区(占80%)或蝶骨大翼区的结节(占20%)，下颌窝是颅中窝底最薄处(占67%)。在圆孔后外侧有一脑回压迹。

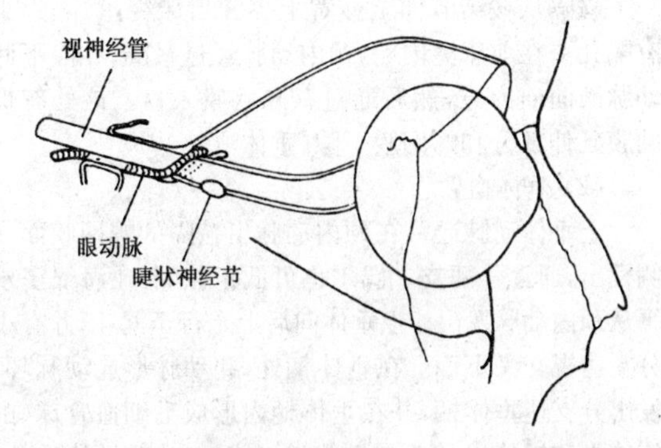

图 69-3 视神经管、视神经与眼动脉的关系

69.2.2 颅中窝诸孔

(1) 眶上裂

眶上裂内宽外窄。裂的上界为蝶骨小翼下面，内缘为蝶骨小翼下根和部分蝶骨体，下边为蝶骨大翼上缘(图 69-4，69-5)。

(2) 圆孔

在成人圆孔是一长 4 mm 的管道。其内口高于眶上裂下内缘，上颌神经从颅中窝经圆孔至翼腭窝。

(3) 卵圆孔

下颌神经通过卵圆孔离开颅中窝出颅腔。卵圆孔内还有脑膜中动脉脑膜副支和下颌神经脑膜支通过。在卵圆孔内有静脉丛连接海绵窦和脑膜中静脉(有时还连接海绵旁窦)。静脉丛可达三叉神经节，上颌神经近脑段和下颌神经颅内段前上半等区。静脉丛在颅底下方与翼状静脉丛连接。

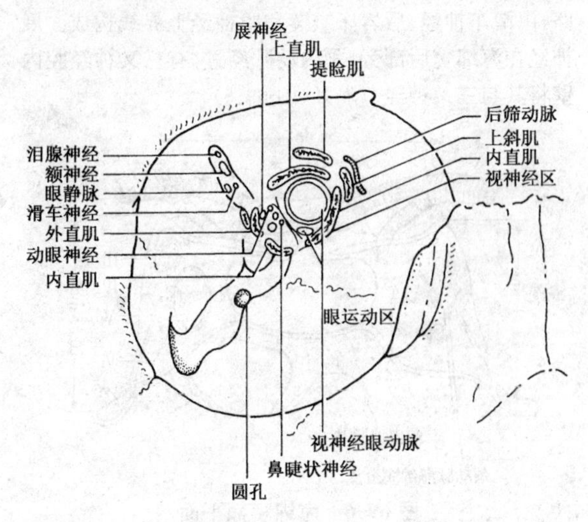

图 69-4 眼尖局部解剖示神经、肌肉和血管相互关系

(4) 棘孔

棘孔是一短骨管，位于卵圆孔后外侧。

(5) 韦萨留斯(Vesalius)孔

此孔位于卵圆孔内侧，孔内穿过海绵窦的基导静脉。有时还伴随一根细神经。

69.2.3 岩骨前区

岩骨前有一压迹，称三叉神经压迹。在岩骨上脊可见三叉神经切迹。三叉神经压迹位于三叉神经切迹外缘。压迹向前下延伸到破裂孔和岩浅大神经沟。破裂孔和三叉神经压迹在面积大小上总是相反的。

三叉神经压迹下方有颈内动脉管。此管的前上表面常有裂隙(占 96%)。裂隙内有结缔组织，该结缔组织称为岩蝶下韧带。三叉神经压迹为岩大、小神经管的开口。

面神经管的表面多盖有薄骨壁，无骨壁覆盖而让骨管向颅腔开放的占 15%。开放骨管会导致膝状神经节直接处于颅中窝硬脑膜下方。岩浅小神经开口在岩骨前面下方。

岩浅大、小神经向前内下行进，埋在接近骨面的硬脑膜内。在三叉神经节下方，岩浅大神经旁过下蝶岩韧带，并与交感神经纤维(岩深神经)混合。两神经混合后，进入翼管，形成翼管神经。翼管神经向前至翼腭窝里的翼腭神经节。岩浅小神经在颅中窝的偏低近岩骨腹面行进。此神经埋于硬脑膜外层中，穿过下蝶岩韧带终于耳神经节。约有 15%岩浅小神经穿过蝶骨大翼(多在棘孔脊外侧)达颅骨下面(Arnold 管)。

岩浅大神经与脑膜中动脉岩支伴行。这支动脉至膝状神经节和面神经鼓支。岩浅小神经与脑膜中动脉

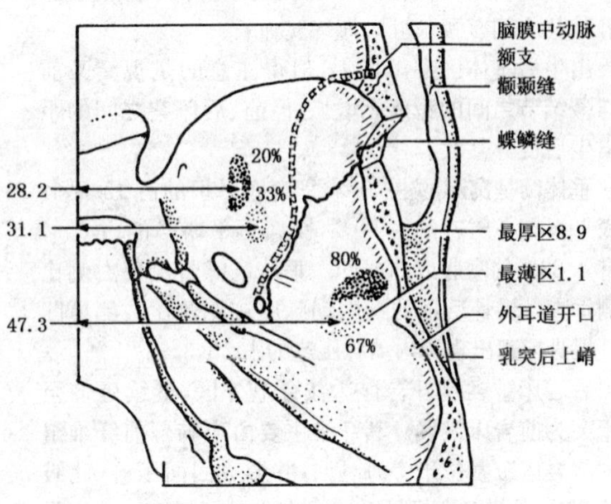

图 69-5 颅中窝底的骨壁厚度(单位：mm)

上鼓支伴行。这支动脉供血给鼓膜张肌和鼓室粘膜。

新生儿和幼童的弓状隆起十分明显,以后该区有骨结节形成。弓状隆起在成人只有50%可显见,有20%已难以辨认。弓状隆起是颞上进路至内听道十分有用的标志。弓状隆起下方乃是前半规管。磨除岩骨表面部分骨壁可隐隐透现前半规管管腔。其色蓝谓之"蓝线"。

岩骨上缘与中矢状平面的交角均值,右侧为128.7°,左侧为127°。弓状隆起外侧,为骨壁菲薄的鼓室天盖。天盖下外侧为内岩鳞缝。岩鳞缝在儿童比成人明显,在颞骨额切面可见此缝居鼓室外侧部分之上,外侧与颞骨鳞部重叠。在新生儿,缝内充满结缔组织。此结缔组织连接硬脑膜和鼓室粘骨膜。出生第5个月开始,鼓室天盖下突渐伸入外侧颅底,形成岩鼓裂(Glareri裂)前缘。鼓室天盖下突也可伸入鼓环与颞鳞之间,形成前鼓鳞裂(Grubei裂)。此裂居鼓室外侧。在颅中窝脑膜与鼓室乳突之间,经此缝有脑膜中动脉分支达鼓室天盖区。岩上窦在岩骨上缘,埋于小脑后天幕的脑膜之中。

颅中窝底的血供来自脑膜中动脉分支。在颅中窝内侧部分,该区动脉分支与颈(动脉)海绵窦支相吻合。

69.2.4 垂体区

(1) 骨构造

垂体周围骨壁因蝶骨胚胎发育比较复杂而颇多变异。有10%新生儿和幼童还留有颅咽管。此管穿过颅底蝶骨体,还可进入蝶窦。穿过垂体窝底有动、静脉细支。颅咽管系Rathke囊遗物。有5%~6%可见到鞍桥、床内带和颈床孔。

蝶鞍棘自垂体窝向颅中窝突出,垂体与斜坡动脉和静脉丛之间有颈(动脉)海绵窦血管。

出生后垂体区逐渐增大,值得注意的是视交叉前沟与鞍结节之间的距离无增长,但前、后床突之间的距离出生后变异甚大。

垂体窝呈窝形的占50%,呈窝底平坦的占15.5%,窝底平坦有小压迹的占20%,窝底不平略凸的占6%,还有4.23%的窝底或凸或凹。垂体区蝶骨侧壁右侧比左侧垂直。蝶骨后部的颈内动脉压迹左侧比右侧更凹陷。蝶骨前部出现颈内动脉压迹的占53.3%。

后岩床皱襞起自岩脊达鞍脊上外区,继续延伸至前床突为前岩床皱襞。其纤维主要由小脑幕前纤维组成。前岩床皱襞位于旁海马回,并形成回面压迹(此皱襞较圆,回压迹就不明显)。在有占位性病变时,动眼神经会被后岩床皱襞压迫。

鞍隔从鞍结节伸至鞍背上界和后床突,鞍隔中央有隔孔。在前床突内侧,颈内动脉经过鞍隔,在隔下此动脉凸向前内方,然后通过鞍隔脑膜入口。该处有蛛网膜延伸部分和蛛网膜下隙(垂体池)。

(2) 垂体血管

上垂体动脉通常在颈内动脉出鞍隔的蛛网膜面一侧发出,通常分两支。偶尔也可低于鞍隔,在海绵窦水平从颈内动脉发出。上垂体向后上走行至漏斗,并有小分支达视交叉下面。在垂体柄处,此动脉形成动脉环,发出分支达垂体柄,并在垂体柄内形成毛细血管球(由细传入和粗传出的毛细血管襻组成)。球壁结构特殊,对某些物质具有可透过性。粗传出毛细管襻至垂体门静脉系统达前襻,供血该处细胞。除上垂体动脉外,还有副垂体动脉和后交通动脉小分支供血漏斗并与上垂体动脉吻合。颈内动脉海绵窦段有2~6支小动脉发出,其中有两主支即颈(动脉)海绵窦后支和颈(动脉)海绵窦侧支。后支又分2~3小支分别达鞍背、斜坡和岩尖区硬脑膜。岩尖区硬脑膜支与咽升动脉升支和椎动脉支吻合。另有一支达垂体区的为下垂体动脉。下垂体动脉分上下支至垂体后叶。上支主要到腺垂体上后部,下支至后叶下区。两侧垂体动脉之间有吻合支。

(3) 海绵窦

海绵窦包围垂体,内含颈内动脉、展神经及其静脉血管腔。两侧海绵窦通过前、下、后海绵窦互相交通。海绵窦上壁由称为横板的硬脑膜组成。在横板上面,有第Ⅲ、Ⅳ脑神经旁海绵窦经过。此两脑神经(和第Ⅵ脑神经)均有一段在海绵窦内,外包硬脑膜和蛛网膜鞘。Parkinson's三角是颈内动脉海绵窦段的手术入路,由滑车神经、后岩床皱襞和眼神经上界线构成。展神经在海绵窦后部旁,颈内动脉经过,有三叉神经腔内壁将其与三叉神经节隔开(图69-6)。

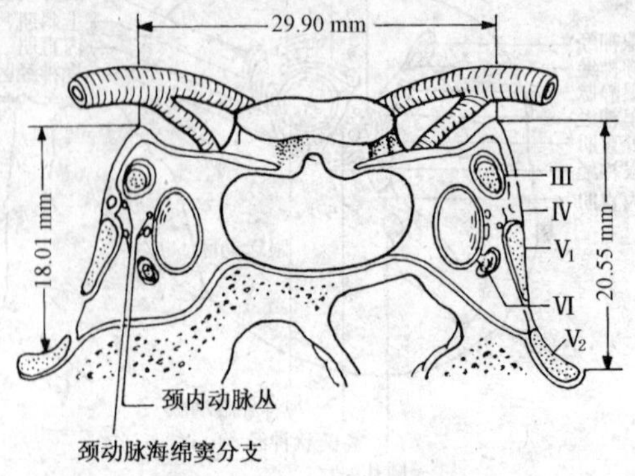

图69-6 海绵窦额平面

窦内的脑神经和颈内动脉交感神经丛及其分支

69.3　颅后底解剖

69.3.1　颅后底构造

颅后底中有斜坡，斜坡上、下份分别由蝶骨和枕骨基部发育而来。蝶枕软骨结合在13.5～18.5岁完成。斜坡全长平均为45.0 mm(37～52 mm)。儿童时，枕骨侧部前后缘有枕内软骨结合，后缘枕内软骨结合形成较前缘为早。枕骨侧部居舌下神经管口的前缘之前。枕骨侧部之后是枕鳞。枕鳞形枕大孔后缘和颅后窝底大部。颞骨岩部前、侧两边与枕鳞连接。

枕基和岩骨之间是岩枕软骨结合。在儿童和青年，该处仍可见到软骨，在年龄较大成人，此处已变成骨结合。枕骨岩下沟位于此处。此沟向前指向颈静脉孔。颅后底后部因有内枕脊和脊上的内枕隆突，而使骨壁较厚。近枕大孔有扁平或凹下区(Vermian压迹)。枕大孔两侧是小脑窝，藏小脑半球。其他重要标志是侧窦沟和乙状窦沟。

颅后底最厚处是颈静脉结节和枕髁前部，最薄处是枕大孔后缘。

69.3.2　颈静脉孔和舌下神经管

多数人的颈静脉孔右侧大于左侧。孔多呈三角形。其后界是枕骨，前界是岩骨后下缘(称颈静脉切迹)。此切迹有突，突的内侧是耳蜗导水管开口。颈静脉孔随年龄增长而变宽。乙状窦和颈静脉孔的接界处有脊。乙状窦血液流过此脊后，转向前外流至颈静脉球。

69.3.3　颅后窝

颅后窝斜坡区实际上是一凹陷，其曲率半径65～74 mm的占1/3，17～42 mm的占2/3(Lane)。

颅后窝硬脑膜动脉和脑动脉(如小脑后下动脉)有吻合支。在颅后窝开口穿过的神经或静脉均有硬脑膜包围。在颈静脉孔区有一层结缔组织隔介于脑膜和颅底外结缔组织之间。此隔有第Ⅸ、Ⅹ和Ⅺ脑神经以及岩下窦穿过。岩下窦多在第Ⅸ和Ⅹ脑神经之间通过(48%)，但也有在第Ⅸ脑神经之前越过(30%)，或分两支在第Ⅹ脑神经前后经隔通过(16%)，极少数在第Ⅹ和Ⅺ脑神经之间经过(6%)。岩下窦通入颈静脉球的位置也不一致。岩下窦通入颈静脉球中部的占23%，下部的占33%。岩下窦出颈外终于颈内静脉的占21%，终于颈静脉球的占17.3%。岩下窦加入颈内静脉的位置低于颈静脉孔的有7%(Lane)。

斜坡有基中央管(仅4%)。管内有导静脉连接基底静脉丛和颅外的静脉。管的外口多在咽结节之前，呈沟形。

69.3.4　桥小脑角和内听道

桥小脑角前方为盖在岩骨后面的硬脑膜，后方为桥脑下部和小脑中脚的前面，下方为二腹小叶，内下侧为延髓。区内第Ⅻ和Ⅷ脑神经居上，第Ⅸ、Ⅹ和Ⅺ脑神经居下。该区还有小脑绒球和第四脑室侧孔。

听神经瘤多起于前庭支周围段或前庭支的Obersteiner-Redlich区。此区接近内听道的颅后窝，或在内听道内。

从迷路入路或迷路后入路达内听道，有关重要解剖结构有面神经管和乙状窦。

体瘤多生在鼓室、颈静脉窝和岩骨内其他部位。体瘤主要血供来自咽升动脉及其分支。

69.3.5　斜坡

斜坡前部较狭，中部(近颈静脉孔边缘)宽。脊索瘤起自残遗脊索，可侵袭斜坡、蝶鞍旁区、枕大孔和上颈部。斜坡软骨瘤(又称骨软骨瘤)也可发生在斜坡的岩枕软骨结合区。

(王正敏)

70 颅底影像诊断和栓塞技术

70.1 颅底疾病的影像学诊断

颅底疾病的影像诊断技术有X线平片、CT、磁共振(MRI)、血管造影术和数字减影血管造影术，还有CT脑池造影(椎管蛛网膜下隙内注入水溶性对比造影剂，通过病人体位的改变，使造影剂流入颅内蛛网膜下隙脑池内)和CT脑血流测定(颈内动脉阻塞时吸氙)。为了预计术前颅底肿瘤的性质及其范围，应熟悉上述影像学诊断技术的特点，并需注意以下各项：肿瘤对骨的侵犯、软组织肿块范围、源起点和钙化、CT增强表现(增强匀一性和不规则性)、MRI张弛豫参数(脂肪、血液和组织学某些特点)、肿块与神经血管的关系和血管结构等。

70.1.1 影像学诊断技术特点

(1) X线平片

头颅各种X线平片可显示颅骨解剖的概貌和骨破坏程度。但X线平片有影形多层次重叠和颅内软组织阴影显示不佳等缺点。

(2) CT(X线计算机扫描技术)

颅底疾病CT常需用轴和冠扫描。如检查蝶骨作平行蝶骨平面的轴扫描，可减少骨影伪迹，显示脑干和蝶鞍旁区。冠扫描对垂体、海绵窦、脑神经和筛板非常重要。层面厚度应根据组织的结构、形状和病变设计，通常在病变部位层面厚为1.5 mm、3 mm或5 mm。病变上下层面厚度可为10 mm，以评估头的余部。蝶鞍、海绵窦、视交叉和筛极要求较薄的层厚1.5～3 mm。动态扫描对评估血管内血流、肿瘤与血管构造的关系很有价值。影像重建对颅底血管瘤范围估计相当有用。

检查复杂的骨构造和软组织需用高分辨CT扫描机。CT脑池造影对侵犯视交叉小肿瘤、小脑扁桃体的位置、肿瘤和脑干的关系很有价值。利用CT作软组织肿块容积测定可评估放射治疗的效果。

(3) 磁共振成像(MRI)

MRI是评估颅底软组织最理想的方法，但对小结构分辨和颅底骨构造显示不如CT，MRI还不能显示瘤体内的钙化。利用其T_1和T_2特性可区别肿瘤内的脂肪与其他软组织成分、CSF样液体与囊性(或坏死)区、血流静止与流动状况。MRI常在CT表明颅底骨解剖结构后，需进一步评估颅底软组织时使用。

(4) 血管造影术

颅底血管造影术有3个作用：① 确定肿瘤与大血管(如颈动脉)、基底动脉(及其分支)和海绵窦之间的关系；② 排除动脉瘤；③ 显示软组织肿瘤内血管构造的轮廓。此外，还用作术前栓塞术。

对颅底区肿瘤常需结合颅骨数字减影的血管造影

术和选择性血管(颈内、颈外或椎动脉)造影剂注入来提高诊断质量。静脉数字减影血管造影术有造影剂稀释(在动脉相后)、血管影重叠和影像细节质量低等的缺点,但有排除大动脉瘤,显示血管构造与肿瘤的关系和不必作动脉内造影剂注入等的优点。

(5) 氙/CT脑血流测定

颅底手术时,可能要求暂时阻断或切除病侧颈内动脉。不少病人因Willis环血流补偿不佳而难以接受这一要求。为此可作患侧颈内动脉阻断试验。方法如下:

将导管插入颈内动脉,肝素化后膨胀球囊15 min。在这段时间,作神经学检查,同时通过导管测量余压,以测定球囊膨胀前后动脉内压的变化,如不出现任何神经系统症状,解除气胀,拔去导管;如在球囊膨胀时发生神经系统症状,表示脑血灌注严重不足。但是,不出现症状,不表示脑血流储量没有重大改变。如果颈动脉结扎后同时发生术后低血压和心输出量不足,也会发生脑梗死。氙/CT脑血流技术是迅速测定血管阻断后脑血流是否足够的方法。方法如下:导管球囊阻塞试验后,解除球囊气胀,将病人移入CT室,令呼吸31%浓度的氙(含68%O_2和1%CO_2),4 min内给病人作2~3个水平面扫描(动态扫描技术可在每一水平面作多次扫描)。通过计算机程序,利用呼吸潮末氙浓度作为动脉内氙浓度近似值和脑实质灌氙时脑衰减系数变更,得知每立方厘米脑扫描的血流图。然后再膨胀球囊,重复上述测定。这一方法提供动脉结扎后可能会引起危害的证据。

70.1.2 颅底病变的影像学特征

根据影像学所示特征可评估肿瘤的位置范围和性质。

(1) 软组织肿块的位置和范围

颅底肿瘤的范围可能很广泛,其起源部位临床上不易判别,可通过影像学检查加以评估,有助于临床作鉴别诊断和性质判断。例如可区别肿瘤来自鼻咽还是源起蝶骨,分辨蝶鞍肿物是原发于蝶鞍还是起自蝶窦等。

(2) 骨破坏

不规则骨破坏多为侵蚀性强或是恶性肿瘤的表现。骨破坏边缘光整的,属良性可能性大。"囊样膨胀"或"爆裂"样骨残边提示为生长缓慢的良性肿瘤,如蝶窦粘液囊肿或鞍内垂体瘤。不过,生长缓慢的恶性肿瘤也可有光滑骨界。侵袭性强的良性肿瘤有时会出现不规则骨破坏。

骨增生是伴随脑膜瘤特有的成骨细胞反应。有些转移性癌,如前列腺癌也可引起成骨细胞反应。成骨不全或骨性闭锁提示先天性肿物,如脑膨出。多发性骨内病灶常是转移性肿瘤、组织细胞增多症和造血系肿瘤。

(3) 钙化

肿物内钙化对病变性质诊断具有一定意义。如:动脉瘤和上皮样囊肿的周壁内常有钙化,脊索瘤皮样囊肿和颅咽管瘤可有大片钙质;骨软骨瘤的软骨罩里常有融合性钙灶,而多发性"炒玉米"样钙化多见于软骨肉瘤。砂样钙化可算是脑膜瘤的特征。

(4) CT增强型式

某些疾病的CT增强表现具有特征性,可成为一种型式。如脑膜瘤、胚胎组织瘤和造血系肿瘤(淋巴瘤和浆细胞瘤)的CT增强具匀一性,而脊索瘤CT增强很不规则。神经鞘瘤CT增强具匀一性和无规律性。脑膜瘤和血管纤维瘤增强程度高,蛛网膜囊肿、皮样囊肿、表皮样囊肿和粘液囊肿CT是不增强的。

(5) 磁共振

某些肿瘤可能只有短T_1,但大多数肿瘤具中到长T_1和长T_2,脑膜瘤的Rp同脑相近。使用Gd-DTPA(钆的螯合物)可使脑膜瘤显形更明显。

长T_1和短T_2(多回波顺序不变性)可突出表现流动的血,短T_1和短T_2可显示脂肪。显示水和脑脊液应取长T_1和T_2值,而瘤内囊性变或坏死宜用较短的T_1和T_2值。

70.1.3 颅底疾病的影像学诊断

新影像技术(CT、MRI)可在很大程度上提高颅底疾病诊断的精确性,有助寻找或选择最佳手术入路。

(1) 外耳道

CT可显示外耳道骨破坏及瘤体向外耳道周围的扩张。"恶性外耳道炎"有骨破坏征,需与恶性肿瘤慎加区别。读片时,应注意病变可向下通过骨和软骨交界之间的裂隙(Santorini裂)侵入颞骨底面。

(2) 中耳和颈静脉球

该区主要疾病为胆脂瘤和体瘤。胆脂瘤的临床诊断常先由影像学检查确立。对胆脂瘤应查明半规管、面神经管和鼓室盖有无骨破坏,并注意面神经走向是否正常。小胆脂瘤可无骨破坏,此时CT所见的胆脂瘤与肉芽和粘膜肥厚无明显区别。上鼓室和中耳上部块物(特别是在乳突术后出现的)需考虑脑膨出可能性。此时鼓室盖或乳突后壁应有骨缺损。可是,鼓室盖本身很难评估。在正常情况,即使取层次1.5 mm,

鼓室盖薄壁骨也表现似缺失。

中耳与颈静脉和颈内动脉之间的骨壁是十分重要的骨标志。在评估中耳肿瘤时,此标志的完整性尤为重要。体瘤不伴颈静脉窝骨破坏,是鼓室体瘤而不是颈静脉体瘤。体瘤引起的骨破坏具虫蛀样边缘。有骨破坏的体瘤,应作血管造影以评估肿瘤的血供程度。倘若肿瘤侵及颈静脉球,应细找肿瘤与耳蜗、内听道和颈内动脉的关系。肿瘤向内扩展,可有颈静脉孔神经部和斜坡的骨破坏。大型体瘤可进入颅内。颈动脉管位置正常,管壁完整的可排除中耳迷离颈动脉。应注意中耳迷离颈动脉的CT表现可似体瘤,误诊会导致手术撕破此动脉壁,而发生大出血的严重后果。

(3) 岩骨

岩骨肿瘤是很难取到活组织的,临床表现也十分隐匿。所以影像学诊断的地位显得特别重要。该区病变主要有上皮样囊肿、胆脂瘤、粘液囊肿和蛛网膜囊肿。与面神经有关的肿瘤有神经鞘瘤、脑膜瘤、血管瘤和骨化血管瘤。CT薄层切面可评估面神经。面神经鞘膜瘤可使骨管膨大,侵蚀管壁。内听道和腮腺区面神经肿瘤也可在CT上显示。

岩骨尖肿瘤有软骨样瘤,起自三叉神经节肿瘤或鼻咽鼻窦进入岩枕缝的肿瘤。此区CT要求1.3 mm薄层和骨窗。

(4) 内听道和桥小脑角

内听道和桥小脑角区CT评估应作静脉增强或脑池空气造影。该区主要病变为听神经瘤。因MRI显示听神经瘤也十分清晰,常可替代脑池空气对比造影。脑膜瘤也是该区应考虑的病变。脑膜瘤增强影较听神经瘤均匀,且有钙化。脑膜瘤瘤体与岩骨的交界角是钝角,而在听神经瘤是锐角。只有少数起自内听道的脑膜瘤,其界面角是锐角。

其他可侵及内听道的桥小脑角肿瘤可有表皮样囊肿、面神经鞘膜瘤和基椎动脉系的动脉瘤。

(5) 蝶骨、蝶鞍和斜坡

1) 蝶骨平面、鞍结节　居蝶骨平面和鞍结节的最常见肿瘤是脑膜瘤,其骨破坏似扇贝状,动脉造影所示供血动脉多来自筛孔的眼动脉。该区其他病变有骨软骨瘤和软骨肉瘤。骨软骨瘤有清晰界缘,质致密。软骨肉瘤骨破坏不规则,含有"炒玉米"样软骨样钙化。骨肉瘤也可破坏骨,但同时可有不规则新骨形成。

2) 蝶鞍内和蝶鞍上　蝶鞍内主要病变为垂体瘤。CT和MRI冠状层面可显示垂体瘤细节,轴扫描可显示瘤体向鞍旁和鞍后的扩展程度。尤其是MRI可表达肿瘤边界与海绵窦和颈动脉内血流的关系。气球样膨胀的蝶鞍表明肿块系源起蝶鞍内部而非来自蝶窦。

血管造影一般不显示垂体瘤,可能只见海绵窦处颈动脉移位。增强CT很难区分蝶鞍动脉瘤和垂体瘤,但数字减影血管造影术有助于排除动脉瘤和确定瘤体和相续血管结构的关系。CT可显示动脉瘤瘤壁的钙化灶,动态CT可表现动脉瘤快速充盈和垂体瘤缓慢增强。MRI既是无创性检查,又可提供动脉瘤有血栓形成的旁证。

蝶鞍上主要病变是颅咽管瘤。瘤体多呈现块样钙化和囊性与实体成分并存现象。颅咽管瘤也可能只是实体瘤而不伴钙化。CT和MRI可详细显示瘤体范围及其与漏斗、视交叉和血管组织之间的关系。

蝶鞍上其他肿瘤有视神经和下丘脑神经胶质瘤(CT和MRI显示瘤体在视交叉呈球样扩展,瘤体可延伸至视神经和视束)、胚组织瘤(CT示均一性增强)、蛛网膜囊肿(CSF样密度,在CT上不显增强)、蝶鞍上皮样囊肿(含脂肪、钙和皮脂碎屑)、组织细胞增多病(CT示均一性增强和蝶鞍、眶壁和岩骨多灶性骨破坏)和错构瘤(不规则骨破坏,生长较快)。

3) 蝶鞍旁　脑膜瘤是蝶鞍旁常见肿瘤,其向蝶骨大翼发展可引起该处骨质增生。瘤体可通过蝶骨裂入眼眶。用MRI可评估海绵窦血淤积和肿瘤的关系。血管造影可示蝶鞍旁脑膜瘤的主要供血动脉(脑膜垂体动脉分支),而该处神经鞘膜瘤(源起三叉神经)的主要血供来自颈外动脉系,其血供程度多不如脑膜瘤。蝶鞍旁其他肿瘤有动脉瘤、侧向生长的垂体瘤和转移性肿瘤(鼻咽癌、鼻窦横纹肌肉瘤和腺癌等)。转移性肿瘤CT主要特点为多灶性浸润,常伴有骨破坏。

4) 蝶骨体和蝶窦　蝶骨体和蝶窦区的主要疾病有脊索瘤、粘液囊肿、脑膨出、骨软骨瘤、软骨肉瘤、蝶窦癌、造血系肿瘤和转移癌。

增强CT所示脊索瘤为非匀一性肿瘤。在MRI上脊索瘤为长短T_1、T_2弛豫参数的混合型。肿物可造成不规则骨破坏。由于症状多在肿瘤后期出现,所以就诊检查时,片示瘤体已相当大。肿瘤常向鼻咽上椎管发展。有多发性钙化。血管造影所示瘤体血管稀少。

粘液囊肿使蝶窦成球样膨大,外周围有"蛋壳"样边,其CT密度与脑实质相仿,但不显增强(感染时例外)。

蝶窦(或蝶筛窦)脑膨出骨缺失边缘清晰,内部常含脑实质,伴低位视交叉蝶鞍上组织和中线脑实质异常。肿物常可突向鼻咽。MRI所示为包含CSF的脑膜袋,袋内可能有脑组织。CT常可清楚显示脑膜袋的轮廓。

骨软骨瘤是含有钙化软骨罩的厚骨。软骨肉瘤表现为不规则骨破坏和多发性"炒玉米"样钙化区。胚胎性软骨肉瘤好发在岩蝶骨交界处,有增强边缘和钙化。

蝶窦癌源起蝶窦内,破坏蝶鞍底,不造成蝶鞍膨大,骨破坏边缘不齐,无钙化。

造血系肿瘤有浆细胞瘤、淋巴瘤和绿色瘤(白血病)。在CT上表现为均一性增强,常突入蝶窦或眼眶。

蝶骨转移性癌可来自体内任何部位的原发癌灶。儿童期蝶骨转移性恶性肿瘤多为成神经细胞瘤或横纹肌肉瘤。成人期常自鼻窦或鼻咽部癌转移过来。

鼻咽血管纤维瘤的CT增强十分明显,血管造影显示其供血丰富,可破坏蝶骨壁入颅腔。

5) 斜坡和枕大孔　脑膜瘤是本区主要肿瘤,其次为脊索瘤和基底动脉瘤。CT和MRI可确定肿瘤与脑干、脊髓、枕大孔的关系。鼻咽癌和横纹肌肉瘤可向后侵犯斜坡。

(6) 咽旁间隙和颞下窝

CT可显示咽旁间隙和颞下窝区病变,临床检查这些部位比较困难。CT正好弥补临床检查此部位之不足。本区有两组肌肉——吞咽肌和咀嚼肌。吞咽肌形成鼻咽通道的一部分"环"。在鼻咽区,CT所示的这部分环呈软组织密度,主要是由腭帆提肌、咽鼓管和咽基筋膜构成。后方椎前肌形成鼻咽环的另一部分。鼻咽侧方为下颌区,有咀嚼肌群,由翼肌、嚼肌和颞肌构成。吞咽肌和咀嚼肌之间有咽周脂肪分隔。咽周脂肪又被一层薄筋膜分成茎突前和茎突后两部分,这层筋膜起自茎突及其附肌,终于腭帆张肌筋膜并与之融合。茎突后部又称颈动脉间隙或血管间隙。该间隙内有颈动脉、颈内静脉和一些神经。茎突前后两部分,处于颈内动脉的前外和后内。茎突后部肿瘤可从茎突后生长,越过茎突向前内扩展。茎突前部肿瘤可在茎突前,顺腮腺深叶突出部穿过茎突和下颌骨间隙。茎突前区肿瘤主要来自腮腺。在CT上这一区域肿瘤除在其源起处外,多有咽周脂肪使其与周围组织隔开,可借此判明肿瘤开始发生的部位。茎突后区肿瘤多与颈内静脉、颈动脉和第Ⅸ～Ⅻ脑神经有关,该区原发肿瘤有颈静脉体瘤和神经鞘瘤。肿瘤可将咽周脂肪向前外方挤压。血管造影术可见体瘤供血十分丰富。

在CT上,处鼻咽水平线的体瘤可以是迷走神经体瘤或颈静脉体瘤向下突出部分。可作颈静脉孔CT加以区别。

咽后淋巴结病也可在茎突后区见到。CT增强只见淋巴结周围显影被增强,淋巴结中心部分仍较淡。

嚼肌间隙区肿瘤多来自唾液腺,有肉瘤和未分化癌等。间隙内脂肪常被肿瘤推向后内方。该处肿瘤可循三叉神经第三支,通过卵圆孔而入颅中窝。

咽周脂肪内侧肿瘤多为起自粘膜的鳞状细胞癌,可将脂肪外推,常破坏颅底、蝶窦底壁和斜坡。该处其他肿瘤有腺样囊性癌、淋巴瘤和神经瘤等。

血管纤维瘤可达后鼻腔和鼻咽,侵犯翼腭窝。CT可清楚显示瘤体边界。血管造影可见瘤体血供主要来自颈外动脉。当肿瘤向后发展达蝶基时,部分血供可来自颈内动脉。

咽旁和颞下窝区MRI有助于区别肿瘤和肌肉,识别血管位置。

(7) 鼻旁窦和鼻腔

鼻窦和鼻腔顶部肿瘤可通过筛板进入颅腔,高分辨CT可查明骨壁是否完整,确定肿瘤上界,这对手术特别重要。该部肿瘤多为癌、脑膜瘤和嗅成神经细胞瘤。

鼻腔肿瘤可阻塞鼻窦,在X线片上鼻窦呈现一片模糊。阻塞鼻窦影像在CT上表现为低密度。如果鼻窦有继发性感染,粘膜就会肿胀,CT出现的粘膜增强影形,就会酷似侵入窦内的肿瘤。长期阻塞的鼻窦会形成粘液囊肿和窦膨胀。早期阻塞性囊肿可发生边缘骨质脱钙,有时与肿瘤侵骨很难区分。

大型和较大型囊肿与颅内容之间可能仅剩下一层菲薄骨壁,是否存在这层界面对手术医师特别重要,CT常可提供此一信息。对年轻病人要注意类似粘液囊肿的脑膨出。脑膨出可发生在蝶窦和筛窦,伴有筛板或鸡冠缺失。

(8) 翼腭窝

鼻腔、鼻窦和腭部癌肿(小唾液腺腺囊癌、粘膜鳞癌)和淋巴瘤可顺上颌神经经翼腭窝扩展到卵圆孔和三叉神经腔,从而进入颅中窝。翼腭窝位于上颌窦后壁和翼板之间,是一充满脂肪组织的间隙。肿瘤可使此脂肪间隙闭塞。

70.2　颅底肿瘤栓塞和球囊试验

肿瘤血管栓塞后可有急性细胞损害,长期栓塞可引起纤维化。

颅底肿瘤作栓塞后,瘤体缩小,动脉血流量降低,症状可获改善,便于取活组织或手术摘除。栓塞结合手术可减低肿瘤复发率。不过,单靠栓塞、药物灌输或化学栓塞法还不足以替代手术切除。栓塞效果取决于血管造影医师和相关学科医师的密切配合，按具体情况选取合适栓塞技术和途径。

70.2.1　栓塞效应

栓塞效应有炎症和坏死两种，按栓子类型而定。共同性栓塞效应有相关肿瘤的动脉栓塞、肿瘤内血管床栓塞、不可逆性细胞损伤和继发性静脉血栓。微粒栓塞可使血管性肿瘤(如体瘤)纤维化。所以栓子选择应根据肿瘤解剖而定，而栓塞时间也应结合整体治疗计划而指定。栓子体积越小，栓子游走就越靠血管远端，栓塞效果也就越佳。液态栓子可远达毛细血管网，而颗粒栓子可达直径为50～1 000 μm 的血管。事实上，肿瘤细胞栓塞效果主要取决于栓塞的完全性，而不单是栓子本身。对肿瘤血管解剖及其侧支循环应作仔细考察，以期获取最佳栓塞效果。手术、外伤可造成肿瘤动、静脉瘘，体瘤的静脉回流也很快，这类情况可影响栓塞效果。但事实上因存在毛细管屏障，小颗粒(160 μm)栓子仍有栓塞作用。

70.2.2　临床症状改善

颅底肿瘤造成的临床症状与肿瘤体积和有关血管特点有关，可有：① 通气道阻塞(鼻腔、咽鼓管)、脑神经麻痹(第Ⅱ～Ⅻ脑神经)；② 搏动性耳鸣(常伴传导性聋)；③ 出血(鼻出血或耳出血)。栓塞可改善上述症状，但长期效果需视所用栓子存留期限、特性和局部引起的病理而定。

通常栓塞可使血管性肿瘤在 24 h 内缩小，特别是血管基质丰富的肿瘤(青年期鼻咽血管纤维瘤)缩小尤为明显，其气道阻塞也会在栓塞后获迅速改善。成功的栓塞可使瘤体在 48 h 内缩小 30%。血管不丰富肿瘤的栓塞缩小效应与细胞损伤有关，通常要在 2～4 周才显示体积有轻度缩小。

转移性癌因本身常处在亚缺血状态，栓塞后肿瘤广泛坏死迅速发生。通常采用分期栓塞，但很少能达到根治效果。

脑神经麻痹的主要原因是肿瘤的机械性压迫。瘤体一旦缩小，麻痹症状即可消失或得到改善。有时栓塞后瘤体体积不见缩小，而脑神经症状好转，这可能与瘤体原来存在的动脉血改道和淤血有关。事实上，动脉血流改道只发生在血管畸形或体瘤。动脉血流改道所造成的脑神经麻痹是间歇性的，而静脉淤血可造成持续性脑神经麻痹。不过，通过栓塞，这类脑神经麻痹也可好转。

体瘤占位症状栓塞后改善的原因还可能与肿瘤周围组织郁血的改善有关。栓塞完全可减轻或停止出血和搏动性耳鸣。

70.2.3　药物灌输

颅底恶性肿瘤难以治疗时，可用药物灌输法治疗。通过选择动脉栓塞在颅底控制血流分布，使某区域多支供血变为单支目标供血方式，也就是接连栓塞多支动脉支，留下一支成为该区肿瘤惟一的供血支，把化学药物通过此支动脉灌输到肿瘤，而不旁流到体内其他部位可达到治疗效果最大、不良反应最小的目的。对用作灌输药物的动脉支应慎重选择，务求插管灌输的可达性大和安全性高(无吻合支、非危险区)。

70.2.4　化学栓塞

这是将治疗药物装在微粒包囊内，作为栓子注入肿瘤供血动脉。包囊自动溶化后，药物即可释出。使用包囊溶化速率不同的药栓，就可达到肿瘤区长期受到药物作用的目的。

70.2.5　颅底肿瘤栓塞适应证

(1) 颅前底、筛窦和鼻腔肿瘤

该区肿瘤供血动脉主要有筛动脉和蝶腭动脉。如将导管插入颌内动脉远端，就可达到该区肿瘤(鼻腔神经胶质瘤、毛细管血管瘤、脑膜瘤和血管周皮细胞瘤)。即使肿瘤只限于一侧鼻腔或筛窦，同作双侧栓塞可提高效果。控制该区血流分布是有效处理该区肿瘤的关键。栓塞前可先阻断筛窦血供。方法有两种：① 用插管球囊暂时气胀阻断颈内动脉虹吸段，让血自眼动脉倒灌；② 经眼眶用银夹夹住筛动脉。

(2) 蝶鞍肿瘤

有 3 条动脉达蝶鞍区：颌内动脉、咽升动脉前支和岩内动脉(包括颈内动脉海绵窦段侧支)。施行每支供血动脉栓塞有一定效果。对不可切除或复发癌瘤可用药物灌输治疗，如海绵窦内或颅中窝硬膜外癌浸润。遇此情况，可用插管球囊暂时阻断颈内动脉虹吸段，从而提高颌内动脉颅内支或咽升动脉对此区的供血。此时用微粒栓塞可达颅内肿瘤毛细管床深处。如有必要作颈内动脉永久性阻断，但必须在阻断此动脉前，试验 Willis 环补偿能力。Willis 环解剖性开放不一定是其功能性开放。Willis 环动脉压如在颈内动脉结扎后 2～3 d 内下降，Willis 环就不能保证该侧大脑半球的血供。此时必须加强对病人监控。一旦发生进行性神经系症状可通过升高血压得到改善。

功能试验证明颈内动脉阻断病人不能耐受，而颈内动脉又因肿瘤切除必须牺牲的,可行颅内外血管吻合术。

(3) 颞骨和咽部肿瘤

虽然颞骨体瘤和鼻咽血管纤维瘤可直接用手术成功切除,但在复发率和脑神经保护方面因术时出血量大仍有切除不彻底和误伤不足之处。如术前预作栓塞,可使术中出血明显减少,方便术者看清术野,既能彻底剥除肿瘤,又可妥善操作,避免伤及相邻脑神经。如显示椎动脉和颈内动脉,就可检查肿瘤是否侵入颈内动脉管和桥小脑角。椎动脉造影的静脉相可显示同侧颈内静脉的形态和功能。依次观察颌内、耳后、枕和咽升动脉后支及其与颞骨体瘤的关系。对范围相当大的颞骨体瘤,可作颈内动脉岩内段球囊气胀控制血流,以求获得整个肿瘤血供阻断的目的。

70.2.6 栓子材料

常用栓子材料有明胶海绵(吸凝血酶和 γ-氨基乙酸)和聚乙烯酒精泡沫(PVA)。两者合用(直径为160 μm)可取得满意效果。异丁基氰丙烯酸(IBCA)可引起肿瘤水肿,很少用于肿瘤栓塞。

70.2.7 球囊阻断试验和栓塞并发症

球囊阻断试验和栓塞使用得当,不会发生并发症,至少不会造成永久性损害。可能并发症有偏瘫和脑神经麻痹。预防措施主要有:合理选择栓子,正确评估局部血管解剖等。

(王正敏)

71 颅底疾病临床病理

71.1 神经上皮肿瘤

71.1.1 视神经和下丘脑神经胶质瘤

(1) 病理

多为星形胶质瘤，其次为少突神经胶质细胞瘤。多形恶性胶质瘤和室管膜瘤甚少见。眶和管内视神经胶质瘤可向鞍上区生长。至于发生在视神经颅内段和视交叉的神经胶质瘤则先在鞍上区增大。同时生在视束和下丘脑的神经胶质瘤很难区别其来源，因为两者结构连续，瘤细胞浸润其间。发生在儿童的神经胶质瘤多为低分化星形细胞瘤。成人期的神经胶质瘤侵蚀性强，常伴假栅状、坏死、出血、异形有丝分裂和奇异细胞。

下丘脑神经胶质瘤在年轻患者又称下丘脑青年期星形细胞瘤或间脑神经胶质瘤。这种肿瘤常源起第三脑室底壁，并浸润视交叉、视丘和室间孔。生长缓慢，可发生囊性变。间脑神经胶质瘤包括各种细胞构成的星形细胞瘤，具多形性、退行发育和混合性特征。

(2) 临床表现

视神经和下丘脑神经胶质瘤属少见肿瘤，包括星形细胞瘤、多形恶性胶质瘤、少突神经胶质细胞瘤和室管膜瘤以及由两种或两种以上神经胶质成分结合组成的混合性神经胶质瘤。在儿童，这类肿瘤占颅内肿瘤4.0%(大多数发生在10岁以下儿童)。视交叉和一侧或双侧视神经及相邻脑组织常被肿瘤侵及。

视神经胶质瘤的临床主要表现取决于瘤的位置。发生在眶内的主要表现有突眼、同侧视力下降、斜视和视乳头水肿。发生在眶后的可有双眼失明、阻塞性脑积水或下丘脑功能障碍等症状，使视神经和视交叉呈现为坚实、色灰并变粗的组织。

下丘脑神经胶质瘤有时会引起下丘脑功能障碍，出现消瘦、尿崩症和视力不良等症状。在幼童，下丘脑神经胶质瘤是间脑综合征的可能原因之一。

71.1.2　嗅成神经细胞瘤

(1) 病理

此瘤常发生在青年人鼻腔顶壁，又称鼻腔神经胶质瘤。由嗅粘膜感觉神经感受器细胞组成，质软且脆。镜下可见紧聚的未分化成神经细胞，成索，外周包围血管。轴突银浸渗法染色可显现染色质纽和假性染色质纽。

嗅成神经细胞瘤在大田鼠可用亚硝乙胺钠诱发，可用作颅底肿瘤生物学行为研究的动物模型。

(2) 临床表现

嗅成神经细胞瘤发生在近筛板鼻顶的嗅上皮，比较少见，约占鼻内肿瘤的3%。组织化学、生物演化和组织结构方面的研究表明，此瘤起自神经脊衍化细胞，类似儿童期成神经细胞瘤。电镜下可发现神经分泌颗粒，用甲醛烟生荧光法可发现瘤内生物源胺。由于这两个发现，可把嗅成神经细胞瘤和胚胎性、神经管腹侧的神经脊源其他肿瘤相联系。在生物化学方面，嗅成神经细胞瘤属胺前体和脱羧系统(类癌瘤、化学感受器瘤和嗜铬细胞瘤)。

嗅成神经细胞瘤多发生在30岁和50～60岁两个时期，男性发病率比女性高1倍，无家族史。

单侧鼻阻塞和鼻出血是本病最早症状。肿瘤增大可充满鼻旁窦，侵犯筛板，突入颅前底，使病人完全失嗅。此瘤有隐匿缓慢的恶变过程。病人死于颅内侵犯和远处转移。5年生存率为50%。但如颅前底受侵，5年生存率降至40%，转移发生率为20%～40%。转移部位以颈淋巴结、肺和骨为多。如肿瘤只局限在鼻腔内，5年生存率可达75%。

鼻腔神经胶质瘤对放射线比较敏感，治疗剂量为50～60 Gy，用环磷酰胺和长春新碱治疗有一定效果，但只可作为一种辅助方法。

71.1.3　神经鞘瘤

(1) 病理

神经鞘瘤英文用名有neurilemmoma、neurilemma、schwann cell tumor、schwannoma、lemmocytoma、neurinoma、neuroma(神经瘤)、neuroifibroma(神经纤维瘤)和perineural fibroblastoma(神经周成纤维细胞瘤)等。这类名词可视为同义词，但多用neurilemmoma名。神经纤维瘤和丛状神经纤维瘤可归类为发育异常，而非新生物，常见于多发性神经纤维瘤病。

神经鞘瘤可起源于蝶鞍旁任一神经。许旺细胞是瘤病起处的细胞。该瘤属良性，生长缓慢。在多发性神经纤维瘤病可出现成纤维细胞。神经鞘瘤见于任何年龄，常为单个。听神经前庭支是好发部位，瘤可居颅内近桥小脑角处。多发性神经纤维瘤可生在不同神经，伴发脑膜瘤，甚至神经胶质瘤。其外周丛状神经纤维瘤多位于皮下组织或内脏，伴牛奶咖啡斑特征，此斑可作为鉴别诊断要点。

神经鞘瘤有包膜，边界清楚，常与神经附着。瘤体切面色白，有时发黄，质较坚实，常含粘蛋白(呈凝胶状)而使结构出现洞腔。镜下可见本瘤由梭形细胞构成。梭形细胞可排成栅状(Antoni A型)，伴有成纤维细胞和细胞间胶原组织以及来自神经外膜、束膜和内膜的成分。其中的维罗凯体(Verocay bodies)是瘤体螺旋状排列的细胞群。有的瘤体无栅状排列的胞核，出现许多带巨噬细胞的空腔和网状纤维组成的网状组织(Antoni B型)，常有退行性变。恶性神经鞘瘤可见于多发性神经纤维瘤病，病理上由梭形细胞构成，细胞核为多形性，核染色过深，有丝分裂活动活跃。瘤组织可坏死和向邻近组织浸润。电镜下可见围绕肿瘤细胞的基底层，常可见到卢斯体(Luse bodies)，系一种间隔长的胶原纤维。

(2) 临床表现

典型听神经瘤常有听力减退、耳鸣、眩晕和面肌无力等症状。

71.2　中胚层肿瘤

71.2.1　脑膜瘤

(1) 病理

脑膜瘤英文名meningioma，系Cushing在1922年提出，指的是颅内一种良性肿瘤。曾出现过一些混淆名称命名此瘤，如epithelioma(上皮瘤)、endothelioma(内皮瘤)、fibroblastoma(成纤维细胞瘤)、mesothelioma(间皮瘤)和psammoma(沙样瘤)等。脑膜瘤是专指起源于脑膜的肿瘤，现均认为此瘤来自蛛网膜细胞。脑膜瘤常与上矢状窦、海绵窦和蝶骨顶静脉窦有关，出现在有蛛网膜细胞位居的组织，所以颅底脑膜瘤以在蝶脊处为多。蛛网膜粒在儿童期很小，生后第18个月可被肉眼认出，随年龄渐增而变大。

除了乳头状成血管细胞型和恶性型脑膜瘤的复发率和转移率很高以外，一般脑膜瘤均有明确边界和完整包膜，是间质较坚实的良性肿瘤，通常不侵犯脑。瘤体可压迫和推移脑，但不浸润脑组织。肿瘤与脑膜附着，有时可起源于脉络丛脑膜细胞簇。有些肿瘤含有钙化灶，出现洞腔的很少。与骨紧触的脑膜瘤可使骨变得肥厚，脑膜细胞簇和脑膜瘤病灶可浸润并取代骨髓。镜下形态易变，组织学类型可有脑膜性（合体细胞性）、成纤维细胞性、沙样瘤性、乳头性、过渡性（混合性）、成血管细胞性、血管性和恶变性等。脑膜瘤组织学特点为："涡纹"、胞界模糊、核大小一致、形圆、出现沙样瘤体、胞质丰富。除恶性型外，有丝分裂和坏死很少，偶尔在脑膜瘤内可发现化生骨灶和软骨。电镜下可见拉长的交锁胞质突起和细胞间桥小体。胞核内可有假性包涵体。

(2) 临床表现

脑膜瘤多见于成人，儿童期很少，高发年龄是40～50岁。脑膜瘤占颅内肿瘤15%，一般认为起源于蛛网膜细胞。在人群尸体解剖中，此瘤发现率达1.5%。许多脑膜瘤可终生无临床症状，仅在尸解时被发现。颅底脑膜瘤不一定威胁生命，但可引起各种临床症状和体征。

侵犯颅底的脑膜瘤可达40%～50%。其中35%长在蝶脊，20%发生在嗅沟，20%在蝶鞍上，20%位于颅后窝，5%居Meckel腔（三叉腔）。颅底脑膜瘤性别男女比分别为2∶5.1，同其他部位脑膜瘤的性别比例一样，患多发性神经纤维瘤病人易发生脑膜瘤。脑膜瘤细胞培养谱见染色体22缺失，此两事实表明，脑膜瘤的形成存在遗传学因素。

颅底脑膜瘤生物学行为虽然受制于内在的细胞动力学，但也与其生长部位有关。例如蝶脊脑膜瘤可使相邻骨高度肥厚，产生神经血管孔的挤压症状。嗅神经沟脑膜瘤有半数在未被察觉前瘤体已长得很大。斜坡脑膜瘤所引起的症状酷似基底动脉供血不足，因为瘤体生长的部位险恶，病人预后多不良。

与脑膜瘤伴随出现的骨肥厚，伴有瘤体新生血管化和脑膜血管沟膨大。如骨内有脑膜瘤细胞侵犯哈佛系统，特别是沿蝶脊生长的脑膜瘤状似地毯，其骨增生常可引起临床症状。

颅底脑膜瘤只作次切除术，术后复发是不可避免的。不过，只有血管外皮细胞型脑膜瘤和恶变脑膜瘤有转移倾向。根据脑膜瘤以女性居多、妊娠时症状加重和伴发乳腺癌倾向等事实推测，脑膜瘤发生和生长与性激素影响有关。脑膜瘤和正常软脑膜标本中还存在不等程度的雌激素和黄体酮。类固醇激素是否会助长肿瘤细胞和促成细胞外水肿还不清楚，但它会影响有些脑膜瘤的生物学行为。蝶鞍和蝶鞍旁脑膜瘤可位于蝶骨平面、鞍结节、鞍膈和鞍背。脑膜瘤也可出现在海绵窦区和蝶翼内1/3区。脑膜瘤有时可向鼻腔、额窦、蝶窦和上颌窦生长，或穿破眼眶，突向颈部或腮腺区。血管外皮细胞瘤是源起外膜细胞、常居上矢状窦的新生物，易与脑膜瘤混淆。

蝶鞍脑膜瘤常很小，瘤体扁平，尤其是在蝶脊处的脑膜瘤罕有长大的，但它们有包缠脑神经和脑底部血管的倾向，造成手术困难，不易被彻底切除。鞍结节和蝶骨平面脑膜瘤早期症状隐匿，不易被病人觉察，在病人有视力减退，脑神经麻痹（以外展神经麻痹为主）和血管阻塞性皮质运动感觉失常时才被诊断。脑膜瘤在月经期和妊娠时可能会增大。视交叉症状群出现于长在嗅沟、蝶脊和鞍结节处的肿瘤。同一个病人长多个"脑膜瘤"或脑膜瘤兼长神经鞘瘤，应考虑为神经纤维瘤病（von Recklinghausen病）。

71.2.2　软骨肉瘤

(1) 病理

按胚胎发生过程，颅底骨质经软骨内钙化，自软骨性母质衍化而来，而软骨肉瘤则被认为来自母质内原始间质干细胞。非颅底异位软骨肉瘤来自软骨性残余。有一种中胚层发育不良，被称为Maffucci综合征的先天性病变，则是一种会恶变的多发性良性软骨肿瘤。许多组织学变异的软骨肉瘤都有类似软骨的细胞和母质。

原发性骨、软骨、软骨样和软组织肿瘤可起自颅中窝，常见于年轻人。这类肿瘤的临床表现视其是否侵犯视通路、垂体旁区和颅中窝等区而异。如瘤体向上侵犯Monro孔，就会发生阻塞性脑积水的症状和体征。瘤体在蝶鞍后生长可压迫脑干。肿瘤呈多叶、卵圆状、质硬色红棕，常局部浸润前、后床突和海绵窦。间质软骨肉瘤由密集细胞堆组成，其间夹有粘液样、软骨样和胚胎性软骨组织，可有钙化灶出现。这种肿瘤务须与软骨肉瘤和软骨样软骨瘤区别，它们的组织特征可交错存在，应结合临床考虑。软骨肉瘤的肿瘤细胞多有退行性变，体积大，多形性，其软骨样成分更易退变。

软骨肉瘤的化学结构类似未成熟软骨，似乎软骨细胞有逆转成胚胎状态变为恶性的可能。

(2) 临床表现

软骨肉瘤约占骨肿瘤的8%。与骨源性肉瘤相比，软骨肉瘤发病率似乎较低。但软骨肉瘤好发部位多在颅底，颅底肿瘤中大约6%为软骨肉瘤。颅部软骨肉瘤有75%长在颅底。

全身各部软骨肉瘤平均发病年龄为40岁，在头颈部为30岁。软骨肉瘤多发生在颅中窝(63.4%)，次之在颅前窝(14.3%)和颅后窝(7.1%)。相比之下颅中窝脑膜瘤多源起蝶鞍旁区，可压迫视神经和下丘脑-垂体轴，造成视力减退、视野缺损和内分泌失常。软骨肉瘤可源起鼻腔和鼻窦而穿入颅底。这类肿瘤有瘤体钙化的占60%。

软骨肉瘤治疗后生存率与组织学分化程度有关。5年生存率一级可达90%，三级下降为40%。颅底软骨肉瘤治疗失败率几乎达100%。不过软骨肉瘤的远处转移率甚低。

71.2.3　副神经节瘤(体瘤)

(1) 病理

肿瘤源起神经脊，伴有自主神经系统的其他成分。瘤体内也包含中胚层成分。瘤名有颈静脉体瘤、颈动脉体瘤和鼓室体瘤等。副神经节组织可见于颈静脉孔的颈静脉浆膜(颈静脉体)、舌咽神经鼓支和迷走神经耳后支。起源于此两种神经处的是鼓室体瘤。颈动脉体副神经节瘤和颈部的其他体瘤可浸润岩底、蝶鞍、中耳和内耳。瘤无包膜，边界不清，局部破坏性大，很难彻底切除。副神经节瘤具有正常颈动脉体的相似结构。镜下可见大量网硬蛋白构成的网络和毛细血管。电镜下可见细胞呈卵圆形或多面体形，线粒体、溶酶体、分泌性颗粒和囊泡比较丰富。

副神经节瘤是仅次于神经鞘瘤、占第二位的颞骨良性肿瘤，起自化学感受器组织的细胞巢。在胚胎发育时，已具化学感受器活力的细胞巢局限在头颈大血管邻处，因为这些细胞可能有合成儿茶酚胺的能力，故被认为瘤细胞起源在神经脊。在正常情况下见于中耳底下方的颈静脉球和第Ⅸ、Ⅹ脑神经鼓支的鼓小管骨壁和粘膜下鼓岬上。

Gùibd(1941年)发现颞骨内有一种位于血管周围的含上皮样细胞组织。Rosenwasser(1945年)报道，中耳的这种不平常的血管性肿瘤与正常颈静脉化学感受器非常相似，从而把两者联系起来。

(2) 临床表现

侵犯颅底的体瘤不多见，初次诊断的平均年龄为55岁，实际上发病年龄在20～60岁，儿童期很少。女性发病率比男性高6倍。

体瘤可在阻力低的平面多向扩展。颅底颈静脉体瘤可沿颈动脉顺岩骨颈动脉管达颅中窝，顺颞骨气房系统达岩尖，穿过颈静脉孔和岩下神经管达颅后窝。副神经节瘤组织学上虽属良性肿瘤，但其临床行为却似恶性，有破坏骨质、向桥小脑角与脑干扩展和瘤内出血等恶性倾向。

鼓室体瘤早期症状和体征有：传导性聋、脉动样耳鸣和耳道内块物。后组脑神经麻痹是颈静脉体瘤早期表现。几乎有半数病人表现脑神经症状、脑积水和锥体束体征。

副神经节瘤病人不管有无颅内侵犯，未经治疗均可活20余年。副神经节瘤经治疗后，3年内复发率达10%～70%。转移率甚低仅1%。转移所至脏器有肝、脾、肺和骨等，死亡原因多是肿瘤晚期侵入颅内的结果。

放射治疗可引起肿瘤血管纤维化，但不能缩小瘤体，血管供应无明显减少。有时症状可能有所减轻，获得暂时性的临床缓解。

71.3　外胚层肿瘤

71.3.1　颅咽管瘤

(1) 病理

颅咽管瘤是源起垂体导管(Rathke囊)鳞状上皮的良性肿瘤。颅咽管瘤由鳞状上皮细胞、细胞间桥和角蛋白珠组成。很少会坏死，可钙化。免疫过氧化酶染色可显示上皮细胞内的胞质内角蛋白。电镜下可见细胞间连接，细胞间桥小体和张力丝。

(2) 临床表现

颅咽管瘤是青少年蝶鞍上区常见肿瘤。中年期本瘤发病率也高。老年期见到的本瘤可能是以往漏诊的。儿童颅咽管瘤表现有头痛(颅内高压和侧脑室阻塞)，身体矮小，性发育差，可伴视力减退和尿崩症。

颅咽管瘤多位居蝶鞍上方，少数居蝶鞍内。位居蝶鞍下的很少。肿瘤囊壁可与邻近脑组织粘连，手术剥离困难。肿瘤实体部分可侵犯或浸润脑，类似恶性肿瘤。有的颅咽管瘤有囊性变倾向。囊内液体呈黄棕色，似淡色润滑油。液体内含大量胆固醇晶体，使液体在光照下呈现闪烁。儿童颅咽管瘤可有钙化灶，成人期时较少钙化。

71.3.2　垂体腺瘤

(1) 病理

垂体腺瘤是非胶质瘤中发病率占第二位的颅内肿

瘤。垂体腺瘤可超越蝶鞍生长到蝶鞍上、蝶鞍旁和蝶鞍下区。肿瘤可破入脑膜,侵蚀骨质。嫌色细胞腺瘤通常较大,易向蝶鞍外扩张。瘤体内偶有坏死和出血(垂体卒中),有时也出现钙化。垂体腺瘤分泌过量激素(一种或多种)而产生内分泌症状,也可通过正常垂体组织、视通路和蝶鞍旁构造受压显示临床表现。垂体腺瘤按传统分类有嗜酸性、嗜碱性和混合性以及嫌色性。新近根据功能、超微构造和免疫细胞化学实行新分类:催乳激素分泌性腺瘤(催乳激素瘤)、生长激素细胞瘤、ACTH 生成腺瘤、促性腺激素腺瘤和未分化(非功能性)垂体腺瘤。未分化垂体腺瘤又可按其超微构造分为大嗜酸性粒细胞瘤和非大嗜酸性粒细胞瘤。

垂体腺瘤色桃红偏灰,质软脆易碎。在显微镜下,用苏木精和伊红(HE)染色不易诊断本病。组织结构酷似室管膜瘤、少突神经胶质细胞瘤、转移性腺癌、淋巴瘤或浆细胞瘤。按组织学分类可有窦状隙性、乳头状性、弥散性和混合性型。细胞学形态和腺瘤体积无关系,组织学类型和生物学行为也无联系。用 Wilder 网硬蛋白染色,在腺瘤细胞、上皮细胞和细胞簇间无网硬蛋白原纤维,而在正常的或受瘤体压迫的前叶内,网硬蛋白原纤维却相当丰富。PAS-橙黄 G 可用于鉴别嫌色性、嗜碱性和嗜酸性细胞。HE 染色的痕量标本可用于垂体腺瘤术中快速诊断。这一方法比冷冻切片可靠。电镜和免疫细胞化学技术(用垂体激素抗血清)对明确诊断也很有价值。

(2) 临床表现

视障碍和垂体功能障碍是垂体瘤最常见的临床表现。双颞侧视野缺失是垂体瘤视觉障碍的主要特点。大垂体瘤可从视交叉的下方压迫视交叉,先出现上颞野缺失,继之整个颞野缺失。视力减退乃至失明是后期症状。肿瘤向侧方生长可出现眼外肌麻痹,但这种表现很少见。

71.3.3 成肌细胞瘤

成肌细胞瘤又称颗粒细胞成肌细胞瘤、迷芽瘤、垂体后叶细胞瘤。是发生在舌横纹肌内的良性肿瘤,也可发生在胃肠道、皮下组织、大网膜、腹膜后、膀胱、喉、乳房和周围神经。源起许旺细胞。此瘤也可长在垂体,常在其神经部、漏斗和下丘脑。有人认为此瘤是错构瘤(器官或人体某一部分的组织学正常,但结构排列混乱)。瘤体边界清楚,实质坚实,灰粉红色,有结节。镜下可见肿瘤是由大而规则的、由颗粒胞质丰富的多角形细胞组成。在电镜下肿瘤细胞有丰富的溶酶体、线粒体和显著的基底膜,故而认为此瘤源起许旺细胞。

71.4 先天性、胚胎性和畸形性肿瘤

71.4.1 表皮样囊肿

表皮样囊肿又称真珠瘤、胆脂瘤,多见于青年人,常伴生藏毛窦、脊柱裂和脊髓裂。上皮样囊肿仅由上皮组织形成,而皮样囊肿可包含表皮、皮脂腺和皮肤附件。此瘤生长缓慢,可发生在前第五脑室区,表现下丘脑功能障碍、脑室阻塞和视力障碍。倘若囊肿内容物在手术时被挤压溢出并播散到蛛网膜下隙,就会发生非化脓性(化学性)软脑膜炎,甚至室管膜炎。

表皮样囊肿代表畸形移位的胚胎巢,可生在桥小脑角、蝶鞍旁区四叠体、胼胝体后、前体、Sylvian 裂、侧脑室、第三脑室、第四脑室和脊髓等处,此瘤也可长在岩斜坡区。因具银色外表,又名"真珠瘤"。瘤体包膜完整、质脆软、分叶状、色白。由鳞状上皮组成,附有成层角蛋白碎屑。

71.4.2 皮样囊肿

皮样囊肿多见于儿童。此瘤源起早期胚胎发育时的异位胚芽细胞,多出现在蝶鞍上桥小脑角区、颅后窝中线和骶骨。偶尔可发生在上颌眶交界处,并向眼眶生长。皮样囊肿外有包膜,内充色灰、油腻般肿块,可含毛发和牙齿。镜下可见表皮、皮脂腺、汗腺和毛囊等。

71.4.3 蛛网膜囊肿

蝶鞍旁的蛛网膜囊肿很少见,囊肿由胶原结缔组织膜构成,附着于扁平、肥厚蛛网膜。其内可含脑脊液。

71.4.4 畸胎瘤

畸胎瘤含有由多个胚芽层来的组织,以青年男性居多。临床表现有视力障碍、尿崩症和垂体功能低下。此瘤常发生在松果体区、垂体、大脑半球白质和侧脑室。畸胎瘤多为结状,外有包膜,质坚实,偶可有钙化。瘤内有骨、软骨、毛发和牙齿。这些成分可成熟、尚未成熟或仍是胚胎性的。

71.4.5 脊索瘤

(1) 病理

脊索瘤是源起脊索残余的肿瘤。多见于 30~50 岁。此瘤明显特征之一是,它很少发生在含脊索残

余、髓核较大的脊柱背腰部，主要发生在骶尾区，次之在颅底，发生在颈、腰和胸部脊柱的很少。颅内脊索瘤主要是在斜坡中线，在颅中窝的极少。虽然是胚胎性的，却很少见于儿童。斜坡脊索瘤最主要症状是头痛、视力障碍、鼻阻塞和颈痛，也可伴发脑神经麻痹。Luschka(1856 年)曾描述过起自蝶骨基，穿破入脑膜、含粘液的新生物。Virchow 称此为“颅内脊索瘤”。Muller(1938 年)也提示过，此瘤源起脊索残余，两者组织构造相似。偶尔，脊索残余可在蝶鞍内见到。

脊索瘤质软、分叶、像胶冻，无色或灰白色。依其细胞构成和粘蛋白内容多少而呈现不同颜色。瘤内可出血和钙化。颅内脊索瘤虽然多发在斜坡中线，但可倾向一侧生长；向上达蝶鞍，向前至鼻咽，向后突向脑干。某些脊索瘤与变型的间质性软骨肉瘤(所谓软骨样脊索瘤)组织结构很近似，含不成熟粘液成分、细胞、纤维结缔组织及骨组织。

脊索瘤组织学表现酷似胎儿脊索。早在 19 世纪间，病理学家已经发现这一点。脊索是人类胚胎初发中线构造，自内胚层衍化而来，除部分提供形成髓核外，其余部分在孕后第 6 周完全消失。但是根据常规尸解病理发现，约有 2%成人留有少量异位脊索组织。所以，脊索瘤可能来自迷离脊索结节。

脊索瘤的肿瘤细胞以索样分叶排列为特征，在肿瘤细胞内和细胞外腔存在粘蛋白。由于氨基葡聚糖胺(Glycan)含量很高，对 Alcian 蓝呈强染色。电镜下，肿瘤细胞有细胞间桥小体和明显的粗面内质网基。

(2) 临床表现

脊索瘤是良性缓慢生长的肿瘤，多发生在脊柱的颅骨和骶骨。30%～40%脊索瘤位于颅骨，其中大多会广泛破坏颅底，造成神经症状。其无情生长终致病人死亡。

颅骨脊索瘤多见于 40 岁成年，比骶骨脊索瘤早 10 年，男性发病率比女性高 1 倍。

颅骨脊索瘤主要位于颅底斜坡、蝶鞍、蝶鞍上区、颅中窝底、桥小脑角和嗅沟。脊索瘤是扩张性病变，可侵蚀骨，形成软组织块。发生在斜坡前部的脊索瘤又称蝶基脊索瘤。因为该处脊索瘤邻近脑桥和间脑，就会发生前组脑神经麻痹和内分泌症状。枕基脊索瘤常可产生后组脑神经麻痹和长束体征。约有 1/3 病例，蝶基和枕基脊索瘤可从其腹侧突入鼻腔、鼻窦和咽部。比较少见的颅颈眶脊索瘤，临床表现主要是突眼和眶部受压等颅外症状，有时可在腮腺区出现肿块和斜坡被肿瘤侵占。

颅骨脊索瘤的生物学行为可通过 X 线检查知：颅底骨侵蚀占 75%～95%，瘤体钙化为 30%～50%，蝶窦软组织块 40%，双侧颅底破坏 60%。偶可有骨硬化现象。

颅骨脊索瘤患者不像鼻咽癌、颅底软骨肉瘤预后那么差，但生存率毕竟要比常人低，5 年生存率为 30%～50%。

脊索瘤的软骨样变型有不一般的生物学行为。这种脊索瘤除有典型的脊索瘤组织构造外，还有软骨灶缠结在肿瘤细胞之间。多见于较年轻病人(平均年龄 35 岁)，发生率无性别差异，好发于枕基部。5 年生存率高，可活 20～30 年(从诊断日算起)。

颅骨脊索瘤转移率约 10%，可通过血行转移至肺、肝、骨、皮肤和腹膜，也有淋巴结转移。有软骨灶的脊索瘤，恶变和转移率低。瘤细胞退行发育越明显，转移可能性就越大。在后期，脊索瘤可侵越硬脑膜和软脑膜，很少会在蛛网膜下隙散播瘤结节。

71.4.6　胶质囊肿

第三脑室胶质囊肿是真性囊肿，多见于前第三脑室，可阻塞 Monro 孔。发生率无性别差异。囊肿内充满“胶质”(一种透明蛋白基质)，粘蛋白染色阳性。电镜下可见纤毛和微绒毛。

71.4.7　动脉瘤和其他血管肿瘤

动脉瘤、其他血管瘤、血管肉瘤等可见于蝶鞍和蝶鞍旁区。颈内动脉的海绵窦动脉瘤可破坏蝶鞍，形成蝶鞍旁或蝶鞍上肿块。症状主要有眶后和眶周痛、眼外肌麻痹和面部感觉减退。当瘤体侵入眼眶，可出现突眼。如瘤体向内侧生长压迫垂体，可出现垂体功能障碍。眼动脉动脉瘤、颈内动脉颅内段梭形膨大和前交通动脉大动脉瘤均可使视力丧失。血管造影有助于临床诊断，但可能只显示一部分瘤体。倘若动脉瘤被机化血栓阻塞，血管造影所显瘤体就混浊不清。

71.4.8　蝶窦粘液囊肿

当蝶窦开口阻塞，继发粘液分泌物积聚时，就可形成蝶窦囊肿。粘液分泌物常来自小唾液腺。当粘液囊肿向蝶鞍底、海绵窦或眼眶扩大时，就会产生头痛、眼眶跳痛、眼外肌麻痹和视力减退。出现上述症状表示有球后肿块，但不具有特异性。颅骨 X 线片或分层片可有蝶窦膨大，其内有软组织肿块和相邻骨的破坏，组织学表现为有粘膜上皮衬里形成的囊肿，含有丰富的粘液。

71.4.9　胚组织瘤和颅内胚细胞瘤

胚组织瘤、异位松果体瘤和其他颅内胚细胞瘤多发生在男性青年。蝶鞍上区胚组织细胞瘤又称异位松果体瘤、非典型畸胎瘤或无性细胞瘤。其组织结构似精原细胞瘤。松果腺区的肿瘤通常可压迫中脑丘和顶盖，引起向上注视麻痹(Parinaud 综合征)，可伴发尿崩症和垂体功能障碍。

胚组织瘤由两型细胞构成，大多角形细胞(胞膜清楚，胞质不足，色淡，中央核和核仁明显)和小深染色细胞(可能是淋巴细胞，主要分布在肿瘤血管结缔组织基质)。蝶鞍区真性畸胎瘤(包含内胚层、中胚层和外胚层多种来源)是很少的，但它可发生在松果体区。电镜下细胞分化差，核圆，核仁明显。

71.4.10　下丘脑错构瘤(或漏斗瘤)

下丘脑错构瘤是生长性肿瘤，又称垂体(后叶)细胞瘤，位居下丘脑后部，鞍背之后，垂体神经部，紧靠第三脑室底和脚间窝。错构瘤有神经分泌活动，多发生在男性儿童。临床表现为体格和性发育早熟，伴智力发育延滞。偶可成为肢端肥大症。肿瘤有包膜、边界清、质实、分叶状、表面光滑。基本上是由星形胶质细胞、胶质纤维束和胶质组织以及神经元混集成的纤维状细胞的星状细胞瘤。

71.4.11　Rathke 裂囊肿(颅颊裂囊肿)

Rathke 裂囊肿衬有单层粘液分泌性、纤毛立方或柱状上皮，被认为来自 Rathke 囊残余。Rathke 裂囊肿可能起自垂体中叶。女性发病率比男性高 2 倍。在其体积尚未达到足以压迫视通路和下丘脑之前，临床上是无症状的。该囊肿内充满粘稠、透明的粘液状液体。镜下可见细胞碎屑、钙灶和破碎的柱状或立方上皮细胞，伴多核区细胞反应和胆固醇裂隙。

71.5　炎症

71.5.1　肉芽肿

影响下丘脑-垂体区的肉芽肿性病变有：结核、结节病、组织细胞增多病、酵母菌病、孢子细菌病、念珠菌病和曲霉病。

结核瘤在有些结核发病率高的国家仍是较常见的颅内病变。多发生在颅后窝，病灶可有单个或多个。镜下所见为慢性肉芽肿性炎症。

结节病很少影响到颅内，一旦发生可损害脑神经(面、视、舌咽和迷走神经)、脑和脊髓。侵犯脑基的常见方式是肉芽肿性或粘连性蛛网膜炎，并可侵入第三脑室底，波及视神经及视交叉。肉眼很难见到小的损害，但也可大如瘤体。镜下所见为慢性肉芽肿性炎症，伴多核巨细胞。

蝶鞍脓肿是少见疾病，起病前可能原有 Rathke 裂囊肿或腺瘤、脑脊液鼻漏和鼻窦炎。

垂体前叶也可发生炎症，有淋巴细胞浸润，使腺体体积变大，造成不同程度的功能障碍。这种慢性炎症反应的病理机制可能与自体免疫有关。

71.5.2　寄生虫病

猪囊尾蚴是猪肉绦虫的幼虫，可居蝶鞍上区和第三脑室，阻塞脑脊液通路，多个囊肿可形成一串葡萄样肿物。

棘球蚴是细粒棘球绦虫的幼虫，具包囊，位居脑室、孔或导管附近，常可引起颅内高压。

71.5.3　真菌感染

隐球菌病可由新型隐球菌引起，是寄生中枢神经系统的真菌病。该真菌可从健康人皮肤粘膜和土壤中培养得到。人和动物多以吸入方式感染此菌，形成肺部真菌灶，再通过血行进入中枢神经系统。一旦机体抵抗力减弱，就会发病。但也可在机体健康时发病。病理主要表现为慢性隐球菌软脑膜炎，伴脑基区软脑膜增厚、混浊和胶状化。脑皮质和基底节常有“肥皂泡”样间隙。有时此病表现为占位性病变(隐球菌肿)，多发生在蝶鞍上或蝶鞍旁区。镜下表现为边界清楚的肉芽肿和慢性炎性反应，可有郎罕巨细胞出现，胞内可找到真菌。

71.6　转移性肿瘤

蝶鞍旁区转移癌占恶性肿瘤的 25%。X 线片上可见到蝶鞍及其周围有溶骨性损害。CT 扫描可提示蝶鞍上或蝶鞍旁转移癌的范围。其临床症状多在疾病终末期表现，预示病人寿命将止。乳腺癌较易向蝶鞍和蝶鞍旁区转移，并侵犯垂体。中国人颅底转移性肿瘤以鼻咽癌最为常见。

鼻咽癌高发于中国人，发病率达 20/10 万，在北美和欧洲仅 1/10 万。此瘤与 Epstein-Barr 病毒感染可能有关。中国南方广东人鼻咽癌发病率更高。移居在其他国家的华人，鼻咽癌发病率也高。出生在美国的华人,鼻咽癌发病率略高于当地人。爱斯基摩人、越南人和印度尼西亚人的鼻咽癌发病率也较高。有人认为,这可能与吸入致癌物、习食咸鱼(内含二甲亚硝胺)和口鼻咽某些疾病有关。男性发病率比女性高 2~3 倍。某些病人有家族史、HLA 抗原阳性,HLA-A_2、BW46、D 和 DR 单倍基因发生率偏高。实际上,对任一鼻咽癌患者,致癌原因均非是单一的。

鼻咽癌患者发病平均年龄 45 岁,从症状出现到确诊约 7 个月。由于鼻咽淋巴通道密集,接近脑,癌扩散和发生颅底侵犯的机会高达 25%。其中脑神经麻痹是常见神经学症状,尤以第Ⅴ脑神经最易被侵。临床确诊时,已有 55%病人局部淋巴结发生转移。骨和内脏转移也可发生。

鼻咽癌病人存活期与癌类型有关。鳞状上皮细胞癌病人预后较非角化性或未分化癌为差,5 年生存率为 20%~40%。未分化癌曾被命名为淋巴上皮癌,预后较好。

与鼻咽癌病因有较肯定联系的是 Epstein-Barr 病毒。这是一种疱疹病毒,见于全世界鼻咽癌肿瘤细胞内。鼻咽癌与 Epstein-Barr 病毒相关抗原有关联系已被知晓。诱发早期抗原(EA)的扩散成分和病毒壳抗原(VCA)的 lgA 抗体,在鼻咽癌具有高度特异性。有些报道提出 Epstein-Barr 病毒滴度升高和鼻咽癌病人存活力下降有关。病毒滴度低的鼻咽癌,癌的临床表现不明显,甚至在 3 年(或 3 年以上)内缓解。上述血清学发现和肿瘤细胞内病毒 DNA 的存在,(电镜)提示感染 Epstein-Barr 和宿主免疫反应是形成鼻咽癌的重要因素。

在某些组织学亚型鼻咽癌中,其淋巴组织成分丰富表示机体对肿瘤发生免疫反应。如淋巴上皮癌,淋巴细胞成分占优势。临床发病年龄虽早,但存活期长。正常鼻咽部包含扁桃体组织,是形成淋巴上皮器官系统的一部分(胸腺也属这一系统)。现发现胸腺癌也与 Epstein-Barr 病毒有关。总之对免疫系统和鼻咽癌相互关系的研究有助于了解这类肿瘤的生物学特点。

71.7 蝶鞍排空综合征

蝶鞍排空综合征原指视交叉有受压症状而手术探查所见仅为"排空蝶鞍"。现此名也用于原发垂体肿瘤治疗后数年内再发的视交叉症状。症状再发原因是视神经下降垂入蝶鞍内,发生扭结和扭转。此综合征需与蝶鞍上和蝶鞍旁病变鉴别,两者均可有视力障碍和蝶鞍扩大。

如蝶鞍隔有扩大裂孔或先天性缺损、蛛网膜憩室可进入蝶鞍,压迫垂体,这称之为原发性蝶鞍排空综合征。继发性蝶鞍排空综合征是指继发于垂体瘤手术、蝶鞍区放射治疗、垂体梗死和其他能使垂体萎缩的病变。综合征包括头痛、视力障碍和自发性脑脊液鼻漏。

蝶鞍"排空"可出现在第三脑室膨胀隐窝占据蝶鞍时。通常,这种情况无病理意义,但在某些病例,因为鞍底太薄可发生蝶窦脑脊液漏,产生头痛和视力障碍。

(王正敏)

72 颅 底 手 术

72.1 颅面手术

以前人们认为病人的颅底若遭受肿瘤侵犯,其预后均很险恶。颅内良性肿瘤突向鼻腔和鼻窦,手术只能切除肿瘤的颅内部分,肿瘤仍会从鼻部长入颅腔,鼻腔鼻窦恶性肿瘤一旦破坏薄的颅底,侵入颅腔,任何颅外进路是难以清扫全部病变的。现在这一难题已可被颅面手术逐渐解决。

Dandy(1941 年)曾报道经颅切除眼眶肿瘤的方法。以后 Smith(1954 年)、Malecki(1959 年)和 Buran(1968 年)采用联合进路治疗额筛肿瘤,结果是肿瘤虽可彻底或比较完全切除,但并发症发生率甚高(80%),因并发症死亡达 7%。Sissen(1976 年)和 Schramn(1979 年)用帽状腱膜骨膜瓣修复颅底使手术并发症和死亡率下降。Gohn(1981 年)改用骨膜瓣保护颅面手术后出现的脑膜缺失。王正敏(1989 年)取骨膜瓣—涤纶波纹管—额肌瓣("三明治"式复合瓣)再造前颅底防止术后鼻脑膨出取得成功。

颅前底有效重建是颅面手术成功的保证。

72.1.1 适应证

几乎所有颅前底的肿瘤都可用颅面进路摘除。这类肿瘤有脑膜瘤、骨化纤维瘤、骨或软骨源性肿瘤以及某些蝶鞍上和眶内肿瘤。鼻腔神经胶质瘤、癌、软骨肉瘤、黑色素瘤可通过颅面联合进路作整块切除。

当肿瘤侵及鼻咽、海绵窦和颅中窝时,颅面进路就不足以显露全部肿瘤,需结合其他手术进路(如颞下窝进路)才能进行。

肿瘤淋巴结转移需作颈淋巴廓清。血行转移理当是手术禁忌。

72.1.2 手术解剖

暴露颅前底常用双冠切口。切口宜高于耳郭,以保存双颞动脉分支。帽状腱膜和颅骨膜靠滑车上、眶上和颞侧动脉供血。帽状腱膜和骨膜之间只有疏松组织。此疏松组织内含有层间细小交通血管。只要保证帽状腱膜和骨膜基部供血充足就可以利用这两层组织作重建颅底用。

额窦外周额骨、颞鳞和顶骨均是板障骨。板障骨抗感染能力不及额窦壁薄层致密骨。额窦发育不良的眉间上额骨比较厚。

蝶骨平面处的硬脑膜最薄,中线额脊和骨缝线处的硬脑膜粘连最紧,在作骨与硬膜分离时,上述部位的硬脑膜很容易被撕裂。上矢状窦前方起自额盲孔,该处有来自鼻腔的小静脉与上矢状窦交通。覆盖此处的硬脑膜十分薄。鸡冠后和两侧的硬脑膜有嗅神经通过。鸡冠突入额脊后脑膜沟里。将硬脑膜从筛板分离,势必切断嗅神经。嗅神经被切后不可避免地会产生脑脊液鼻漏。

在眶内,筛前、后动脉在筛骨和额骨交界处穿过颅底。这两条动脉是指示筛骨顶壁的标志。视神经孔位于筛后动脉后 3～7 mm。此标志是颅前底手术的后界,因该处有视交叉、颈内动脉和海绵窦。

在蝶窦内,颈内动脉可自侧壁突入窦内(通过骨裂),而表面只有薄层硬脑膜和窦粘骨膜覆盖。眶壁切除后眼动脉会被鼻腔填塞纱条压迫而使血运中断或被电凝灼伤发生动脉痉挛或血栓形成。这样就造成失明或视力减退。

72.1.3 术前评估

肿瘤能否切除取决于肿瘤的位置和范围。术前正确评估颅底肿瘤的位置和范围十分重要。CT 和 MRI 检查是达到这一目的的主要手段。尤其是 MRI 能显出肿瘤在颅内的范围及其与颈内动脉岩段和海绵窦段的关系。血管造影可知肿瘤的血供程度和提供处理颈动脉的有关信息。是否使用血管栓塞法视具体情况而定,多数情况是不宜用的,理由是:① 会引起局部炎性反应;② 完整剥离肿瘤包膜取出瘤体比切入肿瘤分块取除的出血少,如能争取整体取瘤,栓塞就无必要。

术前能取到活组织以明确病理诊断固然很有用,但实际情况是,只有鼻腔、鼻窦肿瘤才有可能取到活组织,深部肿瘤只有手术探查才能取到活组织。在这种情况下,首先应考虑一次手术取瘤成功的治疗方案。仅仅为取活组织作皮肤切口会带来肿瘤细胞伤口植入和创伤粘连,给第二次手术制造困难。有的肿瘤影像学表现很有特点而可肯定诊断(如脑膜瘤和骨化纤维瘤),取活组织检查常无必要。

此外,在术前还应安排好麻醉和成形或再造修复的合作问题。

72.1.4 手术

(1) 术前准备

术前 24～48 h 作肿瘤所在部位(如鼻腔或鼻窦)的细菌培养,并在术前 2～6 h 预防性静脉滴注抗生素。对颅面手术来说,常用的抗生素主要为青霉素、氯霉素和菌必治。这对预防脑膜炎和伤口感染很有用。手术时应固定好麻醉插管。术中发生插管扭曲或脱落会发生呼吸障碍。

腰穿蛛网膜下隙引流脑脊液(CSF),对需要先降低颅内压的病人是必要的,但不一定作为常规应用。

术前头发应剃去。有的学者主张为了减轻病人(特别是女病人)光头的心理负担,可用肥皂洗头和乙醇漂洗,只剃双冠切口皮肤处的头发。但这种留发的皮肤准备工作必须得到十分严格的执行,才允许采纳。

(2) 颅内部分的操作

双冠切口起自耳郭前中点,入发际后 2～3 cm(额中点离眉心至少 10 cm)。作切口前,额部皮下注 0.5%利多卡因(含 1∶200 000 肾上腺素),以减少切口和剥离额皮肤瓣时的出血。切口两侧的皮肤边缘用一串帽形弹夹或一排止血钳止血。

将皮瓣分离至眉心水平线,注意勿损及眶上裂处的眶上神经和眶上动脉。按肿瘤位置设计骨膜瓣基部位置(左或右)、长度和宽度。原则是保证骨膜瓣有足够面积超过颅前底的缺失范围,能全面盖住向鼻腔暴露的额叶脑膜。

然后作基部在眉心的额肌瓣、肌瓣的长度与皮肤瓣(眉心至额中心切缘)相等的设计。按颅底肿瘤部位和大小设计额骨骨窗。设计原则是:骨窗中心尽量偏向肿瘤一侧,窗的面积能提供足够宽的入路,以方便术者能安全剥除肿瘤及实行颅底修复。骨窗用锯或切割钻头切开额骨,取下游离骨瓣。窗的下缘接近眉心水平,以使窗缘接近或与眶顶平面齐。用锯或电钻切骨时,注意勿损伤其下硬脑膜,最好是保留薄层骨内板(磨薄骨内板,至能透视硬脑膜表面小血管为止)。骨窗在额窦部分有两层骨壁,一般不保留外壁,用咬骨钳去除,窦内粘膜务求全部去除。用剥离子自一侧边缘进入骨瓣下方,内外抬起骨瓣,即可使骨瓣游离取下,取下骨瓣放置在生理盐水内。用咬骨钳修齐骨窗边缘。

骨窗形成后,硬脑膜即暴露,硬脑膜中线是矢状窦,该处原有骨脊压向矢状窦窦壁,故矢状窦前壁中央被压有沟。此时可在硬脑膜(无血管处)用尖头刀片作2 mm小切口，放出少量CSF(20～30 ml)。如需放出足量CSF(50～70 ml)，可通过术前准备的腰穿蛛网膜导管放液。同时，静脉滴注甘露醇(0.5～1.0 g/kg)，以缩小脑体积。放CSF和缩脑体积的目的是提供足够颅内空间，减轻抬脑显瘤产生的对脑牵引的压力。

在作颅内部分处理时，应让麻醉师作过度换气以维持低 PCO_2。此时也可使用类固醇(地塞米松5～10 mg)，预防脑的损伤性水肿(在颅前底手术一般很少用)。控制麻醉剂剂量，防止术中高血压。

根据颅前底肿瘤的范围，将硬脑膜自眶、筛板和鸡冠处分离。向后达蝶骨平面时，小心向两旁分离，直接见到视神经颅内段。通过放出CSF、缩脑和低位骨窗，颅前底显露范围常已足够，所以上抬额叶程度可很小。此时可作肿瘤的颅内部分切除。切除方式(整块或分块取出)按肿瘤性质、涉及周围构造状况、瘤体体积、有无包膜、血供程度和脑膜粘连轻重来选择。

通常，可顺肿瘤向鼻、鼻窦延伸方向，切开眶顶板、筛板和筛蝶窦顶出颅外到鼻或鼻窦部位，形成颅鼻交通性开窗。在多数情况下，颅外部分的肿瘤或病变构造可经过此窗全部清除。由于这里的构造从颅底进入处理会感到其位置较深，此时可利用手术显微镜操作。借助手术显微镜，可清楚辨认眶内容(眼外肌、视神经、眼运动神经及其分支、眼球供血动脉等)、蝶窦内壁(有无颈内动脉突入)、斜坡(坡后硬脑膜)、鼻咽、中隔及上颌窦(有无肿瘤残余)等。如经此窗能安全彻底清除肿瘤，则下一步面部入路就可省去。实际上，只有腭骨、翼腭窝、颞下窝需充分暴露或需作上颌骨全切除等时才有必要加作面部入路。

(3) 颅外部分的操作

根据肿瘤的部位、范围和性质，可选鼻侧切开、鼻侧上唇切开和鼻正中切开等手术入路。

鼻侧切口起自眉毛内端，经眼内眦和鼻背之间的中点，沿鼻上颌沟达鼻翼外缘和鼻前庭基部。切口时要注意保留鼻前庭完整性。如腭部需切除，可将切口延至上唇，近正中(或人中线)裂开上唇，暴露上颌区。

上颌骨全切除、眶内容剜除和全筛骨切除是切除鼻窦部恶性肿瘤的常用手术。

上颌骨全切除需作颧骨、腭中线和上颌翼板断离，可用电锯、凿子或切骨钳。

眶内容剜除应在肿瘤通过眶骨膜侵入，脂肪、眼球及其附件仍可保留。

全筛骨切除术比筛窦根治术更具有根治性质。全筛骨可整块切除，这在颅内部分操作时就可开始，方法如下：先暴露鸡冠，继之在筛板及筛窦顶骨壁的眶侧边缘用电锯或凿子断离，用剥离子将筛纸板同眶骨膜分开。然后从颅外入路，剪断中隔与腭骨连接，整体筛骨即可用抓钳自额骨骨窗或鼻侧切口取出。

(4) 颅前底重建

颅前底肿瘤切除后，必然导致额叶底大片脑膜暴露(面向鼻腔或鼻窦)，嗅神经切断后出现的嗅沟脑膜裂口，剥离造成的脑膜撕裂或必须切去的被肿瘤浸润的脑膜，均会发生脑脊液鼻漏和脑膨出。将额骨膜瓣(切口高时带帽状腱膜)转移至额叶脑膜底面，覆盖脑膜破损处。瓣端可塞入蝶窦内或蝶骨平面与脑膜之间。在手术显微镜下，用肠线将骨膜瓣缝在眶缘或蝶窦壁上，利用骨膜瓣两端(瓣端缝合和瓣基)固定后所具有的张力，可将下垂脑膜和膨出的脑“悬起”，并将该处蛛网膜下隙压迫闭塞，从而阻止脑脊液漏出。

肿瘤切除后会遗留死腔，死腔的存在会引起术后血肿和继发感染。消灭死腔是修复颅底必须考虑的要点。可取腹壁脂肪剪碎后填入，并用额肌瓣盖住脂肪，使与鼻腔隔开。借助鼻腔内塞入纱条的压力可防止肌瓣下脱。

颅前底缺失过大时，骨膜瓣和肌瓣可能支撑不住脑向鼻腔膨出的力量，会逐渐演变成鼻脑膜脑膨出。预防的方法是在骨膜瓣和肌瓣之间加固一层“支架”。支架材料可用自体软骨、骨或人造材料(涤纶、特氟隆)。关键是这些材料必须能架在眶或蝶骨平面处。这要根据术时情况解决。

(5) 修复骨窗和缝合切口

将保存在盐水内的骨片纳回骨窗，用电钻在窗缘两侧和骨片相对应处各做一小孔，用不锈钢丝通过小孔绞合，可使骨片固定。为防止血肿形成，可在皮下放置用聚氯乙烯或硅胶材料制成的导管，借负压引流用。切口创缘及皮下的出血点必须电凝或缝扎。止血力求妥善。

(6) 并发症预防和术后护理

除遵循麻醉清醒前后常规事项(吸清分泌物、清醒后才拔麻醉插管等)外，应重点注意：

1) 避免一切引起颅内压升高因素的发生　咳嗽、擤鼻和屏气用力，会使颅内压升高，故需尽可能避免。病人清醒后，卧位升高15°～20°，5～7 d。保持负压引流管通畅(避免管子折转、扭曲，控制负压吸力)，一般留置3～5 d。管内吸出液体起始1～2 d为深红血液，继之为色淡渗液或CSF。管内CSF吸出量控制在30～50 ml/d(成人)。如用腰穿蛛网膜下隙引流CSF，宜将引流管开放(接引流袋，袋的位置低于头平面25～

40 cm)24～48 h。引流管拔除前，取 CSF 送细菌培养。

2) 密切注意有无颅内出血　因出血引起的急性硬膜外血肿会发生：① 意识变化，出现中间清醒期，即昏迷—清醒—再昏迷，中间清醒期可为数小时或十余小时；② 剧烈头痛、呕吐、躁动不安、嗜睡、昏迷；③ 颅内压增高(血压升高、脉搏缓慢、呼吸深慢)，术后 2～3 d应将病人留察在加强监护室，严密观察脉搏、血压和呼吸；④ 瞳孔改变(血肿侧瞳孔散大，光反应消失)及定位神经体征(中枢性面瘫、偏瘫和病理反射阳性)。出现上述现象应重返手术室处理(清除血肿和止血)。

3) 预防癫痫发作　术后 1～3 d 常规使用下列药物之一：苯妥英钠 0.1～0.2 g(2～3 次/d)或地西泮 2.5～5 mg(2～3 次/d)。如出现癫痫发作，可用苯巴比妥、扑米酮等。

4) 预防感染　应用大剂量广谱抗生素预防颅内感染，主要用能通过血脑屏障的抗生素，如氯霉素、复方磺胺甲基异噁唑。也可用部分通过血脑屏障的抗生素(需大量静脉滴注)，如青霉素族、头孢菌素族和林可霉素等，用药 5～7 d 或延迟至鼻腔纱条抽除日为止。

72.2　小垂体瘤手术(中隔蝶窦入路)

无功能性垂体瘤(过去称嫌色细胞瘤)多在后期或较后期瘤体增大产生占位性症状和体征时，才被病人发现而来就诊。垂体巨腺瘤可破坏垂体、下丘脑神经核、神经束和门脉循环，引起垂体功能减退。但多数病人常在后期出现视交叉压迫才引起警觉。大垂体瘤可呈哑铃状，在中间隔孔处瘤体细小，而在鞍上和鞍内部分却相当大；肿瘤可向颅中窝、鞍结节和蝶骨平面发展。这种肿瘤往往难以彻底切除。鞍内肿瘤部分可通过中隔蝶窦入路切除，鞍上部分可通过前颅底入路减压，术后上部分给予放射治疗。

功能性垂体瘤有催乳素瘤、生长激素瘤、ACTH瘤、Nelson 综合征(ACTH-MSH 瘤，MSH 指黑色素细胞刺激素)、促甲状腺素瘤、促性腺激素瘤、α-亚单位瘤示混合型腺瘤。上述功能性垂体瘤多各有其特征性的临床症状，易被确诊。尤其是直径<10 mm 的垂体微腺瘤早期就已有垂体功能亢进症状，可经中隔窦入路摘除，不仅能消除隐患，还能保存垂体功能。

72.2.1　手术解剖

(1) 蝶窦

蝶窦发育程度各异，75%蝶窦气化良好，24%呈鞍底前气化，1%为气化不良。由于蝶窦气化程度不同，手术时前鞍底就不易定位，术时最好配合 X 线透视定位。

蝶窦内部的中隔可作为鞍底中央的表面标志，有助于术者确定前鞍底的位置，但中隔在窦内可有多重，位置上常偏离中线。前鞍底和蝶窦顶壁的交角上常有变异。若此交角很钝，有可能把斜坡误认是蝶鞍。

(2) 海绵窦和视神经管

海绵窦内含第Ⅲ、Ⅳ、Ⅵ脑神经和三叉神经第一、二支以及颈内动脉。颈内动脉对海绵窦和蝶骨有压迹。蝶鞍两旁的颈内动脉相距 4～18 mm。视神经管略突向前鞍底，由后内向前外沿蝶骨侧面旁行，肿瘤可侵蚀视神经管，使视神经显露在窦旁。

(3) 蝶鞍

蝶鞍底平均厚 1 mm，有一层硬脑膜盖在腺垂体表面。在此硬脑膜内有海绵窦中间静脉窦。此静脉窦可整段横在垂体前面。

垂体呈红灰色，为卵形结构，横径约长 10 mm，前后径约 12 mm，矢平面高为 5～6 mm。简单地分为前叶和后叶，实际组成主要有腺垂体和神经垂体两部分。腺垂体的结节部和神经垂体的漏斗部合成垂体柄。腺垂体远侧部为前叶，其中间部和神经垂体的神经部合成后叶。

鞍隔宽 11 mm，长 8 mm，后有孔通过柄。柄连接下丘脑基和垂体。隔孔直径为 5 mm 或>5 mm。有时蛛网膜和蛛网膜下隙会突入鞍内。手术时可能会被撕破。

72.2.2　手术方法

气管内插管全麻。在唇下粘膜、鼻前脊中隔粘膜和鼻底注入 0.5%利多卡因(含1：200 000 肾上腺素) 10 ml 左右。

在两侧犬齿窝间作唇下横形切口，自切口插入剥离子将中隔粘软骨膜自中隔软骨表面分开，并把四方软骨自犁骨和筛板交接处脱开。置入长窥镜，张开软骨和粘骨膜瓣，前端达蝶嘴，用咬骨钳咬除蝶窦前壁，清除蝶窦粘膜后在 X 线透视下开放蝶鞍底，显露垂体前脑膜。若底壁较厚，可用电钻磨薄后挑开。在切脑膜前，先用 22 号针穿刺，以排除动脉瘤、大静脉窦或异位动、静脉。不宜用电灼凝固脑膜，以防微腺瘤受热灼伤后标志模糊。用刀片“十”字切开脑膜，并掀在一边，用双极电灼凝固，可使之收缩。

垂体微腺瘤多在切口前上方出现。微腺瘤色灰，周围正常垂体部分色淡红带黄。用小剥离子将肿瘤自正常垂体剥出。

若肿瘤不能见到，可在垂体作双垂直切口探索。若仍不能见到，可切去下1/3周边垂体。取下组织送病理检验。若腺瘤是弥漫性的，前叶被切去60%～70%，仍可维持正常垂体功能。

手术时要注意吸引器的吸引力不能大，不能碰伤垂体柄，避免切除后叶（其色也灰，似瘤体）。填入一小块脂肪弥补瘤体被切后留下的窦腔，蝶窦内也可用脂肪填充。

72.2.3 并发症

术时可能有以下并发症：

1）垂体邻近组织（视神经、视交叉、下丘脑和脑干）受伤，这类并发症主要发生在蝶鞍上瘤体切除时。蝶鞍内微腺瘤切除只要操作得当不会发生上述并发症。

2）剥离蝶窦粘膜，有可能损及窦旁颈内动脉和视神经。

3）术后蝶鞍内部出血，并发血肿，会压迫视交叉，引起失明。压迫脑干会引起死亡。

4）出现脑脊液漏，继发感染。手术后病人头位应高出平面20°～30°。若已有脑脊液漏，更需严格保持高头位。若脑脊液漏持续7 d不停，应作手术处理，加以修复。在术后第5天到数月之内都有可能发生蝶鞍脓肿。术后有蝶鞍内或蝶鞍上占位性症状、间断热、发作性脑膜炎应考虑脓肿存在的可能。

手术前后都应使用类固醇保护，若出现内分泌异常，应邀请内分泌医师协助处理。

72.3 海绵窦肿瘤手术

海绵窦是一静脉腔，外鞘由硬脑膜和骨膜闭合而成，居蝶鞍两侧。海绵窦含神经和血管构造，其侧壁含第Ⅲ、Ⅳ脑神经和眼神经，有时还含上颌神经。事实上，海绵窦并非是含多个小梁结构的大静脉腔，而是一簇静脉丛。海绵窦内藏有颈内动脉、展神经和交感神经。

原发在海绵窦内的肿瘤是极少的，如有发生，则是脑膜瘤或神经鞘瘤。但是，许多从海绵窦邻区生长的肿瘤可侵袭海绵窦。这类肿瘤有脑膜瘤、神经鞘瘤、脊索瘤、软骨瘤、软骨肉瘤、垂体腺瘤、鼻咽癌、鼻腔神经胶质瘤、鼻咽纤维血管瘤和转移性肿瘤。海绵窦区颈动脉大动脉瘤也可表现类似该区肿瘤的症状和体征。此外，该区真菌感染（毛真菌、曲菌病）和非感染性肉芽肿可有类同海绵窦内新生物的临床表现。

过去认为侵袭海绵窦的肿瘤是不可能切除的，理由是：海绵窦静脉丛损伤有出血可能，一旦损及颈内动脉可危及生命。第Ⅲ、Ⅳ、Ⅴ脑神经在手术中也很难保护。近年由于术前评估、显微外科和术中监控技术的应用，使侵袭海绵窦的肿瘤也有切除或基本切除的可能。

72.3.1 术前评估

术前评估所需检查项目有：物理检查、CT、血管造影术、脑神经（Ⅱ、Ⅶ、Ⅷ）功能试验和同侧颈内动脉球囊阻塞试验（多次神经系检查和脑血流测量）。若脑血流值在颈动脉阻塞时降至15～30 ml/(min·100 g)，实行永久阻塞就会有发生脑卒中的高危险率。脑血流值降至30～40 ml/(min·100 g)，颈内动脉永久阻塞有并发脑卒中的中等危险率（若术时有低血压或血容量减少，就会发生脑卒中）。脑血流值若降至40 ml/(min·100 g)以上，颈内动脉永久阻塞发生脑卒中的危险率很小（若颈内动脉无血栓栓塞形成）。

72.3.2 术中监控

录取眼外肌诱发动作电位可在术中监控第Ⅲ、Ⅳ和Ⅵ脑神经，录取面肌反应可监控面神经，录取视诱发电位可监控视神经。

72.3.3 手术

（1）手术方法

手术在全麻（气管内吸入麻醉剂）下进行。诱导时用短效神经肌阻滞剂。术中使用麻醉剂可减少吸入麻醉剂剂量。作皮肤切口时，静脉内注入呋塞米(40 mg)。必要时，还可静脉滴注20%甘露醇（50 g）。术时可开放脑池或通过蛛网膜下隙导管引流脑脊液。

作额颞颅骨切开，皮肤切口从额正中点（发际后）开始，经同侧耳前达上颈部。将皮肤和皮下组织分离向前翻转（避免损伤面神经额颧支）。面神经可在茎乳孔（以外耳道软骨内端作为标记）处定位，循神经主干达腮腺内分叉处。将腮腺从其下方的嚼筋膜表面剥起，切断下颌骨髁状突（避免牵拉面神经）。从下颌骨角后侧分离可显露颈段颈内动脉。绕颈内动脉暂置一根粗线，以备出血时紧急结扎用。切断茎突下颌韧带，切开颧弓前后端，连同颞肌向前下翻转。作前至眉毛、后至耳屏额颞骨瓣。至此，从窝底侧面显露颅中窝脑膜。在颞骨关节突下面分离颞颌关节囊，将下颌骨髁状突脱位，往下移1～1.5 cm，将颞点磨除，并开放眶顶，切除蝶骨小翼，按近前床突，用咬骨钳去除眶上裂上壁，在蝶骨大翼上确认圆孔至上颌神经，确认卵圆孔、下颌神经、棘孔与脑膜中动脉。

自颅中窝底紧靠颞下颌至关节深面，用高速电钻磨去骨面(包括咽鼓管和鼓膜张肌肌管)，在骨性咽鼓管深面磨薄骨壁并去除之，即为岩部颈内动脉垂直段。小心剪断颈内动脉入口处软骨性圆环，继续向前内方去除骨壁显露岩部颈内动脉的水平段，并可见岩大浅神经。切断此神经(避免牵拉膝状神经节)，这样岩部颈内动脉全段可自岩骨内得到松解。绕颈内动脉缠一丝线(不结扎)作紧急止血备用。切开额颞部硬脑膜，在手术显微镜下，将额叶轻轻提起，开放视神经和颈动脉池，此时即可见到海绵窦区的肿瘤。根据肿瘤范围和性质的具体情况，实施个别处理。该区肿瘤如果是垂体腺瘤或脑膜瘤，瘤体可居海绵窦的硬脑膜内和硬脑膜外。如果是脊索瘤和神经鞘瘤，瘤体基本上在海绵窦的硬脑膜外。若肿瘤向颅中窝生长(大脑颞叶可被抬起和挤薄)，可分开 Sylvian 裂，用拉钩将颞叶尖端提起，从而获得此处的操作空间。如肿瘤在海绵窦区内部，需切去部分(3～4 cm)颞叶尖(包括中、下颞回，留下上颞回、钩、海马和杏仁裂)。此处可定位高于眼动脉水平的颈内动脉。从侧、下、上不同入路可达海绵窦。

1) 侧路　指从滑车神经和眼神经(Parkinson's 三角)之间，或眼神经和上颌神经之间达海绵窦的入路。在进入海绵窦侧壁之前，可先见到动眼神经。滑车神经要在海绵窦侧壁分离后才能见到。与眼神经平行切开海绵窦侧壁(水平方向，指向眶上裂)。把硬脑膜外层从其内层脱出，再在外层作一垂直方向的切口，可范围更大地将硬脑膜外层从其内层和肿瘤表面脱去。至此，可在此两层硬脑膜之间看到滑车神经与动眼神经(居上)和眼神经与上颌神经(居下)。用线穿过硬膜外层并牵开之。使用双极电凝和吸引冲洗方法将肿瘤内容物大部吸除，使瘤体缩小。在接近海绵窦颈内动脉壁及其分支脑膜垂体动脉时，可见颈内动脉传来的搏动，继续将瘤体从动脉方向抽吸，在到达动脉壁表面再细细剥除。如果动脉壁撕有裂口，可用前面提到的绕在颈内动脉上的线圈暂时阻断血流，缝补裂口。通常，海绵窦内的动眼和滑车神经的位置比较固定，眼神经和展神经位置的变动较多。此时监控外直肌诱发EMG电位有助于确认展神经。

2) 下路　指在显露岩部颈内动脉后，从颞下窝达海绵窦的入路。由下往前可追踪岩部颈动脉的水平段。对下颌神经可牵拉向前(或向后)，以显露瘤体。若此神经被肿瘤侵袭，可予断除。同侧路处理海绵窦硬脑膜壁相仿，在其内外层之间确认眼、上颌和下颌神经。此进路显示展神经清楚，但海绵窦上壁不能显见。

3) 上路　指从前上方向达海绵窦的入路。切开硬脑膜后，用电钻去除前床突，磨去视神经管顶壁，切开视神经硬脑膜鞘以松解视神经。切去前床突后，可显露海绵窦上面的硬脑膜。该区海绵窦的窦壁比较薄，颈内动脉与脑膜粘连太紧。从海绵窦上方而出的颈内动脉位居前床突内侧。海绵窦上壁内部无脑神经。在颈内动脉外侧开放海绵窦外层硬脑膜，向下追踪颈内动脉至海绵窦，可将肿瘤从动脉壁表面去净。眶尖肿瘤也可利用此入路(眶尖上，外壁的深后)切除。

(2) 血管处理

对于大多数侵袭海绵窦的良性肿瘤来说，是可以将瘤体从颈内动脉壁的表面分离下来的。万一颈内动脉壁被撕出裂口，可在颈内动脉近心端和远心端作暂时性阻夹。用8-0～7-0尼龙线缝补裂口。倘若颈内动脉撕口严重而无法修补，或肿瘤是恶性的(动脉壁被浸润)，可考虑用下述方法处理。

1) 在眼动脉近心处阻夹颈内动脉。病人如能耐受球囊试验，试验中脑血流值在 40 ml/(min·100 g)以上是安全的。脑血流值在 30～40 ml/(min·100 g)，但无血容量减少和低血压时也是安全的。

2) 球囊试验血流值在 15～30 ml/(min·100 g)，但病人并无神经系损害出现，可切除病变动脉，用大隐静脉(5 cm 或<5 cm)替代。用于移植的静脉相当短，血流量和通畅性均佳(加用类固醇、阿司匹林类和双嘧达莫可提高移植静脉通畅性)。

3) 若病人不能耐受球囊试验，试验中脑血流值<15 ml/(min·100 g)，只能保留有肿瘤浸润的颈内动脉。取大隐静脉作颈外动脉与大脑中动脉连接，然后再切除病变颈内动脉也是可供选择的方法，但必须权衡并发症与遗留肿瘤何者危险性大。颞浅动脉和大脑中动脉吻合术不能提供足够血流量，不能用作防止颈内动脉即时阻断并发症的措施。

(3) 脑神经处理

动眼神经和滑车神经经海绵窦侧壁而过，术中易被认出，长度较短，术中被保存的机会较高。展神经因常受肿瘤推挤移位，术中识别不易，保存比较困难。术中监控(术中电刺激神经，录取外直肌诱发电位)有助于定位和分辨此神经。眼运动神经与周围组织分离范围过广，术后常会发生麻痹，通常会在 12 个月之内逐渐恢复。

若展神经被恶性肿瘤浸润而必须切除，可作神经移植(从颅后窝至眼眶)。手术方法如下：切除岩骨尖

(在岩部颈内动脉水平段后上方)结扎岩上窦,切开斜坡前硬脑膜,显露桥脑、小脑前小动脉和展神经近脑段。然后去除眶尖骨壁和切开眶骨膜,在外直肌内面可寻获展神经。至此,可移植神经并与远、近端展神经吻合。因为展神经是纯运动神经,外直肌是单一肌肉,神经移植的效果会较理想。

若动眼神经被肿瘤浸润或被手术损伤,也可考虑作神经移植。但动眼神经为多靶肌支配,神经移植后,会发生神经迷离再生。动物实验表明:动眼神经切断后缝合,再用纤维蛋白粘合剂或硅胶鞘增补,再生支配后可显示瞳孔光反应、变温眼球震颤和眼球辐辏。眼肌动作电位也存在。

(4) 脑脊液漏的预防

因手术入颅窝切除蝶窦侧壁,取瘤又必须切开脑膜,所以,必须作修补以预防脑脊液鼻漏。通常在蝶窦内填充肌肉或脂肪,多可达到修补目的。有的学者主张分两期进行手术。第一期去除蝶窦内部肿瘤,开放蝶窦骨壁,在窦内填充脂肪(或肌肉)。过 4～6 周待窦内组织愈合后,再行第二期手术(切除海绵窦区肿瘤)。

(5) 静脉出血的处理

海绵窦内静脉丛出血表示已达肿瘤边界。通常用止血海绵(Surgicel、纤维蛋白海绵)填入并作适度压迫即可控制。海绵窦内颈内动脉破裂出血,用上述方法止血是无效的。

对海绵窦肿瘤的治疗应按具体病情,个别对待。所谓具体病情是指病人年龄、全身情况、肿瘤病理及其生物学行为。因脑膜瘤的生物学行为各人不一,部分切除后,有的术后复发很快,有的几年依旧不变。所以,对年轻病人和复发的应争取彻底切除。垂体腺瘤次切除结合放射治疗效果也不错,复发原因主要是海绵窦内有肿瘤残余,所以对手术(次切除术)加放射疗效不佳的才作根治性手术。颅底脊索瘤和软骨肉瘤的手术放射综合治疗也有较佳效果(长期稳定),复发原因亦多是海绵窦内有肿瘤残余,所以,处理原则也同垂体腺瘤相仿。鼻腔神经胶质瘤和青春期纤维血管瘤侵犯海绵窦,多数还在硬脑膜外,粘连轻微,有可能完全切除。但如与颈内动脉紧靠,需审慎考虑。有的学者主张恶性肿瘤(腺癌、鳞状细胞癌)侵犯颅底和海绵窦也应作肿瘤完全切除,再加放疗,以提高存活率。

放射治疗会诱发肉瘤,造成颞叶坏死和脑神经麻痹。故对良性肿瘤应尽可能争取全部切除,即使肿瘤已侵袭海绵窦。恶性肿瘤对放射线多较敏感,应与手术综合应用。

72.4　颞骨副神经节瘤(体瘤)

Guild(1941 年)首次描述“颈静脉(体)瘤”1 例。Rossen Wasser(1945 年)切除 1 例组织学构造类似颈动脉体的中耳肿瘤。Guild(1953 年)在 88 个颞骨中查到多处副神经节形成,多数位置在颈静脉球穹窿的外膜内,有的在鼓岬的粘膜下层鼓丛内。分布鼓岬区的传入纤维(感觉纤维)是 Jacobson 神经(来自舌咽神经)分支和 Arnold 神经(来自迷走神经)。这些构造的组织学形态与颈动脉体相似,颈动脉体是 pH 值、PaO_2、温度和某些药物(氰化物、硫化物和烟碱)等感受器,故又把这些构造称之为化学感受器(非嗜铬性副神经节)。这些构造是否具有化学感受器的活动还有待证明。

在光镜和电镜下,副神经瘤、颈动脉体瘤和嗜铬细胞瘤形态相似。差别仅在于嗜铬细胞瘤对重铬酸盐染色反应要比副神经节瘤和颈动脉体瘤要强,故又把后者称为非嗜铬性副神经节瘤。

在文献中,本病名称除上述化学感受器瘤、非嗜铬性副神经瘤和颈静脉球(体)瘤外,还有感受器瘤、球(血管球)细胞瘤、鼓室体瘤和化学受体瘤。

体瘤来自副神经节神经系统(Glenner、Grimley,1974 年)。副神经节构造是肉眼可见的细胞集落,分布在躯体轴旁区,紧靠自主神经系统的神经节内。头、颈的副神经节接近鳃弓的动脉脉管系统和脑神经。鳃弓内的这类构造名为鳃节副神经节。鳃节副神经节可长在颈鼓动脉、颈动脉间,甚至在锁骨下、喉、冠状动脉、主动脉和肺动脉。眼眶和鼻(鼻窦)位置也属鳃弓。至于迷走神经内的副神经节则与鳃动脉性血管无关。鳃节副神经节和迷走神经内副神经节在组织结构和细胞化学方面无区别。副神经节还分布在主动脉交感神经、内脏自主神经的肾上腺本身。

像肾上腺一样,副神经节的胚胎源是神经脊,即神经外胚层。其组织构造中有中心密集的上皮样细胞巢(Zellballen 型),由Ⅰ型细胞(主细胞)组成。主细胞含中心密集的颗粒。颗粒内包含有儿茶酚胺(以去甲肾上腺素为主)。基质组织和血管源起中胚层。组织构造中的支持构架由Ⅱ型细胞(支持卫星细胞)提供。Ⅱ型细胞将肿瘤细胞分隔成细胞团。组织的血管化程度很高。

除了重铬酸盐染色外,还有更精确的儿茶酚胺测定方法。如甲醛热烟雾固定的副神经节瘤标本,在紫外线激发下,能发生蓝绿黄光;用神经元特异烯醇酶

(NSE)(糖酵解酶)可证明在副神经节瘤中存在神经肽激素。

球(体)事实上是位于终末小动脉的正常构造,由肌内膜上皮细胞所组成,负责调节局部毛细血管血流。事实上,真正的体瘤是动、静脉畸形(正常结构的增生或良性错构瘤)。然而,体瘤的名词在文献中与副神经节瘤仍经常互换使用。

72.4.1 症状与体征

根据瘤体的大小和范围,颞骨和颅底的副神经节瘤可有不同症状和体征。

孤立的鼓室副神经节瘤局限在中耳和鼓室窦内,源起耳蜗鼓岬和下鼓室。病人主要诉述是搏动性耳鸣和听力减退。检查可见中耳内有红色搏动性肿块。鼓室耳镜可压迫肿块使之变白,搏动也随之减弱(Brown征)。音叉和电测听检查示为传导性聋。瘤体增大可侵及面神经导致周围性面瘫。肿瘤可浸润或穿破鼓膜,形成耳息肉,流出血性分泌物。

肿瘤继续长大可侵蚀下鼓室,侵占颈静脉窝和颈静脉球的穹隆。此时就难以区别副神经瘤的起源(鼓室或颈静脉)。不过,临床关心的主要是肿瘤的大小和范围,起源是无关紧要的。

本病多见于女性(82%～87%),年龄范围为13～76岁。

颞骨和颅底副神经节瘤可侵犯第Ⅸ、Ⅹ和Ⅺ脑神经。症状有吞咽困难、声嘶和误咽呛咳。肿瘤继续向前内侧增大可侵及颈内动脉、舌下神经和颈交感神经链。面神经乳突段和茎乳孔软组织是肿瘤常侵犯的部位。手术去除这部分瘤体很容易酿成面瘫。肿瘤向内扩展可达颞下窝和咽旁间隙。因局部占位阻塞而影响吞咽和鼻呼吸。颞骨迷路和耳蜗被肿瘤侵蚀可发生进行性感音神经性聋和眩晕。若三叉神经被侵(在颅底广泛破坏时可发生)可产生面部感觉迟钝、牙关紧闭和咀嚼困难。

副神经节瘤可分泌作用于血管的增压物质。其症状和体征与嗜铬细胞瘤很相似,有阵发性不稳定高血压、头痛、心动过速、心悸、大量出汗、脸红、体重减轻和晕厥。但是,这种分泌性和功能性的副神经节瘤的发病率很低,只占3%。

副神经节瘤分泌的儿茶酚胺中主要是去甲肾上腺素,肾上腺素和多巴胺较少见。去甲肾上腺素作用α-受体,而肾上腺素兴奋β受体。这类物质的最终代谢产物是3-甲氧-4-羟基杏仁酸(VMA)。若24 h小便VMA>7.0 mg,就应警惕肿瘤具有分泌性活动,宜测定血清VMA、3-0-甲基肾上腺素和儿茶酚胺水平。某些食品和药物对上述测定有影响,如咖啡、茶、香草、香蕉、柑橘、血管加压药、四环素和单胺氧化酶(MAO)抑制剂。倘若不注意作上述检查,术前未用α受体和β受体阻滞剂,术中或术后会发生高血压或心律失常危象。有儿茶酚胺分泌活动应禁用氟烷麻醉。氟烷会使心肌敏感化。

72.4.2 诊断

鼓膜后显现红色搏动性肿块,伴有搏动性耳鸣和传导性耳聋应考虑到鼓室副神经节瘤,倘若还出现咽下困难、同侧肩力减弱、咽后壁感觉迟钝和声带麻痹,则表示颈静脉窝副神经瘤或鼓室副神经节瘤已向颈静脉窝生长。

除了副神经节瘤以外,中耳内出现红色或紫色肿块的其他疾病有迷离颈内动脉、颈内动脉瘤、高位颈静脉球(先天性颈静脉孔顶壁裂开)、转移性癌、脑膨出和胆固醇肉芽肿等。

CT显示中耳内有肿块,而颈动脉管壁和颈静脉窝壁完整,鼓室其他壁也无异常,则很可能仅是鼓室副神经节瘤。CT能显示大副神经节瘤的侵袭范围,肿瘤与颈内动脉关系,有无向颅内或脑膜内发展,面神经管、鼓岬是否完整和咽旁间隙的脂肪平面位置等。肿瘤"多血管"也可从CT得到反映。血管造影术不仅可知道肿瘤本身的多血管性,还可查知肿瘤的供血动脉。血管造影术的静脉相能显现颈内静脉回流系统,所以逆行颈内静脉造影多无必要。

活组织检查有很大危险性。瘤体被咬取后会有大量出血,耳道强行填塞止血会造成听骨脱位和面神经麻痹,若是迷离颈内动脉被咬破,会导致不可收拾的灾难性后果。

副神经节瘤病人有家族史阳性的仅占8%。家族性副神经节瘤是单基因常染色体显性遗传,外显率为50%(第二代85%,第三代24%),常为多发性(双侧性颈静脉副神经节瘤33%～50%)。非家族性副神经节瘤也有多发性的,但仅占10%(同时或先后发生)。

头颈副神经节瘤增大可侵袭周围构造,产生脑神经麻痹和占位性体征,但非恶变副神经节瘤的自然死亡率是很低的。恶性副神经瘤可有淋巴结、骨髓、肝、胰或心包的转移。其中以迷走神经神经源性的副神经节瘤最易恶变(19%)。颈动脉体恶变副神经节瘤占9%。文献报道有颈动脉副神经节瘤手术后16年复发,出现远处转移的病例。

颈静脉鼓室副神经节瘤虽然生长较快,但转移率仅1%,不过,在临床上副神经节瘤的转移和多发性是很难区分的。

72.4.3 类型

Fisch(1979年)将肿瘤分成四型:

A型 瘤体局限在中耳腔。

B型 瘤体局限在鼓室乳突,无迷路下区侵袭。

C型 肿瘤侵入颞骨迷路下区和岩尖。

D型 肿瘤侵入颅内(颅内瘤体直径,D_1型<2 cm,D_2型>2 cm)。

Glasscock-Jackson(1982年)提出另一种分类:

鼓室型:

Ⅰ型 瘤体局限在鼓岬。

Ⅱ型 瘤体充满中耳腔。

Ⅲ型 瘤体充满鼓室,侵袭乳突。

Ⅳ型 瘤体充满鼓室,向乳突、外耳道和颈内动脉前方发展。

颈静脉型:

Ⅰ型 瘤体在颈静脉球、中耳和乳突。

Ⅱ型 肿瘤在内听道下方生长,可向颅内生长。

Ⅲ型 肿瘤侵入岩尖,可向颅内生长。

Ⅳ型 肿瘤侵袭范围超过岩尖,到达斜坡和颞下窝可向颅内生长。

关于颞骨副神经瘤的分类,至今还没有形成统一的意见。

72.4.4 手术

副神经节瘤对放射不敏感,手术切除是治疗本病的主要方法。术者对老年人患小型副神经节瘤或临床症状不明显的较大型副神经节瘤时,应权衡手术致残(或并发症)和肿瘤本身危险性何者为主的问题。可以采取影像术随访,若肿瘤在短期内增大较快或临床有明显症状出现,可考虑放射或次切除术综合放射治疗。

(1) 手术入路

手术入路按肿瘤位置、大小和周围侵袭范围选取。根据Glasscock-Jackson颞骨内副神经节瘤分类,手术入路基本可规定如下:鼓室副神经节瘤Ⅰ型多可从耳内切口,经耳道取出(耳道入路);Ⅱ~Ⅳ型需从耳后切口进入(耳后入路);颈静脉副神经节瘤Ⅰ~Ⅲ型需从颞骨或改良颞下窝入路进入。

1) 耳道入路 耳内切口,作鼓耳道皮瓣。将此皮瓣剥起后,可显露中耳。将瘤体剥离,用抓钳将其从鼓岬上取出。瘤体的供血动脉来自鼓岬血管。瘤体去除后,含有较多出血。通常可用双极电凝固或纤维蛋白海绵填充止血。鼓耳道皮瓣复位后,用明胶海绵或纱条填充。此手术方法仅适用鼓室副神经节瘤Ⅰ型。

2) 耳后入路 耳后切口(与乳突入路的鼓室成形术相仿)。切口离耳后褶线1~1.5 cm。将乳突表面的软组织剥离,并同时取颞筋膜(备鼓膜修补用)。按乳突解剖标志,作乳突切除术,完成乳突“骨骼化”(用电钻磨除乳突内诸构造之间的气房,壁下为脑膜和乙状窦)。腔内所见构造为骨迷路和面神经骨管。乳突气房去除后,上述轮廓犹似“骨骼”醒目。“骨骼化”也称“轮廓化”。

在砧骨下窝,面神经垂直段骨管和鼓索神经小管之间磨除骨壁,进入后鼓室(后鼓室开放术,或称面隐窝入路)。扩大此路,即可清楚地见到鼓室内肿瘤。在面神经管垂直段下部前后磨除骨壁,可形成乙状窦至颈内静脉球段的“骨骼化”。由此入路可辨明瘤体与颈静脉球之间是否有完整骨壁分隔。如此骨壁完整,可从面隐窝入路完成在鼓室内的瘤体切除,也可同时扫除乳突和咽鼓管(颈内动脉管壁之前)内的瘤体。若肿瘤侵及鼓膜,长入耳道,可切开外耳道,将其去除,止血后用颞筋膜作鼓膜修补。仍可用纤维蛋白海绵填入中耳腔止血。这一手术方法适用于鼓室副神经节瘤Ⅱ~Ⅳ型。

3) 颞骨入路 这一入路适用于肿瘤局限在颈静脉孔和迷路下区,颈内动脉鼓段(咽鼓管鼓室开口之后,其血管壁的表面有肿瘤浸润)。此入路可保留外耳道和中耳。

作耳颈联合切口。此切口可显露颞骨、颈和腮腺区的结构,可确认第Ⅶ、Ⅸ、Ⅹ、Ⅺ和Ⅻ脑神经(追踪到颅底)和颈总、颈内、颈外动脉以及颈内静脉。结扎颈内静脉,并将其断离。完成乳突切除术和面隐窝入路,并切除乳突尖、部分鼓骨和茎突,可显现乙状窦至颈静脉球和颈内静脉范围。颈内动脉鼓段也能显现。显露从茎乳孔区至腮腺后缘的颞外段面神经。面神经垂直段仍保持在面神经管内。外耳道后、下壁可尽量磨薄,务求保持外耳道完整。由此入路可充分暴露颈静脉球的副神经节瘤体。若肿瘤侵及面神经管,应磨骨管并将瘤体从面神经鞘膜上剥除。

在乙状窦(低于岩上窦水平)两侧切开硬脑膜,用导钩将两条丝线从乙状窦内侧,经小脑表面通过,作双道结扎乙状窦。如术时不慎撕破窦壁,可在窦内填入纤维蛋白海绵或Surgicel止血海绵。

若瘤体较小,可在面神经和颈椎(C_1)之间剥除肿瘤,但在多数情况下,要将面神经从部分面神经管(垂直段)内移出,提向外耳道后壁,并把这段内部已空的面神经管(垂直段)磨去。这样就能完全看到颈静脉球本身。

将鼓骨前下部分磨去,可以见到咽鼓管鼓室口水平的颈内动脉。面神经在茎乳孔区的外层软组织应尽量保留,目的是保存茎乳动脉。茎乳动脉是该段面神经的外源性血供。

在控制颈内动脉近心和远心两端的前提下,极其小心地将肿瘤从动脉外膜层剥除,将肿瘤连同颈静脉球和其相邻的乙状窦和颈内静脉一并切去。剥离时,注意将肿瘤或颈静脉球从后组脑神经表面剥离。此时出血来自岩下窦,可用 Surgicel 止血海绵填入岩下窦的开口止血。

肿瘤切除后,可让面部神经复位。

4) 改良颞下窝入路 当肿瘤范围超过颞骨,被肿瘤侵袭的颈内动脉高于其鼓段水平时,需更大的手术入路才能操作。颞下窝入路可满足这一要求。这一入路除了可充分暴露颞骨以外,还可进入颞下窝、颈内动脉岩段、鼻咽、斜坡和乙状窦。为这一入路所需付出的代价是牺牲耳和颞颌关节的正常构造,并发传导性聋和张口可能有一定程度困难。术后要作预防性气管切开术(因后组脑神经被肿瘤侵袭需切除或被手术损伤)。如肿瘤侵入脑内,需留置腰穿蛛网膜下隙导管。具体方法如下:

大"C"形切口(从耳上颞部经耳后达上颈部)。耳道外 1/3 被切断,形成包括耳郭在内的皮瓣。将其向前牵拉,可进一步显露颞骨、枕下、颈、颅中窝和颞下窝等解剖范围。完成乳突切除术和面隐窝入路。然后切除耳道皮肤、鼓膜、槌骨、砧骨(或包括镫骨板上结构)和鼓骨。开放面神经骨管(垂直段和部分鼓段),将面神经从管内迁出,将旁膝状神经节至腮腺后缘一段距离的面神经迁移至前上方。

为了充分显露颞下窝,除了需迁动面神经以外,还需将下颌韧带剪断,将下颌骨髁状突移至前位(用 Fisch 颞下窝拉钩)。在咽鼓管骨段部分磨除后,可磨去岩内颈动脉管壁(1/2 周长),以充分显露这段动脉及其与肿瘤的关系。然而按前述方法切除肿瘤。

倘若肿瘤侵袭颈内动脉的位置接近破裂孔,需要更大范围的前区暴露,就要切去下颌骨髁状突,将颞肌连同其下的颧弓翻起,开放颞下窝。这时,可见窝内结构(卵圆孔和下颌神经、棘孔和脑膜中动脉、翼窝及其肌肉),并可深达斜坡边缘,提供圆孔(和上颌神经)、鼻咽和海绵窦的入路。当肿瘤侵袭脑膜,进入脑内时,开放迷路下骨壁和部分颅后窝骨壁,剪开脑膜,达桥小脑角下端,相当后组脑神经出脑干的水平。必要时,还可切去颅中窝底壁。如肿瘤侵入迷路,向颅内扩展,还可将迷路(和耳蜗)切除,如小脑外侧部分被肿瘤侵袭,也可将其外侧部分切除。

考虑到手术安全,颅内部分的切除(指已穿破硬脑膜,侵入蛛网膜下隙的肿瘤)有时可分期进行。倘若术时止血妥善,预计术后并发血肿的可能性甚小,或侵入脑膜内范围不大,只有较小范围的脑膜缺失,也可一期完成。肿瘤切除后,还需进行以下处理:

脑膜缺失部分可取阔肌筋膜缝合修复。

术腔可用腹壁脂肪、颞肌瓣或游离腹直肌填充。

置腰穿蛛网膜下隙引流管(或术腔负压引流管)。待血管内吸出液中已无明显鲜血,基本上是脑脊液时,再停止引流(通常要 2~3 d)。术后使用大剂量抗生素(血脑屏障通透性较强药物)5~7 d。

倘若后组脑神经在术中被切除或损伤,术后会发生咽下困难和患侧声带麻痹,导致误咽并发下呼吸道阻塞或感染,宜作气管切开术和放置鼻饲管。

最要紧的是,病人应留在加强监护室 48~72 h,观察生命体征,维持脑脊液引流管和导尿管,保证正常需要的体液平衡等。

术后 1 周内,可能会发生皮下脑脊液积存。通常可不必处理,数天后脑脊液就会被吸收。但有时脑脊液积聚量过多,造成皮肤张力过大,影响皮瓣血运。此时可在切口处拆除 1~2 针缝线,放置小橡皮引流条,并用敷料作加压包扎。经此处理,数日后脑脊液漏也可终止,如上述方法不能达到目的,需重新进行手术修补。

(2) 面神经和大血管的处理原则

面神经和大血管是手术必须十分关注的对象,涉及面瘫和生命安全问题,需慎加对待。

1) 面神经 不能把面神经当作次要组织,或是手术入路的"障碍物"而任意处置。术者必须熟知面神经解剖及其病理生理学特征。

面神经血供可分为外源和内源两组。面神经外源性血供来自小脑前小动脉(供应面神经颅内段)、脑膜中动脉(供应面神经膝状神经节和近鼓室段)和茎乳动脉(供应面神经垂直段)。这些血管的分支进入面神经管骨膜和神经外膜之间的疏松结缔组织内。面神经内源性血供是一套微细血管网,来自外源性血供系统,穿入第Ⅷ脑神经束之间,或直接进入神经内膜组织,形成精致的神经内血管丛。此血管丛以超过上述外源性分段血供的范围进入邻段神经,维持更长一段神经营养。牵动面神经必然破坏面神经某段的血供(在本手术中,尤其是面神经垂直段),面神经该段的存活主要依靠内源性血供，而内源性血管的小动、静脉藏在神经外膜内。所以保护神经外膜是防止神经缺血的重要措施。

短程面神经迁动(自面神经外膝开始)所致面瘫的复活可在Ⅰ～Ⅱ级(按 House 面瘫复活分级法)，长程面神经迁动(自面神经内膝，即膝状神经节区开始)所致面瘫的复活可达Ⅰ～Ⅲ级。通常，本手术入路不需要断离面神经。若大范围术野暴露有必要断离面神经，应尽可能断在面神经外周段(主干分叉后)，并在术毕前重新将面神经的远近脑端吻合，这样，可最大限度地减少迷离神经再生，面神经复活一般在Ⅱ～Ⅳ级。

应尽可能避免作面神经节段切除。肿瘤侵袭面神经的方式多是占位推挤，或将其包围，很少侵入神经构造内。神经构造受侵多是后期现象。若面神经不得已要被部分切除，可采用改道吻合或神经移植方法修复。

2) 大血管　肿瘤多有不同程度地侵袭颈内动脉。为手术安全计，必须谨慎控制颈内动脉肿瘤侵袭部位的两端(近心和远心)。近心控制可在颈野办到；远心控制就比较难，因为颈内动脉的鼓、岩和颅内段暴露不易，处理更难。能否切除颈内动脉要视术前颈内动脉阻塞试验取舍，动脉切除后宜作大隐静脉移植。

72.5　听神经瘤手术(耳科入路)

通过迷路入路切除听神经瘤在 20 世纪 50 年代初获得成功；在 60 年代，经颅中窝入路摘除小听神经瘤(保存听觉)也取得进展。从此以后，经耳科入路摘除听神经瘤在耳科领域里获得不断发展和推广。

听神经瘤早期主要症状是病耳的感音神经性聋，病人多就诊于耳科。耳科医师根据听力学和耳神经学各项试验结果，筛选到小听神经瘤可疑患者，通过影像学方法获得明确或较可靠的诊断。所以，小听神经瘤多为耳科医师诊断，而耳科入路摘除听神经瘤的成功又使耳科医师进入了参与听神经瘤治疗的门户。

听神经瘤耳科入路有：颅中窝入路、迷路入路和迷路枕下联合入路。

72.5.1　颅中窝入路

颅中窝入路在下述条件下适用：病人尚有实用听力，瘤体局限在管内，或突出内听门不超过 1.5 cm(CT 评估)。实用听力是指纯音听阈(500 Hz、1 000 Hz、2 000 Hz 均值)在 30 dB 以内，语音分辨力至少为 70%。这一入路的主要优点是：① 手术可达内听道最外侧部分；② 可先定位面神经(迷路段或内听道段)。缺点是瘤体有时在面神经下方，取瘤操作不便；③ 进入颅后窝的通路比较窄小。具体步骤如下。

(1) 切口

病人仰卧，头转向健侧。作切口同时，静脉滴注类固醇和甘露醇。切口起自颧弓根水平，向上长 10 cm。在前下方的颞肌骨膜瓣作蒂部。作切口时，常会遇到颞浅动脉，可予断离结扎。用自持拉钩将切缘旁软组织牵开。

(2) 形成骨窗

在颞骨鳞部用电钻作 3 cm×4 cm 骨窗(底线 2/3 在颧弓根端之前)。为防止损及其下硬脑膜，可先用电钻将切缘磨薄。要求能薄到透现其下硬脑膜(表面有血管纹可资辨认)为止，然后在切缘内插入骨膜剥离子，顶住骨片，稍使力即能将骨片与磨薄的窗缘脱离，完整取出。将取下的骨片浸在贮有生理盐水的小杯内。窗缘出血点用金刚石钻头磨后即止。窗缘下硬脑膜出血点可用双极电灼凝固。

(3) 颞叶硬脑膜处理

用双极电灼凝固硬脑膜表面诸出血点(出血小血管系颞鳞与脑膜的交通支)。用尖钩刺入硬脑膜，并将其提起，取尖刀切开硬脑膜2 mm，达蛛网膜下隙，让脑脊液逸出(目的是降低硬脑膜内总容量，减轻硬脑膜被拉钩提起时对脑的压力)。

用咬骨钳咬去骨窗下缘部分骨壁，使骨窗下缘与岩骨上平面相齐。

在手术显微镜下，用小剥离子将硬脑膜自岩骨表面提起。剥离时应注意：① 所有岩骨与硬脑膜之间的小血管，都用双极电灼凝后切断，力求止血完善；② 岩骨内的膝状神经节可能无骨壁保护，直接显露在硬脑膜之下，盲目剥离硬脑膜会损及面神经。

自外向内逐渐提起硬脑膜，可在岩骨顶面见到一个十分重要的标志——弓状隆起。继续向弓状隆起两侧分离，至能确认岩大浅神经(岩大浅神经与岩脊平行，居膝状神经节之前，经面神经裂孔至岩大浅神经沟)为止。岩大浅神经与棘孔相邻，孔内脑膜中动脉是硬脑膜向前分离的最终界限。棘孔旁有静脉丛，该静脉丛如被损破，会有大量出血。双极电凝对制止静脉丛出血往往无效，最好用微纤细胶原止血药或国产人血纤维蛋白海绵填压。

将特制的颅中窝脑膜牵开器固定在骨窗窗缘，插入此器的脑膜板，板的前缘居膝状神经节内侧，尽可能靠近岩上窦。调整脑板角度，可渐渐抬起颞叶硬脑膜。

(4) 开放内听道

先用金刚石钻头将弓状隆起骨壁磨薄，以显露上半规管致密骨壁(若弓状隆起下方有气房，辨认上半规管骨壁比较容易,但有时无气房,弓状隆起骨壁与上半规管致密骨相融。术前 Stenver 位乳突片可显示这一解剖关系),继续细磨骨壁,至能透现上半规(壶腹端)的管腔。透现管腔处的薄骨壁色蓝呈线条状(称蓝线)。

上半规管壶腹端之前不到 1 mm 处为面神经。迷路段面神经与上半规管平面几乎平行。"蓝线"与内听道纵轴线的交角为 45°～60°,根据这一解剖关系,可用金刚石钻头沿内听道纵轴线磨薄内听道上骨壁,至能透现内听道硬脑膜为止。

内听道上壁外端有三角形骨脊(Bill 脊)。此脊将面神经与上前庭神经隔开。面神经居脊前,上前庭神经位于脊后。尽量扩大内听道上壁的磨薄范围,至内侧达内听门为止。将磨薄骨壁用尖钩剔去,显露其下硬脑膜。仍用尖钩刺入硬脑膜(切勿刺入膜内。面神经常紧贴硬脑膜下面),纵向拨开硬脑膜(由内听门至 Bill 隔),即可暴露内听道内的肿瘤。

(5) 切除肿瘤

用金刚石钻头磨除 Bill 隔与"蓝线"之间的骨壁,显露迷路段面神经。循此段面神经向内听道追踪,可确认内听道段面神经,从而分清面神经与肿瘤包膜的界面。用微钩在此界面上分离面神经与肿瘤包膜,提起包膜,常可见到上前庭神经的前端(上前庭神经进入内听道外端基部处)和面-前庭吻合支。切断此吻合支和上前庭神经前端,抓住上前庭神经前端可提起肿瘤。继续在肿瘤包膜和面神经之间的界面上分离,游离肿瘤下极,至能见到位于内听道下部的耳蜗神经为止。

迷路动脉(或内听动脉)常在耳蜗神经和面神经之间的界面内行进。操作时,器械(吸引管、剥离子、双极电凝头)应靠近肿瘤包膜,尽量保存此动脉(损伤动脉就会造成内耳缺血,丧失听觉;内听道段面神经血供也受影响,导致面瘫)。依靠面、听神经监控,术者应充分把握自己手操作的分量。

在切除内听道内的瘤体后,应小心剥除出内听门外突入后颅窝部分的瘤体。小脑前下动脉位居内听门旁(有时可形成动脉襻,伸入内听道),位置常不恒定,有时此动脉(或其分支)可与肿瘤包膜粘连。此时,宜先清除包膜内肿瘤,缩小瘤体,获得包膜与血管的界面后,电凝两者之间的交通血管,再把包膜除去。从颅中窝进路进入颅后窝,常需结扎岩上窦,否则岩上窦很容易被撕破,发生大量出血,止血常很麻烦。

(6) 闭合

肿瘤切除后,仔细止血。内听道顶壁缺口宜用游离肌肉(取自颞肌)填充,以防脑脊液漏。移去颅中窝脑膜牵开器,让被牵受压的颞叶硬脑膜舒开,自动复位至岩骨上平面。将取下的骨片重新放置在原位(不必用不锈钢丝绞合,颞肌瓣复位后,用肠线与切缘缝合,可使骨片保持在原来取下的窗位上)。用丝线间断缝合皮肤。

72.5.2 迷路入路

迷路入路是至桥小脑角最短的路线,适用于瘤体较小、听力甚差的对象。此入路的优点是:① 可切除内听道基区肿瘤;② 定位和追踪面神经方便;③ 面神经如被切断或部分切除,可立即作吻合或神经移植。具体手术步骤如下。

(1) 切口

离耳后褶线 2～4 cm 作弧形切口。用自持拉钩将耳郭和切缘前皮肤、皮下组织和骨膜瓣牵向前方,直至 Henle 棘和外耳道口显露为止(勿将外耳道皮肤穿破,以防术后脑脊液经此裂口从耳道逸出)。

(2) 乳突切口术

用电钻完成乳突切开术(磨除乳突内气房,仅保持乙状窦,硬脑膜表面的一薄层骨板)。暴露乳突腔内面神经垂直段骨管、外半规管、后半规管和砧骨窝。用骨粉(乳突皮质磨下的粉末)填充鼓窦入口。

(3) 迷路切除术

先磨除外半规管和后半规管及其壶腹,显露前庭。继之再磨除上半规管。上半规管壶腹壁有上筛斑。上筛斑为内听道基的外壁,该处有上前庭神经纤维穿过,是一重要标志。

三半规管磨除后,用金刚石钻头继续将岩内致密骨磨去,逐渐趋近内听道。将内听道上、后和下的骨壁磨薄,至透现管内硬脑膜和膜内的肿瘤为止。同时磨薄颅后窝前骨壁,至透现其下硬脑膜为止。

在外上半规管壶腹处,可辨出上前庭神经末梢。磨去该处骨壁,即可寻获上前庭神经及其旁的 Bill 隔。隔后就是面神经。

(4) 切开硬脑膜

剥去被磨薄的颅后窝、内听门及内听道上、后、下骨壁,显示其下硬脑膜。用尖钩刺入乙状窦和内听门后唇之间硬脑膜,用尖刀切一小孔后,用微剪向前剪开硬脑膜。剪至内听门再转向内听道。将剪开的硬脑膜向上下分开,上达岩上窦边缘,下近颈静脉球。

(5) 切除肿瘤

先确认小脑与肿瘤包膜的界面,用一片橡皮膜覆盖在小脑表面,轻轻将小脑向后内侧推移,达小脑池外侧,用小刀挑开蛛网膜使脑脊液逸出(可使小脑收缩,向内移位)。池内可能有一支从小脑回流至岩上窦的静脉,慎勿损及。凡进入肿瘤包膜的小血管均用双极电灼凝固,微剪断离。

若瘤体较大,肿瘤下极会粘住第Ⅸ、Ⅹ和Ⅺ脑神经。此时可用盐水小棉片将神经从包膜表面推开。肿瘤上极可能与岩上窦相粘,也需十分仔细分离。

在颅后窝的面神经受瘤体推移,显得又薄又散离,将其从瘤体包膜上剥离往往十分困难,但只要耐心细致地操作,多可告成功。

(6) 闭合

肿瘤切除后,仔细检查术腔,保证止血完善。取腹壁脂肪填充术腔,再取颞肌瓣覆盖。最后缝合皮肤。

72.5.3　迷路枕下联合入路

对于体积大的肿瘤,迷路入路的空间显得较小,手术操作不容易展开,瘤体各个侧面显露也嫌不足。迷路枕下联合入路可提供较单纯迷路入路为宽敞的术野。

切口仍作在耳后,但皮瓣较长,以能显露皮下的乳突和枕骨的侧面。

同迷路入路一样,完成乳突切开术和迷路切除术。除此以外,还要切除乙状窦后骨壁 3～4 cm,以显露小脑外侧的硬脑膜。切开硬脑膜,将小脑用特制拉钩牵开。

采用迷路入路相同的操作方法切除肿瘤。

肿瘤去除后,缝合乙状窦后脑膜,乳突腔用腹壁脂肪填充,并将颞肌瓣缝合在乳突腔周围创缘上。最后缝合皮肤。

72.6　颅底缺损的修补

颅底肿瘤切除后,若存在脑膜缺失会并发脑脊液漏。脑脊液漏会让鼻窦或鼻咽的细菌上行感染脑膜和蛛网膜下隙,引起化脓性脑膜炎。长期脑脊液漏并发脑膜炎的概率＞30%。所以,重建颅底对预防颅内感染是至关重要的。

取阔筋膜(或颞筋膜)或冻干脑膜修复脑膜缺失,再在其表面覆盖血运良好的组织。这类组织有:① 局部皮瓣、帽状、腱膜骨膜瓣;② 远处肌皮瓣(胸大肌肌皮瓣、背阔肌肌皮瓣、斜方肌肌皮瓣);③ 局部皮瓣取自邻近颅底缺失区的组织,将其移行到位覆盖缺失部分,这称为游离瓣。这类皮瓣有头皮皮瓣、前额皮瓣和帽状腱膜骨膜瓣等。肌皮瓣是靠皮下肌瓣供血的皮肤岛。肌瓣按需量长,将皮肤岛移至远处修复区。游离瓣是有特定动脉和静脉供应的皮肤岛或肌肉,通过显微手术将它的动、静脉与缺失区邻近的动、静脉吻合,靠后者供血给游离瓣。

72.6.1　颅前底重建术

颅前底缺失用裂厚皮片修复的疗效不够理想,容易并发脑脊液漏和脑膜炎。尤其是有大片脑膜缺失时,成功率更低。前额皮瓣重建颅前底缺失效果较佳,可修复筛骨全切除、眶顶和眶区脑膜切除后的局部大片缺失。

作双冠切口,取大张带蒂骨膜瓣或帽状腱膜瓣(由眶上和滑车上动脉供血)修补颅前底十分方便,瓣的鼻腔面可覆盖裂厚皮片。

用眉间和额中加长皮瓣可修复深达鼻咽的颅底缺失区。

颅前底侧壁缺失可用颞肌瓣修复。颞肌瓣靠颞浅动脉和颌内动脉供血。颞肌瓣可连同其下的骨膜一并剥起。瓣基的颞浅筋膜横形切开后,即可将肌肉伸长。颞肌瓣呈扇形,适合覆盖眶壁窗,将鼻窦与颅前窝底隔开。

颅前底大面积缺失可用胸大肌皮瓣修复。但肌瓣需外露在颈区,表面覆盖裂厚皮片,并在受区存活后,作Ⅱ期断离。胸大肌肌皮瓣的供血动脉为胸肩峰动脉。

用加长斜方肌肌皮瓣可覆盖眶、颅前底、颞窝、上颌窦、筛窦、额窦和鼻咽等,斜方肌的血供来自颈横动脉。其优点是肌蒂可藏在颈部皮肤下。缺点是要牺牲斜方肌。手术时还要将病人翻至俯卧位,然后再覆至原位,稍嫌麻烦。此外,肌瓣处在颊面下,外观欠佳。

背阔肌肌皮瓣的供血动脉为胸背动脉,皮岛和肌瓣也可通过皮下隧道到达颅前底,但也有斜方肌肌皮瓣同样的缺点。

使用游离瓣要求术者具有显微血管手术的能力。其优点是明显的,可修复大面积缺失,方便在受区按三维解剖要求放置。常用的游离瓣有背阔肌肌瓣、肩胛皮瓣(旋肩胛动脉和静脉)、桡前臂皮筋膜瓣(桡动脉和头静脉)和大网膜(胃网膜大动脉和静脉)等。

通常,修复颅前底侧部缺失,以颞肌瓣为佳,颅前底内侧和中央部分可首选帽状腱膜瓣和骨膜瓣。大面积颅眶缺失的可用胸大肌肌皮瓣或加长斜方肌肌皮瓣。面积缺失更大的可改用游离瓣。

72.6.2　颅中底重建术

外、中耳癌的颞骨切除术可能需要切除外耳(包括耳郭)、腮腺癌切除范围可包括腮腺、下颌骨、面颊部皮肤(常同时作颈淋巴廓清术)。这类手术除需切除大块侧颅区构造外,还留有大面积皮肤缺失。处理这类缺失可用胸大肌肌皮瓣、背阔肌肌皮瓣和斜方肌肌皮瓣修复。这类肌皮瓣血运良好,除了起重建作用外,还可阻断脑脊液漏、耐受术后放射治疗。

颞下窝肿瘤切除后留下的术腔可用颞肌瓣和脂肪组织填充。若缺失范围大,可同时用胸锁乳突肌瓣(保持枕动脉供血)填充,以消灭局部死腔。不过在硬脑膜和颈动脉术后显露在鼻咽侧时,上述肌瓣的体积可能不敷应用,宜改取游离肌瓣。在各种游离肌瓣中,以腹直肌游离瓣作腹壁下动、静脉与枕动脉和颈静脉吻合最为方便,可修复术腔并覆盖脑膜和颈内动脉,面向鼻咽的肌瓣会与鼻咽粘膜迅速愈合,可不必覆盖裂厚皮片。由于游离肌瓣植在术腔内,见不到术后血运状况,要求术者操作仔细,尽可能保障游离肌瓣的血循环。

总之,颅中底侧区小范围缺失用颞肌瓣已可满足;大面积缺失宜用胸大肌或斜方肌皮瓣;有显微血管外科能力的术者可采用腹直肌游离瓣填充颞下窝术腔。

72.6.3 颅后底重建术

通常范围不大的脑膜缺失可用颞肌瓣或胸锁乳突肌瓣修补。术腔大的可选用胸大肌或斜方肌皮瓣,甚至腹直肌游离瓣。肿瘤侵犯皮肤需切除脑膜和皮肤的宜用阔筋膜或骨膜修复脑膜缺失,再用肌皮瓣覆盖(斜方肌肌皮瓣、背阔肌肌皮瓣)。

(王正敏)

第九篇 综 合 篇

73 耳鼻咽喉头颈部影像诊断学

73.1 概论

耳鼻喉科疾病大多可由症状提示和内镜检查发现病变，耳神经病变还可通过功能检查估计其部位，但是临床症状混杂多而特征少，临床检查常局限于表面形态，为了全面了解病变以进行合理的治疗，临床上常需影像学检查以帮助诊断。影像学检查有许多种，包括普通X线检查、计算机体层摄影(computed tomography, CT)、磁共振成像(magnetic resonance imaging, MRI)、数字减影血管造影(DSA)、放射性核素、超声波等。本章着重介绍放射科前三者的应用。

普通X线检查包括透视、摄片和造影检查。透视可动态观察，为气道异物和食管异物的基本检查方法。硫酸钡造影为检查咽食管的简便方法。碘制剂造影仍用于瘘窦检查。普通摄片观察骨结构为好，其通过自然或人工对比也可观察软组织形态。传统的X线检查因投照结构重叠，对软组织结构分辨差，故检查效果有限，目前可用于一般炎症、外伤和异物病例的诊断。自从20世纪70年代CT和80年代MRI创用后，影像学检查取得迅速进步。目前CT和MRI已列为现代常用的检查方法，因其分辨率高，可分层显示和三维重建图像，适用于复杂和肿瘤病例。CT一般可兼顾显示骨和软组织结构，临床应用广泛；MRI不受骨影响，对软组织分辨率高，可多向层面成像，对内听道、颅底病变的显示，区别炎症与肿瘤范围，鉴别肿瘤复发与纤维组织增生等都有较明显的作用。总之，现今影像学检查可提供解剖结构和病理变化的大体形态，显示深层和隐蔽病变，全面了解病变范围和与周围重要结构的关系，且可从病变的解剖定位、形态特点和演变规律，以推断病变的类型或性质，为临床制定治疗计划提供必要的基础。对内镜、显微手术和颅底手术发展与提高起着相当重要的引导作用。随着科学技术的发展、设备创新、检查方法多样化和技术改进，影像学检查方法进步很快，毫米级扫描可更细致显示病变。通过造影剂增强，动态和代谢功能性检查的探索，对病变的定性和鉴别诊断将更加准确。在影像导引下进行活检和介入放射治疗，也逐渐成为提高临床疗效的新途径，正在推广应用。

为了充分应用影像学诊断，首先应了解各种影像学检查方法与基本原理，以利选用，进而应着重认识影像解剖和病变影像表现，并结合临床资料理解其意义。现先将有关CT和MRI基本知识作简要介绍。

73.1.1 计算机体层摄影(CT)

CT为采用准直的裂隙X线进行层面扫描，由检测器收录每层各点X线吸收数量，经计算机模/数和数/模转换处理，形成层面解剖影像。各种解剖结构密度可选点测定和记录。按Hounsfild方法计水密度为0，空气为－1 000，致密骨可达＋3 000以上。一般以16～64级灰阶表示。为使图像清晰显示，应根据重点检查的解剖部位，适当调节窗宽（CT值显示范围）和窗位（又称窗平，即CT值显示的中点）。如颅面部可用200～500窗宽和30～50窗平，显示骨结构应加大窗宽至＞1 500，窗平也应提高至300～500，视具体情况调节。为着重检查骨结构，也可直接行骨算法扫描，显示更为细致。CT可显示骨和软组织，对骨质细小改变、气体、钙化的显示最为清楚，在头颈部广为应用，最适用于检查鼻窦和颞骨，效果远较普通X线平片为优。通常应用横断面扫描较为合适，舌骨以上头面部也可应用冠状面（仰卧或俯卧）扫描，对颅底、眶底、腭部等结构显示较好，且有利于了解上下关系。扫描范围可依具体要求确定。一般常用5 mm层厚，扫描对细小结构（如颞骨），则以1～2 mm层厚检查为妥。大多数可采用普通扫描（平扫）调节适当窗宽窗位显示即可，静脉内加压滴注造影剂后扫描可增强影像对比，有利于病变更清楚显示，且可估计病变血供丰富程度，对颅底病变和颈淋巴结转移和病变结构的区别很有帮助，为检查肿瘤和血管病变常规检查方法。此外，在一般扫描基础上，有时也可通过计算机处理进行其他方位层面图像重建，增加不同方位观察。近年来应用螺旋CT（spiral or helical CT）可行层面连续的体积扫描，再经图像重建或三维成像提供立体图像，可从不同角度直观活体影像，很受临床青睐。增强后血管造影也可部分代替动脉插管血管造影，显示血管病变和移位。

73.1.2 磁共振成像(MRI)

磁共振成像（MRI）原理完全不同于X线显影，其原理较为复杂，它是利用奇数原子核的自旋属性，一般常用为氢质子成像。基于人体内含有大量水和脂肪，富有氢质子（H_1），在置于强磁场磁化后，经选用适当的射频脉冲激励下产生氢核磁共振，由梯度磁场作空间描记各点氢质子吸收和释放能量过程，以T_1和T_2弛豫时间表示，并经计算机数/模转变成层面图像，以信号强度表达解剖结构和病变形态的差异为较好反映组织特性的新的检查方法。

MRI成像检查有四个内在因素：T_1、T_2、质子密度（P）和流空效应。应用射频脉冲激励的重复时间（TR）和回波时间（TE）不同组合，可着重反映某一成像因素。一般常用自旋回波（SE）脉冲序列，以短TR和短TE检查着重反映T_1特性，称为T_1加权（T_1-Weighted，简称T_1W）图像，以长TR和长TE检查着重反映T_2特性，称为T_2加权（T_2-weighted，简称T_2W）图像，以长TR和短TE检查着重反映质子密度差别，则称为质子密度加权（proton density weighted，简称PW）。常规应用T_1W和T_2W比较，以观察同一解剖结构或病变部位的T_1和T_2强度变化规律，以判断病变组织特性。质子加权像近似于T_2W像，且各种组织质子密度差别小，故一般较少应用。在MRI图像上，信号强度以黑白程度表示，高信号呈白色，低信号呈黑色。在T_1W图像上，T_1短信号高，T_1长信号低；在T_2W图像上，信号强度则随T_2延长而升高，反之亦然。大多数组织T_1较短，T_2较长，故在T_1W图像上呈中等（灰色）信号，T_2W图像上信号较高（白色）。液体信号强度随蛋白质浓度变化，一般液体蛋白质浓度＜5%（如脑脊液、眼内玻璃体）属长T_1和长T_2，在T_1W上呈低信号，在T_2W上为高信号。如蛋白质浓度较高（5%～25%）的液体（如阻塞性鼻旁窦炎、窦腔内积液）因T_1缩短，可在T_1W和T_2W上均呈高信号。如蛋白质液体稠厚或干结以致T_2变短，在T_1W上呈高信号，在T_2W上为低信号，或T_1亦延长，则T_1W和T_2W均呈低信号。纤维组织含氢质子较少，T_1W和T_2W均呈灰色低信号。空气和骨皮质及钙化斑块，因缺乏活动氢质子，在 T_1W 和 T_2W 均不产生信号，呈现黑色。脂肪组织 T_1 短，T_2 长，在 T_1W 和 T_2W 均为高信号，但以 T_2W 信号较 T_1W 为低。胆固醇在 T_1W 和 T_2W 上均为高信号。出血因血红蛋白氧化丧失和分解变性有较复杂信号变动过程，一般亚急性出血在 T_1W、T_2W 上均呈高信号。上述各种组织 T_1 和 T_2 的差异，可较好反映软组织和液体的特性，提供较多信息，对诊断和鉴别诊断常较 CT 为优。T_1W 成像时间短，显示解剖图像多较清晰；T_2W 成像时间较长，图像略逊于 T_1W，但反映病理表现较好。有时为了增加图像对比度，可改变扫描方法(如磁化转移成像等)或应用造影剂增强，现今常用顺磁性造影剂，为钆(Gd)制剂(一般用 Gd-DTPA 制剂，如 Magnerist)，按 0.1～0.2 mmol/kg 计由静脉内注射后即可分布于血管和细胞外液中，可缩短组织内 T_1 和 T_2，一般以缩短 T_1 为主，通过 T_1W 增强扫描，可增加病变信号强度，提高细小病变和颅内病变检出率，可估计病变血供程度，有助于病变的鉴别。

MRI 不受致密骨质干扰，对软组织分辨率高于 CT，且可从任何方向成像，对于颅底附近病变，骨管内结构显示远较 CT 为优，常用于检查颅脑颅底、内听道、视神经、膜迷路等病变，此外对鼻旁窦肿瘤与炎症混存病例，MRI 可识别肿瘤和炎症。一般肿瘤信号多较炎症为低，因而能较好地明确肿瘤的部位和范围。放射治疗或手术后纤维瘢痕与肿瘤复发，在 CT 上单从密度差别较难区别，而增强后 MRI 上则表现不同，肿瘤可强化，而纤维组织为低信号且不被强化，有助于区别。

MRI 有多种检查方法，现在还在不断开发中，如应用短 T_1 反转恢复序列(STIR)可抑制脂肪信号，用于眼眶和颈部增强后的检查。利用流动效应采用梯度回波方法可行血管(动脉或静脉)成像(简称 MR angiography，简称 MRA)。三维重建成像可单独显示内耳膜迷路。MRI 应用潜力大，现已有灌注扩散检查和磁谱分析(MRS)，开展对组织生化代谢和功能研究，对诊断深入有一定意义。

影像学诊断一般着重于形态表现，临床医师应在熟悉解剖和病理基础上，从影像上力求获得定位、定量和定性诊断意见。病变部位的确定通常对病变组织来源的估计有限定意义。对病变范围和周围重要结构关系的了解，为临床分期、决定治疗方法或选择治疗途径的重要依据，最为临床重视和关注。病变形态观察应着重包括病变轮廓形态、边缘和内部结构，对比度和造影剂增强前后变化，以及综合骨质和淋巴结等改变，为推断定性的主要形态基础，但病变形态表现常错综复杂或缺乏特征性，各人表现不一，为此，在组织学诊断前，密切结合临床资料分析，才能使影像学诊断合理和恰当。肿瘤组织学证实和分类，是最后重要证据，一般不应由影像诊断取代。

73.2　耳和颞骨

耳部结构除耳郭外都隐藏于颞骨内。耳部有外耳、中耳和内耳之分，颞骨由岩骨、乳突、鼓骨和茎突组成。颞骨内含有面神经管、内听道和颈静脉孔，其解剖结构细小而复杂，病变可涉及颅底和颅内。

73.2.1　影像学检查方法

(1) 普通平片

应用侧斜位(如 runstrom 位)、后前斜位(如 stenvers 位)和轴位(如 Mayer 位)等投照，从不同角度重点显示骨结构，但易重叠且对软组织仅能粗略了解，现今仅为一般中耳乳突炎和骨质病变的检查方法。

(2) CT

应用高分辨 CT 以 1～3 mm 薄层扫描，常规平扫应以软组织窗和骨窗(观察内耳等以 3 000 Hu 窗宽为好)分别观察软组织和骨结构。如采用骨算法扫描对骨结构显示更清楚。细小结构可加放大片显示较好。对于中耳乳突炎性病变一般可以冠状面为基本检查位置，肿瘤则以横断层面为基本常规检查方法，复杂病例多需两种位置检查为好。肿瘤和颅内病变还应静脉内注射造影剂后增强检查为妥。颞骨有关颅底肿瘤也可由螺旋 CT 行三维重建颅底骨图像。

(3) MRI

MRI 不受骨结构干扰，显示软组织结构较 CT 清楚，故为检查内听道、桥小脑角和颅脑首选方法。对颈静脉孔等颅底肿瘤和面神经病变也可配合 CT 检查。常规以薄层横断面和冠状面扫描，其中一种层面应有 T_1W 和 T_2W 平扫比较，然后再增强 T_1W 两种层面检查，可更清楚显示病变和有助于鉴别诊断。此外，近几年来应用薄层扫描和三维重建膜迷路 T_2W 图像，可较好显示膜迷路内细小炎症和新生物。

(4) 血管造影

颞骨和颅底富有血管的颈静脉球瘤、动静脉瘘或畸形等可由 MRI 行动脉或静脉血管成像帮助诊断。如需行血管内栓塞介入治疗则应在 DSA 超选插管基础上开展。

73.2.2　影像解剖

正常影像解剖见图 73-1～73-8。

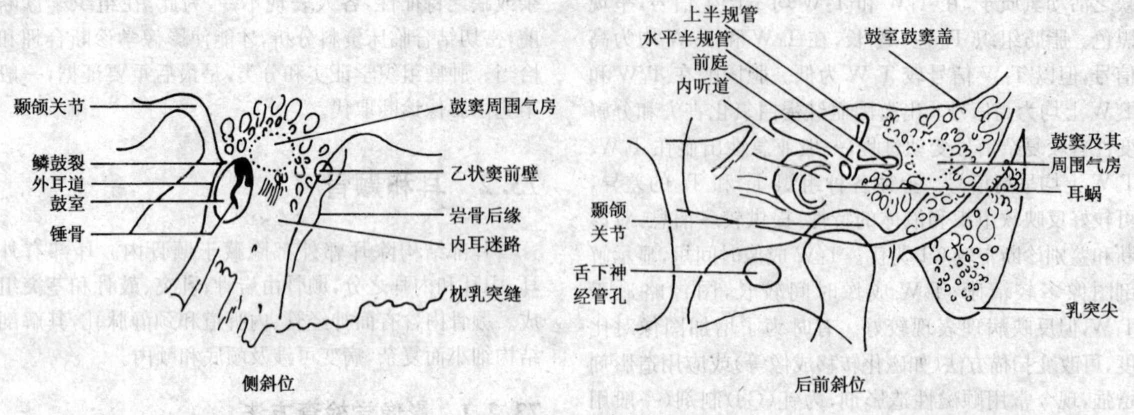

图 73-1 颞骨平片解剖示意图

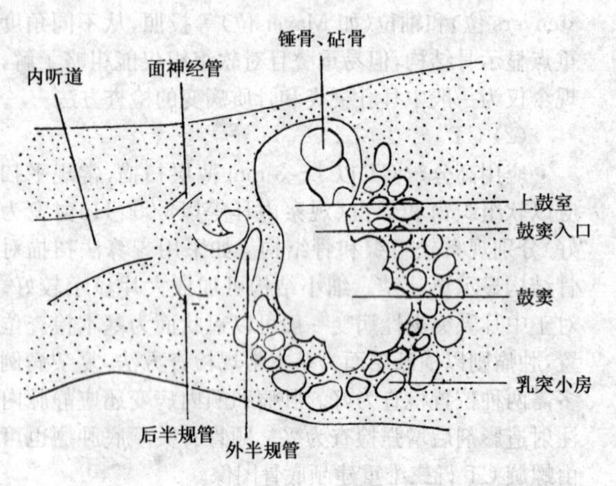

图 73-2 颞骨横断面 CT 示鼓窦层面

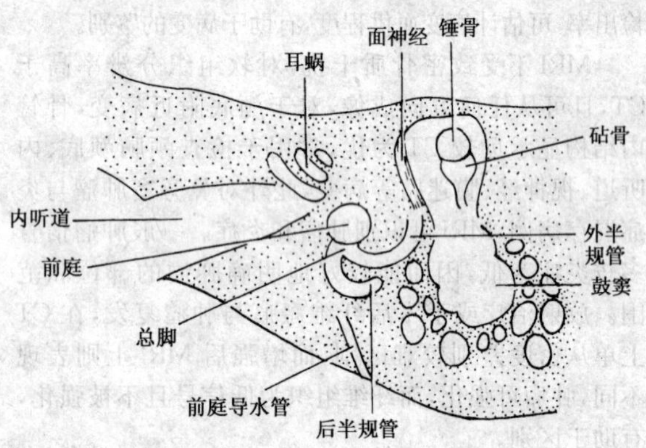

图 73-3 颞骨横断面 CT 示前庭层面

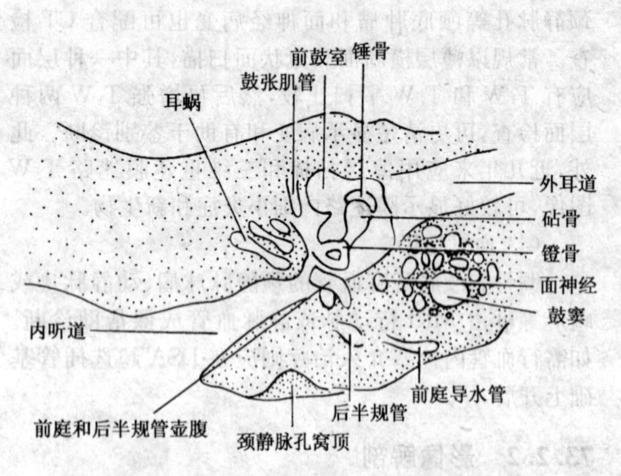

图 73-4 颞骨横断面 CT 示耳蜗层面

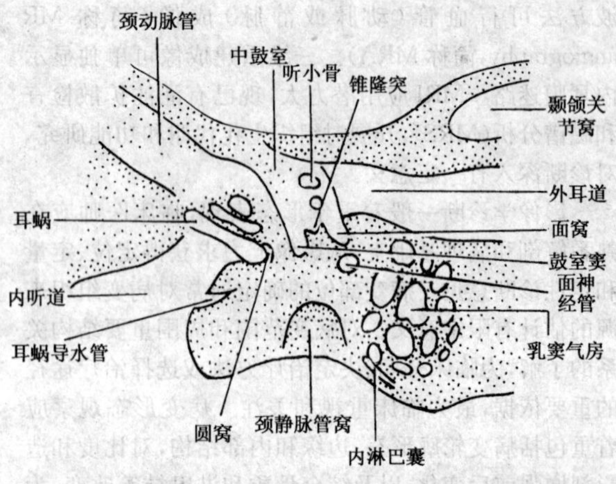

图 73-5 颞骨横断面 CT 示中、下鼓窦层面

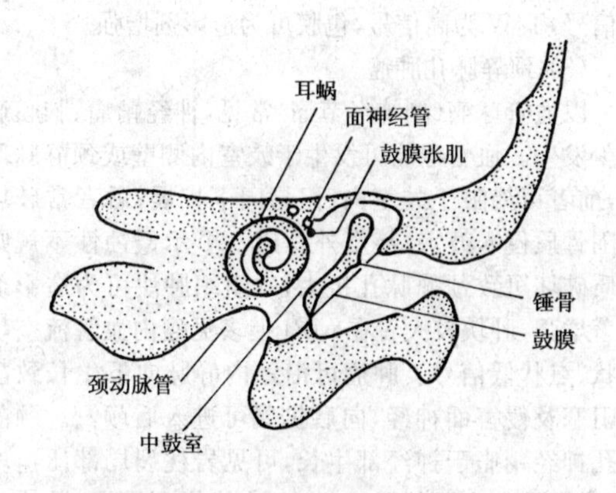

图 73-6 颞骨冠状面 CT 示耳蜗层面

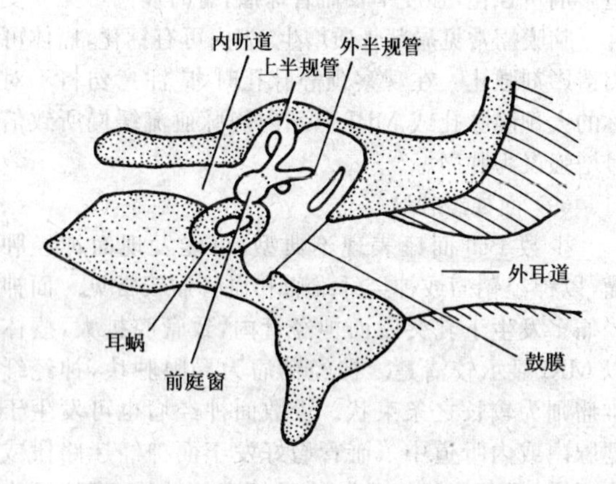

图 73-7 颞骨冠状面 CT 示前庭层面

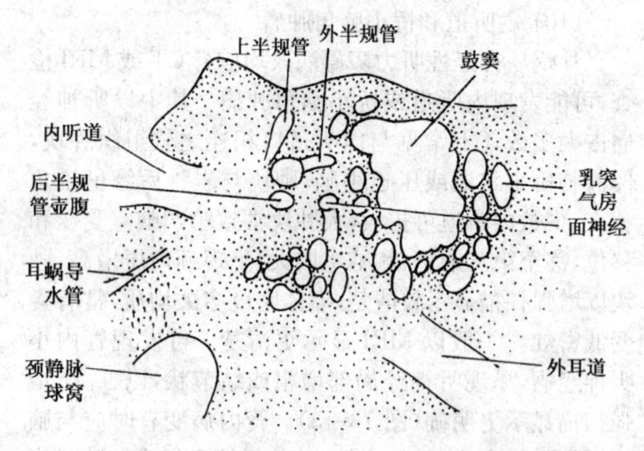

图 73-8 颞骨冠状面 CT 示鼓窦层面

73.2.3 常见病变的影像表现

(1) 先天性耳畸形

可由平片显示，以 CT 观察更细致(图 73-9，见插页)。外、中耳发育畸形常见小耳郭，外耳道骨段狭小或闭锁，中耳腔小，锤砧骨分节不全或畸形，乳突气化发育不一，面神经管常移位，有的可致镫骨畸形(CT 很难清楚显示)。少数外、中耳畸形可伴内耳畸形或有多种颅面畸形。

内耳畸形可单独发生，多为双侧性，以前庭导水管增大最为常见，显著者可见半规管粗而短，耳蜗螺旋板缺失或呈单囊状，有的可伴内听道狭小。先天性外淋巴瘘为内耳的异常通道，自发脑脊液瘘可致儿童波动性听力下降和屡发脑膜炎，CT 可显示蹬骨椭圆窗或圆窗瘘或前庭导水管扩张，耳蜗畸形。

(2) 颞骨骨折

纵形骨折线位于颞骨鳞部，有的可下延至外耳道和乳突，涉及面神经管。横断骨折多见于枕骨或中颅窝底骨折线贯通岩骨，致内耳或内听道断裂。上述骨折者多伴有头皮下肿胀，中耳乳突积液或颅内出血。

(3) 中耳炎和胆脂瘤

急性中耳炎可限于鼓室密度增高或粘膜增厚，进而可致乳突气房有类似改变，如炎症未及时控制，可因乳突积脓致骨质破坏或蔓延至岩尖气房呈现岩尖炎。

慢性中耳炎可发生于气化型或非气化型乳突，鼓室内常见粘膜增厚或软组织增生，多伴有听骨不全破坏，乳突骨质硬化增厚，鼓窦内密度增高或有软组织增生，亦可致窦壁边缘骨质吸收破坏。胆脂瘤多见于非气化或气化差乳突，骨质硬化增厚，上鼓室或整个鼓室常有软组织增生，多伴有上鼓室外侧壁骨棘破坏变钝，听骨有不同程度破坏，充满软组织的鼓窦入口——鼓窦腔常有骨质破坏致窦腔扩大，其边缘多较光滑清楚(图 73-10，73-11，见插页)，如伴有肉芽或活动炎症，其边缘可较模糊。胆脂瘤与肉芽在普通摄片时难以区别，前者破坏腔常较大或呈膨胀压迫表现，后者引起骨破坏轻，边缘欠锐利。增强扫描时，胆脂瘤不被强化，肉芽组织和炎性粘膜可增强，实际上不少病例常见两者伴存有时难于区分。胆固醇肉芽肿则在 MRI T_1W 和 T_2W 均呈高信号为特点。慢性中耳炎或胆脂瘤可因炎症或骨质破坏导致各种并发症，CT 易显示半规管瘘，鼓室或鼓窦顶壁或面神经管破坏，乳突外板或乳突尖破坏多伴有皮下软组织肿胀甚至低密度脓腔，颅内并发症以 MRI 显示较 CT 为好，侧窦栓塞可致侧窦缺乏流空，T_1W 即呈高信号，脑膜炎、侧窦炎症亦可由增强 MRI 显示。

(4) 感觉神经性听力丧失

根据电测听和脑干电位可分为耳蜗感觉性和蜗后神经性听力障碍。耳蜗病变可由 CT 显示骨迷路异常，如耳蜗硬化症、骨病（Paget 病、成骨不全）可致内耳骨质稀疏，化脓性、外伤性迷路炎可致迷路骨质增生。近年来应用薄层高分辨 MRI 可显示膜迷路病变，T_1W 高信号灶可为出血、高蛋白，T_2W 低信号灶可为肿瘤或慢性炎症病变，应以 T_1W 增强检查较清楚，迷路内小型神经鞘瘤为局限增强肿块，随访半年以上不消失或增大；迷路炎症常为广泛或节段强化，随访后可改善或消失。近年来应用 3D 重建膜迷路图像 T_2W 可更清楚显示小肿瘤和纤维化病变效果更好。

蜗后神经性听力丧失应着重除内听道或桥小脑角肿瘤外，还可为脑干神经、脑缺血性或脱髓鞘病变，以 MRI 显示较好。

（5）外耳道占位性病变

外耳道骨疣或骨瘤可为 CT 清楚显示，前者为局部骨质片状增厚，后者呈局限骨质增生隆起，均可致管腔狭小。外耳道角化物阻塞或胆脂瘤表现为外耳道为软组织占据，可致管腔扩大和骨壁变薄，后者常向后壁压迫性破坏，侵入乳突，但一般不累及鼓室-鼓窦。外耳道乳头状瘤软组织增生可局限或充满管腔，以致管腔扩大或骨质破坏，少数可复发或恶变，常侵入中耳乳突。

（6）外耳道-中耳恶性肿瘤

外耳道腺癌可无明显骨质破坏，即出现肺内等远处转移。鳞癌多起自外耳道，易向中耳侵犯，骨质破坏局限，难与炎症或外耳道乳头状瘤区别，应由病理确定诊断。大多数可见不规则骨质破坏（图 73-12，见插页），可向邻近扩展，可破坏乳突、颞颌关节、颈静脉孔及附近颅底，软组织肿块常侵犯耳周腮腺、咽旁间隙，伴有耳前颌下或颈上深淋巴结转移，亦可向颅内侵入后颅窝或中颅窝。儿童中横纹肌肉瘤起自颅底，多有类似广泛骨破坏。有时颞骨与颅底骨质破坏应与多种病变鉴别。腮腺癌、鼻咽癌可直接侵犯扩展。转移癌也偶可发生于此，颞骨巨细胞瘤好发于颞颌关节窝易向周围扩展。此外，恶性外耳道炎也可引起广泛骨质破坏及软组织坏死，应结合临床考虑。在颅底病变检查时，应注意颈动脉管，如其破坏或侵犯，手术多难以切除且危险性大。

（7）颞骨良性肿瘤

乳突骨瘤在乳突外表呈现骨质局部增生隆起。骨纤维异常增殖症可致颞骨呈现边界不清的骨样增生肥大，可局限或为颅面骨病变一部分。

上皮样囊肿（又称先天性胆脂瘤）可发生于中耳、岩乳突骨，其中以内耳周围为好发区。CT 上呈现类圆形低密度骨质破坏区，边缘光滑呈膨胀性（图 73-13，73-14，见插页），在 MRI 上为均质肿块，T_1W 呈低至中等信号，T_2W 为高信号，包膜可为造影剂增强。

（8）颈静脉孔肿瘤

以血管球瘤（副神经节瘤）常见，神经鞘瘤、脑膜瘤较少发生。血管球瘤可发生于鼓室内侧壁或颈静脉球窝，前者可局限于鼓室内，但易向下扩展；后者常破坏周围骨质侵入鼓室，甚至外耳道，CT 示侵蚀性不规则骨质破坏可致颈静脉孔扩大，软组织肿块可为造影剂显著增强，肿块较大者在 MRI 上多见瘤内血管流空呈条状、点状低信号。肿瘤可沿颈内静脉向下生长致静脉阻塞及侵害面神经，向后扩展可进入后颅窝。颈静脉孔神经鞘瘤于神经部生长，可见岩枕裂局部压迫增宽，进而致整个颈静脉孔扩大，边缘锐利光滑，肿块为造影剂所强化，强度不及血管球瘤，有时瘤内可见囊变区。脑膜瘤常见局部骨质增生，瘤内可有钙化，瘤体可为造影剂强化。在观察颈静脉孔时，应注意勿将不对称的大颈静脉孔或 MRI 上颈内静脉血流缓慢所致信号增强误为肿瘤。

（9）面神经肿瘤

少数 Bell 面瘫表现不典型，可能发现面神经肿瘤，以神经鞘瘤或神经纤维瘤和血管瘤较常见。面神经瘤多发生于乳突段面神经管内，致管腔扩大，瘤体以 MRI 显示较清楚。神经鞘瘤为局限肿块，神经纤维瘤则为较长之条束状。少数面神经瘤也可发生于腮腺内或内听道中。血管瘤好发于面神经迷路段或内听道，局部软组织小肿块呈蜂窝状结构，瘤体可为造影剂增强。

（10）内听道和桥小脑角肿瘤

耳蜗后神经性听力障碍病人均应行 CT 或 MRI 检查，可能发现内听道或桥小脑角肿瘤。其中以听神经瘤占大多数，CT 常见与内听道口相连之软组织肿块，侵占脑桥小脑池或压迫小脑，肿块与岩骨后缘呈锐角相交，少数内听道可扩大，大肿块常致第四脑室受压和移位，甚至第三脑室、侧脑室增大，呈现颅内压增高，肿块以增强扫描显示较清楚，瘤体密度多欠均质，常有囊变低密灶。一般以 MRI 显示更清楚。可发现管内小听神经瘤，呈现听神经局部增粗或结节状，以 T_1W 增强扫描显示更明确（图 73-15）。管内病变有时应与脑膜或软脑膜炎症、转移癌等鉴别，但较为困难。脑膜瘤发生于岩骨，CT 常见岩骨内表骨质致密增厚，附着广基软组织肿块，瘤内可有钙化，瘤体与岩骨后缘呈钝角相交，内听道多不扩大，肿块可为造影剂增强，且常见邻近脑膜增强称为脑膜尾征。

上皮样囊肿可发生于桥小脑角，在 CT 上呈低密度囊性肿块，易沿脑表面裂隙潜入性生长，可致边缘不

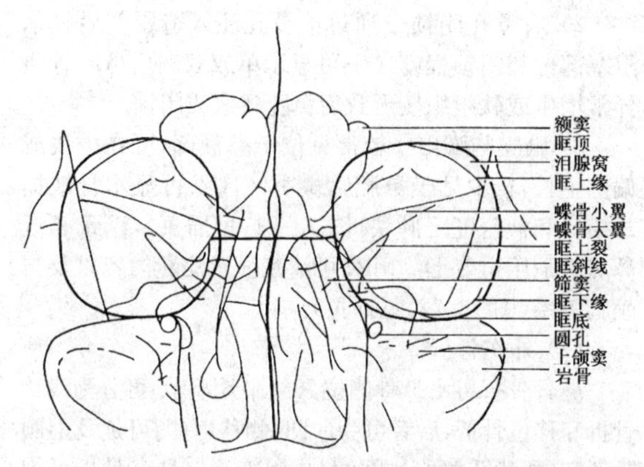

图 73-15　鼻窦柯氏位 X 线平片示意图

规则分叶状，增强后可见包膜和间隔呈线状强化，呈多房状，MRI 显示亦较清楚，肿块内液体因蛋白质浓度不一，在 T_1W 可为低或较高信号，T_2W 为高信号，包膜与间隔呈低信号。

蛛网膜囊肿在 CT 上亦为低密度囊性肿块，可与上皮样囊肿相似，一般情况下其内容均质，边缘欠清楚。MRI 上其内信号变动与脑脊液一致，即 T_1W 低信号，T_2W 高信号，以 T_1W 信号可与上皮样囊肿区别。

73.3　鼻腔和鼻窦

外鼻和鼻腔可为临床直接查及，鼻窦及周围结构主要需用影像检查。

73.3.1　检查方法

(1) X 线平片

外鼻侧位 X 线平片为检查鼻骨常用方法。鼻腔和鼻窦 X 线平片应用华氏位（顶颌位）和柯氏位（鼻额位）投照，前者可显示上颌窦、前组筛窦和颧弓，后者着重显示额、筛窦和眼眶（图 73-16，73-17）。常规以两位置综合观察较好，常用于检查一般鼻窦炎和骨折。咬合片可显示上颌前区和硬腭，侧位和颅底 X 线平片对蝶窦和深在结构显示有帮助，可酌情增用。

(2) CT

可细致显示鼻腔鼻窦及周围骨质和软组织，应用较广泛，可较好显示病变钙化，区别肿瘤囊性或实性，了解病变深部结构的侵犯情况，对临床帮助大。通常应用 5 mm 层面扫描，横断面易于检查，冠状面显示上下关系，观察颅底、眶底和牙腭较为清楚，对前组鼻窦窦口区显示可配合内镜检查，一般病例平扫即可，静脉内注射造影剂后增强扫描，可较清楚显示病变，帮助区别肿瘤与炎症，了解病变血供程度和内部结构，显示颅内侵犯较可靠，复杂病例可应用横断面与冠状面（图 73-18）或加重建图像综合观察。应用螺旋 CT 扫描后三维重建颅面骨也可更直观骨结构异常（图 73-19，73-20）。

(3) MRI

显示钙化和骨质不及 CT，但其对软组织分辨率高，在鼻部病变中主要应用于：① 上部鼻腔鼻窦肿瘤侵犯颅底时，MRI 不受骨质干扰，且可多向成像，较 CT 更好观察颅内病变，增强后扫描还可区别脑外、脑膜和脑内侵犯；② 区别肿瘤与炎症侵犯部位和范围，一般肿瘤在 T_2W 上信号较炎症为低，T_1W 增强后肿瘤可不规则强化；③ 手术或放疗后鉴别肿瘤与纤维瘢痕，一般纤维组织增生在 T_1W 和 T_2W 上为低信号且不能被造影剂增强，肿瘤在 T_2W 上信号较 T_1W 为高，且可被增强，有较清楚差别。

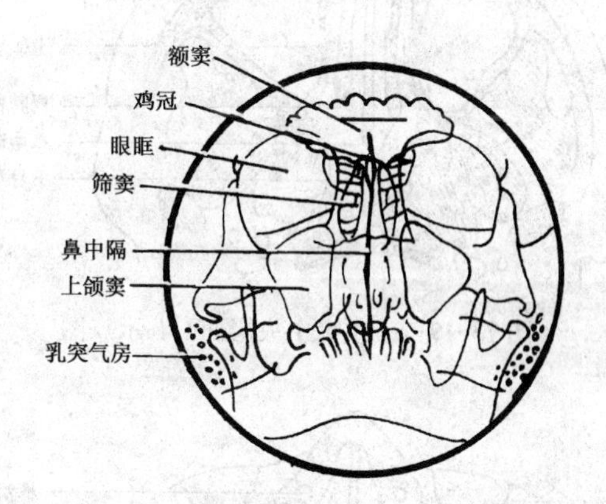

图 73-16　鼻窦华氏位 X 线平片示意图

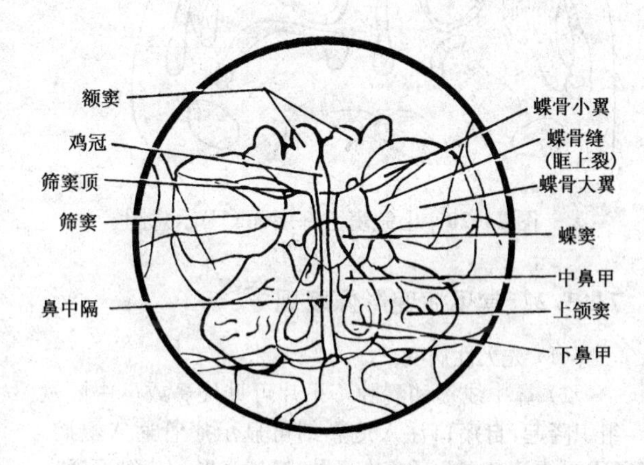

图 73-17　鼻窦柯氏位 X 线平片示意图

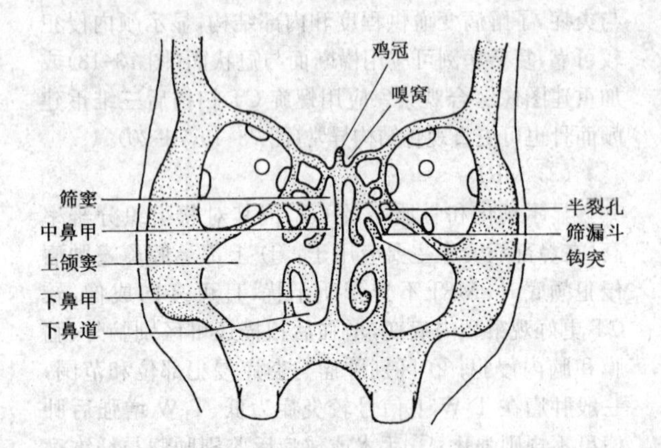

图 73-18 鼻窦窦口鼻道区冠状面 CT 示意图

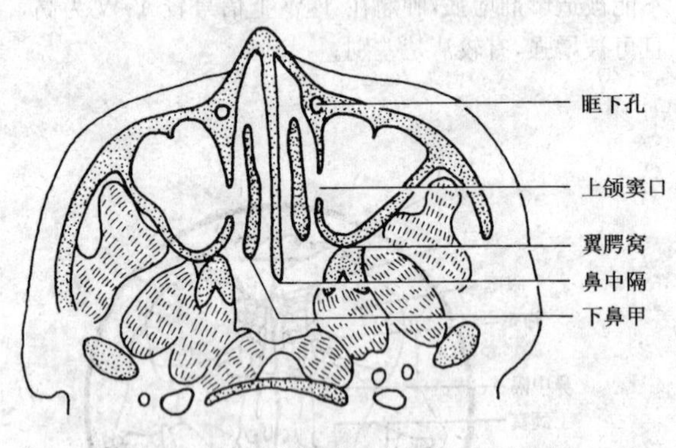

图 73-19 上颌窦中央层面 CT 示意图

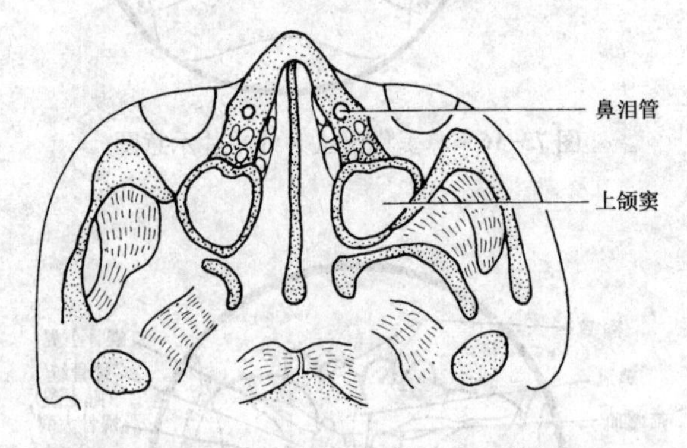

图 73-20 上颌窦上部层面 CT 示意图

73.3.2 常见病变影像表现

(1) 先天性病变

1) 鼻中线瘘和囊肿　平片可见外鼻或鼻中隔软组织隆起，自瘘口注入造影剂可显示瘘管通入囊腔。CT 可更清楚显示低密度囊肿，鼻骨变形。瘘管可通向前颅底或见盲孔扩大。

2) 后鼻孔闭锁　通过前鼻孔注入造影剂后显示阻塞部位和闭锁程度，CT 可显示单或双侧后鼻腔骨质异常增生或软组织变形致后鼻腔狭窄或闭锁。

3) 脑膜脑膨出　较常见位于鼻额部，可在中线或偏侧生长，较少见于鼻腔筛蝶窦区，CT 可显示骨缺损之疝口和低密度之肿块(图 73-21，见插页)，以致邻近鼻窦眼眶压迫变形。MRI 可清楚显示疝囊内容以及与颅脑关系(图 73-22，见插页)。

(2) 外伤骨折

鼻骨骨折可由鼻骨侧位 X 线平片显示，可分为线状骨折和移位骨折，后者可为前凹、侧移，有的可延及上颌骨额突(梨状孔侧缘)或致鼻中隔变形。鼻窦骨折可为单侧，少数为双侧性，属颅面骨外伤一部分，可自中线向两侧延伸。X 线平片或 CT 可见骨折线延伸部位或碎骨片移位，伴有面部软组织肿胀、窦内积液、眶内积气。CT 可清楚显示神经、肌肉等重要结构损伤或嵌顿移位，有的还可发现颅内出血，以利及时纠正治疗。

(3) 炎症

鼻窦炎症为常见病，普通 X 线平片在空气对比下可显示鼻甲肿大，鼻窦粘膜增厚或增生，以及窦壁骨质改变，但如窦腔阻塞，仅凭透光度减低难以区别积液和粘膜增生。CT 可更细致显示病理改变和区别炎症类型，了解鼻窦窦口鼻道区软组织阻塞和解剖变异，有利于计划内镜鼻内手术。一般急性和过敏性鼻窦炎常见鼻甲肿胀，窦内粘膜增厚或分叶状息肉样肥厚。慢性鼻窦炎常见中鼻甲增大、鼻腔内息肉、鼻窦粘膜增厚或增生，窦壁骨质可硬化增厚。活动性炎症都有窦内积液显示气液平面。窦腔内软组织类圆形块状软组织增生可为囊肿或息肉，前者常为单发，后者可多发，有基蒂者更为典型。鼻腔鼻窦息肉有不同类型，单发后鼻孔息肉大多数来自上颌窦，很少来自蝶窦，可见鼻内肿块与病变窦腔相连，窦口可扩大(图 73-23，见插页)。多发鼻息肉来自筛窦和上颌窦，常为双侧性。少数息肉血管增生明显，易发生坏死出血，以上颌窦发生居多，其他鼻窦也可发生，窦内出血常呈斑片状密度增高(图 73-24，见插页)，窦腔可为软组织充满致扩大，多伴有骨质吸收破坏，病变亦可增强，易误诊为肿瘤。应结合鼻内息肉外观鉴别，最后由病理确定诊断。自从 CT 应用后，单发鼻窦炎尤以蝶窦炎较常发现，其中可为霉菌性炎症。霉菌性炎症有多种类型，非侵袭性霉菌病变在温湿和农业地区较常见，常为单个鼻窦发生。窦内软组织不规则增生，内有钙化斑点(图 73-25，见插页)，有的窦内软组织密度较高，周壁有低密度粘膜水肿带，窦壁骨质多有硬化，少数可有骨质破坏。有的还可向眼眶、颞下窝等扩展，则属侵袭性，可见于免疫功能低下或糖尿病患者。

(4) 良性肿瘤

在影像上可分为3种类型：

1) 低密度膨胀性病变　为囊肿表现。窦腔内发生者大多数为粘液囊肿，在窦口阻塞基础上产生，以额筛窦最为常见(图73-26,73-27,73-28,见插页)，蝶窦少见，上颌窦发生者多为术后囊肿，此外，偶见胆固醇肉芽肿，应予鉴别(此类囊肿在MRI的T_1W、T_2W均呈高信号，有一定特征)。发生于窦腔外以颌面区为常见，可为先天性上皮残留形成面裂囊肿，好发于鼻前庭或颚部。牙源性齿根囊肿和含牙囊肿，前者为牙根尖周炎症所致，后者囊肿内含阻生多余牙。此外少见囊性牙瘤、骨囊肿等，应予鉴别。

2) 实质性占位病变　以乳头状瘤较常见，其在鼻腔内软组织肿块外形不规则，间杂有小气泡征(图73-29,见插页)，肿块可延伸鼻咽腔内，亦可侵入筛上颌窦角，进而破坏骨质进入窦内，或伴鼻窦阻塞性炎症，较难与鼻息肉区别。此类病变如组织学为内翻型，可恶变，影像上也难提示鉴别。神经鞘瘤偶有发生于鼻腔或鼻窦内，实质性肿块多较光滑，常致腔道扩大伴有骨质压迫性破坏。血管瘤好发于鼻中隔，向鼻腔内生长呈结节状，可为造影剂显著增强以助诊断。

3) 骨化性肿块　骨瘤为局限骨性肿块，多为象牙骨型，少数可为松质骨型或混合型，界限清楚，可致额窦阻塞。骨纤维异常增殖症为自板障增生致骨体肥大，呈毛玻璃样，有的病变内伴有低密度囊性变，边界不清，骨皮质尚保存完好。骨化纤维瘤(图73-30,见插页)为单个肿块，其密度因骨化不同程度而有差异，瘤内密度不均匀，有囊性变，包壳厚且致密，外界清楚，呈膨胀性生长，可致邻近结构压迫。软骨瘤好发于鼻中隔、筛蝶窦等软骨部位，肿块内常见较粗大钙化斑块，可伴低密度囊性变，良、恶性程度难由影像区分。

(5) 恶性肿瘤

鼻腔鼻窦恶性肿瘤组织学类型很多，大多数起源于粘膜上皮组织，少数为起源于间叶组织的肉瘤。癌肿绝大多数为原发，少数可由邻近恶性肿瘤继发侵犯，偶亦可为转移性肿瘤。癌肿可原发于鼻腔或鼻窦，常见多有鼻腔鼻窦侵犯，有时较难确定原发部位。病变大多可由活检病理确定诊断。病变侵犯部位和范围对临床治疗甚为重要。一般需要CT或MRI检查，从影像表现可预示病变恶性征象，确定肿瘤侵犯范围与重要结构的关系，为活检或探查指示部位，也为放射治疗和手术途径及范围提供计划治疗基础。

在影像上恶性肿瘤通常表现为：异常软组织增生呈现不规则肿块，浸润性边缘常欠清晰，大多数伴有病变区骨质结构破坏，病变易向邻近结构侵蚀，进展快，少数还可发生淋巴结转移或远处血行转移。鼻腔癌肿可仅见软组织不规则增生，早期无骨破坏，以后可破坏上颌窦内侧壁或筛窦间隔，侵入鼻窦内或伴有鼻窦炎症。鼻窦癌肿发现多较迟，在窦腔内见及软组织肿块时多伴有骨破坏，鼻腔内亦常有软组织增生。鼻窦癌大多发生或侵及上颌窦，少数发生于筛窦。蝶窦和额窦原发癌肿很少见，常见鼻腔鼻窦侵犯，可涉及多个窦腔。上颌窦癌肿向前扩展至颊面皮下组织，可有颌下淋巴结转移，向后破坏后外骨壁，可侵犯颞下窝、翼腭窝和翼肌(图73-31,73-32,见插页)，还可经眶下裂向眶尖和中颅窝扩展。有的癌肿(囊性腺癌和鳞癌)可沿三叉神经上颌支浸润，向海绵窦或逆向潜入蔓延。上颌窦癌和筛窦癌均可破坏眶壁骨质(图73-33,见插页)，可为眶骨膜限制，如破入眶内，可侵犯眼外肌和视神经。筛窦癌(以嗅母细胞瘤和未分化癌为多见)向上扩展破坏筛窦顶即前颅窝底(图73-34,见插页)，肿块可限于硬膜外生长，如致硬膜不规则增厚或破坏中断，常侵及额叶底部脑组织，常伴有脑水肿，以增强后MRI显示较增强后CT为清楚，为决定颅底手术范围之重要检查。筛窦癌侵犯眶尖和蝶窦可向海绵窦扩展，如破坏海绵窦侧壁硬脑膜，也可侵入颞叶脑内。亦以增强MRI较增强CT显示为好。额窦癌可向筛窦眼眶和前颅窝扩展，蝶窦癌易累及鼻咽部和蝶鞍区及附近均应深入检查。

在影像检查中，一般主要从软组织增生或肿块结合侵蚀性骨质破坏以推断恶性病变，但应注意：① 影像形态并非特征性，如恶性肉芽肿、淋巴瘤和早期癌肿可无明显骨质破坏，软组织增生形态也常难与炎症区别，肉瘤肿块可较大，形态也可较规则，炎症增生性病变和良性肿瘤也引起骨质破坏，如伴有炎症常难与恶性肿瘤区别。良性肿瘤恶性变亦不易由影像判断。总之，应在影像充分检查基础上，熟悉病变发展规律及形态特点，结合临床表现分析，临床知识和经验也很重要，应予培养和提高；② 鼻腔鼻窦癌肿常与炎症伴存，即使病理活检确定癌肿后，正确区分肿瘤侵犯范围及其与重要结构的关系也颇为重要，一般可通过造影剂增强检查帮助。MRI较CT检查为好，一般肿瘤在MRI上信号强度较炎症病变为低，T_1W增强后病变范围可更明确；③ 放射治疗和手术后影像复查为癌肿病例随访不可缺少的检查，治疗后形态改变较为复杂，如放射治疗后可致肿瘤不同程度退缩，但组织肿胀和炎症加重，较难确切判断病变范围和残存肿瘤。手术后结构缺失、变形或用材料修复,放射治疗后反应和手术后纤维瘢痕通常继发感染,更难判断肿瘤残存或复发与否。一般可在治疗后 3 个月左右复查 CT,作为以后比较基础,临床定期随访与影像复查,应着重比较骨和软组织结构变化,如发现软组织增生变大,CT 凭密度难以区分纤维瘢痕或肿瘤复发时,可加 MRI 检查,一般纤维化组织在 T_1W、T_2W 上呈低信号,肿瘤在 T_2W 上为较高信号,T_1W 造影剂增强见病灶强化,多可提示复发,但有时也难与炎症肉芽增生组织明确鉴别,活检仍为必要。

73.4 鼻咽和口咽

鼻咽和口咽属舌骨上区颈部内脏器官,与周围重要的神经、血管和淋巴系统有密切关系。咽部病变常向腔面生长,可被临床检查直接发现,且易于获得组织学诊断,病变常向外扩展侵犯邻近重要结构,主要依靠影像学检查。

73.4.1 检查方法

颈侧位普通 X 线平片依靠气体对比可显示咽腔形态,对咽部炎症病变检查方便,仍为临床采用(图 73-35)。但因双侧重叠且软组织分辨率差,应用受限,对于咽部肿瘤和咽旁颈部病变,现今都选用 CT 或 MRI 检查,一般应用5 mm层厚扫描,横断面应包括蝶鞍至舌骨一段颈面部,CT 以横断层面为基础,应在静脉内注射造影剂下扫描,以利显示颈部血管,较好识别颈淋巴结。此外,亦可加冠状面检查显示颅底内外面改变,反映病变纵向关系较好。MRI 可多向成像,平扫即可显示血管流空,易与淋巴结区别,且不受骨质影响,对颅底上下软组织显示更清楚,可用于鼻咽肿瘤检查。但颈部脂肪高信号可能掩盖淋巴结,造影剂增强一般都应结合脂肪抑制序列检查为好。CT 显示颅底骨结构较为细致,增强 CT 对颈部淋巴结显示也较 MRI 清楚,一般可作为鼻咽病变常规检查,MRI 可为补充检查(图 73-36,73-37,73-38)。

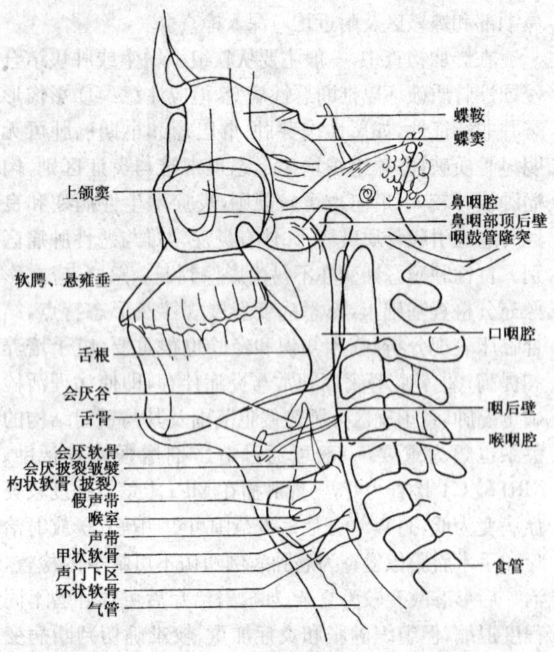

图 73-35 颈侧位 X 线平片示意图

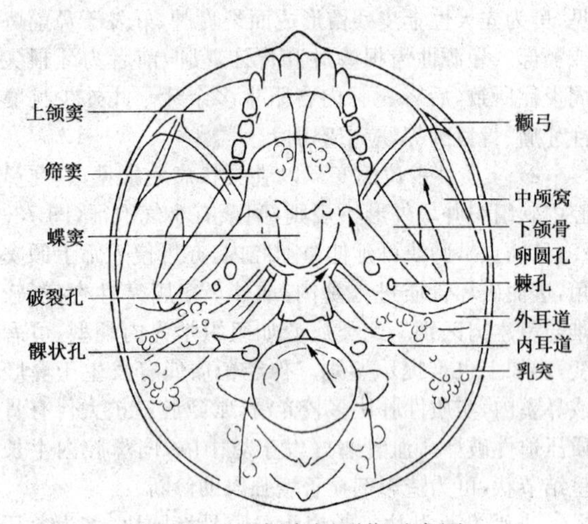

图 73-36 颅底颏顶位示意图

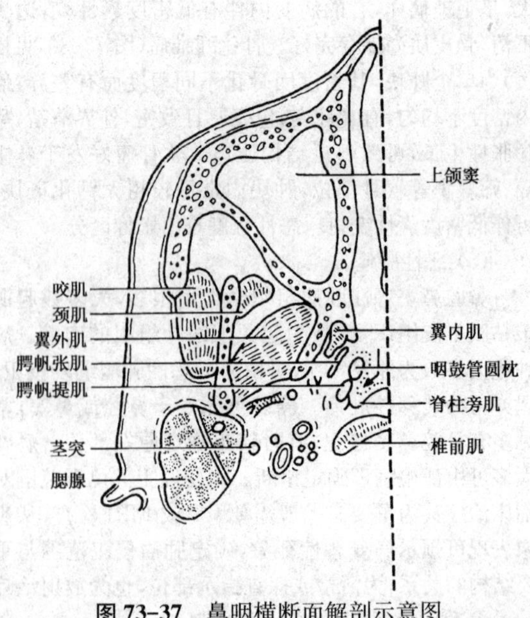

图 73-37 鼻咽横断面解剖示意图

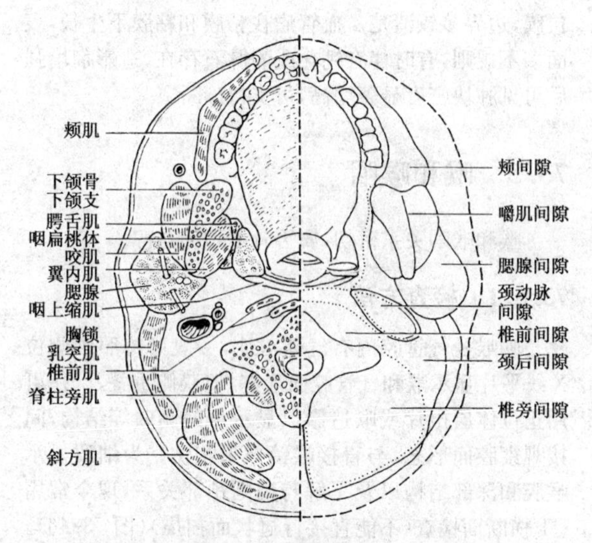

图 73-38 口咽横断面解剖示意图

73.4.2 常见病变影像表现

(1) 炎症

咽部粘膜淋巴组织丰富，成人慢性炎症常见粘膜表面不规则软组织增生，以鼻咽顶后壁或舌根为显著，一般不向深部侵犯，以 MRI 显示较 CT 清楚。儿童屡发上呼吸道感染可引起鼻咽增殖体肥厚，腭扁桃体增大，可导致通气障碍或中耳阻塞性炎症。咽部淋巴组织急性炎症如未得到控制，外伤、异物、牙源性炎症或上呼吸道炎症扩散，常可导致咽部弥漫性炎症，数天后还可形成脓肿。大多数可由颈侧位平片显示，急性炎症一般表现为炎症部位软组织弥漫增厚(图 73-39，见插页)，如在软组织显著肿胀基础上有局部隆起或在其内有积气征，则示已有脓肿形成。咽后壁炎症和脓肿可向颈段食道周围和上纵隔扩展，咽侧壁炎症常向咀嚼肌间隙和咽旁间隙扩展，多伴颈淋巴结转移，深部侵犯以 CT 和 MRI 显示可较清楚。

(2) 鼻咽恶性肿瘤

原发恶性肿瘤大多数为粘膜上皮癌，少数为腺癌和肉瘤。有时颅底肿瘤也可侵及鼻咽，都应由 CT 或 MRI 检查以着重了解侵犯部位和范围。

鼻咽癌好发于鼻咽侧隐窝，少数起源于顶壁或后壁，初时常见局部软组织浸润性增生，以致双侧不对称，较明显者形成软组织肿块，边界欠清楚，向腔内和咽旁间隙扩展，大多伴有咽鼓管阻塞致中耳乳突积液。继后亦可沿粘膜向后鼻腔、口咽侧壁蔓延，约 1/3 以上病例可见颅底骨质侵犯，主要见骨质破坏，少数可为骨质硬化增生(以放疗后为常见)，以破裂孔边缘、颈动脉管水平段和岩尖骨质破坏较早出现(图 73-40，见插页)，进而可见卵圆孔扩大、蝶骨大翼蝶骨底和枕骨斜坡破坏，常伴有蝶窦侵犯，甚至扩展至海绵窦(图 73-41，73-42，见插页)和颞叶脑底。癌肿向前侵犯翼突、翼腭窝、翼肌，少数还可通过骨破坏扩展至筛窦和上颌窦。半数以上病例还有淋巴结转移(图 73-43，见插页)，以颈内静脉周围淋巴结及脊椎淋巴结增大为常见，多向下进展，可低至锁骨上区，咽后淋巴结也常见，以＞1 cm 或淋巴结内有坏死液化灶，或淋巴结周壁环状增强为阳性标准，有的淋巴结可形成串状或结外侵犯融合成团块。少数病例还可发生血行远处转移，多见于胸部，肺内有多个结节，可常伴肺门、纵隔淋巴结增大，亦可发生肝、骨或其他内脏转移。

鼻咽肉瘤中以淋巴瘤为常见，其特点为软组织肿块较大或较弥漫，发生于鼻咽和口咽，而颅底骨质破坏多较轻微。横纹肌肉瘤多为一侧发生，肿块深在，颅底骨质破坏广泛且侵及岩乳突。

鼻咽恶性肿瘤一般均以放射治疗为主，放疗后应定期进行 CT 和 MRI 随访和复查，一般放射治疗后，鼻咽肿块都可退缩，颈淋巴结转移基本上可消失。放疗后咽部软组织有不同程度肿胀，一般在 3～6 个月后可渐消退或明显减轻，此时应行影像学检查以供以后比较，如发现局部软组织增厚变大或颅底骨质破坏扩大，应提示肿瘤复发。复发癌肿常在粘膜下生长，易向深部侵犯，较常扩展至颅底附近颅内。但放射治疗后鼻窦和乳突炎症加重，如原有肿瘤较大退缩不全，或原有颅底骨质破坏较大，仅凭 CT 上密度改变较难判断放疗后纤维瘢痕、炎症病变和肿瘤复发，一般应加增强前后 MRI 检查，对软组织分辨和颅内了解较 CT 为好。在 MRI 上纤维增生呈低信号病灶，且不能被造影剂增强，肿瘤在 T_2W 呈较高信号，且都可为造影剂增强。此外放射治疗后有时可因血管损伤致脑坏死，也可与肿瘤侵犯颅内相混淆，一般放射性脑损害多见于颞叶脑内白质区，可见脑坏死灶和周围脑水肿。癌肿侵犯颅内，多沿颅底骨质破坏区直接侵入，肿块位于颅底上方、颅内，初在脑外，继后可侵入脑内，病灶可为造影剂增强。

(3) 鼻咽血管纤维瘤

此瘤有多量鼻出血和直接查见红色肿块，可为临床诊断，影像学检查着重了解肿瘤侵犯范围，初时肿块附着在后鼻腔，边界清楚，常致翼突内板或邻近骨质压迫变形，继后肿块常向鼻咽扩展，进而向咽腔外侵犯，最易穿过翼腭窝达颞下窝并致上颌窦后壁向前隆起变形，可通过扩大之眶下裂、眶上裂进入眶尖和海绵窦，亦可沿上颌窦后壁延伸至颊部甚至经骨破坏后进入上颌窦内，或向后扩展至咽旁间隙压迫中颅底蝶骨大翼。有的肿瘤可自后鼻腔-鼻咽顶部压迫性骨质破坏扩展至后组筛窦和蝶窦，少数由于颅底骨质破坏肿瘤可侵入中颅窝或前颅窝。较大肿块多呈分叶状生长，此瘤富有血管经造影剂显著增强，可更清楚显示(图 73-44，73-45，见插页)，也有助于肿瘤和与伴存鼻窦炎范围区分。CT 显示骨质压迫性破坏较清楚，MRI 可见瘤内血管流空征。血管造影显示血管丰富肿块及其供血动脉，如大肿块供血动脉多，可在手术前行栓塞介入治疗，以减少术中出血，有利肿块切除。

(4) 口咽恶性肿瘤

好发生于腭扁桃体，亦可发生于舌根等。上皮癌表现为单侧软组织肿块，向腔内突起，表面不规则，浸润性生长以致边界不清。腭扁桃体肿瘤易向咽旁间隙扩展，侵犯翼内肌，更常见沿粘膜向周围蔓延，向上侵犯咽前壁、软腭，或向下侵及舌根和磨牙后三角。舌根癌易向上侵入舌前部和口底，向下浸润会厌谷，扩展至会厌和会厌前间隙，侧向侵及舌咽周围。软腭癌常向前侵犯破坏硬腭，可向上侵入翼腭窝和上颌窦底，侧向沿咽侧柱扩展，如超过口咽界限应属 T_4 型。口咽癌易发生颈内静脉或颌下淋巴结转移，有的可为双侧性，结内可有液化坏死灶。淋巴瘤可为单侧或双侧发生，亦可与鼻咽肿瘤同存，一般肿块较大，淋巴结为均质增大。肿瘤向舌根、口底侵犯一般以 MRI 显示较为清楚。

(5) 口咽良性肿瘤

较少见。乳头状瘤多向腔面生长，呈颗粒或结节状。混合瘤在粘膜下形成肿块，常向腔面隆起，肿块有包膜，边界多较清楚。血管瘤在粘膜和粘膜下生长，表面多不规则，有时伴有钙化或静脉石存在，造影剂增强后可见肿块密度显著增高，可支持诊断。

73.5 喉和喉咽

喉和喉咽关系密切，属舌骨下颈部器官。

73.5.1 检查方法

咽喉及气管腔内有气体对比，一般可按照颈侧位 X 线平片显示喉和气管腔面形态，但双侧重叠，以往可用正位体层摄片或喉造影以显示声门侧壁等结构，间接观察腔面形态，与直接喉镜效果相仿。为细致显示喉腔和深部结构以及了解与周围颈部关系，现今常用 CT 横断面检查(不能直接行冠状面扫描)(图 73-46)。MRI 可多向层面成像，对病变软组织特性显示较 CT 为优，但因扫描时间较长，易因呼吸、吞咽动作导致图像清晰度降低，可在合作病例应用。横断面扫描应力求层面与喉室或声带平行，如有倾斜或偏转均可因双侧不对称或投照混杂以致观察困难。气管切开术后戴用金属导管应去除或更换塑料管，以免造成伪影。为观察颈淋巴结和大血管，CT 应在静脉内注入造影剂增强下扫描。MRI 检查应加脂肪抑制程序，可去除高信号脂肪以免掩盖病变。

喉部 CT 和 MRI 检查时均可同时显示喉咽。喉咽属上消化道，一般应用硫酸钡造影剂透视及摄片检查较为简便，动态观察咽后食管活动及轮廓，可反映披裂运动，显示环后区和食管腔面也较为清楚，可作为喉咽部常规检查方法，即使应用 CT 或 MRI，钡剂造影也为必要辅助检查。

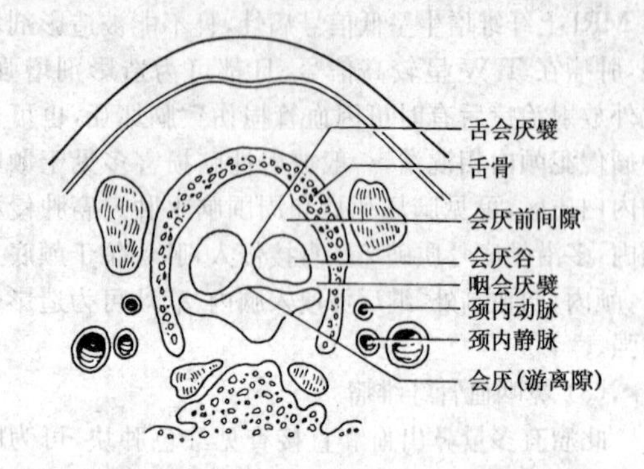

(a) 喉和咽下部横断面(舌骨水平)

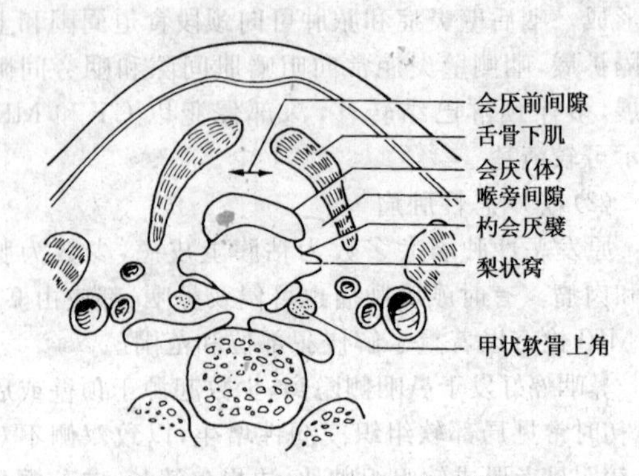

(b) 喉和咽下部横断面(声门上区顶部水平)

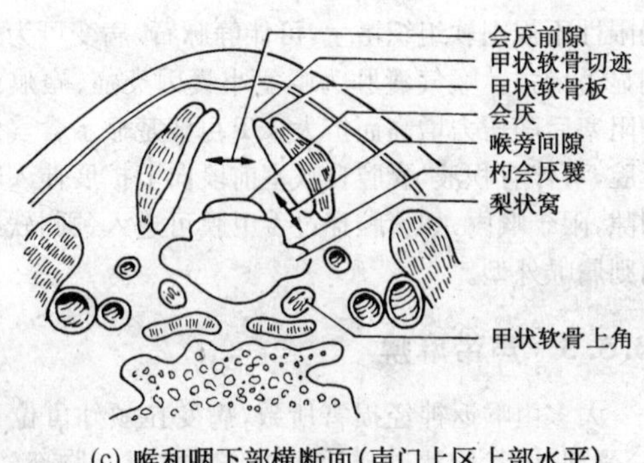

(c) 喉和咽下部横断面(声门上区上部水平)

甲状软骨切迹
甲状软骨板
会厌下韧带
喉旁间隙
杓会厌襞
梨状窝
咽后壁

(d) 喉和咽下部横断面(声门上区中部水平)

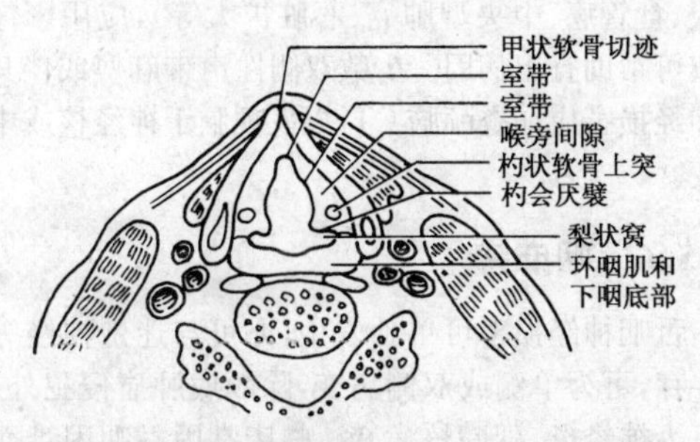

(e) 喉和咽下部横断面(声门上区下部水平)

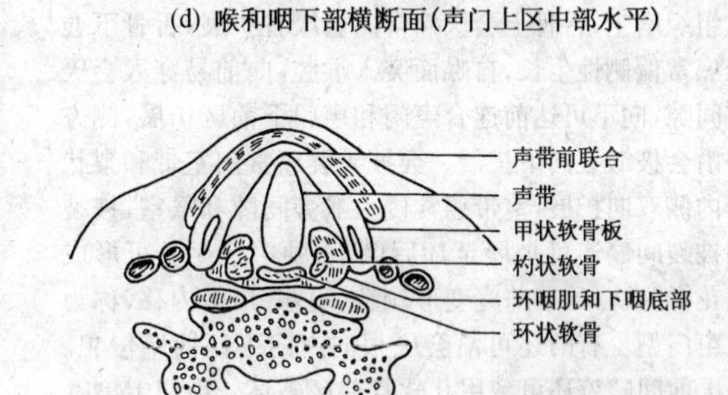

(f) 喉和咽下部横断面(声带水平)

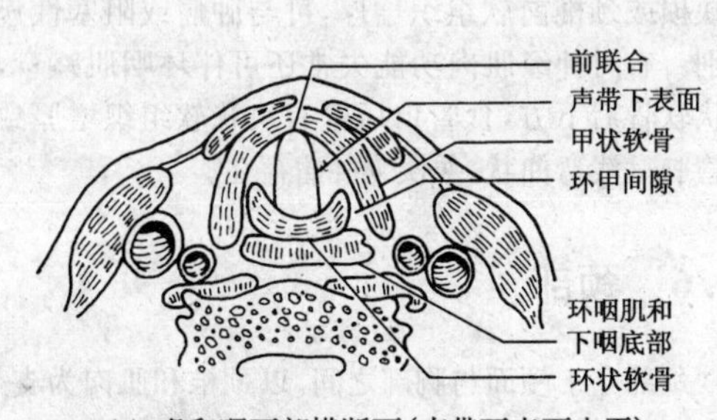

(g) 喉和咽下部横断面(声带下表面水平)

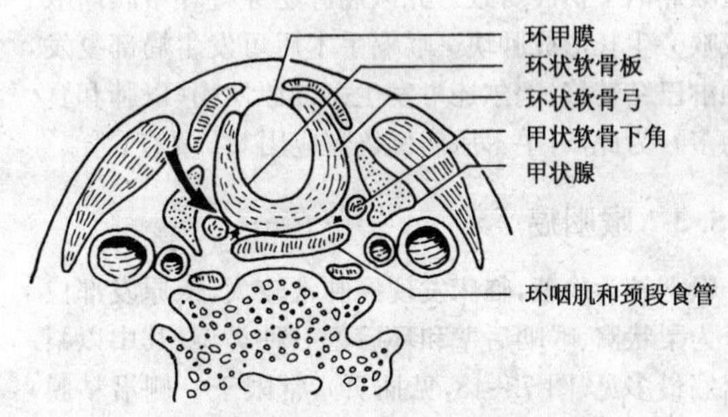

(h) 喉和咽下部横断面(声带下区水平)

图 73-46 喉部横断面 CT 解剖示意图

73.5.2 常见病变影像表现

(1) 喉外伤

钙化软骨骨折可为颈侧位 X 线平片和 CT 显示,常见为喉周及喉内软组织肿胀增厚,有时可伴颈部积气,喉腔结构变形和气道局部狭窄。

(2) 喉部炎症

声带炎症一般无需影像学检查。会厌炎、声门下喉炎常致呼吸困难,颈侧位 X 线平片即可显示局部软组织肿胀和气道狭窄。喉部肉芽肿病变少见,不同病种(如结核、恶性肉芽肿、多发性软骨炎等)引起影像表现相仿,常见为喉及声门下区及颈段气管弥漫性软组织增厚,表面多不规则,可破坏部分喉内结构,气道狭窄变形。应结合其他临床表现提示倾向意见,最后由病理确定诊断。

(3) 喉癌

喉恶性肿瘤绝大多数为鳞状上皮细胞癌。一般均需行 CT 和 MRI 检查,因为:① 可清楚显示肿瘤发生部位和侵犯范围,着重了解深层结构和喉软骨受累情况,对临床分型提供依据;② 了解有无淋巴结转移及其与大血管的关系,以利治疗制定计划;③ 手术或放疗后随访复查,可估计肿瘤复发或多原发癌发生。

喉癌最常见(图 73-47,见插页),初时双侧比较可无明显形态异常,或仅密度稍高或略增宽,难与炎症区别。大多数常见一侧声带增厚，局部隆起，边缘不规则，浸润性生长可致前连合增厚变钝，继而侵犯对侧声带前段、声门下区，如软组织增生向喉室扩展可致喉室变窄或闭塞，向声带深层浸润可见声带与甲状软骨翼板间的喉旁间隙脂肪界线消失。少数向后累及声带突，可致声带固定，其致披裂增大和后连合软组织增厚。甲状软骨破坏多见于前角旁，应与该处软骨未钙化（一般为双侧对称）区分鉴别。

声门上型喉癌可发生于不同部位和范围，表现为软组织增生，舌骨上会厌癌常向会厌谷扩展，舌骨下会厌癌常偏侧性生长，自喉面突入喉腔，向前易穿入会厌前间隙，向下可达前连合声门和声门下前区扩展，侧方易沿会披皱襞向下扩展。会披皱襞癌常向室带和梨状窝内侧双向扩展，室带癌常侵入喉旁间隙和喉室，披裂和披裂间癌还可扩展至环后区，癌肿广泛生长可形成菜花样肿块，致喉前庭变形、喉室闭塞、声带内移，称为过声门型。有的还可沿会厌根向声门下区前壁侵犯。会厌前间隙癌还可致甲状软骨前区破坏。声门上型喉癌多有颈淋巴结转移，可为单侧或双侧。

声门下区原发癌肿很少见，大多为声带癌或声门上型喉癌向下扩展所致。此区癌肿易穿过环甲膜向喉前或喉旁生长形成肿块。喉癌手术后可发生局部复发或颈淋巴结转移，偶尔还可发生第二原发癌（以肺和食管为多），为此，对手术后病例仍需应用 CT 复查。

73.5.3　喉咽癌

喉咽较为隐蔽，临床发现癌肿常较大，依原发部位可分为梨状窝、喉咽后壁和环后区三种类型，其中以梨状窝癌最多见（图 73-48，见插页），常限于一侧沿粘膜呈环状生长，以横断面显示较清楚，前角癌肿易浸润喉旁间隙。起源于外侧壁肿瘤易致甲状软骨翼板破坏，或浸润穿破舌甲膜直接扩展至喉外，可累及颈动脉。源于内侧壁肿瘤同时向喉腔侧壁扩展，难与声门上型喉癌严格区分。原发喉咽后壁癌肿为纵向扩展，可侵及口咽后壁和颈段食管。原发环后区癌肿很少见，易侵犯披裂，在环披后区形成肿块，常累及颈段食管。喉咽癌易早期发生颈淋巴结转移，有时转移灶与喉外侵犯相融合。

73.5.4　喉部非上皮肿瘤

较为少见，喉软骨瘤大多发生于环状软骨，次为甲状软骨，偶尔为纤维组织化生而成，CT 上显示附着于软骨的软组织肿块内有粗大或条状钙化。血管瘤在婴儿多位于声门下，成人则多在声门上喉或喉咽，表面为局限性不规则软组织增生，可伴静脉石，病变可为造影剂显著增强。喉气囊肿为喉室小囊因炎症、瘢痕或肿瘤阻塞后随压力增高而扩大，CT 可清楚显示含气体的囊腔，可伴有积液，囊腔自喉室前段向上扩展伸入喉旁间隙，限于喉内，如囊腔穿过舌甲膜可进入颈侧软组织内则属喉外型。

73.5.5　声带麻痹

大多由喉返神经损害所致，病变在颅外可位于颅底、颈部（甲状腺癌肿或手术损伤为多见）、胸部（纵隔肿块、食管癌、中央型肺癌、心脏扩大等），应用影像学检查可帮助查出病因。少数双侧性声带麻痹或伴其他脑神经损害应加查颅脑 CT，以发现脑干神经核或中枢病变。

73.5.6　咽麻痹

舌咽神经损害可单独发生，亦可与迷走神经等损害伴存，可为单侧或双侧病变，除颅底肿瘤侵犯外，常见可为神经炎、延髓核病变。临床常因吞咽困难而行吞钡透视，在透视下见一侧或双侧梨状窝钡剂存留，咽腔壁收缩乏力致不易排空，但梨状窝轮廓完好，未见充盈缺损或颈椎前软组织增厚，可与肿瘤或阻塞性病变鉴别。有时神经肌肉功能失常还可伴环咽肌痉挛，在环状软骨后下方，食管口后壁有块状软组织增厚致局部管腔呈浅弯曲状，勿误为肿瘤存在。

73.6　颈部

颈部介于颅面与胸部之间，以颈椎和肌肉为支架，内有咽、食管、喉、气管，腔周有诸多重要神经、血管和淋巴管，还附着腮腺、甲状腺等器官，基于颈部诸结构为颈筋膜分成诸多解剖结构，成为病变定位基础，现今可为 CT 和 MRI 显示，为此在叙述咽、喉病变外，本章着重述及腔周颈部病变影像表现。

73.6.1　检查方法

颈侧位 X 线平片对颈侧病变一般无帮助，现今应用 CT 或 MRI 检查可较早发现病变，基于解剖部位和形态对诊断有重要帮助，为了较清楚显示病变、估计病变血供程度以及了解颈淋巴结增大情况，一般常规应行 CT 增强后扫描，MRI 检查还应结合脂肪抑制技术以提高显示效果。

73.6.2　影像解剖

颈部结构为筋膜分隔成多个间隙，由于筋膜面有脂肪存在，在CT上呈低密度，在MRI上呈高信号，与相邻肌肉和内脏结构有较好对比，故CT和MRI可清楚显示各间隙解剖，一般以横断层面显示较为明显，双侧基本对称。由于各个间隙组织结构不同，好发肿瘤有限，而且筋膜可限制肿瘤向外扩展方向，大多有一定变化规律，为此，熟悉筋膜间隙解剖可为病变诊断提供重要基础。

舌骨上区颈部有浅、深两层筋膜，浅筋膜在皮下，深筋膜又可分为浅、中和深3层，中层筋膜又称为内脏或咽粘膜层，深层又称为椎前层。脏层筋膜在舌骨上区包围鼻咽和口咽，一般着重于中层和深层筋膜。舌骨上颈部可分为：内脏（咽粘膜）、咽后、椎前、咽旁（茎突前）、颈动脉鞘（茎突后咽旁）、咀嚼肌、腮腺、颊、舌下和颌下等10个间隙。咽后有咽后间隙和椎前间隙，前者介于脏层筋膜和翼筋膜之间，自颅底向下至第六颈椎到第四胸椎水平，常见咽部病变侵犯。后者介于翼筋膜和椎前筋膜间，自颅底下行至横膈，常为颈椎病变累及。实际上由于翼筋膜薄弱，一般不能见及，咽部炎症可累及此两间隙，进而直接扩散至后纵隔，故有称之为危险间隙。咽旁间隙以茎突和其附着肌肉为界分为前、后两部分，茎突前间隙通常称为咽旁间隙，位于颅底至舌骨段，其内富有脂肪，显示最为鲜明，因其居中，为颈侧诸间隙包围，常为邻近间隙病变累及，茎突后咽旁间隙即颈动脉鞘，自颅底通过颈部全长并下行延至主动脉弓，含有颈动脉、颈内静脉、脑神经和颈深淋巴结，结构深在，X线平片不能显示，病变不易发现，应用CT和MRI检查最好。腮腺深叶以茎突下颌韧带形成峡部为界，内侧与茎突前咽旁间隙相连，病变深在，定位较难，但对肿瘤切除途径选择有重要意义。咀嚼肌间隙主要为颞下窝和颞窝，其后以翼肌为界，与其后咽旁间隙相邻。颊间隙、舌下间隙和颌下间隙与口腔关系密切。

73.6.3　颈部先天性病变

(1) 甲舌管囊肿

甲舌管囊肿为最常见颈前中线先天异常，其可表现为囊肿、瘘管或甲状腺组织残留。囊肿大多伴瘘管形成，半数囊肿位于舌骨水平，少数可位于舌骨上区或舌骨下区，一般发现类圆形囊性肿块，外有包膜，内含液体可因感染以致密度增高，包膜也欠清晰。肿块位置高者可达舌根和会厌前间隙（图73-49，见插页），较低者可偏离中线。实质性高密度肿块为甲状腺组织，如下颈部缺乏正常甲状腺，则异位肿块可为体内惟一甲状腺，慎勿切除。

(2) 腮裂囊肿

腮裂异常多为囊肿，少数伴瘘管或仅为瘘管。囊肿可为CT和MRI直接显示，瘘管应行造影显示。第一腮裂囊肿位于腮腺区，与外耳道相通。第二腮裂异常最为常见，可位于自扁桃体窝至胸锁乳突肌下1/3交界处前缘的任何部位，少数亦可深在，位于颈内、外动脉之间。腮裂囊肿一般表现为薄壁、圆形低密度肿块，可致邻近肌肉、血管被推移，在MRI上囊腔在T_1W上为低信号，T_2W为高信号。边缘有环线状低信号包膜。

(3) 淋巴管瘤

淋巴管先天异常在颈部表现为：① 囊性水瘤；② 海绵状淋巴管瘤；③ 毛细血管淋巴管瘤。病变多见于婴儿，好发于颈后间隙，潜在广泛生长，侵犯颈部神经血管周围。在CT上表现为低密度肿块，边缘不清或呈多房状，不被造影剂增强。MRI上其内容信号与感染出血有关。

73.6.4　腮腺病变

腮腺病变绝大多数为炎症性，肿瘤较少发生，但其病理类型较多。现今应用影像检查可较好帮助诊断。腮腺病毒或细菌性炎症可致腮腺密度增高和腺体弥漫增大，如有脓肿形成，局部可出现低密度区。偶有炎症可在腺体导管内见结石伴导管扩张。系统性病变可有腮腺双侧增大，其中以Sjogren综合征为常见，为自身免疫病，多发生于中老年妇女，与泪腺病变伴存，并常有风湿性关节炎，有的还可伴有皮肤、气道等处分泌腺侵犯。此类病人淋巴瘤发生率高。在CT上表现为腺体密度增高和腺体增大，为非特殊性，有时可见腺体内呈蜂房状囊性变则较典型。结节病为侵犯多个器官非坏死性肉芽肿病变，常见双侧腮腺增大，可呈分叶状。腮腺囊性病变较少见，可为腺体潴留囊肿、淋巴上皮样囊肿（可为单或多发）或第一腮裂囊肿。

腮腺肿瘤大多数为上皮来源，少数为非上皮肿瘤（如血管瘤、淋巴管瘤、神经鞘瘤、脂肪瘤等），根据其形态大致可分为3种类型。

(1) 良性肿瘤

肿块有包膜，轮廓光滑，边界清楚，以多型性腺瘤（混合瘤）最常见。乳头状囊腺样淋巴瘤又称为Warthin瘤，在腺内多发或双侧发生，小结节，边缘清楚。

(2) 低度恶性肿瘤

肿块有假包膜，边缘较光滑，如粘液上皮癌，有些囊性腺癌、腺泡细胞癌等。

(3) 高度恶性肿瘤

肿块轮廓不规则，浸润性边缘不清晰(图 73-50，见插页)，见于高度恶性粘液上皮癌、腺癌、未分化癌、鳞癌等。腮腺肿瘤 80%发生于浅叶，少数可在深叶，应与咽旁间隙肿瘤鉴别，深叶肿瘤与面神经关系密切，一般可以面后静脉为标记，面神经居其外侧。

73.6.5　咀旁间隙病变

咀嚼肌包括翼内肌、翼外肌、咬肌和颞肌，为颈深筋膜浅层分裂包裹，这些肌肉自颅底向下分别附着于翼突和下颌骨。一般以颧弓为界，通称为颞下窝和颞上窝。除肌肉外还有三叉神经下颌支，通过卵圆孔，分布至下颌区。筋膜层自翼内肌延伸至颅底，将此间隙与咽旁间隙隔开。

咀肌间隙肿瘤大多为继发性，由上颌窦、口咽、鼻咽和蝶骨等周围结构扩展来，极少数原发于下颌或窝内，有时难以确定其原发部位。此处肿瘤常沿孔裂或肌肉界面扩展，可破坏骨质通过翼腭窝进入咽旁间隙，或向上经眶下裂和眶上裂进入眼眶，亦可经卵圆孔进入中颅窝。脑膜瘤常见骨质增生，腺样囊性癌可沿三叉神经分支浸润扩展。

咀肌间隙原发瘤很少见，可来自肌肉和间叶组织，良性者有神经鞘瘤、血管瘤和脂肪瘤，恶性者多为肉瘤，儿童以横纹肌肉瘤为常见，成人可为纤维组织细胞瘤、平滑肌肉瘤和软骨肉瘤等。此类肿瘤位置深在，不易为临床发现，CT 和 MRI 可清楚显示肿瘤形态和范围，一般良性肿瘤边界清楚光滑，恶性肿瘤边界欠清楚，血管瘤可有静脉石且瘤体增强显著。

73.6.6　咽旁间隙肿瘤

咽旁间隙一般限于茎突前咽旁间隙，为自颅底至舌骨水平一段脂肪间隙，内容除脂肪外，还有三叉神经下颌支、咽升动脉和咽静脉丛，以及异位的小唾液腺组织。原发肿瘤很少见，其中以小唾液腺发生肿瘤居多，大部分为多型性腺瘤(混合瘤)(图 73-51，见插页)，少数亦可为恶性肿瘤，前者肿块边界清楚，后者边缘多欠清楚或不规则。三叉神经下颌支发生的神经鞘瘤多伴颅底卵圆孔扩大或中颅底压迫性骨破坏，咽旁间隙肿块呈类圆形，紧贴颅底，亦可进入中颅窝内。第一、第二腮裂囊肿也可位于咽旁间隙，为单个囊性肿块。此外，偶见脂肪瘤也可发生于咽旁间隙，可见病侧脂肪间隙增大变形，以致双侧不对称。

咽旁间隙居于颈侧诸筋膜间隙中央，易为周围间隙病变侵犯，故咽旁间隙的肿瘤临床所见大多为继发性，如自咽部癌肿从内侧侵入，咀嚼肌间隙肿瘤自前方侵入，颈动脉鞘肿瘤由后向前扩展，一般多可查知原发病变。最重要的是不应与起自腮腺深叶的肿瘤混淆，因为咽旁间隙肿瘤一般可经颌下颈部途径切除不涉及腮腺，而腮腺深叶肿块则需腮腺全切除。由于腮腺深叶肿块系通过茎突前之茎突下颌峡扩展进入咽旁间隙，常致茎突向后移位，咽旁间隙内仍保存部分脂肪界面，一般可予鉴别，但如肿块占满咽旁间隙，区别有一定困难，但多数腮腺肿块还可向腮腺浅叶扩展，或呈多灶分叶状，亦可助鉴别。

73.6.7　颈动脉鞘瘤

颈动脉鞘又称茎突后咽旁间隙，其内容有：颈动脉、颈内静脉、交感神经链、Ⅸ～Ⅻ脑神经和淋巴结，其自颅颈静脉孔区至主动脉，贯通颈部全长，在舌骨上区以茎突为界与茎突前咽旁间隙分隔开，外侧紧邻腮腺，内侧为咽后间隙。

颈动脉鞘病变绝大多数为原发，除颈动脉和颈静脉血管病变外，最常见的为神经源性肿瘤，成人以神经鞘瘤和副神经节瘤为多见，儿童以神经母细胞瘤为多。颈静脉周围淋巴结增大也常为此区肿块，另列叙述。

颈动脉鞘神经鞘瘤和副神经节瘤(化学感受器肿瘤之一)发生部位相似，通过 CT 或 MRI 检查多可区分。一般肿块多为椭圆形(图 73-52，73-53，见插页)，常致颈动脉或其分支分散移位，神经鞘瘤边界清楚光滑，可为造影剂不同程度强化，较大肿块内可有囊变区。副神经节瘤包膜可欠清楚，瘤体富有血管，都可为造影剂显著增强，＞2 cm 的肿块，在 MRI 上常见瘤内有血管流空征象。

73.6.8　甲状腺肿瘤

甲状腺两叶位于环状软骨下、气管两侧，中间以峡部相连。在 CT 上甲状腺内含碘密度较高，在 MRI 上其信号亦较邻近肌肉为高，在横断面成类三角形，其后方有甲状旁腺，正常时不能分辨(图 73-54)。甲状腺肿块以良性腺瘤最常见，可呈单发或多发结节，亦可为双侧发生，一般具有包膜，密度均匀，边缘清楚，少数瘤内可囊变成胶样囊肿。甲状腺恶性肿瘤几乎均可见甲状腺增大，以乳头状腺癌为常见，滤泡细胞癌、未分化癌较少见。一般表现为边缘不规则或分叶状软组织肿块，其内密度不均匀，少数有钙化，肿块边界不清，增强后密度常较正常腺体为低。甲状腺淋巴瘤常呈结节状或弥漫性肿大。恶性肿瘤可侵犯气管(图 73-55,见插页)、喉部及邻近大血管,常伴有颈淋巴结转移。此外,声门下喉癌或环咽癌偶可直接或经淋巴结转移侵及甲状腺。

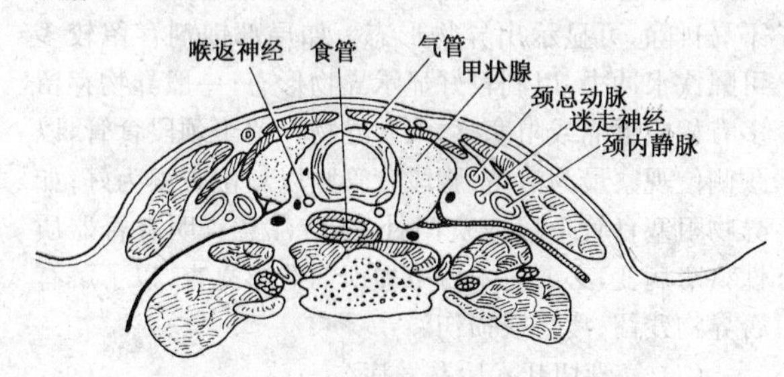

图 73-54　甲状腺横断面解剖示意图

73.6.9　颈部淋巴结

淋巴结为静脉的辅助引流管道,颈部淋巴管丰富,其向心行径中具有很多淋巴结,常为咽喉和颈部炎症引流或恶性肿瘤转移致其增大,此外,也可为淋巴瘤原发部位。现今 CT 和 MRI 可直接显示颈淋巴结,对病变性质、分期、预后估计和随访都有重要意义。

(1) 颈淋巴结之划分

颈部淋巴结可依颈深筋膜为界分为浅深两层。颈浅淋巴结主要在颈外静脉和腮腺鞘表面,数量少。颈深淋巴结数量多最为重要,一般可分为:① 颈内静脉淋巴结,位于胸锁乳突肌深面,分布在颈内静脉的前、外和后方,可以二腹肌后腹(舌骨)和肩胛舌骨肌(环状软骨)为标记,将其分为上、中和下三组。上组淋巴结接受鼻腔、鼻咽、腭扁桃体、舌根、声门上和喉咽淋巴引流。中组淋巴结接受舌尖、颏下淋巴结引流。下组淋巴结又称锁骨上淋巴结与锁骨下和腋窝淋巴结相连通。② 脊副淋巴结,位于胸锁乳突肌后缘和斜方肌前缘间的枕三角内,沿脊副神经分布。③ 咽后淋巴结,内组在椎前肌前中线处,小而难见,外侧组在椎前肌外缘与颈内动脉之间,多可见及,以软腭水平更明显,接受鼻窦和鼻咽引流,不能为常规颈淋巴结廓清术切除(图 73-56)。

此外,在头颈交界处,还有:① 颈淋巴结,包括枕、乳突、腮腺、颌下和颏下等五组,均可引流至颈深上淋巴结;② 颈前淋巴结:舌骨下有喉前、气管前和气管旁淋巴结。

(2) 颈淋巴结肿大

正常人颈部淋巴结多<1 cm 或不被显示,少数人因口腔、咽部炎症可致颌下淋巴结等增大,一般颈淋巴结可在颈部血管周围脂肪间隙内见及。为了发现颈淋巴结增大和病理改变,CT 应行造影剂增强检查,颈部血管经造影剂显著强化后可较平扫更清楚,分辨其邻近淋巴结增大,且可反映颈淋巴结病理改变。MRI 因血管流空与淋巴结增大,有明显区别,但颈部脂肪高信号可掩盖淋巴结,为此 MRI 检查多应结合脂肪抑制技术,以利较清楚显示。

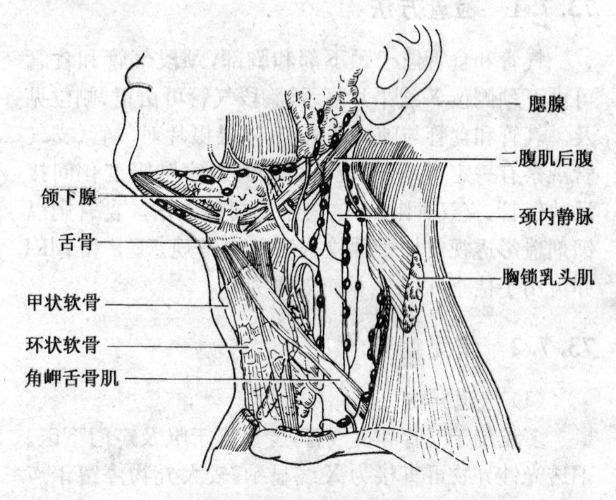

图 73-56　颈深淋巴结示意图

一般以淋巴结横径>1 cm 作为淋巴结增大标准,除径线增大外,淋巴结坏死、边缘增强、周缘浸润不清以及融合、钙化等都有重要意义。颈淋巴结增大可见炎症性、淋巴瘤和转移癌。炎症性淋巴结增大可分为 3 种:① 非特异性炎性淋巴结增大,一般为均质,无明显增强,边界清楚;② 化脓性淋巴结炎常见淋巴结周围水肿,结内可有液化坏死;③ 结核性淋巴结增大大多数为双侧性,中央有液化坏死,常可融合而呈多房状,边缘不清,可强化,可伴钙化或瘘管。淋巴瘤所致颈淋巴结增大可发生于非引流部位或多部位增大。一般为均质非坏死,仅轻中度增强,少数报道化疗后可发生中央坏死。

咽喉部和颈部恶性肿瘤常见颈淋巴结转移,对癌肿分期和预后有重要意义。转移性淋巴结直径大多>1 cm,半数鳞癌淋巴结转移可见中央坏死,淋巴结周缘有环状增强,也较有诊断价值。此外观察淋巴结外表浸润,可为淋巴结外侵犯征象,少数增大淋巴结可融合成>3 cm的肿块或与邻近大血管和重要结构分界不清,为术前治疗计划提供依据。一般咽喉和颈面部癌肿多有一定区域性转移规律,大多为同侧转移,少数可为向对侧或双侧转移,预后更差。通过 CT 或 MRI 检查可增加临床分期正确性,一般报道准确诊断率达

80%以上，对于<1 cm淋巴结或临床阴性者密切随访，亦可减少预防性颈淋巴结廓清，及时发现病变以提高疗效。

73.7 气管和食管影像学诊断

73.7.1 检查方法

气管和食管位于颈下部和胸部，颈段气管和食管可由下颈侧位X线平片显示，胸段气管可由正、侧位见及。气管和食管与肺关系密切，体层摄片对气管、支气管观察有一定帮助，透视下可动态观察肺野变化间接反映气管、支气管阻塞，这为常用简便方法。食管则以钡剂造影透视或加摄片检查为基本常规。CT和MRI亦可用于检查，以CT检查效果为好。

73.7.2 常见病变

(1) 气道异物

多见位于气管和支气管，少数见于喉及声门下区。不透光性异物可直接为X线显示，较大异物停留于声门下气管或主支气管，亦可由气体自然对比直接显示，表现为局部管腔狭窄或阻塞。大多数异物较小或停留于叶、段支气管内，不能直接见及，主要依靠肺野改变间接征象支持诊断。基于阻塞程度和时间等因素，可表现为肺气肿、肺不张或肺炎等，活瓣性或部分性阻塞主要表现为相应肺野透光度增高，一般以呼气相更明显，多伴有纵隔摆动，一侧肺气肿严重者可致纵隔肺疝或纵隔向对侧移位。完全性阻塞主要表现为肺不张，阻塞后数天以上可能因并发感染而致肺炎，反复发作或不易完全吸收，如延误治疗还可形成肺脓肿或胸腔积液，个别病例因剧咳致出现气胸或气纵隔。一般支气管异物大多有较明显肺部异常可支持诊断。但气管异物引起双肺野改变，摄片不易显示，可透视下动态观察，常见呼吸两相肺野透光度均较高且变化小。对于症状明显，而胸部X线无异常征象，可加侧位检查颈部，有的可发现声门下气管内异物。有的异物可活动，因咳嗽、体位变动而致位置移动，碎散异物可能不易取尽，气管镜术后应予复查。油脂类植物性异物还易引起支气管炎，以致肺纹理增粗，术后需一周左右才能消失。

(2) 食管异物

尖刺异物可嵌留于扁桃体、舌根、会厌谷和喉咽，一般可为临床镜检直接查见，如异物进入食管则应行X线检查，金属和密度较高异物可为摄片显示，伴有明显炎症者亦应行摄片检查为好。对于细小或密度较低的异物，一般应以吞服稀钡糊透视观察为主，结合摄取点、片检查较好。大的异物部分阻塞食管时可见钡剂在异物停留处分流，完全性阻塞者钡剂停留端多可显出异物上界形态。细小异物插于食管壁层处钡剂停留不易排除，可显示出异物形态。如局部钡剂存留较多可嘱饮水冲去，以利较好显示异物形态；一般异物存留多有相应触痛或阻塞感，大多异物存留于颈段食管，以颈侧位观察最为清楚；胸段食管则以斜位观察为好；如异物阻塞食管下段或贲门处，还应注意查明有否器质性狭窄病变，必要时术后可加钡剂造影复查，以了解有否异物残留、瘘管或损伤。

(3) 气管切开术后并发症

气管切开术后常可出现颈部皮下气肿，有的气肿可扩展至胸部皮下、纵隔，甚至发生气胸。气管造口处如有炎症可致颈前软组织增厚，有的还可导致周围软骨软化、坏死，以致局部气管塌陷和狭窄，长期戴管常见造口上方肉芽组织增生，这些情况都可成为拔管困难原因。气管导管偏歪、管径过大和弯度不合适均可压迫或磨损管壁导致出血，X线检查可帮助了解。

(4) 食管化学灼伤

酸碱性化学灼伤急性期可致咽食管粘膜肿胀和糜烂，表现为软组织增厚，粘膜纹不易为钡剂显示，或粘膜纹增粗伴有溃疡，以后可出现粘连不规则狭窄，以生理狭窄部位更加严重，有的还可形成穿孔窦道。

（罗道天）

参考文献

1. 上海第一医学院《X线诊断学》编写组. X线诊断学. 第二册. 上海：上海科学技术出版社，1978
2. 周康荣主编. 胸部颈面部CT. 上海：上海医科大学出版社，1996
3. Armington WH, Harnsberger HR, Smoker WRK, et al. Normal and diseased acoustic pathway. Evaluation with MR imaging. Radiology, 1998, 167: 506～515
4. Babbel R, Harnsberger HR, Nelson B, et al. Optimization of techniques in Screening CT of the sinuse. AJNR, 1991, 12: 849～854
5. Becker M, Zbaren P, Delavelle J, et al. Neoplastic invasion of the Laryngeal Cartilage: Reassessment of Criteria for diagnosis at CT. Radiology, 1997, 203: 521～532

6. Casselman JW, Kuhweid ER, Ampe W, et al. pathology of the membranous labyrinth: Companison of T_1 and T_2 Weighted and gadolininum-enhanced Spin-echo and 3DFT-CISS imaging. AJNR, 1993, 14:59～69
7. Chong VF, Fan YF. Skull base erosion in nasopharyngeal Carcinoma: Detection by CT and MRI. Clin Radiol, 1996, 51: 625
8. Dalley RW, Robertson WD. Diagnostic Imaging of the Head and Neck. Otolaryngology-Head and Neck Surgery Second edition. vol I, part one p, 13～71, 1993 by Mosby-year book Inc.
9. Hillsamer PT, Schuller DE, Mc Ghee RB, et al. Improving diagnostic accuracy of cervical metastasis With Computed tomography and magnetic Resonance imaging. Arch Otolaryngol Head Neck Surg 1990, 116: 1297
10. Hudgins PA, Gussak GS. MR lmaging in the Management of extracranial malignant tumors of the head and neck. AJR, 1992, 159: 161
11. Joe VQ, Westesson PL. Tumors of the parotid gland: MR lmaging Characteristics of Various histologic Types. AJR, 1994,113: 433
12. Laine FJ, Smoker WRK. The ostiomeatal unit and endoscopic surgery: Anatomy, Variations, and imaging finding in inflammatory disease. AJR, 1992, 159: 849～857
13. Mafee MF. MR and CT in the evaluation of acquired and congenital Cholesteatoma of the Temporal bone. J Otolary, 1993, 22: 239～248
14. Mu Kherji SK and Castillo M. A simplified Approach to the spaces of the Suprahyoid Neck. Rad. C. N. Am, 1998, 36(5): 761～780
15. Rao VM, and EL-Noueam KI. Sinonasal Imaging. Rad. C. N. Am, 1998, 36(5): 921～939
16. Som PM. Imaging of paranasal sinus fungal disease. Otolary, C. N. Am. 1993, 26: 981～994
17. Thabet HM, Sessions DG, Gado MH, et al. Comparison of clinical evaluation and Computed, tomographic diagnostic accuracy for tumors of the larynx and hypopharynx. Laryngoscope, 1996, 106: 589～594
18. Vangils APG, Vanderbeig RR, Falketh M, et al. MR diagnosis of paraganglioma of the head and neck: Value of Contrast enhancement. AJR, 1994, 162: 147～153
19. Weissman JG. Hearing loss. Radiology, 1996, 199: 593～611

74 耳鼻咽喉头颈部肿瘤放射治疗学总论

74.1 放射治疗的概况与放射治疗学的基本理论

74.1.1 放射治疗的概况

随着肿瘤基础研究的发展，人们对肿瘤发生的机制以及癌细胞与正常细胞本质上的区别有了新的认识；同时肿瘤流行病学的研究更使人们认识到肿瘤的发生和发展是与整体相关的。近几十年来随着新技术、新设备、新药物的不断出新以及从肿瘤工作者的临床实践中认识到恶性肿瘤的治疗必须强调从单一的治疗手段转变为各种治疗手段的综合治疗。肿瘤诊断一旦确立，根据病人的全身情况、肿瘤部位与病理以及肿瘤的范围，正确地选择合适的综合治疗方案对治疗成功起着至关重要的作用。手术、放疗、化学药物及中医药以及近年来发展的生物治疗是目前恶性肿瘤的主要治疗手段。

19 世纪末伦琴发现 X 线以来诞生了放射学，20 世纪 20 年代放射线开始用于临床治疗，至今已有 80 年左右的历史。开始使用的深度 X 线因其能量低、穿透力差仅用于治疗表浅的肿瘤，随着放射物理学与放射治疗技术的研究和发展以及放射治疗设备的改进——特别是 50 年代放射性核素的应用，^{60}钴治疗机的问世，放射治疗的应用范围逐渐扩大，治疗效果也不断提高。60 年代以后开始了加速器的研究与应用，其高能 X 线穿透力强，为深部肿瘤的治疗提供了更大的发展空间。近 20 年来影像学的发展，CT、MRI 等检查手段的普及，以及模拟机(simulator)、治疗计划系统(treatment planning system, TPS)等放疗辅助设备的应用，为准确设野、投照、优化放射治疗方案提供了条件。同时随着放射生物学的研究与进展以及国内外交流的增多，肿瘤治疗学家对放射后细胞的杀伤与修复，放射敏感性等问题有了新的认识，并基于这些新的概念在治疗方式、剂量分割等问题开展了大量的临床及基础研究，以期在提高肿瘤局控率的同时更好地保护正常组织，减少放射治疗后遗症与并发症的发生，提高生存质量。

放射治疗与手术相比较受解剖部位的限制少，而且能较好地保留照射部位器官的外形与功能,易于被患者所接受。放射治疗与其他学科间的广泛合作使肿瘤的治愈率有了进一步的提高。目前在接受治疗的肿瘤病人中,有70%病人因不同的目的接受了放射治疗,放射治疗在肿瘤治疗中的地位已被确立,放射治疗学已成为肿瘤临床治疗的一门专门学科。

74.1.2 射线的种类及其物理特性

通常使用的射线按其产生的方式分为3类。

(1) 电磁辐射

深度X线治疗机及其直线加速器都是通过电磁辐射产生常规X线及高能X线的。

X线是由阴极灯丝或电子枪发射电子在高压场中撞击靶物质(钨、金等)产生。深度X线的质用半价层(half value layer, HVL)来表示。深度X线能量低,由不同波长的电磁波组成,因此为提高射线的质,除提高电压外,让射线通过金属滤片吸收波长较长部分的电磁波也可以达到提高射线质的目的。但深度X线存在穿透力小、最高剂量在皮肤表面、骨屏障作用大,射野中剂量均匀性差等特点,因而只适合治疗表浅的肿瘤。加速器中电子枪发射电子,电子在加速管中不断加速,能量逐渐提高,高速的电子与金靶撞击后产生高能X线。高能X线(≥4 mV)的穿透力随能量增加而加强,其最大电离平衡要达到一定深度才能建成(电子平衡建成区),因此高能X线的最高剂量不在皮肤表面,能量越高皮肤剂量越低,电子平衡建成区越深。高能X线具有能量高,进入组织后的百分深度量高,皮肤剂量小,照射野剂量均匀,输出剂量率高、照射边缘锐利等特点,因以适合治疗深部肿瘤病灶。

(2) 放射性核素

放射性核素衰变过程产生α、β、γ线,临床上应用的主要是其中的γ线。每一种放射性核素释放的γ线的能量是恒定的。临床上最常用的放射性核素是^{60}钴,它是在原子反应堆中受慢中子轰击后产生,^{60}钴在衰变过程中辐射出能量为1.17 MeV和1.33 MeV两种能量的γ线(平均能量为1.25 MeV)。^{60}钴的γ线的穿透力大于深度X线而低于高能X线。与深度X线相比,其最高剂量在皮下0.5 cm处,具有皮肤反应小,照射野均匀性好,输出剂量稳定,操作维修简单等优点。但^{60}钴半影较大,半衰期短(5.25年),需定期更换放射源。

除^{60}钴外,常用的放射性核素还有^{137}Cs(铯),其能量为0.66 MeV,可提供作中距离治疗。^{125}I(碘)、^{192}Ir(铱)、^{32}P(磷)等核素能量低,一般用于近距离治疗。

(3) 粒子射线

临床应用的粒子射线有电子线、中子线、质子线、π^-介子以及氦、碳、氮、氧、氖等重粒子射线。除中子是由原子裂变产生外,其他粒子射线均由加速器产生。

电子线为加速器电子枪发射,电子加速后通过偏转磁铁直接引出供治疗用。电子线的特点是在组织由达到一定深度时剂量会迅速下降。临床可根据靶区深度调节电子线的能量,保护靶区后的正常组织少受照射。电子线常用于表浅的和偏一侧肿瘤的治疗。电子线皮肤量高,且随能量增高而加大。

重粒子射线进入人体后可引起的电离密度大,效应高,射线穿过的径迹上的单位长度上消耗的能量大,统称为高LET(linear energy transfer)射线。粒子射线的另一特点为在组织内一定深度会产生裂变,形成Bragg峰效应,可由改变能量来改变峰的位置。

74.2 临床放射生物学概念

74.2.1 放射线对人体细胞的作用

大量的研究表明细胞内的DNA是放射线最敏感的部位。放射线进入人体产生电离,电离作用引起DNA分子氢链的断裂,从而阻止了细胞的分裂与增殖,这是放射线对细胞产生的直接损伤。另一方面,放射线作用于细胞内的水分子,在有氧的情况下,水分子电离后,产生对人体有害的自由基,自由基作用于DNA分子,阻止细胞的再分裂,这是放射线对细胞产生的间接作用。放射线对细胞产生的损伤不一定是致死性的,当电离密度低时可能只引起DNA分子一个氢链的断裂,它还可以接另一条未断的链进行修复,只有双链同时被击中,才会导致细胞分裂中断,细胞凋亡。因此射线引起的损伤除致死性损伤外,还有亚致死性损伤。有的细胞被放射后在适当的条件下可修复,反之则造成不可逆的改变,导致细胞凋亡,这种损伤称为潜在性致死损伤。放射后有的细胞能存活并保留强繁殖能力,这一概念有重要的临床意义。目前临床应用的射线——X线、γ线均属于电离密度低的射线,造成细胞DNA分子双链断裂的机会少,产生的亚致死损伤多,其对细胞的作用以间接作用为主。这些射线在经过的径迹上的单位长度中消耗的能量少,统称为LET射线。而高LET射线——中子、π^-介子等各种重粒子射线进入组织产生的电离密度大,造成DNA分子双链断裂机会多,它们对细胞损伤以直接作用为主,很少有亚致死性损伤和潜在性致死损伤。

74.2.2 放射线对正常细胞群与肿瘤细胞群的影响

在人体细胞的增殖周期中，细胞按一定的细胞学规律变化，包括细胞的死亡、丢失与补充。细胞分裂是指有丝分裂到下一次分裂之间的时间，细胞按 G_1 期（合成前期）→S 期（合成期）→G_2（合成后期）→M 期（有丝分裂期）的顺序移动、分裂、繁殖。还有一部分不参加细胞周期运行的静止细胞，称为 G_0 期细胞。在细胞周期中不同时期的细胞对放射线有不同的敏感性。M 期的细胞对放射线最敏感，其次为 G_2 期和 G_1 后期，S 期的细胞对放射线不敏感，放射线对 G_0 期细胞几乎不起作用。一个细胞群内就存在着细胞周期中不同时期的细胞，因此组织——细胞的群体的放射敏感性与细胞周期的分布有关。照射后的组织，细胞周期的分布改变，受损细胞再修复，丢失的细胞再增殖。正常细胞受体内自动稳定系统的控制，受照射后受到损伤，细胞群失去平衡，G_0 期细胞参与到细胞增殖周期中，于是细胞加速成熟，受损组织较快即恢复到正常状态。而肿瘤细胞群已失去体内自动控制系统的控制，受到照射后损伤大而修复慢。放射治疗就是利用正常细胞群和肿瘤细胞群对放射线作用存在的差别来达到消灭肿瘤，实现治愈肿瘤的目的。这就要求在正常组织能够耐受的情况下，最大限度地消灭肿瘤细胞。但正常组织与肿瘤组织对放射线作用存在的差别是有限的，对一个中等敏感的肿瘤系统，肿瘤细胞与正常细胞的损伤比率仅为 1.1∶1，即剂量增高时肿瘤细胞杀伤增高，但到某一剂量时肿瘤细胞的杀伤不再增加或增加很少，而已超过了正常组织的耐受量，产生了放射并发症。消灭控制肿瘤组织所需的剂量与正常组织耐受量之间的差别越大，达到治愈的可能就越大。放射治疗的研究与发展也就是围绕着如何最大限度地杀灭肿瘤细胞而正常组织受到最小的损伤这一问题展开的。

74.2.3 高 LET 射线

高 LET 射线即中子、π^- 介子及其他重粒子射线。和深度 X 线、^{60}钴 γ 线及加速器产生的 X 线和电子线等低 LET 射线相比，高 LET 射线在射线径迹上消耗的能量大，产生的电离密度大，对 DNA 分子的损伤以直接作用为主，且大多为致死性损伤。另外高 LET 射线的作用对氧的依赖性小，而低 LET 射线的间接作用需在有氧的条件下产生，因此对氧的依赖性大。即产生同样的生物效应在乏氧的条件和在有氧条件下需要的剂量之比高（称为氧增比，oxygen enhancement ratio，OER），低 LET 射线的氧增比 OER 为 2.5～3，而高 LET 射线的 OER 低，如中子的 OER 为 1.5，π^- 介子的 OER 为 1.8。而且高 LET 射线较低 LET 射线对各细胞周期细胞的杀伤选择性小，对 G_0 期细胞也能起作用。在物理剂量方面，π^- 介子等重粒子射线的 Bragg 峰效应，在峰区可形成一高剂量的范围，可根据肿瘤部位调整射线的能量，使 Bragg 峰效应区与肿瘤部位相一致，减少周围正常组织的损伤（中子则无 Bragg 峰效应）。

相对生物效应 RBE（relative biology efficiency）是达到同样的生物效应时标准射线和某种射线的比值，随 LET 值的增加，OER 降低而 RBE 升高。但当 LET 过高时，RBE 会迅速减少，这是由于细胞内电离密度过高而产生了过度杀伤。

74.2.4 分割治疗

放射治疗是采用分割治疗的方式完成的，常规标准的分割方法是每周照射 5 次，每次剂量 2 Gy。分割治疗的方式是在临床实践中形成的，它保证了在杀伤肿瘤细胞的同时尽量减少损伤正常组织。分割治疗中存在着放射生物学几个方面的因素：① 放射损伤的修复：这种修复存在于正常细胞中，也存在于肿瘤细胞中，但肿瘤细胞存在着乏氧细胞，亚致死性损伤的积累高于周围的正常组织；且潜在性致死损伤的修复在增殖快的肿瘤细胞中也少；② 细胞周期的再分布：照射后对于放射线最敏感的 M 期细胞明显减少，在分割治疗中，细胞周期各时期的细胞会再分布，有利于下一次照射时的有效杀灭；③ 乏氧细胞的再氧化：放射线对有氧细胞敏感，有氧细胞杀灭后在分割治疗中，因肿瘤体积缩小，以及氧耗的减少，低氧细胞有可能变为有氧细胞，提高了放射线的有效杀伤；④ 细胞的再增殖与补充增殖：分割治疗中肿瘤内有再增殖，因此放疗的疗程不宜过长，治疗尽可能不要中断。

74.3 放射治疗的临床应用

74.3.1 放射治疗的方式与放射线的合理选择

临床对射线的选择要尽量符合放射剂量学的原则：照射肿瘤部位的剂量要准确而不被遗漏；照射范围内剂量要力求均匀；尽量减少周围正常组织的受量并注意保护肿瘤周围的重要器官和结构免受或少受照射。

表浅的肿瘤可选用穿透力不强的深度 X 线或电子

线治疗。偏侧的肿瘤为保护对侧正常组织少受照射可选用电子线治疗。对中等深度的肿瘤可选用^{60}钴γ线或4～10 mV的高能X线，如头颈部肿瘤的治疗就选择这类射线。而深部肿瘤，如盆腔、食管等部位的肿瘤，为达到较高的深部剂量应选择高能量的X线治疗。

除了肿瘤的深度以外，射线的选择还要根据正常组织的特点，如是否为均质的组织、有无骨结构、有无空腔。还要考虑到射线半影的问题。在临床治疗时，为了获得满意的剂量分布，需选择两种甚至两种以上的射线来治疗，如颈部的放射常选择^{60}钴γ线与电子线或深度X线相结合，筛窦区照射则常用4～6 mV X线或^{60}钴γ线与电子线相结合，以保证在靶区接受足量照射的同时，尽量保护正常组织如脊髓、脑等少受照射。

临床应用的放射治疗方式可分远距离治疗和近距离治疗两种：

(1) 远距离治疗(teletherapy)

远距离治疗为临床最常用的放疗方式。放射源放置在离人体一定的距离处进行治疗，治疗设备为加速器、^{60}Co远距离治疗机和深度X线治疗机。临床上又将远距离治疗叫作外放射治疗，外放射前先由临床检查及CT、MRI等影像学检查确定照射靶区，设野时通过模拟机定位，射线可通过单野或多野照射，使剂量集中在肿瘤的靶区，而周围组织接受尽可能少的照射。

(2) 近距离治疗(brachytherapy)

近距离治疗时放射源紧贴于治疗的表面或组织间或腔内。近距离治疗的治疗深度一般在0.3～0.5 cm，放射剂量按与距离平方成反比的规律迅速下降，因此治疗时周围正常组织受到的剂量是极少的。近20年来近距离治疗技术发展很快，高剂量率的近距离治疗只需数分钟即可完成，其操作也由原来的近体手工操作变为计算机控制的后装治疗(afterloading)，减少了对医务人员的辐射损伤。后装治疗先确定治疗靶区，输入假源，由计算机计算施源部位和停留时间使靶区达到预期的剂量，然后退出假源输入真源，整个过程均由计算机控制完成。近距离治疗又分为以下几种：

1) 腔内治疗　放射源放置在人体腔内进行治疗。一般腔内治疗应用在外放射以后，局部残留的病灶及复发的病例中，以减少过量的外放射的损伤及后遗症的发生，并可在局部达到更高的剂量，提高局控率。近距离腔内治疗是鼻咽癌残留与复发的病例中常用的治疗方法，并改善了局部控制率。

2) 组织间治疗　放射源由金属包壳做成针状，插入肿瘤组织内进行治疗。组织间治疗可使放射源周围的肿瘤达到很高的剂量而在治疗距离以外剂量迅速下降，不会造成正常组织的损伤。在20世纪60～70年代使用镭针插植治疗为主的方法治疗舌癌，达到了很高的控制率，并保留了舌体的正常功能，使患者得到很高的生存质量。目前放射源已被^{60}Co、^{192}Ir等代替。

3) 表面敷贴治疗　根据肿瘤的部位与形状做成模板，置入放射源，固定在肿瘤的表面达到治疗的目的。在硬腭癌、颊粘膜癌的治疗中均有应用。近年来国外在眼科肿瘤的治疗中，应用模板固定在肿瘤相应部位的巩膜表面(scleral plaque)治疗局部的脉络膜黑色瘤及视网膜母细胞瘤均有成功的报道。

74.3.2 放射治疗计划的制定

大量的临床实践证明，肿瘤的首次治疗成功与否是至关重要的，治疗前必须有一个完整的治疗计划。通过临床检查、CT、MRI等影像学检查以及实验室检查等确定肿瘤的部位和范围，此外，还要根据肿瘤的病理、发展规律及其生物学行为确定治疗方案。在目前肿瘤的治疗中大多需多种治疗的综合，治疗前必须确定综合治疗的方式与序贯问题。放射治疗是一种计划性很强、细致严格的治疗方法，一旦确定需要放射治疗就要根据全面的临床检查资料制定治疗计划，其中包括放射线的选择，放射野的设置，放射剂量及分割方式等。肿瘤放疗医师需掌握肿瘤学、放射物理学、放射生物学等各方面的基础理论知识才能制定正确合理的放射治疗方案，取得治疗的成功。

(1) 放射敏感性

肿瘤的组织来源是影响放射敏感性的重要因素。除组织来源外影响肿瘤敏感性的因素还有细胞的分化程度、肿瘤的供氧情况等。对放射敏感的肿瘤就是射线消灭肿瘤的剂量远低于正常组织的耐受量。淋巴系统的恶性肿瘤、神经母细胞瘤、精原细胞瘤、肾母细胞瘤等均属高度敏感的肿瘤，它们仅需较低的剂量即可控制肿瘤而不造成周围组织的明显损伤。头颈部肿瘤中大部分为中度分化的鳞癌，它们和全身其他部位的鳞癌一样为中度敏感的肿瘤，肿瘤的控制剂量与正常组织的耐受量接近，需要有正确合理的治疗计划，使靶区接受足够的放射，又要尽量减少和避免对正常组织的照射。在头颈部肿瘤的放射治疗中就要特别注意对头面部重要器官的保护与屏蔽。放射不敏感的肿瘤，如黑色素瘤、粘液样腺癌、恶性纤维组织细胞瘤等放射治疗常难达到控制肿瘤的目的，而在高剂量治疗肿瘤的同时往往会造成正常组织不可恢复的损伤，治疗必须要慎重，放射常仅能作为手术的辅助治疗手段。

(2) 放射治疗计划的制定

组织学诊断确定后，根据临床及影像学检查以及肿瘤的发展规律及生物特性决定放射范围，模拟定位机(simulator)模拟治疗机的几何条件通过X线透视系统布置放射野，保证靶区的正确投照，并避开正常组织。应用体位固定装置保证照射的准确性与重复性。放射治疗计划由放射物理人员通过计算机治疗计划系统(treatment planning system，TPS)对放射野设置、剂量分配、射线选择等方面对治疗计划进行优化，最后由临床医师根据需要选择最佳方案进行治疗。放射治疗计划的设计必须做到因人而宜，才能达到最佳的治疗结果。

根据治疗的目的，放射治疗可分为根治性放疗和姑息性放疗。

1) 根治性放疗　要求通过放疗达到治愈肿瘤的目的。这类病人需制定详尽的治疗计划，减少因技术上或病理上的遗漏造成治疗的失败。放射范围除原发病灶还要考虑到淋巴结转移的可能性，是否需照射淋巴引流区，控制亚临床病灶。治疗上需根据肿瘤的退缩情况随时修改放射治疗计划。放射治疗中注意缩野，减少正常组织的损伤。

2) 姑息性放疗　常用在晚期肿瘤中，放疗常难以达到根治的目的，但可以为病人减轻痛苦或延长生命。放射治疗受解剖部位的限制少，即使范围甚广的肿瘤患者，只要一般情况好或患者年轻，均可给予姑息性放疗甚至试探性放疗。在头颈部肿瘤中甚多姑息放疗的病例，其中也不乏有取得根治效果者。因此姑息疗法一般给根治剂量的2/3量，但如取得姑息效果患者能够耐受的情况下可以继续给到根治剂量。

(3) 放射治疗与其他治疗的综合

在肿瘤的治疗中，各种治疗均有其局限性，因此常需采用两种或两种以上的治疗方法综合治疗，以提高局控率，改善生存情况。在耳鼻喉科及头颈部肿瘤的治疗中，由于解剖及组织学方面的特点，综合治疗应用得更为广泛。

1) 手术与放射的综合治疗　由于头颈部肿瘤周围有重要的器官与结构，肿瘤切除常难以达到肿瘤手术要求的安全边缘，因此彻底手术比较困难，手术的残留造成局部复发。放射治疗对头颈肿瘤中最常见的鳞癌有中度敏感性，放射线对肿瘤细胞有一定的杀伤作用，但肿瘤中心的乏氧细胞常对放射线抗拒，放射也难以达到彻底消灭肿瘤的目的。因此用放射线消灭肿瘤周围的氧供充分的细胞，使肿瘤缩小，并通过放射控制肿瘤周围的亚临床病灶，保证手术边缘的安全，减少复发的机会，并通过手术切除肿瘤中心的乏氧细胞，可以在局部达到更好的控制。在大部分头颈部肿瘤的治疗中，手术与放射综合治疗已成为一种模式。近年来由于放射源的改进，使皮肤表面及皮下组织的放射剂量减少，放疗后不影响切口的愈合，也使综合治疗应用更为广泛。大量的文献报道证明综合治疗大大提高了头颈部肿瘤的5年生存率。中国医学科学院(医科院)肿瘤医院对部分头颈部肿瘤病例的各种治疗方式的生存率作了比较，大部分病例通过综合治疗生存率提高了20%～30%。

a. 术前放射：其优点在于肿瘤未遭破坏，肿瘤细胞氧供好，放射较敏感；放射后肿瘤缩小可提高手术的切除率；肿瘤缩小及亚临床病灶的控制使某些器官功能的保留变得可能，如上颌窦累及眼底放疗后在某些病例保留眶内容。同时术前放射可有效控制亚临床病灶，有学者认为放射50 Gy(5 000 rad)对90%以上的病例有效，术前放射减少了手术时播散及复发的可能。术前放疗后手术宜在4～6周内进行，这样既避免了放射结束时急性反应引起的手术中出血过多，也不要因间隔时间过长残留细胞再增殖影响治疗效果。术前放射的剂量一般为根治量的2/3，但由于临床晚期病例多，且射线质的提高，较高的剂量并不影响手术切口的愈合，因此在头颈部肿瘤的术前放射中也常给足量放射。

b. 术后放射：在耳鼻喉科肿瘤中通过探查术后证实为恶性肿瘤，术后一般均需行术后放疗。组织学来源属放射不敏感的肿瘤，而范围尚局限者可先行手术，术后再根据需要进行放疗。术后放疗的优点是经过手术，肿瘤范围明显有利于肿瘤的局部控制；同时在整块的肿瘤切除后，放射可以更好控制手术遗留下的亚临床病灶。其缺点是肿瘤被破坏后，降低了对放射的敏感性；另外，手术后放射需包括整个手术范围，放射野扩大，增加了容积剂量，加重了放射反应。术后放疗一般在术后4周内进行，有人认为应尽早进行，切口愈合即可放疗，且术后放疗需给60 Gy以上的根治剂量。

c. 术后补充放疗：指术前放疗后手术者，术后病理示切缘阳性或见肿瘤残留，而放疗时剂量不足者需给局部小野补充放疗。如鼻腔癌筛窦累及，而术前放疗如筛窦小野局部剂量不加或不足，手术后则可加筛窦区小野补充放疗。

手术与放射的配合需手术医师与肿瘤放射治疗医师共同研究，设计最佳治疗方案，包括手术及放疗的顺序问题，以争取更好的治疗效果。

近年来术中放疗已在开展，手术切除肿瘤对肿瘤的残存病灶直接行单次大剂量放疗，术中放射靶区明确，对提高局控率，减少肿瘤外正常组织的反应有其优点。国内在头颈部肿瘤中的应用尚不多。

2）放疗与化疗的综合治疗　随着头颈部肿瘤治疗后生存率的提高，人们发现在治疗失败的死亡病例中，原发及颈部复发与远处转移是死亡的两大原因，且在某些肿瘤中远处转移是死亡的第一原因，如鼻咽癌的死因中远处转移占45%左右，而死于原发及颈部病灶未控制者仅30%～35%。因此头颈部肿瘤治疗中化疗与放疗及手术的综合应用的研究日益受到重视。近年来放疗与化疗综合治疗的目的不仅限于预防和降低远处转移，而且通过改变化疗与放疗应用的顺序与时间以及放疗分割方式的改变来提高肿瘤的控制率，提高生存率。研究表明在头颈部肿瘤的放、化疗综合治疗已取得肯定的效果。头颈部肿瘤治疗中放疗与化疗的综合治疗有4种方式：① 诱导化疗（induction chemotherapy），即化疗应用在放疗之前；② 同期化疗（concurrent radiochemotherapy），即放疗过程中同时穿插应用化疗；③ 辅助化疗（adjuvant chemotherapy），即化疗多放在放疗后进行；④ 加速超分割放疗加化疗（accelerated hyperfractionated radiotherapy and chemotherapy），即在加速超分割放疗的同时与化疗相结合。

国内外文献报道在探索放、化疗各种综合治疗方式在Ⅲ、Ⅳ期的晚期头颈部肿瘤治疗中已取得了可喜的结果，某些病例还避免了手术，保留了器官。D. J. Adelstein等比较了100例同期放、化疗与单纯放疗的晚期头颈鳞癌病人的治疗结果，3年无瘤生存率分别为67%和52%（$P=0.03$），远处转移率为10%和21%，原发部位器官保存率为57%及35%，其化疗安排在放疗的第1天和第22天。R. J. Koness应用加速超分割同期化疗治疗不能手术的晚期头颈部肿瘤病例，活检证实原发肿瘤消退为75%，淋巴结消退率为47%，化疗用在放疗的第1～4天以及第22～25天。以上两组病例应用的化疗药物均以铂类（卡铂、顺铂）为基本药物或与5-Fu联合应用。Jeremic应用常规分割放疗结合每天低剂量的顺铂或卡铂治疗晚期头颈部肿瘤，5年生存率由单纯放疗的27%提高到51%。1998年D. M. Brizel应用超分割放疗比较加与不加同期化疗治疗不能手术的116例晚期头颈部肿瘤病人，3年生存率分别为55%和34%，局控率为70%及40%。S. Dinges等还报道了晚期头颈部肿瘤应用放、化疗综合治疗原发灶控制，对颈部残留病灶手术切除，局控率更提高到72%，4年生存率为59%，资料说明放、化疗综合治疗提高了局控率，降低了远处转移率，提高了治疗效果。化疗与放疗的结合不仅是作用的相加，某些化疗药物还起到了协同增敏的作用。放、化疗同时进行会产生较单纯放疗明显的急性反应，但报道中均认为可以耐受并没有因反应而使疗程中止出现的现象。

放疗、化疗以及手术的综合治疗的合理配合必将提高疗效，尤其对一些放射不敏感的软组织肉瘤、骨肉瘤等，也只有在综合治疗后才可能使治疗取得成功。

74.4　头颈部放疗的反应及后遗症

74.4.1　急性反应

头颈部放疗全身反应主要为放疗后的恶心、食欲下降等，很少出现因白细胞下降而需中止放疗的情况。主要的急性反应还是在局部。

（1）皮肤反应

疗程过半一般会出现毛发脱落；皮肤发红，继而色素沉着，可发生干性脱皮，颈部因电子线或深度X线照射、皮肤剂量较高，如护理不当有时会产生湿性脱皮。预防皮肤严重反应的方法是保持皮肤干燥。小区湿性脱皮可用龙胆紫收敛。如渗出较多需停止放疗，避免感染，待皮肤愈合后继续放疗。

（2）粘膜反应

照射区粘膜充血、水肿、上皮脱落、白细胞浸润，可成白膜样改变。反应严重时白膜可成片状。患者感到咽喉部刺激感，疼痛，甚至影响吞咽。照射时需注意口腔卫生，注意补充维生素，必要时中药对症处理或使用粘膜修复敷贴药。

74.4.2　后遗症

（1）口干及放射性龋齿

放射损伤大部分唾液腺，引起口干。同时唾液减少，唾液成分的改变，导致了龋齿的发生，颌骨区的放射也影响了牙齿的血供，放射后牙根断裂是常见的。

（2）放射性颌骨坏死

照射剂量过高会引起颌骨坏死骨髓炎的发生。目前放射源的改进较深度X线使用期骨坏死已明显减少。

（3）放射性脑脊髓损伤

因头颈部放射时常不可避免地要照到脑部及颈部脊髓，放射后出现脑水肿、脑坏死的病均可见到，水肿期可给脱水剂。营养神经类药物及激素等可以使用但收效甚微。水肿的改变有时是可逆的，数日后可减轻或消退,严重的脊髓损伤在放射线与放射技术改进后已较少见到。

(4) 放射后的脑神经损伤

可出现在放射数年后,需与肿瘤复发鉴别,MRI对颅底放射性纤维化及肿瘤的鉴别较CT更有优点。放射后引起的脑神经损伤难以恢复。

(5) 张口困难

这是由于下颌关节接受了较高的剂量,只能通过锻炼来减轻及延缓其发展,局部炎症会加重张口困难的程度,需注意保护皮肤,减少皮肤放射性丹毒的发生。

(6) 放射区皮肤的放射性丹毒

放射区皮肤变薄,抵抗力下降,易于感染。平时需注意保护局部皮肤,减少刺激。一旦发生丹毒,及早抗炎控制。

74.5 放射治疗研究方向

74.5.1 放射源

高LET射线在物理剂量分布上具有Bragg峰效应(除中子外),可以选择特定的深度进行治疗,而周围组织受量小;在放射生物学方面,高LET射线产生的电离密度大,肿瘤细胞受到的大多为致死性损伤,亚致死性损伤及潜在性致死损伤少,修复少;高LET射线的OER小,对细胞周期选择性小,对乏氧细胞和G_0期细胞均起作用。因此高LET射线明显优于低LET射线,它的应用是今后研究的方向。国外应用质子氦粒子治疗放射抵抗性肿瘤已作了有益的探索。

74.5.2 分割方式的研究

常规的分割方式并不适合于所有的肿瘤,近年来根据细胞动力学的特点,细胞增殖周期设计各种分割方式的治疗以期提高局控率,减少正常组织——尤其是后期反应组织(脑,神经)的损伤的研究与探讨是大量的,并已得到了有益的经验。常用的非常规分割有:① 超分割放射:减少分割剂量,每天照射1次以上(间隔6 h),总剂量略增,总疗程不变或略长。这种分割氧效应低,减少晚期组织反应,在头颈部肿瘤中应用疗效有提高;② 加速超分割:增加每次分割剂量,总次数减少疗程缩短,总剂量减少或不变,适用于增殖快的肿瘤;③ 追加剂量:即在常规放疗中,予以小量追加剂量,以克服肿瘤增殖,又不增加正常组织的受量,提高局控率。

74.5.3 放射增敏剂

寻找提高肿瘤细胞放射敏感性及保护正常组织少受损伤的药物是该研究的两个方面,目前尚未有突破性的进展。

74.5.4 加热放疗

加热放疗(hyperthermia)可增加放射治疗的效应是由于增加了放射对乏氧细胞和S期细胞的杀灭,并且加热可阻止放疗损伤的修复,而临床及实验结果证明肿瘤细胞的热增强比大于正常组织。因此加热可提高放疗的效应。目前研究的课题是寻找理想的加热方式。钟知强在1996年报道了利用微波腔内辐射器对鼻咽加热,认为是安全有效的。但临床加热治疗尚未广泛应用。

74.5.5 综合治疗

手术、放疗、化疗的三者有计划地应用,以及三者应用的序贯问题有很大的研究空间,应因人而异地设计综合治疗方案是提高疗效的途径。

(程庆芳)

耳鼻咽喉头颈部肿瘤放射治疗学 75

由于耳鼻喉科解剖部位的特点，肿瘤常生长在头部的深处，常在颅骨的缝隙中发展，再加上头面的重要结构多，血管神经又特别丰富，给彻底手术带来了困难。更由于耳鼻咽喉部功能的需要，常给手术带来很多限制。因此在耳鼻喉科肿瘤的治疗中，综合治疗的应用常常是很需要的，其中手术与放射的综合治疗应用最多。耳鼻喉科及头颈部肿瘤中70%为上皮来源的肿瘤，对放射线具有敏感性。综合治疗能提高局部控制率和生存率，如鼻旁窦肿瘤单纯手术或放疗的5年生存率仅20%～30%，而综合治疗后可提高到40%～50%。在不少耳鼻喉科及头颈部肿瘤中综合治疗已成为常规治疗。而鼻咽癌、扁桃体癌的治疗更以放射治疗为主要的治疗手段。放射治疗在耳鼻喉科及其他头颈部肿瘤的治疗中起着重要的作用。

75.1 鼻咽癌的放射治疗

本章将全面论及鼻咽癌(nasopharyngeal carcinoma)的诊断与治疗，并将介绍其他耳鼻喉及头颈部肿瘤放射治疗应用的问题。

鼻咽癌为我国头颈部肿瘤中最常见的恶性肿瘤。我国东南沿海为高发地区，世界上鼻咽癌的高发地区在东南亚各国。白种人很少罹患此病，国外文献中报道的鼻咽癌病例也多为居住在该地区的黄色人种。因此普遍认为鼻咽癌的发病与地域及种族有关。鼻咽癌发病年龄高峰为40～60岁，而在高发地区发病更有低龄化的趋势。男女性别比为2～3∶1。

75.1.1　病因学

与其他肿瘤一样，鼻咽癌的病因尚无明确结论，但近年研究表明鼻咽癌发病的几个特点：临床及实验室研究表明，鼻咽癌患者中EB病毒的抗体水平明显高于正常人群，其EA-IgA与VCA-IgA的抗体测定阳性率分别为96%和81.5%。但EB病毒在正常人群中的感染也很普遍，EBV抗体测定假阳性和假阴性的存在使EB病毒抗体的检测不能作为鼻咽癌诊断的依据。但它仍可作为肿瘤普查中筛选的检测手段。鼻咽癌发病中的另一特点是鼻咽癌病人的家族聚集倾向，即同一家族中父母和子女及兄弟姐妹先后患病者时有见到，但根据高发此病的广州地区的调查，鼻咽癌有家族史者仅有5%，似乎鼻咽癌又并不是一种遗传性疾病。另一方面又有报道鼻咽癌高发家族外周血淋巴细胞染色体畸变与鼻咽癌的遗传易感性有一定关系。结合此病明显的地域性特点，说明可能鼻咽癌的发病与环境因素(地域与饮食)及遗传因素同时有关。

75.1.2　鼻咽部的应用解剖

鼻咽位于后鼻孔的后方，上为颅底，两侧为咽鼓管隆突及其后上方的咽隐窝，底部为软腭，软腭后方鼻咽与口咽连接。咽隐窝与颅底破裂孔相距仅1 cm，鼻咽癌很容易由此处侵入颅中凹。最常见的颅底破坏部位为破裂孔、岩骨尖、卵圆孔、蝶骨大翼。肿瘤可直接侵袭蝶骨底穿至蝶窦。向后可侵及枕骨斜坡，甚至发展至桥池。脑神经在颅底孔道中穿过，因此颅底的受侵常引起脑神经症状。前组脑神经中，最常受累的脑神经为第Ⅴ、Ⅵ脑神经障碍，其次为第Ⅲ、Ⅳ脑神经障碍，肿瘤向前发展至眶上裂可引起第Ⅱ脑神经症状。后组脑神经中最常受累的为第Ⅸ、Ⅹ、Ⅻ脑神经，后组脑神经症状的出现不一定伴有颈静脉孔或舌下神经孔的破坏，它们也可以由神经出颅处淋巴结的压迫所引起。第Ⅶ及Ⅷ脑神经深居厚实的岩锥内，很少受累。

鼻咽旁有咽旁间隙，其内侧壁为颊咽筋膜外侧，邻接翼内外肌和腮腺，下通舌下和颌下间隙。咽旁间隙被茎突分为前后两部分。鼻咽癌发展很易侵及咽旁间隙，由此可向上侵及颅底，晚期可向外侵及颞窝。

鼻咽粘膜下具有丰富的淋巴组织。淋巴引流可至咽旁间隙内的咽后淋巴结外侧组，由此再引流至颈深上淋巴结，也可直接引流至颈深上淋巴结或沿斜方肌分布的副神经链。鼻咽癌的淋巴结转移早，转移率高，转移范围深而广，晚期可转移至颈中下部及锁骨上淋巴结。多个淋巴结转移可融合为巨块，活动受限以至固定。鼻咽的淋巴管在中线椎前可有交叉，常有对侧转移的病例及双颈转移的机会。

75.1.3　病理

绝大多数鼻咽癌起源于上皮，其中80%以上来自鳞状上皮。对病理组织学分型曾经有过多次讨论与修改，1981年广州鼻咽癌会议根据WHO的分型提出了修订意见，根据组织病理学特征分为：

(1) 原位癌

局限于上皮层，基底膜完好。

(2) 高分化鳞癌

鳞癌Ⅰ～Ⅱ级。

(3) 高分化腺癌

腺癌Ⅰ～Ⅱ级。

(4) 分化差(低分化)的鳞癌

鳞癌Ⅲ级，此型占鼻咽癌的绝大多数(临床报告为低分化鳞癌)。

(5) 泡状核细胞癌

国外认为其有特殊的形态，预后较好，因此列为独立的一型。

(6) 分化差的腺癌

腺癌Ⅲ级(低分化腺癌)。

(7) 未分化癌

分化极差的癌，细胞小而成群存在，胞质少，核圆形而深染。需注意与恶性淋巴瘤的鉴别诊断。

75.1.4　临床表现与诊断

鼻咽部位隐匿，早期的临床症状常无特异性而被临床忽略，晚期出现头痛及神经症状往往会去神经科或眼科就诊。因此确诊时常已几经周折，病变已不属早期。

(1) 鼻咽癌的症状

大致分为3个方面：

1) 耳鼻方面的症状　回缩涕血或鼻出血、鼻塞及单侧的听力下降和耳鸣。治疗时有回缩涕血症状者约占70%。鼻塞与听力改变是因肿瘤涉及后鼻孔或侧壁咽鼓管开口所致，单侧性的耳内闭塞感及听力下降常是鼻咽癌的早期症状。

2) 颈淋巴结肿大　30%～40%病人的首发症状为颈淋巴结肿大，治疗时有颈淋巴结肿大者更占70%以上，最先及最常见的淋巴结肿大的部位为乳突下，胸锁乳突肌起点的下方。

3) 头痛及脑神经症状　常是肿瘤侵及颅底骨或脑膜所引起，头痛常为单侧性，并有进行性加剧的特点。脑神经受侵常出现相应的症状。常见的脑神经症状有复视（Ⅳ、Ⅵ脑神经），面麻（Ⅴ脑神经），舌肌萎缩或歪斜（Ⅻ脑神经），眼睑下垂（Ⅲ脑神经），张口下颌歪斜（Ⅴ脑神经），舌咽困难（Ⅸ脑神经），声音嘶哑（Ⅹ脑神经）等。

因鼻咽癌的症状常无特异性，临床检查时常视为鼻炎或鼻旁窦炎给予处理，因此鼻咽癌诊断的延误常来自病人和医师两方面的因素。临床医师需仔细倾听病人的主诉，警惕此病的可能。

(2) 检查方法

常用的检查方法有：

1) 临床检查　间接鼻咽镜检查及颈部的检查，发现原发灶及颈部转移的淋巴结。

2) 内镜检查　在鼻咽腔暴露差的病人此检查更为必要。可通过鼻咽纤维镜观察到鼻咽各壁的情况及临床较难观察到的隐蔽部位。

3) 影像学检查　CT 及 MRI 检查对鼻咽癌的诊断与治疗均有很大的帮助。某些病例腔内病灶隐蔽地已向深部浸润或向颅底发展，影像学检查常提示临床医师作进一步检查得以确诊。尤其影像学检查对确定肿瘤的范围提供了可靠的、客观的资料，对放射治疗的设野及放射治疗计划的制定提供了依据，并对放疗后的随访观察，确定肿瘤的控制与复发有很大帮助。

颅底片及鼻咽侧位片对鼻咽癌的诊断及颅底破坏等情况亦可有帮助，但因重叠的结构较多，其分辨率明显不如 CT 及 MRI。目前仍常用来做可疑病例的第一步的检查。

4) EB 病毒抗体的检查　目前虽未作为诊断依据，但可应用于高发人群普查中的筛选与高危人群的随访。

5) 病理检查　为确诊的最终手段。一般情况下活检可由间接鼻咽镜下取得，鼻咽病灶较小或暴露不佳时内镜检查时取活检可大大提高准确性和阳性率。应尽量避免从颈部病灶取得病理，但在肿瘤位于粘膜下，或病灶隐匿，原发部位不能取得病理诊断时，颈部转移灶的病理诊断是可行的，但应采用颈部穿刺活检而不作颈部的切取活检。瞿利民等报道了鼻咽癌颈部活检对预后的影响。鼻咽部活检 65 例，颈部活检 43 例，两组 3 年生存率分别为 60% 及 39.4%，5 年生存率为 55.4% 及 34.9%，而远处转移率鼻咽部活检组为 5.93%，颈部活检组为 85.7%。

6) 放射性核素检查　目前最多应用于骨转移的检查，放射性核素检查的阳性率较 X 线检查高 30%，检查阳性的时间也可早于 X 线检查 3～6 个月，且鼻咽癌的骨转移常为多发性，通过一次放射性核素检查即可显示全身骨转移的部位与范围。

75.1.5　分期

鼻咽癌的分期已经多次国际及国内会议的讨论与修改，尚无一致的看法。

(1) 1989 年的 UICC 分期为：

T_1—肿瘤局限一个部位。

T_2—肿瘤侵犯超过一个部位。

T_3—肿瘤侵犯鼻腔和(或)口咽。

T_4—肿瘤侵犯颅底和(或)脑神经。

N_0—没有摸到颈淋巴结。

N_1—同侧颈淋巴结单个转移，最大直径<3 cm。

N_{2a}—同侧单个颈淋巴结转移，最大直径>3 cm，但不超过 6 cm。

N_{2b}—同侧多个颈淋巴结转移，直径<6 cm。

N_{2c}—两侧或对侧淋巴结转移，直径<6 cm。

N_3—淋巴结转移>6 cm。

M_0—无远处转移。

M_1—有远处转移。

(2) 国内 1979 年长沙会议分期：

T_0—未见原发癌。

T_1—肿瘤限于一个壁或两个壁交界处的局限病灶。

T_2—肿瘤侵犯两个壁。

T_3—原发癌超腔有脑神经损害或颅底骨破坏之一者。

T_4—有 T_3 的两项以上者。

N_0—未摸到颈淋巴结肿大。

N_1—颈深上组有活动的肿大淋巴结，<3 cm×3 cm。

N_2—自颈深上部到下颈有淋巴结肿大或淋巴结活动受限或固定。

N_3—颈淋巴结>8 cm×8 cm，或锁骨上窝有转移。

M_0—无远处转移。

M_1—有远处转移。

(3) 国内 1992 年福州会议分期为：

T_1—局限于鼻咽腔内。

T_2—局部浸润：鼻腔、咽、茎突前间隙、软腭、颈椎前软组织、颈动脉鞘部分侵犯。

T_3—颈动脉鞘区被肿瘤占据，单一前组或后组脑神经损害，颅底、翼突区、翼腭窝累及。

T_4—前后组脑神经同时损害，鼻旁窦、海绵窦、眼眶、颞下窝受累，直接浸润第 1、2 颈椎。

N_0—未扪及肿大淋巴结。

N_1—上颈淋巴结<4 cm,活动。

N_2—下颈淋巴结或直径4～7 cm或活动受限。

N_3—锁骨上淋巴结,或直径>7 cm,或固定及皮肤浸润。

M_0—无远处转移。

M_1—有远处转移。

目前国内常用的是长沙会议分期及福州会议分期。

分期的一再讨论与修改是寻求一种合理的分期标准,它能够提示临床治疗的预后。CT及MRI检查提示的肿瘤范围为鼻咽癌分期又提出了新的问题。福州会议的分期已融进了CT检查的发现。1993年第1期中华放射肿瘤学杂志对鼻咽癌分期进行了比较集中的讨论,大部分学者认为T_1为限于鼻咽腔内的分期法是正确的,不必按侵犯几个壁来分。王绍丰、张恩罴等对脑神经受侵及颅底破坏以及超腔等问题提出了各自的观点,认为超腔的距离越远,预后越差,病期越晚,而脑神经侵犯较颅底破坏预后更差。对N的分期则认为除淋巴结的大小与部位外,单侧颈与双侧颈转移对预后有影响,应加以区别。总之,在鼻咽癌的分期上还有很多问题正在探讨中。

(4) 远处转移

临床检查与随访中鼻咽癌的远期转移率为20%～30%。在死亡原因分析中远处转移占第一位(40%～45%)。常见的转移部位依然是骨、肺、肝。

75.1.6 放射治疗与预后

放射治疗为鼻咽癌的首选治疗。手术治疗在鼻咽癌的治疗仅限于复发与残留病灶的处理,化疗与放疗的综合近年来已成为鼻咽癌治疗中的趋向。

鼻咽癌深处头颅中心邻近颅底,淋巴结转移早而范围广,手术无法达到根治。而放射治疗受解剖部位限制少;且80%以上的鼻咽癌为分化较差的鳞癌,对放射线较敏感,因此放射治疗为鼻咽癌的首选治疗。即使在晚期病例,放射治疗亦常可收到较好的姑息效果,使患者减轻痛苦,延长生命。

(1) 放射源的选择与照射范围

因鼻咽腔位于头颅中心,周围均为骨结构,因此临床选择穿透力强而皮肤剂量较小的^{60}钴γ线或4～6 mV的高能X线作为放射源外放射治疗。颈部淋巴结相对比较表浅,应用^{60}钴γ线及高能X线切线照射及电子线或深度X线结合治疗。

对原发肿瘤的照射范围包括整个鼻咽腔、鼻腔后部、上颌窦后壁、翼腭窝、颅底、中颅凹、蝶窦、海绵窦、枕骨斜坡、口咽上部(第1、2颈椎水平),肿瘤范围扩大时照射范围亦相应扩大,鼻咽病灶局限于腔内者放射野可适当缩小。

颈淋巴结照射范围,与上颈淋巴结有无转移有关。上颈有淋巴结转移者需作全颈放射(包括锁骨上区)。上颈没有淋巴结转移时仅作双侧预防性放射。

(2) 放射野的设置与照射剂量

1) 原发部位　一般设两耳前野为主野,一鼻前品字野为辅助野。常规的耳前野上缘在颅底线上1.5～7 cm,下缘平人中中部,后界为外耳道后缘,放射野面积为6 cm×7 cm。鼻前野一般与耳前野平,下界为人中中部,左右各3 cm,双眼球用铅屏蔽,放射野面积为6 cm×7 cm。如肿瘤向一侧发展,侵及咽旁间隙,患侧可扩大1 cm或更大。

当肿瘤侵犯口咽,或咽后淋巴结肿大,与颈部病灶无法分开时,需设置面颈联合野,照射包括原发灶及同侧上颈。照射至40～50 Gy肿瘤缩小后再分野照射。

当肿瘤向后发展,破坏枕骨斜坡,颈静脉孔神经血管区受累者可选择耳后野代替鼻前野或补充靶区后部的剂量。耳后野上界可低于耳前野0.5～1 cm,一般野的大小为4 cm×6 cm或5 cm×6 cm,向前45°～50°成角照射,尽量避开脊髓和脑干。

2) 原发灶照射的方式与剂量　两耳前野与鼻前野三野同中心放射,三野的剂量比约为2∶2∶1,每天照射靶区中心肿瘤剂量为1.8～2 Gy,总剂量为7～8周内70 Gy/35～40次。颅底破坏者于计划完成后加颅底小野至总量75 Gy左右(颅底野约6 cm×5 cm大小,以颅底线为中心上下各2.5 cm)。疗程中根据肿瘤退缩的情况可对总剂量作适当的增加或减少。

3) 颈部的照射方式与剂量　常规的颈部放疗先用^{60}钴切线放射。切线照射时下颏部上抬,野的上缘为下颌到乳突尖上方的联线;全颈照射时野的下缘为锁骨下缘,半颈照射时野的下缘为环状软骨水平。切线野的中央用铅块屏蔽脊髓。切线野照射剂量为30～36 Gy。切线照射后再用深度X线或电子线作颈部垂直放疗。垂直照射时在环状软骨水平分为上下颈两野放射。照射后对残留的淋巴结可追加小野照射,剂量为10～15 Gy。

放射有延迟作用,笔者在这方面曾做过观察与报道,原发灶及颈部残留病灶在放射后可继续消退,一般可观察3个月,如肿瘤在继续消退可观察到6个月,不必急于采取进一步处理。

(3) 腔内近距离治疗

鼻咽癌的腔内近距离后装治疗(afterloading)可提高局控率与生存率已有很多报道。其应用方式有几种：早期病例可减少外放射剂量到 60～65 Gy，然后加后装治疗；足量放射后仍有残留，对残留病灶行腔内后装治疗；放疗后局部复发，外放射 50～60 Gy 加腔内后装治疗。一般后装治疗前均先行外放射治疗，因近距离后装治疗的疗效范围小，单纯后装治疗很少采用。

张万固等对Ⅰ、Ⅱ期鼻咽癌外放射联合腔内后装治疗提高了局控率，其外放射剂量 56～60 Gy，休息2～7 d加后装治疗，粘膜下 0.3 cm 处 8 Gy×3 次/1.5～2 周。胡超苏等对鼻咽癌的复发行外放射加腔内治疗，3 年生存率和 5 年生存率均有所提高。复发发生在治疗后 2 年以上者，治疗后 3 年和 5 年生存率可达 63.3% 及 33.3%。C. C. Wang 报道外放射加后装治疗使 T_1、T_2 期局控率由 59%提高到 90%，T_3 病例局控率虽有提高但无统计学意义。

近距离治疗的放射源有 ^{192}Ir、^{60}Co 等。

(4) 新的治疗方法的探讨

为提高鼻咽癌的疗效，提高局控率除近距离治疗外，较多的研究是对分割方式的探讨。

1) 超分割放射　每次 1.1～1.2 Gy，每天 2 次照射，间隔>6 h，总疗程与常规治疗相仿，总剂量较常规放射略高。Parsons 等报道超分割治疗 5 年生存率较常规治疗提高 10%～15%。付总憙等临床分析鼻咽癌超分割治疗提高了 3 年局控率。

2) 加速超分割放射　其目的是通过缩短总疗程，减少肿瘤细胞的加速再增殖，提高局控率。根据放射生物学的理论及研究，肿瘤细胞的再增殖多发生在放疗开始后 4 周左右，胡超苏等对鼻咽癌应用超分割联合放疗后期的缩野加量放射，结合了超分割与加速超分割两种技术，根据生物效应剂量计算，提高治疗增益 20%。研究组与对照组对比，局部复发率下降，局控率为 100%及 75%，5 年生存率为 62.5%比 58.3%。C. C. Wang应用加速超分割治疗鼻咽癌，T_1、T_2 5 年局控率由 55%提高到 89%，T_3、T_4 的局控率由 45%提高到 77%。

(5) 鼻咽癌治疗中放疗与化疗的综合治疗

鼻咽癌的死亡原因中，远处转移为第一原因，因此近年来化疗在鼻咽癌的应用明显增多。尤其在中晚期患者，有巨大或广泛淋巴结转移的病例化疗与放疗的结合就更受关注。最常用的综合方式为诱导化疗——即放疗前用药，其目的是缩小肿瘤，便于进一步的放疗，同时也为了减少放疗过程中的转移。第二种结合为辅助化疗，化疗用于放疗后，其目的主要为减少放疗后的远处转移率，少数用于局部残留的病例。朱全德对 58 例中晚期鼻咽癌放疗后化疗，与对照比 5 年生存率有提高，但统计学处理无显著差异，不过放疗后化疗明显降低了远处转移率。同时放、化疗在国外已有大量报道，放疗的分割方式也多用超分割与加速超分割治疗，并在晚期病例的治疗中提高了局控率和生存率。国内也在晚期肿瘤病例中开展了同期化疗的研究，其急性毒性反应虽较单纯放疗重，但均能耐受治疗。

常用的化疗药物主要为顺铂(卡铂)、5-氟尿嘧啶、MTX、多柔比星(阿霉素)、吡柔比星、CTX 等。常采用联合用药方式。

(6) 手术治疗在鼻咽癌治疗中的应用

手术治疗在鼻咽癌的原发灶治疗中极少应用，只当残留在顶壁或前壁，范围明确的局限残留病灶，无颅底破坏及周围外侵病变时可以考虑放射治疗后手术切除。对鼻咽部放射抗拒的恶性肿瘤，无颅底涉及亦可考虑手术综合治疗。

对颈部的残留病灶，随访中不消退常会考虑淋巴结廓清手术，对足量放疗后的单个残留淋巴结亦可作局部摘除手术，术后不必再放疗。

(7) 鼻咽癌复发病例的处理

对原发部位的复发一般仍首选放射治疗，但再程放疗最好距首程放疗 1 年以后进行。腔内复发可用外放射加腔内治疗，以减少正常组织的损伤，超腔的复发病变则只能用外放射治疗。对复发性鼻咽癌再治疗后的 5 年生存率的报道不一，为 14%～45%。章真等报道对复发的鼻咽癌再治疗 4 年生存率为 51%，应属生存率较高的报道，外放射加腔内治疗虽提高了生存率，但与单纯外放射组无显著差异，不过认为复发距治疗结束后时间>2 年者生存率明显优于放疗后 2 年内复发者，此结果与胡超苏报道的相似。

颈部淋巴结复发的处理。颈部放疗后的区域常有纤维化改变，放疗区的淋巴结再放疗因局部氧供差，敏感性降低，因此控制率低。而再次放疗必将加重局部纤维化的进程，加剧放疗后遗症的发生。因此对颈部的复发病灶可采用颈部廓清术，术前先作 CT 或 MRI 检查，如颈部淋巴结与局部血管尚可分离则先考虑手术，必要时术后可补充放疗。马东白等 1988 年曾报道了对 79 例鼻咽癌放疗后颈部残留或复发的病例手术治疗，3 年生存率为 34%。Wei Wi 对 51 例颈部残留或复发的鼻咽癌病例行根治手术。51%病例为多个淋巴结病灶，术后阳性率 88%，35%淋巴结与周围结构粘连，临床检查淋巴结固定是影响局部控制率的因素。该组 5 年生存率为 38%，颈部病灶的局控率为 66%。

因此认为根治性的颈廓清术对鼻咽癌放疗后的颈部残留或复发病灶是有效的治疗方法。

(8) 远处转移的处理

如鼻咽癌出现远处转移一般均以全身化疗为主要治疗手段。放疗对骨转移灶有明显的止痛效果，可采用局部大分割短疗程的姑息放疗，每次 5～6 Gy，总量 30 Gy 即可达到止痛与控制的作用。单个的肺部转移灶，在患者一般情况好，无其他部位转移时可考虑局部切除后加放疗。肝转移病灶局限者也可予以局部移动条放疗，如转移广泛或转移灶巨大，局部处理无大意义。

(9) 预后

自^{60}Co 问世以后鼻咽癌的 5 年生存率由 10%提高 40%。随着放疗技术的改进，至 20 世纪 70 年代末鼻咽癌的 5 年生存率已提高到 50%左右。近年来由于放疗设备的更新，放疗辅助设备的发展，CT、MRI 的临床应用，使靶区的确定，放疗计划优化以及准确投照等方面有了很好的保证。随着放射生物学的进展，分割方式的研究与探讨，放、化疗的综合使得鼻咽癌的生存率进一步的提高。Huang, et al 1985 年报道鼻咽癌 5 年生存率为 70.6%，C. C. Wang 应用加速超分割其早期和晚期的 5 年局控率分别提高到 89%和 77%。胡超苏报道的 5 年生存率为 62.5%。因此，随着治疗方法的不断改进，放疗技术的日趋严谨与准确，综合治疗的不断探索，鼻咽癌的疗效还将进一步提高，生存质量也得到进一步改善。

鼻咽癌放射治疗后遗症问题在第一章中已有叙及，现仅就鼻咽癌放疗后神经系统损伤的问题作一些探讨：

1) 放射性脑损伤　鼻咽癌放疗后脑损伤的发生为头颈部放疗病人中最多见。因鼻咽部位较高，放疗时颞叶接受了较高剂量，常见的损伤部位亦为颞叶。CT 及 MRI 应用后鼻咽癌病人的随访中脑损伤的发现率较过去增多。损伤可表现为脑水肿或脑坏死。CT 检查颅脑组织梭状低密度改变为脑水肿的典型表现，而后者可为局灶性病变伴中央坏死，需与脑转移鉴别。脑水肿患者临床可无症状，亦可有精神障碍，但很少有颅内压增高表现。脑坏死可有局灶性症状，如癫痫发作等，脑水肿常为可逆性改变，可缓慢自行消退，药物的脱水处理可帮助水肿的消退。脑坏死灶不可逆，常由手术证实。脑坏死与脑转移不能鉴别时，需定期随访，观察其动态改变，以助明确诊断。

2) 放射性脑神经损伤　可发生于放疗后数年或十数年。最常见的脑神经症为Ⅸ、Ⅹ、Ⅺ、Ⅻ后组脑神经(其中最多见的为Ⅸ、Ⅻ脑神经)。后组脑神经损伤常出现在颈部放射性纤维化改变明显者，因后组脑神经出颅处常包括在颈部放射野内。放疗后颈深处的纤维化改变包裹或压迫后组脑神经引起相应的症状，给患者的生活带来了极大的不便与痛苦。此外，放疗后展麻痹(Ⅵ脑神经障碍)也时可见到。最不能接受的是在极少数病例中出现了视神经的损伤，患者视力下降，甚至失明。在过去，放疗后的脑神经损伤与肿瘤复发很难鉴别，目前 CT、MRI 检查对诊断提供了很大的帮助，MRI 在识别颅底纤维化抑或肿瘤复发方面较 CT 更有优点。因此绝不能根据脑神经症状的出现即诊断为复发，不必要的再次放疗会给病人带来更大的损伤。

放疗后的神经损伤常发生在长期生存的病人中，患者虽获得了治愈，但生存质量下降。对神经系统等后期反应组织的损伤在放疗当时不可预期，常在放疗后很长时间才出现。为减少放疗后的神经损伤除在设野时尽量减少正常颅脑组织的照射外，超分割治疗减少了每次的分割剂量，将有望于减少后期反应组织损伤的发生，使患者在治愈肿瘤的同时，有较高的生活质量。

75.2　鼻腔与鼻窦恶性肿瘤的放射治疗

75.2.1　概述

鼻腔与鼻窦肿瘤约占全身肿瘤的 1%～3%，其中鼻腔与上颌窦肿瘤约占全部鼻与鼻旁窦肿瘤的 90%，其次为筛窦，约占 5%，而蝶窦及额窦的肿瘤则极少见。鼻腔与上颌窦肿瘤何者占多，各学者意见不一，原因在于病变发展至后期很难区别其原发部位。各鼻窦开口于鼻腔，解剖关系密切，肿瘤发展中常相互累及，临床上常可见涉及两个或两个以上鼻窦的病例。鼻腔与鼻窦肿瘤还常会累及邻近的结构如眼眶、鼻咽、硬腭、颅底等，了解鼻腔与鼻窦肿瘤的发展途径对放射治疗十分必要。

鼻腔恶性肿瘤中以上皮来源的肿瘤为主，鳞癌占 50%～60%，大多为中等分化的鳞癌Ⅱ～Ⅲ级，腺癌占 15%～20%，鼻腔恶性淋巴瘤及恶性肉芽肿占 10%～15%。其他还有各种骨与软组织来源的肉瘤，嗅神经来源的肿瘤以及慢性增生性疾病恶变(乳头状瘤及息肉恶变)也占一定比例。

上颌窦恶性肿瘤中上皮来源的鳞癌占 60%以上，腺癌占 10%～20%。鼻腔的鳞癌分化程度常较好，大多为Ⅰ～Ⅱ级。上颌窦粘膜的淋巴组织少，因此淋巴组织来源的肿瘤明显低于鼻腔。其他的上颌窦恶性肿瘤还有软组织肉瘤、恶性混合瘤等。

鼻腔与上颌窦的淋巴引流：鼻腔与上颌窦的淋巴引流均首先至颌下淋巴结，部分淋巴管向后，一部分进入椎前淋巴结，一部分进入舌骨大角附近的淋巴结。鼻腔癌与上颌窦的淋巴结转移率为6%～15%。

75.2.2　鼻腔与鼻窦恶性肿瘤放射治疗的原则及综合治疗的方式

（1）放疗与手术的综合治疗

为最常用的治疗方式。鼻腔与鼻窦肿瘤四周常被骨腔包围，早期难以发现，待治疗时往往范围较广。且鼻腔与鼻窦临近眼眶颅底等重要结构，单纯手术治疗难达根治之目的。鼻腔与鼻窦肿瘤大部分为上皮来源的鳞癌，放疗具有中度敏感性，通过放疗可使肿瘤缩小，提高手术的切除率。因此综合治疗已成为鼻腔与鼻窦恶性肿瘤的常规治疗。最常用的为术前放疗后手术的方式。术前放疗肿瘤未破坏，对放疗较敏感，放疗控制了肿瘤周围的亚临床病灶，减少了手术中的播散机会。放疗后肿瘤范围缩小还可使原来一些手术不能保留的器官保留下来，医科院肿瘤医院报道，术前放疗后眶内容保留与不保留病例的对照（不论放疗前眶底有无破坏），两者生存率没有差异。而眶内容的保留保持了面容的完整，提高了生存质量。在某些放射抵抗性肿瘤中，如软组织肉瘤、混合瘤、腺样囊腺癌的病例也可给予手术后放疗。长期大量的临床实践证明综合治疗大大提高了鼻腔与鼻旁窦肿瘤的生存率。笔者对231例鼻腔癌的临床资料分析，全组5年生存率为48.1%，单纯放疗为39.7%，综合治疗则为63.4%，两组存在明显差异。复旦大学附属眼耳鼻喉科医院袁伟等对82例鼻腔癌临床分析，全组5年生存率58.5%，综合治疗组（47例术前放疗，5例术后放疗）及单纯放疗组的5年生存率分别为71.2%及36.7%。术前放疗后的手术病理阴性者占63.8%（30/47），3例有明显退行性改变。说明放疗对鼻腔肿瘤有很好的控制效果。J. P. Loque等对152例鼻腔与鼻窦肿瘤做单纯放疗，全组5年生存率为47%。其中还包括原发灶20例及颈部4例接受了挽救的手术。上颌窦癌的单纯手术5年生存率仅为20%～30%，而综合治疗后可提高到50%左右。胡心传应用术前、术后放疗与手术综合治疗晚期上颌窦癌的5年生存率分别为63.6%和48.6%。天津人民医院报道术前放疗加手术治疗5年生存率为52%。这些资料都证明综合治疗明显提高了鼻腔与鼻窦肿瘤的疗效，是首选的治疗方式。

（2）单纯放疗在早期的鼻腔癌中可选择性地应用

早期的表浅鼻腔癌，CT检查深度无浸润者单纯放射治疗是可以考虑的，尤其在肿瘤分化较差，放疗中消退好的病例可暂不手术，密切观察。袁伟等报道中单纯放疗在T_1、T_2病例中的5年生存率为66.7%（T_3、T_4仅16.6%），且在术前放疗组中，术后病理阴性者占63.8%，说明在早期鼻腔癌可能由单纯放疗控制。而对晚期患者，肿瘤范围广，涉及颅底、鼻咽、颞下凹等部位，而手术常无法到达此部位。因此可给予姑息性单纯放疗，其中也有部分可达到控制肿瘤的目的。

（3）术后补充放疗

术前曾做过放疗者，手术后病理显示有肿瘤存在的部位放疗剂量不足则需给术后补充放疗。如鼻腔肿瘤累及前组筛窦，而术前放疗该处剂量未达根治量，需加筛窦区小野，电子线治疗以补充剂量之不足。或因放疗中肿瘤退缩差，40～50 Gy照射剂量后即手术，手术后切缘仍阳性者需做手术后补充放疗。

（4）晚期鼻腔上颌窦癌综合治疗的研究

近年来晚期肿瘤多种治疗方式综合在生存率与局控率上均有了提高。Y. Inuyama等用的动脉灌注化疗后放射联合治疗上颌窦癌与鼻咽癌，5年生存率达55%，而且最大地保留了面部结构和功能。A. J. Curran对放疗和综合治疗的失败病例（其中T_3、T_4患者占3/4）应用挽救性手术，2年生存率可达54%，5年生存率可达35%。T. G. Wendi比较了放、化疗与单纯放疗治疗晚期不能切除的鼻腔和喉的肿瘤，同期放、化疗，放疗应用超分割方式，化疗用DDP+5-Fu，3年生存率为48%及24%，局控率为36%及16%。说明多种治疗方式的联合应用将使治疗取得更多成功的机会。

75.2.3　放射治疗的方法

（1）放射源

选用^{60}Co γ线或4～6 mV的X线。

（2）放射野的设置

常规的鼻腔与鼻旁窦的放射野为鼻前半品字野及同侧耳前野。鼻腔癌的照射范围包括鼻腔、上颌窦内侧壁，同侧筛窦、眶内侧壁、后鼻孔区，肿瘤涉及后鼻孔后界向后移至鼻咽中心。

1）鼻前半品字野　上界为眉尖连线，下界在上颌窦后壁水平，外界为眼睛中线，内侧过中线1 cm。照射时用铅块挡住同侧眼球（眼向患侧看）。

2）同侧侧野　前界为眶外缘，上下界同鼻前野，后界为鼻咽中心。

上颌窦癌的照射范围包括全上颌窦、鼻腔，鼻腔受累者需包括同侧筛窦,下界需包括整个同侧硬腭(上颌窦底部)、翼腭窝及颞下窝。上颌窦癌的放射野设置同鼻腔,但鼻前半品字野的外缘需扩大到颧弓,以包括全上颌窦区。为避免颧弓处双野交界处形成热点,可采用缩野或楔形滤片技术。

放射野的设置需根据临床及CT等影像学检查资料来确定治疗的靶区,不能一成不变。如眼眶受累者照射时将包括眼眶,鼻咽受累者需增加对侧耳前野,补充鼻咽部剂量。

鼻腔及上颌窦癌的颈部转移率低,国内外文献均认为不必行颈部预防性放疗。如已有淋巴结转移应在原发灶照射时同时设同侧上颈放疗,剂量为50 Gy左右,如不消退,在原发灶手术时同时行上颈部清扫术。对颈淋巴结转移,放疗可以较好地控制,这可能与颈淋巴结转移一般出现在分化差的肿瘤有关。

术前放疗一般给根治量的2/3,但目前术前放疗均给到足量,6～7周给予60～65 Gy,分30～35次。这一方面是因为晚期病例多,另一方面放射源的改进使足量照射并不影响手术后的愈合。术前放疗与手术的间歇期间以4～6周为宜。

(3) 术后放疗

放疗应包括整个手术范围照射至50 Gy,可根据原肿瘤范围适当缩野。一般认为放射与放射间隔时间以不超过4周为宜。术后放疗剂量应给予足量。国外有多位学者报道,剂量<60 Gy将影响局控率。

(4) 预后

综合治疗已大大提高了鼻腔及鼻窦肿瘤的生存率,目前据国内外报道上颌窦癌的生存率可达50%以上,而鼻腔癌的生存率则达到60%以上。即使晚期病例,放疗、化疗、手术的综合治疗也提高了治愈率,近来分割方式与同期化疗的临床研究为进一步提高生存率与局控率带来了希望。

75.2.4 其他鼻腔肿瘤的放射治疗

(1) 恶性淋巴瘤

在鼻腔肿瘤中占10%。其治疗应以放射治疗为主而不考虑手术,放射治疗范围应较鼻腔癌肿略放大。根据临床资料分析鼻腔恶性淋巴瘤的颈淋巴结转移率达50%,需行颈部预防性放疗,有转移者需给双上颈放疗。

1) 放射剂量　6周内给予50～55 Gy,分25～30次,鼻腔淋巴瘤对放射的敏感不太一致,临床需根据肿瘤退缩情况调整放射剂量。

2) 放疗综合应用的问题　虽鼻腔淋巴瘤的死亡原因主要为远处转移,但其转移较韦氏环淋巴瘤少,对范围局限的淋巴瘤可不必全身化疗,而范围较广者仍需结合全身化疗。

(2) 恶性肉芽肿

近年来病理学家将其归为一种特殊类型的外周T细胞淋巴瘤,但其不仅局部表现与恶性淋巴瘤确有所不同,且颈部淋巴结极少出现转移。

恶性肉芽肿的放射剂量较恶性淋巴瘤略高,一般在6～7周给予60～65 Gy,分30～35次为宜。有发热者需先控制体温后再给放疗,MeCCNU及强的松对大部分病例可收效。病灶广泛及发病时有发热者应放、化疗结合治疗,常用的药物除MeCCNU、CCNU外,MTX、CTX、VCR、吡柔比星等可联合选择使用。李振生等报道,发热会明显影响预后(有发热者5年生存率为0%,而无发热者为50%)。而顾子普等则认为发热与预后无关。但如发热于用药后不能控制者,放疗亦难收效,病情常急剧发展,导致全身衰竭死亡。

(3) 嗅母细胞瘤

来源于鼻粘膜的神经外胚层。该肿瘤仅占鼻腔肿瘤的2%～3%,对放射治疗有相当的敏感性,且肿瘤发展易侵及颅底与颅内,因此放射治疗在此病治疗中有着重要的作用。邹丽芬等报道了7例嗅母细胞瘤的治疗,6例放疗有效。Kadish A期放疗及手术均可,B期亦可选择性考虑单纯放疗,C期则需包括手术、放疗、化疗综合治疗。放射剂量以50～60 Gy为宜。国内其他报道也有相似结论。

(4) 内翻性乳头状瘤癌变

鼻腔内翻性乳头状瘤在组织学上为良性,但其具易复发性和浸润性生长的生物学行为都是恶性的表现,同时它还有着高的癌变率(12%～40%)。治疗以手术为主,除彻底手术外,术后放疗可减少复发。为减少内翻性乳头瘤的复发,采用术后放疗也是可以考虑的,但放疗前必须征得患者的同意与谅解方可放疗。放射范围需包括整个手术野,放疗剂量6～7周给予60～65 Gy,分30～35次。

(5) 横纹肌肉瘤

鼻与鼻旁窦的横纹肌肉瘤较身体其他部位的横纹肌肉瘤具有较高的放射敏感,也较其他软组织肿瘤敏感。此瘤恶性程度高,发展快。肿瘤范围较广的病例可作术前放射后手术。放射剂量60～65 Gy,放射后肿瘤消退有利于手术治疗。但横纹肌肉瘤远处转移率高,是治疗失败的主要原因,放射及手术后的全身化疗是必需的。

75.2.5　其他鼻窦肿瘤的放射治疗

筛、蝶、额窦肿瘤，由于部位高，邻近颅底及眼眶，综合治疗为首选。早期患者术前术后放疗均可，病期较晚应考虑术前放疗。肿瘤侵及颅底者可考虑先放疗2/3剂量后手术，手术后再补充放疗的方式，以免过高剂量的放疗造成手术脑膜修补的延缓。肿瘤过于广泛者则应给以姑息性放疗及化疗综合治疗。

75.3　喉及喉咽部肿瘤的放射治疗

75.3.1　概述

喉部肿瘤占全身恶性肿瘤的1%～5%，男女之比为8～9∶1。按喉腔的解剖分区将喉癌分为声门上、声门和声门下三型(跨声门癌本章节不作讨论)。喉部恶性肿瘤中95%为鳞状细胞癌，根据不同的部位其分化程度各不相同。声门部位大多为分化较好的鳞癌，而声门上喉癌则分化较差。其他还有淋巴肉瘤、腺癌，各种软组织肉瘤均很少见。各部位的喉癌因组织类型分化不同其发展与转移的情况也不相同。声门癌分化好，声带部位血管淋巴管较少，生长慢，很少发生转移。而声门上型喉癌因细胞分化较差，发展及转移均较声门型癌快，这与声门上区血液供应好，淋巴管丰富有关，声门上型喉癌的淋巴结转移率报道不一，一般报道为40%～50%。

喉咽癌又称下咽癌，包括梨状窝、环状软骨后区及喉咽后壁3部分的肿瘤。喉咽肿瘤中大部为鳞癌，其他少见的有腺癌、恶性淋巴瘤等各种类型的肉瘤，及恶性纤维组织细胞瘤等。喉咽癌的淋巴结转移率高，为50%～70%，有学者认为淋巴结的转移率与部位有一定关系，梨状窝癌的转移率为70%，而咽后壁和环后区癌的转移率为50%左右。喉咽癌的高的颈部转移与喉咽部淋巴组织丰富，肿瘤细胞分化差及就诊时病期较晚有关。

因喉咽癌及喉癌解剖关系密切，喉咽就在喉的周围，放射治疗的设野在相同的部位，因此在本章节中一起讨论。

75.3.2　放射治疗的原则与应用范围

喉癌与喉咽癌大多为鳞癌，因此放射治疗应用较广。因为喉及喉咽癌部位不同，其临床发展与表现亦各不相同，放射治疗的应用也各不相同。喉为人体重要的发声器官，因此在治愈肿瘤的同时如何更好地保留喉功能也是治疗中需要考虑的问题。目前手术与放疗是治疗喉癌与喉咽癌的主要治疗手段，虽然手术医师与放射肿瘤医师在治疗方式的选择与序贯问题上尚未达到完全一致的意见，但在多年的临床探索中都认识到手术与放疗结合的重要性，并已看到两者的相互结合对提高疗效具有重要作用。

(1) 单纯放疗的应用

20世纪70年代以来，大量国内外文献就报道了单纯放疗治疗早期T_1期声门癌5年生存率可达80%～90%。笔者曾报道了T_1N_0声门癌的2年生存率为94.9%(37/39)。因此在早期T_1期的声门癌放疗可达到与手术相同的治愈率，且能满意地保留喉功能。放疗失败后手术可以作为挽救治疗的措施，并在80%～85%的病例中可取得成功。单纯放疗应是T_1声门癌的首选治疗，这一观点也得到国内外同行的共识。

声带活动受限的T_2声带癌，单纯放疗的局控率可达65%～75%，与手术效果亦相似，其失败后的手术挽救成功率可达65%。因此对病灶不大的T_2期声带癌亦可选择性地考虑放射治疗，保留喉功能，提高生存质量。

声门上型喉癌的T_1及T_2N_0病例单纯放疗与部分喉切除(subtotal supraglotcic laryngectomy)的疗效相似(74%)，也可首选放射治疗。侯玉书等报道对声门上型及声门型癌单纯放疗Ⅰ期及Ⅱ期的5年生存率为85.7%。

喉咽癌易由粘膜下扩散，常无确定的肿瘤边界，在早期的T_1T_2患者局部切除后一般还需做术后放疗。D.A. Fein等报道用超分割放疗咽壁癌的T_1、T_2病例，2年局控率达到100%，说明早期的喉咽癌单纯放疗也是可以考虑的。

(2) 放疗与手术的综合治疗

Ⅲ、Ⅳ期的声门型癌及声门上型癌及喉咽癌，应给手术与放射的综合治疗。术前放疗可使肿瘤缩小，提高手术切除率。术后放疗对手术切缘阳性及安全边缘不够者均可起到减少复发的作用。因手术医师对放疗后手术切口的愈合存在疑虑，目前多采用的为术后放疗。复旦大学附属眼耳鼻喉科医院比较了各期声门上型喉癌的单纯放疗、单纯手术与手术加术后放疗的3年生存率分别为33.8%、43.8%及81.3%。医科院肿瘤医院报道喉咽癌单纯放疗、单纯手术及术前、后放疗的5年生存率分别为17%、20%及48.6%。说明综合治疗明显提高了生存率。张彬等报道了声门上型喉癌单纯手术及术前放疗再手术治疗后颈淋巴结的复发率，单纯手术组是放射后手术组的1.76倍。复发的部位主要在未做颈部清扫的同侧或对侧颈部。这是因为声门上型喉癌有很高的颈部转移率。国外的看法颈部需作预防性清扫，如不处理则术后复发机会很大。而术前放疗对声门上型喉癌的照射范围包括原发灶外，还包括颈部淋巴结引流区，放疗不仅对原发肿瘤及已扪及的淋巴结起到了控制，而且还控制了颈部的亚临床病灶，降低了术后颈淋巴结的转移率，这也是术前放疗提高生存率的另一因素。W. M. Mendenhall 对此也有相似的分析与结论。董慧芳等对声门上型喉癌的 N_0 患者单纯手术组与手术加术后放疗组的生存率作了比较，在单纯手术组中 N_0 的生存率低于 N_1、N_2 的患者，而术后放疗组 N_0 患者的生存率明显高于有淋巴结转移者(生存率可达 90%)。这是由于该院对声门上型喉癌不作预防性颈部清扫术，有相当数量的 N_0 患者在手术后即出现了颈部转移，明显影响了疾病的控制及生存；而术后放疗的 N_0 患者虽也未作颈部预防性清扫术，但放疗控制了微小的亚临床病灶，减少了颈部复发的机会。笔者曾对 12 例喉及喉咽部肿瘤的综合治疗(术前放疗加手术 11 例，术后放疗 1 例)进行了分析，其中声门上型喉癌 9 例，喉咽癌 1 例，均为Ⅲ、Ⅳ期患者。手术后病理 10 例中 4 例为阴性；6 例有肿瘤残留者亦见明显退行性改变(1 例外院手术病理不详)。术后 8 例生存，3 例死亡，1 例失访。说明声门上型癌及喉咽癌多为分化较差的鳞癌，术前放疗确是提高手术切除率的有效途径。且 10 例术前放疗者并无 1 例出现咽瘘，说明有计划的综合治疗，恰当地掌握放疗与手术的间隔时间，加强术后护理，咽瘘问题是可以解决的。医科院肿瘤医院李庆宏对 157 例部分喉切除的并发症发生率作了比较，放疗加手术及单纯手术的伤口感染率分别为 12.2%及 13.2%，咽瘘的发生率分别为 6.8%及 8.4%。说明随着放疗设备的更新，放疗技术的改进，术前放疗的并发症并不增加手术的并发症，笔者认为外科与放疗医师应本着争取最佳治疗结果更好地处理两种治疗的序贯问题。

(3) 晚期喉癌与喉咽癌治疗中放疗与其他治疗的结合

近年来放、化疗的同期应用在晚期头颈部肿瘤中做了大量的临床研究。放疗方式可为常规分割或超分割或加速超分割，放疗期间同时插入化疗，治疗的毒性虽较单纯放疗增加，但患者可耐受完成治疗。放、化疗可达到肿瘤的完全消退或部分消退，部分病例在肿瘤控制的同时避免了手术，保留了器官与功能。L. Marmiroli 等报道喉与下咽放、化疗的完全消退者达 50%。A. S. Glicksman 等报道颈部转移放、化疗后 50 人中 35 人需手术，手术后病理 16 例为阴性。证明放、化疗对晚期肿瘤有控制作用，放、化疗治疗后选择性的手术治疗更将进一步提高晚期喉及喉咽部肿瘤的治疗效果。

(4) 喉及喉咽部癌颈部转移的治疗

一般认为喉及喉咽部癌的淋巴结转移单纯放疗难以控制，尤其对晚期声门癌的颈部转移灶超过 2 cm 放疗就难以达到完全消退。因此对喉及喉咽的颈部转移灶需考虑颈廓清术，术后残留者可给予术后放疗，术后放疗对控制残留及微小的亚临床病灶有效。颈淋巴结巨大而广泛者术前放疗是可以考虑的，放疗对声门上型喉癌及喉咽癌的淋巴结转移有效，这可能与肿瘤分化程度差有关，放疗后淋巴结缩小再行颈廓清术。J. Armstrong 认为对晚期的喉及喉咽癌颈部转移灶诱导化疗后，放疗亦可起到较好的控制作用，而不再行颈部手术。

综合以上的资料，放射治疗在喉及喉咽癌治疗中应用的原则为：早期的声门型癌、声门上型癌及喉咽癌均可首先选择放射治疗，尤其在 T_1 的声带癌，放疗应为首选治疗，手术可作为失败后的挽救性措施。声带固定的 T_3 声带癌，应以手术治疗为首选，必要时可行术后放疗。T_3、T_4 的声门上型癌及喉咽癌常难行根治性切除，术前术后的放射治疗均可提高肿瘤的局控率与生存率。晚期不能手术切除的病例，放疗加同期化疗或诱导化疗加放疗及分割方式的改变(超分割或加速超分割)可提高治疗疗效，且在部分病例中可达到肿瘤的完全控制并避免了手术。

75.3.3　喉及喉咽部放射治疗的设野与剂量

(1) 放射野的设置

声门癌发展慢，在病程发展中可长期限于声门区，且很少淋巴结转移，因此照射野不需很大，不必包括淋巴引流区。设颈部两相对平行野，上缘为舌骨水平，下缘为环状软骨下缘，前缘游离于皮肤，后缘为舌骨大角后缘。放射野约 5 cm×6 cm 大小。照射时病人取仰卧位，机头作 90°及 270°同中心治疗。M. chatani 报道 5 cm×5 cm 及 6 cm×6 cm 放射野对 T_1 声带癌的 5 年生存率无差异(均为 88%)。因颈前部较窄，相对野照射时喉前部剂量较高，如病灶涉及声门后部需考虑应用 30°楔形滤片，均匀照射区剂量。晚期声门病灶需根据临床及影像学检查确定照射范围。

1) 声门上型喉癌　因病程发展快，颈淋巴结转移率高，照射区需包括原发灶及颈部淋巴结引流区。照射野上缘为下颌骨上方 1～2 cm，下缘为环状软骨下缘，前缘游离于皮肤，后缘由乳突下胸锁乳突肌起点沿斜方肌前缘向下，包括二腹肌三角、颈动脉分叉区及胸锁乳突肌前后的淋巴结。此放射野已将颈部脊髓包括在内，因此当剂量照至 45 Gy 时，模拟定位机上缩野，根据肿瘤的范围将后缘缩至椎体的中部或后缘。缩野后如有转移的淋巴结在放射野外，可用电子线局部补充剂量之不足。

2）喉咽癌　其设野原则基本同声门上型喉癌，放射需包括颈淋巴引流区。放射野需根据肿瘤范围设置，如喉咽壁肿瘤涉及舌根，上缘需上移，而梨状窝肿瘤涉及食管入口，放射野下缘则需到第一气环水平，环后区肿瘤椎前有累及者在缩野时，放射野需缩至椎体后缘，以避免病灶遗漏在放射野外。

声门上型癌及喉咽癌的照射野大，照射中除后缘向前缩小外，还需根据肿瘤退缩的情况，注意缩小上下的照射范围，以减少放射反应。

3）声门下型喉癌　一般均为术后放疗，根据手术及 CT 所示范围设两相对野照射。

手术后病例的放疗，需包括整个手术范围，至 40～50 Gy 时，缩至残留区照射。

（2）照射剂量与分割方式

1）声门型癌　1.8～2 Gy/次，每周 5 次，总剂量为 7～8 周共 70～75 Gy 分 35 次照射。

2）声门上型癌　与喉咽癌放疗时，因照射野大，一般 1.8 Gy/次，总剂量为 7～8 周共 70 Gy 分 38～40 次，肿瘤退缩慢者可缩野加量，最多不超过 75 Gy。

术后放疗剂量较单纯放疗低，但不能低于 60 Gy，屠规益等报道术后放疗＞60 Gy 局控率为 92％，而低于 60 Gy 仅 44％。

75.3.4　喉部恶性淋巴瘤的放射治疗

喉部恶性淋巴瘤的主要治疗为放射治疗。据 N. Shima 等报道，认为喉部淋巴瘤与韦氏环淋巴瘤不同，多属粘膜相关组织（mucosa associated lymphoid tissue, MALT），淋巴瘤为低度或中度恶性。较少淋巴结转移及全身扩散。笔者曾放疗 7 例喉淋巴瘤，6 例局部放疗后长期生存，1 例失访。J. B. Sweidow 对 15 例喉淋巴瘤放射治疗，其中 12 例单纯放疗，3 例术后放疗，平均随访期为 6.5 年，均无复发。因此认为局部放疗喉淋巴瘤可以治愈。罗家伟等报道了 10 例喉淋巴瘤局部放疗，放疗后 4 例复发，2 例发生在放射野外，经再放疗加化疗获得了成功。

喉淋巴瘤的放射也用两相对平行野，放射野的设置应较癌肿大。肿瘤范围局限者 6 cm×8 cm 大小，肿瘤范围稍大者需设 8 cm×10 cm 的放射野，总剂量 40 Gy 时可根据肿瘤退缩情况缩野，总剂量照至 50～60 Gy。放疗后一般不给全身化疗，病程发展快，伴全身症状的高度恶性者需考虑全身化疗。

75.3.5　放疗后遗症

见第 75.1 章节。对喉及喉咽部放疗较特殊的后遗症作一补充：

（1）放射治疗中及放疗后的喉水肿

肿瘤范围大及照射范围大时易发生。预防喉水肿发生的方法：大野照射分割剂量不要过高，不能超过 2 Gy/次。如喉水肿明显需随时减少分割剂量。对声门裂已被肿瘤堵塞，或声带活动差以致声门裂小的患者，治疗分割剂量由小剂量开始逐渐加大至正常分割剂量。喉水肿也可发生在放疗后，如处理不得当可能发展为喉阻塞。激素及抗生素的合并应用可控制喉水肿的发展，少数病例因喉水肿而行气管切开术。放疗后喉水肿持续需警惕肿瘤的复发与残留，需作进一步检查。

（2）放疗后的喉软骨坏死

在千伏 X 线治疗时，软骨坏死常可见到。自放射源改进后软骨坏死已鲜见发生。对放疗后复发病例的再放疗需慎重，以免此并发症的发生。

75.3.6　展望

临床资料已表明放疗在早期各类喉癌中有较高的治愈率，而Ⅲ、Ⅳ的晚期患者手术及放疗两种主要的治疗手段单独应用均难达到满意的治疗结果。临床工作中也已看到综合治疗对晚期喉癌的治疗带来了有益的结果，但目前喉癌治疗中的有计划地综合治疗的开展还是很不够的。加强手术医师与放射治疗医师的合作与讨论，开展有计划地综合治疗措施与安排，再加上放射分割方式的研究与改进以及化疗的结合，必将在晚期喉癌治疗中取得更好的疗效。

75.4　耳部肿瘤的放射治疗

75.4.1　概述

耳部分外耳、中耳及内耳。内耳肿瘤极为少见，本章节主要介绍外耳及中耳肿瘤的放射治疗。

外耳肿瘤中以鳞癌占大多数，其次为基底细胞癌，多见于耳郭。外耳道内还可见腺样囊性癌、耵聍腺癌，偶见黑色素瘤及软组织肉瘤。

中耳肿瘤中以鳞癌最多见，恶性神经鞘瘤、肉瘤粘液表皮样癌等均少见。中耳癌及外耳道癌侵及中耳后两者很难区别。

75.4.2　放射治疗的原则与应用

耳道肿瘤根据部位及病理的不同，放疗的应用方法也不同。

耳郭部大部分为鳞癌与基底细胞癌，对放疗敏感，可以由放射治疗控制。耳郭部癌范围较大时手术边缘常有残留，可给予术后放疗。在深度X线治疗时期常有耳郭部软骨坏死的发生，应用^{60}Co γ线及加速器X线治疗则甚少见到软骨坏死发生。耳郭肿瘤如侵及外耳道，按外耳道肿瘤处理。

国内外学者一般认为综合治疗是外耳道及中耳癌较好的治疗方法，但近年来随着放疗设备的改进，^{60}钴γ线及高能X线穿透力强，骨屏障作用小，不仅提高了放射治疗的疗效，而且减少了放疗后的并发症，根据复旦大学附属肿瘤医院报道术前、术后及单纯放疗治疗外耳及中耳癌的5年生存率分别为73.6%、67.1%及65.4%。医科院肿瘤医院术前及术后放疗的5年生存率均为65%，而单纯放疗则仅为29%。张海燕等的临床分析外耳及中耳癌的5年生存率分别为73.9%、50%及69.6%。说明综合治疗虽有较高治愈率，但单纯放疗的疗效并不亚于手术与放疗的综合治疗。而且在张海燕报道中，耳道的腺癌与鳞癌单纯放疗同样可达到较好治愈率，甚至还略高于鳞癌。23例术前放疗的术后病理中73.9%已转为阴性。说明恰当掌握治疗技术与剂量，单纯放疗确可在中耳及外耳癌的治疗中达到较高的控制率。晚期的中耳癌，常需作颞骨切除术，手术范围大，常涉及颅底，而手术的5年生存率仅在25%～50%。因此对颅底广泛破坏等晚期中耳癌患者以放疗为主，结合乳突开放引流不失为一种有效的治疗方法。

75.4.3　放射治疗的临床应用

外耳道及中耳癌的治疗均以外放疗为主。

(1) 放射源

^{60}Co及高能X线(4～6 mV)，在耳郭皮肤肿瘤中综合应用电子线治疗。

(2) 放射野的设置

耳郭的肿瘤一般常单野照射。以垂直野为主，为避免肿瘤深部正常组织接受过高剂量，可在接受总量2/3照射后，将照射野向后10°～20°照射。

外耳道癌向内发展至中耳，很难与中耳癌区分，因此照射方法相似。当肿瘤涉及耳岬腔可先用垂直野照射，待肿瘤向内退缩再分野照射。

常规设耳前及耳后野交叉照射，交叉的角度需根据CT的范围设野，常用的放射野大小为5 cm×6 cm。耳道中心为放射野上下界的中心。外耳道癌的耳前后两野交叉点为CT所示外耳道口联线由耳道口向内3.0～4.0 cm、向前1 cm处。而中耳癌耳前后两野交叉在外耳道联线向内4～4.5 cm、向前1 cm处(即中耳的部位)。耳前野的照射角度向后为20°～25°，而耳后野约为50°～60°向前。通过TPS优化放疗计划，使高剂量区与靶区相吻合。楔形技术的应用可使靶区获得均匀照射。

(3) 放射剂量与分割

常规分割每天1.8～2 Gy/次，总剂量60～65 Gy。腺癌剂量可略高，但亦不超过70 Gy。单纯放疗与术前术后剂量相同。

我国对外耳道癌的近距离治疗的应用始于20世纪50年代，当时采用的放射源为镭。目前在外耳道癌治疗中也可用外照射结合近距离耳道腔内后装治疗，采用的放射源为^{192}Ir和^{60}Co。但目前应用较少。

(4) 颈部淋巴结治疗中放射治疗的应用

耳道癌的颈部转移率低，为10%～15%，因此颈部不做预防性放疗。

有颈淋巴结转移者应首选手术治疗，因放疗对耳道癌转移性淋巴结不太敏感。但如在照射原发灶时已有颈部转移存在应同时照射颈部。颈部淋巴结的照射应采用切线照射后加垂直照射，以避免脊髓受量过高，颈部照射后不完全消退者仍需行手术治疗。

(5) 复发肿瘤的放疗问题

因耳道与中耳临近脑组织，首次治疗的耳前耳后野的交叉照射，临近的脑组织已受到较高剂量的照射，因此对复发的病例一般不考虑再次放疗，应选择手术治疗。如手术因肿瘤范围较大有困难可考虑术前或术后的放疗，但剂量以40～50 Gy为宜，且治疗必须在第一次放疗结束一年后才能考虑。

75.4.4　预后

中耳癌与外耳道癌的生存率报道有逐渐提高的趋势，综合治疗的生存率均在60%以上，早期对单纯放疗的生存率很不一致(16%～50%)，近年来多篇报道亦均在60%左右，这可能与放射源的改进，放射技术的提高，放射剂量的合理掌握以及影像学对靶区的确定提供了很大帮助等各方面因素有关。外耳道治疗效果好于中耳癌，这可能与外耳道癌因部位关系易于早期发现有关。

耳道癌的远处转移鲜见报道，张海燕等报道随访47例中有7例(14.89%)远处转移。局部及淋巴结未控制是死亡的主要原因。

75.5　扁桃体及口咽部肿瘤的放射治疗

75.5.1　概述

口咽部肿瘤仅占头颈恶性肿瘤的4%～5%，扁桃体恶性肿瘤为口咽恶性肿瘤中最多见，原发于口咽侧壁及后壁以及软腭及悬雍垂的肿瘤极少，常继发于鼻咽及扁桃体部位的肿瘤。

口咽肿瘤80%～90%为鳞状细胞癌。扁桃体有丰富的淋巴组织，因此恶性淋巴瘤占相当的比例，国外资料中扁桃体癌占扁桃体恶性肿瘤的绝大多数，而我国扁桃体癌与肉瘤的比例比较相近。扁桃体的恶性淋巴瘤，属咽淋巴环(waldeyer's ring)恶性淋巴瘤的一部分。咽淋巴环是包括鼻咽、软腭、扁桃体、舌根在内的环状分布的淋巴组织，该部位的恶性淋巴瘤的放疗是作为一个整体来处理的，因此其放疗问题放在此章节内讨论。霍奇金淋巴瘤很少累及此环，而非霍奇金淋巴瘤则常累及此环。咽淋巴环的恶性淋巴瘤中，扁桃体受累率最高，其次为鼻咽。

对口咽癌的治疗方法以放射治疗为主。因口咽部位肿瘤手术切除常不易彻底，而过于大的手术范围又将给患者正常吞咽等功能带来影响，因此放射治疗常作为口咽部肿瘤的基本方法。肿瘤范围局限时手术治疗也是可行的，如切缘残留或安全边缘不够可给术后放疗。

对扁桃体及口咽部的恶性淋巴瘤，放射治疗与化疗的结合是首选的治疗。咽淋巴环的淋巴瘤与头颈部其他部位非霍奇金淋巴瘤相比，恶性程度较高，约40%的患者有膈下受累的情况，复旦大学附属肿瘤医院对咽淋巴环临床分析，40%的复发病例中，复发主要部位在腹腔。因此在咽淋巴环的恶性淋巴瘤应尽可能在治疗前做下肢淋巴造影以确定肿瘤的范围，确定治疗方案。随访中也应注意对腹部及腹膜后淋巴结的检查与随访。J. W. Goldwein对头颈部外霍奇金淋巴瘤预后因素的讨论中，也认为咽淋巴环是影响预后的因素之一。因此需考虑放、化疗综合治疗。

75.5.2　口咽及扁桃体肿瘤的放射治疗

(1) 放射源

采用以^{60}Co及加速器X线的外放射治疗为主，少数患者中可加用深度X线的口腔筒放疗。

口咽与扁桃体癌的放射野根据肿瘤范围设置，CT在确定口咽部肿瘤的范围方面不如在头颈部其他部位，需在临床检查方面尽可能对肿瘤范围有正确的判断。对口咽肿瘤深部的浸润CT可较好地显示。

(2) 放射野的设置

病人取仰卧位，通常用两侧相对平行野照射。软腭及悬雍垂肿瘤，以软腭及悬雍垂为中心并包围周围邻近组织，上界达鼻咽中心部。如病灶较小的悬雍垂及软腭肿瘤，口腔筒的照射可与外照射结合，以达到局部较高的剂量而减少外照射的剂量。颈淋巴结可根据病灶范围决定是否包括在照射范围，如肿瘤涉及软腭者(即鼻咽底部)放疗则需考虑包括上颈部淋巴结区域。舌根部的癌肿淋巴结转移率较高，照射野需包括原发灶及上颈部颌下区。口咽侧壁及后壁肿瘤易向鼻咽及喉咽延伸，照射范围应较所见肿瘤范围扩大，并包括颈部淋巴结。照射至40 Gy时需注意缩野避开脊髓。

扁桃体肿瘤为口咽部最常见的肿瘤，其照射野的设计，以扁桃体为中心(下颌骨角向前向上1 cm)，前界为咬肌前缘，上界为软腭水平，照射野照射范围包括扁桃体窝、软腭、舌根及颌下或上颈部淋巴引流区。同侧野较对侧野略大，对侧野照射范围只需按临床肿瘤范围划出安全范围。

扁桃体及咽部淋巴环的恶性淋巴瘤，应采用大野照射，照射部位包括鼻咽、口咽、舌根及上颈，不论原发部位在咽淋巴环的哪一部位，照射范围均需包括整个咽淋巴环。只是照射范围随肿瘤部位将安全边缘向上或向下扩大。此照射野必将脊髓包括在野内，因此在总剂量40 Gy时需在模拟机下定位，后缘前移，避开脊髓。如照射野缩小后未能包括的淋巴结可用电子线补充照射至足量。咽淋巴环的恶性淋巴瘤，颈部有淋巴结转移者，需做全颈放疗。

(3) 放疗剂量

1) 口咽及扁桃体的鳞癌放疗剂量　常规分割总剂量65～70 Gy分7～8周，同侧野与对侧野的剂量比约为5∶3。咽淋巴环的放疗分割剂量1.8 Gy/d，50～60 Gy分6～7周。

2) 口腔筒的照射与应用　在口咽肿瘤常应用作为局部的追加剂量，可与外照射同时用，亦可作为外照射后补充放疗。放射线选择HVL0.75 mm的深度X线，与外照射同时用时口腔筒照射不一定包括整个肿瘤范围，作为外照射的辅助治疗，每次2 Gy，总量10～15 Gy。如在病灶局限的早期病例中，口腔筒可包括整个病灶则可适当减少外照射剂量，增加口腔筒照射剂量，以提高局控率，减少照射反应。

(4) 放射治疗的预后

早期口咽癌及扁桃体癌无淋巴结转移可有较好的预后。D. Remmler 报道了扁桃体鳞癌放射治疗加颈部淋巴结的挽救性手术，5 年生存率为 75%，其中 $T_1$100%，$T_2$94%，$T_3$74%，$T_4$25%。李伟雄对 55 例舌根癌行放射治疗，总的 5 年生存率为 44%，T_1、T_2、T_3 分别为 63%、42%、38%。2 年局控率 $T_1$88%，$T_2$58%，$T_3$38%。D. A. Fein 应用放射治疗口咽喉咽侧壁癌 T_1、T_2、T_3、T_4 的局控率分别为 100%、67%、43%及 17%。这些资料都说明口咽及扁桃体癌的局控率与 5 年生存率与病期有明显的关系。D. A. Fein 在同一篇报道中对比了应用超分割治疗，则将 2 年局控率提高到 $T_1$100%，$T_2$92%，$T_3$80%，$T_4$50%。其在放疗技术上的改进使局控率得到更进一步的提高，说明分割方式、治疗技术的改进与研究将进一步提高疗效。其他影响预后的因素还有颈淋巴结转移，肿瘤的部位等。

咽淋巴环的恶性淋巴瘤的预后较头颈部其他部位的淋巴瘤差，这是因为咽淋巴环的淋巴瘤中组织类型中度及高度恶性的淋巴瘤较多。夏威本报道的 73 例咽淋巴环的非霍奇金淋巴瘤的组织分型中低度恶性仅 2 例，中度恶性 64 例，高度恶性 7 例。而且远处转移是死亡的主要原因(占 88%以上)。这提示了放、化疗综合治疗的必要性，尤其在晚期病例中更为重要。该组Ⅰ、Ⅱ级病例的 5 年生存率仅为 50%。而放疗与化疗综合后Ⅰ、Ⅱ期的 5 年生存率可达 79.1%、而Ⅲ、Ⅳ期的 5 年生存率为 31.4%。N. Shima 也作了同样的分析，并认为在Ⅱ期以上的病例化疗需与放疗综合治疗。李长青等在扁桃体 Non-Hodgkin's 淋巴瘤治疗中放、化疗综合 5 年生存率为 75%，而单纯放疗仅 43.2%，因此结论是同样的：在咽淋巴环的恶性淋巴瘤的治疗中，放疗与化疗的综合治疗是提高治愈率的途径。COPP、CHOP 及多柔比星(阿霉素)加 Bleomycine，及泼尼松(强的松)的综合治疗均是可采用的化疗方案。

75.6 头颈部恶性肿瘤的放射治疗

本节主要讨论口腔癌及甲状腺癌治疗中放射治疗的应用。

75.6.1 口腔癌的放射治疗

口腔癌为头颈部常见的肿瘤之一，占头颈部肿瘤的第二位，仅次于鼻咽癌。在口腔癌的治疗中，放射治疗的应用甚广，并起着重要的作用，在某些部位的早期口腔癌中放疗可治愈肿瘤并保留功能，而在大部分的病例中放疗可配合手术改善疗效，对晚期不能手术的病例放疗可起到姑息治疗的作用。

(1) 口腔癌放射治疗方式

1) 外放疗　根据肿瘤部位设单侧或双侧相对野放疗。主要用于不能手术或不能在局部行组织间治疗的患者，因此单纯的外放疗在晚期患者中应用较多。目前超分割、加速超分割以及同期化疗的应用可使局部控制率提高并在部分病例保留了功能，避免了手术。

2) 与手术的综合治疗　一般使用在中晚期病例中，以增加手术的切除率、减少手术后的复发与转移。

3) 组织间治疗　应用放射源做组织间插入治疗。20 世纪 50 年代采用镭针治疗目前已由^{192}Ir 来代替，并采用了后装技术，减少了对放疗人员的辐射。

4) 口腔筒治疗　张口无困难的患者可使用口腔筒治疗，对表浅的局限病灶，口腔筒照射可减少外放射剂量，口腔筒的照射需完全包括病灶及周围一定的安全范围。如肿瘤较大，口腔筒可作为外照射的追加剂量，以增加局控率，减少外放疗损伤。

(2) 舌癌的放射治疗

对 T_1、T_2 的舌癌放疗与手术均有较好的疗效，复旦大学附属肿瘤医院对早期活动部舌癌用外放疗结合间质治疗，5 年局控率达到 $T_1$92.3%，$T_2$86.6%。治疗以间质治疗为主，外放疗仅起到消炎以防止扩散的作用。外放疗剂量 20～30 Gy 分 2～3周，休 1 周，组织间镭针插植部位剂量70～80 Gy 分 7 d.间质治疗的优点是提高了局部的剂量，提高了局控率，而减少了正常组织的反应。

国外应用^{192}Ir 代替镭间质治疗的局控率也与国内报道的相仿。徐国镇报道以组织间治疗为主的Ⅰ、Ⅱ期为 6/10。

T_3、T_4 的舌癌，如舌体肿瘤未超中线，邻近组织未受累，伸舌不受影响也可给予外放射治疗后作双平面插植。对这类病人外放疗剂量应适当增加至 40 Gy 左右。如肿瘤侵及其邻近组织需考虑放疗后手术综合治疗，术前放射剂量约 55～60 Gy 分 6～7 周。如不能手术者行单纯外放疗姑息治疗，剂量为 60～70 Gy 分 7～8 周。

舌癌的淋巴转移率为 30%～40%，因此对 T_1、T_2 舌癌原发灶治疗后随访 3 个月，如病灶稳定行预防性颈淋巴结清扫。待颈淋巴结转移后再行手术，对颈部控制率不如预防清扫术。舌癌的颈部转移灶对放疗不敏感，放疗可在必要时于手术前或手术后进行。

屠规益等还报道了对舌活动部<4 cm的鳞癌放疗加局部手术与单纯手术比较，5年生存率分别为93%和65%，这样既避免了大范围手术引起的功能障碍，又提高了疗效。

舌癌的预后与病灶的部位及病期有很大关系。J. T. Parsons报道单纯放疗T_1、T_2舌癌生存率为90%，舌癌的5年生存率为31%～63.2%，平均为55.18%。其中Ⅰ期为77%～93%，Ⅳ期为4%～44.8%。影响预后的因素中除原发情况外，淋巴结转移是重要的因素，因此颈部的预防性清扫术是需要强调的。

为提高舌癌的疗效，应根据不同的部位、大小选择不同的治疗方式，以及对晚期病例的综合处理是提高舌癌治愈率的有效途径。

(3) 颊粘膜癌

以鳞癌为主，约占颊粘膜癌的90%左右，但腺癌也占一定比例。

对早期的部位在颊粘膜前部和中部的病变肿瘤，厚度不超过0.5 cm可考虑间质治疗为主的放射治疗，但如病变部位偏后，或肿瘤范围较大较厚者则只能采用外放射治疗，但肿瘤浸润广泛伴颈部转移者治疗效果不佳。

间质治疗采用平行插入布源，间质治疗前先用外照射30 Gy左右，治疗只适用于小的局限病灶。

外放射治疗用^{60}Co γ线或4～6 mV X线，设同侧面颊部矩形野放疗。根据肿瘤范围确定野的大小。放疗中需注意缩野技术，为减轻口腔及对侧正常组织的损伤，当γ线照射至35～40 Gy改用电子线治疗，总剂量达65～70 Gy。单纯放疗的效果不佳，因此在中晚期病例中应用手术与放疗的综合治疗。

根据大多数学者报道，颊粘膜癌的颈淋巴结转移为30%～50%，转移部位多为颌下。颈部转移灶对放疗不敏感，应首先考虑做颈清扫术，放疗可配合手术应用。在中晚期病例术前放疗或单纯放疗时可将颌下区与原发灶放在同一野内进行预防性放疗。

早期颊粘膜癌单纯放疗的生存率可达48%～66%，但中晚期效果就甚差，仅8%～11%，应尽量考虑以手术为主的综合治疗。

(4) 牙龈癌

牙龈癌多为高分化的鳞癌，上齿龈癌向上发展涉及上颌窦时与上颌窦癌常难以鉴别。

牙龈癌早期就易侵犯颌骨，故主要以手术为治疗手段，放疗可作为手术的辅助治疗。如不能手术者给单纯放疗。

放射线选择^{60}钴γ线或4～6 mV X线。设同侧的面前野及侧野垂直照射，为减少两野临界处的剂量重叠需注意缩野技术或使用楔状滤片。术前术后放疗以50～60 Gy为宜。单纯放疗可给予65 Gy，分7～8周。

牙龈癌的颈淋巴结转移率为30%～40%，转移部位以颌下区最多。淋巴结转移放疗敏感性差，应首先考虑手术治疗。

国内资料牙龈癌的5年生存率为64%，国外报道为60%左右。

(5) 硬腭癌

以鳞癌与腺癌为最多见，腺癌中以粘液表皮样癌及腺癌多见，鳞癌以分化好的鳞癌为多，因对放疗不敏感，应采用手术治疗为主，术前术后均可考虑放疗辅助。对早期的硬腭癌，病灶表浅，可考虑近距离模板式治疗。为避免硬腭的坏死，近距离治疗采用小分割多次治疗，外放疗40 Gy以后，近距离模板治疗5～6 Gy，分4～5次。

单纯放疗的5年生存率仅20%～30%。复旦大学附属肿瘤医院报道早期外放疗加近距离治疗的5年生存率可提高到68%，而综合治疗为70%。

口腔筒的照射在硬腭癌的病例中可选择性应用，应用的原则和方法同口腔癌的治疗，一般也作为追加剂量，10～15 Gy左右。

硬腭癌的淋巴结转移治疗也以手术为主，放疗可在必要时与手术配合治疗。

(6) 口底癌

口底癌多数为高度或中度分化的鳞癌，其他还有些唾液腺来源的肿瘤。在早期的口底癌，病灶不邻近下颌骨可考虑外放疗结合间质治疗，如病灶贴近下颌骨组织间质治疗会造成下颌骨的坏死。外放射治疗可采用两平行相对野^{60}Co或4～6 mV X线照射，必要时可加颏下区辅助野，颏下野可采用电子线治疗。总量60～70 Gy，分7～8周。对口底癌的生存率报道不一，单纯放疗的5年生存率为30%～50%，综合治疗为50%左右。

总之，口腔癌的治疗由于解剖的特点和功能的需要大多需要综合治疗，且综合治疗也确实提高了治愈率与局控率。医科院肿瘤医院对1958～1980年治疗的531例口腔癌病人不同治疗方法的生存率作了比较，术前放疗组5年生存率为81%，术后放疗组为53%，单纯放疗组仅27%。说明综合治疗的优势是明显的。应该在这方面作进一步的深入探索，寻找最适合的结合时间与方式。近年来晚期口腔癌肿瘤的治疗和其他头颈部晚期肿瘤一样，综合治疗已成为热点，化疗可于放疗前用，也可和放疗分段交替应用，也有放、化疗同时用，其近期效果及无瘤生存时间均较单纯放疗好，放、化疗后再根据肿瘤退缩的情况决定是否手术。L. Marmiroli 等用放、化疗治疗 56 例晚期头颈组恶性肿瘤的病人，随访期为 22～60 个月，口腔癌病人中完全消退者占 54.5%，并保存了器官和功能(随访至少 2 年)M. Benasso 等对不能切除的口腔癌、咽癌和喉癌用顺铂、氟尿嘧啶与放射治疗联合治疗改善了治疗的预后。第三届国际头颈肿瘤会议对晚期不能切除的头颈组肿瘤的超分割治疗也进行了广泛的讨论，它也是提高口腔癌疗效的有效途径，也是今后研究的方向。

75.6.2 甲状腺癌治疗中放射治疗的应用

用放射性核素^{131}I 治疗甲状腺癌早在 20 世纪 60 年代就已经开始，应用外放疗来治疗手术后残余癌或亚临床残留也越来越广泛地被接受。邱杏仙等对 109 例术后残余及复发甲状腺癌患者行放射治疗，其放疗后的 15 年及 20 年、25 年的无瘤生存率分别为 85.6%、84.1%、84.1%。18 例复发癌除 2 例超过6 cm 放疗未控外，余 16 例中 14 例在 3 个月内消退，2 例在放疗半年内消退，复发病例放疗后的 15 年、20 年、25 年生存率分别为 80%、75%、62.5%。说明放射线对甲状腺癌有明显的控制作用。对复发的甲状腺癌如手术有困难或患者拒绝手术，病灶不超过 4 cm 可由放射治疗控制。对术后的残留病灶放射线也有肯定的控制作用，而术后的亚临床残留的控制更优于临床肉眼残留。国内外也有同样的报道。医科院肿瘤医院对一组因甲状腺癌侵及包膜至气管或颈部软组织而手术未能切除的病例未作术后放疗的 5 年生存率是 33%，而术后放疗则为 71%。

放射治疗采用两相对野照射，放射源为^{60}Co或^{60}Co 加深度 X 线或电子线。照射范围根据肿瘤的病理类型和肿瘤的范围决定，恶性程度高的照射野需包括全颈和上纵隔，而对局部小区残留灶及分化好的病例用小野照射。照射总剂量以 50～60 Gy 为宜。

(程庆芳)

参考文献

1. 汤钊猷主编．现代肿瘤学．上海医科大学出版社，1993，356
2. Withers HR. Biologic Basic of Radiation Therapy In Perez-CA，Brady LW，eds. Principles and pratice of radiation Oncology，1987，47
3. Laughlin JS，Mohan R，Kutcher CJ. Choice of optimum megavoltage for accelerator for Photon beam treatment. Int J Radiat Oncol Biol Phys，1986，12：1551
4. Wang CC. Improved local control of nasopharyngeal carcinoma after intracavitary brachytherapy boost. AM J Clin Oncol，1991，14(1)：5
5. 环素兰，刘泰福．早期舌活动部鳞癌远期疗效分析．中国放射肿瘤学，1991，5：206
6. 屠规益，徐国镇．头颈恶性肿瘤手术前后放射治疗．中华放射肿瘤学杂志，1997，6(2)：70
7. Fletcher GH. Subclinical disease. Cancer，1974，53：1274
8. 刘孟忠．第三届国际头颈肿瘤会议论文介绍——放射治疗．综合治疗部分．癌症，1994，3(1)：100
9. 张有望，等．鼻咽癌的远处转移．上海医学，1981，4(1)：8
10. Vokes EE. Combined-modality therapy of head and neck cancer. Oncology，1997，11(9)：27
11. Dinges s，Bndach V，Stuschke M，et al. Chemo radiotherapy for locally advanced head and neck cancer long term results of phase Ⅱ trial. Eur J cancer Part A，1997，33(7)：1152～1155
12. Adelstein DJ，Saxton JP，Lavertu P，et al. A Phase Ⅲ trial comparing concurrent chemotherapy and radiotherapy with radiotherapy alone in resectable stage Ⅲ and Ⅳ squamous cell head and neck cancer：Preliminary results. Head Neck，1997，19(7)：567
13. Koness RJ，Glickman A，Liu L，et al. Recurrence pattern with concurrent platinum based chemotherapy and accelerated hyperfractionated radiotherapy in stage Ⅲ and Ⅳ head and neck cancer patients. AM J Surg，1997，174(5)：532
14. 雷讯，游孟高，李舜农，等．鼻咽癌高发家族外周血淋巴细胞染色畸变的研究．肿瘤防治研究，1991，18：157
15. Walter JC，David BH，Peter HB，et al. The value of magnetic resonance imaging in treatment planning of nasopharyngeal carcinoma. Int J Radiat Oncol Biol phys，1986，5：53
16. 瞿利民，田世禹，韩俊庆，等．鼻咽癌颈部淋巴结转移切取活检对预后的影响．中华放射肿瘤学杂志，1996，5(4)：229

17. 王绍丰，王安宁，朱小东．鼻咽癌 TNM 分期标准的新建议．中华放射肿瘤学杂志，1993，2(1)：7
18. 卫光宇，张开盛，张恩罴．鼻咽癌原发病灶局部扩展及浸润距离与 T 分期关系的探讨．中华放射肿瘤学杂志，1993，2(1)：5
19. 胡超苏，张有望．鼻咽癌原发肿瘤复发加腔内放射的疗效分析．中国癌症杂志，1995，5(2)：102
20. 张万团，钱剑扬，陈昆田，等．Ⅰ、Ⅱ期鼻咽癌外放射联合高剂量率后装治疗．中华放射肿瘤学杂志，1996，5(4)：224
21. Parsons JJ，Mende Uhall WM，Cassisi NJ，et al. Hyperfraction for head and neck cancer. Int J Radiat Oncol Biol Phys，1988，14：649
22. 胡超苏，环素兰，张有望，等．鼻咽癌超分割合并缩野加量的前瞻性随机研究．中华放射肿瘤学杂志，1998，7(2)：93
23. Wang C.C. Accelerated hyperfractionation radiation therapy for carcinoma of the nasopharynx. Technigues and results. Cancer，1989，63(12)：246
24. 朱全德，罗永坚，孔军，等．放疗后化疗治疗中晚期鼻咽癌 58 例疗效分析．中华放射肿瘤学杂志，1996，5(3)：194
25. Vokes EE. Combined modality therapy of head and neck cancer. Oncology，1997，11(9)：27
26. 马东白，王俊德，王弘士，等．鼻咽癌放疗后颈淋巴结残留和复发的外科治疗．中华肿瘤杂志，1998，10：296
27. Wei WI，Lam KH，H CM，et al. Efficacy of radical neck dissection for the control of cervical metastosis after radiotherapy for nasopharyngeal carcinoma. AM J Surg，1990，160(4)：439
28. Huang SC，Lui LT，Lynn TC，et al. Nasopharyngeal cancer study Ⅲ，a review of 1026 patients treated by combined modalities. Int J Radiat Oncol Biol Phys，1985，11：1789
29. James TP，et al. Cancer of the nasal cavity and paranasal. In Perez CA，Brady LW，eds. Radiation Oncology，1987，499
30. Loque JP，Slevie NJ. Carcinoma of the nasal cavity and paranasal sinus：A analysis of radical radiotherapy. Clin Oncol R Coll Radiol，1991，3(2)：84
31. 胡心传，李长青．晚期上颌窦癌综合治疗的远期疗效．中华放射肿瘤学杂志，1993，2(4)：229
32. Inuyama Y，Kohno N，Fujii M，et al. Multidisciplinary treatment of head and neck cancer. Gan To Kagaku Ryoho，1989，16(4)：993
33. Curran AJ，Gullane PJ，Waldron J，et al. Surgical salvage after failed radiation for paranasal sinus malignancy. Laryngscope，1998，108(11)：1618
34. 李振生，杨香然，万钧．中线恶网 23 例放疗分析．中华放射肿瘤学杂志，1993，2(1)：55
35. 邹丽芬，程庆芳．诊治 7 例鼻腔嗅神经母细胞瘤的体会．临床耳鼻喉科杂志，1999，13(2)：60
36. Marks JE，Spector GP. Carcinoma of the Hypopharynx；Markes JE，Sessions DG：Carcinoma of the larynx. In Perez CA，Brady LW eds. Radiation Oncology，1987，580
37. Mittal B，Rao DV，Marks JE，et al. Role of radiation in the management of early vocal cord carcinoma. Int J Radiat Oncol Biol Physics，1983，9：99
38. Chatani M，Matayoski Y，Masaki N，et al. Radiation therapy for early glottic carcinoma ($T_1N_0M_0$). Strahlenther. Oncol，1995，171：169
39. Kaplam MJ，Johns DA，Clark DA，et al. Glottic carcinoma，the role of surgery and irradiation. Cancer，1984，53：2641
40. 侯玉书，黎启群，王金英，等．57 例喉癌 ^{60}Co 单纯放疗的远期疗效．中华放射肿瘤学杂志，1996，5(4)：282
41. Fein DA，Mendenhall WM，Parsons JT，et al. Pharyngeal wall carcinoma treated with radiotherapy：Impact of treatment technique and fractionation. Int J Radiat Oncol Biol Phys，1993，26(5)：751
42. 董惠芳，程庆芳．44 例声门上喉癌的临床分析．中国癌症杂志，1996，6(2)：126
43. 张彬，唐平章，等．术前放疗控制声门上喉癌的颈部复发(附 201 例随机对照研究)．中华肿瘤杂志，1998，20(1)：43
44. Mendenhall WM，Parsons JT，Maucuso AA，et al. Radiotherapy for squamous cell carcinoma of the supraglottic larynx：an alternative to surgery. Head Neck，1996，18：24
45. Marmiroli L，Ausili CG，Nardone L，et al. Combinedradiochemotherapy for organ preservation in head and neck cancer：Review of literature

and personal experience. Rays Int J Radial Sei, 1997, 22(3): 425

46. Glicksman AS, Wanebo HJ, slotman G, et al. Concurrent platiumbased chemotherapy and hyperfractionated radiotherapy with late intensification in advanced head and neck cancer. Int J Radiat Oncol Biol Phys, 1997, 39 (3): 721
47. Sweidow JB, Merl SA, Davey FR, et al. Non-Hodgkin's lymphoma limited to the larynx. Cancer, 1984, 13: 2546
48. 上海医科大学肿瘤医院. 外耳道与中耳癌的治疗. 中华肿瘤杂志, 1979, 1: 41
49. Lewis JS. Surgical management of tumors of the middle ear and mastoid. Laryngol, 1983, 92: 299
50. 吴保同. 中耳乳突恶性肿瘤. 头颈肿瘤学, 见李树玲主编. 1993, 317
51. Goldwein JM, Coia LR, Hanks GE. Prognostic factors in patients with early stage non-Hodgkin's lymphomas of the head and neck treated with definitive irradiation. Int J Radiat Oncol Biol Phys, 1991, 20 (1):45
52. Remmler D, Medina J, Byers RM, et al. Treatment of choice for squamous carcinoma of the tonsillar fossa. Head Neck Surg, 1985, 7: 206
53. 李伟雄,徐国镇,谷铣之. 舌根癌55例放射治疗分析. 中华放射肿瘤学杂志, 1993, 2(1): 13
54. 夏威本,林忆,白羽,等. 化疗与放疗综合治疗咽淋巴环Non-Hodgkin's淋巴瘤远期疗效观察. 中华肿瘤杂志,1996,8: 288
55. Mazeron JJ, Crook JM. Bench V, et al. Iridium 192 implantion of T_1 and T_2 carcinoma of the mobile tongue. Int J Radiat Oncol Biol Phys, 1990, 19: 1369
56. 刘振华主编. 肿瘤预后学. 科学技术文献出版社, 1995, 368
57. 余树观,沙永惠主编. 头颈部恶性肿瘤. 郑州: 河南科学技术出版社, 1989, 354
58. 汤钊猷主编. 现代肿瘤学. 上海: 上海医科大学出版社, 1993, 743
59. Marmiroli L, Ausili CG, Nardone L, et al. Combined radiochemotherapy for organ presevation in head and neck cancer: Review of literature and personal experience. Rays Int J Radiol Sci, 1997, 22(3): 425
60. Benasso M, Bonelli L, Numico G, et al. Treatment with cisplatin and fluorouracil alternating with radiation favourably affects prognosis of inoperable squamous cell carcinoma of the head and neck: Results of a multivariate analysis on 273 patients. ANN Oncol, 1997, 8 (8): 773
61. 邱杏仙,王建国,何少琴,等. 甲状腺癌术后残留和复发病灶的放射治疗. 中华放射肿瘤学杂志, 1996, 5(1): 32

耳鼻咽喉头颈部肿瘤化学治疗学 76

76.1 概述

自从1942年化学药物氮芥治疗淋巴肉瘤获得成功，开创了一个化学治疗恶性肿瘤的新纪元。几十年来，经过众多医药实验室和临床学者的潜心研究和不懈努力，不断有新的化学药物诞生，随之治疗方案也不断出现。尤其是近20年来，随着临床药理学、细胞动力学、免疫学等学科的迅猛发展、对高科技的应用，化学治疗更有显著进步。化学治疗从开始阶段以单一药物对晚期肿瘤施行姑息性治疗，到选用多种药物联合治疗，并与手术和放疗密切配合进行综合性治疗，现今至少有50%肿瘤病人在不同病期中采用化学治疗。部分肿瘤已能用化学治疗达到根治。化学治疗已成为治疗恶性肿瘤的重要手段之一。

耳鼻咽喉科恶性肿瘤是人体较常见的恶性肿瘤之一。据统计在我国其发病率约占全身肿瘤的10%～20%，在欧美约占5%。在我国常见的有鼻咽癌、喉癌、鼻腔鼻窦癌、扁桃体癌、中耳癌，等等。由于肿瘤的位置较特殊，周围有重要的器官和血管神经组织，对局部治疗的要求比较高。长期以来以肿瘤的局部手术切除和放疗为主。化学治疗起步较晚，曾用争光霉素治疗喉癌，用颞浅动脉插管灌注化疗药物治疗鼻腔鼻窦癌，都因不良反应大，甚至发生死亡，未能得到广泛推行。

耳鼻咽喉科肿瘤病理方面大部分来源于鳞状上皮细胞，以鳞癌为主，其他有低分化癌、腺瘤、各种肉瘤等。鳞癌对化疗具有中等度敏感性，肿瘤细胞分化越差，化疗的敏感性越好。恶性淋巴瘤和恶性肉芽肿在耳鼻咽喉科绝非少见，化疗的效果更明显，常见到仅一两次化疗，病情很快得到控制，肿瘤病灶大部或全部消退。这无疑增强了医师和病人对化疗的信心。为提高对恶性肿瘤的局控率，有助于减少远处转移的发生，能全部或部分保存器官及其功能，避免单纯施行扩大手术造成过分损伤，以提高生存质量，化疗已被认为能起到积极治疗作用。在欧美，对喉癌、下咽癌的治疗，用化疗加放疗相结合的综合治疗，已成为标准的治疗方法。以手术、放疗和化疗相结合的综合治疗方案，被越来越多的耳鼻咽喉科医师所认同和采纳。

76.2 耳鼻咽喉科恶性肿瘤的化疗适应证

目前化疗在耳鼻咽喉科恶性肿瘤治疗中仍占次要地位。适用于中晚期肿瘤或局部治疗后复发和转移患者，原则上与放疗和手术相结合治疗。

76.2.1 诱导化疗

诱导化疗又称新辅助化疗，在手术或放疗前化疗，以期缩小肿瘤，为手术和放疗制造更有利条件。如鼻咽癌颈淋巴转移，因颈部肿块大会影响放疗设野且易远处转移，放疗前施行化疗，使颈部肿块缩小有利于放疗设野及放疗剂量控制，可提高疗效。复旦大学附属肿瘤医院统计了1997～1998年共62例鼻咽癌 N_2 患者，以顺铂或卡铂加5-Fu作诱导化疗1～2次，其中49例颈部肿块有不同程度缩小，有效率达79%。

诱导化疗一般采用作用强的短程化疗，也有化疗2～3疗程后，再行手术或放疗。

76.2.2 辅助性化疗

辅助性化疗指在手术或放疗后进行的化疗。适用于有残留肿瘤细胞、疑有亚临床肿瘤或转移小病灶者，可以提高对肿瘤的局部控制率，在预防复发和转移方面有积极作用。不少研究者发现，原发灶存在时转移灶生长受抑制，切除原发灶后，残余的肿瘤细胞增殖加快，化疗的效果就较好。所以应在手术或放疗后及早进行化疗，或许可降低远处转移和第二原发肿瘤的发生率，以期提高长期生存率。T. J. Jonas等报道对371例头颈部鳞癌颈淋巴转移患者，分单纯手术、手术加放疗、手术加放疗加辅助化疗三组，化疗方案为CTX 250 mg/m^2、5-Fu 600 mg/m^2 d1, d8/21 d，共18次，研究结果30个月存活率三组分别为17%、40%、58%，辅助化疗组最高，说明辅助化疗是有生存增益作用的。一般辅助化疗在术后或放疗后2～4周进行，为期3～6个月。

76.2.3 增敏化疗

常用MTX、5-Fu等抗代谢化疗药物，能抑制肿瘤细胞的DNA合成和修复，以增加放疗疗效。一般在放疗前半小时注射。适用于肿瘤瘤体大，放疗中退缩不佳的患者。

76.2.4 姑息性化疗

姑息性化疗适用晚期肿瘤、局部治疗后复发或远处转移者，以延长带瘤生存期和缓解症状、减轻患者痛苦、改善生存质量为目的。用小剂量长时期化疗方案。

76.2.5 同期化疗

同期化疗即化疗伴随放疗进行。放疗和化疗两者间存在空间的协同作用，化疗药物的选择性或特异性有可能保护正常组织，有些化疗药物可作为放疗增敏剂。同期化疗近年来备受关注，是否能提高局控率和生存率有待进一步研究。K. Shaleen等报道用诱导化疗再结合化疗伴随放疗治疗咽喉晚期肿瘤无法手术者38例，随机分组，研究组21例，在放疗前化疗两次，放疗中每周追加一次化疗，以至放疗中出现较多间歇，其中7例(33%)未完成治疗即死亡，这一出人意料的结果，可能是化疗和放疗严重的不良反应使病人无法耐受。因此在同期化疗中，选择适当的化疗药物和剂量以及放疗剂量控制提出了新课题。

总的来讲化学治疗是较复杂的，要根据不同肿瘤之原发灶或转移部位、病理类型、病期、以往治疗情况、全身情况，等等，选用适当的时机，强调个体化方案合理实施，以达到提高肿瘤的局部控制率乃至生存率。

76.3 耳鼻咽喉科常用抗肿瘤药物的分类及药理简介

76.3.1 烷化剂

(1) 作用原理

烷化剂是高度活泼的化合物，能与许多亲核基团呈共价结合。核酸及蛋白质的亲核基团如氨基、羧基、巯基等可被烷化，使DNA交联及断裂，从而阻止DNA的功能。烷化剂为细胞周期非特异性药物，既影响增殖细胞，也影响休止期的DNA，但增殖细胞的DNA受伤害更大。

(2) 常用药物

1) 氮芥类

a. 氮芥(NH_2)：最早应用的抗瘤药物。不良反应大，主要是抑制骨髓、胃肠道反应，局部反应严重，现在较少应用。

b. 环磷酰胺(CTX)：广谱抗瘤药，毒性远较 NH_2 低，对肝脏无不良反应，尤其适用于治疗恶性淋巴瘤。

2) 亚硝基脲类

a. 洛莫司汀(环己亚硝脲，CCNU)：脂溶性药物，口服后迅速从胃肠道吸收，易通过血脑屏障。主要不良反应有延迟性骨髓抑制，胃肠道反应常发生在用药后 2～6 h，故可以临睡前服药，常用来治疗恶性肉芽肿及脑转移。

b. 司莫司汀(甲环亚硝脲，MeCCNU)：又名去甲 CCNU，为 CCNU 的衍生物，不良反应较前者低。

76.3.2 抗代谢药

(1) 作用原理

抑制核酸代谢，作用于增殖旺盛的细胞周期中的细胞，不影响休止期细胞。

(2) 常用药物

1) 叶酸抗代谢物

a. 甲氨蝶呤(MTX)：通过对二氢叶酸还原酶的竞争性抑制发挥作用，不良反应除骨髓抑制、胃肠反应，长期应用可损害肝肾功能，可致畸胎。

b. 亚叶酸钙(甲酰四氢叶酸钙，CF)：用于高剂量 MTX 解救，因为 MTX 与叶酸结构相似，因此对二氢叶酸还原酶有竞争作用。CF 与 5-Fu 同时应用可提供四氢叶酸，使氟尿嘧啶抑制胸苷酸合成酶的作用增强，在临床已被广泛采用。

2) 嘧啶抗代谢物

a. 氟尿嘧啶(5-氟尿嘧啶，5-Fu)：是广谱抗瘤药物，进入人体后，先变成 5-氟尿嘧啶脱氧核苷酸，抑制胸苷酸合成酶。在 DNA 的合成过程中，脱氧尿苷酸需在胸苷酸合成酶的催化下，接受四氢叶酸转来的甲基。5-Fu 阻止脱氧尿苷酸甲基化，从而影响 DNA 的合成。5-Fu 主要为 S 期特异性药物，但对其他各期细胞也有作用。5-Fu 的用药途径较多，可动、静脉注射或滴注，也可以口服或外用及肿瘤内注射等。主要不良反应是抑制骨髓、胃肠道反应。

b. 替加氟(喃氟啶，FT-207)：是 5-Fu 的衍生物。与 5-Fu 之间有交叉耐药性，脂溶性较高，口服吸收良好，可透过血脑屏障。

76.3.3 抗肿瘤抗生素

(1) 作用原理

微生物产生的抗肿瘤物质，抗瘤抑菌兼而有之。主要抑制 DNA、RNA 及蛋白质的合成。

(2) 常用药物

1) 蒽环类

a. 多柔比星(阿霉素，ADR)：具有广谱抗瘤作用。为细胞周期非特异性药物，但 S 期细胞更敏感。主要不良反应是心脏毒性和骨髓抑制。在使用前后应作心电图随访。

b. 表柔比星(表阿霉素，EPI)：为多柔比星(阿霉素)的衍生物。但对心脏的不良作用远比多柔比星小。

c. 吡柔比星(THP)：比多柔比星疗效高、毒性低，对转移的抑制作用强。

2) 博来霉素类

博来霉素(BLM)：又名争光霉素，为细胞周期非特异性药物，但对 G_2 期杀伤力最强，博来霉素在鳞状上皮细胞中的分布量较多，因此对鳞癌疗效较好。治疗的缓解期较短，停药后易复发。主要不良反应是发热、肺毒反应，表现为肺炎样症状及肺纤维化。但基本上不影响免疫功能和骨髓抑制，因此常作为联合化疗的药物。

3) 丝裂霉素 C(MMC)　又名自力霉素。抗瘤谱广，毒性较大，化疗指数不高。

76.3.4 抗肿瘤植物药

从植物中进行抗肿瘤活性筛选，其有效成分以生物碱占多数。

(1) 长春碱类

长春碱(长春花碱，VLB)和长春新碱(VCR)为广谱抗肿瘤药。两者均为长春植物中提出来的一种生物碱，主要抑制微管蛋白的聚合而妨碍纺锤体微管的形成，使核分裂停止于中期，为细胞周期特异性药物。主要不良反应是白细胞降低、血小板减少、胃肠道反应及周围神经炎表现。VCR 骨髓抑制较轻而神经毒性较明显。两者之间无交叉耐药性。治疗中 VCR 优于 VLB，适用于各类急性白血病、恶性淋巴瘤。

(2) 依托泊苷(鬼臼乙叉苷)

又名足叶乙苷(VP-16)，广谱抗肿瘤药。从植物鬼臼中提取出的具有抗肿瘤作用的提取物，有效成分为鬼臼毒素，可与微管蛋白结合，阻止其装配成微管，从而抑制细胞有丝分裂，使之停止于中期。主要不良反应为骨髓抑制与胃肠道反应。适用于治疗恶性淋巴瘤。与 VCR 有协同作用。

(3) 冬凌草(*Rabdosia rubescens*)

可增强争光霉素、环磷酰胺的治疗作用，且对化脓性扁桃体炎、咽喉炎有治疗作用。

(4) 紫杉醇(泰素，TAX)

最新紫杉醇合成物。与生物碱一类抗微管药物不同,并不导致微管去多聚化,而是促进微管双聚体装配,并阻止其去多聚化。不良反应可见骨髓抑制、过敏反应,静脉滴注期间可有心动过缓或低血压、异常心电图,还可出现周围神经病变、肌关节酸痛、胃肠道反应、脱发等。

76.3.5 杂类

(1) 丙卡巴肼(甲基苄肼,PCZ)

通过烷化从而抑制 DNA、RNA 合成。为细胞周期非特异性药物,主要作用于 G_1/S 边界期,可延缓 S 期与烷化剂、激素等无交叉耐药现象,对长春碱、烷化剂无效者仍可用本品。它有致畸作用,对人亦可能有致癌作用。

(2) 顺铂(顺氯氨铂,DDP)

是一种无机络合物,分子的中心铂原子对其抗肿瘤作用具有重要意义。只有顺式才有作用,反式则无效。作用部位主要在 DNA。DDP 的不良反应较大,表现为骨髓抑制和胃肠道反应。由于其对肾脏有毒性,限止了其用量,可用生理盐水及甘露醇特别水化,以减少其肾毒性。与 ADR 或 VP-16、CTX、MTX 有治疗协同作用。

(3) 卡铂(CBDCA)

第二代铂类广谱抗肿瘤药,肾毒性、消化道反应及耳毒性较低,与顺铂有不完全交叉耐药,对顺铂无效者可用卡铂。

(4) 达卡巴嗪(氮烯咪胺,DTIC)

是治疗恶性黑色素瘤的首选药物,对横纹肌肉瘤、平滑肌肉瘤、脂肪肉瘤有一定疗效。

76.3.6 激素类

激素与肿瘤的关系密切。一方面可诱发肿瘤,另一方面可抑制肿瘤。关键在于选用合适的激素,体内激素平衡受影响,使肿瘤生长所依赖的条件发生变化,从而可抑制肿瘤生长。由于激素选择性作用于相应的肿瘤组织,对一般增殖迅速的正常组织不会产生抑制,因而不引起骨髓抑制。

常用泼尼松和地塞米松等(PDN)。

76.4 化学治疗的不良反应及处理

76.4.1 局部组织坏死和静脉炎

长春新碱、多柔比星(阿霉素)等药,如静脉注射不当,常可引起静脉炎,血管变硬呈条索状,血流受阻。如果药液漏于皮下,会引起疼痛、肿胀甚至局部组织坏死。因此要注意给药的途径、浓度和速度。当发现药液渗漏于血管外或可疑外漏时,应立即停止注射,先冷敷 24 h,局部以 0.25%普鲁卡因封闭或皮下注射解毒剂,氮芥可用硫代硫酸钠解毒,多柔比星、长春新碱可用碳酸氢钠使其发生沉淀反应,两者均可使化疗药失去活性。24 h 后用 50%硫酸镁湿敷。皮肤仍有红肿,可敷如意金黄散、肤轻松等,也可进行理疗。

76.4.2 发热、过敏反应

争光霉素注射后 3～6 h 常引起发热,甲基苄肼、争光霉素可引起皮疹。发生这些现象可对症处理,如吲哚美辛(消炎痛)退热,苯海拉明、阿司咪唑(息斯敏)乃至激素抗过敏。

76.4.3 造血系统反应

由于对骨髓造血系统的抑制,白细胞尤其是粒性细胞、血小板、红细胞受到不同程度影响,也是造成化疗减量或中止治疗的重要原因。由于各种药物骨髓抑制出现的时间与程度不同,在联合应用时要避免毒性重叠而造成长期骨髓抑制。一般环磷酰胺出现在用药后 3～4 d 下降,1 周后回升;长春新碱、甲氨蝶呤 10～14 d 后下降,20 d 后回升;洛莫司汀(环己亚硝脲)3 周后下降,1 个月后回升;尤其是这种延迟骨髓抑制,应注意不能长期应用。凡白细胞$<4\times10^{12}$/L、血小板$<70\times10^{9}$/L,应停用化疗药物。根据血象下降程度给升白细胞药物,如鲨肝醇、利血生口服,特而立、格拉诺赛特等皮下注射,适量泼尼松、地塞米松激素治疗。严重的可输血、红细胞、血小板、新鲜血浆等。血象恢复正常可继续化疗。

76.4.4 消化系统反应

由于药物刺激消化道粘膜和中枢神经系统,出现食欲减退、恶心、呕吐、腹痛、腹胀、腹泻等症状。如顺铂、环磷酰胺、洛莫司汀常引起胃肠反应,个别严重的,以至于病人拒绝用药。为预防及减轻胃肠反应,在使用化疗药物同时用止呕药物,如甲氧氯普胺(胃复安)、氯丙嗪、奋乃近、格拉司琼(康泉)等。并注意给药时间,如洛莫司汀在睡前口服为宜,服药前 2 h 先服奋乃近4 mg,以减轻反应。

76.4.5 神经系统反应

1) 周围神经毒性表现为肢体麻木、乏力、刺痛等。

2) 自主神经系统功能紊乱，常见出汗、便秘，严重的产生肠梗阻。

3) 脑毒性反应表现为嗜睡、幻觉、抑郁、小脑共济失调等。

一旦出现神经系统症状，轻者可自行消失，严重的需停止化疗，经新维生素 B_1、加兰他敏等营养神经药对症处理，症状可缓解。

76.4.6　免疫抑制

多数抗肿瘤药都有程度不同的免疫抑制，长期使用容易引起第二原发肿瘤。肿瘤—宿主免疫—药物三者有着比较复杂的相互关系。正确认识和运用这种关系极其重要，可以既有效杀伤肿瘤细胞又保护机体免疫功能，提高生存期。

76.4.7　心血管系统反应

多柔比星、大剂量环磷酰胺、顺铂等可出现对心脏的不良反应。比较突出的是多柔比星的心毒性作用，心电图可出现 T 波改变和期前收缩（早搏）等，严重的出现心衰。急性期轻微的变化不影响继续用药。出现亚急性、慢性不良反应时，加用 ATP、辅酶 Q_{10}、维生素 E 等治疗。心衰者用毛花苷 C（西地兰）等强心药物治疗。为预防对心脏的不良反应，在用多柔比星前，先做心电图检查，原有心脏病患者忌用。用药过程中要密切随访心电图，用药量要严格控制。

76.4.8　其他反应

(1) 脱发

如 MTX、多柔比星等药，长期或大剂量应用，常引起脱发，停药后又能长发。

(2) 对性器官及生育功能的影响，除激素类药物还有环磷酰胺等能影响精子成熟。

(3) 致畸作用

甲氨蝶呤、多柔比星（阿霉素）、环磷酰胺等可致畸胎，因为这些药可引起染色体退行性变。因此妊娠 3 个月之内不宜化疗，6 个月后可继续化疗。

(4) 致癌作用

某些药物本身就有致癌作用，如氮芥、甲基苄肼等。

76.5　耳鼻咽喉科恶性肿瘤常用化疗方案

多数化疗药物的毒性较大，治疗量与毒性剂量十分接近，以单一药物化疗往往因其毒性大，剂量受限制，缓解期短，疗效不够理想。故今单药化疗一般仅用于新药的临床试验阶段，大部分都采用多种药物联合化疗方案。选择有效的化疗药物是联合化疗成功的基础。选药的标准是单用疗效高、毒性作用小而不重叠、作用机制不同的几种化疗药物联合应用。既让病人对不良反应可耐受，有效率又能明显提高。

76.5.1　常用联合方案

目前国内外较广泛采用顺铂（DDP）或卡铂（CBDCA）和氟尿嘧啶（5-Fu）联合化疗方案。Jacobs, et al 和 Claval, et al 报道有效率分别为 32% 和 31%。Decker, et al 和 Roomey, et al 报道有效率分别为 94% 和 93%。

(1) 复旦大学附属肿瘤医院和耳鼻喉科医院用法的具体方案

DDP	20 mg	iv	第1～5天
5-Fu	500 mg	iv	第1～5天

每 3～4 周重复疗程。

CBDCA	300 mg	iv	第1～2天
5-Fu	500 mg	iv	第1～2天

每 3～4 周重复疗程。

为增强 5-Fu 作用，在滴注 5-Fu 前后，分别加用 CF（亚叶酸钙，甲酰四氢叶酸钙）50～100 mg。

(2) 其他较常用的联合化疗方案

1) PBM 方案

DDP	20 mg	iv	第1～5天
BLM	10 mg	iv	第3～7天
MTX	200 mg	im	第5,22天

每 4 周重复疗程。

CTX+BLM+DDP 方案

CTX	600 mg	iv	每周1次
BLM	10 mg	im	每周2次
DDP	20 mg	iv	第1～5天

每 3 周重复疗程。

2) DDP+CTX+5-Fu 方案

DDP	20 mg	iv	第1～5天
CTX	600 mg	iv	第1,8天
5-Fu	500 mg	iv	第1～5天

每 3 周重复疗程。

76.5.2　耳鼻咽喉科恶性淋巴瘤和恶性肉芽肿的化学治疗

耳鼻咽喉科恶性淋巴瘤大部分属于非霍奇金型淋巴瘤，依次好发于扁桃体、鼻咽、鼻腔鼻窦、喉等部位，部分病人有相应区域淋巴结转移。一旦诊断明确，实施放疗和化疗相结合的综合治疗。一般讲毋需手术切除。如果肿瘤范围大，放疗前作诱导化疗。常用以下治疗方案。

(1) MOPP 方案

NH_2(氮芥)＋VCR(长春新碱)＋PCZ(丙卡巴肼，甲基苄肼)＋PDN(泼尼松)。

(2) COPP 方案

以 CTX(环磷酰胺)替代 NH_2。

在治疗中出现耐药性时，可改变其中一些成分，成为新的组合或交替进行，使疗效提高。如 Klimo 报道 MOPP—ABV(多柔比星＋博来霉素＋长春碱)方案，有效率达 93%。

(3) 复旦大学附属肿瘤医院近年来常用 CHOP 方案和 BACOP 方案，具体方案如下：

1) CHOP 方案

CTX	750 mg	iv	第 1 天
ADR	50 mg	iv	第 1 天
VCR	1.4 mg	iv	第 1 天
PDN	100 mg/d	po	第 1～5 天

每 3 周重复疗程。

2) BACOP 方案

BLM	5 mg	iv	第 15,22 天
ADR	25 mg	iv	第 1,8 天
CTX	650 mg	iv	第 1,8 天
VCR	1.4 mg	iv	第 1,8 天
PDN	60 mg/d	po	第 15～28 天

每 4 周重复疗程。

(4) 复旦大学附属耳鼻喉科医院常用方案

1) CTX＋VCR 方案

CTX	600～800 mg	iv	第 1,8 天
VCR	1 mg	iv	第 1,8 天

每 4 周重复疗程。

2) THP(吡柔比星)＋CTX＋VCR 方案

THP	20～40 mg	iv	第 1,8 天
CTX	600 mg	iv	第 1,8 天
VCR	1 mg	iv	第 1,8 天

每 4 周重复疗程。

一般化疗 1～2 次后行局部放疗，肿瘤总量需 55 Gy 左右，放疗结束后，休息 2～4 周，继续辅助化疗 6 个月。剂量可酌情减少。据我们的经验，部位在鼻腔又无淋巴结转移的患者，可单纯放疗。目前早期恶性淋巴瘤已能治愈，晚期的 5 年生存率也已超过 80%。

恶性肉芽肿近年来病理上归入恶性淋巴瘤，它是其中一种特殊类型。临床上常伴有高热、恶臭，且相应区域淋巴结转移较少见，活组织检查常不易取到阳性标本，因而易引起误诊治。治疗上以化疗和局部放疗为主。药物 CCNU 有特效。一旦确诊后，先用 CCNU 或甲基 CCNU100～120 mg 晚间一次性口服，大部分患者病情有显著好转，如果病情严重，高热不退，可加用激素或 CTX 联合化疗。化疗后休息 7～10 d 行局部放疗，肿瘤总量需 60 Gy 左右。放疗结束后休息 1 个月，继行辅助化疗，剂量可酌情减少，CCNU 80～100 mg，每月 1 次，共 3 次。由于 CCNU 对骨髓的延迟抑制作用，一般连续化疗不超过 3 次。

恶性淋巴瘤和恶性肉芽肿以化疗和放疗相结合的综合治疗已成为常规治疗模式。

76.6 展望

化学治疗作为对耳鼻咽喉科恶性肿瘤的内科治疗手段之一，起着至关重要的作用。从单药化疗到多种药物联合应用到与放疗、手术相结合的综合治疗，已取得步步进展。但化疗的效果远非理想。化疗药物在杀伤肿瘤细胞的同时对机体正常细胞也具有相当杀伤作用，人体的免疫功能受到抑制，临床上还存在着耐药性、药物之间的拮抗作用、个体差异等等问题。从众多研究资料中证明化疗仍然有效，能缓解症状，对生存率无大的影响。因此，化疗并不是简单的几个药物相加，需要科学性和合理化的应用，需要其他学科的紧密配合，才能有所突破。除了选择合理的联合化疗方案进行综合治疗，提高机体的免疫功能、耐受性已被人们所关注。随着分子生物学、细胞生物学、免疫细胞学等学科的发展，恶性肿瘤的免疫治疗(生物治疗)又异军突起，且发展势头迅猛。干扰素、白细胞介素-2、LAK 细胞、单克隆抗体、肿瘤坏死因子等免疫制剂的研制层出不穷。近年来生物导弹最新技术已用于临床。我国中医中药采用现代化的科技行动，不断创新与进步，不少生物制剂与保健品，在预防医学上起到调节免疫、抑制肿瘤的作用。在 21 世纪，恶性肿瘤的治疗，随着手术、放疗、化疗、免疫治疗等各自的发展与通力合作，必将会有更新的内容和非凡成就。

(薛林英)

参考文献

1. Gilles Catimel. Head and Neck Cancer. Drugs, 1996, Jan: 51(1): 73～88

2. Kris M, Gregory TW, Susan GF. Regional metastases in patients with advanced laryngeal cancer Arch Otolaryngol Head and Neck Surg, 1996, Jun: Vol. 122: 644～648
3. Bonnie SG, Waun KH. Primary chemotherapy of advanced head and neck cancer: Where do we go from here? Journal of the National Cancer Institute, 1996, May 1: 88(9) 567～568
4. Jonas TJ, Robin LW, Eugene NM. A lone-term assessment of adjuvant chemotherapy on outcome of patients with extracapsular spread of cervical metastases from squamous carcinoma of the head and neck. Cancer, 1996, Jan: 77(1) 181～185
5. Shaleen K, Niloy RD, Ranesh CA. Feasibility of non-cisplatin based induction chemotherapy and concurrent chemoradiotherapy in advanced head and neck cancer. Acta Oncology, 1996, 35(6) 721～725

77 耳鼻咽喉头颈部疾病的激光治疗

77.1 激光的理论基础

77.1.1 激光医学概况

激光亦称“莱塞”(laser),是“light amplification by stimulated emission of radiation”字头的缩写,是受激光辐射产生光的放大。它是20世纪60年代起发展的一种新颖光源。具有亮度高、方向性好、单色性好和相干性好的特点。1960年美国加州休斯研究所 Maiman, TH 研制成世界上第一台红宝石激光器,为激光医学奠定了物质基础。1961年在美国研制成世界上第一台红宝石视网膜凝结机开创了激光的临床应用。随着激光技术的不断发展,各种医用激光器不断问世,应用学科从眼科、皮肤科发展到耳鼻喉科、外科、口腔科、妇产科、儿内科、针灸科等各个领域,逐步形成了一门新的边缘学科——激光医学。它是一门比较全面的学科,可用于西医及祖国医学,不但用于治疗亦可用于诊断和预防。激光医学不仅涉及现代光学系统,还和计算机技术、电子技术、超声技术相结合,使激光医疗更具有现代性和先进性。解决了医学上一个又一个难题,引起了国内外医学界极大兴趣和关注。

激光医学主要包括医用激光器的研究、基础理论研究及临床实验研究、临床应用及诊断几个方面。医用激光器的研究和发展是激光医学发展的前提,因此许多学者都致力新仪器的研究与更新。20世纪60年代首先用于临床的为脉冲红宝石激光、钕玻璃激光,1961～1963年相继研制成连续波 He-Ne 激光及 CO_2 激光。使局限于眼科、皮肤科的临床应用迅速推向耳鼻喉科、外科、口腔科、儿内科等科。70年代初联邦德国的 Nath 研制成单丝石英光导纤维可传输 Ar^+ 激光及 Nd：YAG 激光,为激光进入内腔创造了条件,使激光内镜迅速发展起来。可治疗喉气管疾病与肿瘤、食管肿瘤、膀胱肿瘤、胃癌等。国外学者为了便于手术时切割、止血、凝结气化将几种不同波长的 CO_2 激光、Ar^+ 激光、Nd：YAG 激光联合成一机。80年代为了扩大激光治疗适应范围和减少不良反应又研制了准分子激光、CO 激光、自由电子激光器、X 线光波段激光器等。90年代高功率半导体激光器、HO：YAG 激光器等开拓了临床应用的新局面。为了适应诊断及基础理论研究出现了不少种的激光装置,如激光显微细胞仪、激光流式细胞计、激光显微分析仪、激光多普勒、激光分光光度计等。在基础理论研究方面从1962年起国外就开始研究激光的生物效应,以后国内外学者普遍开始了激光对细胞结构变化的研究、激光光敏效应的研究、激光治疗良、恶性肿瘤的实验研究以及激光安全防护的研究。这一系列基础实验研究为激光在临床上的应用奠定了扎实的理论基础。各种激光器在临床上不但可以治疗常见病、多发病,亦可治疗良、恶性肿瘤。激光刀具有出血少、痛苦小、反应轻、杀菌力强、感染率低等优点。由于激光能封闭小血管和小淋巴管，因而激光治疗恶性肿瘤可以减少肿瘤细胞扩散和转移。激光无损伤照射的普及面更广，特别是He-Ne激光、半导体激光照射及光针，可供消炎退肿、止痛、麻醉之用，又可促进组织再生来治疗伤口不愈、慢性溃疡等疾病，特别适合于儿科疾病的治疗。80年代光敏疗法治疗恶性肿瘤蓬勃兴起，为恶性肿瘤的治疗及诊断增添了一种新的方法。激光纤维内镜治疗内腔疾病是激光医学的后起之秀，它使激光疗法从体表转入体内，可免除开胸、剖腹，其应用甚广，可治疗鼻咽癌、喉癌、气管肿瘤、气管狭窄、膀胱肿瘤、上消化道出血及肿瘤、肠息肉等。激光光纤可疏通血管、焊接血管来治疗心血管疾病。激光粉碎结石已成为现实。Q开关Nd：YAG激光用于眼科青光眼手术，短脉冲紫外波段准分子激光作光切除时更便于控制深度，适用于显微外科手术用于近视眼治疗。激光血管内照射及无创伤半导体血氧疗法在治疗心脑血管疾病、脑梗死等疾病上取得了很好的疗效。实践证明激光医学已发展成一门新型学科，在治疗多种疾病上是一种理想的手段，在临床应用中已取得了优异成绩，展望激光医学的发展前景将更加绚丽多彩。

77.1.2　激光的基础知识

(1) 激光的基本特性

1) 方向性好　光束的发散角小方向性就好。普通光(日光灯、水银灯)是向四面八方散射的，空间是4π立方角，而激光发散角约4×10^{-6}立方角，比普通光压缩了上百万倍。如激光照射到38万km外的月球，发散角直径仅2 km，而探照灯发散角直径是几百公里。方向性好不但可使光束传播到很远距离并且能保持很高的强度，使之在医学上、工业上、军事上发挥了很大作用。

2) 亮度高　眼睛对着电灯看会感到刺眼，正视太阳感到眩目，对着激光看就会使眼受到伤害，某些激光能使眼失明。因为激光的光亮度比普通光强$10^8\sim10^{10}$倍，也即激光比太阳光亮百亿倍，这种高亮度意味着能量在时间和空间的高度集中，如用透镜把激光束聚焦在很小的面积上就可用来切开金刚石，亦可作为光刀进行各种手术。

3) 单色性好和相干性好　普通光发出的光波互不相干，颜色分布亦很宽，如太阳光就包括红、橙、黄、绿、青、蓝、紫。而激光的光波频率相同、方向相同、位相相同，因而是相干性波，在医学上可用来拍摄细胞的全息图等。几个Å波长范围内的光称为单色光，激光波长通常＜0.1 nm(1Å)，谱线很窄，因之单色性好，谱线越窄单色性越好，如普通光氪单色灯，其谱线宽度为0.604 7Å，而He-Ne激光的谱线宽度只有千万分之一埃(Å)(1Å=0.1 nm)，比氪灯单色性好10万倍。这种优良的单色性在医学上可用于对细胞的选择性激励以进行医学诊断和治疗。

(2) 激光的生物效应

激光作用于生物组织引起生物组织一系列的变化称为激光的生物效应，这种生物效应大致包括热、压力、光化、电磁场和生物刺激5个方面。激光的生物学作用与激光的波长、强度以及生物组织对激光的反射、吸收、传导有关。

1) 热效应　弱激光与强激光都能对生物组织产生热作用，这是激光用来治病的重要作用。温度是组织细胞维持正常生理活动的重要条件，当温度比体温高的时候细胞代谢就加强，当温度超过60℃时，细胞中蛋白质变性，水分大量丧失导致细胞死亡和组织坏死。聚焦的激光束可产生200～1 000℃高温，可作为光刀对组织进行切割、气化。由于光刀是无形的光束，又有很高的温度，因而是绝对无菌的，极大地减少了手术时感染。

2) 压力效应　激光光子照射组织时产生的压力称为光压。普通光的光压是微不足道的。而10^{18} W/cm^{2}的激光束可产生40 g/cm^{2}压力，当激光光斑为0.2 mm时压力可达200 g/cm^2，加上激光能量产生的二次压力，有时压力可达360 kg/cm^2。这种光压可使生物组织细胞破坏和蛋白质分解。Fine实验证实了光压的效应：用红宝石激光照射小鼠头部头皮有轻度损伤，颅骨和大脑膜无损伤，而大脑有大面积出血及颅底损伤；激光照射小鼠腹壁可引起腹腔脏器的损害。

3) 光化效应　生物组织吸收光子后引起细胞的生化反应造成组织的损伤称为光化效应。生物组织具有一定着色度，如黑色素、类黑色素、血红蛋白、胡萝卜素、铁质等，这些色素对300～1 000 nm光谱具有选择性吸收，如红、蓝、黑色组织对Ar^+激光、Nd：YAG激光有很好的吸收，因之常用来治疗血管瘤性病变。又如目前国内外所用光敏治疗(PDT)就是用血卟啉使组织细胞染色后再用激光照射肿瘤，达到肿瘤细胞被破坏及坏死的目的。

4) 电磁场效应　激光又是一种电磁波，电磁场与生物组织的作用产生的变化即为电磁场效应。这种效应可以改变组织局部的离子分布及组织内酸碱度改变，蛋白质的正负极变化等一系列组织电系统变化导致组织细胞破坏。

5) 生物刺激作用　系指上述4种生物效应外由

弱激光刺激引起机体免疫功能、神经功能、血液功能、酶活性功能等方面的变化。最有代表性的研究最多的是 He-Ne 激光的各种效应。

（3）激光的治疗方法

1）光刀切割　激光的功率密度达 $10^3 \sim 10^5$ W/cm^2时可作为光刀对皮肤、粘膜、肌肉、骨骼进行切割，如切除副耳、扁桃体、鼻息肉、乳头状瘤。

2）凝固、烧灼、气化　利用激光的热效应在接触生物组织的瞬间，使组织蛋白因高温而凝固，加大功率密度可使组织炭化。可用来凝固肥大的鼻甲、凝固出血点、血管瘤、灼除血管痣、疣、黑痣、色素斑、文身、气化良、恶性肿瘤。

3）照射　通过激光对组织的生物效应来治疗多种耳鼻咽喉科疾患，如耳鼻咽喉科的急慢性炎症、溃疡以及常规手术后伤口感染、伤口不愈。氦激光照射还可提高机体免疫功能和抑制破坏肿瘤细胞用以治疗肿瘤。此法还可与祖国医学结合通过穴位照射或血管内照射来治疗多种耳鼻咽喉科疾患。

4）光敏疗法　通过光敏物质如血卟啉衍生物(HPD)选择性停留在肿瘤组织内特点，用 620～640 nm 的激光激活由低能态转变为高能态，高能态 HPD 与组织内氧发生作用产生新生态氧，这种新生态氧对细胞的毒性很强，可以破坏肿瘤细胞而起治疗作用。

（4）激光疗法的优点

1）出血少或不出血　激光能封闭小血管因而出血量大大减少。Ar^+ 激光及 Nd：YAG 激光对血红蛋白、红蓝黑色有选择性吸收，因而在治疗血管病等疾病时基本上不出血。

2）组织反应轻、病人痛苦少、康复快　由于激光能量的高度集中，对周围组织损伤较小，特别是 CO_2 激光。因而激光术后组织反应轻，如咽喉部激光术后不影响吞咽及进食亦解除了因喉水肿引起呼吸困难需作气管切开的后顾之忧。

3）感染率低　无形的激光刀不接触组织加上高温可杀灭细菌，因而术后继发感染少，如耳郭病变不必为避免软骨膜感染而住院手术及植皮。

4）肿瘤扩散转移少　激光刀不接触肿瘤，不机械地挤压肿瘤，又能封闭小血管及小淋巴管，因而由于激光手术引起肿瘤细胞的扩散及转移大大减少。

5）乐于为病人接受　特别是无损伤的激光照射，不痛、不酸、不胀，受到病人欢迎，更适于婴幼儿治疗。

6）激光与光导纤维结合更便于耳鼻咽喉腔洞内疾病的治疗。

（5）激光治疗需注意的几个问题

1）熟悉各种波长激光的性能　激光的生物学作用与激光辐射的波长、强度以及生物组织对激光的反射、吸收、热传导有关。不同的生物组织对不同波长的激光其吸收能力不一样，穿透组织深度也不一样。因而其效果及反应也不一样。因此必须熟知它们的性能才能得心应手地开展激光医疗。如血管瘤性病变常选用 Ar^+ 激光或 Nd：YAG 激光。气化恶性肿瘤则常选用 CO_2 激光。感染性病变常选用 He-Ne 激光。

2）掌握激光剂量　激光剂量与临床用药剂量一样，直接关系到疗效。不同的激光剂量对组织的作用不同，如用 CO_2 激光气化肿瘤则需 10^5 W/cm^2 以上的功率密度，而用 CO_2 激光照射治疗过敏性鼻炎所需功率密度仅 250～500 mW/cm^2。欲知激光能量大小需先了解激光器的输出功率，光斑大小、辐射时间。如同一输出功率，光斑越小，功率密度越大；光斑越大，功率密度越小。在临床应用时可调节激光头与组织间距离(即调节光斑大小)即可左右功率密度。

3）安全防护　激光能治病，但亦能致伤，必须注意安全防护。以热效应为主的 CO_2 激光、Nd：YAG 激光、Ar^+ 激光、Ho：YAG 激光等在去除病变同时正常组织亦有不同程度的灼伤，因而必须采取有效措施使正常组织损伤减小，常在病灶外用盐水纱布覆盖，或

表 77-1　常用激光器

类　型	工作物质	波　长	工作方式	功　率	用　途
固　体	Nd：YAG	1.06 nm	连续波	1～60 W	光刀凝固、气化内镜
	KTP：YAG	532 nm	连续波	1～15 W	光刀凝固、气化内镜
	HO：YAG	2.1 nm	脉　冲	1～15 W	光刀凝固、气化内镜
气　体	Ar^+	488.0～514.5 nm	连续波	1～10 W	凝固止血、血管瘤内镜
	He-Ne	632.8 nm	连续波	1～100 mW	照射、光针、光敏
	CO_2	10.6 nm	连续波	1～60 W	光刀、气化、肿瘤
半导体	GaALAS	780～830 nm	连续波	1～500 mW	光针、照射
		805 nm	连续,脉冲	1～60 W	光　刀

局部注射药液以改变局部的导热性可以减轻组织灼伤，在头面部及眼部周围作激光治疗可戴防护镜或用湿纱布遮盖眼球。手术时防止金属器械反射光损伤。及时排除激光手术时放出的烟雾。医务人员在操作时亦需戴好防护镜作好自身的安全防护。

(6) 耳鼻喉科常用激光器

见表 77-1。

77.2　激光在耳鼻咽喉头颈部的临床应用

77.2.1　激光在耳科的应用

(1) 概述

1) 适应范围

a. 激光照射：外耳湿疹、皮炎、皮脂囊肿感染、腮裂瘘管感染、急性外耳道炎、外耳道疖、带状疱疹、耳郭假性囊肿、耳郭化脓性软骨膜炎、卡他性中耳炎、渗出性中耳炎、化脓性中耳炎、手术伤口感染及伤口不愈、放疗反应等。

b. 激光穴位照射：耳鸣耳聋、聋哑症、贝尔面瘫、内耳性眩晕等。

c. 激光手术：耳郭耳道黑痣、黑色素瘤、乳头状瘤、耵聍腺瘤、血管瘤、耳郭及耳周基底细胞癌、鳞癌、渗出性中耳炎、耳硬化症等。

2) 注意事项

a. 耳郭耳道激光手术需进行严格消毒以避免感染引起软骨膜炎。

b. 激光辐射时要尽量避免损伤软骨。

c. 耳道狭小，激光操作有一定难度需耐心仔细进行。鼓膜前需置盐水小棉球以资保护，耳道创面大者需预防术后耳道狭窄。

(2) 具体的临床应用

1) 耳郭病变的激光术

a. 适应证：外耳的良性病变如色素痣、乳头状瘤、疣、黑色素瘤，以及基底细胞癌、鳞癌等均可用此法。

b. 方法：用碘酒、酒精严格消毒后局部浸润麻醉、药液注射在皮下与软骨膜之间，用输出功率 3～30 W CO_2 激光器。术中需用酒精棉棒随时消除碳化物，否则影响激光吸收。待病变烧灼气化彻底后创面灰白色凝固膜或碳化膜不必擦去，此膜可起保护创面减少感染之作用。术后创面暴露，涂龙胆紫保持干燥，2～3 周后痂皮脱落上皮愈合。复旦大学附属眼耳鼻喉科医院激光医学研究室于 1978 年报道 9 例耳郭恶性肿瘤、31 例耳郭良性病变、23 例耳道乳头状瘤用 CO_2 激光进行切割、气化、烧灼等治疗，收到良好效果，治愈率 100%。经过 4～5 年随访效果良好。CO_2 激光穿透组织浅表仅 0.23 mm，一般不会损伤软骨，但耳郭皮肤及皮下组织较薄，若所用功率密度及激光能量太大亦可造成软骨损伤以致穿孔。国外有实验证明 CO_2 激光造成兔耳软骨缺陷或穿孔，24 h 后创面有干痂覆盖，1 个月后穿孔边缘开始再生并逐渐愈合。但在这段时间内创缘有感染发生软骨膜炎的可能，因此在用激光作耳郭手术时，要严格掌握激光剂量避免损伤软骨。

2) 副耳的激光切除术

a. 适应证：副耳系先天性发育异常，常在耳屏前方有一个和数个皮肤样赘生物，故亦称“赘耳”，有的副耳内有软骨存在，副耳不影响听力，但为美容需要可将副耳切除。

b. 方法：常规消毒，局部浸润麻醉，用皮钳夹持副耳，用 3～10 W 手枪式 CO_2 激光器或 30 W CO_2 激光器的聚焦光将副耳切除包括软骨，若底部留有软骨突起用激光灼除至皮面相平，创面涂龙胆紫，2 周后创面逐渐愈合，不留瘢痕，若副耳较大、创口长，可用细线缝合，不但愈合期缩短，创痕更细小美观。

3) 耳硬化症激光镫骨切除术

a. 概述：耳硬化症又称耳海绵症，是骨迷路致密的板层骨局灶性地富含细胞和血管的海绵状新骨代替而产生的疾病。病变累及镫骨或耳蜗而产生的传音性或感音性聋。

一般常采用镫骨活动术，外半规管开窗术和镫骨切除术，目前国内外均有用激光来进行镫骨切除。常选用 Ar^+ 激光、KTP 激光、CO_2 激光，前两种激光常可引起内耳蓄热损害毛细胞、神经轴索和血管，而 CO_2 激光特别是脉冲 CO_2 激光可避免上述损伤取得满意的效果。复旦大学附属眼耳鼻喉科医院王正敏等用配有 Opmiih 型手术显微镜的 Opmilas CO_2 激光装置作了 44 例耳硬化症的镫骨部分切除术取得满意的效果。

b. 方法：常规消毒、局部浸润麻醉，耳内切口，掀起耳道鼓膜皮瓣后暴露卵圆窗、镫骨、面神经等结构，在 He-Ne 激光指示下将 CO_2 激光对准镫骨部位，用约 1～4 W 功率 1～12 次脉冲频率的激光束作气化、切割或凝固。将镫骨肌腱、镫骨后足切割以及镫骨足板气化开窗。术中必须将激光气化产生的烟雾吸除，若有出血宜先用肾上腺素小棉球填压止血，待出血停止后再用低功率 CO_2 激光凝固以预防再出血。

4) 耳部肿瘤的激光术

a. 适应证：耳郭部多见鳞状细胞癌，亦有恶性黑色素瘤、基底细胞癌。耳道内多见乳头状瘤、腺瘤。耳郭部恶性肿瘤常呈浸润性生长。向表面凸出呈菜花样。瘤体表面可有溃疡、出血、坏死。耳道腺瘤为表面覆有皮肤的光滑肿物,有恶变的可能。耳道乳头状瘤常因挖耳等慢性刺激或病毒感染引起,此病极易复发且有恶变可能,故需给予激光气化。

b. 方法:常规消毒、局部浸润麻醉和神经阻滞麻醉。用输出功率 30～60 W CO_2 激光刀从耳郭根部自上至下一次切除,手术快速、出血少,术后反应轻、愈合佳。对于局限性病灶,为保留耳郭功能可作部分切除。将残留缘两侧皮肤缝合。耳郭部分切除同样能根治癌肿,不影响疗效。耳道内肿瘤激光术前先于耳道深处置一小盐水棉球保护鼓膜。选用 3～10 W 手枪式 CO_2 激光或 30 W CO_2 激光、Nd∶YAG 激光对肿瘤进行烧灼和气化,创面涂以龙胆紫。肿瘤范围大波及各壁,激光术后可能发生耳道狭窄,于术毕用塑料管置于耳道可防止狭窄发生。

5) 耳部疾病的激光照射治疗

凡由细菌、病毒感染、过敏、放疗等原因引起外耳、中耳的红肿、水肿、渗出、流脓等均可用 He-Ne 激光或 CO_2 激光照射,有显著的消炎退肿、减少渗出、干耳等作用。

方法:① 扩束照射　用 20～30 mW He-Ne 激光或 10 W CO_2 激光对准病灶进行照射,光斑大小以包围病变为准。耳道内及中耳采用 He-Ne 光纤置于耳道内照射,每天一次,每次 10～15 min,10 次为一疗程。② 穴位照射　用 3～7 mW He-Ne 激光光纤或半导体激光光纤对准穴位进行照射,每天一次,每次 3～5 穴,每穴 5 min,10 次为一疗程。

渗出性中耳炎激光照射治疗:

症状:本病常因上呼吸道感染、变态反应等引起咽鼓管粘膜肿胀或阻塞造成中耳负压,以致鼓室内积液而影响听力并有耳闷耳胀耳鸣等不适,检查可见鼓膜内陷呈橘红色或有液平,穿刺可得黄色液体。

方法:用 3～7 mW 的 He-Ne 光纤置于耳道对准鼓膜,激光穿透鼓膜直达鼓室内壁,不但使咽鼓管鼓室口粘膜肿胀消退,有利于鼓室内压力平衡,并能促进中耳粘膜生理功能恢复、鼓室粘膜通透性变化,减少渗出而起治疗作用,若渗出液多用激光加照乳突部,每日 1 次,每次 15 min,10 次为一个疗程,可连续两个疗程。在激光治疗同时配合垂头位耳咽管吹张。若造成急性咽鼓管阻塞原因(急性鼻炎鼻窦炎,急性鼻咽炎等)未除则必须同时进行治疗才能收到良好效果。

耳郭假性囊肿激光治疗:

概述:此病亦常称浆液性软骨膜炎,为原因不明的耳郭舟状窝或耳甲腔处局限性半球形隆起,穿刺可得黄色液体,常采用反复穿刺,石膏固定加压包扎等治疗。疗程长,见效慢。1966 年 Engle 通过 13 例假性囊肿切开和囊壁的病理检验,发现囊腔在软骨内,囊壁为坏死性软骨和纤维肉芽组织,囊前壁皮肤的真皮层有炎症,血管周围尤其明显。因此用激光照射可以迅速改善局部血液循环及增强新陈代谢,使炎症及肉芽等病变组织消除以恢复正常,缩短了疗程,提高了疗效。

方法:用 25 mW 的 He-Ne 激光或 10 W CO_2 激光扩束照射病变处,每日 1 次,每次 15 min,10 次为一疗程。在开始治疗时可配合穿刺抽液,待液体消失局部平整后再继续照射 3～5 次以巩固疗效。国内亦有用 CO_2 激光在隆起下方打孔放液代替穿刺抽液,但打孔后需注意继发感染。

6) 贝尔面瘫的激光治疗

a. 概述:本病为原因不明的特发性周围性面瘫,常存在面神经水肿,其可能原因为面神经血管痉挛或面神经病毒性感染。632.8 nm 的 He-Ne 激光穿透能力强,对深部组织及神经末梢是一种温和的热刺激,具有明显扩张血管、加快血流、增强细胞活力、改善组织营养作用,并能镇痛、消肿、消炎,因而用 He-Ne 激光治疗本病有良好的疗效,有效率可达 98%。

b. 方法:He-Ne 激光穴位照射,用 3～7 mW 的 He-Ne 光纤进行照射。主穴——阳白、四白、地仑、医风。配穴——颊车、下关、合谷。每日一次,每次取主穴 3 个,配穴 2 个,每穴照射 5 min,10 次为一疗程。医风穴为面神经出颅部位,对该穴用较大功率密度照射更有利于面神经水肿之消退及功能之恢复。

77.2.2　激光在鼻科的应用

(1) 概述

1) 适应范围

a. 激光照射:鼻前庭炎疖、单纯性疱疹、过敏性鼻炎、萎缩性鼻炎、嗅觉失常、鼻部外伤、伤口不愈、鼻中隔糜烂出血。

b. 激光手术:外鼻及鼻前庭痣或疣等赘生物、鼻部血管瘤、鼻腔血管瘤、鼻腔内翻性乳头状瘤、慢性鼻炎鼻窦炎、下鼻甲肥大或中鼻甲肥大、上颌窦病变(炎症、坏死、囊肿、血管瘤、恶性肿瘤)、鼻息肉、鼻腔粘连、鼻孔闭锁、鼻腔及鼻窦癌肿等。

2) 注意事项

a. 鼻部与眼球邻近,激光手术时要防止误伤,可给病人戴上眼镜或用湿纱布遮盖。

b. 鼻腔激光手术时要避免正常组织及邻近器官的损伤，在鼻中隔可置麻黄素棉片或激光束斜向鼻腔外侧壁，可以减少鼻中隔粘膜损伤，以杜绝鼻腔粘连、中隔穿孔等并发症。对鼻顶部及顶外侧壁激光手术要防止损伤前颅窝底及眼眶。

c. 激光辐射点要准，辐射光要集中，辐射时间宜短，可以减轻术后水肿反应，减少并发症的发生。

(2) 具体临床应用

1) 鼻甲激光凝固术　慢性单纯性鼻炎、慢性肥厚性鼻炎、过敏性鼻炎的下鼻甲肥大甚至桑椹样变者；慢性鼻窦炎的中鼻甲肥大或息肉样变者经多样治疗无效者均可采用激光治疗。目前常采用 CO_2 激光或 Nd：YAG 激光。经过激光凝固、烧灼使鼻甲缩小以改善鼻腔通气及引流，效果良好。复旦大学附属眼耳鼻喉科医院激光医学研究室 1978 年总结随访用 CO_2 激光治疗下鼻甲肥大 65 例，总有效率 92%。1985 年总结随访用 Nd：YAG 激光治疗下鼻甲肥大 58 例，总有效率 95%。10 年中用 Nd：YAG 激光治疗下鼻甲肥大共 1 833 例，并发症发生率 0.38%，其中鼻腔粘连 4 例，发生率 0.21%；鼻中隔穿孔 3 例，发生率 0.16%。

具体方法：在 1%丁卡因表面麻醉，可用麻黄素棉片敷贴中隔以资保护。用 20～30 W CO_2 激光对肥大鼻甲散焦照射作点状凝固或烧灼。中甲肥大息肉变可作片状烧灼。或用 20 W Nd：YAG 激光光纤对准下鼻甲肥大部作点状凝固，每点停留 2 s，亦可作条状凝固，光纤由鼻甲后端向前移动共 3 条。中鼻甲肥大息肉样变者可加大激光输出功率作片状烧灼。激光鼻甲术基本不出血，不需作鼻腔填塞。术后鼻粘膜可有反应性肿胀及渗液继之创面痂膜覆盖，鼻塞暂时加剧，可滴地塞米松麻黄素及内服维生素 C，1～2 周后肿胀逐渐消退，痂膜脱落，鼻塞缓解，3～4 周后下甲粘膜上皮愈合瘢痕形成下鼻甲缩小，鼻通气改善。鼻甲肥大明显者一次激光后鼻塞改善不理想者间隔 1 个月后可再次激光。

2) 激光上颌窦手术　慢性上颌窦炎、上颌窦囊肿、上颌窦血管瘤、出血坏死性上颌窦炎，上颌窦占位性病变均是上颌窦激光术适应证。目前有 3 种手术方式：① 下鼻道激光开窗术；② 中鼻道自然开口激光扩大术；③ 上颌窦根治术。

上颌窦根治术方法：常规消毒铺巾，1%普鲁卡因神经阻滞及局部浸润麻醉，用输出功率为 30～60 W CO_2 激光聚焦光切开唇颊部粘膜暴露上颌窦前骨壁，用激光打开犬凿窝骨壁并扩大洞口，明视窦内病变后用散焦激光束清除窦内病变，若疑恶性肿瘤需先取组织送病理检查。将头转向对侧，用激光将上颌窦内下壁粘膜、骨壁及下鼻道粘膜一并切除，作成引流孔，术时出血很少，一般不作窦腔填塞，缝合唇颊部切口，7～10 d 后拆线。术后颊部肿胀轻，鼻腔反应轻，恢复快。复旦大学附属眼耳鼻喉科医院激光医学研究室于 1973～1974年共行激光上颌窦根治术 64 例效果良好。激光上颌窦根治术具有出血少、手术简化、手术时间短、不需锤击颅骨、术后反应轻、手术疗效佳等优点。64 例中 48 例随访 7 年，16 例随访 5 年，其远期疗效良好。由激光所作引流孔在术后 1 个月左右由鼻腔下鼻道粘膜与上颌窦粘膜在对孔缘相愈合，使洞口保持永久性通畅，64 例中无 1 例封闭。唇颊部愈口创口术后 1 个月开始软化，3～6 个月恢复正常活动度，6 个月以后切口痕迹逐渐消失。

3) 过敏性鼻炎激光治疗

a. 适应证：过敏性鼻炎又称变态反应性鼻炎，有常年性与季节性之分，是身体对某些过敏原产生的一种异常反应，激光治疗的目的在于降低副交感神经兴奋性以达到减少或消除发作，因此本治疗亦包括由物理化学因素引起的血管舒缩性鼻炎。

b. 治疗方法

CO_2 激光：用 250～500 mW/cm^2 功率密度的 CO_2 激光对准鼻背部照射，以照射区温热感为准，可随时调节照射距离，防止过热灼伤皮肤，照射时闭眼或戴上防护镜，每次照射 15 min，每日 1 次，10 次为一疗程，必要时可连续两个疗程。复旦大学附属眼耳鼻喉科医院激光医学研究室在 1978 年总结随访了 34 例，有效率 71%，其治疗效果通过实验室检查证实与激光生物效应有关。CO_2 激光具有改善血液循环，增强组织代谢，促进组织细胞活力以改善组织血管的通透性而达到消炎退肿作用。CO_2 激光还可降低末梢神经兴奋性，因而可减轻过敏性鼻炎症状或中止发作。

He-Ne 激光：采用 3～7 mW 的 He-Ne 激光光针或 1～3 mW 半导体光针进行穴位照射。主穴——迎香、鼻通、印堂。配穴——合谷、太阳。每日 1 次，每次取 3～5 穴，每穴 5 min，10 次为一疗程，可连续两个疗程。徐州地区医院报道 50 例总有效率 84%。近年来有用 He-Ne 激光照射蝶腭神经节以抑制副交感神经节兴奋性来治疗本病。

CO_2 激光或 Nd：YAG 激光术：由频繁发作致下鼻甲增生肥大者，1%麻黄素喷雾收敛后用 1%～2%丁卡因喷雾麻醉，用 30 W CO_2 激光或 20 W Nd：YAG 激光对肥大下鼻甲进行凝固和烧灼。若下甲收敛不佳或鼻膜反应性水肿分泌物多者，只能先作下甲前端烧灼并对鼻丘部、中隔前上部进行凝固烧灼。术后滴用地塞米松麻黄素，内服抗过敏药及维生素C等。此法不但可使肿胀下鼻甲缩小改善通气，同时降低了鼻粘膜的敏感性以减轻症状发作。上海市北站医院用CO_2激光治疗209例过敏性鼻炎，有效率为96%。

Nd：YAG激光神经烧灼或切断术：过敏性鼻炎经过多种治疗效果不佳者，可用此法。目前常用方法有4种：

末梢神经烧灼法：用20 W Nd：YAG激光光纤对鼻丘部、下鼻甲前部、中鼻甲后端、中隔前上区粘膜进行凝固及烧灼，每区3～5 mm，深1～2 mm，术时不出血，术后反应轻。

翼管神经烧灼法：鼻腔及鼻咽部口咽部丁卡因表面麻醉，将Nd：YAG激光光纤置于咽鼓管吹张管内，沿下鼻甲与中隔间插入至后鼻孔，再后伸0.5 cm，将导管弯头转向外侧咽鼓管隆突前唇上方相当于翼管神经外口处，用20 W功率激光进行烧灼成5 mm大小区，深1～2 mm焦黄色区。

蝶腭神经节烧灼法：丁卡因鼻腔表面麻醉，将套有金属管的激光光纤伸向中鼻甲后端，用约20 W激光进行片状烧灼。术时应避免机械性损伤引起蝶腭动脉出血。

筛前神经切断术：丁卡因鼻腔表面麻醉，用20 W Nd：YAG激光光纤伸向鼻丘相对应的鼻中隔顶上部，用激光作与中隔顶垂直方向切割至中隔粘骨膜，将筛前神经切断。一般只作一侧。复旦大学附属眼耳鼻喉科医院激光医学研究室随访总结30例，有效率90%。

4）鼻息肉的激光治疗　鼻息肉是由于鼻腔鼻窦的炎症引起鼻粘膜水肿肥厚、下垂而成，常常阻塞鼻腔鼻窦，影响通气及引流，必须予以扎除。激光息肉手术出血极少，术毕不必填塞，术后鼻粘膜有肿胀、渗液等反应1～2周，可滴用地塞米松、麻黄素，内服维生素C、霍胆片等中成药。复旦大学附属眼耳鼻喉科医院激光医学研究室总结报道Nd：YAG激光治疗455例鼻息肉效果良好。455例中有单发鼻息肉、多发鼻息肉、前后鼻孔息肉、中甲息肉等各种类型。其中除10%病人为首次进行治疗外，其余都是经过一次或多次息肉扎除术，最多的达7次。455例中经随访158例，一次激光切尽108例(68.3%)，二次激光40例(25.3%)，多次的10例(6.4%)。总有效率为100%。通过对这些病例的治疗，得到如下体会。

a. 激光治疗鼻息肉优点：用激光治疗鼻息肉之所以受病人的欢迎，主要原因在于激光术后不需作鼻腔填塞。而鼻腔填塞是鼻腔手术后重要一环，可以有效防止术后出血。但随之也带给病人很大痛苦，几经息肉扎除病人对此产生恐惧感。而Nd：YAG激光有良好的收缩血管及止血功效，因而激光去除息肉出血极少不需进行填塞。455例无1例因出血需行填塞。对个别创面较大病例为预防渗血较多，可置一片明胶海绵。这种用激光切除鼻息肉后不需鼻腔填塞无疑是鼻腔术后处理的一大改革。其次激光手术痛苦小，不需住院，术后不必卧床，极大部分病人可照常工作、学习、生活。激光治疗鼻息肉尤其适合于一些不能经受常规手术的血小板减少症、高血压、糖尿病及年老体弱者。

b. 激光治疗鼻息肉方法的选择

凝固气化法：用20～30 W Nd：YAG激光光纤头置于息肉游离缘进行凝固、烧灼、气化或将光纤头插入息肉内，使息肉水分蒸发缩小。此种方法适于中甲息肉或中甲息肉样变、筛窦多发小息肉。对于大鼻息肉或鼻腔全阻塞者此法就不合适，因为要彻底用激光清除鼻息肉，则照射时间长，辐射剂量大，术后反应重，虽未作填塞，但鼻腔被胶冻样反应膜阻塞非常严重，给病人带来很大痛苦，若分数次完成又增加了病人的负担。因而可采用另法。

激光扎除法：用Nd：YAG激光光纤头伸入息肉基底部两侧进行条状烧灼切割，然后用鼻息肉圈套器将息肉扎下，待息肉全部扎尽后基底部残余息肉再用激光烧灼尽。但若先用圈套器扎除息肉再用激光，则出血较多，也没有充分利用激光的特点。因而用激光加扎除再激光可以做到极少出血或不出血。既缩短了手术时间又减少了激光辐射剂量，减轻了激光术后反应，是一种比较理想的方法。

c. 如何减轻激光术后反应缩短愈合期：激光鼻息肉术后鼻腔粘膜有水肿、渗出等反应，严重者胶冻伪膜很厚，常常将鼻腔完全阻塞，一般持续7～10 d，给病人带来不适与痛苦，因而必须寻求原因以求解除。我们经过摸索认为激光辐射时尽量减少周围健康粘膜损伤。辐射点要准、时间要短。另一方面要注意光纤头的处理。光纤头常因污染而影响输出功率，同时由于激光散射造成健康组织损伤，故必须将此光纤头切除。激光手术时一般将光纤头置于息肉表面并压向息肉中央，边压边烧灼边切割，可以减少中隔粘膜及鼻外侧壁粘膜的损伤，从而减轻术后水肿等反应，亦可避免鼻腔粘连等后遗症，愈合期也明显缩短。

d. 联合应用CO_2激光：中甲息肉或筛窦多发息肉可采用30 W CO_2激光进行烧灼气化，可以缩短手术时间，亦能减轻术后反应。已用Nd：YAG激光扎除后残留息肉，可改用CO_2激光进行烧灼，可以避免由

Nd：YAG激光穿透过深，引起脑脊液鼻漏等并发症。我们用 CO_2 激光进行鼻息肉术130例，既安全又有效。

e. 综合治疗是减少鼻息肉复发的关键：鼻息肉是一种常见病，常常由于鼻腔或鼻窦的炎症引起。息肉常阻塞鼻腔影响通气，是病人求医的主要目的。常规是采用手术扎除，近期疗效很好，远期效果不佳。亦有用中西药物息肉内注射治疗，效果亦不理想，常有息肉复发，激光治疗鼻息肉同样亦存在这个问题，而复发关键是病因未除，因此要提高鼻息肉治疗效果，必须加强对病因治疗而采用综合治疗。在激光清除鼻息肉后对原发鼻炎鼻窦炎要继续进行治疗，除常规滴药及服中成药外，一些严重炎症可行上颌窦穿刺、交替疗法等；对有多次复发者可行鼻窦手术。我们对6例进行了上颌窦根治术或筛窦开放术，术后息肉复发就明显减少甚至可以根治。

5）鼻出血的激光治疗　鼻出血是耳鼻咽喉科常见的一种症状，可有全身性疾病如高热、高血压、肝脾疾病、血液病、心血管病、内分泌紊乱、遗传性毛细血管扩张症等引起，也常因外伤、鼻中隔弯曲、气候干燥、化学药物及粉尘刺激等原因引起。鼻中隔前下方黎氏区是鼻出血好发部位，该处血管丰富成网，粘膜及粘膜下层较薄，紧贴软骨，故血管表浅，易受损出血且血管不易收缩，常造成出血不止。多种激光有凝固血管作用，可用来治疗鼻出血。

根据出血情况选择激光治疗方法：

a. 激光凝固法：中隔前区血管扩张破裂或有明显出血点，以及鼻腔及鼻咽部血管扩张及出血点均可用此法。2%丁卡因表面麻醉，选用30 W CO_2 或4 W Ar^+ 激光或20 W Nd：YAG激光。将激光对准出血点进行照射使局部发白凝固或烧灼成黄色区，照射面不宜太大，否则易引起继发性出血，若系扩张血管可将激光随血管走行移动成白色凝固带，术后不需特殊用药，但需结合病因进行治疗。

b. 激光照射法：中隔前下方粘膜糜烂干燥引起出血无明显出血点者可采用此法，用7 mW.He-Ne激光光纤伸入鼻前庭斜向中隔前下区进行照射，每日一次，每次15～20 min，10次为一疗程，亦可用25～30 mW He-Ne激光直接照射鼻中隔前区。同时可内服维生素C及滋阴清热去燥的中成药。

6）鼻腔内翻性乳头状瘤激光术　鼻腔内翻性乳头状瘤属良性肿瘤，但具有破坏力能破坏骨壁，好发于鼻腔外侧壁和鼻窦内特别是筛窦。此瘤常于手术后一再复发，对于较局限的病灶或已经鼻侧切开、上颌窦筛窦开放肿瘤切除术后复发者均可用激光进行治疗。

方法可用丁卡因粘膜表面麻醉，用输出功率30～60 W CO_2 激光对准瘤体进行烧灼气化至全部清除为止。若瘤体较大而基底较小可采用30 W左右Nd：YAG激光，将光纤对准基底部进行烧灼切割，再用圈套器扎除。术后鼻内滴用复方薄荷油及抗菌素液，此术不必住院、手术方便、不出血。术后鼻腔不填塞，再发可以再次激光。但若瘤体太大，且涉及鼻窦内，单用激光不能彻底根治。颅底已有骨质破坏者慎用。

7）鼻腔鼻窦恶性肿瘤激光术　鼻及鼻腔鼻窦恶性肿瘤在耳鼻喉肿瘤中发病率也较高，外鼻部以基底细胞癌为多，鳞癌次之，鼻内肿瘤以鳞癌为多，其次为腺癌、乳头状癌、恶性黑色素瘤、肉瘤等。凡经病理确诊或已行放疗的上述肿瘤无全身转移的均适于激光治疗。具体方法如下：

a. 激光气化法：外鼻基底细胞癌、鳞癌、鼻前庭鼻腔、下鼻甲、鼻中隔等局限性肿瘤或已经鼻侧切开术、上颌骨截除术后复发的良、恶性肿瘤可采用此法。普鲁卡因局部浸润麻醉或丁卡因表面麻醉，用 10^4～10^5 W/cm² 功率密度的 CO_2 激光，从肿瘤外缘0.5～1 cm开始，由外向中心逐步将肿瘤气化至肿瘤组织彻底清除。皮肤创面涂以龙胆紫，鼻内滴用复方薄荷油及抗菌液，术后2～3周创面上皮逐渐愈合。若创面持续不愈疑有肿瘤残余可再次激光气化。

b. 激光切除法：适合于鼻腔恶性肿瘤及上颌窦恶性肿瘤。采用插管全麻，常规消毒，切口局部作浸润麻醉可减少激光的热损伤。对已行术前放疗的病例可用常规手术刀切开鼻侧皮肤及皮下组织。因为放疗过的组织损伤及局部的色素沉着常因激光切开而加重损伤程度，从而延缓伤口的愈合。但在切开后，可用激光进行止血。用 10^3 W/cm² 功率密度的 CO_2 激光切开鼻腔粘膜，暴露鼻腔后对肿瘤进行激光切割。鼻中隔恶性肿瘤根据安全边缘原则可作中隔大部分切除，鼻腔外侧壁恶性肿瘤用激光作鼻腔外侧壁包括中下鼻甲在内的大部分切除。若安全边缘不够可再用 CO_2 激光作切缘处组织的气化。因创面较大，术毕术腔内填以碘仿纱条。复旦大学附属眼耳鼻喉科医院激光医学研究室于1973～1975年用输出功率为90 W的 CO_2 激光手术刀对12例鼻腔恶性肿瘤患者进行鼻侧切开肿瘤切除术，效果良好。5年以上无复发7例，4年以上3例，3年以上1例，2年以上1例。同法用激光对上颌窦癌行上颌骨切除术，效果亦好。由于 CO_2 激光能封闭小血管及小淋巴管，因而出血少，加上 CO_2 激光是一把无形的刀减少了因机械性刺激挤压造成扩散及转移的机会。切除后尚可对残留肿瘤组织进行气化以达到彻底清除。同时于 1974～1975 年共施行激光上颌骨切除 11 例，随访观察 4 年以上无复发的 2 例，3 年以上 1 例，1 年以上 2 例，1 年内复发的 6 例。1980 年总结 74 例头面部复发的恶性肿瘤激光治疗效果，1 年以上生存率 62%(46 例)，2 年以上 31%(23 例)，3～5 年以上 36%(27 例)。

77.2.3　激光在咽喉科的应用

(1) 概述

1) 适应范围

激光手术：慢性扁桃体炎、慢性咽炎淋巴滤泡增生、舌根淋巴组织增生、口腔咽喉部血管瘤、口腔咽喉部囊肿、乳头状瘤及恶性肿瘤、鼻咽癌等。

2) 激光照射　口腔咽喉部溃疡，急、慢性咽炎，急慢性喉炎，声带小结，声带息肉样肥厚，环杓关节炎，全喉切除术及颈淋巴清扫术后伤口感染或咽瘘等。

3) 注意事项

a. 咽喉是呼吸及吞咽的要道，通过广阔的粘膜面、丰富的血管网及淋巴环起重要的生理作用，故激光手术时要尽量减少对正常粘膜的损伤。

b. 要严格掌握激光能量，辐射点要准、辐射面要小，否则术后组织水肿及溃疡过深影响呼吸及吞咽功能。

c. 咽喉部血管丰富，激光手术时要避免击破大血管引起大出血及窒息等意外事故。

(2) 具体临床应用

1) 扁桃体激光术　凡属于扁桃体扎除术适应证的均可用激光进行治疗，特别对于已成为病灶的扁桃体，而其并发症一直无法稳定者以及血小板减少、高血压、扁桃体赘生物、扁桃体残留等患者都可应用激光术。

a. 扁桃体激光挤切术：1%丁卡因表面麻醉，选择与扁桃体大小相仿的挤切刀，按挤切术步骤将扁桃体挤压入环，用附加的弹簧片固定，暴露挤切刀环与扁桃体之间的扁桃体包膜，用 10^3 W/cm^2 的 CO_2 激光束自上向下切割包膜，扎除扁桃体，术中无血，武汉医学院耳鼻喉科曾总结 156 例效果良好。

b. 扁桃体激光气化术：此法是以缩小扁桃体体积、消除小窝为目的，既去除了病灶，又保留了扁桃体的生理功能。

1%丁卡因表面麻醉，用 10^3～10^4 W/cm^2 的 CO_2 激光散焦光束从扁桃体上极至下极扫描或逐层烧灼及气化，边烧灼边吸尽烟雾，对扁桃体只作部分气化，不必全部气化。激光的高温可杀灭小窝内细菌并封闭小血管，避免了因机械手术刀切割刺激引起心肾关节等疾病的活动。因此，此法更适用于成为病灶的扁桃体及并发症不能静止者，还具有术中不出血、疼痛轻微、术后只需用漱口药保持口腔清洁、饮食照常，愈合后扁桃体表面瘢痕形成可将小窝口封闭，消除了潜在的感染源，又保留了扁桃体的免疫防御功能，是一种简便有效的方法。复旦大学附属眼耳鼻喉科医院激光医学研究室于 1978 年对 82 例慢性扁桃体炎进行激光气化，其中 56 例经过随访，51 例术后无发作。4 例虽有发作但次数明显减少、程度亦减轻。

2) 慢性咽炎的激光治疗　慢性咽炎是一种常见病，与人的体质、各种慢性疾病以及接触粉尘、有害气体均有密切关系，亦可引起慢性鼻炎鼻窦炎。此病常有咽部干痛、痒、异物感、粘痰等症状。对本病的各种治疗奏效甚慢。加用激光治疗可明显减轻症状，提高疗效。

a. CO_2 激光气化术：慢性肥厚性咽炎淋巴滤泡增生，咽侧束肥厚、舌根淋巴组织增生者均可采用此法。1%丁卡因表面麻醉，用 10^3 W/cm^2 的 CO_2 激光散焦光束对准淋巴滤泡逐个气化，创面与咽后壁相平或略凹陷，如滤泡多，可分两次进行。后壁大片淋巴肥厚可作点状气化。舌根部淋巴组织气化时要尽量压低舌根，使增生淋巴组织暴露清楚再用 CO_2 激光气化。病变范围广泛者可左右侧分别进行。术中不出血，疼痛轻，不影响进食，用漱口药保持口腔咽部清洁，继续慢性咽炎的药物治疗。

b. 激光照射治疗：慢性单纯性咽炎、萎缩性咽炎、滤泡激光气化术后均可采用激光照射。用压舌板将舌根压下，使舌腭弓、咽腭弓、咽后壁充分暴露，用 25～30 mW的 He-Ne 激光照射咽部，每天一次，每次 15 min，10 次为一疗程。同时配合药物治疗。

3) 口腔咽部恶性肿瘤激光气化术　舌癌、齿龈癌、硬腭癌、咽部恶性肿瘤、扁桃体癌以及放疗后复发癌肿，病灶局限没有转移者均可用激光气化治疗。激光气化即在瞬间由高能量的激光热效应使组织由固体变成气体喷出成山谷样坑。激光气化肿瘤的优点，在于肿瘤气化后底层产生凝固坏死，癌细胞核全部溶解，同时封闭了小血管及小淋巴管，可以防止癌细胞的扩散，增加了创缘的安全。复旦大学附属眼耳鼻喉科医院激光医学研究室用 333 W/cm^2 功率密度的连续波 CO_2 激光气化恶性肿瘤。气化时飞溅物用特殊设备收集后涂片染色未发现有完整的癌细胞存在。飞溅物培养无癌细胞生长。由此可以说明，一定能量的激光气化恶性肿瘤是安全有效的。复旦大学附属眼耳鼻喉科医院激光医学研究室用 10^5 W/cm² 功率密度的 CO_2 激光气化治疗耳鼻喉部恶性肿瘤 114 例，没有造成 1 例癌细胞的扩散和转移。

方法是用 1% 丁卡因表面麻醉或 1% 普鲁卡因局部浸润麻醉。用高功率的 CO_2 激光从肿瘤边缘逐渐向中心逐步气化，随时吸尽烟雾，气化至肿瘤全部清除为止。手术出血少或不出血，术后反应轻，不影响饮食。由于受咽喉部组织解剖的限制，不能过多过深气化，因之激光治疗后仍需继续各种抗肿瘤治疗。对放疗后肿瘤复发病例，因粘膜及粘膜下组织萎缩变薄，或粘连或肿瘤有坏死、溃烂，激光气化时要特别注意不能过深，避免击破大血管造成大出血。气化后用漱口药保持清洁，服用滋阴清热解毒中药。

4）鼻咽癌的激光治疗　鼻咽癌是我国高发病之一，放射治疗效果显著。但也有复发，有些病例经过 2～3次放疗仍有复发，有些经过肿瘤切除手术后有复发。有些为放疗未能全部控制的残留病灶都可采用激光治疗。

a. 鼻咽癌激光气化术：1% 丁卡因鼻腔及咽腔表面麻醉，用压舌板将舌根压下，间接鼻咽镜暴露鼻咽部病灶，用 30 W Nd：YAG 激光光纤通过弯曲的金属管伸入鼻咽部从肿瘤边缘向中心逐步烧灼气化至肿瘤彻底清除，术中可能有少许出血，可继续用激光凝固止血，术后不必作后鼻孔填塞，创面覆有白膜，鼻内滴用复方薄荷油及抗菌液，内服维生素 C 及鼻咽清毒剂、生脉饮等中成药。创面 4～6 周后愈合。创面若长期不愈或有肉芽样组织可疑肿瘤时可行第二次激光气化。$T_1N_0M_0$ 型鼻咽癌亦可考虑单纯用激光气化治疗，或在激光气化后加小剂量放射，以减少放疗对人体组织的损伤而后遗口腔、鼻腔、咽部粘膜腺体萎缩，造成口舌干燥无津之苦。对溃疡型鼻咽癌激光手术要慎重，已有颅底骨质破坏禁用激光气化。有颈淋巴转移者除鼻咽部病灶采用激光外，需配合其他方法作综合治疗。复旦大学附属眼耳鼻喉科医院激光医学研究室总结随访 20 例晚期复发鼻咽癌激光气化治疗，总有效率为 100%。其中 2 例随访均已超过 8 年。

b. 激光照射治疗：溃疡型鼻咽癌、颅底有骨质破坏、范围广泛又不适于手术切除的病例可采用激光照射。常采用 337.1 nm 的氮分子激光，或 He-Ne 激光光敏疗法。

氮激光为紫外激光，可影响人体代谢，调节神经兴奋性，可治疗炎症性疾病以止痛、杀菌、消炎脱敏。氮激光除了引起细胞核碎裂，蛋白质变性而可治疗恶性肿瘤外，尚可提高人体免疫功能。复旦大学附属眼耳鼻喉科医院激光医学研究室于 1978 年进行动物实验：用 6.4 J/cm² 的氮激光照射小鼠 δ_{180} 肉瘤，使肿瘤缩小，电镜下可见肿瘤细胞内有退行性变颗粒、细胞核碎裂、细胞膜消失，又用 21.6 J/cm² 的氮激光照射大鼠瓦克癌肉瘤以及大鼠胸腺、脾脏、颈淋巴结等免疫器官后，用组织细胞检查示淋巴滤泡生发中心扩大、免疫母细胞和小淋巴细胞明显增殖，脾脏内多核巨细胞明显增多等一系列免疫功能提高的表现。实验证明氮激光不但可直接抑制肿瘤并通过免疫功能提高来治疗肿瘤。1979 年本研究室用氮激光照射晚期复发上颌窦癌 2 例达到肿瘤消失的良好效果。20 例晚期复发鼻咽癌用 Nd：YAG 激光气化治疗后其中 6 例综合氮激光照射以巩固疗效。

方法是用输出能量 0.3 mJ 的氮激光重复脉冲频率 3 次/s，对准瘤体相应部位的颈上部进行照射，每日一次，每次 20 min，连续 20 次，肿瘤未消失可继续照射。为巩固疗效亦可继续隔天照射。在局部照射的同时可以加照强壮穴。

5）咽喉部疾病的激光照射治疗　急、慢性咽炎，急慢性扁桃体炎，口腔咽部溃疡，急、慢性喉炎，声带广基息肉或息肉样肥厚，声带小结，环杓关节炎等均适合于激光照射治疗。

20 世纪 70 年代国内外学者用 He-Ne 激光、CO_2 激光、氮激光等照射治疗急、慢性扁桃体炎取得很好疗效，组织学检查可见淋巴细胞浸润减少、血管壁有轻度内皮增生、血管壁增厚等变化。氮激光虽然没有直接杀灭细菌的作用，但有明显的消炎作用，氮激光照射后吞噬指数明显增加，血清 IgG、IgM、IgA 免疫球蛋白都有增高，从而起到良好的治疗作用。

声带息肉或息肉样肥厚、小结在病理组织学上示上皮增生、间质水肿、渗出、出血、炎性细胞浸润，He-Ne 激光有明显扩张血管、增强血液循环、促进组织代谢、改变细胞膜通透性、提高过氧化氢酶的活性、加强组织核糖核酸的合成、消炎退肿使声带局部病变得以消除等作用。从祖国医学角度来看，咽喉是诸经循行交汇之处，其生理变化和病理变化与脏腑经络有密切的关系，通过激光穴位照射可起到疏通经络、调和气血、调节和加强脏腑功能而起治疗作用。

方法：① 局部照射：20～30 mW He-Ne 激光扩束光对准病灶进行照射，每天 1 次，每次 15 min，10 次为一疗程，可连续作两个疗程；② 光针照射：5～8 mW He-Ne 光针进入口腔、咽喉部照射，每天 1 次，每次 20 min，10 次为一疗程，可连续作两个疗程；③ 穴位照射（光针）：1～5 mW He-Ne 光针，根据不同疾病的辨证取穴，每天1次，每次3～5穴，每穴5～10 min，10次为一疗程，可连续两个疗程。

口腔、口咽部疾病张口或用压舌板压下舌体，使激光束直接照射病灶。双侧声带息肉变激光可对准喉结部位，单侧声带病变可照射同侧甲状软骨部位。声带疾病穴位照射可取天突、廉泉、增音、洪音、合谷、人迎等穴。国内各医院激光照射治疗声带息肉样病变，声带小结总有效率为92%～97%。复旦大学附属眼耳鼻喉科医院激光医学研究室用He-Ne激光治疗声带疾病有效率为96%。

6）喉癌激光治疗　喉癌是耳鼻喉科常见的恶性肿瘤，仅次于鼻咽癌及鼻腔鼻窦癌，男女之比为8∶1，好发于中老年。临床可有声音嘶哑、咳嗽、痰中带血、呼吸困难、异物感等症状，此病常采用喉切除术或放射治疗。前者常造成发音功能丧失，后者可引起放射性喉水肿、喉软骨炎、坏死等情况。自1968年Jako和Strong等学者用CO_2激光与内镜、手术显微镜相结合进行喉部激光手术起，国内外学者相继对局限性喉癌、声带原位癌等疾病采用激光治疗取得良好的效果。激光喉癌术具有手术简便、病人痛苦小、出血少、术后反应轻、不需作气管造口、不丧失发音功能等优点。尤其对T_0～T_1型喉癌疗效更佳。方法如下：

a. CO_2激光肿瘤气化

喉裂开下激光气化：常规喉裂开及气管切开术后，暴露喉部肿瘤，用10^4～10^5 W/cm^{2}功率密度CO_2激光对准肿瘤从边缘向中心逐步气化至肿瘤彻底气化。

显微内镜下激光气化：全麻气管内插管用悬吊喉镜暴露喉部及病灶区，用显微激光联合装置瞄准病灶后用10^4～10^5 W/cm^{2}功率密度的CO_2激光将肿瘤气化或作喉部分切除。手术出血少、组织损伤轻、术后创面白膜覆盖，组织肿胀轻，不需作气管切开，伤口2周后逐渐愈合，发音功能好。

b. Nd∶YAG激光术：丁卡因表面麻醉或全麻。具体方法如下：

联合喉镜：用前联合喉镜暴露喉部和声带。清除分泌物，使病灶充分暴露。将Nd∶YAG激光光纤置硬质金属管内导向喉部，用约30 W Nd∶YAG激光将癌肿逐步气化，手术不出血，术后创面覆白膜，2周后逐渐脱落，创面愈合。

纤维喉镜：用纤维喉镜插入暴露喉部病灶，Nd∶YAG激光光纤由纤维喉镜活检孔道进入并穿出内镜3～5 mm，对准病灶给以气化清除。纤维喉镜可多方位移动，激光光纤亦随之而动，可到达喉部各个部位，因此比其他各种方法更具有优越性。

77.2.4　耳鼻咽喉血管瘤的激光治疗

口腔、耳、鼻、咽喉部血管瘤在其他良性肿瘤的发生率中占首位。血管瘤有毛细血管瘤、海绵状血管瘤、混合性血管瘤、蔓状血管瘤之分，以前两型为多。血管瘤可有反复出血或相应器官的功能障碍，故需及时进行治疗。

（1）方法

1）麻醉　皮肤及皮下血管瘤采用局部浸润麻醉，粘膜及粘膜下血管瘤采用丁卡因表面麻醉。

2）方式　凝固法适用于海绵状血管瘤，将Nd∶YAG激光对准血管瘤作扫描式照射使血管瘤皱缩，烧灼法适用于毛细血管瘤，将Nd∶YAG激光直接照射瘤体使之烧灼气化。体积小的血管瘤一次完成，体积大的可分次进行。喉咽部及喉部血管瘤在间接喉镜或直接喉镜暴露下进行。

（2）注意

激光照射时可能引起血管爆破而出血，因而咽喉部血管瘤激光时需做好止血应急措施，避免发生意外。鼻腔血管瘤爆破时需用麻黄素棉片压迫止血后继续进行。耳郭血管瘤激光前需将麻药注射于皮下与软骨膜之间，用较小功率密度激光进行照射，避免损伤耳郭软骨；对术后局部充血、肿胀、渗出、白膜、结痂，一般不需特殊处理，但会厌部、杓状软骨部血管瘤激光术后可引起水肿，若水肿明显可适当使用激素。

（3）临床资料

复旦大学附属眼耳鼻喉科医院激光医学研究室总结Nd∶YAG激光治疗五官科血管瘤448例，其中鼻部血管瘤182例、口腔舌部137例、咽喉部99例、耳部30例。瘤体最小2 mm，最大可达6 cm。一次激光治愈的406例（90.62%），2次激光治愈的28例（6.25%），2次以上激光治愈的14例（3.12%），总有效率100%。

（4）体会

1）耳鼻咽喉血管瘤通常采用硬化剂注射、冷冻、手术、放疗等方法来治疗，各有利弊。自1968年美国的Jako将激光用于声带疾病的治疗以来，激光在耳鼻喉科的临床应用日益广泛且取得了很好的疗效。不同波长的激光对组织产生的不同效应，具有一定着色度的生物组织对300～1 000波段有清楚的吸收峰。Ar^+激光、Nd∶YAG激光、KTP∶YAG激光、铜蒸气激光等对红蓝黑色组织有很好的吸收，其中Nd∶YAG激光有较深的穿透性。因此，上述激光是治疗血管瘤的理想波段。当激光照射红蓝色血管瘤时可立即使血液凝固栓塞、血管皱缩、管腔闭塞,继之形成闭塞性血管内膜炎,管壁硬化,周围组织纤维化而使血管瘤萎缩。历年来报道激光治疗血管瘤总有效率达 90%～95%。

2) 耳鼻咽喉科以腔多、腔深、腔小为其特点,配有导光关节的激光无法深入到鼻咽部及喉部。而配有单丝石英光导纤维的 Nd：YAG 激光等就能得心应手地将激光送至各腔洞内进行治疗。除喉部血管瘤外均在门诊进行,手术简便、安全、立竿见影,鼻内血管瘤激光治疗后免去了常规手术后的鼻腔填塞。咽喉部血管瘤激光手术避免了喉部严重水肿反应引起的呼吸困难。该室治疗的 99 例咽喉部血管瘤激光后无 1 例产生严重水肿,亦无其他并发症,因而用 Nd：YAG 激光治疗五官科血管瘤具有手术简便、不出血、局部反应轻、恢复快、疗效佳等特点。

3) 避免激光手术时出血是治疗成功关键之一。严格掌握激光能量是防止激光手术时出血的重要方面。如毛细血管瘤采用焦点上激光照射,使血管瘤立即被烧灼和气化,一般可用 200 W/cm^2 功率密度。而海绵状血管瘤用散焦激光照射使血管瘤凝固收缩,一般采用 90～100 W/cm^2 功率密度。若用焦点上照射易使海绵状血管瘤在血管凝固前管壁爆破而出血。激光前应将咽喉部分泌物尽量吸尽,避免激光光纤头接触瘤体,否则易粘住瘤体而拉破出血。激光照射时动作要轻并避免鼻镜、喉镜、吸引管、镊子等器械的机械性损伤引起出血。

4) 减轻激光术后反应是提高疗效关键之一。激光能产生 200～1 000℃高温,可以引起照射区的热凝固及热损伤,因而术后会产生局部充血肿胀、渗出或水疱,尤其在咽喉部可产生溃疡、水肿。因此在用激光治疗五官科血管瘤时必须根据解剖特点来决定所用激光能量,如鼻中隔及耳郭部避免用大能量密度以防软骨损伤延长愈合期甚至穿孔。会厌及披裂血管瘤激光术后易引起水肿,因而要掌握好激光能量,若瘤体大可分次进行。对粘膜下血管瘤所需激光能量要大些,可适当延长照射时间,但因血管瘤较深,皱缩不明显,不能误认为激光能量不够,而无限制地延长照射时间,引起严重反应。激光术后创面可采用 He-Ne 激光照射以减轻充血、肿胀,促进伤口愈合。其次在激光照射时要瞄准病灶,尽量减轻正常组织损伤就可减轻术后反应。

5) 鼻中隔前下方亦称黎氏区,由筛前后动脉中隔支、鼻腭动脉与上唇动脉、腭大动脉吻合成网。该区血管丰富,是血管瘤好发部位,182 例鼻部血管瘤中有 116 例发生于中隔,占 63.74%,该区血管瘤亦易复发,116 例中 12 例复发,占 10.34%。这就提示我们在用激光治疗时务求彻底,这也是提高疗效的关键。

77.2.5 特殊病例的激光治疗

Nd：YAG 激光为波长 1.06 nm 的近红外不可见光,对生物组织有较深的穿透性,约为 4.2 mm,并可通过 400～600 nm 的石英光导纤维,此种光纤较柔软,有一定弯曲度,因而很适于耳鼻咽喉腔洞内疾病的治疗。

1979 年复旦大学附属眼耳鼻喉科医院激光医学研究室用 Nd：YAG 激光对犬的声带、舌部进行照射观察其病理变化以指导临床,用 63 W/cm^2 功率密度的激光照射犬舌及声带,肉眼观察有凝固、炭化、气化的作用。组织学观察提示随着激光能量的加大可逐步加深对组织的破坏范围及深度,照射 10 s(630 J)声带粘膜坏死。照射 30 s(1 890 J)示粘膜及粘膜下组织有变性,照射 1 min(3 780 J)舌表面炭化、浅层横纹肌坏死,3 min(11 340 J)示坏死深达浅肌层、中层肌纤维束之间结缔组织有变性,1 个月后组织学观察声带粘膜上皮再生愈合良好,此后该室应用 Nd：YAG 激光共治疗3 549例各种常见病取得了满意效果。同时充分应用 Nd：YAG 激光优点,对一些特殊病例进行治疗,如鼻腔粘连、放射后鼻腔闭锁、喉蹼、鼻咽部及会厌囊肿、喉部淀粉样瘤、舌根淋巴组织增生等疾病,用激光治疗可免去住院、省去全身麻醉、输血补液,亦简化了手术步骤,极大地减轻了病人痛苦及经济负担,深受病人欢迎。

(1) 咽喉部囊肿激光术

发生在鼻咽部、扁桃体、咽峡、咽后壁、会厌部的囊肿均可在局麻下用 Nd：YAG 激光治疗。会厌部囊肿通常采用手术摘除,但因囊壁不易摘尽极易复发,用激光治疗可大大减少复发且不出血。该室曾对 30 例会厌囊肿进行激光治疗,有效率 100%。1%丁卡因表面麻醉,在间接喉镜暴露下,将在弯曲管内的激光纤维置于囊肿顶部,用功率 20～30 W Nd：YAG 激光击破囊壁,见有囊液流出,再用光纤头扩大破口并弯向囊壁进行烧灼。对于巨大囊肿当击破时有大量囊液流出时,应尽快用吸引器吸除或由病人吐出,避免囊液流入喉及气管引起呛咳窒息。术后可有水肿反应,用 2～3 d 地塞米松及抗生素,保持口腔咽部清洁,1～2 周后伤口愈合。

病例 1 胡某,男,60 岁,因会厌囊肿入院准备手术摘除。后转到激光室,于 1987 年 10 月 7 日在间接喉镜暴露下进行 Nd：YAG 激光术,会厌舌面囊肿约 3 cm×4 cm,激光先击破舌根侧囊壁,有大量黄色稠厚的液体流出,迅速用激光扩大洞口并用吸引器吸尽囊液后再用激光烧灼囊壁，术中无出血，术后水肿轻，恢复快。

病例2　李某，男，1岁，悬雍垂囊肿，待入院全麻下手术摘除。1991年6月来激光室会诊，决定在无麻下用激光切除。仰卧，用开口器扩开口腔，用抓钳轻夹囊肿，将20 W功率的Nd：YAG激光光纤于囊肿基底部切割，5 s内将囊肿完整切除，无出血，半年后随访无复发，悬雍垂形态正常。

(2) 鼻腔粘连、鼻腔或鼻咽部闭锁激光分离术

各种鼻腔手术后引起鼻腔粘连，鼻腔鼻窦鼻咽部恶性肿瘤放射治疗后引起鼻腔粘连或闭锁，用Nd：YAG激光光纤分离共10例，效果良好，既方便迅速，又不出血，痛苦小。

1%丁卡因表面麻醉，将激光光纤置于粘连前下部进行烧灼并逐渐向后鼻孔推进分离，继之用激光扩大通道，若粘连广泛需分次进行，打通后可用明胶海绵隔离或用塑料管留置。

病例介绍：秦某，男，58岁，因鼻咽癌行放射治疗后引起腭咽部粘连、鼻咽腔闭锁。1988年11月全麻下粘连分解、鼻咽腔成形及扩张术，19 d后病人擅自取出扩张管，1个月后腭咽部再度粘连，鼻咽腔闭锁。1991年3月在激光门诊用Nd：YAG激光光纤置于金属弯管内向上伸向鼻咽部闭锁处烧灼打洞，未置塑料管扩张，3周后鼻咽腔洞1 cm×1 cm大小，鼻通气良好，3个月后洞口有缩小，再次用激光扩大洞口约0.8 cm，此后每隔数月用激光扩大洞口，使其维持在0.8 cm左右。

(3) 喉咽部淀粉样瘤 CO_2 激光术

喉部淀粉样瘤为机制不明的实质性肿块，可能与长期慢性炎症有关，为一良性病变，发病率不高，但无特殊治疗方法，当影响生理功能时采用手术切除。

病例介绍：叶某，女，30岁，1987年7月入院，诊断为喉淀粉样瘤，分别于1987年7月21日和7月30日在直接喉镜下行室带处淀粉样瘤摘除术，术时病理证实为淀粉样变性。但由于在喉咽部病变范围大，不能作常规手术切除，而转用激光治疗。1987年8月12日在丁卡因表面麻醉下用60 W CO_2 激光将右扁桃体上极及左咽侧大片病变组织气化，无出血，术后创面白膜覆盖，2周后逐渐脱落，伤口愈合，9月2日将左咽侧小块残留病灶用 CO_2 激光清除，3周后复查，淀粉样瘤基本清除。

77.2.6　激光治疗鼻腔疾病的并发症及其防治

(1) 随着激光医疗器械的日渐发展，激光在耳鼻咽喉科的临床应用日益增多，各种疾病的激光疗效优良，深受医务人员及病人的欢迎，但是亦引起了一些并发症，必须引起注意。复旦大学附属眼耳鼻喉科医院激光医学研究室从1984～1990年用Nd：YAG激光作鼻腔疾病的治疗共计2 438例次，其中鼻甲肥大1 833例次，鼻息肉649例次，鼻腔血管瘤121例次。共出现并发症9例，鼻腔粘连4例，鼻中隔穿孔3例，脑脊液鼻漏1例，前鼻孔狭窄1例，并发症发生率为0.37%。

病例1　赵某，男，24岁，慢性肥大性鼻炎，双下甲肥大，麻黄素收敛极差，曾行中隔矫正术，1990年3月15日行双下甲Nd：YAG激光凝固术，2周后鼻通气有改善，1990年4月24日行双下甲第二次激光凝固术，次日感鼻塞明显加剧，局部有渗出膜覆盖，1个月后复诊双中隔面有黑色痂覆盖，下甲创面已愈，1990年8月复诊鼻中隔中段见1.2 cm×1.0 cm大小穿孔。

病例2　陈某，男，40岁。慢性鼻炎鼻窦炎、鼻息肉、双鼻下甲肥大，1989年3月双下甲激光凝固术，1989年5月双鼻息肉Nd：YAG激光，1989年12月双下甲第二次激光凝固。1990年8月双中甲息肉Nd：YAG激光术，1个月后左鼻孔流出多量清水样液体。作漏出液常规及生化检查，有一定量的蛋白质、糖及氯化物存在，证实确系脑脊液鼻漏。经抗感染等治疗，随访观察2个月后瘘口自愈。

(2) 并发症产生的原因及防治

1) 鼻腔粘连　鼻腔粘连多发生于下鼻甲激光凝固术后，1 833例下鼻甲激光凝固术中有4例发生粘连(并发率0.22%)，粘连部位多在下甲与中隔。究其原因均为肥大性鼻炎，或中隔偏曲嵴突存在使鼻总道狭小。用Nd：YAG激光照射下甲时易使相对应之中隔粘膜同时受损，术后未能将下甲与中隔隔开或隔离的明胶海绵脱落，又未能及时重新分隔而造成下甲与中隔粘连。故在进行激光手术前首先要使总鼻道宽畅，下甲收缩不良者可用肾上腺素棉片收敛后即刻进行。其次要处理好光纤输出端，避免激光散射灼伤中隔粘膜。操作时激光光纤头斜向下甲或将下甲向外侧推压，边压边照射。中隔与下甲相贴甚紧时，激光照射时光纤可绕过狭窄区在其上下前后进行激光凝固，或将光纤插入粘膜下进行凝固。术时发现中隔粘膜有凝固损伤，则需用明胶海绵分隔并密切随访，若海绵脱落，要重新放置，就可避免鼻腔粘连的发生。

2) 鼻中隔穿孔　共发生3例(并发率0.12%)，均发生在下鼻甲激光凝固术后，发生原因是由于总鼻道狭小，另外所用激光能量较大，致中隔粘膜粘骨膜受损

局部供血不足，粘膜骨质坏死而穿孔。有1例在分离下甲与中隔粘连的同时作下鼻甲激光凝固，术中因激光总能量太大，致中隔穿孔。预防鼻中隔穿孔最重要的是避免激光对中隔的损伤，故光纤输出端的处理至关重要，因光纤头常接触粘膜或分泌物引起燃烧，使光纤前端犹如一个火红的烙铁，激光向四面八方散射，严重灼伤中隔粘膜，故必须将火红的光纤头切去，使激光只向前端发射，鼻道狭小者可先做一侧，1个月后再做另一侧。作下甲激光前要询问病史，已行中隔矫正术的病例，激光时要用麻黄素棉片保护中隔，否则极易造成穿孔。

3）前鼻孔狭窄　这种并发症发生在婴幼儿鼻前庭血管瘤病例，鼻前庭血管瘤常发生在鼻翼侧且可波及鼻前庭底部。亦可发生在鼻小柱处。有的范围较广。婴幼儿鼻孔小、血管瘤位置较深，由于激光后瘢痕收缩可造成前鼻孔狭窄，因此激光凝固时先做鼻孔一侧，另一侧可隔1个月再做，避免大范围圆周状照射或损伤。另一方面鼻前庭血管瘤常常位于皮下，激光辐射时没有明显的收缩现象不能误认为激光能量不足而加大能量以求一次治愈。激光能量大，术后瘢痕收缩明显使鼻孔缩小，因此术后需密切随访，一旦发现有狭小倾向，需及时放置塑料管扩张。

4）脑脊液鼻漏　这种并发症极少见，究其发生原因为病变部位高在鼻顶部，光纤头朝向鼻顶，激光通过前颅窝筛板之小孔进入，损伤脑膜所致。由此提示我们在进行鼻内激光手术特别是鼻顶部残留之息肉或血管瘤时，激光光纤要置于病变上，千万别偏离中甲向内射向顶部。或可在嗅裂处置麻黄素棉片以资保护。中鼻甲肥大作激光烧灼时只作中甲的中道侧及游离缘，就可避免这种并发症的发生。

综上所述，在鼻腔进行激光手术要避免各种并发症发生，必须注意下列几个问题：首先要熟悉鼻腔鼻窦及其邻近器官的解剖特点和鼻腔鼻窦内病变情况。第二要熟悉所用激光的种类及其波长、性能、组织穿透深度、损伤范围、组织反应等等。第三在激光手术时要掌握好激光能量，尽量减少正常组织的损伤。第四激光手术时正常组织已受损伤，特别是对中隔损伤的病例要密切随访，及时给以适当处理，如术后反应严重者可用He-Ne激光照射，不但可改善局部血供，亦可使肿胀渗出等反应加快消退，促进创面愈合，避免各种并发症的发生。

（杨绪霞）

78 耳鼻咽喉头颈部外科麻醉学

耳鼻咽喉头颈部手术的范围位于头颈和颜面部，麻醉操作和观察离病人较远，增加了麻醉处理的复杂性和判断深浅的困难。耳鼻咽喉头颈部的病变较局限，病人的一般情况尚佳，是对麻醉有利的条件。神经支配为脑神经及颈丛神经，其骨性标志明显，易于寻找和定位。耳鼻咽喉各部分表面被粘膜所覆盖，故多种手术可采用表面麻醉和神经阻滞麻醉来完成。随着耳鼻咽喉头颈部手术的发展，肿瘤的根治手术范围扩大，显微外科技术广泛应用，手术出血面积及程度皆极可观，头颈部血供又极丰富，所以在手术中，如何减少手术失血也是一个重要问题。在全身麻醉下施行控制性降压有其特殊的意义。准确地掌握好指征，可为耳鼻咽喉头颈部恶性肿瘤根治手术创造良好的手术条件，减少手术出血，保证病人安全，使手术效果更为满意。

78.1 耳鼻咽喉科手术的麻醉

耳鼻咽喉科手术的范围涉及头颈和颜面部，其解剖结构复杂，且有多种生理功能，对维持生命活动有十分重要的关系，而手术中保持呼吸道通畅，是耳鼻咽喉科手术中最关键的问题。

耳鼻咽喉科手术野的神经支配主要为脑神经，其次为颈神经丛。这些神经的神经干或神经节皆与颅骨或颈椎有着密切的应用解剖关系。根据骨骼的解剖关系是很易达到完满的阻滞目的的，所以大部分的手术是能在神经阻滞下完成的。但是由于手术野限于头部或是接近头部，在这些区域内施行手术时，对于病人精神上的刺激确远较其他部位的手术更为强烈。手术前应尽一切可能使病人情绪安静，对于术前精神过分紧张的病人，如果估计辅以神经安定药仍难以使其镇定时，应施行全身麻醉。

78.1.1 麻醉特点

(1) 麻醉与手术共用同一气道，易干扰呼吸，易发生误吸

耳鼻咽喉科疾病手术操作在咽喉部直接影响气道通畅，术中因出血多易流向咽喉部，表面麻醉抑制咽喉反射，有可能造成误吸。因此为了确保气道通畅，防止误吸，采取气管内插管麻醉较为安全。术毕必须待咽喉反射恢复，意识清醒，肌张力恢复才能拔管。气管内插管虽能防止误吸，便于呼吸管理，但是应注意手术操作时头颈位置变化使气管导管位置移动，易发生导管折曲、阻塞、脱出声门或插入过深。因此，对气管导管要固定牢，选用带套囊导管以防术中血液及分泌物流入气管。术中因肿瘤组织脱落至咽喉部，应在拔管前用喉镜明视下检查咽喉部，及时清除异物以确保气道通畅。

(2) 术野出血多，止血困难

耳鼻咽喉科手术位于头颈部，血供极其丰富，耳内及鼻咽部术野小，暴露困难，止血不便，因此失血量多，

常用肾上腺素溶液局部浸润及肾上腺纱条填塞止血，要注意禁忌吸入如氟烷等麻醉药，以免造成严重心律失常。

(3) 慎用肌肉松弛药

耳鼻咽喉科手术很少需要肌肉松弛，主要以镇痛为主，但在临床上对气道无梗阻、插管无困难的病人，应用肌肉松弛药，主要是便于麻醉快速诱导插管。麻醉维持中应用肌肉松弛剂，可避免以深麻醉抑制咽喉反射对病人的严重影响，能在浅麻醉下防止屏气、呛咳和呕吐所引起的术野出血增多。但对于估计有气道阻塞或插管困难的患者如扁桃体肥大、咽喉肿瘤、舌体异常等，在麻醉诱导时易发生气道梗阻，故禁用肌肉松弛药，可采用清醒插管或逆行引导气管插管，也可以行气管造口插管。在耳内手术中，需做面神经刺激试验，最好不用肌肉松弛药。特别要禁用去极化肌松药，如氯琥珀胆碱(琥珀胆碱)。

(4) 防止颈动脉窦反射

因耳鼻咽喉科手术需要，进行颈外动脉结扎术、颈淋巴廓清术，以及全喉截除术等，常因刺激颈动脉窦而引起颈动脉窦反射，出现血压急剧下降和心动过缓。此反射个体差异较大，老年人、动脉硬化者容易发生。一旦发生颈动脉窦反射可暂停手术，对症处理即能恢复。

(5) 中耳压力改变

中耳和鼻旁窦都是人体内环境与外界相通的通道，但无气体交换的腔隙。中耳通过耳咽管间歇性地与外界相通，鼻旁窦开口于鼻腔。当病变阻塞这些腔隙开口时(耳咽管闭塞)，则这些腔隙内压力就不与外界相平衡。氧化亚氮(笑气)在血中的溶解度高于氮，两者的血/气分配系数相差 34 倍。在氧化亚氮麻醉下，在吸入高浓度氧化亚氮时，对存在咽鼓管不通畅患者易致中耳压力明显上升；而当停用氧化亚氮时，中耳压力突然下降。这种压力变化对中耳手术影响极大，甚至可致手术失败。因此在中耳手术时尽量不用氧化亚氮。

由于耳鼻咽喉科手术操作在头颈部，麻醉操作和观察离病人较远，增加了麻醉观察和判断深浅的困难。因此，在手术中更要加强责任心，对病人注意全面观察，以确保病人安全。

78.1.2 麻醉选择

耳鼻咽喉科的病变局限在表面及病变范围较局限可选用局部麻醉和神经阻滞来完成手术。应用局部麻醉或表面麻醉进行手术时，手术者应掌握局部麻醉和头颈部神经阻滞的操作。还应该了解麻醉药的使用及其毒性反应的预防和处理。万一发生麻醉药过敏及毒性反应时，必须采取有效的抢救措施，这样才能保证表面麻醉及局部麻醉的安全。

局部麻醉受手术范围、时间及局麻药用量的限制，一般仅适用于时间短、操作简单的手术和合作病人。对于手术范围广、难度大或精细的显微外科手术，要求病人头部长时间固定在特定位置，并保持合作和不动；对于小儿、老年人和精神紧张病人，对于内镜手术，要求肌肉松弛、声带固定等情况下局部麻醉是不够理想的，可考虑采用全身麻醉为好。局部麻醉一般由手术者自行操作，达到神经阻滞即可。

全身麻醉使病人意识消失，不受手术范围和时间的限制，对全身影响较大，不良反应多，气管内插管麻醉可控制呼吸，防止血液和分泌物误吸入肺，但麻醉与手术常在同一气道中进行，可相互干扰，影响手术视野清晰，妨碍气管导管的固定与通畅度。耳鼻咽喉科手术需在全身麻醉下操作，对于术前评估无气道困难的患者常规作气管内插管，为了使插管后能迅速恢复气道的保护性反射，常选用静脉麻醉药快速诱导后，经口或鼻气管插管。此法优点是诱导快，患者较舒服，很快意识消失，肌肉松弛，应激反应小。最常用的方法是用静脉麻醉药＋镇痛药＋短效肌松药静注，行气管插管、辅助和控制呼吸。用于诱导的静脉麻醉药有 2.5％硫喷妥钠、依托咪酯、盐酸咪达唑仑(多美康)、丙泊酚(异丙酚)等。可根据病情及手术需要合理选择麻醉诱导用药。硫喷妥钠常作为首选药，但哮喘、休克、血容量不足者禁用；心功能差，血流动力学不稳定可选择盐酸咪达唑仑(多美康)，手术时间短，要求起效快、苏醒迅速可选择依托咪酯、丙泊酚等。地西泮、氟哌利多、羟丁酸钠和阿片类的适当组合可使患者产生逆向和顺向遗忘，有利于提高麻醉效果。在插管前静注芬太尼、利多卡因、可乐定等，可预防气管插管的应激反应。

对有气管阻塞症状或颞颌关节强直张口困难者，原则上不选用肌松药快速诱导插管，以用清醒插管保持病人清醒和自主呼吸，妥善解决后再作全身麻醉。清醒插管前应向患者讲清这一操作的必要性，使病人有一心理准备取得合作，术前需用颠茄类药物，使粘膜干燥，也便于局麻药喷雾起作用。表面麻醉常用1％丁卡因或2％～4％利多卡因喷雾舌根和咽喉后壁及梨状隐窝处，气管内表面麻醉可经环甲膜穿刺注入上述局麻药 2 ml。同时适当地应用些镇静药，可以缓解病人的恐惧烦恼，提高痛阈，使病人耐受气管插管的操作。在保持自主呼吸的条件下作盲目插管，或用喉镜显露明视插管，有时需借助光导纤维喉镜作引导插管，有些病人在上述方法不成功时需作气管造口插管。全身麻醉维持常用静吸麻醉药如恩氟烷（安氟醚）或异氟烷（异氟醚），神经安定镇痛药间断静注芬太尼。如需作辅助呼吸或控制呼吸，可静注非去极化肌肉松弛药，如苯磺阿曲库胺（卡肌宁）、万可松、本可松等，恩氟烷（安氟醚）与异氟烷（异氟醚）对气道无刺激性，术后气道保护性反射恢复也迅速。

为减少耳鼻咽喉科手术野的出血，除局部用肾上腺素和保持头抬高 15°外，有时还须施行控制性降压。硝普钠、硝酸甘油和三磷腺苷（三磷酸腺苷，ATP）是目前最常用的控制性降压用药。控制性降压确实可减少手术失血量，但这种方法也存在违背生理原则，阻碍机体内在反馈调节的一面，因此除要具备熟练的技术外，还必须掌握有关基础理论知识，严格掌握适应证。

78.1.3　耳鼻咽喉科手术的麻醉

(1) 耳科手术

耳科手术不与麻醉共用同一气道，麻醉管理和保持气道通畅一般无特殊性。耳壳、外耳道和短小手术可在局部麻醉下完成。耳听小骨重建、镫骨切除、鼓室成形、面神经减压或电子耳蜗植入等手术在显微镜下操作常需用全身麻醉。显微外科手术需要一个相对无血清晰的视野，术野局部常需用肾上腺素棉片，必要时需施行控制性降压。降压方法采用气管内吸入全麻合并应用血管扩张药，强调药物的配合使用。平均动脉压不低于 8 kPa，即能提供无血视野，并能保证足够的心、脑血供。氧化亚氮在血中的溶解度比氮气大 32 倍，且维持麻醉时吸入浓度又高，因而在咽鼓管不通畅患者易致中耳压力明显升高，可产生鼓膜膨出、鼓膜移植片脱离或传导性耳聋等并发症，为此氧化亚氮浓度应限制在 50%以内，可与其他强效吸入麻醉药并用以提高麻醉效果。在关闭中耳腔前15 min即停吸氧化亚氮，并用空气冲洗中耳，这样可减少或避免上述并发症。术中为配合术者防止面神经受损，如果采用肌肉松弛药，则应保留自主呼吸，这样可保留部分肌肉颤搐反应，以便及时识别。其实耳科手术并不要求完善的肌肉松弛，甚至可不用肌肉松弛药，用神经安定麻醉或静吸复合维持麻醉。

(2) 鼻腔和鼻窦手术

鼻腔和鼻窦手术多数在局部麻醉下完成，但有些手术如鼻窦恶性肿瘤根治术、鼻咽纤维血管瘤摘除等较复杂手术，仍需全身麻醉。这些手术出血量大，术中要正确估计失血量，监测血流动力学改变，及时补充血容量，保持静脉输血，输液途径通畅，同时要防止血液流入气管。为防止血液误吸入肺内，需选用带套囊气管导管，同时周围用纱条填塞。全身麻醉可用吸入和静脉复合麻醉药或神经安定镇痛药。麻醉性镇痛药的用量应控制，防止过量，否则术后气道保护性反射受到抑制，易致血液误吸。为了减少术中出血及手术视野清晰，可采用控制性降压。此类病例多见于中老年的病人，对于控制性降压严格掌握适应证，尤其对老年病人常见的动脉硬化、冠状血管供血障碍、肾功能衰退、低血容量等病情同时存在，对低血压的耐受性相对较低，使用控制性降压以前，必须对这些病人的病理生理进行适当的纠正，其中尤以全血容量为重要。对于手术野位于头部，使手术野调整达最高位置，不降压出血也许明显减少。降压的措施宜于切口开始后即开始施行，过早降压将会影响观察手术中出血情况，过晚降压可能与手术未必完全配合。血压下降的程度则以手术出血已有较明显的减少，有的病人动脉压虽仅 1.33～2.67 kPa 降低，出血即可明显减少，也许由于静脉压已有较明显的下降之故。术中必须行连续动脉压、心电图、脉搏、氧饱和度监测，最好行中心静脉压监测，随时判断患者心血管状态的变化。

(3) 扁桃体摘除术

扁桃体及腺样体摘除为耳鼻咽喉科小儿的最常见手术，手术虽小，但出血、误吸和气道梗阻是对病人的严重威胁，应予以足够重视。

成人扁桃体摘除术可在局部浸润麻醉下完成。因局部血运丰富，局部麻醉药内加入少许肾上腺素，但切勿注入血管。局部麻醉后喉反射受到抑制，因出血急剧、量多，也有发生误吸窒息的危险。因此，麻醉前必须减少剂量。成人全身麻醉机会较少。在小儿行扁桃体摘除术时，如果腺体较大又无粘连，可采取挤切法，不需任何麻醉。而腺体小、粘连严重时，必须在全身麻醉下进行。由于此手术操作的解剖位置是呼吸道的关口，迷走神经丰富，手术刺激及血性分泌物均能刺激迷走神经，易引起喉痉挛。因手术时间短、手术小，但仍需要深麻醉。术中必须保持呼吸道通畅，保证口腔内干净。过去常用口腔冲气麻醉，因为此法难以达到扁桃体手术要求的深麻醉；手术中血性分泌物多，稍不注意，易流入气管，造成呼吸道梗阻，甚至窒息的危险，现这一方法很少用。如今已采用气管内插管麻醉，该麻醉可以保持平稳的深麻醉，保持呼吸道通畅，防止分泌物进入气管内，还可从导管内反复吸引分泌物，故易保持呼吸道通畅，但是经口腔插导管易妨碍手术操作，摘除一侧扁桃体后，将导管在声门以外的部分推移向对侧，对喉头声门容易损伤，若不注意，导管还可能脱出外到口咽部，产生危险。经鼻腔插管时，无口腔插管的缺点，但小儿的鼻腔小，导管较细，呼吸道阻力增大，又可能对鼻腔粘膜有不同程度的损伤，刮除腺样体不便，对摘除扁桃体手术是有利的。术中要求止血完善，扁桃体手术结束后，要求气道保护性反射迅速恢复，吸清咽后壁血液，观察无活动性出血才能拔管。拔管后应取侧卧头低体位，以保证分泌物及时引流至口外，防止潴留在咽部而刺激声门或误吸入肺。对扁桃体术后出血病人，麻醉甚为棘手，如术前需纠正低血压和低血容量、缺氧。小孩不合作需在全麻下进行止血。在小剂量芬太尼、氟哌利多静注下，局部表面麻醉，作半清醒插管比较安全。全身麻醉要按饱胃病人处理，诱导时间要短，尽早作气管插管，以控制呼吸道。在气管插管时压迫环状软骨，对防止胃内积血，呕吐引起误吸有一定帮助。

(4) 全喉截除术

全喉切除术是对声带及其邻近组织的恶性肿瘤时所采用的手术方法，是耳鼻咽喉科最大型的手术之一。因为手术后病人失去说话能力，往往顾虑重重，麻醉前应做好思想工作和心理治疗。

全喉截除术的特点在于手术范围广，部位深，可能气道有部分阻塞，术前已施行放射治疗者气道阻塞可加重，以及存在喉水肿，牙关紧闭、组织纤维化、喉及会厌固定等，上述情况可增加气管插管的困难。对气道严重阻塞或静息时有喘鸣的病人，术前应充分估计病变位置、范围和程度，然后再决定麻醉方式。有些病人可先作气管造口，然后再经此造口置气管导管吸入或静脉滴注麻醉药。全身麻醉过程中应保持气道通畅，术中可保留自主呼吸。当切断喉体时先将导管退至切口上方，继续供氧，待作好气管造口后再将气管导管插入气管内。手术操作如压迫颈动脉窦可能引起反射，出现心动过缓和低血压，严重时可致心搏骤停，应注意监测。一旦发生反射，应立即暂停手术，对症处理。喉癌病人常有多年吸烟史，而并存肺阻塞性通气功能障碍性疾病，术前戒烟和作肺功能测定，并给予有效治疗抗生素、祛痰等。为了减少长时间深麻醉的不利影响，可以复合双侧颈神经(0.25%布比卡因)阻滞，同时加用吸入麻醉药如恩氟烷(安氟醚)或异氟烷(异氟醚)即可取得较好的麻醉效果。

(5) 食管镜检查的麻醉

食管镜检查常用于食管疾病的诊断性检查或用于扩张食管良性狭窄及食管异物取出术等。为使咽喉及食管入口处肌肉松弛良好，最好在全身麻醉下进行操作。一般性食管镜检查，如成人合作，可以在局部麻醉下进行。如食管异物，形体较大、形状不规则(假牙)或在取出时可能损伤食管情况下，则必须采取全身麻醉方法才便于操作和保证安全。

局部表面麻醉时，麻醉前应给抗胆碱类药抑制唾液分泌，提高麻醉效果和避免迷走神经反射。表面麻醉先采用1%丁卡因对咽喉喷雾2～3次，总量为2～3 ml，然后再用蘸有0.5%丁卡因溶液的喉咽麻醉交叉钳放在双侧梨状窝，数分钟后即进行镜检及取异物。儿童选用全身麻醉。

全身麻醉时，可采用静脉快速诱导气管内插管，静脉注射肌肉松弛药控制呼吸，根据手术时间长短、复杂程度来选择维持用药及方法，与一般麻醉无大区别。为便于食管镜检操作，应将气管导管和牙垫分别固定在口角两侧或取出牙垫，待手术完毕取出食管镜后再放入牙垫，均收到良好效果。

(6) 直接喉镜检查和喉显微外科手术

直接喉镜检查和喉显微外科手术常用于诊断声音嘶哑及喉新生物活检、声带息肉、囊肿、乳头状瘤切除等治疗。其麻醉的主要困难在于麻醉与手术共用同一气道，有相互干扰问题，要求维持足够的肺泡气体交换和检查后迅速恢复气道保护性反射。此外，要注意保护牙齿，消除张口反射、咳嗽、喉痉挛和心律失常。术中要求咬肌和咽喉肌群有一定程度松弛和防止病人突然活动。喉显微外科手术时要求声带完全静息。

短小手术，估计气道无出血危险及能合作的病人可选用局部麻醉。气道有不同程度阻塞的病人要尽可能避用全身麻醉，否则可能演变为完全性气道阻塞。施行纤维光导喉镜或纤维光导支气管检查时，一般均可用局部麻醉，用硬管喉镜时，有时需要全身麻醉。

喉显微手术因手术要求声带固定，术野明亮、清晰，能有充分时间观察喉内病变和进行精确的手术操作。因此，只有在全麻下，利用肌肉松弛药使喉头松弛、呼吸停止才能达到上述目的。

全身麻醉一般选用管径为5～6.5 mm的导管作气管内插管，这样可减少对手术者操作的干扰。气管内插管采用快速诱导，用药为芬太尼＋丙泊酚(异丙酚)＋氯琥珀胆碱(司可林)，维持根据手术需要可追加丙泊酚和氯琥珀胆碱，并作控制呼吸，以保证气道通畅，呼吸交换良好、声带完全静息不动，使手术时间不受限制。细导管有时仍可影响手术视野，尤其是病变位于声带后1/3和声带联合部，这样常需在不插管的静脉麻醉下作检查和手术。一般采用经皮气管内高压氧间歇喷射通气。术前可用地西泮使病人安静，在环甲膜穿刺部位以1%普鲁卡因使浸润麻醉后，经环甲膜注入1%丁卡因2 ml作气管内表面麻醉，稍待片刻，用粗针头于穿刺处作环甲膜插入气管内。确定在气管内，将针头固定，接上通气机，开始喷射通气，同时可给予静脉滴注复合液维持麻醉。使喉头暴露满意、声带完全麻痹即可固定支撑喉镜，进行手术操作。喷射通气频率快，有致二氧化碳蓄积可能，在手术中要注意监测血压、脉搏和心电图改变。有条件者作呼吸末二氧化碳监测以防万一。

(7) 支气管镜检的麻醉

临床上常用支气管镜检查来诊断和治疗气管和支气管病变。在进行支气管镜检查时，一般表面麻醉即能满足检查要求。即使有呼吸困难，只要检查时尽快缩短操作时间，并给适当供氧，亦能顺利完成。气管内异物在小儿多见，由于小儿难以配合，不可能采取表面麻醉，一般在无麻醉(声门下异物)及全身麻醉下进行。在进行气管镜检查时，手术操作时喉、气管痉挛，病儿的剧烈哭闹和咳嗽可致异物变位性窒息，牵拉异物通过声门时，可以使异物滑脱引起突然窒息等。因此，麻醉的选择和实施对手术的成败以及病儿的安危至关重要，务必慎重行事。麻醉关键是在静脉麻醉下既保证手术的顺利操作，又要维持肺的足够通气，并改善呼吸功能。

近年来由于麻醉技术的普遍提高，对于小儿气管内异物钳取术采取静脉全身麻醉，使病儿安静、肌肉松弛、呼吸道粘膜反应降低、呛咳动作减少，有利于操作，使损伤所致并发症明显减少；另外机体对缺氧的耐受力增加，从而为延长操作时间提供了保证。

全身静脉麻醉药的选用有羟丁酸钠(γ-羟基丁酸钠)、丙泊酚和氯胺酮。羟丁酸钠其优点是能使患儿安静，减少氧耗及发生变位性窒息的危险，有松弛下颌肌肉的作用，可减轻咽喉反射，从而减少因用氯胺酮而产生喉痉挛的机会，对呼吸道无刺激性。丙泊酚为一快速短效的静脉麻醉剂，具有起效快，作用时间短，容易控制且苏醒迅速安全。氯胺酮是一种具有深度镇痛，且对呼吸和循环系统影响较轻的静脉全麻药。

静脉全麻方法，根据年龄、体重、手术时间、异物性质及大小、呼吸困难程度、肺部感染情况而决定。最常用的方法是术前半小时给予肌注阿托品0.01 g/kg，患儿入室后面罩吸氧，开放静脉通路，依次静注羟丁酸钠60～80 mg/kg，丙泊酚2～2.5 mg/kg，以10～20 s速度静脉推注，待患儿安静，呼吸平稳，下颌松弛后，用1%丁卡因做喉部表面麻醉。当手术医师插入气管镜后，在气管镜侧孔上接氧。术中因麻醉浅患儿出现体动、挣扎时可在静脉中追加丙泊酚，剂量为首次量的1/2或追加氯胺酮1～2 mg/kg。术中连续监测心率及SPO_2，不使其低于90%，以策安全。此方法的优点为，诱导迅速平稳，显著缩短了患儿挣扎哭闹的时间，同时可根据麻醉深度和手术时间随意控制，增加了手术安全性。

为了防止小儿气管镜检查后，发生喉水肿，手术结束后常规作肌肉或静脉注射地塞米松5 mg，并密切观察，以便及时发现和处理喉水肿。

78.2　头颈部手术的麻醉

头颈部手术主要包括头颈部肿瘤、外伤、先天性畸形、淋巴结转移癌等疾病的手术。这些手术的部位在头部、颈部的前方或内侧，虽然手术范围不是太广，有些手术也不太复杂，但根据其解剖、生理、病理变化特点，需要合理选择麻醉方法和麻醉药的应用。麻醉重点是呼吸道的管理。术前应了解患者有无气道压迫和梗阻、气管插管的难易程度。术中加强呼吸、循环监测，尤其是呼吸道监测。术后拔管时要使病人的呼吸通气量、咳嗽、吞咽反射、肌张力恢复和呼唤反应的麻醉恢复程度，才能拔管，估计术后有气道阻塞者，可行预防性气管切开以便保证病人安全。

一般头颈部手术可在神经阻滞或局部麻醉下进行。但对于颈前巨大肿物，有压迫气道或已形成呼吸道梗阻，或者广泛的颈部手术，则常需在全身麻醉下进行。

78.2.1　麻醉特点

1) 颈前部有呼吸系统的重要通道，手术麻醉时应保持呼吸道通畅。当临近气管的病变，或巨大囊肿、甲状腺肿物、癌病的手术操作等，牵拉或直接压迫气管，使气管内径变窄，甚至完全不通，或使气管扭曲移位，造成程度不等的呼吸道梗阻。麻醉中维持呼吸道通畅较困难。

2) 颈部及两侧有甲状腺、甲状旁腺及喉返神经。若手术中损伤喉返神经，导致声带呈内收型麻痹，声门闭合，气流不通，立即可发生窒息。

3) 施行气管内全麻时，由于颈部手术反复牵拉气管，或手术体位的变动，可造成气管粘膜的损伤。术后可发生喉水肿，压迫气管。拔管后易出现呼吸道梗阻。

4) 由于颈部肿瘤长期压迫气管，使气管壁软化。切除肿瘤后，失去支撑组织而塌陷，拔管后发生窒息，故应特别注意。

5) 颈部血管丰富，手术体位又常用头后仰卧位，使静脉回流受影响，出血往往较多。术中要注意彻底止血，补充血容量，以免术后发生血肿，压迫气道导致窒息。

6) 颈部有神经反射感受器。广泛的颈部手术刺激颈内、颈外动脉，在颈总动脉分支处有颈总动脉窦，是人体维持循环动力平衡的重要压力感受器，易引起反射性循环干扰，出现心动过缓、血压剧降、呼吸减慢及脑内血流减少。麻醉中应密切观察，若出现循环干扰时，应停止刺激，对症处理。

78.2.2　麻醉的选择和管理

(1) 麻醉前准备

麻醉前充分了解疾病的性质、部位、手术范围，病变有无浸润附近器官，有无全身情况变化等。要了解全身主要系统的功能，如循环、呼吸，肝、肾功能，水和电解质，基础代谢，精神及营养状态等，有无功能障碍或疾病。根据所了解的情况做好麻醉前准备工作，如加强营养、药物治疗、维持正常循环、呼吸功能，纠正水、电解质平衡失调，并在此基础上考虑麻醉方法和药物选择。

(2) 麻醉选择

1) 对于无呼吸困难，无气道压迫的慢性疾患，如复杂的甲状舌骨瘘，恶性肿瘤的淋巴清扫及颈部外伤血液流入气管内造成呼吸道梗阻者，可行快速诱导，气管内插管。吸除呼吸道积血和分泌物后，往往转危为安，呼吸道可以维持正常。

2) 对有呼吸道压迫或呼吸困难者，气管已移位，管腔内径已变窄，喉头的解剖结构已经改变。如巨大甲状腺囊肿或实质性肿物等，为保持术中呼吸道通畅，气管插管势在必行。麻醉医师应注意以下方面：对于此类病人，注意诱导方法，应该在表麻下清醒插管。麻醉前镇静剂和镇痛药均应减少或不用。吗啡、哌替定抑制呼吸更应慎重，以免减少通气量，加重呼吸困难。在清醒状态下，自主呼吸及咳嗽反射存在，自身有克服呼吸阻力的能力。如全麻病人神志消失以后，咳嗽反射被抑制，甚至呼吸中枢受到程度不等的抑制，失去了克服呼吸阻力的能力，颈部肌肉松弛，肿物失去了支撑，对气道进一步压迫，使气管阻塞加重，病人可造成窒息。

3) 插管途径　① 一般尽量争取经口明视插管，可减少损伤。② 对经口明视显露声门困难者，则经口盲探或经鼻盲探插管。

4) 导管粗细及长度　① 根据X线片气道受压的程度来决定。一般选用小一号的气管导管。② 导管要通过狭窄区之下 1～2 cm。③ 导管质量应有韧性，或用金属螺旋乳胶导管，以防术中导管被压后，管腔内径变窄。

5) 拔管时机　应在麻醉已经减浅，咳嗽、吞咽反射和肌张力恢复，神志清醒后拔管。拔管前应密切观察患者自主呼吸潮气量、频率、呼吸波形和氧饱和度。估计拔管后可能有气道阻塞者，可考虑留置导管入苏醒室，必要时可行预防性气管切开，然后再拔管。

78.2.3　麻醉维持

麻醉的维持可根据患者的病变范围和手术要求合理选择药物，以克服外科手术刺激，维持心血管平稳。对于无呼吸困难和气道受压的病人，可以用各种麻醉药。常用的麻醉药如下。

(1) 吸入麻醉药

现有吸入麻醉药氧化亚氮(N_2O)、氟烷、异氟烷(异氟醚)、恩氟烷(安氟醚)、七氟烷(七氟醚)和地氟烷(地氟醚)等。其各有利弊，应根据手术要求合理选择。

1) 氧化亚氮　又叫笑气，是惟一常用气体麻醉药。麻醉诱导和苏醒迅速。对机体影响最小，100%由肺原形排出，在不缺 O_2 情况下，对人体无害无毒，镇痛作用强，对呼吸道无刺激性，不增加气道分泌。但麻醉效能低，只能维持浅全麻，无肌松作用，须与其他麻醉药配合使用，才能表现出其用途，收到满意麻醉效果。如单独使用时，特别是高浓度时，易造成缺氧。

2) 氟烷　是目前全麻效能强、作用起效快、有水果样香味、对粘膜刺激小的吸入麻醉药。麻醉中合理使用有诱导迅速、平稳、苏醒快，对呼吸道无刺激，无分泌物增多，无喉痉挛，无支气管痉挛，无恶心呕吐，但毒性大，麻醉稍加深即接近中毒，会产生心肌抑制，心搏量和CO减低，周围血管扩张，引起低血压，心率减慢，甚至可能发生心跳骤停，同时应避免使用肾上腺素和去甲肾上腺素，以免出现严重的窦性心律不齐。老年人呼吸、循环功能代偿较差者和肝肾功能不良者慎用或免用。

3) 恩氟烷(安氟醚)　麻醉强度为氟烷的1/2，对呼吸道无刺激，无唾液及气管支气管分泌物增多，有肌肉松弛并能加强肌松药的作用，可并用肾上腺素，但对心肌有抑制作用，在吸入高浓度时，动脉血 CO_2 分压增高，心排血量减少，血压下降，心率减慢，甚至发生室性早搏，房室传导时间延长，全麻减浅即消失。

4) 异氟烷(异氟醚)　是恩氟烷的同分异构体，有较强镇痛作用，诱导及苏醒快，有良好肌松作用，并能加强肌松药的效能，无中枢神经的兴奋性，无抽搐和惊厥，无组织毒性，对肝、肾无明显影响，可用作控制性降压，以减少术野渗血，因而是头颈部手术较理想的全麻药。

5) 地氟烷(地氟醚)　是继七氟烷后发现和使用的又一氟类新型吸入麻醉药。具有化学性质稳定，组织、血溶解度低，诱导苏醒快，对循环影响轻，对肺动脉压及肺血管阻力没有影响。可引起冠状动脉扩张，对肝、肾功能无明显影响，绝大部分由肺排出。地氟醚在体内清除极快，残留毒性小，可成为耳鼻咽喉头颈外科手术麻醉较为理想的吸入药物。但MAC(6%)较大，所需麻醉药量大；价格昂贵；因此目前尚未普及于临床。临床应用前景如何有待探讨。

6) 七氟烷(七氟醚)　是血气分配系数(0.63)低、麻醉诱导和苏醒较快，对组织无毒性，对循环抑制轻微，不增加心肌应激性，是一种较安全的吸入麻醉药。但麻醉效能低，MAC为2%，其化学性质不稳定，在体内分解最多，与碱、石灰接触可起反应。目前七氟醚还处于初步临床应用阶段。

(2) 静脉麻醉药

凡由静脉注入全麻药，经血液循环作用于中枢神经系统而产生麻醉作用，为静脉全麻。麻醉中使病人不紧张、舒适、无痛感、对周围环境无反应。保持肌肉适当的松弛，使手术操作顺利进行，抑制神经不良反射，保证病人术中安全。麻醉药应选用诱导迅速、平稳，操作简单，充分发挥每种药的优点，每种药仅用较小剂量，便能达到麻醉目的。目前临床上应用较广的静脉麻醉药有硫喷妥钠、氯胺酮、羟丁酸钠和利多卡因等。应根据病情及手术要求配伍使用，充分发挥各药物的协调互补作用。硫喷妥钠对于呼吸中枢抑制，同时抑制交感神经，迷走神经相对兴奋，易发生喉痉挛和支气管痉挛，与肌松药配合用于快速诱导是较好的方法，但不宜单独用于咽喉部手术麻醉。氯胺酮具有镇痛效果好，作用迅速、安全、苏醒快、给药方便，既可肌注也可静注、静滴。用于小儿及各种中小手术麻醉，但在使用中注意注射速度不宜过快，过快易引起一过性呼吸抑制，喉痉挛，血压过高，颅内压过高，谵妄、躁动和清醒延长等。羟丁酸钠具有镇静催眠、骨骼肌松弛作用，无镇痛作用，作为辅助用药与氯胺酮或丙泊酚(异丙酚)联合使用可作为小儿气管镜下取异物的首选药。普鲁卡因或利多卡因复合麻醉，静滴方法简便、安全，药源广，价廉，适应证广，特别适用于大手术和手术时间长的病人，但只能维持浅麻醉，需加辅助药才能发挥确切效果。

新发展的静脉麻醉药有盐酸咪达唑仑(多美康)、依托咪酯、丙泊酚等。盐酸咪达唑仑(多美康)有催眠、抗焦虑、解痉、肌肉松弛及顺行性遗忘的作用。对呼吸及循环无明显的抑制，可作为麻醉辅助药，如芬太尼、氯胺酮等效果较好。依托咪酯为强效超短时效和安全的非巴比妥类静脉麻醉药，对心血管功能稳定，对呼吸抑制轻微，无蓄积作用，对脑缺氧缺血有保护作用，与抗高血压药合用，无协同作用，但易发生震颤，对已有癫痫史者不宜应用，对局部血管有刺激性，易发生局部血栓性静脉炎，一般作全麻诱导药与琥珀胆碱配合施行气管内插管。临床上用于心功能极差病人麻醉维持。丙泊酚为一快速短效的静脉麻醉剂，起效快，作用时间短，容易控制且苏醒迅速完全。有降低颅内压和脑需氧量，大剂量静注可引起血压下降，对心率影响不大，临床上常与阿片类及肌松药合用，用于耳鼻咽喉头颈部短小手术，效果确切、起效快、苏醒迅速、术后无呕吐、恢复好。

对于头颈部手术，无呼吸困难和气道受压的病人，可以用各种麻醉药，以静吸复合麻醉较好，清醒快，术后恶心呕吐少。有气道梗阻者，肺部常有炎症，选择以对呼吸道粘膜刺激小的吸入麻醉药，或静脉药为宜，或选用麻醉清醒快，术后无恶心呕吐，反应小的麻醉药。

78.2.4　术中监测

头颈部手术时，由于麻醉医师无法直观患者头面部体征，因此麻醉中要加强监测，严密观察。

(1) 心电图监测

在麻醉监测中的应用，主要是诊断心律失常，传导阻滞、心肌缺血和心肌梗死、心脏肥大、电解质紊乱，以及监测起搏器的功能等。是麻醉期间的基本监测。

(2) 动脉压监测

又名血压监测，是麻醉期间最基本、简单的心血管监测。方法可分两类：即无创伤性和有创伤性。无创伤性血压监测的优点是无创性，重复性好，操作简便，容易掌握，适用范围广，包括不同年龄的病人，各种大小手术；但对高血压病人以及估计血压波动较大者，存在不能连续测压，不能反映每一心动周期的血压，无动脉压波形显示；另外在低温外周血管强烈收缩、血容量不足以及低血压时均会影响测量结果。有创伤性为直接测动脉压法，适用于控制性降压，大量出血的手术能瞬时地反映血流动力学变化，对于头颈部手术刺激神经诱发血压波动，及时了解血压变化情况，为及时采取治疗措施提供有利依据。

(3) 脉率氧饱和度(SPO_2)监测

监测 SPO_2 可随时了解缺氧情况，特别是在气管插管困难时，一旦出现 SPO_2 下降，需加压给氧。能及时发现麻醉失误，如当气管导管不慎滑出、呼吸道梗塞、连接管脱落，对头颈部手术更为重要。可作为气管拔管指征之一，在自主呼吸的情况下，SPO_2 大于95%，可考虑拔除气管导管。

(4) 呼气末二氧化碳($P_{ET}CO_2$)监测

$P_{ET}CO_2$ 监测能及时发现威胁生命的意外事件。如气管导管误插入食管，回路接头脱落、麻醉或呼吸装置失灵，通气不足或呼吸道梗阻等。由于 $P_{ET}CO_2$ 较脉搏氧饱和度能更快地反映气道意外事件，因此用于头颈部手术更有独特价值。

近代麻醉中已有许多能监测人体生命指标的仪器，然而麻醉者不能单纯依靠仪器，自己必须要掌握一些观察病人的基本操作方法，在临床中积累一定经验。

(陈英子)

参考文献

1. 谢荣主编．麻醉学．第三版．北京：科学出版社．1994，542
2. 刘俊杰，赵俊主编．现代麻醉学．第一版．北京：人民卫生出版社．1987，675
3. 杭燕南主编．当代麻醉与复苏．上海：上海科学技术出版社．1994，242
4. 刘俊杰，赵俊主编．现代麻醉学．第一版．北京：人民卫生出版社．1987，678
5. 马维根．异丙酚、羟丁酸钠复合麻醉在小儿气管异物钳取术中的应用．麻醉与临床相关医学杂志，1996，4(4)：24
6. 孙增勤主编．实用麻醉手册．北京：人民军医出版社．1994，887
7. 高玉英．地氟醚的临床使用近况．国外医学·麻醉学与复苏分册，1997，18(2)：70
8. 于明．七氟醚快速吸入诱导法．国外医学·麻醉学与复苏分册，1995，16(2)：115
9. 杨又春，滕宝润．依托咪酯的不良反应及其防治．国外医学·麻醉学与复苏分册，1994，15：274
10. 王玲．异丙酚临床应用的新进展．国外医学·麻醉学与复苏分册，1994，15：268
11. 杭燕南主编．当代麻醉与复苏．上海：上海科学技术出版社．1994，178

79 免疫组织化学技术在头颈部肿瘤诊断中的应用

79.1 免疫组织化学技术

79.1.1 免疫组织化学原理及概况

应用免疫学和组织化学原理，对组织切片或细胞标本中的某些化学成分进行原位的定性、定位或定量研究。抗体与抗原之间的结合具有高度的特异性。免疫组化正是利用这一特性，先将组织中或细胞中的某种化学物质提取出来，以此作为抗原或半抗原，通过免疫后获得特异性的抗体，再以此抗体去探测组织或细胞中的抗原，反之亦然。由于抗原与抗体结合后形成的免疫复合物是无色的，因此还必须借助组织化学方法将抗原抗体反应部位显示出来，以其达到对组织或细胞中的未知抗原进行定性、定位甚至定量的研究。

(1) 抗原(antigen)

是一类能刺激机体的免疫系统发生免疫应答，即产生抗体或致敏淋巴细胞等，并能与相应抗体或致敏淋巴细胞在体内或体外特异性结合的物质。

抗原应具备的条件：异物性、理化性质(相对分子质量大、环状结构)、特异性。

(2) 抗体(antibody)

是机体受抗原刺激后，由B淋巴细胞，特别是浆细胞分泌产生的一种能与相应抗原发生反应的球蛋白，称为免疫球蛋白(immunoglobulin, Ig)，如IgG、IgA、IgM、IgD和IgE，主要分布在血清中或分泌物中。抗体又分为单克隆抗体和多克隆抗体，两者的比较见表79-1。

表 79-1 单克隆抗体与多克隆抗体的比较

特　性	单克隆抗体	多克隆抗体
组　成	单一种类的抗体	多种类抗体的混合物
特异性	高，针对单一抗原决定簇	低，针对多个抗原决定簇
亲和力	不定，较低	平均亲和力较高
交叉反应	低	高

自1941年Coons及其同事首创免疫荧光技术以来，伴随免疫学和组织化学理论与技术的发展，免疫组化已发生了日新月异的变化。1970年Sternberger发明了抗体酶标记技术，1974年Kohler和Milstein制备了单克隆抗体，1981年Hsu创造了ABC法，使得免疫

组织化学技术更方便、更简捷，敏感性、特异性也更高。以后，免疫组织化学技术不断改进，至 20 世纪 90 年代，免疫组织化学从科研进入了病理诊断的常规工作。免疫组织化学具有特异性强、灵敏度高的显著性，并能将形态研究与功能研究有机地结合在一起，所以免疫组化技术从一诞生起就显示了强大的生命力和广阔的应用前景。

免疫组织化学技术能广泛应用于疾病病因和发病机制的研究，在外科病理、肿瘤病理的诊断和鉴别诊断等方面，免疫组织化学与光镜、电镜已成为当代病理学家在疾病诊断和研究中不可缺少的三大基本技术。

在病理研究中，免疫组化技术的作用和意义更重要，在肿瘤研究中，以前的诊断和分类局限于细胞水平，使用了免疫组化技术后，研究的深度提高到了生物化学水平、分子水平，近年来基因探针、核酸分子原位杂交技术蓬勃发展，使免疫组化如虎添翼，两者相得益彰，将研究推进到了基因水平。越来越多的癌基因与抑癌基因的发现不仅有助于肿瘤发生机制的探讨，而且使肿瘤的预防、早期诊断乃至治疗都向前迈进了一步，为人类最终征服癌症奠定了基础。

79.1.2　免疫组织化学在肿瘤病理学中的主要用途

(1) 提高病理诊断的准确率

由于病理诊断是依据病理医师对送验标本的肉眼、光镜下观察并结合临床资料进行分析、综合之后得出的判断性结论，也是疾病的最客观最权威的诊断，但是在实际工作中，往往因材料范围的限制，不能全面地反映疾病的情况，加之每一种疾病的千变万化和诊断技术、鉴别手段的不完善及病理医师个人的经验所限，使得病理诊断有一定的相对性，有 10%～15%属于疑难疾病，对分化差的恶性肿瘤，其形态学表现为原始或未分化特征，很难判断肿瘤细胞的起源。免疫组化技术则依据抗体特异性结合肿瘤细胞中的相应抗原来确定肿瘤的性质。例如，应用上皮性标记(细胞角蛋白、细胞膜抗原等)和淋巴系统标记(白细胞共同抗原)、间叶性标记(波形蛋白)就可鉴别癌和恶性淋巴瘤或间叶性肿瘤。

(2) 确定转移性恶性肿瘤的原发灶

转移性恶性肿瘤有时仅依靠光镜难以确定原发部位，应用免疫组化技术可能提示原发部位。如淋巴结转移性癌细胞表达甲状腺球蛋白、降钙素，提示肿瘤起自甲状腺；癌细胞表达前列腺特异性抗原(PSA)、前列腺特异性酸性磷酸酶(PSAP)，则提示肿瘤起自前列腺；表面活性物蛋白(SP-B)提示肺；CA15-3、BRCA1 等提示乳腺；AFP 提示源自肝脏。

(3) 恶性淋巴瘤和白血病的诊断及分型

恶性淋巴瘤和白血病的诊断及分型直接关系到病人的治疗方案和预后的判断。以下是恶性淋巴瘤、白血病和霍奇金病的免疫组化特征：

非霍奇金淋巴瘤：

B 淋巴细胞：L26、CD79、CD74；

T 淋巴细胞：CD3、CD45RO (UCHL-1)、CD46；

NK 细胞：CD56、CD57；

髓细胞：MPO；

淋巴母细胞性淋巴瘤：TdT、CD99；

套细胞淋巴瘤：CyclinD1、CD5；

滤泡性淋巴瘤：bcl-2；

间变性大细胞淋巴瘤：CD30、ALK-1、BNH9；

Burkitt 淋巴瘤：Ki-67；

霍奇金病：CD30、ALK-1、BNH9。

(4) 激素及其相关蛋白的检测

用于诊断和分类神经内分泌肿瘤或确定非神经内分泌肿瘤异常的分泌功能。

(5) 确定由两种或多种成分组成肿瘤内的各种成分

Triton 瘤(又称蝾螈瘤)是由神经雪旺细胞和横纹肌两种成分组成，可使用免疫组化技术 S-100 蛋白及肌动蛋白 Act(sar)予以证实；畸胎瘤含有不同的胚层组织，也可用免疫组化的标记分别予以证实。

(6) 研究组织起源不明肿瘤的免疫组化的特点

对以前一些来源不明的肿瘤，使用了免疫组化技术从而明确了肿瘤的组织起源。如软组织颗粒细胞瘤，以往误认为起自肌母细胞，称之为颗粒细胞肌母细胞瘤，现已证实瘤细胞表达 S-100 蛋白，并结合电镜超微结构已确定该肿瘤起自雪旺细胞，属于周围神经的良性肿瘤。又如腺泡状软组织肉瘤，因其表达肌源性标记物结合蛋白、肌动蛋白，提示瘤细胞向横纹肌分化。

(7) 研究病原体与肿瘤发生的关系

通过抗体的检测已知人类乳头状瘤病毒与宫颈癌、肛门癌、喉癌、乳头状瘤，乙型肝炎病毒与肝癌，EB 病毒与鼻咽癌、Burkitt 淋巴瘤、霍奇金病、唾腺癌，疱疹病毒与 Kaposi 肉瘤等有密切关系。

(8) 研究和寻找癌前期病变的标记物

凝集素 PHA 在萎缩性胃炎、粘膜上皮不典型增生和早期胃癌中有逐步增加趋势，即使形态学上无明显恶性证据时也应密切随访，以便尽早诊断及时治疗。

PNA、SJA和UEA-1在结肠直肠腺瘤、腺瘤癌变和腺癌中呈逐渐递增的趋势，因此定期检测这些凝集素受体的表达，对临床早期发现结直肠腺瘤的癌变提供了客观的依据。喉部常见的病变声带鳞形上皮单纯增生到不典型增生最后癌变，p53也有从阴性、个别阳性到显著阳性的过程。

(9) 确定肿瘤的良、恶性

鼻咽部淋巴滤泡反应性增生有时与滤泡型恶性淋巴瘤在形态学上很难鉴别，应用免疫球蛋白轻链κ和λ标记，就能根据单克隆表达及bcl-2阳性考虑为滤泡型恶性淋巴瘤；而同时表达κ和λ、bcl-2阴性则为反应性增生；细胞增殖抗原Ki-67及PCNA等能反映肿瘤的生物学行为，肿瘤的恶性程度越高，Ki-67、PCNA的表达也越显著。正常细胞在转化成肿瘤细胞的过程中，调节正常细胞增生、死亡的癌基因和抑癌基因可发生突变，从而使基因蛋白产物过度表达或异常表达。

(10) 探讨肿瘤的发病机制

迄今为止，肿瘤的病因及发病机制尚未明了，但是经过历代学者的不懈努力已达成了共识，即肿瘤是由多种因素长期共同作用使机体失衡所致。癌基因、抑癌基因及其他的相关基因，是肿瘤分子病理学研究的热点，从基因水平上研究肿瘤发生、发展的分子机制以及肿瘤发生与细胞凋亡、肿瘤浸润、转移的基因变化，为肿瘤的分子病理诊断、临床肿瘤预后判断及治疗方案选择、预见性治疗提供指标，使肿瘤病理的研究进入一个全新发展的阶段。曾有学者检测鼻息肉中T细胞亚群的分布及2种白细胞介素的表达，得出结论，鼻息肉的形成与$CD4^+$ T-淋巴细胞和IL-5的高表达有关，细胞免疫和体液免疫紊乱以及细胞因子分布失衡在鼻息肉免疫病理中发挥着至关重要的作用。

(11) 提示肿瘤的生物学行为及预后

使用免疫组织化学技术检测肿瘤细胞中的ras、myc、erbB-2、p53、Rb和bcl-2等可提供肿瘤的预后指标。喉癌：如在肿瘤的间质内郎格尔汉斯细胞(Langerhans cell)密集(S-100蛋白阳性)提示预后较好；CD44v和nm23-H1在喉癌转移过程中可能起着共同调控作用，但作用相反；甲状腺乳头状癌肿瘤表达EMA、LeuM1或髓样癌表达降钙素(Calcitonin)及CEA均提示预后差。一般肿瘤如表达p53、PCNA、Ki-67其恶性程度较高，预后常不理想。金属蛋白酶、胶原蛋白的表达与肿瘤的侵袭、转移有密切关系。

(12) 为临床提供治疗方案

乳腺癌、结肠癌等癌细胞表达雌激素受体(ER)和(或)孕激素受体(PR)与否或表达水平如何与患者的预后及是否需要内分泌治疗有关。一般来说，ER、PR阳性的患者其缓解期长，预后好，内分泌治疗效果显著。耐药基因mdr-1的蛋白产物P-170在肿瘤细胞膜上表达，提示该肿瘤对化学治疗有耐药性，应选用其他治疗手段；比较新的标记有热休克蛋白、生长转化因子等也可通过免疫组织化学探讨肿瘤治疗的途径。

79.2 肿瘤诊断的常用标记物

79.2.1 上皮性标记物

最常用的上皮性标记物是细胞角蛋白、细胞膜抗原和癌胚蛋白，其中以细胞角蛋白最可靠。

(1) 细胞角蛋白(cyto keratin，CK)

属于中间微丝的一种类型，为细胞骨架蛋白的一部分，角蛋白存在上皮细胞内和复层鳞状上皮的无细胞角质层内，品种有20余种，相对分子质量从40 000～68 000不等，与细胞分化的成熟度和上皮的类型有关。通常在细胞发育的早期主要表达低相对分子质量或非鳞状性角蛋白，而高相对分子质量或鳞状性角蛋白则出现在发育的晚期。正常的单层上皮和腺上皮表达低相对分子质量的角蛋白，高相对分子质量的角蛋白主要见于复层上皮和导管上皮，来自这些上皮的肿瘤也相应表达不同相对分子质量的角蛋白。

细胞角蛋白的抗体种类很多，但是没有一种抗体能识别所有的亚型角蛋白。目前临床上常用的是广谱CK，相对来说，应用的范围较广。

(2) 细胞膜抗原(epithelial membrane antigen，EMA)

EMA是上皮细胞分泌的一种糖蛋白，存在于上皮细胞中，乳腺和皮肤附件肿瘤表达最强。EMA的特异性比角蛋白低，可在浆细胞瘤、霍奇金病R-S细胞、某些恶性淋巴瘤中表达。EMA主要是与角蛋白一起作为上皮细胞的一个有用的补充标记，但在小细胞癌、脑膜瘤、腺癌等不表达角蛋白，而EMA常阳性。

(3) 癌胚抗原(carcino embryonic antigen，CEA)

是一种相对分子质量为18 000的糖蛋白，存在于胎儿、成人的结肠粘膜及结肠癌中，起自内胚层的上皮性肿瘤可表达CEA，但是其敏感性较差。CEA还可在口腔的粘液性腺癌中表达，但不能在浆液性腺癌中表达。

79.2.2 间叶性标记物

间叶性标记物与上皮性标记物不同，主要反映的是间叶来源的组织，如肌肉、内皮、组织细胞等。

(1) 波形蛋白(vimentin，VIM)

间叶细胞内的中间微丝蛋白，相对分子质量为8 000。VIM广泛存在于正常间叶组织及其肿瘤中，是间叶性肿瘤的特异性标记物，但是在实际工作中，我们发现VIM也可出现在某些上皮性肿瘤中，所以诊断间叶性肿瘤不能仅靠VIM，还必须上皮性标记如细胞角蛋白阴性，至于进一步区分不同类型的间叶细胞则需联合应用其他抗体进行检测。

(2) 肌源性标记物

结蛋白(desmin，DES)：结构与VIM相似，相对分子质量为55 000，存在于大多数的肌细胞及相应的肿瘤之中，包括平滑肌、横纹肌、心肌及其肿瘤，结蛋白还可出现在血管球瘤、腺泡状软组织肉瘤等疾病，DES的阳性率远低于VIM，故常和VIM一起使用。肌动蛋白(actin，ACT)：有不同的亚型，HHF35是广谱的肌动蛋白，对平滑肌、心肌、横纹肌及其肿瘤反应；SMA在平滑肌、肌上皮及成肌纤维细胞及相应的肿瘤中反应；MSA与横纹肌及其肿瘤反应。其他肌源性标记有肌球蛋白、肌红蛋白、肌源性调节蛋白等。

(3) 内皮标记

第八因子相关抗原(factor Ⅷ related antigen，F8)是血浆中第八因子的功能成分，由内皮细胞合成，是内皮细胞的特异性标记，在毛细血管内皮、血管瘤及分化好的血管肉瘤中表达。荆豆凝集素(ulex europaeus Ⅰ lectin，UEA-1)也能与内皮细胞及其相应的肿瘤反应，敏感性比F8高，但特异性较差。CD34是一种造血前驱细胞抗原，能与内皮细胞和血管肉瘤反应。

(4) 组织细胞标记物

抗胰蛋白酶(AACT)存在于巨噬细胞和肝细胞中，溶菌酶(lysozyme，LYS)则存在于巨噬细胞、粒细胞、软骨细胞及部分上皮细胞中。CD68是巨噬细胞的抗原，其单克隆抗体KP-1可在组织内巨噬细胞、粒细胞中表达，也可在组织细胞性、粒细胞性和髓单核细胞性恶性肿瘤中表达。

(5) 细胞外间质标记物

纤维连接蛋白(fibronectin，FN)和层粘连蛋白(又称基板蛋白，laminin，IN)为上皮细胞周围的基板和某些间叶细胞的外板中非胶原性糖蛋白成分。可在平滑肌细胞、雪旺细胞及相应肿瘤中表达，FN还可在成纤维细胞、滑膜细胞和间皮细胞以及相应的肿瘤中表达；骨连接蛋白(osteonectin，ON)是一种骨特异性非胶原性基质蛋白，可在成骨细胞、骨样组织和骨肉瘤中表达，但特异性差。胶原蛋白Ⅰ、Ⅱ、Ⅲ、Ⅳ型(collagen Ⅰ、Ⅱ、Ⅲ、Ⅳ)：不同组织分布也不同，主要用于研究肿瘤的侵袭和转移。

79.2.3 淋巴造血系统标记物

淋巴造血细胞的单克隆抗体有成百上千，主要用于基础研究，实际工作中，常用的是以下几种：

(1) 白细胞共同抗原(leucocyte common antigen，LCA，CD45)

其相对分子质量为220 000，存在于所有的淋巴造血细胞中，如淋巴细胞、粒细胞、单核细胞，是区别淋巴系统与非淋巴系统肿瘤的良好标记物，特异性高达100%，敏感性高达96%，未发现假阳性，但是某些大细胞性淋巴瘤、粒细胞肉瘤、浆细胞瘤、骨髓瘤及霍奇金病中的R-S细胞不表达或弱表达LCA。

(2) 免疫球蛋白(immunoglobulin，Ig)

在诊断中常用的是重链IgM、IgD、IgG、IgA和轻链λ和κ。正常或反应性淋巴组织中B淋巴细胞表达Igκ及Igλ，而当B淋巴细胞呈肿瘤性生长时则表现为单克隆，即表达λ或表达κ，但不同时表达。因此，免疫球蛋白的轻链有助于确定增生的B淋巴细胞良、恶性的性质。但是对T淋巴细胞无此作用。

(3) B淋巴细胞标记物

最常用的是CD20(L26)，能与淋巴组织中的B淋巴细胞反应，极少数T淋巴细胞和上皮性肿瘤也表达L26，其他B淋巴细胞的标记有CD79、LN1等，但敏感性、特异性不及L26，因此，诊断B淋巴细胞性恶性淋巴瘤时，需结合T淋巴细胞标记及白细胞共同抗原LCA等综合考虑。

(4) T淋巴细胞标记物

CD3、CD45RO(UCHL-1)及不常用的CD43等，在使用时我们发现CD45RO的敏感性要优于CD3。

(5) 粒细胞和单核-巨噬细胞相关标记物

CD15(LeuM1)是粒细胞的单克隆抗体，存在于粒细胞、单核细胞及少数T细胞淋巴瘤中，霍奇金病中的R-S细胞及部分癌也表达CD15。用于粒细胞和单核巨噬细胞的标记还有PNA、CD68、MAC-387、AACT和LYS。

CD30(Ki-1)：除与霍奇金病R-S细胞反应外，尚与间变性大细胞淋巴瘤的大多数细胞反应，因此，这种具有特殊的形态、临床及免疫表型称之为Ki-1阳性间变性大细胞淋巴瘤。

79.2.4 神经内分泌标记物

神经组织由神经元和胶质细胞组成。神经元可表达神经元特异性烯醇化酶、神经微丝蛋白、突触素、嗜铬素及各种神经递质。胶质细胞和神经被膜可表达胶质纤维酸性蛋白、S-100蛋白、髓磷脂碱性蛋白等。

(1) 神经元特异性烯醇化酶(neuron specific enolase,NSE)

相对分子质量为50 000,有三种亚单位组成,常用的是γγ型,存在于神经元和神经内分泌细胞及相应肿瘤中,如中耳、喉类癌、副神经节瘤、垂体腺瘤等,因NSE为多克隆抗体,特异性低,交叉反应多,非神经性组织也可表达NSE。

(2) S-100蛋白

相对分子质量为21 000,能溶于100%硫酸铵溶液中,除存在于星形细胞、少突胶质细胞、室管膜细胞、雪旺细胞、脉络丛上皮细胞、脑膜上皮细胞及部分神经元外,软骨细胞、肌上皮细胞也表达S-100蛋白,但小胶质细胞、神经内膜和束膜细胞不表达S-100蛋白。

S-100蛋白广泛存在于神经鞘膜瘤、脑膜瘤、视网膜母细胞瘤、髓母细胞瘤、星形细胞瘤、少突胶质细胞瘤、室管膜瘤、脉络丛乳头状瘤及神经纤维瘤中。此外,还可在恶性黑色素瘤、软骨肉瘤、脊索瘤、唾腺多形性腺瘤、肌上皮瘤、甚至汗腺瘤、脂肪肉瘤等中表达。因此选择S-100蛋白,必须根据肿瘤的临床特点、组织形态,合理有序地制定一组标记物进行诊断和鉴别诊断,方能作出准确的诊断。

(3) 嗜铬素(chromogranin,CHG)

是一种可溶性酸性蛋白,因相对分子质量不同分为3种,CHG-A、CHG-B、CHG-C,其中以CHG-A最为常用,在头颈部肿瘤中副神经节瘤、甲状腺癌及一部分的嗅神经上皮瘤等均可阳性。

(4) 突触素(synaptophysin,SY)

是相对分子质量为38 000的糖蛋白,存在于横纹肌与神经结合处及肾上腺髓质细胞的突触前囊泡中,一部分神经内分泌肿瘤可表达SY。嗅神经上皮瘤常呈阳性反应。

(5) 神经微丝蛋白(neurofilament proteins,NF)

是神经元特异性的中间微丝,理论上神经母细胞瘤、节细胞胶质瘤、副神经节瘤、松果体瘤、髓母细胞瘤及各种神经内分泌肿瘤均可阳性,但是在我们日常工作中发现,NF的敏感性较差,阳性率不高。

(6) 髓磷脂碱性蛋白(myelin basic protein,MBP)

是髓鞘结构蛋白的主要成分,相对分子质量为18 300,是少突胶质细胞、雪旺细胞及相应肿瘤的特异性标记物,但是敏感性不高,需与S-100蛋白、Leu7等标记一起使用方能提高少突胶质细胞瘤和神经鞘膜瘤的阳性检出率。

(7) 胶质纤维酸性蛋白(GFAP)

是相对分子质量为47 000的酸性蛋白,存在于正常及肿瘤性胶质细胞中,用于诊断星形胶质细胞瘤、少突胶质细胞瘤及含有胶质成分的其他肿瘤。

(8) 其他标记物

抗人黑色素瘤抗体(HMB-45)存在于皮肤色素痣及恶性黑色素瘤中,对鼻腔无色素性恶性黑色素瘤同样表达,且特异性强,但阳性率较低。

79.3 耳鼻咽喉头颈部肿瘤诊断中的免疫组织化学

79.3.1 恶性淋巴瘤

是源于淋巴网状组织的恶性肿瘤。由于诊断技术的不断改进,淋巴细胞单克隆抗体的大量出现,恶性淋巴瘤的分类也是繁多不堪,有依据肿瘤的巨体形状、细胞的形态、预后或免疫组织化学特点等,细致的分类当然有助于研究淋巴瘤的发生、发展、诊断、治疗和预后的判断,但是目前临床资源有限,不可能将常规病理诊断工作进行得如此之细,因此,参照众多的国内外分型原则和我们实际工作,首先将淋巴瘤分为霍奇金病和非霍奇金淋巴瘤,由于在耳鼻咽喉科中霍奇金病极为少见,复旦大学附属眼耳鼻喉科医院建病理科近50年仅遇到2例,其余均为非霍奇金淋巴瘤(NHL),故在此我们就讨论非霍奇金淋巴瘤,简称为恶性淋巴瘤。

(1) B细胞小淋巴细胞性淋巴瘤

多见于中老年,低度恶性,鼻咽部及扁桃体多见,肿瘤由弥漫一片的小细胞构成,瘤细胞小而密集,鼻咽部及扁桃体的正常组织及结构均遭破坏,可找到核分裂相。此型预后较好。诊断此瘤可借助于淋巴组织标记、上皮性标记及免疫球蛋白与小细胞未分化癌及淋巴组织增生相鉴别。

(2) 淋巴浆细胞样细胞淋巴瘤

属B淋巴细胞性,主要有浆细胞样淋巴细胞、浆细胞及小细胞组成,所谓浆细胞样淋巴细胞是介于浆细胞和小淋巴细胞之间,核稍偏位,染色质聚集核膜下,但无核周空晕,免疫组织化学显示B淋巴细胞相关标记。

(3) 滤泡型淋巴瘤

较为少见,曾在咽后壁发现,瘤细胞中等大小,形状一致,呈肿瘤性滤泡,细胞无过度,无完整的淋巴细胞套,滤泡之间的细胞与滤泡中心的细胞一致,病理分裂相少见，诊断滤泡型淋巴瘤要排除淋巴组织增生，炎症性滤泡大小不一，形态也不规则，有淋巴细胞套，滤泡之间可见浆细胞，免疫球蛋白及 bcl-2 对两者的鉴别有一定的帮助，但是阳性率不高。

(4) T 细胞性淋巴瘤

主要见于鼻腔，中年人多见，常以单侧鼻塞、涕血等就诊，在光镜下组织背景较污秽，细胞种类也繁杂，且伴有坏死，瘤细胞大小形状各异，核有扭曲，血管内皮细胞肿胀，并有浆细胞、组织细胞、粒细胞的反应性增生。瘤细胞对 CD45RO(UCHL-1)、CD3 等阳性，UCHL-1 的敏感性优于 CD3。

(5) 浆细胞瘤

耳鼻咽喉科的浆细胞瘤属髓外单发的恶性肿瘤，多见于鼻腔、上颌窦及喉咽部，与多发性骨髓瘤无明显关联，肿瘤的组织形态呈粘膜上皮下清一色浆样细胞浸润，低倍镜下细胞规则、大小一致，胞核呈车轮状偏于一侧或中间，核周常有空晕，可伴有淀粉样物沉积，高倍镜下肿瘤细胞异形性较大，常见双核、三核细胞及病理核分裂相。诊断浆细胞瘤需排除炎症性浆细胞反应性增生，因耳鼻咽喉器官均直接与外界相通，长期慢性的刺激也易导致粘膜间质内慢性炎症细胞的浸润，但是仔细观察除了浆细胞外，常夹杂其他炎症细胞如淋巴细胞、单核细胞、组织细胞、浆细胞，偶有双核但无异形性，也不见病理核分裂相。免疫组织化学除 LCA、VS38C 阳性外，免疫球蛋白有助于两者的区别。

79.3.2　鼻腔肿瘤

鼻腔是耳鼻咽喉头颈部肿瘤中品种最多、涉及面最广的一个解剖部位，无论是上皮性、间叶性、骨源性、淋巴系统或神经内分泌性肿瘤均可在鼻腔内发生，因此免疫组织化学技术在此显得尤为重要。首先应详细了解临床病史、体检及手术或活检时的情况，对疾病有个大致的轮廓，放射影像的结果对提示血管源性或骨源性病变有较大的价值，然后仔细观察组织细胞形态，有的放矢地选取一组免疫标记进行诊断与鉴别诊断。有时遇到分化极差的肿瘤，免疫组织化学技术的使用也无济于事，只能依靠电镜、免疫电镜或分子生物技术等来鉴别肿瘤的起源及性质。

(1) 鼻腔小圆细胞肿瘤

主要见于小细胞低分化或未分化癌、非霍奇金淋巴瘤、胚胎型横纹肌肉瘤、无色素恶性黑色素瘤、嗅神经上皮瘤及分化差的神经内分泌癌。它们的免疫组织化学染色结果见表 79-2。

表 79-2　鼻腔小圆细胞恶性肿瘤的免疫组织化学特征

肿瘤名称	免疫组化特征					
	CK	EMA	CEA	VIM	LCA	S-100
低或未分化癌	+	+	+/−	−	−	−
恶性淋巴瘤	−	−/+	−	−/+	+	−
横纹肌肉瘤	−	−	−	+	−	−/+
恶性黑色素瘤	−	−	−	+	−	+
嗅神经上皮瘤	+/−	−	−	−	−	+/−
神经内分泌癌	+	+/−	−	−	−	+

通过上述的鉴别，对肿瘤的起源有了大致的了解，如果是 LCA 阳性，CK、VIM 等阴性则考虑淋巴系统肿瘤，再加测 B 淋巴细胞的标记 L26、CD79 及 T 淋巴细胞的标记 UCHL-1、CD3，以明确 B 淋巴细胞或 T 淋巴细胞性淋巴瘤；CK、LCA 阴性，VIM 阳性，则应考虑间叶性肿瘤，可再标记 ACT、CD34、F8、CD68 等进一步确定肿瘤属于肌源性(平滑肌或横纹肌)、血管源性、组织细胞性；CK、LCA 阴性，S-100 蛋白阳性，提示神经源性或恶性黑色素瘤，可补充神经内分泌标记 NSE、SY、CHG-A 或 HMB45，从而明确诊断。鼻腔小圆细胞肿瘤还有骨尤因肉瘤，因其极为少见，在此我们不再讨论。对肿瘤细胞的分化处于原始阶段，所有的标记均不表达，只能根据临床特征、放射学表现及活检时的出血情况、肿瘤的色泽、组织形态等综合因素，提出病理医师的倾向性诊断，或重取活检或作电镜超微结构观察，甚至 PCR、原位分子杂交等更新技术的应用，以明确诊断。

(2) 鼻腔血管平滑肌瘤和侵及至鼻腔的鼻咽部血管纤维瘤

两者临床资料不同，血管纤维瘤多见于男性青少年，反复大量鼻出血伴单侧或双侧鼻塞、耳闷及头痛，肿瘤可累及鼻腔、鼻窦、眼眶和颞窝并出现相应的症状，其肿瘤组织致密坚韧，间有微张的小血管，在光镜下成片的纤维组织和扩张的血管，管壁极薄仅单层内皮细胞，直接与纤维组织相连接，无或少量平滑肌，弹力纤维缺如，特殊染色 VG 红色；而血管平滑肌瘤组织相对较软，血管壁厚，管壁平滑肌组织增生，免疫标记显示广谱 ACT 和平滑肌 SMA 阳性，特殊染色 VG 显示黄色。

79.3.3　鼻咽部肿瘤

(1) 淋巴组织反应性增生和淋巴瘤

鼻咽部淋巴组织丰富，咽扁桃体及咽鼓管隆突上方粘膜内淋巴组织属咽淋巴环的一部分，是结外淋巴瘤的好发部位，鼻咽部最常见也是最棘手的就是鉴别淋巴组织反应性增生和恶性淋巴瘤，尤其在小儿，细胞生长活跃，核分裂相多见，稍有不慎，就会发生误将淋巴组织的反应性增生诊断为恶性淋巴瘤，也可能将异形性不明显的淋巴瘤漏诊。两者的鉴别诊断见表 79-3。

表 79-3　鼻咽部淋巴组织增生与淋巴瘤的鉴别

	LCA	κ	λ	bcl-2
淋巴组织增生	+	+	+	−
淋　巴　瘤	+	+/−	−/+	+

从理论上看，两者的鉴别较为简单明了，但是在实际操作中并不好掌握，κ、λ 都为多克隆抗体，极易出现非特异性染色，bcl-2 的阳性率也较低，因此需多取材、多切片，对疾病有全方位的了解并严格遵守免疫组化的操作步骤和条例，避免假阴性和假阳性，必要时重复标记，作出正确的判断。

(2) 鼻咽癌

是耳鼻咽喉科肿瘤中最常见的恶性肿瘤，以低分化为主，临床症状、局部检查尤其是鼻咽内镜的推广，加之组织形态的典型，一般仅依靠光镜就可以明确诊断了。但是鼻咽部的小细胞癌易与淋巴瘤相混淆，有时粘液表皮样癌的形态与多形性腺瘤、脊索瘤、垂体腺瘤也相像，这关系到肿瘤的良、恶性问题，除了仔细观察组织形态，也必须进行免疫组织化学检测，结果见表 79-4。

表 79-4　鼻咽部常见肿瘤的鉴别诊断

肿瘤名称	CK	LCA	SC	S-100	ACT
癌	+	−	−	−	−
淋巴瘤	−	+	−	−	−
粘液表皮样癌	+	−	+	−	−
多形性腺瘤	+/−	−	−/+	−/+	+/−
脊索瘤	+	−	+/−	+	−
垂体腺瘤	+	−	−	−	−

以往，垂体腺瘤较为少见，因放射影像技术及生化测定激素的日趋完善，特别是显微手术和内镜手术在耳鼻咽喉头颈部的应用，垂体腺瘤的发病率有了提高。肿瘤侵及蝶鞍底部，进入蝶窦区甚至鼻咽部，而较小的肿瘤只有在临床出现了激素过量，表现为肢端肥大症、库欣(Cushing)病和高催乳素血症时方引起警惕。其组织学特征为形态一致的小细胞构成，网状纤维染色或Ⅳ型胶原免疫组织化学染色可发现基底膜已破坏，还可根据免疫组织化学测定激素进行功能分型，有助于临床治疗。

79.3.4　咽部肿瘤

咽部肿瘤常见的有恶性淋巴瘤，包括传统意义上的恶性肉芽肿、低分化癌等。咽侧壁可见神经鞘瘤、神经纤维瘤等。

79.3.5　喉部肿瘤

(1) 喉鳞癌

是喉部最常见的肿瘤，单纯的鳞癌诊断较为简单，但是遇到喉部的特殊炎症如结核需格外小心，有时结核会引起上皮反应性瘤样增生，取材活检时仅钳取表层化的，就很容易被表面现象所迷惑，将瘤样增生的上皮误诊为癌。仔细观察形态学，一般而言，瘤样增生的上皮无异形性，无基底膜的破坏，无病理分裂相或少见，如用免疫组织化学 FN 标记，可很清晰地显示基底膜的完整性；而鳞癌除细胞高度异形性极性紊乱外，基底膜断裂消失，肿瘤向间质内浸润，因此诊断喉部鳞癌时，一定要慎之又慎，否则待全喉截除后，标本显示非肿瘤时，为时已晚。

(2) 喉部低分化癌与神经内分泌癌、副神经节瘤、腺泡状横纹肌肉瘤等较难区别，可挑选一组免疫上皮性标记、神经内分泌标记及肌源性标记进行鉴别诊断，单纯上皮性标记如 CK、EMA 阳性，其他均为阴性时，可考虑癌；同时有神经内分泌标记显示时则为神经内分泌癌；仅有神经性标记提示副神经节瘤；间叶性标记 VIM 及特异性横纹肌肌动蛋白阳性时，可诊断为横纹肌肉瘤。

(3) 喉部间叶性肿瘤

喉部的恶性肿瘤 90%以上为上皮性肿瘤，极少数为其他肿瘤，如恶性纤维组织细胞瘤、恶性淋巴瘤、副神经节瘤、恶性黑色素瘤等。诊断这些肿瘤时，必须进行免疫组织化学检测。

(4) 喉部梭形细胞癌与恶性纤维组织细胞瘤

两者在组织形态上非常相像。梭形细胞癌是一种较为少见的恶性肿瘤，除有鳞状上皮重度不典型增生、原位癌及鳞癌外，还伴有间质梭形细胞的肉瘤样改变，病理分裂相多见，也见怪异细胞和多核细胞。而恶性纤维组织细胞瘤亦是成片的梭形细胞和多核细胞，如未见到成束状、席纹状排列的纤维，就很容易与梭形细胞癌相混，但是免疫组织化学则能轻易地将它们区分开来。上皮性标记 CK、EMA 在梭形细胞癌中不论是上皮性肿瘤区域还是梭形细胞肿瘤区域，CK 均呈强阳性甚至 EMA 也可阳性，而恶性纤维组织细胞瘤，梭形细胞肿瘤区域对 CK 无反应，却对 VIM 反应，因此，遇到喉部肿瘤呈梭形细胞时，首先要多取材，确定有无上皮成分，其次在常规病理基础上作免疫组织化学检测，同时标记上皮性及间叶性抗体，从而作出正确的诊断。

(5) 喉部乳头状瘤

以上我们讨论的都是喉部恶性肿瘤，喉部良性肿瘤较少见。良性肿瘤中以鳞状上皮乳头状瘤多见，乳头状瘤又可分为成人型和小儿型，因两者的病因、发病机制和转归均不相同，有必要区分开来。小儿喉乳头状瘤的致病因素是人乳头状瘤病毒(HPV6,11)，虽是良性肿瘤，却是严重危害儿童身心健康的顽疾，手术仅能解决呼吸道的通畅，其复发频率可以数天间隔而频繁手术，患儿的首发年龄越小，HPV 的阳性表达率也越高，由于反复手术及炎症的刺激，多次手术后的标本可有鳞状上皮的不典型增生，但未发现恶变，国外学者曾报道 1 例首发于 4 岁的乳头状瘤，反复发作，反复手术，逐渐从单纯的乳头状瘤发展为不典型增生，在 12 岁时发生了恶变。因免疫组织化学和分子生物学证实了 HPV 与小儿喉乳头状瘤的关系，目前已有医师尝试用免疫矫治剂加手术切除的综合治疗来延长患儿的缓解期。成人喉乳头状瘤，是孤立的且与 HPV 无关，易发生恶变，临床应密切随访。

79.3.6　颈部及腮腺肿瘤

1) 颈部肿块常涉及淋巴结转移性癌和良性淋巴上皮病及恶性淋巴瘤，形态上有时不易分清，但免疫染色后，细胞形态、分布特点一目了然。淋巴结转移性癌呈片状、巢状分布，细胞异形性大，先在边缘窦，逐步向中间淋巴组织浸润，而良性淋巴上皮病可见残存的导管上皮，规则，无异形性，导管被破坏，几乎由淋巴组织所替代，残留的上皮岛散布其中。

2) 良性淋巴上皮病的后期，淋巴组织增生显著，有时与淋巴瘤难以鉴别，免疫组织化学可表明增生的淋巴组织为单克隆或多克隆，曾有报道良性淋巴上皮病可恶变成淋巴瘤、癌。

3) 腮腺肿块

主要见于多形性腺瘤、腺淋巴瘤(又称为 Warth's 瘤)、神经鞘瘤等。无论是组织形态或免疫组织化学都可将它们区分开来。

79.3.7　耳部及颅底肿瘤

(1) 外耳肿瘤

包括基底细胞癌、鳞癌、耵聍腺癌等，诊断相对容易些。

(2) 中耳、内耳及颅底

常见肿瘤有鳞癌、胚胎型横纹肌肉瘤、副神经节瘤、听神经瘤、脑膜瘤、神经内分泌癌。在此我们重点讨论胚胎型横纹肌肉瘤、听神经瘤、副神经节瘤、脑膜瘤和神经内分泌癌。

胚胎型横纹肌肉瘤：多见于小儿，就诊时往往已出现耳痛、耳道溢血、面瘫甚至头痛，检查耳道几乎已被肿瘤堵塞，新生物质嫩，触之易出血，CT 或 MRI 示骨质破坏，并已侵及邻近器官和颅内，在光镜下，瘤细胞小，胞质较丰富，可呈伊红色，胞核圆，深染，分裂相不多见，间质略疏松，粘液变化不显著，诊断此瘤需标记 VIM、ACT、MSA 证实并 CK、EMA 排除上皮性癌，LCA 排除恶性淋巴瘤，S-100 蛋白等排除恶性黑色素瘤及神经内分泌癌。治疗以手术为主，配合放疗和化疗，预后较差。

听神经瘤：也称神经鞘瘤、雪旺细胞瘤，是一种孤立的生长缓慢的良性肿瘤，除见于第Ⅷ脑神经外尚见于面神经、三叉神经，临床上常有耳胀、耳鸣、听力受损及眩晕，放射学检查发现内听道扩大，桥小脑角有软组织增生，骨质呈压迫性吸收破坏。肿瘤组织细腻均匀略呈透明状，可伴有出血坏死及囊性变，其组织形态有束状区(Antoni A)和网状区(Antoni B)，束状区瘤细胞排列紧密成栅栏状，并形成束状及漩涡状，胞核圆钝，胞质丰富且界限不清；网状区组织疏松，结构紊乱，细胞小，呈星网状连接，可有粘液样变。临床上以束状区多见，因病理形态典型，诊断不困难，有时要与平滑肌瘤、纤维型脑膜瘤等鉴别，免疫组织化学的阳性率不高，VIM、S-100 蛋白、GFAP、NF 等可作为鉴别诊断时标记物。

副神经节瘤：也称为颈静脉球体瘤、化学感受器瘤、非嗜铬性细胞瘤，肿瘤虽在形态上属良性，但是在生物学行为上表现为侵袭性，原发于中耳底壁的颈静脉球和中耳内壁骨岬粘膜下的鼓室球体，常累及周围骨组织及内耳、颅底，此瘤多见于中年女性，耳内胀满、听力下降伴搏动性耳鸣，后期可致Ⅸ、Ⅹ、Ⅺ脑神经麻痹出现颈静脉孔综合征，耳镜可见鼓膜后方红色隆起或侵入外耳道，活检可致严重的出血，其典型的组织形态为片状、索状排列的细胞，大小一致，间有富于毛细血管的纤维分隔成器官样结构(Zellballen)，也可呈巢状分布，细胞有异形，易误诊为癌，免疫组织化学检测，NSE、CHG-A 强阳性，S-100 蛋白也可阳性。此瘤生长缓慢，术后可复发并侵及颈淋巴结、肺、肝、骨，最后死于颅内转移。

脑膜瘤：可发生在颞骨的任何部位及岩骨的桥小脑角，早期可无症状，逐渐出现耳道溢液、出血、听力受损、味觉变异及面瘫，其显微镜下表现为上皮样，细胞融合成团状、漩涡状，细胞质多界限不清，称为合体细胞，间质血管丰富，有时可见砂粒体，由于脑膜瘤形态各异，根据形态可分为脑膜上皮型、纤维型、过渡细胞型及血管外皮细胞型。需要鉴别诊断的肿瘤是星形胶质瘤、神经鞘瘤、骨化纤维瘤及癌。免疫组织化学显示瘤细胞对EMA、VIM阳性，部分脑膜瘤可表达CK和S-100蛋白。

神经内分泌癌：是近期开展了免疫组织化学检测并在电镜下超微结构支持的一种疾病，临床上此病发展较快，短期内出现邻近组织、结构的受累并见淋巴结的转移，体检时肿瘤常呈溃烂、质脆、触之易出血，根据组织细胞分化的程度分为三型：高分化神经内分泌癌(类癌)：细胞较规则，排列成器官样结构；中分化神经内分泌癌(非典型类癌)：瘤细胞不规则，有异形性，略呈梭形，可见病理核分裂相；低分化神经内分泌癌(小细胞未分化癌)：细胞小，圆形，异形显著，分裂相多见，诊断较为困难，需借助于免疫组织化学方能明确诊断。除上皮性标记CK阳性、EMA部分可阳性外，NSE、CHG-A、SY及sero(5-羟色胺)也呈阳性反应，S-100蛋白阳性率较低，电镜显示肿瘤细胞同时具有上皮和神经内分泌双向分化特征。该肿瘤恶性程度高，预后较差。

免疫组织化学技术是一项发展已经较为成熟的病理诊断的辅助手段，也是病理诊断从主观判断步入客观数据阶段，是病理诊断技术质的改变，随着临床工作和科研的不断发展，免疫组织化学技术的种种弊端也显露出来，对免疫试剂的品种、适用的范围及方法等都提出了更高的要求，因此，在日常工作中，尤其是在肿瘤诊断时，须有病理形态作支持，如果病理形态与免疫组织化学结果相左时，则以形态学为主要依据。免疫组织化学染色受试剂型号、不同公司甚至温度、湿度、缓冲液的酸碱度及操作人员的影响较大，相对误差也较大，有时为明确肿瘤的性质往往要重复几次的免疫组织化学检测，尽可能客观、准确地给予诊断。

(王纾宜)

参考文献

1. Ben Z. Pich. Head and Neck Surgical Pathology, lsted. Philadelphia: Lippincott Williams & Wilkins, 2001 & Febiger, 1993
2. Kashima H, Mounts P, Leventhal, et al. Sites of predilection in recurrent respiratory papillomtosis. Ann Otol Rhinol Laryngol, 1993, 102:580
3. Rosai J. Ackermans Surgical Pathology, 8thed St Louis: Mosby, 1996
4. Doyle D, Henderson LA, Lejeune TE, et al. Changers in human papillomavirus typing of recurrent respiratory papillomatosis progressing to malignant neoplasma, Arch Otolaryngol Head Neck Surg, 1994, 120:1273
5. Robert B. Colvin, Atul K. Bhan, Robert T. Massachusetts. Diagnostic Immunopathology, 2nded. New York: Raven Press, 1995
6. 许良中主编. 实用肿瘤病理方法学. 第一版. 上海：上海医科大学出版社，1997
7. 纪小龙，施作霖主编．诊断免疫组织化学. 第一版．北京：军事医学科学出版社，1997
8. 陈忠年，沈铭昌，郭慕依主编. 实用外科病理学. 第一版．上海：上海医科大学出版社，1997
9. 周庚寅，刘洪琪，张庆慧主译．肿瘤组织病理诊断. 第一版. 济南：山东科学技术出版社，2001
10. Gleeson MJ, Cawson RA, Bennett MH Benign lymphoepithelial lesion: a less than benign disease. Clin Otolaryngol 1986, 11:47～51
11. Chen K T Cacinoma arising in a benign lymphoepithelial lesion, Ann Otol Rhinol Laryngol, 1983, 109:619～621
12. 王纾宜，李诗敏，朱莉，等. HPV在小儿喉乳头状瘤中的表达及临床意义. 复旦大学学报(医学科学版)，2001，28(3):233～235
13. 胡俊兰，赵瑞力，施惠晶，等．CD44v和nm23-H1基因蛋白在喉癌中的表达及临床意义. 中华耳鼻咽喉科杂志，1999，34(6)：362～364
14. 袁晓培，于德林，虞有智．鼻息肉组织中T-细胞亚群的分布及2种白细胞介素表达的初步研究．中华耳鼻咽喉科杂志，2000，35(5)：363～366
15. 曾益新主编．肿瘤学. 第一版．北京：人民卫生出版社，1999

80 鼻部临床与鼻内镜手术的病理生理学基础

人的呼吸道持续地暴露于空气之中，大部分呼吸气体都通过鼻腔。人的鼻腔粘膜通过长期进化适应了这一要求。其中鼻腔粘膜的粘液毯起了关键的作用，其作用包括纤毛机械摆动，清除吸入鼻腔内的颗粒和分泌对抗外源性病原体的 IgA、IgG 等免疫活性物质。没有有效的粘膜纤毛清除功能，分泌物必将积聚，从而出现继发的病原体感染。因而，了解鼻腔粘膜纤毛粘液毯的临床病理学基础，对于了解多种鼻部疾病及鼻内镜手术具有重要意义。

80.1 鼻的防御机制

80.1.1 粘液

鼻腔粘膜包括两层，外层是胶质层(gel layer)，位于纤毛的尖端，具有粘性，适合于粘性颗粒均质存在；内层位于外层的深部，是液体层(sol layer)，呈稀薄类水样，粘膜纤毛位于液体层内，只有纤毛尖端伸入到胶质层之中。

粘液是鼻腔第一道防御系统，可有效地清除外源性有害均质。粘液由粘膜杯状细胞产生，其数量和性状与诸多因素有关，如温度、污染或有无外界刺激因素等。粘液腺主要由副交感神经纤维的支配，由上涎腺柱发出纤维通过岩浅大神经和蝶腭神经节及节后纤维传入腺体。但也有少部分交感神经传入腺体，血管是受交感和副交感神经纤维双重支配。这些交感神经纤维是由脊髓外侧角发生纤维，通过颈动脉丛到达颅内形成岩深神经且加入到岩大神经形成翼管神经，然后再到达鼻腔和鼻窦粘膜。有证据表明交感神经纤维可以由颈内动脉丛通过筛动脉管及三叉神经第一支到达鼻粘膜。

正常状态下分泌的粘液是有规律地向外输送；鼻内镜研究表明在健康的上颌窦内粘液层平均每 20～30 min更新一次。上颌窦内镜下纤毛的摆动也很容易地观察到通过纤毛的摆动，脓液、血性物以及其他颗粒直接被输送由自然开口至鼻腔。

正常情况下，上颌窦内的每处粘膜上均保持着一特定厚度的粘液毯，在自然窦口附近，粘液层较厚，可能是因为从整个鼻窦集中到窦口处的缘故。小范围的粘膜创伤通常对粘液分泌的输送无任何影响，粘液本身的粘性可使粘液毯在有损伤时也能被输送。若分泌液变得很粘稠，则损伤区就变成一种阻碍，造成此处分泌液潴留。在鼻咽部有鳞状上皮与有纤毛的粘膜交界处可见分泌液停留，只能靠重力和不断的吞咽动作使其向下运动。

80.1.2 纤毛

构成鼻腔、鼻窦粘膜的每个假复层纤毛柱状上皮约含有 50～300 根纤毛。每根纤毛长 6～8 μm，直径为 2～3 μm，纤毛的运动方式包括快速的摆动使粘液毯向鼻咽部运动，缓慢的运动与快速时方向相反，使纤毛还原。因而粘液毯及其表面的有害颗粒被排出体外，鼻腔前部的粘液排入鼻咽部约需 10 min。

纤毛摆动的频率约每秒 8～20 次，受吸入空气的温度影响很大，其最合适的温度为 33℃，低于 18℃会使纤毛摆动的频率变慢，在 12～17℃之间则完全停止摆动，达到 40℃纤毛摆动也变慢，达到 43℃摆动则会完全停止。若温度变化持续很短时间，则纤毛功能会很快恢复。长期的失水、药物应用（如阿托品、抗组胺药）、有害化学物质接触、吸烟等因素均可影响纤毛功能。缺氧也会降低纤毛摆动，在正常血供下增加氧含量，能使纤毛摆动频率提高 30%～50%。最适于纤毛摆动的 pH 值为 7～8，低于 pH6.5 纤毛活动会很快降低。通过套管针穿刺到上颌窦内，镜下可见因突然的外伤使纤毛摆动的同步性发生紊乱，甚至短暂停止。

80.1.3　鼻腔纤毛粘液毯

粘液和纤毛构成了覆盖于鼻腔、鼻窦粘膜表面的纤毛粘液毯。鼻腔及鼻窦内纤毛运动的方向是特异性的。鼻窦内纤毛都朝向窦口的方向运动。

(1) 纤毛粘液毯输送方式

人的鼻腔和鼻旁窦粘膜的纤毛运动在人死后 24～48 h 仍可进行。纤毛摆动确实按同一方式在人体中进行着，随着人死后粘膜进一步失水，粘性增加或粘膜上皮细胞死亡则纤毛摆动逐步停止。在最初的研究中，用新鲜尸头以不同的技术着色，观察到了鼻腔及鼻窦内纤毛输送方式。近年来，随着强冷光源鼻内镜的应用，可以更容易地研究纤毛输送方式。病人自己的血液是最好的着色材料，观察通过套管注入窦内的静脉血，通常 2～3 min 后见血性粘液能沿着纤毛摆动的不同经路向自然窦口输送。

(2) 上颌窦的分泌输送

上颌窦分泌物的输送是从其底部呈集中式（放射状）进行的，粘液沿前、内、后侧壁进行，最后到达顶部，积聚到上颌窦自然口。当分泌物通过上颌窦自然口后，必须先通过狭窄、复杂的鼻腔外侧壁狭窄区后，才能最后到达中鼻道。通常上颌窦自然口开在筛漏斗的后 1/3 底部邻近钩突和眶纸样板之间。窦中的分泌物总是向着自然窦口输送，而不是向着副口或下鼻道人工开窗口输送，这是近年来下鼻道开窗被淘汰的原因之一。

(3) 额窦的分泌物输送

额窦内的纤毛运动是从内侧壁即窦间隔而向上壁和外侧壁，再经底壁到达窦口，其中有少部分在窦口处返回窦内。额窦开口于其内下后壁处。分泌物通过窦口后，被输送到筛漏斗上方的额隐窝，有时粘液与上颌窦内排出的分泌物会合经中鼻道到达鼻咽部。

(4) 前后筛窦、蝶窦和鼻腔外侧壁的纤毛粘液输送

前后筛窦之间的界线是中鼻甲基板，开口在基板之前的为前组筛窦，引流至中鼻道。开放在基板之后的称为后组筛窦，通过上鼻道及蝶筛隐窝引流。蝶窦依据窦口的定位，朝向窦口的分泌物呈螺旋式输送，继之引流到蝶筛隐窝。

在鼻腔外侧壁有两条确切的，也是主要的纤毛粘液输送路线，第一条主要是从额、上颌窦以及前筛窦混合的分泌物沿筛漏斗、钩突后缘朝向鼻咽部引流，沿咽鼓管口的前下方，继续向后到达有纤毛和鳞状上皮交界区后，再靠重力和不断的吞咽动作向口咽部移动。第二条路线是收集以后筛房和蝶窦的分泌物，从这两个鼻窦来的分泌物至蝶筛隐窝，朝向鼻咽部的后上方最后达咽鼓管处，甚至有少部分分泌物经上鼻道加入第一线路。咽鼓管口周围成为两个输送路线的共同通道，而鼻中隔面的分泌物则垂直向下输送到鼻底的后方，最终也到达咽鼓管口附近。总之大多加入到第一线路。

外层粘液毯靠其表面张力和粘着力被输送出，对于呈卵圆形和椭圆形的窦口则分泌液可顺利通过。纤毛摆动是在不同方向上进行的，因此，粘液毯不会因局部粘膜肿胀粘连而停止输送。粘膜分泌过度时分泌液会因重力向各自鼻窦的底部流动，但只要粘液的性状及粘性保持正常状态，仍可被正常摆动的纤毛输送出窦腔。以上颌窦为例，若上颌窦腔内分泌物潴留达其容积的一半时，纤毛的摆动则难以克服粘液毯的粘着力，最终纤毛被粘液“淹没”，而不能将粘液输送出窦腔。若分泌液被吸除，则正常的输送将会即刻恢复。如果分泌物的性状更加粘稠，则朝窦口输送的速度会更慢，缓慢地向窦口聚集，到一定程度会因重力作用，再次落入窦底，如此反复输送可使分泌物暂时潴留于窦腔内。当腺体分泌缺乏或表面湿度下降以至于不能靠腺体和杯状细胞所代偿时，粘液会变得更加粘稠，粘液毯变薄；纤毛和粘液层贴得很近，也会妨碍其输送。

80.1.4　鼻部防御的免疫机制

鼻部粘液层中存在着重要的免疫机制。鼻腔粘膜固有层的浆细胞可分泌出大量的 IgA，可阻止病原体

粘附在上皮表面，因而在鼻腔粘膜对抗病原体过程中发挥重要作用，浆细胞还可以分泌一定数量的 IgG 发挥一定作用。此外，鼻腔粘液中的溶菌酶(lysozyme)，可以特异性地破坏 G^+ 细菌的细菌壁。干扰素(interferon)也起重要作用。非特异性免疫，如中性、嗜酸性粒细胞及巨嗜细胞在鼻腔粘膜的防御中也发挥作用。

80.2　纤毛粘液毯的临床意义

额、上颌窦是两个最大的，也是临床最主要的鼻窦，通过很狭长的中鼻道被联系在一起，上颌窦开口在被称为筛漏斗的鼻外侧壁上，额窦开口于形似沙漏的额隐窝。若保证窦口的通畅，即使存在粘液变稠以及粘膜发生病理改变也可能将分泌物排出。若窦口不畅，甚至粘连则鼻窦引流可受到妨碍，会造成该区的纤毛摆动停止。能影响鼻分泌失常也是窦性头痛或反复鼻窦感染的原因所在。若发生在筛漏斗、额隐窝等关键部位会造成分泌液滞留继发感染，有利于细菌和病毒的生长引起恶性循环。另外通气障碍造成窦腔 pH 值下降也同样影响纤毛功能。炎症时鼻窦粘膜很快肿胀，此时用上颌窦镜检查时能观察到整个窦粘膜血管搏动，让病人做捏鼻鼓气试验会增加静脉压力，粘膜肿胀进一步加重。在细菌和病毒双重感染时，粘膜发生病变，腺体和纤毛清洁作用受影响。此外，纤毛不动综合征、囊性纤维化等因素也可影响粘膜纤毛清除功能。

上颌窦炎的典型临床表现并不是由其自身病变引起，而是由前筛窦区的通气引流障碍所致。窦口、钩突、半月裂、中甲、额隐窝等结构的病变影响上颌窦的通气引流时都可引起上颌窦炎，上颌窦口在未切除钩突前一般很难直接显现。若钩突上方弯向后接触到鼻外侧壁形成上方的盲端称为终末隐窝，额隐窝从其中间引流到筛漏斗。这些因素表明了一些异常情况如感染、变态反应、外伤、肿瘤和解剖改变造成阻塞中鼻道，使本已狭窄的裂隙部分或全部阻塞必然会引起鼻窦炎的反复发作。若筛漏斗阻塞，粘液可通过副口向窦内循环，则加重了问题的严重性，造成感染的分泌物不能离开窦腔，炎症持续存在。纤毛无力排出粘液分泌物时则导致窦内积脓，故认为鼻窦感染大多属于鼻源性，源于窦口鼻道复合体的阻塞。

通气和引流在维持正常功能方面是最基本的条件，特别是维持窦口鼻道复合体的通气与引流才能保证额、上颌窦的正常状态。长期的肿胀、分泌物潴留会使粘膜增厚致鼻息肉形成。同样鼻息肉可造成粘膜间接触产生相应的鼻阻塞、头闷痛等临床症状，并多继发有感染出现。

通常上颌窦副口位于后囟区，上额窦内分泌液无论粘稠与否都不经此口而是朝向自然窦口排出。观察发现即使在比较大的(>4 mm)上颌窦副口以及下鼻道上颌窦人工开窗也只有少量分泌液排出。采用微创伤内镜技术对鼻腔外侧壁即前筛窦狭窄区进行局限性手术，清除前筛区域病变，重建鼻腔鼻窦的通气与引流路线，即使对过去认为不可逆的严重粘膜病变，在筛窦病变清除后，额、上颌窦病变可得以恢复正常，从而延伸为最大可能地保留和恢复鼻腔鼻窦功能成为原则性问题。因此，内镜手术治疗的目的是清除窦口鼻道复合体的病变，扩大上颌窦自然孔，建立鼻窦的正常通气引流功能。这是现代鼻内镜外科的最基本临床病理学理论。

80.3　影响纤毛粘液毯清除的因素

80.3.1　解剖异常

任何可引起粘液毯清除功能失常的因素都可导致鼻窦功能障碍，其中解剖学异常是常见原因。中隔偏曲本身多不引起纤毛粘液毯的清除，但若中隔偏曲引起相对粘膜的紧密相贴则阻碍纤毛粘液毯的运动功能。此外，中甲气化、中甲外移、钩突肥大、钩突气化等窦口鼻道复合体的病变引起纤毛粘液毯功能障碍时，都可引起鼻窦功能障碍。解剖变异还可引起鼻腔气流的改变，从而导致粘液毯脱水、干燥，更加粘稠，清除功能下降。这可以解释中隔偏曲侧的对侧也经常会有鼻窦炎发生。

中甲切除使原有良好保护的窦口鼻道复合体暴露在呼吸气流的直接冲击之下，易出现粘液水分蒸发，干燥，长期会出现粘膜上皮鳞状化生，使纤毛粘液功能遭受破坏，易导致干燥感、结痂，直至鼻窦炎发作。

80.3.2　粘液毯本身异常

粘液毯本身的异常也可影响鼻窦功能，粘液的过分粘稠导致粘液毯输送效率下降，特别是在通过较窄的窦口时，常出现障碍，环境过于干燥、脱水等都可导致这种现象的产生。此外，患囊性纤维变性(cystic fibrosis)时也出现过度粘稠的粘液，患者易患鼻窦炎和鼻息肉。

80.3.3　纤毛异常

较常见的是原发性纤毛运动不良(primary ciliary

dyskinesia),是因为纤毛内动力(dynein arm)缺乏所致。此外,过度干燥、吸烟、鼻腔用药都对正常上皮纤毛功能有影响,急性炎症时的窦膜内局部缺氧,pH值下降,有利于细菌繁殖,上述因素共同影响纤毛粘液毯的功能。

对于任何一个有鼻窦炎的病人,都要认真寻找潜在的、不可逆的导致粘液纤毛毯功能障碍的因素。只有这样才能使治疗,特别是手术治疗更为有效。对于手术后复发的病人,这一点尤为重要。

80.4 结论

通过对鼻部纤毛粘液毯生理及病理过程的认识,我们可以得出以下结论:

1) 鼻窦炎症是鼻源性的,炎症从窦口鼻道复合体扩散到前筛,继而影响到上颌窦、额窦及其他鼻窦。

2) 如果鼻窦炎持续存在,或治愈后易反复发作,通常在窦口鼻道复合体存在有病灶。这些病灶常引起鼻窦的继发感染。

3) 筛漏斗的病变常引起上颌窦的炎症,额隐窝的病变常引起额窦的炎症。

4) 窦口鼻道复合体的病变被清除以后,重建鼻窦的生理通气与引流,鼻窦病变粘膜多可自行痊愈。

(王德辉)

参考文献

1. Lucente FE, Schoenfeld PS. Calibrated approach to endoscopic sinus surgery. Ann Otol Rhinol Laryngol, 1990, 99:1
2. Turgut S, Gumusalan Y, Arifoglu Y, et al. Endoscopic anatomic distances on the lateral nasal wall. J Otolaryngol, 1996, 25:371
3. King JM, Caldarelli DD, Pigato JB. A review of revision functional endoscopic sinus surgery. Laryngoscope, 1994, 104:404
4. Yoon JH, Kim KS, Kim HU, et al. Effects of TNF-a and IL-1β on mucin, lysozyme, IL-6 and, IL-8 in passage-2 normal human nasal epithelial cells. Acta Otolaryngol, 1999, 119:905
5. Ferguson BJ. Eosinophilic mucin rhino-sinusitis: a distinct clinicopathological entity. Laryngoscope, 2000, 110:799
6. Sato K, Nakashima T. Endoscopic sinus surgery for chronic sinusitis with antrochoanal polyp. Laryngoscope, 2000, 110:1581
7. Kim CS, Jeon SY, Min YG, et al. Effects of β-Toxin of staphylococcus aureus on ciliary activity of nasal epithelial cells. Laryngoscope, 2000, 110:2085
8. Olson G, Citardi MJ. Image-guided functional endoscopic sinus surgery. Otolaryngol Head and Neck Surg. 2000, 123:188
9. Gupta A, Mercurio E, Bielamowicz S. Endoscopic inferior turbinate reduction. Laryngoscope, 2001, 111:1957
10. Winther B, Arruda E, Witek TJ. Expression of ICAM-1 in nasal epithelium and level of soluble ICAM-1 in nasal lavage fluid during human experiment rhinovirus infection. Arch Otolaryngol Head Neck Surg, 2002, 128:131

喉癌的临床病理学基础与部分喉切除术 81

随着喉癌临床病理学诊断技术的提高,肿瘤微灶浸润与转移的早期发现,有助于喉癌的合理治疗。保留喉功能的临床病理学研究证明,完全切除肿瘤组织,尽可能保留并重建其生理功能,其5年生存率并不低于同期病变采用全喉切除的治疗效果。其关键是要求术者不仅操作熟练,还应具有细致的临床病理学基础。

部分喉切除术的目的是完全切除肿瘤组织并尽可能保留和重建其生理功能。其手术的彻底性并不在于喉的正常部分保留与否,而决定于肿瘤的适当的、较安全地切除,因此,需要有规范的有关喉癌的临床病理学检查。该检查主要包括:① 组织学类型;② 切缘的处理;③ 微灶的浸润与转移。

81.1 喉癌的组织学类型

喉癌的组织学类型包括:

原位癌

鳞状细胞癌(角化性、非角化性)

未分化癌

乳头状(外生性)鳞状细胞癌

梭形细胞(肉瘤样)癌

腺癌,非涎腺型

基底细胞样鳞癌

腺鳞癌

涎腺型癌

疣状癌

神经内分泌癌

其他恶性肿瘤

还要详细检查其间质界面的浸润性、推挤性、表浅或深部的侵犯。炎性细胞浸润的类型和密度。必要时作流式细胞仪等辅助检查。

81.2 切缘的处理

Ellis(1977年)认为手术切缘未见肿瘤者一般不复发,而切缘有肿瘤残留者,则局部复发率增高。喉癌患者手术后,将手术切除标本作连续切片检查,按切除边缘是否残留肿瘤,分为切缘阳性和阴性。Mantravadi(1983年)依靠临床及病理学的观察,将切缘分为 R_0:切缘肉眼及显微镜下均无肿瘤;R_1:切缘显微镜下有肿瘤,包括向周围软组织侵犯;R_2:无法将肿瘤切除,切缘肉眼即可见肿瘤。Krajina(1985年)认为喉癌切缘以5 mm作为可望安全的定性标准。

81.3 微灶的浸润与转移

目前分子生物学的发展,对肿瘤的发生及发展有了进一步的认识。有些貌似正常的喉癌切缘旁正常粘膜已存在某些基因改变,有可能发展为癌的微灶的浸润与转移,是导致虽切缘阴性尚有肿瘤复发的原因,因此安全切缘的定性标准已不能满足临床的要求。Zabolof(1984年)发现喉癌内的溶菌酶含量较低,而正常组织溶菌酶含量为14±0.6 μg/mg蛋白，因此，术后监测切缘的溶菌酶含量，可减少复发的机会。癌的生成、微灶的浸润与转移是受癌基因的调控。目前在喉癌组织中发现，p53基因异常，如过度表达、缺失和点突变是常见的分子水平变化。Dolcetti（1992年）发现在癌旁正常粘膜中检出p53，可能示该组织已有某些基因改变，很可能发展为癌组织，对这些组织切除不彻底是术后复发的因素。Bourhis（1996年）的研究证实，60%喉癌组织存在P53蛋白的过度表达及该基因结构或功能上的异常。因此，检测p53基因的变化，可作为临床安全切缘的重要定量标准。

81.4 环状软骨上部分喉切除术

环状软骨上部分喉切除术1959年首先由Majer和Rieder报道，是一类功能保全性喉切除手术，其目的是既能切除喉肿瘤，又能保留喉的发音、呼吸和吞咽功能。根据切除范围的不同，可分为环状软骨舌骨固定术（cricohyoidopexy或CHP、Labayle手术）和环状软骨舌骨会厌固定术（cricohyoidoepiglottopexy或CHEP、Majer-Piquet手术）等术式。

81.4.1 环状软骨舌骨会厌固定术(CHEP)

(1) 适应证

本术式主要适应于治疗声门型喉癌：

1) 一侧声门型喉癌，向前累及前连合及对侧声带前1/3，向后累及杓状软骨声带突，并有声带肌受侵犯和声带活动受限。

2) 双侧声门型喉癌或从慢性喉炎基础上发展而来的声门型喉癌，但须有一侧声带后1/3的粘膜正常，声带活动良好。

3) 声门型喉癌向上侵及喉室但未累及室带、会厌根部及会厌前间隙，向下侵犯声门下区前中部未超过1 cm，后部未超过0.5 cm。

(2) 术前准备

1) 喉部CT扫描，以了解肿瘤向周围侵犯的范围。

2) 纤维喉镜检查了解声门下区有否侵犯。

(3) 麻醉

以气管切开术后作全身麻醉为宜。

(4) 体位

患者仰卧，肩下垫枕，头后仰并保持正中位。

(5) 手术方法

1) 作颈前正中垂直切口或颈部“U”型切口。后者是笔者常用的切口，沿环状软骨上缘作一水平略带两侧向上的弧型切口，切口的两侧在胸锁乳突肌前缘，相当于舌骨的高度。切开皮肤、皮下组织及颈阔肌，向上翻起颈阔肌皮瓣至舌骨上1 cm水平，显露颈前诸肌。

2) 沿颈中线切开颈深筋膜，分离两侧胸骨舌骨肌、胸骨甲状肌和甲状舌骨肌，并于舌骨下缘切断胸骨舌骨肌和甲状舌骨肌，暴露舌骨、甲状软骨、环状软骨和环甲膜。

3) 在环状软骨上缘水平切开环甲膜进入喉腔，仔细检查并确定肿瘤下缘未超过1 cm。沿甲状软骨板两侧切断咽下缩肌，剥离两侧梨状窝粘膜。

4) 于甲状软骨切迹上缘水平切开甲状舌骨膜、会厌前间隙的结缔组织，并切断会厌根部进入喉腔（图81-1）。先沿健侧甲状软骨上缘向外切开，切断健侧的杓会厌襞，并于健侧杓状软骨声带突前切断室带和声带，并向下至环状软骨上缘与环甲膜切口相连。然后沿患侧甲状软骨上缘向外切开，切断患侧的杓会厌襞，直到杓状软骨后方切除患侧的室带、声带和杓状软骨。并向下至环状软骨上缘与环甲膜切口相连，应注意尽量保留杓状软骨后面的粘膜（图81-2）。这样整个甲状软骨连同患侧的室带、声带和杓状软骨以及健侧的室带和声带已被整块切除，仅保留环状软骨、健侧的杓状软骨及会厌软骨（图81-3）。如声带癌仅限于声带中前1/3，未累及声带突，可保留两侧杓状软骨，但肿瘤切除的安全边缘至少要0.5 cm以上。

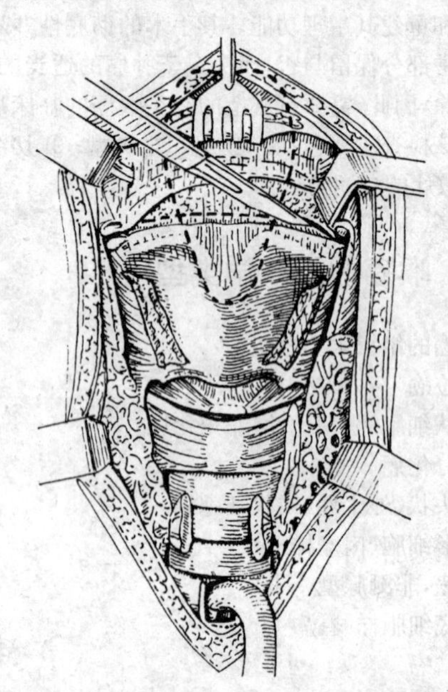

图81-1 甲状软骨切迹上缘切开会厌根部

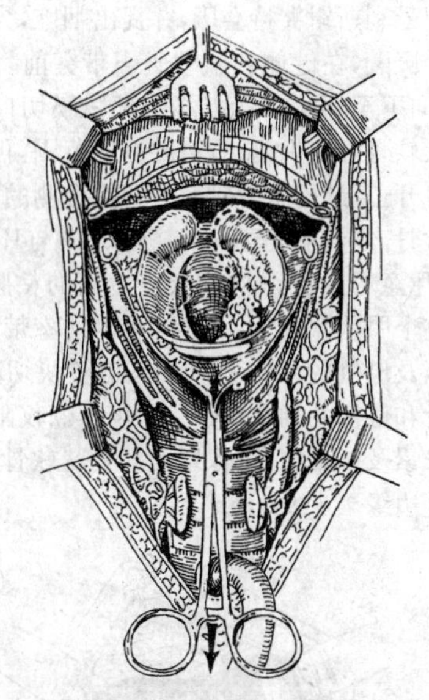

图 81-2　CHEP 肿瘤切除的范围

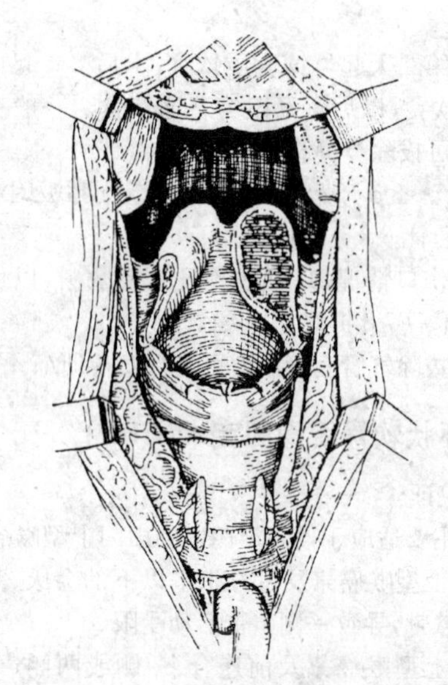

图 81-3　肿瘤切除后，保留环状软骨、健侧杓状软骨和会厌

5）仔细止血后，把患侧杓状软骨后面保留的粘膜与环状软骨切缘的粘膜缝合。用 3 根可吸收的无损伤线作环状软骨舌骨会厌固定缝合。第一根在中线从环状软骨下缘进针进入喉腔，然后向上穿过会厌根部从舌骨上缘穿出，另外两针方法相同，但分别在中线旁两侧 1 cm 处（图 81-4）。扎紧 3 根缝线，使舌骨下缘正好对接在环状软骨上缘（图 81-5），关闭咽腔。

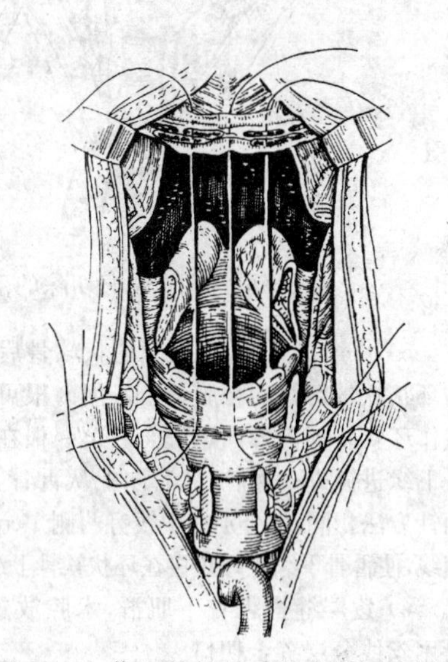

图 81-4　作环状软骨舌骨会厌固定缝合

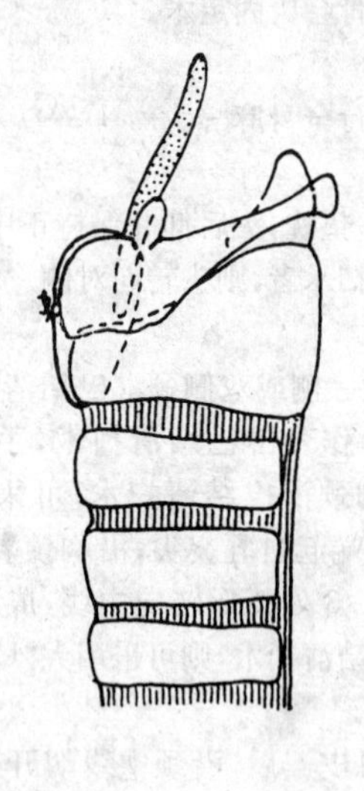

图 81-5　环状软骨舌骨会厌固定后

6）逐层缝合舌骨下肌群，术腔放置负压引流管，再用丝线分层缝合切口。

（6）术后处理

1）经常吸除气管及咽部的分泌物，鼓励病人咳痰和吐出口中的分泌物。用朵贝尔液漱口，以保持口腔卫生。用糜蛋白酶、庆大霉素生理盐水雾化吸入，每日 1～2 次，帮助化痰和预防肺部感染。

2）使用足量广谱抗生素预防感染，一般使用10～

14 d。

3）术后第二天起鼻饲流质饮食，术后 8 d 起可经口进半流质饮食，以后逐渐改为普通饮食。一般在术后 10 d 左右可拔除鼻饲管。

4）术后 7～8 d 开始堵管，堵管 48 h 无呼吸困难即可拔除气管套管。

5）根据伤口情况，每日或隔日更换敷料，以保持伤口清洁。术后 7 d 拆线。

6）一旦拔除气管套管后即可进行发音训练。

81.4.2　环状软骨舌骨固定术(CHP)

（1）适应证

本术式主要适应于侵犯声门区的声门上型喉癌。

1）声门上型喉癌累及舌骨水平以下的会厌、室带和一侧杓状软骨，导致一侧声带活动受限。

2）声门上型喉癌累及前连合、一侧或两侧声带，一侧声带活动受限，但至少有一侧声带后 1/3 的粘膜正常，声带活动良好。

3）声门型、声门上型和跨声门癌出现一侧声带活动明显受限或固定，但声门下区侵犯前中部分小于 1 cm，尚可保留环状软骨和另一侧杓状软骨者。

（2）术前准备

同环状软骨舌骨会厌固定术。

（3）麻醉

气管切开术后行全身麻醉。

（4）体位

患者仰卧，肩下垫枕，头后仰并保持正中位。如需同时作颈淋巴结清扫术者，则头转向对侧。

（5）手术方法

1）根据是否行一侧或双侧颈淋巴结清扫术，采用不同的切口。如不作颈淋巴结清扫术，手术切口同 CHEP；若需行一侧颈淋巴结清扫术，可采用一侧的“L”型切口，切口上端起自乳突尖，沿胸锁乳突肌后缘向下，至该肌中下 1/3 处弧形转向中线，成水平切口。若需行双侧颈淋巴结清扫术，则可采用大“U”型或“H”型切口。

2）翻起颈阔肌皮瓣后，沿颈中线切开颈深筋膜，分离两侧胸骨舌骨肌、胸骨甲状肌和甲状舌骨肌，并于舌骨下缘切断胸骨舌骨肌和甲状舌骨肌，暴露舌骨、甲状软骨、环状软骨和环甲膜。

3）在环状软骨上缘水平切开环甲膜进入喉腔，仔细检查并确定肿瘤下缘未超过 1 cm。沿甲状软骨板两侧切断咽下缩肌，剥离两侧梨状窝粘膜。

4）在相当于会厌谷水平切开甲状舌骨膜进入咽腔。用爱利斯钳夹持会厌，并提出咽腔，先用剪刀沿健侧杓会厌襞，在健侧杓状软骨声带突前切断室带和声带，并向下至环状软骨上缘与环甲膜切口相连。然后把甲状软骨翻向患侧，看清肿瘤的范围，再沿患侧杓会厌襞剪开，直到杓状软骨后方切除患侧的室带、声带和杓状软骨。并向下至环状软骨上缘与环甲膜切口相连，应注意尽量保留杓状软骨后面的粘膜（图 81-6）。这样整个甲状软骨、会厌连同患侧的室带、声带和杓状软骨以及健侧的室带和声带已被整块切除，仅保留环状软骨和健侧的杓状软骨。如声带癌仅限于声带中前 1/3，未累及声带突，可保留两侧杓状软骨，但肿瘤切除的安全边缘至少要 1 cm 以上。

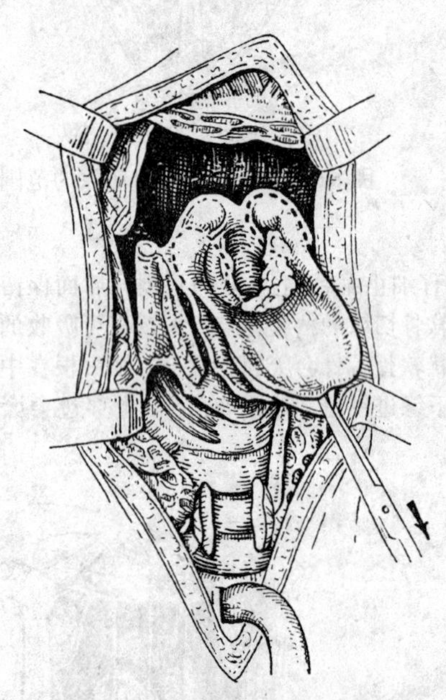

图 81-6　CHP 肿瘤切除的范围

5）仔细止血后，把患侧杓状软骨后面保留的粘膜与环状软骨切缘的粘膜缝合。用 3 根可吸收的无损伤线作环状软骨舌骨固定缝合。第一根在中线从环状软骨下缘进针进入喉腔，然后向上从舌骨上缘穿出，另外两针方法相同，但分别在中线旁两侧 1 cm 处。扎紧 3 根缝线，使舌骨下缘正好对接在环状软骨上缘，关闭咽腔。

6）逐层缝合舌骨下肌群，术腔放置负压引流管，再用丝线分层缝合切口。

（6）术后处理

1）同 CHEP 手术的术后处理。

2）因本术式切除了会厌软骨，术后误咽的时间较 CHEP 为长，鼻饲管放置的时间也较长，一般在术后 2～4 周后可拔除。因此，术后应特别注意预防肺部感染。

3）气管套管的拔除一般没有任何困难。

81.4.3 环状软骨上部分喉切除术的改良术式

为了扩大手术适应证、改善术后的发音质量、减少误咽，在经典术式的基础上，出现了一些改进和改良术式：

1）若声门型喉癌向声门下侵犯超过 1 cm，累及环甲膜和环状软骨前上缘，但未超过 2 cm，可在经典的环状软骨舌骨会厌固定术的基础上，同时切除部分环状软骨弓，用舌骨直接与气管固定缝合，即气管环状软骨舌骨会厌固定术（TCHEP）。

2）为了避免在整块切除甲状软骨时，尤其在靠近健侧环杓关节附近操作时损伤健侧喉返神经，如果切除病变允许，笔者只切除两侧甲状软骨板的内侧 2/3 或 1/2（图 81-7）。保留两侧甲状软骨板的外 1/3 或 1/2，并不影响环状软骨舌骨和会厌的固定缝合，对病变的根治也无影响，还省去了剥离两侧梨状窝的步骤，可缩短手术时间。

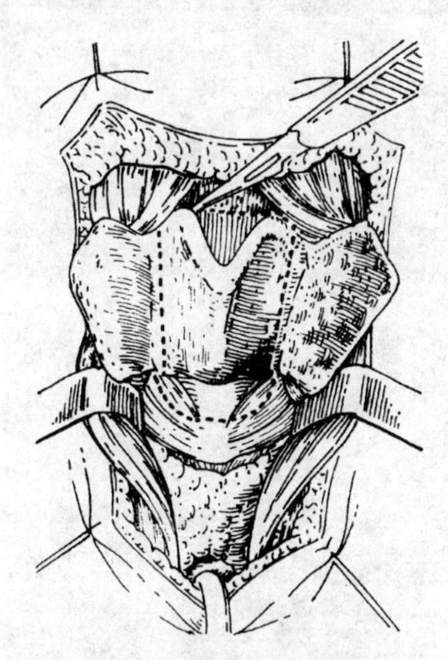

图 81-7 CHEP 改良术式，仅切除两侧甲状软骨板内侧 2/3

3）为了减少术后误咽和改善术后发音质量，笔者常规在切除患侧杓状软骨后用小块自体软骨埋植于原环杓关节处垫高，形成假的披裂，从而使新的喉腔在发音和吞咽时关闭得更紧。

（周　梁）

参 考 文 献

1. Laccourreye H, Laccourreye O, Weinstein G, et al. Supracricoid Laryngectomy with cricohyoidopexy: a partial laryngeal procedure for selected supraglottic and transglottic carcinoma. Laryngoscope, 1990, 100:735
2. Kirchner JA. Two hundred laryngeal cancer: patterns of growth and spread as seen in serial section. Laryngoscope, 1977, 87:474
3. Spafford MF, Koeppe J, pan Z, et al. Correlation of tumor markers p53 bcl - 2 CD34, CD44 H, CD44 V6, and Ki-67 with survival and metastasis in Laryngeal squamous carcinoma. Arch Otolaryngol Head Neck Surg, 1996, 122:627
4. Weinstein GS, Nuamah IF, Tucker J. Evaluation of C-erb B - 2 Oncogene expression in the whole organ section of supraglottic squamous cell carcinoma. Ann Otol Rhinol, 1996, 105:275
5. Sittel C, Eckel HE, Damm M, et al. Ki - 67(MIB 1), p53, and Lewis-X (Leu M1) as prognostic factors of recurrence in T1 and T2 Laryngeal carcinoma. Laryngoscope, 2000, 110:1012
6. Ferlito A, Silver CE, Howard DJ, et al. The role of partial Laryngeal resection in current management of Laryngeal cancer: a collective review. Acta Otolaryngol, 2000, 120:456
7. Adamopoulos G, Yiotakis J, Stavroulaki P, et al. Modified supracricoid partial Laryngectomy with cricohyoidopexy: series report and analysis of results. Otolaryngol Head Neck Surg, 2000, 123:288
8. Wirtschafter A, Benninger M, Moss TJ, et al. Micrometastatic tumor detection in patients with head and neck cancer. Arch Otolaryngol Head Neck Surg. 2002, 128:40
9. Buckley JG. The future of head and neck surgery. The Journal of Laryngol and Otol, 2000, 114:327
10. Ferlito A, Buckley JG, Ossoff RH, et al. The future of laryngology. Acta Otolaryngol, 2001, 121:859

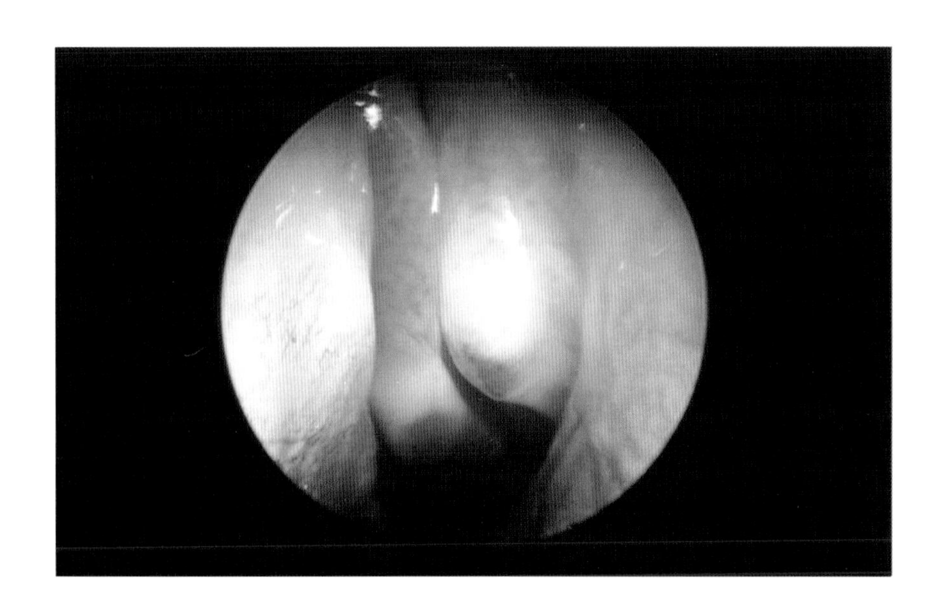

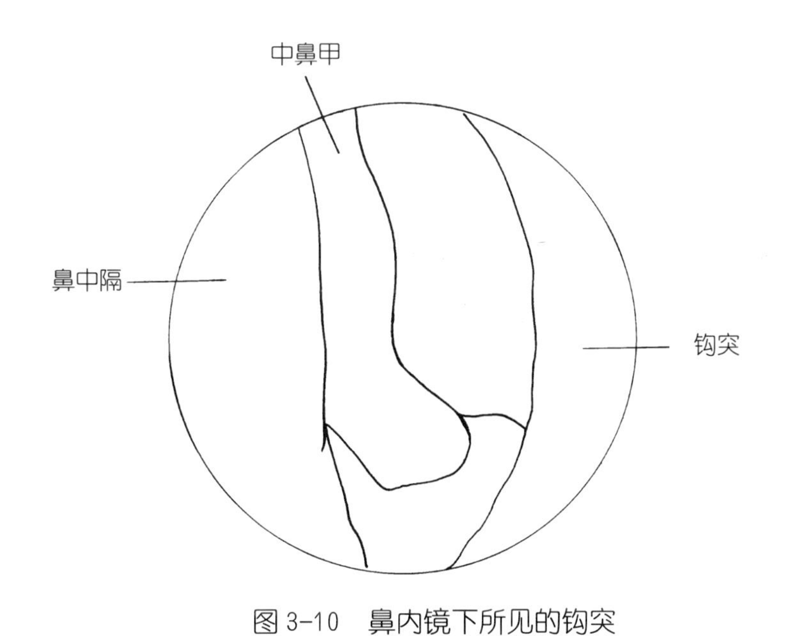

图 3-10　鼻内镜下所见的钩突

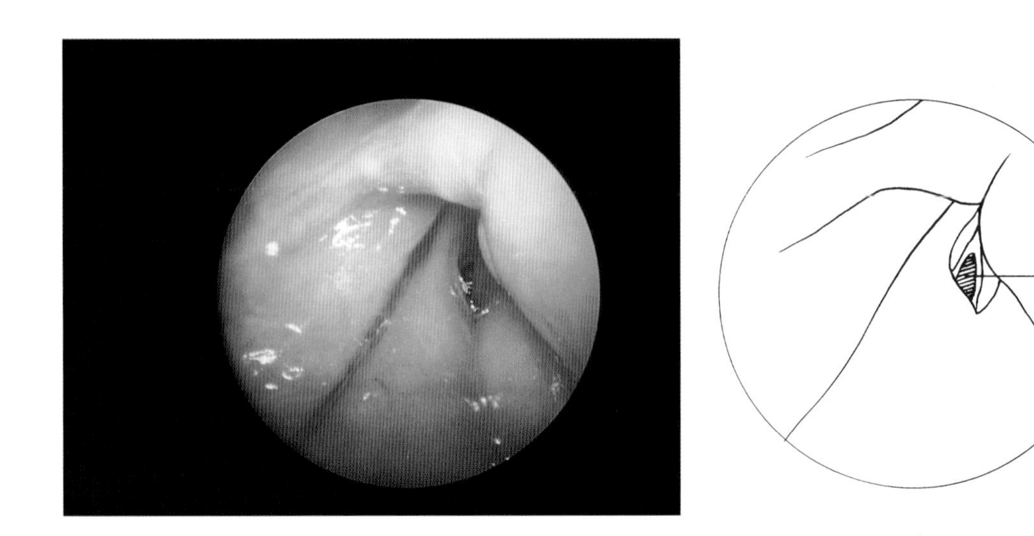

图 3-11　鼻内镜下所见的上颌窦窦口的内口

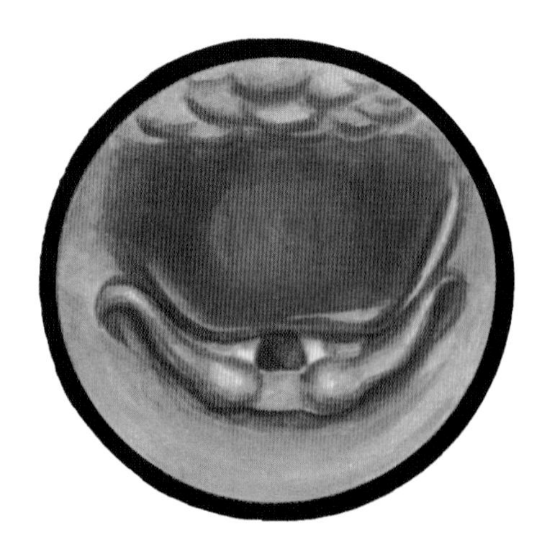

图 33-1　急性会厌炎

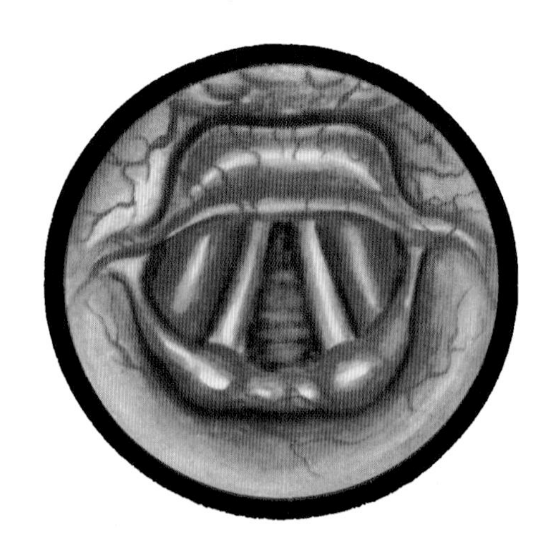

图 33-2　急性喉炎

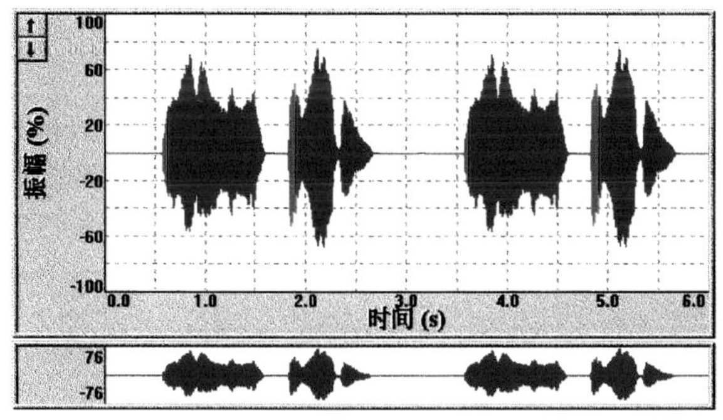

图 43-13　声波显示

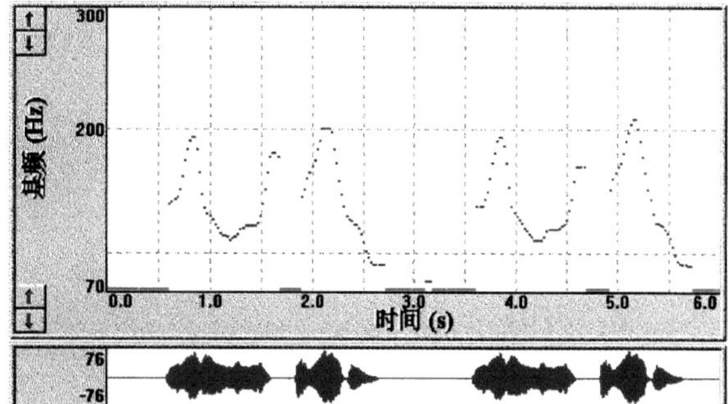

图 43-14　基频提取

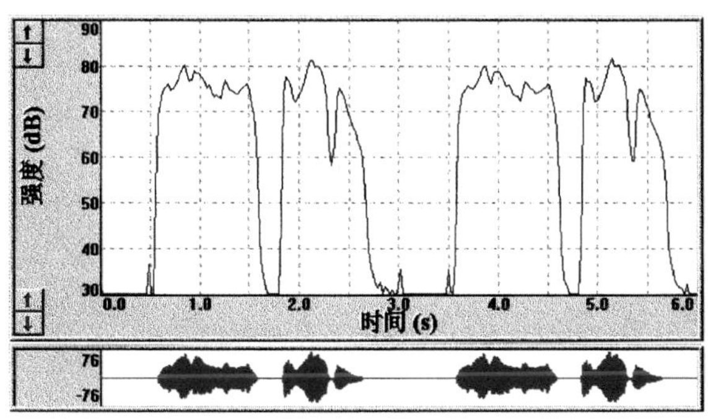

图 43-15　强度计算

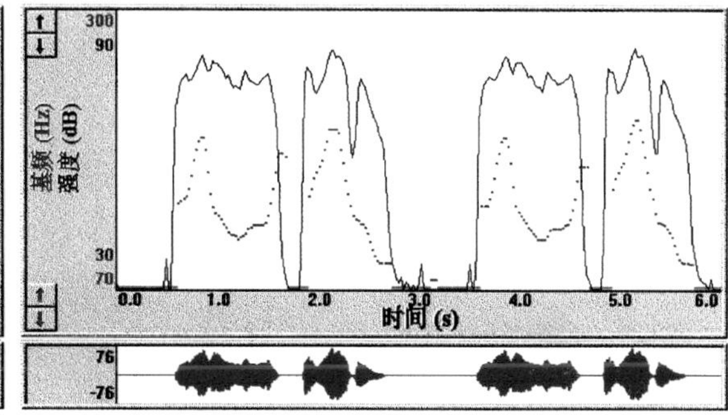

图 43-16　基频和强度分析

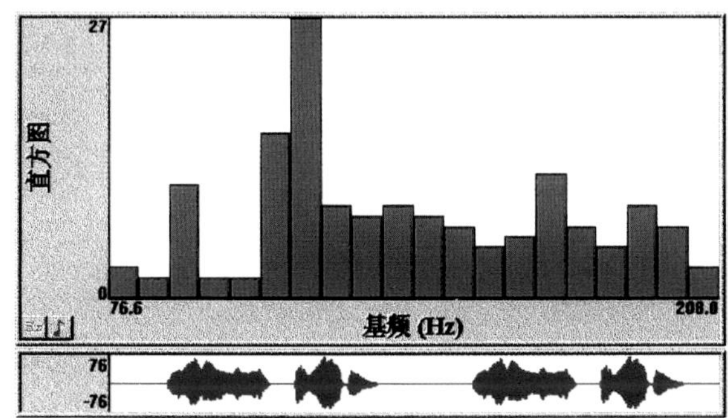

图 43-17　基频直方图

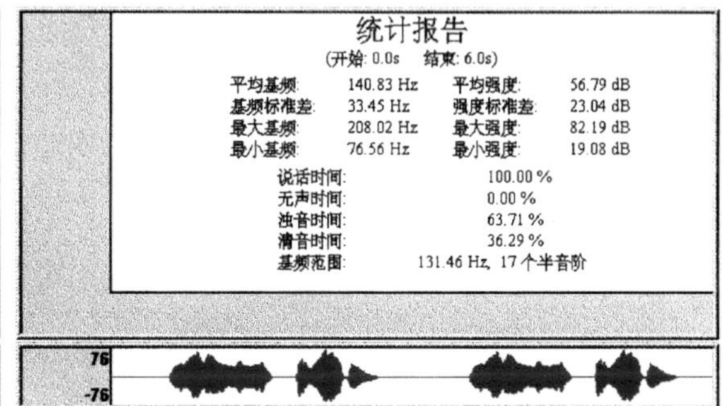
统计报告

(开始: 0.0s　结束: 6.0s)

平均基频:	140.83 Hz	平均强度:	56.79 dB
基频标准差:	33.45 Hz	强度标准差:	23.04 dB
最大基频:	208.02 Hz	最大强度:	82.19 dB
最小基频:	76.56 Hz	最小强度:	19.08 dB

说话时间:	100.00 %
无声时间:	0.00 %
浊音时间:	63.71 %
清音时间:	36.29 %
基频范围:	131.46 Hz，17 个半音阶

图 43-18　统计报告

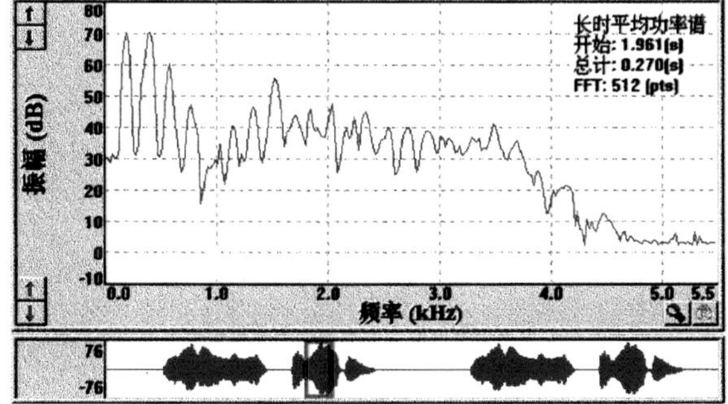

图 43-19　功率谱

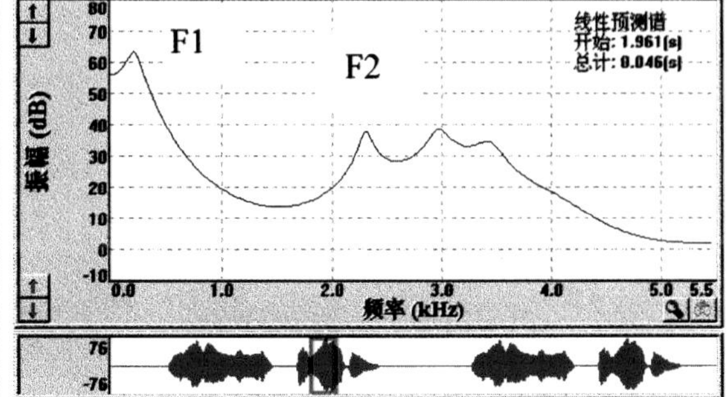

图 43-20　线性预测谱

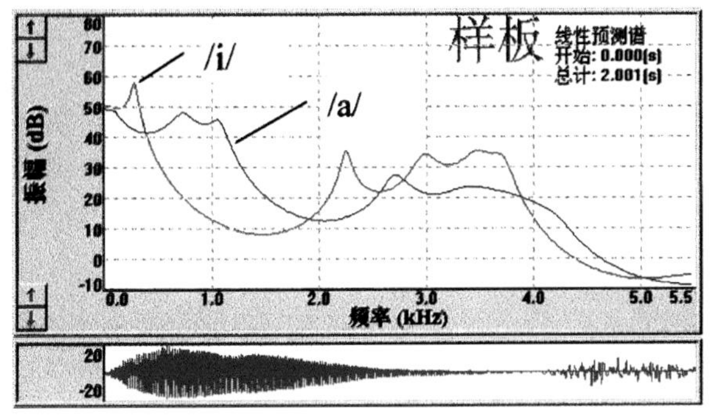

图 43-21　/i/ 和 /a/ 的线性预测谱

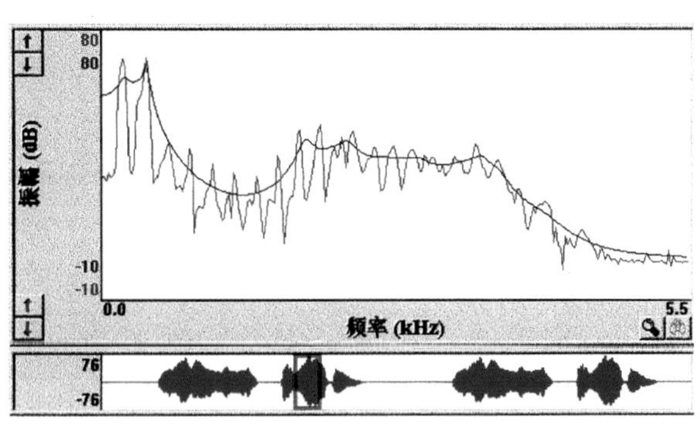

图 43-22　功率谱和线性预测谱

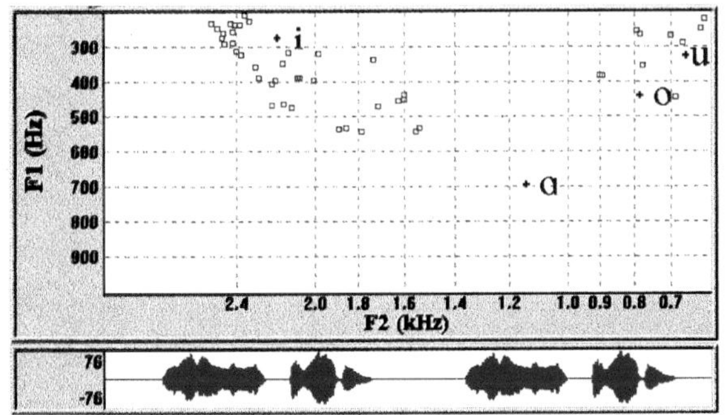

图 43-23　男性元音位置图

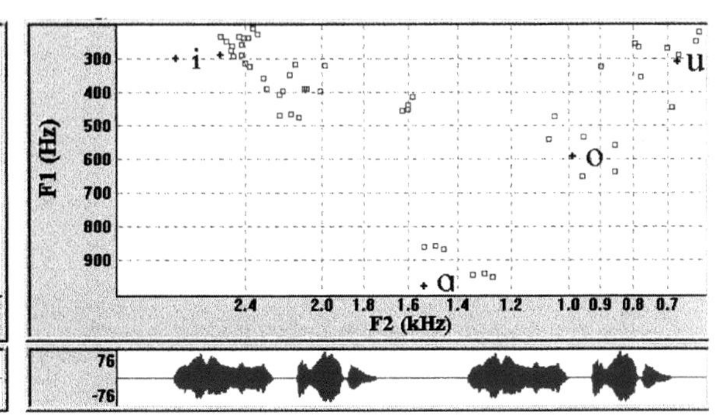

图 43-24　女性元音位置图

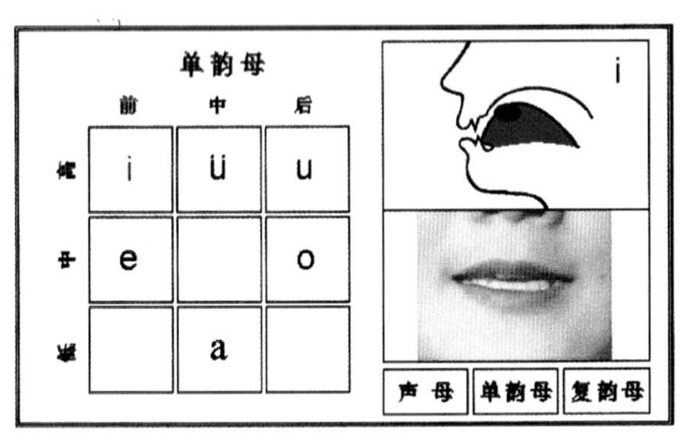

图 43-25　元音产生图

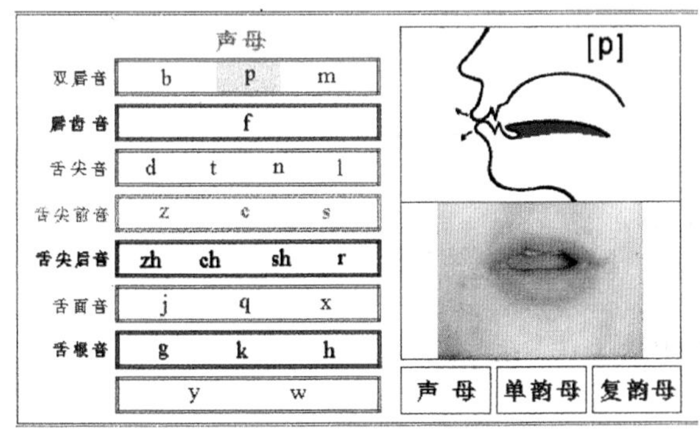

图 43-26　辅音产生图

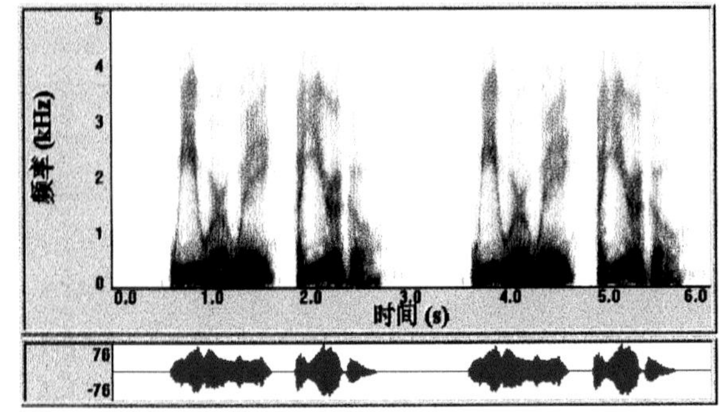

图 43-27　宽带语谱图

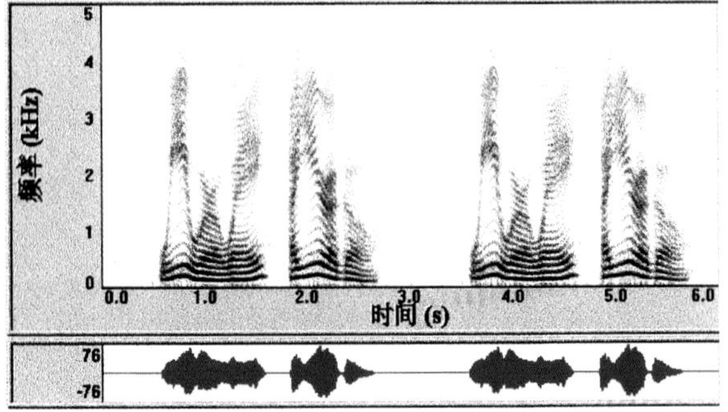

图 43-28　窄带语谱图

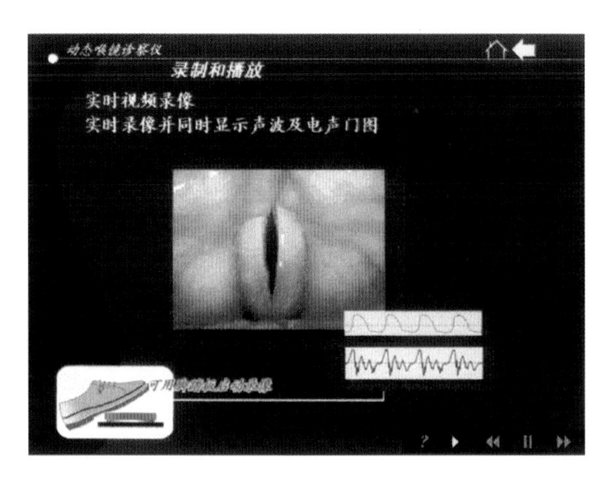

图 43-60　视频同时播放声音与电声门图信号

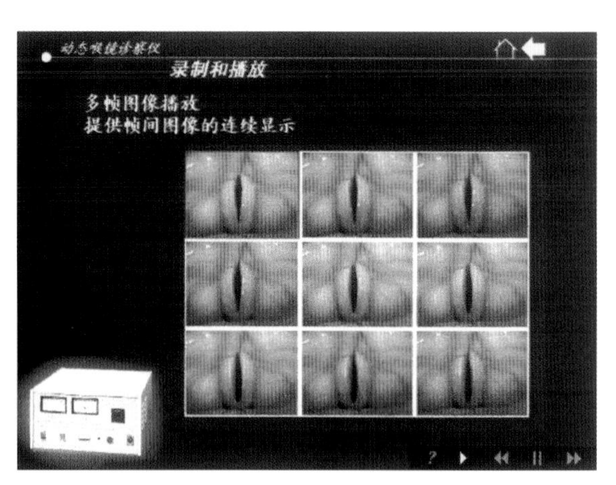

图 43-61　多帧图像显示

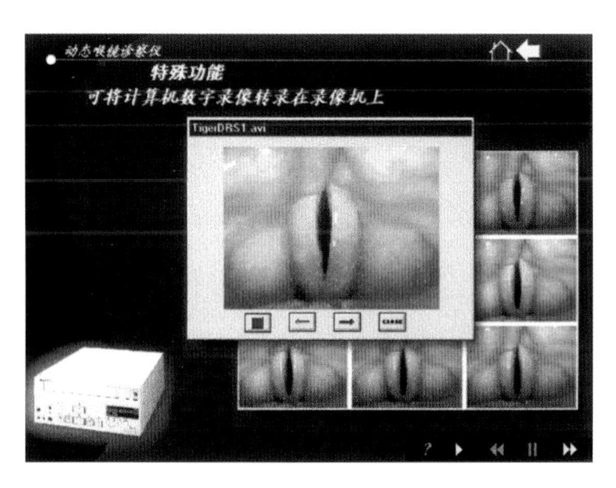

图 43-62　转换到录像机

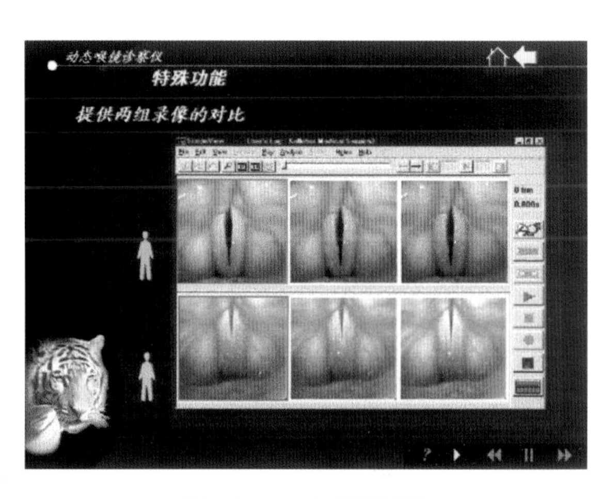

图 43-63　同屏比较

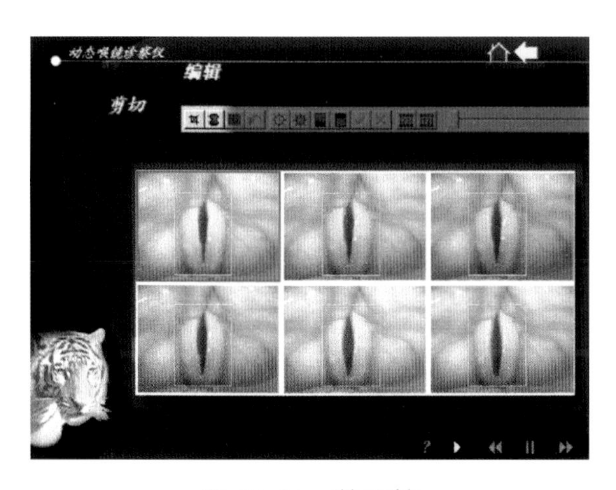

图 43-64　剪切前

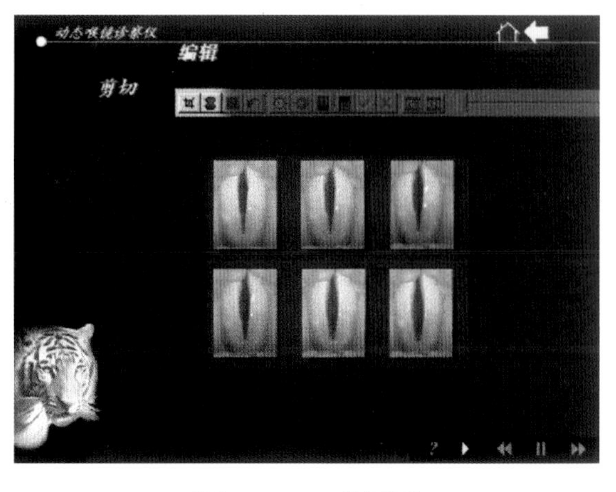

图 43-65　剪切后

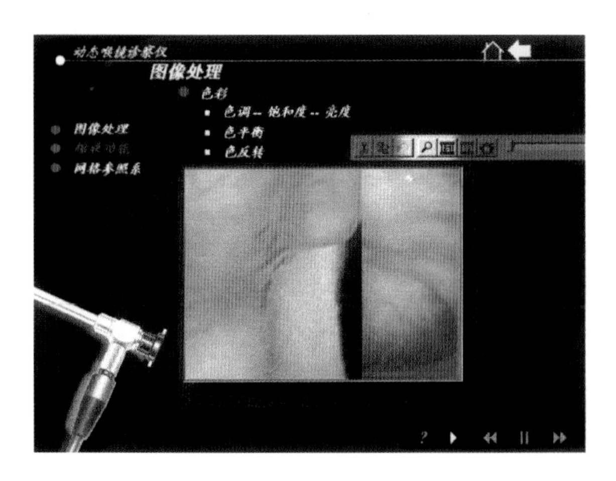

图 43-66　缩放

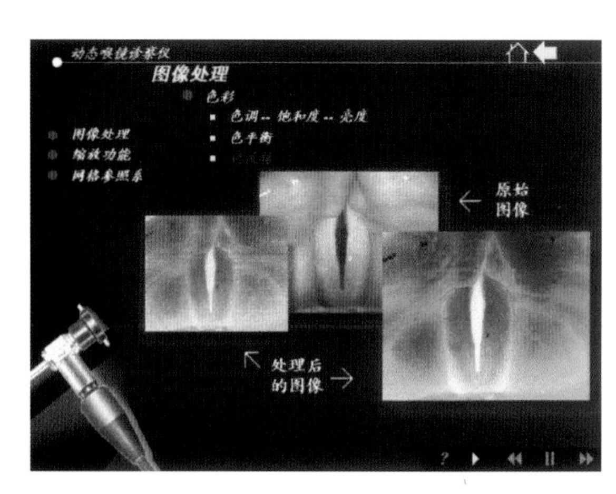

图 43-67　颜色反转

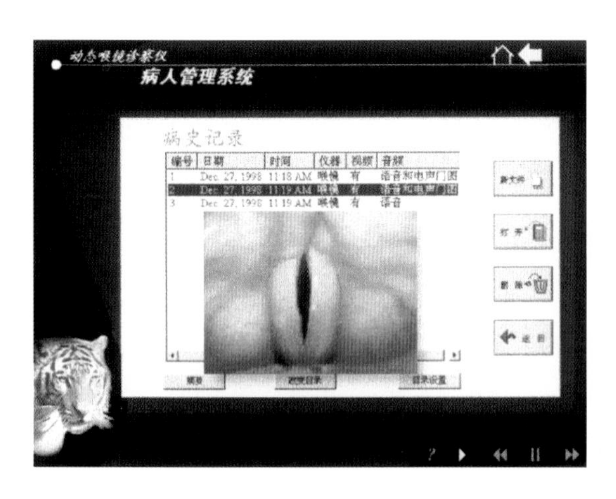

图 43-68　病人数据库

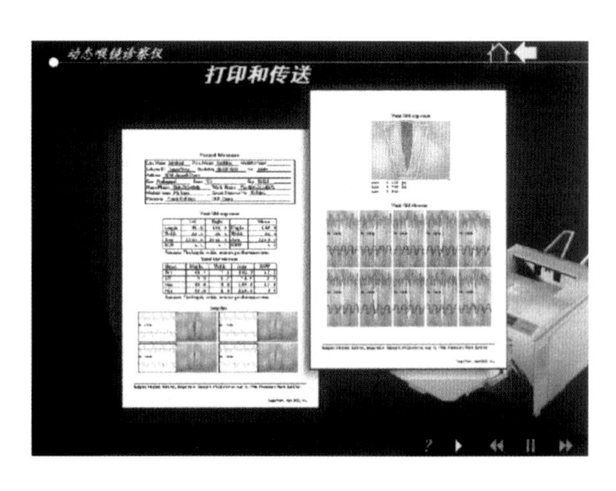

图 43-69　打印

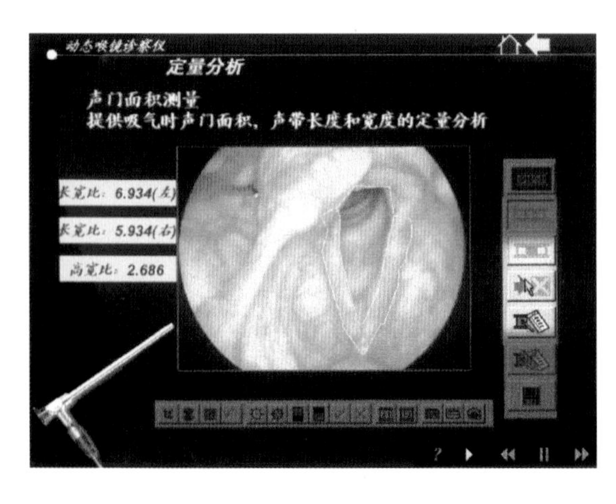

图 43-70　吸气相的分析

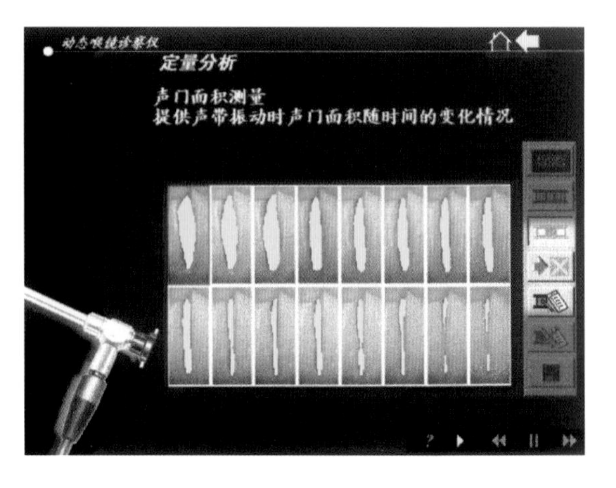

图 43-71　振动相的分析

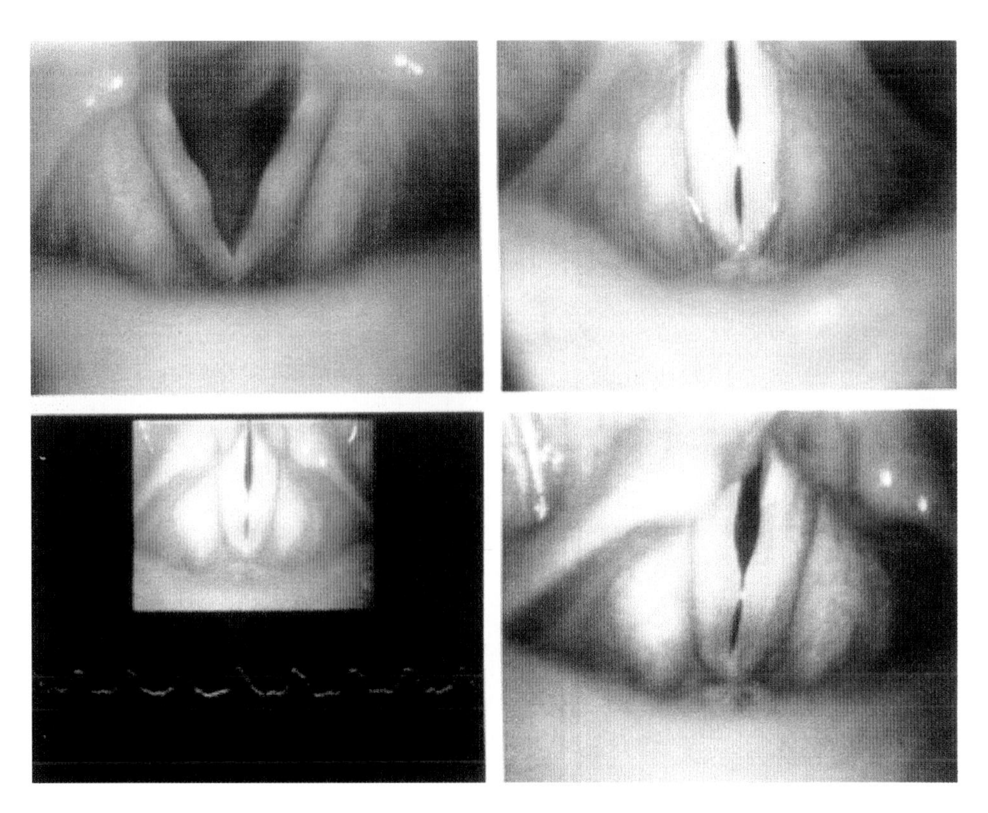

图 43-77　双侧硬性小结(动态喉镜和电声门图)

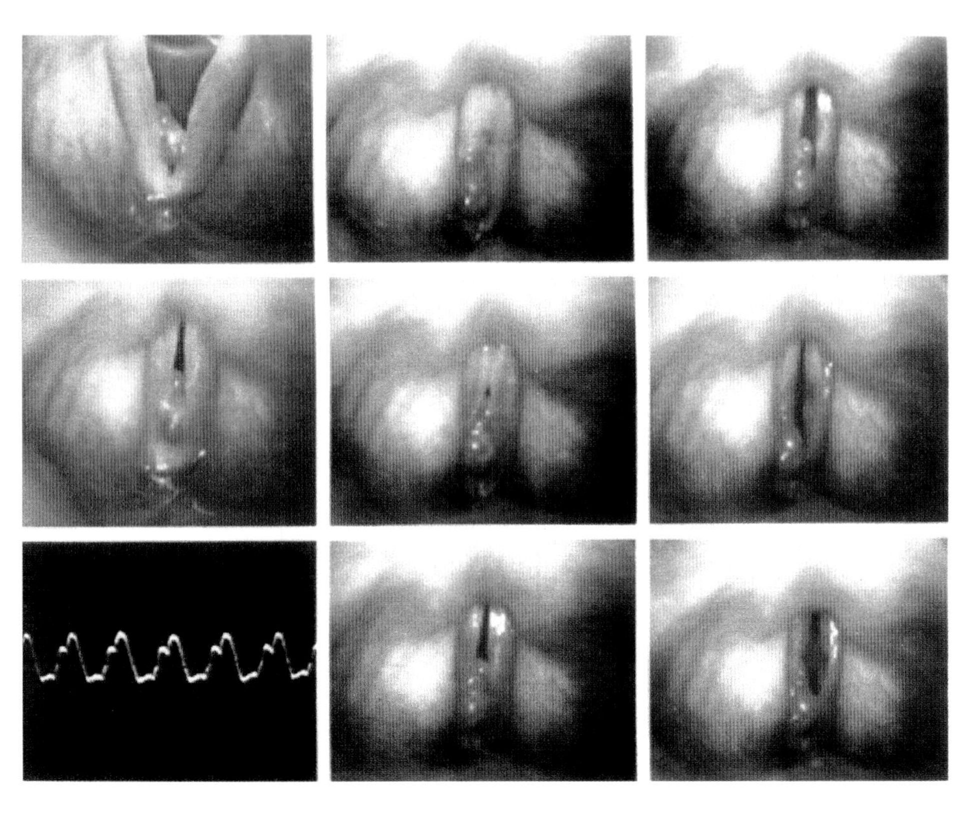

图 43-78　双叶血管性息肉(动态喉镜和电声门图)

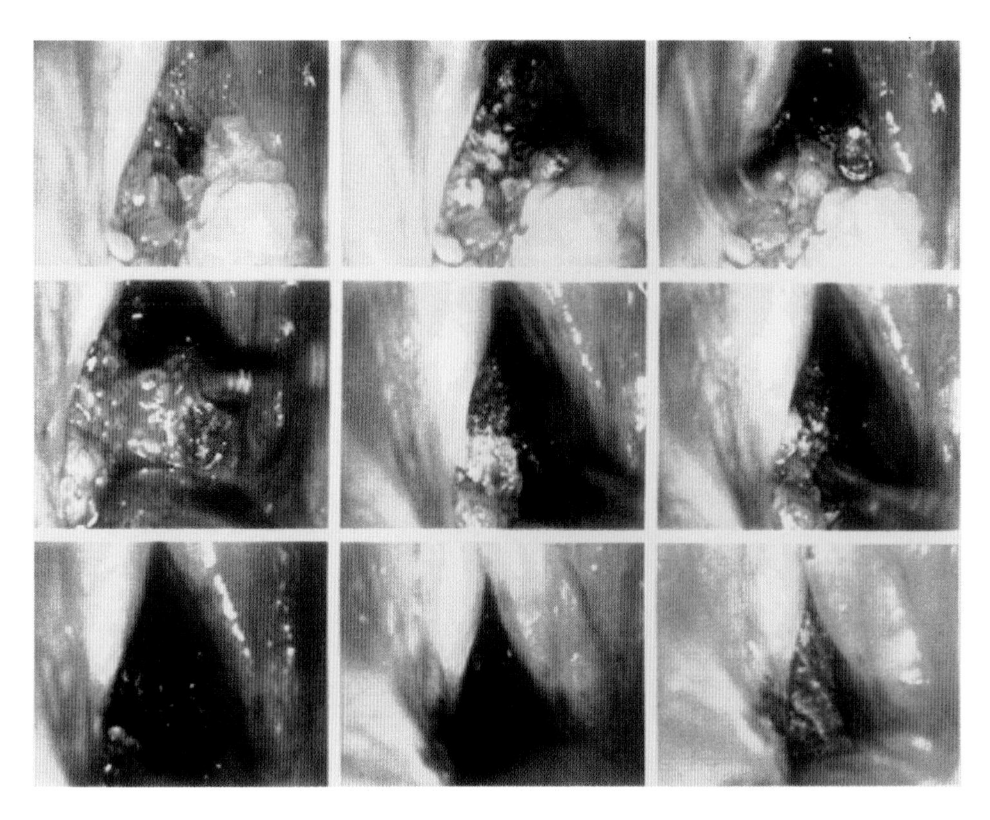

图 43-79　乳头状瘤(激光手术的 9 个步骤)

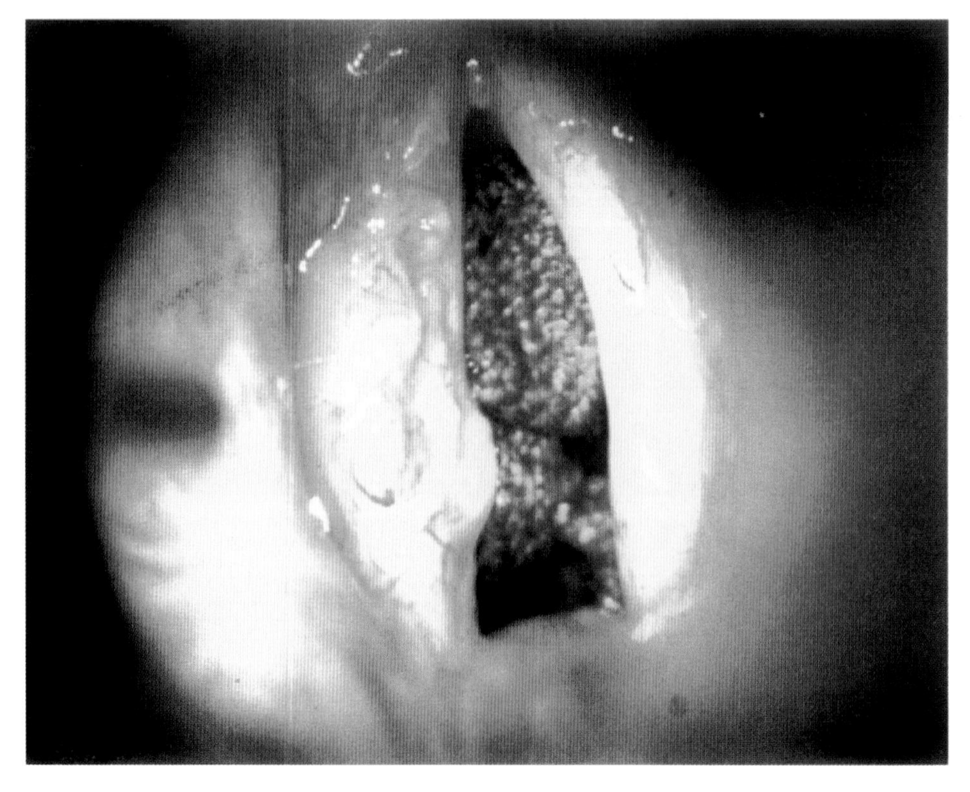

图 43-80　癌(T_2N_0，类型 III)

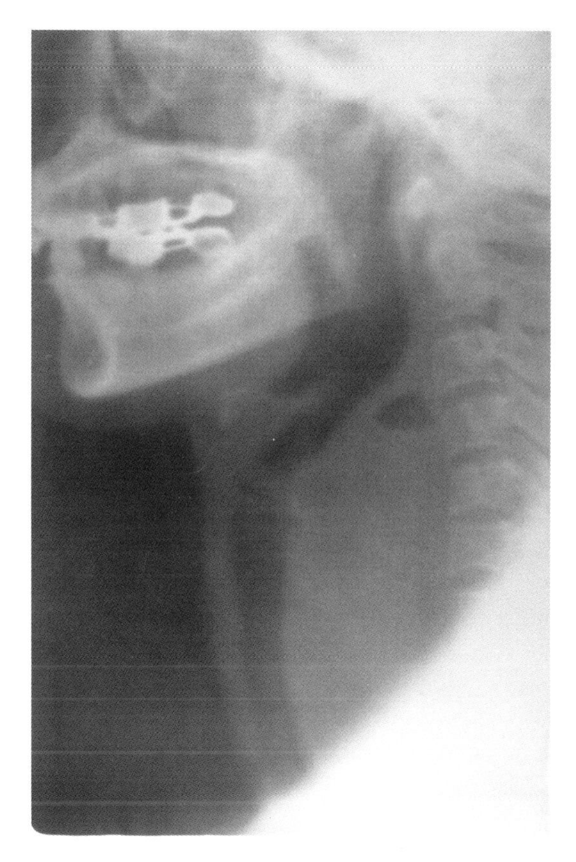

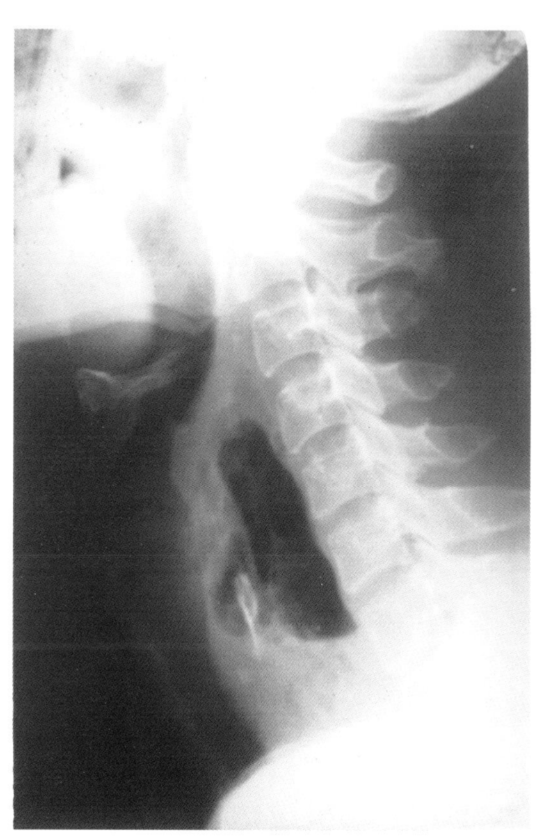

图45-9　食管周围脓肿

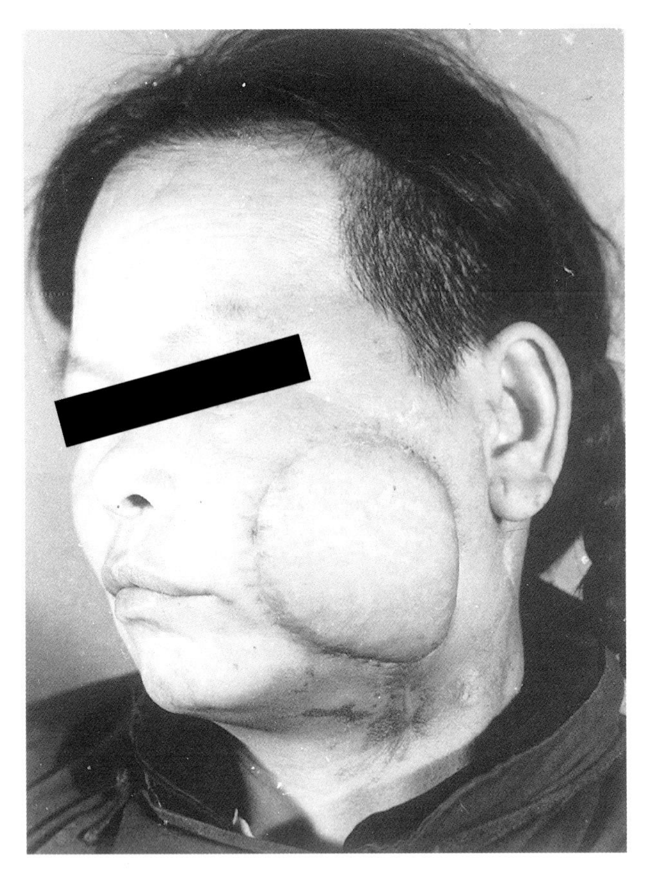

图 47-6　转移性肌皮瓣修复面颊部缺损

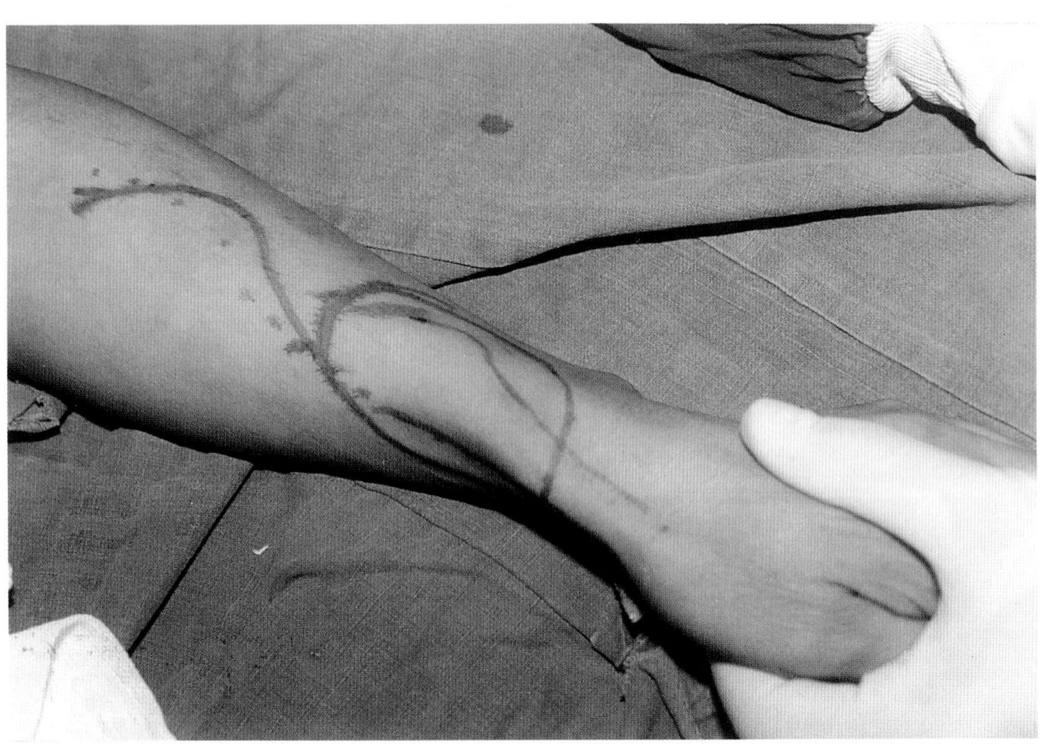

图 47-10　前臂皮瓣

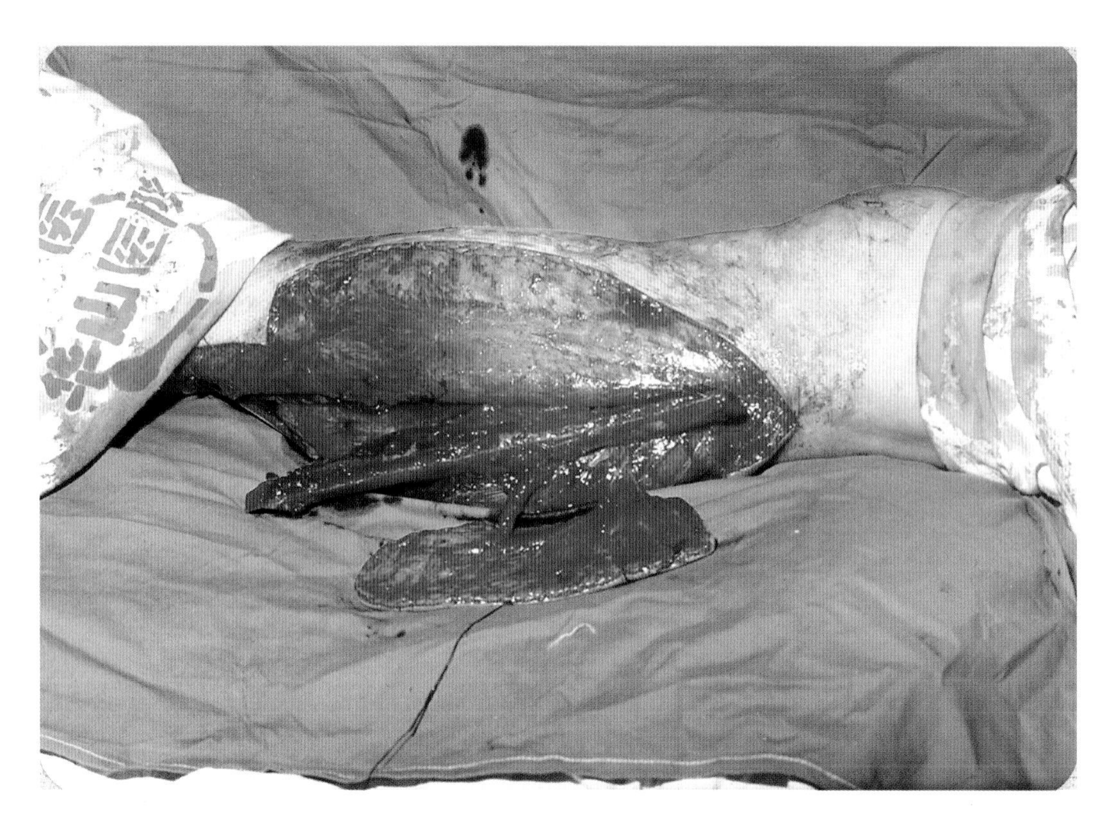

图 47-12　腓骨骨皮瓣

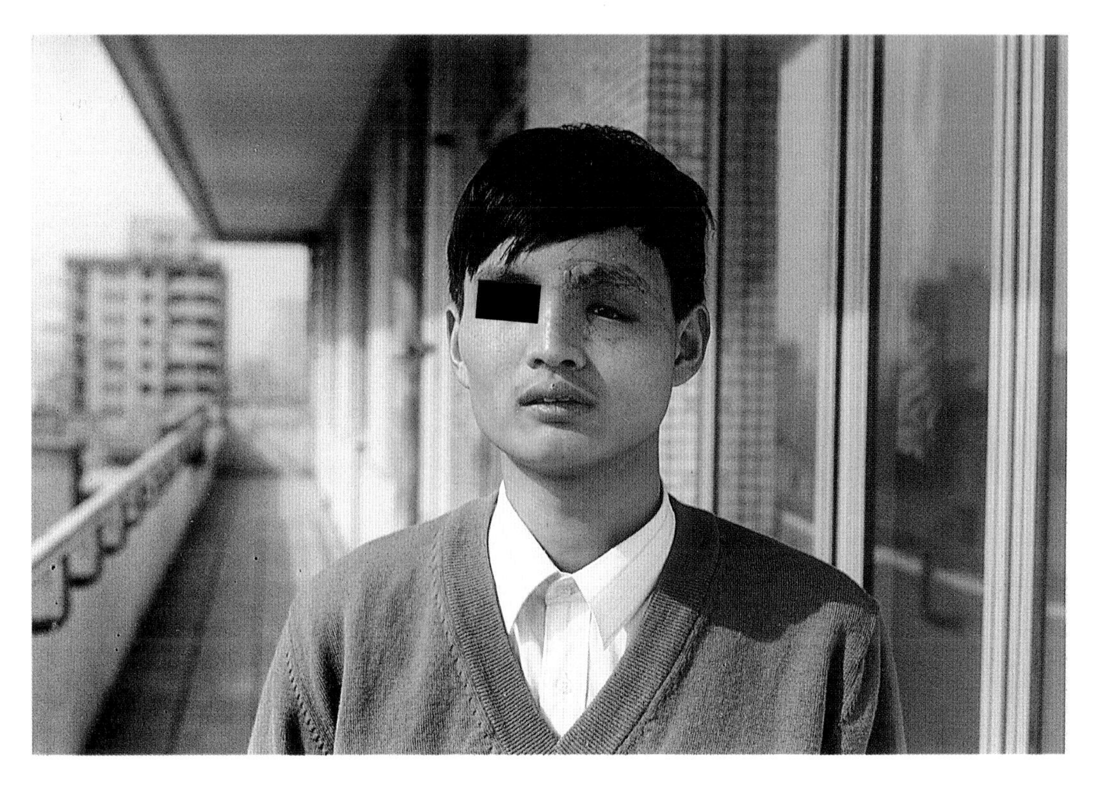

图 51-4　眶底骨折，眼球下陷

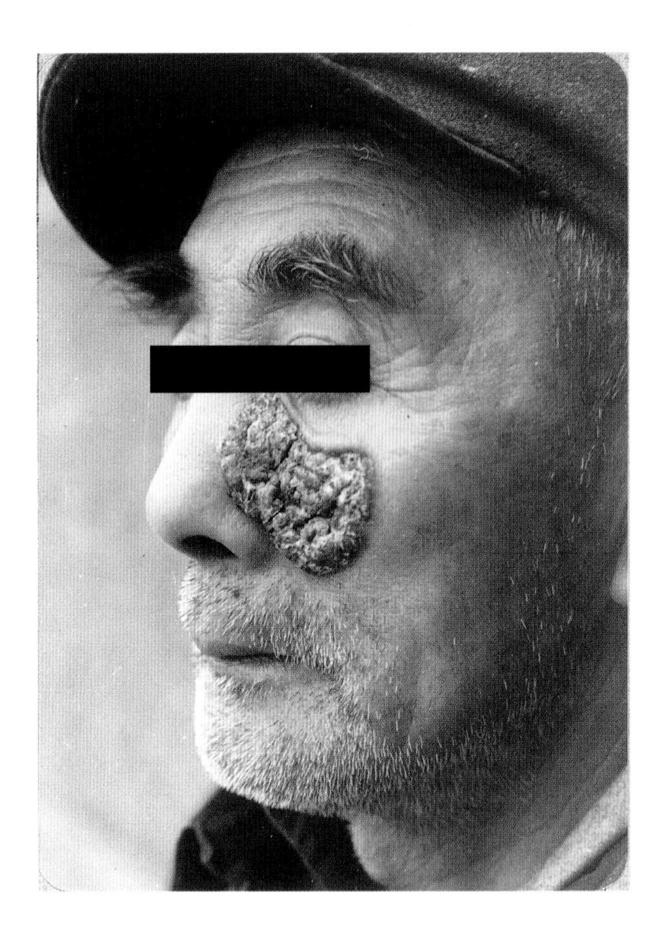

图 52-1　面部基底细胞癌

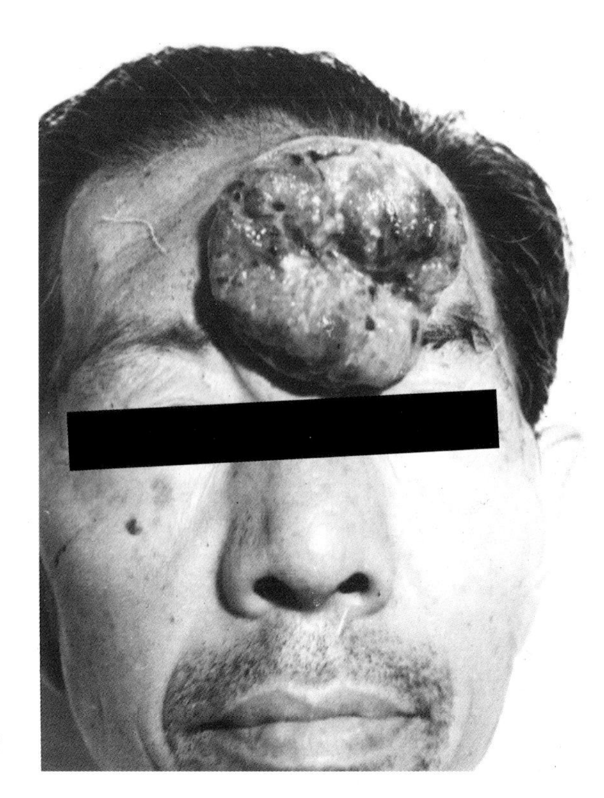

图 52-2　面部鳞状细胞癌

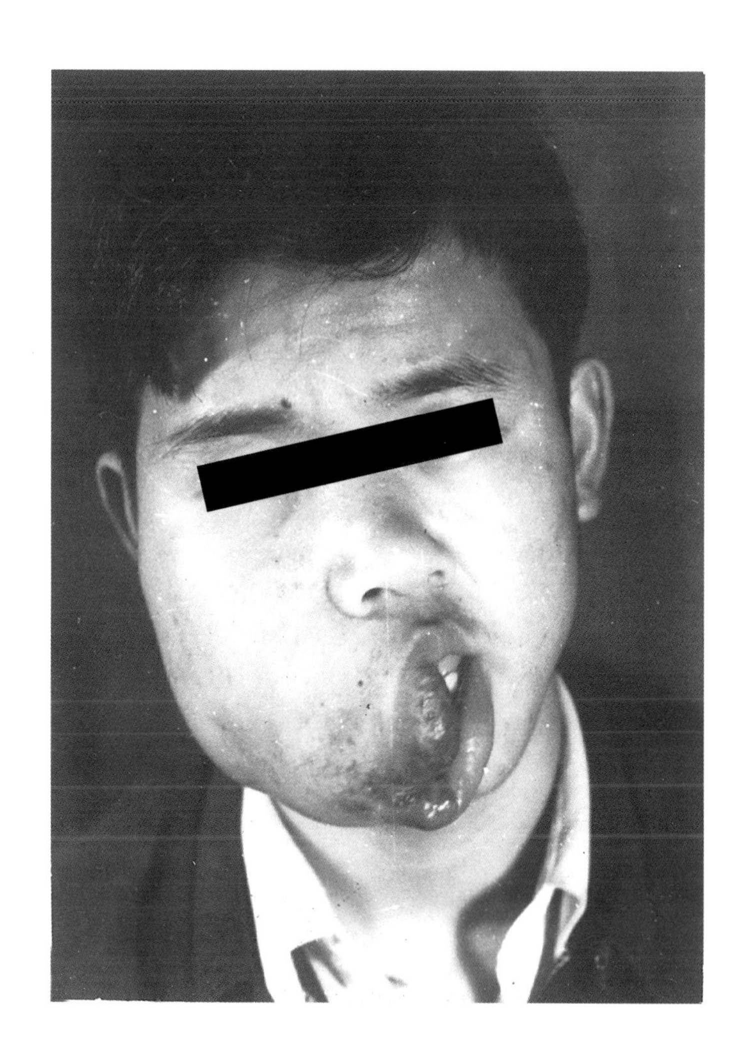

图 52-3　面部海绵型血管瘤

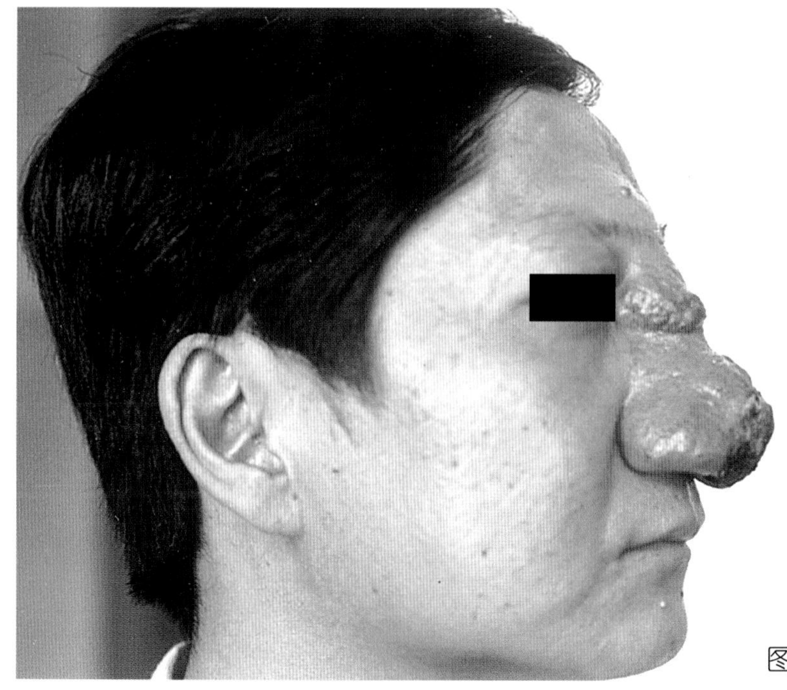

图 52-4　面部蔓状血管瘤

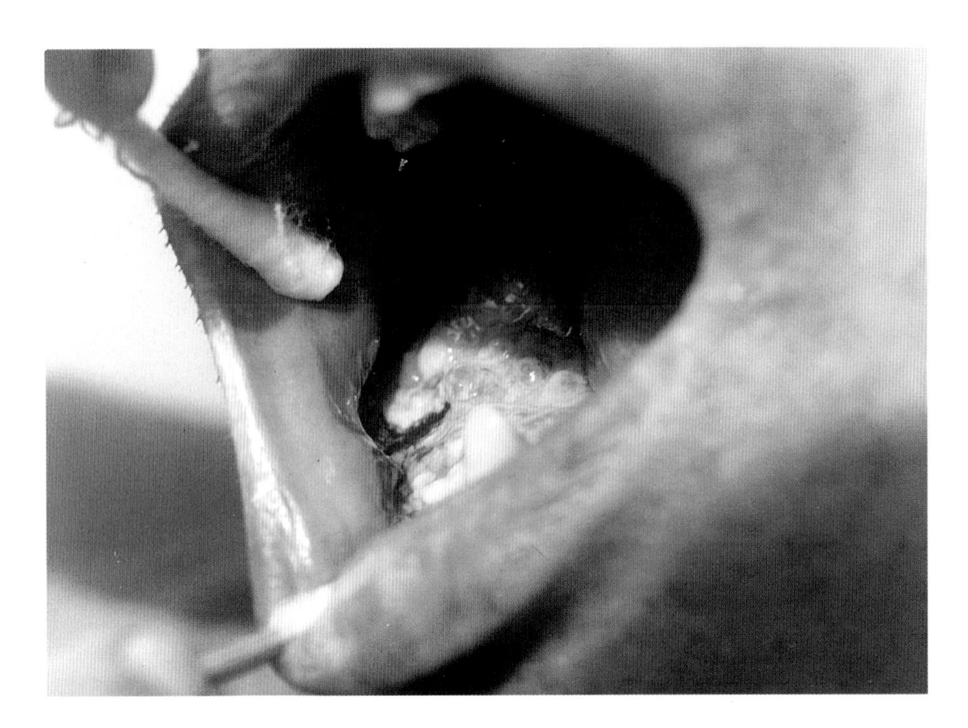

图 52-5　口内淋巴管瘤

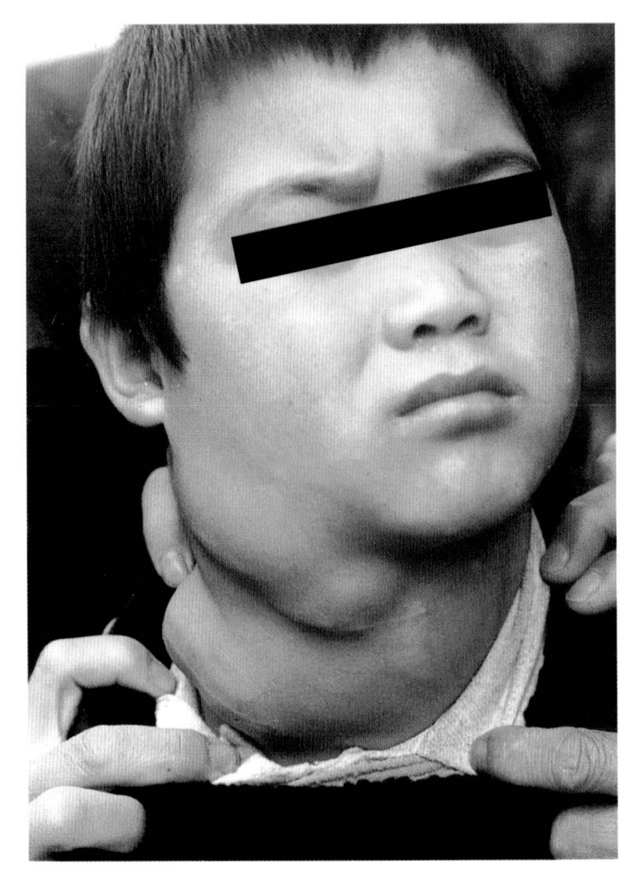

图 52-6　颈侧囊性淋巴管瘤(囊状水瘤)

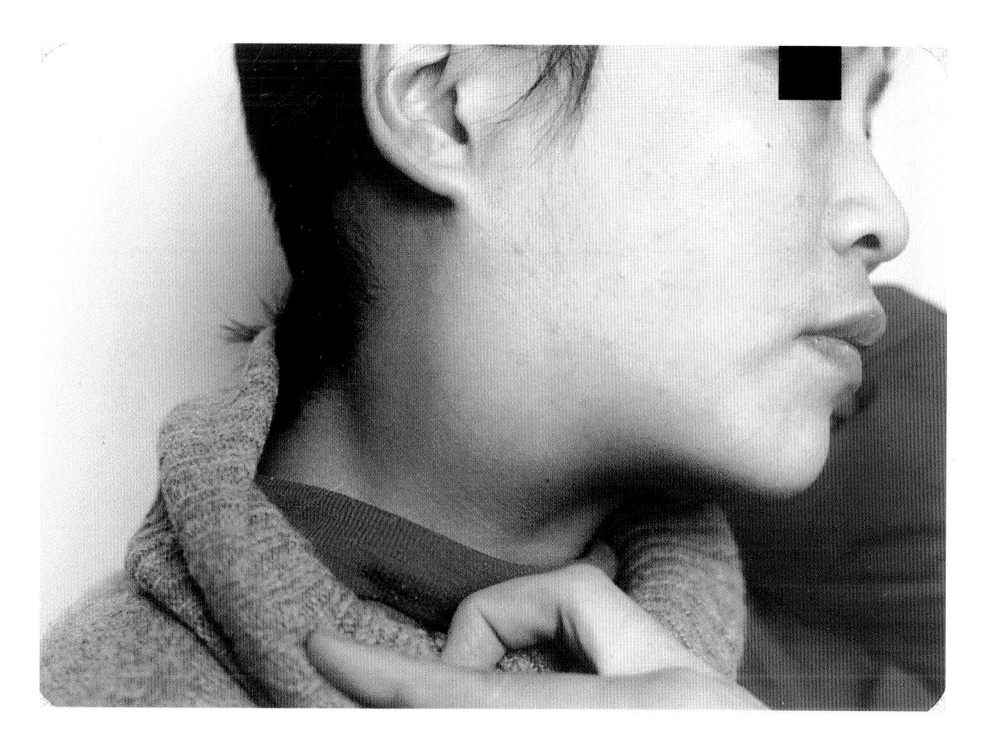

图 52-8　颈侧鳃裂囊肿

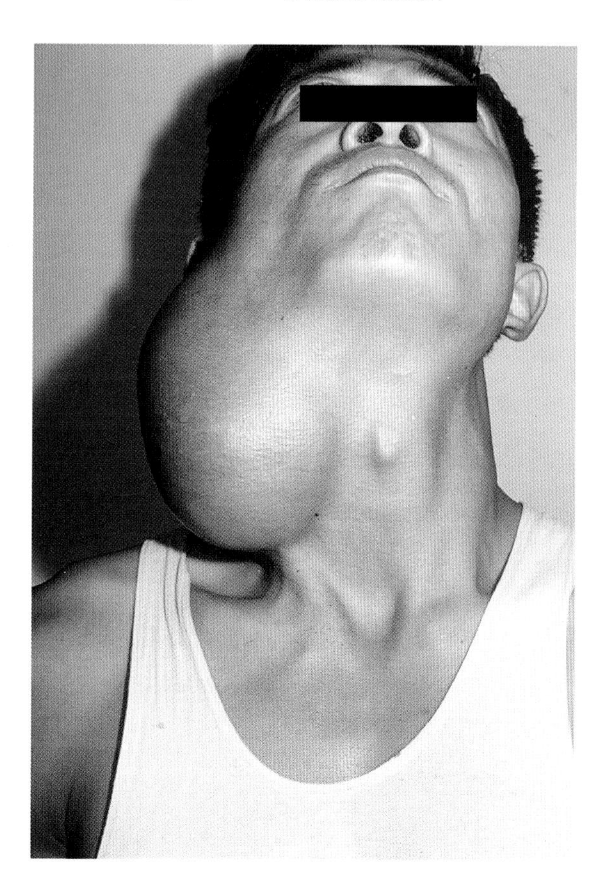

图 52-9　颈侧部神经鞘瘤

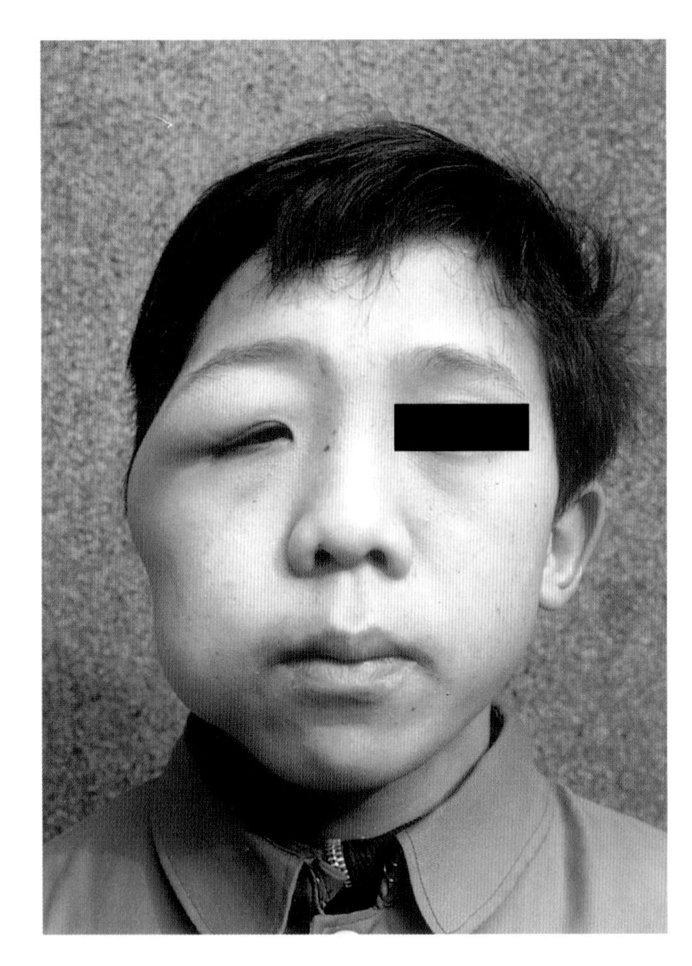

图 52-10　面部神经纤维瘤

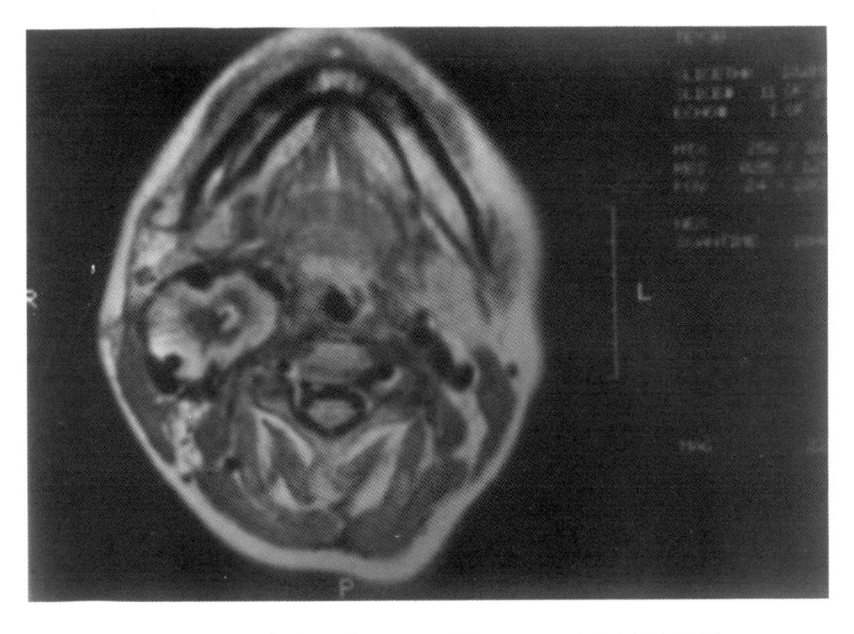

图 52-11　颈动脉体瘤 MRI 示颈外、内动脉被肿瘤推开

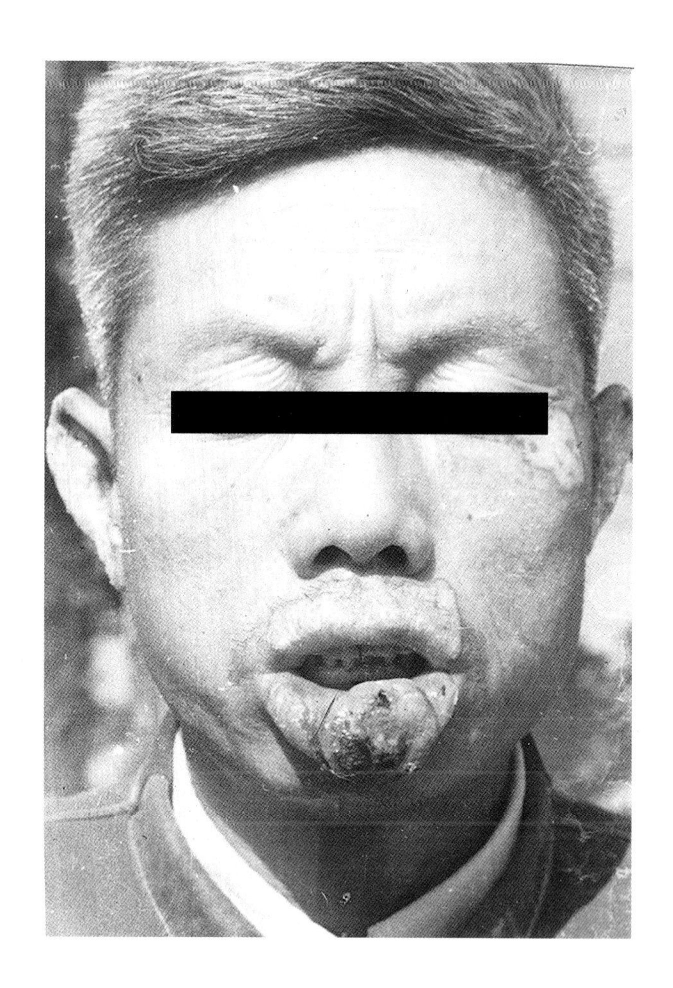

图 53-2　唇癌

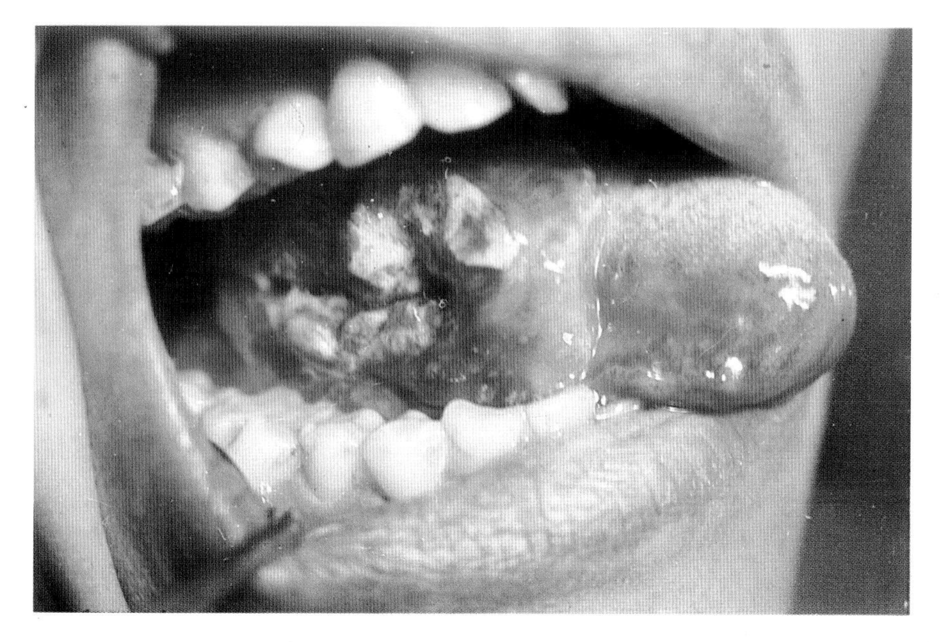

图 53-3　舌癌

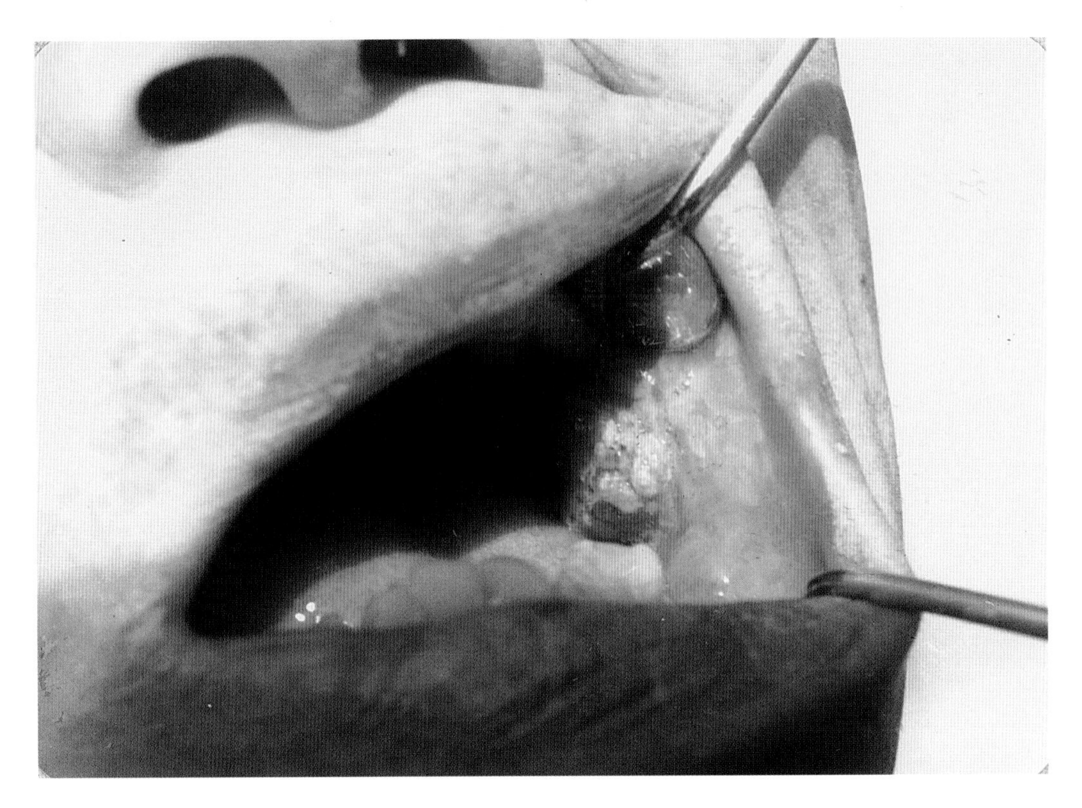

图 53-4 颊粘膜癌

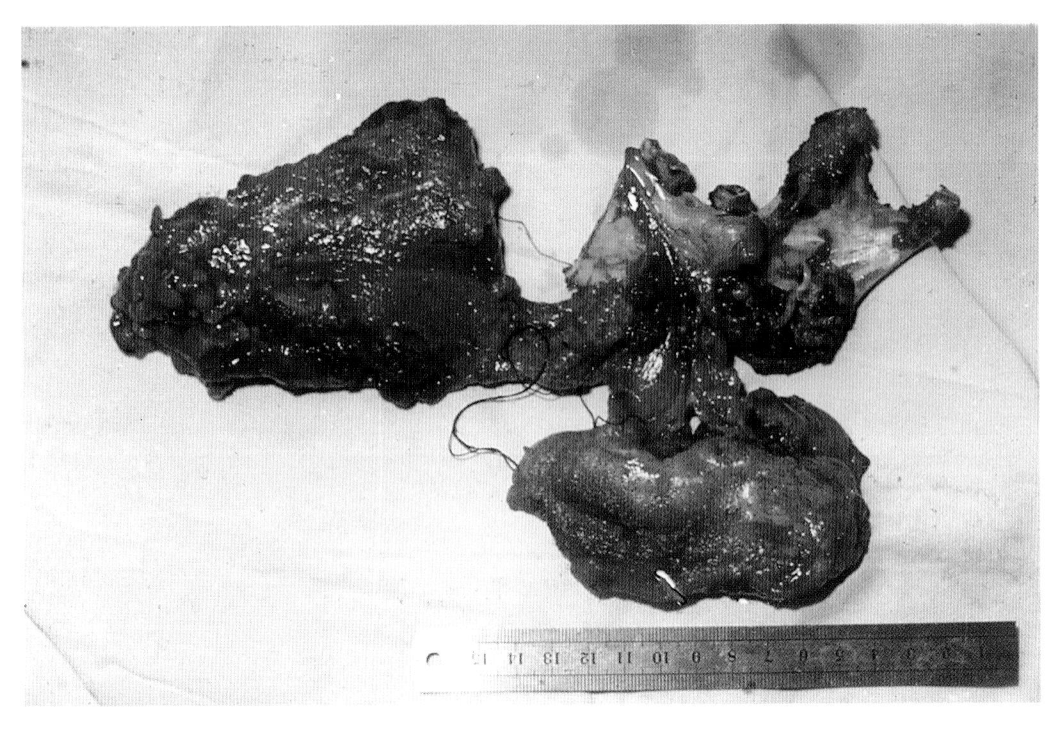

图 53-5 舌颌颈联合根治标本

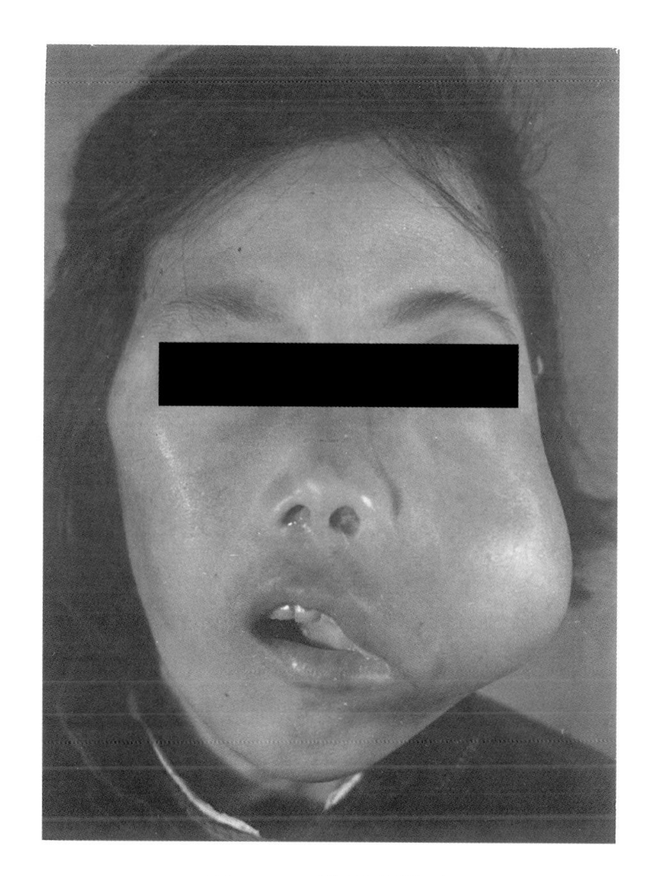

图 54-3　造釉细胞瘤

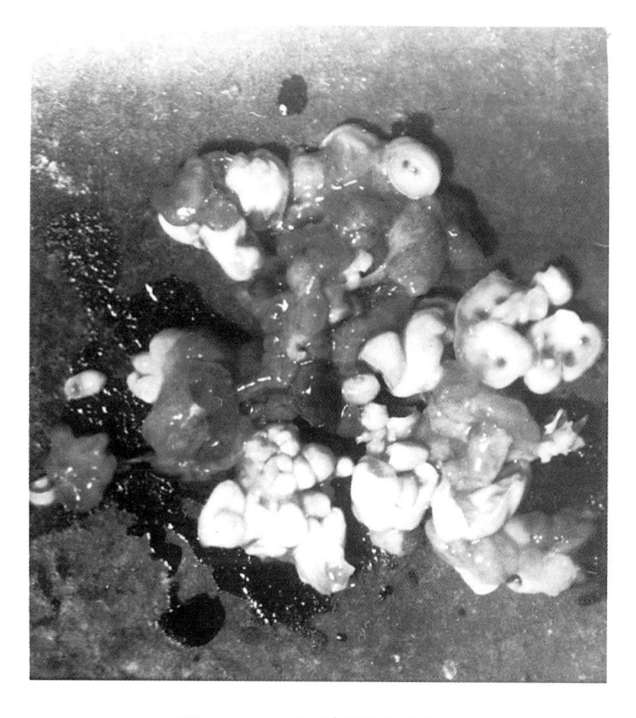

图 54-4　牙瘤组织标本

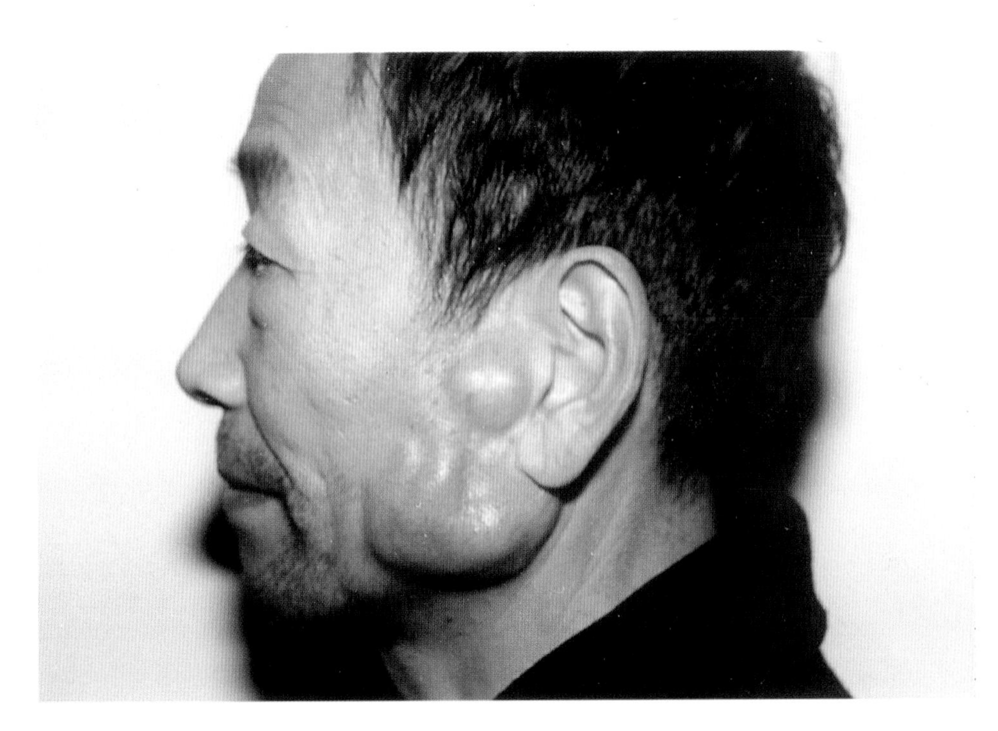

图 55-1　复发腮腺混合瘤，呈多个结节

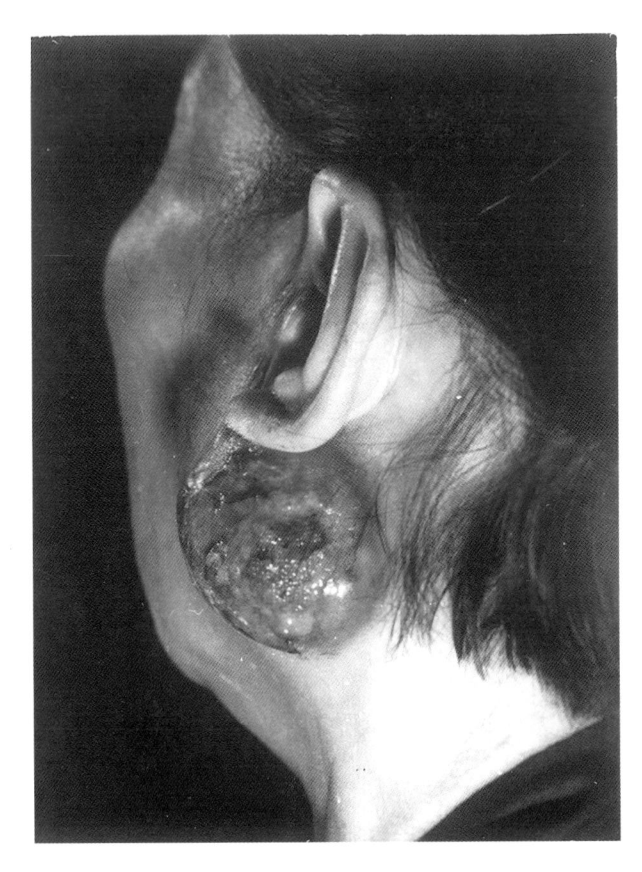

图 55-2　腮腺癌累及皮肤

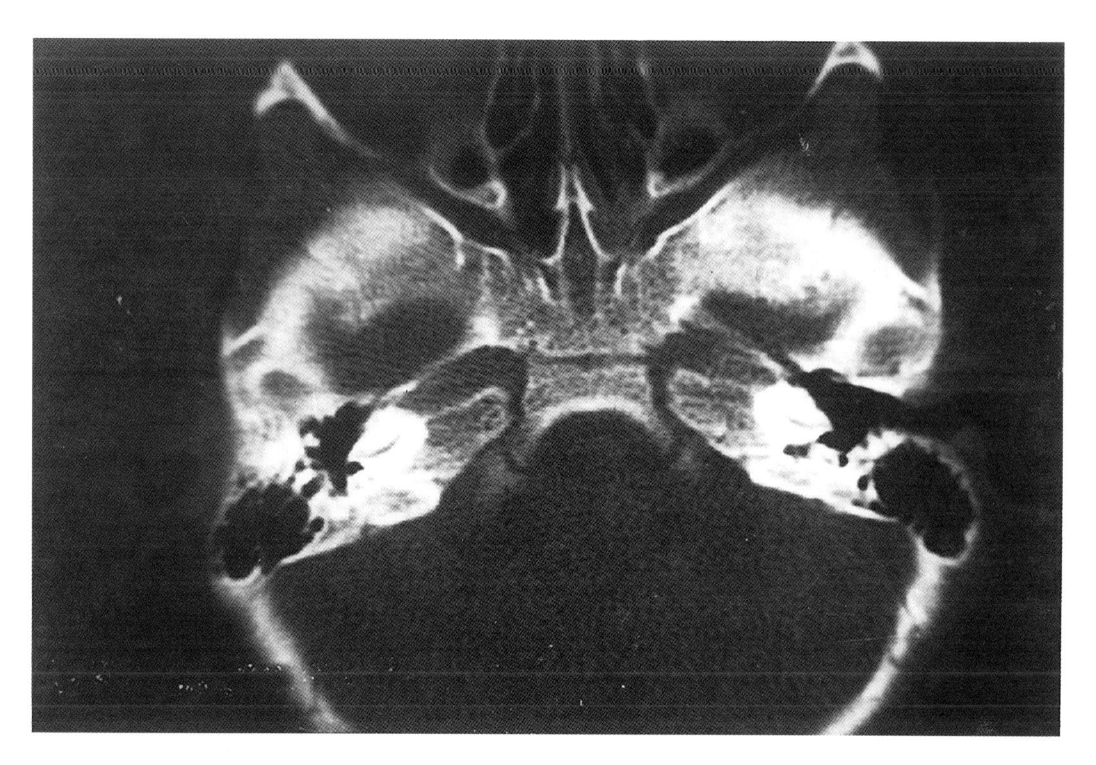

图 73-9　先天性外耳道闭锁 CT 图

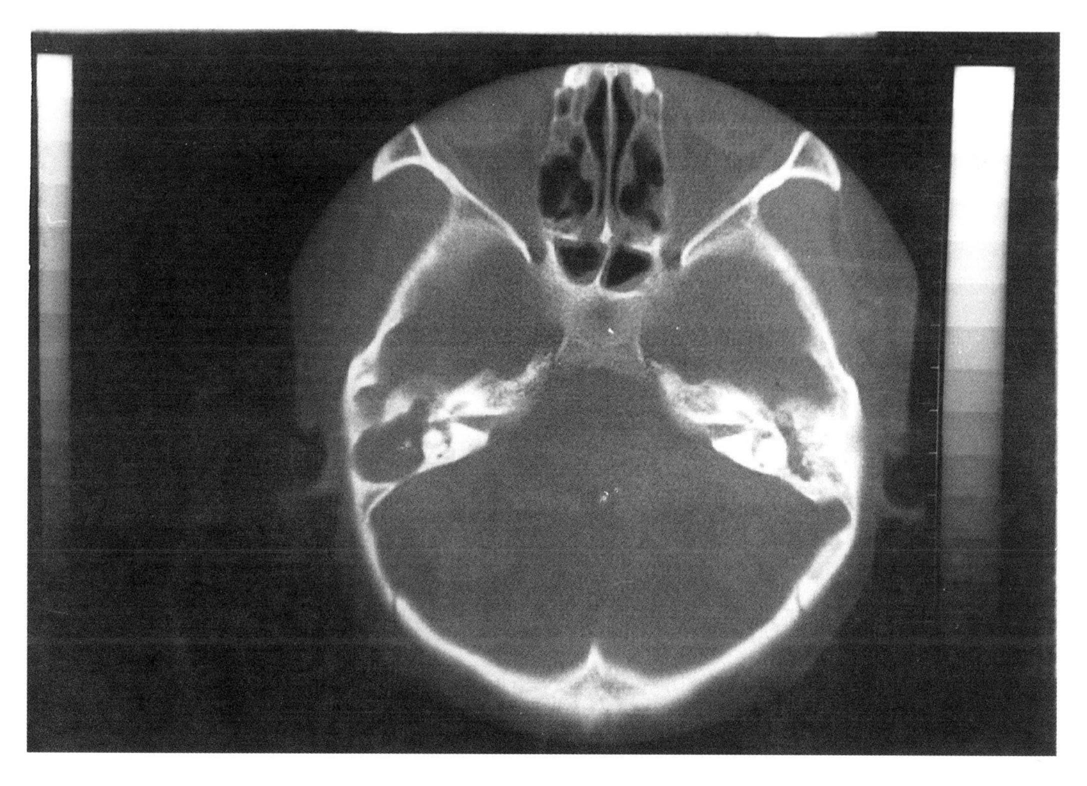

图 73-10　A. 乳突胆脂瘤横断面 CT 图

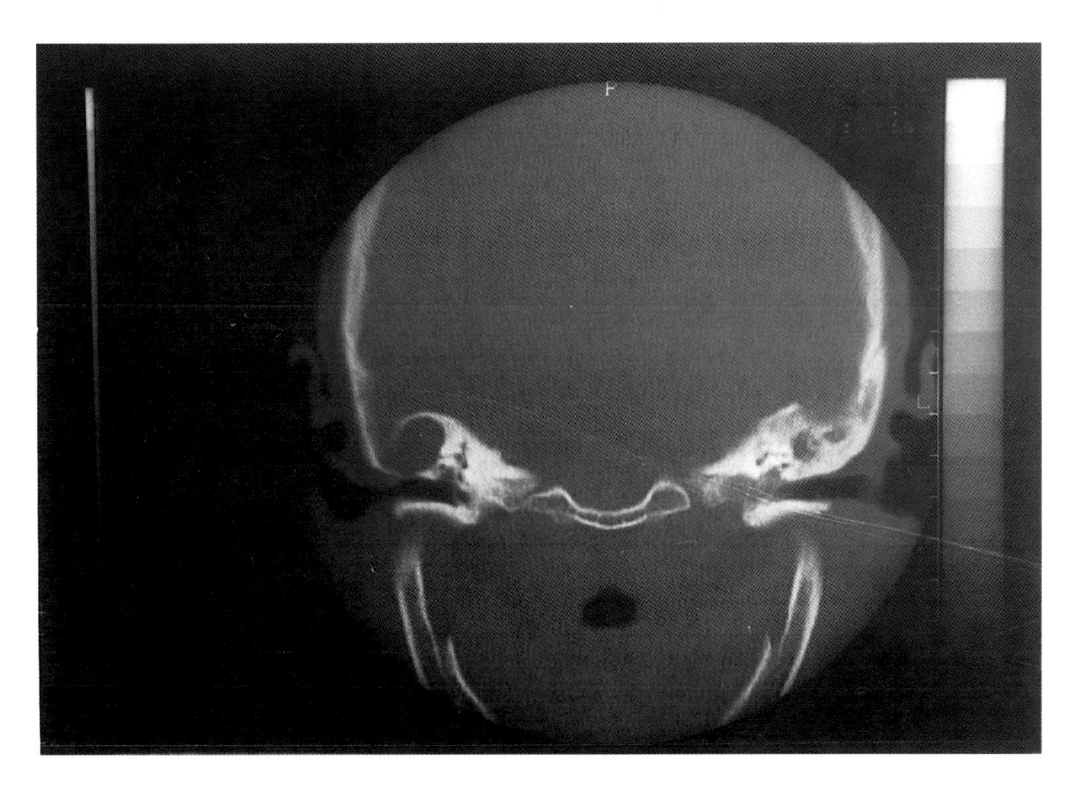

图 73-10　B. 乳突胆脂瘤冠状面 CT 图

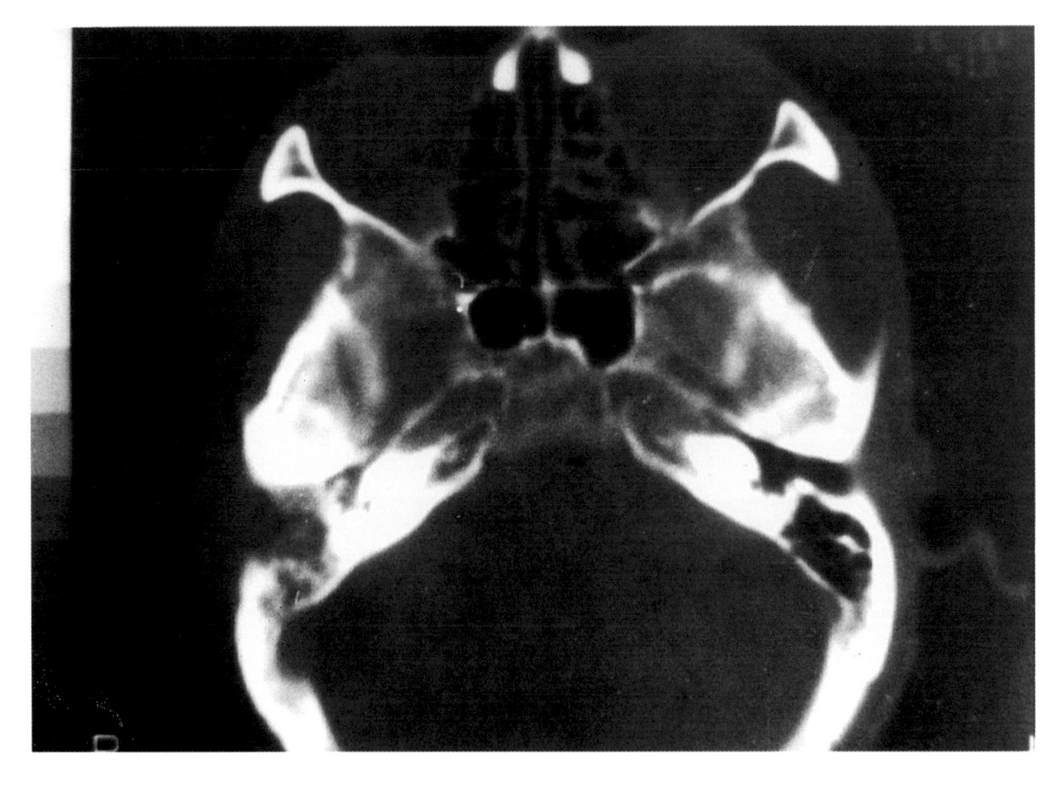

图 73-11　外耳道癌的 CT 图

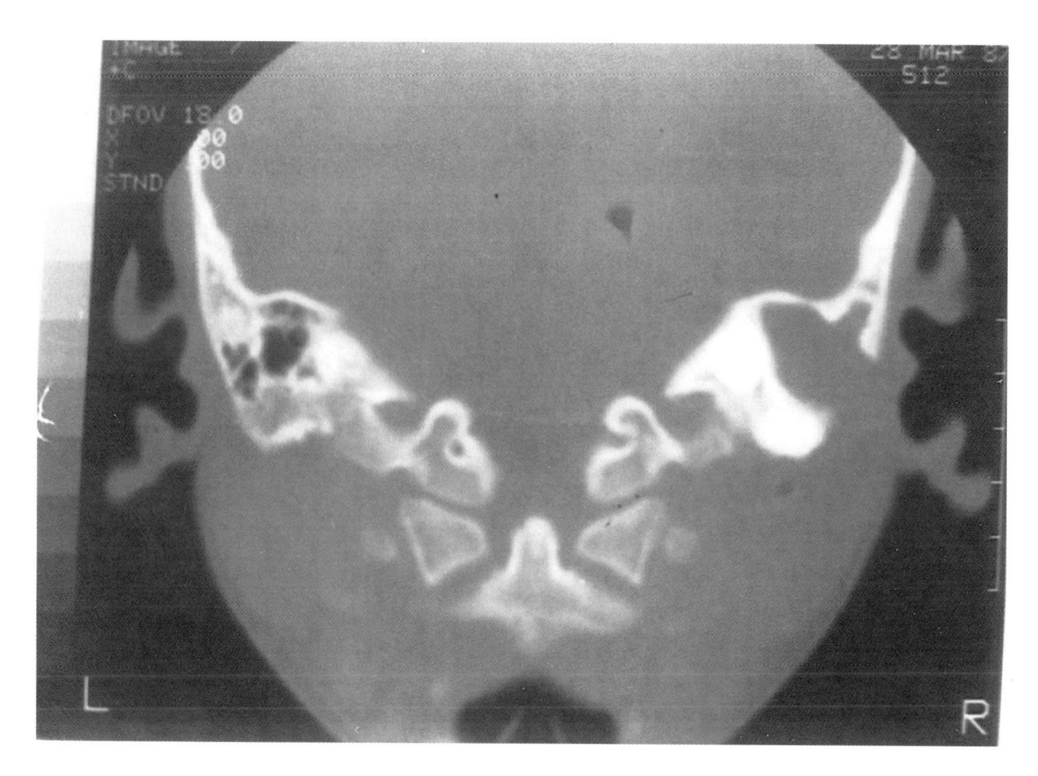

图 73-12　A. 先天性胆脂瘤冠状面

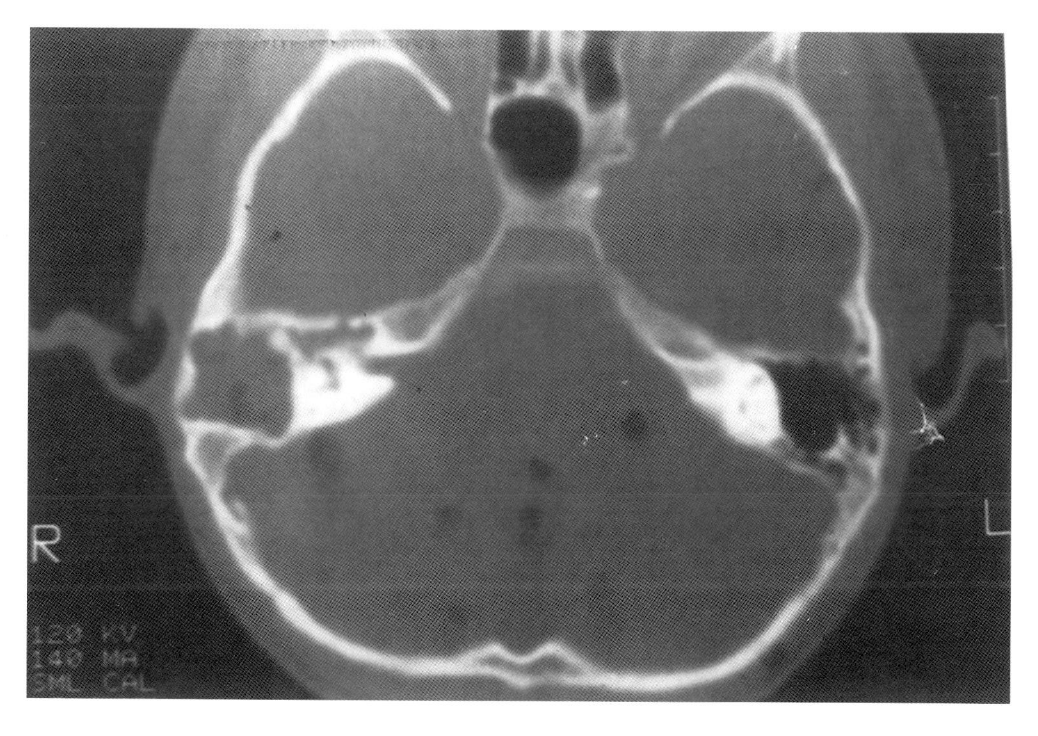

图 73-12　B. 先天性胆脂瘤横断面

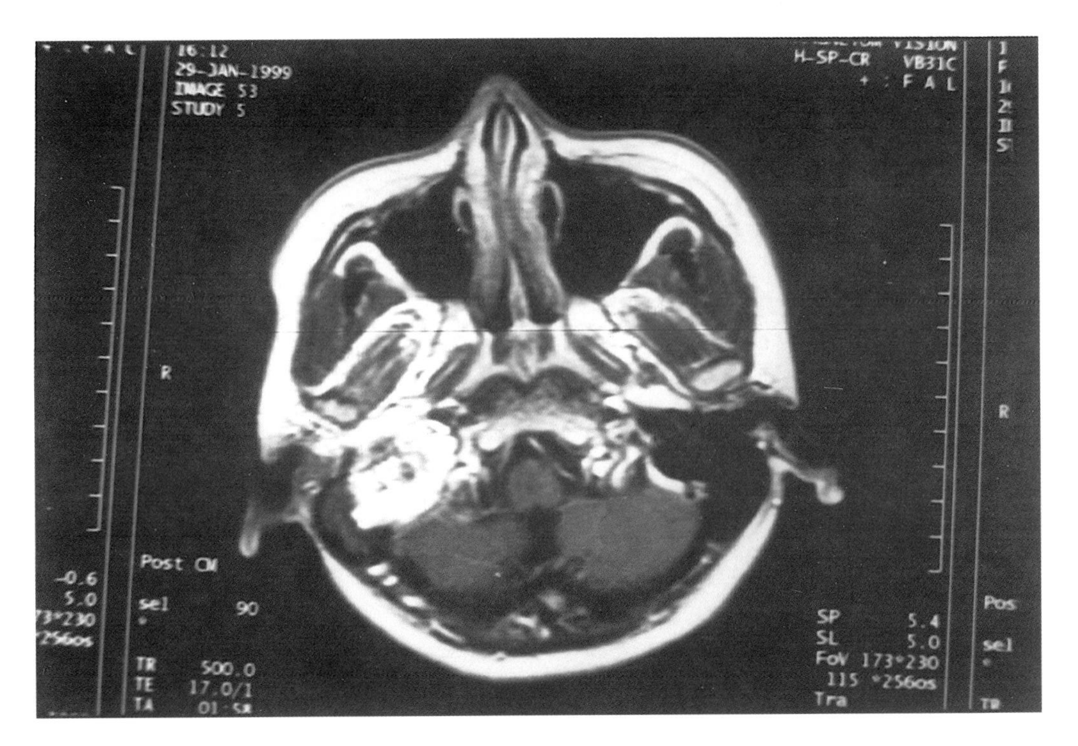

图 73-13 A. 颈静脉球瘤的 MRI 图，T_1W

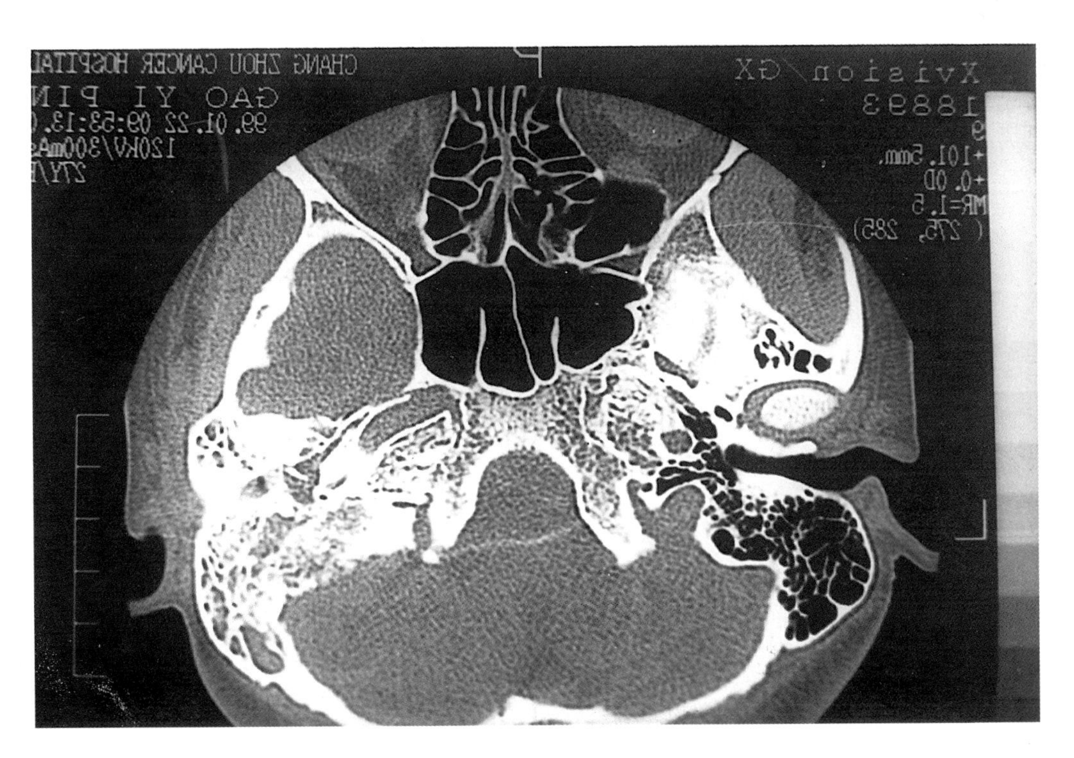

图 73-13 B. 颈静脉球瘤的 CT 图

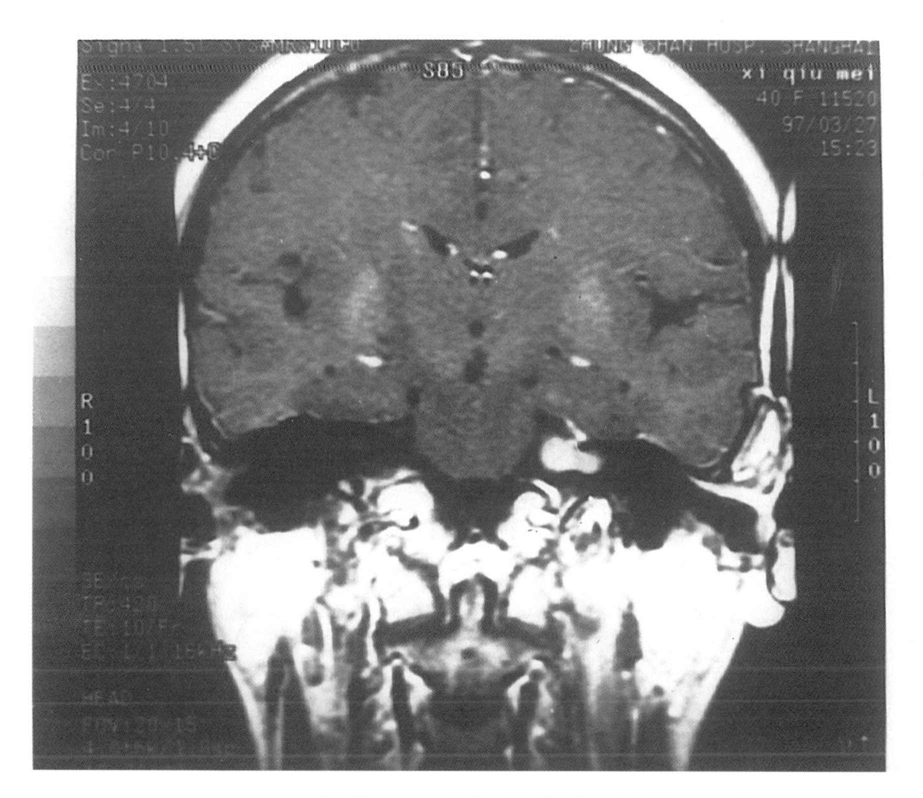

图 73-14　听神经瘤的 MRI 图，T_1W

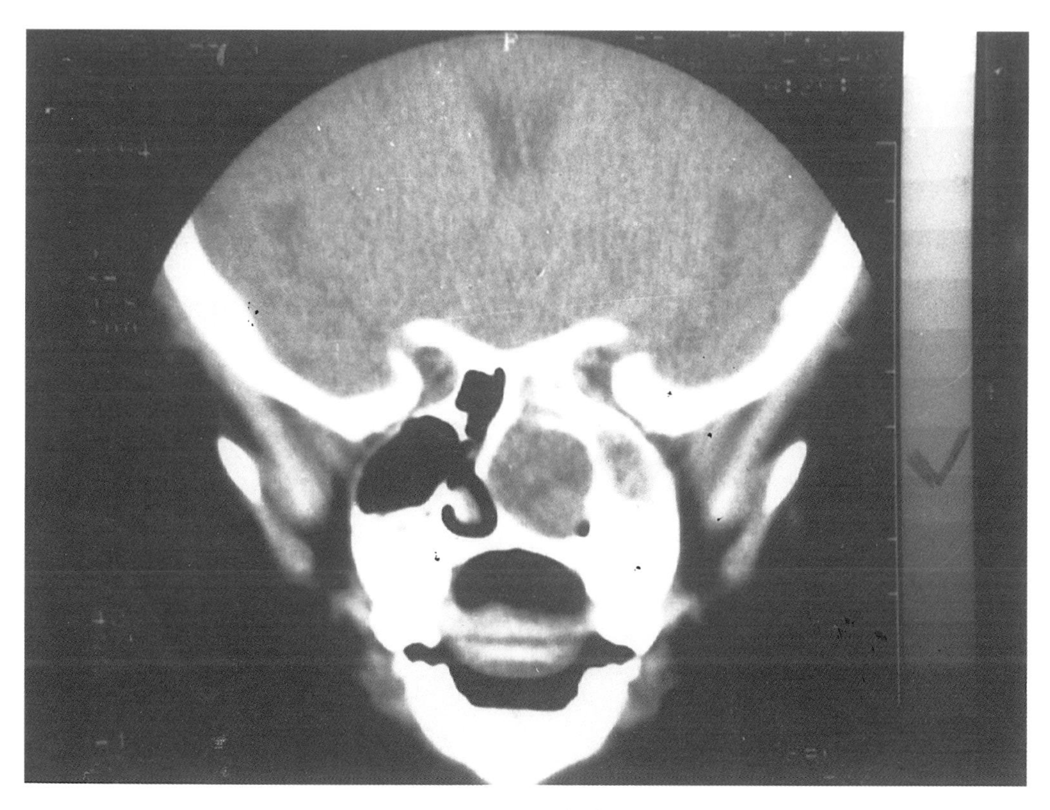

图 73-21　脑膜脑膨出的 CT 图

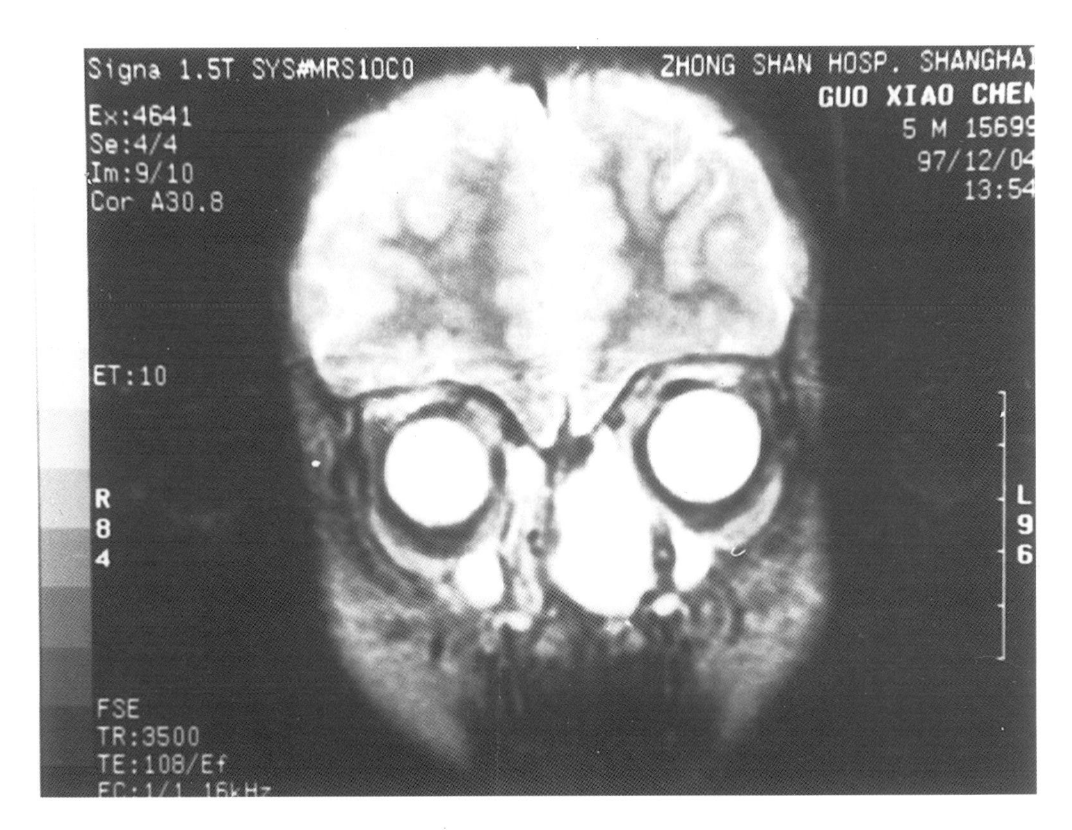

图 73-22　脑膜脑膨出的 MRI 图

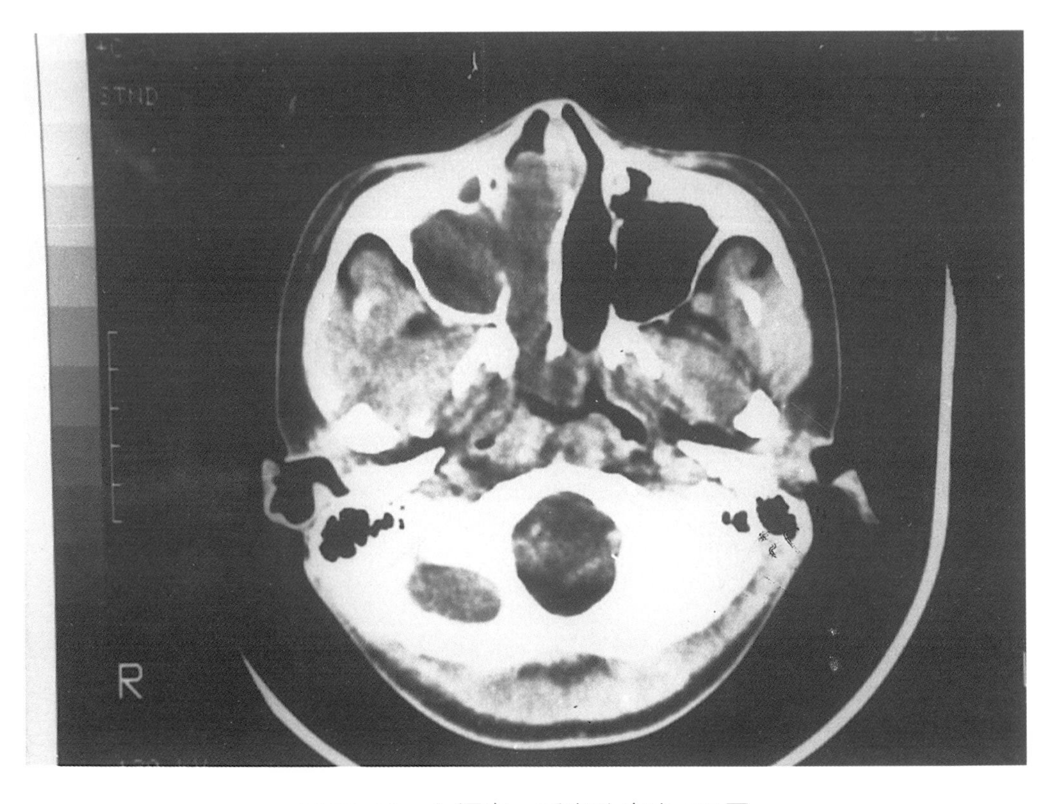

图 73-23　上颌窦－后鼻孔息肉 CT 图

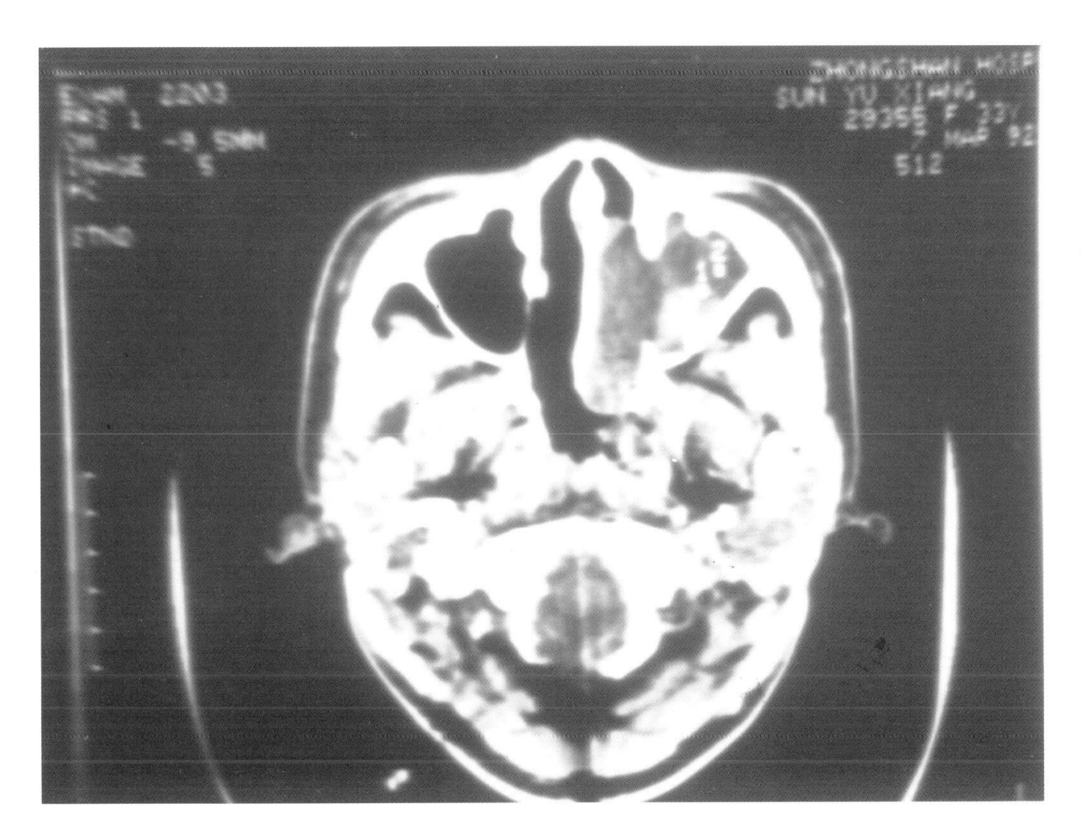

图 73-24　上颌窦出血坏死性息肉 CT 图

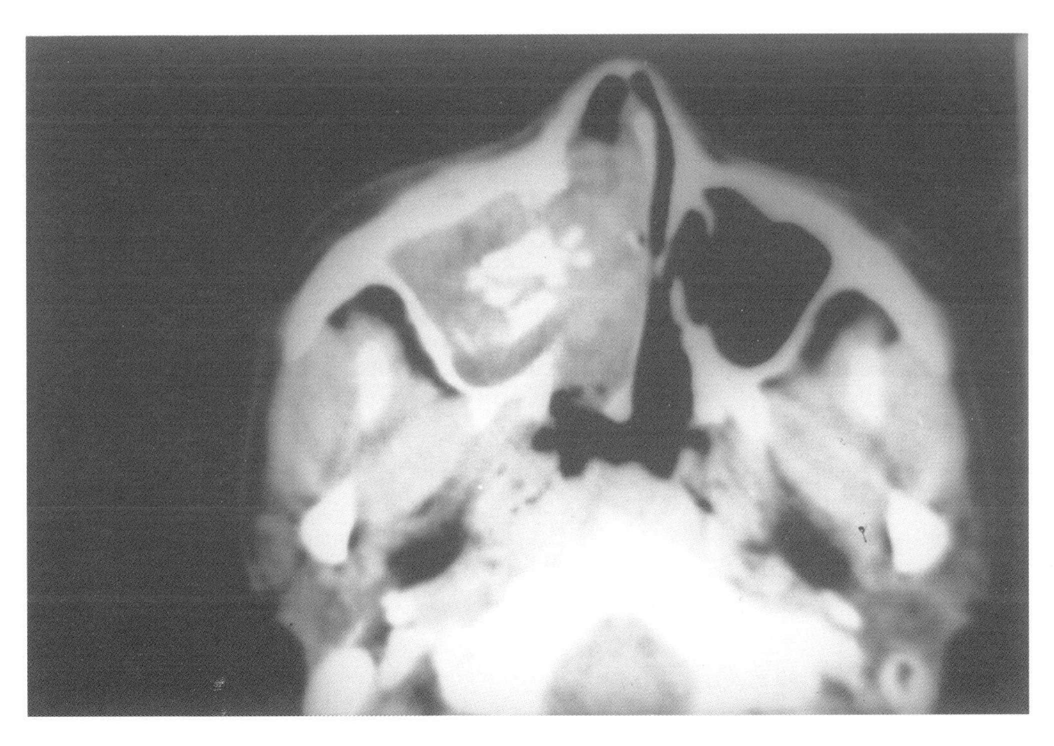

图 73-25　上颌窦真菌病的 CT 图

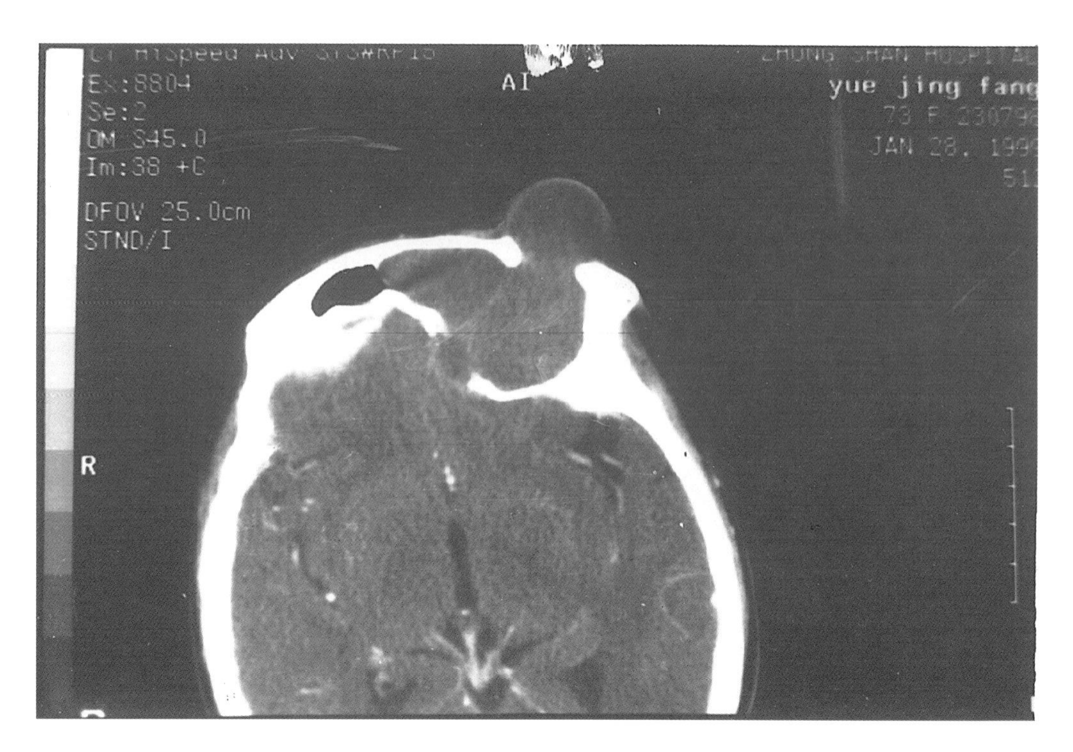

图 73-26　额窦粘液囊肿横断面 CT 图

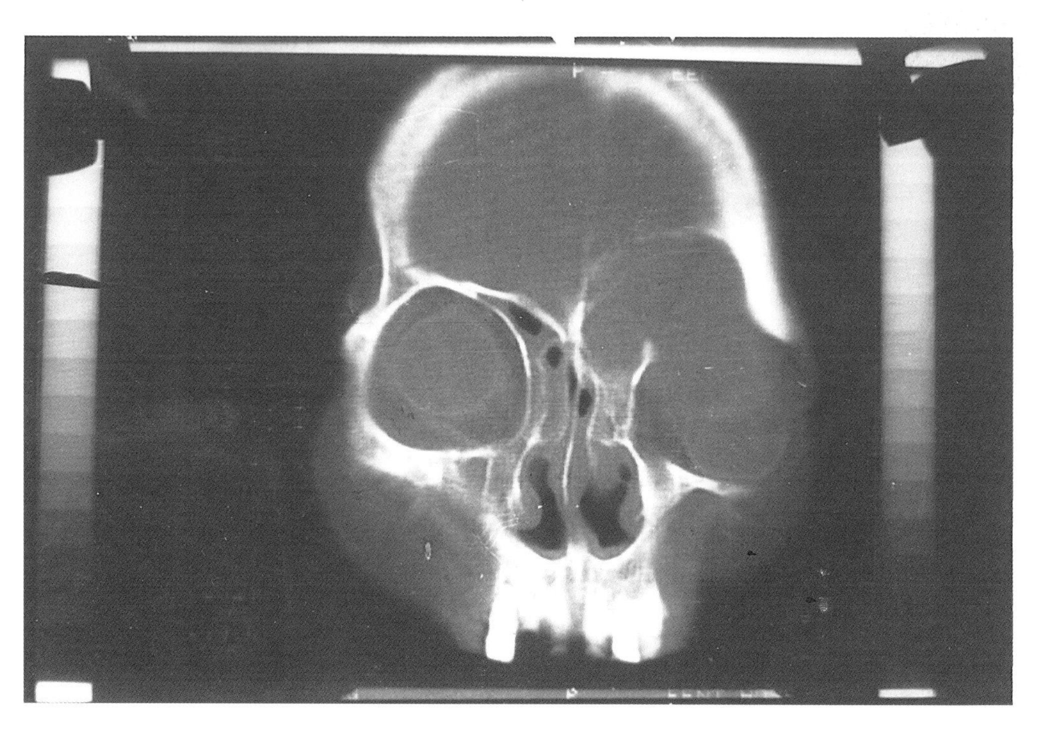

图 73-27　额窦粘液囊肿冠状面 CT 图

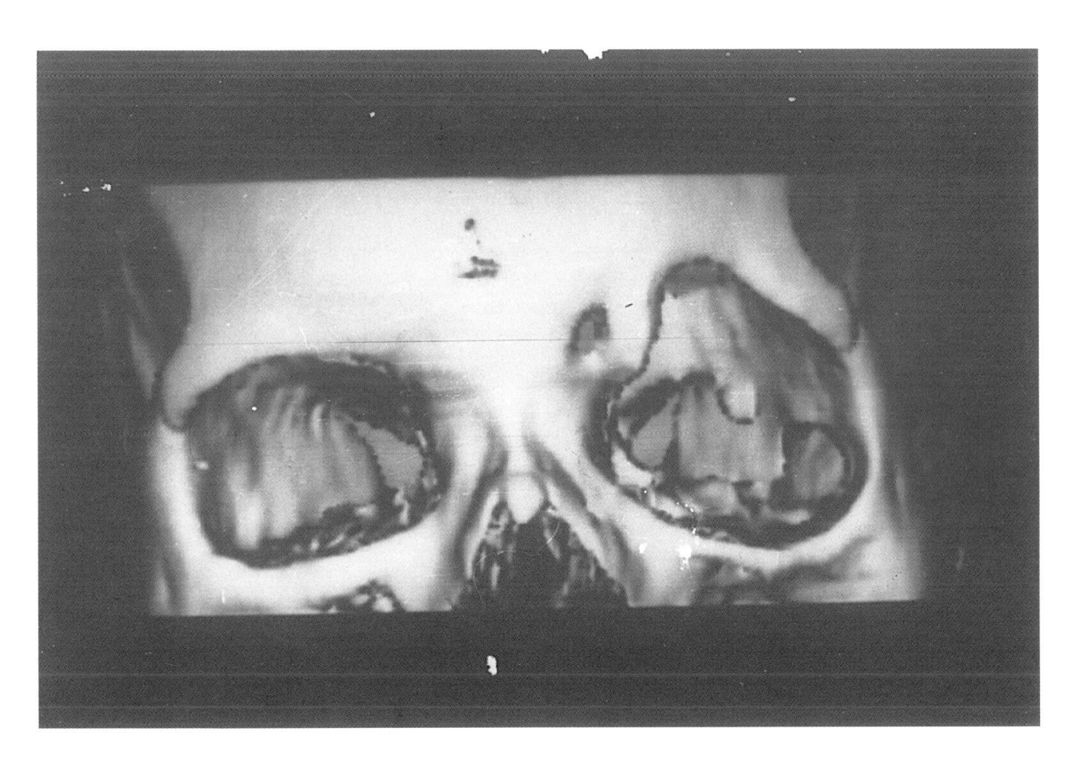

图 73-28　额窦粘液囊肿三维重建 CT 图

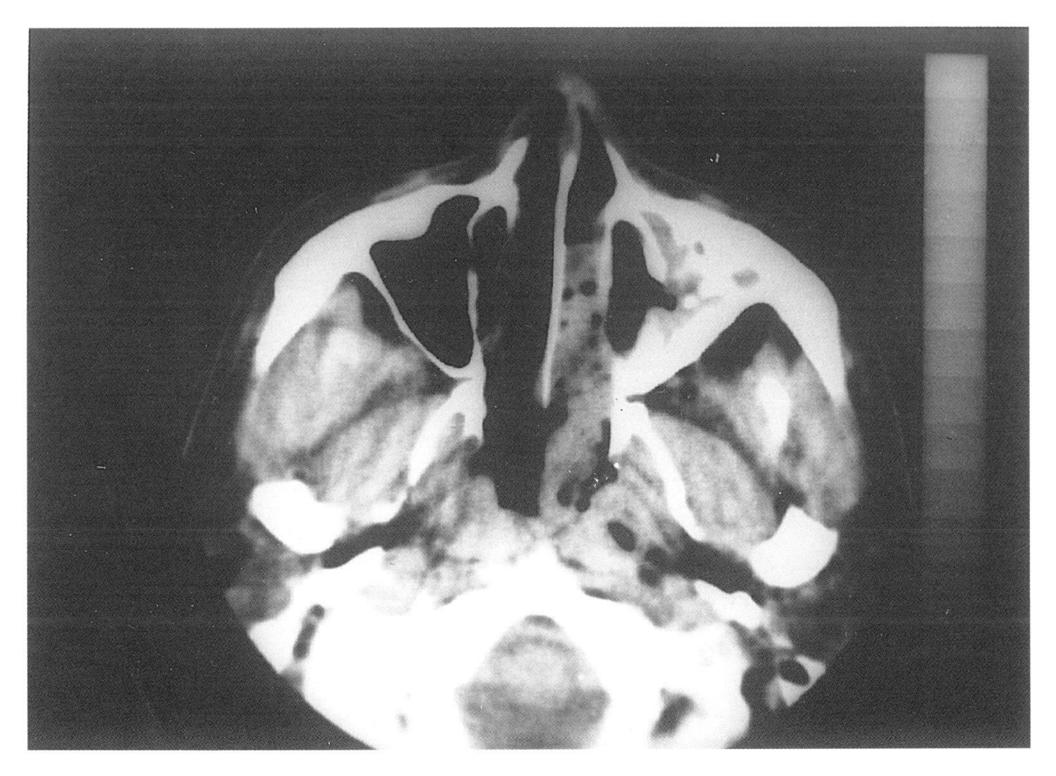

图 73-29　鼻腔乳突状瘤 CT 图

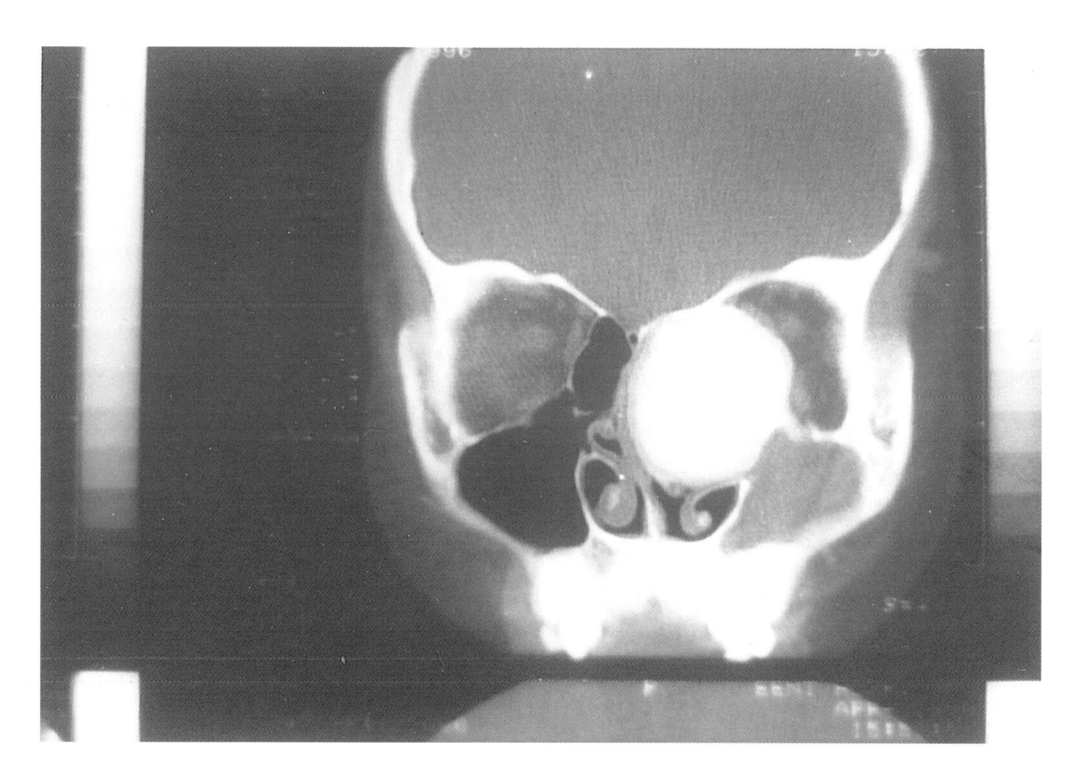

图 73-30　鼻腔、筛窦骨化纤维瘤 CT 图

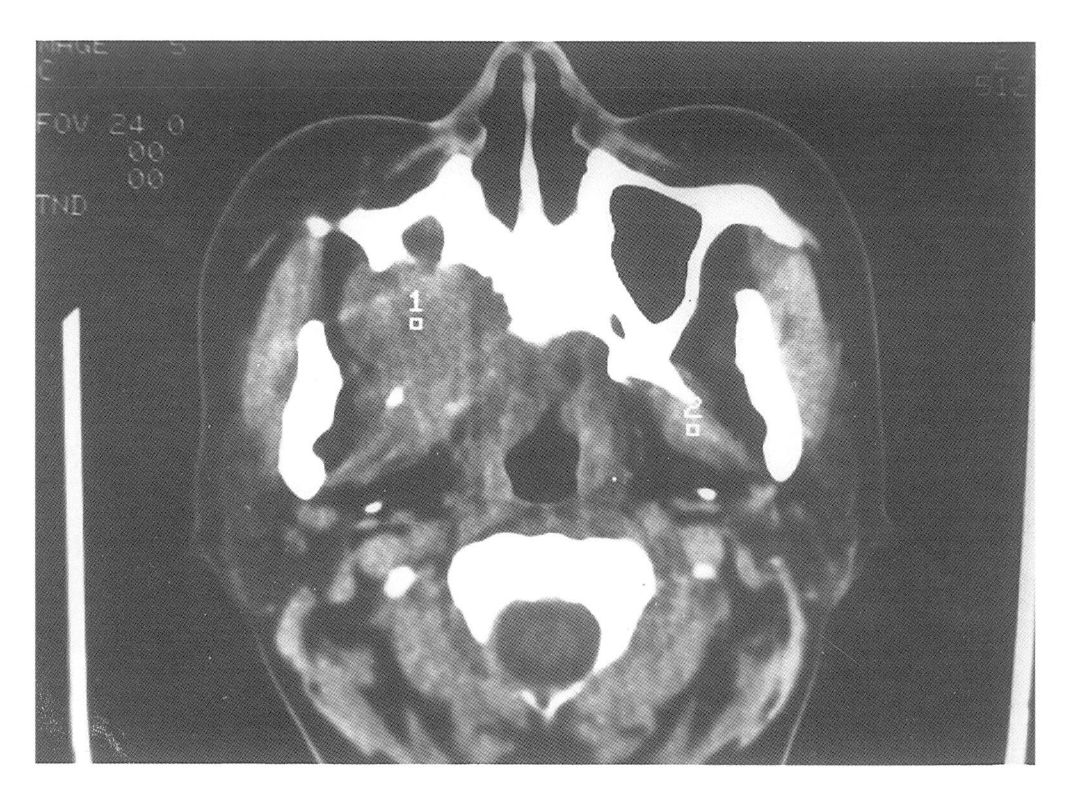

图 73-31　右上颌窦癌 CT 图

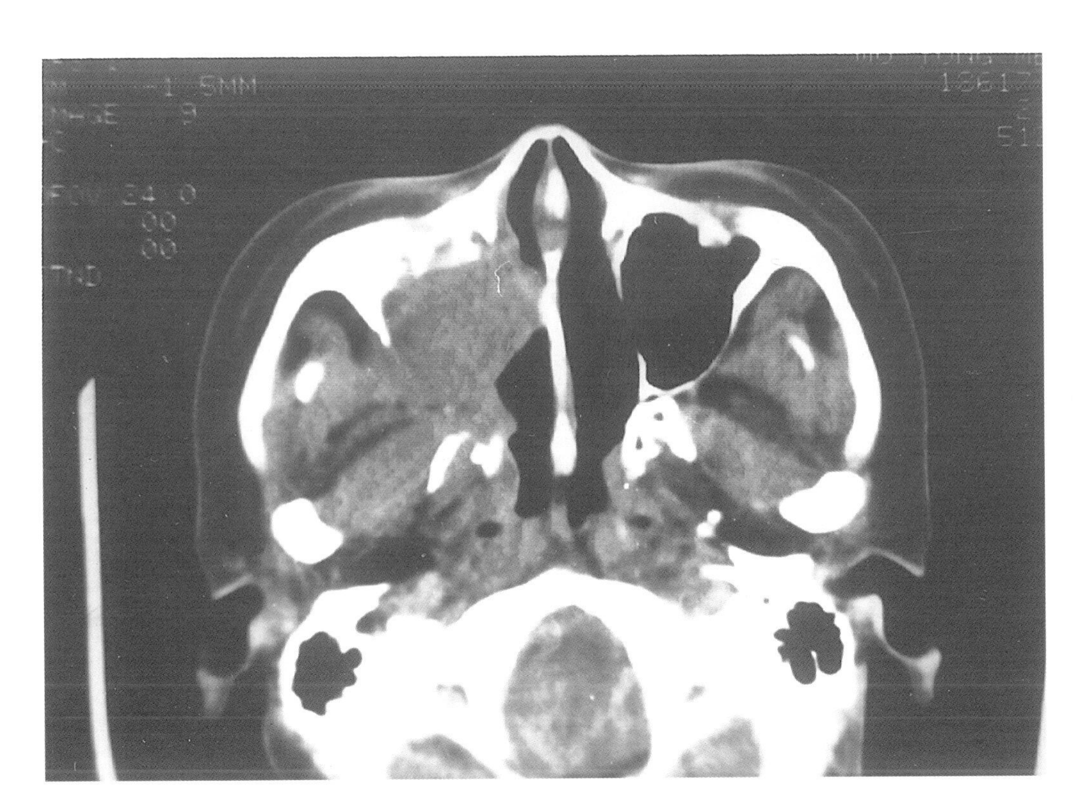

图 73-32　右上颌窦癌 CT 图

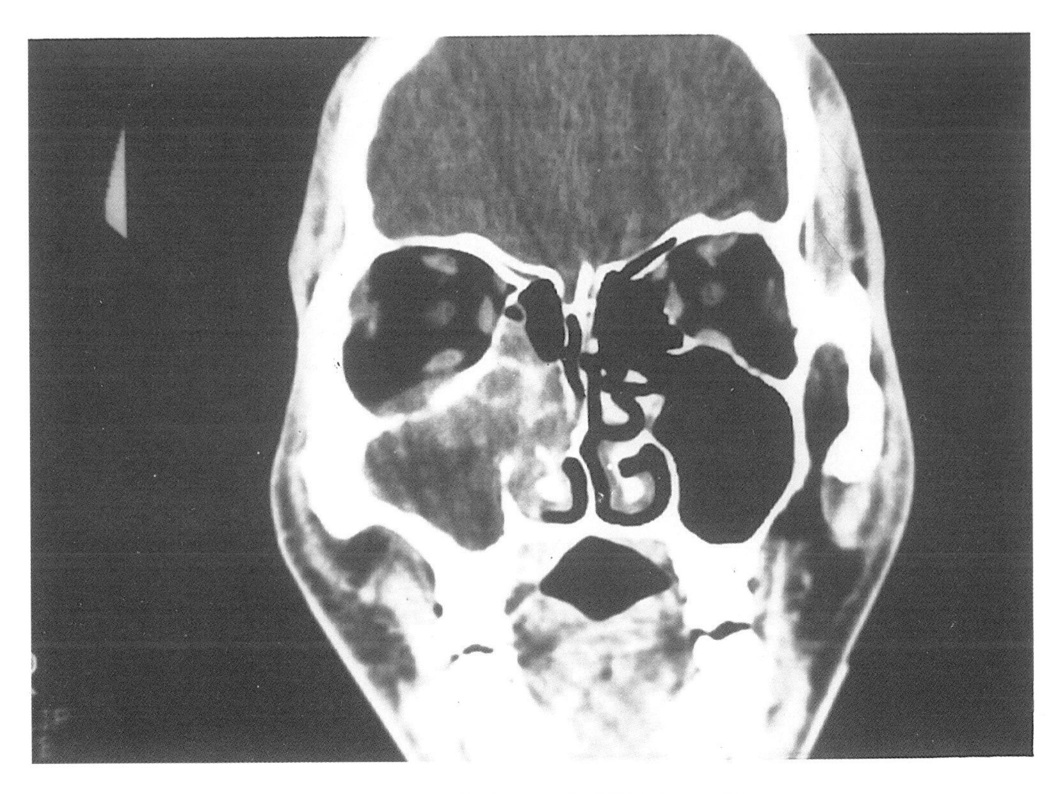

图 73-33　右鼻腔、上颌窦癌 CT 图

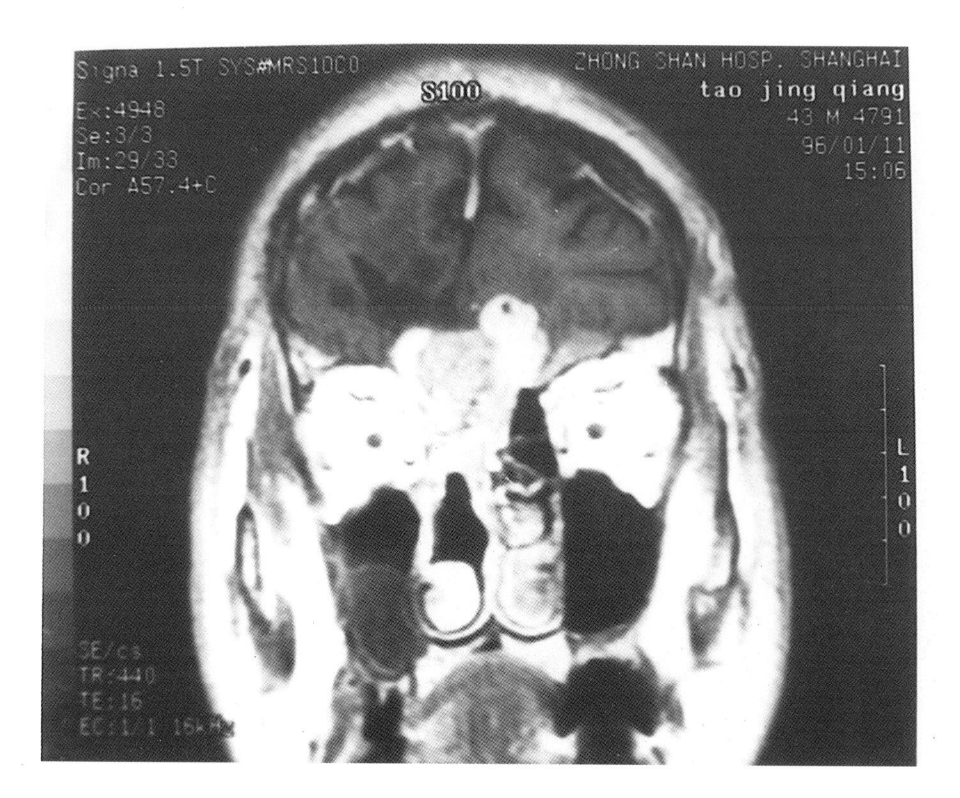

图 73-34　筛窦癌 MRI 图，T_1W

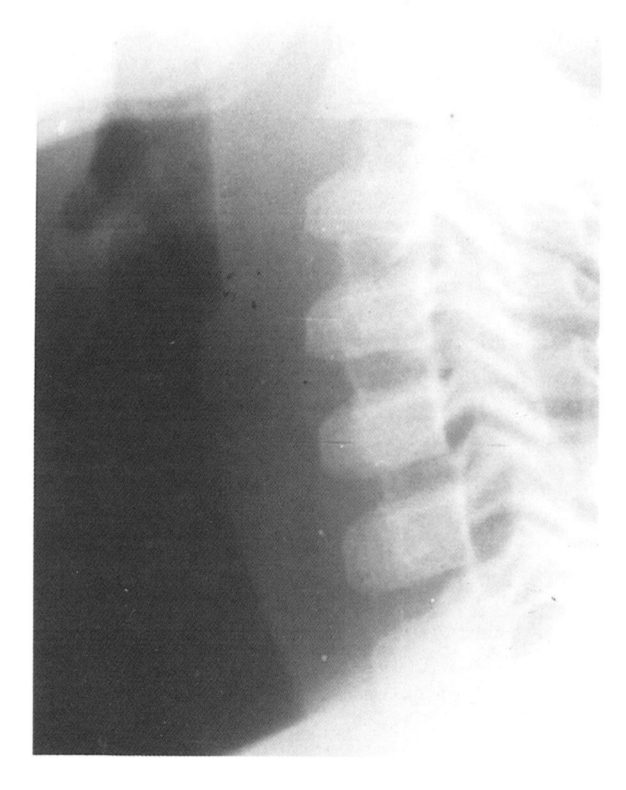

图 73-39　咽后壁炎症平片

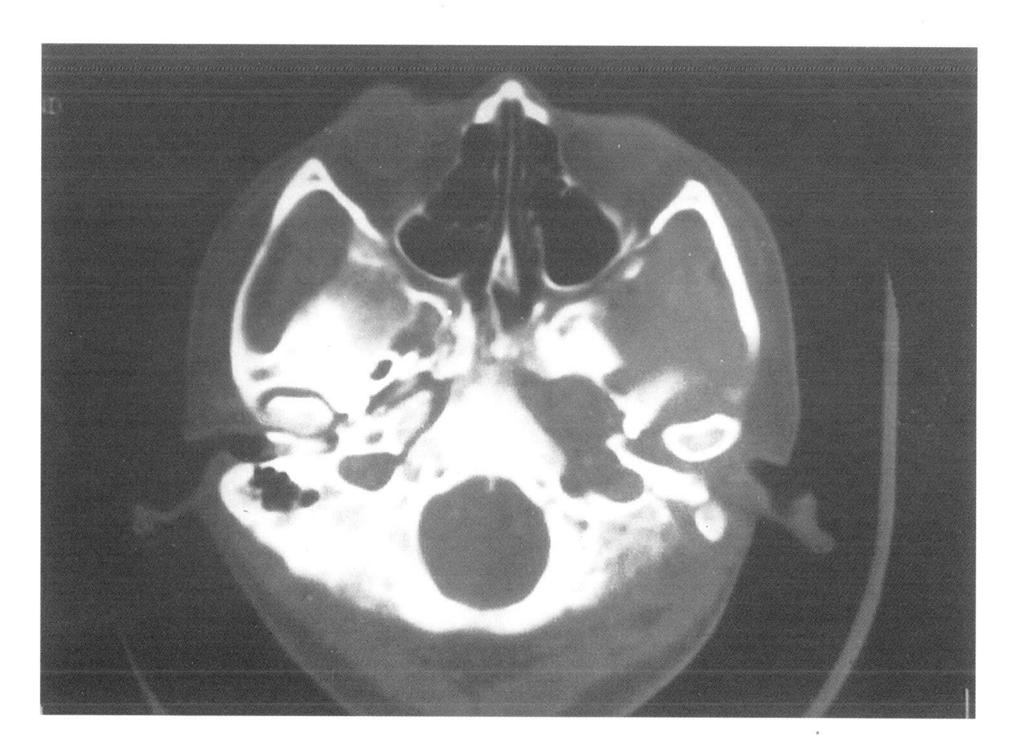

图 73-40　鼻咽癌横断面 CT 图

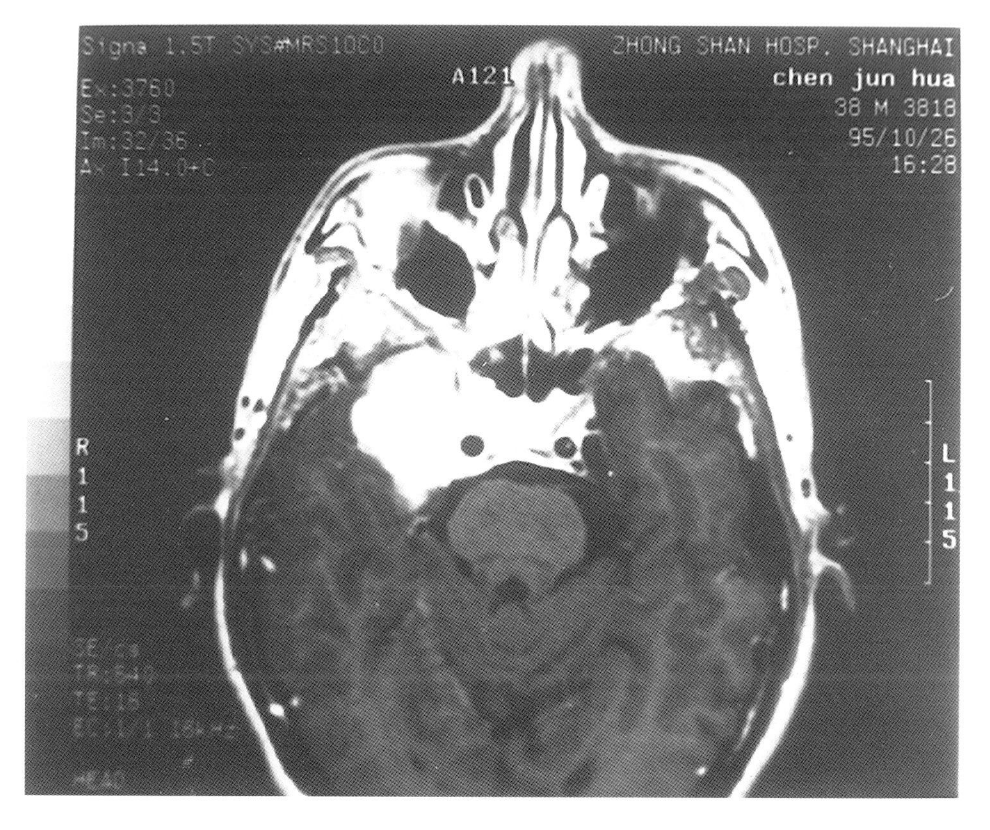

图 73-41　鼻咽癌横断面 MRI 图

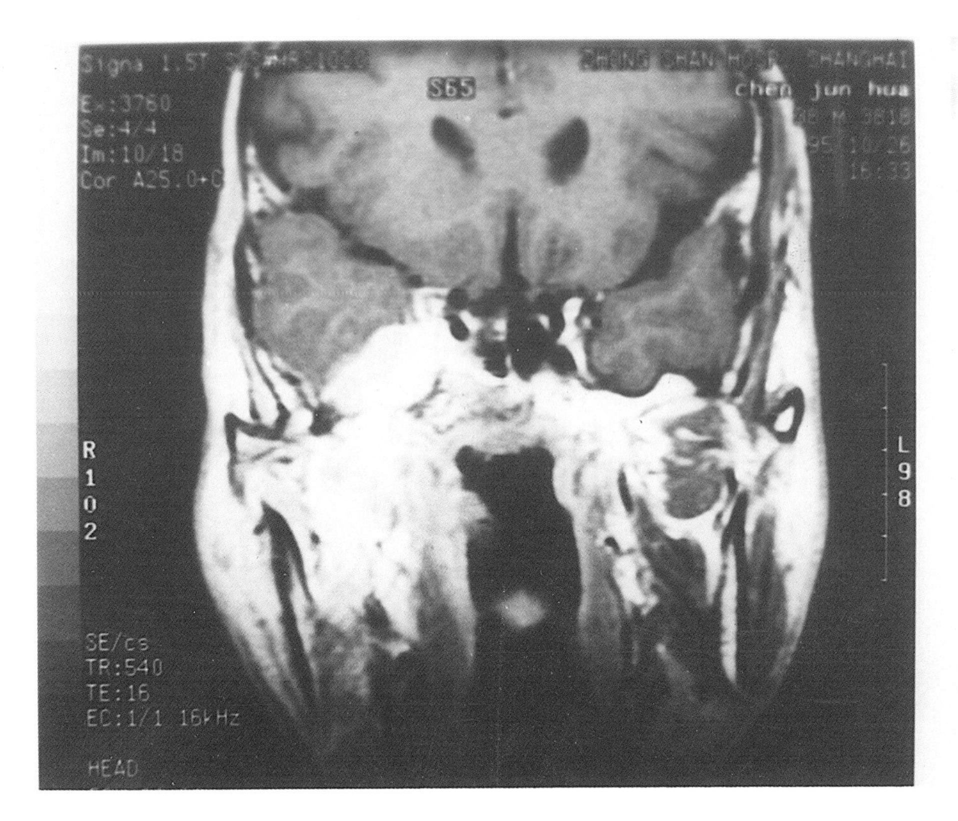

图 73-42　鼻咽癌冠状面 MRI 图

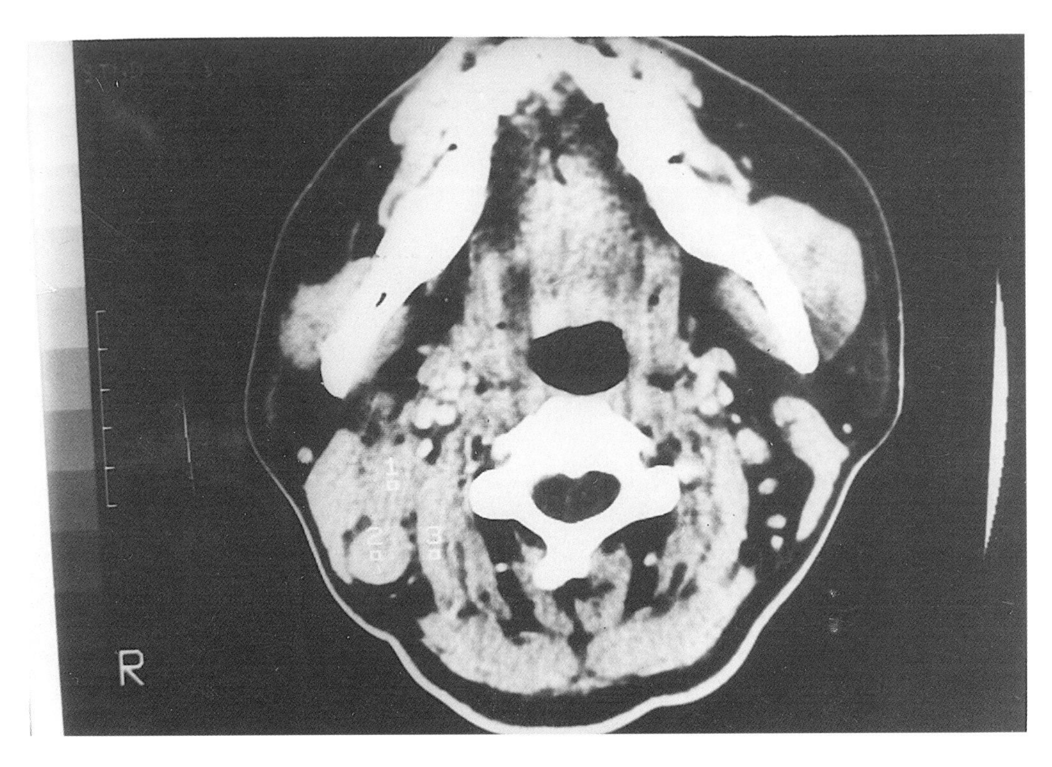

图 73-43　鼻咽癌横断面 CT 图

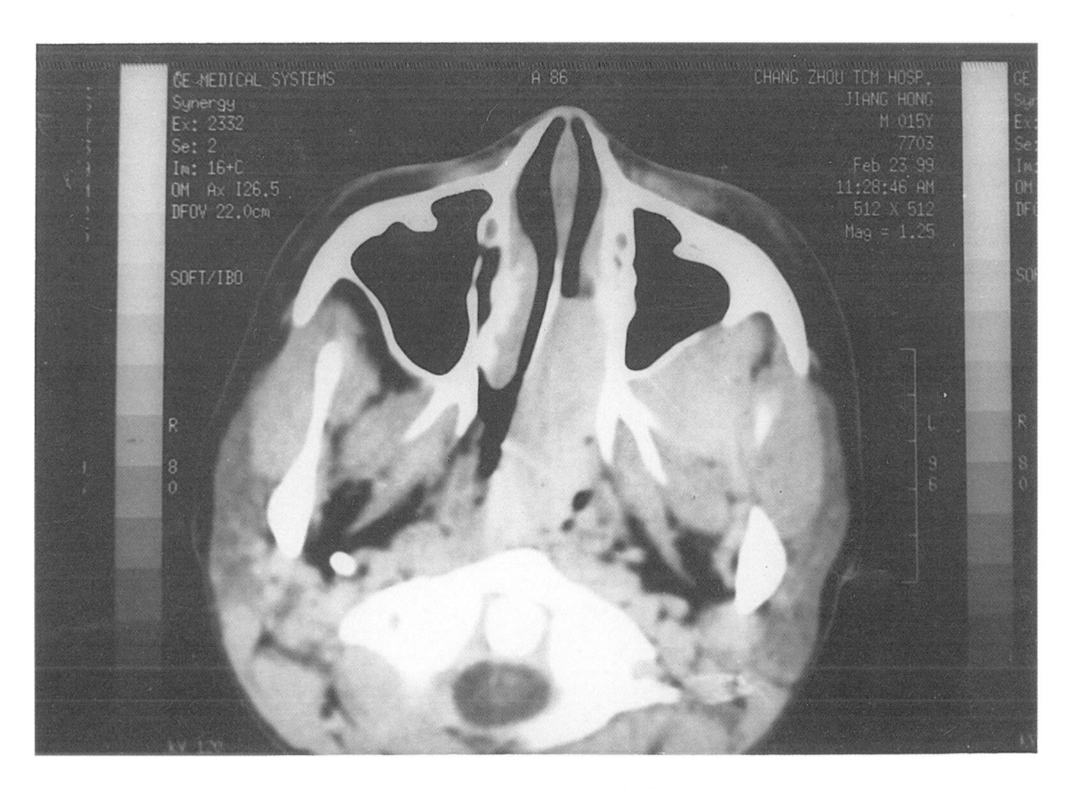

图 73-44　鼻咽纤维血管瘤 CT 图

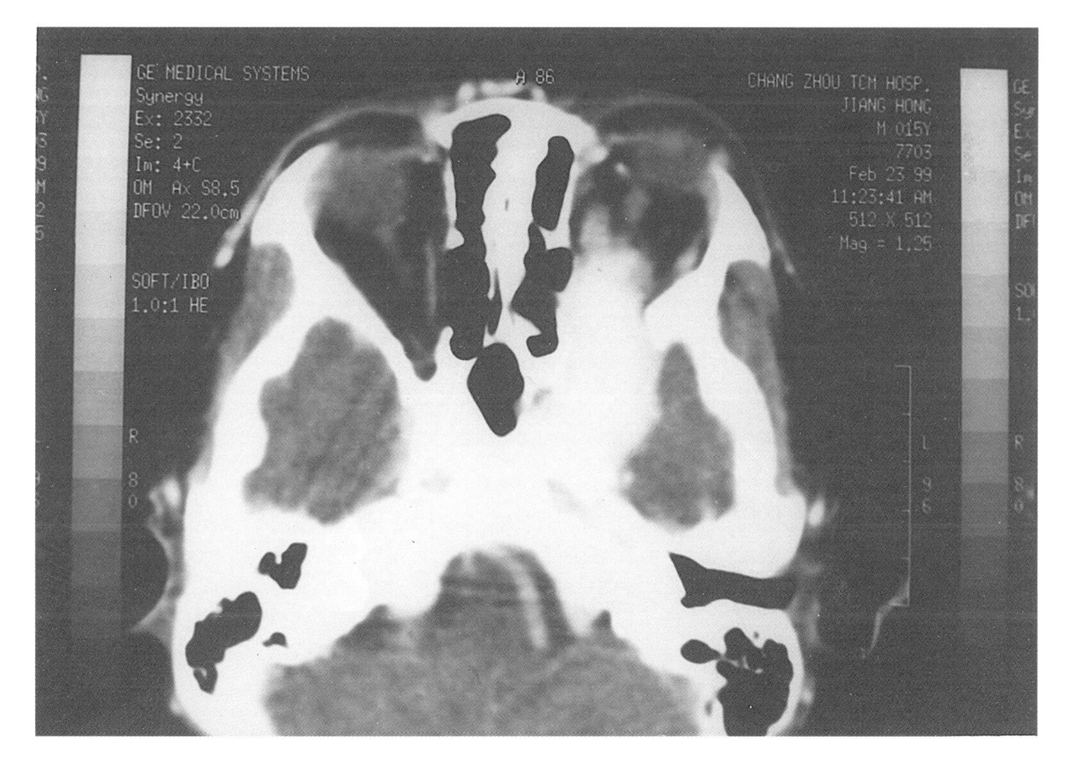

图 73-45　鼻咽纤维血管瘤 CT 图

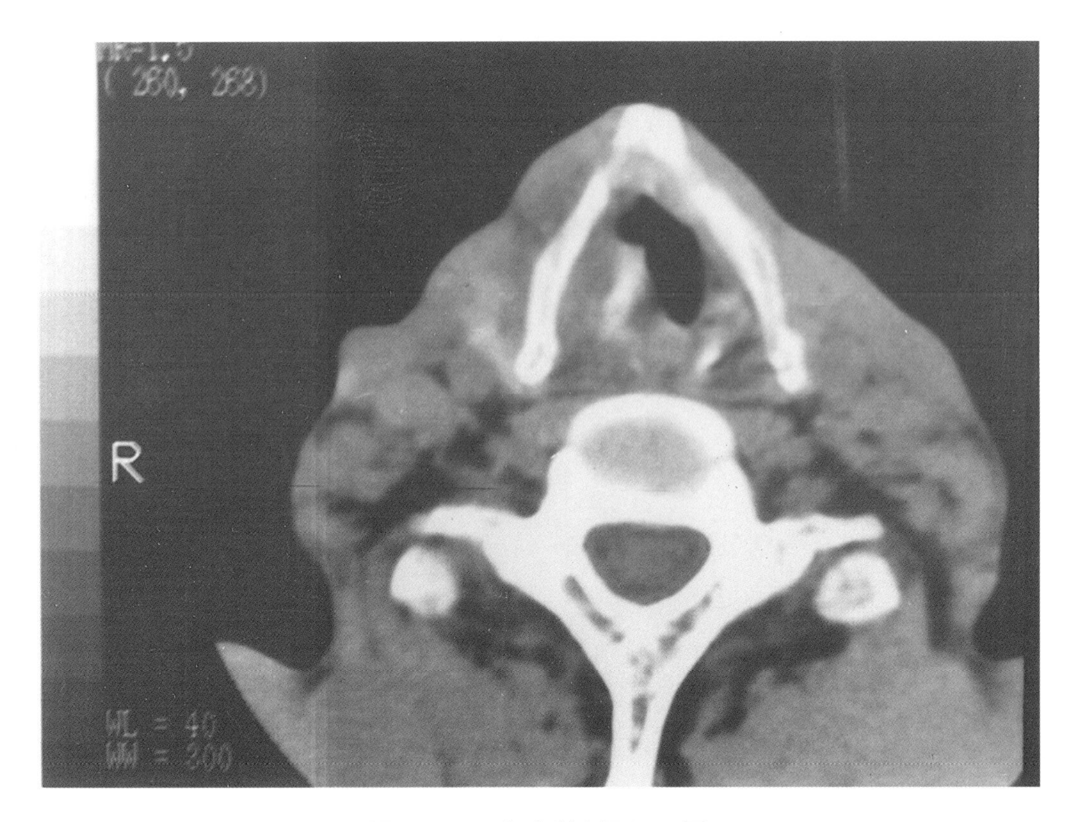

图 73-47　喉癌横断面 CT 图

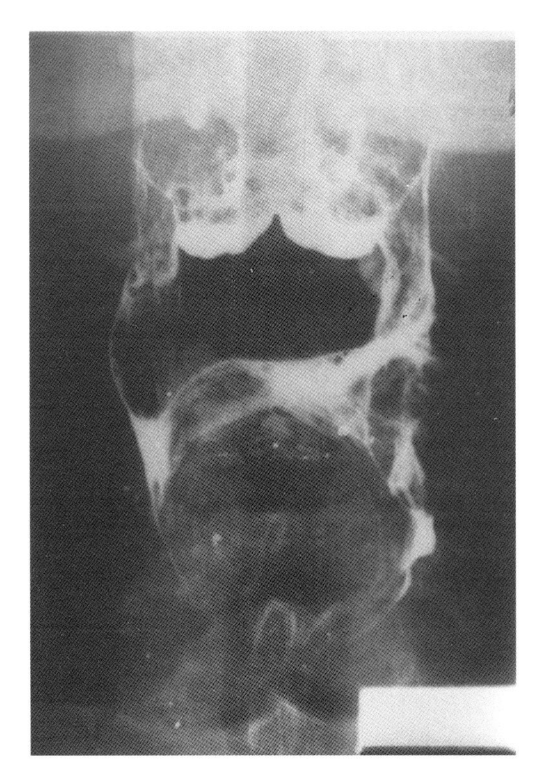

图 73-48　左梨状窝癌钡剂造影片

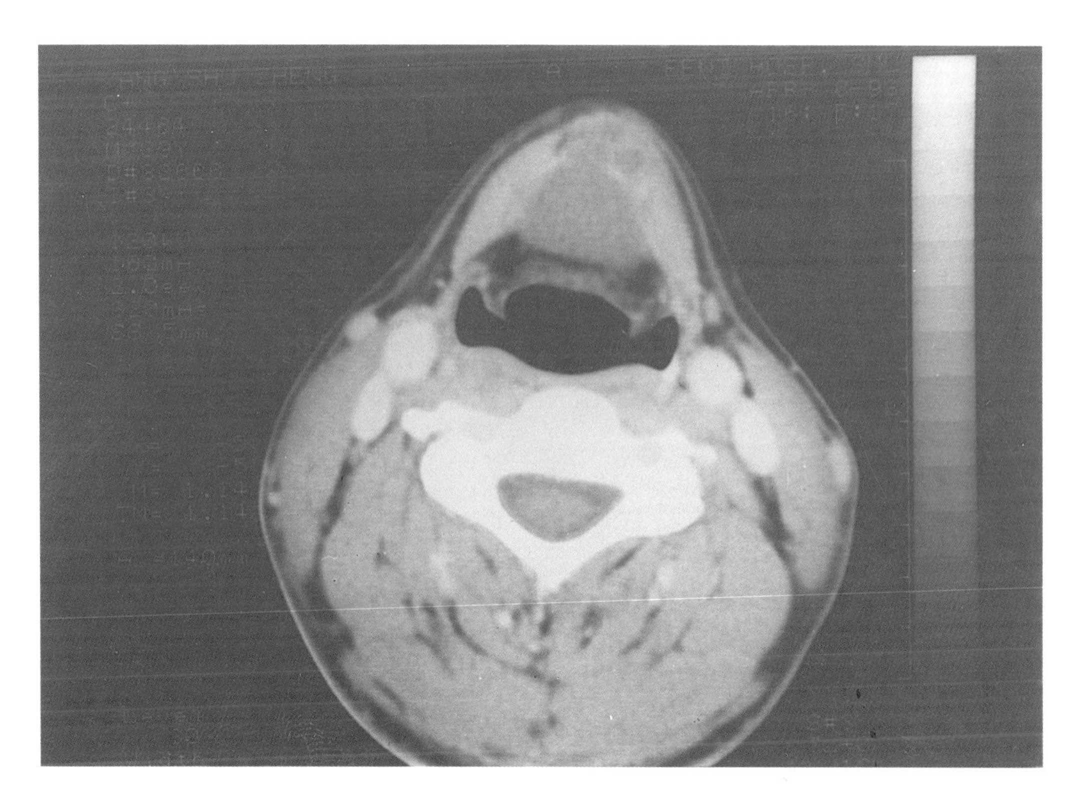

图 73-49　舌甲囊肿的 CT 图

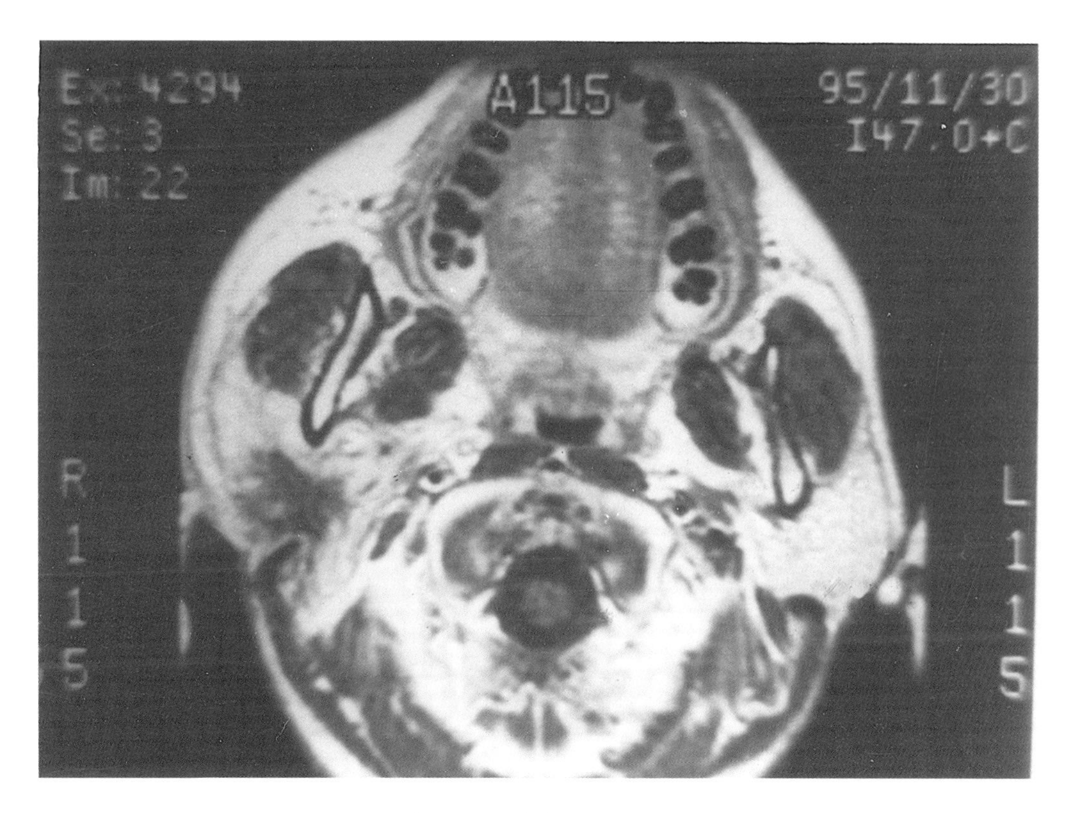

图 73-50　腮腺癌 MRI 图

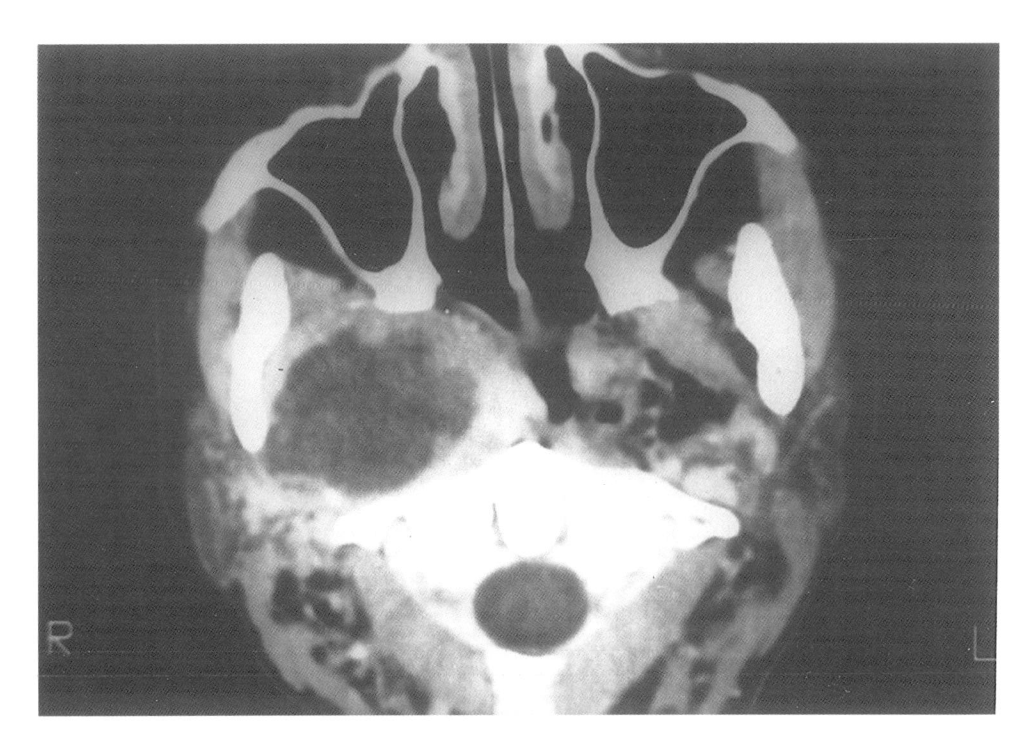

图 73-51　咽旁间隙混合瘤

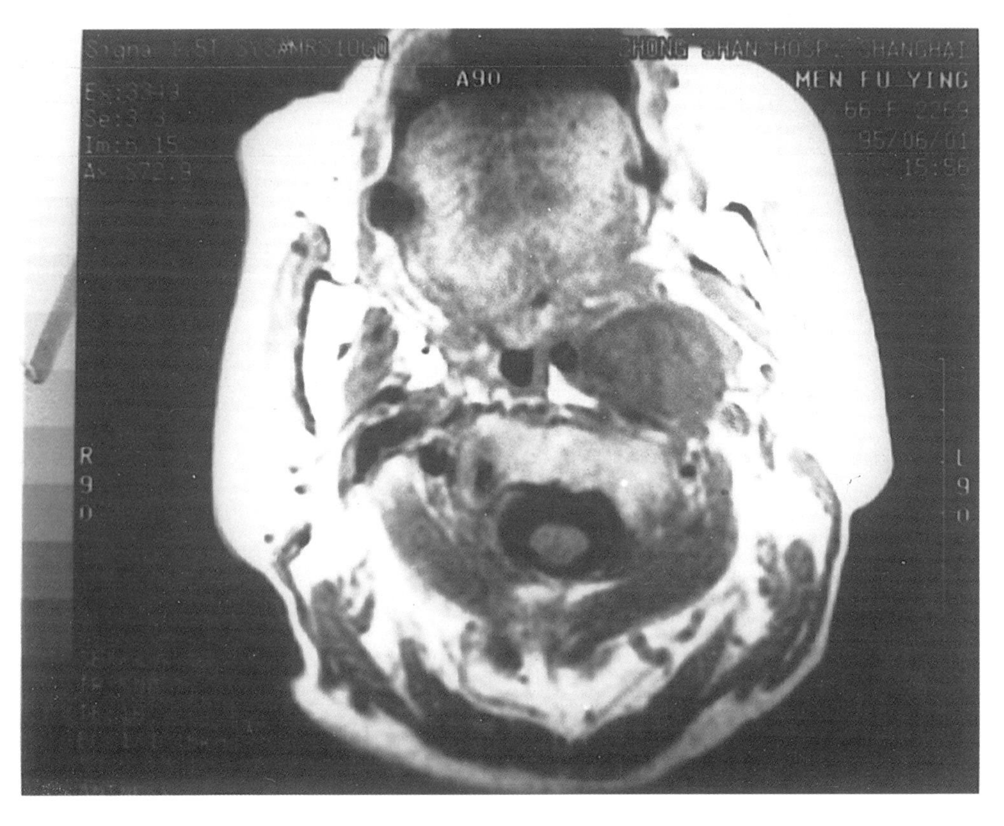

图 73-52　颈动脉鞘神经鞘瘤横断面 MRI 图

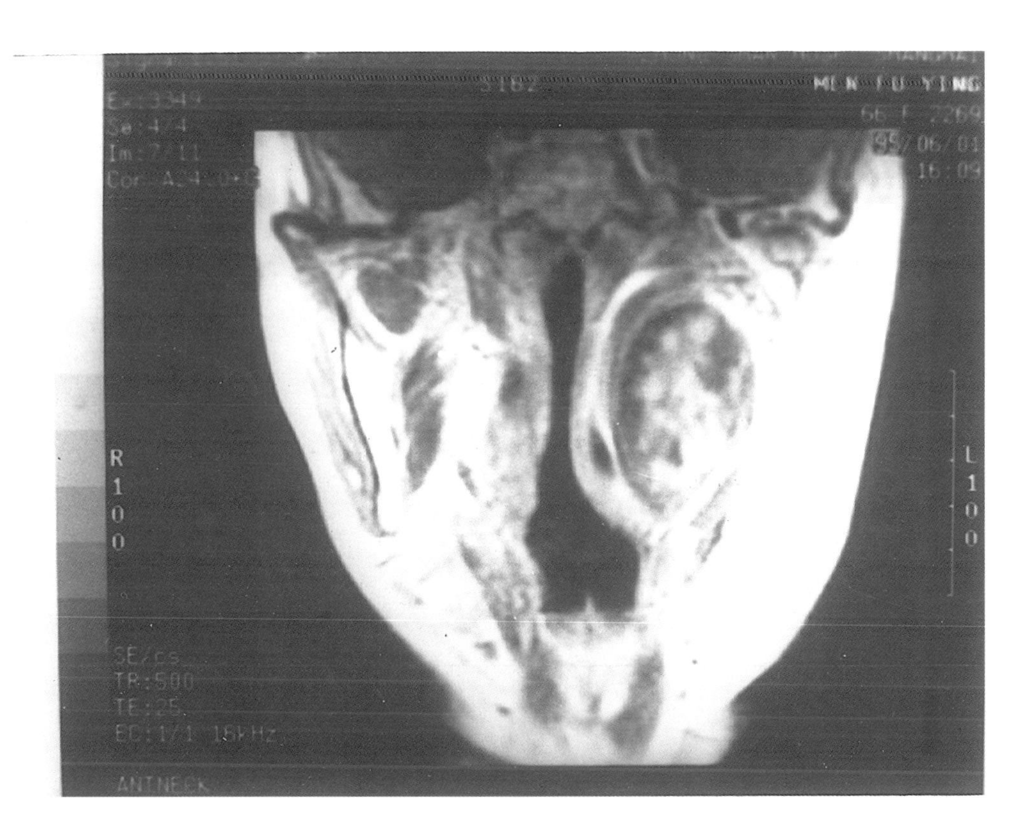

图 73-53　颈动脉鞘神经鞘瘤冠状面 MRI 图

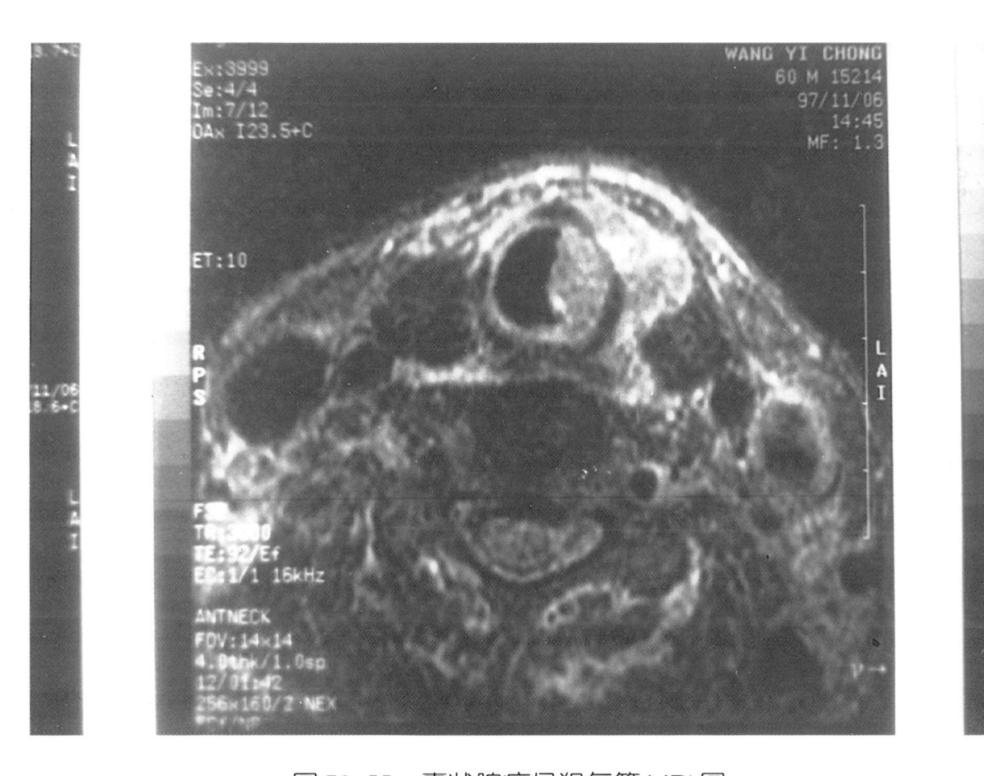

图 73-55　囊状腺癌侵犯气管 MRI 图